中国麻风院村 | 简史

History of Leprosaria and Leprosy Villages in China

1950—2019

主　编

严良斌 张国成 申鹏章

江苏凤凰科学技术出版社
·南　京·

图书在版编目(CIP)数据

中国麻风院村简史：1950—2019/严良斌,张国成,申鹏章主编.—南京:江苏凤凰科学技术出版社,2021.3

ISBN 978-7-5713-1332-6

Ⅰ.①中… Ⅱ.①严…②张…③申… Ⅲ.①麻风—防治—医学史—中国—1950-2019 Ⅳ.①R755-092

中国版本图书馆 CIP 数据核字(2020)第 148640 号

中国麻风院村简史(1950—2019)

主　　编	严良斌　张国成　申鹏章
责 任 编 辑	钱新艳
责 任 校 对	杜秋宁
责 任 监 制	刘文洋

出 版 发 行	江苏凤凰科学技术出版社
出版社地址	南京市湖南路 1 号 A 楼,邮编:210009
出版社网址	http://www.pspress.cn
照　　排	南京前锦排版服务有限公司
印　　刷	江苏苏中印刷有限公司

开　　本	787mm×1092mm　1/16
印　　张	45.5
插　　页	18
字　　数	1420000
版　　次	2021 年 3 月第 1 版
印　　次	2021 年 3 月第 1 次印刷

标 准 书 号	ISBN 978-7-5713-1332-6
定　　价	280.00 元(精)

图书如有印装质量问题,可随时向我社出版科调换。

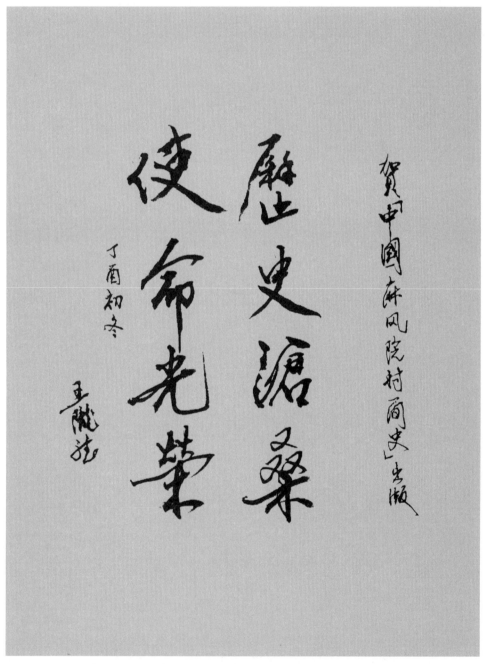

使命光荣

历史沧桑

贺"中国麻风院村简史"出版

丁酉初冬

王陇德

中国工程院院士、原卫生部副部长王陇德为本书题词。

前　言

　　防治麻风是中华人民共和国公共卫生史上的大事,在党和政府的领导下,经过近七十年的不懈努力,我国总体上已实现了"基本消灭麻风"目标,其成就为世界所公认。为积极响应世界卫生组织的号召,在全球实现"一个没有麻风的世界"宏伟目标的进程中继续履行中国职责、贡献中国智慧,是今后我国麻风防治的努力方向。

　　中国的麻风病院和麻风村(以下称"麻风院村")是我国防治麻风的主要机构,是具有中国特色的治疗与生产相结合的运行机制,为中国麻风防治事业做出了不可磨灭的巨大贡献,其历史变迁是中华人民共和国近七十年麻风防治工作的生动写照。为真实记录这段意义非凡的公共卫生历史,在国家卫生健康委员会疾病预防控制局的领导和支持下,在中国疾病预防控制中心麻风病控制中心的精心组织下,经过全国麻风防治管理、预防控制、医疗康复、科学研究等各领域专家历时3年的共同努力,最终完成了《中国麻风院村简史》(1950—2019)的编写。本书的编纂坚持以习近平新时代中国特色社会主义思想为指导,以尊重历史、反映现实、服务当代、启迪未来为宗旨,力求完整而翔实地记录全国各地麻风院村从初创到发展,乃至逐渐转变或消亡的全过程,全面而真实地展现了麻风院村在中国不同历史时期所发挥的作用。

　　本书是一部系统记述中国麻风院村历史演变的专著。全书分为4章,共142万字,并于正文后辑录了147幅珍贵的历史图片,图文并茂。书中概述了中国麻风防治措施的演变,早期麻风收容治疗机构的形成与变迁,麻风院村的建设、管理、调整与发展,以及各时期与麻风院村相关的重要历史事件、国家指导性文件等;具体介绍了各省、自治区、直辖市麻风院村机构的成立、基本情况(土地和房屋面积、首任院长及工作人员配备、院村管理体制和政策保障等)、历史变迁、收治患者数、基本建设和重大活动等。本书从2016年启动编写,至2019年12月完稿,共召开6次全国参编专家会议,统一制定了初稿撰写、审修、定稿等工作程序和标准,以确保编撰质量。中国大陆除没有建立麻风院村的北京市、天津市、内蒙古自治区和新疆生产建设兵团以外,其他28个省、自治区、直辖市均专门抽调人员,编写本地区的麻风院村史。此外,本书的编写也得到了各级领导、全国麻风防治工作者和许多退休老同志的关心、支持:中国工程院院士、原卫生部副部长王陇德为本书题词;全国1 700余名麻风防治工作者参与本书的资料收集、史实核对、调查走访、初稿编撰等工作。在此,我们谨向为本书编写、出版、发行做出贡献的所有单位、部门和个人致以诚挚的感谢!

　　盛世修史,千年传承。本书的出版问世丰富和拓展了麻风科学研究的领域,是全体麻风防治工作者为庆祝中华人民共和国成立70周年奉上的心血力作。本书的出版为人们又提供了一份催人奋进的文化精神食粮,也为当下正在实施的"健康中国"战略提供了有益的历史借鉴。麻风院村疫病奋斗史实的展现将激励着我们传承这份奋斗精神,为新时代中国特色社会主义的伟大实践贡献出我们的力量。

　　作为中国第一部系统研究麻风院村史的专著,尽管我们尽力收集和考证相关史料,力求还原真相,但由于年代久远和历史变迁,部分史料遗失,加之编者水平有限,难免有错漏之处,诚请广大读者指正。此外,由于业务范围等原因,香港特别行政区、澳门特别行政区和台湾地区的有关资料暂未收入本书,有待再版时进一步补充完善。

本书编写委员会

2020年1月

目　录

绪　　论

麻风(leprosy)是一种古老的慢性传染病,曾在世界范围内广泛流行,与结核、梅毒并列为世界三大慢性传染病。纵观古今中外,麻风防治的历史贯穿于人类文明和社会发展的进程之中。

中世纪的欧洲,麻风患者多被强制居住于居民点之外,即实行"村外隔离"的措施。患者进入隔离点后即被限制外出,隔离期间供给饮食,直到死亡为止。12世纪初,随着宗教团体参与救助,收容麻风患者的"麻风收容所"开始出现。13世纪,欧洲麻风大流行,教会设立的"麻风收容所"多达19 000所以上。14世纪中叶以后,欧洲的麻风流行逐渐减少,到17世纪中叶,仅限于一些孤立的较小的区域,麻风所造成的社会恐惧逐渐被淡忘。在13—17世纪这一时期,欧洲麻风流行程度迅速降低,其严格的隔离措施和社会经济发展发挥了重要作用。19世纪初,西方列强在亚洲、非洲等地积极建立殖民地政权,派遣传教士和医生等将隔离麻风的措施引入世界各地。当时,世界各国的麻风收容所几乎都由教会创办。例如,挪威于1857年设立国立麻风病院,日本于1909年设立五所国立麻风疗养所,这些麻风收容所用宗教信仰抚慰患者,客观上发挥着照顾和隔离患者的作用。

1873年,挪威医生汉森(Hansen)发现了麻风分枝杆菌,证实麻风是一种细菌性慢性传染病。由此,收容、隔离麻风患者才有了充分的科学依据。设立麻风病院也成为国际上预防、控制麻风传染的主要办法和措施。

1877年,挪威制定并公布"麻风预防法",使隔离措施成为国家性的政策和法律。1897年,第一届国际麻风大会在德国柏林召开,标志着现代抗麻风运动的开始。大会认可"麻风病是不能治愈的,强制隔离患者,乃是与麻风病斗争的唯一手段",决定仿效挪威的经验,推行强制隔离麻风患者的措施。

1907年,日本公布第11号法律——"麻风预防法";1931年又修改规定,要求将所有麻风患者一律收入"麻风疗养所",并强制终生隔离。

在缺少治疗麻风的有效药物之前,建立麻风病院、隔离麻风患者,成为有效防治麻风的必然结果。至20世纪50年代,世界各国基本上以建立麻风病院的形式收容、隔离和治疗麻风患者。

中国隔离收容麻风患者的历史由来已久。公元556—559年,北印度来华僧人那连提黎耶舍(Narendrayasas)在河南汲郡西山霖落泉寺设立"疠人坊",成为中国最早收容麻风患者的场所。唐武周时(公元684—705年),官府拨给土地用以隔离麻风患者,维持其生活。唐武宗会昌五年(公元845年)前后,收容麻风患者的"悲田院""福田院""疠人坊""养病坊"等普遍存在。宋元时代则设"养济院"。清代各地设"养济院""普济院"等专门收容麻风患者,由府、州、县拨给粮钱补助患者生活。

1840年鸦片战争以后,欧美等国天主教和基督教教会除了在中国建立教堂,还以博爱和慈善为名建立一些麻风病院。例如,1893年在湖北孝感县设立"乐仁医院",1902年在广东东莞设立"稍潭医院"。1899年,台湾总督府在台北市设立"仁济院",1930年又成立专门收容麻风患者的"乐生疗养院"。

1911—1949年期间,中国政府防治麻风措施十分有限,全国部分地区麻风广泛流行。1926年成立的"中华麻疯救济会"(后称"中华麻风救济会")等社团组织尽管努力推广麻风病院,但作为有限。据史料记载,1948年底,全国共有规模较小的麻风病院40处,病床2 391张,收容麻风患者1 800人,其中除云南昆明的"养济院"和陕西的白基寺麻风病院外,其余38处均是外国教会所办。

1949年以前,中国的麻风流行范围和程度均无确切数据支持,麻风防治更是鲜有成绩。虽有一些收容麻风患者的机构,但因收容人数有限,而且缺乏正规的医疗和有效的药物,故防治效果甚微。

中华人民共和国成立之初,在百废待兴而国力有限之际,党中央、国务院即对麻风防治工作给予高度重视和积极应对。在卫生部的统一领导和部署下,建立以消灭传染源为目的的防治对策和措施,在偏远的山区、海岛建立麻风村,作为在农村防治麻风的主要机构。麻风村收容规模从几十人到近千人不等,配备相应的医疗设备和医护人员,卫生部门给予免费治疗,民政部门给予生活救济,住村患者还可以开展力所能及的生产劳动,从而以村为家,安心治疗和隔离。中国的麻风村以医疗与生产紧密结合为原则,以就地收容隔离、治疗管理患者为组织形式,行政管理由当地政府负责,村内管理采取患者民主自治的办法,因地制宜,覆盖广泛,易于实施,具有中国麻风防治的鲜明特色,符合中国国情。中国特色的麻风院和麻风村(以下称"麻风院村"),其主要内涵与发展归纳为以下几方面。

一、政府倡导,积极建立麻风院村

1949年10月中华人民共和国成立以后,为及时、全面地在农村麻风流行地区控制传染源,保护人民健康,各级人民政府在全国范围内逐步建立和健全了覆盖麻风流行区的麻风院村隔离控制体系,实现了隔离治疗传染性麻风患者的目标,显示了人民政府主导的强大力量。

1950年6月,卫生部发布《关于管理麻风应行注意事项的通报》,明确指出"择定适当地点筹设麻风病院"等。这是中华人民共和国中央人民政府发布的第一个与麻风防治有关的政策性文件,它标志着从20世纪50年代初开始,国家政府把麻风防治纳入政府议事日程,从人力、财力及物力上给予支持。

1955年以前,各地政府相继对外国教会创办的麻风病院予以接管、改造。全国共接管麻风病院40家,并开始维修、扩建或新建麻风病院,更好地为患者服务。

1952—1963年,卫生部等有关部委及时批转广东、福建、山东、贵州、湖南等省与麻风防治相关的指导性文件,如《关于各地建立麻风村实施办法》(1952年)、《关于麻风病人收容隔离治疗工作中的问题和今后意见》(1959年)、《关于麻风防治工作中的问题和意见》(1963年)等。这一系列政策性文件对麻风院村的领导体制、办村原则、建村地点及规模、属性及管理等做出具体规定,阐明了麻风院村建设与发展的方针、原则、目标和措施等,是持续推动全国麻风院村建设与发展的重要指导性文件。

1956年1月,中共中央发布《1956年到1967年全国农业发展纲要(草案)》,号召积极防治麻风,明确指出了各级政府应承担的职责,也对广大卫生工作者提出了要求。由此,在党的号召和各级政府的大力支持下,全国麻风院村得到快速发展。

1957年6月,卫生部召开全国麻风病防治专业会议,确定"积极防治,控制传染"的原则和"边调查、边隔离、边治疗"的工作方法。10月,发布《全国麻风病防治规划》,对麻风病防治工作的总原则和要求、基本措施、须在几年内解决的基本问题,以及如何发展麻风村等做出具体规定。全国各地纷纷按照国家要求建立麻风院村和开展麻风防治工作,麻风院村的建设与发展进入政策化、规范化、制度化的轨道。据《全国麻风病防治规划》所述,至1956年底,全国共新建、扩建,麻风病院52处,有病床13 652张,麻风村114处,麻风病防治所(站)157所,共收容隔离患者19 148人。

1975年,国务院、中央军委批转卫生部、公安部、财政部、农林部、商业部、总后勤部《关于加强麻风病防治和麻风病人管理工作意见的报告》[国发(75)第50号],继续要求加强麻风病院村管理工作。截至1980年,全国麻风院村达到1 212个,麻风院村累计收治患者达32万余人。

二、因地制宜,加快建设麻风院村

(一)麻风院村建立与发展大致分为五个阶段。

1949—1956年为初级或准备阶段。这个阶段自1949年底至《1956年到1967年全国农业发展纲要(草案)》公布,主要任务是摸清患者数量,筹建麻风院村,摸索经验并加以推广。

1957—1965年为快速发展阶段。各省(自治区、直辖市)卫生行政部门按照卫生部建设麻风院村的有关政策及要求,加速推进麻风院村建设,使麻风院村发展进入高潮期。

1966—1976年为发展停滞阶段。因为历史原因,麻风院村发展整体停滞不前。

1977—1981 年为恢复稳定阶段。改革开放政策的实施给麻风防治工作带来新的活力,从政策化、规范化、制度化等方面为麻风院村带来新的发展机遇,提高了服务管理质量。至 1980 年底,全国有 69 个麻风病院、1 145 个麻风村,麻风防治专业技术人员 9 000 余名。

1981 年以后,为"撤、并、迁、改"阶段。这一时期,麻风患者数不断减少,全国各地根据实际情况,逐步把空无患者的麻风院村撤销,把患者少的院村进行合并,把交通不便的院村迁到城镇,把闲置的院村改作他用。

2007 年,国家发展改革委员会批复卫生部麻风院村改造建设规划,中央投资 2.2 亿元,地方配套资金 5 637 万元,按期完成 24 个省份共 102 所麻风院村的新建和改扩建工程,改善休养员的居住条件。2015 年,根据《国家卫生计生委疾病预防控制局关于开展全国麻风院(村)运转现况调查的通知》(国卫疾控结防便函〔2015〕30 号),调查结果显示,2014 年,全国除北京市、天津市、内蒙古自治区、黑龙江省、宁夏回族自治区和新疆生产建设兵团报告无麻风院村,全国时有麻风院村 593 个,其中省级麻风院村 12 个、地市级麻风院村 83 个、县区级麻风院村 498 个;居住院村的麻风现症病例 271 例、休养员 10 850 人。2019 年底,全国有麻风院村 546 个,居住患者及休养员 8 216 人。

(二)麻风治疗和隔离是同步进行的两项措施,大体可以分为三个时期。

1949—1981 年,这期间传染性麻风患者(瘤型、界限类偏瘤型、查菌阳性的未定类以及结核样型严重反应者)一律住院村隔离治疗。

1982—1986 年,患者采取自愿住院或门诊治疗。

1987 年以后,新发患者、复发患者一律采取社会防治,即门诊或居家治疗。

三、统筹兼顾,依法依规管理麻风院村

《全国麻风病防治管理条例》(1982 年和 1988 年修订版)、《中华人民共和国国境卫生检疫法》(1986 年)、《中华人民共和国传染病防治法》(1989 年)和《中华人民共和国婚姻法》等法律法规中均包含与麻风相关的条款。这些法律、法规中关于麻风防治、管理的要求和规定,标志着我国依法开展麻风防治的法律环境逐步形成。

《全国麻风病防治管理条例》(1988 年修订版)将多年形成的麻风防治重要政策与策略以法律形式确定下来,为我国全面开展麻风防治及其可持续发展提供了法律保障。其中单列麻风院村管理一章,明确了以下几点:①原则上今后不再新建麻风病院、麻风村;②麻风病院、麻风村实行以医疗为主的方针;③麻风病院、麻风村要调整提高;④对残老或无家可归留院村的治愈者,经当地政府批准,可形成自然村或养老院。

1950—2019 年,全国累计登记麻风病例 50 余万人,累计治愈 40 余万人,其中在 1 235 个麻风院村治愈者约 30 余万人。作为中国麻风防治的主要机构,麻风院村充分发挥了主力军作用,做出了重要的历史性贡献。中国麻风院村的建设是党和政府为保护人民健康、控制传染病流行采取的有力举措,也是中华人民共和国公共卫生史上的重要一页。同时,无数的麻风患者和麻风防治工作者为控制麻风的传染与流行做出了巨大牺牲,他们在麻风院村里奉献了自己的青春或一生,他们的牺牲和奉献值得后人永远缅怀和纪念,没有他们的付出就没有中国麻风防治成功的今天。

世界卫生组织(WHO)曾将麻风列为全球重点防治的热带病。自 20 世纪 80 年代全球采用 WHO 推荐的"联合化疗"方案(MDT)治疗麻风以来,已治愈 1 000 余万患者。至 2019 年底,全球时有麻风患者约 20 万人。由于麻风联合化疗方案的成功推广,麻风的传播和流行在世界范围内得到有效控制,隔离政策也逐渐废止,患者治疗转为以院外(门诊、家庭、巡回医疗)治疗为主的方式。在麻风低流行状态下,麻风院村如何转型,成为当今中国麻风防治策略的重要探索内容之一。

◎ **主要参考文献**

[1] 卫生部.卫生法令汇编.第一辑[Z].北京,1951.

［2］编写组.当代中国卫生及其大事记［M］.北京：人民卫生出版社，1993.

［3］叶干运等.麻风病，新中国预防医学历史经验.第三编［M］.北京：人民卫生出版社，1988.

［4］卫生部防疫局.第二次全国麻风防治工作会议资料汇编［Z］.1982.

［5］王健.结核病麻风病防治管理［M］.北京：人民卫生出版社，1986.

［6］贺彪.贺彪回忆录［M］.北京：解放军出版社，2001.

［7］中国麻风防治协会.中国麻风学学科史［M］.北京：中国科学技术出版社，2018.

第一章

麻风及其防治措施的演变

第一节　麻风概述

麻风(Leprosy)是由生长极为缓慢的麻风分枝杆菌感染引起的慢性传染病,主要侵犯人的皮肤、黏膜和周围神经。因 1873 年挪威医生汉森(Hansen)首先发现麻风分枝杆菌,故也称为汉森氏病。该病常致患者肢体畸残而影响其劳动、生活自理及社会活动,并引发社会恐惧和歧视。据史籍记载,麻风在中国流行至少有 2 000 多年,史上曾被称为"疠""大风""癞""恶疾""天刑""麻疯"等,"麻风"一词首见于宋代王怀隐的《太平圣惠方》,"麻"指麻木不仁,"风"指病因。20 世纪 40 年代前,因缺乏有效的治疗药物,该病被视为不治之症,历史上曾普遍采取强制隔离患者的措施以控制传播。此后,随着氨苯砜等麻风治疗药物的相继发现,特别是 20 世纪 80 年代世界卫生组织(WHO)在全球推荐和推广麻风联合化疗(MDT)方案以后,大批患者被治愈。全球在 2000 年、大多数国家在 2005 年分别达到患病率低于万分之一,实现了将麻风作为公共卫生问题加以消除的目标。

麻风的传染源主要是未经治疗的多菌型患者,通过飞沫或接触传播,携带麻风易感基因者容易患病。该病潜伏期一般 2～5 年,临床主要表现为皮损以及周围神经受损所致的感觉和运动障碍等,但不同个体间差异较大。1962 年,Ridley 和 Jopling 根据临床表现及细菌、病理和免疫学检查结果,将麻风分为结核样型麻风(TT)、界线类偏结核样型麻风(BT)、中间界线类麻风(BB)、界线类偏瘤型麻风(BL)和瘤型麻风(LL),以及各型麻风早期阶段的未定类(I),并一直沿用至今。自 1995 年起,中国政府部门陆续发布和修订麻风病诊断国家行业标准。

1949—2019 年,经过积极防治,中国麻风病例数从 20 世纪初的近 30 万人减少到 2019 年的 2 219 人。全国年新患者发现率从最高年份 1958 年的 5.56/10 万下降到 2019 年的 0.033/10 万,2019 年新发现病例数仅 464 人,麻风在中国已处于低流行状态。

第二节　麻风防治措施的演变

一、国外麻风防治措施演变

在 1943 年 Faget 报道用普洛明(Promin)静脉注射治疗麻风前,除民间使用大枫子油取得部分疗效外,麻风基本无药可治,其控制策略主要是在偏僻地区建立麻风院隔离患者,阻断其流行。古代甚至有将麻风患者处死的情况发生。据史籍记载,欧洲在 13 世纪和 14 世纪麻风流行时建有 1 万多所麻风院。1897 年在德国柏林召开的首届国际麻风大会认为,"强制隔离患者,乃是与麻风病斗争的唯一手段"。当时在欧美、日本、韩国以及印度等国家隔离麻风患者的做法是先由基层综合性医疗机构医务人员和大城市的医院皮肤科专业人员发现和确诊麻风患者,然后由麻风院收容、隔离治疗。而一些贫穷国家因无财力建造麻风院,致使麻风患者流落街头,促进了该病的传播。

在1948年哈瓦那召开的第五届国际麻风大会上，Faget关于今后多用砜类药物、少用或不用大枫子油的提议，使麻风进入化学治疗时代，成为麻风治疗史上的一个里程碑。1953年在马德里举行的第六届国际麻风大会指出："化学治疗的进展，为重新审查本地预防隔离方法创造了前提。"到1958年第七届东京国际麻风大会认为："强制隔离是不合时代的错误，应予废除。"特别是20世纪80年代初，WHO提倡实施麻风联合化疗后，全球麻风治疗的"人身隔离"逐渐转变为药物的"化学隔离"。印度、巴西和缅甸等麻风流行国家实施联合化疗的做法是，由当地基层卫生人员送药上门，或是患者定期到当地麻风门诊检查病情和领取下一阶段的治疗药物；一些麻风流行程度轻、患者少的发达国家，则是患者定期到大城市的医院皮肤科门诊检查治疗。

进入2000年后，WHO提倡在麻风流行国家实施"消除麻风运动"，即通过培训广大基层医务人员，寻找麻风可疑线索，上报至高级医学官员进行确诊，确诊后的患者由基层医务人员负责治疗；而缺乏医务人员的国家和地区，WHO则提倡由当地政府组织目标地区外的医务人员协助其开展患者发现和治疗工作，此策略为"消除麻风特别行动计划"。全球麻风疾病负担较重的国家采取这些策略后发现大量麻风患者，显著推进了全球消除麻风的进程。

早期的麻风病院除了具有隔离功能，还成为救赎和彰显慈善的场所，体现国际社会对麻风的健康教育和康复的关注。20世纪50年代，麻风被认为主要是周围神经的疾病；同时，Brand在印度用外科手术矫治畸残和保护麻木的眼、手、足，宣告了麻风整复外科时代的来临。1960年，WHO第二次麻风专家委员会提出麻风畸形残疾分级标准，此后，畸残预防的重要性被各国学者认可和重视。1968年，Brand在伦敦第九届国际麻风大会上认为，躯体康复是麻风治疗的"必需内容"。Hssselblad指出，偏见与歧视比愚昧无知更糟糕。强调在实施MDT的同时，对麻风患者进行神经炎监测以及开展眼、手、足的自我护理等残疾预防的健康教育。一些麻风流行国家的麻风院也开展常规的麻风畸残矫治康复手术。印度的医学院附属医院也收治麻风患者，对其进行康复治疗。

随着麻风在欧洲的不断减少，麻风病院大部分被拆除，少数改建为博物馆。但在麻风仍然流行的一些亚洲、非洲、美洲国家，仍然有大量患者被发现，一些发达国家如比利时、荷兰等国的麻风基金会或政府出资支持贫穷国家麻风病院的建设和运转，但在后期出现了因资助减少造成麻风院运转困难的状况。

二、中国麻风防治措施演变

中国古代对麻风患者长期采用收容、救济等办法，如秦代的"疠所"、北齐的"疠人坊"、隋唐的"悲田院"、明清时代的"养济院""存恤院""癞民所""疯院""麻风院"等。宋代陈言在其《三因极一病症方论》中首次提出麻风病因为传染学说。南宋有道教医家开始使用大枫子治疗麻风的记载。除此之外，民间还有用针灸、蛇酒、矿物甚至"过癞"等方法治疗麻风，但因效果不理想，麻风防治没有取得明显的进展。

近代，西方传教士在中国积极设立麻风院，救治麻风患者，科学防治麻风成为中国医学界的共识。1926年中华麻风救济会的成立，有力地推动了中国麻风防治事业的发展，但由于抗日战争的暴发，该工作基本处于停滞状态。

中华人民共和国成立后，中国的麻风防治经历了三个阶段。

第一阶段（1949—1980年），控制传染阶段。全国各地采取"查、收、治、管、研"综合防治措施，组建麻风防治管理所（治疗所）、麻风病院和麻风村（以下称"麻风院村"）收容、隔离和管理麻风患者，建立麻风防治队伍，摸清流行范围和患病人数，使用氨苯砜治疗患者。1950年6月，卫生部发布《关于管理麻风应行注意事项的通报》。1951年在第一届全国卫生防疫会议上专门讨论防治麻风的问题，拟定培训专业技术骨干、查清流行情况及建立防治机构等方案。1953年召开全国麻风病防治座谈会，讨论并提出"防治结合"的策略。1956年1月23日，中共中央发布《1956年到1967年全国农业发展纲要（草案）》，提出应当积极防治麻风。1957年10月，卫生部颁布《全国麻风病防治规划》，提出对麻风病防治工作必须采取"积极防治、控制传染"的原则，并应采取综合防治措施，坚持"边调查、边隔离、边治疗"的步骤和做法，各省、自治区、直辖市根据实际情况制订麻风防治规划。全国麻风院村的建立，从1956年开始时的170个发展到

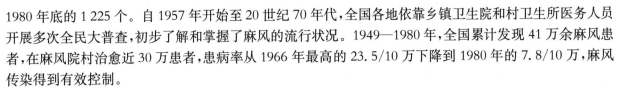

1980 年底的 1 225 个。自 1957 年开始至 20 世纪 70 年代,全国各地依靠乡镇卫生院和村卫生所医务人员开展多次全民大普查,初步了解和掌握了麻风的流行状况。1949—1980 年,全国累计发现 41 万余麻风患者,在麻风院村治愈近 30 万患者,患病率从 1966 年最高的 23.5/10 万下降到 1980 年的 7.8/10 万,麻风传染得到有效控制。

第二阶段(1981—2000 年),基本消灭阶段。1981 年召开的全国第二次麻风防治工作会议上,卫生部提出"本世纪末在我国实现基本消灭麻风病"的目标。"基本消灭"的标准是以县(市)为单位患病率≤1/10 万、5 年平均发病率≤0.5/10 万。1982 年发布了《全国麻风病防治管理条例》及《麻风病联合化疗实行方案》等 7 个技术文件,并开始麻风病联合化疗试点。1984 年,卫生部发布《1985—2000 年全国麻风病防治工作试行规划》,随后国家和各省、自治区、直辖市又分别制订每 5 年为一阶段的麻风病防治规划。1986 年底,全国推行麻风联合化疗方案。1987 年 11 月 26 日,卫生部何界生副部长在全国第三次麻风防治工作会议上总结全国麻风防治工作四个转变,即"由过去的单用一种药物治疗转变为用多种药物联合化疗;把住院隔离转变为院外社会防治;由单纯治疗转变为治疗与康复相结合;由专业队伍孤军作战转变为动员社会力量协同作战"。1988 年,重新修订的《全国麻风病防治管理条例》发布。1989 年,《中华人民共和国传染病防治法》将麻风列为丙类传染病。1990 年召开第四次全国麻风防治工作会议,进一步落实麻风防治工作。20 世纪 80 年中期,在江苏省扬州地区开展麻风患者畸残流行病学调查,为全国开展麻风康复医疗提供依据;20 世纪 80 年代末与国际非政府组织合作,在全国开展了三个阶段持续 9 年的麻风康复医疗试点;20 世纪 90 年代初以来,在 WHO 和国际非政府组织的支持下,国内麻风高流行区积极开展消除麻风运动。1981—2000 年,全国累计发现麻风病例 6 万余人;至 2000 年底,患病率进一步下降到 0.58/10 万,全国 95％的县(市、区)实现基本消灭麻风病,达到预定目标。

第三阶段(2001—2020 年),消除危害阶段。进入 21 世纪后,中央政府高度重视麻风防治工作。2001 年,卫生部办公厅下发《关于进一步加强麻风病防治工作的通知》;是年,建设和完善全国麻风病疫情监测系统。2003 年,中央财政转移支付麻风防治项目开始实施,之后逐年增加防治经费,保障麻风防治工作的开展。2005 年,卫生部成立麻风专家咨询委员会。2006 年发布《全国麻风病防治规划(2006—2010 年)》。2007 年,实施中央财政全国麻风院(村)改建项目,住院(村)麻风休养员的生活和医疗条件得到大幅改善。2011 年 9 月,由卫生部、中宣部、国家发改委等 11 个部门联合发布《全国消除麻风病危害规划(2011—2020 年)》,有力地推进了全国消除麻风危害工作。

◎ 主要参考文献

[1] 王国强.中国疾病预防控制 60 年[M].北京:中国人口出版社,2015.

[2] 中国麻风防治协会.中国麻风学学科史[M].北京:中国科学技术出版社,2018.

第二章

中国麻风收容治疗机构的形成与发展

第一节 中国古代麻风收容隔离机构

1975年,湖北省云梦县睡虎地秦墓出土的《法律答问》竹简中曾出现"疠所"一词,云:"今甲疠,问甲何以论? 当迁疠所处之,或曰当迁疠所定杀。"究其作用,当时"疠所"主要用以关押犯罪的麻风患者,并不能算作麻风病收容机构。

中国最早的麻风收容机构应为北印度来华僧人那连提黎耶舍于北齐天保七至十年(公元556—559年)在河南汲郡西山霖落泉寺设立的"疠人坊",其"收养疠疾,男女别坊,四事供承,务令周给"。至隋唐时期,佛教寺院所办悲田院、养病坊、疠人坊等常收容供养麻风患者。唐《续高僧传》曾记载僧人释智岩"后往石头城(今南京)疠人坊住,为其说法,吮脓洗濯,无所不为。永徽五年(654年)二月二十七日终于疠所。"唐天复二年(902年),翁承赞由陕西周至县县令调任秘书郎、左拾遗,见不少麻风患者沦为乞丐,顿生悲戚之心,上章谏议曰:"天下残疾老稚无所依怙者,何忍听其沦落,宜加赈恤。"唐昭宗从其议,颁行天下设立养济院。以后宋、元、明、清各朝的疠村、疠坊、普济院、养济院、存恤院、癞子营等,都收容麻风患者。

16世纪开始,麻风高发的闽粤地方政府出于阻止传染、社会治安和人道关怀的考虑,纷纷于城外偏僻处建立收容麻风患者的机构,将麻风患者隔离起来,给予必要的生活救助,同时限制其行动。《福建通志》载,闽县养济院中的病患"月有米,岁有衣,禁其入城"。入清以后,东南省份的癞病收容政策较之前更系统。清代的麻风院有以下特色:一是有政府的固定资助或地方人士的捐赠;二是将麻风患者进行隔离的做法越来越普遍和强硬;三是为加强管理,指定其中一名患者为首领或"疯目",负责根据官方定额接纳、登记患者,分发补助,监视所有患者的活动等。乾隆时期《潮州府志》记载,惠来县的癞民所按患者病情轻重将补助分为三等:"额一百七十一名,分溃烂、疲癃、残疾三项,溃烂四十一名,人日给银六厘,疲癃六十四名,人日给银五厘,残疾六十六名,人日给银四厘,共银二百九十三两三钱七分,以官租变价支给,又征收官租钱凑给。"《广东新语》中描述:"广州城北旧有发疯园,岁久颓毁,有司者倘复买田筑室,尽收生疯男女以养之。使疯人首领为主卑,毋使一人阑出,则其患渐除,此仁人百世之泽也。"可见当时中国地方政府对麻风已有一定的了解,并发展出了一套管理补助的方法。梁其姿《麻风:一种疾病的医疗社会史》称"明清时期至少福建有15个,广东19个,江西4个,浙江和湖北各1个县,以及四川的若干县分别有至少一个麻风病院"。主要的机构见表2-1。

表2-1 明清时期主要麻风收容隔离机构

县名	建立时间	名称	出处
福建省			
闽县	1518年	养济院	《福建通志》(1868年)
晋江	明	存恤院	《福建通志》(1868年)

县名	建立时间	名称	出处
同安	明	存恤院	《福建通志》(1868 年)
龙溪	16 世纪初	癫子营	《福建通志》(1868 年)
惠安	16 世纪初	存恤院	《福建通志》(1868 年)
长乐	1567—1572 年,1638 年扩建	养济院	《福建通志》(1737 年)
漳州	1737 年	癫子营	《福建通志》(1737 年)
南平	清	养济院(名额:院内 42 名,院外 12 名)	《福建通志》(1737 年)《福建通志》(1868 年)
沙县	清,1724 年大火后重建	养济院	《福建通志》(1737 年)《福建通志》(1868 年)
建宁	清	养济院	《福建通志》(1737 年)《福建通志》(1868 年)
政和	1735 年	麻风院	《福建通志》(1868 年)
将乐	1735 年,在明代旧址重建	养济院	《福建通志》(1868 年)
邵武	1758 年	养济院	《重纂邵武府志》(1900 年)
连城	1743 年	麻风院	《连城县志》(1938 年)
广东省			
广州	明	癫民所(名额:院内 174 名,省外 134 名、额外 33 名)	《羊城古钞》(1806 年)
海阳	1744 年之前	癫民所(名额:院内 128 名,院外 519 名)	《潮州府志》(1762 年)
潮阳	1762 年	癫民所(名额 17 名)	《潮州府志》(1762 年)
博罗	1764 年之前	癫民所(名额:1764 年之后 140 名,1864 年之前 67 名)	《潮州府志》(1762 年)
揭阳	1731 年之前	癫民所(名额:85 名,新址另有 65 名)	《揭阳县志》(1731 年)《潮州府志》(1762 年)
惠来	1757 年	癫民所(分五处,名额:171 名)	《潮州府志》(1762 年)
澄海	1752 年之前	癫民所(分两处,名额:66 名)	《潮州府志》(1762 年)
普宁	1762 年	癫民所(名额:113 名)	《潮州府志》(1762 年)
海丰	1756 年	癫民所(分三处)	《广东通志》(1864 年)
顺德	1731 年	麻风院	《顺德县志》(1853 年)《广东通志》(1864 年)
新会	16 世纪中期	惠民门养济院	《新会县志》(1690 年)
南海	1609 年之前	养济院	《南海县志》(1609 年)《南海县志》(1691 年)
番禺	1797 年	麻风院	《广东通志》(1864 年)
增城	1736 年	麻风院	《增城县志》(1801 年)
东莞	1639 年	麻风院	《东莞县志》(1639 年)
恩平	1738 年	疯院	《恩平县志》(1934 年)
新兴	1685 年	麻风院	《肇庆府志》(1834 年)
雷州	1614 年之后	养济院	《雷州府志》(1614 年)

（续表）

县名	建立时间	名称	出处
江西省			
奉新	1774 年	养济院	《奉新县志》(1824 年)
武宁	1743 年	麻风院	《南昌府志》(1873 年)
大庾	1736 年	普济院	《南安府志补正》(1875 年)
浙江省			
景宁	1483 年之后	养济院	《景宁县志》(1872 年)
湖北省			
汉阳	1731 年	麻风院	《续辑汉阳县志》(1868 年)

16 世纪以来，随着西方传教士进入中国，一些教会主办的麻风收容机构也开始出现。明万历七年（1569 年），葡萄牙耶稣会士贾尼劳主教在澳门建立了一所麻风病院，这是中国历史上第一座教会麻风病院，其"情因西洋性义，救济为心，不论华夷，如系麻疯废疾孤贫无靠者来投入苑，给与资生"的理念，体现了天主教普世救赎的精神。

明末清初，一些西洋传教士也常深入广东、福建一些麻风院，向麻风患者宣讲教义，在生活上给予照顾。其时，在广东石龙、韶州、肇庆、佛山、惠州城外、潮州、东莞，以及江西南康、福建等地都建有麻风院和教堂。当时，传教士对麻风患者的救助除提供物质救济、帮助清洗溃疡外，更多的是体现在精神层面，他们在麻风院附近建立教堂，定期对麻风患者进行布道，给予精神上的安慰。

18 世纪以后，雍正皇帝在全国实行禁教政策，驱逐传教士，改天主教教堂为公所，严禁中国民众信奉天主教等。1732 年，雍正帝再次下诏，禁止在京城和澳门之外的地方传教。此后，传教士在麻风病院的活动开始减少。这一局面一直延续近百年，直至 19 世纪中叶后结束。

第二节　中国近代麻风收容隔离机构

19 世纪中叶以后，中国闭关锁国的大门被西方列强的坚船利炮打开，更多的西方传教士来到中国，也带来了西方医学对麻风病的新认知。

1874 年，英国人韦尔斯利·贝利（Wellesley C. Bailey）在爱尔兰组织成立了英国麻风救济会，后更名为国际麻风救济会，成为 19 世纪和 20 世纪救治麻风病最重要的慈善与传教国际组织。该组织积极推动在印度、中国等地建立麻风隔离院。

19 世纪晚期，随着西方医学新观点、新技术的传入，以及国际麻风救济会影响的不断扩大，一批由传教士在中国创办的麻风院陆续建立。1886 年，英国圣公会在北海建立普仁麻风医院；1887 年，又在杭州成立广济麻风病院；1893 年，英国伦敦会在孝感成立乐仁麻风病院；1901 年，美国美以美会创办福建兴华麻风院；1905 年，德国礼贤会在东莞城郊创办稍潭麻风院；1907 年，天主教康神父创办广州石龙麻风病院……1921 年，国际麻风救济会在上海成立东亚分会；1926 年，中华麻风救济会成立。此后，在中华麻风救济会的帮助下，更多的麻风院相继成立。

据 1940 年的统计数据，全国共有各类麻风病院和麻风诊疗所 51 处，大部分由来华教会创办，多数直接或间接接受英美麻风救济会的资助，完全由地方政府举办的仅有 5 处，私人举办的仅有 1 处（统计时已关闭）(表 2 - 2)。

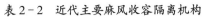

表2-2　近代主要麻风收容隔离机构

地点	名称	负责人	建立时间	负责机构
浙江杭州	广济麻风院	苏达立医生	1887年	英国圣公会 伦敦麻风救济会
福建厦门	闽南麻风诊所	Dr. E. S. Cheong	1931年	厦门麻风委员会
福建福州	茶苍基督医院麻风诊所	Dr. S. L. Chiu	1939年	教会
福建涵江	丽莲·甘博尔女子麻风院	韦斯特小姐（Miss Pauline E. Westcott）	1901年	美以美会女布道会
福建兴华	兴华麻风病人教堂	卡森夫人（Mrs. F. S. Brewster）	1901年	美以美会
福建古田	古田麻风院	布鲁斯特医生（Dr. H. N. Brewster）	1890年	伦敦麻风救济会
福建延平	口士吡哩纪念医院西敏麻风医院	杜嘉德医生（Dr. G. I. Downie）	1919年	美以美会
湖南新化	新化麻风医院	倪安耐医生（Dr. R. W. Nilssen）	1934年	中华麻风救济会 挪威传道会 地方政府
湖北汉口	汉口协和医院麻风科	麦克利兰医生（Dr. H. W. H. McClelland）	1939年	汉口扶轮社 协和医院
湖北孝感	孝感麻风医院	维京牧师（Rev. R. F. Wickings）	1893年	伦敦麻风救济会
甘肃兰州	博德恩纪念医院麻风病院	皮尔斯医生（Dr. R. A. H Pearce）	1920年	内地会 伦敦麻风救济会 中华麻风救济会
江西南昌	南昌麻风院	霍兰德医生（Rev. L. W. Holland）	1931年	中华麻风救济会 美以美会 地方政府
江苏如皋	如皋麻风诊所	海德深医生（Dr. Lee. S. Huizenga）	1933年	美国麻风救济会 中华麻风救济会 基督教归正教会
上海	上海麻风诊所	海德深医生（Dr. Lee S. Huizenga）	1938年	中华医学会 中华麻风救济会
上海	中华麻风疗养院	海德深医生（Dr. Lee S. Huizenga）	1935年	中华麻风救济会 国立上海医学院
江苏泰州	泰州麻风诊所	贝礼士医生（Dr. R. B. Price）	1917年	美国南长老会
广东海口	海南麻风院	伯科维茨医生（Dr. N. Bercovitz）	1931年	中华麻风救济会 政府和公众
广东揭阳	毕克斯比纪念医院麻风诊所	埃弗海医生（Dr. Marguerite Everham）	1935年	中华麻风救济会 美国浸礼会国外传教会
广东江门	加拿大联合会医院麻风诊所	艾萨克小姐（Miss R. M. Isaac）	1939年	加拿大联合会
广东罗定	博爱麻风病院	华莱士医生（Dr. M. Edna Wallace）	1924年	博爱医院 中华麻风救济会
广东北海	普仁麻风院	大赖特（Maj. H. I. Wright）	1886年	圣公会 中华麻风救济会 政府
广东石龙	圣约瑟夫麻风病院	魏畅茂（Rev. Bishop A. Fourquet）	1907年	广州天主教会 中华麻风救济会 广东省政府

（续表）

地点	名称	负责人	建立时间	负责机构
广东汕头	汕头市立麻风院	陈左云	1924年	广东省政府
广东汕头	汕头福音医院	沃思医生（De. H. R. Worth）	1878年	英国长老会
广东大衾	大衾麻风疗养院	莱克牧师（Rev. John Lake）	1919年	南方浸信会
广东清远	卫华麻风院	温特牧师（Rev. W. L. Winter）	1932年	水上基督教会 中华麻风救济会
广东东莞	东莞麻风院	格伦德曼牧师（Rev. W. Grundmann）	1905年	美国麻风救济会 基督教礼贤会 中华麻风救济会
广东阳江	王母岗麻风村	都信德医生（Dr. W. H. Dobson）	1917年	美国北长老会
贵州威宁	石门坎麻风病院	张道惠　周汉章	1919年	伦敦麻风救济会
贵州毕节	撒拉溪麻风病医院	苏宽仁小姐（Miss M. C. Welzel）	1931年	内地会 美国麻风救济会 云南省政府 中华麻风救济会
山东滕县	沃特斯夫人纪念医院麻风院	道德贞（Miss A. D. Dodds）	1919年	伦敦麻风救济会 美以美会
山东济南	济南麻风病院	司美礼医生（Dr. H. J. Smyly）	1926年	伦敦麻风救济会 齐鲁大学医学院
山东青州	青州府麻风病院	Mr. Chung Hsiao Wu	1936年	英国浸信会 伦敦麻风救济会 中华麻风救济会
山东青岛	青岛麻风诊所	科兰特牧师（Rev. R. G. Coonradt）	1939年	中华基督教会 中华麻风救济会
山东兖州	兖州圣若瑟癞病院	安子太（Rev. Father Procurator Kubischok）	1928年	天主教会 中华麻风救济会
陕西南郑	陕西省第六区麻风病院	胡志精	1936年	中华民国行政院
四川成都	华西麻风病院	Dr. Chao	1939年	华西协和大学
云南昭通	昭通麻风院	莱思医生（Dr. Oliver Lyth）	1933年	地方政府 传教士纪念医院 中华麻风救济会
云南九龙江	九龙江麻风院	尼尔森医生（Dr. D. C. Nelson）	1928年	美国北长老会 中华麻风救济会
云南昆明	云南省麻风院	Hsu Piao-nan	1920年	云南省政府
云南昆明	麻风赈济处	Dr. H. Y. Yao	1939年	云南省卫生局 中华麻风救济会

　　这一时期的麻风院较早期的教会麻风院规模更大，组织管理更规范。在治疗方面，麻风院当时多采用疗效较好的大枫子油制剂治疗患者。这一时期，除少数医家如海贝殖、岳美中、尤家骏等，在济南麻风

病院用中药配合大枫子油治疗麻风并取得较好效果外,其他麻风院基本很少使用中药。这一现象的产生,与当时大部分麻风院的主持者系西方传教士,他们本身不谙中医有很大的关系。

这一时期的麻风院不仅隔离治疗患者,也提倡患者加强身体调摄,通过劳动和宗教活动改善患者的精神面貌。如俞慎初在《中国麻疯病学》中对于麻风病之摄生进行了总结,谓:"饮食宜淡食并富于营养;室内空气务使流通,不可污浊;每日应作数分钟之日光浴;运动为麻疯患者应实行之要件;洗澡以保持皮肤清洁;性交要绝对禁止;通便,精神之休养等。"杭州麻风院提倡患者适当劳作,保持身心愉悦。其创始人梅藤更亲自教患者读《圣经》,为他们解释福音,传教布道;汕头麻风院的传教士认为应该"把福音的安慰带给这些伤心绝望的人";中华麻风疗养院则在麻风病院中开展职业劳动,促进患者安心治疗,自给自足……。总之,这些麻风医院的设立与运行,加速了近代西方麻风科学知识在中国的传播。在这些麻风院工作的西方传教士们著书立说,既传教布道,也传播科学知识,促进了中国民众对西方麻风知识的了解与接受。1932年,汕头福音医院实行的治疗麻风病的方案曾被作为一项治疗标准向全国推广。

这一时期,除了麻风院,在一些麻风高发地区,也出现了一些麻风村或隔离所。据不完全统计,抗日战争前,全国有麻风村、隔离所或养济院等77所,收容病例2 763人。其中云南60所,福建10所,广东3所,广西2所,江西2所。除4所属教会外,其余多为地方政府所办。这些麻风村或隔离所多地处偏僻,缺乏稳定的经济来源,加之医药缺乏、管理不善、治疗无效等原因,患者多自行离散,麻风村或隔离所名存实亡,并未起到很好的隔离治疗作用。

在近代中国,西方传教士及教会因为宗教信仰的原因,对中国的麻风救治起到了十分积极的作用。传教士在中国的麻风救治,其本质是基于宗教信仰的慈善事业,其实际效果是带来了西方先进的医学观点及治疗方法。部分受过西方教育的中国精英,为积极推动中国的麻风救治事业,组织了中华麻风救济会,创办了麻风医院。但当时的国民政府内忧外患,政经交困,无心无力真正从事麻风救治事业。因此,在近代中国的麻风救治事业中,政府职能明显缺位,这一局面延续到中华人民共和国成立。

第三节　中国现代麻风收容隔离机构

1950年6月,卫生部发布《关于管理麻风应行注意事项的通报》(卫公防字第633号),要求各地"要明了麻风分布精确情况,然后根据实际,择定适当地点筹设麻风病院;凡有劳动力之麻风患者,使其能有参加生产自食其力的机会;麻风虽为慢性传染病然其传染途径迄未明确得出结论,但可将患者及其配偶予以适当隔离,不得对患者有厌弃与伤害行为,更不必存有恐惧心理,应采用同情态度,要替不幸患者解决食住与治疗等问题;各大行政区卫生部对管区现有麻风病院应予严格检查,监督其防治工作,在业务上尽量予以辅助"。1957年10月,卫生部发布《全国麻风病防治规划》阐明建立健全麻风防治专业机构、发展麻风村是麻风病防治工作中几个必须解决的基本问题。麻风病院和麻风村(以下称"麻风院村")也成为中国现代最主要的麻风收容隔离机构。

一、麻风病院

中华人民共和国成立之初,麻风病院绝大多数来源于外国教会或慈善组织遗留下的一些麻风诊疗机构(表2-3)。在1957年的《全国麻风病防治规划》中将麻风病防治院、所定义为省级的麻风防治专业机构,是全省麻风防治工作的业务技术指导核心,主要收容现役军官、机关干部、企业职工、高等学校学生中的传染性麻风患者和病情较严重的非传染性麻风患者等。这类麻风病院大多设立在大中城市及周边地区,属于国家事业单位编制,财政上可以得到保障,内部也有比较完善的管理制度,可以较好地发挥收容、治疗、隔离的作用。其收治的患者大多能享受公费或劳保医疗,个人无需承担治疗期间的医药和生活费用。但这类麻风病院收治的患者数不到全国患者总数的10%。

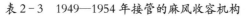

表 2-3　1949—1954 年接管的麻风收容机构

地区	接管前机构名称	接管时间	接管单位	接管后首次更名
辽宁	伪满洲国立癫疗养所	1949 年 1 月	旅大交通检疫所	关东麻风疗养所
上海	上海中华麻风疗养院	1954 年 4 月	上海市人民政府卫生局	上海市麻风医院
浙江	杭州广济麻风病院	1952 年 4 月	浙江省人民政府卫生厅	浙江省麻风病院
福建	福州东、西养济院	1952 年 7 月	福州市人民政府卫生局	福州市麻风院
	福清养济院	1952 年 11 月	福清县人民政府卫生局	福清县麻风医院
	长乐养济院	1951 年 9 月	长乐县人民政府民政科	长乐县麻风院
	罗源养济院	1951 年 9 月	罗源县人民政府民政科	罗源县麻风院
	莆田养济院	1951 年 8 月	莆田县人民政府	莆田县麻风院
	仙游养济院	1950 年 6 月	仙游县人民政府民政科、人民卫生院	仙游县麻风院
	南平救济院麻风收容所	1950 年 9 月	南平县人民政府	南平县麻风医院
	建安、瓯宁养济院	1951 年 9 月	建瓯县人民政府文教科、民政科、卫生科	建瓯县麻风院
	古田县麻风养济院	1950 年 9 月	古田县人民政府	古田县麻风院
江西	南昌麻风病人社会收容所	1949 年 5 月	江西省人民政府	江西省麻风病收容所
湖北	乐仁医院	1950 年 1 月	孝感专署卫生科	孝感麻风病院
山东	滕县恩赐庄基督教麻风院	1950 年 5 月	山东省人民政府	山东省人民政府卫生厅滕县专区麻风防治院
	济南麻风疗养院	1950 年 8 月	济南市人民政府	济南市麻风病院
	兖州圣若瑟癫病院	1952 年 11 月	滋阳县人民政府	滋阳县麻风病院
	青岛女姑山癫病院	1949 年 6 月	青岛市军管会	青岛市麻风病防治院
	青州广德医院附属麻风疗养院	1949 年 7 月	华东军区卫生部昌潍地委专属医院	山东省立医院益都分院附属麻风医院
广东	稍潭麻疯医院	1953 年	广东省卫生厅	东莞稍潭医院
	石龙若瑟洲麻疯医院	1953 年	广东省卫生厅	石龙新洲医院
	河西风人院	1954 年	广东省卫生厅	广东省韶西医院
	天门麻风院	1951 年	新会县人民政府	广东省新会崖西医院
	五邑麻风医院	1951 年 10 月	赤溪县人民政府	台山县大衾医院
	西营麻风病医院	1950 年	湛江市人民政府	湛江市西营麻风病医院
	琼崖麻风院	1951 年 7 月	海南军政委员会	海南秀英医院
广西	普仁麻风院	1951 年 1 月	广西省人民政府卫生处	北海市广西麻风病院
	绥渌亭凉麻风病疗养院	1950 年 6 月	广西省人民政府卫生处	广西省绥渌麻风病院
四川	广元元吉麻风院	1950 年	广元县人民政府	广元大滩麻风院
	成都仁济医院	1951 年 10 月	四川省人民政府	四川省医学院附属医院麻风病房
	天主教康定教区泸定磨西麻风院	1951 年 9 月	西康省藏族自治区人民政府	泸定磨西麻风院

（续表）

地区	接管前机构名称	接管时间	接管单位	接管后首次更名
贵州	安龙县大海子麻风院	1950 年 9 月	安龙县人民政府	安龙麻风病医院
	贵州内地会毕节撒拉溪麻风病院	1951 年 9 月	毕节专区人民政府	贵州省毕节撒拉溪麻风病院
云南	省会昆明麻风病院	1952 年初	昆明市人民政府卫生局	昆明市金马疗养院
	昭通县麻风院	1951 年 5 月	昭通县人民政府	昭通县人民麻风院
	宜良县西梅子康复院	1953 年	宜良县人民政府卫生部门	宜良县西梅子康复院
	玉溪县麻风隔离所	1950 年	玉溪县人民政府	玉溪县麻风病疗养院
	禄丰县李本田麻风隔离所	1952 年	禄丰县人民政府民政科	禄丰县麻风疗养院
陕西	陕西省第六区麻风病院	1950 年初	南郑专区行政公署	陕西省人民麻风病院
甘肃	博德恩医院	1952 年 2 月	甘肃省人民政府卫生厅	甘肃省兰州麻风病院

二、麻风村

在 1957 年的《全国麻风病防治规划》中将麻风村定义为一种治疗与生产相结合的特种性质的行政村,受所在乡的党政领导,如果归乡领导有困难,也可由县的党政领导机关直接领导。麻风村是隔离收容传染性麻风患者的主要形式,主要收容普通群众中的传染性患者。初期的麻风村主要有以下特点:一是位于偏僻山区、海岛、湖河海边等具有自然隔离条件的地方。二是缺乏国家财政支持,建村费用和日常运行费用主要依靠当地村社自筹。三是专业技术人员匮乏,缺少驻村医生、护士,药物供应有时无法得到保障,医疗效果受到影响。四是社队集体为麻风村患者提供的资金和物质补助有限,患者通过参加劳动达到生活自给。五是麻风病的污名化直接影响麻风村的建设与维持。农民因害怕传染,拒绝麻风村设在村庄附近,也有麻风患者否认患病,拒绝住村。20 世纪 60 年代中期以后,各级政府加大对麻风村建设的财力、物力投入,麻风村建设大体以县为单位,县政府下辖的民政、卫生和财政等部门具体负责建村工作和日常管理工作。患者住村期间的医疗费用全部由国家承担,生活费用由国家、乡村集体和个人分担,少数贫困者由民政部门发放小额补助。驻村医护人员日常监督患者按时服药,并对一些重症患者进行护理,一些规模较大的麻风村还能开展麻风康复手术。这一时期的麻风村一般由麻风防治所或医疗站管理,所(站)村合一,不仅负责当地麻风患者的收容治疗工作,还定期开展麻风普查,控制麻风流行。

至 1980 年底,全国有 69 个麻风病院、1 158 个麻风村(表 2-4)。麻风院村的建设、分布和人员规模达到历史高峰。20 世纪 80 年代末期,随着国家麻风防治策略的转变,各地麻风院村不再收治新发麻风患者,麻风院村的功能及数量也随之改变。进入 21 世纪后,随着公共卫生机构改革,大部分麻风院村由当地疾病预防控制中心管理,少数由皮肤病防治机构或民政部门管理。

表 2-4　1950—2019 年中国各历史阶段麻风院村数

地区	1949 年	1950 年后	1957 年后	1981 年后	2006 年后	2019 年
河北	0	2	2	2	1	1
山西	0	0	1	1	1	1
辽宁	1	2	2	2	1	1
吉林	0	1	2	2	1	1
黑龙江	0	0	1	0	0	0
上海	1	1	5	4	2	2

（续表）

地区	1949 年	1950 年后	1957 年后	1981 年后	2006 年后	2019 年
江苏	1	4	78	68	38	37
浙江	1	2	38	23	14	12
安徽	0	1	35	32	18	15
福建	9	11	32	27	17	15
江西	1	6	73	69	55	48
山东	6	11	180	71	52	44
河南	0	1	3	3	1	1
湖北	1	6	43	42	32	20
湖南	0	12	38	38	34	27
广东	7	25	132	83	68	62
广西	2	10	58	47	31	27
海南	1*	5*	16*	15*	14	13
重庆	0	0	17*	17*	15	11
四川	2	7	139	93	84	54
贵州	2	19	60	58	59	42
云南	30	39	272	128	114	104
西藏	0	0	15	16	2	2
陕西	1	2	3	3	2	2
甘肃	1	5	8	3	2	2
青海	0	1	2	2	2	1
宁夏	0	0	1	0	0	0
新疆	0	2	2	2	1	1
合计	66	170	1 225	818	661	546

注：* 1989 年之前的海南省、重庆市麻风院村数均未列入合计统计数中，分别统计在广东省和四川省的合计数中。

◎ **主要参考文献**

［1］于光元.麻风病学［M］.上海：华东医务生活社.1951：1－112.

［2］尤家骏.麻风病学概论［M］.上海：华东医务生活社.1953：1－122.

［3］尤家骏.麻风病学简编［M］.济南：山东人民出版社.1959：1－112.

［4］广东省皮肤病防治院.麻风病防治［M］.北京：人民卫生出版社.1976：1－156.

［5］卓彩琴.麻风歧视文化的生产与再生产机制［J］.浙江社会科学.2014,5：80－89.

［6］刘芳辑.葡萄牙东波塔档案馆藏清代澳门中文档案汇编［Z］.澳门：澳门基金会.1999：9.

［7］梁其姿.麻风：一种疾病的医疗社会史［M］.北京：商务印书馆,2013.

［8］刘天路.身体·灵魂·自然——中国基督教与医疗、社会事业研究［M］.上海：上海人民出版社,2010.

［9］中国麻风防治协会.中国麻风学学科史［M］.北京：中国科学技术出版社,2018.

第三章

中国麻风村的形成与发展

　　麻风村是中国现代麻风防治工作最重要的组成部分,是中国特色麻风控制工作的创新形式,解决了最大限度隔离治疗麻风患者的历史性难题,对全国麻风病的有效控制发挥了重要作用。其萌芽、发展、壮大、萎缩的过程,与中国现代麻风防治的策略相契合。20世纪80年代,随着联合化疗的推行,新发麻风患者不再集中收治,麻风院村的功能逐渐弱化。

第一节　麻风村的萌芽、建设与体系化

　　1948年5月,杭州广济麻风病院董事会在浙江武康县上柏鸿渐岭向农民许阿根等租地,租用田10.3亩,地87.7亩,开办麻风农场。1949年12月,首批23名杭州广济麻风康复患者迁赴上柏农场。医院派驻徐绍颐医生每日对农场患者巡诊,麻风患者李石平任农场管理员,组织麻风患者饲养家畜、家禽,耕耘田地,从事农业生产,成为中国现代有史料记载的首个由麻风患者参与管理的农场,是具备了"边隔离、边治疗、边生产、自力更生"功能的麻风村雏形。

　　中华人民共和国成立后,防治麻风病问题列入各地政府议事日程。1950年1月25日,中南军政委员会卫生部发布《扶助麻风病人生产案》;6月,中央人民政府卫生部发出《关于管理麻风应行注意事项的通报》,要求各地根据实际情况,筹设麻风院,隔离治疗麻风患者,有劳动力的麻风患者,能有机会参加生产,自食其力。1951年,全国各地收容麻风患者4 689人。1952年,广东省人民政府土地改革委员会及卫生厅发布《建立麻风村实施办法》。1953年,中共华南分局发布《建议各区成立麻风收容所并组织进行生产的通知》等;是年,中央人民政府卫生部召开全国麻风防治座谈会,讨论建立麻风隔离站等问题。1954年2月,中央人民政府政务院发出《关于民政部门与各有关部门的业务范围划分问题的通知》,指出:"已建立之麻风村,由卫生部门领导者仍归卫生部管理,由民政部门领导者,其医药治疗及对收容病人的鉴别等,由卫生部门协助办理;麻风病人生活困难的救济问题,由民政部门负责解决;行政领导管理,由当地政府负责。"1956年1月,中共中央制定的《1956年到1967年全国农业发展纲要(草案)》中,提出应当积极防治麻风;是年底,全国新建、扩建麻风病院52处,有病床13 652张,另有麻风村114个、麻风病防治所(站)157所,共收容麻风患者19 148人。

　　1957年6月10—14日,全国首届麻风病防治专业会议在山东济南召开,会上广东、陕西等省就麻风村的建设进行经验交流;6月26日至7月15日,第一届全国人民代表大会第四次会议召开,谢觉哉、罗瑞卿、钱瑛、邓颖超、廖鲁言、胡耀邦、李德全等七位代表联合提交了《建议各有关部门分工负责,密切合作,以积极开展麻风防治工作案》,指出:"集中隔离传染性患者的最好形式是麻风村,它的优点在于:①简单易办,节约人力、物力、财力;②集中隔离可以严格地控制传染和进行治疗工作;③可以组织麻风患者进行生产自给,减少国家负担。"10月28日,中华人民共和国卫生部发布《全国麻风病防治规划》,要求对麻风病防治工作采取"积极防治,控制传染"的原则,坚持"边调查、边隔离、边治疗"的步骤和做法,指出"几年的经验证明,采用麻风村的形式,逐步将传染性麻风病人收容隔离起来是完全可能的,也是切合当前的国家实际情况的。因此,各地可根据本地区的具体情况及所收容入村的患者人数,加以规划,逐步地把麻风

村建立起来。建村工作应由各级政府统一筹划"。此后,全国各地在 1958 年前后掀起了麻风村建设高潮。截至 1958 年底,全国麻风村数量达到 700 余个。这时期,各地麻风村广泛开展中西医各种方法治疗麻风的研究,大部分麻风村的农副业生产也获得了丰收。然而,麻风村的快速扩张也埋下了一些隐患。部分麻风村当时通过"一平二调"即"平均主义、无偿调拨"的方式,简单粗暴地无偿征用当地社队土地和群众房屋而建。1959—1961 年,随着各地大规模饥荒的发生与农村集体经济的涣散,一些以农村集体经济为依托的麻风村名存实亡。

1965 年 6 月 26 日,毛泽东主席指示卫生部"把医疗卫生工作的重点放到农村去",这对加强麻风院村的建设产生了积极影响,一批麻风院村得以新建、改建或扩建,麻风院村的医疗实力也得以增强。这一时期,各级政府增加对麻风村的建设投入,麻风村管理日趋规范。麻风村的基础建设、医疗管理、物资供应等经费一般由县政府所辖的财政、卫生、民政等部门分工负责。村内有常驻的行政人员和医护人员,也有一定的生产用地,生产、生活、医疗设施较为完善,有些麻风村还能开展较为复杂的治疗和外科手术等。

1975 年,中华人民共和国国务院、中央军委批转卫生部、公安部、财政部、农林部、商业部、总后勤部《关于加强麻风病防治和麻风病人管理工作的意见》,要求加强麻风病院、村的管理,建议各省、自治区、直辖市在 1975 年内对麻风病院、村、站进行一次整顿,强调首先要加强党的领导,加强和充实领导班子,加强工作人员和休养员思想政治路线教育,建立健全必要的规章制度。

1980 年,国务院批转《卫生部关于麻风病防治工作情况的几点建议》,要求麻风村的管理亟待落实,建议各地政府对麻风病院、村进行统一管理,妥善解决经费问题。

20 世纪 80 年代以后,随着麻风疫情的下降以及联合化疗(MDT)的推行,全国麻风防治工作的指导思想和管理体制都发生了重大变化。新发麻风患者不再住村隔离治疗,原有麻风院村患者多数治愈回家,麻风院村成为各地无家可归麻风残老患者的居留所,麻风村数量逐年减少。

2007 年,中央财政投入 2.2 亿元,对全国麻风院村实施改建项目,其中省级 9 所,市级 41 所,县级 52 所。2015 年,根据《国家卫生计生委疾控局关于开展全国麻风院(村)运转现况调查的通知》(国卫疾控结防便函〔2015〕30 号),调查结果显示,至 2014 年,全国除北京市、天津市、内蒙古自治区、黑龙江省、宁夏回族自治区和新疆生产建设兵团报告无麻风院村,全国时有麻风院村 593 个,其中省级麻风院村 12 个、地市级麻风院村 83 个、县区级麻风院村 498 个;居住院村的麻风现症病例 271 例、休养员 10 850 人。2019 年底,全国时有麻风院村 546 个,居住麻风患者及休养员 8 216 人。

第二节　麻风村建设经验

1959 年 1 月 13 日,中华人民共和国内务部、卫生部联合批转贵州省对麻风患者收容隔离、治疗工作情况和今后工作的意见,对贵州介绍的建立麻风村的重要意义和如何做好建村工作的一些原则意见给予了充分肯定,并转发全国各省供研究参考。各地麻风村建设因地制宜,取得了积极的进展,也积累了一些经验,主要归纳如下。

一、多部门协作

麻风村的建设在地方党委统一领导下,协同民政、农业、卫生等有关部门,制定建村规划,坚持国家举办与公社举办相结合、大中小相结合等"两条腿走路"的方针,充分依靠和发挥人民公社的力量。

二、选址恰当

麻风村村址的选择,必须征得当地群众同意。理想的村址,应当具备下列条件:第一、符合隔离原则。麻风村多建于人口稀少的地点,与附近居民点之间有一定的距离。同时,麻风村不建立于水源的源头,如在河溪上游,则相距 3～5 km 以上,以免污染水源。最重要的是麻风村所在地的地形、地势、交通等条件,

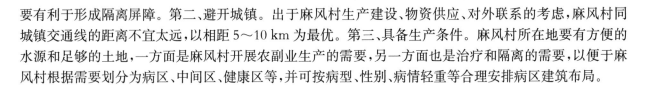

要有利于形成隔离屏障。第二、避开城镇。出于麻风村生产建设、物资供应、对外联系的考虑,麻风村同城镇交通线的距离不宜太远,以相距5~10 km为最优。第三、具备生产条件。麻风村所在地要有方便的水源和足够的土地,一方面是麻风村开展农副业生产的需要,另一方面也是治疗和隔离的需要,以便于麻风村根据需要划分为病区、中间区、健康区等,并可按病型、性别、病情轻重等合理安排病区建筑布局。

三、勤俭办村

在房屋方面,以简单、经济、适用为原则,充分利用废弃的庙宇、祠堂或其他房屋进行旧房改造;在人力物力方面,尽量争取当地政府支持。麻风村建设贯彻由小到大,由土到洋,从分散到集中,从简陋到完善,逐步发展,逐步扩充的原则。避免过度追求、强调正规而脱离实际的做法。

第三节　麻风村管理原则

麻风村的管理一般遵循以下原则。

一、治疗与生产相结合

通过生产劳动,使麻风村逐步达到生活自给的目的。

二、坚持集中领导和群众管理相结合

发挥患者中党团员骨干和积极分子的作用,建立党、团支部,把患者很好地组织起来,成立以患者为主的管理层。

三、组织患者开展政治、文化和专业技术学习

广泛开展各种文化娱乐活动,满足麻风患者的生活需要,是麻风村管理工作的重要内容。

四、加强麻风流行病学管理

在麻风村建立必要的规章制度,使患者遵守公共卫生原则,不随意外出,以减少传播。

五、加强党的领导和思想政治教育工作

在村内建立党的领导核心制度,坚定不移地执行党的指示,贯彻党的方针政策,不断地加强政治思想工作。

六、规范治愈出村标准

达到治愈标准的患者,经麻风村开具证明后,可以出村返家。出村患者在一定期限内继续接受观察,定期检查。如发现有复发情形,继续回村进行隔离和治疗。

第四节　典型麻风村建设运转情况介绍

山东省海阳县麻风村建成于1956年12月30日,是以民办公助形式建立的一所麻风隔离村,当年收容传染性麻风患者110人,其建设过程和管理经验如下。

一、宣传发动

该县通过调查摸底,在基本掌握患者数量的情况下,规划建立麻风隔离村一处。中共海阳县委宣传

发动,专门召开县委常委会,成立由县长牵头,文教部、合作部、财委、民政科、卫生科、合作总社、粮食局、兵役局、麻风防治站、村址所在地等 11 个部门参与的建村委员会,开展村址选择、筹建工作,同时研究麻风村收容计划、生产生活资料解决等问题。

二、选择村址

根据同时具备隔离与生产条件这一要求,选择位于徐家店东南 250 m 的一所古寺——梦达寺作为麻风村村址。该处青山环绕,距离邻村较远,便于隔离;山上树木、杂草多,可供烧柴及饲养牲畜;周围有粮田数百亩可做耕种;院中有井,东有小溪,可供饮用、灌溉;顺谷外出可通徐家店东站;寺内有房屋 69 间,稍加修缮即可居住。村址选定后,于 1956 年 10 月开始修缮,至 11 月底完工,修缮费用约 1 600 元。

三、解决生产和生活物资问题

经海阳县动员协调,附近的农业社划给麻风村土地 130 亩,山林 200 亩;大型农具、牲畜等由富裕的生产社免费提供;肥料、种子由银行贷款购买(五年分期还清);小农具和生活资料由患者自带。患者无力解决时,则由农业社帮助,农业社也无力负担时,则由政府给予救济。

四、三通四利,动员患者入村

在海阳县麻风病防治站医生的配合下,各乡社干部深入病户,一面检查,一面动员,耐心说明入村的优越性,即早治、早好、早还家、有利家庭和周围群众,做到患者、家属、社干三方面完全同意(三通)。在自愿基础上,麻风村与农业社签订合同,防止出现推出门不管的现象。患者填写入村申请登记表,由区、乡、社负责人签字盖章,再呈县建村委员会批准方可入村。为防止发生意外,没做通思想工作的患者可以不入村,不强迫。

五、健全组织体系

在反复摸底,弄清患者思想情况的基础上,采用领导提名、大会通过的方式建立党、团支部和村委会等组织,待彼此熟悉后再用无记名投票方式选举麻风村村委会。麻风村村委会由正副主任和农业、文教、卫生、财会、保管、保卫、妇女、生活等委员组成,领导村内全面工作,下设农业、副业、文教、保管、财会等 5 个股。每股设股长 1 人,股员数人,承担领导工作。患者按劳动力情况与类型划分为 5 个生产队和蔬菜小队,各队设正副队长及记工员各 1 名。壁报、伙食、文体、卫生等也分别成立了委员会。

六、发展农副业生产

生产管理方面与农业社相仿,将患者自带的小型农具定价作为投资,同农业社赠送的大型农具一起列为村内的公共财产,统一使用与保管。患者按劳动力评定工分,采用死分活记和小包工的办法,收入按劳动日分配。做饭、推磨、运粮、运煤等生活用工,由全体患者按人按月均摊,有劳动力的可在所得劳动日中扣除,无劳动力的从国家救济麻风村重症患者专款支出。为了照顾重症患者生活,将所征麻风村的公粮和地方自筹费作为国家救济麻风村重症患者的专款。

七、开展文教卫生活动

由文教股负责,设民校一处,教师两名,辅导员两名,班主任两名,全村患者按类别与文化程度分班,订立学习制度,每周保证 6 小时学习,每周由党支部成员和医生讲一次政治课和卫生课。卫生委员会制定卫生制度,每周大扫除一次,饭前洗手,便后盖土,随时捕蝇,达到"三净三少"。文体委员会领导文体活动,每日早晨做广播操,每周六开文娱晚会一次。壁报委员会领导壁报工作。

八、积极治疗患者

治疗由防治站负责,村内有诊疗室、化验室、药房及必要的医疗器械等,医生认真负责,入村后患者情况有不同程度的好转,增强了患者对治疗的信心,扩大了麻风村的影响,更体现了党的政策关怀和社会主义的优越性。

第五节　麻风院村的调整与发展

20世纪80年代,随着中国改革开放的深入和国际间交流合作的增强,以及世界卫生组织(WHO)推广实施麻风病联合化疗方案(MDT),全国麻风防治政策与管理体制发生了巨大变化。1981年11月,卫生部在广州召开第二次全国麻风防治工作会议,会议根据我国三十年来麻风防治工作的成就、经验和现状,提出了"为适应四个现代化建设的需要,要贯彻'调整、改革、整顿、提高'的方针,放弃新建麻风院、村收容隔离治疗麻风病人的办法,采用化学隔离(有计划有重点地开展联合化疗)等",其中,调整麻风病防治机构,主要是麻风病院、村的关停并转。1982年5月,卫生部发布《全国麻风病防治管理条例》等7个技术方案。各地为加强麻风防治工作,采取分类指导、院内收容和院外门诊治疗相结合的防治模式,同时开展整顿组织、调整布局,建立和健全麻风防治网络等工作。此后,各省、自治区、直辖市相继调整麻风防治工作政策,麻风院村不再收治新病例,大批麻风病例治愈出院。

《全国麻风病防治管理条例》第五条规定:"对残老和无家可归而留院、村的治愈者,各地应由民政部门创造条件集中,报经当地政府批准改为福利院或养老院。由民政部门负责救济,卫生部门定期做医疗检查。"麻风院村的功能由过去的隔离收治患者转变成为残老和无家可归休养员的居住休养场所。全国第二次、第三次麻风防治工作会议后,对部分麻风院村进行调整改革,一是有计划地推行"撤、并、迁、改",进一步整合资源,加强麻风院村管理;二是将地处偏僻山区、湖区的麻风院村,逐渐迁移到交通方便的城镇;三是将住院隔离治疗转变为以门诊和家庭治疗为主,废除强制隔离治疗,加强社会防治;四是将少数麻风村转变为自然村,由所在地村民委员会管理。此后的十几年间,各地的麻风病防治院(所)陆续更名为"皮肤病防治院(所)",大部分医务和管理人员搬迁进城,麻风院村逐渐成为麻风治愈者康复、养老的场所。至2005年,全国有麻风院村752个,分布在除北京市、天津市、内蒙古自治区、黑龙江省、宁夏回族自治区及新疆生产建设兵团以外的26个省、自治区、直辖市(不含港澳台地区),其中数量最多的云南省有123个。

2006年,卫生部将麻风院村的改造建设列入《全国麻风病防治规划(2006—2010年)》的工作计划;2007年,国家发展改革委员会批复卫生部麻风院村改造建设规划,中央财政投资2.2亿元,地方配套资金5 637万元,按期完成25个省份共102个麻风院村的新建和改扩建工程,改善了麻风休养员的居住条件。部分省份新建的麻风院村因人员配备、设施设备、经费保障、管理模式等配套政策未明确主体责任单位,导致跨区域收治麻风患者或接受院外住村患者等预期目标未能实现,继而产生部分房屋闲置等现象。2011年9月,卫生部等11个部门联合制定《全国消除麻风病危害规划(2011—2020年)》,要求到2020年达到消除麻风危害的目标,其中明确指出"地方各级政府要切实落实改建后麻风病院(村)的相关配套政策和措施,保障麻风病院(村)居留人员的合法权益"。

中华人民共和国成立后建立的麻风院村,是中国麻风防治进程中一种特殊的"组织机构",是中国人民根据现实情况因地制宜采用的一种有效防治组织形式,起到了集中治疗麻风患者、隔离传染源、保护易感人群、预防和控制传播的作用(表3-1)。随着中国麻风总体流行程度的进一步降低,麻风院村完成了历史使命,调整转型成为必然趋势。部分省份将一些地理位置优越的麻风院村转变为区域性麻风防治中心、老年病院、精神病院或养老院,扩大服务人群,转变服务模式;有些麻风村转变为所在地的自然村,融入到当地社会。在切实保障居留在麻风院村中残老休养员的康复疗养需求的前提下,适当保留甚至扩大发展一些区域性麻风院村，整合现有资源，提供配套政策，使一些麻风院村发挥医疗救治、康复疗养、科研防治、文化传承等方面的作用，这也是目前乃至今后相当长时间内麻风村转型中的一种合理选择。

表 3-1 1950—2019 年中国麻风院村数及住院村人数

地区	1950—2019 年		2019 年	
	麻风院村数	住院村人数	麻风院村数	住院村人数
河北	2	1 597	1	10
山西	1	68	1	0
辽宁	2	2 292	1	30
吉林	2	961	1	31
黑龙江	1	0	0	0
上海	5	1 362	2	29
江苏	78	43 070	37	691
浙江	38	7 202	12	182
安徽	35	6 386	15	258
福建	35	9 935	15	153
江西	73	10 100	48	427
山东	180	35 460	44	262
河南	3	837	1	11
湖北	44	13 930	20	512
湖南	38	15 327	27	399
广东	132	69 703	62	1 468
广西	59	16 114	27	327
海南	16*	5 110*	13	310
重庆	17*	2 619*	11	83
四川	139	21 529	54	806
贵州	62	18 923	42	502
云南	272	28 192	104	1 310
西藏	16	2 206	2	35
陕西	5	13 172	2	279
甘肃	8	4 709	2	51
青海	2	1 621	1	38
宁夏	1	9	0	0
新疆	2	3 628	1	12
合计	1 235	328 333	546	8 216

注：* 1989 年之前的海南省、重庆市麻风院村数和人数均未列入合计统计数中，分别统计在广东省和四川省的合计数中。

◎ **主要参考文献**

［1］中华人民共和国卫生部医疗预防司.麻风病防治手册［M］.北京：人民卫生出版社.1961：1-147.

［2］尤家骏.新麻风病学简编［M］.济南：山东人民出版社.1957：1-98.

［3］穆瑞五,李家耿.麻风病学［M］.济南：山东科学技术出版社.1981：1-282.

［4］叶干运等.麻风病,新中国预防医学历史经验.第三编［M］.北京：人民卫生出版社.1988.

第四章

省、自治区、直辖市麻风院村简史

河北省麻风院简史

概况

1949年10月以前,河北省无麻风病防治机构,自1952年建立麻风病防治机构至2019年底,历年累计发现麻风患者1 597人。至2012年,河北省麻风病患病率已由1962年的1.76/10万降至0.018/10万,患病率下降99.16%。到2012年,按照《基本消灭麻风病考核验收办法》,河北省以市县为单位均达到基本消灭麻风的指标。

1952年5月,河北省人民政府批准建立一所麻风病医院,9月在唐县、望都两县交界处进行选址、建设。1954年,"河北省麻风病院"建成并投入使用,批复床位编制200张,隶属河北省人民政府卫生厅。1955年,经河北省卫生厅报请河北省人民政府批准,在保定市清苑县大阳公社与孙村公社之间的下闸村筹建"河北省保定麻风病院",编制床位150张。至2019年,两个麻风病院累计收治患者1 597人。

河北省皮肤病防治院

河北省皮肤病防治院前身为"河北省麻风病院"。其西院是该院的分院,负责麻风防治和麻风患者住院管理工作。

1952年,经河北省人民政府批准,在唐县和望都两县交界处选址建设麻风病院。1954年建成,名称为"河北省麻风病院"。医院床位编制200张(同时批复文件显示病床50张以下单位设股,51张以上单位设科),隶属河北省人民政府卫生厅,规划用地230亩,院内面积220亩,院墙外西侧15亩为麻风患者墓地。省人民政府人事局任命高子彭为院长、李业为副院长;是年开诊;开放床位140张,其中来自军队的患者使用100张,地方公职的患者使用40张。

1955年,河北省麻风病院更名为"望都康复医院",隶属河北省卫生厅康复医院,其任务为接收驻本省、天津、山西、内蒙古的部队、机关干部、厂矿职工麻风患者和本省部分群众疣型(即瘤型)麻风患者。是年,在医院东1 km招庄村西南处建工作人员生活区,占地9 600 m²,建筑面积1 705 m²。12月,康复医院有职工92人。

1956年,望都康复医院按照病床与工作人员1∶0.43比例标准配备工作人员。是年,在河北省委、省人民委员会统一领导下,由卫生厅组织麻风病调查队,对20个县开展麻风调查,确诊收治218名麻风患者,其中复员军人21人、还乡军人4人、厂矿职工16人、地方干部6人、华侨2人。

1957年,河北省政府决定将望都康复医院移交望都县政府代管(人事权由县政府管理,财务、业务仍由河北省卫生厅管理),并更名为"河北省望都麻风病院";同年9月,河北省卫生厅决定将河北省望都麻风病院移交至保定皮肤科疗养院,名称为"河北省保定皮肤科疗养院望都住院部",收治农村麻风患者。

1958年6月,望都、唐县两县合并称为"唐县"。10月,河北省保定专员公署(58)卫字第377号文《关于将址在唐县的保定皮肤科疗养院住院部交由唐县人民委员会领导的通知》指示,将"河北省保定皮肤科疗养院望都住院部"移交给唐县人民委员会领导,移交后更名为"唐县皮肤科疗养院",人员编制仍维持原状并继续收治麻风患者。12 月,该院独立建制,更名为"河北省望都皮肤科疗养院"。

1961 年,经河北省卫生厅批复,河北省望都皮肤科疗养院麻风编制床位扩建至 330 张,分为 4 个病区。

1962 年 1 月,唐县、望都两县划分开,望都县恢复建制,河北省望都皮肤科疗养院设皮肤病门诊部,对外门诊,主治皮肤病。

1964 年底,望都皮肤科疗养院有住院麻风患者 257 人,治愈出院 39 人,死亡 2 人。

1967 年,河北省卫生厅(67)卫财基字第 76 号文批复,经省计委(67)计基便字第 83 号文批复,望都皮肤病疗养院投资 1.24 万元为住院麻风患者修建电影棚。

1973 年 4 月 12 日,河北省革命委员会卫生局、河北省革命委员会财政局联合发文:冀革卫财(73)第 8 号,冀革财(73)第 46 号文件决定,从 1973 年起将保定、望都皮肤病疗养院和保定精神病院的经费开支由省直接拨付,与此相应的基建投资,清产投资、财务管理等收归省管理。

1978 年,根据望都县革命委员会(78)第 23 号文件通知:原"河北省望都皮肤科疗养院"更名为"河北省望都皮肤病医院"。

1982 年,河北省望都皮肤病医院更名为"河北省望都皮肤病防治院",主要承担华北地区瘤型麻风患者、全省结核样型麻风反应期患者及久治不愈麻风溃疡患者的住院治疗及技术培训任务。

1985 年 10 月,河北省卫生厅批准望都皮肤病防治院开设 30 张病床,收治非传染性皮肤病。是年,卫生部授予该防治院从事麻风防治工作 25 年以上的 5 名医务工作者荣誉证书和证章。12 月,河北省皮肤病防治院有正式职工 54 人,其中医务人员 43 人,中级职称医务人员 16 人,初级职称 19 人。住院麻风患者 46 人,其中本省 34 人,北京 5 人,天津 7 人;现症患者 31 人,其中多菌型 28 人,少菌型 3 人;46 名患者中有足底溃疡或其他外伤者 21 人。

1986 年,河北省卫生厅撤销河北省皮肤病防治院,保留望都皮肤病防治院,承担住院麻风患者的治疗和社会防治职能,即负责麻风普查、治疗、培训和技术指导等工作;同时,加强与北京、天津、山西、内蒙古四省区市的联系,共同做好华北地区的麻风防治工作。

1988 年 6 月,经河北省卫生厅批准,抽调部分技术医护人员在望都县城内和定县西城区开设皮肤病门诊部,将麻风防治重点从隔离治疗转为社会防治。

1999—2002 年,在保定市南市区设皮肤病门诊部。

2004 年,中国澳门利玛窦福利基金会捐资 50 万元,建麻风病房 40 间。

2007 年,国家投资麻风病院(村)建设项目动工,拆除老旧病房,新建麻风病房 34 间,对病区环境进行绿化和美化,安装太阳能和健身、康复器材,改建食堂等设备,对原有地面做防滑处理,以方便患者用餐、洗澡、如厕等日常生活。

2012 年,由于原办公用房破旧,曾两次被望都县安监局鉴定为危房不得使用,在本院内建综合门诊楼。

2014 年 8 月,经河北省编制委员会批复,河北省望都皮肤病防治院更名为"河北省皮肤病防治院"。9 月,河北省卫生计生委党组决定河北省第六人民医院代管河北省皮肤病防治院,代管后独立法人地位不变,财务资产独立,干部管辖权不变,工作职责不变。

2015 年 5 月,经河北省卫生和计划生育委员会批准,河北省皮肤病防治院搬迁至保定市的河北省第六人民医院 3 号楼,增设医学美容、药浴、中医治疗等特色科室。原址改为河北省皮肤病防治院西院,继续负责全省麻风防治宣传、培训及住院麻风患者的管理工作。

截至 2019 年底,河北省皮肤病防治院西院居住休养员 10 人,其中现症患者 1 人。居住人员生活费补助每人每月 260 元,一般疾病的治疗用药免费。自建院开始,累计收治住院患者 1 597 人。

河北省保定麻风病院

1955 年,经河北省人民政府批准,在保定市东面清苑县大阳公社与孙村公社之间的下闸村建设麻风病新院区——"河北省保定麻风病院",占地面积为 43 101 m²（52 亩），建设各种房屋 210 间。编制床位 150 张。

1955—1956 年，收容麻风患者 159 人，其中疣型（即瘤型）麻风患者 107 人，似结核型麻风患者 52 人。

1957 年 5 月 20 日，河北省人民委员会将保定麻风病院等 7 个单位移交保定市领导。8 月，保定麻风病院更名为"河北省保定皮肤科疗养院"；河北省望都麻风病院部分患者迁入保定麻风病院。9 月，河北省卫生厅决定保定皮肤病疗养院收治城镇麻风患者。

1961 年，河北省保定皮肤科疗养院设床位 150 张，全院编制 47 人，实有职工 45 人，其中医技人员 18 人。

1973 年 4 月 12 日，河北省保定皮肤科疗养院的经费开支收归省管理。

1978 年，河北省保定皮肤科疗养院有床位 150 张，职工 71 人。

1982 年，河北省保定皮肤科疗养院更名为"河北省皮肤病防治所"，主要负责麻风病普查、院外患者治疗、培训队伍和技术指导工作，同时负责全省头癣等皮肤病防治工作。至 1982 年，保定、望都两个皮肤病医院累计收治麻风患者 1 388 人，治愈出院 1 055 人，死亡 58 人。

1984 年，根据省编委文件、省卫生厅的意见以及全省的麻风病控制情况，决定撤销河北省皮肤病防治所，并于 1984 年 12 月移交保定市卫生局，该单位的全部技术资料包括住院患者、流调资料等移交望都皮肤病防治院。

1985 年 11 月 6 日，保定市编制委员会〔1985〕编字 39 号文批复，将河北省皮肤病防治所更名为"保定市皮肤病院"，42 人的编制不变。

1987 年 5 月 16 日，河北省卫生厅冀卫医〔1987〕8 号文件批复，保定市皮肤病院改为"保定市精神病医院"，人员和财产一并划归。

◎ **主要参考文献**

2004 年以前的资料来源于河北省档案馆。2004 年以后的资料来源于河北省皮肤病防治院。

致谢

河北省麻风院简史的撰写，得到张金卓、谭敦文、高铁套、肖存才、牟彦生等同志及所在单位在资料收集、史实核对和调查走访等工作上给予的大力支持，特此致谢！

山西省麻风院简史

概况

山西位于太行山之西，黄河以东。山西之名，因居太行山之西而得名。春秋时期，大部分地区为晋国所有，所以简称"晋"，省会太原。2019 年，全省总面积 15.67 万 km²，总人口 3 729.2 万人，现辖太原、大同、朔州、阳泉、长治、忻州、吕梁、晋中、临汾、运城、晋城等 11 个地级市，共 85 个县，11 个县级市，23 个市辖区。

山西省有史料记载以来，至 2019 年底，全省累计报告管理麻风患者 67 人，多数为输入病例。1958—1977 年，共发现麻风患者 58 人，治愈 37 人，死亡 10 人，转院 3 人，8 人在院治疗。1988 年、1996 年共发现 2 名患者。2008—2019 年，共发现患者 7 人，均为多菌型病例，1 人迁回原籍治疗，其余 6 人在山西省治疗，其中男性 2 人，女性 4 人，2 名男性的妻子也是麻风患者，属于家庭内传播；4 名女性全部来自麻风高发区，2 人来自云南，1 人来自四川，1 人来自贵州。6 名患者均得到规范治疗，未出现畸残及严重不良反应。

至 2019 年底，山西省麻风防治已达到国家"以县为单位基本消灭麻风病"的目标。

山西省屯留常村疗养院

山西省屯留常村疗养院前身是"屯留县麻风病院"。《屯留县志》载,1921年,山东黄县1名麻风患者因灾年逃荒来到山西省屯留县,其邻居被传染麻风。20世纪40—50年代,大量山东、河南难民逃荒迁入屯留,形成以山东人、河南人居多的村庄,麻风也由此传播开来。

1958年,屯留县确诊麻风6人。当地卫生部门成立屯留县麻风病院,地址为屯留县上莲乡西洼村,隶属山西省卫生局领导。当年收治麻风患者6人,首任院长代祖田。

1964年,随着收治患者数量增加,加之患者生活及医疗条件困难,该院提出迁址意向。是年,山西省人民政府出资5 000元,在屯留县路村乡常东村购买耕地、荒地共计80亩;投资58 036元,新建病房、医用办公室、职工宿舍等用房98间,建筑面积约1 520 m²。

1965年,屯留县麻风病院迁至屯留县路村乡常东村,更名为"山西省屯留常村疗养院",直属山西省卫生局和晋东南地区卫生局领导。

1978年,疗养院人员编制20人,设床位40张。

1980年8月,麻风患者治疗由氨苯砜单疗改为联合化疗。

1985年,实行市管县体制改革,屯留常村疗养院划归长治市卫生局管理,更名为"长治市麻风病院"。

1989年,山西省卫生厅将长治市麻风病院更名为"山西省屯留常村疗养院"。是年5月19日,该院最后一名刘姓麻风患者痊愈出院。

1996年,疗养院最后一名休养员出院回家。

2008年11月,长治市人民政府投资127万元,对山西省屯留常村疗养院进行修建改造。

至2019年底,屯留常村疗养院有职工7人,系全民所有制全额事业单位,隶属长治市卫生和计划生育委员会管理,负责全省麻风监测和患者随访,院长马贵平。屯留常村疗养院自成立起,累计收治麻风患者68人,其中男性57人、女性11人。

◎ **主要参考文献**

［1］屯留县志[M].1959.

［2］长治市卫生志[M].1959.

> **致谢**
>
> 山西省麻风院简史的撰写,得到薛子东、续雅娟、马贵平、邢斌等同志及所在单位在资料收集、史实核对和调查走访等工作上给予的大力支持,特此致谢!

辽宁省麻风院简史

概况

辽宁省位于中国东北地区南部,南临黄海、渤海,东与朝鲜一江之隔,与日本、韩国隔海相望,是东北地区唯一的既沿海又沿边的省份,也是东北及内蒙古自治区东部地区对外开放的门户。

有专家认为,麻风病并不是辽宁省本土的疾病,而是由于历史移民原因所致。20世纪初,许多患麻风病的中国人、日本人和朝鲜人来到热河、沈阳、吉林等东北部地区,使得麻风病在东北流行开来。也有人认为,辽宁的麻风病可能由山东省传入,已有2 000余年历史。

辽宁省100个区市县中,有97个区市县先后发现麻风患者。南部沿海地区患者较多,中部和东部次之,西部地区较少。1960年前后,大连市区和新金县(今普兰店市)为中流行区,其他区市县为低流行区或非流行区。

1949—2019 年 12 月,辽宁省累计发现麻风患者 1 986 人,累计临床治愈或自愈 1 811 人,累计死亡 173 人,时有现症 2 人。

1995 年 1 月,卫生部卫疾控发〔1995〕1 号文,确认辽宁省自 1990 年起以县市为单位达到部颁基本消灭麻风病标准。

辽宁省大连市皮肤病医院麻风病住院部由辽宁省关东麻风疗养所和小王岛疗养院合并而成,自 1949 年 1 月始,历经 4 次变更隶属关系,3 次分合,7 次搬迁和 14 次更名。

关东麻风疗养所

1948 年,关东公署卫生厅将散在社会上的 25 名麻风患者收容隔离在旅大交通检疫所。是年 9 月 24 日,关东公署卫生厅厅长杨凤鸣一行赴旅顺猪岛视察,计划在该岛收容隔离麻风患者。

1949 年 1 月 15 日,关东公署发布《关东地区救癞条例》(共 22 条)。第七条规定:"修整猪岛以其全境收容麻风患者和其家属,定名关东麻风疗养所",并规定了收容隔离麻风患者的各项措施及免费医疗、供给等事项。3 月,岛上居民 9 户 87 人被动员迁出。关东麻风疗养所利用原居民房舍(土平房 55 间)和日伪时期遗留的防空监视哨所作为工作业务用房,4 月 1 日开始收容患者。首批入院的是 1948 年在旅大交通检疫所(地址在中山区寺儿沟)收容的麻风患者。旅大行政公署于 5 月 31 日发布施行《麻风疗养所探视病人规则》,规定:"家属探视病人每月一次,并以一人为限,儿童一律不准带入岛内。家属探视病人须先呈报旅大行政公署卫生厅核准(旅顺市居民经旅顺市卫生局批准),探视人员须穿疗养所特备的隔离衣,不得与病人同食、同住宿。"7 月,东北行政委员会发布《关于集中隔离安置麻风患者的命令》。

根据 1949 年 12 月 30 日旅大行政公署《关于准予更改名称的指令》(总发第 1882 号、卫字第 141 号),自 1950 年 1 月 1 日起,关东麻风疗养所更名为"旅大麻风疗养所"。

1957 年 8 月 27 日,根据辽宁省旅大市人民委员会《关于同意"旅大麻风疗养所"改称"旅大市麻风病防治所"的批复》,旅大麻风疗养所更名为"旅大市麻风病防治所"。

1958 年 12 月 24 日,因猪岛交通不便,供应困难,孤岛隔离措施已不适应麻风防治事业发展,经旅大市人民政府批准,旅大市麻风病防治所迁至旅顺口区梁家沟(距大连市区 15 km,沟长不足 2 km)。防治所有瓦房 80 余间,土地 18 亩。

1960 年 10 月,旅大市麻风病防治所并入旅大市松树麻风病防治院。

小王岛疗养院

1949 年 10 月,东北人民政府卫生部在庄河县小王岛修建麻风疗养院。

1950 年,小王岛新建砖瓦房 72 间(1952 年增至 85 间,约 1 500 m²),计划收容麻风患者 100 人。7 月,小王岛疗养院开始收容散在东北各地的麻风患者(含佳木斯麻风疗养所转来的患者)。小王岛疗养院建院初期,工作人员均住在岛外庄河办事处,岛内均为麻风患者。时有 2 名年轻的结核样型患者,在医务人员的指导下,为患者开展调剂、护理等工作。11 月 1 日,东北人民政府卫生部发布《关于小王岛疗养院领导关系及治疗方针的决定》,并附有《关于小王岛疗养院党的生活及政治待遇的意见》,决定指出:在小王岛疗养院疗养的军人、职员患者按其他疗养院的标准供给;群众患者必需的衣、食、住、医疗等费用一律免收。11 月 18 日,东北人民政府卫生部任命白英华为小王岛疗养院院长。12 月 16 日,东北人民政府卫生部健康委员会接管疗养院,将转运站改为驻庄河镇办事处,负责向岛上转送患者、供应物资及对外联系等工作(1952 年 9 月,因健康委员会撤销,疗养院及办事处划归东北卫生部直接领导)。

1951 年 12 月,2 名专业医生上岛治疗患者。进口的砜类药物给干部和军人使用,其他患者服用大枫子油。住院患者生活待遇一律按供给制供应。主食均为细粮,副食干部与群众稍有差别,免费供应伙食。其时,小王岛疗养院的床位基本住满,且自然条件已不适宜继续扩建床位。部分较重的新发现患者被暂时隔离在皮口镇近海的蚂蚁岛上。

1952 年,东北人民政府批准在新金县皮口镇小高屯新建一所麻风病院。地址位于皮口镇北 5 km,原伪满兵营一处遗址,在此基础上,改建成为二层楼房,建筑面积 2 900 m²,设床位 144 张。

1953 年 1 月 1 日,小王岛疗养院及庄河办事处划归辽东省卫生厅。11 月 18 日,小王岛疗养院迁至皮口镇小高屯新建院址,更名为“辽东省麻风病疗养院”。是年收治患者 116 人。

1954 年 5 月 19 日,东北行政委员会卫生局通知,辽东省麻风病疗养院拨出 70 张床位,交东北康复医院管理局收容军人麻风患者。11 月 18 日,辽东省麻风病疗养院划分为辽宁省第六康复医院(在原地收容军人麻风患者)和辽宁省松树麻风病院,并迁往松树新建院址。松树麻风病院建于复县松树镇南 4 km 的山沟里(夹沟屯与茶条房屯之间),原有地主庄园遗房 300 余间,又新建二层楼房 3 栋及砖瓦房 6 栋 100 余间,建筑面积 16 380 m²(含职工住宅),设病床 500 张(后逐步增至 800 张),占地面积 2 km²。

1955 年 7 月 18 日,辽宁省卫生厅决定撤销第六康复医院[卫医字(55)第 585 号],工作人员并入松树麻风病院,并命名为“辽宁省松树麻风病院”,划归辽宁省康复医院管理局领导。

1956 年 10 月 6 日,辽宁省松树麻风病院更名为“辽宁省麻风病院”,医院除了收容辽宁省麻风患者,还收容黑龙江及热河两地麻风患者。

1959 年 5 月 9 日,辽宁省麻风病院划归原旅大市,更名为“旅大市松树麻风病防治院”,仍负责全省麻风防治任务。

大连市皮肤病医院麻风病住院部

1960 年 10 月 18 日,旅大市麻风病防治所合并入旅大市松树麻风病防治院。

1961 年 1 月 1 日,旅大市松树麻风病防治院更名为“旅大市麻风病防治院”[卫计字(60)第 298 号]。是年,收容治疗麻风患者 748 人,为历来收治患者最多的一年,合计收治患者 1 128 人。

1966 年 12 月 15 日,旅大市麻风病防治院党委副书记刘志远传达“抓革命、促生产”文件。

1967 年 8 月 29 日,中共旅大市麻风病防治院委员会工作停滞。

1968 年 5 月 8 日,经旅大市人委军管组批准,更名为“旅大市工农兵医院”。9 月 7 日,经驻瓦房店 3125 部队批准,成立“旅大市工农兵医院革命委员会”。

1971 年 11 月 26 日,旅大市工农兵医院院址因修建松树水库,迁至复县土城乡王崴子村。新院址地处渤海岸边(旧地图标名“马克索尔岬”),土地瘠薄,风沙较大,素有复县的“西伯利亚”之称。

1978 年 6 月 8 日,旅大市编制委员会通知旅大市工农兵医院更名为“旅大市第二传染病防治院”。

1981 年 3 月 24 日,辽宁省人民政府《转发国务院批转卫生部关于麻风病防治工作情况和几点建议的通知》(辽政发〔1981〕80 号)中指出:“对治愈的老残、并丧失劳动能力、无依无靠、无生活来源病人的医药费、生活费由民政部门和财政部门给予资助。”8 月,旅大市第二传染病防治院更名为“大连市第二传染病医院”。

1982 年 11 月至 1983 年 2 月,该院麻风患者的治疗开始实施联合化疗方案。

1984 年 7 月 5 日,大连市卫生局批复同意大连市第二传染病医院更名为“大连市皮肤病防治所”,附设麻风病住院部(保留床位 300 张)(大卫字〔1984〕151 号)。10 月 6 日,大连市编制委员会批准更名事宜(大编发〔1984〕156 号)。原医院院址改为该所麻风病住院部,皮防所办公及皮肤科门诊部则搬迁至市中山区民生街 75 号新址。

1985 年 3 月起,新发现患者由集中隔离治疗改为居家治疗。

1988 年 5 月 4 日,根据大连市卫生局《关于成立大连市皮肤病防治中心的通知》(大卫防字〔1988〕119 号)文件精神,同意大连市皮肤病防治所对外增挂“大连市皮肤病防治中心”牌子。

1988 年 8 月,辽宁省卫生厅发出《关于对基本消灭麻风病的市、县进行考核验收的通知》(辽卫函字〔1988〕138 号),并责成大连市皮肤病防治所承担全省的考核验收工作。1989 年 12 月,省卫生厅确认全省达到卫生部颁布的“基本消灭麻风病标准”。1990 年 2 月,申报卫生部检查验收。

1994 年 11 月 18—26 日,国家卫生部麻风病防治专家组对辽宁省基本消灭麻风病达标情况进行考核验收。1995 年 1 月 6 日,卫生部疾控发〔1995〕1 号文件确认:“自 1990 年起,辽宁省以县市为单位基本消灭麻风病。"

1998年9月,国家卫生部授予大连市皮防所"全国麻风防治先进集体"称号。1999年末,麻风病住院部尚有68人(已治愈残老人员占87.5%)。

2001年12月15日,大连市机构编制委员会《关于调整市卫生局卫生监督和疾病预防控制等机构编制的批复》(大编发〔2001〕55号):撤销大连市皮肤病防治所(大连市皮肤病防治中心),组建"大连市皮肤病医院"。

2002年5月10日,辽宁省卫生厅〔2002〕139号文批准,大连市皮肤病医院增挂"辽宁省麻风病控制(防治)中心"牌匾,负责全省麻风防治工作。

截至2019年底,住院部有休养员30人,休养员生活费补助每人每月700元,住院费用全额报销;有工作人员14人,其中医务人员2人,食堂人员3人,后勤管理人员9人,院长曲刚。累计收治麻风患者2 292人。

◎ **主要参考文献**

宋顺鹏.辽宁麻风史[M].沈阳:辽宁科学技术出版社.2016.

致谢

辽宁省麻风院简史的撰写,得到宋顺鹏、吕成志、李娥、薛光等同志及所在单位在资料收集、史实核对和调查走访等工作上给予的大力支持,特此致谢!

吉林省麻风院简史

概况

吉林省简称"吉",省会位于长春市。地处东经122°～131°,北纬41°～46°之间,位于中国东北中部,北接黑龙江省,南接辽宁省,西邻内蒙古自治区,东与俄罗斯接壤,东西长650 km,南北宽300 km,全省面积18.74万 km²,人口2 690.7万人(2019年)。气候属温带季风气候,夏季高温多雨,冬季寒冷干燥。吉林省是中国重要的工业基地,加工制造业较发达,汽车与石化、农产品加工为三大支柱产业,全省辖长春(副省级市)、吉林(较大城市)、四平、松原、白城、辽源、通化、白山和延边朝鲜族自治州。从公元1653年(清顺治十年)清政府设置宁古塔昂邦章京之始,吉林省建置历经362年。

截至2019年底,吉林省累计发现麻风患者1 062人,主要集中在白山、延边、吉林和通化4个地区,累计报告病例数886人,占全省的83.4%。患者出生地在山东省的823人占77.4%,南方各省的患者39人占3.6%。除死亡、外迁、失访,时有存活麻风患者137人。

2002年7月,吉林省通过了卫生部"以县(市)为单位达到基本消灭麻风病标准"。

吉林省延边麻风病疗养院

延边麻风病疗养院为吉林省麻风病定点医疗机构,前身为"吉林省麻风病疗养所",成立于1952年11月15日,由吉林省人民政府投资修建,地处吉林省延边朝鲜族自治州龙井市老头沟镇北面山沟,建成时有面积为520 m²的瓦房,病床30张,工作人员7人,隶属省卫生厅。1952年12月,吉林省卫生厅下发(总发第2414号、卫医第134号)文件,要求各市、县、旗将现有麻风患者资料汇总上报卫生厅,以便集中隔离治疗。

1953年4月,吉林省麻风病疗养所开始收治患者,时有住院患者34人。6月4日,吉林省卫生厅下发(总发第1303号、卫医第35号)"集中麻风病患者"文件。

1954年3月2日,吉林省卫生厅下发(总发第41号、卫财第18号)文件,批准疗养所扩建260 m²,增加病床30张。开始使用砜类药物和硫脲类药物治疗,以隔离治疗为主。时有工作人员13人,住院患者

54 人。

1955 年 11 月 8 日,吉林省人民委员会投资扩建 212.6 m² 的病房,增加病床 40 张。工作人员增加至 24 人,时有住院患者 86 人。

1956 年 2 月,吉林省卫生厅将吉林省麻风病疗养所更名为"吉林省麻风病疗养院"。

1958 年,病床增加至 200 张。

1959 年 1 月,根据吉林省卫生厅人教(59)第 166 号文件精神,将吉林省麻风病疗养院更名为"延边麻风病防治院",党务工作和人事关系由延边朝鲜族自治州人民政府管理,业务和财政由省卫生厅直管。时有工作人员 36 人,住院患者 109 人。

1960 年,吉林省人民委员会投资扩建医疗用房、病房、食堂、俱乐部等,建筑面积达 3 500 m²,病床增加至 300 张。

1961 年,吉林省人民委员会批准扩建办公室、宿舍,建筑面积 1 200 m²。

1964 年,延州编委(64)第 48 号通知延边麻风病防治院执行 78 个编制,时有工作人员 78 人,住院患者 276 人。

1965 年,该院住院麻风患者超过 300 人,年底在院患者数 292 人,为历史上住院患者数最多的年份。

1968 年 3 月,中国人民解放军延边地区军事管制委员会(68)第 59 号文件批示,成立延边麻风病防治院革命委员会。12 月,鉴于现有麻风病院不能满足隔离治疗所有麻风病患者的情况,吉林省革命委员会批准在通化市成立"通化九〇八防治院",从 1969 年 1 月开始收治患者。通化九〇八防治院负责四平、白城和通化地区的麻风防治工作,累计收治患者 181 人。

1969 年 4 月,延边朝鲜族自治州革命委员会批准将延边麻风病防治院更名为"延边二五五防治院",负责延边、吉林、长春和哲里木盟的麻风防治工作。

1976 年 5 月 14 日,吉林省革命委员会下发《关于成立吉林省麻风病防治领导小组的通知》。

1979 年,吉林省卫生厅批准将 1952 年建院初期修建的病房拆除,新建 250 m² 职工宿舍。

1982 年 5 月 14 日,吉林省卫生厅下发《关于进一步开展全省麻风病防治宣传和线索调查工作的通知》(吉卫医发〔1982〕17 号)。

1984 年 5 月,吉林省人民政府决定将通化九〇八防治院与延边二五五防治院合并。6 月 4 日,通化九〇八防治院的 31 名住院患者,被送至延边二五五防治院统一治疗管理。时有工作人员 84 人,年底有住院患者 93 人。

1985 年 2 月,根据延边朝鲜族自治州编委文件延州编字〔1985〕14 号文件精神,将延边二五五防治院更名为"延边皮肤病防治院"。

1986 年,麻风联合化疗全面实施,多数麻风患者治愈后陆续出院。新发患者由集中隔离治疗改为居家治疗。

1987 年,吉林省财政拨款 28 万元,将原住院部移地翻新,新建 1 600 m² 的麻风康复新居,床位 100 张。是年,吉林省财政拨款 26 万元,在延吉市新建 640 m² 的门诊楼。

1988 年 6 月,门诊楼竣工开诊。

1990 年 6 月 4 日,延边朝鲜族自治州编委批准延边皮肤病防治院负责全州性病防治工作,更名为"延边皮肤病防治院/延边性病防治所"。一个机构两块牌子。时有工作人员 84 人,住院患者 67 人。

1992 年 1 月,延边皮肤病防治院迁入延吉市,有工作人员 102 人,住院患者 63 人。

1995 年 10 月 30 日,延边州卫生局根据州政府决定,将延边皮肤病防治院住院部独立为"延边麻风病疗养院",从延边皮肤病防治院中划分出工作人员 18 人。

1996 年 4 月 10 日,延边州编委下发《关于延边皮肤病防治院住院部独立为延边麻风病疗养院的批复》(延州编发〔1996〕21 号),核定编制 20 人,负责全省麻风防治工作。年末有工作人员 21 人、住院患者 53 人。

1997 年 7 月 21 日,该疗养院与韩国圣癞慈路疗养院建立友好合作关系。韩国圣癞慈路疗养院派 3 名工作人员长期义务为麻风休养员做康复护理工作,通过维修改造房屋、改水供电、生活补助等方式改善休养员生活条件,提高生活质量。

2002 年,全省通过卫生部"以县市为单位基本消灭麻风病的考核验收",达到国家基本消灭麻风病标准。

2007 年 7 月至 2008 年 7 月,吉林省政府出资为麻风病疗养院重建办公区与治疗区一体化的办公楼,建筑面积 1 680 m²,总投资 330.80 万元,其中政府投资 300 万,自筹资金 30.80 万元。

2012 年"世界防治麻风病日",省卫生厅厅长隋殿军带队,与省民政厅、省红十字协会、省残疾人联合会及延边朝鲜族自治州政府、州卫生局等多部门领导,慰问住院休养员和医务工作者,并为休养员发放慰问品和慰问金。

2013 年,为 21 名本地户籍麻风休养员办理社会最低生活保障救助和医疗保险。

截至 2019 年,延边麻风病疗养院有休养员 31 人,平均年龄 70 岁,生活费补助每人每月 650 元,医疗费每人每月补助 230 元。时有工作人员 19 人,其中医务人员 15 人,后勤管理人员 4 人,院长崔得星。累计收治麻风患者 961 人。

1990—2007 年,延边麻风病疗养院先后有朴圣宽、崔日范、李今德、杨爱华、金锦子、张凤琴、崔林 7 名同志获得"马海德奖"。

◎ **主要参考文献**

延边麻风病疗养院院志——纪念建院 50 周年[M].内部出版,2002.7.

致谢

吉林省麻风院简史的撰写,得到崔得星、宋正伟、刘敏等同志及所在单位在资料收集、史实核对和调查走访等工作上给予的大力支持,特此致谢!

黑龙江省麻风院简史

概况

黑龙江省因境内最大的河流"黑龙江"而得名,简称"黑",设 65 个市辖区、18 个县级市、44 个县、1 个自治县,少数民族 48 个。黑龙江省位于中国东北部,是中国位置最北、纬度最高的省份,东西跨 14 个经度,南北跨 10 个纬度。北、东部与俄罗斯为界,西部与内蒙古自治区相邻,南部与吉林省接壤。南北长约 1 120 km,东西宽约 930 km,面积 47.3 万 km²,2019 年底总人口 3 751.3 万余人。

黑龙江省属于麻风低流行区,至 2019 年 12 月,全省累计报告麻风患者 1 059 人,临床治愈 1 052 人,完成治疗后尚在医学观察期 7 人。全省麻风患者以流动人口为主,外省籍占 96.2%(1 019 人/1 059 人),其中山东籍占 73%(773 人/1 059 人)。

1948 年,东北军区卫生部于黑龙江省佳木斯市牤牛哈义地建立麻风隔离所,占地面积 4 500~6 000 亩。是年建成并开始收容麻风患者。

1950 年,佳木斯市牤牛哈义地麻风隔离所被佳木斯市卫生科烧毁。是年 7 月,麻风隔离所内患者全部转至辽宁省庄河县猪岛麻风病疗养院。

黑龙江省麻风病防治机构

1949 年,黑龙江省报告首例麻风病例。随着伊春林区、大庆油田、大兴安岭林区以及北大荒的开发,从来自山东省、江苏省、浙江省迁入的大量人口中逐渐发现麻风患者。黑龙江省与辽宁省大连市签订麻风患者收容治疗协议。

1951 年,黑龙江省卫生厅下发《黑龙江省麻风病人诊断收容隔离的暂行办法》文件,规定各地发现患者后由省卫生厅医政处开介绍信到大连市麻风病院确诊,确诊后送住院部隔离治疗。然后补办入院手续,包括户口、粮食关系、党团关系、机关干部和企事业单位办理医疗费手续等。

1951—1967 年,黑龙江省共转诊到大连市麻风病院 495 名麻风患者,确诊并住院治疗。

1967 年、1968 年,辽宁省大连市两次提出两省共同投资新建麻风病院或大连市高价收费继续收容黑龙江患者,黑龙江省倾向在哈尔滨市郊选址建 200～500 张床位的麻风病院。

1969 年 3 月,中、苏边境珍宝岛地区发生武装冲突,东北军区和省革命委员会决定在宾县糖坊公社永胜大队的大顶子山区,松花江南岸、大顶子山北麓的山沟内(医院三面环山,一面临江)修建战备医院,并于 1970 年 12 月 30 日竣工。1969 年 5 月,珍宝岛战事平息,医院筹备领导小组将战备医院用于麻风防治工作,黑龙江省革命委员会决定将战备医院命名为"文革医院",因有人认为麻风是丑陋疾病,又更名为"黑龙江省松花江医院"。

1970 年 3 月 1 日,省松花江医院开院典礼,成立医院革命委员会,首任主任刘惠林。医院成立办公室、总务科、政工科、医务科、防治科。开院后,医院送 15 名医务人员到广东平洲、泗安医院学习;举办 2 期全省麻风培训班;在重点地区开展麻风线索调查,开展治愈出院患者随访。因线索调查仅发现 4 例患者,为充分利用医院资源,黑龙江省革命委员会决定将松花江医院转为"精神病院"。因麻风防治科在偏僻的山区,工作不便,麻风防治科和实验室迁往哈尔滨市,临时在一所卫生学校内办公。

1973 年,防治科提出像南方省市一样成立皮肤病防治所,承担全省麻风防治工作,李志文和贾鲁起草成立黑龙江省皮肤病防治所的相关报告。7 月 13 日,黑龙江省医院副院长孙嘉先在卫校宣布关于批准成立"黑龙江省皮肤病防治所"的决定,对外为独立单位,对内归属省医院党委和革委会管辖,属省医院的一个科室,省医院医务科副科长邓恩才为省皮肤病防治所革委会副主任。省皮肤病防治所下设皮肤病组、麻风病防治组、职业病防治组,同时开设麻风病门诊部。

1973—1978 年,省卫生厅和省皮肤病防治研究所领导认为应该再建一所 100 张床位的麻风病院。先后在哈尔滨市选择多地,但因当地领导不欢迎建麻风病院而未能实现。此后,又买下五常县杜家乡电线厂的战备厂改建麻风病院,在已经付款买下厂房的情况下,因五常县委、县政府反对而未能建成。

1979 年 3 月 21 日,黑龙江省皮肤病防治研究所从省医院分离,由省卫生厅直接管理。杜克任党支部书记,李志文任副所长。

1985—1988 年,黑龙江省卫生厅防疫处和省皮肤病防治研究所在宾西、哈尔滨市向阳乡选址,省卫生厅陆忠厅长委托牡丹江卫生局蔡林局长和牡丹江医学院殷兆丰书记,在北郊的三通关和新丰战备医院选址,再度运作建立麻风病院,均因当地政府反对未建成。

2016 年,黑龙江省皮肤病防治研究所隶属于省卫生厅领导,承担全省性病麻风防治、科研和监测任务。除了麻风和性病的防治工作,还设门诊部诊治皮肤病,救治重症麻风患者。有职工 47 人,其中正高职称 14 人、副高职称 6 人、中级职称 6 人。谢艳光任所长。

2019 年 6 月,黑龙江省皮肤病防治研究所职责及人员一并合并至省疾病预防控制中心。

◉ **主要参考文献**

李志文.黑龙江省皮肤病防治研究所沿革[Z].2004.11.

致谢

黑龙江省麻风院简史的撰写,得到盖希余、仲伟麒等同志及所在单位在资料收集、史实核对和调查走访等工作上给予的大力支持,特此致谢!

上海市麻风院村简史

概况

上海简称"沪"或"申",位于北纬 31°,东经 121°,长江入海口,东濒东海,北界长江,南临杭州湾,与浙江省相邻,西与江苏省接壤。面积 6 340.5 km²。麻风在上海地区流行有着较长的历史。20 世纪 20 年代,就有慈善团体、中华麻风救济会(后改为"中华麻风协会")及一些医疗单位,开展对麻风患者的救治工作。

1934 年 11 月,中华麻风救济会会同国立上海医学院筹建上海中华麻风疗养院,1935 年 12 月 14 日正式建成并开始收治患者。上海中华麻风疗养院位于宝山庙行地区,占地 100 余亩,设有病床 96 张,建筑物 10 余栋,主要建筑物为"文虎纪念堂"(现上海市保德路 1278 号 12 号楼所在地)。

1949 年,据中华麻风救济会的估计,上海地区约有麻风患者 2 000 余人。

1954 年 4 月 20 日,上海市卫生局接办中华麻风疗养院,改名为"上海市麻风医院";1958 年更名为"上海市麻风防治院";1966 年,曾取名"上海市解放医院",后经上海市卫生局批准,当年改为"上海市遵义医院";1994 年 10 月 24 日,上海市遵义医院与皮肤病性病防治所合并,成立"上海市皮肤病性病防治中心";1999 年 5 月 11 日,上海市皮肤病性病防治中心组建为"上海市皮肤病性病医院"并增挂"上海市遵义护理医院"牌子;2010 年,上海市皮肤病性病医院改成"上海市皮肤病医院"。

除了上海市麻风防治院,1959 年初,还在崇明县建造崇明县康乐村(1966 年后更名为"崇明县康乐医院")。1967 年起,先后在青浦、奉贤、川沙等县建造麻风病防治院(所),崇明麻风防治院也进行了扩建。

1950—2019 年,上海市先后建立麻风院村 5 个,累计收治患者约 2 000 人次。中华人民共和国成立以来,上海市麻风防治工作经过 40 年的努力,在 1990 年 4 月经过卫生部专家组考核验收,6 月 12 日,卫生部批文,核准认可上海市已达到以县、市为单位,部颁基本消灭麻风的指标。

2019 年,上海市皮肤病医院和崇明区康乐医院,共居住 29 名休养员。其中上海市皮肤病医院康复病区 23 人。存在休养员年龄较大,畸残程度较重,老年性常见病、多发病颇多,生活护理困难等日益突出的问题。

上海市皮肤病医院(上海市遵义医院)

麻风在上海地区流行已有较长历史。1926 年,中华麻风救济会在上海成立(后改为中华麻风协会)。据该会估计,当时上海约有麻风患者 2 000 人。20 世纪 20 年代初期,中华麻风救济会等慈善团体以及一些医院开始对麻风患者开展救治工作,后经采取一系列综合性防治措施,1990 年 4 月,以县(市)为单位通过卫生部基本消灭麻风病达标验收。

1934 年 11 月,经颜福庆、胡文虎等人士倡导和捐助,由中华麻风救济会、国立上海医学院筹建,上海中华麻风疗养院于 1935 年 12 月 14 日建成,开始救治患者。该院隶属中华麻风救济会领导,院址在原宝山县大场区庙行乡镇内(今保德路 1278 号,上海市皮肤病医院现址),占地百余亩,设病床 96 张;建筑 10 余栋,其中文虎纪念堂(即今影像科所在地)为二层建筑,楼上为重症患者疗养室,东侧为女病房和儿童病房,西侧为男病房,中间为医护办公室,楼下为会客室、手术室、化验室、厨房以及食堂等。上海医学院院长朱恒壁兼该院名誉院长,赖斗岩兼院长,时有医技人员和工勤人员约 10 人,另聘请应元岳、任廷桂、周诚浒等为顾问。华山医院杨国亮、潘纪盛、秦启贤等大夫定期来该院为患者服务诊治。

1937 年日寇进攻上海,"八一三"淞沪抗战爆发,宝山县大场区为主要战区之一,是年 9 月,部分麻风患者迁至市区,借住在枫林桥中心医院,部分患者自行离去;12 月,麻风患者被迁至小沙渡路(今西康路)。1938 年 6 月,日伪当局令麻风患者限期迁出,几经周折后在北利南路(今长宁路)搭建草舍充作临时麻风医院。1941 年 5 月,日伪政府再次责令麻风患者搬走,后因故搁置,直至 1943 年才迁回大场原址。

1949 年 10 月以后,中国共产党和政府重视麻风防治工作,一度委托中华麻风协会暂时代管上海中华麻风疗养院,并予以经济资助。

1953 年,该院病床扩建到 300 张,沈永年为院长。

1954 年 4 月,上海中华麻风疗养院更名为"上海市麻风医院",由上海市卫生局接管,李家耿为院长,增加医技和行政人员,购置医疗设备,并在上海市武夷路 200 号开设上海市麻风门诊部(今上海市皮肤病医院门诊部),将分散在上海市各医院诊治的麻风患者、治愈者及其家属集中诊治管理。

1958 年,更名为"上海市麻风防治院"。

1965 年,该院再次扩建,病床达 480 张,主要救治上海全市有传染性、麻风反应以及需要手术的麻风病例。

1966 年,上海市麻风防治院更名为"上海市遵义医院"。

1978 年,经上海市卫生局批准,上海市遵义医院成立麻风研究室。该院时有职工约 70 人。

1990 年 4 月,经卫生部考核验收,6 月卫生部发文确认上海市达到基本消灭麻风病标准。

1991 年,上海市遵义医院开办皮肤病门诊,1992 年建立老年护理医院。

1994 年 10 月,上海市遵义医院与上海市皮肤病防治所、上海市性病防治中心合并为上海市皮肤病性病防治中心,但仍保留上海市遵义医院牌子。

2001 年,经上海市卫生局和上海市经济和信息化委员会批准,成立上海市皮肤病性病医院,不久更名为"上海市皮肤病医院",设置麻风科,与上海市疾病预防控制中心共同承担麻风病防治工作。

至 2016 年,该院在国内外发表近 200 篇论文,参编 15 部专著,有约 20 人获"马海德奖"或"卫生部先进个人"称号,2 位护士获"南丁格尔奖",与世界卫生组织(WHO)、国际麻风协会、国际抗麻风协会及日本、荷兰、比利时、韩国、美国、英国、泰国、加拿大、菲律宾等国,以及中国香港和澳门特别行政区开展交流合作。

主要科研成果和工作有:20 世纪 50 年代,该院试制麻风菌素,测定人群麻风免疫力,获卫生部奖;曾于该院工作的纪宝宏是国内首先建立人和鼠麻风动物感染模型和药物筛选试验方法的学者之一,曾获国家科学大会奖;1979 年,该院麻风研究室获得世界卫生组织(WHO)的资助,开展氨苯砜(DDS)原发性和继发性耐药研究,先后报告在国内分离出经鼠足垫证实的原发性和继发性 DDS 耐药菌通过鼠麻风动物模型;筛选近 200 种中西药物,经实验和临床验证了吩嗪 1 号(氯法齐明的新衍生物)有良好的治疗麻风和抗麻风反应的效果,利福定(R76-1)和甲哌利福霉素有明显杀灭麻风菌的作用;1982 年初,对使用 WHO 推荐的丙硫(PTH)替代氯法齐明(B663)方案治疗进行疗效监测,发现丙硫(PTH)与利福平(RFP)可加重原有肝脏病变而致严重肝脏毒性损害,提示麻风联合化疗的组成部分需禁用或慎用丙硫(PTH);1984 年,对 200 余例现症病例和 657 例经氨苯砜单疗治愈的多菌型患者使用联合化疗多菌型方案复治 1 年,对 208 例经 DDS 单疗治愈的少菌型患者使用联合化疗少菌型方案复治半年,经长期随访,发现仅有 1 例复发;在国内首次发现报道"腓总神经鞘内多房性囊肿""家族性肥大神经炎""以广泛性周围神经粗大为原发表现的神经纤维瘤",提出周围神经粗大非麻风病特有;发现并报道一例发生 I 型麻风反应并发食管上1/3 麻痹(X 线诊断)的病例;1980 年 3 月 25 日,承办一期全国麻风实验科研进修班。

上海市皮肤病医院(上海市遵义医院)占地面积 106 亩,核定病床 450 张,实际病床 600 余张,最多时收治麻风患者 380 余人。2019 年底,该院居住麻风休养员 23 人,均为畸残严重、无家可归者,有 3 名医师和 4 名护士负责诊治。该院与上海市疾病预防控制中心分工负责麻风的诊断、治疗和随访工作。

浦东新区麻风防治所

上海市浦东新区麻风防治所前身为原"川沙县麻风防治所"。1968 年,川沙县政府拨款 10 万元,选址在川沙县龚路人民公社龚路镇北庙后 4 号,建造川沙县麻风防治所。1969 年 5 月竣工,占地 30 亩,设病床 16 张,配备医务人员 4 人,行政人员 2 人,隶属川沙县卫生局管理,孙云雪为首任负责人,时累计收治麻风患者 27 例。该县 1969 年以前的患者由县防疫站防疫科的专职医生管理,其中查菌阳性的患者交由上海市遵义医院收治。

1975 年 2 月,该所撤销病房,保留机构和专业人员,6 例住院患者转入上海市遵义医院,其住院费由川沙县卫生局承担。

1976 年,川沙县麻风防治所和县结核病防治院合并,但于 1979 年分离。

1981 年,孙云雪荣获"全国麻风防治工作先进个人"称号。

1985 年,川沙县达到基本消灭麻风指标。1989 年 1 月 25 日,川沙县卫生局提出"关于对川沙县基本消灭麻风病进行验收的请示"(川上字〔1989〕3号),是年,上海市卫生局组织专家小组进行考核检查,认可达标。

1992年10月11日,川沙县、上海县的三林乡以及黄浦区、南市区、杨浦区的浦东部分合并组成浦东新区,所在各地区的麻风患者也转入合并管理。

1993年,川沙县麻风防治所更名为"上海市浦东新区麻风病防治所"。

1999年,上海市浦东新区麻风病防治所撤销,专业人员转入浦东新区疾病预防控制中心,仍然承担该地区麻风患者的随访和流行病学监测工作。

2009年5月,南汇区并入浦东新区,原南汇区的麻风防治人员统一由上海市浦东新区疾病预防控制中心领导,仍然承担原南汇区的麻风患者管理工作。

2012年起,浦东新区百余名麻风治愈存活者的监测随访等工作统一由上海市浦东新区疾病预防控制中心性病艾滋病防治科负责。

青浦县麻风病医院

青浦县原属江苏省苏州专区,1958年底划归上海市管辖。1966年10月,经上海市政府批准,青浦县民政局出资8.3万元,在位于朱家角人民公社周家港村南首筹建麻风病医院,1967年3月建成。该院占地12亩,核准病床40张,为一所二级专科传染病医院,隶属青浦县民政局管辖,时有11名职工。该院建成前,该县麻风患者由县卫生防疫站防疫科管理,其中查菌阳性的患者送上海市遵义医院收治。

1967年8月,该院开始隔离收治麻风患者,患者生活费由青浦县民政局负责,1970年改由青浦县卫生局承担。时有医务人员6人,行政后勤人员5人,黄志强、张德禄为医院负责人。

1985年,青浦县达到基本消灭麻风指标。

1987年,该院黄志强荣获"全国麻风防治先进个人"称号。

1988年,该院住院患者减至10人,时有医务人员2人,助工2人。

1988年5月17日,青浦县卫生局提请"市卫生局在我县进行麻风病调查试点工作"(青上〔1988〕96号)的通知。6月至7月,上海市卫生局组织麻风病验收小组到青浦县考核检查,认可达标。

1995年,上海市青浦县麻风病医院更名为"上海市青浦县麻风防治所",与青浦县万寿医院(青浦县传染病医院)合并,3名住院养老麻风患者转入上海市崇明县康乐医院继续养老。该院历年累计收治麻风患者80人,其中外县8人;累计开展矫形手术9例,截肢12人次。

2000年,上海市青浦县麻风病防治所撤销机构,2名专业防治人员转入上海市青浦区疾病预防控制中心性病防治科(后更名为"性病艾滋病结核病麻风病防治科"),承担麻风疫情监测和治愈者随访等工作。

奉贤县海滨医院

奉贤县原属江苏省苏州专区,自1958年12月起划归上海市管辖。1968年以前,奉贤县的查菌阳性麻风患者送上海市遵义医院收治,其余患者由该县血吸虫防治站(后更名为"奉贤县卫生防疫站")定期上门送药治疗。

1966年,经上海市政府批准,奉贤县政府出资10万元,在该县原胡桥人民公社南部双缺镇杭州湾滩涂上(今已改建成城市沙滩旅游区),筹建上海市奉贤县康复村。该村占地297亩,建造房屋面积1 000 m²,分病区和职工生活区两部分,水电齐备,设病床100张,于1967年3月动工,1968年8月竣工,县政府拨款5 000元作为开办费,配备工作人员13名,开始收治麻风患者。该村时由奉贤县民政局代管,施茂林、王忠志为负责人,至1969年转由奉贤县卫生局管理。

1969年2月,该村更名为"上海市奉贤县麻风病防治院"。

1972年,奉贤县卫生局购买电影放映机一架,每月为麻风患者放电影3~4次。12月,上海市奉贤县麻风病防治院正式更名为"上海市奉贤县海滨医院"。

1982年,上海市奉贤县海滨医院与上海市奉贤县传染病医院合并。

1984年,奉贤县政府出资9万元,对该院房屋进行修缮,并购买电视机等生活用品。

1985年2月1日,上海市奉贤县海滨医院归属上海市奉贤县结核病防治所管理。是年,该县达到基本消灭麻风指标。

1988年,上海市奉贤县海滨医院被评为"全国麻风防治工作先进单位"。当时住院患者每月给予15元生活费,并发衣服、日用品等。院外患者定期来院复查时,发路费、生活补贴费。

1990年4月24日,以叶干运为组长的卫生部专家组到该县进行"基本消灭麻风病考核验收",认可达标。

1997年,上海市奉贤县海滨医院正式关闭,4名患者转送上海市遵义医院养老。该院开院以来累计收治奉贤县和临近县麻风患者80余人,最多时有26名工作人员,该院撤销后,其麻风防治专业人员转入奉贤县古华医院。

1998年,该院高惠芳荣获"马海德奖"。

1999年,该院麻风防治专业人员由古华医院转入奉贤县疾病预防控制中心,麻风防治工作由该中心性病防治科兼管。

崇明区康乐医院

上海市崇明区康乐医院的前身是"崇明县康乐村",始建于1958年10月,时隶属于江苏省南通市。

1958年,崇明县政府在位于该县中部的大新沙临时开展麻风病隔离治疗,收治患者约90余人。

1959年5月,崇明县民政局出资60万元,在该县新民公社北部的长江岸堤外购买土地100亩,筹建崇明县康乐村。建平房3栋30间,其中医务室、药房各1间,职工宿舍、办公室、职工食堂共5间,设床位82张。是年8月,该村建成,患者搬迁入村,沈国丰为第一任村长,时有医生2人、职工8人。

1960年,崇明县划归上海市管辖。1961—1963年,因自然灾害,崇明县康乐村部分职工回乡,该村组织患者开展力所能及的生产劳动,包括做饭、种菜、养鱼、养鸡等。每位患者每月伙食费8元,其中政府补贴4元,患者自给4元。时有现症麻风患者80多人(其中上海市民政部门寄养6人)、医生5人。

1965年,崇明县政府出资,在该村四周开挖上千米的围沟,用于隔离。

1968年,由崇明县民政局拨专款,该康乐村通电。

1969年,崇明县政府出资,在该村内建造水塔一座,住村麻风患者用上了自来水。是年7月,该康乐村扩建手术室、X光室和化验室,购置电视机1台。

1970年始,上海市遵义医院经常派专家到该村为患者诊治、手术,并开展医师培训。

1980年以前,该村对患者的治疗以氨苯砜为主,同时开展中医药、针灸治疗等。1981年,开始使用联合化疗方案治疗麻风病。

1982年,崇明县卫生局接管该村,该村更名为"上海市崇明县康乐医院"。

1985年始,为改善患者生活条件,该院开办了玩具厂、塑料小工厂等副业。

1996年,原上海市青浦麻风病医院的3名麻风患者转入该院治疗,时有麻风患者36人。

1999年,该院聘专人为休养员提供做饭等服务。

2003年,县卫生局出资35万元为该院新建一栋30张床位的病房楼。

2004年,该院祝治平荣获"马海德奖"。

2005年,崇明县卫生局出资20万元,为该院修筑一条长3 km的水泥路,改善出行交通。

2008年1月,国家财政和上海市财政投入600万元,为该院新建建筑总面积为2 000 m² 的新病区,于2012年11月投入使用。

2016年7月,崇明县撤县改区,崇明县康乐医院更名为"上海市崇明区康乐医院",隶属于上海市崇明区卫生与计划生育委员会,主要负责上海市崇明区和周边部分市区的麻风病诊治、康复、休养及养老综合性服务。2019年底,该院有工作人员9人,其中医生6人,后勤人员3人,居住畸残麻风休养员6人。

◎ 主要参考文献

[1]李文忠.现代麻风病学[M].上海:上海科学技术出版社,2006.

[2]陈家琨,秦环龙.上海市麻风学学科史[M].上海:复旦大学出版社,2017.

[3]各市、县(市、区)地方志.

致谢

上海市麻风院村简史的撰写,得到陈家琨、张仁宝、黄志强、景志春、孙云雪、葛惠芬、龚益兵、祝治平、刘林妹等同志及所在单位在资料收集、史实核对和调查走访等工作上给予的大力支持,特此致谢!

江苏省麻风院村简史

概况

江苏,简称"苏",位于中国东部沿海的中部,江淮下游,黄海之滨。介于东经 $116°18'\sim121°57'$,北纬 $30°45'\sim35°20'$ 之间。公元 1667 年因江南布政使司东西分置而建省,省名为"江南江淮扬徐海通等处承宣布政使司"与"江南苏松常镇泰等处承宣布政使司"合称之简称。全省总面积为 10.72 万 km^2,人均国土面积在全国各省区中最少。截至 2019 年,江苏设 13 个省辖市,省会南京。江苏常住人口 8 070 万,居全国第 5 位。京杭大运河沟通南北,长江横贯东西,将省境分为苏南与苏北两大块。境内山水平原错落,河流湖泊纵横。全省气候温和,土壤肥沃,物产丰饶,素有"鱼米之乡"的美誉。

江苏省曾是全国麻风病流行较为严重的省份之一。早在 1 600 多年前,晋代医学家葛洪(江苏句容人)在其所著的《肘后救卒方》中称麻风为"癞病"。宋朝诗人祖可(今江苏丹阳人)"身被恶疾,人号癞可"。明朝薛己(江苏吴县人)所著《疠疡机要》、清朝王维德(江苏吴县人)的《外科证治全生集》等均有关于麻风的记载,反映该病很早就在江苏流行。

中国近代,弗兰氏于 1929 年在《麻风季刊》论述"江苏省的麻风病在长江以北多于长江以南"。《申报》1931 年 7 月 7 日报道:1931 年 6 月,中华麻风救济会派总干事邬志坚偕同海深德医师前往苏北实地考察,说江北麻风属实不少,仅以如皋与清江浦(今淮安市)二处教会医院之报告,每年住院就诊者为数约在百人以上。1933 年,邬志坚在《麻风季刊》上述:"长江南北麻风发病率有很大差别。在江南是少见的(除了上海),但在江北既有地方性,又有流行性,特别是如皋、东台、盐城和清江浦这些地方。在如皋至磨头之间三公里沿公路做的一次调查,半小时内有 4 个麻风病人要求治疗。在东台访问了当地一位麻风医生,得知每年有 50~60 个病人就诊,且一般来自农村。"据上海虹口皮肤病门诊部对 1934—1935 年的 205 名麻风患者统计,苏北患者占 49.2%,苏南患者占 7.4%。证实 1949 年 10 月 1 日前,江苏省麻风流行较为严重,其中尤以苏北地区为甚。

1949 年 10 月 1 日至 2019 年底,江苏省全省累计发现登记麻风患者 56 170 人,位居该阶段全国第三位。60 余年来,在各级党委和政府的重视下,通过几代麻风病防治工作者和社会各界的不懈努力,1998 年 5 月,江苏省通过卫生部"基本消灭麻风病的复核验收",麻风病流行得到基本控制。江苏省分别于 1987 年和 1998 年先后两次被卫生部评为全国麻风病防治工作先进集体。1999—2019 年,江苏省在巩固原有麻风病防治成果的基础上,防治工作稳中创新,连续多年在全国麻风病防治工作年会上作经验介绍。科研工作也取得了令人瞩目的成果,1978 年,海安县创新防治院"控制麻风病的研究"获得"全国科学大会奖"。2001 年,江苏省疾病预防控制中心参与的"全国控制和基本消灭麻风病的策略、防治技术和措施研究"获"国家科技进步一等奖"。"麻风病残疾预防技术的实际应用"等分获 2004 年度、2009 年度江苏省卫生厅新技术引进一等奖、二等奖。

唐朝《续高僧传》中记载石头城(今南京城)有疠人坊、《旧唐书》记载长安元年(公元 701 年)扬州有悲田院等,均为收容麻风患者的场所。20世纪30年代,江苏境内有4所外国教会医院所办的麻风诊疗所。1933年,荷兰人海深德主持的如皋圣教医院附设麻风诊疗所,隶属美国麻风救济会和中华麻风救济会及长老会,1938年因抗日战争而暂停,海深德称该所时为中国北方最大的麻风诊疗所。《麻风季刊》10~13卷报道该所1933年新发现麻风患者155名;1935年新发现226名,门诊治疗4 025人次;1936年新发现107名,门诊治疗3 157人次;1937年新发现189名,门诊治疗3 495人次;1938年1月1日至2月9日,新发现60名。据考查,该所的位置位于原如皋县防疫站旧址。除如皋圣教医院外,还有哈格曼主持,隶属美国基督教会的南通通州基督医院麻风诊疗所;贝礼士主持,隶属美国南长老会的泰州福音医院麻风病诊所;钟仁溥主持,隶属美国南长老会的清江浦仁慈医院麻风诊疗所等3所。

1950年,扬州专区中心卫生院接管由美国医生贝礼士等创办的泰州福音医院麻风病诊所,改名为扬州专区中心卫生院麻风病门诊部,地址位于泰州市小教场东南侧(原升仙桥东大街44号),办公场所为3间平房,仅有蔡彭龄等工作人员2人。

1953年6月,江苏省人民政府卫生厅函告各市县人民政府:"关于麻风病人的防治问题,奉中央卫生部1953年5月11日函指示,目前限于力量,一般群众的麻风防治,应采取发动群众就地隔离的办法,成立隔离站,以村或区为单位进行隔离,如系似结核型病人,可在家应用氨苯砜治疗。"

1954年,江苏省政府投资18万元,改扩建扬州专区中心卫生院麻风病门诊部为泰州市麻风病防治院,设床位100张,该院成为1949年10月1日后江苏最早建立的一所麻风病专业防治机构。

1953年10月,南京市在下关建立麻风病门诊所,1956年在南郊牛首山建立南京市麻风病隔离所。至1957年12月,江苏全省共有麻风病防治院1个,防治所5个,设有病床235张(先后收治患者260人)。1958年,南京市麻风病隔离所更名为南京市麻风病防治院,这是继泰州市麻风病防治院之后,江苏省建立的第二所麻风病防治机构。是年,江苏省卫生厅下达《关于雅司病、麻风病的防治意见》,要求各地积极创造条件,适时建立防治机构。

1958年1月,江苏省人民委员会批转省卫生厅《关于麻风防治工作会议的情况报告》,印发了省卫生厅《关于麻风病防治工作会议的情况报告》及《江苏省麻风病防治工作规划》,提出对麻风病"应当积极防治"和各地制订具体防治工作规划。泰州市麻风病防治院和南京医学院皮肤科协助指导苏北地区,南京市麻风病防治院和苏州医学院皮肤科协助指导苏南地区,处置开展"调查发病情况、摸清患病人数"工作中的有关调查技术问题。在收容隔离治疗患有瘤型和病情严重的结核样型两类麻风患者上,复员军人(义务兵役制的麻风患者除外)、机关干部、企业职工、高等院校学生,由泰州市和南京市麻风病防治院和各市县设有床位的防治所负责;群众中的上述患者,采取以社、村、乡、区为单位举办小型隔离村,尽量利用旧有房屋,或动员群众采取自办公助的方式,新建简单房屋,将患者集中隔离,并划给一定的土地组织生产,以解决生活问题。对已收容在隔离村的患者,由各地麻风防治单位派员担任巡回医疗工作;对分散就地隔离的患者,组织当地医疗机构力量,采取划区包干的办法,实行分工负责就地治疗。除加强和充实作为全省麻风病防治技术指导中心的泰州市、南京市麻风病防治院外,逐步充实和提高新沂、淮阴、盐城、如皋四县的麻风防治所的技术力量,使其将来成为专区性的麻风防治工作中心。除在严重流行地区重点发展新的防治机构外,一般地区可在市、县现有地方病防治机构或防疫站中设麻风病防治组,指定专职或兼职人员3~5人负责开展全面麻风防治工作,也可指定一个医院皮肤科兼做此项工作。

至1964年9月,江苏全省共有南京市麻风病防治院、泰州市麻风病防治院、海安县麻风病防治院、建湖县麻风病防治院等4家专业防治机构,设有病床775张;麻风病防治所、组27个,麻风村39个;上述机构共收容患者2 796人。该年同月,江苏省人民委员会批转省卫生厅、民政厅、财政厅《关于建立麻风村计划的报告》,要求在1966年之前先把有传染性的患者集中收容起来,实行隔离治疗,计划1964年、1965年两年收容5 714人,新建麻风村以收容200~300名患者为宜,选址最好选择具有自然隔离条件的地带,如河套或居民少去的地方,但须具备必要的生产和生活条件,建筑面积按每名患者6 m² 计算。1964年,中央拨专款210万元,江苏省政府拨款45万元,各市、县自筹59万元,用于新建、扩建麻风病村。1965年,江苏省卫生厅下发《抓紧麻风村建村工作及有关问题的通知》。至 1971 年,江苏全省新建麻风村 25 个,扩建 40 个,共计 65 个,床位增加到 9 830 张,建筑总面积 74 140 m²。此后数年,江苏全省麻风病防治院和麻风村的建设在各级政府的推动下得以继续发展。

至 1975 年,江苏省政府先后拨款 1 340 万元,全省共建成防治机构 68 个,建筑总面积 333 312 m²,病床总数 35 361 张,全省现症患者已减少至 27 673 人。1977 年,泰州市麻风病防治院撤销。1978 年,江苏全省最多拥有市、县大小麻风病院(村)78 个(少数县有 2 个)。

1981 年,江苏省卫生厅组织 4 个调查组,对江苏全省麻风病防治工作和机构建设进行全面调查,提出具体的整改意见。1983 年 8 月,江苏省人民政府批转江苏省卫生厅《关于进一步搞好麻风病防治工作的调整改革的报告》,批准建立江苏省皮肤病防治研究所;改建或建立各市皮肤病防治所,同时选择一所基础较好的麻风病院作为市皮肤病防治所的住院部,担负全市范围现症麻风患者的收治任务,兼管驻地县的社会防治任务;撤销病床的县(市)麻风病院(村),必须同时改建好皮肤病防治所。各地要建立健全县、乡、队基层麻风防治网,积极采取综合防治措施,推行药物隔离,实行住院治疗与门诊治疗相结合。逐步创造条件,开展皮肤科门诊,力争早期发现患者,及时治疗。1984 年,江苏省皮肤病防治研究所挂牌成立。

2000 年,江苏省皮肤病防治研究所撤销,麻风病防治职能并入新成立的江苏省疾病预防控制中心。2007 年,泰兴市麻风病康复病区等 13 个麻风院(村)实施中央财政麻风院(村)改建项目,南京市江宁区皮肤病防治所麻风康复区等 19 个麻风院(村)先后自行改建和维修了房屋。

自中华人民共和国成立以来,经撤并、整合,全省最终定型保留的县级以上麻风院(村)共有 68 个。已撤销的其名称采用 1983 年江苏省卫生厅和江苏省编制委员会联合下发的《关于麻风病防治机构调整改革和核定人员编制的通知》(苏卫医刘字〔1983〕20 号、苏编〔1983〕77 号)的附件《江苏省麻风病防治机构调整改革和人员编制核定表》中的机构名称,仍保留的为现名址。

至 2019 年底,江苏省时有麻风病院(村)37 个,其中市级 5 个、县区级 32 个;34 个隶属于卫生部门,隶属于民政部门和公安部门的分别为 2 个和 1 个;其中 2 个已转型为敬老院。37 个麻风院村共收住 691 名休养员,其中泰兴市疾病预防控制中心康复病区人数最多,达 185 人。麻风院(村)普遍存在收住的休养员年龄较大,老年性常见病、多发病颇多,生活护理困难等日益突出的问题。此外,参与 2007 年中央财政麻风院(村)改建项目的 13 个麻风院(村)未能完全发挥项目设计时的整合功能。部分麻风院(村)土地流失严重,土地被周围村民侵占现象时有发生。

南京市第二医院麻风休养员管理部

南京市第二医院麻风休养员管理部今位于南京市江宁区汤山镇康复路 1 号,前身系成立于 1953 年的南京市麻风病门诊所(位于鼓楼区五所村附近),是全省较早建立的麻风防治机构之一。2016 年底并入南京市第二医院(南京市公共卫生医疗中心),更名为"南京市第二医院麻风休养员管理部",收住麻风休养员 45 人,有职工 10 人。麻风休养员用房和工作人员办公用房各占地 7.95 亩和 4.95 亩,建筑面积分别为 21 657 m² 和 500 m²。

1951 年,江苏省卫生厅派台镇元参加中央卫生部委托山东齐鲁大学主办的"第一期中央卫生部麻风防治专修班",该班于 1951 年 11 月 30 日结束。

1953 年 10 月,南京市鼓楼区五所村成立"南京市麻风病门诊所",有职工 8 人,其中卫生技术人员 5 人。

1956 年 3 月,南京市麻风病门诊所在南京市中华门外牛首山设立住院部(南京市麻风病隔离所),设床位 100 张,有职工 18 人,其中卫生技术人员 8 人。

1958 年 11 月,南京市麻风病隔离所迁往江宁县汤山镇坟头村(今南京市江宁区汤山镇康复路 1 号),更名为"南京市麻风病防治院"。

1965 年 3 月,南京市麻风病防治院更名为"南京市青龙山医院"。是年,南京市政府拨款 50 万元扩建病房。1966 年,床位增至 500 张,有职工 62 人,其中卫生技术人员 41 人。

1984 年 5 月,南京市青龙山医院更名为"南京市皮肤病防治所住院部",有床位 150 张,职工 39 人,其中卫生技术人员 17 人。

1985 年 6 月 14 日,卫生部顾问马海德携参加全国麻风病宣传工作会议的 70 余名代表到该所住院部看望休养员。1985 年 1 月至 1986 年 1 月,原江宁县、江浦县和六合县住院休养员转迁到市皮肤病防治所住院部。

1987 年 1 月 27 日,第 34 届国际麻风节,南京市政府、市人大、市政协领导携有关部委办局和五县分管县长及公安、民政、卫生部门负责人等共 70 余人来到该所住院部,与 135 名麻风病休养员欢度节日,并就该所发展中的问题召开现场办公会。会后,南京市政府办公厅颁发《关于加强市皮防所建设的会议纪要》,提高休养员的生活待遇。南京市卫生局也对该所门诊业务楼的基建等问题进行研究和落实。

1988 年 1 月 29 日,第 35 届国际麻风节和首届中国麻风节,江苏省人民政府副省长杨泳沂、省卫生厅厅长陈家震、南京市政府副市长沃丁柱,以及市卫生局、市民政局、各区县有关单位领导和代表 50 余人慰问麻风防治战线上的职工和休养员。1988 年底,该所住院部有休养员 120 人,每人每月生活费 30 元。

1992 年,该所先后解决 20 多名麻风患者的婚姻问题,其中 4 对在病区结为夫妻。

1997 年 4 月 19 日和 8 月 13 日,该所住院部接待中国澳门明爱社会服务中心总监陆毅和香港、台湾地区朋友来访,获捐款 18.30 万元,并获天主教南京教区捐款约 2 万余元,改善麻风休养员的生活和康复条件。是年,南京市政府副市长张连发批示,拨款 50 万元,修筑通往该所住院部的柏油道路,落实麻风患者康复医疗设备增添等问题。

1999 年 1 月 31 日,卫生部部长张文康携卫生部、中国残疾人联合会、中华医学会等有关专家,江苏省政府副省长张连珍、南京市政府副市长张连发、江苏省卫生厅厅长周珉等陪同,视察南京市麻风病防治工作。当日,第 46 届世界防治麻风病日和中国第 12 届麻风节,张文康慰问了该所在住院部治疗的休养员,赠送毛毯、床单等慰问品,与休养员共进午餐,呼吁全社会理解麻风患者,关心其康复。是年,该所被江苏省卫生厅评为"麻风病防治工作先进集体"。

2000 年,该所住院部有职工 8 人、休养员 83 人,休养员每人每月生活费 220 元。同年,该所童金城获"马海德奖"。

2002 年 1 月,南京市财政局、建设委员会等部门拨款 26 万元用于住院部凿井饮水工程,9 月,休养员饮用水问题得到彻底解决。休养员生活费提高到每人每月 240 元。中共南京市委、市政府确定该住院部"为基层办实事联系点",市财政拨专款 60 万元用于住院部翻建大殿及两个侧殿。

2005 年,该所住院部有休养员 63 人,其中畸残者 61 人均办理了残疾人证。休养员生活费标准提高到每人每月 280 元。

2006 年 1 月 12 日,休养员办理了第二代居民身份证。

2007 年 9 月,南京市发展与改革委员会下发《关于市疾控中心青山麻风病院业务用房改造项目可行性研究报告》的批复,确定该所住院部改造项目为国家麻风病院(村)改造工程。中央、省级财政安排资金 190 万元,市财政配套资金 40 万元改造住院部。申请经费 50 万元,为住院部铺设供水管道,架设电缆,安装有线电视。

2008 年,该所住院部接通自来水,休养员结束了饮用井水的历史。

2009 年,休养员办理社会保障卡,纳入城镇居民医保范围。

2010 年 1 月 8 日,第 57 届世界防治麻风病日暨第 23 届中国麻风节庆祝活动为新建"麻风村"举行入住仪式。3 月 19 日,省卫生厅、省红十字会、省残疾人联合会联合开展"春风行动"项目,免费为休养员安装、更换假肢。

2011 年,周跃华被江苏省麻风防治协会授予"江苏省基层麻风防治先进工作者"荣誉称号。

2012 年,南京市级麻风病诊治、麻风休养员生活照料等工作调整至南京市职业病防治院,南京市皮肤病防治所住院部更名为"南京市职业病防治院青龙山住院部"。

2013年,青龙山住院部被南京市总工会授予"南京市工人先锋号"称号。住院部有固定职工5人、休养员45人,休养员每人每月生活费560元。

2016年8月1日,南京市职业病防治院青龙山住院部并入南京市第二医院(南京市公共卫生医疗中心),更名为"南京市第二医院麻风休养员管理部",麻风病诊治、休养员照料等诊疗职责及相关人员划转至南京市第二医院。该麻风休养员管理部由南京市第二医院副院长卢涛分管,配置10名工作人员,其中行政管理人员1人、财务人员1人、医生1人、护士3人、检验人员1人、药剂人员1人、后勤人员2人。2019年底,该院休养员管理部收住休养员37人,每人每月生活费1125元,休养员的生活和医疗均得到较好保障。

南京市江宁区皮肤病防治所麻风康复区

南京市江宁区(原江宁县)曾为麻风中流行区。1957年,江宁县人民医院设麻风科。1965年,该县在铜井公社洪幕山下筹建麻风病防治院,年底建成,命名为"江宁县洪幕医院"。医院病区占地面积102.15亩,其中绿化面积91.8亩,共有水田13.05亩,旱地10.05亩,水塘4.5亩。病房楼两栋共1760 m²,办公用房594 m²,隔离治疗区467 m²,时收治住院麻风患者136人。首任院长王明献,有工作人员18人,其中麻风病防治专业人员6人。

1957年,江宁县全县开展麻风过滤性普查,应查425 500人,实查409 200人,发现一批麻风患者。

1966年,该县在南京市青龙山医院协助下,线索调查3 526人,发现新患者5人,并对原掌握的麻风患者进行复核,共确定现症患者208人,按计划分期分批予以治疗。

1976年,该县再次开展麻风全民普查,应查608 500人,实查604 500人,发现麻风患者3人。自1949年10月以来,全县累计发现麻风患者438人,时有现症患者185人,其中建立档案,住院患者58人。

1984年10月,江宁县洪幕医院为"江宁县皮肤病防治所"。

1988年起,该所麻风防治人员分片包干防治社会上散在的麻风患者。同年该所获得"江苏省卫生厅麻风病防治先进集体"称号。

1990年3月,江宁县皮肤病防治所迁至江宁县东山镇大街西路17号(原县卫生防疫站大楼一楼)开设门诊。原洪幕医院维修粉刷办公区,改善麻风病防治工作人员住宿条件。同年该所获得"江苏省卫生厅先进集体"称号。

1996年,江宁县通过省卫生厅组织的"基本消灭麻风病考核验收"。1998年,该县通过卫生部基本消灭麻风病复核验收,获得"江苏省卫生厅先进集体"称号。

2001年11月,按照江宁区机构编制委员会第22号文件的要求,该所并入江宁区疾病预防控制中心,但因其业务特殊性仍按独立建制单位管理。

2004年,原洪幕医院的山林转让给江宁区铜井镇政府,留20亩土地和用房为麻风病休养员的疗养生活区。

2013年11月,江宁区皮肤病防治所出资30万元对原洪幕医院内的8间危房进行拆除,新建5间房屋。

2019年底,江宁区皮肤病防治所麻风康复区内有休养员4人、工作人员1人,负责人章辉。

六合县鞍山医院

1958年12月,六合县在马鞍公社板桥大队马家洼创建麻风病防治院。1959年9月,该院迁至草塘公社白土矿,1960年8月迁至沈云庄,时借用大队公房8间,面积120 m²,有工作人员2人,收治患者20人。1961年6月,该院再次搬迁至马鞍公社马鞍大队北洼的饲养场,时有草房10余间,收治患者30人。

1962年下半年,经六合县委批准,拆除灵岩山钢铁厂部分房屋,作为该院盖业务用房场地,共建用房16间,面积约300 m²,有工作人员5人。

1964年,六合县卫生局提出兴办麻风村的计划,计划在原麻风病防治院的基础上,征收部分土地,建造房屋,收容全县麻风患者,集中隔离治疗。1965年由县民政拨款,建业务用房24间,面积约400 m²,征收土地 50 亩,拟作患者生产用地。1966 年,麻风村兴建工作暂停。

1971 年 5 月,六合县革命委员会拨款 3 600 元,为该院建造浴室 4 间。1972 年,该县革命委员会成立麻风病防治领导小组,对全县麻风病防治工作提出"动员全县麻风病人入院治疗,动员 1 个,落实 1 个,入院 1 个,安定 1 个"的要求,对患者入院后的一些具体问题作了安排,实行粮油国家供应,民政部门解决生活费用。该院一方面动员现症患者入院治疗,另一方面组织力量在全县范围内连续开展麻风大普查。全县 4 岁以上儿童及成人受检率达 95%,共查出麻风患者 331 人,发病率占普查人口 4.1/万。发现新集乡孔湾村孔中组和龙袍乡新桥村团结组为 2 个高发流行区,各有 5 名患者。

1974 年 9 月,六合县麻风病防治院更名为"六合县鞍山医院"。全院有工作人员 13 人,设病床 100 张。医疗设备分别为 50 mA X 光机 1 台,显微镜 4 台,电冰箱、恒温箱各 1 台,手术床 2 张,高压消毒器 2 只,其他一些常用器械也较齐全,基本能适应麻风防治需要。

1984 年,根据南京市政府宁政发〔1984〕13 号文件精神,撤销六合县鞍山医院。原住院患者转至南京青龙山麻风病防治院继续治疗,散在患者由六合县筹建皮肤病防治所(和卫生防疫站合署)开设门诊治疗。1986 年 1 月,原鞍山医院患者全部转送南京青龙山麻风病院。

江浦县狮子岭医院

1960 年,江浦县成立麻风病防治组,由县卫生防疫站管理,1 名医生负责,部分患者在六合县麻风病防治所治疗。1965 年,江浦县选址狮子岭山下小洼口,筹建狮子岭医院,占地 36 亩,其中生产用地 5.6 亩,建筑面积 368 m²,设床位 20 张,并于 1969 年建成。1970 年 5 月,江浦县狮子岭麻风病医院挂牌收治患者,先后收治 24 名麻风患者。首任院长张焕成,先后共有 15 名医务人员在院工作。住院患者生活费由县民政局支付,医药费和医务人员工资等由县卫生局支付。

1972 年 11 月,该院扩建 5 间房屋,增设 10 张床位。

1985 年 12 月,根据江苏省卫生厅苏卫防〔1985〕第 13 号文件精神,南京市将市属区县的麻风患者收容在南京市青龙山医院集中治疗,统一管理。江浦县狮子岭医院撤销,改为"江浦县皮肤病防治所",与县卫生防疫站合署办公。

溧水县团山医院

溧水县麻风病防治所筹建于 1959 年。建所前,该县麻风病防治工作职能隶属溧水县卫生防疫站。

1957 年 7 月,溧水县卫生防疫站派王善振赴江苏省泰州市麻风病防治培训班学习。1958 年 4 月,溧水县卫生科调派刘自新、王永蕙赴江苏省卫生干部进修学校学习麻风病、皮肤病等的诊治。10 月,溧水县开办第一期麻风学习班,学员计 36 人,分别来自溧水全县 17 个公社医院、4 个场圃,以及溧水县卫生防疫站、溧水县人民医院的医生、护士,培训后在溧水县原乌山公社开展麻风病过滤性普查试点工作,总结试点经验后在全县推广。历经 2 月余,麻风病过滤性普查共确诊麻风患者 82 例,对患者就地隔离并使用氨苯砜等治疗,同时建立县、社、队三级麻风防治网,普及麻风防治知识。

1959 年,溧水县成立麻风病防治委员会,溧水县副县长刘明辉为主任委员,县卫生、民政、商业、粮食、农林、公安等部门负责人为委员,制订《溧水县麻风病防治规划(草案)》,协调解决工作中的建院、经费、医疗、粮油、商品物资供应、患者住院等实际问题。

1960 年 8 月 15 日,该所选址于溧水县原乌山公社团山西麓的永成寺,时有水田 6 亩、熟荒旱地 8 亩、荒山荒地 200 余亩,距溧水县城 10 km。由溧水县财政拨款 5 000 元,于 11 月开始新建土墙,建有竹木结构草房 21 间,建筑面积约 350 m²。

1961 年,该院架设一线双用电话广播毛竹干线路 3 km,9 月溧水县麻风病防治所竣工。设简易病床 50 张,为全民所有制单位,隶属溧水县卫生科领导,经费来源于溧水县政府财政拨款。

1962 年 4 月,原溧水县乌山公社新春大队与麻风病防治所签约,赠送水田 6 亩、熟荒地 8 亩及邻近的荒山荒地。5 月 1 日,该院开始收治患者。溧水县卫生科调派工作人员 5 人、医务人员 3 人、炊事员 1 人,职工与患者同住一处。患者医药费由溧水县卫生部门负责,实行免费治疗;生活费实行国家、集体、个人三结合办法解决;衣被等由溧水县民政部门负责救济;患者成品基本粮每天不足一斤的补足至一斤,每月供应食用油四两(十六两制),由溧水县粮食部门负责;计划商品由溧水县商业、物资部门负责供应;患者家庭实际困难由溧水县社、队和民政部门协助解决。该所定期向有关部门申报住院患者名单和三级证明;医生每日查房,氨苯砜发放到人,看服下肚,病历、医嘱记录书写完整存档。所内实行治疗与劳动生产相结合。病区建立病区管委会(管理小组),由患者选举产生,实行患者自管,由正、副主任(正职院方兼任)及生产、生活、学习、财务委员组成。生产上实行记工分按劳分配,生活(食堂)上民主管理,实行食堂制。病区有患者记账员、记工员、仓库保管员、卫生员、炊事员。购买黄牛1头,自此开始开垦种地,绿化荒山、荒地。

1964年,溧水县财政拨款3 000元作为房屋修建费,建土墙、平瓦房5间(约100 m²),解决职工与患者同居一处问题;与南京市青龙山医院合作开展周围神经炎剥离术的病理研究、治疗周围神经痛的疗效观察等科研项目。

1965年,为贯彻溧水县人民委员会关于收治麻风患者的通知,送患者至南京市青龙山医院做垂腕、垂足矫形手术5例;是年,"四清"社教工作队进驻麻风病防治所。

1966年,镇江专署卫生处下达基建任务,拨款经费2万元,新建病房700 m²,床位50张。拆原草房16间、职工住房5间,留草房一栋8间。患者柴草、蔬菜生产自给,病区生产实行四六分成制,即四成公共积累,六成生产分配;购买水牛1头,原老黄牛1头出售。

1968年,镇江地区卫生局下达经费5 000元,新建办公、生活区围墙,高2 m,围长180 m,修建土公路1.5 km;1966年下达的基建任务竣工,房屋四周全部植树绿化。院内设医疗、社防、后勤组。每个患者配有一床一柜一凳,每个病房配有方桌一张。8月,刘自新任溧水县麻风病防治所所长,该所行政隶属变更为溧水县乌山公社管委会和溧水县卫生局,患者副业养水牛3头。

1969年,镇江专署卫生处下达基建任务,拨款经费2万元,建筑面积460 m²,床位30张。开始开展连续3年麻风病线索调查;溧水县放映队来院,每月放电影1~2次。

1970年,同溧水县人民医院协作,在本所开展截肢、阑尾炎、胃肠肿瘤手术;参加镇江地区麻防科研协作组,同协作组建立治愈患者会诊制度。

1971年,溧革文卫字(71)第5号文件公布,溧水县麻风病防治所更名为"溧水县团山医院"。乌山公社宣传队进驻医院,清查经济;增加工作人员1人。增设小店、代购点。

1972年,省、地下拨经费6 000元,架设高压线路440 m,安装30 W变压器1台,医院通电;院内分设两个病区,医疗门诊区和职工办公生活区;成功抢救氨苯砜严重中毒和肺结核大咯血各1例。增加工作人员1人。

1973年,省、地下达基建任务,拨款经费1.3万元,新建门诊处,面积300 m²;该院行政管理变更为隶属溧水县卫生局领导;开展麻风病连续3年调查,增加工作人员1人。

1974年,该院遭遇龙卷风袭击,14间病房屋面(280 m²)被毁坏,无人员伤亡。省、地拨款经费4万元进行重建,增加床位30张,建筑面积710 m²,其中建水塔1座,铺设水管两千多米;架设电话、广播线路2.5 km。溧水县卫生局装备30 mA X光机一台;溧水县人民医院定期派员来该院解决如X光、检验、外科等医疗实际问题,就地治疗院内危重患者;增加工作人员2名。购买手扶拖拉机等农用机械,病区实现机耕、电灌、机械脱粒、运输,水稻亩产达到千斤左右,患者生活水平得到进一步提高。基建工程中发现南京地区明代咸宁公主朱智明和驸马都尉西宁侯宋瑛之墓,上报有关部门,并协助完成考古发掘工作。1975年,该院工作人员增加3人,购买彩电1台。

1976年,贯彻溧革字(76)第58号文件,《关于贯彻国发(75)第50号文件加强麻风病人管理工作的报告》;贯彻溧革字(76)第153号文件,《关于制止麻风病人外出流窜和上访的通知》;贯彻溧革字(76)第102号文件,《关于麻风病人限期集中、隔离治疗的通知》。刘自新参加镇江专署组织的麻风病医院大检查;该院与江苏省、镇江地区麻防科研组协作,开展全县麻风病流行病学调查,荣获"省科研集体三等奖"。

1978 年 6 月,该院购买电影放映机 1 台。

1979 年,该院工作人员增加 1 人。1980 年,江苏省卫生厅宣布溧水县为非麻风病流行县。贯彻溧革字(76)第 87 号文件,《关于开展全县麻风病、头癣病普查工作的通知》。1958—1983 年累计线索调查 8 次、普查 7 次、流行病学调查 1 次。麻风患者由线索调查发现 99 例,普查发现 13 例,门诊发现 87 例,转诊 13 例。

1981 年,该院病区实行生产承包责任制,有劳动能力的患者一般年收入 300~600 元,粮食 300~400 kg、食用油 4~5 kg,病区生产创历史新高。

1982 年 1 月 10 日,镇江地区卫生局召开有关麻风病院调整改革工作会议,要求在坚持"体制、资产经费、任务、人员"四不变原则的基层上进行调整改革,治愈患者全部出院,未愈患者转到镇江地区太湖皮肤病防治院(原常武太湖医院)住院治疗。3 月底该院完成调整任务,更名为皮肤病防治所,迁址溧水县城开设门诊,经费自筹。10 月 12 日,溧水县卫生局与原乌山公社管委会签约,将该所 2 200 多平方米房产、12 亩水田、50 多亩旱地、200 多亩山林,以人民币 7 万元卖给原乌山公社管委会,另外赠送手扶拖拉机等物品。1957—1983 年,该院工作人员累计 18 人(含建院前 2 人),其中医务人员 12 人,行政办事人员 6 人。

1983 年 12 月 19 日,溧水县皮肤病防治所迁址县城,借用县卫生防疫站平房 1 间(20 m²)办公。

高淳县荆山医院

南京市高淳区(原高淳县)自 1959 年开展麻风防治工作,时由高淳县卫生防疫站派 1 名专职医生负责,工作地点位于该县双塔公社红砂圩内万寿庵。

1966 年,高淳县在固城公社筹建高淳县花山医院,设 50 张床位和皮肤病门诊,时有 6 名医务人员和 5 名行政后勤人员,因"文化大革命",未收治患者,但仍开展送药上门、巡回随访等社会性防治工作。

1973 年,该县在位于永宁公社种桃大队和荆山大队之间,建立高淳县荆山医院。首任院长芮家顺。时有土地 4 亩,东为王家山脚下,南为荆山小路,西为种桃大路,北为牛梅山脚下。有 4 名医务人员、5 名行政人员,设置 50 张床位,一个皮肤病门诊。当年开始收治患者,定期为患者做涂片查菌及提供免费药物治疗。

1975 年,高淳县在永宁公社荆山大队荆岗林场拨地 1.34 亩,建造职工宿舍。至此该院共建造房屋 720 m²,计房屋 33 间,其中职工用房 7 间(行政办公室 1 间、食堂 1 间、会议室 1 间、宿舍 4 间),其他均为病区用房,建房经费为 34 000 元。

1976 年,高淳县成立消灭麻风病防治工作领导小组,高淳县卫生局建立了县、乡、村三级防治网。1976—1982 年,该院共收治麻风患者 185 人次,分别为 1976 年 20 人次、1977 年 22 人次、1978 年 45 人次、1979 年 41 人次、1980 年 27 人次、1981 年 18 人次、1982 年 12 人次,财政经费每年为 6 500 元,1981 年、1982 年经费实用为 7 300 元和 7 600 元。

1984 年 8 月 6 日,高淳县荆山医院撤销,成立"高淳县皮肤病防治所"。

无锡市珲嶂医院

无锡市珲嶂医院前身系"无锡市麻风病防治所",成立于 1958 年 11 月。时由无锡市卫生局牵头在郊区大浮乡董坞里村(今位于无锡市滨湖区大浮乡羊歧村 1 号)筹建,占地 50.22 亩,设住院部和门诊部,有病床 85 张。建筑面积为 3 418 m²,其中住院部 1 698 m²,门诊部 22 m²,医技检验用房 360 m²,行政用房 180 m²。初期收治麻风患者 50 余人,高峰时期达 120 余人。首任所长杨荷珍,医务人员共 15 人。

1962 年 4 月,该所在箬坞里修建病房、食堂浴室,8 月,病区由董坞里迁到箬坞里。

1966 年,该所在箬坞里扩建病房、医疗用房、厨房及职工宿舍,病床增至 150 张。

1967 年 5 月,无锡市麻风病防治所更名为"无锡市珲嶂疗养院"。1970 年 5 月,该疗养院更名为"无锡市麻风病防治所"。

1971 年,无锡市麻风病防治所在市新街巷 36 号(七尺场)开设皮肤病门诊,开展麻风病专业过滤性普查。

1973年5月，该所在箬坞里再次扩建病房和医疗用房，病床增至200张。

1974年10月，无锡市麻风病防治所更名为"无锡市珲嶂医院"。

1981年，无锡市珲嶂医院被卫生部授予为"全国麻风病防治先进单位"，1982年、1985年分别被江苏省卫生厅授予为"省麻风病防治先进单位"。

1986年5月，无锡市珲嶂医院更名为"无锡市皮肤病防治所"，为全民所有制单位，隶属无锡市卫生局领导，设有病床100张。1986年末，有职工20人，其中主治医师1人、住院医师3人、医士2人、护士4人、检验士1人、药剂士1人、行政管理人员2人、工勤人员6人（其中在编职工19人，合同制工人1人）。

1995年，无锡市皮肤病防治所、无锡市卫生防疫站和无锡市血吸虫病防治站在槐树巷4号合建办公大楼，合署办公。

1997年，无锡市实现基本消灭麻风病目标，并于1998年通过卫生部考核验收。

2001年，无锡市卫生防疫机构调整改革，撤并无锡市卫生防疫站、无锡市皮肤病防治所、无锡市血吸虫病防治站和无锡市健康教育所，成立"无锡市疾病预防控制中心"和"无锡市卫生监督所"。原无锡市皮肤病防治所旧址以无锡市珲嶂医院的名义由无锡市疾病预防控制中心管理。

至2019年，无锡市珲嶂医院共免费查治麻风病患者1 812人，时有2名休养员，房屋年久失修，部分已经倒塌，该院资产有使用权，有房产证，无土地证。

宜兴市麻风休养所

宜兴市的麻风防治工作始于1958年，是年秋天开展了第一次麻风普查。

1959年秋，宜兴县防疫站（宜城大同街永宁巷）开设麻风门诊室。1961年，该县在县体育场南端租用民房2间，开设麻风门诊部，配备医务人员2人，每月5日、15日、25日设立麻风专科门诊。

1964年，该县在铜峰公社碓坊大队小岭村东1.5 km处邵箕坞（现龙背山森林公园内）征用山地77.6亩，筹建麻风病防治所。

1965年12月6日，宜兴县麻风病防治所成立，属全民性质，归县防疫站领导，华强具体负责，配医务人员4人，临时工2人，设病床70张。1966年春，开始收治麻风患者。该所建立病区管理委员会，在麻风病防治所领导下实行患者自我管理。

1968年8月，宜兴县麻风病防治所并入宜兴县人民卫生院革命委员会。

1971年12月，宜兴县麻风病防治所恢复，更名为"宜兴县小岭防治院"，仍属县防疫站领导，有职工10人，设病床100张。

1973年，该院征用山门大队山地30亩，新建医务人员办公用房和生活用房，工作人员增至23人，设有病床400张，收治患者204人。

1977年，该院建立党支部，归宜兴县机关党委领导。

1982年，该院撤销住院部，未治愈的患者转入镇江地区麻风病防治院（即常武太湖医院）治疗。

1983年，该院在全省率先在县宜城南大街188号租赁一间12 m² 的民房，开设宜兴县皮肤病专科门诊，设门诊和社会防治两个科室。10月，该院更名为"宜兴县皮肤病防治所"，12月，江苏省卫生厅在宜兴县召开皮肤病防治工作现场会，宜兴县皮肤病防治所介绍经验，对江苏全省麻风病防治机构的调整改革产生了深远的影响。入城开设门诊的同时，少数麻风病治愈者仍留在原小岭防治院旧址集中休养，由宜兴县皮肤病防治所负责管治。

2002年，经宜兴市政府协调，原小岭防治院迁址至洛涧塘头村（原川埠乡第二中学），定名"宜兴市麻风休养所"。

2015年，宜兴市皮肤病防治所向市政府申请专项资金25万元，用以修缮麻风休养所房屋、更换管道、拆除危房、添置设备等。改善了卫生和生活条件。2019年，该休养所已无休养员，负责人邹伟飞。

无锡县胶山防治院

无锡县胶山防治院筹建于 1970 年,院址位于安镇翠屏山与牛腿山之间,设病床 200 张。时有建筑面积 2 074 m²,其中病房 1 290 m²,生活用房 386 m²,医疗用房 200 m²,其他用房 198 m²,有专职人员 11 人。3 月,孙培荣任该院筹建小组组长。

1971 年 7 月,无锡县胶山防治院正式收治麻风患者。

1984 年 9 月,无锡县胶山防治院撤销,仅保留少数工作人员开展麻风患者随访和发药治疗工作。

1986 年,在原无锡县胶山防治院的基础上,建立无锡县皮肤病防治所,借用谢巷 18 号民房 2 间,面积 248 m²,设办公室、门诊、化验等科室,有工作人员 9 人。

江阴县麻风病院

1953 年,江阴县血防站在查治血吸虫病工作中发现麻风患者,为有效隔离治疗,江阴县人民委员会于 1957 年在周庄乡青龙山下江缪家宅基,借用民房 72 间,建立江阴县麻风村,设病床 30 张。时有工作人员 5 人,村长周文,收治 10 余名患者,同时开展麻风病门诊业务和普查工作。

1958 年,江阴县人民委员会卫生科组织培训卫生技术人员 33 人,在全县 30 个乡镇首次开展麻风普查,发现患者 97 人。

1959 年 5 月,该麻风村撤销,在江阴县人民医院内设麻风病防治门诊室,患者每个月来门诊诊治一次。

1960 年 5 月,江阴县人民委员会在南闸公社花果大队,借用花山九里庵房屋 38 间,建立麻风病院,设病床 30 张。时有工作人员 6 人,燕长寿任指导员,行政由县人民委员会委托所在公社领导。

1964 年 4 月,江阴县麻风病院更名为"江阴县麻风村"。当年进行第一次麻风线索调查,发现患者 15 人。

1967 年 10 月,按照江阴县革命委员会要求,该县麻风村再度迁址到青阳公社与马镇公社交界的永昌河中心孤岛,时占地 73 亩,房屋 20 间,计 220 m²,专业人员 15 人,并复名为"江阴县麻风病院"。

1969 年 10 月,筹建新病房 18 间,扩建食堂 3 间,病床增至 200 张,工作人员增至 22 人,收治现症患者 170 例。

1972 年,江阴全县范围内进行过滤性调查,1973 年、1974 年又连续开展了 2 次全民普查,共发现患者 68 例。

1972—1973 年,该院按 300 张床位的规模扩建,共建造房屋 37 间,医院房屋面积已扩建到了 3 135 m²,包括消毒间、中草药仓库等,同时在另一个小孤岛新建办公用房、职工宿舍、厨房等平房共 25 间,实行职工生活区与病区分开,职工工作与生活条件得到改善。院内建立了医疗、住院隔离、探视等工作管理制度,并增添医疗设备和辅助设施,配套建立食堂、浴室、小卖部、电视室、理发室、缝纫店、俱乐部、图书室、家属招待所等生活设施,患者住院条件和文化生活得到改善。

1978 年 4 月,陈律元被江苏省革命委员会授予"卫生先进工作者"称号。

1980 年,住院患者时有 20 多人。

1983 年,江阴县卫生局成立了县、镇、村三级麻风防治网络,由各乡镇(中心)卫生院一名皮肤科或外科医生为兼职皮肤病防治医生,村卫生室指定一名防疫医生负责,业务上由乡镇卫生院防保科扎口,分管院长统一领导。

1985 年 2 月,江阴县人民政府撤销江阴县麻风病院,同时筹建"江阴县皮肤病防治所",搬迁到西郊卫生院内临时办公,有工作人员 12 人。时住院麻风患者全部出院,实行家庭隔离治疗。江阴县卫生局委派徐兴为江阴县皮肤病防治所筹建负责人。

徐州市皮肤病防治院

徐州市皮肤病防治院隶属徐州市卫生局领导,于 1971 年在新沂县马陵山公社红峰村内破土动工,1972 年完工。该院共建办公及职工宿舍用房 12 间,在办公区北约 1 km 处建病区用房 48 间,设病床 30 张。1973 年,该院开始运行,时有职工 7 人,首任院长为严述书,货车一辆,主要收治徐州市区麻风患者,是年收治患者 8 人。

1975 年,徐州市卫生学校 3 名毕业生分配至该院,此后又相继调入工作人员,最多时职工约 20 人。

1983 年 8 月,徐州市政府 1984 年 4 月 3 日发文(徐政复〔1984〕27 号),同意将新沂县马陵山医院与徐州市皮肤病防治院合并成立"徐州市皮肤病防治所",隶属徐州市卫生局领导,委托新沂县卫生局代管。

1987 年,徐州市皮肤病防治所不再收治麻风患者。

1988 年,该所由新沂县马陵山搬迁至县城大桥西路 6 号,占地面积 4.2 亩,建三层门诊办公楼 1 栋,房屋面积 1 320 m²,职工 30 余人。

1992 年,徐州市皮肤病防治所迁至徐州,与徐州市性病防治所合署办公,承担全市麻风病及性病防治工作任务,原位于新沂县的徐州市皮肤病防治所更名为"新沂县皮肤病防治所"。

2014 年 1 月,该所徐荣艳获"马海德奖"。

铜山县皮肤病院

1965 年,铜山县的麻风患者由 1958 年的 48 人增加至 93 人。1966 年,江苏省人民委员会决定建立铜山县皮肤病院,拨筹备基建经费 3.6 万元,因群众对麻风病恐惧及其他种种原因,建院工作未能落实。

1971 年底,铜山全县麻风患者增加至 141 人。

1973 年初,中共铜山县委成立由副书记张仲堂任组长的铜山县皮肤病院筹建领导小组,拨基建经费 40 万元,5 月在位于该县毛庄公社境内赵集村施工。该院占地 70 亩,分病区和生活区,总建筑面积 3 100 m²,设床位 220 张,其中生活区和病区分别位于北院和南院,南北院相隔约 500 m,病区房屋约 120 余间,生活区房屋约 60 间。1975 年 8 月,7 名江苏省卫校毕业生分配至该院工作,并先后从各乡镇医院、卫生室调入医务人员。

1976 年 9 月中旬,铜山县皮肤病院建成,10 月投入使用。首任院长潘金端。共有职工 30 人,其中全民事业编制 18 人,集体编制 12 人;医生 4 人,护士 4 人,其他人员 22 人。收治麻风患者 176 人。

1984 年 4 月 3 日,根据徐州市政府(徐政复〔1984 年〕27 号)文件,铜山县皮肤病院更名为"铜山县皮肤病防治所",迁至铜山县大庙镇李井村(原铜山县传染病医院),占地 28 亩,建有门诊医疗房约 30 间,生活用房约 50 间,1988 年 6 月投入使用。原毛庄赵集麻风病区不再收治麻风患者。

新沂市马陵山医院

新沂市马陵山医院原名为"新沂县麻风病防治所"。于 1956 年由新沂县人民政府在新沂县马陵山公社红峰村北山兴建,有病房 16 间,设 30 张病床,所部办公室及职工生活区设在寺庙禅堂内。时有职工 12 人,其中医护人员 6 人,所长何流主持工作。

1957 年,新沂县政府通知各公社,要求摸清全县麻风病疫情,将现有麻风患者集中到马陵山麻风病防治所,实行隔离治疗,杜绝传染。

1958 年,新沂县麻风病防治所扩建 250 多间简易病房,收治麻风患者 460 人。

1960 年,新沂全县开展第一次全民过滤性普查,查出麻风患者 128 人。

1962 年,新沂县麻风病防治所更名为"新沂县马陵山医院"。

1971 年,该县开展"第二次大规模麻风病普查及流行病学调查",组织培训各类专业技术人员。开展中医、中药等临床治疗研究。新沂县马陵山医院患者生活费每人每月 6 元,平均医疗费支出每人每月 8 元。

1972 年 11 月,新沂全县累计共确诊麻风患者 650 人,新沂县马陵山医院有床位 30 张,收治现症麻风患者336人,土地250亩,其中生产用地150亩,工作人员22人。

1981年,该县贯彻"调整、改革、整顿、提高"的方针,采用化学药物隔离,逐步放弃收容隔离麻风患者的方法。

1956—1981年,该院隔离治疗患者的生活费和医药费分别由民政部门和卫生部门负责。该院病区成立管理委员会,委员由患者自选,实行患者自管。1982年以后,该院剩余少数患者,则互相照顾,并给以适当劳务补贴。

1984年1月,徐州市政府下文将原徐州市皮肤病院和新沂县马陵山医院合并,成立"徐州市皮肤病防治所",隶属徐州市卫生局管辖。在新沂市内征地4.2亩,建三层门诊办公楼1栋,负责六县一市的麻风防治工作和新沂市的性病监测工作,1985年兴建门诊楼,1986年底竣工交付使用。

1986年7月,该所驻地遭受龙卷风袭击,灾害严重,6间院部办公和生活用房倒塌,6间墙壁断裂倾斜,大部分门窗、线路受损。通过灾后组织抢修,维持了医院正常的医疗、工作、生活秩序。

1992年,徐州市皮肤病防治所迁至徐州,与徐州市性病防治所合署办公,原位于新沂市的徐州市皮肤病防治所旧址更名为"新沂市皮肤病防治所"。

1996年5月,新沂市顺利通过江苏省卫生厅"基本消灭麻风病考核验收"。2000年3月,新沂市承担中国与英国麻风救济会合作开展的麻风康复项目试点任务,先后两次接受英国麻风救济会专家Mrs Angelika Pefer对项目进行指导与评估。

2003年4月,新沂市皮肤病防治所和新沂市防疫站合并为"新沂市疾病预防控制中心",新沂全市麻风防治工作由该中心性病艾滋病防制科承担。原马陵山医院驻地的房屋由于年久失修大多已经坍塌,该中心给予了维修。2019年底,原马陵山医院仍住有4名麻风治愈休养员,其医药费和生活费由该中心支付,该中心还指派退休职工田志平负责护理工作和生活照顾,续聘另一名老职工护院,负责人骆新莉。

邳县玉山医院

1966年,邳县在燕子埠乡玉山兴建麻风病院,占地85.91亩,建房40间,建筑面积992 m²。

1974年,邳县麻风病院更名为"邳县玉山医院",病房增建至128间,设病床140张,收治患者94人。职工28人,院长吕明才。

1974—1976年,邳县开展3次麻风普查,共发现麻风患者39人。

1985年,邳县玉山医院撤销,成立"邳县皮肤病防治所",迁址至邳县运河镇建设北路,征地5亩,建有工作区及生活区,职工9人。

沛县沙河医院

1972年,沛县开展第一次麻风大普查,累计发现麻风患者68人。江苏省革命委员会拨专款7万余元,沛县革命委员会在沛县鹿楼公社前黄楼村大沙河岸划拨土地6亩,兴建沛县沙河医院,收治麻风患者。成立由常文彬为院长的筹建小组,组织专业建筑队伍,配备拖拉机,于1973年4月动工建造,共建病房、办公用房18间,历时半年,该院落成。因当地村民恐惧麻风,在一些不法分子的煽动下,村民推倒已落成的医院院墙,烧毁了新落成的医院房屋,造成公共财产损失,产生了不良的社会影响。

1984年,沛县皮肤病防治所成立,承担沛县麻风病防治工作,所长李福胜。1985年6月在沛县城南、徐沛路东侧,划拨土地10余亩,投资20余万元,建造建筑面积为700 m²的办公楼,并组建了专业的皮肤病防治队伍。

睢宁县独山医院

1966年前,睢宁县麻风病防治工作由县卫生局卫生科代管,发现的麻风患者均被送至宿迁县、新沂县麻风病防治机构接受治疗。

1966年8月,江苏省人民委员会拨建院专款8万元,睢宁县在远离县城70多千米的岚山公社陈集大队独山脚下筹建麻风病院,命名为"睢宁县独山医院",首任院长陆家彬。该院分为院部和病区,院部是工作人员生活和办公场所,占地8.7亩,建平房27间,建筑面积486 m²;病区占地52亩(含供患者耕种的可耕田30亩),包括门诊、治疗、消毒、患者居住等用房73间,建筑面积1 100 m²。院部和病区相距约1.5 km,医务人员步行前往病区上班。

1970年初,该院建成,开始收治患者。因恐惧,致一些患者不愿入院治疗。睢宁县政府决定:麻风患者入院的同时将其户口迁入该院,由县粮食局按国家工作人员标准每个月供应15.5 kg粮食,县民政局按每人每月6元的标准拨付生活补助费。另外,有劳动能力的麻风患者还可以从事一些生产活动,患者生活有了基本保障,大部分患者能够安心住院治疗。该院还购买了一辆马车、两匹马,配一名车夫,专门为患者运送粮煤等生活物资。

1971年底,该院除了收治睢宁本县患者,还收治10余名邳县、丰县的麻风患者,当年住院患者达57人。

1987年前,该院麻风患者除了以氨苯砜治疗为主,还同时开展中西医结合治疗,如使用蟾蜍丸治疗麻风,使用鸡蛋油治疗麻风溃疡创面。1988年起,开始使用联合化疗方案进行治疗。

1988年10月,睢宁县独山医院与西关农场医务室合并,组建"睢宁县皮肤病防治所",迁回睢宁县城,承担全县麻风、性病防治任务,医务人员增至33人。麻风现症患者、治愈者一律遣返回乡,医务人员定期入户随访患者。

1992年,睢宁县通过江苏省卫生厅组织的"基本消灭麻风病考核验收",县皮肤病防治所荣获"睢宁县1991—1992年度科学技术进步二等奖"。

1993年,王丙衡被卫生部授予"从事卫生防疫工作三十年"荣誉证书。1998年9月,王丙衡被卫生部评为"全国麻风病防治工作先进个人"。

2004年9月,睢宁县皮肤病防治所与睢宁县卫生防疫站合并,成立"睢宁县疾病预防控制中心"。

常武太湖医院

1958年10月,武进县在雪堰公社雅浦大队小城湾生产队成立麻风村,配备3名医务人员,负责收治麻风患者,时收治患者达百余人。

1959年6月,该麻风村搬迁到县潘家公社百渎大队野鸡庙,8月29日,"武进县麻风病防治站"成立。

1972年11月,武进县累计确诊麻风患者653人。麻风病防治站有病床200张,收治138名现症患者,其中瘤型73人,结核样型65人;有工作人员16人,其中医生6人,检验和药剂人员各1人。土地88亩,其中生产用地80亩。

1974年4月30日,武进县麻风病防治站更名为"武进县太湖医院",设置床位250张。

1982年2月,镇江专署卫生局将武进县太湖医院升级为"镇江地区皮肤病防治院"。

1983年3月,武进县属常州市管辖,该院成为常州市皮肤病防治所住院部,负责武进县麻风病社会防治工作和收治常州地区的麻风患者,简称"常武太湖医院"。

1986年5月,武进县编制委员会核定该院工作人员编制30人。

1991年6月,武进县编制委员会文件批复正式成立武进县皮肤病防治所和武进县性病监测中心。

1996年10月,武进市政府实施太湖旅游区规划,常武太湖医院迁移至潘家镇永新路21号。占地面积30亩,设置病床60张,搬迁时共有36名休养员,18名工作人员。2009年,多方筹集资金48万余元,拆建麻风患者居住的危房258.03 m²,同年9月新建竣工。

2019年底,该院有休养员20人,最大年龄89岁,最小年龄45岁,人均年龄70岁以上。大多数休养员年老体弱,丧失劳动力,伴有不同程度的畸残,生活自理能力差。医院运行经费来源于地方财政。休养员全部参加农保,生活补助为每人每月800元。休养员院内诊疗费由该院全部负责,外出诊疗报销额度大于70%,自费部分可回原籍报销。生活、公共、医疗用房条件良好,生活设施完善,同时设有淋浴房和康复中心。在江苏省与常州市疾病预防控制中心的支持下，休养员配备了轮椅、安装了假肢。武进区残疾人联合会每年为该院免费捐赠近 5 万元的康复健身器材。2019 年底，该院共有工作人员 32 人，其中医生 11 人、院部专兼职麻风防治人员 21 人，负责人史宏。

溧阳县曹山医院

1958 年 11 月，溧阳县人民委员会在别桥乡陆家湾建立麻风村，不久麻风村迁至山丫乡中田舍岕小湾村，收治患者 42 名。溧阳县人民医院的裴文成为该麻风村首任村长，住院患者的伙食费和医疗费分别由县人民委员会民政科和卫生科负责。建村后，该县进行两次全县麻风普查工作。

1962 年，该麻风村迁至陆笞公社青龙大队梅山坝，建草屋 13 间，附属用房 10 间，收治患者 60 人，有行政管理人员 1 人、医生 3 人。

1964 年上半年，该县全县开展麻风普查，发现麻风患者 170 人。

1966 年 4 月 10 日，溧阳县人民委员会发第 118 号文《关于收治麻风病员进村治疗的通知》，要求各公社务必加强说服教育，动员患者住院治疗。

1969 年 5 月 10 日，溧阳县革命委员会生产指挥组下发关于同意增添床位的批复，为该麻风村增添床位 40 张，核定经费 1 000 元。

1970 年，该麻风村迁至上兴公社前张大队姚河坝生产队的曹山脚下，更名为"溧阳县曹山麻风病防治院"拨款 7 万元，建医疗用房 55 间，总面积 1 487 m²，医生宿舍 15 间，消毒室 1 间。有行政管理人员 2 人、医生 3 人，化验员由溧阳县人民医院病理科 1 人兼职，后勤人员 1 人。

1971 年，该院举办"溧阳县麻风病防治骨干培训班"，并发出认真做好收治麻风患者的通知。是年有现症患者 375 人，经治疗治愈 37 人。

1972 年 8 月，该县组织 100 多名医务人员和乡村医生进行麻风全民普查，共查 604 500 人，占全县人口的 93%，查出麻风患者 278 人。此后每两年开展一次麻风全民普查。至 1980 年，该县共开展 5 次麻风普查，被查人数累计达 300 多万。

1976 年，溧阳县曹山麻风病防治院更名为"溧阳县曹山医院"，工作人员由原来 6 人增加到 20 人，收治患者多达 200 人，患者生活来源除了国家每人每月发伙食费 7 元，还组织患者从事力所能及的副业生产，经营果园，种植药材，饲养生猪、肉鸡，种植农作物等，所有副业收入作患者生活补贴之用。

1979 年下半年，该院实现通电。

1981 年 11 月，根据镇江地区行政公署文件，撤销溧阳县曹山医院，住院患者全部迁至常武太湖医院继续寄养住院治疗；原医院房屋、土地转让给瓦屋山林场；建立"溧阳县皮肤病防治站"，办公地点设于县防疫站内，属常州市管辖，负责溧阳县麻风病社会防治和开展皮肤病门诊，有工作人员 5 人。

金坛县龙山医院

1958 年 11 月，金坛县人民委员会在薛埠人民公社新浮大队张坟生产队兴建金坛县麻风病防治村，有简易草房 15 间，集中收治患者 30 人，姜洪保任村负责人，时有医务人员 2 人。

1959 年 10 月，该麻风病防治村迁至薛埠公社方麓大队第十六中队（今为建国大队百石里水库上端陶家凹），更名为"金坛县麻风病疗养院"，有简易草房 8 间，收治患者 13 人，时有医务人员 2 人。

1966 年，江苏省卫生厅下拨基建款 2 万余元，在该县薛埠公社连山大队新建房屋 24 间，因邻村群众意见较大，未能搬迁，最后房产折价出售给薛埠农村。

1969 年 1 月，金坛县麻风病疗养院下放到薛埠公社管理。

1970 年，该疗养院新建院房 25 间，建筑面积 700 m²，用于患者的居住和工作人员生活用房。

1972 年 11 月，金坛县累计确诊麻风患者 260 人。麻风病疗养院有病床 80 张，收治 74 名现症患者，其中瘤型 44 人、结核样型 30 人；有工作人员 6 人，其中医生 3 人、护士 1 人。土地 45 亩，其中生产用地 35 亩山地。

1973 年,该疗养院收归金坛县卫生局管理。省拨款 12 万元进行扩建,分设病区和生活区,设立床位 180 张,建筑面积 1 620 m²。是年 7 月 14 日更名为"金坛县麻风病防治院"。

1974 年、1976 年,金坛全县各乡镇实行麻风普查,共调查群众、学生 16 万余人,发现麻风患者 23 人。1976 年 3 月 30 日,金坛县麻风病防治院更名为"金坛县龙山医院",时有工作人员 22 人,收治患者 130 人。

1982 年,金坛县龙山医院撤销,部分未治愈患者转入常州市武进县太湖医院继续治疗。

1983 年 10 月 26 日,金坛县皮肤病防治所成立,在县南门大街 119 号开设门诊,核编 9 人,有工作人员 6 人。

1993 年,金坛县皮肤病防治所更名为"金坛市皮肤病防治所"。

2004 年 9 月,金坛市皮肤病防治所和金坛市防疫站合并,成立"金坛市疾病预防控制中心",麻风病防治工作由该中心承担,并列为全额拨款。

该院自 1958 年 11 月成立麻风病防治村后,共累计收治麻风患者 162 人。

吴县沙湖医院

1965 年 11 月,吴县人民委员会在位于苏州城东唯亭乡吴家潭兴建沙湖疗养院,隔离收治麻风患者,首任负责人汪平良。

1966 年 3 月,吴县沙湖疗养院建成,有病房 42 间,病床 60 张,医疗用房及职工宿舍 11 间,建筑面积 738 m²。时有工作人员 6 人,其中医生 1 人、护士 2 人。4 月,该院收治麻风患者 69 人。

1969 年,该院工作人员增加到 12 人,其中 6 名医务人员到上海遵义医院进修。

1971 年 5 月,该院更名为"吴县麻风病防治院"。1972 年,该院被定为苏州地区二市八县麻风防治科研协作中心,负责组织苏州地区内的各类麻风防治学术活动,并开始重视社会防治工作,每年对乡镇卫生院兼管麻风防治的医生培训一次。

1972 年 11 月,吴县累计确诊麻风患者 125 人。麻风病防治院有病床 140 张,收治 48 名现症患者,其中瘤型 26 人、结核样型 22 人;有工作人员 6 人,其中医生 1 人、护士 2 人。土地 45 亩,其中生产用地 30 亩山地。

1975 年,吴县麻风病防治院更名为"吴县沙湖医院",扩建病房 66 间,床位增加到 400 张,全院建筑面积扩大到 3 956 m²,工作人员增加到 36 人,其中医技人员 22 人。

1975—1977 年,吴县连续 3 年开展麻风大普查,基本摸清了该县麻风流行状况。至 1977 年底,吴县累计发现麻风患者 487 人。

1985 年 5 月,经吴县人民政府批准,撤销吴县沙湖医院,建立"吴县皮肤病防治所",开展麻风诊疗、监测和皮肤病防治工作。沙湖医院 40 名住院麻风患者全部居家治疗。吴县皮肤病防治所进行技术指导,当地医院的皮肤病防治兼管医生具体负责,当地乡镇、村妥善安排,初步实现了麻风患者回归社会、回归家庭。同年 6 月,吴县麻风防治协会和乡(镇)麻风防治研究会成立,开创了社会各界共同参与麻风病防治的新局面。

常熟县麻风病防治院

1958 年 12 月,根据常熟县人民委员会卫生科指示,由东张公社卫生院初建麻风病防治组,设在该卫生院后院,有隔离病房 2 间,先后共收治东张公社麻风患者 4 人,治疗工作由该卫生院一名医生负责,实行免费治疗。1959 年 2 月,隔离病房迁至东张公社八大队三清殿(庙名),设病房 8 间,除收住本公社患者外,还兼收其他公社患者 8 人,共计 12 人。该防治组开办期间,先后有 4 名东张公社卫生院医生负责麻风治疗工作,住院患者每人每月由国家补助生活费 5 元,征用土地 2 亩,供住院患者种植蔬菜,自产自销。

1961 年冬,东张公社卫生院停办麻风病防治组,住在三清殿的麻风患者自行解散,各回家中。

1967 年,政府投资 4 万余元,征用任阳公社三泾土地 36 亩,筹建"常熟县麻风防治院"。建造病房 32

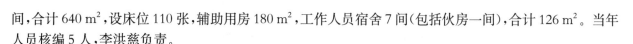

间,合计640 m²,设床位110张,辅助用房180 m²,工作人员宿舍7间(包括伙房一间),合计126 m²。当年人员核编5人,李洪慈负责。

1967年10月5日,常熟县麻风防治院定名为"常熟县三泾疗养院"。

1969年,该院工作人员增至7人。是年秋,该院史楼凡、李洪慈、孙明三人第一次进行各公社麻风调查,并核实确诊各地转来的患者名单。10月15日,该院收治第一批麻风患者,至是年底,共收住住院患者44人(其中包括昆山麻风防治院转院7人、上海遵义医院转院3人)。至1970年6月,该院住院患者享受免费医疗,生活费用患者自理。

1970年7月起,住院患者每人每月补助生活费4元,其中3元发给患者,公筹1元。住院患者耕种土地20亩,蔬菜和豆制品自给。住院患者成立患者管理委员会,朱元宝担任首任主任。

1972年下半年,因住院患者逐渐增多,1973年初开始扩建。房屋建筑由唐市公社建筑站承担。征用土地50亩,投资8万元,历时一年完成扩建工程(包括职工宿舍),病房、辅助医疗用房以及职工宿舍面积分别达2 368.1 m²、259.2 m²和526.1 m²,工作人员增加至24人。

1973年4月4日,根据常(革)卫字18号文件精神,常熟县三泾疗养院更名为"常熟县麻风病防治院"。年底,该院收治患者达157人。

1976年6月,常熟县历经五个月零十天,参与完成江苏全省第一次麻风病流行病学调查任务。

1984年9月,根据常熟县卫生局〔1984〕136号通知,撤销常熟县麻风病防治院,在城区建立皮肤病防治所,地址暂设虞山镇仓巷6号琴南卫生院内,该所附设皮肤病门诊。

苏州市吴江区麻风病住院部

苏州市吴江区麻风防治专业机构的前身是"吴江县慢性传染病防治院"。20世纪50年代初,吴江县政府成立麻风防治小组。1968年5月,吴江县在八坼镇直港村征地177.32亩,筹建吴江县慢性传染病防治院,建房面积4 706 m²,设床位400余张。1969年5月,该院建成,张耀武为首任院长,首批患者为由吴县(唯亭)转院的20名吴江籍患者,年底,该院共收治本县患者65人。患者每人每月发给救济金5元(后逐年提高至目前的448元)。

1970年,该院开展中草药治疗麻风运动,初步摸索出用臭梧桐药酒、复方蟾蜍片等治疗麻风,豨莶草、夏枯草合剂治疗麻风反应。

1971年,该院全部收治有住院治疗要求的麻风患者,年底共收治麻风患者98人。是年,江苏省中西医结合会议对该院中草药治疗麻风新疗法给予较高评价。将其列为"1972年江苏省麻风防治科研项目"。

1972年,该县进行了大规模的麻风普查,发现一定数量患者,同时对临床未达到治愈标准的患者全部动员入院治疗。

1973年,该院进行扩建,投资31 421元,新建病房39间,建筑面积967 m²;投资5 466元,新建患者浴室、水灶、饭灶、小店共7间,建筑面积175 m²;投资16 232元,新建医务用房10间,建筑面积310 m²;投资1 929元,新建隔离围墙86 m;投资7 126元,新建医务人员宿舍10间,建筑面积232 m²;投资1 619元,新建职工食堂1间,建筑面积32 m²。

1974年,该院病区有36名卫生技术人员。

1976年,该院病区共收治麻风患者284人。

1983年,住院麻风患者52人。

1986年7月,吴江县皮肤病防治所开始筹建。1987年底,该院住院部收住麻风患者35人。

1988年8月,位于八坼镇南浩街的吴江县皮肤病防治所成立。该所设麻风、皮肤病门诊,承担全县社会防治麻风工作,并在住院部留有1名医生,负责日常医疗。

1992年,吴江县撤县建市,吴江县皮肤病防治所更名为"吴江市皮肤病防治所"。

2002年7月,吴江市皮肤病防治所与吴江市卫生防疫站、健康教育所合并成"吴江市疾病预防控制中心"。中心内设皮肤病防治科,继续负责麻风病住院部的管理和医疗服务。

2008 年,苏州市及吴江市财政投入 180 万元,由该中心负责对麻风病住院部的原址进行改建。改建后,建有患者标准单人间 22 间,配备有独立卫生间、食堂、公共浴室及卫生间、医疗工作间、活动室。

2012 年 9 月,吴江市撤市设区,吴江市疾病预防控制中心更名为"苏州市吴江区疾病预防控制中心"。

2014 年,吴江区麻风病住院部的日常医疗服务由吴江区疾病预防控制中心皮肤病防治科协同松陵镇社区卫生服务中心全科医生共同提供。

2019 年底,吴江区疾病预防控制中心聘用了专职服务人员照顾休养员生活。由该中心皮肤病防治科负责住院部日常管理,免费医疗。截至 2019 年底,该住院部有工作人员 8 人,其中医生 3 人、检验员 1 人、后勤人员 2 人、药剂员 1 人、服务人员 1 人,收治休养员 6 人。休养员每月生活费 448 元,另外民政老年人补助金每人每月 200 元,困难补助金每人每年 2 000 余元。

昆山县麻风病防治院

1959 年,昆山县在正仪绰墩大队杨素浜村成立麻风病防治院,时集中收治该县 45 名麻风患者,麻风病防治院工作经费主要来源于患者自筹和政府补贴。经费来源具体如下:①治疗医药费。凡机关、工厂、学校、企业等单位患者(指干部)原享受、参加工费医疗或享受劳保待遇者,其所用医药费每月向县公费医疗预防管理委员会或原工作单位结算一次;属于公社社员的患者其所用医药费由本人自理,如本人经济确有困难者,应向人民公社提出申请,由公社所在公益金中给予适当补助,如公社负担过重也有一定困难者,可向麻风病院申请,根据情况给予适当缓交、减免部分或全部费用。②生活费。每人每月粮食供给标准应根据公社劳动定量标准规定每人数字,并由公社或大队按月交付每人每月 3 角(灯油费)、伙食费 8 元,共计每人每月 8 元 3 角,凡在职干部或职工及其家属、城镇居民的生活费,应由本人负责,由其原工作单位或其家属按月交付;公社社员 1959 年全部由公社负责,1960 年公社补助 50%,自己解决 50%,1961 年以后全部自给自足。其个人生活用品如衣服、被褥、面盆、热水瓶等全部由患者自带自用。公社社员在入院时应一次预交半年生活费,机关、工厂、学校、企业的干部、职工及其家属在入院时,应预交 3 个月生活费。③生产资金。生产土地由国家征用正仪公社绰墩杨素浜村周围土地 90 亩,生产所需要的小农具由患者自带,每人应带镰刀、锄头、扁担等物,大型农具如水车、船只、耕牛、种子、肥料等由县统一解决。④1964 年,中华人民共和国内务部、卫生部联合发文《关于革命残废军人、复原军人、麻风病人经费开支划分问题的联合通知》指出,收容治疗退伍义务兵的麻风患者所需的费用,因患麻风退伍的义务兵的医疗费用,应实行收费、减费和免费的原则,必须减免的医疗费用,由卫生部门开支。生活困难补助仍由民政部门开支。现有麻风村的医疗补助费,由卫生部门开支,属于生活困难的救济,由民政部门负责开支。

1965 年,苏州市调整麻风病收治,苏州地区设立 3 个麻风村,其中常熟县主办麻风村,负责收治常熟、昆山、太仓三县患者,当年收治 40 名麻风患者,以后逐步发展到 300 人;昆山县原有的麻风病防治院保留,在原有收治 35 名的基础上,当年再收治 15 人,合计 50 人,以后不再发展。麻风村的经费主要由国家解决,扩建、新建麻风村所需要的建筑材料由各地自行解决。麻风村的生产以解决患者生活自给为主,如有多余产品,认真进行卫生处理后,由国家收购。

1966 年,该县当年收容麻风患者任务数为 30 人,拨给经费 7 800 元,县麻风病防治院增加医务人员 1 人。

1971 年,苏州专区下发《关于扩建麻风村的批复》文件,决定在昆山扩建麻风村病床 40 张,基建 400 m²,投资 1.2 万元,经费列入财政预算。

1973 年,苏州地区下达《新扩建麻风病院(村)开办费及其收治患者生活补助费的通知》,拨给昆山县 3 600 元。

1984 年,昆山县麻风病防治院撤销,成立"昆山县皮肤病防治所",人员编制核定为 9 人。

太仓县红卫医院

1949 年 10 月,回顾性调查材料显示,太仓县有历史麻风患者 23 人,发病率为 7.7/10 万,1949 年发现现症患者 2 人。1958 年,太仓县卫生防疫站负责麻风防治工作,配置防治人员,同年对太仓全县进行普查,发现患者 92 人,1959 年又发现 3 人。

1969 年再次摸底调查,发现麻风患者 85 人。是年 4 月,太仓县麻风防治领导小组成立,投资数十万元筹建麻风病医院,院名拟定为太仓县红卫疗养院。7 月,该院选址在太仓县陆渡乡三港村浏河塘的南岸,紧靠河堤,其东、南、西边界均与上海市嘉定县双塘和横塘两村接壤,荒无人烟,交通不便,四面被河流所围,俗称"七星岛"。9 月 18 日,太仓县麻风病医院正式建成,命名为"太仓县红卫医院",承担该县 25 个乡镇麻风病防治任务。该院占地 62 亩,建筑面积 1 000 m²。病区与职工用房相距 506 m,分设病区、医疗区和生活区等,有男女病房各 2 栋,合计 758 m²,床位 50 张,配备食堂、仓库及污物处理设施等,水电自给。下设医务组和后勤组,由熊海麟负责,当年收治 17 名患者。住院患者实行免费治疗,同时享受政府给予每人每月 7 元的生活费补贴,患者参加力所能及的劳动,进行种植,评工记分,年终分配,生活基本自给。

1972 年,太仓县红卫医院高峰阶段共收治麻风患者 128 人。

1974 年,该院住院现症麻风患者 44 人,医院环境绿树成荫,有果园 10 亩,职工区环境也明显改善,配备了淋浴卫生设备。

1975 年冬,因浏河塘第二次开拓工程,该院房屋被民工住宿所用。是年 10 月上旬,该院 3 名医务人员带领 33 名麻风患者临时搬迁到常熟县三泾麻风病医院居住达 3 个月之久,并于 1976 年 1 月搬回,但该院环境遭受严重破坏,行人可自由出入,失去了隔离效果。是年,在上海遵义医院(上海麻风医院)的指导下,使用了国际先进的联合化疗方案。

1978 年,太仓县红卫医院获得江苏省"科技流行病学调查协作奖"。

1981 年 10 月,太仓县计划委员会批复太计基批〔1981〕105 号文件,投资 1.8 万元为该院扩建职工宿舍 200 m²。

1982 年,该院院长程国麟荣获"江苏省先进工作者"称号。

1984 年底,太仓县红卫医院有现症住院患者 10 名,患病率为 2.3/10 万,历年共治愈和自愈患者 137 人。是年 12 月,太仓县卫生局发布〔1984〕10 号通知,撤销太仓县红卫医院,在城区改建"太仓县皮肤病防治所",原红卫医院更名为"太仓县皮肤病防治所住院部"。

1986 年,该县皮肤病防治所安置住院患者,已治愈的回归社会;需要治疗的回家边治疗、边生产;1 名生活不能自理且无家可归的患者送往高邮县麻风病医院寄养。11 月,太仓县皮肤病防治所正式从陆渡乡孤岛迁入太仓县城厢镇西门街 65 号,边筹建、边防治。12 月底,撤销太仓县皮肤病防治所住院部。

沙洲县麻风病防治院

沙洲县于 1962 年由常熟县和江阴县各划出部分公社组建成立。其时,沙洲县内麻风患者都转往太仓县或泰州市麻风病防治院住院治疗。

1970 年,沙洲县革命委员会在南丰镇永联村和妙桥跃进村交界处成立麻风病防治院。该院占地约 97 亩,其中生活区占地 3.17 亩,建有简易平房 22 间,二层砖结构楼房 8 间。

1971 年 7 月 1 日,该院正式收住麻风患者,住院患者 1972 年最多达 80 余人。

1975 年,该院收治患者 58 人。

1976 年,沙洲县麻风病防治工作领导小组成立。

1980 年,该院主要以日常门诊发现新患者。

1985 年,多数治愈患者回归家庭,返家患者达 84 人,11 名无家可归的治愈者作为寄养人员,长年居住在该院。

1987 年,该院撤销,建立"张家港市皮肤病防治所",并迁入杨舍镇,在张家港市第一人民医院办公。

2001 年,原麻风病防治院土地交给南丰镇永联村统一开发,在永联村西边重建 4 间医疗用房,占地约 2 亩左右,聘用 1 名服务员,院内仍然有 4 名休养员。是年,张家港市皮肤病防治所正式并入张家港市疾病预防控制中心,成立皮肤病性病防治科,负责麻风病防治工作。

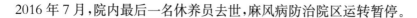

2016年7月,院内最后一名休养员去世,麻风病防治院区运转暂停。

镇江市九华山代养院

1960年,镇江市、丹徒县、扬中县的公安、民政、卫生3个部门合办,在镇江市郊九华山建立镇江市麻风病防治院。该院占地面积0.4 km²,设有50张病床。负责收治镇江市、丹徒县、扬中县的麻风患者。此后数年间,该防治院规模不断扩大,床位增加至200张,高峰时住院患者达186人。该院共收治麻风患者622人。

1969年,镇江市麻风病防治院更名为"九华山医院"。

1972年11月统计,该院有病床150张,收治130名现症患者;有工作人员21人,其中医生、护士各4人,检验、病理、药剂各1人。土地58.08亩,其中生产用地45.58亩。同时,该院已开展了"沙立度胺治疗各型麻风反应的疗效观察""穴位强刺激疗法""穴位埋线药物注射"等科研工作。

1975年6月,九华山医院更名为"镇江市皮肤病防治院"。9月,更名为"镇江市九华山医院"。

1981年,该院的麻风患者分批迁至常州市武进县太湖医院,保留部分工作人员,负责镇江市、丹阳县、丹徒县的麻风防治工作,原有基地作为镇江市卫生教学场所。

1985年,镇江市编委批准,成立"镇江市皮肤病防治所",负责京口、润州、丹徒3区和丹阳、扬中、句容3市的麻风和皮肤病防治。原镇江市九华山医院更名为"镇江市皮肤病防治所住院部",又称"镇江市皮肤病防治所九华山代养院",负责收治镇江市、丹阳县、丹徒县、句容县、扬中县的现症麻风患者及部分寄养麻风患者(治愈麻风患者中无家可回或有家难归者)。

1990年8月,镇江市皮肤病防治所由九华山迁至中华路4号。

1994年8月,该所总部门诊迁至黄山路65号,设中华路和黄山路2个门诊。

1996年2月24日,根据镇江市委、市政府意见,将该所代养院产权有偿转让给镇江市公安局,原34名已愈患者由镇江市政府委托镇江市公安局代管,休养员医疗和生活保障供给渠道不变。

1998年12月31日,镇江市政府再次召集相关部门就该代养院问题进行协调,维持镇江市公安局代管这一管理体制。

2015年3—4月,镇江市卫生、公安和民政等部门通过查阅历史资料、核对数据和现场走访,对该代养院开展现况调查。

2019年底,该代养院内有4名休养员,无医务人员,且不再接收麻风新患者和治愈者。

句容县东亭卫生院

1959年10月,句容县在石狮公社廖塘头村兴建该县麻风病防治站,罗昌华任站长,集中收治患者30人。

1962年,句容县麻风病防治站迁往亭子公社空青大队山区老虎坝,新建麻风病院。建筑房屋183间,面积2 914.3 m²,其中病房150间,面积2 250 m²;消毒区7间,面积100 m²;工作人员宿舍10间,面积247.5 m²;库房、厨房16间,面积316.8 m²。患者生活费用由政府全额拨款。时有职工8人,其中医生4人,收治患者57人。

1972年11月,句容县累计确诊麻风患者159人。麻风病防治站有病床40张,收治40名现症患者,其中瘤型22人、结核样型18人;有工作人员4人,其中医生3人。土地20亩,其中生产用地10亩。

1973年,句容县麻风病防治站更名为"句容县东亭卫生院"。

1982年,东亭卫生院撤销,14名未治愈住院患者转至常州市武进县太湖医院接受治疗。

自1959年建立至1982年撤销,句容县东亭卫生院(麻风病防治站)共收治麻风患者188人,治愈出院136人,历年死亡38人。

丹阳县麻风病防治院

1966年6月，丹阳县人民委员会在县埤城公社白龙寺西筹建该县麻风村。初建时，征地10亩，投资2.6万元，建平房20间，面积600 m²。11月，丹阳县麻风村正式命名为"丹阳县青龙医院"。继而又征丹徒华墅大队土地40亩、埤城公社东风大队土地11.83亩，兴建病房和生活、办公用房。

1969年3月，丹阳县青龙医院共建房屋141间、面积3 759 m²，其中病房81间、面积1 898 m²；生活用房22间、面积576 m²；办公和其他用房38间、面积1 285 m²。医院设医疗、病房、生活3个区，设病床60张，时有医护人员10余人。4月，丹阳县青龙医院更名为"丹阳县麻风病防治院"，开始收治患者，年底共收治麻风患者40人。

1972年11月，丹阳县累计确诊麻风患者247名。麻风病防治院有病床80张，收治现症患者77人，其中瘤型45人、结核样型32人；有工作人员13人，其中医生2人、护士4人、检验人员1人。土地20.8亩，其中生产用地14.8亩。

1973年，该院病床增至120张，收治患者达93人，医护人员增至20余人。

1982年，该院累计收治麻风患者1 004人，治愈143人；死亡17人。

1984年10月，丹阳县麻风病防治院撤销，改建为"丹阳县皮肤病防治所"，单位性质为全民事业，隶属于县卫生局管理，核定编制10人。

1985年，原丹阳县麻风病防治院土地全部被谏壁电厂征用，旧房40间转让给丹阳万顷洋建筑站，该所移至丹阳县城新北门街48号、51号。

1987年6月，坐落在健康路丹阳县卫生防疫站东侧的皮肤病防治综合楼竣工并交付使用，规模为7间4层，建筑面积1 194 m²。8月，该所迁入新址。

扬州市邗江区赤岸麻风村

邗江区赤岸麻风村前身为扬州市康乐村。1957年9月，邗江县成立麻风病防治组（附设于邗江县血吸虫病防治站内），当年10—12月开展了邗江全县第一次麻风病线索调查。

1958年8月，扬州市与邗江县市县合并，邗江县麻风病防治组更名为"扬州市麻风病防治组"，并在施桥公社极乐庵内建立康乐村，沈寿余任村主任。康乐村建立4个月内，集中收治各型麻风患者106人。因占用群众部分房屋的退赔纠纷，1961年底，康乐村将结核样型患者遣散回家，转为院外治疗；村内仅留瘤型患者38人。

1963年3月，扬州市与邗江县重新划分，扬州市麻风患者由邗江县代管。

1964年，扬州市麻风病防治组再次分为邗江县麻风病防治组和扬州地区麻风病防治组，邗江县麻风病防治组仍代管扬州市区麻风病防治工作。8月，江苏省卫生厅下达麻风防治基建经费，因施桥极乐庵周边无扩建条件，而选址赤岸公社欧阳大队贡家仓房，新建赤岸麻风康复村。共征用土地105亩，新建病房72间（1 908.35 m²），内设病床200张。

1966年4月10日，邗江县麻风病防治组全体由施桥极乐庵搬迁至新址。7月，赤岸麻风康复村更名为"邗江县麻风病防治所"。

1970年5月，邗江县开展第一次全县过滤性普查。

1972年5月，该县开展全县线索调查，所部开设皮肤科门诊。11月，全县累计确诊麻风患者1 043人。麻风病防治所有病床140张，收治131名现症患者，其中瘤型54人、结核样型77人；有工作人员20人，其中医生5人、护士3人、检验人员1人。土地49.5亩，其中生产用地15亩。患者生活费平均每人每月发放9元。

1973年5月，该县开展第二次全县过滤性普查。是年，江苏省下达第二次基建经费，用于扩建房屋172间（4 509.67 m²），病床增加到650张。

1974年5月，该县开展第三次全县过滤性普查。

1975 年 3 月,该所开始大规模收治各型麻风现症患者,最多时患者达 206 人,工作人员达 46 人。是年,邗江县麻风病防治所更名为"邗江县湖滨医院"。

1976 年 1 月,该县开展第四次全县过滤性普查(麻风病和头癣)。

1977 年 5 月,该县首次进行全县麻风患者鉴定清理工作,先后共判愈 212 人,现症患者大幅下降。

1980 年 7 月,该县开展自 1949 年 10 月后的最后一次全县麻风大普查。邗江县湖滨医院再次更名为"邗江县皮肤病防治所"。

1983 年起,现症患者均不再收院集中治疗,院内仅留居无家可归或有家不愿归的鳏寡无依的残疾愈后者。至 1986 年底,留驻工作人员仅剩 14 人。

1997 年,邗江县皮肤病防治所在该县新区征地 17 亩,耗资 200 万元,建 4 层门诊办公用楼,面积近 1 500 m²,于 1998 年建成并投入使用。原赤岸处的麻风康复村及皮肤病门诊继续保留,并留驻 4 名工作人员进行日常门诊及村内管理工作。

2001 年,邗江县皮肤病防治所更名为"邗江区皮肤病防治所"。

2003 年 4 月,邗江区卫生防疫站、邗江区血吸虫病防治站及邗江区皮肤病防治所 3 家单位撤并,成立"邗江区疾病预防控制中心",下设皮肤病防治业务科室,赤岸麻风村仍由该业务科室下辖管理。

2012 年,邗江区疾病预防控制中心筹资 227 万元,将所有旧有房屋全部拆毁重建,总建筑面积达 1 637.5 m²,其中皮肤病门诊用房 16 间;康复病房按"一人一屋一卫"的标准共修建 25 间,同时配备空调、太阳能热水器、洗衣机等日常生活便利设施,聘用专人开设食堂,村内休养员的生活环境得到改善。

2019 年底,该麻风村有工作人员 6 人,其中医生 3 人、药剂员 1 人、护理员 1 人、后勤管理人员 1 人,村内收住麻风休养员 11 人,负责人张长林。

扬州市江都区麻风病康复村

1957 年 7 月,江都县人民委员会在吴桥区田家巷成立"江都县麻风病防治组",行政上先后隶属江都县人民医院、江都县卫生局和江都县血吸虫病防治站。该组有 4 名工作人员,盛家玉任组长。借用民房 6 间,200 m²,配备 1 台显微镜、1 台高压消毒器和少量简易器械,开展麻风病门诊和巡回医疗。

1958 年下半年,江都县先后成立张纲、大桥、昌松、塘头、邵伯、昭关、三周、小纪和浦头等 9 个小麻风病村,共收治患者 360 余人。这些小麻风病村,行政上隶属所在公社领导,业务上接受江都县麻风病防治组指导。住村患者的生活费用由所在公社承担。一年后,因不能及时供应生活必需品,由江都县卫生局和民政科拨款救济。少数小麻风村只办了两三年就解散,但多数坚持到 1966 年以后,合并到樊南麻风村。

1963 年,江都县卫生局抽调少数干部,组成一支以该县卫生学校毕业生为主的麻风病防治专业队伍。

1965 年,扬州地区一次下达基建经费 6.5 万元,设备投资 1.5 万元,于 1966 年初,建成江都县第一个麻风村——樊南麻风村(又称樊南麻风病院)。该村在樊川东南、小纪西北各 5 km 处,三面环水,具备自然隔离条件。共占地 200 亩,建筑面积 1 800 m²,病床 200 张。设有内科、外科、中医科以及针灸、护理、药剂、化验、行政、财会、病区管理和机电等科室,有工作人员 23 人,由盛家玉负责。建成后,将散居全县的 138 名界线类以上麻风患者收住入院。

1973 年,国家再次拨款 4.8 万元,樊南麻风村扩建病房 19 间,新建医疗室 15 间,建筑面积 650 m²,床位增至 300 张。同年,又在渌洋湖畔新建一座规模更大的麻风病院——江都县第二人民医院,国家基建投资 42.98 万元,设备投资 4 万元,占地 400 亩,建房面积为 5 006 m²,时有工作人员 69 人,病床 600 张。设社会防治、医疗教育、内科、外科以及化验、病理、放射等科室。

1974 年,樊南麻风村更名为"江都县川东医院"。

1976 年,川东医院更名为"江都县第二人民医院川东分院"。江都县第二人民医院建成后,江都县住院麻风患者达 666 人,其中江都县第二人民医院收治 415 人,川东分院收治 251 人,是该县麻风患者住院治疗的最高峰。此后,该县麻风患病人数和发病人数均迅速减少。该院在进行麻风常规治疗的同时,还

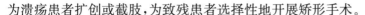

为溃疡患者扩创或截肢，为致残患者选择性地开展矫形手术。

1980年，江都县第二人民医院因多数患者治愈出院而撤销，人员和设备合并到川东分院，两院合并后仍称"江都县第二人民医院"。

1985年4月，江都县第二人民医院更名为"江都县皮肤病防治所"。

1986年，江都县皮肤病防治所又在江都北郊征地2 321 m²，投资41.7万元，新建业务用房，建筑面积为1 520 m²，1987年破土动工。

1987年，该县时有住院麻风患者160人，为大多数患者开设了家庭病床，医护人员定期上门诊疗。当年底，江都县皮肤病防治所共设家庭病床54张，工作人员16人，其中卫生技术人员13人（包括医师3人、医士2人、药剂人员1人、护理员1人、检验员2人、其他初级卫生技术人员4人）、管理人员2人、工勤人员1人。原旧址变为老残麻风休养员的居住地。

1990年，江都县皮肤病防治所在江都城区工农路开设皮肤病防治门诊部。

1992年，江都县皮肤病防治所增加了性病防治任务，更名为"江都县皮肤病性病防治所"。

1994年，中国医学科学院皮肤病研究所与该所开设联合门诊。是年在新区征用土地16亩，筹建该所新址和南苑医院。总投资554万元，建筑面积4 700 m²，其中南苑医院门诊综合楼2 628 m²，该所综合楼1 720 m²。另外，还建有宿舍楼2栋共计3 240 m²。

1996年11月，江都市顺利通过江苏省卫生厅组织的"基本消灭麻风病考核验收"。

1997年1月，江都市皮肤病性病防治所搬入新址，旧址以105万元转让给江都市医药公司，后又转让给江都市脑科医院。南苑医院1996年开诊，2001年初独立。

1995年6月至1998年6月，江都市参加"中国卫生部与英国国际麻风救济会第二阶段麻风康复扩大合作项目"。

2002年底，江都市皮肤病性病防治所与江都市卫生防疫站合并，成立"江都市疾病预防控制中心"，麻风病防治及康复村管理工作随之转入该中心慢性病防治科。

2007年，江都市麻风病康复村使用中央财政麻风病院（村）改建项目经费在原址进行新建。实际建设总面积达1 032.04 m²，其中病房982.04 m²，医疗用房20 m²，公共用房25 m²；实际使用资金205万元。辅助设施绿化、走廊、落地晒衣架的设置力求规范、合理、统一。麻风休养员居住与生活环境明显改善。自来水安装入户，统一新购了床、橱柜，院内水泥地坪，绿化处理，进村道路也进行了硬化。

2019年底，扬州市江都区麻风病康复村占地97 222.28 m²，内有农田、树木、鱼塘、菜地；有管理工作人员3人，寄养休养员11人，负责人葛军。

仪征市青山休养院

1958年10月，仪征县人民委员会在滨江公社建立麻风村，收治麻风患者26人。1949年10月后至该麻风村建成期间，县卫生科承担麻风普查及治疗工作。

1959年，该县在新城公社破山口甘草庵新建仪征县麻风病防治院，收治患者45人。

1967年，该院迁至青山公社，更名为"胜利医院"。

1972年11月，全县累计确诊麻风患者176人。该院有病床50张，收治47名现症患者；有工作人员5人，其中医生4人。土地113亩，其中生产用地8亩。患者生活费平均每人每月8元。

1967—1976年，该院共有医生25人，护士10余人，收治住院患者67人。

1978年，该院住院麻风患者64人，同时实行院外巡回家庭治疗108人，并对1949年10月后累计发现的444名患者进行全面查体，健全患者资料档案。

1979年，该院住院收治患者74人，其中现症患者54人，治愈留院20人（主要是无家可归或有家不能归者），院外巡诊642人次，走访103个大队的157个生产小队。

1980年，仪征县卫生局组织开展全县麻风病线索排查，查出疑似患者4人。年底收治患者70人，其中现症患者52人，留院休养18人。

1985 年 4 月,仪征县皮肤病防治所成立,麻风村医务人员合并至仪征县卫生防疫站皮防科。

1990 年后,仪征市卫生防疫站皮防科承担对患者及其家属进行定期查菌查体工作。

1996 年,该市进行麻风畸残调查,至 1997 年 4 月,为 45 名麻风残疾人员办理残疾人证。

1998 年,仪征市皮肤病防治所确诊 1 例麻风患者,收治于麻风村。

1999 年 3 月,仪征市通过卫生部专家组"基本消灭麻风病复核验收"。

2004 年,仪征市对麻风村进行改造,新建房屋 3 间,改建 12 间,改造面积 477 m²。同时筹集资金,从麻风村 3 km 外的村庄铺设水管,架设加压水泵,解决了患者的生活用水和饮用水的问题。是年将麻风村的患者转为城镇户口,在民政部门办理手续。麻风村休养员的医疗费用由仪征市疾病预防控制中心给予补助。社会麻风休养员也参加了低保或五保户,均参加了农村医疗保险。

2009 年,仪征市疾病预防控制中心对麻风村房屋进行彻底维修。

2011 年,因麻风村周围存在砂矿过度开采,原有房屋周围有塌方现象,被江苏省地质调查研究院认定为重度危房。仪征市政府连同仪征市疾病预防控制中心出资 60 万元在原址前 300 m 处新建了 400 m² 的多功能休养员疗养院,更名为"仪征市青山休养院"。

2019 年底,仪征市青山休养院共有 5 名休养员,均有城市低保保障,医疗费用由仪征市疾病预防控制中心补助。仪征市政府、民政、红十字会、疾病预防控制中心每年定期慰问休养员。

高邮市第二人民医院甘垛康复区

1957 年 9 月,高邮县人民委员会在高邮县一沟集镇东新建高邮县麻风病防治组,刘涛任组长,配备工作人员 5 人。

1959 年 1 月,该县在周山公社徐家农场建立"高邮县麻风病防治所",于宪章任所长。

1963 年,该麻风病防治所迁址至高邮县城泰山桥西侧。

1965 年,高邮县麻风病防治所迁至甘垛公社西张大队,征用农田 200 亩,扩建为高邮县麻风病防治院,新建房屋 65 间,建筑面积 1 485 m²。

1972 年 11 月,全县累计确诊麻风患者 2 118 人。该院有病床 200 张,收治 158 名现症患者,其中瘤型 73 人、结核样型 85 人;有工作人员 22 人,其中医生 8 人、护士 2 人。土地 250 亩,其中生产用地 200 亩。患者生活费平均每人每月 10 元。

1973 年,该院按收治 1 000 名麻风患者的规模扩建,农田面积扩大到 400 亩(2.67 km²),房屋建筑面积增至 9 000 m²。

1974 年 2 月,高邮县麻风病防治院更名为"高邮县第二人民医院"。

1984 年 12 月,高邮县第二人民医院更名为"高邮县皮肤病防治院"。

1987 年 9 月,高邮县皮肤病防治院在县城海潮东路 24 号增建皮肤病门诊部,院部各科室陆续迁至城区,原址仅设麻风病区和皮肤病门诊。

1991 年 4 月,高邮县撤县建市,高邮县皮肤病防治院随之更名为"高邮市皮肤病防治院"。

1998 年 2 月,高邮市精神病防治院并入高邮市皮肤病防治院,组建成"高邮市第二人民医院",编制 86 人,继续保留"高邮市皮肤病防治院"和"高邮市精神病防治院"院名。

2008 年后,高邮市争取到中央财政麻风病院村改建项目资金 100 万元和江苏省级财政配套项目资金 90 万元,高邮市第二人民医院甘垛康复区开展改造建设,房屋改建建筑总面积 3 000 m²,其中医疗用房 200 m²,设床位 100 张,2009 年底竣工并交付使用。

2019 年底,居住在高邮市第二人民医院甘垛康复区内的休养员共 20 人(含兴化市 2 人),生活均享受城镇低保,医疗享受新型农村合作医疗,负责人郭开忠。

宝应县皮肤病防治院康复村

1956 年 7 月,宝应县人民委员会卫生科成立麻风病防治组。隶属于宝应县人民医院,开展门诊,免费治疗麻风病,同时开展麻风社会调查。同年 10 月,该防治组划归宝应县吸血虫病防治站。

1958 年 4 月,宝应县麻风病防治所成立,刘行仁任所长,工作人员 14 人。在东郊便民桥建房 29 间,用作办公室、门诊、简易病房及职工宿舍。11 月,山阳公社康庄大队的麻风村筹建就绪,收治第一批麻风患者 49 人。

1959 年 12 月,宝应县麻风病防治所迁入康庄,村所合并。

1965 年,宝应县麻风病防治所有工作人员 22 人,房屋 97 间,收治患者 120 人左右。

1969 年 1 月,该所并入宝应县人民医院,大部分人员到公社卫生院或下放农村,康庄设麻风病区,留有 8 名职工。公社卫生院负责对村外患者送药。

1971 年 1 月,恢复宝应县麻风病防治所建制,8 名工作人员归队。2 月,建立宝应县麻风病防治所革委会。

1972 年 5 月,省、市、县革委会批准征用广洋公社湖沙汪荡土地 421.3 亩,另建宝应县麻风病防治院,同时,从基层医院抽调 20 名医务人员充实麻风防治队伍。基建工作于 1973 年正式动工,历时 4 年,1976 年 12 月竣工。该院建成房屋 278 间,面积 6 522 m²,总费用 590 461.90 元(含扩建康庄部分)。

1974 年 7 月,宝应县麻风病防治院命名为"运东医院";该所康庄部分改称"运西医院"。

1975 年 10 月,招收 39 名插队知青为初级防治人员;12 月,分配中专毕业生 15 人至该院就业,麻风防治队伍扩大到 105 人。1976 年底,运东医院开始收治麻风患者。

1977 年,宝应县有现症麻风患者 812 人。

1977—1981 年,运东医院累计收治住院 279 人,累计判愈出院 233 人。病床使用率不高,部分病房闲置,新招职工纷纷离去。

1981 年,扬州地区、宝应县两级共同决定,撤销运东医院,其人员、设备和 37 名住院患者并入运西医院,房屋拆除和转卖。是年,全县现症患者 255 人。

1984 年 5 月,运西医院更名为"宝应县皮肤病防治院"。

1985 年 6 月,该院在宝应县城东门大街租赁 3 间民房(后出售给该院)开设皮肤科门诊。

1989 年,该院购置县城南门外大街 17 号商务用房,开设皮肤病第二门诊部,是年 10 月,宝应县皮肤病防治院从康庄迁至南门外。

2004 年,宝应县皮肤病防治院购置县城叶挺东路 10 号(原眼科医院),是年 8 月,该院迁至叶挺东路。

2009 年,该县积极争取中央财政麻风院村改建项目资金和江苏省配套资金,对原山阳康庄麻风康复村进行改建,2010 年 7 月竣工并投入使用。

2019 年底,宝应县皮肤病防治院康复村有住房 32 间,居住休养员 14 人,有独立的食堂、洗衣间,同时开设门诊部,负责人张正军。

南通滨海园区幸福院

南通滨海园区幸福院前身为"南通县康乐新村",该村建于 1958 年 5 月,1959 年 11 月建成。地址在南通县恒兴公社中闸大队和新建大队之间,占地面积 26 亩,建有平顶瓦房病房 25 间,医疗办公及生活用房 5 间,建筑面积约 600 m²。隶属南通县卫生局,由南通县卫生防疫站管理,分派 7 名工作人员,其中医生 4 人、总务 1 人、临时人员 2 人,负责 70 余名麻风患者的治疗。1961 年 1 月,正式开诊,设有简易病床 60 张,工作人员 9 人,配备显微镜和常用医疗器械等。陆明仍为负责人。住院治疗麻风患者伙食费由南通县卫生局卫生科负责落实。

1967 年 1 月,南通县康乐新村更名为"南通县麻风病防治院"。收治患者 50 余人,有工作人员 14 人,临时工 4 人,其中有 8 名医生负责社会调查走访巡诊。是年,南通县政府投入经费实施扩建,新增房屋 38 间,病床 120 张,设内科、外科、化验、药房、手术室等。

1970 年 2 月,南通县麻风病防治院更名为"南通县海防医院",收治患者 70 余人。

1972 年 11 月,全县累计确诊麻风患者 647 人。该院有病床 120 张,收治 118 名现症患者,其中瘤型

59 人、结核样型 59 人;有工作人员 22 人,其中医生 8 人、药剂人员 1 人。土地 106 亩,其中生产用地 80 亩。患者生活费平均每人每月 10 元。

1973 年 3 月,南通县革命委员会再次投入经费,病床增至 320 张。南通县委、南通县革命委员会决定在县团结闸西侧,划拨土地 420 亩,建立新病区,共建病房 108 间,医疗办公和生活用房 24 间。

1974 年,根据江苏省委要求,南通县海防医院增建房屋 36 间,增加床位 50 张,工作人员 19 人。设立透视室,添置 30 mA X 光机一台,有摄影机、切片机、万能手术床等,并开展整形手术。1975 年 5 月,海防医院扩建竣工,时有医生 14 人,临时人员 2 人,收治病人 220 人。并组织有能力的患者开展农、副业生产。

1976 年,新老两个病区合并,设在团结闸西侧。将老病区的房屋、资产、土地等调拨给南通县医药公司作中草药种植基地。

1979 年 8 月,该院有工作人员 23 人。购置电影放映机、发电机各一台,用于改善患者文化生活。

1984 年 5 月,海防医院更名为"南通县皮肤病防治所"。需继续治疗的现症患者转南通市皮肤病防治所(原海安县麻风病院)住院治疗。不能回家的临床治愈者,经县长办公会议讨论,就地成立残老村,由南通县卫生局管理。患者生活费为每月 20 元,其中财政局补 4 元、民政局补 12 元、社队补 4 元。房屋维修由南通县民政局视实际情况拨给一定的维修费,服务人员的工资由 300 亩土地收益中列支。是年底,该所占地面积 30 亩,病房建筑面积 2 725 m²,行政后勤用房面积 460 m²。固定资产总额为 205 231 元,其中医疗设备 17 635 元、被子服装费 2 600 元、交通工具 4 500 元、办公家具 19 200 元、其他设备 161 296 元。

1985 年 10 月,在南通县人民政府和三余区公所鉴证下,南通县卫生局和海洋乡政府达成协议,南通县政府将南通县皮肤病防治所的 201.5 亩土地、2 栋共 66 间房屋划给海洋乡,分别作价 1 万元和 4 万元。麻风残老村仍然由该所管理,有生活用平瓦房 4 排共 72 间,计 2 162.63 m²,患者的生活费由所在的乡政府承担,行政开支由南通县财政拨款。该所时有 19 人,其中卫生技术人员 10 人,行政管理人员 4 人,后勤人员 5 人。10 月 17 日,南通县皮肤病防治所迁至县城金沙镇,在县卫生局内设临时办公点,其中,9 人留在金沙办公,5 名医生负责社会上现症患者的上门送药治疗,并对治愈在家的患者进行定期随访和传染患者调查工作;麻风残老村留有 2 名医生、3 名其他工作人员从事治疗管理工作。

1996 年 9 月,南通县顺利通过江苏省卫生厅组织的"基本消灭麻风病考核验收"。

1997 年 9 月,南通县皮肤病防治所更名为"通州市皮肤病防治所",并增设通州市性病监测中心。11 月,经多方筹资(通州市政府拨款 6 万元,民政局拨款 6 万元,卫生局拨款 6 万元,乡镇集资 6 万元),建麻风患者宿舍 2 排,共 26 间。

2003 年 5 月,撤销通州市皮肤病防治所、通州市性病监测中心、通州市卫生防疫站,组建"通州市疾病预防控制中心""通州市卫生监督所",两块牌子一套班子。通州市皮肤病防治所 23 名工作人员、12 名离退休人员并入通州市疾病预防控制中心。

2008 年 3 月,通州市政府拟拨款 280 万元,用于残老村异地新建,因资金未能全部到位,延迟至 2011 年 6 月开工,2012 年 10 月竣工,新建一座四合院,房屋共 40 间,共 1 217.23 m²,每位休养员享受"一室一卫",卫生间配有淋浴、太阳能热水,房间有彩色电视机、办公桌等。残老村共添置了生活设施、生活用品 187 050 元,建有公共食堂,供畸残康复患者使用,统一食堂供伙。

2009 年 7 月,通州市疾病预防控制中心更名为"南通市通州区疾病预防控制中心",残老村仍由通州区疾病预防控制中心管理,负责麻风患者的生活和后勤工作。

2011 年,为残老村服务多年的王秀冲被评为年度"中国文明网敬业奉献好人(中国好人榜)""全国麻风防治先进工作者""江苏省基层麻风防治先进工作者""江苏省优秀基层医师""南通市第三十三次文明新风典型"等。

2013 年 5 月,通州区疾病预防控制中心将残老村整体移交给南通市通州湾滨海园区社会保障局统一管理,所有集体资产也一并移交(含由残老村管理的土地 220 余亩),24 名住村休养员也一并由该园区管理,其中 22 人由原户口所在乡镇财政按五保分散供养标准(2012 年度为人均 5 000 元)提供生活保障,其

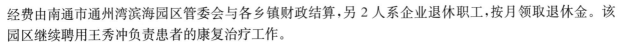

经费由南通市通州湾滨海园区管委会与各乡镇财政结算,另 2 人系企业退休职工,按月领取退休金。该园区继续聘用王秀冲负责患者的康复治疗工作。

2014 年 5 月,通州湾滨海园区整体规划,将原残老村整体迁移至原三余镇中心桥(东余合理村),仍然为一四合院平房,建筑面积为 1 125 m²,更名为"南通滨海园区幸福院"。

2019 年底,南通滨海园区幸福院居住休养员 13 人,休养员的一般医疗费用、水电费、管理和服务人员工资等公用支出均由南通市通州湾滨海园区负责,财政拨款 30 余万元。休养员均办理了新型农村合作医疗,生活及伙食费用仍由所在镇财政负担,康复治疗及管理工作仍由王秀冲负责。

启东市寅阳残老村

启东市寅阳残老村前身为"启东县麻风病防治所",建于 1958 年 12 月。院址位于启东县沿海寅阳公社六大队(现市寅阳镇泉素村),距离启东市中心 20 km。1960 年 2 月建成,征地 21 亩,房屋建筑面积 10 800 m²,其中病房面积 500 m²,设床位 50 张。

1971 年 6 月,启东县麻风病防治所扩建,增加床位 30 张,增加房屋建筑面积 280 m²,其中病房面积 100 m²。

1972 年 11 月,全县累计确诊麻风患者 268 人。该所有病床 80 张,收治 98 名现症患者,其中瘤型 65 人、结核样型 33 人;有工作人员 9 人,其中医生 3 人、检验人员 1 人。土地 60 亩,其中生产用地 50 亩。患者生活费平均每人每月 11 元。

1983 年,根据通政发〔1983〕356 号文件要求,启东县麻风病防治所更名为"启东县皮肤病防治所",迁入县城,承担启东全县麻风病、性病、皮肤病防治任务。该所原址不变,改为麻风病区(即如今的寅阳残老村)。

1991 年,经启东市卫生局同意,拨给该麻风病区危房专项修理经费 1 万元。

1995 年,启东市通过江苏省卫生厅组织的"基本消灭麻风病考核验收"。

1996 年,启东市民政局、财政局将住村麻风患者伙食费标准由原来每人每月 37 元提高到 110 元,其中粮食费 45 元,菜、煤、油、盐等 65 元。

1998 年,启东市通过卫生部组织的"基本消灭麻风病复核验收"。启东市皮肤病防治所被江苏省卫生厅授予"江苏省麻风病防治工作先进集体",袁锡康被授予"江苏省麻风病防治工作先进个人"称号,杨荣跃、顾忠颇被授予"南通市麻风病防治工作先进个人"称号。

2010 年,启东市投入经费 30 万元对寅阳残老村进行改建。

从启东县麻风病防治所建立以来至启东市寅阳残老村,累计收治麻风患者 220 人。2019 年底,寅阳残老村由启东市疾病预防控制中心管理,有土地 15 亩、房屋建筑面积 300 m²,无休养员,有工作人员 1 人。该残老村运营经费由启东市疾病预防控制中心下拨,工作人员享受每月 180 元防护津贴,负责人周超。

如东县麻风病康复村

如东县麻风病残老村前身为"如东县麻风病防治所"。1959 年 12 月 10 日,如东县人民委员会卫生科组织筹建如东县麻风病防治所,址设县掘港镇,陈朝秀任所长。

1960 年 4 月,麻风病防治所迁至如东县北坎人民公社小港村,政府拨批土地 100 亩,并接受军队移交营房 32 间,设床位 60 张,实际收治患者 40 人,县民政部门负责住院患者生活费用。

1971 年,麻风病防治所进行改扩建工程,建病房 22 间,设门诊室、化验室、手术室等。

1972 年 10 月,麻风病防治所派员参加卫生部军管会委托江苏省卫生厅主办的"全国麻风病防治经验交流学习班"。

1974 年,麻风病防治所开展"复方地肤子汤治疗麻风反应的研究"。

1977 年,麻风病防治所派员参加江苏省革命委员会卫生厅举办的麻风病院主要负责人学习班,讨论并修订《江苏省麻风病人和麻风病院的管理办法》和《江苏省麻风病院规章制度》。

1984年9月10日,更名为"如东县皮肤病防治所"。

1990年10月,如东县通过江苏省卫生厅组织的"基本消灭麻风病考核验收"。

1991年,皮肤病防治所门诊迁至如东县城掘港镇掘兵路120号,有工作人员15人。麻风病残老村仍在北坎乡,留有2名工作人员负责残老村的日常工作。

1993年6月,如东县皮肤病防治所门诊大楼建成,占地面积723 m²;如东县皮肤病防治所被江苏省卫生厅授予"1993年度先进集体",张瑾被授予"先进个人"称号。

1997年,如东县通过卫生部"基本消灭麻风病复核验收"。是年,该所张瑾在《中国农村卫生事业管理》杂志上发表"巩固和发展麻风病防治成果的做法与体会"的论文。

2003年3月,如东县皮肤病防治所并入如东县第四人民医院,增设如东县皮肤病医院。麻风防治工作暂由如东县疾病预防控制中心负责,麻风病残老村由如东县第四人民医院代管。

2010年,如东县财政出资70余万元,开始筹建新的麻风病康复村。该村于2011年底建成,新建平房637 m²,共27间,设有休养员宿舍、康复室、活动室、餐厅等。水电一应俱全,并配备了太阳能热水器。

2019年底,麻风病康复村内居住10名休养员。如东县第四人民医院派行政管理、医疗、后勤各1名兼职人员管理该康复村的运行工作,负责人周俊成。

海门市麻风病残老村

1957年3月,海门县卫生防疫站负责从事查治麻风病工作。

1963年4月,海门县人民委员会在王浩乡七佛楼(现王浩乡三合村)筹备成立"海门县麻风病院",占地面积4亩多,设病床56张,有工作人员7人,石永三任该院负责人。

1964年6月,该院收治第一批麻风患者70余人。

1967年,海门县麻风病院迁往东兴公社大东大队(今大东村),占地面积18亩,工作人员10人,更名为"海门县麻风病防治所"。

1972年2月,该县麻风病防治所兴建自来水塔1座,在麻风医院和生产队之间开掘隔离河,土建工程1 350 m²。同年11月统计,全县累计确诊麻风患者237人。该所有病床150张,收治56名现症患者,其中瘤型33人、结核样型23人;有工作人员7人,其中医生4人,检验人员1人。土地78亩,其中生产用地56亩。患者生活费平均每人每月10.5元。

1971—1976年,海门县进行大规模麻风全民普查,通过培训公社专业人员、大队赤脚医生以及生产队卫生员,发现一定数量的麻风患者。

1975年,该县麻风病防治所添置万能手术床、50 mA X光机各1台及显微镜、恒温箱、光电比色计等医疗设备,有工作人员16人。

1984年,海门县麻风病防治所更名为"海门县皮肤病防治所"。迁至海门镇西郊路办公,设皮肤病专科门诊,麻风病残老村仍保留在东兴大东村。

1990年,该所有工作人员15人,对麻风患者开始实施抗复发治疗,对新发和复发患者采取联合化疗。

1994年6月,海门县皮肤病防治所更名为"海门市皮肤病防治所"。

1995年,海门市通过江苏省卫生厅组织的"基本消灭麻风病考核验收"。

1998年,海门市通过卫生部组织的"基本消灭麻风病复核验收"。

2002年,海门市皮肤病防治所更名为"海门市皮肤病防治医院"。

2006年,海门市皮肤病防治医院和海门镇卫生所组建"海门镇社区卫生服务中心",与"海门市皮肤病防治医院"实行两块牌子,一套班子。该中心占地2.55亩,业务用房建筑面积1 750 m²,设有医疗康复部、预防保健部、社区管理部和综合办公室,下辖城区卫生服务站3个。

2008年,该中心有卫生技术人员32人,其中经省级全科医师培训合格的医务人员11人,专科以上学历22人,中级以上职称16人,公共卫生人员6人;配有B超、心电图、X光机等医疗设备。

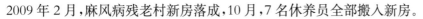

2009 年 2 月,麻风病残老村新房落成,10 月,7 名休养员全部搬入新房。

2019 年底,海门市麻风病残老村有平房 8 间,居住休养员 2 人,有护理员 1 人,负责人俞杰。

如皋市江滨医院

如皋市江滨医院前身为"如皋县麻风病防治所"。1957 年 2 月,如皋县人民委员会在磨头公社建立麻风病防治所,时有工作人员 6 人,所长陈克礼,仅开设麻风病门诊,未收治患者。

1959 年,该县在丁堰观音堂建立麻风村,定名"第一康乐村",收容麻风患者 23 人。

1965 年,第一康乐村迁至何庄公社,新建"如皋县麻风病防治所"。1966 年建成并开始收治麻风患者,设床位 120 张,工作人员 12 人。

1971 年,该县在长江公社五七农场南侧江堤外围地新建麻风村,1974 年 12 月建成。原如皋县麻风病防治所迁此,并更名为"如皋县江滨医院",隶属如皋县卫生局。设床位 1 350 张,工作人员 96 人,同时大规模收治麻风患者。1976 年,收院隔离治疗麻风患者 1 134 人。

1983 年 9 月 2 日,南通行政公署决定,如皋县江滨医院划改为南通市如皋精神病医院,隶属于南通市民政局,并开始收治无家可归的精神病患者。原住院麻风患者除少数留院外,大多数返回原籍。同时,在原工作人员生活区,组建"如皋县皮肤病防治所",负责麻风病社会防治工作。

1991 年 6 月,如皋县皮肤病防治所更名为"如皋市皮肤病防治所"。

1994 年,如皋市江滨医院隶属于如皋市民政局管理,职能不变。

2007 年,如皋市参与了国家中央财政麻风病院村改建项目。

2008 年 9 月 19 日,如皋市江滨医院动工迁建,2010 年 1 月 29 日落成新址。位于如皋市长江镇(如皋港经济开发区)长青沙岛知青路 2 号,环岛西路南侧,隶属关系、职能不变。

2011 年 11 月 29 日,江苏省卫生厅、江苏省红十字会、江苏省残疾人福利基金会联合发起针对麻风肢残患者的"春风行动",为该院麻风患者安装假肢。

2013 年 1 月 20 日,江苏省卫生厅、江苏省红十字会、江苏省残疾人联合会、江苏省民政厅等部门领导在该院开展"世界防治麻风病日"活动,看望慰问麻风休养员和工作人员。10 月 19 日,旅美作家赵美萍姐妹来该院看望慰问曾经与其父亲一起生活过的麻风休养员们,并陆续捐赠空调 34 台。12 月,该院麻风病区护理团队获如皋市委、市政府表彰为"爱心团队"。

2015 年、2016 年,南通台商会连续两年春节慰问该院麻风休养员。

2015 年 1 月,该院于洪春获如皋市委、市政府表彰为"爱心大使"。9 月,江苏省残疾人联合会为该院麻风患者安装和维修假肢。

2016 年 1 月,该院刘朱建创作的国内第一本全景式麻风患者画册《渴望你的爱》由江苏人民出版社出版发行。是年底,如皋市江滨医院占地面积 44 000 m²,建筑面积 27 300 m²,其中麻风病区房屋面积 10 136 m²,房屋 112 间。2019 年底,收养休养员 67 人。有工作人员 46 人,其中医生 23 人、护士 12 人、检验人员 1 人、其他人员 10 人,刘朱建任院长。

海安县麻风病残老院

海安县麻风病残老院前身为"海安县麻风病医院"。1958 年 6 月左右,高永祥、韩良娟等人在海安县北凌乡蚕种场筹建海安县麻风病医院,起初房屋仅有 6 间。

1959 年 4 月,经海安县人民委员会研究,决定搬迁至位于仇湖乡朱舍村的苏北农场,建立海安县麻风病医院,首任负责人为海安县委书记韩藩。

1960 年 3 月,江苏省海安县成为全国最早的麻风病综合防治研究基地。6 月,海安县麻风病医院被"全国社会主义建设先进单位和先进工作者代表大会(全国群英会)"表彰为先进单位。

1961 年秋,卫生部顾问马海德首次来到海安县,了解基层麻风病防治情况,召集相关人员对开展麻风病防治工作方式和方法进行了培训。

1964 年 9 月,海安县开展麻风防治研究普查,时任海安县县委书记韩藩任总指挥,马海德担任顾问。马海德在海安县参与调查工作 40 余天,带领上海、广东、江苏等地麻风病防治科研人员百余人参加此项工作,其中有日后的国家卫生部部长张文康以及皮肤病学家赵辨等。此后,海安县历时 5 年先后开展了 8 次全民麻风大普查和 11 次线索调查,其间共发现患者 1 112 人,引起江苏省以及国家有关领导的关注。

1966 年,海安县麻风病医院更名为"海安县创新医院"。

1974 年,江苏省革命委员会拨款 10 万元,重新修建海安县麻风病医院,编制 100 人。

1978 年 3 月,海安县参与的"以县为单位控制麻风综合防治措施的研究"课题成果荣获了全国科学大会的集体奖。10 月,海安县创新医院恢复原名"海安县麻风病医院"。

1981 年,该院被全国第二次麻风防治会议评为先进单位。同年 10 月,该院被卫生部评为先进集体。

1982 年 11 月,该院被江苏省卫生厅评为先进集体。参与上海市遵义医院麻风联合化疗试验,1982 年采用利福平和氨苯砜 2 种药物联合治疗麻风,1984—1986 年改用利福平、氨苯砜和氯法齐明等多种药物联合化疗试验治疗麻风病。

1983 年 4 月 2 日,世界卫生组织麻风协会主席米歇尔·勒夏、亚太地区主任罗匹斯和统计学专家苏丹列森来该县麻风病医院考察麻风病防治工作。

1984 年 2 月,海安县麻风病医院更名为"南通市皮肤病防治所",隶属南通市卫生局,有在职职工 50 人。

1987 年,南通市皮肤病防治所整体迁至海安县城江海中路 35 号,仇湖乡朱舍村的麻风住院部留有少数人员管理麻风残老患者,时有休养员 176 人。

1989 年 1 月,南通市皮肤病防治所更名为"海安县皮肤病防治院",有在职职工 40 人,隶属海安县卫生局。恢复该县县、镇、村三级麻风病防治网,并对 1 200 名存活治愈者开展抗复发治疗,落实疫情档案化管理。

1997 年 8 月,海安县达到"基本消灭麻风病标准"。

2002 年以后,该县麻风住院部患者的生活全部纳入最低生活保障标准,享受政府补助。

2003 年 7 月,该县皮肤病防治院麻风住院部更名为"海安县皮肤病医院残老院",划入海安县疾病预防控制中心管理。有管理员 1 人、医务人员 2 人、后勤人员 2 人、住院麻风病治愈者 102 人。

2008 年,按照国家中央财政麻风病院村改建项目统一部署,该县实施麻风病残老村改建工程。海安县麻风病残老院于 2010 年 7 月 1 日整体搬迁至墩头镇新海村 19 组,占地面积 19 亩,建筑面积 3 100 m²,床位 100 张,居住麻风休养员 89 人,平均年龄 75 岁,按海安县敬老院管理体制与办法进行管理。海安县民政局、卫生局、残疾人联合会作为主管部门,实施领导和监督。

2011 年 4 月 27—28 日,中国疾病预防控制中心麻风病控制中心常务副主任、中国麻风防治协会会长张国成率领全国麻风病防治"十一五"规划评估组来海安县检查,考察该麻风病残老院。

2019 年底,海安县麻风病残老院居住休养员 45 人,有工作人员 9 人,其中行政管理人员 1 人,由海安双溪医院负责兼职医疗工作,护理员 6 人。院内基础设施齐全,环境优美整洁,设有办公楼、医务楼、康复楼和 4 排平房 50 间。海安县民政局、残疾人联合会负责该麻风残老院运行经费和休养员生活费,休养员享受城镇低保待遇,生活费每人每月发放 580 元,其中统筹医疗费每人每月 39 元,均参加农村合作医保和意外伤害保险。负责人王爱华。

连云港市板桥麻风病村

连云港市板桥麻风病村前身为"连云港市麻风病防治所",建于 1965 年,位于台南盐场西首烧香河畔。1966 年 9 月,建成房屋 74 间(包括办公室、门诊、病房及职工宿舍),面积 860 m²,设立床位 100 张。第一批收治市区 158 名麻风患者,其中住院接受治疗 78 人。孔庆伟为负责人,有工作人员 7 人(含 2 名医生)。

1971 年,该所自行编印《麻风病防治手册》200 余册,作为短期培训基层卫生人员教材和各级麻风防治人员的工作必备手册。

1973年,连云港市先后展开两次麻风普查,对全市7周岁以上的人群进行麻风病过滤性筛查,共查群众52万多人次,查出麻风患者50人,连云港全市累计发现麻风患者288人。

1974年,连云港市麻风防治所更名为"连云港市板桥医院"。医院办公及职工宿舍迁至板桥镇东首,占地9亩,建筑面积2 000 m²,麻风病区仍设在原址。次年,该院时有工作人员16人(其中6名医生、1名检验员),增设床位至150张。

1977年,连云港市卫生局发文《关于发放卫生技术人员保健津贴试行条例》,其中从事麻风防治工作的医护人员每人每月发放8.8~11元;化验员与洗衣员每人每月发放7.7~9.9元,行政管理等人员每人每月发放6.6~8.8元。

1978年,连云港市对麻风治疗方法首次改氨苯砜单一治疗为氨苯砜与利福平二联治疗。

1984年,连云港市板桥医院与灌云县云台山医院合并,成立"连云港市皮肤病防治所",病区占地增至294亩,房屋229间,建筑面积2 812.5 m²,床位增至200张。对治愈的残老麻风患者开始实行留院寄养,所需经费由该所、民政部门和寄养对象单位或家属协商解决。其待遇与住院患者一样,生活费由1986年的每人每月11元增加到1989年的30元,每人每月口粮15 kg,并配有一台20英寸彩电。

1986年,连云港市皮肤病防治所迁至新浦区,并率先实行利福平、氨苯砜和氯法齐明等多种药物联合治疗麻风。

1989年,连云港全市累计发现麻风患者413人,其中迁入患者85人。

1996年,连云港市皮肤病防治所共有工作人员47人,其中副高级以上职称3人、中级职称7人、医(护、技、药)师17人、医(护、技、药)士8人。

2003年,连云港市皮肤病防治所与连云港市卫生防疫站合并,成立"连云港市疾病预防控制中心"。连云港市板桥麻风病村隶属于连云港市疾病预防控制中心,是该中心的麻风康复、休养院区。

2019年底,连云港市板桥麻风病村有工作人员2人,其中医生1人、后勤人员1人,时有住村休养员18人,负责人朱磷扬。

东海县麻风村

东海县麻风村前身为"东海县麻风病防治院"。1983年前,东海县归徐州地区管辖。1964年11月27日东海县提出申请,1965年2月11日徐州专区批复同意,在东海县双店公社范庄以北建立麻风病防治院。江苏省及徐州市共批准基建经费10.44万元,基建面积2 057 m²,建房135间,设床位200张,其中病房92间,患者厨房11间,门诊10间,职工宿舍14间,职工厨房2间,仓库4间,牲口棚2间,是年8月建成。

1968年9月下旬,该麻风病防治院开始收容徐州专区麻风患者共48人。

1971年,该院扩建,增加病床100张,建筑面积1 058 m²,其中病房540 m²。

1972年11月,全县累计确诊麻风患者773人。该院有病床300张,收治289名现症患者,其中瘤型123人、结核样型166人;有工作人员22人,其中医生9人、护士2人、药剂师2人。土地400亩,其中生产用地350亩。患者生活费平均每人每月6.7元。

1988年,东海县麻风病防治院改制,分为"东海县皮肤病防治所"和"东海县麻风村"两家单位,该县麻风村由该县皮肤病防治所代管。

2002年10月,东海县皮肤病防治所并入东海县疾病预防控制中心,该县麻风村交由东海县疾病预防控制中心管理。

2007年,依据连云港市发改委关于连云港市麻风病院村改建项目的批复(连发改社〔2007〕459号),东海县麻风村作为连云港市麻风病院村改造项目立项,2008年11月开始改造,2010年12月通过竣工验收。项目总投资467.2万元,建筑面积为2 459.05 m²,居住房屋100间,厨房3间,厕所6间,二层楼医务室1间。

2009年,东海县疾病预防控制中心协调卫生主管部门,为该麻风村休养员全部办理了医保。

2010年,东海县卫生局协调民政部门,为该麻风村所有休养员办理了城市低保补助(每人每月350元)。为维持所有休养员的正常生活,该县政府每年给予休养员生产用地土地租金8万余元,其中因村公共事务、水、电及房屋维修等费用要从土地租金中支出,剩余部分平均分配给每位休养员;该县财政每年给予麻风村管理人员补贴5万元和休养员医药费2万元。

1988年至2012年8月间,东海县麻风村一直沿袭村民自治管理方式,由休养员夏明英负责日常管理工作,该麻风村所属单位的管理人员定期到访查看。2012年8月21日,经东海县卫生局党委会研究决定,县疾病预防控制中心全权负责管理该麻风村固定资产及休养员管理工作。9月20日,县疾病预防控制中心办公会研究决定,成立东海县麻风村3人管理小组,并由该麻风村全体休养员民主选举村长和会计各1人,由这5人共同负责该麻风村日常管理工作。县疾病预防控制中心还为该麻风村聘请电工1人、村医1人(每人每年8 000元,费用由该中心支付),为休养员提供用电和基本医疗服务。

2015年,东海县残疾人联合会为所有麻风村休养员办理了残疾人证,并提供休养员轮椅20辆和部分残障用品。

2019年底,该县麻风村共居住休养员20人,其中轻度残疾(具有不完全劳动能力)6人、中度残疾(具有局限性劳动能力、肢体残缺)7人、重度残疾(依靠轮椅为活动工具、肢体严重残缺)2人、极重度残疾(生活依靠他人帮助,不能户外活动)5人。负责人王勇。

灌云县云台山医院

灌云县云台山医院前身为"灌云县麻风病防治所"。1965年9月筹建,地址位于灌云县云台公社杨圩大队相圩生产队的一片荒地,该地北与台南盐场农工商盐场交界,南与东辛农场接壤,西与云台公社杨圩大队相连,东与连云港市麻风防治所为邻,北、西、南边均有隔离沟,三面环水,总占地面积454亩。基建陆续完成职工区用房28间,共计672 m²,中间区用房10间,共计216 m²,病区用房30间,共计480 m²。职工区与中间区相隔800 m,中间区与病区相隔200 m。

1966年10月,灌云县麻风病防治所挂牌运行,首任所长侍伊昕。时有医务工作人员6人,为全民所有制性质,负责灌云县麻风普查和防治疗养工作。

1967—1968年,该防治所职工区又建房4间共计96 m²,病区又建房29间,464 m²。1968年9月,灌云县麻风病防治所更名为"灌云县云台山医院"。

1972年5月,该院职工区建小卖部和职工宿舍4间,共计96 m²。病区建房16间,共计256 m²,小卖部配专职人员;8月,配备放映机和发电机各一台,配专职放映员1人,病区每周放电影1次,职工区每周放电影3次;10月,该院在灌云县第一招待所举办为期5天的"第一期灌云县麻风病流行病学调查培训班",有乡镇医务人员25人接受培训。

1973年3月,该院麻风病区建房45间共计1 691.6 m²,职工区建房6间共计96 m²;5月,在灌云县第一招待所举办为期6天的"麻风病诊断和鉴别诊断知识培训班";9月,举办"麻风病学术研讨会";10月,研制蟾蜍丸、地龙丸治疗麻风病。至1973年底,该院麻风病区建成病房、厨房、餐厅、会议室、放映室、仓库、牛舍、厕所等房屋2 891.6 m²;中间区建成诊断室、服药室、化验室、药房、小卖部、消毒室、更衣室等房屋216 m²;职工区建成病理室、制剂室、库房、会议室、小卖部、职工宿舍、厨房、餐厅、洗衣房等房屋672 m²。

1974年2月,该院购置一条机动水泥船,解决外出采购物资以及职工区与病区之间运输物资的困难。4月,在灌云县民政局、财政局的支持下,在该院架设的5 km电力线路顺利完工,医疗、生产、生活用电得到解决。

1975年10月,该院配备面包车1辆,有16名医技人员。至此,该院医技人员结构首次具备内科、外科、护理、药剂、检验、病理、中医、放射专业雏形。

1976年5月,灌云全县开展麻风全民普查,其间灌云县政府成立麻风防治领导小组、麻风普查领导小组,灌云县卫生局成立中心鉴定组。灌云县29个公社、1个农场、1个镇,450个大队、连队的医务人员参与普查、筛查,初筛病例最后由中心鉴定组确诊,普查历时 3 个半月。普查累计发现可登记麻风患者(包括历史上各种方式发现的麻风患者)660 人,本次登记患者 454 人,其中调查发现患者 164 人,中晚期和多菌型患者均占 75%。至 1977 年 2 月,陆续有 71 名患者入院治疗,病区住院人数达 135 人(包括愈后拒绝出院人员)。麻风患者住院期间享受城镇居民生活待遇。

1978 年,该院对现有麻风患者(包括已经判愈人员)进行病理切片检查,临床判愈一批麻风患者。同时,对临床无复发症状,病理有复发提示性变化的麻风患者进行抗复发治疗。

1980 年秋至 1981 年春,灌云县开展麻风患者回顾性调查,显示灌云县麻风病复发率显著低于江苏全省平均水平。

1981 年 8 月,该院为首批 6 名畸残麻风患者免费安装假肢,住院麻风患者生活津贴由原来每人每月 6 元提高到每人每月 9 元。

1985 年 6 月,灌云县云台山医院移交连云港市皮肤病防治所。

灌南县灌东医院

灌南县麻风病院前身为"灌南县麻风病防治所",1966 年 9 月建立于灌南县百禄公社尚庄大队。灌南县麻风病防治所建立之初,有麻风患者约 43 人,该县对瘤型和结核样型反应期患者进行隔离治疗,对轻症患者进行边劳动、边治疗、边隔离。

1966 年,共收治麻风患者 14 人。1967—1969 年,共收治麻风患者 27 人。

1971 年,有工作人员 8 人,其中医生 5 人,陈桂余任所长。

1974 年 5 月 16 日,灌南县麻风病防治所更名为"灌南县灌东医院",属全民所有制单位。1974 年末,该院占地 200 余亩,设有办公生活区、隔离治疗区及病房,有房屋 105 间,病床 70 张。后又建围墙、水塔、浴室,建筑面积约 6 000 m²,其余土地供患者进行农业种植实现自给自足。1975 年,该院工作人员共 11 人,其中医生 4 名。

1970—1979 年,共收治麻风患者 89 人。20 世纪 70 年代末期,该县民政局为该院配发 8.75 mm 放映机以丰富职工、患者的业余文化生活。

1980—1983 年,该院共收治麻风患者 9 人。1981 年,在编工作人员 8 人。

1983 年 3 月,该院撤销麻风病区,开设皮肤科门诊。

1984 年 5 月,该院更名为"灌南县皮肤病防治所",在编工作人员 7 人。

1985 年 5 月,灌南县皮肤病防治所迁至灌南县城人民路 6 号并正式挂牌,为灌南县皮肤病、性病防治专业机构。时有工作人员 8 人。

连云港市赣榆区麻风村

1956 年,赣榆县在大吴山(现属黑林镇)设立麻风病专科门诊 2 间。1958 年,赣榆县麻风病防治院成立,隶属赣榆县人民医院,由陈兆乾负责,开展麻风病院外治疗工作。

1959—1962 年,赣榆县麻风病防治院搬迁至罗阳乡后舵村村东,后又搬迁至罗阳东关村东海滩,在赣榆县养猪场内设立麻风村并收容麻风患者入院治疗,院部(管理部门)建在蛮湾村东侧(现属墩尚镇),时有工作人员 8 人,房屋 14 间。

1972 年 12 月,全县累计确诊麻风患者 579 人。该院有病床 42 张,收治 42 名现症患者,其中瘤型 25 人、结核样型 17 人;有工作人员 9 人,其中医生 3 人、护士 1 人、药剂员 1 人。土地 1 000 亩盐碱地。患者生活费平均每人每月补助 9 元。

1973 年,赣榆县麻风病防治院更名为"赣榆县黄海医院",由江苏省政府拨款 37 万元,在范河闸西侧约 2 km 处建立麻风村和住院部,占地约 300 亩,房间 320 间,设立病床 400 张。麻风村办公室及治疗用房 20 间,消毒室 6 间;院部办公室、食堂、职工宿舍合计 32 间,水泵房 2 间,水塔 1 座,该院职工最多时达 59 人。

1975—1976 年,赣榆县开展 2 次麻风全民普查,该院住院患者最多时达 360 人。

1986 年,赣榆县黄海医院撤销,在县政府驻地青口镇芦庄村东侧挂牌成立"赣榆县皮肤病防治所",建有门诊楼一栋,职工宿舍 30 间。该所有职工 46 人,其中主治医师 6 人、医(护)师 11 人、医(护)士 15 人。黄海医院原址改建为麻风村,收养无家可归的麻风患者或残老治愈者,由该所管理。

至 1996 年,赣榆县共收治麻风患者 1 049 人,除外迁下落不明和治疗前死亡者,共治疗 968 人,其中院内治疗 905 人、院外治疗 63 人。

1997 年,经江苏省卫生厅考核验收,赣榆县达到"基本消灭麻风病指标"。

2002 年 12 月,赣榆县卫生防疫站与赣榆县皮肤病防治所合并,成立"赣榆县疾病预防控制中心",麻风病防治工作由该中心慢性病科及综合门诊共同负责。

2014 年 7 月,赣榆区民政局拨款 6 万元,赣榆区疾病预防控制中心拨款 60 万元,用于麻风村旧址设施建设以及患者的生活和医药费等各项支出。

2019 年,麻风村土地面积 2 269 亩、房屋建筑面积 2 142 m²,距县城 30 km。该麻风村内仍寄养休养员 3 人,平均年龄 63 岁,全部有残疾。麻风村日常管理由该中心综合门诊部负责,有专人负责休养员的日常生活及疾病治疗工作。

淮安市城南麻风病区

淮安市城南麻风病区前身系"淮阴县麻风病防治所",成立于 1955 年 4 月,隶属淮阴县卫生局领导,办公地点在清浦区武墩乡王庄,占地面积 20 亩。

1956 年,淮阴县麻风病防治所建有办公用房 9 间,工作人员 8 人,张敬平主持工作。同年,分片培训各乡骨干医生 67 人;5 月至 7 月上旬联合各诊所、卫生协会进行麻风调查登记;其间出麻风宣传黑板报、大字报 867 块(张),宣传单 2 500 份;登记疑似患者 1 450 人,其中 1 205 人按片集中接受麻风门诊检查,查出确诊患者 327 人,其中淮阴县 302 人、外地 25 人。

1957 年 8 月上旬,淮阴县麻风病防治所分运河南北 2 个调查小组,历时 3 个月,检查疑似患者 2 341 人,确诊麻风 123 人,其中外地 3 人。因发现患者较多,因而采取划地负责、巡回医疗。

1958 年 8 月,淮阴县麻风病防治所更名为"淮阴市麻风病防治所",隶属淮阴市卫生局领导,有工作人员 9 人。同年开展麻风普查,共查 547 118 人,发现线索患者 1 703 人,累计确诊麻风患者 544 人。公墓公社成立淮阴全市第一个收治 9 名麻风患者的社办麻风村,公社筹集物资,村里划拨土地和建设房屋,患者自带生活物资;该麻风村属于公社医院,公社医院指定专业医生负责对麻风村患者进行治疗。之后陆续有 5 个公社麻风村建立,收治 96 名麻风患者。到 1963 年,各公社麻风村中仅有公墓公社麻风村留存下来。

1960 年 7 月,淮阴市麻风病防治所在淮阴市干部招待所举办麻风培训班,27 人参加。当年调查新发现麻风患者 28 人,年底共有存活 501 人;该所有工作人员 6 人。

1964 年 8 月,淮阴市麻风病防治所更名为"淮阴县麻风病防治院"。是年,根据淮阴专署下发的关于下达新扩建麻风村计划的通知(淮阴专署淮卫字第 333 号文件)要求,淮阴县收容 100 名麻风患者,并分配建村经费 3 万元,建设房屋 600 m²,患者生产生活补助费 5 000 元,医疗器械 2 500 元,增加 2 名工作人员。

1966 年,淮阴县麻风病防治院在清浦区城南乡关城大队新址建院,占地 50 亩,建病房 950 m²,设置床位 200 张,收容 70 名麻风患者,工作人员 13 人。1960—1966 年,淮阴县进行 3 次全民普查,共查治麻风患者 56 人;1970—1980 年,该县又组织 3 次全民普查,其中 1971 年普查 54 万人,发现疑似麻风患者 350 人,确诊 35 人;1973 年普查确诊麻风患者 80 人,1974 年确诊 6 人。该县对 1966—1977 年间凡临床尚未达到治愈标准的患者,一律实行住院隔离治疗,最多时城南麻风病区收治 200 余名麻风患者;1974 年底住院 80 人,其中淮阴县 46 人。

1972 年 12 月,根据淮阴地区革命委员会(72)第 99 号文件精神,将淮阴县麻风病防治院更名为"清江市麻风病院"。

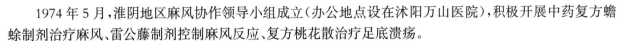

1974 年 5 月,淮阴地区麻风协作领导小组成立(办公地点设在沭阳万山医院),积极开展中药复方蟾蜍制剂治疗麻风、雷公藤制剂控制麻风反应、复方桃花散治疗足底溃疡。

1975 年,清江市麻风病院土地平整完毕,患者治疗室、办公室等于 10 月竣工,当年补充工作人员 9 人。同年底,淮阴县湖滨医院建立,淮阴县患者全部迁走。

1983 年,淮阴市皮肤病防治院(所)成立,隶属淮阴市卫生局领导,确定编制 40 人。

1985 年,根据《江苏省政府批转江苏省卫生厅关于调整改革麻风病防治工作》的文件精神,将立足点由偏僻农村迁至市区,1985 年该院所进城后,借用其他单位办公用房和宿舍 48 m² 设立办公地点。同时期,涟水县、金湖县等县麻风病院撤销,患者转入该院所麻风病区,此时该病区共收治患者 46 人。

1987 年 3 月 1 号,淮阴市皮肤病防治院(所)门诊部在淮海南路市医药公司 3 楼开诊,设皮肤、理疗、检验、病理等科室(后在市区苏皖边区政府旧址面积增加到 135 m²),并成立麻风防治组;江苏省皮肤病防治研究所调拨铃木 AX－100 摩托车一辆给该院(所)用于麻风防治工作。

1988 年,该院(所)成立社会防治组、性病防治组、后勤组。

1989 年 4 月,对 100 名氨苯砜单疗患者进行联合化疗抗复发治疗;6 月,对 226 名患者进行麻风畸残调查,发现畸残患者 145 人(畸残率 64%),其中Ⅱ级畸残 123 人。

1993 年,淮阴市皮肤病防治院(所)迁入淮海南路苏皖边区政府旧址(原市药品检验所)办公,房屋面积 1 120 m²。

1996 年,淮阴市通过国家基本消灭麻风病考核验收。

2000 年,淮阴市皮肤病防治院(所)迁入利苑路原清河区政府办公,房屋面积 3 800 m²,后期增加到 5 000 m²。

2001 年,地级淮阴市更名为淮安市,淮阴市皮肤病防治院(所)变为淮安市皮肤病防治院(所)。

2005 年,淮安市卫生局下发《关于市皮防院更名和职能调整等问题的通知》,淮安市皮肤病防治院(所)不再承担麻风防治任务,而转由淮安市疾病预防控制中心(防疫科)负责该市麻风防治职能和城南麻风病区管理工作。

2008 年,淮安市疾病预防控制中心成立艾滋病防治科,负责艾滋病、麻风、性病的防治工作。

2009 年,淮安市疾病预防控制中心为城南麻风病区新建房屋 100 m²,居住休养员 2 人。

2015 年,该中心自筹资金 7 000 元,在城南病区建深水井一口,解决休养员用水问题。

2019 年底,该病区仅有休养员 1 人,负责人何南江。

淮安市淮安区皮肤病防治院潘柳康复病区

淮安市淮安区皮肤病防治院潘柳康复病区的前身为"淮安县麻风病防治所"。1959 年 10 月,由淮安县卫生局、平桥公社等筹款近万元在淮安县平桥公社东风大队潘庄生产队建屋 32 间,建筑面积为 384 m²,设床位 30 张,定名为"淮安县平桥公社麻风病防治所",时由东风大队代管。1960 年 5 月 1 日,该所开始正式收治患者,仅有工作人员 3 人,收治患者 26 人。

1962 年,县卫生局正式接管淮安县平桥公社麻风病防治所,时有医士和行政管理人员各 1 人。12 月 20 日,县卫生局委派宗需负责该所工作。同年,该所床位增至 45 张,收住患者 45 人。

1963 年,平桥公社麻风病防治所升格为"淮安县麻风病防治所"。是年,县卫生局在平桥中学举办"淮安县第一期麻风病培训班"。

1965 年 5 月,该县麻风病防治所搬迁到地跨顺河、季桥两公社的崔周荡,征地 353 851 m²。1966 年该防治所收治麻风患者 250 人。

1969 年 8 月,淮安县麻风病防治所更名为"淮安县渠北医院",收治麻风患者 130 人。

1971 年,淮安县革命委员会决定在麻风患者发病较多的流均、车桥、范集、白马湖、三堡等公社建麻风村,但不久解散。当年各公社麻风村共收容麻风患者 314 人。

1972 年 11 月,全县累计确诊麻风患者 1 471 人。该院有病床 260 张,收治 193 名现症患者,其中瘤型

91 人、结核样型 102 人;有工作人员 20 人,其中医生 12 人、护士 1 人、检验人员 1 人。土地 530 亩,其中生产用地 400 亩。患者生活费平均每人每月 7 元。

1973 年,该院收治患者 182 人,1975 年收治患者达 582 人。1974 年,淮安县渠北医院建房面积达 4 215 m²。

1983 年,淮安县渠北医院更名为"淮安县皮肤病防治院"。

1984 年 9 月,该县皮肤病防治院院部迁到淮城镇华亭路 14 号,设立皮肤病门诊部。

1987 年,该县皮肤病防治院工作人员增加到 42 人,床位 300 张。是年,原淮安县渠北医院驻地有 33 名现症患者和 54 名治愈畸残者。

1988 年 2 月,淮安县皮肤病防治院更名为"淮安市皮肤病防治院"(属县级市)。

1991 年,该皮肤病防治院有工作人员 45 人(其中卫生技术人员 25 人),床位 100 张。

2001 年 2 月,淮安市皮肤病防治院更名为"楚州区皮肤病防治院"。

2010 年,该院利用中央财政麻风病改建项目资金,改建楚州区皮肤病防治院潘柳康复病区(崔周荡麻风病区旧址),建有 4 栋房屋,每栋 10 间,建筑面积 1 378 m²,患者宿舍 3 栋,病区办公和医疗用房 1 栋,住院休养员全部住进新宿舍。

2012 年,楚州区皮肤病防治院更名为"淮安区皮肤病防治院"。

2019 年底,淮安区皮肤病防治院潘柳康复病区仅有住院休养员 9 人,均为无家可归、生活无法自理的残老者。负责人杨秀冬。

淮安市淮阴区麻风病院

1973 年 10 月,根据淮阴县革命委员会办事组对淮阴县卫生科关于麻风病院征用土地的报告的批复(《关于征用土地的批复》淮革民字第 017 号),在淮阴县赵集公社老场大队第二、六、十二生产队征用土地约 100 亩,建淮阴县麻风病院,共建职工宿舍、医生及护士办公室、药房、食堂、病房等计百余间,约 1 500 m²。因院内地势低洼,在洪泽湖挡浪堤下另建一排灌站,用于抗洪排涝。

1975 年,淮阴县麻风病院更名为"淮阴县湖滨医院",开始收治麻风患者,首任院长陈玉堂,时有医护、管理等职工 20 余人,负责院内麻风患者治疗、护理及日常管理。

1986 年,该院不再收治新患者,患者一律实行院外治疗,淮阴县湖滨医院累计收治麻风患者 72 人。

1987 年 11 月,淮阴县湖滨医院更名为"淮阴县皮肤病防治所",除留少数工作人员负责院内麻风患者管理外,其余人员进城开展皮肤病防治门诊工作。

2001 年 1 月,淮阴县皮肤病防治所更名为"淮阴区皮肤病防治所"。

2004 年 1 月,淮阴区卫生防疫站与淮阴区皮肤病防治所合并,组建"淮阴区疾病预防控制中心",麻风病院管理职能由淮阴区疾病预防控制中心承担。留院休养员生活、医疗等费用由淮阴县(区)人民政府下拨专项财政经费承担。

1991 年、2003 年、2007 年,淮河流域先后遭遇洪涝灾害,时淮阴县(区)皮肤病防治所、淮阴区疾病预防控制中心均安排工作人员赶赴麻风病院,巡检、排除险情,未发生一起非正常伤亡事故。

2006 年,淮阴区疾病预防控制中心会同淮阴区民政等有关部门,为留院麻风休养员落实了最低生活保障、办理了新型农村合作医疗。

2007 年,淮阴区卫生局、淮阴区疾病预防控制中心获"爱德基金会"争取的美国 Kathy Call 女士 7 万余元资助,对房屋进行了修缮,添置电饭煲、电视机、太阳能热水器等生活用品,新铺了水泥路面。淮阴区民政部门调拨小麦等粮食定期对留院休养员予以救济。

2019 年底,淮安市淮阴区麻风病院尚有休养员 9 人,由 1 名管理员负责日常管理,负责人陈运培。

涟水县第二人民医院

1956 年,涟水县卫生局选派 2 名医务人员外出学习麻风防治知识。1958 年,涟水县卫生防疫站有专人负责全县麻风防治工作,并组织医务人员在全县开展麻风普查。

1965 年 5 月,中共涟水县委决定在高沟公社张圩大队筹建"涟水县麻风病防治所",正式收治患者。县人民委员会拨款 1 万元,征地 50 亩,建病房及门诊 20 间,工作人员 6 人。时收治麻风患者 10 余人。首任所长崔荫霞。

1972 年 11 月,涟水县麻风病防治所有病床 50 张,收治 50 名现症患者,其中瘤型 31 人、结核样型 19 人;有工作人员 11 人,其中医生 5 人、检验人员 1 人。土地 50 亩,其中生产用地 30 亩。患者生活费平均每人每月 10 元。

1973 年,江苏省革命委员会批准涟水县麻风病防治所扩建,拨款 28 万元,征用高沟公社胜利大队第五、六、九 3 个生产队土地 160.3 亩(建筑用地 58 亩,沟河报废土地 22 亩,患者用地 80.3 亩),共建房屋 3 995 m²,分职工生活区和病区两部分,职工区 7 栋 55 间,病区 31 栋 195 间,病区建起了门诊、浴室、礼堂,添置了手术床、无影灯、冰箱等医疗设备,在原有 50 张床位基础上再增加病床 300 张。

1974 年 12 月,涟水县革命委员会改涟水县麻风病防治所为"涟水县第二人民医院",下设政工、后勤、医疗 3 个组,职工总数 43 人,住院麻风患者 155 人。

1984 年,涟水县第二人民医院更名为"涟水县皮肤病防治所"。

1987 年,涟水县皮肤病防治所决定搬迁至涟水县城,原址医院房屋 240 间、土地 240 亩卖给高沟窑厂,计人民币 10 万元整;原 16 名职工中仅有 3 人随院搬进涟水县城,其余职工分别被调整安置至各乡卫生院;时有病床 200 张,住院麻风患者 32 名。由于医院搬迁,大部分患者治愈回家,6 名现症患者和 10 名残老患者被安置到淮阴市皮肤病防治院治疗养老,上述 16 名患者费用由涟水县负责。

1988 年 9 月,涟水县皮肤病防治所搬迁到连城镇南门双桥街(原妇幼保健站),挂牌营业,时有建筑面积 195 m²、门诊杂用房 60 m²、宿舍 204 m²,工作人员 7 名,开展麻风病、性病以及其他皮肤病防治。同时,涟水县成立了以分管县长为组长的涟水县麻风病防治工作领导小组。

金湖县新康医院

1964 年 6 月,金湖县人民委员会卫生科抽调县卫生防疫站和各公社卫生院医生共 18 人组成普查队,短期培训后,在三河公社(今金北、陈桥和吕良镇)开展历时 1 个月的麻风普查试点,共调查 22 000 人,查出麻风新患者 34 人。

1965 年 7 月,金湖全县范围首次进行麻风大普查,参加三河公社麻风普查试点的人员全部参加此次大普查,历时 3 个月,调查全县 15 个公社共 197 个大队,累计 221 612 人,查出麻风新患者 92 人。是年秋,金湖县在陈桥镇万坝闸后建设新康医院,收治麻风患者。9 月,县人民委员会划给该院 400 多亩土地,计划种小麦 150 亩、大麦和绿肥 50 亩,其余统一调配规划。金湖县新康医院房屋建筑工程于 9 月 12 日开工,11 月底全部竣工,12 月验收交付使用,共建门诊 6 间和其他瓦房 52 间,耗资 55 352.25 元,配有医护人员 6 人。调派时任金湖县卫生防疫站站长刘行仁担任院长。

1966 年,要求凡有传染性的麻风患者,一律动员入住新康医院治疗,并优先收治畸残患者。非传染性患者由该院专人负责,分片包干,定期送药上门治疗。对院内患者实行每周查房不少于 3 次,医护人员负责送药监服,每月做一次系统记录,每半年进行一次全面体检,每年做一次治疗小结;院外患者每月至少随访 1 次。为了保证患者营养,该县民政局补助患者生活费每人每月 8 元。是年,该县有麻风患者 403 人,大部分患者居家治疗,仅 69 人住院隔离治疗。住院治疗的患者中,结核样型 50 人、瘤型 19 人。此外,该院建有患者食堂,购买手扶拖拉机和电影放映机,保障患者生活、劳动和娱乐。

1971 年,金湖县从各公社卫生院分别抽调 1 名医生和 1 名赤脚医生,于 7 月 5 日到新康医院进行为期 1 周的麻风病专业知识集中培训。学习结束后,由该院医务人员和学习班学员组成 23 名队员参加麻风普查队,分成两组全面开展普查工作。历时 3 个月,共检查 24.7 万人,发现麻风新患者 152 人。

1972 年 6 月,金湖全县开展过滤性普查,查出新患者 43 人。1973 年 6 月,组织 31 名队员进行第三次大普查,历时 53 天,先后检查 25.3 万人,占全县总人口的 91%,查出麻风新患者 73 人,其中结核样型 70

人、瘤型 2 人、未定类 1 人。1974 年，该县重点普查了 9 个公社共 81 472 人，发现新患者 18 人。至此，金湖县累计发现患者 608 人，其中现症患者 470 人，包括未定类 5 人、结核样型 359 人、界线类 2 人、界线类偏结核样型 39 人、界线类偏瘤型 20 人、瘤型 45 人。113 名现症患者住院治疗，其余患者在家服药治疗。

1974 年 6 月，金湖县新康医院聘请南京青龙山医院 2 名专家为该县 8 名畸残患者施行矫形手术，其中植眉 1 例、垂腕矫治 1 例、胫后肌移植 4 例、面瘫矫治 2 例。

1975 年，该县新康医院开展"雷公藤治疗麻风反应"和"国产 B663 药物疗效观察"，其研究成果先后在江苏、福建两省科研会上进行交流。

1983 年，该院内 6 名患者转至淮阴市皮肤病防治院继续住院治疗，其余患者均纳入院外治疗。

1984 年，金湖县新康医院更名为"金湖县皮肤病防治所"。

1985 年，该皮肤病防治所搬迁至黎城镇金湖西路 100 号，占地约两亩多，楼房 11 间，平房 14 间，原金湖县新康医院旧址土地归还当地。全县 60 名现症麻风患者均采取居家服药治疗，医生定期上门巡诊。

洪泽县二河医院

1965 年，洪泽县人民委员会在二河闸附近建成洪泽县二河麻风村，设病床 30 张，开始收治该县辖区内的麻风患者，时有医务工作人员 3 人。1966 年收治患者达 30 人。

1972 年，洪泽县二河麻风村扩建成"洪泽县二河医院"，医务工作人员增至 5 人。1972—1974 年，开展洪泽县全民麻风普查，普查率达 90%。

1975 年，洪泽县二河医院占地面积约 300 亩，有业务用房 200 余间，建筑面积达 2 974 m²，设病床 150 张。该院时有工作人员 31 人，其中医士、护士 8 人、防治人员 12 人、其他工勤人员 11 人，当年收治在院患者达 110 人。

1985 年，洪泽县二河医院撤院，成立"洪泽县皮肤病防治所"。

1986 年始，对未愈麻风患者实行联合化疗，并将患者遣散回原住地，实施化学隔离，病情特别严重的转至上级麻风病医院继续住院医治。至 1987 年。洪泽县皮肤病防治所有诊疗医师、社会防治医士各 1 名，工勤人员 2 人。

1990 年，洪泽县皮肤病防治所迁至高涧乡卫生院，工作人员增加到 10 人。

1996 年，该所搬至县城大庆南路洪泽县交通局旁，租用民房开设皮肤病性病门诊。是年，洪泽县通过江苏省卫生厅组织的"基本消灭麻风病考核验收"。

1998 年 12 月，该皮肤病防治所并入洪泽县卫生防疫站，麻风防治职能由该卫生防疫站结核病防治科承担。2005 年 5 月，洪泽县卫生防疫站撤销，成立"洪泽县疾病预防控制中心"，麻风防治划归该中心传染病防治科管理。2009 年该中心整体拆迁，麻风防治归慢性传染病防治科管理。

2011 年，原洪泽县二河医院土地被当地政府征收用于工业园区建设。

盱眙县红卫山医院

1960 年，盱眙县办麻风防治学习班训练医务人员，在古城公社开展麻风调查试点，然后在盱眙全县推广，当年调查共计发现麻风患者 62 人，其中瘤型 34 人。

1967 年初，盱眙县人民委员会卫生科拨款 1.8 万元，在距县城约 15 km 的渔沟公社（今官滩镇）圣人山筹建全民事业单位性质的麻风村。该麻风村占地约 25 亩，在圣人山北坡建有隔离区和病区。隔离区房屋 5 间，病区房屋 31 间（含 3 间厨房），另有面积约 220 m² 的礼堂 5 间。生活区在圣人山南坡，有医护人员办公和生活用房 6 间。首任村长程正中。

1970 年 4 月，该麻风村建成，时有床位 30 张。是年盱眙县革命委员会下文要求各级卫生、民政、财政、公安等部门互相配合，动员收治麻风患者，该麻风村更名为"盱眙县红卫山医院"。时有病房 28 间、医务人员 8 人。瘤型麻风患者住院继续治疗，结核样型患者居家治疗。

1971 年，红卫山医院扩建，病房增加至 82 间，建筑面积约 2 000 m²，另建泵房、水塔，架设高压电线等基础设施,该院当年收住约 80 名患者,患者生活费由盱眙县民政局发给每人每月 7 元,药费由盱眙县卫生局给予适当补助。

1972 年的端午节至冬至期间,盱眙县开展一次麻风大普查,普查组深入到各生产队的田间地头。全县共查 16 个公社、1 个镇、13 个国营农场和林场的 223 个大队共 2 378 个生产队,查出麻风患者 21 人,其中大多数患者住院治疗。

1975 年,该县分别开展一次麻风病线索调查和以村为单位的疫区普查。此后,查病方式逐渐过渡到新发患者疫点村普查和老患者住地周围人群重点调查。是年,招收 6 名知青为工作人员,接收统一分配的中专生 2 名,该院工作人员增加到 16 人。此外,该院购置放映机和手扶拖拉机,配备放映人员,每周为患者放映电影 2 次,手扶拖拉机为病区运送粮煤。

1973—1976 年,该县新发麻风患者分别为 1973 年 18 人、1974 年 25 人、1975 年 10 人、1976 年 30 人。1974 年和 1975 年麻风现症患者均为 136 人,为该县 1949 年以后现症患者最多的年份。

1983 年,盱眙县政府批复盱眙县卫生局《关于将盱眙县红卫山医院更名为"盱眙县皮肤病防治所"的报告(盱政复〔1983〕31 号)》,该所地址不变。

1985 年,盱眙县皮肤病防治所挂牌,不再收治住院麻风患者,麻风患者均实行院外治疗。经盱眙县委同意,该所在盱眙县城的淮河乡城根大桥门诊处筹建新所。新盱眙县皮肤病防治所占地 10 亩,建房 18 间,外建围墙。经盱眙县卫生局协调,将淮河医院大桥门诊并入盱眙县皮肤病防治所,工作人员由过去 10 人增加到 14 人,其中仅原红卫山医院的 8 人享受全额事业编制拨款。1985 年底,盱眙县红卫山医院成立以来共收治麻风患者 223 人。是年,江苏县域调整,泗洪县的鲍集、管镇、兴隆、铁佛、洪泽县的淮河划归盱眙县,上述 5 个乡镇的 64 名麻风治愈者及现症患者划归盱眙管理。1985 年,盱眙县共有现症患者 32 人,其中 16 人接受联合化疗,年患病率达 4.93/10 万。

1986 年,原红卫山医院动员患者回家,由县财政负担患者生活费每人每月 20 元,该生活费于 1994 年和 2015 年分别调整至每人每月 40 元和 80 元。

1987 年,盱眙县皮肤病防治所从渔沟公社迁入淮河乡的大桥头,该县卫生局将原红卫山医院生活区房屋无偿划拨给渔沟公社第四水泥厂;病区房屋由马坝公社医院、渔沟公社医院、维桥公社医院、十里营公社医院负责拆运;土地无偿归还渔沟公社古河大队高郢生产队。

从建立麻风村至 2019 年底,盱眙县共发现麻风患者 272 人。

建湖县疾病预防控制中心住院部

建湖县麻风病防治工作始于 1956 年。1960 年,该县在盐城市射阳县黄尖公社大滔港筹建麻风村,国家划拨草滩 1 000 亩,于 1961 年 10 月建成,定名为建湖县麻风病防治院,设置床位 100 张。

1962 年,建湖县相继在沿河公社、颜单公社、庆丰公社、建阳公社、高作公社、近湖公社等 6 个公社建立了集体性质的麻风村,收治新发麻风患者,麻风村行政管理由公社领导,业务工作由卫生部门领导。

1965 年,建湖县人民委员会成立"建湖县智谋麻风村筹建委员会",筹建新院和一所麻风村,选址于建湖县智谋公社(后更名为冈东公社),跨康庄和川洋两个村,征地 800 余亩,建各类用房 7 000 m²,病床扩增到 585 张[建湖县人民委员会(65)建办字第 050 号]。

1966 年,新院建成,定名为"建湖县建东医院",全民事业性质,负责收治建湖全县麻风患者。6 个麻风村全部撤并到建湖县建东医院。

1972 年 11 月,全县累计确诊麻风患者 1 375 人。该院有病床 405 张,收治 338 名患者,其中瘤型 175 人、结核样型 163 人;有工作人员 36 人,其中医生 10 人、护士 5 人、检验与病理人员各 1 人、药剂员 2 人。土地 794 亩,其中生产用地 570 亩。患者生活费平均每人每月 7 元。

1973 年,该院吴锦生被抽调支援西藏,开展为期 2 年的麻风防治工作。

1975 年,建湖县麻风病防治领导小组成立,县革命委员会副主任代平任组长,小组成员共 13 人。

1976 年,刘松生等研制的中成药"麻风溃疡膏""麻风丸"被载入《实用麻风病学》一书。

1964—1980 年,受盐城地区行政公署委托,建湖县建东医院先后承办三期麻风病防治业务培训班。

1984 年,盐城市政府决定撤销建湖县建东医院,改建为"盐城市皮肤病防治所",承担盐城全市麻风病防治任务,实行市县双重领导。是年,首次承办了江苏全省麻风联合化疗试点工作。

1987 年,受国家卫生部委托,原盐城市皮肤病防治所住院部承办了"全国麻风病联合化疗学习班",后来多次承办江苏省及盐城市"麻风病防治骨干培训班""麻风畸残康复培训班"。

1988 年,该所徐德海支援西藏开展为期 1 年的麻风防治工作。

1991 年,建湖县开展的卫生部与英国合作为期 2 年的麻风畸残康复项目试点工作完成。

1993 年,经盐城市政府批准,在盐城市区新建"盐城市皮肤病防治所",原址更名为"建湖县皮肤病防治院",承担建湖县麻风病防治任务。

1997 年,建湖县通过江苏省卫生厅组织的"基本消灭麻风病考核验收"。

1998 年,江苏省卫生厅在建湖县召开"基本消灭麻风病考核验收"现场会。

2003 年,建湖县疾病预防控制中心成立,麻风病区隶属于建湖县疾病预防控制中心,更名为"建湖县疾病预防控制中心住院部"。

2007 年,该县疾病预防控制中心住院部为所有麻风休养员缴纳农村新型合作医疗保险。

2008 年,建湖县疾病预防控制中心住院部房屋修缮,各病房之间新建水泥路,方便患者出行。

2009 年,在爱德基金会、江苏省疾病预防控制中心、建湖县残疾人联合会、建湖县红十字会的赞助下,该住院部新建一栋集医疗、接待、娱乐、生活为一体的综合用房,新建水泥广场约 300 m²,安装 3 台太阳能热水器。

2011 年,建湖县疾病预防控制中心申请了江苏省农村公路项目资金,为住院患者专门修建了一条病区与乡镇公路相连通的标准水泥公路。通过申请农村林业绿化项目,在病区实施了绿化工程,美化病区的休养环境。

2012 年,江苏省年度麻风病防治工作现场会在建湖举办,与会代表参观了住院部。是年,吴育珍被评为建湖第二届"身边的好人"。上海农工商房产集团建湖新世纪公司为住院部每位休养员赠送了液晶彩电、副食品等,为患者食堂配备了冰柜、空调及餐桌,总价值达 7 万余元。

2013 年,盐城市红十字"博爱送万家"活动。是年,广东海达集团"春风行动"康复医疗组到住院部为全体残疾麻风患者进行了白内障手术及假肢安装等康复行动。

2014 年,麻风节前夕,江苏省卫生厅副厅长汪华等带领江苏省红十字会、江苏省残疾人联合会等部门领导,慰问住院部全体休养员及麻风防治工作者。是年,吴育珍当选为"江苏好人"。

2019 年底,该住院部有医务工作者 3 人,寄养麻风患者 8 人,负责人王标。

盐城市盐都区麻风残老村

盐城市盐都区麻风残老村的前身为盐城县麻风村,始建于 1965 年,位于现盐城经济技术开发区步凤镇仁智村境内。

1952 年,盐城县在第二届全国卫生工作会议后启动麻风防治工作。1954 年,秦南西卫生所设麻风病诊所。1956 年 4 月,该县在江苏省麻风病防治训练班部分师生的协助下开展麻风线索调查;同年 9 月,在城西张家庄(现盐都区张庄街道)建立盐城县麻风病防治所,首任所长张明。1957 年秋,该所有工作人员 10 人。

1960 年秋,盐城县麻风病防治所迁至青墩公社利民大队(今亭湖区南洋镇利民村),利用原国家粮库 21 间房屋开设门诊。

1965 年春,经盐城县委研究,决定在步凤公社仁智、兆顺大队(今盐城经济技术开发区步凤镇仁智村)境内征地 500 亩建设盐城县麻风村。国家拨款 12 万元,当年破土动工,总建筑面积 2 500 m²,设床位 200 张。柏龙顺任盐城县麻风村主任。

1967 年春,国家增拨 6 万元,对盐城县麻风村进行第二期工程建设,建筑面积 900 m²。是年,原盐城

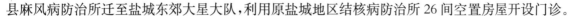

县麻风病防治所迁至盐城东郊大星大队,利用原盐城地区结核病防治所 26 间空置房屋开设门诊。

1968 年 9 月,盐城县麻风村更名为"盐城县康复新村"。是年,国家拨款 24 万元,进行第三期工程,建筑面积 3 200 m²,床位增至 400 张。在病区四周挖掘隔离河。

1970 年,国家拨款 34 万元进行第四期建设工作,建筑面积 6 643 m²。

1972 年 11 月统计,盐城县全县累计确诊麻风患者 2 175 人。该院有病床 600 张,收治 429 名现症患者,其中瘤型 160 人、结核样型 269 人;有工作人员 32 人,其中医生 15 人、护士 2 人、检验人员 2 人,病理人员 1 人。土地 500 亩,其中生产用地 348.5 亩。患者生活费平均每人每月发放 8 元。

1973 年,盐城县康复新村被江苏省革命委员会列为全省十大麻风病防治院之一。10 月 4 日,盐城地区革命委员会政治部下发《关于核定各县麻风病院(村)床位和工作人员编制的通知(盐革政〔1973〕53 号)》,核定盐城县麻风村病床 1 729 张、核定工作人员编制 95 人。

1974 年 8 月,盐城县麻风病防治所东郊门诊全部并入盐城县康复新村门诊部。

1975 年秋,盐城县康复新村更名为"盐城县康复医院"。

1976 年,该康复医院引进苏南知青和全省医学院校毕业生共 36 人,职工总数达到 76 人。建院十多年,国家先后 4 次拨款共 76 万元,该康复医院共建设房屋 61 栋 603 间,总建筑面积 13 243 m²,成为可设 1 800 张病床和容纳 100 名工作人员的麻风防治专业机构。后期又建有标准篮球场,配备客货两用车 1 辆、大小机动船各 1 艘、电影放映机 2 部、公用自行车 10 辆。拥有 400 多亩耕地,供患者种植蔬菜、棉花、杂粮,患者的生产收入国家免征农业税,大型机械、生产资料优先供应,患者生产实行多劳多得,国家除了发足住院、医药费,口粮也由粮食部门统一供应,民政部门定额发放伙食补贴。

1978—1980 年,该院先后承担 3 期盐城县卫生局举办的盐城全县赤脚医生训练班。

1981 年 7 月,经盐城地区卫生局批准,拆除盐城县康复医院病区旧房屋 20 栋 220 间 4 620 m²,筹建"盐城县卫生进修学校"。

1973—1982 年底,盐城县康复医院共收治 838 人,其中出院 471 人。

1983 年 3 月,盐城县康复医院调整为"盐城市郊区康复医院"。

1984 年 5 月 1 日,盐城市郊区编办批复盐城市郊区康复医院撤院,成立"盐城市郊区皮肤病防治所",迁至市区北港村七组(今亭湖区五星街道庆康社区居委会),占地 9.35 亩,正式人员编制 18 人,主要从事盐城市郊区麻风病、性病防治工作。原盐城市郊区康复医院绝大多数住院患者转回原户籍地;21 名现症患者转入位于建湖县的盐城市皮肤病防治所麻风病区继续治疗;对无家可归、有家难归和严重畸残的 73 名患者仍住原病区,原址改为麻风残老村,由盐城市郊区皮肤病防治所负责管理。

1996 年 7 月,盐城市郊区皮肤病防治所更名为"盐都县皮肤病防治所"。

2004 年 3 月,盐都县皮肤病防治所更名为"盐都区皮肤病防治所"。步凤镇由原盐都县划入亭湖区,根据盐城市政府办公会研究决定,位于步凤镇的麻风残老村仍由盐都区皮肤病防治所负责管理。6 月 23 日,盐城市盐都区卫生防疫站与盐都区皮肤病防治所合并,成立盐城市盐都区疾病预防控制中心,麻风残老村由该中心负责管理,有工作人员驻村负责日常事务。是年夏季,该中心对麻风残老村内外墙壁进行粉刷加固。

2005 年 10 月,该疾控中心更换麻风残老村内所有门窗。2006 年 6 月,对村内房屋进行屋顶翻盖,修建村内道路。

2011 年,麻风残老村修建进村水泥道路、停车场,改造电路,为每个住户安装天花吊顶和内墙扣板,统一添置家具、床上用品。

2012 年 1 月,步凤镇由亭湖区调整为盐城经济技术开发区管辖,麻风残老村仍由盐都区负责管理。

2012 年 4 月份起,该疾控中心将麻风残老村内耕地出租给当地村民种植,土地租金用于麻风残老村建设和改善残老患者生活。

2013 年,盐淮高速公路大丰港至盐城段修建,征用盐都区麻风残老村土地约 30 亩。是年,盐城市政府协调为该村优惠安装使用有线数字电视。2014 年,麻风残老村所有村民安装空调,增容改造用电线路。

2015年，麻风残老村接通自来水。

2019年底，盐都区麻风残老村住村休养员18人，盐都区疾病预防控制中心派驻管理员1人，招收社会照顾员2人；现有房屋5栋55间，耕地200多亩。负责人李步勇。

阜宁县残老康复中心

阜宁县残老康复中心前身为"阜宁县朝东麻风村"，位于郭墅镇草东村，距阜宁县城15 km。

1965年8月，经阜宁县人民委员会研究批准，由郭墅公社朝东等生产队划拨320亩地筹建阜宁县麻风村，1967年7月麻风村建成开始收治患者，时有医疗用房4间、病房20间、病床80张，蔡仁任临时院长，配备医护及行政管理人员10人，收治患者41人。患者生活费每人每月9元（即伙食费，包括粮草、菜金），主要来源为个人家庭资助、集体照顾和国家救济三方面，患者口粮标准为每人每月成品粮15 kg，食用油200 g。

1972年10月，麻风村扩建，设有健康区、半健康区、病区，共有房屋53栋373间，建筑面积9 075.54 m²，其中医疗用房220间，设置病床300张，添置了显微镜、万能手术床、X光机、外科器械等，医护管理人员达到68人。当年开展麻风全民普查，发现新患者228人，为1949年10月以后阜宁县发现患者最多的年份。

1974年，阜宁县麻风村更名为"阜宁县朝东医院"。

1975年，随着收治患者增多，原有110亩土地不够耕种，另外病区和医疗用房间缺乏隔离设施，遂在病区和医疗用房周围新开一条隔离河，河口宽13 m，河底宽7 m，河水深3.9 m，同时拓宽增深旧隔离小河。病区和医疗用房之间新造4座小桥、3座水闸、2道地龙等通行配套工程。经阜宁县革命委员会申请，江苏省革命委员会批准同意，阜宁县朝东医院征用77亩多土地作为地基之用，另江苏省财政共批拨病区开挖隔离河等工程经费57 100元。

1982年，阜宁县朝东医院有工作人员45人，病房23栋178间，共计4 633.27 m²。健康区新建门诊部3栋28间，共计673 m²。收住院患者共102人，其中现症麻风患者89人，另有13名治愈者（其中3人无家可归，生活不能自理；10人受社会和家庭亲友歧视，不被接收）。1949年10月前，阜宁全县191人患有麻风病；1949—1982年，阜宁县累计发现患者837人，其中经过治疗并符合临床治愈537人，自愈101人。

1984年10月，经县政府研究同意，阜宁县朝东医院更名为"阜宁县皮肤病防治所"，下设办公室、社会防治科、病区管理科、行政管理科、皮肤病门诊部和朝东门诊部以及朝东农工商联合公司和职工子弟小学。共有职工46人，其中全民编制职工30人、集体编制职工7人、驻队医生借用4人、临时工2人、离退休留用人员3人。同年下半年，开始使用联合化疗方案治疗麻风病。

1985年，该所住院麻风患者为111人（包括治愈后无家可归的残老患者86人），生活费由原来每人每月12元提高至20元；生活日用品补助费，每人每月4元；住院医药费由原来每人每月3元增加至15元。由于麻风村已撤销，住院麻风患者将陆续转至建湖县的盐城市皮肤病防治所住院部继续治疗，生活安置费每人100元；在院工作的编内工作人员每人每月岗位津贴增加15元。

1987年，残老村寄养病员医疗行政管理小组成立，协调解决原朝东医院内76名麻风病休养员的生活、医疗、行政管理等有关事宜，编制8人，视同全民事业单位，隶属阜宁县皮肤病防治所，由阜宁县财政局和民政局解决经费问题。

1989年1月1日起，根据省财政厅苏财行〔1989〕14号《关于调整麻风病人生活补助费标准的通知》，将住院麻风患者的生活费补助标准由每人每月20元提高到26元。

1993年1月1日起，住院麻风患者的生活费调整为每人每月60元，经费从阜宁县民政救济中列支。

1995年，阜宁县通过江苏省卫生厅"基本消灭麻风病考核验收"。

1998年，该县通过卫生部"基本消灭麻风病复核验收"。

2002年9月，阜宁县卫生防疫站、阜宁县皮肤病防治所、阜宁县残老村寄养病员医疗行政管理小组合并为阜宁县疾病预防控制中心，麻风病防治工作由该中心性病、艾滋病、麻风病防治科负责。

2008年,根据卫生部《全国麻风院村改造建设规划》和江苏省卫生厅文件精神,阜宁县麻风村被列为江苏省13个改建院村之一。改造工程预算总造价220万元,由江苏中苑建设工程有限公司中标承建,工程于12月20日开工,新建麻风村水泥主干道一条1 500 m,病区分干道9条共2 000 m,下水道100 m,板涵2座,公厕1个,196 m的深水井1口及配套的泵房和供水管道系统;卫生间加洗澡间10间,安装太阳能热水器。改建了所有医疗和病区现有房屋,包括屋顶全部翻修,内外墙水泥淌粉,更换全新的铝合金门窗、天花板、电路、灯具、水泥地坪等,改造卫生间(按照残疾人的要求设计),改善了休养员的生活环境。该麻风村经过改造后更名为"阜宁县残老康复中心",归阜宁县疾病预防控制中心管理。

2009年9月2日,省慈善总会资助江苏省麻风病院村热水器启用仪式在阜宁县残老康复中心举行。江苏省慈善总会、省卫生厅、盐城市和阜宁县的有关领导参加启用仪式。

2011年6月26—28日,广东汉达康福协会为阜宁县残老康复中心的44名休养员进行眼病检查,为符合手术指征的休养员开展免费白内障、兔眼、倒睫等眼科手术。

2012年,江苏省第一个"春风行动"三年计划由江苏省残疾人联合会、江苏省红十字会等组织,为阜宁县残老康复中心的26名畸残休养员安装了27条假肢。

2015年1月25日,江苏省民政厅、江苏省卫生和计划生育委员会、江苏省红十字会、江苏省残疾人联合会、江苏省疾病预防控制中心等部门领导对阜宁县残老康复中心进行麻风节慰问,给休养员们送上棉被等慰问品和慰问金。9月12日,依据2015年江苏省麻风畸残矫治手术救助项目实施方案的要求,江苏省疾病预防控制中心组织有关专业人员来到阜宁县残老康复中心,为26名麻风畸残患者进行了眼部及足底部溃疡等手术筛查工作。9月16日,江苏省第二次"春风行动"再次惠及阜宁县残老康复中心,江苏省残疾人辅助器具服务中心专业人员为该康复中心21名下肢截肢的畸残患者开展免费安装假肢活动。

2016年1月31日,阜宁县卫生和计划生育委员会、阜宁县残疾人联合会和阜宁县红十字会等部门对阜宁县残老康复中心的麻风休养员和工作人员开展麻风节慰问活动。3月23日,江苏省第三次"春风行动"再次惠及阜宁,江苏省疾病预防控制中心会同江苏省残疾人辅助器具服务中心专业人员,为该康复中心9名休养员免费维修11条假肢。2019年底,阜宁县残老康复中心内仍收住27名休养员,其生活补助费为每人每月600元,有1名医务人员提供服务,负责人高亚春。

射阳县疾病预防控制中心麻风残老村

1958年,射阳县在距城东南约40 km的新洋港闸西3 km处的丁家咀开始筹建麻风病防治院。建院初期有医生2人,器械仅有听诊器,无病床。该院建成后,有办公用房21间、病房23间、病床50张,卫生技术及管理人员12人,首任院长林盛枝。

1961年7月27日,射阳县人民委员会成立射阳县麻风病防治管理委员会。8月23日,射阳县人民委员会印发《关于收容第一批麻风患者入院治疗的通知》,对麻风患者收容范围、入院时间、户口迁移及粮油计划做出了明确规定。9月,射阳县麻风病防治院开始收治麻风患者。

1962年7月,射阳县麻风病防治院建成病房44间,生活用房20间,开放床位50张,收容43名麻风患者入院治疗。

1970年7月,射阳县革命委员会印发专题文件,要求各公社、农盐场继续动员麻风患者入院治疗,并对患者的粮油计划和生活费用做出明确规定。

1972—1973年,射阳县麻风病防治院在全县开展麻风普查工作,共查出新老麻风患者501人,其中收治226人,治愈出院22人,还有213人分散在各乡镇。

1973年12月,射阳县麻风病防治院更名为"射阳县海新医院"。

1975年,该县海新医院分来医疗卫生专业大学生1人、中专生6人。

1980年5月,该县海新医院组织专业队伍在射阳全县开展麻风病和头癣病普查工作。

1981年4月,射阳县政府将国家下达的麻风病经费全部拨给射阳县海新医院,县卫生局为该院配置小卡车一辆。

1985年1月,射阳县海新医院撤销,在县城黄海北路建立"射阳县皮肤病防治所"。原治愈留院的大部分患者被动员返乡,老弱病残、无家可归的38人留村寄养(射阳县麻风残老村)。留村人员生活费由射阳县民政局承担,射阳县皮肤病防治所负责该麻风村的治疗及生活管理工作,在治愈人员中确定4人组成护理小组,负责残老患者的护理工作。射阳县皮肤病防治所设立社会防治科,负责射阳全县麻风病社会防治工作。

1988年10月17日,射阳县政府就该县麻风残老村问题进行专题会办,将留村人员生活费标准提高至每人每月35元;射阳县财政安排1万元用于修缮病房和生活设施;死亡患者的丧葬费用由射阳县民政局负责解决。

2002年12月,射阳县皮肤病防治所与射阳县卫生防疫站合并,成立"射阳县疾病预防控制中心",麻风防治工作由该中心性病艾滋病麻风病防治科负责。

2008年5月,广东省汉达康福协会一行免费为射阳县麻风残老村3例白内障和2例兔眼麻风患者施行了眼部康复手术。12月3日,射阳县政府召集专题会办,将寄养麻风患者生活费补助标准由现行的每人每月180元调至300元,增补每人每月医药费40元,雇工服侍费60元;为患者缴纳合作医疗保险;住房修缮费用(12万元)由射阳县财政局、射阳县卫生局、射阳县民政局、射阳县残疾人联合会协同分担;村内道路由射阳县交通局负责建设。年内还为该麻风残老村安装热水器等洗浴设施。

2009年1月15日,射阳县政府和县财政局、民政局、残疾人联合会、交通局、卫生局、红十字会等部门领导对县麻风残老村开展麻风节慰问活动。此后,每年麻风节期间,射阳县政府领导均率队到麻风残老村开展慰问工作。

2010年4月,该麻风残老村的20名畸残麻风休养员为青海玉树灾区捐款祈福,共捐善款660元。

2014年4月3日,中国疾病预防控制中心麻风控制中心、江苏省疾病预防控制中心以及盐城市疾病预防控制中心等领导到射阳县麻风残老村看望16名休养员。

2015年8月28日,射阳县残疾人联合会组织专家为残老村的休养员重新评定畸残级别,其中11名休养病员被评为重度残疾。

2019年底,射阳县疾病预防控制中心麻风残老村有休养员11人,其中8人享受农村重度残疾人补助,2人享受农村五保补助,1人享受农村低保补助。生活用房可正常使用,水、电等配套设施齐全。该县疾病预防控制中心逐年为其增加生活费,免费为他们办理新农村合作医疗保险,休养员日常生活由3名休养员组成的护理小组负责,该麻风残老村的管理工作由射阳县疾病预防控制中心慢性非传染性疾病防治科具体负责。负责人吴向红。

滨海县麻风康复村

1959年,滨海县委两次拨款共计9 500元,责成县人民委员会卫生科于六垛闸东2.5 km起到海边止,3.5 km长的苏北灌溉总渠河堤上建立麻风村。为了便于隔离,该麻风村分为重病房区(离海1 km)、轻病房区(离重病房区750 m)、工作区(即门诊、检验、消毒等工作用房,离轻房区750 m)、工作人员宿舍区(医生和行政管理人员居住,离工作区1 km)4个区。初步建成砖墙草甸房屋14间,其中轻症病房6间,工作用房8间。4个区之间的空隙土地作为轻、重症患者入院后农牧业生产基地。

1960年,滨海县麻风村新建病房40间,轻、重患者厨房2间,医生及行政管理人员宿舍2间。基建材料和人工费按患者所在各公社大队及患者数量多少分担。重症患者(瘤型)先入村,轻症患者(结核样型)后入村,同时做好患者的思想教育及入村动员工作。

1965年10月,滨海县麻风村更名为"滨海县新东医院",先后收治住院患者247人。当年,江苏省政府下拨房屋建筑经费15 000元,生产生活用具补助费2 500元,医疗器械经费2 024元,共建病房和辅助用房4 518 m²。

1970年,滨海县新东医院更名为"滨海县新东麻风医院",并成立了革命委员会。

1972 年 11 月,全县累计确诊麻风患者 472 人。该院有病床 50 张,收治 61 名现症患者,其中瘤型 32 人、结核样型 29 人;有工作人员 10 人,其中医生 3 人。土地 400 亩,其中生产用地 350 亩。患者生活费平均每人每月 9.7 元。

1974 年,滨海县新东麻风医院开始通电、通自来水。该院时有柴滩近 200 亩,树林近 80 亩,可耕土地 150 余亩;手扶拖拉机 1 台,电视机 2 台,放映机 1 台;有 50 mA X 光机 1 台、显微镜 2 台、高压消毒锅 2 台等医疗设备;有工作人员 17 人,其中医师 5 人。

1984 年 10 月,在滨海县新东麻风医院基础上成立滨海县皮肤病防治所,所址迁至县城近郊。原 60 余名麻风治愈留院者,因畸残、无家可归、有家难归等原因继续留村,原新东麻风医院旧址改为麻风康复村,隶属县皮肤病防治所领导。留村患者的医药费用由县卫生部门承担,生活费和养老照顾费由县民政部门承担。康复村成立由 5 人组成的管理委员会。原滨海县新东医院的房屋、医疗设备等资产一律由滨海县皮肤病防治所接管使用,部分房屋(2 500 m²)、土地、柴滩、树林由麻风康复村管理,其收入部分用于患者提高福利,改善生活。

1995 年,滨海县成立基本消灭麻风病达标验收领导小组。是年,滨海县参加卫生部和英国国际麻风救济会麻风康复扩大合作项目,成立全国麻风康复扩大点滨海现场项目工作领导小组。

1997 年,滨海县成立基本消灭麻风病抽查复核领导小组,休养员的生活补助标准由每人每月 120 元提高到 200 元。

2003 年 1 月,滨海县皮肤病防治所与县防疫站合并,成立"滨海县疾病预防控制中心"。

2003—2004 年,国家淮河水利委员会向滨海县疾病预防控制中心拨付了 300 万元用于康复村征地改造,新建了砖瓦结构的康复门诊部和 4 栋 36 间患者宿舍(一室一厨),共计 1 440 m²。休养员的生活补助标准由每人每月 200 元提高到 400 元。

2005—2011 年,该县疾病预防控制中心为休养员每月免费提供 80 度用电,免费定时供水;180 亩集体用地平均分配给休养员免费耕种;为全县 169 例麻风病存活者全部办理新农村合作医疗保险,并为大病患者全部报销剩余的医药费。

2012 年 12 月 11 日,广东省汉达康福协会为该麻风康复村开展白内障免费诊疗爱心服务。

2013 年 1 月 5 日,滨海县委书记李逸浩前往该麻风康复村看望慰问,并把麻风康复人员的生活补助标准由每人每月 400 元提高到 600 元。

2014 年 1 月 20 日,滨海县政府组织看望慰问留村休养员。

2015 年 1 月 27 日,滨海县委组织相关部门同志,看望慰问该麻风康复村的麻风病休养员;28 日,中国黄海在线、滨海县书法家协会为该麻风康复村休养员书写春联,并送去了节日礼品;同年,滨海县疾病预防控制中心耗资近 40 万元对该村环境进行了整治,新建了浴室、厨房、厕所、广场,进一步完善了村规民约。是年,长期为该麻风康复村服务的茆训雄大夫被江苏省卫生厅表彰为"平凡而执着的守护者"。

2016 年 1 月 13 日,滨海县政府陪同盐城市卫生和计划生育委员会、市民政局、市残疾人联合会、市红十字会、市疾病预防控制中心等多个部门领导组成的慰问团,看望慰问该麻风康复村的畸残麻风病休养员。2019 年底,滨海县麻风康复村占地面积 2.73 亩,有各类房屋 72 间(卧室、厨房各一半),浴室 2 间,换药室、理发室、洗衣室、棋牌室、健康教育室、库房各 1 间。时有 21 名休养员、15 名陪护家属,县疾病预防控制中心派驻医务工作者、管理人员各 1 人。负责人徐利民。

盐城市大丰区麻风休养院

盐城市大丰区麻风防治工作始于 1956 年成立的大丰县麻风防治组,该组时有医生 1 人、工作人员 2 人,房屋 1 间。1959 年 11 月,该组在县城南马路设立麻风防治门诊室。1963 年 4 月,该门诊室从县城迁至城外 30 多千米的草庙公社东部的大丰盐场部,借用盐场平房 18 间。5 月,新迁门诊室开业。1964 年,该门诊室有职工 6 人,其中卫生技术人员 4 人。

1965 年 3 月,大丰县人民委员会向盐城专署请示,请求在草庙公社畜牧场东南兴建收容 200 名患者的麻风村,8 月获准。10 月,建床位 100 张。

1966 年,大丰县麻风村建成,总投资 3 万元,占地 53.33 公顷。时有房屋 60 间,面积 1 954.4 m²,其中业务用房 35 间,面积 768.4 m²。

1969 年,该县麻风村归属大丰县人民卫生服务站防保科管理。

1972 年,大丰县人民卫生服务站撤销,改称"大丰县麻风病防治院"。11 月,全县累计确诊麻风患者 722 名。该院有病床 100 张,收治 83 名现症患者,其中瘤型 38 人、结核样型 45 人;有工作人员 8 人,其中医生 3 人、检验人员 1 人、药剂人员 1 人。土地 450 亩,其中生产用地 100 亩。患者生活费平均每人每月 15.55 元。

1973 年,该县麻风病防治院职工增至 17 人,其中卫生技术人员 7 人;建成平房 200 余间,其中病房 100 余间,病床 500 张,先后收治患者 609 人次。

1976 年,该县麻风病防治院陆续建成平房 231 间,面积 5 611 m²;职工增至 41 人,其中卫生技术人员 17 人。

1980 年,该县麻风病防治院职工精减至 25 人,其中卫生技术人员 14 人。

1984 年 3 月,大丰县麻风病防治院更名为"大丰县皮肤病防治所"。38 名无家可归的麻风治愈残疾者生活在麻风村旧址,该旧址改名为"大丰麻风休养院"。

1993 年,大丰麻风休养院除保留 32 间房屋供休养员居住外,其余土地、房屋转让给草庙水利站。

1996 年 8 月,大丰县皮肤病防治所更名为"大丰市皮肤病防治所"。

2002 年,大丰市皮肤病防治所与大丰市卫生防疫站合并,建立大丰市疾病预防控制中心,大丰麻风休养院由该中心负责管理。

2005 年,大丰市疾病预防控制中心对大丰麻风休养院 16 间屋面进行了翻新和电路改造。

2015 年,大丰市疾病预防控制中心改名为"盐城市大丰区疾病预防控制中心",大丰麻风休养院隶属关系不变。是年,向政府申请 20 万元砌新房 10 间,另聘用卫生员、炊事员各 1 人;2019 年,大丰区麻风休养院居住休养员 8 人,休养员每人每月补助生活费 800 元,住院费用全部报销。负责人智恒奎。

东台市疾病预防控制中心康复中心

东台市疾病预防控制中心康复中心位于东台市弶港镇新曹社区新海村,距离市区约 60 km,前身为东台县麻风病防治站。

1958 年,江苏省人民委员会拨款 2 万元在东台县城内建立"东台县麻风病防治站",有医护和工作人员 6 人。11 月,东台人民公社成立了麻风病防治委员会,公社医院指派专职干部负责筹建麻风病院。12 月,在征求三灶所在地群众意愿的基础上,筹集 35 间房,用时 10 天,花费 1 500 元简单修缮,添置部分生活用具和医疗器材,建成男女公厕和厨房各 1 个,收治第一批 32 名麻风患者入院治疗。入院患者的购粮经费来源于其所在大队公社,不足部分由东台人民公社补贴;每人每月补助菜金(包括灯油、盐、食用油、火草)1 角。

1959 年 7 月 21 日,东台县委将东台县麻风病防治站由东台人民公社迁至新曹人民公社,投资 3 万多元,划出约 3 000 亩草地,其中可耕地约 2 000 亩;开挖土地 25 000 m³,建成房屋 50 间(其中病房 32 间,工作人员宿舍 18 间);时有工作人员 16 人,其中医务人员 5 人。

1960 年 11 月,麻风病房开始扩建,至 1973 年累计建筑房屋 592 间,建筑总面积 12 352.4 m²,东台县政府总投资 60 余万元。

1968 年,修建一口 4 英寸铸铁管深水井,供病区职工和患者生活用水。

1969 年,东台县麻风病防治站更名为"东台县黄海医院"。是年,东台县政府收回该院一半土地,"五七"垦地工程规划调整为 1 000 亩左右。

1971 年,东台县黄海医院在该院南侧开挖一条隔离河。

1972 年 11 月,东台县累计确诊麻风患者 2 370 人。该院有病床 300 张,收治 273 名现症患者,其中瘤型 119 人、结核样型 118 人;有工作人员 24 人,其中医生 10 人,护士 5 人,检验、病理、药剂人员各 1 人。土地 1 726 亩,其中生产用地 503 亩。患者生活费平均每人每月 9 元。

1973 年 1 月 28 日,撤销东台县黄海医院,建立"东台县麻风病防治院"。

1974 年 3 月 23 日,恢复"东台县黄海医院"名称。1975 年,该院住院治疗麻风患者达到 1 168 名,占当时东台全县现症麻风患者总数的 93.1%,为该院收治麻风患者的历史最多年份。

1976 年,该院扩建造价 1 万余元的患者浴室 1 栋。

1978 年,该院在医院病区、院部分别打井两口,为患者提供生活用水。

1982 年,该院有土地面积 988.51 亩。其中,菜园地 70 亩,泡桐树林 70 亩,水杉林 10 亩,桑园 20 亩,蔬菜园地 15 亩,其余种粮棉药材等,种植刺槐树近 10 万株。

1984 年,东台县黄海医院更名为"东台县皮肤病防治院",核定床位 100 张,人员编制 30 人,除住院部外,在城镇开设皮肤病门诊部。全院时有工作人员 44 人,其中业务人员 26 人;住院麻风患者 126 人(现症患者 46 人,其中大丰县 6 人;治愈留院 80 人)。

1985 年,东台县皮肤病防治院自筹经费在台城东门路东首赵家园征地 4.95 亩,建立皮肤病门诊部。是年,该院为住院部和病区购置彩电 2 台,开设小卖部,为住院患者服务。

1987 年,该县皮肤病防治院住院部和病区开辟了蔬菜园地,保证了患者的生活所需。病区购置大电瓶和逆变器,保证供电正常。10 月,该院台城门诊楼竣工,11 月开诊。

1988 年,东台县皮肤病防治院变更为"东台市皮肤病防治院"。

1991 年,该皮肤病防治院在夏冬两季组织每个职工给病员捐献一套衣服,维修全部病房。

1998 年,东台市皮肤病防治院将近百名住院麻风病休养员的生活费提高至每人每月 70 元,全院职工捐款 1 650 元为休养员购洗衣机 2 台。

2001 年,该院自筹资金近 30 万元对住院部进行改造,新建 5 栋 50 间病房。

2002 年 8 月 11 日,东台市卫生防疫站和东台市皮肤病防治院合并,成立东台市疾病预防控制中心,为定额拨款事业单位,原新曹麻风病区更名为"东台市疾病预防控制中心康复中心"。

2003 年 10 月,东台市疾病预防控制中心组织人员对该康复中心土地现状进行实地测量;2007 年 7 月整理了土地;2010 年办理了土地使用权证,界址面积为 1 823.63 亩。

2008 年,东台市国土局为该康复中心架设水泥桥 1 座。

2009 年,东台市疾病预防控制中心康复中心被列入麻风村改造项目,总投资经费 270 万元(其中国家和江苏省投入 150 万,地方配套 120 万),在该康复中心原址(新曹麻风病病区)新建生活用房 8 栋 64 间,总面积 1970 m²。完成室内外房屋装修,基本生活用品购置,道路、绿化及办公用品的配套,国家电网及农村自来水管网的接入等基本生活设施建设。2010 年 7 月,改建工程通过验收,2011 年投入使用,能满足休养员的基本生活需求,时寄养麻风休养员 42 人。

2011 年,所有休养员均参加了新农村合作医疗保险,相邻的新曹镇卫生院每周派医务人员到该康复中心巡诊。东台市疾病预防控制中心派 1 名工作人员长驻该康复中心参与管理,并每季度派人发放米、油、肉等日常生活品,并解决相关医疗等问题。东台市广电部门为该康复中心免费接入有线电视。

2019 年,东台市疾病预防控制中心康复中心居住休养员 26 人,全部享受社会五保或低保待遇,每人每月 300 元生活补助(土地收益);生活用房正常使用,相关配套设施齐全。负责人杨昌林。

响水县人民医院分院

1970 年 12 月,时任响水县委副书记、副县长魏福宝根据省有关建立麻风村的计划,结合该县麻风病流行形势,决定在周集公社平湖大队筹建响水县麻风病院。该院占地面积 100 余亩,设床位 50 张。1971 年 2 月 1 日动工,1972 年秋建成并收治患者,医院定名为"响水县平湖医院"。

1972 年 11 月,全县累计确诊麻风患者 100 人。该院有病床 44 张;有工作人员 8 人,其中医生 1 人、检验员 1 人、药剂员 1 人。土地 195 亩,其中生产用地 145 亩。

响水县平湖医院后更名为"响水县第二人民医院",首任院长顾培高。医院最多时收治 40 余名麻风患者。

1981 年,该院撤销,未出院患者转至滨海县麻风院继续治疗。在响水县小尖镇成立"响水县皮肤病防治所",继续开展麻风防治工作,单怀滨任所长。

宿迁县峰山医院

宿迁县峰山医院前身为"宿迁县麻风病防治小组",成立于 1956 年。为宿迁县卫生防疫站下属工作组,是年即配合各乡卫生所开展宿迁县第一次麻风病线索调查,发现麻风患者 65 人。

1957 年下半年,宿迁县人民委员会卫生科拨款在晓店乡黄马村八组(今三台山地区)建设麻风病防治站,于振球(业务站长)和陈绍忠(医生)带领建筑工人和有劳动能力的麻风患者共同建设。建设前期,仅有草棚 1 间,供临时办公和休息使用,后建设草房 4 间,其中 3 间为办公和职工住宿用房,1 间为单位职工食堂。职工由 2 人增加至 5 人,宿迁县人民委员会卫生科每月拨款 500 元作为职工工资和办公等经费。经过半年建设,共建草房 30 间,其中病房 28 间、食堂 2 间,收治麻风患者 46 人。宿迁县民政局每月补给每名麻风患者口粮三十斤(粗粮)。有劳动能力的患者则在麻风村周围荒地自行耕种粮食、蔬菜,养鸡、猪等家禽家畜,贴补日常生活。

1958 年 7 月,防治站有床位 40 张。1958—1961 年,该麻风病防治站陆续招募新职工,职工数增至 9 人。

1960 年,为查清宿迁全县现有麻风患者情况,宿迁县人民委员会卫生科抽调每乡 1 名防疫医生共计 25 人,在宿迁县麻风病防治站集训 1 个月,然后分成两组,对宿迁全县各村逐户进行第二次麻风病线索调查,查出麻风患者 24 人。

1965 年,因大雨将部分草房冲塌,宿迁县申请到江苏省财政拨款 1 万元用于扩建该县麻风防治站和麻风村。防治站扩建至 11 间瓦房,其中办公室和职工厨房各 2 间、职工宿舍 7 间;麻风村扩建瓦房至 50 余间,并动员患者全部入村隔离治疗,时收治患者近 100 人。

1972 年 11 月,宿迁县累计确诊麻风患者 725 人。宿迁县峰山医院病床 70 张,收治 71 名现症患者,其中瘤型 32 人、结核样型 39 人;有工作人员 14 人,其中医生 8 人。土地 64 亩,其中生产用地 25 亩。患者生活费平均每人每月 8 元。

1973—1974 年,宿迁县麻风病防治站依据上级要求,开展全县全民麻风普查工作。宿迁全县被划分成东、中、西 3 个片区,分 3 个工作组进行第一次全民普查。共查出新患者 53 例,核查麻风患者(包括死亡、存活、新患者、外迁患者等)365 人,并建立档案。普查后,江苏省财政拨款 25 万元,宿迁县政府配套拨款 71 万元,用于扩建宿迁县麻风防治站住院部和麻风村,要求将普查中发现的患者全部收容,隔离治疗。病房扩建至 300 余间,职工用房 100 余间;医院共招募知青 10 人、大中专院校毕业生 6 人以及医院下放人员等共计 70 人。同时添置显微镜 2 台、各种外科器械、放映机等。1974 年,宿迁县峰山医院收治患者达 246 人,为历史最高。

1981 年,在井头乡城西大队老黄河西岸一块农田中筹建"宿迁县皮肤病防治所"。

1984 年,宿迁县皮肤病防治所建成。是年,撤销宿迁县峰山医院,大部分患者回归家庭,仅有 4 名重症麻风患者被送至淮阴县住院治疗。

沭阳县皮肤病防治院麻风村

1958 年 10 月,沭阳县人民委员会在华冲公社丁庄大队大新庄(1965 年后属官墩公社辖区)建立沭阳县麻风病防治所,因地处万山,故称"沭阳县万山医院",时有工作人员 7 人,其中医务人员 4 人。该院先后建房百余间,有病床 7 张,高倍显微镜 1 台。首任所长张景春。是年,开展全县第一次麻风病线索调查,发现患者 300 余人。

1963 年,沭阳县万山医院共有可耕种面积 402 亩,其中粮食作物 337 亩,经济作物 34 亩,蔬菜地 31

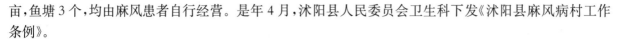

亩,鱼塘3个,均由麻风患者自行经营。是年4月,沭阳县人民委员会卫生科下发《沭阳县麻风病村工作条例》。

1965年,该县开展第二次麻风病线索普查,查出患者468人(包括原有患者)。

1970年,该县开展第三次麻风大普查,查出新患者15人。

1972年11月统计,沭阳全县累计确诊麻风患者720人。沭阳县万山医院设病床120张,收治129名现症患者,其中瘤型62人、结核样型67人;有工作人员13人,其中医生5人、护士3人、检验人员1人。土地550亩,其中生产用地500亩。患者生活费平均每人每月12.73元。

1973年,该县开展第四次麻风大普查,受查人数110.2万人,受检率达总人口的97%,查出新患者30人。

1975年,沭阳县万山医院增设皮肤病防治门诊,对外开放。

1978年,该院科研课题"麻风病早期组织学诊断的研究"获全国医药卫生科学大会奖。

1984年6月25日,经沭阳县政府批准,沭阳县万山医院正式更名为"沭阳县皮肤病防治院",有房屋323间,固定资产16万元左右。

1989年6月,该县皮肤病防治院迁入沭城的城南南关乡中心村沭宿路西侧,有房屋56间,工作人员36人,其中15人仍留在万山医院原址开设皮肤病防治门诊。

1990年3月28日,沭阳县政府决定将沭阳县万山医院原址的土地、房屋、树林及其他生活设施划拨给沭阳县绿化委员会。是年,由沭阳县皮肤病防治院牵头,沭阳全县开展第五次麻风普查,查出新患者2人。

1996年,沭阳县通过江苏省卫生厅组织的"基本消灭麻风病考核验收"。

1997年,沭阳县皮肤病防治院搬迁至沭城街道深圳西路363号。

2007年,沭阳县参与中央财政全国麻风病院村改建项目。2009年,沭阳县皮肤病防治院麻风村改扩建工程竣工,新建生活用房1 865.6 m²,公共用房526.5 m²,医疗办公用房240.5 m²,围墙404 m,院内道路1 445 m²。

至2019年底,沭阳县累计发现麻风患者855人。麻风村居住1名休养员,负责人吴朝晖。

泗洪县马兰湖医院

1950—1966年底,泗洪县共发现、登记65名麻风患者,其中1966年新发现11人。1966年,泗洪县人民委员会在陈圩乡马浪湖村(原陈圩公社)筹建"泗洪县马兰湖卫生村",专门查治麻风患者,首任村长由陈圩公社梁志和兼任。该卫生村占地50亩,病区为平房50间,四周有河水分隔;另设平房30间为院部,占地10亩;有医生10余名,其工资、医疗药品等由泗洪县财政拨款解决,麻风患者生活费用及医院办公经费等来源于土地收入。

自1969年起,泗洪县多次开展麻风普查,对重点公社、大队开展麻风病线索调查,住院收治麻风患者最高达100余人。

1970年,泗洪县马兰湖卫生村更名为"泗洪县马兰湖医院"。

1976—1978年,10余名医学院校毕业生分配到该院。1978年,该院被泗洪县卫生局定为"泗洪县乡村医生培训基地",共开办培训班12期,每期学员学习周期为半年。

进入20世纪80年代,该院住院麻风患者数量虽逐步减少,但一直保留10人编制,维持医院正常运转。由于该院部地势低洼,经常发生水涝灾害,经泗洪县政府同意,另外划拨22.5亩土地作为新院部建设用地。

1992年,成立"泗洪县皮肤病防治所",在城区筹建办公场所,逐步完成机构调整改革任务。原马兰湖医院办公区和病房区保留,并收容无家可归的麻风病休养员,休养员靠土地租赁生活。

1997年初,泗洪县通过江苏省卫生厅组织的"基本消灭麻风病考核验收"。

2003年,泗洪县皮肤病防治所和泗洪县卫生防疫站合并,成立"泗洪县疾病预防控制中心",麻风病防治工作由该中心结核病防治所负责。每逢中秋节、春节,均组织人员到马兰湖医院慰问麻风休养员。

2005 年,该县麻风病防治工作由泗洪县疾病预防控制中心大卫生科负责。

2011 年,该县卫生局将麻风病防治工作列入"疾病预防控制系统十条考核项目"。

该县曾于 2004 年、2006 年、2008 年、2009 年、2011 年、2013 年先后 6 次在全县范围内开展麻风普查和线索调查工作,累计接受调查 20 多万人次。1989—2014 年,泗洪全县共发现麻风病患者 64 人,年均发现患者 3 人。

2016 年,该县开展并完成全县麻风病治愈存活患者现况调查。是年第四季度,泗洪县疾病预防控制中心成立"慢性病非传染性疾病预防控制科",负责结核病、麻风病防治和体检中心工作。

2019 年底,泗洪县马兰湖医院仅存 10 余间破旧病房,时有 3 名休养员居住,大部分土地等逐步被当地政府和居民收回或改为种植地。

泗阳县迎湖医院

泗阳县迎湖医院前身是"泗阳县麻风防治所",建于 1960 年,时由泗阳县卫生防疫站的部分员工组成。地址位于运河大道和爱园路上,所长倪棣树,有职工 6 人,平房 2 间,负责泗阳县麻风患者管理工作。

1971 年,泗阳县革命委员会在距离县城 20 多千米的卢集公社,靠近洪泽湖三面环水的迎湖村建立泗阳县麻风病院,首任院长朱锦贵。为避免社会歧视,该麻风病院更名为"泗阳县迎湖医院"。成立之初,该院仅有一排土房,后在距病区 200～300 m 处建职工区。该院共有房屋 200 多间,职工 20 多人,土地 1 200 亩,收住患者最多达 370 人。除了免费治疗,还提供住院治疗的麻风患者每人每月 16.5 kg 成品粮和 8 元零用钱。职工和患者可以在院内种粮、养鱼、喂猪和羊。

1985,该院撤销,泗阳县财政补贴回家的患者每人每月 30 元;仍需接受治疗的麻风患者转至淮阴县麻风病院(当时泗阳属淮阴市)。1985 年底,该县在县城成立"泗阳县皮肤病防治所",开展对外皮肤科门诊。

泰州市麻风病防治院

泰州市麻风病防治院原为"泰州福音医院"。该院 1917 年由美籍牧师何伯葵(Thomos Harnsberger)和美国医生贝礼士(R. B. Price)创建,内设麻风病门诊。1950 年,位于泰州市小教场东南侧升仙桥东大街 44 号的福音医院院长倪恩义(Nelson)撤侨回美国。4 月 1 日,该院由中华基督教会江淮大会接管,更名为"私立泰州福音医院"。5 月 13 日,扬州专区中心卫生院接管私立泰州福音医院麻风病诊所,由蔡彭龄医生负责接管工作,后该诊所更名为"扬州专区中心卫生院麻风病门诊部",办公场所为 3 间平房,有蔡彭龄、丁韵涛 2 名工作人员。

1951 年,该门诊部蔡彭龄医生受江苏省卫生厅派遣参加中央卫生部委托山东齐鲁大学主办的"国家首届高级麻风病防治医师进修班"。

1953 年,江苏省卫生厅批准建立"泰州市麻风病防治院"。是年,泰州派遣卓舜英、丁韵涛、顾娴、张涵英等至浙江上柏武康疗养院接受高鲁医师培训。

1954 年 4 月,江苏省人民政府投资 18 万元,在扬州专区中心卫生院麻风病门诊部的基础上,改扩建成"泰州市麻风病防治院",7 月,该院正式挂牌,设床位 100 张,其中 40 张收治少菌型患者,60 张收治多菌型患者。该院成为 1949 年 10 月后江苏全省最早建立的一所麻风专业防治机构,隶属于江苏省卫生厅。收住对象为江苏全省范围内有工资收入的在职人员、转业复员军人、归国华侨中的麻风患者以及少数当地居民和农村麻风患者。该院还负责全省麻风防治人员的培训与辅导、麻风流行动态的调研以及给江苏本省在外地求治的麻风患者免费邮寄抗麻风药品,为江苏全省麻风病防治工作做出了很大贡献。

1956 年,江苏省卫生厅委托该院举办麻风防治人员培训班或进修班,共 5 期约 120 人。

1957 年,该院包寅德医生受江苏省卫生厅派遣参加中央卫生部委托山东齐鲁大学主办的"国家第四期高级麻风病防治医师进修班"。是年秋,江苏省卫生厅张昌南、该院包寅德出席在济南召开的"第一次全国麻风病防治专业会议"。10 月 31 日,阿根廷麻风病专家斯胡曼来该院指导工作,中央皮肤性病研究所所长胡传揆、江苏省卫生厅张昌南等陪同。

1959 年,该院陈素玲、李忠良参加卫生部在江苏举办的"麻风病防治专业培训班"。1959—1961 年,该院派张昌南(省卫生厅下放)、包寅德到海安县协助该县建设麻风病防治院和救治麻风患者。

1966 年,该院受省卫生厅委托,派张昌南、包寅德到扬州、镇江、淮阴、徐州、连云港调研麻风防治工作。

1975 年 4 月 8 日,江苏省革命委员会卫生局下发苏卫医(75)第 12 号《关于泰州市麻风病防治院不再承担省任务的通知》。泰州市麻风病防治院搬迁启动,选址于仪征山公社,后改定于泰县溱潼 18 号圩内,开始基建。5 月 14 日,根据扬州地区革命委员会下发扬革发(74)第 41 号《关于泰州市麻风病防治院改为扬州地区皮肤病防治所的通知》,泰州市麻风病防治院改为"扬州地区皮肤病防治所"。

1976 年 5 月,扬州地区皮肤病防治所接收原泰州市麻风病防治院在溱潼 18 号圩内的新建房屋,用作人员培训等之用。

1977 年,泰州市麻风病防治院正式停诊,住院患者分别送原籍相关麻风病医院,不能落实的患者全部归泰县溱湖医院收治。

🌸 泰兴市疾病预防控制中心康复病区

泰兴市疾病预防控制中心康复病区前身为泰兴县麻风病防治所。1956 年 7 月,泰兴县政府批准在泰兴县人民医院内设麻风防治科。9 月,该县举办首期麻风病防治培训班,学员来自该县各区联合诊所的社会医生共 49 人,培训结束后分成若干小组,采取边宣传、边调查、边治疗的办法,历时两个月,共查出麻风患者 1 915 人。

1958 年,该县在县城东郊五里墩成立"泰兴县麻风病防治所",新建平房 17 间,配备专业人员 10 人,开展麻风病门诊及社会防治工作。

1960 年 6 月,该县蒋华、城西两公社设立防治麻风病的小型麻风村,收容、治疗麻风患者。蒋华麻风村设在团结村蒋家堡,城西麻风村设在蒋元村东岳殿,两地前后共收容麻风患者 113 人,后自行解散。

1956—1960 年,泰兴县新发现麻风患者 1 114 人,为历史最高。

1964 年夏,在天星、过船两公社交界处的长江边孺子沙江滩为麻风病院选址,东至过船防洪大堤,西临江滩,南连洋思港,北至大黑沙,南北长达 2 400 m,东西宽达 350~800 m。江滩由泰兴县财政拨款,水利部门组织民工围垦,面积 865 亩,另有宅地 105 亩,道路田埂 40 余亩,可耕地近 500 亩,整个围垦于1965 年 8 月完工。该麻风病院命名为"泰兴县滨江医院",陈建中任院长。

1965 年 10 月,泰兴县滨江医院一期工程新建病房、医疗用房、职工宿舍、行政办公及附属用房共 170余间,建筑面积共计 4 185 m²,造价 37.4 万元。是年,全院工作人员达到 145 人。至 1965 年共查出麻风患者 3 113 人。

1967 年,泰兴县滨江医院二期工程新建病房、职工宿舍等 1 486 m²,造价 33 万元,扩大收容患者能力。

1969 年,新建第一和第二病区,可收容 500 人左右。20 世纪 60 年代,住院麻风患者生活补助标准为每人每月 5 元,其中泰兴县民政局每月补贴 3 元,当地乡镇每月补贴 2 元。

1970 年 9—11 月,该县在河失、南新两乡开展了麻风线索调查,后又转移到三里、元竹等乡调查。

1971—1972 年,在江苏省皮肤病防治研究所(今名为"中国医学科学院皮肤病研究所")的技术支持下,连续两年开展泰兴全县麻风线索调查。

1972 年,该院进行三期建设工程,新建病房、医疗用房、附属用房、职工宿舍合计 591 间,建筑面积6 954 m²;造桥 7 座,建水塔 2 座,安装锅炉设施。后又征用过船公社蒋元大队土地 13.5 亩、天星公社洋思大队土地 11 亩,修筑全长 2 600 m 的公路一条及大桥两座,国家投资 80 万元。

1973 年,该院新建第三、第四病区,可再收容 600 人左右;5 月,该县开展第一次全县全民麻风大普查。

1974 年 5 月,该县组织第二次全县全民麻风大普查。

1975 年,泰兴县革委会 226 号文件明确住院患者粮、油、煤供应标准按国家、集体、个人三级负担原则,每人每月 9 元汇至泰兴县滨江医院;住院患者将户口临时迁至医院所在地,以便管理。

1976 年,该县开展第三次全县全民麻风大普查。

1980 年,该县组织第四次全县全民麻风大普查。

1970—1980 年,泰兴县先后进行 4 次大规模普查和 10 次线索调查,共发现麻风患者 397 人。

至 1981 年,泰兴县滨江医院隔离治疗的麻风患者共 2 500 人次,其中 1976—1980 年收容隔离治疗 1 800 多人次。

1983 年起,按照全国《麻风病联合化疗试行方案》,先后对 206 名现症患者进行联合化疗。

1984 年起,泰兴县滨江医院更名为"泰兴县皮肤病防治院",在县城北郊桂元生产队征地 4.94 亩,兴建一座三层门诊楼,建筑面积 1 182 m²。

1985 年起,该县对 1979 年后经氨苯砜单疗判愈的 51 名多菌型患者开展抗复发治疗。

1987 年,泰兴县皮肤病防治院拥有职工 95 人,其中具有专业技术职称的工作人员占 70%。

1988 年起,该县对全县麻风患者进行畸残调查。

1989 年 11 月至 1990 年 4 月,对 847 名患者实施利福平、氨苯砜二联药物 6 个月的抗复发治疗。

1990—1993 年,中国和英国麻风康复第一阶段试点在泰兴县开展。对 187 名麻风现症及监测期患者进行无痛神经炎防治,共发现 5 例无痛神经炎,用泼尼松治疗 6 个月;对 90 名麻风患者进行眼、手、足自我护理培训并观察效果;对 498 例麻风患者每半年发放一次防护鞋并定期随访;对 55 例复杂性足底溃疡进行治疗;共完成 107 例麻风矫形手术,其中兔眼手术 76 例、面瘫手术 21 例、爪形矫正 3 例、垂足矫治 7 例。

1992 年 12 月 18 日,因沿江开发,泰兴市人民政府将原滨江医院所在的麻风村搬迁至丰产河南边与沿江北路东侧,占地 39.5 亩,建筑面积 6 469 m²。有医疗用房 9 间、病房 216 间、多功能用房 12 间、杂物房 6 间、配电房 2 间、门房小店 2 间,设床位 800 张,收治 386 名患者。住院患者每人每月生活补助标准提高到 120 元,其中泰兴市财政承担 90 元,当地乡镇承担 20 元,泰兴市沿江开发区承担 10 元。

1994 年,国际麻风救济会为该院麻风患者捐赠轮椅、安装假肢 178 条。

1995 年,该县承担中国和英国、中国和日本麻风康复项目,共完成 642 人次眼、手、足自我护理培训和免费发放防护鞋;治疗复杂性溃疡 210 例,安装假肢 122 条。

1997 年 3 月,泰兴市及乡(镇)麻风病基本消灭防治达标领导小组成立,6 月组织自查,7 月正式向江苏省卫生厅提出验收的书面材料,并顺利通过江苏省卫生厅组织的"基本消除麻风病考核验收"。

2004 年 9 月 18 日,泰兴市皮肤病防治院与泰兴市卫生防疫站合并,成立"泰兴市疾病预防控制中心",原麻风村转变为"泰兴市疾病预防控制中心康复病区",社会麻风患者的治疗管理工作由该中心社会防治科与血吸虫病、地方病、寄生虫病防治科合并负责。

2008 年 8 月,泰州市区划调整,泰兴市的永安、许庄、田河、刁铺、高港、口岸、孔桥、汪群、胡庄 9 个乡镇划归泰州市高港区,上述 9 个乡镇的 399 名治愈存活者一并划归泰州市高港区管理。

2011 年 1 月,根据 2007 年国家发展改革委实施的《全国麻风病院村改建项目方案》,中央财政及省级、地方配套累计投入项目资金 2 703.18 万元,在滨江镇龙港村征地 43.76 亩,新建泰兴市疾病预防控制中心康复病区(建筑面积 9 063.62 m²)。新康复区建有医疗用房、多功能用房、附属用房及病房 12 排,设 260 张床位,收治泰兴本市及周边地区麻风休养员 218 人。

1970—1972 年,与江苏省皮肤病防治研究所(今中国医学科学院皮肤病研究所)协作完成了酞醚呱啶酮(反应停)治疗麻风反应的临床研究;1973—1975 年,推广应用中药雷公藤制剂治疗Ⅰ型麻风反应;1975—1980 年,总结雷公藤多苷治疗麻风反应的临床效果;1974—1975 年,与江苏省皮肤病防治研究所

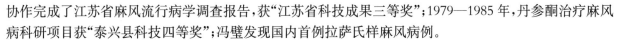

协作完成了江苏省麻风流行病学调查报告,获"江苏省科技成果三等奖";1979—1985年,丹参酮治疗麻风病科研项目获"泰兴县科技四等奖";冯璧发现国内首例拉萨氏样麻风病例。

此外,作为中国医学科学院皮肤病研究所的麻风病科研基地,泰兴县皮肤病防治院自1981年以来,先后接待11个国家和地区的24批50人次专家考察访问;多次承办全国性麻风学术会议,如"麻风足底溃疡研讨会""麻风治疗学习班""麻风康复技术骨干培训班""麻风督导员培训班""麻风康复技术标准研讨会"等;接受国内外社会福利机构资助资金300万元和捐赠的办公设备、医疗器械及电化教育装备等。

2019年底,泰兴市累计发现麻风患者4 215人。泰兴市疾病预防控制中心康复病区有休养员185人,工作人员4人,其中医生3人、护士1人;有5位义工长期为休养员提供服务,负责人范敏。

泰州市姜堰区溱湖医院

1957年10月,泰县人民委员会卫生科成立麻风病防治组,有工作人员3人,在卫生科内办公,负责对泰县全县麻风流行情况摸底调查,以及对112个麻风防治点进行业务指导。1958年10月,因泰州、泰县合并为泰州县,泰县麻风病防治组并入泰州县麻风防治院。

1960年,泰州县麻风病防治院吸收部分社会医生、社会青年和退伍军人加以培训,同年先后建立泰西、蔡官、大伦3个麻风村,集中隔离收治麻风患者,上述3个麻风村共有集体人员1人、临时人员11人。

1962年1月,泰州、泰县分治,泰县人民委员会卫生科恢复麻风病防治组,有工作人员4人,负责指导麻风村的麻风防治。

1965年4月,泰县人民委员会决定在溱潼18号圩内,即溱潼公社溱湖大队南侧兴建溱潼麻风村,1966年9月竣工,设病床320张,开始收治麻风患者。撤销蔡官麻风村,将其患者迁入溱潼麻风村。1969年11月,撤销泰西、大伦麻风村,工作人员和患者并入溱潼麻风村。1969年底,溱潼麻风村有病房1 140 m²,工作区190 m²,工作人员生活区570 m²,共有工作人员22人。

1972年9月,泰县革命委员会根据省、地革委会要将各型现症麻风患者收治入院以控制传染源的指示,经江苏省革命委员会生产指挥组批准,同意在溱潼、桥头、游溪三公社交界处,拨用草滩国有土地838.366亩(其中泰州市麻风病防治院迁建160亩)新建"泰县溱湖医院"。9月18日,成立以马赢亭为组长的泰县溱湖医院筹建领导小组。截至1972年底,泰县有患者2 092人,其中带菌麻风患者1 635人,收治入院患者319人。

1973年10月,经泰县革命委员会批准,制定泰县溱湖医院规章制度。自1973年起在江苏皮肤病防治研究所(今中国医学科学院皮肤病研究所)的指导下,逐渐开展麻风畸形矫治手术。

1974年初,泰县开展全民麻风大普查。通过普查,摸清流行地区所在695个大队(占80.7%)的情况,发现现症患者2 175人(患病率为2.12‰),收治患者318人。是年,曾采用草药"雷公藤煎剂"治疗麻风反应。

1975年4月,泰县溱湖医院基建工程竣工,共建房屋448间,建筑面积9 840 m²,其中病区5 400 m²,工作区1 400 m²,生活区3 040 m²,设病床1 200张。5月,溱潼麻风村患者全部迁入溱湖医院。是年,泰县卫生局分配并招收18名卫生学校应届毕业生和48名本县下乡知识青年到泰县溱湖医院工作。当年,该院又收治麻风患者450人。

1976年,该院研究制订县麻风病防治五年规划,同时抽调50名院内医务人员以及各公社83名赤脚医生开展麻风大普查。6月,江苏省革命委员会卫生局撤销泰州市麻风病防治院,其20名住院患者转入溱湖医院。当年,该院收治麻风患者203人,住院患者达到924人,管理麻风患者共计2 123人。

1977年,该县全年治疗麻风患者267人,治疗53例溃疡病例。

1978年,该县现症患者由年初的737人下降至488人,发现新患者2人,复发患者9人。

1979年,部分医务人员调离该院。全年治疗麻风患者187人,现症患者由年初的488人下降至310人。

1980 年,该县全年治疗麻风患者 40 人,年底住院患者达 410 人。

1981 年 3 月 4 日,世界卫生组织麻风协会主席、比利时鲁万大学流行病学系米歇尔·勒夏先生及其夫人到该院参观考察。3 月 11 日,扬州地区行政公署卫生局下发扬署卫〔1981〕17 号《关于地区皮防所和溱湖(麻风)医院调换房屋的批复》。5 月 28 日,扬州地区行政公署计委下发扬署计〔1981〕85 号《关于拆迁地区皮防所在泰县和溱湖房屋报告的批复》。9 月 8 日,美国夏威夷大学病理系施钦仁一行 3 人到该院参观考察。

1982 年 11 月 11 日,日本国立多摩研究所所长阿部正英到该院参观考察。

1983 年 3 月 31 日,世界卫生组织麻风专家组勒夏(比利时)、布拉(尼泊尔)、苏丹列森(印度)到该院参观考察。4 月 5 日,日本世川保健财团医疗部长汤浅阳到该院参观考察。5 月 4 日,美国摩尔豪斯医学院微生物系主任纳瓦尔卡及其夫人到该院考察。5 月 24 日,荷兰莱顿大学免疫血液学专家戴维斯到该院参观考察。5 月 27 日,美国利昂纳德·伍德基金会执行主席迪雷尼及其夫人到该院参观考察。6 月,扬州地区皮肤病防治所更名为“扬州市皮肤病防治所”。

1984 年 6 月 8 日,根据扬州市卫生局《关于麻风防治机构工作任务调整改革意见》,经批准,泰县溱湖医院更名为“扬州市皮肤病防治所住院部”,保留“溱湖医院”名称,业务上属扬州市皮肤病防治所领导,行政上仍由泰县卫生局管理。主要承担扬州市部分现症患者的收治任务和泰县麻风防治工作。定编 80 人,时有职工 73 人。

1985 年 8 月 8 日,美国微生物专家德波利到该院参观考察。

1986 年 1 月 10 日,溱湖医院在泰县姜堰镇卫生院三楼创办了皮肤病门诊部。2 月 3 日,泰县政府批准溱湖医院在姜堰镇建立“泰县皮肤病防治所”,与泰县溱湖医院合署办公,一套班子,两块牌子。5 月 16 日,上海电影制片厂一行 12 人到该院拍摄麻风防治科教影片。

1988 年 1 月 31 日,泰县县委、县政府和民政、财政、商业、物资、卫生等部门领导到该院参观。11 月 15 日,瑞士麻风专家奥森到该院参观考察。

1989 年 9 月,扬州市政府决定撤销扬州市皮肤病防治所住院部,原泰州、新化等地在该院住院接受治疗的麻风患者继续留在该院治疗。该院定编人数为 69 人。

1991 年,泰县编制委员会批准同意建立泰县性病防治监测中心。是年,因连降暴雨,给医院造成巨大损失,为此,社会各界及海外侨胞对医院给予捐助。日本世川保健财团捐赠铃木 AX100C 摩托车一辆。

1992 年,溱湖医院在城区完成 1 500 m² 门诊楼建设。

1994 年,泰县皮肤病防治所更名为“姜堰市皮肤病防治所”。

1995—1998 年,溱湖医院开展中国卫生部和英国麻风畸残康复扩大试点项目。

1997 年 5 月 16 日,英国麻风救济会皮弗尔到该院考察中英麻风畸残康复扩大试点项目实施情况。6 月 12 日,世界卫生组织麻风救济会财务部长阿南、东南亚康复办事处主任塞姆松到该院参观考察。

1998 年 4 月 18 日,澳大利亚理疗师马丁、印度麻风康复专家萨米尔到该院考察,并进行假肢安装。

2002 年 11 月 29 日,泰州市政府召开“溱湖医院麻风病房翻建资金协调会”,决定由泰州市财政、民政;海陵区、高港区、泰州开发区、姜堰市分别负担翻建该院麻风病房的费用。该院麻风病休养员新病房于 2003 年 9 月投入使用。

2004 年 1 月 8 日,中央电视台《健康之路》栏目到该院拍摄专题片《走进麻风村》。3 月 28 日,“中国—荷兰麻风防治合作项目启动会”在姜堰召开。姜堰市疾病预防控制中心负责姜堰全市麻风病社会防治工作,溱湖医院承担 127 名麻风治愈者集中休养管理。11 月 7 日,世界卫生组织麻风专业委员会主任、印度国立流行病研究所所长巴古特到该院参观考察。

2010 年 2 月 2 日,美国《科学》杂志亚太地区主编石磊到该院参观考察。5 月 16 日,江苏省“春风行动”假肢装配项目启动仪式在该院举行,免费为畸残麻风治愈者安装假肢。

2012 年 4 月 26 日,日本麻风专家和泉真藏到该院参观。10 月 22 日,美国中联基金会执行主席凯西·考尔到该院考察。姜堰市皮肤病防治所被江苏省疾病预防控制中心确定为江苏全省两家“麻风病理定点单位"之一。

2013 年,泰州市姜堰区溱湖医院被江苏省疾病预防控制中心确定为"麻风院村管理试点单位"。

2019 年底,泰州市姜堰区溱湖医院居住 43 名休养员,平均年龄 78 岁,具有不同程度畸残。休养员均享受城镇低保或新型农村合作医疗,负责人张子平。

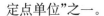 **兴化县第二人民医院**

兴化县麻风病防治工作始于 1957 年,时由兴化县人民卫生院(原兴化县人民医院)防治组兼管,主要负责麻风患者的登记与治疗,黄旭爽为主管人。是年冬季,该卫生院举办由 34 人参加的麻风防治短期培训班,结业后即分赴各乡村,开展兴化全县麻风线索调查、登记,历时两个月,全县共发现麻风患者 1 404 人,其中瘤型 302 人、结核样型 972 人、未定类 130 人,1949 年 10 月前发病的有 461 人。

1958 年,李健公社在孙家大队村北面建立麻风所一处,收容李健区内 50 多名麻风患者,集中隔离治疗,后来由于受自然灾害影响,收容工作被迫终止。是年 4 月 26 日,兴化县人民委员会卫生科发出卫人字(58)第 3 号《关于继续开办麻风病防治训练班的通知》,决定继续举办为期 5 天的麻风病防治训练班,要求每个乡镇选派一人。

1962 年,在兴化县卫生防疫站内成立了麻风防治组。是年,工作人员分别到海安、泰州参加短期的业务培训,并组织专人到大垛、李健、草冯公社进行麻风调查。当年全县共有麻风患者 1 334 人,占全县总人口的 1.3‰。中国医学科学院皮肤性病研究所在 1962—1963 年间不定期地派张德平等人到该县指导麻风防治工作。

1964 年 9 月 10 日,兴化县 54 人参加该县举办的"麻风防治业务培训班"。9 月 21 日,参加学习人员分 5 个调查组,下乡开展麻风线索调查,每组查 3 个区。9 月 18 日,江苏省人民委员会批转江苏省卫生厅、民政厅、财政厅联合发出苏卫字 1088 号《关于建立麻风村计划的报告》的文件(包含兴化麻风病院)。兴化县卫生防疫站内的皮肤病(麻风)门诊全年诊治麻风病 1 000 余人次。

1965 年 2 月 26 日,扬州专区公署下发给各县、市人民委员会的专卫 650025 号《关于建立麻风村的通知》中批准"兴化建 200 张床位,计划建筑面积 1 200 m²,建筑经费 6 万元,生产补助费 1 万元,医疗设备费 5 400.00 元,合计 75 400.00 元"。3 月,建立基层麻风防治组,明确每个区落实 1~2 名麻风防治人员到县卫生防疫站报到。3 月 3 日,兴化县人民委员会发出兴卫字第 048 号文件:"拟在海南莫顾大队东北熟荒田 200 亩上新建麻风医院。"后又拟在大邹公社贾所大队征地 82 亩,经对地形的勘测,因地势低洼而另选新址。5 月 5 日,兴化县卫生局发出兴卫字(65)第 34 号《关于今后麻风病防治有关事项函告》,明确"原设在县卫生防疫站麻风防治组划归县麻风院(村)统一领导;有关各区麻风防治人员由麻风院(村)统一领导、调度使用。从 6 月 1 日起,麻风病门诊将不再设在县防疫站内,由麻风院(村)应诊"。5 月 30 日,按兴化县委、县人民委员会的指示,同意省公安厅劳改局在兴化麻风病院内附建 60 张床位,收治一批麻风病犯,同时批准再征地 33 亩。6 月 18 日,兴化县人民委员会召开麻风院(村)筹建会议,通过了筹建工作计划、图纸设计、工程预算、基建人员的组成等。6 月 28 日,成立了麻风病基建临时办公室,下设采购调运、验收保卫、行政财务 3 个组。8 月 20 日,兴化县人民委员会发出兴卫字第 232 号《关于同意调拨土地给麻风村(院)基建的批复》:"同意选择在永丰公社西圩边与安丰公社交界处的崇福寺庙墩公地和安丰公社寺万大队的祖营垛、木家垛一半计 63 亩调拨给麻风村(院)集体所有,作为基建和病人种植。"8 月 30 日,建立由 15 人组成的院(村)筹备委员会。当日,兴化县卫生科发出兴卫字(65)第 102 号《关于集中各区麻风防治人员参加普查工作的通知》。9 月 15 日,14 人参加为期 1 个月的学习。12 月 4 日,5 栋病房楼基本竣工,医疗用房、生活用房、职工宿舍仍在施工。

1966 年 3 月 26 日,兴化县卫生科发出兴卫字(66)第 12 号《关于集中麻风防治人员参加普查工作的通知》,学习结束后,学员到永合区的林潭、永丰两公社开展麻风病普查。6 月 15 日,麻风病院基建工作基本结束,南为职工宿舍 54 间,北为医疗用房 18 间,病房和附属用房 162 间,南北相距 500 m。经兴化县人民委员会批准,启用兴化县麻风病防治院和兴化县麻风村新公章。时该院有工作人员 14 人,其中行政管理人员 5 人、医护人员 9 人,分为医疗、生产管理、院外防治 3 个组。7 月,开挖隔离河,使院(村)三面有河,起到隔离作用。7 月 19 日,开始收治入院患者。9 月,江苏省公安厅劳改局附建在兴化麻风病防治院内 680 m² 的病房、办公用房、宿舍等基建工作基本结束,共收治患有麻风病的犯人 67 人,江苏省劳改局派驻 2 名管教人员对这些病犯实行监控和管理。9 月 15 日,制定并公布了《兴化县麻风病防治工作条例》。9 月 23 日,兴化县粮食科、民政科、卫生科联合发出《关于麻风病人住院(村)期间口粮、生活费问题的通知》的文件,要求:"在病人住院期间,病人口粮由原生产队按年平均口粮售给国家,由当地粮管所(站)出具出售口粮证书到安丰供应口粮;生活费每人每月 8 元,由原生产队每月缴 4 元,余为县民政科补助。"12 月底,兴化县麻风村已收治麻风患者 120 人,建立了麻风村管理委员会。

1967 年 1 月 24 日,兴化县人民委员会向各人民公社下发兴卫字(67)第 2 号《兴化县人民委员会关于及时送麻风病人口粮、生活费的通知》。在泰州市麻风病防治院巡回医疗队的指导下,开展对大营公社麻风病复查及安丰镇的麻风病普查。

1968 年 9 月 17 日,兴化县麻风病防治院成立了革命领导小组。9 月 20 日,由群众提名和推荐产生了"斗批小组"。10 月 13 日,经院革命领导小组提名和群众推荐、建立"清理阶级队伍专案小组"。

1969 年 4 月 9 日,兴化县麻风病防治院革命领导小组成立"工人代表基层小组"。10 月,该院派出 6 名专业医生组成的调查小组分别到大垛、竹泓、海河 3 个区进行为期 27 天的调查访问,了解部分麻风患者不愿入院治疗原因,动员患者入院治疗,并对当年部分患者进行皮肤切片病理检查。

1971 年 1 月 7 日,兴化县革命委员会卫生局召开麻风防治工作会议。3 月,该县卫生局发出兴革卫字(71)第 31 号《关于动员麻风病人入院治疗的通知》。4 月 28 日,兴化县革命委员会血吸虫防治领导小组发出兴革血字(71)第 2 号《关于批转林潭公社麻风普查工作汇报的通知》。在赤脚医生的配合下,开展兴化全县范围第一次麻风大普查,全县检查 1 197 802 人,共查出麻风新患者 528 人。8 月 1 日,兴化县麻风病防治院更名为"兴化县兴东医院革命领导小组"。11 月 24 日,兴化县革命委员会卫生局发出兴革卫字(71)第 33 号《关于举办皮肤病防治学习班的通知》。为期 1 个月。该院自制"蛤蟆制剂"、种植草药、用"九二〇"(赤霉素)治疗麻风溃疡等方法对住院麻风患者开展中西医结合治疗。该院购置了拖拉机、抽水机、水泥船等生产工具,在病区设有理发室、浴室、缝纫室、文化室,还购置了收扩机和文娱器材。12 月 21 日,该县革命委员会下发兴革发(72)第 24 号《关于建立县麻风病院扩建领导小组的通知》,建立兴化县麻风病院扩建领导小组,将兴化县麻风病防治院扩建 11 520 m²,再建 1 280 张床位,预拨经费 11 万元。

1972 年,为完成扬州专区革命委员会关于要在 2 年内把麻风患者全部收治入院的要求,兴化县革命委员会发出兴革会(72)第 24 号《关于麻风病医院基建预算方案的报告》,拟扩建兴东医院。为组织普查和对现症麻风患者进行复查、鉴定,该县卫生局决定从基层卫生院抽调 15 人从事麻风防治工作。该院已陆续收治 474 名患者。

1973 年 3 月 10 日,该县卫生局下发兴革卫(73)第 8 号《关于抽调医务人员参加麻风病普查的通知》,要求县、区、社医院各抽调一名医务人员到兴东医院报到,参加该县麻风普查和疗效鉴定。3 月 25 日,8 名专业麻风防治人员与临时抽调的 37 位医务人员、赤脚医生经短期业务培训后,分 4 个组,下乡开展兴化全县第二次麻风普查。3 月 26 日,该县革命委员会政工组发出兴革政(73)第 136 号《关于开展麻风病普查工作的通知》,要求:"各级革命委员会必须把麻风普查工作列入议事日程,切实加强对麻风普查工作的领导,各公社要指定一名公社干部具体负责抓好这项工作。"兴化全县普查 100 万人口,新发现麻风患者 113 人。兴化县革命委员会生产指挥组发出兴革生(73)第 5 号《关于划转麻风病住院病人口粮及生活费的通知》。全县共有 2 435 名麻风患者,而住院的只有 432 人。9 月 19 日,江苏省革命委员会正式批复,同意征用海南公社土地 545.8 亩。10 月 5 日,扬州土地革命委员会卫生处批复基建土地征用等经费预算共 47.43 万元。11 月 2 日,位于海南公社蔡高庄北,东、西老舍庄南,兴盐公路路西的新建麻风病院正式施工,总基建任务为 10 350 m² 的麻风病门诊全年诊治皮肤病患者 3 623 人次,新发现麻风患者 36 人;进行截肢手术 2 例、扩创 128 例、垂足矫形手术 2 例。是年,兴东医院又扩建 1 350 m² 的病房和办公用房,扩建后的兴东医院可收容 850 名麻风患者入院治疗。

1974年,全县各区抽调医工50人、赤脚医生87人,参加了麻风病普查学习班。5月14日,该县革命委员会卫生局发出兴革卫(74)第19号《关于开展麻风病普查工作的通知》,经过受训的医务人员历时80天对兴化全县100万人口进行了第三次麻风全民大普查,新发现患者60人。麻风病门诊全年共诊治皮肤病患者10 520人次,其中新发现麻风患者38人。院内共收住院麻风患者431人。11月22日,该县革命委员会兴革发(74)第179号文件批复,兴化县兴东医院革命领导小组更名为"兴化县皮肤病防治院"。是年在海南公社新建的麻风病院开挖隔离河。

1975年2月2日,兴化县革命委员会发出兴革发(75)第17号《关于住院麻风病人的口粮划转及生活费安排的通知》。2月20日,扬州地区卫生处扬革卫(75)第31号《关于麻风病院基建项目调整计划的批复》同意兴化续建350 m²房屋、757 m²的围墙以及简易路面、下水道、码头等,总价3.4万元。11月26日,兴化县革命委员会发出兴革发(75)第207号《转发扬州地区革命委员会关于加强麻风病和麻风病人管理工作的通知》,文件主要内容:"各区、社、大队要负责将本地区有传染的麻风病人迅速动员送至麻风病院,对病人及家庭确有困难的要妥善安排,帮助解决。病员粮、油一律按'三定'标准由各粮管所(站)一年一次用'粮食临时转移证'和'食油临时转移证'把计划转往兴化县皮肤病防治院,由该院所在地粮管所负责供应。病人住院期间由当地粮食部门按实际住院病人每月补足成品粮三十斤、食用油四两。病人住院期间的生活费按每月9元的基本标准,由兴化县财政局补助6元,各公社补助3元,全年一次算足交该院。"该院派专业医务人员对兴化全县42个公社的麻风患者进行了逐个复查和疗效判断,同时对1 100名麻风患者进行了皮肤组织病理切片检查,对46名患有足底溃疡的患者采用"五枝反修膏"治疗。位于海南公社新建的38栋房屋共9 908 m²和位于安丰东院扩建的1 851 m²的房屋均已基本竣工。兴化两所麻风病院的占地面积为736.5亩,建筑总面积16 795.93 m²(其中安丰东院的房屋面积为5 973 m²),共设病床1 480张。12月,经兴化县计划委员会批准,招收46名插队知识青年、18名中等卫生专业学校新分配毕业生,充实兴化麻风防治队伍。

1976年6月,新建在海南公社的麻风医院开始收治患者入院。是年,该县1 382名乡村医生、赤脚医生在兴化全县开展第四次麻风大普查,共检查959 019人,发现并确诊新发麻风患者50人,其中麻风皮肤病门诊发现18人。兴化县两所麻风病院共拥有病床1 480张(其中安丰东院450张)。从1973年以来,两所麻风病院共新建11 408 m²,国家共投资基建78万元。全院共有干部、职工115人。在江苏省皮肤病防治研究所(今中国医学科学院皮肤病研究所)专家的技术指导下,共为16名手、足畸形的麻风患者进行了矫形手术。住院患者除了种植水稻、棉花、小麦、黄豆、山芋等农作物,还养鱼、鸡、鹅、猪,用于改善伙食。6月26日,兴化县革命委员会发出兴革会(76)第92号《关于批转除害灭病领导小组办公室关于麻风病收治工作行动情况的汇报的通知》。6月初至8月中旬,586名麻风患者被动员收治入院。6月28日,兴化县皮肤病防治院更名为"兴化县第二人民医院",位于安丰的分院更名为"兴化县第二人民医院分院"。

1978年3月,决定将两所麻风病院合并,把东院(安丰分院)的患者分批搬到(海南公社)总院。当时住院患者有574人,其中男性469人、女性105人。医院建立了中西医结合的溃疡攻关组。8月14日,兴化县革命委员会发出兴革发(78)第158号《关于动员麻风病人住院治疗的通知》。

1979年,该县共治愈麻风患者323人,尚有现症患者724人。兴化县民政局拨出棉衣、棉被150多件(条)、棉布2 200尺、人民币1 700多元救济补助住院麻风患者。4月,安丰麻风病院的所有房屋开始拆除,被拆下来的房屋材料被调拨给兴化卫生学校以及老圩、永合区的有关公社卫生院。

1980—1982年初夏,按扬州市皮肤病防治所的工作要求,在兴化县卫生局的组织下,在严家公社开展对"麻风、头癣、疥疮、银屑病"这4种疾病的调查。1982年10月15日,江苏省人民政府下发了〔1982〕181号《批转省卫生厅关于全省麻风病防治五年规划完成情况和今后规划的报告的通知》,兴化县民政局把住院麻风患者的生活补助费从原来每人每月8元提高到12元。

1983年,在江苏省皮肤病防治研究所的技术指导下,对部分多菌型患者实行氨苯砜、丙硫、利福平,以及氨苯砜、氯苯吩嗪、利福平两种联合化疗方案治疗并观察疗效。用"胎盘羊膜"贴敷治疗麻风溃疡,运用"氦氖"激光治疗麻风足底溃疡。在江苏省皮肤病防治研究所的统一布置下,建立了兴化麻风患者登记卡、治疗动态卡、固疗随访卡、复发卡和疫点变动卡,绘制了新发现麻风患者病期统计图、麻风发现率及发病率统计图、麻风病患病率图、麻风患者年复发率及累计复发率统计图和麻风流行示意图。9 月 6 日,江苏省编制委员会下发了苏编〔1983〕77 号《关于麻风病防治机构调整、改革和核定人员编制的通知》,规定兴化麻风防治人员的编制为 22 人。

1984 年 6 月 6 日,扬州市人民政府下发〔1984〕116 号《批转市公安局、民政局、财政局、粮食局、卫生局关于我省麻风病防治工作调整、改革的报告的通知》,撤销兴化县第二人民医院(麻风病院),在县城建立皮肤病防治所。把部分现症麻风患者转往泰县溱湖医院继续治疗。11 月 29 日,兴化县政府发出〔1984〕303 号文件《批转县卫生局关于做好我县麻风病人转出院工作的报告的通知》,要求各地区要妥善解决临床治愈患者回乡安置工作中的实际问题。

1985 年 2 月 4 日,9 名无家可归、生活上难以自理的麻风休养员转往高邮县皮肤病防治院住院部寄养,其住院医药费和生活费仍由兴化县第二人民医院统一向县民政、财政和患者的原籍公社、大队筹集,拨往高邮县皮肤病防治院。3 月 10 日,兴化县第二人民医院以 30 万元将麻风病院的 606.5 亩土地和 9 890 m² 的房屋全部有价转让给兴化县海南乡人民政府。5 月 31 日,撤销兴化县第二人民医院,建立"兴化县皮肤病防治所"。

靖江市皮肤病防治所麻风病区

1957 年初,靖江县成立麻风防治小组,附属靖江县人民医院,开展线索调查等麻风防治工作。1958 年,靖江县在西来公社成立麻风病防治院,设床位 50 张,有 2 名医务人员。1960 年,该麻风病防治院解散,复称"麻风病防治组",仍附属县人民医院。至 1965 年底,靖江共查出患者 326 人。1964—1969 年,麻风病防治组转属靖江县卫生防疫站。

1969 年,江苏省投资 5 万元,在靖江县红光公社与新丰公社比邻地区(现靖江市生祠镇涨公村祠堂埭)建平房 1 115 m²,建立靖江县麻风病防治院,为全民所有制单位,设病床 150 张,有职工 12 人,设置药房、医疗室、病理室、化验室、后勤办公室,姚洪章任院长。该院建立后,靖江县政府民政和卫生部门动员靖江全县麻风患者集中收治管理,其入院生活费由个人、患者所在村、集体和国家共同负担。

1972 年,江苏省拨款 14 万元,扩建该院病房、医疗用房和生活用房 1 750 m²,可设床位 300 张。靖江县革命委员会下发《建立麻风病防治领导小组的通知》〔靖革字(72)第 5 号〕,成立由县政府、公安、民政、粮食、财政、卫生等部门组成的领导小组,形成以县、乡、村三级麻风防治网。

1973 年 6 月 10 日,靖江县革命委员会下达《扩建麻风病防治院基建任务征地通知》〔靖革发字(73)第 107 号〕,在靖江红光公社红桥大队第一生产队征地 20 亩,在新丰公社红旗大队第四生产队征地 10 亩,在第三生产队征地 1 亩 7 分用于该县麻风病防治院扩建。

1974 年 4 月 1 日,靖江县革命委员会〔靖革发字(74)第 48 号〕将靖江县麻风病防治院更名为"靖江县新光医院",时有房屋 4 563 m²,床位 300 张,工作人员 39 人,增设人事秘书科、医疗科、总务科、社会防治科等科室;是年底,该县有现症麻风患者 370 例。

20 世纪 70 年代,靖江县培训麻风防治人员 3 248 人次,收住院患者 227 人。1970—1974 年,靖江县开展 3 次全民麻风普查,共查出 107 名麻风新患者。1971—1980 年间共进行 6 次全民过滤性普查。

1984 年 7 月 28 日,经靖江县政府批准(靖政发〔1984〕385 号),撤销原新光医院,组建"靖江县皮肤病防治所",在靖城镇骥江东路租私房 4 间设立皮肤病防治门诊,工作人员调整至 10 人。

1987 年开始,该县连续 3 年开展对氨苯砜(DDS)单疗治愈的多菌型患者实施联合化疗复治,复发率为 1.7%。是年,该所与中国医学科学院皮肤病研究所协作开展麻风病社会医学调查研究,获"卫生部科研二等奖"。该县 1956—1987 年间累计发现麻风患者 550 人;1987 年底,该县麻风现症患者减少至 10 人。

1988 年,该县皮肤病防治所组织专业人员历时 5 个月对靖江全县存活的麻风现症及治愈者进行畸残调查,实际调查 334 名麻风治愈者,发现 Ⅱ级畸残 162 人,Ⅱ级畸残率达 48.5%。

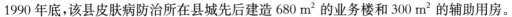

1990年底,该县皮肤病防治所在县城先后建造680 m²的业务楼和300 m²的辅助用房。

1991年10月2日,世界卫生组织官员、麻风病防治专家、菲律宾卫生部防治局局长阿贝洛到该县考察指导。11月5—9日,该县通过江苏省卫生厅组织的"基本消灭麻风病考核验收"。

2009年,该县皮肤病防治所出资约10万元,对新光医院原址麻风病区的进村道路硬质化处理,方便麻风休养员出行。

2014年8月,在靖江市卫生局的支持下,投资93万元,对麻风病区房屋进行修缮,新建房屋10间,其中休养员住房6间、活动室1间、医生用房1间、公共厨房2间。

2019年,靖江市皮肤病防治所麻风病区仍有5名休养员,每人每月生活费590元,有2名医护人员定期巡诊,负责人陶钢。

◎ 主要参考文献

[1] 江苏省志·卫生志(上)[M].南京:江苏古籍出版社,1999.

[2] 江苏省人民政府卫生厅.为对麻风病人的防治问题复希查照函(苏卫医字934号)[Z].1953.

[3] 江苏省人民委员会.批转省卫生厅"关于麻风防治工作会议情况的报告"的通知(苏卫医字9169号)[Z].1958.

[4] 江苏省卫生厅.希抓紧麻风村建村工作及有关问题的通知(卫医任字030号)[Z].1965.

[5] 江苏省卫生厅,江苏省编制委员会.关于麻风病防治机构调整改革和核定人员编制的通知(苏卫医刘字〔1983〕20号、苏编〔1983〕77号)[Z].1983.

[6] 江苏省革命委员会卫生局.江苏省各县市麻风病院(村)调查表[Z].1972.

[7] 江苏省皮肤病防治研究所.江苏省麻风防治资料汇编[Z].1998.

[8] 江苏省人民委员会.关于建立麻风村计划的报告(苏卫字1088号)[Z].1964.

[9] 江苏省革命委员会.关于积极开展麻风病防治工作的通知[Z].1972.4.

[10] 江苏省人民政府.批转省卫生厅"关于全省麻风病防治五年规划完成情况和今后规划的报告的通知"(苏政发〔1982〕181号)[Z].1982.

[11] 江苏省人民政府.批转省卫生厅"关于进一步搞好麻风防治工作的调整改革的报告的通知"(苏政发〔1983〕97号)[Z].1983.

[12] 江苏省编制委员会.关于麻风病防治机构调整、改革和核定人员编制的通知(苏编〔1983〕77号)[Z].1983.

[13] 江苏省人民政府.批转省卫生厅关于我省麻风病防治工作亟待解决的问题的报告(苏政发〔1985〕31号)[Z].1985.

致谢

江苏省麻风院村简史的撰写,得到卢涛、胡平、童海涛、李德林、孙六元、刘自新、孙惠芬、王明华、陆兵、沈元、许祝平、孟晓军、宗胜华、朱剑融、华月中、朱剑、邹伟飞、蒋辉、曹恒富、府和英、邹良军、石圣华、王亚珍、徐荣艳、吴家训、黄金锋、刘达仕、卢国军、杜孝宁、邹小扣、杨永刚、刘恒信、李荣庆、于光亮、吴跃、常文彬、黄召栋、韩洪桂、李全军、王炳恒、陈京才、陈娟、刘晓虎、徐义华、庄金苟、宗阳春、李群、史芙琳、张俊、朱凤春、唐琴芳、倪俊、毛玉春、刘朱建、于洪春、施长宏、陈亚飞、俞杰、黄国剑、杨连、陈苏东、周晨、翟洪飞、仲崇桥、付鑫、钱锦、孔凡楼、颜庆瑜、唐孟晓、张健、刘涛、张义取、邹恒亮、孙开友、王标、王健、袁健、胡卫星、张永胜、孙文杰、刘海涛、吕建兵、陈银宝、郑小祥、胥加耕、时玉军、张兆辉、张婕、杨秀杰、冯地忠、蔡传伟、龚显珩、张积洲、陈运培、高铁、王辉、王家山、姜辉、袁晓玲、曹侠、陶廷驰、郑松、居继高、马跃飞、陈春萍、胡宏根、陈国裕、姜松、葛军、王敏、蒋晖、项扬、陈召青、费浩俊、唐本东、凌杰、陈卫、吴华、孙爱义、赵金友、王军、魏枫、王贺、张连华、金广杰、包寅德、陈素玲、徐怀生、蔡琰、马玉华、丁杰明、赵小兰、张翔、任宪武等同志及所在单位在资料收集、史实核对和调查走访等工作上给予的大力支持,特此致谢!

浙江省麻风院村简史

概况

浙江省地处东南沿海。东临东海,北连长江三角洲,与江苏省接壤,东北一角毗邻上海市,西界安徽省和江西省,南连福建省。境内最大的河流钱塘江因江流曲折称"之江",又称"浙江",省以江名,简称"浙",省会杭州。浙江省陆域面积 10.8 万 km²。截至 2019 年底,全省辖 11 个市和 92 个县(市、区),常住人口 5 737 万,外来流动人口约 2 000 万。

浙江省原属麻风中等流行省份。1995 年实现以县(市、区)为单位基本消灭麻风病考核指标,并通过原卫生部审核验收,是全国第 4 个以县(市、区)为单位达到基本消灭麻风病考核指标的省份。截至 2019 年底,全省累计发现麻风患者 16 853 人,治愈存活者 3 300 余人,现症病例 66 人,其中外省流动人口 51 人(占 77.27%),患病率 0.12/10 万。

1887 年,英国圣公会在杭州设立全省首家麻风病院——杭州广济麻风病院。中华人民共和国成立后,浙江省政府在麻风流行较严重的地区开始建设麻风村。20 世纪 50—60 年代建立麻风院村 29 个,20 世纪 70—80 年代建立麻风院村 8 个。20 世纪 50—60 年代期间、70—80 年代期间以及 20 世纪 90 年代至 2019 年分别收治麻风患者 2 674 人、4 335 人和 379 人。

1951 年,浙江省人民政府卫生厅遵照华东军政委员会和浙江省政府的指示,在今浙江省德清县武康街道设立筹建"浙江省麻风病院",收治华东地区解放军和志愿军中的麻风患者。

1952 年初,浙江省麻风病院建成并投入使用,设床位 200 张,陆续收治来自中国人民解放军华东军区部队中的麻风患者。

1953 年 1 月,浙江省人民政府卫生厅接管杭州广济麻风病院,时有住院患者 186 人,门诊 130 余人,接管后床位增至 200 张。

20 世纪 50 年代中后期,全省大规模开展麻风普查工作,发现大量麻风患者,为满足患者收治的需要,浙江省政府在发现麻风患者较多的地区开始建设麻风院(村)。1956 年,在杭州市余杭县建立第一家县区级麻风院(村)——余杭县皮肤病防治站长乐疗养院;1958 年在绍兴、嘉兴和金华兴建 4 家麻风院(村);1959 年在绍兴和嘉兴兴建 14 家麻风院(村);1960 年,在宁波、绍兴和嘉兴兴建 7 家麻风院(村);1965—1977 年,在宁波、衢州、金华、湖州和杭州兴建 11 家麻风院(村)。至 20 世纪 70 年代,全省先后建立麻风院(村)38 个,其中省级 1 个,市、县(区)级 37 个。

1978 年,浙江省计划委员会投资 650 万元,扩建 13 个皮肤病防治院和 27 个麻风院(村),增设床位 1 970 张。自 1986 年联合化疗逐步推广后,现症患者逐渐减少,患者管理方式由隔离治疗转变为社会治疗,浙江省对麻风院(村)逐步进行撤并和调整。至 1994 年底,全省尚有麻风院(村)19 个,床位 1 473 张,住村人员 652 人,其中现症患者 37 人。

2007 年,国家和地方出资对部分麻风院(村)进行改造,浙江武康疗养院和绍兴、慈溪和桐乡共 4 个麻风院(村)的改扩建工程列为重点建设项目,共投入 1 742.6 万元,其中中央财政经费 655 万元,地方财政经费 1 087.6 万元,拆除旧房面积 2 174 m²,新建 8 571.49 m²。2009 年,4 家改造的麻风院(村)全部竣工并投入使用。

截至 2019 年底,浙江省尚有 12 个麻风院(村),其中省级 1 个、市级 2 个、县区级 9 个,分布在 6 个市、12 个县(市、区),均隶属于当地卫生行政部门。12 个麻风院(村)均为非独立法人机构,其中 8 个由麻风防治专业机构管理,4 个由疾病预防控制中心管理。全省麻风院(村)共有床位 1 010 张。12 个麻风院(村)共居住麻风休养员 182 人,浙江省民政厅和财政厅每年下文调整麻风患者生活困难补助费,根据《关于调整精减退职工和麻风病人生活困难补助费标准的通知》(浙民助〔2019〕122 号)要求,自 2019 年 1 月 1

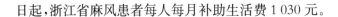

日起,浙江省麻风患者每人每月补助生活费 1 030 元。

浙江武康疗养院

浙江武康疗养院前身是杭州广济麻风病院,始建于 1887 年,至今仍位于德清县武康街道上柏金车山下,首任院长梅藤更。

1887 年,在杭州大方伯医院产科旧址正式创办"杭州广济麻风病院",开始收治麻风患者,苏达立医师主持工作,医院隶属英国圣公会、英国麻风救济会,时有住院麻风患者 7 人。

1895 年,杭州广济麻风病院董事会在宝石山麓购得土地六亩五分建造麻风病院。

1896 年,麻风病院在保俶塔与来风亭之间落成,新院医疗用房 20 余间,收住麻风患者 30 余人。

1914 年,中华民国政府整治西湖,杭州广济麻风病院被迁至松木场许家湾山上,医院新址与宝石山相峙,男女患者分院而居,男院楼高 3 层,病房 10 余间,女院平房 3 间。1924 年 6 月,平房改建成西式楼房,内设病房 10 余间,共收治麻风患者 60 余人。

1926 年 12 月,梅藤更夫妇退休回国,谭信接任杭州广济麻风病院院长。

1927 年 3 月,北伐军占领杭州,院长谭信和医院的外籍工作人员提前逃往上海租界。同年 4 月,杭州广济麻风病院被浙江省政府接管,医院所需经费由政府承担,医院成立医院管理委员会,洪式闾任委员长。

1928 年 5 月,杭州广济麻风病院呈请国民政府发还杭州广济麻风病院。8 月,浙江省政府发布《浙江取缔麻风病实施之文告》。10 月,省政府将"杭州广济麻风病院"发还杭州广济麻风病院管理,时有麻风患者 50 余人。

1939 年,杭州广济麻风病院由苏达立负责管理,时有住院患者 91 人。

1942 年 9 月,杭州广济麻风病院被日军占领,院长苏达立以"救治中国军队伤兵"为名被日军逮捕,医院更名为"杭州同仁会医院",日本同仁会委派日本医生岗田实充管理医院。

1945 年 8 月,杭州广济麻风病院重新由英国人接收,苏达立复任院长。

1948 年 5 月,杭州广济麻风病院董事会在武康县上柏鸿渐岭向农民许阿根等租地,租用田 10.3 亩,地 87.7 亩,开办麻风农场。

1949 年 5 月,杭州广济麻风病院仍然由英国人管理。同年 12 月,在上柏麻风农场建立房舍、医务室和礼拜堂,首批 23 名杭州广济麻风病院康复患者迁赴上柏农场,医院派驻徐绍颐医生每日对农场患者巡诊,医务部主任马雅各医师每两个月到上柏麻风农场巡诊一次。

1951 年 5 月,中国人民解放军华东军区军政委员会委托浙江省人民政府筹建麻风病院,收治中国人民解放军部队中的麻风患者,浙江省卫生厅成立浙江省麻风病院筹建委员会,省卫生厅医管科科长徐高友任主任委员,姚雨冰同志负责具体实施工作。筹委会经多处选址,最后决定在武康县上柏山民乡金车山麓报恩寺建院,确定以圆圈椅形的山峰分水岭为界,分水岭面寺的划归浙江省麻风病院所有,制图定界土地产权,院址和山林、土地 1 482 亩。

1951 年 8 月,浙江省人民政府拨款 100 亿元旧币(约合人民币 100 万元)筹建浙江省麻风病院,12 月竣工,病床 200 张,时任院长余文光。

1952 年 1 月,浙江省麻风病院正式投入使用,来自华东地区军队麻风患者 180 余人陆续入住,时有医、护、药、技、行政等工作人员 100 余人。4 月,受省人民政府卫生厅委派,姚雨冰同志与杭州广济麻风病院院长余文光办理交接手续。5 月,杭州广济麻风病院外迁并入浙江省麻风病院,并设置"下柏宝华寺病区",迁入麻风患者 128 人。12 月,省民政厅和省卫生厅联合发文,自 1953 年 1 月起,对原杭州广济麻风病院特种资金管理改由浙江省卫生厅供给,至此,杭州广济医院正式并入浙江省麻风病院。

1953 年,浙江省麻风病院更名为"浙江省第六康复医院"。

1953 年 3 月,浙江省人民政府拨款 300 亿元旧币(合人民币 300 万元),在浙江省武康县上柏原杭州广济医院鸿渐岭麻风农场旁,筹建"浙江省麻风防治院",12 月正式投入使用,设有病床 100 张。原住"浙江省第六康复医院"病区的政府干部、事业单位的麻风患者转入该院治疗。

1954 年 1 月,浙江省第六康复医院更名为"浙江省麻风病一院",浙江省麻风防治院更名为"浙江省麻风病二院"。

1956 年 8 月,浙江省麻风病一院和浙江省麻风病二院合并,更名为"浙江武康疗养院"。

1958 年 10 月,浙江省卫生厅核定浙江武康疗养院病床床位 550 张,并将浙江武康疗养院划归德清县管理。

1972 年,浙江武康疗养院下柏宝华寺麻风病区拆除,房舍的砖瓦、门窗等拆迁至上柏(报恩寺),原住下柏宝华寺的麻风患者同时迁入。

1980 年 4 月,浙江武康疗养院的业务、人事和财务收归浙江省卫生厅管理,党、团关系实行省厅、县双重领导。

1981 年,获卫生部"全国麻风防治工作先进单位"称号。

1983 年,获"卫生部全国卫生先进集体"称号。

1985 年 2 月,经浙江省卫生厅批准,使用"浙江省皮肤病防治研究所"名称,实行对外两块牌子,对内一套班子管理。

1986 年,经省卫生厅批准,将鸿渐岭处的房产、土地置换,在德清县武康镇征地建造门诊大楼和职工宿舍,住院部全部迁至上柏报恩寺处。

1990 年,陈德友获"马海德奖"。

1996 年,浙江省皮肤病防治研究所在武康本部设住院部,麻风村更名为"上柏住院部";同年,姚建军获"马海德奖"。

1997 年,浙江省卫生厅核定浙江省皮肤病防治研究所总床位数 570 张,其中上柏住院部 420 张,主要收治麻风康复、现症和手术患者。

1998 年,获卫生部"全国麻风防治工作先进集体"称号。

2003 年 6 月,上柏住院部建立医师 24 小时值班制度。

2006 年,许亚平获"马海德奖"。

2007 年,获"中国残疾人联合会、卫生部全国麻风畸残康复工作先进集体"称号。

2008 年 5 月,上柏住院部改扩建工程开工,总投资 471 万元,建筑面积 2 773.4 m²,2009 年竣工并投入使用。

2009 年,潘美儿获第 42 届"南丁格尔奖"。

2011 年,在上柏住院部建成"浙江省麻风史料陈列馆",占地面积 507 m²。同年,谭又吉获中国麻风防治协会"全国麻风防治先进工作者"称号。

2012 年,上柏住院部获"国家级青年文明号"称号。

2013 年,获 2011—2012 年度"全国麻风防治管理信息系统工作先进集体"称号;严丽英获"马海德奖"。

2015 年,获 2013—2014 年度"全国麻风防治管理信息系统先进集体"称号;上柏住院部获中共中央宣传部"时代楷模"和健康报社"公卫翘楚"称号;喻永祥获"马海德奖"。

2015 年 7 月 16 日,国家卫生计生委办公厅同意浙江省卫生计生委在上柏住院部建设"中国麻风病防治陈列馆——浙江馆"。2016 年 12 月,"中国麻风病防治陈列馆——浙江馆"建成使用,占地面积 403 m²。

2016 年,获"全国麻风畸残矫治手术工作先进集体"称号。

截至 2019 年底,浙江武康疗养院累计收治麻风患者 3 000 余人。上柏住院部有工作人员 15 人,其中医生 4 人、护士 9 名、检验人员 1 人、后勤人员 1 人;休养员 61 人,每人每月补助生活费 1 030 元,医疗费用全额报销。时任负责人姚强。

杭州市萧山区皮肤病医院凤山麻风村

杭州市萧山区皮肤病医院凤山麻风村前身是"萧山县凤山防治院",1976 年 9 月 30 日,萧山县革命委

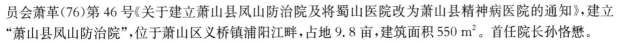

员会萧革(76)第 46 号《关于建立萧山县凤山防治院及将蜀山医院改为萧山县精神病医院的通知》,建立"萧山县凤山防治院",位于萧山区义桥镇浦阳江畔,占地 9.8 亩,建筑面积 550 m²。首任院长孙恪懋。

1976 年 11 月 6 日,收治第 1 例麻风患者王爱云,至当年底共收治麻风患者 12 人。

1978 年 4 月 26 日,中共萧山县委(78)第 39 号《关于任免宁冠五等同志职务的通知》文件发布,由许继堂、寿正根任萧山县凤山防治院副院长。同年 7 月 8 日,县委组织部批准由许继堂任书记。

1981 年 12 月 13 日,根据萧山县计划委员会(79)第 84 号《关于同意自筹资金翻拆迁建项目和物资补助的批复》和萧农征字(80)第 07 号《关于征用土地的批复》,在城厢镇萧杭公路"五七"路口处成立"萧山县皮肤病防治站",业务用房 270 m²,开设皮肤病门诊,与萧山县凤山防治院属于一套班子,两块牌子。

1985 年,萧山县皮肤病防治站扩建至 616 m²,增设皮肤病门诊 2 间和药库 1 间。

1988 年 1 月,萧山县撤县设市,萧山县凤山防治院更名为"萧山市凤山防治院",萧山县皮肤病防治站更名为"萧山市皮肤病防治站"。

1993 年 5 月 27 日,萧山市卫生局发布萧卫〔1993〕86 号《关于市凤山防治院更名为市皮肤病防治院及市性病防治中心的通知》,萧山市凤山防治院与萧山市皮肤病防治站合并,更名为"萧山市皮肤病防治院",同时增挂"萧山市性病防治中心"牌子,负责全市性病防治工作,原萧山市凤山防治院成为收治麻风病住院及康复患者的麻风村。

2001 年 3 月 25 日,萧山市撤市设区,原防治院更名为"杭州市萧山区皮肤病防治院"。

2002 年 12 月 14 日,迁址萧山区城厢街道乐园路 58 号,占地面积 15.85 亩,建筑面积 4 400 m²,开放床位 20 张。

2003 年 9 月 9 日,杭州市萧山区卫生局发布(萧卫〔2003〕74 号)《关于萧山区皮肤病防治院更名的通知》,更名为"杭州市萧山区皮肤病医院",增挂"杭州市萧山区城西人民医院"牌子。

2003 年,萧山区政府拨款 120 余万元,改造萧山区凤山麻风村的病房、食堂、办公用房,建筑面积 600 余平方米,时有住村休养员 12 人。

截至 2019 年底,凤山麻风村隶属于萧山区皮肤病医院,累计收治麻风患者 99 人。医护人员 3 人,休养员 2 人,休养员基本生活费由各相应镇街财政按低保标准拨付,每人每月补助生活费 1 030 元。麻风村的运行和管理除区级财政保障外,其余不足部分由区皮肤病医院全额承担。时任院长徐巧君。

杭州市余杭区皮肤病防治站长乐疗养院

杭州市余杭区皮肤病防治站长乐疗养院始建于 1956 年,位于余杭县长乐乡西山村,占地 50 亩,总建筑面积 2 448.4 m²,距杭州市区约 30 km。首任院长舒元金。

1956 年,余杭县在县黄山卫校内正式设立麻风病专业防治机构,来歧鸿为余杭县中华人民共和国成立后第一个从事麻风防治工作的专业技术人员。

1965 年,余杭县开展第二次麻风普查工作,当年发现麻风患者 204 人,累计发现麻风患者 618 人,患病率 1.4‰。余杭县卫生局在余杭县长乐乡西山村的吉祥寺 2 间庙宇内建立麻风村,负责人舒元金,设男、女病室,配备医生 2 人、护士 1 人,首期收治麻风患者 18 人。

1972 年,浙江省卫生厅、杭州市卫生局和余杭县卫生局三方拨款 11 万元,在余杭县长乐乡西山村兴建"余杭县麻风病防治站",占地 50 亩,总建筑面积 2 448.4 m²,其中医疗用房 1 572 m²,生活及其他用房 876.4 m²,设病床 40 张。

1975 年,余杭县麻风病防治站竣工并交付使用。同年,吉祥寺麻风村的住村患者迁至该站。

1983 年,全县建立县、社(镇)两级麻风病防治网。社(镇)卫生院确定兼职麻风医生,负责治疗、定期防治等工作。同年,长乐疗养院患者全面实施联合化疗,诊疗工作由疗养院医护人员负责。

2000—2002 年,开展为期 3 年的中英国际麻风医疗康复合作项目。

2003 年 6 月 30 日,余杭县皮肤病防治站并入余杭区疾病预防控制中心。

2010 年,余杭区财政拨款 321 余万元,在原址上改建成四合院式的疗养院,病房安装空调,设有卫生间。

2012 年 10 月,休养员入住新居。时有休养员 13 人,工作人员 4 人。

截至 2019 年底,余杭区皮肤病防治站长乐疗养院隶属余杭区疾病预防控制中心,是麻风病治疗、康复和休养的院区,累计收治麻风患者 50 余人。工作人员 3 人,其中医生 1 人,护工 1 人,后勤人员 1 人;休养员 10 人,平均年龄 74 岁,每人每月补助生活费 1 030 元。时任负责人徐萌胜。

慈溪市皮肤病防治站

慈溪市皮肤病防治站始建于 1966 年 6 月,位于慈溪县东部,邻近镇海,由慈溪县民政局拨款 9 900 元,将龙场公社凤浦湖旁的县畜牧场(原紫金庵)41 间陈旧房屋改造而成,暂名为"慈溪县康福医院",土地面积 39.525 亩。同年 10 月,成立县麻风防治领导小组。

1967 年 4 月,开始收治麻风患者。筹建初期有工作人员 3 人,其中医生 1 人,行政人员 2 人。12 月,行政归属县卫生局并正式定名为"慈溪县麻风防治站"。首任站长严锦荣。

1973 年,先后 3 次投资 6.5 万元,新建住院楼与职工生活区 1 300 ㎡。同年起兼管宁波市、镇海县、奉化县、宁海县等地麻风防治和麻风患者收治工作。

1978—1984 年,先后 4 次投资 10.5 万元,新建扩建病房、业务用房、职工宿舍与职工食堂 1 300 ㎡。

1979 年,更名为"慈溪县皮肤病防治站"。

1982 年,经县委组织部批准成立"中国共产党慈溪县皮肤病防治站党支部",归中国共产党龙山区委领导,时有党员 5 人。

1987 年,慈溪县皮肤病防治站投资 10 万余元,新建职工住宅楼 612 ㎡。

1997 年,增挂宁波市皮肤病防治站牌子[《关于全市麻风病人统一集中管理的通知》(甬卫防〔1997〕8 号)]。

2004 年 8 月,宁波市卫生局对麻风防治职能进行调整,由慈溪市疾病预防控制中心承担慈溪市麻风防治管理职能,慈溪市皮肤病防治站承担宁波市麻风诊治任务。同年,慈溪市皮肤病防治站增挂"慈溪市皮肤病医院"牌子,由宁波市卫生局确认为全市的麻风定点诊疗机构。

2005 年,慈溪市皮肤病防治站党支部组织隶属关系转至慈溪市卫生局党委。

2006 年,慈溪市皮肤病防治站投资 126 万元,新建药剂大楼 1 004 ㎡。同年,宁波市政府通过《宁波市医疗救助办法》,给予休养人员每人每年 5 000 元的医药费补助,剩余部分由慈溪市皮肤病防治站自筹解决。

2007 年,该防治站被列为全省重点改扩建的 4 家麻风病院之一,通过中央财政和宁波、慈溪二级地方财政投资共 144 万元,对麻风村进行了改扩建,拆除危旧房屋 400 ㎡,新建 853 ㎡,2009 年 4 月正式竣工并投入使用。

2013 年,指定 1 名公共卫生院长分管麻风村。同时,为每个房间安装彩电和空调,并重新改造休养人员食堂、活动室,增添活动器具。招聘食堂后勤人员 2 人,制定麻风休养人员的食堂管理规定和医药费报销管理规定。住院部纳入慈溪市城乡居民定点医疗机构。

截至 2019 年底,慈溪市皮肤病防治站麻风村累计收治麻风患者 202 人,现居住休养员 21 人,工作人员 12 人;每人每月补助生活费 1 030 元。时任负责人徐昕卓。

余姚市麻风防治站

1960 年 7 月,余姚县人民政府民政科和卫生科联合选址于余姚县大隐镇章山村,建立"余姚县麻风病院",占地面积 0.75 亩,建筑面积 300 ㎡。建院初期有专业医师 1 人,首任负责人潘长云,首批集中收治麻风患者 23 人。

1966 年,余姚县麻风病院在全县范围内开展麻风普查,确诊患者 73 人。

1972 年,成立"余姚县麻风防治所",负责人谷荣土。

1976年，更名为"余姚县麻风防治站"，负责人为袁凯。同年招收6名工作人员，并再次开展全县麻风大普查，确诊患者47人。

1980年，余姚县麻风防治站再招收1名医务人员，人员编制共12人，负责人计瑛彪。

1986年，余姚市麻风防治站累计收治麻风患者124人，其中包括奉化、宁海、象山、鄞县等地患者8人。

1988年，余姚市麻风防治站负责人为徐能家。

1990年3月，撤销县麻风防治站，并入余姚市卫生防疫站，单独设立皮肤防治科，负责全市麻风防治工作。该防治站累计收治麻风患者124人。

宁波市鄞州区麻风防治站

鄞州区麻风防治站始建于1971年，位于咸祥镇横山码头小山后，占地42.4785亩，建筑面积3288 m²，其中业务用房2842 m²。1978年投入使用，时有工作人员19人，首任站长岑华章。

1979年，设床位60张，开始陆续收治麻风患者。

1980年，分别设立麻风防治一组和二组，承担本县以及宁波和镇海的麻风防治工作任务，收治麻风患者60人。

1986年，与宁波市卫生防疫站联合开设皮肤性病门诊，增挂性病防治监测中心牌子。

1996年，在鄞县咸祥镇黄夹庵路2号开设皮肤性病专科门诊部。

2000年，鄞县麻风防治站将住麻风村的休养员8人并入慈溪市皮肤病防治站。

2004年，宁波市卫生局对鄞州区麻风防治职能进行调整，鄞州区麻风防治站不再承担麻风防治工作，由鄞州区疾病预防控制中心负责辖区内麻风防治工作，麻风患者的治疗由慈溪市皮肤病防治站负责。该防治站累计收治麻风患者60人。

绍兴康复疗养院

绍兴康复疗养院（绍兴第三医院漓渚住院部）前身为"绍兴麻风防治院"。1958年3月20日，在《绍兴县1958—1962年卫生工作规划》中指出："我县为麻风严重流行区，患者约有1万多人，为此，必须在1958年至1962年期间，设立麻风防治院1所，床位200张，设立麻风村50个，收容患者5000人，达到隔离治疗。"在1958年6月10日的绍兴县卫生工作规划中要求"今年要建立麻风防治院1所。"是年9月，绍兴麻风防治院成立，院址位于漓渚镇包寿寺，设床位100张，工作人员17人，首任院长陈通。医院占地11.8亩，建筑面积1847 m²，除了承担绍兴县周边地区麻风防治任务，还承担宁波、舟山、台州等地麻风防治工作业务指导和麻风收治住院任务。

1959年3月，制订绍兴县第一个麻风防治规划。4月，对全县15个大乡进行首次全民普查，受检率92.0%，平均患病率2.1‰。5月，在漓渚弦腔村召开全县麻风防治现场会，根据麻风普查结果，制定"摸一片、清一片、隔离一片"的策略。10月，根据绍兴县委、县人委《中共绍兴县委批转县卫生局支部关于防治麻风、头癣、性病意见的报告》以及县卫生局卫生工作规划，在麻风重点流行区，由区、乡、大队自筹资金，在柯桥九峰寺、皋埠大悲渡、齐贤白马山、城南邑山、鉴湖青田湖、东浦湖岙、东湖白莲岙、钱清浮峰寺、斗门璜山、马山楝树下、漓渚弦腔、富盛下堡建立12个麻风村（表4-1），累计集中收治439名麻风患者。麻风村主要负责人均由当地保健所医生兼任，其中漓渚弦腔麻风村初建立时由麻风防治院派医生负责，3个月后由漓渚保健所医生兼任负责人。麻风村的村址、用房、患者进入麻风村后的生产、生活资料都由所属公社给予解决。有9个村在1961年相继解散，收治的麻风患者回归社会，由当地麻风防治院医生送药上门进行治疗。1966年，皋埠和柯桥麻风村也先后拆除，只有钱清麻风村得以保存。1971年绍兴县革委会生产指挥组绍革生字(71)第122号《关于加强麻风病防治工作的意见》指出："集中隔离治疗病人，加强管理，严防扩散。漓渚麻风防治院要增设病床，并对钱清浮峰寺麻风村扩建，前者以收治早中期瘤型麻风病人为主,后者以收治晚期残老瘤型麻风病人为主。同时,为了有利于麻风病人的隔离治疗,明确建立的麻风村应解决好以下几个问题:①土地问题。为了减少国家负担,在麻风院(村)周围适当划归一部分山、地,作为生产基地,种植些杂粮、蔬菜、树木,以解决吃菜和烧柴问题,减少市场供应。②病人医疗、生活费用问题。麻风村医疗设备和医药费用,由卫生部门解决;病人生活费用原则上生产自给,不足部分由内务部适当予以救济,病人所需衣着用布有困难者,由商业部门负责统一调剂。③病人户口、粮油问题。为了避免病人往返拿粮而传播疾病,病人的户口、粮油关系一律迁入麻风防治院或麻风村,由当地粮油部门供给。病人所在的生产队,应把住院、入村病人的口粮每年出售给国家(或减少国家销粮),具体手续由粮油部门办理。"这是绍兴县收治麻风患者第一个比较规范、全面的指导性文件。

表 4-1　绍兴市 12 个麻风村一览表

区(乡)	麻风村址	累计收治患者数(人)	备注
皋埠	大悲渡	33	1966 年拆除
齐贤	白马山	37	1961 年解散
城南	芭山	32	1961 年解散
鉴湖	青田湖	35	1961 年解散
东浦	湖岙	32	1961 年解散
东湖	白莲岙	38	1961 年解散
钱清	浮峰寺	55	1985 年合并
斗门	璜山	36	1961 年解散
马山	楝树下	37	1961 年解散
漓渚	弦腔	39	1961 年解散
柯桥	九峰寺	34	1966 年拆除
富盛	下堡	31	1961 年解散

1970 年 9 月,绍兴麻风防治院更名为"绍兴县第三人民医院"。

1975 年 10 月,根据绍兴县革命委员会生产指挥组绍革生字(75)第 160 号《关于建立绍兴县钱清麻风村的通知》,对原有村址钱清镇牛头山浮峰寺进行扩建,设床位 200 张,工作人员 38 人,收治晚残麻风患者,属绍兴县第三医院领导。

1981 年,绍兴撤县设市(县级市),该院更名为"绍兴市第三医院",设床位 200 张,有工作人员 42 人。

1983 年 8 月,绍兴撤地建市(地级市),恢复绍兴县,医院相应更名为"绍兴县第三医院"。

1985 年 4 月,绍兴县第三医院提出申请,经县卫生局同意,根据绍卫字第 118 号文件,钱清麻风村整体迁入绍兴县第三医院,时有床位 200 张,休养员 80 余人,工作人员 38 人。同年 6 月,钱清麻风村更名为"绍兴县皮肤病防治所",在第三医院领导下合署办公。

1993 年,漓渚住院部占地 38.4 亩,建筑面积 8 824 m²,设床位 200 张,住院麻风患者 131 人,工作人员 62 人(含皮肤病防治所 30 人)。

截至 1998 年 7 月,累计收治来自省内和上海等地 31 个县市的麻风患者 942 人。

1999—2001 年期间,在主管局支持下,医院投入 40 万元,装修住院部病房。

2004 年,绍兴市、县财政共同投入 100 万元,改造漓渚住院部职工生活区。

2009 年,中央、省、县共同投入 435 万元对漓渚住院部病区进行改扩建,拆除部分旧屋、扩容改造配电线路,接通自来水,安装空调、电视等设施。

2010 年,漓渚住院部占地 29.9 亩,建筑面积 4 351.48 m²,时有麻风休养员 48 人。

2013 年起,根据浙皮〔2012〕90 号文件《浙江省麻风院(村)收治住院病人指导意见》,漓渚住院部陆续收治符合条件的社会治愈存活者。

截至 2019 年底,绍兴康复疗养院隶属于绍兴第三医院,是该院的麻风治疗、康复、休养院区,累计收治麻风患者 945 人;有麻风休养员 24 人,每人每月补助生活费 1 030 元;工作人员 9 人,其中常住医生 2 人、护士 1 人、药剂员 1 人、后勤人员 1 人、护工 2 人,另有指导医生 1 人、检验员 1 人。时任院长邱兴华。

诸暨市北山医院

诸暨市北山医院系麻风专科医院,始建于 1972 年,位于诸暨市草塔镇张淮村北山寺。占地面积 12.487 5 亩,建筑面积 2 920 m²,设床位 25 张,总投资 16 万元。

1976 年 6 月 26 日,北山医院建成,开始收治麻风患者。有 2 名行政人员负责建院工作。

1978 年,工作人员增至 12 人。

1991 年 10 月,诸暨北山医院撤销,工作人员合并至诸暨市卫生防疫站。

1992 年 9 月 17 日,诸暨市 14 名住村休养人员转至慈溪市皮肤病防治站,其余休养人员回归社会。该院累计收治麻风患者 50 余人,末任负责人骆东灿。

绍兴市上虞区皮肤病防治院银山麻风村

绍兴市上虞区皮肤病防治院银山麻风村(银山养老服务中心)位于绍兴市上虞区东关街道保驾山村银山坡,交通便利,距市区 5 km,占地 192.1 亩。其前身为上虞县麻风病院,始建于 1959 年,首任院长毛东华,时有工作人员 6 人。

1960 年 4 月,上虞县人民政府卫生科下达《关于布置 1960 年新四病防治工作的意见》(虞卫创字第 22 号)文件,要求各地将确诊的麻风患者分期分批进行治疗。

1961 年 7 月,上虞县正式批准成立"上虞县麻风病院",院址设在东关长塘公社丛善寺,其中 12 个房间用于收治麻风患者,共收治 41 人。同时,在病院所在地设门诊部,另设汤浦、百官、东关、崧厦 4 个巡回点,共治疗患者 91 人。

1962 年 8 月,撤销上虞县麻风病院,住院患者大部分回家,自愿留下患者 22 人,以麻风村休养人员形式收治,生活由患者自己管理,县里定期派医师进行辅导与治疗。是年 8 月,经上虞县委批准,正式成立"上虞县麻风防治站",省卫生厅拨款 1 700 元修建住院部(麻风村)。11 月,曹娥三角站门诊部和凤凰山住院部成立,撤销中塘、上浦、驿亭 3 个治疗点。时任站长毛东华。

1979 年 5 月 3 日,上虞县麻风防治站更名为"上虞县皮肤病防治站"。

1980 年 9 月 17 日,根据省农业厅浙农征字〔1980〕943 号文件,经县农林局〔1980〕163 号文件批准,同意银山麻风村征用荒山 150 亩(其中国有山 58 亩),山坡开荒地 42.1 亩,共 192.1 亩。

1981 年,位于东关长山乡银山坡的上虞县银山麻风村落成,面积 1 440 m²,耗资 18 万元。新建成的银山麻风村有工作人员 16 人,其中医务人员 13 人,设床位 70 张,共收治麻风休养员 59 人。4 月 26 日,原卫生部顾问马海德视察上虞县麻风防治工作,看望住村麻风休养员。

1982 年 5 月,上虞县对麻风村收治的麻风患者开展联合化疗工作。

1988 年 11 月 21 日,上虞印发原卫生部《麻风病防治管理条例和三个技术方案》,并按照技术方案要求进行麻风规范治疗,时有住村休养员 44 人。

2000 年,对银山麻风村进行维修改造,翻修住村休养员生活用房和食堂,整修院内绿化和道路硬化等。

2000—2003 年,开展为期 3 年的中英国际麻风医疗康复合作项目。

2005 年,再次对银山麻风村房屋进行维修,新增和改造住村休养员独立的卫生设施等。

2012 年 12 月,对银山麻风村进行拆建改造,争取上虞区财政和民政等资金 380 万元。

2015 年 2 月 5 日,银山麻风村拆建改造工程顺利完成并正式启用,时有休养员 8 人。

截至 2019 年底,银山麻风村隶属于绍兴市上虞区皮肤病防治院,是该院的麻风治疗、康复、休养院区。累计收治麻风患者 59 人,时任院长赵立军;居住休养员 7 人,每人每月补助生活费 1 030 元,常年配有护理员 1 人指导和督促康复训练和自我护理。

嵊县麻风防治站

1960 年 4 月 12 日,成立由民政科、卫生科、公安局、农业局、福利委员会、妇联、共青团县委和甘霖公社联合组成的"建立康复村筹备委员会",筹委会主任罗兆祥。5 月 5 日,民政科拨款 3 000 元,选址于嵊县独秀山寺院,建立"嵊县康复村",首任负责人何平论,时有住房 32 间,面积 1 080 m²。

1961 年 3 月 12 日,上高村赠送水田 4.5 亩,山地 12.4 亩,作为劳动生产基地。

1966 年底,康复村停办,所有房屋土地被收回。

1969 年 9 月 25 日,省财政拨款 2 万元,选址于江东乡大毛湾,征用土地 4.1 亩,重建康复村,共新建平房 17 间。同时,将原敬老院平房 9 间修缮成病房,共 533.6 m²。

1973 年 2 月 27 日,更名为"嵊县麻风防治站",设病床 43 张。

1979 年,省财政拨款 2 万元,扩建平房 5 间和楼房 5 间,共 400.2 m²。

1982 年 10 月,更名为"嵊县皮肤病防治站",病床调整为 20 张。时有工作人员 4 人。历任负责人:何平论、张凤梧、袁祖庆。

2000 年 2 月 10 日,根据嵊州市卫生局《关于市皮肤病防治站划入市卫生防疫站合署办公的通知》(嵊卫〔2000〕3 号),嵊州市麻风防治站合并至嵊州市卫生防疫站,12 名休养员转入浙江省武康疗养院。该防治站累计收治麻风患者 138 人。

嘉兴市洛东康复村

嘉兴市洛东康复村始建于 1959 年,位于嘉兴市秀洲区新塍镇洛东乡西南 5 km 的陆家浜,占地 8.9 亩,设有床位 50 张。首任负责人蔡年成。

1964 年,在嘉兴县卫生防疫站设立麻风防治小组,时有专业医生 3 人。

1979 年,成立"嘉兴县皮肤病防治站",位于市区南阳路 33 号,时有工作人员 10 人,其中医务人员 7 人、行政人员 3 人。

1979 年,改建洛东麻风康复村,拆除旧屋,新建村舍、食堂、辅助用房和水井、水塔。

1981 年,洛东麻风康复村改建完成,配备工作人员 2 人(医生、行政人员各 1 人),收治麻风患者 22 人。

1988 年 9 月,嘉兴市卫生局决定将嘉兴市皮肤病防治站迁至中山西路 252 号,开展皮肤病门诊诊疗和防治工作。

1990 年 7 月 4 日,嘉兴市卫生局下发《关于嘉兴市皮肤病防治站与嘉兴市卫生防疫站合并办公的通知》(嘉卫防字〔1990〕17 号文),实行对外两块牌子,对内一套班子,人力、财物由嘉兴市卫生防疫站统一管理和使用,业务工作仍按原渠道开展。

2001 年,嘉兴市卫生防疫站撤销,组建"嘉兴市疾病预防控制中心",同时撤销嘉兴市皮肤病防治站,其业务由新成立的嘉兴市疾病预防控制中心承担。

2003 年 5 月,康复村进行改造,病房安装坐便器和自来水,更新电视机,并重建部分围墙,工程历时 3 个月。

2007 年 4 月,与浙江省皮肤病防治研究所签订协议,撤销康复村,住村 12 名麻风休养员全部并入浙江武康疗养院。该村累计收治麻风休养员 41 人,时任负责人孙金汉。

海宁市许村康复村

海宁市许村康复村始建于 1959 年,首任负责人赵家茂。

1959 年底,海宁县政府在许村公社科同村曹家谷(自然村)建立海宁第一个麻风村,占地面积约 130

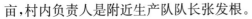

亩,村内负责人是附近生产队队长张发根。

1960年初,由于农村进行人民公社土地调整,麻风村所在的村又划归当地农民,只保留许村和长安交界处许桥的麦庄庙(大庄庙)附近的17亩土地,许村公社拨出生产经费1 000元并在旧庙址上盖5间泥墙瓦房供患者居住。

1961年1月,许村康复村正式迁建完成,收治麻风患者50人,麻风村委托海宁县许村区卫生院管理,院长杜利昌。患者在麻风村集体生活,特困患者向民政局(内务局)申请生活物资帮助,村内医疗费用由县卫生局负担。

1964年,康复村划归县卫生防疫站管理。

1972年,康复村收治新麻风患者9人,康复村患者边治疗边生产劳动。

1975年始,住村麻风患者由海宁县民政局发放每人每月6元生活补助。

1976年2月,海宁县建立麻风防治领导小组,由海宁县民政局副局长韩有生和卫生局副局长陈柏金担任副组长(组长空缺),各有关部门分管领导为组员。11月,建立“海宁县皮肤病防治站”,由海宁县卫生局副局长陈柏金兼站长,并将康复村划归海宁县皮肤病防治站管理。

1977年,海宁县政府拨款19.5万元,扩建海宁许村康复村,同时,又新建海宁庆云康复村和辛江康复村,总建筑面积约2 600 m²,总床位120张。

1987年,海宁县麻风患者减少,许村康复村接收撤并辛江康复村后许村籍休养员。

2003年,许村康复村撤销,20名休养员和2名工作人员全部并入海宁庆云康复村。许村康复村累计收治麻风患者59人,末任负责人顾国芬。

海宁市辛江康复村

海宁市辛江康复村始建于1977年,首任负责人张楞标。

1977年,政府拨款19.5万元,扩建海宁许村康复村,同时又新建海宁庆云康复村和辛江康复村,总建筑面积约2 600 m²,总床位120张。康复村归属海宁县皮肤病防治站管理。

1978年,该村开始收治麻风患者。

1987年,海宁县麻风患者减少,辛江康复村撤并,土地归属当地政府,1名工作人员和9名休养员并入庆云康复村,7名休养员并入许村康复村。辛江康复村累计收治麻风患者20人,末任负责人张楞标。

海宁市庆云康复村

海宁市庆云康复村始建于1977年,首任负责人张财荣。

1977年,政府拨款19.5万元,扩建海宁许村康复村,同时又新建海宁庆云康复村和辛江康复村,总建筑面积约2 600 m²,总床位120张。庆云康复村归属海宁县皮肤病防治站管理。

1978年,庆云康复村开始收治麻风患者。

1978年底,位于海宁市硖石镇东山北路21号的海宁县皮肤病防治站办公用房竣工。

1983年,海宁县皮肤病防治站开设皮肤病门诊。

1987年,县皮肤病防治站更名为“海宁市皮肤病防治站”,设站长、副站长各1人,医务人员5人。

1987年,海宁麻风患者减少,该村接收撤并后本地户籍的辛江康复村休养员及工作人员。

1994年,成立“海宁市性病防治监测中心”,与海宁市皮肤病防治站同一套班子,设办公室、麻防科、门诊部和门诊分部。

2000年,全站设站长1人,书记和副站长各1人;科室设办公室、社会防治科、门诊部;工作人员15人。

2000年,当地政府投资39万元,扩建海宁庆云康复村,建筑面积约1 500 m²,核定床位60张。

2001年11月,因机构改革,撤销海宁市皮肤病防治站和海宁市卫生防疫站,组建“海宁市疾病预防控制中心”,设皮肤病防治科和皮肤病门诊,承担海宁市麻风防治工作。

2003年,许村康复村2名工作人员和20名休养员并入庆云康复村,时有住村休养员共45人。

2012年4月,在康复村筹建"海宁市麻风防治史料馆",10月,建成并投入使用。

2015年,康复村内部实施改造,改建食堂、康复训练室和娱乐活动室,安装空调,更换新电视机,重新粉刷整体外墙。

庆云康复村隶属于海宁市疾病预防控制中心,是海宁市麻风治疗、康复、休养、科普园区。截至2019年底,康复村累计收治麻风患者137人,时有工作人员7人,其中医生4人(住村兼职医生2人),后勤管理人员3人;居住休养员15人,每人每月补助生活费1030元;时任负责人盛敏阳。

桐乡市康复疗养院

桐乡市康复疗养院前身为"桐乡县炉头麻风村",根据桐乡县麻风病防治站《为留良、炉头二公社举办麻风村,请即批复的报告》[(59)桐麻防字第88号],建于1960年6月,位于原桐乡县炉头乡皂林村候介弄北。占地25亩,设床位60张,当年收治麻风患者60人,首任负责人施金坤。

1982年,收治高桥麻风村休养员30人。

20世纪90年代,桐乡市政府加强炉头麻风村的基础建设,扩大床位数量,接纳从屠甸、高桥、钱林撤并来的患者,收住患者最多时达180人。

1995—1998年期间,先后共投入60万元,改善病房、道路、通信、电视等基本生活设施,并将濮院麻风村的18名休养员和南日麻风村的15名休养员并入炉头麻风村。

2007年,桐乡市政府根据区域规划要求,桐乡市人民政府办公室《关于桐乡市龙翔街道麻风康复村迁建有关事宜的会议纪要》决定,将炉头麻风村异地新建、整体搬迁。

2009年,新建麻风村落成启用,更名为"桐乡市康复疗养院",原址的土地房屋政府收回。该院地处桐乡市龙翔街道南王村,濒临嘉湖公路。总投资500万元,其中中央转移支付资金100万元、省级财政60万元、桐乡财政340万元。新建麻风村占地25亩,房屋建筑面积2650 m²,床位60张。病房为双人间,设有卫生间、数字电视、空调等基本生活设施。收治南日麻风村休养员6人。

截至2019年底,桐乡市康复疗养院为桐乡市皮肤病防治院分院,配有医生2人、护士1人、后勤护工2人,实行24小时值班,居住休养员23人。累计收治麻风患者246人,时任负责人杨松标。

桐乡市南日麻风村

1958年4月,桐乡县人民委员会拨款3000元,在南日乡和百桃乡交界处的石匠浜建立桐乡第一个麻风村。筹建人为蒋雪君和谢坤林,首任负责人祝佰良。共建简易平房420 m²,当年收治麻风患者90人。为解决住村患者吃饭问题,自己动手劳动。

1965年,收治屠甸麻风村的休养员15人。

1982年,收治高桥麻风村的休养员15人。

1994年,收治钱林麻风村的休养员18人。

2001年,收治濮院麻风村的休养员10人。

2009年,南日麻风村撤销,6名休养员全部并入新建成的桐乡市康复疗养院,房屋、土地出租给当地村民。该村累计收治麻风患者179人,末任负责人徐顺荣。

桐乡市濮院麻风村

桐乡市濮院麻风村始建于1960年,选址于濮院镇"北浜",占地29亩,设床位60张,当年收治麻风患者60人,首任负责人庄聚生。

1982年,收治高桥麻风村休养员10人。

2001年,濮院麻风村撤销,25名休养人员中10人并入南日麻风村、15人并入炉头麻风村,工作人员调回皮肤病防治院,房屋、土地出租给当地村民委员会。该村累计收治麻风患者138人,末任负责人沈建康。

桐乡市钱林麻风村

桐乡市钱林麻风村始建于1960年,选址于钱林乡北沈村,占地25亩,设床位50张,当年收治麻风患者50人,首任负责人朱金坤。

1982年,收治高桥麻风村休养员15人。

1994年,钱林麻风村撤销,36名休养员中18人并入炉头麻风村、18人并入南日麻风村,工作人员调入炉头麻风村。房屋、土地转让给当地村民委员会。该村累计收治麻风患者130人,末任负责人朱坤山。

桐乡市高桥麻风村

根据桐乡县麻风病防治站《为留良、炉头二公社举办麻风村,请即批复的报告》[(59)桐麻防字第88号],桐乡市高桥麻风村始建于1960年,选址于高桥乡(原留良公社)"东圣堂",占地20亩,设床位50张,当年收治麻风患者50人,首任负责人赵宝福。

1982年,高桥麻风村撤销,70名休养员中15人并入钱林麻风村、10人并入濮院麻风村、15人并入南日麻风村、30人并入炉头麻风村,医生调乡镇卫生院工作,房屋、土地转让给当地村民委员会。该村累计收治麻风患者140人,末任负责人余乐金。

桐乡市屠甸麻风村

桐乡市屠甸麻风村始建于1960年,选址于屠甸乡"喇叭浜",占地20亩,设床位25张,当年收治麻风患者25人,首任负责人王跃兴。

1965年,屠甸麻风村撤销,15名休养员全部并入南日麻风村,工作人员调回皮肤病防治站,房屋、土地交还当地村民。该村累计收治麻风患者50人,末任负责人王跃兴。

湖州市妙西康复院

湖州市妙西康复院始建于1972年,位于湖州市吴兴区妙西镇杜坑村,紧邻306省道,规划用地365亩。

1972年7月,浙江省政府拨款10万元,启动基建工程。至1979年全部竣工,建房2 021 m²,设床位120张,首任负责人徐桂祥。

1979年5月,吴兴县皮肤病防治站正式接管妙西康复院,陆续收治麻风患者。至1980年6月,妙西康复院共收治麻风患者71人。康复院由皮肤病防治站医生负责麻风患者的治疗,麻风休养员自行推选产生管理委员会,由病情较轻的休养员担任护理员,帮助照顾年老的残疾休养员。院内有数十亩可耕种的土地和成片竹林,休养员可以从事力所能及的生产劳动。康复院内设有小卖部和文体设施。

1983年,湖州市卫生局拨款1.4万元,修缮妙西康复院病房和食堂。

1985年,湖州市皮肤病防治站对妙西康复院道路进行维修,修建道路约150 m。

2001年6月,湖州市皮肤病防治站并入湖州市疾病预防控制中心,工作人员转入湖州市疾病预防控制中心,康复院的管理职能也划归湖州市疾病预防控制中心。

2005年,湖州市人民政府拨款50万元,改建妙西康复院。拆除部分旧房,剩余大部分建筑改建为生活用房,新建配电线路和供水系统。改建后的康复院房屋面积628.18 m²,住村休养员14人,兼职医务人员3人。

2011年,住村休养员加入新型农村合作医疗保险。

2012年,湖州市疾病预防控制中心与吴兴区妙西镇卫生院签署协议,委托其承担康复院休养员的日常医疗服务。

2014 年，湖州市疾病预防控制中心在妙西镇雇用护工 1 人，照顾休养员的日常生活。

截至 2019 年底，该院累计收治麻风患者 534 人。居住休养员 7 人，每人每月补助生活费 1030 元；工作人员 3 人，其中专职人员 1 人，时任负责人金玫华。

金华市金东区麻风康复村

1965 年 12 月，浙江省卫生厅批准筹建金华县皮肤病防治站和麻风村。

1966 年 6 月，金华县人民政府批准，在江沿乡下范村建造皮肤病防治站，征用坐落于距上范村 1 km 左右僻静山垄中的流湖寺，经过修理，改建成麻风村，面积 700 m²，设简易病床 30 张。同时，征用流湖寺周围土地 3 亩左右作为住站休养员生产基地。10 月，开始收治麻风休养员。首任站长陈树华，时有工作人员 3 人。

1970 年 8 月，麻风休养员转移至湖州市皮肤病防治站。

1972 年，康复村重新修建，1973 年 8 月再次收治麻风患者。

1977 年，根据浙江省财政金融局和浙江省卫生局联合下达的《关于转下达自筹资金补助麻风村、站基建投资的联合通知》[(77)财基第 552 号、浙卫计(77)第 195 - 2 号]，浙江省卫生厅拨款 2.5 万元，在距麻风村仅 200 多米的山坡上建造 279 m² 的新站房，1979 年建成，原下范村旧房卖给下范村。

1980—2000 年，累计收治麻风患者 38 人。

2001 年，金华县皮肤病防治站与金东区疾病预防控制中心合并。

2005 年，根据金东区发展计划与统计局文件金东计投〔2005〕126 号，选址新建"金东区皮肤病防治站"，2008 年建成。将 13 名住村休养员全部从流湖寺康复村的危房中搬迁至皮肤病防治站新建用房收治。

根据金东区民政局文件(金东民〔2012〕64 号)，康复村被列入金东区政府安居工程，由民政投入资金 11.2 万元进行改造。

截至 2019 年底，金东区麻风康复村隶属于金东区疾病预防控制中心。累计收治麻风患者 51 人。有工作人员 5 人，其中分管领导 1 人、医生 2 人、检验员 1 人、后勤人员 1 人；休养员 4 人，每人每月补助生活费 1030 元，时任负责人段松茵。

兰溪市麻风康复医院

兰溪市麻风康复医院始建于 1970 年，位于兰溪市女埠街道里王行政村，距兰溪市区约 20 km。

1970 年 12 月 8 日，根据《关于同意建立麻风病防治站、村的批复》[兰革(70)第 201 号]成立兰溪县麻风防治站和康复村。兰溪县麻风防治站设在溪西公社排岭大队原"正直寺"旧址，由兰溪县麻风防治站站长赵文庆，副站长吴守殿、金惠群、叶颂平等第一代创始人在距离兰溪县城 12 km 原女埠区白露山慧教禅寺处筹建麻风村，设病床 60 张，办公用房 5 间。

1971 年 6 月，白露山麻风康复院开始收治麻风患者；当年收治麻风患者 9 人。

1972 年 6 月 5 日，兰革生(72)第 19 号文件《关于麻风病人口粮问题的通知》下达，解决住村休养员的生活问题。

1976 年 4 月 19 日，兰革(76)第 19 号文件《关于加强麻风病防治和管理工作的通知》下达，陆续解决休养员生活费、被帐、耕种的土地、烧柴、商品供应、防治经费等问题。

1979 年，收治麻风患者 56 人。

1986 年，为恢复白露山景点，根据兰溪市计划委员会(兰计委〔1986〕17 号)文件，将白露山麻风村迁移至建设乡黄金殿后(2016 年为女埠街道里王行政村)，并更名为"兰溪市麻风康复医院"。兰溪市政府先后拨款 31 万元，建病房、食堂、仓库、诊疗室 719 m²，医生办公室、宿舍等 250 m²，还配置种菜基地 2 000 m²，总占地面积达 22.024 5 亩。

1998 年，麻风康复医院由于年久失修，兰溪市政府专门召开兰溪市人民政府专题会议(〔1998〕8 号纪要),筹集 11.5 万元,修缮房屋。

2009 年,翻修改造康复医院危房,对村内路面进行硬化和绿化。

2009 年 2 月,康复医院 5 名住村休养员全部纳入农村合作医疗及医疗救助。

2011 年 6 月,受"6.20"大风、暴雨自然灾害影响,康复医院受到严重损害。同年,对危房进行维修。

截至 2019 年底,兰溪市康复医院由兰溪市皮肤病防治站管理,累计收治麻风患者 92 人。工作人员 3 人,其中 2 名管理人员和 1 名护理人员;休养员 2 人,每人每月补助生活费 1030 元,时任负责人章广庆。

义乌市皮肤病医院麻风康复村

义乌市皮肤病医院麻风康复村始建于 1958 年 6 月,位于佛堂镇塔山云黄山村照塘里。建村初期兴建医疗辅助用房 444 m²,租用祠堂 200 m² 改建病区。1959 年 9 月开始收治麻风患者,设置床位 70 张。20 世纪 70 年代后,经多次改扩建,总建筑面积达到 2 042 m²。康复村由职工生活区、病区与医疗区三部分组成,设有康复室、活动室、食堂等设施。首任负责人阮国庆。

1958 年 6 月,经浙江省人民委员会下发第 1830 号文件,批准同意成立义乌县麻风防治站及麻风村。

1959 年 9 月,麻风村建设工程竣工,开始收治金华、兰溪、永康、武义、浦江、磐安、常山、开化、衢州等地区所辖范围的 50 名麻风患者。由于住村患者增加,床位由原先设置的 70 张增至 120 张。

1960 年 5 月,麻风村更名为"康复村"。

1975 年 5 月,义乌县麻风防治站更名为"义乌县皮肤病防治站"。

1978 年 11 月,金华地区行政公署下发(78)81 号文件,防治站增挂"金华地区中心皮肤病防治站"牌子,负责承担全地区的麻风村防治工作,地改市后,更名为"金华市中心皮肤病防治站"。

1980 年,义乌县皮肤病防治站移址佛堂镇,并在原佛堂医院门诊大楼开设皮肤病专科门诊。

1989 年,经市人民政府批准,在城区南门街征用土地 25 亩,用于建设义乌市皮肤病防治站。

1993 年,市防治站一期工程竣工,站址由佛堂迁移至义乌市稠城镇南门街。

1994 年,与滨江医院合署办公,实行三块牌子一套班子(金华市中心皮肤病防治站、义乌市皮肤病防治站和义乌市滨江医院)。

1997 年,义乌市皮肤病防治站移址北门街。

2001 年 5 月,更名为"义乌市皮肤病医院"。

2005 年,康复村进行改水、改电、改厕及有线电视入村等多项基础设施改造。

2007 年 4 月,义乌市皮肤病医院迁移至义乌市稠江街道永顺路 31 号。

2010 年 7 月,康复村配电房建造、变压器更换,占地面积 35 m²。

2014—2015 年,改造康复村的水管和电线。

2016 年 5 月,修缮和改造康复村房屋和公共活动娱乐场所,整修道路并重新规划和种植绿化。

截至 2019 年底,义乌市皮肤病医院麻风康复村是该院的麻风治疗、康复、休养院区,累计收治麻风患者 280 人。有工作人员 3 人,其中医生 2 人、后勤人员 1 人;休养员 6 人,每人每月补助生活费 1030 元,时任负责人石金玲。

衢州市大川麻风村

衢州市大川麻风村始建于 1973 年,位于衢州市衢江区后溪镇青塘村(原衢江区大川乡),1976 年建成并投入使用。占地 84.3 亩,其中山地 56.8 亩,水田 27.5 亩,设置病床 90 张,由衢州市皮肤病性病医院直属管理。首任负责人袁一介。

1976 年 2 月,衢县革委会成立麻风防治领导小组,由方焕启任组长,王祥经、姜风桐任副组长,下设办公室(衢县皮肤病防治站内)。

1980 年,新建和修缮大川麻风村围墙,安装自来水。

1981 年,衢县改为县级市,即衢州市。

1985 年,衢州市由县级市升级为地市级,下辖五县(市)一区,分别是柯城区、衢县、龙游县、江山市、常山县和开化县,大川麻风村更名为"衢州市大川麻风村"。

1987 年,龙游县乌石寺麻风村撤销,住村麻风休养员转入大川麻风村。

1990 年,改建和修缮大川麻风村。病区安装有线广播,修建围墙 190 m 和自来水塔一座,扩宽水泥路面晒场 200 m²。

1996 年,召开住村休养员户口所在地村干部会议,解决住村休养员口粮问题。同年,重新勘定地界并取得了《土地使用证》。

2001 年,大川麻风村撤销,20 余名住村休养员撤并至浙江省武康疗养院,麻风村 3 名工作人员合并至衢州市疾病预防控制中心。该麻风村累计收治麻风患者 140 余人,末任负责人许佩玉。

龙游县乌石寺麻风村

龙游县乌石寺麻风村位于龙游县境内,与乌石寺背靠,故称为"乌石寺麻风村",距离龙游县城 2.2 km。乌石寺麻风村占地面积 1 528.14 亩。首任负责人郑康宣。

1966 年,由于衢县模环区发现麻风患者较多,故选址乌石寺,筹建麻风村。

1967 年 4 月,古庙经改造修建,设简易病床 40 余张,开始收治麻风患者。同年 4 月 25 日,乌石寺麻风村收治的第 1 例麻风患者为龙游镇徐樟富,5 月收治麻风患者 27 人。

1974 年,乌石寺麻风村收治患者达历史最多 68 人,包括建德、常山等毗邻县的麻风患者。

1980 年,扩建病房和生活区,其中病房占地 381.06 m²。

1987 年,龙游县政协提案,将乌石寺恢复改建为旅游景点。龙游县卫生局提出撤村报告。是年,经衢州市卫生局衢市卫〔1987〕108 号文件批复,同意撤销乌石寺麻风村,原有工作人员和住村休养员并入衢州市大川麻风村。该麻风村累计收治麻风患者 266 人。

◎ 主要参考文献

[1] 施培武,严丽英,王江南,等.浙江省麻风防治 60 年(1951—2011)[M].杭州:浙江科学技术出版社,2011.

[2] 施培武,严丽英,卜煜锋,等.浙江省皮肤病防治研究所、浙江武康疗养院所(院)史[Z].2011.

[3] 苏菲,申鹏章,周幼马,等.马海德博士诞辰一百周年纪念文集[M].北京:中国科学技术出版社,2010.

致谢

浙江省麻风院村简史的撰写,得到李菊红、施治文、钱建荣、来时明、郑灿杰、高彦炜、王金贤、龚亮亮、沈颖卓、施大伟、虞静、董正全、李伟平、应望春、龚学军、姚强、沈云良、吴李梅、孔文明、费丽娟等同志及所在单位在资料收集、史实核对和调查走访等工作上给予的大力支持,特此致谢!

安徽省麻风院村简史

概况

安徽省地处华东地区,长江、淮河横贯东西,将全省分为淮北平原、江淮丘陵、皖南山区三大自然区域,土地面积 14.01 万 km²,辖 16 个地级市、9 个县级市、52 个县和 44 个县级区。

安徽属麻风病中低流行省份,病例主要分布沿长江流域、淮河流域,皖北平原和皖南山区较少。1949 年至 2019 年底,全省累计发现麻风患者 8 189 人,治愈存活者 1 854 人,时有现症患者 55 人。104 个县

(市、区)均达到了基本消灭麻风病的标准(患病率≤1/10万)。

自20世纪50年代始,安徽省贯彻落实我国"边调查、边隔离、边治疗"的麻风防治策略,在麻风患者较多的市县逐步建立麻风村隔离收容治疗患者。

1956年7月,经安徽省卫生厅批准,将院址在合肥市肥西县张新圩的"安徽省第一康复医院"改为"安徽省麻风病医院"(1970年更名为"安徽省新河医院"),此为全省第一所专门收容治疗麻风患者的医院,主要收治国家机关工作人员及复员、转业军人中的麻风患者,后陆续收治合肥等邻近地区和省内其他地方转来的麻风患者。

1956年,省卫生厅、民政厅派人选址,在麻风患者较集中的滁州市嘉山县四山村建立一所治疗与生产相结合的麻风村,可收治250~300名麻风患者。1957年9月12日,安徽省人民委员会正式命名"嘉山县四山村麻风村",并开始收治麻风患者。随后,歙县、庐江县、肥东县、当涂县、凤台县、含山县等地也分别建立麻风院村收治当地及周边市、县麻风患者。

1959年10月,鉴于全省现有麻风院村已不能满足逐渐增多的麻风患者隔离需求,安徽省人民委员会在寿县下塘集召开建立麻风村现场会议,总结交流建村、收容、生产、管理、治疗与麻风防治工作经验。

1964—1984年,每年由省财政安排20万~40万元用于麻风院村维修病房、安装水电设施、道路修整等,至1984年取消该专项。

1973年底,全省已建立麻风院村30所,收治患者近3 000人,治愈1 200余人。是年,由于当时麻风院村在建设和管理上存在领导隶属关系不明确,以及全省尚有千余名麻风患者散居在家得不到隔离治疗等问题,安徽省革命委员会批转了省麻风病防治领导小组《关于麻风病防治情况和意见的报告》,同时下发《安徽省麻风院村生产管理和隔离管理暂行办法》[革政字(73)第117号],进一步明确卫生、民政、公安、农林等部门职责,要求今后各地麻风院村均由当地卫生、民政两局共管。要求各市县应根据患者多少制订麻风院(村)的建设规划。如需新建、扩建或合并麻风院村,应征得省卫生局和民政局同意。麻风院村的规模为床位150张左右,工作人员编制,原则上每百张床位配行政管理人员4~6人、卫生人员8~10人,行政管理人员由当地民政局负责派出,卫生人员由当地卫生局负责派出。凡需隔离的患者一律送本市、县或邻近麻风院村进行隔离治疗。

1974年始,为便于麻风患者就近治疗、及时交流麻风病防治和管理工作经验,采取以几个大的麻风村为依托,建立麻风病防治工作技术协作片:即淮南市马山传染病医院负责长丰县、阜阳地区各麻风村的技术协作;无为县麻风村负责巢湖地区麻风村的技术协作;嘉山县四山村医院负责滁县、宿县地区和蚌埠市麻风村的技术协作;寿县麻风村负责六安地区麻风村的技术协作;芜湖县红山医院负责芜湖、徽州、池州、安庆地区及铜陵市麻风村的技术协作。省新河医院负责全省麻风病防治的技术指导和科研计划的组织实施。

1976年,安徽省革命委员会麻风病防治领导小组下发《转发安徽省革命委员会编制办公室关于麻风村编制问题的复函》[麻防字(76)第1号]文件,对全省各市麻风村患者床位数进行明确,全省各麻风村共设患者床位数4 800张,其中宿县地区350张、阜阳地区250张、巢湖地区900张、芜湖地区700张、六安地区450张、徽州地区250张、安庆地区300张、池州地区200张、滁县地区450张、铜陵市150张、芜湖市150张、淮南地区300张、蚌埠地区100张、马鞍山市50张、合肥市200张。

1982年2月,安徽省人民政府下发《关于印发"麻风病防治问题会议纪要"的通知》(皖政〔1982〕41号),要求各地对传染型患者按划定的麻风村迅速收容治疗。同时要求麻风村要适当调整,并小村建大村,加强治疗和管理,每个地区保留1~2个麻风村。麻风村患者的生活救济问题仍按照国务院、中央军委(75)第50号文件规定办理,救济标准每人每月10~20元。是年9月,安徽省计划委员会发文《关于下达八二年麻风村基建计划的函》(计基字〔1982〕316号),从国家预算内地方统筹基建投资中其他项下解决20万元用于省新河医院、嘉山县四山村医院、淮南市马山传染病医院等14家麻风院村的建设,主要用于建设门诊部、职工宿舍、厨房及水电改造;整修路面和围墙、打井等。

1986年,随着麻风病联合化疗的实施,麻风病防治策略实现"四个转变"。多数麻风患者得到有效治疗,并在治愈后陆续回归社会,住院患者逐年减少,部分麻风院村开始实施撤、并、转等工作。

1987 年 1 月 4 日,安徽省人民政府会议纪要第 33 号同意撤销省新河医院,将其与省防疫站皮肤科合并,成立"安徽省皮肤病防治研究所"。同年 1 月 17 日,安徽省编制委员会发文《关于同意撤销省新河医院成立省皮肤病防治所的批复》(皖编字〔1987〕21 号),随后撤销省新河医院,迁至合肥成立省皮肤病防治所,内设办公室、防治科、门诊部,主要负责全省性病、麻风病防治工作。随后,马鞍山市、凤台县、涡阳县、舒城县、金寨县、定远县、临泉县、五河县等麻风院村也分别被撤销。淮南市、明光市、庐江县、颍上县、怀远县等麻风村相继在城镇建立皮肤病防治所(站),与麻风院村为一个机构,两块牌子。

2007 年,根据国家发展改革委员会办公厅、卫生部办公厅《关于编报麻风病院村建设项目投资计划的通知》(发改办社会〔2007〕1976 号)文件精神,安徽省淮南市马山传染病医院、明光市四山村医院、无为县皮肤病防治站实施中央财政麻风病院(村)改造建设项目,中央财政投入资金 720 万元(淮南市 260 万元、明光市 235 万元、无为县 225 万元),历经 2～3 年的建设,3 所麻风村均按照计划完成建设任务,共建筑面积 6 797 m²,其中淮南市麻风村 2 300 m²、明光市麻风村 2 500 m²、无为县麻风村 1 997 m²。

2011 年,淮南市马山传染病医院、明光市四山村医院、无为县皮肤病防治站实施国家麻风防治机构能力建设项目,中央财政投入资金 1 100 万元(淮南市 500 万元、明光市 300 万元、无为县 300 万元)购置诊疗设备等。

1950—2019 年,全省先后建立麻风院村共 35 个,收容治疗麻风患者 6 427 人。2019 年底,全省仍留存麻风院村 15 个,258 名愈后患者留村休养,有医务人员 146 人;各院村休养员生活保障最低每人每月 120 元,最高 620 元,全省平均 426.75 元,护理费平均为 54.06 元,医药费平均为 101.88 元;麻风院(村)占地共 5 931.5 亩,各种房屋建筑面积共 23 291 m²。

安徽省麻风病医院

安徽省麻风病医院建立于 1956 年 7 月,由安徽省第一康复医院改建而成,院址在合肥市肥西县官亭镇东南约 7 km 处,为肥西县、寿县、六安县三县交界地带,属农村环境,位置较为偏僻和安静。病区系利用原地主庄园(张新圩)改造而成,医院职工生活区和门诊部建在离病区约 1 km 处的山岗上。该院为安徽省第一所治疗麻风病的专门医院,主要收治国家机关工作人员及复原、转业军人中的麻风患者,后亦收治合肥等邻近地区和省内其他地方转来的患者,同时承担指导全省麻风病防治工作任务。医院隶属省卫生厅,首任院长高光鑑,内设机构有防治科、总务科、办公室,职工 150 人左右,设病床 100 张。医院有医疗用房 1 971 m²,职工宿舍和生活用房 4 299 m²。医疗设备主要有进口 200 mA X 光机一台,国产 50 mA、30 mA X 光机各一台,心电图机,手术器械等。经费来源主要是省级财政拨款,省卫生厅负责医院行政管理和麻风患者的治疗经费,省民政厅负责患者的生活保障经费。

1960 年,鉴于该院收治麻风患者较少,未能充分发挥麻风病医院的作用,且合肥城区医疗资源紧缺,省卫生厅撤销省麻风病医院,将医院迁至合肥市双岗镇成立"合肥市第三人民医院",隶属合肥市卫生局主管。原省麻风病院仅留 10 余名医务人员在原址治疗和管理住院麻风患者,其余大部分职工均迁至合肥新址。由于新院仅建有一栋职工宿舍,医疗办公用房一直未建成,迁至合肥的工作人员被安排外出进修学习或到其他医疗机构帮助工作等。这期间对全省麻风病的防治指导工作基本上处于停滞状态。

1963 年 12 月,由于政策、经费等原因,合肥市第三人民医院医疗办公用房一直未能建成,又鉴于全省新发现麻风患者逐渐增多,该院重新迁回肥西县张新圩原址,院名恢复为"安徽省麻风病医院",继续收治麻风患者,并负责全省麻风防治指导工作。

1964 年,该院新建医疗用平房 1 632 m²。

1966 年,医院还对周边群众开展综合性门诊医疗,并增设简易病床 50 张,增添医疗设备,可开展普外科、妇产科、骨科、五官科等手术。

1968 年初,医院管理权下放至原六安专区,是年 9 月,更名为"肥西县新河医院"。

1970 年 2 月,安徽省革命委员会收回肥西新河医院管理权〔革生字(70)第 34 号〕,由省革命委员会麻风防治领导小组办公室直接领导,院名改为"安徽省新河医院",主要工作任务是:对全省各地麻风村进行技术指导;开展麻风防治的调查研究;培训麻风病专业技术人员;收治麻风患者。

1971年,鉴于全省麻风疫情快速上升,省卫生厅决定该院停止对当地群众常见病的门诊和住院治疗,专门负责全省麻风病防治工作。

1972年,自是年起,安徽省新河医院受省卫生厅委托招生开设麻风病专业医士班,学制两年,培养麻风病防治专业人才。至1981年,共招生4期,计154人,毕业后分配到省内各麻风村。

1973年,安徽省新河医院新建生活保障用房2 302 m²。该院开始编印《安徽麻防通讯》,每年4期,每期1 000余册,除了供本院医务人员学习,还寄送省内外近500个麻风防治单位,交流麻风防治工作。

1974年,该院编著医疗卫生丛书《麻风》,由安徽出版社出版发行,共印刷34 000册。

1976年,该院新建职工宿舍509 m²。

1979年,省卫生厅决定将麻风防控和诊疗工作分开,防控任务交省卫生防疫站负责,从省新河医院抽调4名专业人员在省卫生防疫站成立皮肤科,负责全省麻风防治业务指导工作,省新河医院仍负责麻风科研、培训、治疗以及全省麻风院村的业务指导工作。

1979年,安徽省新河医院共收治麻风患者64人,为该院收治麻风患者最多的年份。

1986年,随着麻风病联合化疗的实施,防治策略的转变,医院收治麻风患者减少,是年仅有4名新发患者入院治疗。

1986年,时省新河医院有职工115人,其中卫生技术人员79人;设病床100张,共21名麻风患者住院接受治疗;医疗设备有30 mA、50 mA、200 mA X光机以及心电图、A型超声诊断仪、光电分光光度计、血清蛋白电泳仪等。病区占地面积93 820 m²,医疗用房6 064 m²,职工区占地面积50 734 m²,房屋建筑面积5 972 m²。

1987年1月,撤销安徽省新河医院(皖编字〔1987〕21号),原定130名事业编制收回,在合肥成立"安徽省皮肤病防治所",为省卫生厅下属省级事业单位,并将省卫生防疫站皮肤科并入该所,核定事业编制为40人。医院房屋、土地均无偿移交肥西县地方政府。时任院长为许德坤。6月,安徽省皮肤病防治所在合肥成立(皖卫人〔1987〕099号),内设办公室、防治科和门诊部3个科室,主要承担全省麻风病防治和诊疗任务。

安徽省麻风病医院(新河医院)在1957—1986年共收治麻风患者458人,治愈出院427人,院内死亡19人,撤销前尚在住院治疗的12名患者被迁至周边麻风村或遣返回家。

肥东县新村医院

肥东县新村医院位于肥东县古城镇岱山湖境内,距县城约60 km,现为肥东县卫健委下属二级单位。

1957年,在肥东县白龙镇干塘面始建(现属长丰县管辖)麻风患者收治点,时收治麻风患者78人,医院首任负责人马德敏。

1962年,收治点迁至桥头集镇鸡笼山(时肥东县宣传部开采场)建村,称"肥东县双山麻风病院",院长为孙碧波。收治麻风患者40余人。由县民政、卫生两家共同管理。

1966年,因麻风病院周边人口密集、环境欠佳,不便隔离,经县民政、卫生部门考察,选址于古城镇岱山湖境内新建麻风病院,是年9月建成,更名为"肥东县古城麻风病院",迁入麻风患者30余人。病院占地4亩,时建病房4栋24间,480 m²,划拨农田60亩,由患者耕作,收获用作补充集体食堂伙食。时有民政行政管理人员6名、医护人员5名,韩东亮任院长。

1968年,住院麻风患者每人每月供应粮食15 kg、菜油250 g、生活费11元及燃煤,以后逐年适当增加。

2003年,肥东县古城麻风病院修建水井和水塔,并安装了太阳能热水器。

2004年,肥东县人民政府对麻风病院明确了归属,由原来卫生局、民政局两家共管改为由卫生局一家主管。肥东县古城麻风病院更名为"肥东县新村医院",经编办核定床位41张,工作人员编制17人,时有愈后留村休养员 15 人。

2011 年,肥东县财政拨款 15 万元,建造病区围墙和大门。

2012 年,肥东县新村医院增添了家具和彩电以及相关生活用品,并对房屋及外墙进行了维修和粉刷。

2013 年,肥东县财政拨款 36.7 万元,新修通往院外的一条水泥道路约 2 km。

2016 年,肥东县财政投入病区改造经费 40 万元,拆除旧房,新建 2 栋住房 16 间,共计 400 m²,配齐室内生活设施和用品。县残联捐助康复器材价值约 3 万元。

至 2019 年底,肥东县新村医院累计收治麻风患者 135 人,现有留村休养员 7 人,均享受低保和医保,每月人均生活补助 320 元;有职工 7 人,其中医护人员 2 人、后勤人员 3 人、管理人员 2 人。占地面积 80 亩,建筑面积 400 m²。时任院长许昌根。

庐江县矾宝山医院

1957 年,庐江县进行"大灾之后无大疫"调查,在盛桥区发现 1 名麻风患者,随即派人去省里参加学习,并在全县开展麻风普查,确诊麻风患者 15 人。是年 10 月,由县人民委员会批准,县民政科、卫生科负责成立麻风村。用冶山乡冶山大队刘家祠堂的 6 间草屋做临时住处,征地 8 亩,收治麻风患者 15 人,由县卫生防疫站兼管,配工作人员 2 人,负责人欧阳后文。

1964 年,经省卫生厅和庐江县人民委员会同意,将麻风村迁到距县城 40 km 以外的黄屯与砖桥之间海拔 380 m 的矾蓬庵寺庙内。征地 90 亩,其中病区 70 亩、工作区 20 亩。住村患者每人每月生活费 6 元,由集体食堂统一供伙,麻风患者砍柴、割草、种菜等,开展自产自救,使用山崖泉水。有工作人员 4 人,负责人为陶有昌。

1969 年,庐江县革命委员会拨款 2 万元新建病房 20 间,设床位 40 张,寺庙部分房屋保留。

1973 年,建办公及职工宿舍 14 间。

1974 年,开展全县麻风普查,确诊患者 8 例。是年,麻风村更名为"庐江县矾宝山医院",并收治白湖农场和枞阳县现症患者,时有住院患者 36 人,有医护、行政人员 8 人。

1976 年,该院挖水井 1 口。

1980 年,庐江县政府以"矾宝山医院病区四界划分协议书"明确了山界和林界,山上病区占地 90 亩,山下工作区占地 20 亩。是年,省财政拨麻风村基建经费 7 000 元,在庐城城北新建矾宝山医院办公用房 200 m² 及职工宿舍。

1982 年,省财政拨基建经费 8 000 元,用于续建办公用房及职工宿舍。

1986 年,县人民政府决定,该院由原卫生局、民政局共管改为卫生局主管,时有职工 10 人。

1993 年,经县卫生局批准,该院增挂牌"庐江县皮肤病防治所",开设皮肤病、性病门诊,负责全县性病、麻风病防治和疫情监测等工作。

1994 年,该院购置黑白电视机 1 台,使用蓄电池充电放映。

1999 年,该院新建办公用房及职工宿舍 850 m²。

2009 年,县政府拨款 14 万元,改造麻风村病区用房 7 间,共计 140 m²。

2010 年,在中国麻风防治协会和马海德基金会支持下,北京五大教会(佛教、道教、天主教、伊斯兰教、基督教)捐助麻风病区通电工程资金 14 万元,省卫生厅投入水改项目资金 6 万元,解决了麻风村用水用电问题。县政府投入病区改造资金 14 万元,新建房屋 4 间,改造维修旧房 12 间。

2012 年,实施中国麻风防治协会扶贫养殖蓝孔雀项目,接受捐助种孔雀 50 只和孵化箱 1 台。

2013 年,北京五大教会捐助资金 13.5 万元,修筑一条病区通往外界的水泥道路 500 m。县财政拨款 10 万元,改造扩建孔雀养殖大棚 300 m²。

2014 年,时任院长尹祥应获"马海德奖"。

2019 年底,庐江县矾宝山医院累计收治麻风患者 93 人,时有留村休养员 14 人,均享有低保和医保,每月人均生活补助 620 元;时有职工 4 人,其中医技人员 3 人、管理人员 1 人。医院占地 111 亩,建筑面积

916 m²。时任院长何小龙。

长丰县泉山医院

1964 年 10 月 31 日,国务院第 148 次会议决定,析寿、定远、肥东、肥西四县边境地区设县,次年 6 月 1 日,长丰县人民委员会正式办公。

1965 年,经长丰县人民委员会卫生科组织调查,县境内麻风患者约有 250 人。县人民委员会于当年 10 月向省人民委员会作出书面报告并获准建立麻风病院。

1966 年,从寿县大罗山麻风病院分离出一个病区,由省、市民政部门投资 7.4 万元在县北的三和公社秧草山南麓征地 100 亩建院,当年 5 月竣工。院名为"泉山医院",又名"三和新村",由县民政、卫生两科分工负责行政管理和医疗工作。病区建成砖瓦病房 50 间、消毒室 7 间、食堂 3 间、礼堂 4 间。在病区南面 200 m 处挖深井 1 口。办公区建办公室、医管人员宿舍、食堂等 23 间。患者隔离区和办公区相距 400 m,医务人员进出病区需要穿隔离衣并消毒。配医务人员 6 人,院长李宏兰。首批入住患者约 115 人,入院患者每人每月供给生活费 13 元、粮食 15 kg,每季度发给零用钱 5 元,每年发单衣 1 套,每四年发棉衣 1 套,每五年发棉被 1 床。拨给耕牛 3 头及其他必要农具,轻症患者开垦周边土地约 80 亩,种植农作物,食堂饲养猪 2～3 头,收获用于补贴生活。有大石磨一盘(用于磨面),小石磨一盘(用于磨豆腐)。患者日常生活、生产由患者自己管理。设有大队长 1 名,负责病区全面工作。会计 1 名,负责患者劳动记工、统计、物资分配以及病区宣传栏等;生产队长 1 名,负责组织轻患者开展生产劳动。病区设有医务室,从患者挑选并培训 1 人作为卫生员,负责患者日常常见病的治疗。食堂厨师 1 名,配 2～3 名轻症患者,负责打杂、担运水和给重症患者送饭。病区生产收入根据出工所得工分分配,发给饭票,患者用饭票在病区充当货币使用,兑换生活用品等。是年,开展第一次麻风病线索调查和疫点普查,发现新患者 64 人,其中年龄最小的是一名梁姓女孩,时年 9 岁(1957 年 12 月生,由其父亲背来入院,病区一名左姓女患者和其他患者照顾日常生活,成年后,该女于 1986 年治愈出院,回家结婚)。病区设有线广播喇叭一个,同时订有《人民日报》《参考消息》《安徽日报》《红旗》等报纸杂志,由会计负责保管,患者可以借阅。

1967 年,合肥市拨款,扩建病房 24 间,用于收治合肥市区患者。是年秋,一付姓男患者和冯姓女患者在院内结婚,并生一名女婴。

1970 年,该院住院患者达到 136 人,为建院以后收住患者最多的年份。

1976 年 8 月,因唐山地震,患者使用高粱秆等搭建简易防震棚居住。9 月,毛泽东主席逝世,患者到办公区,隔一道圩沟(医生在圩内)观看电视转播"毛主席追悼会"。是年,新发现麻风患者 12 人。

1978 年,该病区通电。是年,开展第二次麻风病线索调查和疫点普查,发现新患者 37 人。第一次开展对治疗者家属随访检查。与邻近的淮南和合肥联合实行报病奖励。

1979 年,该病区水井安装电动水泵,铺设水管至食堂蓄水池,病区结束用水桶和架车担水运水。后因为水泵经常被盗,患者早晨将水泵抬到井边安装,晚上拆下收回。是年,添置拖拉机一台。县境农村实行责任田,治愈患者大部分陆续回家。

1980 年,该院办公室扩建砖瓦房 15 间。病区配置青松牌黑白电视机 1 台。是年,患者结束集体劳动,分开单干,患者根据自己情况,个人耕种土地半亩至数亩不等。

1983—1985 年,国家共拨给经费 116 774 元,对老弱残重患者,确定专人负责照料生活,一般患者生活自理。院内有耕地 80 亩,菜园 3 亩。

1985 年,该院医疗管理人员增至 13 人,其中中医士 1 人、西医士 4 人、技士 1 人、护士 1 人、检验员 1 人、管理人员 5 人。几经扩建,院内医疗设施逐步齐备。内设门诊、化验、消毒、办公室和药房、食堂、病区等。主要设备有病床 100 张、X 光机 1 台、高倍显微镜 2 台、汽车 1 辆。1966—1985 年,该院共收治麻风患者 309 人,其中治愈出院 223 人,自然死亡 56 人,下落不明 2 人,时有患者 28 人。是年,病区食堂停止供应饭菜,仅供应开水,患者开始单独开伙,重度畸残患者和关系密切的轻症患者结伴开伙。

1986 年,该院完全解除隔离。

1987年,该院开始联合化疗,当年开展联合化疗现症患者23人。开展第二次对治疗者家属随访检查。是年,麻风防治医生在上门对居家患者进行随访检查时,在埠里乡受到一位患者及家属抵制,并使用铁锹、铁叉等农具驱赶、追逐麻风防治医生。

1993年,开展第三次麻风线索调查和疫点普查,未发现新病例。开展第三次对治疗者家属随访检查。

1994年,长丰县财政拨款1万元,用于解决麻风普查经费。

1996年,泉山医院有休养员37人。是年,院内土地平均分配给休养员。其后,土地整体承租出去,每年付给每位休养员200元租金。

1998年,泉山医院编印《长丰县基本消灭麻风病资料汇编》。县委书记陶登松为消灭麻风题词:"消灭麻风病,党政爱民情。"

2002年,泉山医院使用国际援助款8.1万美元(时折合人民币67万元),卫生局、民政局各配套人民币2万元,在三和街道征地,建门诊楼一座,共3层面积2 300 m²。2004年门诊楼建成并通过验收。

2004年5月29日,国务院发布《关于同意安徽省调整淮南市和长丰县部分行政区划的批复》(国函〔2004〕39号),将长丰县的孔店、史院、三和、孙庙、孤堆回族5个乡和曹庵、杨公2个镇划归淮南管辖。是年7月1日,淮南市对上述乡镇正式行使管辖权。长丰县泉山医院整体移交给淮南市马山传染病医院,包括在职人员12人,离退休人员11人,留院休养员23人以及土地、房屋等;时任院长尹荣良。全县麻风防治业务由长丰县疾病预防控制中心接管。

长丰县泉山医院自建院至撤销共收治麻风患者309人。

芜湖市荆山医院

芜湖市荆山医院现办公地点位于芜湖市镜湖区赭山西路14号,住院部位于芜湖市弋江区马塘街道平山行政村境内荆山河西,距市中心10 km,占地面积91.5亩,建筑面积1 855 m²。

1960年,芜湖市民政局出资,卫生部门开始筹建麻风村。

1961年5月,芜湖市麻风村建成,当年收治麻风患者17人。冯杰、季益盛负责麻风村工作。

1963年,该村扩建草屋病房3间。

1970年,经芜湖市政府批准,麻风村更名为"芜湖市荆山医院",为正科级单位,院长张鸿飞。其间,陆续建起病区、办公区房屋1 855 m²。时有床位50张,住院麻风患者60余人。

1974年11月,芜湖市麻风病防治领导小组成立,是年对麻风村征用土地进行了测量,计91.5亩。

1977年12月,经芜湖市卫生局批准,设病床100张。

1978年,芜湖市荆山医院通电。

1980年8月2日,芜湖市荆山医院明确归市卫生局直接领导。

1983年,该院办公地点迁至芜湖市大众电影院旁。

1985年,该院共有职工17人,其中医生6人、护理员8人、后勤人员3人。

1993年,荆山医院根据市编委(编办字〔1993〕037号)、市卫生局(卫组字〔1993〕187号)文件批复,原市荆山医院增名"芜湖市皮肤病防治所",原防治工作内容不变,业务范围扩大。

2002年,芜湖市荆山医院有职工12人。

2004年4月7日,芜湖市机构编制委员会办公室(芜编办〔2004〕11号)文件批准,市荆山医院的麻风防治职能划入市地方病防治站,保留"芜湖市荆山医院"牌子。

2005年7月5日,芜湖市国土局给医院发放中华人民共和国国有土地使用证(芜国用〔2005〕143号)。

2011年,芜湖市荆山医院内6名休养员免费参加市居民医保。

截至2019年底,芜湖市荆山医院共收治麻风患者126人,其中外地寄住治疗患者37人。院内时有留村休养员4人,由卫生和民政两家分别负责医疗和生活,休养员们均享有医保,未办理低保,每月人均生活补助542元。时任院长陈勇。

无为县皮肤病防治站住院部

无为县皮肤病防治站住院部前身是"无为县麻风村"。1959年,无为县人民委员会卫生科在全县设立12个区乡麻风病治疗点,就地收治麻风患者,麻风防治工作由县卫生防疫站代管。是年,无为县人民委员会确定在石涧镇打鼓村的竹子山、把金山、井挡山三山环绕之间的山坳新建"无为县麻风村",山界以各山顶分水岭为界,有一条约1 000 m长、5 m宽的山路通往巢无路。

1960年,无为县麻风村建成,时有土坯草屋病房3间、工作用房1间。收治麻风患者8人,负责人伍成云。

1963年,该院扩建病房50余间,收住麻风患者60余人。民政部门每月发给患者6元生活费,由集体食堂统一供伙。麻风患者自己砍柴、割草、种菜,开展自产自救。因山崖泉水不够患者使用,开挖了水井一口。时有工作人员6人,负责人任贵。

1966年,该县开展"四清"运动,对麻风患者采取集中收治,扩建房屋至104间,时有工作人员13人。

1969年,该院更名为"无为县皮肤病防治站",扩建房屋至127间,病区床位增至150张,收住麻风患者100余人。病区成立管委会,下设学习组、医务组、理发组、洗衣组、木瓦工组、代销店等,各组人员均由患者组成。是年,在麻风村出口800 m山脚处,建工作人员办公、生活用房20余间,时有职工21人。

1971年,接收省新河医院捐赠的手扶拖拉机1台,用于运输生活、医疗物资。

1976年,省卫生厅配发"跃进"牌中型救护车1辆。

1977年,省卫生厅配置100 mA X光机1台,时收住麻风患者200余人,有工作人员30人。

1978年,麻风患者户口所在地乡镇政府定期给住院患者邮寄生活补助每人每月10元。

1980年,因与当地群众争夺山地开垦权经常发生斗殴,造成多名患者被打受伤,干扰住院患者正常的生产生活,无为县政府初步划定病区范围,并颁发了麻风村临时山林证。

1982年,无为县县长傅昌堂签发《安徽省无为县麻风村山林权所有证》,明确了山界和林界,病区及办公区占地总面积1 000亩。

1984年,该站住院部修建了礼堂,每周为麻风患者放电影2场,并对集体食堂进行翻新。

1985年,该站临床及辅助科室有西医内科及外科、五官科、皮肤科、中医科、护理等。医技科室有检验科、放射科、药剂科、消毒室。行政设有站长室、办公室、人事秘书科、医务科、总务后勤组。时有病床200张,收治麻风患者180人。有卫生技术人员10人,管理、工勤人员20人,站长郭强。住院部配置15 kW柴油发电机组1台。

1987年,该站门诊部由病区迁至无为县城西郊,租用3间民房开设门诊。

1991年,医生李伦柱获"马海德奖"。

1996年,时任站长杨时凤获"马海德奖"。

1997年,无为县皮肤病防治站门诊楼在县城建成,建筑面积1 000余平方米。

1998年,无为县皮肤病防治站被卫生部授予"全国麻风防治工作先进单位"称号。

2000年,无为县政府使用扶贫资金7万元,架设了一条10 kV专供高压线通往病区。

2001年,无为县广电局为病区提供2台卫星电视接收器。

2002年,无为县救灾办公室和民政局拨救灾款2万元,把饮用泉水接送到每栋病房;7月,县民政局拨款40万元,新建3栋共26间病房、维修一栋10间病房。麻风休养员生活费由原来每人每月100元提高到130元。

2005年,中国澳门利玛窦社会服务中心捐款18.74万元,修建麻风村卫生厕所和文化活动室。

2007年,实施中央财政麻风病院村改造建设项目,项目资金225万,按照收容200人的标准进行改造扩建。2009年8月竣工,改建后的麻风村房屋共16栋120间,建筑面积3 000余平方米,其中病房100间,床位200张。

2008年,省卫生厅把全省麻风防治工作划分为淮南、明光、芜湖和无为4个工作片区,无为县皮肤病防治站负责合肥市、六安市和巢湖市的麻风病防治管理和技术指导工作。是年,驻地石涧镇政府出资修建了麻风村通往省道巢无路的 1 300 m 村村通道路。

2009 年 9 月,利用中央财政转移支付麻风病防治项目和中残联福彩公益金,在住院部为全省 150 名麻风畸残者实施了不同类型的矫治手术。是年,为住院部 102 名休养员申请办理了《残疾人证》。

2010 年 9 月,利用中央财政转移支付麻风病防治项目资金,在住院部完成全省 45 例畸残麻风患者矫治手术,为 5 名腿残休养员装配 5 条假肢。

2011 年 9 月,因行政区划调整,撤销地级巢湖市,无为县划入芜湖市管辖,芜湖市政府组织民政、卫生、财政等部门,到无为县皮肤病防治站开展芜湖市麻风病防治资源整合工作调研。

2011 年 9 月,该站实施国家医疗改革重大专项——麻风防治专业机构能力建设项目,项目资金 300 万元,在住院部修建了手术室、治疗室,购置医疗设备。

2012 年 5 月,该站住院部接收芜湖县红山医院 6 名休养员。

2012 年,时任站长缪鹤年获"马海德奖"。

2013 年 3 月,住院部一名凌姓男休养员与志愿者王某在麻风村举办婚礼。

2015 年 11 月,国家麻风畸残康复医疗队在住院部为来自合肥、马鞍山、宣城、芜湖市的 30 名麻风畸残者实施矫治手术。

2016 年 1 月,在省残联矫治中心的支持下,无为片区和芜湖片区 17 名麻风截肢者在住院部安装假肢。

截至 2019 年底,无为县皮肤病防治站住院部累计收治麻风患者 947 人。时有休养员 102 人,均享有低保和医保,每月人均生活补助 600 元;工作人员 22 人,其中医技人员 18 人、管理人员 4 人。住院部占地面积 1 000 亩,建筑面积 3 075 m²。时任站长王平福。

芜湖县红山医院

1965 年,芜湖县成立麻风村筹建工作领导小组,选址在石硊镇白马山山凹中,东、南、北三面环山(原白马山水泥厂旁,三圣古寺以东约 2 km),征用荒地 19.3 亩筹建麻风村。

1969 年,麻风村建成,定名为"芜湖县红山麻风村"。时建砖木结构房屋 80 间。

1970 年,该村收住麻风患者 82 人。经患者大会民主推选产生病区管委会,选举正、副组长各 1 人,负责病区全面工作,设会计员、保管员、炊事员、卫生员、理发员,制订病区管理制度。病区使用"代用券"代替货币,外购物品由管理员登记后交由院后勤人员采购,每周 3 次,至 1984 年废除。时有职工 11 人,其中医务人员 8 人、民政人员 3 人。县卫生和民政部门分别负责患者治疗和生活方面。

1972 年,芜湖县红山麻风村更名为"芜湖县红山医院"。

1973 年,县民政局派朱万顶等 5 名同志来红山医院,加强"四管"工作。

1974 年 6 月,该院接收省卫生厅下拨的南京产跃进牌救护车 1 辆。

1975 年 2 月,省新河医院医疗队来该院开展外科矫形手术。3 月,该院购买"金星"18 英寸黑白电视机 1 台。

1976 年 10 月,省卫生厅配给该院 100 mA X 光机 1 台。

1979 年,因建设国家重点工程白马山水泥厂需要占用医院,经芜湖县革命委员会报请省革命委员会,于是年 6 月 6 日审批同意在湾沚镇先进村境内荒山坡重建。由白马山水泥厂出资 34 万元,征地 103.6 亩,另拨国有土地 10 亩,建造砖混结构房屋 80 间,共计 2 358.4 m²,其中病区 41 间,共计 1 159 m²,宿舍与办公区 39 间,共计 1 424 m²。修筑砖混围墙,架设 5 km 高压输电线路。

1981 年 7 月 1 日,将原白马山住院患者迁到新院。

1986 年,因职工宿舍离学校 4 km,为解决子女上学距离太远问题,省卫生厅拨款 3 万元,在县城南 1 km 外芜屯路边征用荒地 9.8 亩,建 9 间共 283.5 m² 的职工宿舍。

1987 年,接收日本笹川基金会赠送铃木摩托车 1 辆。

1991年,麻风节期间,省卫生厅、民政厅组成的慰问团来院慰问住院患者及麻风防治工作者。

1992年,县长汪超然率县卫生、民政的主要领导在麻风节期间到院慰问工作人员和患者,并拨经费1万元,用于患者水电费开支。

1993年,该院自筹资金建造简易皮肤病门诊医疗用房115.5 m²,设红山医院皮肤病门诊部。

1998年,该院以1.5亩土地置换和职工集资,建门诊综合楼1栋。

2003年,因县东湖建设的需要,原办公、宿舍区28亩土地及房屋被政府征用。

2004年7月9日,澳门利玛窦社会服务中心陆毅神父一行5人考察红山医院,并捐款人民币7万元,用于病区病房、电路维修及变压器更换等。

2010年,时任院长江川荣获"马海德奖"。

2012年3月,芜湖县委县政府决定,将该院整体并入县疾控中心,6名休养员寄住无为县麻风村,县政府给予每人每月500元的异地生活补助费并逐年递增10%。

芜湖县红山医院自建院至撤销共收治麻风患者198人。

南陵县南山医院

南陵县南山医院位于南陵县何湾镇南山村鹫峰山山腰的南山寺(原名灵岩寺),海拔约400 m。西邻青阳,北接铜陵,是三县交界之地,距南陵县城38 km。

1965年,经省卫生厅工作组勘察同意,卫防字第310号文件批准,以减免公余粮加补偿的形式,征用山场及田地约1 000亩(其中田地16.6亩,山地7.3亩),建立南山麻风村。

麻风村面南背北,所靠山脉呈东西走向,中间有一小山丘把麻风村分成东西两半;丘西为一片开阔平地,有泉水常流,设为病区,建成"区"字型排列砖瓦结构病房3栋20间;中间丘顶处建4间隔离消毒室;丘东地形复杂,建4栋共17间职工宿舍,其中2栋为土墙茅草房,2栋为砖瓦房。麻风村由县民政局、卫生局共管,配有2名工作人员,首任院长戴履芳。

1966年2月,南陵全县开展麻风摸底调查,是年8月,正式入住7名麻风患者。时患者生活费每人每月7元,供应粮食13.5 kg,经费由民政局承担。病区设立集体食堂,配炊事员、担夫及卫生员,任命生产组长,制订生产管理办法,禁止自种自收,发展副业生产,养猪、鸡、鱼,开展竹木手工工艺品生产,每天工作时间一般不超过6小时,患者按年龄和畸残等情况,分为无劳力、半劳力、全劳力3个等级,等级评定经群众评议、医师审核、领导批准后,依等级评工记分。

1967年4月,该麻风村第一名婴儿出生(至1996年共出生8名男婴)。

1968年,该麻风村开始收治外县麻风患者。

1969年5月,该麻风村扩建病房9间,同年11月增加2名医生和2名勤杂人员。

1970年,该麻风村病区入住患者32人,为历年最多。是年,组成了"57"生产组,大面积种植中药材丹皮和养殖山羊。

1972年3月,因工作人员外出使用麻风村单位介绍信住旅馆没人接待等原因,经上级批准,南陵县麻风村更名为"南陵县南山医院"。

1980年9月,该院通电。

1984年,南陵县南山医院开始在院所属荒山开展植树造林,使森林覆盖率达95%以上。

1986年,南陵县南山医院购置黑白电视机1台。

1988年,南陵县南山医院田地分包到户,取消了公共食堂,并为患者每户修建厨房1间。

1989年10月,南陵县南山医院一位男性青年患者和周边农村一女性青年自由恋爱并结婚。是年12月,南山医院干部与村民联名上访,要求退还被院占用土地,并对院财产进行哄抢,后经县公安局、县政府调解平息此事。

1997年,南陵县南山医院大部分休养员出院。

1998年,该院对病区和职工区的16间老房进行换瓦改造。

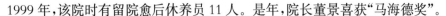

1999 年,该院时有留院愈后休养员 11 人。是年,院长董景喜获"马海德奖"。

2001 年 3 月,该院通电话。

2002 年,该院购置水泵,通简易自来水。

2012 年,该院对职工办公场所进行维修。

2013 年,简易公路修通至该院。

2014 年,对职工区的 10 间房屋进行改造。

2019 年底,南山医院共收治县内外麻风患者 85 人,目前有留院休养员 1 人,享有低保和医保,每月生活补助 480 元;医院占地面积 1 000 亩,建筑面积 1 016 m²。时任院长强广翔。

繁昌县马仁医院

繁昌县马仁医院前身为"繁昌县麻风病专科医院",1966 年 6 月 20 日,经省卫生厅、民政厅、农业厅、公安厅批准成立,院址位于赤沙乡八分村马仁山脚下。

1970 年 9 月,医院竣工并开始收治麻风患者,时有新建和改建房屋 49 间,约 1 600 m²,病床 54 张。院内设检查室、消毒隔离室、药房、财会室、病区食堂和职工食堂。由县民政局、卫生局共同管理,首任院长方旭。

1977 年,繁昌县革命委员会将医院更名为"繁昌县马仁医院"。

1983 年,按照繁昌县人民政府(繁政字〔1983〕23 号)文件要求,各镇政府结合本地情况,民政和卫生局联合采取措施加强对麻风患者管、帮、治,解决麻风患者在生活和治疗中的实际问题,对生活得不到保障的患者免去农业税、水费、提留等各种款项,或列入当地困难户,优先提供生活、生产所需的各种物资。

1992 年,院内已无患者,繁昌县人民政府征收了医院土地,用于建造马仁奇峰旅游公园,4 名工作人员搬迁到城关镇西门租房办公,成立"繁昌县皮肤病防治所筹备处"。

1998 年,繁昌县马仁医院更名为"繁昌县皮肤病防治所",搬迁至城关镇迎春西路。

2002 年,撤销繁昌县皮肤病防治所,整建制划归县卫生防疫站。

繁昌县马仁医院自建院至撤销共收治麻风患者 80 人,其中 1974 年收治患者最多,达 44 人。

蚌埠市梅花山疗养所

1960 年 3 月,蚌埠市人民委员会在李楼公社张巷大队小贡庄村头购置民房 10 余间,建立麻风村,命名为"蚌埠市庐山疗养所",当地大队干部何长德兼疗养所所长,负责行政管理,防疫站医生负责治疗,由 1 名患者负责发药及护理。至 1963 年,该所共收治市内麻风患者 10 余人。购有毛驴 1 头,患者耕作土地 10 余亩。

1963 年,蚌埠市庐山疗养所迁至李楼公社张巷大队小贡庄西梅花山内,更名为"蚌埠市梅花山疗养所",由邵宇医生负责医疗及防治工作。有土地 300 余亩。建所时由市民政局拨款 4 000 元,后相继共拨款 5 万元及建筑材料,建病房 30 间、医疗用房 10 间、职工宿舍 10 间。市卫生局抽调专职医生,民政局配备行政后勤人员,购置牛、骡、车辆供患者耕作。陆续购置了外科手术包、显微镜等医疗器材。

1974 年,蚌埠市革命委员会拨款 20 余万元建设皮肤科门诊部房屋 30 余间,安装了专用高压线及电话线,购置电视机 1 台、手扶拖拉机 1 台。种植松、竹、牡丹,美化病区环境。市民政局和卫生局分别负责行政管理和治疗。

1979 年 10 月,上级部门决定撤销蚌埠市梅花山疗养所,外地患者回原籍治疗,本市治愈患者出院,2 名现症患者送省新河医院继续治疗。梅花山疗养所改为"梅花山皮肤病诊疗所",收治其他皮肤病患者。全市麻风防治工作交由市卫生防疫站负责。

蚌埠市梅花山疗养所自建院至撤销共收治麻风患者 171 人。

蚌埠皮肤病防治院

蚌埠皮肤病防治院前身是"怀远县皮肤病防治院",始建于1966年,院址在怀远县马城镇新城口村架子山下,距怀远县城37 km,占地面积40余亩。

1959年2月,怀远县人民委员会在县龙亢镇大方庄新建麻风病院,建成石墙瓦房28间,伙房1间,开始收治患者,时入住患者44人,有医务人员1人(王纪山),从患者中推选会计1名,时任院长为范庭杰。住院患者所需的米、面、油、煤及副食品由会计到龙亢镇统一购买,所需经费由政府统一支付(每人每月供应粮食16 kg)。因院部周围有群众居住,且共用一口水井,当地群众强烈要求将麻风院搬迁。

1966年10月,县人民委员会重新选址,在马城镇新城口村架子山下距怀远县城37 km处,新建麻风村。

1969年5月,县人民委员会民政科划拨2 946.24元,给当地群众作为补偿,并减免土地税,征收土地44亩,用于建村。

1970年4月,新麻风村建成,命名为"怀远县皮肤病防治院"。该院占地44亩,建造石墙瓦顶病房26间,换药室、治疗室、更衣室等5间。在距病房约500 m处,住院部围墙外挖水井1口。

1971年7月,住村患者开垦土地40余亩,院总面积扩至80余亩。时入院患者29人,诊疗由卫生科1名医生负责,民政科负责购买粮、油、煤等日常生活用品,具体由1名会计办理。外聘1名当地群众为门卫,并负责协调住院患者、医务人员与当地群众关系。时任院长陶思华。

1977年,怀远县皮肤病防治院工作人员增至15人。在距病区约3 km处建成职工宿舍18间,伙房1间,打水井1口。

1978年8月,怀远县政府拨专款5万余元,为住院部架设了照明电线。

1982年6月,怀远县民政局拨给救护车1辆。

1983年,怀远县皮肤病防治院住院患者增至58人,为历年最多。

1988年,怀远县皮肤病防治院在县城关镇设立皮肤科门诊部。

1990年6月,当地群众因土地税纠纷,把住院患者地里粮食收走,并将职工宿舍大门搬走。怀远县政府带领土地、民政、卫生、公安、粮食、农林等部门到麻风村召开现场会并做出处理,责成群众立即返还收走的粮食及财物,要求有关部门认真核查土地税减免问题。

1991年,受水灾影响,县民政局紧急增援1辆小四轮拖拉机,并发放救灾物资若干。

1995年3月,县政府决定,怀远县皮肤病防治院交给县卫生局管理。

2003年,怀远县人民政府拨款20余万元,新建砖混结构病房21间,在院内打深井1口,修建水塔1座。

2013年7月,因区划调整,蚌埠市政府将怀远县皮肤病防治院划给蚌埠市高新技术产业开发区,更名为"蚌埠皮肤病防治院"。

截至2019年底,蚌埠皮肤病防治院自建院起累计收治患者130人,时有留村休养员12人,均享有医保,未办理低保,每月人均生活补助300元;时有工作人员4人,其中医务人员2人,后勤人员2人。医院占地44亩,建筑面积300 m²。时任院长王吉军。

五河县丘坪治疗所

1966年,经五河县委、县人民委员会研究决定,在县原小溪公社丘坪村建立麻风村。

1967年春,麻风村建成,取名"五河县丘坪治疗所",由县民政科和卫生科共管,有瓦房31间。是年7月1日,正式收治麻风患者,当年收治患者12人。时有工作人员3人,其中院长、会计、临时工各1人,首任负责人陈厚明。住村麻风患者当年开沟1 100 m,植树5 000株。

1968年,该治疗所增加护士1人,时有住院患者18人。有耕地100亩,生产收入上升,生活条件改善,蔬菜、禽蛋可满足自身需求,生产的粮食可达到一半自给。

1970年,该治疗所新建磨房5间,职工用房3间。

1973 年，该治疗所在北 500 m 处新建房屋 26 间，总面积 720 m²，作职工宿舍、药房、门诊室、办公室、仓库保管室、接待室等。

1977 年，五河县卫生局分配 1 名医生入住治疗所，有工作人员 5 人。

1980 年，该治疗所住所麻风患者 9 人。

1981 年，五河县卫生局投资 2 000 元，开展土鳖养殖。

1982 年，五河县丘坪治疗所将土地分给住所患者自耕。时年，有房屋 58 间，其中病区房屋 32 间、职工住房 26 间；实有土地 206 亩，其中耕地 92 亩、林地 55 亩、沟坡地 30 亩，另有耕牛 2 头、驴 1 头、石磨 1 盘、板车 1 辆。有立式消毒器 1 台、手提式消毒器 1 台、电针机 1 个、出诊箱 1 个、输液铁架 2 个、听诊器 1 个。是年，经县卫生局同意，在县城建立了"皮肤病防治门诊部"。时有职工 10 人，住所患者 3 人。

1994 年，五河县丘坪治疗所由县民政局接管，县卫生局负责皮肤病门诊部。时有住所愈后休养员 1 人。

1996 年，五河县丘坪治疗所撤销，麻风防治工作由五河县防疫站负责。

五河县丘坪治疗所自建所至撤销共收治麻风患者 87 人。

淮南市马山传染病医院

1956—1964 年，淮南市麻风病防治工作由市卫生防疫站地方病科承担。其间，开展了 1 次全市麻风病普查和 2 次线索调查，累计发现患者 192 人。1959 年，淮南市人民委员会分别在大通区、田家庵区、谢家集区建立 3 个小麻风村，开始收治部分患者。

1964 年，经淮南市委、市人民委员会批准，筹建淮南市马山传染病医院。市民政局和市卫生局各抽调 2 名同志成立筹备小组。市人民委员会下拨 3 万元和 38 m³ 木材，在离城区 25 km 外的马山脚下、窑河边上，以淮南农场畜牧分场（占地 622 亩、40 余间草房和小瓦房）为基础，经过一年多时间，建成病房 82 间，中间区消毒室、更衣室 10 间，工作人员办公和住宿用房 30 余间。时无水、电及道路设施，建筑材料主要靠小船运输。

1965 年 10 月，"淮南市马山传染病医院"正式挂牌成立，首任院长曾仪礼，由市民政局指派。配工作人员 7 人（其中民政部门 2 人、市防疫站地方病科调入 5 人），收治撤销的 3 个小麻风村和散在患者共 74 人。医院由市人民委员会卫生科、民政科共同管理，民政科负责行政管理人员经费和患者生活费，卫生科负责医务人员经费和患者治疗费。患者入院后，均按照城镇户口待遇（出院后迁回原籍），每月发放粮票三十斤、油票半斤、布票和豆制品票等。患者边生产边治疗，生产的粮食和副产品用于补贴患者食堂。

1969 年 5 月，市革命委员会决定，马山医院划归卫生局直管，民政局负责患者生活费。市卫生局指派副局长王世平兼任马山传染病医院党支部书记、院长，并配齐其他干部，增加了医务人员。时有职工人数 16 人，其中医务人员 12 人（本科、大专学历 3 人，中专学历 5 人）。

1970 年，因患者增多，淮南市马山传染病医院扩建改造，市革命委员会拨专款新扩建病房和医疗用房 2 000 m²，设床位 150 张，办公人员住房 45 间，架设专用高压电线 3 km，打深井 1 眼，铺设自来水管道，修道路 5 km，购置燃煤锅炉一台，修建患者和工作人员澡堂各一所。

1975 年，由公安和民政部门配合，强制收治患者。是年，住院患者最多达 136 人。

1975—1981 年，该院先后接收 3 批共 10 名安徽省新河医院麻风病专科医士班中专毕业生。

1981 年，由安徽省卫生厅连续 4 年拨款 20 万元，在市区建皮肤病门诊一所，占地 5.6 亩，建筑面积 714 m²，设有皮肤科、麻风检验科、性病科、治疗室、药房、检验科等。1985 年 11 月正式对外开诊。命名为"淮南市皮肤病性病门诊部"，开展麻风病门诊的早期发现和皮肤、性病的治疗工作。

1975—1983 年，淮南市马山传染病医院拥有耕地 600 余亩，成立了劳动生产大队，采用工分制。购置了小货车 1 辆，拖拉机、磨面机、打草机、脱粒机各 1 台，养耕牛数头。生产的粮食除补贴食堂外还向社会出售，所得费用用于劳动者工分补贴。食堂每年养猪数头，用于节日改善生活。

1985 年起，由于大部分患者治愈出院和患者年龄老化，大部分土地对外出租，仅留少量土地作为患者菜地,租金开始每年3 000元,以后逐年增加,其所得租金全部发给患者作为生活补贴。

1986年10月,省卫生厅领导陪同卫生部顾问马海德、卫生部疾病预防控制局局长张义芳、日本笹川保健基金会的麻风专家汤浅洋、犀川一夫、三口和子等到该院考察,对医院的设置、管理、医疗等给予了充分肯定。

1987年11月,淮南市马山传染病医院获得"全国麻风病防治工作先进单位"称号;年介舜医生获得"全国麻风病防治先进个人"称号。

1988年,淮南市政府决定撤销所辖凤台县新圩麻风村,12名麻风患者并入马山传染病医院继续治疗。

1993年,该院胡万廷被卫生部、铁道部、中国人民解放军总后勤部联合授予"全国卫生防疫工作先进个人"。

1995年1月,时任顾群院长获得"马海德奖"。

1995年11月,经淮南市编制委员会批准,淮南市皮肤病性病门诊部更名为"淮南市皮肤病性病防治所"。淮南市马山传染病医院实行一个机构、两块牌子。

1997年,年介舜获"马海德奖"。

2000年,年介舜获"全国劳动模范称号"。

2004年,经安徽省政府批准,长丰县7个乡镇划归淮南市管辖,原长丰县麻风村(泉山医院)整建制划给马山传染病医院,有土地179亩,破旧病房48间(960㎡),工作人员12人,离退休人员11人,住院患者23人。是年,淮南市马山传染病医院有2个住院病区、1个皮肤科门诊部,两病区患者实行统一生活费标准。

2007年,实施中央财政麻风村改扩建项目,收到中央财政下拨项目资金260万元。市政府决定把原长丰县麻风村(泉山医院)危旧病房推倒重建。至2011年底,新病区竣工,共占地19亩,建无障碍病房64间,辅助用房10间,医疗用房10间,办公用房12间,共2 300 ㎡。架设高压线3 000 m,安装100 kV变压器1台,打深井1眼,建围墙386 m,修水泥路610 m,栽花卉、树木8余亩,种草坪210 ㎡,连同市配套经费,总造价计410万元。

2007年,年介舜被选为"中国共产党第十七次全国代表大会代表"。

2012年1月,两个病区46名麻风休养员全部进住新病区,原马山医院老病区同时废弃。

2014—2015年,应寿县和马鞍山市博望区政府请求,通过协商,两地政府把所属麻风村撤销后的各6名患者送马山传染病医院托养。寿县民政局按照每位患者每年1.5万元、马鞍山市按照每位患者每年2.5万元付给托养费。

截至2019年底,淮南市马山传染病医院累计收治麻风患者332人,其中外县市49人。目前留院休养员19人,均享有医保,仅2人享有低保,每月人均生活补助380元;有职工28人,其中专业技术人员12人(副高职称1人、中级职称6人)、行政工勤人员16人;医院占地面积831亩,建筑面积4 773 ㎡。时任院长廖曙和。

凤台县新圩医院

1955年,省卫生厅防疫大队来县巡回医疗。其间,县政府组织开展麻风普查,确诊患者139人,疑似患者14人。当时患者均在家治疗。

1958年8月,经凤台县地方病防治领导小组和有关部门商定,选址丁集区李庙公社李刘庄(与蒙城、怀远交界)建立麻风病院,命名为"凤台县刘庄防治疗养院"。时租借民房54间,收治麻风患者97人,由县民政科、卫生科共同管理。供应商品粮、菜金,并拨给耕地480亩,作农、副业生产,补贴患者生活。县防疫站刘超及1名医生负责患者治疗、管理、生产等。

1961年,李刘庄群众要求收回原住宅。县人民委员会召集民政、财政、卫生、公安及区、公社、大队负责人和群众代表商定,退还原房屋,补(赔)偿群众3 000余元,患者迁居于村西搭盖的临时病房。

1965年,省民政厅、卫生厅拨款13万元,在原址北约1 km处新建砖瓦结构病房67间,职工工作、生活用房40间,收治麻风患者。

1966年,根据阜阳地区卫生局要求,收治颍上、临泉等其他8县麻风患者46人。工作人员增至7人,其中卫生技术人员5人。设备有消毒器2台,显微镜1台。

1969年,凤台县刘庄防治疗养院更名为"凤台县新圩医院",工作人员增至10人,其中卫生技术人员6人。民政局购大型拖拉机1台,供患者生产、运粮、运煤。

1973年,兴修茨淮新河,病区因地处河道中央而被拆除,迁至职工住宅区西,建病房97间。建房及搬迁等费用由茨淮新河工程支付。

1977年1月,凤台县由阜阳行署划入淮南。

1983年,凤台县新圩医院架设高压线、广播专线,装三用机1台(广播、扩音、播放录音磁带),20英寸黑白电视机1台。至1985年,该医院卫生技术人员增至7人。至此,累计收治患者160人,其中出院117人,死亡14人。是年,住院患者29人,其中外县9人。

1987年3月,凤台县卫生、民政两局与淮南市政府、市卫生局、市马山医院等有关部门商定,撤销新圩医院。

1988年,治愈患者陆续出院返家,县内残老患者10人、亳县籍患者2人于同年8月10日转入淮南市马山传染病医院治疗。

1989年,凤台县新圩医院撤销,原卫生技术人员编入乡镇卫生院。

凤台县新圩医院自建院至撤销共收治麻风患者160人。

寿县大罗山医院

1956年,寿县成立了麻风病调查组,省、地、县、区四级医务人员共18人,分6个小组,逐村检查,共确诊患者227人,当即实行就地集中隔离治疗。是年,寿县卫生部门培训麻风病防治、护理人员106人。先后在双桥、迎河、杨公等11个区、镇设立了区(镇)级小型麻风村11个,就地收治患者共205人。

1964年,由省政府拨款,该县在大罗山西麓沿山划出近3 km²的土地和林地筹建麻风村。

1965年3月,大罗山麻风村建成,由县民政、卫生两部门协同管理。病区建砖瓦结构房屋80余间,其中病房60间,其余为医疗室、消毒室、更衣室、中药制剂房等,设床位180张。职工生活区距病区约1 km,建砖瓦结构房屋20余间。卫生局配备医务人员10余人,县民政局配行政管理人员5人,共同组成"大罗山麻风村管理委员会",主任邵祝山。民政部门承担行政人员的工资以及患者生活费、服装费、生产工具费等。卫生部门承担医务人员工资以及患者的医药费、器械费等。入住的患者户口随迁入村,口粮等经粮食局批准按照市民标准供给。

1965年,杨公等4个区划给长丰县,辖区患者移交给长丰县管理。

1974年,因县修水库,影响到职工宿舍区,省卫生厅拨款重新征地建职工宿舍36间,车库、仓库4间,打水井1口。配备救护车1辆,用于指导六安地区麻风病协作区各县市业务工作。

1983年,寿县大罗山麻风村更名为"寿县大罗山医院"。

1987年,经寿县政府研究决定,院外麻风防治工作由大罗山医院与县卫生防疫站联合开展。

1989年以后,对住院治愈患者,通过协商劝其离村回家。离村患者根据残疾轻重,分等、分类,每年给予一定标准的经济补助,无残疾患者采取一次性补偿,大部分患者先后出院。

1990年,寿县大罗山医院撤销,县政府、民政局在寿县城内专门新建"残疾人福利院",将残、老、无家可归及不愿离院的共16名休养员迁回福利院,医务人员返回卫生系统。

寿县大罗山医院自建院至撤销共收治麻风患者149人。

马鞍山市麻风村

马鞍山市麻风村(对外称"幸福村"),始建于1960年2月,地址位于现马鞍山市花山区霍里镇小泉塘村辖区内,周围有小山环绕,距市中心约 18 km。

1956 年,马鞍山市的霍里镇、采石镇首次发现麻风患者 6 人。

1957 年,对马鞍山市居民进行普查,新发现麻风患者 41 人。1956—1959 年,对发现的患者采取就地隔离治疗,由市民政局卫生科管理。

1960 年,经多方研究决定,选址于马鞍山市郊区红旗公社境内大家塘村张家埝建市麻风村。此处四面环山,有沿山羊肠小道出入。山坳内的张家埝村 7 户居民,经动员协商并给予一定的经济补偿,全部迁出。将原有居民土坯房 3 排共 15 间中的 12 间用作病房,设病床 36 张,伙房、医务室、护士办公室各用 1 间。麻风村共占地 8 336 m²,时有住村麻风患者 26 人。

1961 年,从大家塘村划拨农田 20 亩,供患者耕种。引流山上水源,在村内外各修小水塘 1 个,村外水塘用于灌溉农作物并养鱼,村内水塘作为麻风村日常生活用水。

1960—1984 年,由市民政局福利院负责行政管理,指派尹德起担任麻风村村长,主管患者的生活、生产。市卫生防疫站负责患者治疗及宣教等工作,派祝善卿、邓兰芳、李巧云 3 名医务人员住村。

1960—1970 年,为患者做眉毛再植、截肢等一系列康复手术。

1972—1977 年,先后从全市抽调并培训 130 余名医务人员,组成医疗队,开展了 2 次普查,共发现麻风患者 80 人。

1975 年,在原址将原土坯房改建为砖瓦房。

1983 年,患者伙食费标准每人每月 12 元,生活用品费每人每年 40 元,不足部分从民政经费中补充。村农田主要依靠雇人种植,收获用于改善住村麻风患者的生活。患者医疗费每人每月 24 元,由卫生事业费支付。

1984 年 4 月,村内患者的治疗由市卫生防疫站移交给市地方病防治所管理。

1985 年,实行麻风病报病奖励制度,取消隔离,对新患者实行家庭内治疗。

1987 年 11 月,撤销市麻风村,时有 6 名患者,均回归社会和家庭。

马鞍山市麻风村自建村至撤销共收治患者 55 人,其中 1972 年住村患者 30 人,为历年最多。

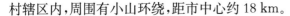 马鞍山市博望区鸡毛山医院

马鞍山市博望区鸡毛山医院前身是"当涂县鸡毛山医院",始建于 1957 年,院址在当涂县横山脚下沉心寺旁,共建房屋 16 间共 240 m²。民政部门主管患者生活、生产及行政管理。卫生部门制订防治措施,具体开展医疗、调查、宣教等业务工作。首任院长张煌,有医生 2 人、勤杂工 1 人。

1966 年,芜湖市民政局、卫生局决定,将麻风村迁至丹阳镇丹东村(即鸡毛山)。建病房 84 间,消毒室 5 间,工作用房 24 间,并配有食堂及单人浴池若干间,厕所 2 间,建筑面积约 3 000 m²,占地 160 亩,设病床 120 张。麻风村分住院治疗区及职工生活区,其间有一条土路连接。院内设医务室、护理室、消毒室、化验室、保卫组、治疗组等。住院患者分型管理,男女分开治疗。病区成立院管会,由患者组成,下设农、牧、副业小组。轻症患者养羊、养鸡、种菜等,用于改善生活。

1972 年,当涂县开展麻风普查,发现并收治麻风患者 26 人,为历年人数最多。时有医务人员 2 人、管理人员 1 人、勤杂人员 1 人。

1975 年,县财政拨款 3 万元,解决麻风村通电照明问题。

1997 年,当涂县鸡毛山医院病区接通自来水。

2003 年,安徽省财政拨款 5 万元,维修当涂县鸡毛山医院病房 12 间。

2007 年,当涂县鸡毛山医院铺设接通至病区水泥路 2.5 km。

2008 年,当涂县政府拨款 28 万元,建职工宿舍 6 间,办公室 2 间。

2010 年,当涂县民政局拨款 5 万元,更新至病区供电线路 2 km。

2012 年 9 月因行政区划调整,当涂县鸡毛山医院更名为"马鞍山市博望区鸡毛山医院",由博望区卫计委主管。

2015 年,5 名治愈存活麻风休养员安装假肢。是年 11 月,鸡毛山医院撤销,6 名休养员交淮南市马山传染病医院托养。医院土地、房屋等资产托管给当地政府,2 名工作人员借调到博望区卫计委从事麻风防治工作。

马鞍山市博望区鸡毛山医院自建院至撤销共收治麻风患者 238 人。

和县梅山医院

和县梅山医院位于和县香泉镇孙堡村委会北 3 km 的梅山脚下,现为和县卫健委直属二级单位。

1958 年,根据省麻风患者由属地负责的要求,和县将本籍麻风患者从省麻风病院接回,临时安置在香泉公社前樊村生产队公房内集中治疗管理。患者每人每月生活费 6 元。

1960 年,和县政府将前樊村四户村民迁出,正式成立麻风村,时有房屋 20 间,配备医务人员 1 人(刘子荣),干部 1 人(魏正武),时收治麻风患者 10 人。

1974 年,和县成立麻风病调查小组,开展麻风防治工作,省卫生厅派 7 人组成医疗队,在全县范围内进行普查,共查出麻风患者 181 人,主要分布在沈巷、新桥、姥桥 3 区和历阳镇、大黄洲等地。

1975 年,经县革命委员会批准,将和县麻风村更名为"和县梅山医院",由民政局主管,袁有金任院长。医院有 350 亩山地和 30 亩耕地,山地和耕地生产收入用于补贴患者生活。时患者每人每月生活费 15 元。

1976 年,县民政局在马子山南麓(现属孙堡龙兴行政村)修建砖瓦结构房屋 30 间,用作医院门诊部及职工宿舍。

至 1988 年,全县累计发现麻风患者 241 人,先后入院治疗 176 人,治愈 153 人,死亡 17 人。1988 年之前,因病床限制,累计有 125 人由专人送回原籍,并由大队召开座谈会,讲清麻风病治愈后不会传染的道理,以消除群众及其家属的恐惧心理,避免歧视患者的情况发生,并要求治愈患者每年到和县梅山医院复查 1 次。是年,有现症患者 6 人住院治疗和治愈者 28 人因无家可归或不愿回去,仍留院供养。

2009 年,和县民政局拨款 180 万元改造病房,共建新房 38 间(每人单独住 1 间房),设有医务室、浴室、娱乐室等,修建院内道路,绿化院内环境。每人配备电视机、电风扇、家具、床上用品等,安装卫星电视接收器、自来水、热水器。留院患者的管理、生活救济、生活用品、院房建设、电线整修、家电维修等问题由县民政部门负责。麻风防治工作由卫生局主管,主要从事全县麻风疫情监测、麻风可疑线索调查、麻风科普知识宣传、麻风治疗及留院患者医疗等工作。

截至 2019 年底,和县梅山医院累计收治麻风患者 260 人,时有居住休养员 12 人,均享有低保和医保,人均每月生活补助 500 元;有在职工作人员 6 人,其中医生 1 人、检验员 1 人、护士 2 人、管理人员 2 人。医院占地面积 300 亩,建筑面积 700 m²。

含山县麻风村

1959 年 12 月,含山县人民委员会决定在距县城约 8 km 的褒山乡朝阳、山陈两村间的朝阳庵,设立麻风村。通过给予经济补偿,动员当地 5 户居民搬迁,将居民原住房改建为麻风村用房。时有平房 2 排 14 间,其中病房 8 间(设病床 36 张),伙房 2 间,储藏室 1 间,医务室 3 间,有水井 1 口。

1960 年,该村开始收治患者,时有麻风患者 9 人,负责人晏道志,有医护、管理人员 4 人。

1960—1982 年,县民政部门负责患者的生活、生产等行政管理,卫生部门负责制订防治措施、患者治疗、开展调查、宣教等工作。患者伙食费标准依次为 1960 年每人每月 6 元、1967 年每人每月 12 元、1975 年每人每月 15 元,生活费用不足部分从民政经费中开支。麻风村耕地主要依靠雇人耕种,收获用于改善住村患者生活。1965 年、1972 年、1974 年,县卫生部门先后 3 次从全县抽调并培训 30 余名医务人员组成医疗队,开展麻风普查,共发现麻风患者 21 人。

1986 年,含山全县累计发现麻风患者 104 人,其中入村治疗 72 人。

1986 年,实行联合化疗,患者居家隔离治疗。是年,含山县麻风村撤销,11 名愈后存活者回归社会和家庭,麻风防治工作移交给县血吸虫病防治站管理。

铜陵市义安区柏山医院

铜陵市义安区柏山医院,原为"铜陵县柏山医院",始建于 1959 年。位于铜陵市义安区钟鸣镇金山村,距铜陵市区约 40 km,占地面积约 300 亩,现为铜陵市义安区民政局下属二级机构。

1959 年 9 月,铜陵县人民委员会在铜陵县钟鸣公社狮子山上清凉寺设立麻风村,安置由省麻风病院转回的 18 名麻风患者。患者入住仅半个月,因当时承租清凉寺的一家中药材市场反对,重新选址在原金榔公社闸口村石壁寺,利用寺庙房屋设立麻风村,倪天存负责管理。

1964 年,该麻风村收治麻风患者达 67 人,因石壁寺房屋不能满足需要,铜陵县财政拨款 8 万元,选址原金榔乡公社龙潭大队白山生产队陈家宕新建麻风村。

1966 年秋,麻风村建成,命名"柏山医院"(对外称"柏山村")。病区建砖瓦房 36 间,工作区建办公及职工宿舍砖瓦房 8 间。原石壁寺住院及新发现患者全部迁入。朱道才任院长,有职工 5 人。

1974 年,铜陵县革命委员会计划重新选址新建麻风村,因所选址当地群众反对,决定在原址扩建。

1975 年,柏山医院扩建。

1985 年,柏山医院完成医院土地界桩设置,明晰土地范围。

1999 年,铜陵县电信公司为医院安装固定电话。

2003 年,铜陵县供电公司为柏山医院配备专用高压台区。

2004 年,铜陵县电信公司为每个病房安装无月租固定电话。

2003—2005 年,韩国癫病疗养院金华泰神父先后共资助 2 万美元进行基础设施改造。

2005 年,北京五大宗教通过中国麻风病防治协会资助 25 万余元,用于麻风经济康复项目。

2006 年,铜陵县政府结合"村村通"工程,投资 100 余万元,修建了通往医院总长 3.4 km 的水泥公路。

2005—2006 年,澳门利玛窦社会服务中心先后共资助 43 万元用于病房建设和病区饮用水改造。

2007 年,铜陵县移动公司在柏山村新建了柏山医院移动基站,实现手机信号覆盖。是年,柏山医院院长俞书生当选"中国麻风病防治协会理事"。

2009—2010 年,铜陵市、县共投资 100 余万元,在办公区新建了医技楼。

2010 年,时任铜陵县民政局局长符国发获"马海德奖"。

2012 年,铜陵皖江农村商业银行捐款 10 万元,安装通往病区的路灯及更换患者房间电视机等设施。是年,铜陵县财政安排资金 12 万元,修通办公区至病区 600 m 的水泥道路。

2013 年,时任铜陵市人大常委会副主任唐世定获"马海德奖"。是年 3 月,经铜陵县编委批准,增挂"铜陵县社会福利中心"牌子,内设福利院、流浪乞讨救助站。

2016 年,铜陵县撤县设区,铜陵县柏山医院更名为"铜陵市义安区柏山医院"。

1959—2019 年,铜陵市义安区柏山医院累计收治县内及安庆、铜陵、池州地区麻风患者 213 人。2019 年底,留院休养员 21 人,均享有低保和医保,每月人均生活补助 566 元。医院占地面积 300 亩,建筑面积 2 000 m²。

歙县石槽坞麻风病院

1957 年 10 月,歙县选址距县城 70 km 的街口区璜田乡璜南坞山顶建麻风村,命名为"歙县璜南坞麻风村"。时有农民闲置的 4 栋土屋约 400 m²。

1958 年,歙县开展麻风普查,全县共发现患者 9 人,均入院隔离治疗。时有医务人员 1 人、管理人员 2 人,负责人王金木。

1963 年,歙县全县普查出麻风患者 74 人。

1964 年 10 月,因璜南坞麻风村面积狭小,不符合隔离治疗要求,经安徽省卫生厅批准,选址街口区巨川公社雁洲大队新建麻风病院。

1966 年 2 月,歙县石槽坞麻风病院竣工,4 月投入使用。病院占地 22 亩,其中生产用地 18 亩,建筑面积 1 224 m²,设病床 120 张,总投资 105 786 元。病院分为重病区、轻病区、治疗区(中间区)、办公区和职工生活区;建有患者食堂和专用仓库。由县民政与县卫生两部门共同管理,有职工 12 人,其中行政管理人员 4 人,医务人员 8 人。该院办公区院内的一株法国梧桐树被地图测绘部门命名为"麻风树",用于地图坐标标识。

1967 年 10 月,该院架通输电线路。

1970 年,该院成立院电影放映组。

1971 年 4 月,该院开展中草药"雷公藤"治疗麻风反应临床科研工作,并自制片剂,供院内使用。

1976 年,县民政局捐赠黑白电视机 1 台。

1977 年 7 月,该院研制中成药"生肌散"治疗麻风溃疡。

1980 年,该院首次应用利福平治疗麻风病。是年 10 月,面积约 650 m² 的门诊综合楼建成并投入使用。

1985 年 11 月,省卫生厅分配给日本捐助的铃木 100A 型摩托车 1 辆。院内有公用自行车 3 辆。

1998 年 9 月,时任院长张健安获卫生部"全国麻风病防治系统先进个人"荣誉称号。

2009 年 10 月,石槽坞麻风病院撤销,时院内已无休养员,工作人员和麻风防治工作职能并入歙县疾病预防控制中心。

歙县石槽坞病院自建院至撤销共收治麻风患者 196 人,该院住院患者最多时达 56 人。

颍上县皮肤病防治所

颍上县皮肤病防治所前身是"颍上县麻风病院",始建于 1957 年,现位于阜阳市颍东区口孜镇汤方村与颍上县江口镇王桥村赵庄交界处低洼聂家湖区,距县城约 30 km,位置偏僻,交通不便。

1957 年,经县人民委员会批准,在江口镇聂家湖区王桥村建设麻风病院,新建 10 间砖瓦房,首批安置麻风病患者 8 人,配备工作人员 4 人,由县卫生科和县民政局共同管理,负责人赵传本。

1960 年,颍上县开展麻风普查工作,发现麻风患者 18 人,1961 年又发现 4 人,均收入县麻风病院隔离治疗。

1961 年,经颍上县政府批准,由县政府卫生科、县民政局共同出资,在麻风病院原址周围,新增土地 25 亩,房屋扩建至 20 间。

1966 年,因麻风病院周围群众对麻风存在歧视和恐惧,将麻风病院围墙及房屋破坏,导致当时住院患者流离失所,无家可归。

1968 年,经县、乡政府协调,说服周围群众,在原址建设麻风病院病房 26 间,食堂 4 间,工作人员用房 4 间,收住患者 30 余人,工作人员增至 6 人。

1972 年,该院改善内外环境,配置有生活及医疗等设施设备,配备医务人员,提升了服务能力,收治麻风患者 39 人(其中,颍上县 33 人、阜南县 3 人、阜阳县 2 人、利辛县 1 人)。

1978 年,经颍上县政府批准,由县卫生局、民政局共同出资在原麻风病院东 500 m 处,征用土地 5 亩新建实验室、药房、门诊、小手术室及医务人员生活用房等 19 间,一定程度上改善了麻风患者救治环境及工作人员生活环境。

1979 年,省防疫站根据县麻风防治工作需要,为该院配备一台显微镜及部分实验设备,使该院具备检测麻风杆菌的能力。

1982 年,颍上县麻风病院收治患者达 44 人,工作人员增至 7 人。

1987 年,按照省卫生厅统一安排,该县全面推行麻风患者联合化疗(MDT)工作,通过实施联合化疗,现症患者治愈出院,住院患者降至 26 人。

1998 年,该麻风病院休养员减少至 14 人,县卫生局明确 1 名医务人员在院指导患者康复护理。

1999 年,颍上县机构编制委员会同意将颍上县麻风病医院更名为"颍上县皮肤病防治所"(颍编字

〔1999〕11号），明确县皮肤病防治所机构性质、级别、编制、经费供给渠道不变，隶属于县卫生局领导，专职麻风防治工作人员增至10人。

2004年，由县卫生局和县民政局共同出资，对已经损坏的12间房屋进行维修。

2006年，停用病区砖砌水井，新建2个40 m的压水井，有效保障了留院休养员的饮水安全。

2008年，县卫生局与县民政局共同出资为病区配备了1台风力发电机和1台50英寸彩电，结束了麻风病院几十年不通电的历史。

2011年，县卫生局批准，将该院病区工作的医务人员迁至县城，配备办公用房和办公设备。

2012年7月，"颍上县皮肤病防治所门诊部"成立，门诊部主要承担全县麻风的预防、宣传、发现、筛查、诊疗、医疗救助、康复等工作。

截至2019年底，颍上县皮肤病防治所共收治患者127人（其中颍上县内117人）。该所共有工作人员6人，其中医技人员4人、后勤人员2人；时有休养员2人，均享有低保和医保，每月人均生活补助350元。

临泉县麻风村

临泉县麻风村建于1959年，位于艾亭镇桃花店。麻风村占地6亩，有病房和治疗用房19间，由民政、卫生两部门按职责分工，协同管理。有工作人员3人。首任院长韦良基。

1998年，麻风村自建村至撤销共收治麻风患者22人。

灵璧县焦山医院

灵璧县焦山医院在灵璧县最北部的朝阳镇京渠村黄泥岗下，距县城60 km，四周被焦山、陇山、跃山、狼窝山环抱，位置偏僻，道路崎岖，交通不便。

1959年初，县人民委员会卫生科与九顶人民公社商定，在该公社京渠大队温楼生产队附近，由县民政科在九顶山下的小土岗上建造10间草房，安置麻风患者9人，由公社卫生院代管。

1961年，王文轩任院长，收治患者20余人，国家按规定供应粮油，每人每月发生活费9元。

1964年，因管理不善，患者四处流离，加上邻近村民惧怕麻风，经常上山拆房赶人，一度造成秩序紧张。后经县人民委员会指令，由九顶和渔沟两公社划地，在京渠村南四面环山的黄泥岗下选址重建。

1966年，麻风村共建成生活和医疗用房40间，建筑面积800 m²。时有耕地近100亩，荒山200余亩。并更名为"灵璧县焦山医院"，收治麻风患者24人。患者的生活、生产、基建、维修等经费由民政部门担负，卫生局负责全面领导和管理。购置牲畜、农具，开展农业生产，养殖家禽、牲畜，补贴患者生活。其时，医院饮水困难，自挖池塘雨季蓄水，过了雨季到2 km外的村庄拉水。

1968年，该院患者增至38人，有工作人员6人，院长为张道典。

1971年，该院开始收治泗县麻风患者，住院患者达70余人，扩建办公和医疗用房。患者所需医疗和生活经费由各县自行担负，医院仍由灵璧县卫生局进行管理。是年始，组织人力挖出水井1口，解决了生活用水困难。

1974—1976年，省卫生防疫站拨给跃进牌汽车1辆、高压消毒器1台。陆续新建办公、医疗、生产和生活用房40余间。灵璧、泗县两县住院患者增至80余人。培养检验员，设立化验室开展查菌。

1978—1980年，灵璧县拨款修建水塔1座，配抽水设备，购买8.75 mm电影放映机1部。新建职工用房11间，医疗用房5间。

1979年，该院开设对外门诊，服务周边群众。

1981年，宿县、蕲县麻风病村撤销，宿县、固镇县、濉溪县患者迁入该院，其中宿县9人、固镇县3人、濉溪县2人。

1982年，灵璧县政府批准购买客货两用汽车1辆、黄山牌12型拖拉机1台，省卫生防疫站发给立式消毒器和电冰箱各1台。省民政厅和水利厅拨款架设了高压线路，铺设了与外界相通的沙石路，并修建水池水管等。是年，县人民医院派遣以副院长武培法为队长的6人医疗队，为患严重足底溃疡的麻风患者王某进行了截肢手术。

1983年,该院购买黑白电视机1台,病区食堂添置面粉机和轧面条机各1台。全院实行土地生产承包责任制。灵璧、泗县、宿县、固镇、濉溪5县的民政部门担负各县患者的生活费用,卫生部门负责各县患者的医疗费用。

1984年,该院机构改革,全院职工22人,住院患者40余人,实行一体化管理,冯子联任院长。

1993年8月,该院设立皮肤病门诊部,在县城东关建造砖混平房10间,购置心电图机、显微镜等相关设备,对外开展内、外、妇、中医等诊疗服务。时有职工28人,住院麻风患者37人。

1997年,由澳门利玛窦社会服务中心陆毅神父委托安庆陈茂源先生捐赠8万元,打深井1眼并建井房1间。

1999年,澳门利玛窦社会服务中心资助,建造厕所2座、洗浴用房3间,安装了太阳能热水器。

2002年,灵璧县焦山医院办理了土地使用证,医院土地共365亩。

至2019年底,灵璧县焦山医院共收治麻风患者169人,其中非本县患者60人;有工作人员18人,其中医疗技术人员14人,后勤人员4人;有留院休养员13人,均享有医保,未办理低保,每月人均生活补助300元。有房屋95间,耕地70余亩,荒山100余亩。

明光市四山村医院

1956年9月3日,经安徽省人民委员会批准,正式成立"嘉山县四山村医院筹建委员会",县长陈士林兼任筹委会主任。征用耕地80余亩,医院占地1.5 km²。

1956年10月,根据安徽省委文教部魏心一部长关于"采取片石根草木结构的形式"的指示精神,开工建设麻风村,共建成石基土墙、木架草顶房屋144间,其中医护人员和职工用房36间,病区用房106间。建村经费55 256元全部为安徽省民政厅社会救济事业费支出。建村后所需办公设施全部由安徽省民政厅从怀远荣校、凤阳县儿童救济院和临淮关烈军属革命残废军人教养院调拨三抽桌60张、大棕床10张、洗澡盆48个、水缸21个、洗脸盆20个、饭桶27个、痰盂41个、锅盖21个。人员经费由省级财政拨款。

1956—1957年,第一任四山村管委会主任由安徽省民政厅派林志忠担任。

1957年,安徽省为该管委会配制医务管理人员16人。其中行政管理人员9人(主任、会计、管理员、文书、农技员、通信员、炊事员、饲养员、勤杂员各1人)。医务人员7人(医师、药剂员、检验员各1人,医士、护士各2人)。

1957年8月17日,该管委会更名为"安徽省嘉山县四山村管理委员会"。9月12日,被安徽省人民委员会正式命名为"嘉山县四山村麻风村"。10月该村开始收治患者。第一个入院者为滁县乌衣镇的曹在付。是年,患者的每月伙食费6.6元。

1959年,是嘉山县四山村麻风村收容患者最高峰,达116人。住院患者达218人。

1965年,四山村麻风村管理和医务人员增加到20人。

1967年,四山村麻风村更名为"嘉山县四山村革命委员会"。

1967年9月,麻风患者提出要"自由"要"解放"的口号,冲击病区和管理机关,把病区的几万斤粮食分光,1 000多元资金花光,造成巨大损失。

1971年,医院邀请蚌埠市第一医院骨科主任医师褚大由到住院部为10名麻风患者进行"三关节固定"和"肌腱延长术",矫正"足外翻",治疗"垂足"。

1971年三权下放,嘉山县四山村革命委员会经费由滁州地区拨款,行政管理人员工资福利和住院患者的生活费用由滁县地区民政局负责。医务人员工资和患者的医疗费由滁县地区卫生局负责。基本建设经费由省计划委员会每年下达专项指标,由省卫生厅或民政厅下拨。

1977—1984年,两次邀请上海遵义医院李伏田来住院部为77例麻风患者进行矫治手术。

1979年,嘉山县四山村革命委员会更名为"嘉山县四山村医院"。

1980年,四山村医院住院麻风患者开始试行联合化疗。

1981年,四山村医院被国家卫生部授予"全国麻风防治先进集体"荣誉称号。

1982年9月27日,安徽省第三次麻风防治工作会议在嘉山县召开,副省长魏心一参加会议。28日会议代表前往四山村医院参观。

1984年,财政体制改革,经费实行切块包干办法。四山村医院人员经费由嘉山县地方财政拨款。

1985年,四山村医院收治入院患者2人,是该院收治入院患者最少的一年。年末共收治来自枞阳、泗洪、凤台等46个县、市的患者789人。

1986年,该医院职工增加到25人,其中医务人员11人。9月3日,该院举行建院30周年庆祝活动。

1992年,嘉山县通过了省级"基本消灭麻风病考核验收"。

1994年,嘉山县撤县设市后,嘉山县四山村医院更名为"明光市四山村医院"。

1995年3月,四山村医院将东病区、中间区撤并到西病区。根据卫生部对全国麻风防治实行"四个转变"的要求,在明光市学堂路13号征用土地2.988亩,新门诊大楼于1996年竣工。

1997年,四山村医院院长刘克武获"马海德奖"。

2002年,经明光市机构编制委员会批准,"明光市皮肤病防治所"成立,与四山村医院隶属一个机构,两块牌子。

2005年,澳门利玛窦社会服务中心捐款30万元修建病区修女楼1栋,建筑面积约440 m^2。该院住院部免费为麻风患者做畸形矫治康复手术95例。

2006年,明光市四山村医院院长李新杰获"马海德奖"。

2007年,该院与澳门利玛窦社会服务中心签订协议,委派4位阿根廷籍修女为休养员做义务服务。是年,滁州市市长缪学刚视察四山村医院,拨专款30万元整修汤郢至四山村住院部水泥路面2.7 km;中国残联彩票公益金安徽省第一期麻风畸残矫治手术项目在该院住院部为肥东、淮南、怀远、灵璧、无为、芜湖、明光7县市的麻风畸形患者实施矫治手术93例,其中防盲手术61例、治盲手术5例、功能重建术16例、防癌变手术9例及其他手术2例。

2008年,安徽省麻风防治工作划分4个工作片,由明光皮肤病防治所负责滁州、阜阳、宿州、淮北麻防项目工作技术指导和督导。10月,四山村医院的改造扩建项目获得国家、省、市发展改革委员会的批准,由中央预算内投资235万元、地方自筹30万元,建设规模增加到2 500 m^2;中国麻风防治协会医疗队在住院部为麻风患者做人工瞳孔手术1例、白内障手术3例、眼外科手术24例;四山村医院住院部病区办理了《医疗用房国有土地使用证》,面积为31 620.04 m^2。

2009年,四山村医院住院部办理了《国有土地使用证》,面积为1 501 986.16 m^2。

2011年,医药卫生体制改革,国家投入该所能力建设300万元用于设备更新改造。10月,国家麻风畸残康复医疗队在住院部实施麻风畸残矫治手术,共做兔眼矫正术12例、重度睑外翻矫正术10例、足部溃疡清创术3例、双侧面瘫矫正术2例、手部截骨1例。

2012年12月,该院新病房正式投入使用。同年,澳门利玛窦社会服务中心捐款35万元,用于住院部低压线路、自来水安装等公共设施的改造与维修。

2013年,国家麻风畸残康复医疗队在该院住院部实施麻风畸残矫治手术,其中防盲手术21例、功能重建术5例、防癌变手术4例、其他手术1例。

2014年,四山村医院院长苏远静获"马海德奖"。

2015年11月,国家麻风畸残康复医疗队在住院部实施麻风畸残矫治手术。为涡阳县、怀远县、固镇县、五河县、明光市等10个县市的麻风畸残患者实施康复手术61例,其中兔眼矫正术26例、重度睑外翻矫正术9例、上下眼睑缝合术8例、足部溃疡清创术12例、溃疡死骨剔除术6例。12月,该院缩编为18人,时有职工16人。

至2019年底,明光市四山村医院共收治全省46个县市麻风患者813人,时有留村休养员36人,均享有低保和医保,每月人均生活补助500元。有工作人员12人。医院占地面积2 100亩,建筑面积2 561.8 m^2。

定远县九山医院

1971年11月,经原滁县地区革命委员会批准,撤销七里塘、三和、白云山麻风村,地区财政局拨款7万元,在定城西北25 km的韭山山脉南侧,现西卅店镇境内建九山医院。

1972年3月,医院动工建设,临近的凤阳县宋集公社部分群众因恐惧麻风病传染,先后3次扒房35间,致使医院延迟至1974年才建成使用。时九山医院占地150亩,其中可耕地面积100亩;有砖瓦结构房屋75间,计1 500 m²,设病床100张;院内分为医疗组和生活管理组,病区分为少菌型和多菌型2区,院长李先忠。医院隶属定远县卫生局和民政局,经费由县卫生局和民政局拨款。此后,县民政和卫生部门相继配给和拨款购置柴油发电机组1套、救护车1辆、立式高压消毒器2台、显微镜2台、黑白电视机2台、简易手术床1张等。

1983年,定远县卫生局拨款3 000元,送13名住院畸残患者到嘉山县四山村医院进行"三关固定""肌腱延长术""足内翻"和"垂足""面瘫"等矫正康复手术。

1992年,定远县九山医院撤销。

定远县九山医院自建院至撤销共收治麻风患者69人,治愈出院33人,死亡8人,治愈但无家可归者4人送明光市四山村医院住院休养。

凤阳县小山村麻风村

凤阳县小山村麻风村始建于1957年3月,位于当时的凤阳县东方红公社境内的赵拐大队(今为武店镇辖区山庄村),时有行政管理和医务人员3人,负责人为县人民委员会卫生科科员吴桂仙。村内建有3间瓦房供工作人员居住,收治的患者借住在村民的民房内。建村后陆续收治23名麻风患者,至1964年3月尚有16名患者住院治疗。

1964年3月,凤阳县人民委员会卫生科和民政科联合给滁县专区卫生局、民政局写报告,要求将凤阳县小山村麻风村并入当时的嘉山县(今明光市)四山村医院。

1965年12月,经滁县专区民政局和卫生局批准,凤阳县小山村麻风村的患者全部转入嘉山县四山村医院住院治疗。

来安县麻风村

来安县麻风村始建于1958年,位于来安县杨郢乡宝山林场深山中,地处三县交界(江苏省盱眙县、安徽省嘉山县和来安县),又名"健康村",占地面积约2亩,耕种面积约100亩,麻风村无围墙,房屋共计18间,其中朝南10间,朝西8间,建筑材料均为石头累积墙和茅草顶房。麻风村建设经费由县乡两级承担。县民政部门提供生活保障,每月下发一定数量粮油。首任负责人邱庭政,麻风村成立初期,收治确诊麻风患者约10人。

1968年10月,来安县麻风村撤并,18名麻风患者被并入嘉山县四山村医院。

来安县麻风村自建村至撤销共收治辖区麻风患者60人。

六安市裕安区龙兴医院

六安市裕安区龙兴医院建于1964年,地址位于六安市裕安区石板冲乡陶冲村隆兴寺。1958年,六安县在独山公社龙门冲大队傅氏祠堂建麻风村。县卫生部门配医生、护士各1人负责治疗,民政部门负责患者生活救济。

1964年,该麻风村迁至六安县苏家埠区石板冲公社隆兴寺,命名"龙兴医院"。医院占地12亩,时有旧房70余间,并新建病房20间,办公用房10间。有行政管理人员9人,医务人员8人,院长王志发。是年,该院收治六安地区及周边县麻风患者86人,为历年最多。

1972年,舒城、金寨、庐江等地相继建麻风村,该院部分患者返回当地治疗。

1973 年,安徽省派医务人员来院,为 16 名患者进行康复手术,县民政部门为手术患者发放生活补贴。

1977 年,龙兴医院改为县属社会福利单位,行政管理人员工资、患者生活救济由民政局直接负责管理,医务人员由卫生局负责。

1980 年,该院有行政管理人员 4 人,医务人员 4 人,时有患者 30 人。

2001 年,该院将 20 间病房翻新重建。

2013—2015 年,该院拆除原有屋房,新建 2 层楼房 28 间,平房 7 间。

2019 年底,龙兴医院自建院起,共收治患者约 119 人。时有工作人员 1 人,无医务人员,有住院休养员 5 人,均享有低保和医保,每月人均生活补助 300 元。该院由民政局负责管理。

霍邱县西山医院

霍邱县西山医院原名“霍邱县麻风病防治院”,位于冯井镇与马店镇相接的火石山区域,距离县城 46 km。始建于 1972 年 8 月,1974 年 4 月建成。时省、县财政共筹措经费 48 万元,征地 100 亩。病区建房 48 间,设病房、伙房、治疗室等,有床位 100 张。办公区建职工宿舍、办公室等 26 间。建筑造型为四合院,房型为砖瓦房,建筑总面积约 1 780 m²。病区与办公区各打深水井 1 口,两区间隔 400 m。首任院长王世信,时有工作人员 14 人。设置行政管理和医务管理两部分,分别负责患者日常生产、生活和治疗。经费由县民政局、卫生局两家对口拨给。院内设有治疗室、护理室、中西药房、化验室、消毒室、安全保卫室等。住院患者分型管理,医务人员每周集体查房 2 次,值班医生每天查房 1 次,每月小结 1 次,半年为 1 个疗程。时有耕地 50 余亩,病区成立了医院管理委员会,设农、牧、副 3 个小组。住院患者在治疗为主的同时,开展农业、副业、养殖等生产,收入用于改善患者的生活。1974 年,住院麻风患者 53 人。

1975 年,该院配备安装 10 kW 的汽油发动机 1 台,供医院生产、医疗和生活用电需要。

1976 年,霍邱县商业局特批自行车 6 辆,供开展防治工作和采购运输患者生活用品使用。

1978 年 3 月,霍邱县政府拨款 3.6 万元,扩建办公用砖瓦房 7 间,增设会议室、储藏室、财务室等。8 月,为加强麻风防治队伍的建设,霍邱县卫生局举办两期麻风防治学习班,培训县、区、乡三级学员 106 人。

1979 年,由霍邱县民政局、卫生局共同向县政府申请,县政府批给 8.5 万元,修筑职工生活区到病区的石板与水泥混合结构 500 m 道路,以及职工生活区至 105 国道 3 km 水泥路。

1984 年,霍邱县政府决定,县公安局特批,将西山医院 7 位职工的家属及子女共 23 人,由农村户口转为城镇商品粮户口。

1986 年,霍邱县政府拨款 6.9 万元,架设 3 km 长的高压电线,病区通电。

1987 年,霍邱县西山医院设立中西医结合门诊,对外开展医疗服务。

1988 年,经西山医院请示,县政府办公会议研究,免除全县麻风患者上交农业税等款项,并对特别困难的患者每年给予一定的经济补贴。是年,医院入住患者 67 人,为历年住院患者最高。

1993 年,经霍邱县政府批准,西山医院转为麻风病康复综合医院,时有住院患者 11 人。

1997 年,霍邱县麻风病防治工作由霍邱县西山医院移交县卫生防疫站。

2002 年,霍邱县西山医院撤销。该院自建院至撤销共收住麻风患者 91 人。

金寨县麻风村

1964 年 9 月,省卫生厅批准筹建“金寨县麻风村”,县财政投资 7 000 元,由县民政、卫生两部门分别抽调郭斌、郑德厚两人共同负责,选址古碑区七邻乡放马场。

1965 年 7 月,麻风村建成并开始收治麻风患者。

1965 年起,金寨县抽调医务人员组织麻风调查小组,在省、地区专业人员指导下,先后进行 3 次普查,共查出麻风患者 65 人。

1974 年 5 月 8 日,中共金寨县委成立了麻风防治领导小组,县委副书记王继元兼任组长,办公室设在县民政局。因七邻麻风村条件较差,省卫生厅与金寨县有关部门反复协商,多处勘察,最后确定将麻风村迁至燕子河镇塔儿河大桥下河边北面山场,建立新麻风病院,命名为"塔儿河医院"。

1977年9月,塔儿河医院竣工。10月,原七邻麻风村迁至塔儿河医院。其间,省麻风防治领导小组先后4次拨款18万元,征用水田23亩、旱地11亩、山场161亩,迁走当地居民8户。建平房63间,计1 531 m²,其中办公室和职工宿舍18间,计522 m²,消毒室4间、计84 m²,车库1间,计25 m²;病房34间,计816 m²;厨房6间,计84 m²。病区与办公区相距600 m,院部办公区距燕霍公路30 m。安装自来水设施,从500 m远的塔儿河水电站接通了电源。首任院长盛业发,主管业务工作,民政局任命余运柏为行政副院长,配备干部职工7人,雇用临时工8人。对住院患者给予适当生活补助。住院患者开展农业、副业生产,收入用以补贴生活。对失去生活自理能力的患者,医院雇人照顾。

1983年,自塔儿河医院建院以来,先后收治患者62人(含霍山县1人)。

1990年12月,经金寨县人民政府研究决定撤销塔儿河医院,全县的麻风防治工作交由县卫生防疫站承担。

舒城县安垮医院

1959年秋,舒城县在干汊河区柏林公社界河大队卫庄生产队,租用当地李姓社员的草房8间,组建麻风村。

1960年春,接收省麻风病院转回的麻风患者11人,由部队转业的患者卢安存担任村长,负责村内行政管理和患者日常生活。县卫生防疫站吴忠山负责患者治疗。

1962年,开展反"五风"运动,李姓社员向法院起诉,要求退还8间房屋,经法院调解,房屋归还社员。是年秋,舒城县在柏林公社界河大队,靠李家大圩县药材培植场的堰边旱地上新建草房7间,供麻风患者居住。时入村传染型患者5人,其他非传染型患者回家治疗。

1964年夏,山洪暴发冲破圩堤,麻风村病房经洪水浸泡后倒塌,患者转移到附近稍高处的坟茔上避难,水退后在坟台上临时搭草棚居住。是年底,由县民政科、县卫生防疫站共同选址,在晓天区燕春公社三石寺大队三房生产队的龙井冲内大坪地投入经费约6 000元,建成土墙瓦房7间作为麻风村。此处门前有小河沟一条,常年流水不断,周围有荒地可供患者开垦种菜,南北距离村庄8 km,西有大山阻隔,东面距村庄较近,距舒晓公路2.5 km。除将原住院的4名患者迁入新村,又收治患者7人。

1965年冬,由于国家进行三线建设,在燕春三石寺大队建设三线厂(江淮机械厂),国防办公室征用麻风村,偿付建村开支。

1966年2月11日,经协商,将村内患者转至六安县麻风村(六安县龙兴医院)隔离治疗,国防办随即焚毁了三石寺麻风村。此后,确诊患者大多在家治疗,少数传染型患者请省麻风病院代为收治。

1970年春,舒城县麻风防治领导组决定,由县民劳局牵头,选址晓天区青山公社安垮大队老树生产队老树湾山沟内重建麻风村。

1970—1975年,先后拨经费16万元,建土墙瓦顶房47间,其中病房28间,工作区(半污染区)5间,职工宿舍12间,厨房2间。打水井4口,征荒山150亩,水塘1口,山地4块约1.5亩。麻风村取名为"舒城县安垮医院",由民政、卫生两部门负责。

1978年,省麻风防治领导组下拨经费4万元,新建办公用房10间。是年,架设电话线6.5 km。

1980年,舒城县安垮医院通电。

1983年,舒城县安垮医院撤销,医务人员撤回县防疫站继续从事全县麻风防治工作,民政部门3名工作人员继续坚持守房产,留3名休养员看护病区。

1989年,3名看护病区的休养员先后离开麻风村。

舒城县安垮医院自建院至撤销共收治麻风患者28人。

宣城市宣州区青山医院

宣城市宣州区青山医院位于宣城市城郊西南方向的金坝乡六秀庵(相传此地曾出现过6位秀才而得名,距市区约 7.5 km,是一片偏僻的山林丘陵地带,今属宣州区金坝办事处靖庙村)。

1956年,宣城县委成立了麻风防治领导小组,县委副书记管骅任组长,民政科科长张义富任副组长。是年,由县人民委员会卫生科统一组织、培训人员,进行麻风调查。

1957年,双桥乡将12名麻风患者集中在陈家桥七里冲隔离治疗,其他地方则将患者迁居在村头街尾就地隔离治疗。

1958年,各公社结合"除五害五病运动"开展全面普查,确诊麻风患者47人,其中双桥和水阳约占全县患者人数的80%。

1959年10月,宣城县幸福村医院在城南绿锦埠六秀庵建成,由县人民委员会民政科、卫生科共同负责,有行政管理人员和医务人员各1人,袁亚东任院长。时接收县药材培植场土墙草房23间作为病房,距周围村庄 1 500 m,设病床45张。12月14日,开始收治本县及邻县麻风患者。患者入院后,医药和生活费用均由国家供给,有耕地33亩,由患者耕种,补贴生活。至1960年5月30日,收治麻风患者22人,患者开垦荒地29.5亩。患者入院6个月内的公杂费,由患者所在大队按每人每月14元拨付医院,6个月后每人每月7元,一年后患者自付。

1962年,该院又接收县药材培植场土墙草房15间作为院办公室及职工宿舍,距病房约 1 000 m。

1963年9月26日,宣城县人民委员会批准《宣城县人民委员会关于更换幸福村医院名称问题的批复》[办凤字(63)第621号],宣城县幸福村医院更名为"宣城县麻风病医院"。

至1964年4月28日,该院共收治57名麻风患者(其中有15人曾在入院初的一两年中逃回家),治愈出院5人,时有住院患者45人,患者常因家庭生产生活以及粮油户口关系等问题要求回家,医院成立3个管理小组,负责患者外出请假等日常管理和思想教育工作。院内设有代销店,患者用过的票币及时消毒。医生在接触患者时穿隔离衣,戴口罩、帽子,穿胶鞋。时住院患者每人每月补助生活费6元,轻症患者从事生产劳动,种植花生、山芋等农作物。

1966年,宣城县麻风病医院第一次扩建。

1972—1975年,省级拨款9万余元改扩建该医院。建成砖墙瓦房3栋18间办公区;6栋约100间患者区,患者区男病室50间、女病室10间、食堂8间、中间区8间,另有牛棚等杂房。配备相关医疗设备,办公区和患者区各建水井1口、修水塔1座,安装变压器1台。

1978年10月25日,宣城县麻风病医院更名为"宣城县青山医院"。

1980年,宣城县青山医院住院患者60余人,为该院历年最多,由于医院居所不够用,遂动员判愈者回家。此后,隔离制度渐被解除。

1987年8月15日,经国务院批准,撤销宣城县,设立县级宣州市,同时设立了宣城地区。是年,宣州市青山医院有各种用房 1 800 m^2。

1959—1987年,宣州市青山医院共收治麻风患者216人,其中宣城县152人,广德、郎溪、泾县、芜湖等地患者64人。

1988年,方长娥获"马海德奖",并利用奖金为办公区、治疗室、患者区食堂各买电风扇1台。

1992年,宣州市青山医院居住麻风休养员14人。

1993年11月10日,市政府决定,宣州市青山医院改由市卫生局单独主管,民政局一次性解决医院房屋维修费7万元,14名患者生活费仍由民政局负责。

1995年12月9日,市长丁士云主持召开第34次市政府常务会议(宣州市人民政府办公室,1995年12月26日政府常务会议纪要第12期),决定由市卫生局、民政局组成工作组对该医院进行整顿。

1997年11月3日,根据宣州市卫生局《关于做好麻风病防治任务移交工作的通知》(卫防〔1997〕19号)文件要求:正式将宣州市青山医院移交市民政局管理;麻风防治工作移交给宣州市血吸虫病防治站。

是年,该医院的房屋 1 000 m²、林地 20 亩等资产,以及 14 名患者全部移交市社会福利中心。

1998 年 1 月,宣州市青山医院 8 名职工(包括已退休 1 人)重新安置。

2000 年 6 月 25 日,国务院批准:撤销县级宣州市,设立地级宣城市;宣城市设立宣州区,以原县级宣州市的行政区域为宣州区的行政区域。

2006 年 10 月,宣州区麻风防治工作由宣州区血吸虫病防治站移交宣州区疾控中心。

自 2008 年开始,市、区两级卫生局、民政局、残联、红十字会及疾控中心每年组织人员到医院开展麻风节慰问。宣城市义工联合会、老年骑游协会、爱心车队等社会组织也时常去宣州区青山医院看望慰问患者。

2012 年,宣州区民政局筹资 40 余万元,对青山医院病区的 2 栋 20 间房屋及配电房等辅助用房全面整修,铺设水泥路,建公厕、会议室。每名休养员住房两间,配电视 1 台。

2019 年底,宣州区青山医院居住休养员 7 人,休养员每人每月享受低保等补助 585 元。宣城市社会福利中心每月派医生去医院巡诊 1～2 次,聘请一名当地临时工为休养员们打扫卫生并照顾日常生活。医院占地面积 20 亩,建筑面积 1 000 m²。

郎溪县马山医院

郎溪县马山医院位于距离县城 35 km 的十字镇天子门村的一片偏僻山林丘陵地带。

1972 年 5 月,由郎溪县民政局、卫生局合作筹建。是年底,主要房屋完工,有土地 12 亩,平房 26 间,建筑面积 372 m²。

1973 年 11 月,郎溪县马山医院正式挂牌,首任院长李业勤。行政、医疗分属民政、卫生两局管理,共有职工 6 人,3 名行政人员工资由民政局供给,3 名医务人员工资由卫生局供给。主要收治本县及广德、宁国等邻近县麻风患者。此后,由于患者陆续增加,经向芜湖地区卫生局申报,增建了患者厨房、厕所、中间区及病房,房屋建筑面积达到 672 m²。

1996 年 8 月,郎溪县民政局将患者生活费在原来每人每月 60 元基础上增加 24 元粮食补贴、2.5 元理发费,春节、端午节、中秋节、麻风节,每人给予 20 元节日补助;每人每年发夏服 1 套。

1997 年开始,每人每 5 年发放蚊帐、凉席、被子、床单各 1 床、棉衣 1 套。

2011 年 12 月,郎溪县马山医院改为卫生局主管、民政局协管的事业单位。医院 8 名编制人员工资均由县卫生局供给。

至 2019 年底,郎溪县马山医院累计收治麻风患者 70 余人,住院人数最多时达 25 人。该院时有留院休养员 5 人,每人每月生活补助 450 元。医院占地 12 亩,建筑面积 672 m²。

涡阳县麻风村

1958 年底,涡阳县人民委员会卫生科、民政科共同选址青町区青町集东北 12 km 处的湖野地带筹建麻风村。

1959 年 6 月,县防疫站派李念义、孙汉三两位医生协同民政部门建起草房 8 间,设简易病床 7 张,收容治疗麻风患者 5 人,李念义为负责人。民政部门负责患者的生活费,县卫生局负责管理治疗。拨给土地 10 余亩,供患者耕种。

1960 年,收治麻风患者增至 8 人,为历年最多。是年,麻风村命名为"涡阳县麻风村"。

1963 年,水灾导致涡阳县麻风村草房倒塌,民政部门拨款建瓦房 10 间。住村患者每人每月供应口粮 13.5 kg,补助生活费 8 元。

1985 年,麻风村患者每人每月增加副食品补助 3 元。

1986 年,麻风村内有患者 7 人。

1989 年,麻风村撤销,患者全部回家,麻风防治工作由县防疫站承担。

涡阳县麻风村自建村至撤销共收治麻风患者 23 人。

◉ **主要参考文献**

[1] 周维海.安徽省志·卫生志[M].合肥:安徽人民出版社.1996.

[2] 倪则农.合肥卫生志[M].合肥:黄山书社.2001.

[3] 孙子连.寿县志[M].合肥:黄山书社.1996.

[4] 定远县地方志编纂委员会.定远县志[M].合肥:黄山书社.1995.

[5] 王士泉.长丰县志[M].北京:中国文史出版社.1991.

[6] 王尚斌.繁昌县卫生志(续篇)[Z].2008.

[7] 刘超.凤台县志[M].合肥:安徽时代出版社.2012.

[8] 吴效朋.宣城县志[M].北京:方志出版社.1996.

[9] 胡耀华.郎溪县志[M].北京:方志出版社.1998.

致谢

安徽省麻风院村简史的撰写,得到李延庆、王强、郑虎、冯丽、钮娟娟、李晓静、陈明春、许昌根、尹祥应、陈勇、朱庆宏、许峰、张广祥、朱晟、宋文安、王吉军、夏立环、胡万廷、王全、蔡传毓、张振、芮卫、尹文岚、宴利传、俞书生、张杜娟、郝传利、蔡广俊、卢丽君、杨其运、苏远静、王培军、刘金柱、冯青松、杨辉、王新义、廖家胜、贾世兰、马红梅、艾萍、余学清、李建光等同志及所在单位在资料收集、史实核对和调查走访等工作上给予的大力支持,特此致谢!

福建省麻风院村简史

概况

福建省位于东南沿海,东隔台湾海峡,与台湾省相望,依山面海,气候温湿,是麻风病高流行区。陆地平面形状似一斜长方形,东西最大间距约 480 km,南北最大间距约 530 km。全省大部分属中亚热带,闽东南部分地区属南亚热带。全省土地总面积为 12.4 万 km²,海域面积达 13.6 万 km²。2019 年末全省总人口 3 941 万;辖 9 个设区市,85 个县市区,外来流动人口 431.4 万。

截至 2019 年底,福建省累计发现麻风患者 30 091 人,治愈 24 069 人,尚有治愈存活者 4 070 人,现症患者 110 人。85 个县(市、区)均达到基本消灭麻风病的标准(患病率低于 1/10 万)。全省麻风防治机构 79 家,其中皮肤病防治院 16 家。

据《福建通志》及各府、县(市)志文献记载,福建自北宋熙宁三年(公元 1070 年)起,建瓯、诏安、南平、莆田、仙游、福州、福安、宁德、古田、龙海、南靖、东山、厦门、闽清、福清、长乐、连江、罗源、永泰、尤溪等地开始相继出现养济院、居养院、安济院、孤癞院、存恤院和普济堂等麻风患者收容机构。《麻风隔离与近代中国》一书作者梁其姿曾指出"当时闽粤地区的麻风院通常始自养济院"。

近代以来,福建麻风流行情况一直较为严重。1927 年《麻风季刊》"中国麻风问题"一文指出:"大概全国麻风病人总数,南部三省广东、广西和福建要占三分之二……";1929 年《麻风季刊》"中国麻风之调查"一文称"厦门一区四百五十人中有一麻风病人";1930 年,中华麻风救济会总干事邬志坚至福州、延平、莆仙、厦门、石码、漳州等地麻风院视察,称福州东西门外两个麻风院"奇形怪状,简陋污浊,不改三年前之旧态……";又称南平麻风院"污浊不堪,臭气四溢,几疑非活人居,中有大庙一所,麻风病人与偶像相依为命"。他同时赞扬林秉祥独资创设的厦门、石码麻风诊疗所。1938 年,福建省卫生试验所对全省地方病做了一次调查,共调查 48 个县,其中有麻风收容所(养济院、救济院、济生堂、普济院)12 所,发现麻风盛行县 1 个、流行县 12 个、有患者的县 23 个、无患者的县 12 个,主要分布在闽南、福州、莆田等沿海地区;1940—1944 年,国民党政府壮丁体检 313 000 人,其中发现麻风患者 124 人,发现率 0.4‰。

20 世纪 40 年代,英伦万国麻风救济会、美国纽约麻风救济会、中华麻风救济会等曾下拨款项和药品,在福州的协和、柴井医院以及厦门、莆田、仙游、古田、南平、福清等地的教会医院开设麻风门诊部,并派医生、护士不定期到麻风院巡回医疗。柴井医院还增设婴儿室,实行母子隔离。其时,兼治过麻风患者的外国医生有厦门的斯觉立克、鲍雪、南平的苏雅、福州的蒲天寿、闽清的韩路德等。此外,全省的一些医生,如厦门的蔡平生、蔡景星、苏早祥,晋江的蔡仁世,福州的张南,古田的王元树、张方景,南平的魏诚中等,均诊治过麻风病。全省医生治疗麻风多以解毒利泻方法,教会医院则多以大枫子油注射,均疗效甚微。1942 年 10 月 20 日,福州中央日报第三版载"榕市近日各街巷,时见麻风病者,沿街挨户求乞……"。

1952 年 8 月,福建省卫生厅根据华东卫生部意见,决定在闽侯县白沙镇汶溪村成立收治部队麻风患者的医院(即省麻风院)。省民政厅则接办原外资开办的教会"麻风院",加以合并整顿,配备管理干部。此外,省卫生厅还拨款扩建、新建位于福州、福清、长乐、罗源、莆田、仙游、南平、建瓯、古田的 9 所麻风院,采取隔离预防、宣传教育、开设麻风门诊的方法防治麻风。麻风临床分型参照古巴会议标准,治疗主要用氨苯砜,或配合大枫子油注射,少量使用苯丙砜、氨硫脲等。麻风反应治疗则用酒石酸锑钾、红汞、普鲁卡因和促肾上腺皮质激素等。

1953 年,福建省卫生厅召开"第一届全省麻风病专业会议",明确麻风院的工作方针、性质和任务,制订《福建省各县、市麻风院收容住院暂行办法》及《麻风院组织通则》,并派张南同志到各地市、县麻风院调查,为建设麻风防治机构和队伍提供依据。

1956 年 11 月,省麻风防治所与省康复第四院合并,成立"省麻风病院";当年龙海县麻风院成立,设麻风村于龙海县大田坑。至此,全省、县麻风病院达到 11 所,可收容患者 1 700 人(实际收容 1 600 人),经住院治疗,健康出院患者约有 800 人。

1958 年 6 月 3 日,省卫生厅下发《关于当前麻风防治工作中若干问题的联合通知》[(58)卫医字第 1706 号],规定在一个县范围内,传染性患者达到 30 名以上可以单独建村,否则可以与邻近县联合建村;在市、县党委和政府的统一领导下,成立建村委员会,卫生、民政、公安、农业等部门密切配合,共同完成建村工作。麻风村选址要求具有自然隔离条件、生产条件,交通较方便;房屋建造以简单、经济、适用为原则。确定首先建立武平(100 人)、诏安(250 人)、上杭(150 人)和东山县(100 人)麻风村 4 处,收容 600 人;同时也对福州、福清、莆田、古田、仙游、罗源、建瓯、南平、长乐和龙溪已有的 10 所麻风村的收容人数做出规定。7 月,全省召开"麻风防治工作莆田现场经验交流会",指出莆田麻风村建设花钱少、收容多、效果好,并将其经验推广到云霄、漳浦、南靖、平和、晋江、惠安、同安、闽侯、龙岩、建宁、连江、宁化等县。12 月 28 日,福建省编制委员会批转《省卫生厅关于麻风村工作人员组织编制的通知》[(58)编事字第 0771 号],指出麻风患者在 10 人之内的县不设防治站(组),由县医院指定医务人员 1 人兼办;患者在 10~100 人的县设麻风防治组(科)编制 1~3 人;患者在 100~150 人的县设麻风防治站,编制 5 人;患者在 150~200 人的县设麻风防治站,编制 6 人;患者在 200~300 人的县设麻风防治站,编制 7~8 人;患者在 300~500 人的县设麻风防治站,编制 8~10 人;患者在 500 人以上的县设麻风防治站,编制 11~13 人。福州、南平、建瓯、长乐、罗源、古田、福清、莆田、仙游、龙溪等已有麻风病院的县(市)不另设新机构,在逐步过渡到麻风村后,一律改为防治站(组),按编制配备人员。截至 1958 年底,全省共建麻风村 27 所,可收容 4 000 名患者,接受门诊治疗的患者达 8 000 人,住院患者 3 179 人。全省有麻风防治人员 266 人,其中专职 222 人,兼职 44 人,医护人员 182 人。

1959 年 7 月 6 日,中共福建省委批转省卫生厅、民政厅党组关于处理麻风村存在问题的意见,指出建立麻风村是控制麻风传染蔓延的一项重要措施,也是收容、隔离、治疗麻风患者的一种良好形式。针对在整风算账中出现的将麻风村的房子、土地、农具和耕牛收回,要求搬走麻风村、停止供应患者伙食等问题,提出处理意见:要求向群众解释说明麻风的威胁性,不要解散麻风村、遣返患者;原调整或捐助给麻风村的房屋、土地、农具、生活用具等,继续给麻风村使用;积极组织麻风患者生产自给,弥补生活费之不足;永春、安溪、沙县、顺昌、泉州等筹建中的麻风村,继续进行建村;充实麻风村医疗设备,经费从各县市卫生事业费中开支,积极开展治疗工作。8 月 12 日,为使各市、县患麻风病的干部得到妥善疗养和隔离,省白沙疗养院收容了行政 20 级以上或经专、市、县以上卫生、人事部门认定为级别相当的患麻风病的干部[(59)卫医字第 1512 号]。10 月 21 日,省卫生厅(59)卫调字第 2349 号文件规定,为改变麻风病院收容患者由国家包养的做法,决定凡有劳动能力、可以进行生产自给的患者,生活费用由自己负责;患者入村生产未能实现自给之前,生活费由患者家属负担;家属负担有困难或患者属于半劳力、丧失劳力者,由当地民政部门在社会救济内予以解决;麻风防治机构维持费、患者医药费和麻风村房屋修缮费等列入县市卫生事业费开支;麻风村发展生产土地不足者,由政府部门协调,尽量多给予土地,以满足患者生活需要。

1961 年,福州市麻风防治院制订了《各种医疗护理病人隔离试行制度工作职责》。随后,各地也陆续建立了相关规章制度和工作职责;8 月 9 日,针对各地住院患者自 1959 年起被取消粮食补贴,导致口粮、副食品不足等问题,省财政厅提出解决意见:补给每人每月米 15 kg,油、糖、肉等副食品按床位补给[(61)省财办高字第 1131 号]。

1962 年 3 月,福建省卫生厅医防处编印的《综合医院编制、制度、工作人员职责》中,对麻风病院、麻风防治站(皮肤性病)编制进行规定:收容人数在 50 人以下的编制 6 人;收容人数在 50～100 人的编制 6～10 人;收容人数在 100～200 人的编制 9～18 人;收容人数在 200～300 人的编制 18～24 人;收容人数在 300～400 人的编制 24～28 人。5 月 29 日,福建省财政厅、卫生厅、福州军区后勤部对部队复员人员级别进行核准,并按地方国家工作人员患同样病住院期间的生活待遇标准办理部队复员麻风患者待遇[(62)卫医字第 1192 号]。

1963 年 7 月 24 日,省卫生厅(63)卫医字第 3184 号文件指出,全省有麻风病院 31 所,收容患者 6 165 人,治愈麻风患者 3 697 人,尚有 1 000 名传染性麻风患者未收容。文件规定被收容的麻风患者如系家庭主要劳动力或家庭生活唯一负担者,当地公社、大队应帮助其解决家庭生活困难问题,若不能解决,应由民政部门给予救济;患者入村后,能够参加适当生产,收入足够维持个人生活者,伙食费由患者自己负担;不够维持个人生活者,不足部分由患者家属负担;残老或病情严重无劳动能力者,其伙食费也应由患者家属负担;家属负担确有困难或无依无靠者,由公社、大队按照农村人民公社供给、补助的规定给予解决;如集体力量确实无力解决时,由民政部门给予救济。救济标准为患者口粮每人每月大米 15 kg、食用油 100 g,医生每人每月大米 15 kg、食用油 150 g;同时要求阻止麻风患者到戏院、茶馆、澡堂等公共场所活动,防止内部发生偷盗等不法行为。

1965 年,"长汀县麻风防治站"建立;1973 年,"平潭麻风防治站"建立。至此,全省 33 个麻风院村全部建成。麻风院村主要收治查菌阳性、麻风反应、严重畸残及溃疡患者,有相应的医疗设备和医护人员,组织患者学政治、文化、技术,并成立"休养员委员会",患者自己管理自己。同时,麻风院村组织患者参加力所能及的生产劳动,既锻炼了体质,又增加了收入。如南平、仙游、古田、福清和福州等麻风病院的农林业和工业产值逐步发展,一度达到自给或半自给,摆脱了完全依赖国家供应的做法。

1972 年 12 月 25 日,福建省革命委员会闽革(72)第 87 号文件针对全省出现的麻风机构下放、合并,领导班子不健全,工作人员不足,病房不够,患者生活费、医疗费标准不统一,患者管理不善、非法结婚生子、擅自离院出入公共场所,麻风患者底子不清,基层防治网不健全,非传染性患者未得到正规治疗,1 000多名有传染性的患者未被收容等问题,决定整顿健全麻风机构。要求已下放的麻风机构要收回,已合并的要分开,将麻风机构统称为"××县(市)麻风(或皮肤)病防治院";对传染性麻风患者,要求按划区收容的规定动员入村(院);村(院)病房修缮经费由县里解决;村(院)患者伙食费和医药费明确补助标准,即丧失劳动力,无生产收入的每人每月 9 元,半劳力的每人每月 5 元,全劳力收入多的不补助;医药费按实际收容人数每人每月 4.5 元计算;补助经费从各麻风病防治院(站)所在地县(市)卫生事业经费中开支,自1973 年 1 月起执行。至此,全省住院患者生活困难补助的开支项目和救济标准有了统一规定,防治经费也有了保障,并呈逐年增加趋势。同时,文件要求严格控制出院标准,保持一年细菌阴转观察期;患者治愈出院,社会不准歧视,需适当安排学习、劳动或工作;严禁患者结婚,已婚未治愈者不要同居,已生孩子的需立即隔离;居住麻风村的健康小孩需送回家乡由亲属抚养,无家可归的小孩由当地革命委员会负责妥善安置,不能住在麻风病院。12 月 26 日,根据以上精神,福建省革命委员会卫生局颁发"麻风病暂行管理办法"，1974年正式修订为《福建省麻风病人管理条例》。各地根据实际情况，制订相应的实施细则，在一定程度上促进患者管理，使患者能以院（村）为家，安心住院治疗。

1974年10月20日，省革命委员会闽革(74)第56号文件针对社会上600多名传染性患者未收容隔离治疗、500多名治愈住院患者无家可归或有家不能归，导致病床周转困难以及部分地方住院患者生活困难、副食品供应未能很好解决、社会歧视等问题，决定继续将麻风防治工作纳入除害灭病工作规划。按照划区收容的规定，要求龙海、晋江、莆田、古田等县麻风防治院积极创造条件，成立地区麻风防治院作为该地区的麻风防治技术指导中心。对患者入院后家庭生活困难者，由生产队或生产大队补助解决；解决不了的，由当地民政部门酌情给予救济。住院患者生活费实行生产自给或部分自给，如无法自给或家庭确实无力负担者，由麻风防治院评议造册，报当地民政部门审核，按社会救济拨款解决。出院残老无依无靠者给予"五保"待遇，在押的劳教麻风患者，集中至省白沙防治院管教和治疗。

1976年，闽革(76)第30号文件提出了充分发挥赤脚医生和基层卫生人员作用，组织力量在年内把所有传染性患者收容住院隔离治疗，现症患者10人或患病率0.5‰以上的公社卫生院设立麻风门诊，配备兼职医生的要求。此后，全省有206家卫生院配备了206名兼职医生。

1979年3月，泉州市、晋江县两所皮肤病防治院合并成立"晋江地区皮肤病防治院"，除了承担两县麻风防治工作，还负责全区各县麻风防治工作的指导业务［晋地署(79)综第34号］。7月，以龙海县麻风病院为基础，成立"龙溪地区皮肤病防治院"，诏安县麻风病院改为"龙溪地区皮肤病防治院诏安分院"；漳州市麻风门诊部改为"漳州市皮肤病防治院漳州门诊部"；撤销漳浦、龙海、南靖、平和县麻风病院及漳州市麻风门诊部。住院患者合并至龙溪地区皮肤病防治院，云霄、东山、诏安县麻风院患者合并到诏安分院住院部［龙署(79)综第73号］。至20世纪70年代后期，随着麻风防治工作的深入开展，省皮肤病防治院和各市县区皮肤病防治院或防疫站陆续在城镇开设皮肤病门诊部。

自1949年中华人民共和国成立以来，福建省曾受华东卫生部、中央卫生部委托，分别于1952年、1979年和1982年举办全国麻风防治学习班，学员遍布24个省、自治区、直辖市。此外，省级每年举办麻风防治专业培训班。1957年和1964年，从两期医士班毕业生中择优分配25名学生到麻风系统工作。1971—1973年和1974—1976年，经福建省教育厅批准，省卫生厅委托福建省白沙防治院开办护士班和医士班，29名学员获中专学历。截至1980年，全省共有麻风防治专业人员790人，兼职麻风防治人员206人，形成了一支具有相当专业水平的麻风防治队伍。

在治疗方面，1952年7月，在省麻风病防治所张南所长的直接领导下，全省推广使用大枫子油乙酯肌内注射和苯丙砜，并编写《氨苯砜》系列小丛书，介绍砜类药物的药理、用法和使用注意事项等。1953年11月之后，陆续增加胺硫脲、异烟肼、二苯硫脲等化学药物的使用，全省陆续治愈一批患者。1956年6月，开始使用中医验方或秘方，如醉仙散、通天再造散、万灵丹、追风散、换肌散、苦参散、扫风丸、元射合剂、大麻风丸、十八味等治疗麻风。1958年开始，全省采用以砜类药物为主，加以硫脲类、麻风宁等化学药物，再加上中药方剂（如扫风丸、元射合剂、苦参散、黄连素、乌不宿、苍耳子、十八味、抗麻甲等）的中西医结合方法治疗麻风。1975年之后，开始在小范围内使用利福平、利福定、乙氨丁醇、环丝氨酸、氯苯吩嗪（国产）等抗麻风新药。1978年，全省采用氨苯砜加利福平（或利福定）、丙硫异烟胺（或乙硫异烟胺）的二联疗法。1985年上半年，开始试点应用加用氯苯吩嗪的三联疗法。1987年，全省开始全面推广世界卫生组织（WHO）推荐的联合化疗方案（MDT）。

1982年4月9日，为贯彻国务院国发〔1980〕278号文件和广州第二次全国麻风工作会议精神，力争在20世纪末实现基本消灭麻风的目标，福建省人民政府闽政〔1982〕48号文件提出了加强领导，分类指导，积极防治麻风，院内收容和院外门诊治疗相结合的防治方式；同时要求整顿组织，调整布局，建立健全麻风防治网，省皮肤病防治院和龙溪、晋江地区皮肤病防治院，要积极开展防治、科研及门诊工作；莆田、宁德、三明、龙岩、建阳地区在地区卫生防疫站的防疫科设立皮肤病防治组，负责辖区内县、市皮肤（麻风）病防治业务工作的开展；全省无皮肤病防治院的39个县、市由县（市）防疫站的防疫股专人负责麻风防治工作；各地市、县麻风防治机构，统称为"皮肤病防治院"；连江、闽清、建宁、安溪和永春等5个住院患者少或条件差的皮肤病防治院逐步加强社会防治力量,待条件成熟则予以撤并,撤并后可在县防疫站的防疫股内设皮肤病防治组或指定专人负责全县皮肤病防治工作;南平、沙县、南安、同安、诏安、龙岩、古田和仙游等县市皮肤病防治院,要创造条件逐步在城关开展皮肤病门诊;在防治系统中,要有一定名额的"人民代表""政协委员"和先进工作者、积极分子,认真落实麻风防治人员的城镇户口、子女上学与工作、保健津贴以及晋升优惠等规定。10月1日,福建省卫生厅、民政厅、财政厅下发《关于调整住院麻风病人伙食费补贴的通知》(闽卫防〔1982〕039号),将住院麻风患者及治愈留院的麻风患者在原1980年伙食补贴标准规定的基础上每人每月增加2元,调整为每人每月16元,从各地包干的民政经费中解决;要求对孤、老、残者,民政部门给予必要的衣服、棉被救济,逢年过节在精神和物质方面给予关照。

1984年8月8日,省皮肤病防治院转发卫生部《关于加强麻风防治工作的意见》(卫防字〔1984〕53号),指出既往长期住院隔离治疗的方法已落后,应采取院外(定期门诊、家庭病房)治疗与短期住院治疗相结合的办法,同时抓好以医疗为中心的院村改革,不断提高医疗质量。此后,福建省卫生厅、民政厅、财政厅相继于1985年、1988年将住院患者及治愈留院者的生活救济费分别调整为每人每月20元和25元,每月经费由皮肤病医院向当地市、县(区)民政部门申报领取,在社会救济费中拨款解决(闽卫防〔1985〕218号、闽卫地〔1988〕56号)。截至1985年底,全省有麻风病院村20个。至此,福建省麻风患者均从隔离治疗转为居家治疗。1949—1985年,全省累计收容麻风患者9 935人,有麻风防治人员635人(其中医务人员431人、行政人员92人、工勤人员112人)。

1987年1月,龙岩成立"地区皮肤病防治所",设在地区卫生防疫站内,负责除武平外县市的麻风防治指导工作;以武平县皮肤病防治为基础,将龙岩、上杭和长汀住院患者并入,成立"龙岩地区皮肤病防治院"。10月,福建省皮肤病防治院搬迁到福州市台江区苍霞洲办公。

1990年7月20日,福建省卫生厅针对一些麻风患者成批结队在社会上流动,并持当地麻风病院或卫生防疫站开具的证明信,沿途向民政部门索取生活补助费,给有关部门带来困扰的问题,转发了卫生部关于进一步加强麻风患者管理的通知(闽卫地〔1990〕470号)。

1991年3月25日,福建省卫生厅、福建省财政厅下发《关于提高住院麻风病人医疗费的通知》(闽卫地〔1991〕202号),决定从1991年1月起,将住院患者的医药费从每人每月10元提高到20元,其经费从各级卫生事业费中开支。

2003年,福建省皮肤病防治院将麻风病防治任务划归到省疾病预防控制中心,成立麻风防治科,编制7人。南平、南安、惠安、永春、安溪、闽侯等市县皮肤病防治所陆续并入疾病预防控制中心。

2007年,福建省投入920万元对漳州、莆田和南平市麻风村进行改扩建,并于2009年建成投入使用。

截至2019年,全省时有麻风病村15个,占地面积1 444亩,房屋面积23 018 m²,其中地市级7个,县级8个,分布在9个设区市,归属所辖卫生主管部门,由皮肤病防治院或疾病预防控制中心负责业务管理工作。住村休养员153人,平均年龄约69岁,均为残老无家可归者。住村人员生活费每人每月460~1 360元不等,平均每人每月650元,加上水电费、护理费、医药费和其他费用,共计每人每月平均950元,生活和医疗费多数由麻风村所属同级财政承担。

福建省皮肤病防治院麻风院

福建省级麻风院前身为"福建省麻风病防治所"。1951年8月,委派张南医生为所长,设于福州温泉路,为全省麻风防治工作技术指导中心,在福州分设柴井、协和两个医院的麻风门诊和福州东、西两个麻风院区。

1953年3月,福建省医管处麻风病院在闽侯白沙镇汶溪村成立,为收治部队麻风患者的专科医院,更名为"省康复六院",开始收治首批患者。1956年6月,又更名为"第四康复医院"。11月11日,福建省麻风病防治所与省第四康复医院合并,组建"福建省麻风防治院"。院址设在闽侯白沙镇汶溪村,张南任院长,编制30人,占地面积78亩,建筑面积3 000 m²,初期床位80张。负责全省麻风防治、调查、研究、试用中西药物、收容部队麻风患者,首批收容患者59人。

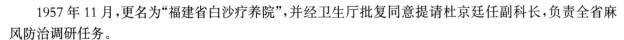

1957 年 11 月,更名为"福建省白沙疗养院",并经卫生厅批复同意提请杜京廷任副科长,负责全省麻风防治调研任务。

1959 年后,扩大增收地方干部和享受公费医疗的工人,最多时职工数达 130 余人。

1960 年 4 月 22 日,省卫生厅下发《关于省白沙疗养院收容地方干部中麻风病人的补充通知》(原规定行政 20 级以上男性病员,现不受性别、级别限制)。是年 7 月 2 日,省卫生厅下发《关于拨款补助各县麻风村的修建扩建扩大收容麻风病人的通知》。

1969 年,"福建省白沙防治院革命委员会"成立。1 月 19 日,省白沙防治院大多数职工到福州参加学习,留 20 人在院内抓生产。

1971 年 3 月,省白沙防治院汶溪大桥建成。4 月,省白沙防治院发《麻风病防治工作手册(讨论稿)》,办卫校培养 9 名中医护士。时有职工 66 人。

1972 年,省院新建职工厨房及食堂 1 座,面积 280 m²,拆除旧的第一宿舍,新建 1 座 2 层楼房,面积 1 639.5 m²,设置患者家属招待所。9 月 25 日,院取消医务科,成立防治科,邵康蔚改任副科长。12 月 25 日,省革命委员会闽革(72)第 87 号文件批发省卫生厅《关于全省麻风防治工作会议的报告》通知,对全省麻风机构体制、名称、经费开支标准、户口迁移、副食品供应及划区收容等做了明确规定。12 月 26 日,省革命委员会卫生局下达《福建省麻风病管理办法》十项规定。

1974 年 3 月,省白沙防治院职工动手挖水井、建水塔、铺设全院自来水管道。

1975 年 1 月 11 日,省白沙防治院开始收治全省各院麻风矫形、溃疡病例手术 50 例。

1978 年 8 月,更名为"福建省白沙防治院"。

1979 年 8 月,省白沙防治院在福州第一医院设皮肤科门诊。

1980 年,省白沙防治院收治矫形溃疡手术病例 61 例。11 月 20 日,省卫生厅改省白沙防治院为"福建省皮肤病防治院"及"福建省皮肤病研究所",床位 100 张,人员暂定 90 人。

1984 年,省皮肤病防治院经闽侯县政府批复与汶溪划清院界,占地面积 78 亩,并着手修建围墙工作。5 月 8 日,省院调整领导班子,任命邵康蔚为院长。

1987 年 9 月,省院迁回福州台江区苍霞洲生春弄内办公,并举行机构搬迁和新建大楼启用仪式,时有编制 105 人,职工 97 人。1987 年,福建省皮肤病防治院邵康蔚获得福建省"五一劳动奖章"。

1992 年,最后一名康复人员迁回原籍,白沙麻风村关闭。

2003 年 12 月,省皮肤病防治院社会防治职能划到省疾病预防控制中心。至此,全省麻风防治任务由省疾病预防控制中心麻风病防治科负责。

2010 年,省皮肤病防治院并入福建医科大学附属第一医院,成为其分院(福建省皮肤病防治院牌子保留),白沙麻风村一并归属该院。

2014 年,省卫生厅确定福建省皮肤病防治院为省麻风病培训中心。

福州市皮肤病防治院麻风院

1949 年 8 月,福州市麻风院分为东、西两院,共有麻风患者 268 人,其中西院 140 人,由教会和民间组织救济。

1950 年,福州救济分会福州市生产教养院接管麻风院,更名为"福州市麻风所",下分东、西两所,患者的衣、食、住、行、医均由政府负担。

1951 年 2 月,市人民政府正式接管福州市麻风所。首任院长为龚礼祥,时有工作人员 5 人,收容麻风患者 292 人,建筑面积 1 485 m²。

1952 年 7 月,由市卫生局接管麻风所,更名为"福州市麻风院"。新建房屋面积 286 m²,时有工作人员 9 人,收容患者 346 人。医院办公地址位于鼓楼区通湖路 1 号,租用民房约 50 m² 作为办公用房,设有东院和西院 2 个住院部。

1954 年,在市民政局支持下,妥善处理中华人民共和国成立前麻风患者在院内生育的 16 名健康子女的出院问题。

1955 年,院办公地址迁往鼓楼区鼓东路东牙巷 2 号。

1956 年 9 月,合并东、西两院,将东院的现症患者迁移到西院,把东院作为治愈残老患者和治愈后尚无家可归患者的留居地。10 月,更名为"福州市麻风病院",时有职工 31 人,收治患者 343 人。

1957 年 7 月,院址(办公部分)迁至洪山乡小柳村。

1958 年,创办"铁器厂""木器厂"和"石料加工场",成立一个农业队。时有职工 26 人。

1960 年 7 月,福州市麻风病院更名为"福州市皮肤病性病防治院"。院办公地址迁到鼓楼区光禄坊 36 号。

1961 年,工作人员自己动手修建 4 座砖木结构平房,总面积 1 186 m²,作为麻风科诊疗室、药房、检验室、手术室及患者浴室、仓库、工场等使用。

1963 年 7 月,卫生部顾问马海德博士到该院视察麻风防治工作。

1964 年 5 月,院址迁至鼓楼区西洪路 166 号(现为西洪路 243 号),占地 5 亩,建筑面积 934 m²,时有职工 32 人。

1964 年,在东院创办"福州市康乐综合生产社",组织康复患者生产自救,解决了当时 120 多名留院患者的生活问题。在西院成立"福州市皮肤病防治院附属厂",新建 1 368 m² 的砖木结构厂房,增添设备,设翻砂和机修 2 个车间,专门生产纺织机械配套产品。

1978 年 3 月,福州市皮肤病性病防治院更名为"福州市皮肤病防治院"。

1979 年,建 1 107 m² 的 3 层砖混结构"附属厂"大楼。20 世纪 80 年代中期至 90 年代末,"附属厂"生产 130 多种配套产品,成为福建省当时纺织机械产品定点厂之一,产品出口新加坡、中国香港及台湾等地。

1984 年 9 月,该院集资 5 万余元,修建 300 m² 的花园及凉亭,修筑 110 m 长的围墙,将工厂与治疗区分开;新建 306 m² 的砖混结构病房,供残老患者居住。

1984 年 12 月 2 日,马海德博士在省卫生厅厅长张荣彩、副厅长张玉龙,福建省皮肤病防治院书记韩凯、院长邵康蔚及市卫生局副局长徐华佗陪同下,到该院考察麻风防治工作。

1986 年 3 月,经国家房屋普查工作办公室(福州市)核实,西院建筑面积 3 672.57 m²,"附属厂"建筑面积 2 684.34 m²。

1988 年、1989 年分别在该院举行庆祝第三十六届和第三十七届"国际麻风节"暨第一届和第二届"中国麻风节"活动,副省长陈明义、省人大副主任张渝民和福州市政府有关领导参加。

1990 年,该院投资 7 万元,建成 1 座 240 m² 的患者食堂和热水浴室。麻风病住院部占地 112.49 亩(有土地证),建筑面积 6 327 m²,收治 120 位残老患者。

1991 年 3 月 29 日,时任福州市委书记习近平同志到本院现场办公,将医院建造综合大楼纳入当年为民办实事十件大事之一,规划定在原址建成一座 7 层框架结构的集办公、医疗用房为一体的门诊综合大楼,面积 5 112 m²。11 月,该院投资近 4 万元,在西院建造一个六角凉亭和报刊宣传栏,并将中华人民共和国成立前留下的教堂进行翻修。

1993 年 12 月 25 日,福州市委书记到本院视察门诊综合楼竣工情况。

2000 年,福州市绝缘材料厂倒闭,土地被拍卖,原有留厂工作的麻风患者转入社保退休,每人补偿一套 60 m² 左右的住宅予以安置。

2003 年 4 月,中国医学科学院皮肤病研究所专家张国成、严良斌等在福州市麻风病院开展麻风白内障手术,共为 7 位麻风患者实施 12 例白内障手术。

2008 年 8 月,福州市皮肤病防治院"附属厂"停止生产并关闭,原"附属厂"人员生活费按福州市当年最低工资标准发放,所需资金由市财政负担。

2016 年 3 月,规划在西院建设 1 座集麻风病残老养老、现症病例治疗、畸残康复及科研与教学培训为一体的综合楼,建筑面积 1 400 多平方米,预计 2017 年 6 月西院麻风综合楼建成。2016 年 5 月开始,住村

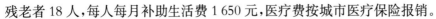

残老者 18 人,每人每月补助生活费 1 650 元,医疗费按城市医疗保险报销。

至 2019 年末,累计收治麻风患者近 1 350 人,历年最多时收治 437 人。

福清市皮肤病防治院麻风病院

福清市 1949 年前即有麻风收容机构 1 座,为霞楼院,位于福清市的龙江街道霞楼村。

1949 年 8 月,霞楼院患者 41 人,由教会暂管,政府每月发给每人大米三十五斤。

1952 年 1 月,霞楼院移交人民政府,每人每月发给人民币 13 万元(旧人民币,今折合 13 元,包括服装费和自购药费)。11 月,县卫生局接管霞楼麻风院,并更名为"福清县人民政府麻风医院"。有 2 名医生,4 名工作人员,有住院患者 45 人。

1953 年,省卫生厅拨款,新建两层病房 1 栋,工作人员增至 12 人,其中医务人员 5 人。患者增至 148 人。

1954 年,住院患者增至 189 人。

1955 年,工作人员 14 人,其中医务人员 7 人,首任院长郭文平。开始兼收平潭、长乐等县患者,住院患者 229 人。

1956 年,更名为"福清县麻风院",在编人员增至 15 人,其中医务人员 9 人。收容患者范围扩大到平潭、长乐、闽侯、闽清、永泰、南安、惠安、晋江、泉州等 9 个县市和当地驻军中的患者,住院患者增至 292 人。

1957 年,有工作人员 16 人,其中医务人员 10 人。是年为患者收容最多年份,住院患者增至 294 人。

1958 年,有工作人员 19 人,其中医务人员 11 人。由县人民政府拨款 9 000 元,县长选址再次在镜洋乡九尼(里)庵征用耕地 232 亩和一片山坡地建立麻风村,为"镜洋麻风村"。9 月 25 日动工建病房 1 座。年底工作人员增至 21 人,其中医务人员 13 人。是年年底两处院村患者共 248 人。

1959 年,镜洋麻风村更名为"康复村",并改、修建病房 4 间,设病床 296 张,同时修建办公楼、职工宿舍和门诊大楼,购置医疗器械。

1963 年,福清县麻风院更名为"福清县麻风防治院",住院患者降至 154 人。

1966 年,更名为"福清县东风疗养院"。1960—1971 年,兴办耐火材料厂、肥皂厂、七〇二农药厂,并试行培养蘑菇、白木耳等。

1971 年,将闽南籍患者迁回原籍。

1980 年,更名为"福清县皮肤病防治院"。增设皮肤科门诊部,工作人员增至 26 人,其中医务人员 14 人。住院患者降至 119 人。

截至 1984 年,累计收容患者 653 人,其中本县 449 人(多菌型 313 人)、外县 204 人。

1988 年后,停止收容麻风患者,现症患者采取院外治疗。

1994 年,由韩国釜山麻风防治协会投资 65 万元人民币,在镜洋麻风村建成 454 m² 的 3 层病房楼 1 座,同时美化环境,并安装水、电、通信设备和床、桌、衣橱、煤气灶、高压锅等生活用具。

1999 年 6 月,福建省卫生厅下发《福建省卫生厅关于同意福清市为基本消灭麻风病区的批复》(闽卫防〔1999〕397 号)。

截至 2019 年,该院有编制 48 人,职工 37 人;住村残老者 2 人,每人每月补助生活费 650 元,每人每月医疗费 200 元。

长乐市皮肤病防治院麻风村

早在元朝,在长乐县城关东门外芝山就建有"养济院",收容麻风患者。1924 年重建养济院于东门原址,收容麻风患者 28 人,当时纯属收容与救济。

1951 年 9 月,成立"长乐县麻风科"。由县民政科管理,按月发给患者口粮和生活费。

1953 年 1 月,移交县卫生科管理,选址距长乐城区 6.5 km 的航城洋屿村大屿岛,土地面积 16 239.5 m²,建病房楼 1 座总面积 910 m²。同时,在琴江大队友谊路沿江建两层门诊楼 1 座,占地面积

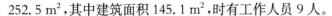

252.5 m²,其中建筑面积 145.1 m²,时有工作人员 9 人。

1954 年 2 月 23 日,门诊楼与病房楼建设完成,设病床 100 张,院部迁往航城洋屿大队大屿岛,收容有长乐、连江、闽清、闽侯、永泰、罗源等地麻风患者共 67 人。

1956 年 1 月 20 日,更名为"长乐县麻风院"。正式启用公章,姜斌任负责人,有工作人员 10 人。

1958 年 10 月,在航城五竹村天台山建立麻风村,土地面积 119 700 m²,作为患者住院治疗及耕种用地,动员 11 户岛上居民迁移,并补贴每人 200 元房屋修缮费,于 11 月 17 日完成迁移。12 月 12 日,成立麻风村。是年,外县患者陆续迁回原籍治疗。12 月 26 日,麻风村更名为"长乐县康复村",共有 48 人住康复村隔离治疗。

1959 年,康复村住院人数达 68 人,按军事化管理,组建连队,设正副连长、指导员共 4 人,组织生产。并制定《麻风村管理条例(草案)》《麻风村劳动生产、财经、管理等部门制度(草案)》,全体参加生产劳动,"按劳取酬、多劳多得"。

1961 年 5 月,首次开展麻风患者肢体坏死骨块切除术和畸形矫正手术,时有工作人员 7 人,同时以苍耳膏和三黄白虎汤以防药物反应,治愈 17 人。继续留村治疗 26 人,住康复村患者共计 51 人。

1974 年 2 月,更名为"长乐县麻风病防治院"。

1982 年 3 月,更名为"长乐县皮肤病防治院"。

1994 年 12 月 26 日,长乐撤县设市,长乐县皮肤病防治院更名为"长乐市皮肤病防治院",设病床 30 张。

1997 年 5 月,市财政局拨款 1.6 万元,修缮麻风村病房。

1999 年 10 月,拨麻风康复岛危房重建专款 16 万元,拆除危房,重新建设 122 m² 平顶砖混房 6 间,2000 年 5 月竣工并投入使用。

2000 年 1 月,用福州市火力发电厂二期工程煤灰渣库征用天台山部分土地的赔偿款 50 万元,购置门诊办公楼,位于城关进城路十洋新村第 15 座 12 间,共 6 层 12 间,计 353 m²。2000 年 10 月 8 日,院部办公地点搬迁至门诊办公楼。

2012 年,陆续为住村 6 名休养员办理五保户、低保补助。

2013 年 5 月,该院联系腾讯网,为岛上患者募捐 3 万元,更新太阳能发电、电视机等;12 月,天台山康复村最后一个患者自然死亡,康复村逐渐荒废。

2019 年,在职工作人员 5 人(其中医生 3 人,防疫人员 1 人,行政人员 1 人)。大屿岛上仅剩 3 名治愈麻风残老患者和 1 名患者家属,生活依靠在岛上种菜、种树、养禽畜、捕鱼以及政府每月每人补助 400 元生活费,五保津贴每人每月补助生活费 812 元,医疗补助每人每年 400 元。防治院为岛上麻风休养员配备机动船,便于他们出行。

麻风康复岛(村)历史上高峰期收容治疗患者 80 多人,累计收治 300 多人。

连江县皮肤病防治院麻风村

1958 年 12 月,在丹阳镇桂林村云路自然村建立麻风村(连江县云路康复村),占地面积 55 亩,康复村设病床 40 张,收容宁德、寿宁、福鼎、琅岐等地患者,时有住村人员 20 人,首任负责人陈能枝。

1963 年 7 月,更名为"连江县麻风防治站"。

1968 年 2 月,防治站管理并入县直卫生系统革命委员会。

1970 年 4 月,恢复连江县麻风防治站,时有医务人员 2 人,行政人员 1 人。

1982 年,更名为"连江县皮肤病防治院"。

1987 年,在城关开设皮肤科门诊,继续保留麻风村。

1998 年 9 月,连江县被卫生部评为"全国麻风病防治先进集体"。

2003 年,投资 100 万元,在华星苑华盛楼购置 400 m² 房屋(2 间店面及 2 套商品房)作为院址,为财政全额拨款事业单位,并增加事业编制至 12 人。

2005年,投入10万元,在麻风村新建5间单层面积160 m² 砖混结构水泥房作为休养员住房。

2007年,县政协领导协调企业捐赠2台彩电,县广电局免费安装、维护卫星接收设备。

2008年,县民政局发放患者生活补助费每人每月提高到300元,并补助1万元医药费。

2010年,连江县皮肤病防治院编制增加为17人。

2011年,连江县皮肤病防治院麻风村争取省级拨款1万余元,购置电冰箱、洗衣机、电热水器等设施,投入7 000多元,在麻风村重新打水井1口,重新埋设水管240多米,并安装2个自来水塔,整修浴室等配套设施。

至2016年末,累计住村人员66人,时有住村残老者4人,每人每月生活费800元,医疗费每人每月约500元,实报实销。历年住村人员最高时有40人。

2018年,连江县政府对麻风村卖地开发,4名休养员每人补助36万元建房费,居家养老。

闽侯县皮肤病防治院麻风村

闽侯县皮肤病防治院麻风村于1958年6月成立,位于白沙镇三门岭,编制7人,首任负责人蔡水官。建村时由白沙公社拨给民房2间供作患者宿舍,土地面积32.6亩作患者生产基地。国家拨给开办费3 000元,除修缮房屋,解决患者入村后食宿需要及治疗应用的一些药械,还购买生产农具、农资等。是年,共收容住院患者64人。

1959年12月,最高时有住村人员88人,其中有残疾者27人,占30.6%;实行生产与治疗相结合方针,按照"有劳有得,多劳多得"的工分评议酬劳制度。

1961年,有职工8人(其中支部书记1人,负责人兼职医师1人,医士1人,检验员、护士、护理员、会计、工友各1人)、休养员79人。组织患者开荒12亩,增产番茄15吨、花生600 kg等。最高时住院人数达100余人,患者生活采用生产自救办法。

1962年,省卫生厅拨给1台显微镜。县财政拨款2万元,修建造二层砖木结构的工作人员宿舍、药房、门诊室和化验室等混合使用的楼房1座,5月竣工并投入使用。是年,成立麻风村委员会,设立主任委员、副主任委员、生产委员、财务委员、生活委员、治安委员和文教委员等民主管理制度。

1963年,全县普查发现22例新患者,年内收容8人,出院17人,年底有住院患者68人。

至1971年底,麻风村共收容患者192人,其中传染性患者125人。

1972年,麻风村有耕地40亩,住院患者30人,其中有全劳力者11人。

至1973年底,累计发现患者341人。时有住院31人,门诊治疗67人。

1985年,更名为"闽侯县皮肤病防治院",有职工5人,其中1人为补员,其他4人为各卫生院负责人调入。在三门岭开设皮肤科门诊,之后再没有收容患者,累计收治患者200余人。

1986年,麻风村有住院患者7人,另有1人入住福州麻风院,政府负责生活费,每人每月补助20元,节日补助10元。

1993年9月24日,经省、市联合考核,闽侯县达到卫生部"基本消灭麻风病考核标准"。是年,麻风村撤销,2名残老者迁至福州市皮肤病防治院麻风村,按照福州市标准给予生活和医疗补助;闽侯县皮肤病防治院搬迁到城关办公,编制3人。

2019年,并入县疾病预防控制中心慢性病科,1人分管麻风防治工作。

闽清县皮肤病防治院麻风村

中华人民共和国成立前,在闽清县渡口村设有养济院,时有麻风患者17人。

1952年,麻风患者搬迁至长乐县麻风院。

1957年3月,闽清县建立麻风防治站,地址位于闽清县城关白河口村。时有工作人员4人,床位18张,住院患者12人,首任负责人张伟太。

1960—1961年,为收治患者的最高峰,共收容住院患者28人。

1969年,开始筹建位于闽清县金沙城门村的美菰林防治医院,1971年落成。对外门诊,工作人员编制10人,5例麻风患者由福清迁回,新收容患者4人,共收治麻风患者9人。

1981年,医院更名为"闽清县皮肤病防治院",编制4人,床位18张。

1993年,麻风村休养员全部出村回家,并于当年关闭麻风村。

1994年2月,医院迁回闽清县城关(梅城镇解放大街)。

2001年,医院更名为"闽清县皮肤病性病防治院";8月,迁至闽清县梅城大街93号。

2003年,医院重新核定编制,定编7人,床位18张。

截至2019年,闽清县累计发现麻风患者173人。医院已无现症患者,有医务人员6人,床位18张。

罗源县疾病预防控制中心麻风村

罗源县麻风病村位于罗源县起步镇梅岭。

据县志载,在宋、元时期就有养济院设置,院址位于距县城西南一里地的后库(洋后里)。中华人民共和国成立后,养济院由陈仁义(中华圣公会福建分会罗源教区主席)负责,医疗事宜由县基督教医院黄柄训医生负责。

1951年9月21日,省麻风院派员协助县民政科接管养济院,并成立麻风董事会,陈仁义担任会长。时有麻风患者23人,每人每月供养费旧币115 000元(折合人民币11.5元),包括主副食品、燃料、衣服用品、医药费等。

1954年7月,养济院更名为"麻风病院",定编6人。经省卫生厅派省麻风防治所协助勘察,拨款扩建2层木结构病房计24间414 m²,厨房、膳厅105 m²,诊疗室36 m²,在城内建职工宿舍251 m²。收治闽东各县患者,业务由江松年医生负责,废除"癫首制度"。县政府在院周围征地8亩多,给恢复期患者种蔬菜瓜果等。

1958年8月,全县开展首次麻风普查,确诊9人,全部住院隔离治疗,最多时住院患者48人。

1966年前,麻风病院收容患者数保持在25~48人。

1968年,麻风病院管理并入县卫生系统革命委员会。

1973年3月,恢复麻风病院机构,朱亚先任院长。

1979年6月,更名为"罗源县皮肤病防治院",并在城内教堂巷开设皮肤科门诊部。

1985年底,麻风病住院部最后一批患者治愈出院。该院累计收治麻风患者59人,治愈出院55人。

1987年2月,根据罗已〔1987〕5号文件决定,罗源县皮肤病防治院并入罗源县卫生防疫站,继续开设皮肤科门诊,罗源县麻风病防治工作由罗源县卫生防疫站承担。

1988年初,麻风病村所有患者出院,病村关闭,土地和房屋由县卫生局同意折价变卖。

平潭县皮肤病防治院麻风村

平潭县是福建省麻风高发区之一,1972年前没有麻风防治专业机构,防治工作由省麻风机构派工作组到现场调查发现、诊断和治疗,并动员部分患者到福清县麻风院接受治疗。1973年8月,平潭县麻风病防治院麻风村建成,位于平潭县七里埔,总面积约140亩(森林面积90亩,土地面积50亩),距城关6 km,建筑面积1 565 m²,经省卫生厅核准,于9月25日投入使用。人员编制9人,核定床位80张,首任院长陈仁顺,首批收治由福清转院和本县动员的患者共17人住院。

1978年9月,更名为"平潭县皮肤病防治院"。

1979年10月,全县12个公社卫生院设立麻风门诊,有兼职医生12人。时有麻风住院患者51人,为历史最多一年。

1982年12月,在城关动工兴建门诊大楼,一期工程包括食堂、制剂楼、车库等,历时1年。至此经10年建设,形成职工生活区、门诊工作区和患者生活区,建筑总面积1 565 m²,总投资18万元。

1984年1月,城关门诊部正式开展门诊业务,七里埔为麻风患者的住院、生活和生产场所,留部分专业人员和行政人员负责麻风患者的日常生活管理和医疗服务;7月,兴建门诊部二期工程,包括围墙、传达室、服务部等,为期3个月。

1985年后,不再收留新住院患者。累计收容住院患者近100人。1988年1月,6名工作人员组成院部社会防治组,负责为患者送医送药和开展线索调查等工作。

1991年5月,经县政府批准,更名为"平潭县皮肤病性病防治院"。

2016年11月,更名为"平潭综合实验区皮肤病性病防治院"。七里埔麻风病院住院部自2006年最后一名麻风住院患者回家后,已无患者居住,工作人员全部移至城关门诊部。截至2019年底,医院有职工26人,其中医生9人、护士3人、检验员3人、后勤人员11人。

厦门市同安区皮肤病防治院麻风村

同安区皮肤病防治院麻风村位于厦门市同安区新民镇凤南农场后坂蔗头村,距离县城15 km。

1956年,赵希亭在同安县人民医院设立麻风专科门诊。

1958年,厦门市政府和卫生局决定对全市瘤型麻风患者进行隔离治疗,即在同安汀溪镇佳畲村设麻风疗养村,时有工作人员7人,收容住村人员75人,首任院长王必洪。

1960年11月,同安县政府先后拨款,将麻风疗养村迁至凤南农场后坂蔗头村,更名为"麻风康复村",建病房楼4栋,计1 000多平方米,核定病床100张。

1963年,麻风康复村更名为"麻风病防治站",建病房膳厅楼1栋,计300多平方米,二层病房楼1栋,共计500多平方米。

1976年,更名为"同安县皮肤病防治院",至1978年,全院建筑面积3 250 m²。

1979年,核定编制26人,病床120张,属全民所有制股级事业单位,实有人员增至20人。

1985年后不再收容新的麻风患者,至此累计收容住院患者300人,最多时住院人数210人。

1993年,保留麻风村,在城南南大街建1栋五层计1 250 m²的新门诊楼。7月1日,举行门诊楼落成暨"新中国卫生事业先驱——马海德博士塑像揭幕典礼",马海德博士夫人苏菲女士参加。

1994年,经县编委批复提为副科级事业单位,核定编制31人。1995年,人员增至30人。

2000年,在麻风村翻建1栋2层病房楼,共计660 m²。

2008年,厦门市委、同安区委和区卫生局有关领导多次到麻风村调研,立项拨款165万元,在麻风村修建1座总建筑面积为775 m²的2层麻风病住院病房楼,并于12月竣工投入使用。是年,由厦门红十字会出资10万元,为麻风村打深水井1口,修建1座水塔和供水设施;厦门市广电局为麻风村安装有线电视;厦门市农委办出资15.2万元,解决麻风村挡土墙和水泥路面问题。麻风村自来水已接通并投入使用。

2015年11月,拆除麻风村的1栋D等级危房。

2019年,麻风村土地总面积100亩,病房楼2栋,房屋建筑面积1 531 m²,规划床位数50张,时有居住20人,大多数是老弱病残和无家可归的休养人员,无现症患者。住村人员每人每月补助生活费1 000元,医疗费由医院统一全额报销。对生活无法自理的老年人和较严重的残疾者给予特殊照顾和看护,并组织医、护、药、后勤管理人员定期轮流进病房值班。

莆田市皮肤病防治院麻风院

莆田市麻风病村前身是"莆田县麻风病院"。1292年,在城西安福村改建"养济院"收养麻风患者。明代又在黄石的东井村及涵江的苍前村各建"麻风院"1座,为民间或教会救济。1946年,由国际麻风协会莆仙分会委托莆圣路加医院院长余文光,组织医护人员对安福养济院及涵江等麻风患者集居点施以不定期接济和试行医治麻风病。

1951年8月13日,莆田县人民政府接管莆田基督教协会接济的麻风院4处:即城西安福、黄石东井、涵江苍前和涵江铺尾女院各1所,患者152人,土地12.4亩,房屋约200间,并入莆田县卫生院。从此,麻风患者由县卫生院负责治疗,患者生活由县民政科从社会救济款项下开支,每人每月发给大米,同时还发给衣服和棉被。

1952年10月,成立"莆田县麻风院",委派黄秉常兼任院长。配医生2人、护士2人、助理护士1人、总务人员1人、管理人员4人、工友3人。开始麻风防治工作,主要采用大枫子油、达艾松等药物治疗。

1953年下半年,莆田县人民政府拨款5亿元旧币(折合人民币约5万元)基建经费,选址城郊拱辰村四步岭(即莆田市皮肤病防治院门诊部及麻风村现址),建麻风病房3间(平屋),设病床400张,建医务室1间,作为医疗用房。在相距约300 m的拱辰村西庚自然村盖2层楼房1栋,作为职工宿舍和行政办公场所。

1954年3月,城西安福、黄石东井、涵江苍前的麻风患者搬至新院址(即拱辰四步岭)。收治患者数达295人,医务人员增至19人。涵江铺尾女院内仍收住患者66人。

1954年8月,调整莆田县与仙游县麻风院的患者,莆田县的女性患者迁至仙游县麻风院,仙游县72名男性患者转至莆田县麻风院。

1954年9月,院内麻风患者成立生活自治委员会,在养病治疗的同时,发动患者自己动手,扩建病房,开展文体活动,举办文化识字班。是年6月和12月,分别有15人和10人治愈出院。

1955年,工作人员增至28人,其中行政人员10人,医护、检验人员18人;住院患者316人,治愈出院58人。是年,经莆田县办公室同意,在离院2.5 km的龙桥天马山开荒80亩,实行包耕包产。省卫生厅拨款3 600元,由患者在天马山自建5栋共27间简易病房楼,设病床150张,后逐渐撤回四步岭病房。

1958年,在笏石、埭头、城关、涵江、江口5个乡镇(公社)开展莆田县历史上第一次大规模麻风普查,收容患者210人。在大洋公社昆山大队后井村建立麻风村,动员病情较轻有劳动能力的192名患者进驻麻风村,边治疗边劳动。1979年,经省卫生厅同意,莆田县委批准撤销后井麻风村,患者集中回拱辰四步岭总院病房住院治疗。

1968年上半年,莆田县麻风院更名为"莆田县皮肤病防治院",开设皮肤科门诊,内设社会防治股、医疗股、皮肤科门诊部、药械股和行政股,时有工作人员42人。

1971年,建1栋三层门诊楼,面积1 089.62 m²。

1980—1981年,在四步岭建筑混砖结构病房楼3栋,面积1 270.1 m²。

1984—1986年,建设套房宿舍16套,面积1 090 m²。

1985年5月,更名为"莆田市皮肤病防治院",负责全市麻风防治业务。并转让8亩地给莆田市肿瘤医院。

2007年,莆田市皮肤病防治院康复村改扩建项目立项,投资430万元,新建1栋麻风康复楼和1栋麻风病房楼,总面积2 300 m²,设病床60张。2010年10月竣工投入使用。

2011年,财政部和卫生部下达《关于医药卫生体制改革补助资金通知》,给予该院麻风防治专业机构能力建设补助费500万元。

2015年12月19日,全国人大副委员长陈竺到莆田市皮肤病防治院麻风村视察并慰问麻风防治工作者和居住休养员。

截至2019年,有住村麻风残老者7人,给予生活费、医疗费每人每月550元和150元。

仙游县皮肤病防治院麻风院

1949年前,仙游县麻风患者分别收容在城关东门外的林碑村养济院和枫亭塔兜岭养济院,林碑麻风村设立于明朝洪武元年。

1950年初,县民政科会同县卫生院派人接办养济院,并将枫亭塔兜岭养济院患者全部迁至城关林碑村,时有住院患者60人,由县救济院发放生活费。

1952年底,人民政府在接管林碑旧麻风院的基础上,并正式成立"仙游县麻风病院"。兴建麻风防治和监测机构,占地面积14 118 m²,建筑面积600 m²,新建院舍两处(包括病房和医疗室),配备病床150张,增派工作人员,首任院长陈国水。

1958 年,省白沙防治院罗副院长带队协助该县麻风普查工作,全县共发现麻风患者 247 人,对新发现患者全部收容,最多时收容患者 131 人。

1963 年,开展皮肤病防治工作,门诊患者逐年增多。

1973—1975 年,在宿舍附近设立皮肤科门诊。

1983 年,仙游县麻风院更名为"仙游县皮肤病防治院",将皮肤病门诊迁至城关。

截至 1984 年,累计住院患者 396 人(其中本县 203 人,莆田、晋江等县 193 人),实施联合化疗后,不再收容患者。

1985 年 11 月 1 日,在东门公路旁建皮肤病门诊部,占地 2.6 亩,总投资 19 万元。县皮肤病防治院从原来的宝峰村迁至现在的东门,麻风住院病房在原址不变,时有住村人员 23 人。

1989 年,自筹资金建立皮肤科制剂室、药检室。

2009 年,县政府征用鲤南镇林碑村用于开发宝泉工业园区。3 月,在拱桥街道的支持下,将麻风患者暂时安置在蜇山村原红卫化工厂宿舍楼,距县城大约 8 km 的大蜇山脚下。

截至 2019 年,在编工作人员 18 人,其中医生 8 人、护士 2 人、检验员 1 人、其他人员 7 人。单位性质为二类事业单位。全县存活麻风患者 300 余人,麻风村按国家计划设置收容住院患者 30 人,实有住院患者 12 人,生活和医疗费每人每月补助 700 元。是年,根据县政府医疗资源综合要求,麻风村与门诊部整体搬迁,拟选址于鲤南片区(鲤南圣泉村),总投资 3 700 万元,规划用地总面积 10 598.9 m²,总建设面积 7 104.13 m²,其中第一层面积 1 600 m² 将用于建设麻风村及麻风康复中心。

泉州市皮肤病防治院麻风院

泉州市皮肤病防治院麻风院前身为"晋江县麻风病院"。

1955 年,晋江县卫生院设立"麻风门诊部",每周一、四上午为麻风患者门诊时间。

1958 年,成立"麻风防治委员会",下设医疗预防、生产管理、宣传动员和财经建设 4 个组。9 月,成立"晋江县麻风防治站",在河市乡昔仔前和笏石村设立麻风村,由陈彦超等 4 人担任筹建组成员,设治疗室、隔离消毒室、检验室、中西药房、内科、外科,病床 160 张。11 月 29 日,成立"晋江县笏石康复村",收容首批传染性麻风患者和个别没有传染性麻风的乡村干部;另外,选址于靠近新尾村的油圃再建一个麻风村,当年收容 116 人,加上原麻风防治站收治的 98 人,共计 214 人。

1962 年,更名为"晋江县麻风病防治站"。

1963 年,收容人数达 293 人。

1973 年 4 月 1 日,更名为"晋江县皮肤病防治院"。

1979 年 7 月 20 日,与泉州市(鲤城区)皮肤病防治院合并建成"晋江地区皮肤病防治院",院址设在晋江县皮肤病防治院,钱青兼任临时领导组组长。合并后有工作人员 12 人,病床 125 张,医疗、办公等用房建筑面积 3 338 m²,生产耕地 8.2 亩,林地 60 亩。是年 8 月在石狮的大岭后唐设立皮肤科门诊部。

1985 年,该院迁入泉州市区双阳石仔前麻风病康复村,位于双阳农场南山管区石仔山村,晋江地区皮肤病防治院更名为"泉州市皮肤病防治院"。

1988 年,在市区环城路设院部和皮肤科门诊。

2009 年,市政府投入 50 万元,用于麻风村改造,建房屋 10 间,共计面积 323 m²。8 名无家可归的治愈留村人员,补助生活费每人每月 1 000 元。

截至 2019 年,麻风村仍居住 5 名康复者,聘请 1 人专门负责康复者的生活起居,每周派医生对康复者进行检查、治疗,按照城镇户口人员给予每人每月 1 000 元补助。

南安市疾病预防控制中心麻风康复村

南安市麻风康复村位于距南安市区近 20 km 的柳城街道办事处上都村后糠自然村,2003 年后为南安市疾病预防控制中心所管辖。

1958 年 9 月，南安县创建"麻风病康复村"，选址于溪美镇上都村，征用土地面积 48.13 亩，将 231 m² 的民房作为病区。时任南安县医院院长周金穆兼任麻风康复村负责人，有职工 4 人（其中医务人员 2 人），病床 100 张，散居在全县的 140 名麻风患者第一次得到免费集中治疗。

1961 年 10 月，南安县康复村更名为"南安县麻风病防治站"。

1963 年 3 月，新建"麻风病康复村"病房 620 m²，业务用房及职工宿舍 290 m²，1964 年 1 月竣工投入使用，后又扩建门诊部等用房 733 m²。

1968 年 5 月，归并为县工农保医疗服务站（含县防疫站、县医院、精神病院、医药公司）。

1972 年，恢复"南安县麻风病防治站"称谓。

1976 年 10 月，更名为"南安县皮肤病防治院"。

1987 年 4 月 1 日，与省皮肤病防治院建立专科医疗联合体，在溪美镇何厝苍 34 号设立皮肤病专科门诊。康复村设病床 100 张，医疗科室有诊治室、化验室、药房，行政职能科室有行政组和医务组。

2005 年 4 月，南安市政府将麻风病康复村危房改造列入为民办实事项目，拨专款 90.3 万元，建设麻风康复村防治站住宅楼 107 m² 及麻风患者住院部住宅楼 565 m²，2 栋楼于 4 月 22 日奠基，12 月 23 日竣工并投入使用。

截至 2019 年，麻风病康复村有驻村专职医生 1 人，住院休养员 7 人。住院休养员被市民政列为最低生活保障对象，并获得护理补贴、重度残疾人补贴、电费补助及免费办理新农村合作医疗保险，生活费标准每人每月 567 元。2007 年 7 月起，泉州市卫生局补助康复村患者每月每人 100 元生活费，各乡镇政府每年拨款数百元给该镇住院患者作为日常用品费用。

惠安县疾病预防控制中心麻风村

1957 年，惠安县医院开设麻风病专科门诊。

1958 年 10 月 25 日，"惠安县麻风防治站"成立，下设麻风村。该村位于黄塘方坝下的小仕尾村（惠安西门外小仕尾），人员编制 9 人，其中脱产干部 2 人、医务人员 6 人、勤杂人员 1 人，首任负责人李恒珍；租赁一处民房约 200 m² 作为办公和住宿之用，收容麻风患者 70 人。

1959 年，县拨麻风专款 1.3 万元用于建设麻风村，新址选在县城西门外 4 km 处被村民废弃的赤水坑村，新建 1 间可收容 108 人的房屋，修建和扩建厨房、诊疗室、换药室、药房、化验室。成立村委会，开荒地 20 亩。

1960 年，接收县人民政府养猪场房舍 1 座，并将其改建为第二病区，命名为"新村"。

1962 年，在惠东的崇武和惠南的东园、张坂建立 2 个半脱产麻风门诊，对结核型麻风患者送药上门、登门检查，治疗患者数比例达到 85%。

1964 年，新增 2 个半脱产麻风门诊部，分别是静峰的小砟东岭和惠西北的南埔后龙涂岭土寨城关。

1965 年 10 月，县政府拨款 3 万元，在黄塘坝下石佛村和赤水坑建站办公用房 500 m²，病房 250 m²，厨房和患者食堂 100 m²，设床位 80 张。

1970 年，有职工 10 人，开荒 5 亩，支援黄塘水库建设。

1973 年，省拨款 1 万元在"新村"扩建 1 间 200 m² 的病房。至此两个病区总床位数为 120 张。

1974 年，更名为"惠安县皮肤病防治院"，县政府拨款 2 万元，在县城南汤路建门诊楼 1 栋约 450 m²；时有职工 14 人（医务人员 7 人，行政 7 人），在所有乡镇卫生院配备 1 名麻风防治兼职医生。

1984 年，扩建门诊部建筑面积 350 m²，并将院址迁至县城，住院部保留，之后没有新增收容患者，累计收容患者 331 人。

1994 年 9 月 10 日，通过省、市联合考核验收，实现"基本消灭麻风病考核指标"。

2004 年 12 月，最后 2 名患者于 2004 年迁到泉州市皮肤病防治院麻风村，惠安县麻风村撤销。顺应体制改革与县卫生防疫站合并。

2005 年 3 月 20 日，完成整体搬迁工作，8 名工作人员并入县卫生防疫站，其中 1 名为麻风防治专职人员。

2019 年,有 2 名麻风防治人员负责全县麻风防治工作。

永春县疾病预防控制中心麻风病村

永春县麻风病院始建于 1959 年 5 月,位于永春县五里街镇大羽村,收治 3 名麻风患者。

1959 年初,医院迁至永春县下洋镇曲斗村南湖山脚下,成立永春县麻风康复村,时有麻风防治人员 3 人,陈金集任负责人。购买当地群众 2 间旧房屋,1 间为病房,床位 25 张;1 间为工作人员宿舍。是年陆续发现麻风患者 14 人,共收治 8 人。

1961 年,新建 1 栋办公楼和工作人员宿舍。病房及办公楼占地面积 200 m²。

1972 年 12 月,更名为"永春县麻风病防治院"。

1976 年,更名为"永春县皮肤病防治院"。

1989 年 7 月,经省、市、县基本消灭麻风病考核组验收,永春县通过"基本消灭麻风病考核验收"。该院搬迁至永春桃城,并租用民房作为工作场所和部分工作人员宿舍。麻风村最后 2 名休养员转入泉州市皮肤病防治院麻风村管理。

2009 年 7 月,永春县皮肤病防治院并入永春县疾病预防控制中心,不再开设皮肤科门诊,全院 4 名工作人员安排至疾病预防控制中心各科室。

2016 年,县疾控中心安排 1 名工作人员负责全县的麻风防治工作。

安溪县疾病预防控制中心麻风病村

安溪县麻风村始建于 1959 年 12 月,当时隶属于安溪县麻风防治站。时有工作人员 5 名,办公地点暂设于湖头镇卫生院,人员编制和经费均属安溪县防疫站,首任负责人周云腾。麻风村位于安溪县湖头镇后溪村泰山庙,系向村委会租用,占地约 100 m²,内设病床 50 多张,最初收治患者 30 余人。

1962 年,周云腾调回防疫站工作,苏河山调任该县麻风防治站站长。此时,县麻风防治站正式成立,人员编制、经费独立,办公地点仍在湖头镇卫生院。

县麻风防治站于 1964 年和 1974 年分别在泰山庙旁建平瓦房共计 200 多平方米,作为工作人员办公和居住场所。收治麻风患者最多时达 60 余人。

1977 年,更名为"安溪县皮肤病防治院",工作人员增加 2 人。

1989 年 11 月,通过省、市、县"基本消灭麻风病考核验收",达到基本消灭考核指标。将 6 位无家可归的住村休养员转入泉州市皮肤病防治院麻风村收治,安溪县皮肤病防治院下山进城,主要工作职责从麻风防治转为皮肤病性病防治。

1994 年,原麻风村所在的泰山庙被征用,办公场所被用于筹建处的办公地点,2016 年仍保存。

2000 年,安溪县皮肤病防治院由湖头镇卫生院迁入安溪县疾病预防控制中心,合署办公,编制 2 人,其人事、经费独立,属财政全额拨款单位。

2015 年,撤销安溪县皮肤病防治院,并入安溪县疾病预防控制中心,增挂"安溪县皮肤病防治院"牌子,原有 1 名工作人员带编划入安溪县疾病预防控制中心。

漳州市皮肤病防治院麻风院

漳州市皮肤病防治院麻风院前身为"龙溪县麻风院"。

1956 年,福建省卫生厅拨出专款,分配福州医士学校毕业的许礼英、邓永赐到龙海县筹建麻风病院。8 月,在龙海九湖乡蔡坑村妈祖庙建立第一所麻风病院,名为"龙溪县麻风院"。建有平房 2 座 10 间,用于门诊部和病房;设病床 60 张,人员编制 3 人,首任负责人林乐德;征地 70 余亩,作为工作人员宿舍和患者劳动种菜用地。9 月,开始收治首批麻风患者,3 个月内 60 张病床满员,门诊部对外诊治麻风患者 200 余人。7 月,原海澄县卫生局在浮宫乡八坑村设立麻风康复村,收治患者。

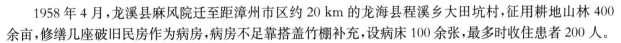

1958 年 4 月,龙溪县麻风院迁至距漳州市区约 20 km 的龙海县程溪乡大田坑村,征用耕地山林 400 余亩,修缮几座破旧民房作为病房,病房不足靠搭盖竹棚补充,设病床 100 余张,最多时收住患者 200 人。

1960 年,龙溪、海澄合并为龙海县,两县麻风病院和康复村亦合并为"龙海县麻风病院"。

1961 年 10 月,省麻风病防治院陈永华医生调入龙海县麻风病院工作。

1979 年 12 月,撤并东山、云肖、漳浦、南靖、平和、龙海、诏安 7 个县麻风村,成立"龙溪地区皮肤病防治院",并设立诏安分院,在龙海县程溪乡大田坑村征用耕地山林 800 余亩,建住院病房 5 座共 50 间,约 750 m²;建病房治疗楼和工作人员办公生活楼各 1 栋,共 1 380 m²。设病床 320 张,继续收治患者和留院不愿回家的治愈者 300 余人,累计收治麻风患者数 1 300 多人次。

1984 年,卫生部顾问马海德博士前往大田坑麻风村,了解患者的医疗和生活情况。

1985 年,漳州地区撤地设市,将原龙溪地区皮肤病防治院更名为"漳州市皮肤病防治院"。

1997 年 8 月 10—17 日,福建省在漳州市大田坑住院部举办"省麻风康复讲习班",国际麻风救济会皮费尔女士前来授课讲学。

2005 年,大田坑住院部 93 名麻风患者全部列入城市最低生活保障对象。建造一条近 1 km 长的水泥道路。

2006 年 1 月 18 日,第 53 届"世界麻风病防治日"慰问活动在大田坑麻风住院部举行,卫生部副部长王陇德和福建省政府副省长汪毅夫等领导参加。

2009 年,诏安分院与大田坑住院部合并,残老者全部集中收治到大田坑麻风村。

2009 年 11 月,该院列入国家麻风村改扩建项目,建设规划土地 15 亩,房屋新建建筑面积 1 140.7 m²(其中新建病房楼 5 栋共 1 012 m²)。改善医疗、办公楼等设施建筑面积 2 878.4 m²,合计建筑面积 4 021.11 m²,总投资 290 万元(其中中央预算内投资 160 万元,省级配套资金 130 万元),于 2010 年 12 月 30 日落成使用。

2011 年,澳门利玛窦社会服务基金会给麻风患者每人每月 40 元的生活补贴。

2019 年 12 月,大田坑住院部有可耕作土地 400 多亩,山林 400 多亩,总占地面积约 900 亩。有 5 名医务人员负责患者的医疗保健,集中住院休养员 35 人,按市区城市最低生活保障标准,每人每月补助 540 元。

漳浦县疾病预防控制中心麻风康复村

1958 年 10 月,漳浦县在前亭公社过坑村建立"麻风康复村",首批收治患者 79 人。

1959 年 11 月,成立"漳浦县麻风病防治站",建筑面积 600 m²,医务人员 7 人,首任负责人于京万。

1973 年,在城关、旧镇、佛昙、赤湖、深土、六鳌、霞美、杜浔、沙西、古雷、石榴、长桥等 12 个公社卫生院附设麻风病门诊点,指定 12 名兼职医生。

1981 年 6 月,漳浦县麻风病防治站撤销,住村人员迁到漳州市麻风村管理。在漳浦县防疫站设置皮肤病防治组开展麻风防治工作,负责全县社会麻风调查发现等工作,患者治疗任务移送转交漳州市麻风病防治院,发现患者送至漳州市麻风病防治院治疗或家庭治疗管理。

2006 年 12 月,漳浦县防疫站更名为"漳浦县疾病预防控制中心",麻风病防治归附地方病与慢性病科,并由 1 名皮肤病防治专业工作人员管理。

2019 年,全县有现症患者 5 人,有 2 名麻风患者收住漳州市大田坑麻风村,患者生活和医疗费按照漳州市住村患者标准给予补助。

云霄县疾病预防控制中心麻风康复村

1958 年,云霄县首次开展麻风调查工作,发现患者 272 人。9 月,开始筹建麻风防治机构,在荣朴公社溪口大队建麻风患者收治所,定名"康复村"。工作用房借用民房 3 间,面积约 30 m²,时有工作人员 3 人,首任负责人郭湖。建康复村时移民 6 户,割让民房 10 余间,耕地 10 余亩,首批收治患者 30 余人。患者生活费标准按每人每月 7 元,粮食 15 kg,由患者所属大队负责支付。康复村经费由县财政拨款,每年 1.5 万元。

1959 年春节后,选址于莆美公社上坑大队村前对面的双石龟山,建立"云霄县麻风防治站"。4 月 8 日动工,8 月 18 日竣工,9 月初搬迁。新康复村有病房 12 间,病床 60 张,面积约 310 m²,收容患者 49 人。

1970 年,扩建两层办公楼 1 栋,建筑面积增至 620 m²,建有药房和检验室,调入医生、护士和管理员 5 人,康复村建立村委会。

1973 年,各公社卫生院均备有麻风病兼职医生,形成麻风病防治网络,实施住院隔离治疗和社会防治双轨展开。

1980 年,撤销云霄县麻风病防治站和康复村,住村人员迁入漳州麻风村管理。麻风防治工作由县卫生防疫站承担。在县防疫站设麻风病防治组,开设皮肤科门诊。至此,麻风康复村累计收治麻风患者 100 余人。

漳州市皮肤病防治院诏安分院麻风村

漳州市皮肤病防治院诏安分院位于诏安县金星乡国道 324 线旁的西帽山脚,始建于 1957 年,成立于 1958 年 10 月,占地 200 余亩,分门诊部、住院部和工作人员生活区。机构最初命名为"诏安县麻风防治站"。时有医护人员 4 人,首任负责人田金华。麻风病治疗费用全部由政府负责,共收容住院患者 94 人,住院患者的生活费由民政按每人每月 10 元发放,粮食由耕种麻风防治站的土地收获自给自足。

1972 年,更名为"诏安县皮肤病防治院",有工作人员 18 人。

1979 年,撤并县皮肤病防治院,成立地区皮肤病防治院,更名为"漳州市皮肤病防治院诏安分院",并收治云霄县和东山县的部分患者。合并后,住院患者近 50 人,其余患者均居家治疗。诏安县麻风病社会防治工作由县防疫站的防疫股承担。

2009 年 11 月,漳州市皮肤病防治院诏安分院撤销并入漳州市皮肤病防治院,12 名住村人员并入院部的大田坑麻风村,享受与总院其他患者同等的生活和医疗补助。

东山县疾病预防控制中心麻风康复村

东山县位于福建东南部,是四面环海的海岛县,属南亚热带海洋季风气候区,为福建省麻风病高发区之一。

1953—1958 年,县医院曾在红庙设施药点,定期轮流派员到点给麻风患者发药。

1958 年,县政府在前楼新厝建立麻风康复村,成立麻风专业防治队伍,时有医务人员 8 人,行政人员 8 人,首任负责人林进平,收容患者 105 人。1958—1980 年,共收治麻风患者 360 人。

1964 年,分别在城关、西埔、陈城设立麻风门诊部,建立县、乡二级防治网。

1973 年,东山县在医疗单位设立兼职医生和实行报病奖励制度。

1980 年,县政府撤销麻风康复村,少数住院未治愈患者转入漳州市诏安麻风分院继续治疗,其余人员均在社会治疗和管理。

1981 年,在县防疫站设皮肤病防治股,负责麻风防治工作,人员有欧阳寿镇、江宝森、杨光熙。

1998 年,东山县防疫站被国家卫生部评为"全国麻风防治先进集体"。

2005 年,县卫生防疫站变更为"东山县疾病预防控制中心"。

2019 年,在县疾病预防控制中心设立皮肤病防治组,由专人负责麻风防治工作。

南靖县疾病预防控制中心麻风村

1958 年,成立南靖县麻风防治站,站址在距县城 8 km 外山城镇溪边大队内樟祠自然村(生产队社员整体搬迁),占地面积 10 亩。首任站长站河开。首批收治麻风患者 10 余人,至 20 世纪六七十年代,除收治南靖籍患者,还收治长泰县的麻风患者,最多时收治 30 余人,累计收容治疗麻风患者 170 人。防治站隶

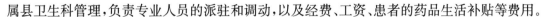

属县卫生科管理,负责专业人员的派驻和调动,以及经费、工资、患者的药品生活补贴等费用。

1959年1月7日,南靖麻风防治站(俗称"内樟祠麻风村")更名为"康复村",县政府拨款1万元给予建村,并划170亩耕地归其耕种。入住该村的患者依靠自给自足,发展粮食生产、农副业、种果、养禽畜,政府只给少量生活补贴,治疗药品免费供给。

1964年下半年,新建医疗用房和医务人员住宿平房1座,与疗养区相隔500 m。设床位30～60张,医务人员4～8人。

1980年,有工作人员6人。12月,南靖县麻风防治站撤销,住村患者并入龙溪地区皮肤病防治院(今漳州市皮肤病防治院),并迁往漳州市龙海县程溪公社大田坑麻风村。工作人员廖依森、林文翰2人调入,郭镇忠、曹惠碧2人分流到南靖县医院,游永生分流到南靖县防疫站,站长曾仲升由民政局安排工作。

2019年,南靖县麻风防治站累计治疗麻风患者403人。麻风病社会防治职能仍由南靖县疾病预防控制中心负责。

平和县疾病预防控制中心麻风病村

平和县麻风病防治机构前身是"平和县麻风村",成立于1958年9月。位于平和县霞寨公社洋谷坑,有山地、农田200余亩,省卫生厅拨款1 800元,送显微镜1台。建院时有医务人员7人,床位48张。首任院长邱镇深。是年12月,收容患者40人。

1959年7月,平和县麻风村改称"康复村",并启用新章。

1960年12月,县康复村收容患者69人,治愈15人。

1964年8月,平和县霞寨康复村在大溪、国强、安厚、城关设立4个门诊部,方便患者就诊,并抽调医务人员对大溪、国强、安厚、五寨4个公社进行疫情调查,发现麻风患者92人,实行收容治疗。

1980年初,撤并麻风病院,少数住院患者迁至漳州皮肤病防治院。平和县麻风防治工作由县防疫站负责,防疫站配专业人员1人。

南平市疾病预防控制中心麻风院

南平市疾病预防控制中心麻风院前身为"福建延平麻风院"(又称"水东麻风院")和"南平私立卫理麻风医院"(又称"北门麻风院")二院,位于南平市大横镇埂埕村。

1950年9月1日,人民政府接管两院,统称为"南平县麻风医院"。初期有住院患者42人,设床位60张,房屋面积300 m²。

1953年,将水东、北门两院合并,建院于市郊前大横乡高桐铺附近的无量寺内。后由政府拨款修建医院,新建医疗用房、患者宿舍、工作人员办公室及宿舍等6座房屋,用房面积扩大到4 683 m²,住院床位达240张,协助收容周边23个县(市)的麻风患者,最多时达233人。原南平县政府调拨院周围耕地百亩,在杲秀岚院长带领下,全院员工、轻症患者参加开荒造田百余亩,从事林、竹、果、畜牧业生产。

1956年,更名为"南平县麻风院"。

1958年,更名为"南平市麻风防治院"。主要负责铁路沿线一区一市两县(延平区、邵武市、顺昌县、光泽县)的麻风防治工作,收住麻风患者219人。"文化大革命"前更名为"南平市大横无量寺医院","文化大革命"期间更名为"南平市向阳防治院","文化大革命"后又恢复"南平市麻风病防治院"名称。

1953—1961年,患者生产的粮食自给有余,将剩余部分支援国家。集体用公共基金盖1栋三层楼砖木结构房屋和1座养猪场。

1981年,更名为"南平市皮肤病性病防治院"。

1982年,在院部开设皮肤病门诊。由于住院患者相继治愈出院,原国家拨给麻风患者耕种的农田无法全部种植,市政府会议决定无偿转给市良种场95亩。时有农田26.5亩,旱地47.5亩。

1985年,与省皮肤病院挂钩,在市府后路9号开设皮肤科门诊治疗中心。

1987年,医院门诊从府后路9号搬迁到胜利街前进巷23号。

1988年，院部搬迁至南平市胜利街前进巷23号，原南平市皮肤病性病防治院成为麻风病患者住院部。

1990年10月，更名为"南平市皮肤病性病防治院"。

1992年，南平市麻风康复中心成立，对38名治愈麻风患者进行康复矫形手术。

1993年，在麻风村建立康乐福利综合厂，治愈的30名麻风残疾者办理了残疾人证。

1994年，筹建门诊大楼，1995年开工，1997年竣工启用。

1996年，定为正科级单位，负责10个县（市、区）的麻风防治工作。

1996年11月，全市通过省级考核验收，达到基本消灭麻风病考核标准。

1999年，澳门利玛窦社会服务中心为住院麻风康复患者发放每人每月30元生活补助。

2002年，日本政府向南平市皮肤病性病防治院提供利民工程无偿援助，改造麻风病住院部旧房，添置部分医疗设备。

2003年11月，市直卫生医疗单位进行资源整合，南平市皮肤病性病防治院与南平市卫生防疫站等6家单位合并，组建"南平市疾病预防控制中心"，麻风村由南平市疾病预防控制中心接管。

2008年下半年，由国家发改委和卫生部筹资的麻风病村改建工程开始筹备。

2010年，麻风病村改建工程项目竣工，时有住村休养员19人。

1949—2019年累计收容住院患者611人。2019年底麻风村居住康复者6人，南平市疾控中心定期派医务人员对其进行诊疗和管理，每人每月享受600元的生活保障经费和150元的水、电等其他费用。

建瓯市皮肤病防治院麻风院

建瓯县麻风收容所位于城关小东门外，住院部始建于1913年。1949年，人民政府接管救济院，麻风患者每人每月发给口粮15 kg，美资津贴照旧。1950年，政府组建县麻风院。

1951年4月，对外资津贴机关进行登记，患者要求政府接办，拒绝美资津贴。9月2日，省工作组抵县，会同教文科、民政科及卫生院等，组织进行接管，时有患者13人，患者每人每月生活费（包括伙食、服装、学习费）10.5元、医药费3元。财产有平房假墙1座、平房土墙1座、人民币667.84元，以及旧床架、桌椅等生活用具。

1952年，县政府拨款15 638元，建新病房、医疗室和办公室。负责山区片的建瓯、建阳、武夷山、浦城、松溪、政和6县的麻风防治工作。

1953年，健全机构，设院长1人、医生2人、护士3人、勤杂工2人，首任院长朱烈。

1955年8月11日，更名为"建阳麻风院"。

1956年8月10日，更名为"建瓯县麻风院"。1958年最多时收容住院患者112人。

1966年秋，更名为"县麻风病防治院"。1967年，更名为"工农兵防治院"。

1977年1月，增设皮肤病门诊部。

1978年8月30日，更名为"县皮肤病防治院"，时有职工28人。

1985年6月，开始实行联合化疗方案治疗新发患者，从此不再收容新患者。至1985年累计收容患者265人。

1991年，更名为"建瓯市皮肤病性病防治院"，增加性病防治任务。

2012年，因市政改造工程征用麻风院土地29亩，麻风患者住房拟迁往建瓯水南"老虎坑"110 kV变电站旁，占地6～7亩。后因经费原因，一直未动工。

2019年，有职工27人，退休职工23人，临时人员10人，其中医生7人、护士9人、检验员4人、后勤人员7人；时有住院休养员4人，生活费每人每月1 000元。

龙岩市皮肤病防治院麻风村

龙岩市皮肤病防治院麻风村前身系"武平县麻风防治站"。

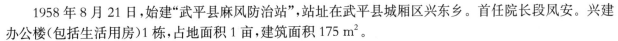

1958 年 8 月 21 日,始建"武平县麻风防治站",站址在武平县城厢区兴东乡。首任院长段凤安。兴建办公楼(包括生活用房)1 栋,占地面积 1 亩,建筑面积 175 m²。

1959 年全部建成竣工,并在兴东乡羊坑子山坡上兴建康复村(麻风患者住院病房)及生活用房共 7 栋,建筑面积 1 288 m²,占地约 10 亩。首批收容住院患者 133 人。粮食由武平县划拨的土地(112 亩)耕种自给,县民政部门另划拨给患者每人每年 1 000 元。先后收治本县及长汀、永定 2 县的麻风患者。

1967 年 3 月,武平县麻风病防治站更名为"武平县卫生服务站麻风防治小组"。

1972 年 3 月,恢复武平县麻风病防治站。

1973 年,根据闽革(72)第 82 号和武革(73)第综 41 号文件精神,将武平县麻风防治站更名为"武平县皮肤病防治院"。

1976 年,在城厢乡兴东旧院部创办皮肤科门诊。

1987 年 12 月,武平县皮肤病防治院撤销,成立龙岩地区皮肤病防治院,由地区卫生局直接领导,负责收容全地区 7 县(市、区)的现症麻风患者及治愈留院患者。床位编制 80 张,人员编制 12 人;在武平县平川镇城南村高沙坝(沿河西路),征地 2.65 亩,兴建门诊综合楼 1 栋,建筑面积 820 m²,1993 年 3 月 25 日竣工,并将院址从兴东村迁至城区。

1988 年 1 月,兴建和改造住院病房,共兴建病房及生活用房 4 栋,计 557 m²。

1997 年 5 月 1 日,龙岩地区撤地设市,更名为"龙岩市皮肤病防治院"。

2001 年 6 月 26 日,更名为"龙岩市皮肤病性病防治院"。市政府拨款 30 万元,新建和改造住院病房,原有干打垒土木结构房均改造为砖房,共新建和改造 5 栋,面积 630 m²。

2019 年末,麻风村时有残老者 19 人,每人每月生活费 500 元、医疗费 350 元。

上杭县皮肤病防治院麻风病村

上杭县皮肤病防治院麻风病村前身是"上杭县麻风病防治站",成立于 1958 年 6 月。位于南阳镇南阳生产队沙下坝,首任负责人刘连诗。职工工作生活区占地 188.5 m²,征用当地 110 亩农田,在梁坑建成患者生活区(称麻风村),病房 781 m²;收治上杭、永定、连城、永安等县麻风患者和其他县、市以及省外少数患者,核定病床 150 张,是年收容 61 人。

1966 年,上杭县麻风村收容治疗的永定县麻风患者划给武平县麻风病防治站管理和治疗。

1968 年,上杭县麻风村收容治疗的永安县麻风患者划给宁化县麻风病防治站管理和治疗。

1974 年,上杭县麻风病防治站更名为"上杭县麻风防治院"。

1978 年,麻风村增建病房、浴室和猪舍等,建筑面积扩大至 1 056.2 m²。

1981 年,上杭县麻风防治院更名为"上杭皮肤病防治院"。该院在职工生活区腾出 5 间房子,开设皮肤科门诊。

1988 年 7 月,麻风村撤并,19 名孤寡老年人迁往设在武平的地区皮肤病防治院养老。

1992 年春,在北环路中段征得建筑用地 249 m²,兴建综合大楼。

1994 年 1 月始,上杭县施行财政体制改革,从全额拨款改为按 8 个在编岗年人均 3 000 元的定额拨款。

1995 年 12 月,从南阳镇迁至城关,在卫生局办公。

1997 年 5 月,从卫生局搬出,在北大路租民房 1 栋作办公及门诊。

2019 年末,上杭县皮肤病防治院占地 7 260 m²,建筑面积约 8 000 m²,业务用房约 7 000 m²。单位核编 39 人,有正式职工 34 人、临时人员 18 人;其中医生 19 人、护士 12 人。核定床位 30 张,实际开放床位 50 张。在麻风防治的基础上,兼开展皮肤病、性病、慢性传染病等防治。2019 年有住龙岩市皮肤病防治院麻风村者 2 人,生活和医疗费补助与龙岩市相同待遇。

长汀县皮肤病防治院麻风病村

长汀县位于福建西北部,地处闽赣两省边境。

1958 年,全县普查发现麻风病 54 例,为历年最高。

1965 年前,发现麻风患者 46 人先后送至武平麻风病防治站收容治疗,其中治愈 33 人,死亡 8 人,继续治疗 5 人。

1965 年 9 月,成立"长汀县麻风防治站革命委员会",负责全县麻风防治工作。站址建于四都乡上蕉村林岗池伐木场。建站时县政府无偿拨给原伐木场土木结构平房 2 栋,建筑面积约 500 m²,一栋作病房,一栋作办公及职工生活用房。丘锋任站长,编制 6 人,病床 48 张,患者生活费每人每月 5 元。麻风防治站属全额拨款单位。

1974 年,在河田、南山卫生院设麻风防治门诊部。

至 1979 年,先后新建土木结构办公用房 1 栋,面积 200 余平方米;治疗用房 1 栋,面积 100 余平方米;以及砖木结构办公用房 1 栋,面积 200 余平方米;总占地面积约 5 000 余平方米(病房及医疗用房占地 3 000 多平方米,办公及职工生活用房占地 2 000 多平方米)。各卫生院门诊部随患者逐年减少而撤销。

1983 年 9 月,在城关营背街租用民房开设皮肤科门诊。

1987 年,年末累计收容治疗 94 人,治愈出院 69 人,未愈转院外治疗 5 人,治愈留院死亡 9 人,未愈死亡 11 人。长汀县麻风村撤销,麻风村残老者 11 人集中到龙岩市皮肤病防治院麻风村收住治疗,享受与龙岩市患者同等的生活和医疗补助。

1989 年 9 月,在城关水东街建皮肤病防治院门诊大楼,占地面积 163.01 m²,建筑面积 434.21 m²。开展麻风病、性病及其他皮肤病防治工作。

2019 年底,全县累计发现麻风患者 230 人。有现症患者 2 人。有职工 20 人,其中中级职称 3 人、初级职称 14 人、工勤人员 3 人,设有防治组、医疗组、护理组、药房、检验室、激光治疗室等。

龙岩市新罗区疾病预防控制中心麻风村

新罗区疾病预防控制中心麻风村前身是"龙岩县麻风村",成立于 1958 年 11 月。位于龙岩县大池镇竹河村的界背自然村,设工作人员编制 6 人,王光临为首任负责人;仅有 1 座 400 m² 的旧民宅为病房,设床位 50 张。随后,政府拨款 4 万元,新建 200 m² 的职工宿舍兼办公室的土木平房 1 座和一层 250 m² 土木结构的门诊部,购置设备、家具和办公用品。麻风村有耕种土地 102 亩,收容住院患者 46 人。

"文化大革命"期间,龙岩县康复村并入大池公社保健院,耕地被大池公社划去 52 亩。

建村初期,只收容龙岩和漳平二县麻风患者共 41 人,生活费用由所在公社负责补助,每月给予全村患者补助伙食费 705 元、粮食 15 kg、面粉 2.5 kg、食用油 250 g;不足部分患者利用政府划拨的 100 多亩土地边治疗边劳动,种植多样化农作物,患者生活基本能够自给自足。

1963 年,兼收永定县麻风患者。

1985 年末,累计收容患者 143 人,其中龙岩 113 人、漳平 17 人、永定 11 人、上杭 2 人。

1973 年,更名为"龙岩县皮肤病防治院"。

1988 年 7 月,大池竹河村撤销,院部搬迁至市防疫站 4 楼,设置办公室 2 间,负责全县麻风病防治工作。9 月,大池竹河村 13 名住院麻风患者全部迁往龙岩市皮肤病防治院麻风村收治,享受与龙岩市患者同等生活和医疗补助。

2002 年 12 月 23 日,更名为"新罗区皮肤病性病防治院"。

2008 年 8 月,并入新罗区疾病预防控制中心。

2016 年,在新罗区疾病预防控制中心设"皮肤病性病防治科",负责全区麻风防治任务。

三明市皮肤病医院麻风病院

三明市皮肤病医院麻风病院由建宁县、宁化县、沙县三县的麻风村组成。

1958 年,三明市开展麻风大普查,在患者较多的建宁、宁化、沙县分别建立麻风病院(站),核定病床共 240 张。

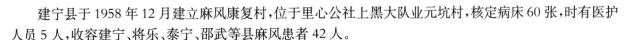

建宁县于1958年12月建立麻风康复村,位于里心公社上黑大队业元坑村,核定病床60张,时有医护人员5人,收容建宁、将乐、泰宁、邵武等县麻风患者42人。

1961年更名为"建宁县麻风病防治站";1963年迁址溪口公社枫源大队上庄村北乌寨;1969年并入县医院,设为该院的皮肤病防治组。

1971年收治患者81人,为收治患者最多的年份。

1973年恢复为独立机构,更名为"建宁县皮肤病防治院";1979年有工作人员11人,为工作人员最多的年份。1983年时有工作人员7人,建筑面积3 000 m²,固定资产约13.5万元。

宁化县于1958年底建立麻风病防治站,位于河龙公社永建大队,核定病床80张,时有医护人员8人,收住宁化、清流、永安、明溪、邵武等县市患者40余人;1967年迁址河龙公社下伊村;1983年底收容患者56人。

沙县麻风防治站建于1958年11月,位于沙县虬江公社官南村,核定病床100张,时有医护人员4人;1977年迁址官南村虎跳,收住沙县、尤溪、大田、永安等县市麻风患者40余人;最多时收容和治疗麻风患者近200人,至1983年底有固定资产10万余元。

1983年,经三明市编委批准,将建宁、沙县、宁化3所皮肤病防治院撤并成立"三明市区沙县皮肤病防治院",将宁化皮肤病防治院改为"三明市区皮肤病防治院宁化分院"。

1985年3月,分别在三明市区及宁化县城关设立皮肤病门诊部,设立宁化河龙和沙县虎跳2个住院部。

2002年,2个麻风病村收治患者或休养员40余人。

2004年初,撤并原有2个麻风村,将原沙县麻风村进行重建,新建46间单身公寓式病房,每间近20 m²,内设卫生间和厨房。

2014—2015年,经多方筹集资金近30万元,为患者建立1栋安宁阁(骨灰堂)并投入使用。

2015—2016年,接受省预防医学会捐赠空调1台、冰箱3台、洗衣机3台、电视机1台。

2019年,有住院人员16人,所有人员享受城镇低保,60岁以上享有每人每月80元的老年补贴;住院患者及休养人员均参加社会医疗保险,医疗费由财政补助;9月起,每2个月免费提供一包健康奶粉;每年进行一次全面体检,医院派一名专职医生负责对他们进行免费医疗。

古田县皮肤病防治院麻风院

古田县皮肤病防治院麻风院前身为"古田县麻风院",创建于元朝,为惠民药局,设于县城北。1376年设置"养济院"于县城北之后林。1488年移十二都彭坪,1936年卫理公会加入,添建疗养院1所和职工宿舍1所,更名为"古田县麻风疗养院"。

1950年9月,古田县人民政府接管,更名为"古田县麻风院"。占地面积50亩,设病床64张,收容患者63人,时有职员3人,医生、职员兼医生、工友各1人,首任负责人王志华;1951年核定病床位100张。

1958年,因古田县水电站建设,麻风院迁址至离城关5 km的槐门村附近。建土木结构重症病房1座,普通病房3栋,大礼堂1栋,食堂1栋,职工宿舍1栋;建砖混综合门诊楼1栋。占地面积101.5亩,病床100张。患者生活费由患者生产自给及民政局补助部分,医疗救治由卫生院主管部门负责;村内设管理委员会,按准军事化管理,生产上包干负责,按劳给酬;时有患者111人,77人达到自给自足,34名残老者由国家提供每人每月10.5元的生活费和每人每月2.5元的医药费。

1959年,有住院患者126人,门诊治疗非传染性定期复查患者92人,病床利用率140%。

1960年,根据省卫生厅要求,除了收容本地患者,还接收外县乃至赣、浙、苏等省份的患者。

1962年,更名为"古田县麻风病防治院"。病床增至150张,设内科、外科、中医科、针灸科、手术室、中西医制剂室等,增添了医疗设备。

1975年,新建病房1座16间。

1981 年,在办公楼增设皮肤病门诊。

1982 年,更名为"古田县皮肤病防治院",定编制为 15 人,病床 100 张。古田县皮肤病防治院是宁德市唯一的麻风患者收容机构,收容来自宁德各县(市)及少数省内其他县(市)的患者,收治患者最高年份为 1956 年的 97 人,累计收治 323 人。

1985 年,在城关解放路租用民房 2 层约 180 m²,作为皮肤病门诊与办公使用,住院部、康复村尚余住院患者 35 人(其中传染性患者 18 人)。

1990 年,通过省、地联合组考核验收,达到基本消灭麻风病考核标准。

1997 年,自筹资金,在县城购买房屋 1 栋,建筑面约 300 m²,开展麻风病、皮肤病诊治。

2013 年,因政府城区开发,麻风院所在地被征用 50 亩;古田县皮肤病防治院在原址修建病房 1 座,食堂 1 座。配套建澡堂和公厕,安装空气能热水器、监控等设备。

20 世纪 60—70 年代,古田县麻风病防治院在全国首创"雷公藤治疗麻风病反应和神经痛",于 1978 年获"福建省科学大会奖",1979 年获"卫生部全国医药卫生科技奖"和省委、省政府颁发的"科技成果奖"。

2019 年底,古田县皮肤病防治院在职医务人员 15 人,设有门诊和住院部(麻风村),时有住院休养员 6 人,生活补助费每人每月 1 100 元,医疗费实行实报实销。

◎ 主要参考文献

[1] 巫光宗. 当代福建卫生(1949—1986 年)[Z]. 福建省卫生厅. 1988.

[2] 大事记. 1949—1986 年巫光宗整理手稿,1987—2016 年武文斌整理手稿[Z].

[3] 皮防简讯(1977—2000)[Z]. 福建省皮肤病防治院.

[4] 巫光宗,王如珍,华守庭. 福建省麻风病防治史志(1986 年第四讨论稿)[Z].

[5] 原寿基等. 福建麻风防治(1949—1996 年)[Z]. 1998.

[6] 历年麻风病防治工作总结、计划和相关政府下达文件[Z]. 1949—2016.

致谢

福建省麻风院村简史的撰写,得到武文斌、王雪强、高梅芳、王勇第、滕家永、陈世忠、黄忠恒、李立泉、林水淼、林青松、茅泽、林秀娟、黄海水、周惠清、黄连春、李猛进、洪和泉、黄建隆、李志伟、涂舜福、林乐鑫、张火文、李金峰、吴连梅、董黎晖、林仲法、谢永荣、修小坤、谢坤、伍显明、雷玉宝等同志及所在单位在资料收集、史实核对和调查走访等工作上给予的大力支持,特此致谢!

江西省麻风院村简史

◎ 概况

江西省位于中国东南部,全境处于中亚热带湿润季风区,年均温度 16.3~17.5℃,年均降水量 1 341~1 943 mm。省会位于南昌,全省共设 11 个市,100 个县(市、区)。全省总面积 16.69 万 km²,2019 年末,常住人口 4 622.1 万人。

江西省属麻风病中度流行省份,麻风患者主要分布于赣州市和吉安市。截至 2019 年底,全省累计发现麻风患者 18 551 人。累计治愈 14 571 人,治愈存活患者约 3 124 人。全省 100 个县(市、区)已有 99 个达到基本消灭麻风病目标,尚有 1 个县(市、区)患病率大于 1/10 万。全省麻风防治机构 112 个,其中,专业防治机构 59 个(市级皮肤病防治专业机构 5 个、县级皮肤病防治专业机构 54 个);麻风院(村)48 个,其中市级 3 个、县级 45 个。

史料记载,雍正皇帝鼓励各县建立育婴普济堂施善与教化(1724 年)。之后,江西等地先后重建或设立麻风收容所,如武宁(1743 年)、奉新(1774 年)等县分别建立麻风院。1926 年,由社会人士发起,在青云谱区岱山建立"南昌麻风病人社会收容所",收容所最多时收容麻风患者40余人。20世纪30年代,乐平县在县城小北门外设有一处"安老所",人称"大麻风棚",收容30多名乞讨者、残疾流浪者和麻风患者入住。都昌县在都昌镇矶山中堡村设有一间"麻风房",收容数名麻风患者入住。1943年,鄱阳县在县城附近的壕山设立麻风病收容所,先后收容26名患者,收容所没有医疗服务和治疗药物,白天患者在街头巷尾乞讨为生,晚上回收容所住宿。

1949年5月,江西省人民政府民政部门派工作队接管了"南昌麻风病人社会收容所"。1951年,江西省人民政府卫生处将南昌麻风病人社会收容所更名为"江西省麻风病防治所",负责全省麻风防治业务工作,开展麻风调查活动。

1952年,各地开始发现麻风患者,政府也开始出资修建收容所,主要收容一些流落街头、沿街乞讨的麻风患者。是年,兴建原"宁冈县麻风病收容所",这是全省由政府出资建设的第一个县级麻风患者收容所,收容麻风患者32人。麻风患者收容所仅为患者提供日常生活所需与管理。

1953年,江西省人民政府卫生处批准在新建县长头垅镇筹建"江西省麻风病医院",1956年竣工投入使用。是年,于都县人民政府在迳头山筹备新建麻风隔离治疗区。1954年秋,江西省卫生厅拨款10万元,用于资助于都县麻风隔离治疗区建设,1957年秋落成,建房10栋,共1 209 m²。

1956年8月,江西省人民委员会下发《关于颁发江西省重点试办麻风防治方案的通知》[(56)会文字第036号],决定在赣南专区的于都县小溪区、抚州专区的乐安县、南昌市的长头垅各建一处麻风隔离治疗所,由省财政拨款15万元(赣南专区8万元、抚州专区4.7万元、南昌市1万元,拨给吉安专区宁冈县0.5万元、萍乡县0.8万元),主要用于解决在建设麻风隔离防治所过程中的移民迁移费、集中治疗患者的医药费、部分患者的伙食补助、必需的医疗器材采购和房屋修缮费以及添置少量家具、种子和农具等。

1957年,江西省卫生厅给江西省人民委员会《关于麻风病防治情况及今后措施的报告》[(57)卫医字第0152号]中提出,除于都、乐安、南昌、宁冈、萍乡5个县外,1957年继续在南康、寻乌、南昌、余江、永新等县设置麻风隔离防治所,对瘤型麻风患者进行强制隔离治疗,对结核样型麻风患者以建立疗养生产队的形式进行管理。

1958年,江西省麻风病防治所与省麻风病医院合并成立"江西省皮肤病专科医院"。8月,"江西省皮肤性病研究所"在南昌挂牌成立。12月,原卫生部顾问马海德率"除害灭病"工作组到赣州地区宁都县指导麻风病、性病、头癣防治工作。

1959年2月,卫生部、内务部联合在宁都召开"全国防治性病、麻风、头癣现场会",总结了宁都县在40天内一举防治、消灭五病(疟疾、丝虫病、钩虫病、性病、头癣)和控制一病(麻风)巨大战果的实践经验,确定1959年全国防治麻风病的奋斗目标是:基本控制麻风病的传染,建立麻风村,要抓好隔离和治疗两个最基本的环节,尽可能地做到"早期发现、早期隔离、早日治疗"。中共江西省委书记方志纯参加会议并讲话。此后,全省掀起了一场麻风大普查和线索调查热潮,发现大量麻风患者,先后建起一大批麻风隔离治疗所。

1960年,江西省人民政府卫生处拨款在南昌县富山乡征地建设麻风住院部和生产基地。是年,省皮肤病专科医院接管南昌县邓家埠麻风村、黄牙山麻风村及新建县西山麻风村。至1960年末,全省已有45个县市建立麻风隔离村(院、站、所),集中治疗的患者达4 904人[江西省人民委员会《批转省卫生厅、民政厅关于我省防治麻风工作南康现场会议情况》和《1960年麻风防治工作几点意见的报告的通知》(60)会文字第045号]。

1961年,撤销江西省皮肤性病研究所,人员并入省皮肤病专科医院。江西省人民委员会根据省卫生厅、省民政厅的申请[江西省民政厅《关于内务部发给我省1961年度防治麻风经费100万元的使用和分配的意见》(61)民社自字第23号、江西省人民委员会《关于1961年度防治麻风病经费的使用和分配意见的批复》(61)会政字第066号],下拨100万元经费,其中50万元用于解决全省54所麻风院(村)补助经费,50万元用于在南昌县建立重点麻风病院。

1963年,江西省民政厅、江西省卫生厅下发《关于加强麻风病防治管理工作意见的联合报告》[(63)民社彭自字第 013 号、卫医字第 019 号)〕,要求全省各地加强麻风的防治管理,做到发现一例患者,即隔离和治疗一例。要求各地现有麻风病疗养村统一定名为:"某某县(市)麻风病防治站(所)"。

1964 年,江西省人民委员会批转省民政厅、省卫生厅《关于麻风村的领导关系、经费、人员编制意见的报告的通知》〔总(64)第 0682 号、会编秘字第 067 号〕,明确指出各县(市)根据麻风病流行和"预防、治疗、生产三结合"的收容原则,一般按收容患者数 1∶0.04 至 1∶0.05 的比例配备工作人员,其中医务人员应占 60%,全省 57 家县(市)麻风村(附有名称列表)在 1963 年已有的 154 人编制的基础上,增加 131 人,调整到编制数 285 人。

1966 年,江西省人民委员会下拨 30 万元,用于赣州地区 19 个县区麻风院(村)患者住房建设,改善赣州地区麻风院(村)的住房条件〔江西省人民委员会《关于同意拨给修建麻风村房屋经费三十万元的批复》总字(66)第 351 号,会政字第 095 号〕。

1968 年,江西省革命委员会决定撤销江西省皮肤病专科医院等 16 个省直医疗单位,省皮肤病专科医院 150 多名职工分流至赣南、吉安、宜春、上饶、抚州、九江、景德镇和南昌市,其所收容的麻风患者均遣回原籍收容治疗管理。此后,江西省再无省级麻风防治专业机构。

1972 年,南昌市卫生局针对南昌市区无麻风防治管理单位的现实情况,决定将南昌县、新建县皮肤防治所合并,成立"南昌皮肤病医院",负责市(县)三地皮肤病、麻风病防治。3 月,全省皮肤病防治工作会议在赣州市召开(《江西省皮肤病防治工作会议纪要》,江西省卫生局《江西省麻风病防治工作情况汇报》)〔(73)赣卫医字第 180 号〕,会议总结交流麻风防治工作经验,部署下一步工作任务,通报全省麻风防治机构建设情况(先后建立了皮肤病防治所 67 个,其中正在筹建的有 7 个)。

1976 年,江西省革命委员会根据国务院、中央军委批转卫生部等 6 个部委《关于加强麻风病防治和麻风病人管理工作意见的报告》〔国发(73)第 50 号〕精神,再次成立麻风病防治领导小组,由省委宣传部部长莫循任组长,省卫生局副局长刘达迎为副组长,并批转了省卫生局、民政局、公安局《关于加强麻风病防治和麻风病人管理工作的报告》〔赣革发(76)第 5 号〕,要求加强党对麻风防治管理工作的领导,明确各相关部门的职责,建立和健全麻风防治机构,要求恢复江西省皮肤病防治研究所(后来因各种原因,省级麻风防治单位并未恢复),承担全省麻风病院、村的领导和麻风防治相关业务工作,把各地流散的麻风患者尽快地收容起来,进行隔离治疗,加强管理。

1979 年 9 月,江西省卫生局在南昌市召开全省麻风病、头癣病防治工作座谈会,省卫生局副局长刘达迎在座谈会上〔江西省卫生局《关于转发"刘达迎同志在全省麻风病、头癣病防治工作座谈会上的讲话"的通知》(79)卫函医字第 90 号〕指出,全省共有麻风病院(村)73 个,工作人员 500 余人,先后收治患者 1 万余人,治愈患者 5 000 余人。讲话首次提出,1983 年前,赣州、南昌、景德镇、上饶、井冈山、庐山等地应达到基本控制麻风病的要求,其余各地在 1985 年前要达到基本控制的目标。

1984 年、1985 年,江西省卫生厅、省财政厅下达《关于一次性追加精神病、麻风病院房屋修缮费的通知》〔〔1984〕赣卫计字第 191 号、〔1984〕赣财行字第 240 号、〔1985〕赣卫计字第 114 号〕,每年给全省麻风防治机构拨付 50 万元用于麻风院(村)房屋维修和患者收容工作。1986 年以后,改为 40 万元,列为省财政预算的省级麻风防治专项经费,每年固定下拨。

1986 年 12 月,由于麻风病联合化疗推广的需要,江西省卫生厅厅长办公会议决定,全省麻风防治行政管理由省卫生厅防疫监督处划归江西省人民政府血吸虫病地方病防治领导小组办公室负责,同时成立江西省麻风防治指导小组,挂靠在江西省寄生虫病防治研究所,负责全省麻风防治业务工作。

1989 年以后,大量麻风患者治愈出院,根据《全国麻风病防治管理条例》(1982 年版和 1988 年修订版)的规定,麻风院(村)不再收治新患者,其功能由隔离治疗麻风患者转变为收容无家可归或有家难回的治愈者。为更加有效地发现新患者,各地麻风病医院陆续更名为"皮肤病防治院(所)",医疗与住院部逐步脱离,住院部演变为后来的麻风(康复)村,医疗技术力量纷纷进城开设皮肤病门诊。

2002 年,江西省人民政府同意南昌皮肤病医院恢复为"江西省皮肤病专科医院",仍为南昌市级麻风防治机构,负责南昌市皮肤病、麻风病防治工作。

2007 年,江西省获国家资助建设麻风院村资金 1 200 万元。江西省发展和改革委员会下发《关于下达 2007 年麻风病院村建设项目中央预算内投资计划的通知》(赣发改社会字〔2007〕1591 号)文件,并获地方配套经费 32 万元、土地置换经费 4 085 万元,采取选址新建、原地改建等形式,在南昌市、南康市、于都县、鄱阳县、临川区改(扩)建 5 个麻风院村,建设规模 15 990 m²,同时配置必需的生活设施和医疗、康复设备器材。至 2014 年底,改造、扩建的麻风院村全部投入使用。

2008 年 3 月,丰城市皮肤病医院争取到国家冰雪灾害灾后重建项目和地方配套经费共 350 万元,于丰城市铁路镇艾湖村新建 9 栋房屋、建筑面积 3 500 m² 的麻风敬老院。敬老院含宿舍(一室一厅一厨一卫)、食堂、澡堂、娱乐室、医务室、手术室、功能锻炼室等。

2010 年以后,赣县、崇义、上犹、信丰等县皮肤病防治所获得国家农村危房改造项目,改建了麻风院村休养员住房。

2019 年底,全省有麻风院(村)48 个,其中市级 3 个,县级 45 个。省皮肤病专科医院康复中心、南康区康复村和于都县康复村这三个康复村内休养员人数大于 50 人,其余市、县(市、区)康复村的居住人数少于 50 人,居住人数在 10 人以内的康复村占 56.25%,无人居住的康复村占 20.83%,且康复村的房屋、田产等多数被当地村民占用,财产归属多数不了了之,均未定论。

江西省麻风病医院

江西省麻风病医院的前身是"江西省麻风病收容所"。1926 年,由社会人士王信吾、王问吾兄弟发起,在青云谱区岱山建立"南昌麻风病人社会收容所",由基督教会负责管理,收容所最多时收容麻风患者 40 余人。在日本军队占领南昌期间,收容所附近驻扎有日本军队,原来入住收容所的麻风患者被日军驱散。直到 1944 年才由社会贤达人士筹资捐款,在青云谱区狮子口村附近的广渡庵(为当时的浙江会馆,实为停放棺木和死尸的几栋平房),重建"南昌麻风病人收容所",将被日本军队驱赶失散在社会或街头流浪乞讨的麻风患者 50 余人收容入住广渡庵,解决患者的吃饭和住宿问题。

1949 年 5 月,江西省人民政府接管南昌麻风病人社会收容所,由省人民政府民政部门负责救济与管理,为麻风患者提供日常生活、护理与管理。

1951 年,江西省人民政府卫生处将南昌麻风病人社会收容所更名为"江西省麻风病防治所"[在江西省卫生厅给省人民委员会的《关于麻风病防治情况及今后措施的报告》(57)卫医字第 0152 号文件中提到],梁天华为首任所长。同时拨出经费新建 1 栋 60 m² 左右的医疗用房,添置常用药品和简单的医疗设备等。改扩建后,收治全省现役军人、复员军人和公费医疗干部职工中的麻风患者近百人。抽调省防疫大队齐同瑞和叶绍琪 2 名医生进驻江西省麻风病防治所,负责全省的麻风防治工作。

1953 年,江西省人民政府卫生处拨款 25 万元,批准在新建县长头埠镇筹建"江西省麻风病医院",作为江西省的省级专业麻风防治机构,专职管理南昌市和全省各地享受公费医疗麻风患者的诊断、收容、治疗工作。工程涵盖麻风病门诊部、行政楼各 1 栋,病房 2 栋。1956 年竣工投入使用[江西省卫生厅《关于麻风病防治情况及今后措施的报告》(57)卫医字第 0152 号],设立病床 300 张,收治患者 340 余人,核定工作人员编制 120 人,首任负责人张荣昌。

1956 年,江西省人民委员会在给南昌市人民委员会的《关于麻风病防治问题的报告批复》[(56)会文字第 072 号]中,同意将南昌市疣型麻风患者由省麻风病院统一收容管理,不另设麻风病防治所。

1958 年,江西省民政厅拨付 10 万元给省皮肤病专科医院,开办砖瓦厂和农场,组织患者生产自救,提高生活水平。江西省卫生厅将省麻风病防治所与省麻风病医院合并成立江西省皮肤病专科医院[江西省人民委员会《关于拟将结核病院、麻风病院撤销合并到各该防治所的报告的批复》(58)会秘字第 261 号],医院设立有皮肤科门诊、麻风病门诊、性病门诊等科室,下设新建县长头埠和南昌市三家店两个病区。长头埠麻风病区重点收治部队复员军人患者,三家店麻风病区主要收治群众麻风患者。8 月,"江西省皮肤性病研究所"在南昌挂牌成立。

1959 年,三家店麻风病区患者迁往长头埠麻风病区[江西省人民委员会《关于南昌市青云谱三家店群众麻风病人迁往新建长头塅省皮肤病专科医院的报告的批复》(59)会秘字第 376 号]。

1960 年,江西省人民政府卫生处拨款 60 万元,在南昌县富山乡征地 4 500 余亩建设麻风病住院部和生产基地。省皮肤病专科医院接管南昌县邓家埠麻风村、黄牙山麻风村以及新建县西山麻风村,共设麻风病床 1 000 张,实际收治麻风患者 850 余人。

1961 年,江西省皮肤性病研究所撤销,人员并入省皮肤病专科医院。医院定编 134 人,分为驻南昌市职工 69 人和驻新建县职工 65 人。收治麻风患者 519 人,其中南昌市收治 359 人,新建县 160 人[江西省编制委员会《关于皮肤病专科医院编制问题的复函》(61)编制字第 134 号]。

1963 年,省编委核定省皮肤病专科医院 700 张床位,麻风患者生活费每人每月 8.5 元、医药费每人每月 23 元,由省级事业费项目支出。病区扩增为新建县长头塅、南昌市三家店、南昌县黄牙山和邓家埠 4 个病区[江西省卫生厅《关于省皮肤病院收治的群众麻风病人的给养列入省民政厅主管事业费项下开支的公函》(63)卫财字第 027 号]。

1964 年,南昌市三家店麻风村收容患者 233 人、南昌县黄牙山麻风村收容患者 300 余人,其中外县(市)麻风患者 108 人。由于住房面积太小,江西省人民委员会批复省卫生厅《关于当前麻风病防治工作存在问题的请示报告》[(64)卫医字第 066 号],撤销南昌市三家店病区,在南昌市郊再建一所麻风村,把三家店砖瓦厂的机件、设备迁往该地,用来收治全市麻风患者,由南昌市直接管理。黄牙山病区仍由南昌县管理,外县(市)住院患者分别遣回原县(市)。江西省卫生厅重新抄转卫生部《关于疫区、烈性传染病、麻风病、结核病防治院(所)及放射线科等工作人员临时津贴试行办法的通知》[(64)卫人字第 035 号],省皮肤病专科医院给直接接触传染病工作的人员每人每月 6.6～11 元的临时津贴,给从事洗涤污染衣服等间接接触的综合性专职人员每人每月 4.4～8.8 元的临时津贴。

1964 年,江西省皮肤病专科医院全年收治麻风患者 433 人。江西省民政厅按照患者劳动力情况,给予不同的补助标准。劳动能力较强的患者每人每月补助 2 元,劳动能力次等的患者每人每月补助 7 元,丧失劳动能力的患者每人每月补助 12 元。1964 年,全年补助经费总数为 4.81 万元,平均每人每月补助 9.27 元[江西省卫生厅《关于请求解决省皮肤病院群众麻风病人的生活待遇及病人砖瓦厂营业执照问题的报告》(65)计财字第 032 号]。

1965 年 6 月,江西省编制委员会批复同意省皮肤病专科医院与省皮肤性病防治研究所分设定编[江西省编制委员会《同意省皮肤病专科医院与省皮肤性病防治研究所分设的复函》(65)赣编字第 49 号],仍合署办公。核定编制 155 人,其中省皮肤病专科医院编制 120 人,省皮肤性病防治研究所编制 35 人。

1968 年,江西省革命委员会决定撤销江西省皮肤病专科医院等 16 个省直医疗单位,省皮肤病专科医院 150 多名职工分为赣南、吉安、宜春、上饶、抚州、九江、景德镇和南昌市 8 个组下放,其所收容的麻风患者均遣回原籍收容治疗管理。此后,江西省再无省级麻风防治专业机构。

1969 年,江西省皮肤病专科医院撤销、解散,工作人员分散到各地皮肤病防治单位,麻风患者回归各地麻风村,剩余 287 名麻风患者划归南昌县管理。

1976 年 2 月、1980 年 10 月,江西省卫生厅(局)两次向省编制委员会申请恢复江西省皮肤病防治研究所,负责全省麻风防治业务工作,均未得到明确批复[江西省卫生局《关于江西省皮肤病防治研究所人员编制的报告》(76)赣卫政字第 012 号、江西省卫生厅《关于江西省皮肤病防治研究所人员编制的再次报告》(80)赣卫人字第 185 号],最终,省级麻风防治专业机构及省级麻风村均未能重新恢复。

江西省皮肤病专科医院康复中心

江西省皮肤病专科医院康复中心始建于 1972 年,由"南昌皮肤病院麻风村"变更而来。

1972 年,成立南昌皮肤病院,接管南昌县黄牙山、邓家埠和青云谱三家店 3 处麻风村。首任负责人袁俊陞。是年,三家店麻风村迁至南昌县邓家埠,原址改建为"南昌皮肤病院",下设皮肤病、性病、麻风病门诊部。黄牙山、邓家埠麻风村设病床 355 张,收治麻风患者 287 人。病区有水塘、水田 4 500 余亩,房屋建筑面积 3 000 余平方米,设有生产管理办公室,组织有劳动能力的患者参加生产劳动。市财政对患者的医药费

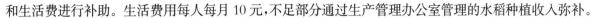

和生活费进行补助。生活费用每人每月 10 元,不足部分通过生产管理办公室管理的水稻种植收入弥补。

1979 年,省革命委员会下拨给南昌市革命委员会卫生事业经费 70 万元,新建南昌县黄牙山病区病房 1 栋、职工宿舍及生活设施。后追加投入 53 万元用于建设门诊病房 700 m²、职工宿舍 1 500 m² 及 100 m³ 水容量的水塔 1 座。

1986 年 1 月 14 日,省卫生厅副厅长周标、张会元,省红十字会副秘书长刘礼坤,南昌市副市长王文才,市委宣传部部长徐月良,市卫生局局长曹连甲,市民政局长及市广播电台、电视台和南昌晚报等传媒单位领导到南昌市皮肤病院黄牙山病区开展首次"世界防治麻风病日"慰问活动,慰问住院患者。

1987 年 1 月 21 日,中共江西省委副书记许勤,省人民政府副省长陈癸尊,省卫生厅厅长王新民、副厅长周标、南昌市委副书记史骏飞、副市长沃祖全、省人民政府血吸虫病地方病防治领导小组办公室负责同志,市民政局和卫生局相关领导以及省、市新闻媒体记者在南昌市康复村开展"世界防治麻风病日"慰问活动。

1993 年,南昌市财政局拨款 5 万元,用于黄牙山麻风村更换电线、维修房屋。

1995 年,南昌市政府拨款 7 万元用于麻风村整修屋面 1 289 m²、油漆墙面 1 485 m²、修缮窗户 100 余扇、修缮门 50 余扇、打地下水井 1 口。

1999 年,珠海市红十字会出资在沥家头援助建成麻风病门诊部,南昌皮肤病院投入近 7 万元,用于改建房屋、改善环境、添置设备。

2000 年,南昌皮肤病院耗资 60 余万元,对麻风住院部进行大范围的维修清理,翻修病房屋面 4 栋,油漆木门窗及墙面,平整地面,清理下水道,新铺水泥路面,种植花草、树木,美化环境,维修供水、供电设施。11 月,黄牙山住院部办理了房屋及土地产权证,明确长期以来存在的病区土地产权归属问题。

2001 年,南昌皮肤病院成立麻风病区管理委员会,负责病区生产、生活管理工作。由于病区休养员年龄偏高,劳力日趋减少,管理委员会调整病区产业结构,增加水面面积,扩大养殖区,发展畜禽养殖业,进行猪、鸭、鱼立体养殖,在一定程度上增加病区的收入。医院与南昌县小兰乡政府、南昌县土地管理局、邓埠村委会就邓家埠病区土地问题进行协商,并签署勘察协议。

2002 年 3 月,经江西省人民政府同意,南昌皮肤病院恢复"江西省皮肤病专科医院"名称。撤销南昌县邓家埠麻风村,休养员并入南昌县黄牙山麻风村。

2007 年,南昌市发展改革委员会批复江西省皮肤病专科医院在南昌县冈上镇东坛村筹建国家重点改(扩)建的"江西省皮肤病专科医院康复中心",承担南昌地区麻风防治技术指导工作和全省麻风防治人员培训、麻风诊断、重症患者治疗、畸残康复、麻风老年残疾患者休养职责。康复中心占地面积 323.7 亩,总投资 5 000 余万元,总建筑面积 6 494 m²,可供 250 人居住。内设生活区,活动室,诊疗、办公、后勤等功能区。其中,政府投入 325 万元,医院自筹 4 700 余万元。

2014 年 5 月,江西省皮肤病专科医院康复中心投入使用,配备工作人员 9 人,其中医生 3 人、护士 1 人、药剂人员 1 人、后勤人员 4 人。聘用休养员管委会干部 3 人。对休养员实行单人套间住宿、食堂集体用餐、水电定额免费、定期发放衣物的管理模式,休养员的生活条件得到极大改善。

2015 年,休养员生活补助费增加到每人每月 600 元,医药费增加到每人每年 3 600 元,符合规定的疾病享受重大疾病救助政策。年龄 60 岁以上的休养员按照南昌市居民标准,享受老年津贴,Ⅱ级以上残疾的休养员享受残疾补贴。

2019 年底,江西省皮肤病专科医院院长为熊志伟,麻风康复中心主任为徐根保,居住院内休养员有 67 人。

南昌县麻风村

1957 年,"南昌县皮肤病防治所"成立,同时在富山乡黄牙山设立麻风村,收治麻风患者,首任负责人周光彩。

1961 年,富山乡黄牙山麻风村由省皮肤病专科医院接管。

1969 年,省皮肤病专科医院撤销,南昌县富山乡黄牙山麻风村、小兰乡邓家埠麻风村划归南昌县皮肤病防治所管理。

1972 年以后,南昌县麻风病防治行政管理职能划归南昌县血吸虫病地方病防治领导小组办公室负责。麻风病防治业务工作由南昌皮肤病院承担。南昌县富山乡黄牙山、小兰乡邓家埠麻风村重新划归南昌皮肤病院管理。

2005 年,南昌县麻风社会防治工作由南昌县疾病预防控制中心结核病防治科负责,麻风村由江西省皮肤病专科医院管理。

2019 年,南昌县疾病预防控制中心主任为雷仁生。南昌县富山乡黄牙山、小兰乡邓家埠麻风村归江西省皮肤病专科医院管理。

新建县麻风村

1957 年,"新建县皮肤病防治所"成立。

1958 年,在西山公社店前大队的水库旁建立麻风村,收治麻风患者 30 人,首任负责人杨师孟。

1960 年,西山乡麻风村由江西省皮肤病专科医院接管。

1969 年,江西省皮肤病专科医院撤销,西山乡麻风村重新划归新建县皮肤病防治所管理。

1972 年,新建、南昌两县的皮肤病防治所合并成立"南昌皮肤病院"。西山乡麻风村撤销,麻风患者并入南昌县富山乡黄牙山麻风村。

1979 年,新建县麻风病社会防治管理工作由县血吸虫病与地方病防治领导小组办公室负责。麻风村由江西省皮肤病专科医院管理。

1987 年,新建县麻风病防治工作由县卫生防疫站负责。

2006 年,新建县麻风病防治工作由县疾病预防控制中心慢性病科承担。

2013 年,新建县麻风病防治工作由县疾病预防控制中心结核病控制科负责。

2019 年,新建县疾病预防控制中心主任为何建平。南昌县富山乡黄牙山麻风村仍归江西省皮肤病专科医院管理。

安义县麻风村

安义县麻风村建于 1958 年 8 月,位于距安义县城 13 km 的新民乡乌溪村彭坊垄山凹中,建筑面积 1 000 m^2,收治麻风患者 30 余人,首任负责人李传香。同时,安义县麻风病防治所成立,主要承担安义、奉新、靖安三县的麻风防治工作。

1959 年 4 月,安义县麻风病防治所更名为"安义县皮肤病防治所"。

1964 年,定编 3 人[江西省人民委员会批转省民政厅、省卫生厅《"关于麻风村的领导关系、经费、人员编制意见的报告"的通知》总(64)第 0682 号、会编秘字第 067 号]。收治患者 16 人。

1973 年,宜春地区革命委员会领导实地考察后,拨款 2 万元扩建病房 20 余间,面积 400 余平方米。

1979 年,麻风村收治麻风患者最高达 100 余人。配备医护、药技、行政等工作人员 10 余人。

1983 年,安义县由宜春地区划归南昌市管辖。

1991 年,麻风村最后一名麻风患者治愈出院后,麻风村一直闲置。皮肤病防治所委托一名浙江移民对房屋、土地进行管理。

2008 年,安义县人民政府将麻风村房屋、土地交由县国土资源局开发利用。

2019 年,安义县皮肤病防治所所长熊勇,工作人员 5 人,在职人员 4 人。麻风患者全部实行院外管理。

进贤县麻风村

1959 年 2 月,经县政府选址,进贤县麻风村建在距离进贤县城 20 km 的下埠集乡龙坊村委会鲤鱼岭

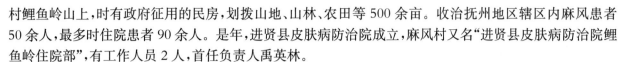

村鲤鱼岭山上,时有政府征用的民房,划拨山地、山林、农田等 500 余亩。收治抚州地区辖区内麻风患者 50 余人,最多时住院患者 90 余人。是年,进贤县皮肤病防治院成立,麻风村又名"进贤县皮肤病防治院鲤鱼岭住院部",有工作人员 2 人,首任负责人禹英林。

1964 年,收治患者 67 人,额定人员编制 4 人[江西省人民委员会批转省民政厅、省卫生厅《"关于麻风村的领导关系、经费、人员编制意见的报告"的通知》总(64)第 0682 号、会编秘字第 067 号]。

1974 年 6 月,抚州地区政府拨款,在鲤鱼岭兴建 4 栋平房作为住院病房,总面积约 480 m²。同时在下埠集乡龙坊夏家村建立皮肤病门诊部,接诊麻风村外皮肤病患者。

1983 年,进贤县由抚州地区划归南昌市管辖。

1989 年 9 月,皮肤病门诊部迁入进贤县县城民和镇云桥路 288 号。麻风村仍在原址。

2004 年 1 月世界防治麻风病日,江西省人民政府副省长胡振鹏、南昌市副市长罗慧芬率省市财政、卫生、民政、残疾人联合会、红十字会等有关部门走访慰问了麻风村休养员。省财政下拨 13 万元用于麻风村危房改建;省爱国卫生运动委员会下拨 3 万元用于购买简易自来水供水设备;市财政拨款 10 万元用于供电线路架设。

2006 年 1 月,省人民政府副省长胡振鹏率省、市有关部门领导到麻风村慰问休养员,捐赠慰问金 2 万元。麻风休养员全部享受城镇最低生活保障,免费参加医疗保险。

2008 年 11 月,进贤县皮肤病防治院对麻风村房屋、供电线路进行改造;安装自来水管道;铺设麻风村院内水泥地面 45 m²、新建围墙 96 m。

2013 年 10 月,通过社会有关部门和单位捐助,筹集资金,修通进入麻风村的水泥公路 2.5 km。

2015 年,麻风休养员生活补助每人每月 175 元,城镇最低生活保障每人每月 430 元。

2019 年底,进贤县皮肤病防治院院长胡仰辉。麻风村有住院休养员 9 人,全部享受城镇低保和政府补贴,人均每月生活费 605 元。县皮肤病防治院医生、护士每周到麻风村随访一次。

景德镇市麻风村

景德镇市麻风村位于竞成镇罗家坪风瀑坞山林中,距市区 7 km。始建于 1970 年,隶属于景德镇市皮肤病医院。首任负责人张明海[景德镇市革命委员会《关于建立麻风村的批复》景发(69)字第 104 号、《关于更改麻风村建址的通知》景发(69)字第 205 号]。

麻风村占地 48 亩,有房屋 6 栋,建筑面积 1 000 m²。其中 1 栋为行政办公、医生办公用房(100 m²),1 栋为医疗用房(100 m²),4 栋为病房(800 m²)。病房床位数 80 张。

1972 年,全市麻风大普查中确诊的 51 名患者全部收入麻风村进行隔离治疗。

2006 年,市皮肤病医院出资为麻风村修建公路、安装闭路电视。

2007 年,谢茹副市长率市卫生局、市总工会、市红十字会、市民政局、市残疾人联合会等部门领导到麻风村慰问麻风患者和麻风防治工作者。

20 世纪 80 年代末,麻风村收治麻风患者 7 人。历年累计收治麻风患者 64 人。

2012 年,市皮肤病医院出资为麻风村重建围墙(铁栅栏)。

2013 年,市医疗保险部门为村内休养员办理城镇居民医疗保险;市残疾人联合会为村内符合手术条件的休养员开展麻风病畸残矫治手术、安装假肢;市公安部门为村内休养员办理第二代居民身份证。市皮肤病医院为村内休养员安装热水器等生活设备。

2014 年,市皮肤病医院为进村道路铺设水泥路面,改善道路周围环境。

2015 年,市皮肤病医院为村内麻风休养员安装残疾人专用坐便器并重新安装闭路电视。

2019 年,市皮肤病医院院长为利新发。麻风村内有 1 栋约 100 m² 的房屋,居住休养员 2 人。市皮肤病医院出资对村内房屋进行修缮,铺设水泥地,改造环境,专门聘请人员护理麻风村内休养员的日常生活,还为村内 2 名休养员添置新床铺和床头柜,购置电动轮椅。休养员享受政府最低生活保障每人每月 2000 元、老年人补助、残疾人护理费等,市皮肤病医院逢年过节给予生活补助,医疗费由城镇居民医疗保险报销,剩余部分由市民政局和市皮肤病医院共同出资。

乐平市麻风村

乐平市(原乐平县)麻风村始建于 1969 年,位于距市区 10 km 的礼林乡横路店村。麻风村建有房屋 6 栋,其中包含病房 2 栋,200 多平方米的二层医生办公室 1 栋,职工住宅楼 2 栋。首任负责人彭锦芬。

1964 年,额定工作人员编制 2 人[江西省人民委员会批转省民政厅、省卫生厅《"关于麻风村的领导关系、经费、人员编制意见的报告"的通知》总(64)第 0682 号、会编秘字第 067 号]。

1970 年,收治麻风患者 22 人。

1971 年,在礼林、镇桥、坎上三乡交界的黎家坞建立"乐平县麻风病医院",管理麻风村。

1975 年,乐平县麻风病医院更名为"乐平县皮肤病防治所"。

1983 年,乐平县从上饶地区划入景德镇市。

1985 年,皮肤病防治所于乐平县城南郊坎上乡方家巷设立第一个皮肤病防治门诊。麻风村仍在原址。

1993 年,乐平撤县设市,乐平县皮肤病防治所更名为"乐平市皮肤病防治所"。

2000 年,麻风村因无患者居住而撤销。累计收治麻风患者 50 余人。

2006 年 9 月,皮肤病防治所并入"乐平市疾病预防控制中心"。

2015 年底,乐平市有治愈存活者 21 人,均实行院外管理。

2019 年,乐平市疾病预防控制中心负责全市麻风防治业务工作。

萍乡市麻风村

萍乡市(原萍乡县)麻风村始建于 1955 年 5 月,位于距离市区 10 km 的城北福田乡觅水冲村的大山中,与萍乡县麻风病防治所同时建立,首任负责人肖执宝。

麻风村占地面积 65 亩。其中有水田 30 亩、旱地 35 亩。麻风村建筑房屋 8 栋,建筑面积 1 075 m^2。分为生活区、病区、医疗区。麻风村建立当年收治患者 59 人,包括宜春、萍乡、新余、分宜、万载、宜丰、铜鼓等县(市)的麻风患者。

1958 年,为解决麻风村患者冬季棉衣棉裤以及生产生活方面的困难,宜春行政专署民政处、卫生处联合发文,分配萍乡县麻风病防治专款 2000 元。

1960 年 9 月,萍乡撤县设市,萍乡县麻风病防治所更名为"萍乡市皮肤病防治所"。

1960 年,萍乡市政府拨款 3500 元用于麻风患者的生活补助。

1964 年,收治患者 70 人,调整额定工作人员编制 7 人[江西省人民委员会批转省民政厅、省卫生厅《"关于麻风村的领导关系、经费、人员编制意见的报告"的通知》总(64)第 0682 号、会编秘字第 067 号]。

1965 年,麻风村收治患者最多,达 119 人(含外县患者)。

1974 年,萍乡市皮肤病防治所转为全额拨款事业单位,工作经费得到有效保障。麻风村住村患者生活补助费用纳入市财政预算,定期拨付。

1991 年 1 月 27 日,简木根副市长率市卫生局、市民政局、市红十字会等部门负责人到麻风村慰问患者。

2000 年 7 月,最后一名麻风患者判愈,麻风村无现症患者。

2006 年 12 月,市卫生局副局长钟永清带队前往麻风村进行抗雪救灾,架设电线 500 余米,送彩电 1 台,架设电视信号接收台 1 套,捐赠慰问物资 100 余斤。

2008 年,麻风村受冰冻灾害,市皮肤病防治所工作人员向休养员捐赠物资。

2010 年 6 月,麻风村最后一例麻风康复人员离开麻风村,返回家庭,麻风村闲置。

2011 年,由于当地村民及村办采石场开采石料,麻风村原有水田、旱地及房屋遭致严重破坏。

2019 年,萍乡市皮肤病防治所负责全市麻风防治业务工作,所长游胜。

都昌县麻风村

都昌县麻风村是九江市唯一的麻风患者收治场所,始建于 1968 年 5 月,位于九江市都昌县张岭乡东平大队水库边的夏家村,占地面积 1 700 余亩,设立床位数 30 张。收治全九江专区九县(市)范围内的患者,首任负责人王新章。

1969 年 8 月,"都昌县皮肤病防治所"成立,麻风村纳入皮肤病防治所管理,收治麻风患者 30 人,额定人员编制 5 人[江西省人民委员会批转省民政厅、省卫生厅《"关于麻风村的领导关系、经费、人员编制意见的报告"的通知》总(64)第 0682 号、会编秘字第 067 号]。

1972 年,都昌县皮肤病防治所更名为"九江地区都昌县皮肤病防治所",受地、县双重领导。

1974 年,九江市政府下拨给防治所中型救护车、小吉普各 1 辆,开展麻风防治工作。

1981 年 11 月,都昌县皮肤病防治所由都昌县东平大队搬迁至都昌县张岭街。麻风村仍留原址。

1995 年,最后一名麻风患者出院,麻风村再无麻风患者居住,后房屋倒塌,田地被当地村民占用。

2019 年,都昌县皮肤病防治所负责全县麻风防治业务工作,负责人徐海平(书记)。

渝水区（新余县）麻风村

1955 年 7 月,渝水区(原新余县)政府在距县城 40 km 的仁和乡布里大队善坑村划拨水田、旱地 50 余亩,建立麻风病院及医生住所。麻风病院有土木结构房 6 栋,设床位数 29 张。首批收治麻风患者 6 人。有医生吴启元、钟家瑞 2 人,钟家瑞为首任负责人。

1960 年,新余县麻风病院更名为"新余县皮肤病防治所"。

1961 年,新余县政府购买自行车 2 辆,为麻风村工作提供方便。

1972 年,麻风村有麻风患者 20 余人。政府免费为患者提供米、油、煤炭、药品等物资。生活费每月每人补贴 7 元。同时麻风患者通过开荒种田、养猪等增加收入。

1979 年,县政府为麻风村购置 14 英寸黑白三洋电视机 2 台。

1983 年,新余市成立后,新余县皮肤病防治所更名为"渝水区皮肤病防治所",麻风村由渝水区皮肤病防治所管理。

1988 年 1 月,新余市委副书记、市人民政府血吸虫病地方病防治领导小组组长彭宏松带领市卫生局、市民政局负责人和区政府领导到麻风村看望慰问麻风患者,赠送毛毯、棉大衣等。拨款 3000 元用于麻风村饮用水水井建设。年底,麻风患者生活费提高到每人每月 27 元。

1992 年,麻风村休养员回家休养,渝水区麻风村解散,所占土地交还当地政府。

2006 年,渝水区皮肤病防治所并入渝水区疾病预防控制中心。

2019 年,渝水区疾病预防控制中心负责辖区麻风防治业务工作,中心主任周林。

分宜县麻风村

1966 年 12 月,分宜县人民委员会批准在距离县城 10 km 的凤阳公社王原庵设立麻风病院,建筑工程由分宜县卫生局和分宜县民政局联合筹建。

1967 年 10 月基建工程完工,麻风病院正式定名为"分宜县皮肤病防治所",占地 1.5 亩,有平房 5 间。皮肤病防治所编制 2 人。首任负责人张开模。麻风患者居住区称麻风村,收治患者 7 人。

1972 年,分宜县卫生局组织全县麻风普查和专业复查。麻风村收治麻风患者 26 人。

1976 年初,分宜县皮肤病防治所从王原庵迁至介桥公社肖公庙,离县城大约 20 km 的岛上,随迁麻风患者 24 人。麻风村占地约 10 亩,建有 3 栋平房 15 间。

1986 年 5 月,分宜县人民政府撤销县皮肤病防治所,将麻风防治工作移交给分宜县卫生防疫站。

1988 年 1 月,新余市委副书记、市人民政府血吸虫病地方病防治领导小组组长彭宏松带领市卫生局、市民政局负责人和县政府领导到麻风村看望和慰问麻风患者,赠送毛毯、棉大衣等。拨款 0.05 万元用于麻风村购买渡船,解决进入麻风村交通问题。

1988年,麻风村患者生活费提高到每人每月27元。

1989年,麻风村3名患者送回家乡进行康复治疗,每月发放生活补助。原分宜县皮肤病防治所麻风村所占土地交还当地政府,麻风村撤销。

2019年,分宜县疾病预防控制中心负责全县麻风防治业务工作,中心主任余建平。

余江县麻风村

余江县麻风村于1960年7月建成,为余江县麻风病隔离防治所病区,位于黄庄乡沙湾村土谷店,占地面积50余亩,房屋建筑面积400余平方米,设病床40余张,累计收治麻风患者70余人。首任负责人陈星生。

麻风村建立以后,麻风患者生活实行自理模式,生活费由县民政局补助,每人每月5～8元不等。医药费由县财政拨付。

1964年,调整额定人员编制到3人[江西省人民委员会批转省民政厅、省卫生厅《"关于麻风村的领导关系、经费、人员编制意见的报告"的通知》总(64)第0682号、会编秘字第067号]。

1978年4月,在县政府帮助下,麻风村开始架设生活用电线路,解决生活用电问题。挖水井1口,解决医务人员及患者的生活用水问题。

1989年,余江县麻风病隔离防治所更名为"余江县皮肤病防治所",皮肤病门诊部搬迁到锦江镇兴安街,麻风村仍留原址。

2019年底,余江县皮肤病防治所所长为陈忠华。麻风村居住休养员1人,享受余江县城镇居民最低生活保障(每月生活费350元),并参加城镇医疗保险。

贵溪市麻风村

1958年5月,贵溪县成立麻风病隔离防治所,同时设立麻风村,地址位于耳口公社圳上大队圳上三小队向山小组。麻风村土地由县政府划拨,其中土地78.73亩、山林1 270亩,收治患者72人,患者生活费每人每月6元,由卫生局和民政局共同管理。首任负责人曾启明。

1960年,县政府拨款新建土木结构瓦房2栋,面积约400 m²。

1964年,收治患者63人,额定人员编制4人[江西省人民委员会批转省民政厅、省卫生厅《"关于麻风村的领导关系、经费、人员编制意见的报告"的通知》)(总(64)第0682号、会编秘字第067号]。

1964年10月,贵溪县麻风病隔离防治所更名为"贵溪县麻风病医院"。

1966年7月,贵溪县麻风病医院由县卫生局单独管理。

1969年,贵溪县麻风村核定病床数70余张。

1971年9月,贵溪县麻风病医院更名为"贵溪县皮肤病医院"。

1972年,贵溪县皮肤病医院改造200 m²麻风患者住房1栋,兴建患者学习室1间。

1973年,贵溪县皮肤病医院收治麻风患者65人。

1981年4月,县皮肤病医院自筹资金2万余元,为麻风村架设2 km照明用电专线,结束麻风村无电历史。

1987年起,麻风村患者陆续治愈出院。累计收治麻风患者80余人。

1995年6月,贵溪县皮肤病医院由圳上搬迁到贵溪县城区,租房开设皮肤病门诊,原麻风村休养员由1名工作人员进行医疗、生活管理。

1996年5月,贵溪市成立,贵溪县皮肤病医院更名为"贵溪市皮肤病医院"。

2005年8月,市皮肤病医院并入贵溪市疾病预防控制中心。麻风防治工作由麻风防治科负责,配备工作人员2名。贵溪市皮肤病医院机构和编制保留。

2005年11月,圳上麻风村最后一名休养员回家,从此贵溪麻风村无人员居住。

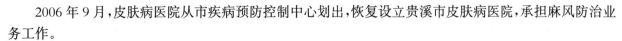

2006 年 9 月,皮肤病医院从市疾病预防控制中心划出,恢复设立贵溪市皮肤病医院,承担麻风防治业务工作。

2012 年,休养员生活费增加到 160 元,由民政部门拨给;医药费每人每年 100 元,由市卫生局负责。

2019 年,贵溪市皮肤病医院院长为何一兵。麻风村房屋倒塌,土地、山林出租给当地村民种树和毛竹,产权归属为市皮肤病医院。

赣州市章贡区麻风村

章贡区麻风村(原赣州市麻风村)于 1953 年建立,选址水东乡油槽塘(万松山背后),由章贡区皮肤病防治所管理,首任负责人苏代煌。

1954 年,章贡区麻风村开始收治部分重症麻风患者,由民政部门负责管理,卫生部门派医生定期发药治疗。截至 1958 年,累计收治麻风患者 24 人。

1964 年,麻风村有住房 20 间。累计收治麻风患者 55 人。调整额定人员编制到 3 人[江西省人民委员会批转省民政厅、省卫生厅《"关于麻风村的领导关系、经费、人员编制意见的报告"的通知》总(64)第 0682 号、会编秘字第 067 号]。

1967 年 11 月,赣州市(县级市)皮肤病防治所并入瑞金县皮肤病防治所,迁址到瑞金市皮肤病防治所在瑞金万田乡共建的麻风患者健康村。

1959—1984 年,全市共收治麻风患者 332 人(包括 1967 年后发现并在瑞金治疗的患者)。

1985 年与瑞金县卫生局签订协议,赣州市区需住院治疗的麻风患者由瑞金县皮肤病防治所代管、代治,经费由赣州市卫生局拨给,赣州市皮肤病防治所从瑞金县迁回赣州市。

1991 年,结合赣州市住村患者要求,赣州市皮肤病防治所将住村治疗患者从瑞金县麻风村转至赣县长演麻风村居住治疗。

1993 年,赣州市住村患者从赣县麻风村搬回瑞金麻风病康复村。

2004 年 11 月,章贡区结核病防治所和皮肤病防治所并入章贡区卫生防疫站,成立结核病防治和皮肤病防治科。住瑞金麻风病康复村患者的待遇提高至人均每月医药费 15 元、生活补助费 60 元。

2007 年,章贡区卫生防疫站分为章贡区疾病预防控制中心和章贡区卫生监督所,麻风防治工作由章贡区疾病预防控制中心负责。

2011 年,住村休养员均办理新型农村合作医疗,按比例报销后剩余费用由民政部门给予补助。

2011 年 7 月,住村休养员从瑞金康复村搬至于都县安背康复村居住。章贡区疾病预防控制中心工作人员定期到于都康复村看望休养员,进行健康检查,发放医药费、生活费及防护用品等。

2019 年底,仅 2 名休养员在于都县安背康复村居住,每人每月生活费 650 元、医药费 50 元,其他费用人均每月 50 元,均由章贡区民政局提供。

赣县麻风康复村

赣县麻风村与赣县皮肤病性病防治所同时成立 1958 年 11 月,位于赣县县城南边 55 km 处的韩坊公社长演大队,为赣县皮肤病防治所下属科室,首任负责人赵登先。

政府征用民房 50 间,新建居住房屋 80 间,用于麻风患者集中隔离治疗的麻风村。麻风村占地面积 160 亩,房屋面积 470 m²,设立公共食堂 3 个,先后两次划拨稻田 94.17 亩、山地 700 余亩给麻风患者耕种。

1958 年底,共收治麻风患者 90 人。患者生活费由原居住公社负责一年,人均每月 7 元。

1958—1980 年,县民政部门发给患者生活补贴每人每月 2 元。住村患者粮食实行定销粮制,韩坊公社为方便患者,在麻风村内设立粮库。

1960 年,赣县皮肤病性病防治所与赣县韩坊公社长演大队在长演大队坎头角合建办公楼 1 栋。7 月,长演大队迁出坎头角,赣县皮肤病性病防治所单独使用办公楼。

1963 年,赣县皮肤病性病防治所更名为"赣县皮肤病防治所"。

1964 年,收治患者 329 人,调整额定人员编制为 12 人[江西省人民委员会批转省民政厅、省卫生厅《"关于麻风村的领导关系、经费、人员编制意见的报告"的通知》总(64)第 0682 号、会编秘字第 067 号]。

1968 年,搭建皮肤病防治所至麻风村的电话线路和广播线路。

1978 年,县皮肤病防治所购置电影放映机,设立电影放映队,每月 2 次到麻风村放映电影。

1980 年,麻风村有住村患者 50 余人。1981 年,住村患者人均月生活费提高至 70 元。2004 年,住村患者人均月生活费提高至 150 元。

2010 年起,麻风村休养员享受城镇最低生活保障,参加新型农村合作医疗保险,人均月生活费提高至200 元。12 月,赣县皮肤病防治所多方筹集资金在麻风村内新建麻风康复村。新建麻风康复村为二层砖混结构,内设卫生间,配套厨房 6 间,总建筑面积 459 m²。

2011 年 7 月,15 名休养员全部搬入新建的麻风康复村,原麻风村房屋保留,无人居住。

2012 年,康复村休养员每人每月生活费提高至 300 元,县财政每年拨给康复村专项防治经费 1 万元。

2013 年,政府拨款扩建通康复村公路并建过溪水泥桥 1 座,康复村休养员每人每月生活费增至 400元。2014 年,修通了出入康复村的公路。

2019 年底,赣县皮肤病防治所所长为刘达炳,康复村内有兼职麻风防治人员 1 人、休养员 8 人,其中生活不能自理者 4 人。残疾人联合会为 5 名畸残麻风患者办理残疾人证,发放残障人员生活保障金。8名休养员免费参加新型农村合作医疗,患者自费部分仍可在民政部门全额报销。8 名休养员均享有政府提供的每人每月生活费 962 元、医药费 50 元,老年休养员享受老年津贴。

信丰县麻风康复村

信丰县麻风村建于 1958 年 10 月,位于距信丰县城 40 km 的金盆山乡石背村板樟坑,占地面积 10 亩,房屋建筑面积 288 m²。麻风村分 2 处,分别位于星村五羊村及金盆山乡圳玄村,由信丰县皮肤病防治所管理,首任负责人逢青。

1964 年,收治患者 266 人,调整额定人员编制为 15 人[江西省人民委员会批转省民政厅、省卫生厅《"关于麻风村的领导关系、经费、人员编制意见的报告"的通知》总(64)第 0682 号、会编秘字第 067 号]。

1971 年,所有患者搬至金盆山乡石背村,麻风村内有村部、男病区、女病区、食堂、油坊、米坊、托儿所、医务室、代销店等几大区域。皮肤病防治所工作人员不定期地为麻风村村民放映电影。

2012 年 8 月,麻风村接通国家电网,总电表通电。相关部门为麻风村全体休养员办理了户口、身份证、最低生活保障。

2014 年,政府拨款 90 余万元在古陂乡石背村新建麻风康复村,全体休养员入住新居,居住环境得到改善。麻风村原危旧房闲置。

2019 年底,信丰县皮肤病防治所所长为邱向阳,康复村内有休养员 12 人,其中 II 级畸残者 10 人,生活不能自理者 10 人。住村休养员每人每月生活费 280 元,人均月医药费 50 元。

大余县皮肤病防治所康复村

大余县皮肤病防治所的住院区又称麻风村,1958 年和县皮肤病防治所一起创建于吉村公社杞柴坝(今吉村镇游仙村内,已被油罗口水库淹没),首任负责人罗良友。

1959 年,麻风村收治麻风患者 79 人。

1964 年,收治患者 89 人,调整额定人员编制为 5 人[江西省人民委员会批转省民政厅、省卫生厅《"关于麻风村的领导关系、经费、人员编制意见的报告"的通知》总(64)第 0682 号、会编秘字第 067 号]。

1969 年,麻风村随皮肤病防治所一起搬迁到梅关乡新华村观塘,四面环山,有房屋 11 栋,总面积约1 200 m²,距最近的自然村约 2 km,距离县城约 13 km,由县皮肤病防治所管理。最多时收容患者 110余人。

1976 年,修通出入麻风村的简易公路。

1986 年,县皮肤病防治所的办公区从观塘搬迁到县城附近,麻风村仍留在原址,改称为"康复村"。

1991 年,修建水力发电机,但功率很小,仅有 0.3 kW。康复村休养员每人每月补助生活费 36 元。

2001 年,康复村接通国家电网,并安装电视卫星接收天线。休养员每人每月生活费 60 元。

2002 年,全体休养员均纳入城镇居民最低生活保障。

2003—2005 年,澳门利玛窦社会服务中心资助休养员每人每月 40 元生活补贴。

2006 年,大余县政府副县长周红英将自己的手机赠送给康复村使用;6 月,康复村遭受水灾,卫生、民政、红十字会等部门积极开展救助。

2008 年,因遭受冰雪灾害,所有房屋受损严重。县皮肤病防治所多方筹集资金在原康复村的空坪和菜地上新建了综合住宿楼,总面积 560 m²。

2010 年,灾后重建房屋竣工入住,休养员居住环境得到改善。

2011 年,县皮肤病防治所协助有关部门为全体休养员办理城镇居民医疗保险,为符合条件的休养员办理了高龄补贴。

2013 年起,符合条件的休养员享受老年津贴,每人每月 55～100 元不等。

2012—2015 年,大余理学会会员多次看望慰问康复村休养员,并赠送食品、日用品、电视机、DVD 机,安装房顶喷水降温设施。2014 年,大余金鼎艺术学校在县体育场为康复村休养员专门举办了募捐晚会,参与人数 500 余人,捐款人数 130 人(主要为学生),收到善款 3 300 元。

2015 年,休养员生活费提高到每人每月 600 元。

2019 年底,大余县皮肤病防治所所长为曾忠生。康复村占地面积 60 亩,房屋建筑面积 1 558 m²,居住休养员 6 人,其中Ⅱ级畸残者 3 人、生活不能自理者 2 人;设村长、保健员各 1 人。专职麻风防治人员 2 人,其中卫技人员 1 人、其他人员 1 人。休养员每人每月生活费 900 元、医药费 100 元,医药费超支部分由皮肤病防治所支付,大病费用向县民政局申请大病救助。

上犹县麻风疗养村

上犹县麻风疗养村的前身是上犹县麻风康复村,始建于 1958 年,位于距上犹县城 50 km 的紫阳乡下佐村下禾塘,占地 65 亩,建有房屋 8 栋共 80 间,房屋建筑面积 600 m²。由上犹县皮肤病防治所管理,首任负责人为曾名倬。

1958 年冬,首批收治麻风患者 180 余人,采取集中隔离治疗、控制传染的措施。至 1964 年底,共收治麻风患者 271 人。调整额定人员编制为 9 人[江西省人民委员会批转省民政厅、省卫生厅《"关于麻风村的领导关系、经费、人员编制意见的报告"的通知》总(64)第 0682 号、会编秘字第 067 号]。

1970 年,住村治疗患者达 300 余人,共有房屋 20 余栋共 200 余间,水田 200 余亩,山林 2 000 多亩。

1985 年,上犹县麻风康复村更名为"上犹县麻风疗养村"。

2007 年,上犹县皮肤病防治所筹集资金 10 万元,新建 4 km 通往疗养村的公路。

2010 年,在疗养村旧址上,新建二层砖混结构的新房 1 栋,共计 600 m²,安装水、电、彩电、太阳能热水器等设备,供留居的 20 余人居住,同时每人每月享受生活补贴 290 元,全部患者免费参加新型农村合作医疗保险。

2010 年以后,在享受端午节、中秋节、春节每人每次 200 元补贴的同时,根据国家政策,老年人还享受老年津贴。

2015 年 11 月,澳门明爱社团资助上犹县特困患者每人 40 元的生活补贴,广东省汉达康福协会提供 11 名麻风患者子女的助学金,澳门利玛窦社会服务中心资助康复村 2 万元用于购买彩色电视机、液压榨油机、高频电话机。

2019 年底,上犹县皮肤病防治所所长为钟仁禄。疗养村居住休养员 10 人,其中Ⅱ级畸残者 3 人、生活不能自理者 3 人;另有健康子女 4 人、其他健康人员 4 人。休养员人均月生活费 375 元、医药费 100 元。

崇义县麻风康复村

崇义县麻风康复村前身为崇义县麻风病隔离所病区,始建于 1958 年 9 月,距崇义县城 40 多千米。病区设在龙勾乡龙勾村陈文石坑,有耕地 40 亩,住房 120 间。由崇义县皮肤病防治所管理,首任负责人蓝夫祥。

1959 年初,隔离所开始收治麻风患者,首次收治麻风患者 289 人,每间病房住有 2～3 名患者。

1964 年,收治患者 104 人。调整额定人员编制为 6 人[江西省人民委员会批转省民政厅、省卫生厅《"关于麻风村的领导关系、经费、人员编制意见的报告"的通知》总(64)第 0682 号、会编秘字第 067 号]。

1974 年,麻风病隔离所改名为"崇义县皮肤病防治所",麻风隔离所病房也改为康复村。

1986 年,大部分患者治愈出院,留下残老休养员 50 余人住在康复村。

1994 年,对部分危房进行改建,建砖木结构平房 8 间。

2010 年 8 月,民政局拨款 16.7 万元,新建康复村,建砖混结构新住房 11 间、面积 362 m^2,原来的土坯危房全部拆除,结束康复村土坯房的历史,并为休养员添置太阳能热水器、电视机等生活用品。

2011 年,政府为休养员提供每人每月生活费 360 元。所有休养员免费参加新型农村合作医疗,自费部分由民政部门全额报销医药费。

2019 年底,崇义县皮肤病防治所所长为方莲。康复村内有休养员 5 人,均为Ⅱ级畸残,均能生活自理;住村休养员每人每月生活费 365 元、医药费 50 元。

安远县麻风康复村

1958 年,安远县在成立皮肤病防治所的同时在车头乡永兴山设立麻风村,县政府划拨山林土地 4 000余亩,用于患者生产和生活。开始患者住在麻风村管辖山上的 1 座庙中,随着患者的增加,在山上搭建简易住房供患者居住。当年收治患者 87 人。麻风村由皮肤病防治所管理,首任负责人徐仁辉。

1964 年,收治患者 86 人。调整额定人员编制为 6 人[江西省人民委员会批转省民政厅、省卫生厅《"关于麻风村的领导关系、经费、人员编制意见的报告"的通知》总(64)第 0682 号、会编秘字第 067 号]。

1965 年,政府拨款 5 万元在永兴山西面(小地名:"马屎发")兴建土木结构的房屋 3 栋,面积 800 m^2。

1966 年,普查出麻风患者 369 人,收治 184 人。麻风村有住房 69 间。

1967 年,在永兴山东面(小地名:"五里排")的山坡上兴建土木结构的房屋 1 栋,面积 300 m^2。

1968 年,麻风村各个居住点均安装一台电话机。

1971 年,在东面山坡上的房屋边新建土木结构的房屋 1 栋,面积 280 m^2。加上庙堂 300 m^2,麻风村共有住房面积 1 680 m^2,麻风村住村人员最多时达 313 人。

1974 年,麻风村配有柴油发电机组 1 台,可供麻风村患者和医务人员照明。

1975 年,配有 16 mm 的电影放映机 1 台。

1984 年,新发麻风患者不再收入麻风村进行隔离治疗,转为居家治疗。麻风村改称"康复村"。

1995 年,修宽通往康复村的道路。

1997 年 11 月,澳门陆毅神父给住村 74 名休养员每人发 1 个 50 元的红包,以后每年发一次,直至2003 年。

2000—2012 年,广东省汉达康福协会连续 13 年资助安远县麻风患者的子女读书,共资助 7 人,从小学资助到高中毕业。资助标准为:小学生每人每年 300 元、初中生每人每年 500 元、高中生每人每年700 元。

2001 年,广东省汉达康福协会捐赠给康复村 7.5 万元,帮助休养员建果园,提高休养员的生活水平。康复村开始接通国家电网(以前靠自建的微型水力发电机发电),民政局拨款购买电视机,安装卫星电视接收器。

2002—2003 年,澳门利玛窦社会服务中心连续 2 年资助麻风患者的子女(10 人)读书,助学金共计 4

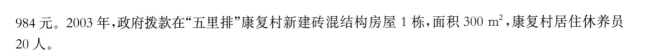

984 元。2003 年,政府拨款在"五里排"康复村新建砖混结构房屋 1 栋,面积 300 m²,康复村居住休养员 20 人。

2008 年,住村休养员全部参加医疗保险。2011 年,康复村安装太阳能热水器。

2019 年底,安远县皮肤病防治所所长为欧阳邦有。康复村占地 4 000 亩,房屋建筑面积 250 m²,村内居住休养员 3 人,均为Ⅱ级畸残,均能生活自理。休养员每人每月生活费 835 元、医药费 50 元。

龙南县麻风康复村

1958 年 8 月,龙南县政府拨款 1.5 万元在距离龙南县城 10 km 的桃江乡洒口村五山洞,征用五山洞社员房屋、水田、旱地、鱼塘、山岭,设立麻风病村。县防疫站指派公共卫生技士刘翰连、护理员蔡友仁两人负责筹备工作。麻风病村由龙南县皮肤病防治所管理,首任负责人刘翰连。

1958 年 9 月起,开始收治麻风患者,至 1958 年底共收治麻风患者 47 人。是年,麻风村成立管委会,领导全村农副业生产,设主任、会计、保管,下设 2 个生产队。患者入村时预缴 3 个月伙食费,每人每月 5 元,生产投资 10 元由原大队负责缴纳,生产收入自供自给,丧失劳动力者由国家全供给或半供给。

1962 年冬,新建病房 8 间,所有患者都住进新房。

1963 年,在下洞新建 4 间平房、5 间楼房,1964 年竣工。

1964 年,麻风病村新建房屋 16 间、厨房 5 间和公共厕所 1 间,共有住村患者 72 人。额定人员编制为 3 人[江西省人民委员会批转省民政厅、省卫生厅《"关于麻风村的领导关系、经费、人员编制意见的报告"的通知》总(64)第 0682 号、会编秘字第 067 号]。

1966 年,全县共查出麻风患者 106 人,收住病村治疗 78 人,村内有住房 77 间。

1978 年,县皮肤病防治所为麻风村购置电影放映机、发电机各 1 台,每周安排放电影 1 次。麻风村设有图书室,购有图书、报纸杂志、扑克、象棋等。

1982 年,江西省政府拨款 8 000 元为麻风病村修理房屋,改善麻风病村的住房条件;皮肤病防治所为麻风病村添置柴油机、碾米机、打粉机各 1 台。

1984 年 10 月,皮肤病防治所为麻风病村购置电视机 1 台。

1994 年,麻风村更名为"麻风康复村"。住村休养员生活费由每人每月 36 元调整到 76 元。

2004 年,住村休养员每人每月生活费提高至 176 元。

2005 年,修通县城至麻风康复村的道路。

2008 年,住村休养员每人每月生活费提高至 240 元。

2011 年,县财政拨款 20 万元用于新建麻风康复村。

2012 年,全体休养员住上新房。休养员每人每月生活费提高至 430 元。县政府每年春节期间均安排 3 万多元用于休养员的春节慰问。县皮肤病防治所为麻风康复村购置小型发电机,并为每位休养员购置电视机、播放机、电视天线、电饭煲等生活用品。

2019 年底,龙南县皮肤病性病防治所所长为王韶军。康复村占地面积 500 亩,房屋建筑面积 150 m²。村内居住休养员 1 人,生活能自理,每月生活费 450 元、医药费 30 元。

定南县麻风村

定南县麻风村始建于 1958 年,位于定南县城西南方向约 8 km 处的偏僻山坳中,选址历市乡以英华山为中心、方圆 0.6 km² 范围建立麻风村,将废弃的尼姑庵改建成隔离治疗区,面积约 140 m²。隶属于定南县皮肤病防治所,首任负责人肖俊伦。

1958 年,收治麻风患者 37 人,兴建土木结构房屋 40 余间。

1964 年底,麻风村有患者 108 人,住房 46 间。是年,调整额定人员编制为 8 人[江西省人民委员会批转省民政厅、省卫生厅《"关于麻风村的领导关系、经费、人员编制意见的报告"的通知》总(64)第 0682 号、会编秘字第 067 号]。

1964 年后,随着患者增加,麻风村住房紧张,政府再兴建房屋 30 余间。麻风村共收治患者 185 人。

2012 年,县财政拨专款为麻风村接通国家电网,修建 6 km 长的山间公路,修缮土木老房,安装电灯、购置电视机。

2019 年底,定南县皮肤病防治所所长为黄锦兆。麻风村占地面积 150 亩,房屋建筑面积 350 m²;有住村休养员 6 人,均为Ⅱ级畸残。休养员每人每月享受 430 元的城镇困难生活补助,免费参加新型农村合作医疗保险,全部享受城镇最低生活保障。住村休养员每人每月生活费 530 元、医药费 50 元。村内兼职麻风防治人员 3 人,其中卫技人员 2 人、其他人员 1 人。

全南县麻风村

1959 年 1 月,全南县人民政府决定成立"全南县麻风病防治委员会",并选址南迳乡大田村碓坑子筹建麻风村。麻风村有水田 70 亩,建有患者住房 80 间,建筑面积 1 000 m²,当年收治麻风患者 60 人。首任负责人为谭其银。

1962 年,收治麻风患者 122 人。

1964 年,调整额定人员编制为 4 人[江西省人民委员会批转省民政厅、省卫生厅《"关于麻风村的领导关系、经费、人员编制意见的报告"的通知》总(64)第 0682 号、会编秘字第 067 号]。

1966 年,收治当年查出的麻风患者 89 人,住房增至 84 间。

2011 年,维修麻风村患者住房 50 间。

2014 年,麻风村住房面积达 750 m²,有休养员 5 人,其中Ⅱ级畸残者 3 人,每月人均生活费 300 元。

2019 年底,全南县皮肤病防治所所长为谭宗发。麻风村内有休养员 3 人,其中Ⅱ级畸残者 1 人,休养员每人每月生活费 530 元、医药费 130 元。县皮肤病防治所安排麻风村兼职麻风防治人员 3 人,均为卫生技术人员。

宁都县麻风村

宁都县麻风村建立于 1958 年,位于宁都县青塘镇谢村曾麦迳,占地面积 15 亩,房屋面积 500 m²。由宁都县皮肤病防治所管理,首任负责人刘建详。

1958 年 11 月开始收治麻风患者,首批住村麻风患者 592 人。麻风村成立生产队,在患者中选出队长、会计、保管员负责麻风村患者的生产、生活管理工作。村内有田地 200 亩、山林 120 亩、鱼塘 30 亩,房屋 110 间。

1964 年,收治麻风患者 128 人。调整额定人员编制为 6 人[江西省人民委员会批转省民政厅、省卫生厅《"关于麻风村的领导关系、经费、人员编制意见的报告"的通知》总(64)第 0682 号、会编秘字第 067 号]。

1986 年,麻风防治机构及工作人员迁至县城,麻风村不再收治新患者,仅剩少数休养员居住。

1992 年,在县城河东开发区购置办公场所,业务用房面积 150 m²。

2008 年,宁都县皮肤病防治所更名为"宁都县皮肤病治疗所",编制人数为 6 人。

2010 年,宁都县麻风村已无人居住,山林、土地、房屋因不属于皮肤病防治所管理,被谢村当地村委会收回。

2011 年,在位于县城胜利西路 109 号新建皮肤病防治大楼,建筑面积 300 m²。

于都县麻风康复村

1953 年,于都县开始筹建麻风病隔离治疗区,即麻风病康复村,选址在黄龙乡迳头山,首任负责人韩大泗。

1954 年秋,于都县人民政府利用江西省卫生厅拨款 10 万元兴建麻风康复村,有耕地 42 亩、山地 50 亩、鱼山塘 3 亩。

1957 年,建成病房及医疗用房 10 栋,共 1 209 m²,首批收入麻风患者 96 人集中隔离治疗。

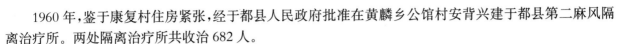

1960年，鉴于康复村住房紧张，经于都县人民政府批准在黄麟乡公馆村安背兴建于都县第二麻风隔离治疗所。两处隔离治疗所共收治682人。

1964年，调整额定人员编制为9人〔江西省人民委员会批转省民政厅、省卫生厅《"关于麻风村的领导关系、经费、人员编制意见的报告"的通知》总(64)第0682号、会编秘字第067号〕。

1995年起，于都县收到中国疾病预防控制中心麻风病控制中心和澳门明爱、广东汉达等慈善机构的援助，陆续开展老年性白内障人工晶体置换术、安装假肢。

2008年，中央财政拨付国家麻风病院村建设专项资金220万元，用于麻风康复村的改扩建项目。新建康复村占地面积125亩，房屋建筑面积2 800 m²，配备自来水、太阳能热水器、娱乐室、康复健身房、保健室、手术室、集体食堂等。

2014年，康复村居住74名休养员，其中于都县68人、章贡区2人、瑞金市4人，全部办理了城镇最低生活保障，纳入城镇居民医疗保险，每人每月生活费430元，均由政府负担解决。

2019年底，于都县皮肤病防治所所长为黄海龙。康复村居住休养员55户67人，其中于都县62人，瑞金3人，章贡区2人；其中Ⅱ级畸残者50人，生活不能自理者20人；另有健康子女人员15人(在校生9人)，其他健康人员10人；休养员每人每月生活费450元、医药费100元。留院休养员67人全部纳入城镇低保及城镇医疗保险，50人办理了残疾人证。

兴国县麻风村

1957年7月，兴国县政府决定在距离县城72 km的南坑乡中叶村筹建"兴国县皮肤病防治所"，同时设立麻风村。首任负责人何上钦。

1957年10月，开始收治麻风患者，因房屋还未完全建成，第一名麻风患者被安置在闲置的破庙中。

1958年，兴国县麻风村正式建立。

1959年，陆续收治麻风患者165人。

1964年，调整额定人员编制为5人〔江西省人民委员会批转省民政厅、省卫生厅《"关于麻风村的领导关系、经费、人员编制意见的报告"的通知》总(64)第0682号、会编秘字第067号〕。

1958—2016年，先后新建病房13栋(平房)，共125间。

1990年3月，县皮肤病防治所由南坑乡中叶村整体搬迁到县城。麻风村仍有休养员12人，由皮肤病防治所1名医生(潘佳瑶)和麻风村主任(朱道权)负责管理，并由有关部门为12名休养员办理户口、身份证、最低生活保障等。

1997年10月，县皮肤病防治所与残疾人联合会合作，为麻风病残疾者办理残疾人证。

2009年，驻村的皮肤病防治所医生退休，麻风村主任返乡，休养员先后死亡或返回家乡居住，无家可归的1名休养员被安置在原皮肤病防治所办公室内居住，麻风村病房基本倒塌。

2010年起，麻风村房屋全部倒塌，山林和土地无人管理，被当地居民耕种，原皮肤病防治所办公用房被当地村委会改造成老年公寓。

2019年底，兴国县皮肤病防治所所长为刘庚华。

会昌县麻风康复村

1958年，县政府在离县城南20 km处的右水乡梅丰村筹建麻风村，有山林田地3 000余亩，首任负责人徐俊亭。是年，麻风村收治首批麻风患者159人。皮肤病防治所在麻风村的患者中成立管理委员会，负责安排能从事劳动的患者参加生产劳动，解决了麻风患者的基本生活问题。

1964年，住村麻风患者121人。调整额定人员编制为5人〔江西省人民委员会批转省民政厅、省卫生厅《"关于麻风村的领导关系、经费、人员编制意见的报告"的通知》总(64)第0682号、会编秘字第067号〕。

1966年，收治麻风患者149人。1968年住村患者最多，达300余人。

2005年，在原麻风村附近新建1座设施较齐全的麻风康复村，占地面积10亩，房屋建筑面积900 m²，

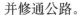

并修通公路。

2015 年,住村休养员生活费提高到每人每月 305 元。

2019 年底,会昌县皮肤病防治所所长为刘健民。康复村居住休养员 7 人,其中Ⅱ级畸残者 3 人,生活不能自理者 1 人。住村休养员人均月生活费 455 元、医药费 50 元。全部休养员均免费参加新型农村合作医疗。皮肤病防治所安排兼职麻风防治人员 2 人,其中卫生技术人员 1 人,其他人员 1 人。

寻乌县麻风村

1958 年 6 月,寻乌县政府批准在距县城城南 13 km 的文峰乡石排村石桥村小组建立"寻乌县皮肤病防治所",同时在寻乌县皮肤病防治所后面的山地里筹建麻风村,首任负责人赵玉磷。麻风村规划田地 120 亩,山林 800 亩,先后建有病房和住房约 380 m²,隔离室 15 间约 200 m²,分 2 个病区,分别为结核样型病区(沿过江)和瘤型病区(庵堂)。

1958 年 8 月,开始收治患者,当年住进麻风村患者 96 人,未收治的麻风患者则在家治疗。

麻风村由卫生、民政部门共同管理,并委托县皮肤病防治所具体负责。为了规范管理,麻风村在患者中成立管理委员会,设立村长 1 人、副村长 1 人,下设卫生组、财会组、保卫组、生产组,各组任命组长 1 人、成员若干人。随后村里相继成立生产队,有队长、会计、保管、保健员。全村实行包工、包产、包成本的核算制,以工分分配兑现,以提高劳动者的生产积极性。县粮食局保证粮食供给,县民政局提供生活费,医疗由卫生部门负责。

1964 年,收治患者 286 人。调整额定人员编制为 11 人[江西省人民委员会批转省民政厅、省卫生厅《"关于麻风村的领导关系、经费、人员编制意见的报告"的通知》总(64)第 0682 号、会编秘字第 067 号]。

1986 年冬,因县稀土公司在麻风村开发稀土,麻风村整体搬迁到文峰乡老石排村茶树窝,县政府拨划给麻风村田地 10 亩、山林 80 亩、民房(土木房)80 间。是年,住村患者 63 人。

2005 年 4 月,寻乌县麻风病防治职能合并到寻乌县疾控中心,麻风村由寻乌县疾控中心管理。

2014 年,住村休养员生活费从每人每月 375 元提高到 475 元,粮、油、盐生活用品每月按标准保障供给,所用医药费用均由民政部门全额报销。

2015 年底,有住村休养员 6 人、住房(土木房)20 间(其余房屋因其他原因拆除或倒塌)。

2016 年底,麻风村占地面积 10 亩,房屋建筑面积 350 m²。村内有住村休养员 6 人(男性 4 人,女性 2 人);其中Ⅱ级畸残者 5 人,现症患者 1 人。住村休养员每人每月生活费 500 元、医药费 40 元。住村休养员除了政府参照乡镇敬老院集中供养标准为他们每月提供生活费,老年休养员与社会老年人一样也享受老年补贴,6 名休养员免费参加新型农村合作医疗,自费部分仍可在民政部门全额报销医药费。

2017 年 1 月,寻乌县麻风防治职能及麻风村管理转由县皮肤病医院管理。

2019 年底,麻风村居住休养员 1 人和现症患者 1 人,补助生活费每人每月 800 元、医药费 40 元,均免费参加新型农村合作医疗。院长赖寿珍。

石城县民生康复村

1959 年,石城县政府在城北 20 km 处的琴江镇沔坊村付竹组紫竹坪筹建皮肤病防治所,在距皮肤病防治所南 1.5 km 处划拨田地 23 亩、山林 20 亩,建立麻风村(俗称"麻风寮"),为石城县皮肤病防治所下属科室,首任负责人陈晓环。租用民房开始收治患者。是年,收治麻风患者 25 人。麻风村设有队长、会计、保管、保健员。全村实行二级包工、包产、包成本的核算制,以工分分配兑现,以提高劳动者的生产积极性。粮食局保障粮食供给,民政局如期提供生活费。

1964 年,收治麻风患者 53 人。调整额定人员编制为 6 人[江西省人民委员会批转省民政厅、省卫生厅《"关于麻风村的领导关系、经费、人员编制意见的报告"的通知》总(64)第 0682 号、会编秘字第 067 号]。

20 世纪 60—70 年代,根据村内生产生活的需要,麻风村进行一系列基础建设,兴建房屋 16 栋,建筑面积 2 000 m²,内设病床 60 张。最多时收容患者 100 多人。配备基本生产生活设施,开展系列种植及养

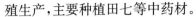

殖生产,主要种植田七等中药材。

1988 年以后,每年麻风节,县人大、县政府、县卫生局、县防疫站,以及省麻风防治指导小组、赣州地区血吸虫病地方病防治领导小组办公室、地区皮肤病防治所赴康复村看望患者。

1990 年,大部分患者治愈出院回家。麻风村更名为"民生康复村"。

2000 年,由于村内房屋已经残破不堪,且无路无电。最后的 3 名住村治愈者全部出院回家,生活费由政府提供,每人每月生活费 120 元、医疗费 30 元。至此,石城县麻风村已无人居住。

2019 年,石城县皮肤病防治所所长为李安辉。麻风村因山林未办理产权手续,田地被当地村民占用。

瑞金市麻风康复村

瑞金市麻风康复村前身为"瑞金县麻风病隔离治疗村",于 1958 年建立,选址在瑞金县高围公社帮坑大队枫树坑,由高围卫生院监管,当年收治麻风患者 58 人,首任负责人梅凡。

1959—1962 年,在万田乡田廖屋、花东坑新建病房 18 间,患者陆续迁入新址。

1964 年,额定人员编制为 3 人[江西省人民委员会批转省民政厅、省卫生厅《"关于麻风村的领导关系、经费、人员编制意见的报告"的通知》总(64)第 0682 号、会编秘字第 067 号]。

1965 年,隔离治疗村从高围卫生院独立出来,成立"瑞金县麻风病防治所",原址称为麻风患者健康村。

1966 年,全县累计查出麻风患者 115 人,收住村治疗 46 人。赣州章贡区患者迁入瑞金,县政府在万田乡东坑村流水坑上,在坑尾地带划拨良田 40 亩、山林 252 亩新建瑞金市麻风患者健康村,共建病房 60 间、治疗室等 7 间,面积 607 m²。病区改称"健康一村""健康二村""健康三村"。

1986 年,联合化疗实施后,患者由村内隔离治疗转为家庭治疗,麻风患者健康村不再收治新发患者。

1990 年,麻风患者健康村更名为"瑞金县麻风康复村"。

1994 年,瑞金撤县设市,更名为"瑞金市麻风康复村"。

2014 年 11 月,康复村居住的 4 名休养员全部搬迁到于都安背康复村居住,每人每月生活费 650 元、医药费 150 元。康复村为瑞金市皮肤病防治所下属科室,有房屋 3 栋,面积 310 m²。康复村被闲置,无人居住,随后房屋倒塌,山林和土地被当地村民占用。

赣州市南康区麻风康复村

赣州市南康区麻风康复村原为麻风病隔离村,位于南康县城北 45 km 处的麻双乡坝孜村,距横市镇 3 km,建立于 1958 年,为南康县皮肤病防治所下属科室。麻风病隔离村由卫生、民政部门共同管理,并委托县麻风病防治所具体负责,首任负责人邱林。

1958 年 9 月,南康县麻风病防治所在中央皮肤性病研究所刘涛医生的指导下开始收治麻风患者。麻风病隔离村占地面积为 500 m²,另拥有 50 亩田地。首批住进麻风村的 423 名患者大部分是被赶入当地"麻风棚"里的麻风患者,而未收治的麻风患者在家或在当地的疗养生产队进行治疗。麻风病隔离村在患者中成立管理委员会,设立党支部,并在患者中任命书记 1 人、主任 1 人、副主任 2 人,下设卫生股、财会股、保卫股、生产股,各股任命股长 1 人、成员若干人。

1960 年 2 月春节前,县政府将麻双乡坝孜村的竹坑、吉坑划给麻风病隔离村,增加田地 150 亩、山林 64 亩、民房 80 间。安排 160 多名年轻力壮的患者搬迁入住。增设红旗、跃进、高峰、吉坑(重病区)4 个生产队。每个生产队均设有队长、会计、保管、保健员。全村实行二级包工、包产、包成本的核算制,以工分分配兑现,以提高劳动者的生产积极性。县粮食局保障粮食供给,县民政局如期提供生活费。

1962 年,麻风病防治所更名为"皮肤病防治所",隔离村也改为"康复村"。

1964 年,收治患者 458 人。调整额定人员编制为 18 人[江西省人民委员会批转省民政厅、省卫生厅《"关于麻风村的领导关系、经费、人员编制意见的报告"的通知》总(64)第 0682 号、会编秘字第 067 号]。

1966 年,康复村创办业余剧团,表演地方戏。1966 年底,全县累计查出麻风患者 1 033 人,康复村收治患者 469 人,村内实有住房 141 间。

1966 年、1974 年、1981 年县政府先后 3 次拨款为康复村兴建土木结构生产生活用房 80 多间,每个患者均可住上一间 12 m² 的瓦房。1972 年,配备电影放映机。

1973 年 2 月,康复村仍有住村患者 404 人,分 13 个组,分别为红旗组 46 人、高峰组 44 人、吉坑组 21 人、上三八组 34 人、幸福组 41 人、上游组 58 人、下三八组 73 人、村委会组 12 人、瓦厂组 16 人、猪场组 20 人、重病区 6 人、窑前组 19 人、科研组 14 人。

1978 年,购买一辆手扶拖拉机运送物资。

20 世纪 80 年代,康复村安装电话,配备彩色电视机。1985 年,购买一辆旧解放牌救护车用于接送患者。

1989 年 1 月 1 日,县民政局和卫生局为 10 对住村休养员举办集体婚礼。

1990 年,康复村的大部分患者治愈出院,留下残老休养员都集中在村部附近居住,康复村缩编为 4 个组。

1995 年,购买一辆旧丰田农运车为康复村运送物资。

1996 年,康复村休养员生活补助由每人每月 50 元提高到每人每月 70 元。

1997 年 5 月,住村休养员成立"南康市汉达康福协会"(以下简称"南康汉达")。

1998 年 5 月,在广东省汉达康福协会(以下简称"广东汉达")的帮助下,南康汉达举办首期缝纫培训班并培训 12 名休养员及家属,广东汉达杨理合先生、闻路得女士(美国籍)、梁启文女士(新加坡籍)等 6 名专家到南康康复村参加开班仪式。

1998 年,县皮肤病防治所协助残疾人联合会为 160 多名麻风残疾者办理残疾人证,使其与其他残疾人一样享受有关待遇和优惠政策。

1998 年 9 月,麻风康复者代表王诚立在广东汉达的资助下参加在北京举办的第十五届国际麻风大会。

1999 年 3 月,县皮肤病防治所购买一辆轻型普通货车为康复村运送物资。9 月,由国际理想协会、广东汉达、南康汉达共同主办的"提高麻风康复者领导管理能力研讨会"在南康召开,韩国韩星协同会主席郑相权介绍韩国经验并到康复村考察,个人捐助 2 450 元。

1999 年 12 月,广东汉达投资 6 万元在康复村幸福组兴建 100 亩高产油茶基地。

2000 年,广东汉达提供 2 万元贷款,帮助休养员发展种植、养殖业。此后,广东汉达先后为康复者子女 32 人次提供 10 万余元助学金,另有 2 名康复者子女获广东汉达助学贷款共 4 万元。

2000 年 10 月 19 日,由澳门明爱集团捐资 120 万元建设的新康复村竣工。大部分村民搬进康复新村,看上了彩色电视,用上了太阳能热水,还有教会的修女为他们提供生活服务。

2000 年 11 月,在广东汉达的资助下,南康汉达理事长王诚立作为康复者代表到印度 Agra 参加第一届亚洲麻风大会。

2002 年 3 月,康复村保健员郭照汗获得"广东汉达基金奖",7 月当选南康汉达理事长。

2005 年以后,由于公职人员调动及休养员残老或死亡,机构人员未及时做出调整,南康汉达停止运作。

2009 年 7 月,县皮肤病防治所购买一辆瑞风牌商务车用于接送患者进行手术及麻风防治工作者下乡。

2010 年 5 月,300 万元的中央转移支付"赣州市麻风病院村改建项目"在康复村高峰组原址竣工,建成 2 层新病房 3 栋,占地 951.4 m²,建筑面积 1 895 m²,能容纳 80 多名患者居住生活。

2010 年 9 月,康复村被列入当地乡政府"增、减、挂"项目,拆除危旧房 3 300 m²,平整土地 5 000 m²。2014 年底,康复村内原有土木结构危旧房屋全部拆除。

2015 年底,村内休养员均有政府提供的生活费和老年津贴,除了政府参照乡镇敬老院集中供养标准为他们提供每人每月 295 元生活费,老年休养员与社会上的老年人一样也享受老年津贴,每人每月 55 元;

另有高龄补贴:80~84 岁每人每月 50 元,85~89 岁每人每月 100 元,90 岁以上每人每月 200 元。所有休养员免费参加新型农村合作医疗,自费部分仍可在民政部门全额报销医药费。康复村的耕地及山林租金以节日慰问金的形式发放给患者,每人每年约 500 元。

2019 年底,南康区皮肤病防治所所长为李芳英。康复村居住休养员 53 人,其中Ⅱ级畸残者 40 人,生活不能自理者 5 人;住村休养员人均月生活费 545 元、医药费 60 元。康复村有专职麻风防治人员 2 人,其中卫生技术人员 1 人、其他人员 1 人。

✿ 吉安市吉州区麻风村

吉州区麻风村前身为"吉安市(县级)麻风村",始建于 1958 年 5 月,地址在吉州区禾埠乡天华山。创建之初有医护人员 3 人,医生吴耀栋夫妇负责治疗麻风患者。

1964 年,收治患者 18 人。调整额定人员编制为 3 人[江西省人民委员会批转省民政厅、省卫生厅《"关于麻风村的领导关系、经费、人员编制意见的报告"的通知》总(64)第 0682 号、会编秘字第 067 号]。麻风村累计收治住院患者约 100 人。

1973 年 1 月,吉安市人民防治医院皮肤病防治门诊部改建为"吉安市皮肤病防治所"。11 月,与吉安市第二人民医院合并,作为该医院的一个科,仍保留吉安市皮肤病防治所名称,麻风防治职能未变。

1987 年 6 月,市皮肤病防治所与市第二人民医院合署办公,统一行政管理,对外仍保留市皮肤病防治所专业机构,医务人员 15 人(含麻风村医生),除门诊治疗皮肤病外,还负责全市的麻风防治工作。麻风村仍在天华山。

2000 年 5 月,吉安撤地区改市,原县级吉安市改为吉州区,原吉安市皮肤病防治所更名为"吉州区皮肤病防治所",麻风病防治职能未变,但归属吉州区管理。

2003 年,原吉州区皮肤病防治所随吉安市第二人民医院整体改制私有化,吉州区皮肤病防治所挂靠吉安市第二人民医院,麻风病防治职能未变,麻风村仍在原址。

2019 年底,吉州区皮肤病防治所所长为刘小娟。麻风村有砖木结构房屋 2 栋,约 400 m²,年久失修,部分屋顶垮塌,部分围墙倒塌,无麻风患者或休养员居住,仅有原食堂管理员 1 人暂住。

✿ 吉安市青原区麻风村

青原区麻风村的前身为"吉安县麻风疗养所"。1958 年 2 月,建立吉安县麻风病院和麻风疗养所,位于吉安县富田镇老石坑,距离县城 45 km,有水田 5 亩、土坯房 3 间。麻风病院建立之初医疗设备简陋,有医务人员 2 人,收治患者 18 人,负责人彭日伟。

1963 年,利用上级拨款 3 万元新建房屋 1 500 m²。麻风疗养所收治麻风患者 30 人,调整额定人员编制为 3 人[江西省人民委员会批转省民政厅、省卫生厅《"关于麻风村的领导关系、经费、人员编制意见的报告"的通知》总(64)第 0682 号、会编秘字第 067 号]。

1965 年,吉安县麻风病院更名为"吉安县皮肤病防治所",麻风疗养所更名为"吉安县麻风村"。

1970 年,经县政府批准,吉安县皮肤病防治所和麻风村由富田老石坑迁至富田镇横坑村。有土砖结构工作用房,占地 600 m²,其中门诊 1 栋、职工宿舍 1 栋、消毒间 1 栋;有土砖结构住宿用房 8 栋,食堂、粮仓、养猪场各 1 栋,占地面积 2 315 m²;水田 40 多亩,旱地 30 多亩。

1985 年底,麻风村累计住院治疗患者 151 人,治愈出院 112 人。

2000 年,吉安地区撤地设市,按属地原则,吉安县皮肤病防治所更名为"青原区皮肤病防治所",有工作人员 2 人。吉安县麻风村同时更名为"青原区麻风村",为吉安市青原区皮肤病防治所下属科室,属青原区管辖。

2010 年,区皮肤病防治所改造麻风村房屋。

2019 年,青原区皮肤病防治所所长为程斌华。麻风村居住休养员 6 人,每人每月生活费 400 元、医药费 150 元。

吉水县麻风村

1969 年 8 月,由吉水县民政局会同卫生部门抽调 4 人,具体负责筹建吉水县皮肤病防治所和麻风村。所址设在吉水县原富滩人民公社古富大队西坑村的山坑里(现为吉水县水南镇带元村井头),1971 年下半年竣工。首任负责人彭乃昌。职工区有用房 200 m²,内设办公室、诊疗室、药房、检验室、职工宿舍、厨房、客房等。麻风村距职工区 1.5 km,建筑面积 550 m²(砖木结构),住房 3 栋共 24 间,食堂 1 栋。征用水田 48 亩、鱼塘 1 口、油茶山 50 亩、山地近千亩,作为患者生产基地。患者的医疗生活费由政府负担,医务人员归县卫生局调配。

1971 年 12 月,县革命委员会"抓革命促生产"指挥部下达"收治麻风患者的意见"中,提出解决患者口粮、生活费等问题的办法。①粮食问题:从接收患者之日到 1972 年 7 月 20 日的粮食,均由患者按在家定量标准带去。②患者生活费问题:按收治患者的实际人数,每人每月由政府补助生活费 6 元。③组织患者开展生产劳动,力争在较短时间内逐步做到粮、油、菜自给。

1972 年 1 月,县皮肤病防治所有职工 9 人,其中医务人员 4 人。麻风村有病床 70 张,收治麻风患者 69 人。

1973 年,吉水县皮肤病防治所配置手扶拖拉机 1 辆,8.75 mm 电影放映机 1 部,小型发电机 1 台,定期为患者放电影。

1972—1983 年,先后收治患者 90 人,治愈出院 43 人,病死 20 人。1983 年底尚有患者 27 人。

1984 年,因经费短缺,电影放映机、手扶拖拉机、发电机低价出售,为麻风村购 14 英寸黑白电视机 1 台,并解决照明用电问题。

1986 年,皮肤病防治所有职工 4 人,麻风村住院患者 21 人。

1987—1990 年,麻风村陆续增收患者 6 人。1990 年底,县皮肤病防治所有医师 2 人(含副所长 1 人)、主管药师 1 人,另雇请临时工 2 人;麻风村有住院治疗患者 12 人。

1993 年,吉水县皮肤病防治所迁至吉水县城南门巷 47 号,占地面积 100 m²,建筑面积 200 m²。1994 年 4 月房屋拆迁后租房办公,有职工 4 人。麻风村仍然保留在原处,有患者 11 人。

1995 年以后,无新发麻风患者。2004 年,麻风村最后一名留守医生郭越培去世,麻风村从此闲置。

2019 年底,吉水县皮肤病防治所所长为严宜行。麻风村内无人员居住,麻风村房屋一直闲置,产权归属吉水县皮肤病防治所。

峡江县康复村

1964 年 5 月 15 日,经峡江县委、县政府批准设立峡江县皮肤病防治所和峡江县康复村。峡江县康复村位于距峡江县城 20 km 处偏僻的马埠镇乌源坑,征用水田 100 亩左右、茶山 60 亩左右供麻风患者耕种。1964 年底,峡江县康复村建成,建有砖木结构的平房 5 间,建筑面积约 1 000 m²,收治患者 24 人。工作人员 2 人,负责人曾海兴。

1965 年,工作人员增至 6 人。

1990 年,康复村继续接收治疗患者 13 人,累计收治 49 人。

2016 年,峡江县皮肤病防治所有工作人员 5 人,其中医生 2 人、中药师 1 人、护士 1 人、检验员 1 人,所长席建国。康复村有休养员 3 人,生活费每人每月 400 元、医药费 200 元。

2019 年底,康复村居住休养员 2 人,生活费每人每月补助 565 元、医药费 200 元。

新干县麻风村

新干县麻风村位于距新干县城 35 km 的七琴乡坪上村的石垄下,与县麻风病防治站一同建于 1958 年,负责人陈经,有医生和护理员各 1 人,收治麻风患者 35 人。原有 3 间破旧民房(约 500 m²),经过整修后作为患者的医疗和生活场所。

1964 年,县麻风病防治站更名为"新干县麻风病防治所",医务人员增至 5 人,同时吉安地区民政局拨款新建病房 2 栋,患者食堂 1 栋。

1965 年,吉安地区民政局拨款新建医务人员办公室和职工宿舍 1 栋。

1968 年,吉安地区民政局再次拨款扩建病房 2 栋。至此麻风村有房屋面积 620 m²,土地 15 亩。

1971 年,县麻风病防治所更名为"新干县皮肤病防治所",并扩充病床 40 张。

1977 年,吉安地区民政局给该所配备带拖斗摩托车 1 辆,收治住院患者最多时达 40 余人。

1987 年,患者生活费每人每月补助 23 元。

2008 年 5 月,县皮肤病防治所与县疾病预防控制中心合署办公。

2012 年 10 月,住麻风村最后 2 名治愈人员,1 人病故、1 人返家。此后,新干县麻风村无人居住,土地、房屋闲置。麻风村产权归属县皮肤病防治所。

2018 年,新干县皮肤病防治所职能及人员并入县疾病预防控制中心。

永丰县麻风村

永丰县麻风村位于距吉安市永丰县城 70 余千米的三坊乡下圳坊村(原罗坊公社圳坊村),为永丰县皮肤病院病区管理委员会[永丰县人民政府《永丰县人民政府关于设立永丰县皮肤病院批复》永府字(61)78 号]。

1961 年,永丰县建立麻风病防治站,有工作人员 3 人,负责人周如琳。

1968—1970 年,在麻风病防治站的基础上组建永丰县麻风病防治院,院址在原罗坊公社圳坊村,分院部和麻风村两部分。院部建在下圳坊村口,房屋建筑面积 410 m²,占地面积 1 828.8 m²,其中病区 915 m²、院部 913.8 m²。工作人员 10 人,工资由县卫生局拨付;麻风村建在圳坊村南坑,离院部 1.5 km,分瘤型、结核样型两病区,病区之间相隔 1 km,各病区均建有住房、厨房、膳厅、医务室、药房、猪舍、牛栏等,工作人员办公室,粮仓、农具保管室。

1971 年,永丰县麻风病防治站更名为"永丰县皮肤病院"。是年,在沙溪镇集中培训麻风防治骨干医师,进行全民性的麻风普查,查出麻风患者 7 人,全部收入麻风村住院治疗,收治患者数达到 94 人。

1976 年,皮肤病院进行扩建,病区房屋建筑面积 1 240 m²。医疗设备和生活设施比较完备。患者住院医药费、棉衣、棉裤、棉被、床铺、蚊帐、席子等生活用品以及所需生产工具、耕牛、种子等由县民政部门无偿拨给,每月发给每位患者生活补助费 10 元,患者参加集体生产劳动,每人每年可得 50～300 元不等收入。

1980—1990 年,除治愈出院和死亡外,有住院麻风患者 24 人。到 1990 年,累计发现和收治麻风患者 139 人,其中结核样型 80 人、瘤型 59 人。

1992 年 3 月,永丰县皮肤病院在恩江镇直街 7-5 号设立门诊部,使用面积 90 m²。至 2015 年,有医、护、药、技、行政等工作人员 10 人。

2011—2013 年,永丰县民政局先后拨出 4 万元对麻风村的房屋进行修缮。

2019 年,永丰县皮肤病院院长为苏晓明,有工作人员 8 人,其中医生 5 人、护士 1 人、药剂师 1 人、护工 1 人;麻风村居住休养员 1 人,为其发放月生活费 400 元,月医药费 30 元。

泰和县麻风村

1958 年,设立泰和县麻风病防治院,院址在泰和县马市镇蜀口顶板洲,有医务人员 7 人,负责人李毕云。12 月,开始分批收治麻风患者。

1959 年 1 月,泰和县麻风病防治院迁至上田镇橘园坪岭村,当时征用地主房屋 1 栋约 150 m²,作为医疗和生活用房。是年,在距离防治院 1 km 的斗笠岭建麻风村,新建医疗和生活用房 3 栋,病房 7 栋,面积 2 275 m²。开垦生产基地,作为麻风患者治病、生产、生活的活动场所。

1964 年,麻风村有水田 44 亩、旱地 56 亩、蔬菜地 20 亩、鱼塘 2 口、油茶山 300 亩,其他山地 200 亩。由管理委员会安排能从事劳动的患者参加生产劳动,逐日登记劳动工分。患者的伙食费和病房修建费由县民政局拨款,医务人员的工资、办公费和医疗费、医疗设备费由卫生局拨款。收治患者 60 人。调整额定人员编制为 7 人[江西省人民委员会批转省民政厅、省卫生厅《"关于麻风村的领导关系、经费、人员编制意见的报告"的通知》总(64)第 0682 号、会编秘字第 067 号]。

1965 年,泰和县麻风病防治院更名为"泰和县麻风病防治所"。

1966 年 8 月,又更名为"泰和县皮肤病防治所"。

1972 年,进行麻风普查,确诊麻风患者 68 人,收容入村治疗 36 人,是年病村患者最多为 101 人,配备病床 250 张。

1984 年,泰和县皮肤病防治所内设麻风防治、临床科室 2 个,麻风村 1 个,有职工 13 人。其中包括主治医师、主管医师、医师、医士、药士、护士、技士等专业技术人员,以及后勤管理人员。主要设备有高压消毒机、显微镜等。

1990 年,泰和县皮肤病防治所门诊迁至澄江镇南门中山路,占地面积 400 m²,建筑面积 580 m²。麻风村仍位于原处。

1992 年,文田镇(后与上田镇合并为澄江镇)政府为发展当地经济,征用麻风村 85 亩土地外租 40 年种植果树。

1996 年,泰和县皮肤病防治所整体搬迁至县城白凤大道,占地面积 900 m²,建筑面积约 700 m²。

1998 年,泰和县人民政府征用麻风村土地 247 亩用于建泰和县殡仪馆。

2016 年底,泰和县皮肤病防治所所长为谢代全。麻风村占地面积 100 余亩,休养员 3 人,生活补助费纳入地方财政预算,按月定期拨付,每人每月生活费 450 元、医药费 100 元。同时民政部门还做好困难休养员生活救济,把残老无家可归的休养员纳入城镇居民低保,参加居民医保。

2019 年底,麻风村有休养员 1 人。

遂川县康复村

1958 年 10 月,遂川县成立"麻风病防治委员会",在县城东北 20 km 的于田镇江背村西塘尾自然村建立麻风病防治所,负责人张泾万。防治所有医生 2 人、工勤人员 1 人。同时拨款 4 500 元建工作用房和麻风村,收治县内麻风患者 108 人。患者医药费用由卫生部门负担,生活费和生产资料投资及房屋修缮费用由民政部门负担。

1959 年 7 月,麻风病防治所更名为"遂川县皮肤病防治所",在距病村 500 m 处重建工作用房,设置医务组、药房、检验室,工作人员增至 10 人。

1964 年,收治患者 95 人。调整额定人员编制为 7 人[江西省人民委员会批转省民政厅、省卫生厅《"关于麻风村的领导关系、经费、人员编制意见的报告"的通知》总(64)第 0682 号、会编秘字第 067 号]。

1973 年 1 月,县皮肤病防治所更名为"遂川县康复医院",增设皮肤病防治组。麻风村更名为"康复村",有住院治疗者 85 人。同时,扩建患者的厨房、膳厅、厕所、浴室及职工宿舍各 1 栋,兴建病房 2 栋,建筑面积 780 m²。

1981 年 6 月,住院患者达到 172 人。村内设有康复村管理委员会,主要负责患者的生产、生活和康复村管理。

1990 年,全县累计共发现麻风患者 605 人,集中收治患者 318 人。

1994 年 10 月,康复医院在于田镇开设皮肤病门诊。

2003 年 3 月,康复医院在县城设立皮肤病门诊部,同时撤销于田镇门诊。康复村进行电网改造,装上自来水。

2013 年 10 月,康复医院增加单位名称"遂川县皮肤病防治所"。

2014 年 12 月,康复医院有工作人员 10 人。其中,县城门诊 7 人,康复村留守工作人员 3 人。

2019 年,遂川县康复医院院长为刘戴平,有工作人员 9 人,其中医生 5 人、药剂员 1 人、检验员 1 人、护士 2 人。康复村居住休养员 5 人,每人每月生活费 300 元、医药费 50 元。

万安县麻风村

万安县麻风村和万安县皮肤病防治所始建于 1960 年,位于万安县弹前乡上洛村富岭组,负责人李余良。

1962 年,收治麻风患者 18 人。麻风村有医疗和生活用房 5 栋,面积 360 m²,并开垦生产基地,作为麻风患者治病、生产、生活的活动场所。

1963 年,收治麻风患者 12 人。麻风村有水田 45 亩,蔬菜地 5 亩、山地 300 亩,由管理委员会安排能从事劳动的患者参加生产劳动,逐日登记劳动工分。患者的伙食费和病房修建费由县民政局拨款,医务人员的工资、办公费和医疗费、医疗设备费由县卫生局拨款。

1964 年,收治患者 36 人。调整额定人员编制为 3 人[江西省人民委员会批转省民政厅、省卫生厅《"关于麻风村的领导关系、经费、人员编制意见的报告"的通知》总(64)第 0682 号、会编秘字第 067 号]。

1986 年,县皮肤病防治所内设麻风防治、临床等科室 2 个,麻风村 1 个,有职工 6 人,包括主治医师、医师、医技等专业技术人员,以及后勤管理人员,主要设备有高压消毒设备、显微镜等。

1990 年,万安县皮肤病防治所整体搬迁至县城万寿亭并入万安县血吸虫病防治站,实行统一领导。麻风村仍在原址。

1992 年,新建万安县皮肤病防治所门诊楼,院址在万安县凤凰路 45 号。

2019 年,万安县皮肤病防治所所长为杨非,麻风村有工作人员 1 人,无住村麻风患者和休养员。麻风村田地、山林闲置,产权仍归属万安县皮肤病防治所。

安福县麻风村

安福县麻风村于 1968 年 7 月由政府组织筹建,1970 年 7 月建成并投入使用。麻风村位于原江南公社浮山生产大队香炉山和石须脑之间,占地 154 亩,其中水田 59 亩,旱地 95 亩,产权归属县麻风病防治所。建有一层式瓦房 9 栋,建筑面积 1 350 m²。时有医、护、药、技等工作人员 6 人,负责人杨禄寿。

1964 年,调整额定人员编制为 3 人[江西省人民委员会批转省民政厅、省卫生厅《"关于麻风村的领导关系、经费、人员编制意见的报告"的通知》总(64)第 0682 号、会编秘字第 067 号]。

1969 年 9 月,安福县麻风病防治所更名为"安福县皮肤病防治所"。

1970 年,全县共管理麻风患者 47 人,其中麻风村收治麻风患者 28 人。收容患者的生活费用和所有麻风患者的治疗费用全部由政府承担。

1971—1985 年,发现麻风患者 27 人,全部收容在麻风村治疗。患者采取统一管理,治疗和生活费用由政府承担。

1986 年后,不再收治新发患者,累计收治麻风患者 45 人。

2005 年 6 月,仅存的一名休养员去世。此后,安福县麻风村无人居住,土地一直闲置,产权归属仍为县皮肤病防治所。

2019 年,安福县皮肤病防治所所长为刘炳亮。

永新县麻风村

1957 年,永新县在高桥楼镇大沙村山坳建立"永新县麻风病院",建有职工宿舍 1 栋,首任负责人旷菊仕。

1958 年,县政府决定划拨山林 442.50 亩,在麻风病院旁兴建麻风村,共建有厨房与膳厅、厕所、浴室各 1 栋。

1961 年,麻风村建成,10 月开始收治患者 20 人。额定人员编制为 3 人[江西省人民委员会批转省民政厅、省卫生厅《"关于麻风村的领导关系、经费、人员编制意见的报告"的通知》总(64)第 0682 号、会编秘字第 067 号]。

1978—1981 年,发现麻风患者 11 人,全部收到麻风村隔离治疗。

1965 年,县麻风病院更名为"永新县皮肤病防治所",为全额拨款股级事业单位。

1985 年,麻风村住院治疗患者 27 人。

1996 年后,麻风村不再收治新发患者,所有新发麻风患者居家治疗。

1998 年,永新县皮肤病防治所在县城开设皮肤病门诊。

2002 年,永新县皮肤病防治所搬迁至县城。

2005 年,麻风村最后一名麻风患者去世。

2019 年,永新县皮肤病防治所所长为盛国华。麻风村所有房屋倒塌,山地全部被当地政府承租给村民造林,产权仍归属县皮肤病防治所。

井冈山市麻风村

井冈山市麻风村的前身为"宁冈县麻风病收容所",始建于 1952 年,位于新城下岭坡,是江西省第一个由政府筹建的县级麻风患者收容所,首任负责人刘非龙。

1957 年收容所更名"麻风村",收治麻风患者 32 人,由新城区卫生院兼管。

1959 年,宁冈县与井冈山市合并,宁冈县麻风村更名为"井冈山市皮肤病防治所"。

1961 年,井冈山与宁冈分治,井冈山市皮肤病防治所更名为"宁冈县皮肤病防治所"。

1962 年,麻风村扩建至下岭坡的大江边。

1964 年,收治患者 37 人。调整额定人员编制为 4 人[江西省人民委员会批转省民政厅、省卫生厅《"关于麻风村的领导关系、经费、人员编制意见的报告"的通知》总(64)第 0682 号、会编秘字第 067 号]。

1966 年,井冈山管理局所属麻风患者 38 人,部分患者送往宁冈县麻风村治病,另有部分患者住在政府征用的新城棋子石的民房治疗。

1970 年,因国家建设需要棋子石等地做工业基地,于 4 月迁至古城猪脑冲兴建。

1982 年,山洪冲倒部分房屋。

1983 年,县政府拨款在古城迴溪亭兴建县皮肤病防治所办公楼,同时用 0.5 万元买下焦冲兴建麻风村,共建造砖混结构房屋 2 栋,土木农居房屋 1 栋,共 500 m²;并修通简易土石路。

1995 年后,麻风病村未收新患者,原住村患者陆续回家。

2000 年,宁冈县、井冈山市合并,宁冈县皮肤病防治所更名为"井冈山市皮肤病防治所"。

2019 年底,井冈山市皮肤病防治所有医生 1 人、药剂师 1 人。麻风村由于房屋年久失修,已不能正常居住,留村休养员 1 人迁至市皮肤病防治所院内的附属用房居住,生活费每月 250 元,医疗费每月 50 元。

宜春市袁州区麻风村

袁州区麻风村的前身是宜春县麻风病院,始建于 1959 年 9 月,位于原宜春县西北边远山区的水江乡环溪村乌水凼,离城区约 80 km,是一个四面环山,东西长南北窄的小盆地,盆地西头高山的泉水汇成小渠,沿盆地的纵轴向东流,消失在东南山下。

1959 年 9 月,宜春县麻风病防治所成立,首任负责人黄志庚。成立之初在水江乡环溪村张氏祠堂修建医务人员住房,并在距离约 2 km 处征用当地的民房改作麻风患者病房(即麻风村)。麻风村有稻田、旱地、水塘和山林,共约 1 250 亩。

1959 年,开展麻风普查,查出麻风患者 28 人,全部收入麻风村住院治疗。麻风村除收治本县麻风患者外,还收治上高县的麻风患者。麻风村收治患者最多时达 200 余人。患者从事力所能及的生产劳动,凭工记分,以弥补生活补贴的不足。之后,又陆续在麻风村兴建病房、食堂、仓库、礼堂、牛栏等共 1 300 余平方米,用水管引山泉水作"自来水"。

1964 年,收治患者 111 人。调整额定人员编制为 7 人[江西省人民委员会批转省民政厅、省卫生厅《"关于麻风村的领导关系、经费、人员编制意见的报告"的通知》总(64)第 0682 号、会编秘字第 067 号]。

1966年,第一批治愈患者出院。

1969年,宜春县麻风病防治所更名为"宜春县皮肤病防治所"。

1970年,在乌水凼以东2km的快石岭建宜春县皮肤病防治所主楼及附属房屋(食堂、仓库、碾米坊、消毒隔离室等),建筑面积约1 000余平方米,用作防治工作用房和职工宿舍。患者生活区仍在麻风村。

1973年,麻风村新建砖瓦结构的病房近300 m²,配备发电机。简易公路通到了山下的更溪村(距离宜春市皮肤病防治所、麻风村均有5 km)。

1977年,配备电影放映机。

1978年,配给麻风村汽车1辆(货车)。

1980年,政府对患者的生活补助费平均每人每月8元。麻风村的生产和生活由患者组成的村委会统一管理。

1985年,宜春县与宜春市合并为宜春市(县级市),县皮肤病防治所更名为"宜春市皮肤病防治所"。

1986年,更名为"宜春市皮肤病防治医院",核定编制20人。

1987年,在江西省政府血吸虫病地方病防治领导小组办公室和宜春市政府的支持下,医院筹资32万元购买原市华侨企业公司位于城南郊(原珠泉路64号)的综合楼(建筑面积1 777 m²,土地4.75亩),开设门诊部。

1988年8月,院部陆续从快石岭迁入新址,麻风村仍在原址。有医生、护士、药士(师)和行政后勤人员轮流到麻风村上班。

1988年开始,每年"世界防治麻风病日"前,分管卫生的副市(区)长率卫生、民政等部门领导,携带棉被、大衣和粮油鱼肉等物品到麻风村进行慰问。

1990年10月,麻风村居住休养员28人,平均年龄61岁(37~80岁),住院时间平均23年。全部休养员均有Ⅱ级畸残,复杂性足底溃疡24人,3人生活完全不能自理。

2000年宜春撤地设市时,麻风村改称袁州区麻风村。

2000—2003年,市皮肤病防治医院实施麻风康复合作项目,麻风村有3人为项目康复对象,防治人员培训其做自我护理,督促穿防护鞋,为其做足底溃疡手术,康复工作取得预期效果。

2008年,麻风村最后一名畸残老年患者被送到敬老院。此后,麻风村无患者居住。

2019年,宜春市皮肤病防治医院院长为何广平。麻风村的稻田、旱地、水塘和山林等产权归属均为宜春市皮肤病防治医院,房屋破烂不堪,其余财产全部出租给当地村民使用。

丰城市麻风敬老院

丰城市麻风敬老院的前身为"丰城县麻风病防治所住院部",建于1960年3月,位于铁路公社油坊大队旁,距丰城城区36 km。有山林150亩、水田20亩,另有患者开垦的荒地8亩。首次收治患者53人,首任负责人陈禄寿。

1962年,先后修建患者宿舍7栋,总面积1 580.5 m²;医疗室256 m²,食堂302.6 m²,代销店107.9 m²;住院部总建筑面积2 250 m²。

患者选举产生的管理委员会负责管理患者的生产生活、收入分配、捐赠物资发放、组织患者参加力所能及的生产劳动,凭工记分,按分计酬。

1964年,为解决铁路公社油坊大队的生产、生活用水需求,油坊大队组织人力在住院部修建水库,水域面积50亩(枯水季节),产权归属县麻风病防治所。

1964年,调整额定人员编制为7人[江西省人民委员会批转省民政厅、省卫生厅《"关于麻风村的领导关系、经费、人员编制意见的报告"的通知》总(64)第0682号、会编秘字第067号]。

1969年,县麻风病防治所更名为"丰城县皮肤病防治所"。

1972年,防治所门诊部迁至距离住院部2 km的斋家暮,修建进村公路;配置汽车、碾米机、电影放映机等设备。住村患者数最多达226人。

1976 年,门诊部再次搬迁至距离住院部 3.5 km 的省道旁。

1979 年,县皮肤病防治所更名为"丰城县皮肤病医院"。

1980 年,购置电影放映机 1 台。

1982 年,住院部修建 1 座自来水塔,购买 1 台彩色电视机,装备 1 辆三轮摩托车。患者生活费每人每月补助 11 元,医药费每人每年 60 元。

1988 年 1 月,"世界防治麻风病日"前夕,江西省委副书记许勤、江西省政府副省长陈癸尊到住院部(简称"麻风敬老院")慰问休养员。12 月,丰城撤县设市。

1989 年 1 月,更名为"丰城市皮肤病医院"。

1994 年 1 月,"世界防治麻风病日"前夕,江西省政府副省长黄懋衡等前往麻风敬老院慰问休养员。

2000—2001 年,由澳门利玛窦社会服务中心出资,在麻风敬老院原址上新建 3 栋休养员宿舍(其中 1 栋为钢混结构的二层楼),总面积约 600 m²。澳门利玛窦社会服务中心自 2000 年开始,补助休养员生活费每人每月 50 元。

2001 年 1 月,"世界防治麻风病日"前夕,江西省政府副省长胡振鹏率队到麻风敬老院慰问休养员。

2001 年,政府投资将 3.5 km 进村的普通道路改建为水泥公路。

2008 年 3 月,利用中央专项资金,省、市及本院投资共 350 万元,在麻风敬老院距原址 200 m 处,新建"四合院"式敬老院(平房共 9 栋,总建筑面积 3 000 m²),内设每人 1 套的休养员宿舍(内有卧室、厨房和卫生间)、食堂、澡堂、娱乐室、医务室、手术室、功能锻炼室等。

2019 年底,丰城市皮肤病医院院长为潘满华。麻风敬老院有工作人员 3 人,其中医生 2 人、后勤人员 1 人;住院休养员 42 人,休养员人均月生活费为 570 元(低保待遇每人每月 350 元,市财政拨生活费每人每月 170 元,丰城市皮肤病医院资助每人每月 50 元),每人每月医药费为 30 元。

樟树市麻风村

樟树市麻风村的前身是"清江县麻风病防治所住院部",始建于 1960 年 5 月,位于交通闭塞的吴城乡麾塘石井村,有水田 100 亩、旱地 10 亩、山林 1 100 亩。清江县麻风病防治所初建时有医护人员 2 人,首任负责人杨保辉。麻风村由清江县麻风病防治所负责管理,有病房约 500 m²,全部用于收治麻风患者,首次收治患者 20 余人。

1964 年,收治患者 56 人。调整额定人员编制为 3 人[江西省人民委员会批转省民政厅、省卫生厅《"关于麻风村的领导关系、经费、人员编制意见的报告"的通知》总(64)第 0682 号、会编秘字第 067 号]。

1969 年,清江县麻风病防治所更名为"清江县皮肤病防治所",职工增至 8 人。

1988 年 12 月,清江县撤县建市,更名为"樟树市皮肤病防治所",无独立办公场所(设在樟树市卫生局内),专兼职人员减少至 2 人。麻风村仍在原址。

2003 年,市卫生局与市民政局筹资在麻风村原址新建 1 栋平房,共 5 个套间,约 165 m²,改善休养员的居住环境。

2019 年底,樟树市皮肤病防治所所长为陈水根。麻风村居住休养员 4 人,有兼职管理人员 1 人。休养员每人每月生活费 300 元、医药费 100 元。

高安市麻风村

1960 年,高安县委、县政府组织筹建"高安县麻风病防治所",选址于距离城区约 55 km 的华林垦殖场南岭境内的一座庵观(称南岭庵,始建于 1709 年,续修于 1853 年,房屋坐北朝南)。县政府将庵内的房屋重新修缮整理用作麻风病住院部,即麻风村。麻风村有山林耕地 150 亩(可耕地 15 亩),村内主房、附房共约 300 m²,可容纳 60 张床位。在麻风村东侧 1.5 km 处兴建 1 栋平房(面积 60 m²),作为县麻风病防治所医务室和医务人员宿舍,首任负责人肖鸿钧。12 月,收治麻风患者 24 人(其中由萍乡转回 12 人)。

1964 年,额定人员编制为 2 人[江西省人民委员会批转省民政厅、省卫生厅《"关于麻风村的领导关

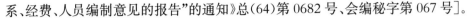

系、经费、人员编制意见的报告"的通知》总(64)第 0682 号、会编秘字第 067 号]。

1969 年,县麻风病防治所更名为"高安县皮肤病防治所"。

1973 年,县皮肤病防治所职工增至 7 人。

1987 年,新建 1 栋面积 160 m² 的二层职工宿舍楼。

1990 年,再建业务用房 200 m²,并添置病床及医疗设备。

1993 年 12 月,高安县撤县设市,高安县皮肤病防治所更名为"高安市皮肤病防治所"。

1994 年,市皮肤病防治所在城区赤土板路兴建门诊部大楼,使用面积 410 m²,1997 年建成并投入使用,医务人员增至 11 人。麻风村仍在原址。

2002 年,市皮肤病防治所更名为"高安市皮肤病防治医院"。

2008 年,政府投资对麻风村房屋进行修缮。

2014 年,在麻风村山下新修建一处板房,方便患者出行时歇脚。

2019 年,高安市皮肤病防治医院院长为张建华。麻风村居住休养员 1 人,每人每月补助生活费 125 元、医药费 20 元,并享受城市低保待遇(每月 100 元)。

上高县麻风村

上高县麻风村始建于 1960 年 1 月,与上高县麻风病防治所一并选址于江口公社(现芦洲乡)田背严家岑村,有旱地 25 亩。麻风村设病床 20 张,首任负责人王洪明。是年 9 月,收治从萍乡麻风病防治所转入的麻风患者 17 人(其中上高籍 16 人、万安籍 1 人)。

1964 年,额定人员编制为 2 人[江西省人民委员会批转省民政厅、省卫生厅《"关于麻风村的领导关系、经费、人员编制意见的报告"的通知》总(64)第 0682 号、会编秘字第 067 号]。

1972 年,县麻风病防治所迁至界埠乡城陂自然村,有工作人员 4 人。麻风村仍在原址。

1976 年 10 月,治愈的麻风患者陆续离村回家,无家可归者仍留住麻风村。

1980 年,县民政局给麻风村内的患者补助生活费每人每月 7 元,医药费由卫生局支付。

1988 年,上高县麻风病防治所与县血吸虫病防治站合并,改称"上高县血吸虫病地方病防治站",开设皮肤病门诊。

2001 年,县麻风村仅有治愈畸残者 2 人,其中 1 人回老家安福县,另 1 人送至锦江敬老院。至此,上高县麻风村无驻村人员,累计收治麻风患者 33 人。

2003 年 5 月,因多年无新发病例、麻风村无人管理、房屋设施破旧等原因,麻风病村闲置。

2019 年,上高县血吸虫病地方病防治站站长为刘军。麻风村因多年无人照看,房屋倒塌,土地荒芜,产权归属不明确。

万载县麻风村

1966 年 6 月,万载县成立麻风病防治所,有职工 6 人,由双桥卫生院代管,陈才堂(时任卫生院院长)为首任负责人。万载县麻风病防治所门诊楼和麻风村在离县城 16 km 的双桥镇尚庄村樵源冲,建筑面积 430 m²,有水田 32 亩、山林 220 亩,有简易自来水,收治患者 28 人,患者统一吃住,医药费全免。

1969 年,万载县麻风病防治所更名为"万载县皮肤病防治所"。

1980 年,麻风患者生活补助费每人每月 8.6 元。

1990 年,县皮肤病防治所在万载县城康乐镇南大路 25 号的新门诊大楼建成,面积为 628 m²,1991 年搬迁进城。6 名麻风患者仍居住在麻风村。

1991 年,麻风村通水通电。

1992 年,麻风患者治愈回家后发生活补助费每人每月 16 元。

2008 年,麻风患者的生活补助费提高到每人每月 120 元。麻风村最后一名现症患者投靠亲戚离村。此后,麻风村无人居住,房产和土地被县国土资源管理局收回。

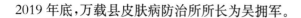

2019 年底,万载县皮肤病防治所所长为吴拥军。

宜丰县麻风村

1960 年 2 月,宜丰县麻风村始建于桥西石埠长坡坳楼子背,首任负责人胡火林。是年,经县人民委员会批准成立"宜丰县麻风病防治所",属全额拨款事业单位,有职工 2 人,租用民房 24 间为病房,收治麻风患者 37 人。

1961 年 12 月,县麻风病防治所(含麻风村)整体迁至桥西公社大畲大队大畲村。

1964 年,调整额定人员编制为 4 人[江西省人民委员会批转省民政厅、省卫生厅《"关于麻风村的领导关系、经费、人员编制意见的报告"的通知》总(64)第 0682 号、会编秘字第 067 号]。

1967 年,县麻风病防治所(含麻风村)迁至刁丰村。

1968 年,县麻风病防治所并入县医药卫生服务站。

1970 年 7 月,县医药卫生服务站撤销,恢复县麻风病防治所。

1972 年,县麻风病防治所(含麻风村)整体迁至炎岭村,占地 4.32 亩,有办公用房 1 栋,病房 6 栋,建筑面积 1 164 m²。

1974 年,县麻风病防治所更名为"县皮肤病防治所"。麻风村收治患者 38 人,配有三轮摩托车、电影放映机等设备。

1980 年,麻风村患者生活补助费为每人每月 8.6 元。

1984 年,麻风村患者生活补助费增至每人每月 15 元。

1989 年 9 月,县皮肤病防治所由炎岭村搬至县城,麻风村休养员 7 人被妥善安置回家,麻风村撤销,土地归还当地村委会。

2003 年 4 月,县皮肤病防治所与县地方病防治办公室合并,更名为"宜丰县地方病皮肤病防治所",为全额拨款事业单位。

2019 年底,宜丰县地方病皮肤病防治所所长为刘爱华。

抚州市临川区麻风康复村

临川区麻风康复村的前身为"临川县麻风康复村",始建于 1957 年 7 月,位于距抚州市城区 50 km 处的鹏田乡符仓村附近的山坳里,距鹏田乡政府所在地 5 km,分两个自然村,其中一村有住房 6 栋,二村有住房 2 栋,有粮田 156 亩。康复村隶属临川县麻风站,首任负责人刘柏山。初建时,负责抚州全区 11 个县、镇,收治麻风患者 260 人。麻风患者的生活费每人每月 6 元,由民政局负担。

1964 年,调整额定人员编制为 10 人[江西省人民委员会批转省民政厅、省卫生厅《"关于麻风村的领导关系、经费、人员编制意见的报告"的通知》总(64)第 0682 号、会编秘字第 067 号]。

1972 年,临川县麻风站更名为"临川县皮肤病防治所"。

1974 年,二村新建房屋 2 栋。

1995 年 4 月,临川县与抚州市(原县级抚州市)合并建立临川市。县皮肤病防治所更名为"临川市皮肤病防治所"。

2000 年 10 月,撤销抚州地区设立地级抚州市,临川撤市设区,防治所更名为"临川区皮肤病防治所"。

2005 年,麻风休养员生活费每人每月 110 元。

2009 年,中央财政投入 225 万元在二村原址上建成康复新村,建有 2 栋 2 层楼房,建筑面积 2 250 m²,共有住宿用房 108 间,可容纳 100 多人,各种生活设施齐全。

2013 年,休养员生活费提高到每人每月 650 元。

2014 年起,村内康复者享受"五保户"待遇。

2019 年底,临川区皮肤病防治所所长为章福荣。康复村居住休养员 18 人,生活费提高到每人每月 700 元,每人每月医药费为 200 元。

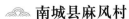 南城县麻风村

1972年1月，南城县委、县人民政府批准成立"南城县麻风病医院"，下拨建设经费5万元。选址在离县城30 km的岳口公社沭牛大队，分门诊部及病区两部分。门诊部设在潭江村，主要用于医务人员及工作人员日常办公；病区则设于高州，主要用于麻风患者的隔离及治疗，离工作区约1.5 km。门诊部建办公和门诊用房1栋，约150 m²，职工宿舍和厨房1栋，约280 m²；病区建病房2栋，病床30张，用于麻风患者居住，有工作房、厨房各1栋，共650 m²。病区还有耕牛、碾米机等生产、生活用具。政府划拨病区周围的水田15亩、旱地15亩、山林500多亩，归该院经营管理，用于麻风患者的隔离生活。

1974年，基建竣工，隔离治疗麻风患者19人（第一批由临川转入南城患者14人，新发患者5人）。首任负责人姚友才。

1975年2月，南城县麻风病医院更名为"南城县皮肤病防治院"。

1982年，收容患者最多时达26人。麻风患者入院后户口迁入院内，粮食供应转为定销粮。院内采取"患者管理患者"的办法，管理患者的日常生活和农业生产，病区土地由患者集体耕种，参加劳动者出工记分，年终收入按工分分配，患者养猪、养鸡，参加力所能及的劳动，增加收入，改善生活。

1999年，南城县皮肤病防治院在县城开设皮肤科门诊，麻风病区仍在原址。

2005年，由于修建廖坊水库，南城县皮肤病防治院工作区、病区整体搬迁，病区休养员安置在临川区鹏田乡麻风村。县皮肤病防治院办公地设在原卫生局办公楼。

2019年底，南城县皮肤病防治院院长为倪志平。仍有7名休养员居住于临川区鹏田乡麻风村。休养员补助生活费每人每月700元、医药费100元。

黎川县麻风村

黎川县麻风村始建于1972年，位于黎川县十里公社连源大队（即裘坊乡连源村），距黎川县城16 km，处于洪门水库上游，三面环山。麻风村有农田10亩，山地300余亩，房屋总面积为800 m²，由黎川县皮肤病医院管理。首任负责人虞福田。

1973年，麻风村开始投入使用，收治麻风患者27人。

1995年5月，在县城建立黎川县皮肤病医院门诊部。

1996年，门诊部开始营业，麻风村拆除老危房，麻风患者搬进原黎川县皮肤病医院工作用房居住。

2004年，黎川县皮肤病医院更名为"黎川县皮肤病防治所"。

2008年11月，裘坊乡撤乡并入日峰镇。麻风村共收治麻风患者76人，其中含金溪县麻风患者16人。

2013年5月，县政府拨款6万元修缮麻风村住房，同时修整进村公路。

2016年底，黎川县皮肤病防治所所长为刘光艳。麻风村居住休养员5人，补助生活费每人每月200元，全部参加新型农村合作医疗。

2019年底，麻风村无人居住，黎川县皮肤病防治所所长为尧干强。

南丰县麻风村

1971年1月，由南丰县革命委员会批准成立"南丰县麻风病医院"，拨款3万元在距县城大约30 km的太和公社下桐大队饶坑小队建院，土地面积为3 676.2 m²，山林面积2 500多亩，农田面积21余亩。

1974年3月，南丰县麻风病院正式建成并投入使用，建有门诊部平房1栋，面积301 m²。另建大病房、小病房、工作房、厨房各1栋，共854.2 m²。有医、护、药、技、行政等工作人员10人，首任负责人邵曾曾。收治麻风患者45人。

1988年3月，门诊部搬迁至琴城镇沿江路164号。在原址保留麻风村。

1999年9月，南丰县麻风病医院更名为"南丰县皮肤病性病防治院"。

2000年6月,拆除麻风村危房,改建新房245 m²,年底竣工并投入使用。

2008年11月,南丰县皮肤病性病防治院更名为"南丰县皮肤病性病防治所"。

2019年底,南丰县皮肤病性病防治所所长为艾和平。麻风村居住休养员2人,每人每月补助生活费600元、医药费640元。

乐安县麻风村

1972年2月,乐安县卫生局批准成立乐安县麻风病防治所,拨专款4.5万元,在离县城17 km的谭港乡白竹村委会水口村,购石桥寺土地30亩,建防治所门诊1栋,建筑面积300 m²;职工住房2栋,建筑面积800 m²;厨房、发电房、杂房各1栋,合计建筑面积300 m²。并成立乐安县麻风村,建病房5栋,每栋8间,每间16 m²,共计建筑面积640 m²;办公用房(药房、隔离室、消毒室各1间)建筑面积120 m²;厨房、杂房2栋,建筑面积100 m²;总计建筑面积860 m²,实购土地面积1 200 m²,耕地26亩,耕牛、农具若干,5 kW柴油发电机1台,小四轮柴油车1辆。首任负责人朱振华。收治患者32人,患者生活费每人每月12元,医药费每人每月8元。

1978年,县卫生局为开办赤脚医生培训班,在县麻风病防治所投资新建教室及学员宿舍2栋,建筑面积160 m²。培训班结束后,移交县麻风病防治所使用。

1988年6月,县麻风病防治所更名为"乐安县皮肤病防治院",核定编制3人,有工作人员7人。

1993年3月,县皮肤病防治院搬到县城,核定编制5人。麻风村无人居住,土地房屋上交县移民办。

2016年底,乐安县皮肤病防治院院长为黄和祥。

2019年5月,乐安县皮肤病防治院撤销,职能及人员转至县疾病预防控制中心。

宜黄县麻风村

1971年12月,在距宜黄县城40余千米的棠阴镇硖石村建立宜黄县皮肤病防治所,由当地的1座芭蕉寺改建而成,占地面积约600 m²,同时建成麻风村。麻风村有耕地28亩,由宜黄县皮肤病防治所负责管理。首任负责人为邹时高。

1993年,宜黄县皮肤病防治所搬迁至宜黄县城办公,麻风村仍在硖石村。累计收治麻风患者62人。

2002年,8名住村休养员回归家庭,麻风村无人居住,房屋倒塌。

2019年底,宜黄县皮肤病防治所所长为黄冰。麻风村房屋、田地产权仍归皮肤病防治所,土地租赁给当地村民。

东乡县麻风村

东乡县麻风村始建于1959年10月,位于距东乡县城20 km的东乡县王桥乡青湖寺,为东乡县皮肤病医院下属麻风患者住院部(青湖麻风村)。首任负责人邱荣庭。

麻风村有土地(水田10亩、荒地5亩)、山林(竹林山2亩、庙背山10亩、王中乡山30亩、木鱼山25亩、庄利山15亩)及池塘1块,由东乡县皮肤病医院管理使用。

1960年初,麻风村开始收治患者,有病床50张,先后收治麻风患者46人。

1964年,调整额定人员编制为3人[江西省人民委员会批转省民政厅、省卫生厅《"关于麻风村的领导关系、经费、人员编制意见的报告"的通知》总(64)第0682号、会编秘字第067号]。

1991年,县皮肤病医院从王桥乡青湖寺迁入县城,更名为"东乡县皮肤病防治所",新建1栋大楼,面积400余平方米,有医技工作人员13人,原青湖寺麻风村更名为"东乡县麻风村"。

2008年,由县政府拨款5万元,在青湖寺寺庙前西侧,选址重建住房7间、厨房4间。麻风村内有休养员4人。

2009年,土地、山林按照所有权归还当地村小组。

2014年,当地政府(王桥镇人民政府)收回青湖寺,进行修复开发,青湖寺西侧7间平房仍归属东乡县

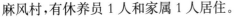

麻风村,有休养员 1 人和家属 1 人居住。

2019 年,东乡县皮肤病防治所所长为冯险峰。麻风村居住休养员 1 人,每月补助生活费 500 元、医药费 400 元。

广昌县麻风村

广昌县麻风村始建于 1959 年 5 月,位于距县城约 10 km 的盱江镇青桐村上熟元村小组,为广昌县麻风病防治所麻风患者住院部。麻风村有土地 25 亩,收治患者 70 余人。首任负责人刘惠民。

1964 年,额定人员编制为 3 人[江西省人民委员会批转省民政厅、省卫生厅《“关于麻风村的领导关系、经费、人员编制意见的报告”的通知》总(64)第 0682 号、会编秘字第 067 号]。

1978 年,广昌县麻风病防治所更名为“广昌县皮肤病防治所”。

1980 年,在距县城 5 km 处新建皮肤病门诊部。

1987 年,麻风休养员减少至 7 人。

1992 年,最后一名治愈的休养员被送至福利院。原麻风村无人居住,房屋因年久失修,全部倒塌,耕地被当地村民占用。

2019 年,广昌县皮肤病防治所所长为曾思春。

上饶县麻风村

1963 年,经上饶县委、县政府批准在沙溪镇青岩村青岩寺设立沙溪麻风站,首任负责人张池洲。

1964 年,收治患者 12 人。调整额定人员编制为 3 人[江西省人民委员会批转省民政厅、省卫生厅《“关于麻风村的领导关系、经费、人员编制意见的报告”的通知》总(64)第 0682 号、会编秘字第 067 号]。

1965 年 5 月,县委、县政府批准设立上饶县皮肤病防治所。沙溪麻风站更名为“上饶县皮肤病防治所麻风村”。

1973 年后,上饶县皮肤病防治所(含住院部)整体搬至距县城 24 km 的湖村乡徐家村高塘自然村。住院部和工作区建筑总面积 1 700 m²,有田地 17 亩、山地 9 余亩,有医、护、药、技、行政等工作人员 16 人,收治麻风患者 38 人。

1995 年,政府拨款 10 余万元在湖村高塘建成麻风新村,建筑面积 384 m²,解决麻风村住房困难的问题。

1996 年 7 月,上饶县皮肤病防治所更名为“上饶县皮肤病性病防治所”,增加性病防治职能。

1997 年 5 月,上饶县皮肤病性病防治所在上饶县旭日街道东升路 108 号建成门诊大楼开始营业。原麻风村已无人居住,田地、山林归还当地政府。

2019 年,上饶县皮肤病性病防治所所长为周卫东。

上饶市广丰区麻风康复村

1961 年,广丰县在距离县城 26 km 的吴村镇路源村上马山建立麻风病防治所隔离区,设治疗室 3 间、病房 28 间、病床 54 张,有土地 10 亩、山林 20 亩。首任负责人周惠明。

1963 年 5 月,县人民委员会发出《关于收容麻风病人隔离治疗的通知》,规定患者实行免费治疗,患者口粮由国家供应,生活费由救济款解决。

1964 年,额定人员编制为 2 人[江西省人民委员会批转省民政厅、省卫生厅《“关于麻风村的领导关系、经费、人员编制意见的报告”的通知》总(64)第 0682 号、会编秘字第 067 号]。

1965 年,累计收治患者 19 人。

1971 年,新建 1 栋 300 m² 的职工宿舍,并在当地开办了皮肤病门诊。

1973 年,广丰县麻风病防治所更名为“广丰县皮肤病防治所”,人员增至 7 人,核编 6 人。

1983 年,累计收治患者 75 人,其中治愈出院 21 人,转院 4 人,死亡 20 人,在治患者 30 人。

1990年,广丰县皮肤病防治所搬迁至县城开展皮肤病门诊业务,原县皮肤病防治所隔离区改为"麻风康复村",并固定3名医生留村上班。

1998年,由于连降暴雨,造成康复村土坯结构房屋部分倒塌,对原康复村进行扩建,建成1栋砖混结构的"U"形平房,面积600 m²。

2000年,更名为"广丰县皮肤病性病防治所"。

2010年,对康复村房屋进行修缮,为住村休养员安装太阳能热水器、电视信号接收器、全自动洗衣机、液晶电视等,聘请护工及炊事员。

2015年撤县设区,原"广丰县皮肤病性病防治所"更名为"上饶市广丰区皮肤病性病防治所"。

2019年底,广丰区皮肤病性病防治所所长为周常富。康复村居住休养员10人,每人每月补助生活费300元、医药费300元。

玉山县麻风村

1958年,玉山县首次开展麻风普查,发现麻风患者1人。

1960年,根据上级有关麻风病防治工作要求,县人民政府民政部门在南山公社八礤大队王家坞村建立麻风医院,有土地20亩、山林20亩,集中收治麻风患者9人,首任负责人詹步青。

1964年,收治患者12人。调整额定人员编制为3人[江西省人民委员会批转省民政厅、省卫生厅《"关于麻风村的领导关系、经费、人员编制意见的报告"的通知》总(64)第0682号、会编秘字第067号]。

1965年,更名为"玉山县皮肤病防治所",并归属县卫生局管理。

1975年5月,玉山县皮肤病防治所搬迁至姆姆公社花桥大队下清坞自然村,有工作人员9人(卫生技术人员7人,工勤人员2人)。在治疗麻风患者的同时,开设皮肤病门诊,解决山区群众就医难的问题。集中收治患者期间,患者穿衣、吃饭、住院和治疗经费均由政府负担。

1994年,更名为"玉山县皮肤病性病防治所",增加性病、艾滋病防治职能。

1997年,玉山县皮肤病性病防治所搬迁至县城玉紫路燕子窝65号,原下清坞村麻风村仍居住无家可归的治愈者3人。

2006年,县皮肤病性病防治所办公室和性病艾滋病防治相关科室搬至疾控中心大楼。保留玉紫路皮肤病门诊,并在县城人民北路增设皮肤病性病专科门诊部。麻风村无人居住,土地闲置,产权归属县皮肤病性病防治所。

2019年,玉山县皮肤病性病防治所所长为占焕庆。

铅山县麻风康复村

1959年,铅山县政府在距县城31 km的汪二乡荷田村建立"麻风病隔离治疗所"及麻风村,由汪二乡卫生院管理,首任负责人刘敬林。麻风村设在离办公点1.5 km外的山岩洞边,占地总面积580 m²,有办公用房2栋,工作人员4人,定编4人,隶属县民政局管辖。麻风村先后建有4栋30多间病房,最初收治麻风患者10人。

1964年,收治患者12人。调整额定人员编制为2人[江西省人民委员会批转省民政厅、省卫生厅《"关于麻风村的领导关系、经费、人员编制意见的报告"的通知》总(64)第0682号、会编秘字第067号]。

1970年,麻风病隔离治疗所更名为"铅山县皮肤病防治所",属县卫生局直属单位,有工作人员6人,核定编制6人。

1980年,麻风村收治患者数增加到37人,皮肤病防治所在当地开办皮肤病门诊。

1990年2月,皮肤病防治所正式迁入县城,与原福惠乡卫生院合署办公,继续开展皮肤病门诊,原麻风村仍在原址,固定1名医生和1名管理人员留村上班,负责麻风村患者的治疗和管理工作。

1990年6月,患者全部治愈出院回归社会,麻风村无人居住,麻风村中的田、地、房屋等设施均归还当地政府。

2019 年,铅山县皮肤病防治所所长为林远松。

横峰县麻风村

1973 年,经横峰县委、县政府批准,在葛远乡溪畈村建立横峰县麻风村,建设病房 2 栋,生活用房 1 栋,划拨土地 20 亩、山林 30 亩,配备医务人员 4 人,收治麻风患者 6 人,首任负责人成亚昌。

1992 年 1 月,县麻风村更名为"横峰县皮肤病防治所",通过筹款购置县城新建路 1 栋 4 层砖混结构的房屋,开展皮肤病门诊,有医、护、药、技、行政等工作人员 8 人。麻风村仍保留在原址,累计收治麻风患者 9 人。

1994 年,横峰县皮肤病防治所更名为"横峰县皮肤病性病防治所"。

2000 年后,麻风村无人居住,房屋倒塌,宅基地被当地政府收回。

弋阳县麻风村

1964 年 6 月,弋阳县在双港乡周潭村菜家湾村建立麻风村,首任负责人付火良,首次收治患者 58 人。麻风村有门诊用房及医生住房 3 栋,病房 5 栋,占地面积 1 500 m²,并有水稻田 24 亩,旱地 14 亩,鱼塘 20 亩。

1968 年 5 月,成立"弋阳县麻风病医院",有工作人员 7 人,定编 6 人。

1984 年,弋阳县麻风病医院更名为"弋阳县皮肤病防治所",负责管理麻风村。该村有麻风患者 37 人,由县民政局拨付患者生活费每人每月 12 元。麻风村有发电机、磨米机,每周放映电影 1 场,房屋修理由县民政局和财政局负责。

1986 年,麻风村添置 2 辆自行车,用于患者出行和护理人员工作。共收入住院治疗麻风患者 58 人,其中复发 2 人。

1989 年,县皮肤病防治所并入妇幼保健院成立"弋阳县卫生妇幼保健院",设立"麻风防治科",撤销原县皮肤病防治所的编制。麻风村已无患者居住,村内的田、地交还给当地政府,其他部分房产变卖。

2019 年底,麻风治愈存活者 49 人,全部院外管理。

余干县麻风康复村

1956 年,余干县在杨埠乡河埠村的余干县孤老院收治 57 名麻风患者。患者集中治疗,集体生活,由民政部门拨付生活费每人每月 15 元。初始有工作人员 6 人,首任负责人胡金钱,隶属县卫生局。

1963 年,余干县孤老院更名为"余干县皮肤病防治所",工作人员增至 10 人。麻风患者随皮肤病防治所一起搬迁至距县城 40 km 的九龙乡印才村的山沟里,划拨土地 2 亩,山林 20 亩。

1964 年,调整额定人员编制为 3 人[江西省人民委员会批转省民政厅、省卫生厅《"关于麻风村的领导关系、经费、人员编制意见的报告"的通知》总(64)第 0682 号、会编秘字第 067 号]。

1990 年,县皮肤病防治所正式搬迁至县城开展皮肤病门诊业务,麻风村仍在原址,有固定医生 1 人留守麻风村。

1990 年,麻风村休养员每人每月补助生活费 30 元。

2008 年,由于连降暴雨,造成麻风村土坯结构房屋部分倒塌,政府对原麻风村进行扩建,建成 1 栋砖混结构的"一"字形平房,改称"康复村",安装太阳能热水器、电视信号接收器、全自动洗衣机、液晶电视等,聘请护工及炊事员,所需经费由市、县两级分别承担。休养员生活费增至人均每月 300 元,所需医疗费也由皮肤病防治所垫付。

2019 年底,余干县皮肤病防治所所长为赵娟萍。康复村居住休养员 16 人,每人每月补助生活费 300 元、医药费 300 元。

德兴市麻风村

1958年，德兴县在畈大西边一山村建立"德兴县麻风村"，首任负责人李永铨。麻风普查共查出麻风患者11人，其中9人收住麻风村治疗。

1964年，收治患者13人。调整额定人员编制为2人〔江西省人民委员会批转省民政厅、省卫生厅《"关于麻风村的领导关系、经费、人员编制意见的报告"的通知》总(64)第0682号、会编秘字第067号〕。

1966年，麻风村解散。

1972年，在距县城20余千米的饶二公社桃树坞成立"县麻风病防治所"，同时设立麻风村。麻风村有2栋土木结构平房共14间，占地面积约200 m²，有土地10亩、山林20亩，村里仅有一条山间小道与外界联系。

1973年2月，麻风村开始收治麻风患者。

1983年底，累计收治麻风患者24人。

1986年，德兴县麻风病防治所更名为"德兴县皮肤病防治所"。

1987年后，原有患者陆续治愈出院，麻风村不再收治新患者。

1990年底，德兴县撤县设市，更名为"德兴市皮肤病防治所"。

1996年，德兴市皮肤病防治所并入德兴市血吸虫病地方病防治站。麻风村无人居住，自行解散，土地、房产被当地政府收回。

2019年底，德兴市血吸虫病地方病防治站站长为齐益基。治愈存活8人，全部实行院外管理。

鄱阳县麻风康复村

1960年5月，在波阳县珠湖乡飘里山内珠湖一座岛上建立麻风病收容所，设有简陋病床20余张，收治麻风患者20余人。所里有工作人员3人，首任负责人程必秀。

1964年，收治患者23人。调整额定人员编制为5人〔江西省人民委员会批转省民政厅、省卫生厅《"关于麻风村的领导关系、经费、人员编制意见的报告"的通知》总(64)第0682号、会编秘字第067号〕。

1970年6月，波阳县在距县城70 km的枧田乡高桥村李家坞成立皮肤病防治所，并在离办公点3 km外的李家坞山坳设立麻风村，有土地3亩，山林1亩，接收由珠湖收容所转来的患者20余人。麻风村建有3栋20多间病房，陆续收治全县各地麻风患者，患者户口转到波阳县皮肤病防治所统一管理，实行封闭式隔离治疗。

1980年，麻风村收治麻风患者数最多达53人。

1982年，经县人民政府批准，波阳县皮肤病防治所正式迁入县城开展皮肤病门诊，原皮肤病防治所保留麻风村，并固定3名工作人员留守管理患者。

1985年，麻风村累计收治患者108人。

1993年，麻风村患者生活费增至每人每月42元。

1998年，波阳县皮肤病防治所更名为"波阳县皮肤病性病防治所"。

2003年，波阳县更名为"鄱阳县"，波阳县皮肤病性病防治所更名为"鄱阳县皮肤病性病防治所"。

2009年4月，中央财政拨款230万元在麻风村原地址上新建2栋砖混结构新房，面积达1 000 m²。麻风村更名"康复村"，聘请管理员、护工、厨师，开设食堂。休养员入住新居，生活费、医药费、管理费、服装费等合计每人每年固定1.07万元，均由市、县财政统一划拨。

2019年底，鄱阳县皮肤病性病防治所所长为张遵益。康复村居住休养员26人，每人每月补助生活费300元、医药费300元。

万年县麻风村

1958年，万年县在裴梅镇马鞍山村冷水坞建立麻风村，由裴梅镇卫生院3名医生兼管防治工作，收治麻风患者 6 人,首任负责人黄寿望。

1964 年,麻风村收治患者 14 人。调整额定人员编制为 2 人[江西省人民委员会批转省民政厅、省卫生厅《"关于麻风村的领导关系、经费、人员编制意见的报告"的通知》总(64)第 0682 号、会编秘字第 067 号]。

1967 年 5 月,麻风村搬迁到裴梅镇赵家背村乌石培村。政府划拨田地 40 亩、山林 3 000 余亩,新建砖木结构病房和生活用房 3 栋 1 000 m²,收治麻风患者 8 人。

1968 年,在裴梅镇吴家村成立"万年县皮肤病防治所",新建病房 2 栋 40 多间,并建办公室及宿舍 2 栋、共 280 m²。另设有厨房、米房等设施,防治所有工作人员 4 人,患者增加到 26 人。

1972 年,麻风患者户口统一转到县皮肤病防治所,实行封闭式隔离治疗。

1980 年,麻风村累计收治患者 57 人。

1984 年,麻风村修通进村道路 2 km,购置手扶拖拉机、碾米机,接通生活用电。

1993 年,县皮肤病防治所正式迁入县城,更名为"万年县皮肤病性病防治所",住村休养员减至 5 人,由民政部门统一补助生活费每人每月 42 元。

1994 年,万年县政府研究决定撤销麻风村,田地、山林退还当地政府,休养员回家或住敬老院养老(万年县人民政府办公室《关于县麻风病区遗留问题处理的意见》万府办字〔1994〕02 号)。

1996 年,万年县皮肤病性病防治所并入万年县血吸虫病地方病防治站。

2019 年,万年县血吸虫病地方病防治站站长为张响林。

婺源县麻风村

1960 年,婺源县在距离婺源县城 20 km 的中云镇横槎村的群山中设立麻风隔离所,首任负责人程世华。所里有医务人员 3 人,病房和生活用房各 1 栋。麻风患者居住区称作麻风村,有土地 5.2 亩,山林 20 亩。

1964 年,收治患者 4 人。调整额定人员编制为 5 人[江西省人民委员会批转省民政厅、省卫生厅《"关于麻风村的领导关系、经费、人员编制意见的报告"的通知》总(64)第 0682 号、会编秘字第 067 号]。

1970 年,麻风隔离所更名为"婺源县皮肤病防治所"。

1983 年,麻风村修通公路,安装电灯、电话,解决用水问题,配置摩托车。

1984 年,麻风村累计收治患者 30 人。

1994 年 3 月,县皮肤病防治所与县血吸虫病防治组合并,组建"婺源县地方病防治院",继续管理麻风村(1994 年 10 月 26 日婺源县人民政府《关于成立"婺源县地方病防治院"的通知》婺府字〔1994〕187 号)。

2009 年,婺源县自筹资金 30 余万元,在横槎村内距原址 1 km 处将麻风村进行整体搬迁。新建麻风村占地面积 85 亩,房屋 500 m²,有休养员 2 人。

2010 年,麻风村内开展硬化、绿化工程,改造进出麻风村的道路,在四周种植 40 棵果树,并购置电视机和电视信号接收器。

2011 年,麻风村发给休养员每人每月生活费 300 元,每人每年服装费 500 元、医药费 3 600 元。对院外管理的治愈者,防治院按每人每月 50 元的标准发放生活补助费。

2019 年底,婺源县地方病防治院院长为朱永兴。麻风村居住休养员 4 人,每人每月补助生活费 300 元、医药费 300 元。

主要参考文献

[1] 谢军,朱祥清,范银飞等.江西省卫生志[M].南昌:江西省地方志编纂委员会,1997.12.

[2] 苏菲,申鹏章,周幼马等.马海德博士诞辰一百周年纪念文集[M].北京:中国科学技术出版社,2010.9.

[3] 各地区志、各设区市志.

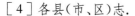

［4］各县(市、区)志.

致谢

江西省麻风院村简史的撰写,得到王腊梅、张升伟、徐根保、黄贵义、曹伟燕、朱国良、江洪、杨春红、周弃粕、姚火金、曾伟华、周眉、李慧中、夏国光、徐卫央等同志及所在单位在资料收集、史实核对和调查走访等工作上给予的大力支持,特此致谢!

山东省麻风院村简史

概况

山东,简称"鲁",位于中国东部沿海、黄河下游。全省东西宽约 700 km,南北长约 420 km,面积 15.67 万 km²。山东地形,中部突起,为鲁中南山地丘陵区;东部半岛大多是起伏和缓的波状丘陵区;西部、北部是黄河冲积而成的鲁西北平原区,是华北大平原的一部分。山东气候属暖温带季风气候类型。截至 2019 年,山东省常住人口为 10 070.21 万人。山东省辖有 16 个地级市,137 个县级行政区(包括 55 个市辖区、27 个县级市和 55 个县)。

1949 年 10 月 1 日至 2019 年底,山东省累计发现登记麻风患者 54 155 人,位居本阶段全国第四位。麻风病患病率和发现率分别从最高年份 1960 年的 45/10 万和 1958 年的 6.2/10 万下降至 1992 年的 0.37/10 万和 0.066/10 万。1994 年 4 月,通过卫生部"基本消灭麻风病"的复核验收。

1949 年以前,山东省有 5 所麻风病院和 5 个麻风病诊疗场所。1918 年,美国基督教会在滕县建立山东省最早的一所麻风病院——滕县恩赐庄基督教麻风院。此后,1925—1936 年间,英国基督教会、德国天主教会、中华麻风救济会等组织与当地政府先后建立济南麻风病院、兖州圣若瑟癞病院、青岛女姑山癞病院和青州府麻风病院。由于当时麻风病院经费无固定来源,多依靠教会、慈善团体资助,因此收治患者有限,治愈者也较少。5 个麻风病诊疗场所分别是青岛麻风诊疗所、潍县基督教医院麻风诊疗所、泰安麻风诊疗所、烟台麻风诊疗所和高密县麻风诊疗所。

1951—1952 年,山东省人民政府接管上述 5 所麻风病院,并进行改扩建,其中滕县麻风病院用于收治现役军人中的麻风患者。1953 年,山东省卫生厅在滕县薛城区建立千山头麻风院,专收全省职工中的麻风患者(该院于 1970 年撤销)。

1956 年,莒南县群众自发为 9 名麻风患者在洙边区刘家连子坡村附近的偏僻山沟建立新居,动员患者与亲属、社员隔离,成为山东省最早的麻风村雏形。是年冬,山东省麻风病研究所协助海阳县卫生局在梦达寺建立山东省第一个民办公助的县级大型麻风村。建成时,有房屋 69 间,耕地 302 亩,山岚 200 亩。1957 年 10 月,卫生部发布《全国麻风病防治规划》。山东省在麻风患者较多的五莲、莒南、沂源、益都、邹平、莒县等县区自发建立 13 个小型麻风村,1956 年底收容患者 230 余人。

1957 年 9 月,山东省人民委员会颁布关于《山东省麻风病医院管理暂行办法》的命令,要求对麻风患者进行隔离治疗。

1958 年 2 月,山东省卫生厅在海阳县召开"全省麻风病防治工作现场会",会议总结建麻风村的经验,确立民办公助、生产自给的办村原则,号召各地"以小型为主,大办麻风村",尽快隔离治疗全部现症患者。当时建村的条件是:距村较远,便于隔离;有充足的土地和水源;交通比较方便。建设麻风村的方式有 3 种:①利用破旧庙宇改建,如海阳县梦达寺麻风村;②群众自办:组织有患者的公社、生产队出工凑料,自建麻风村;③移民办村,即由公社负责将某村群众疏散安置,改建为麻风村。患者入村后,一切费用从防治经费中开支,不足部分,由原生产队协助解决或政府救济。麻风村是治疗与生产相结合的村庄,实行以治疗为主,生产为辅,患者民主管理的原则。1958 年,潍坊、临沂、烟台、济南、济宁、青岛、泰安、枣庄和淄

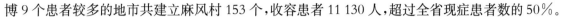

博 9 个患者较多的地市共建立麻风村 153 个,收容患者 11 130 人,超过全省现症患者数的 50%。

1959 年 6 月,山东省民政厅、山东省卫生厅拨款 60 万元建村经费。年底全省麻风村增至 180 个,收容患者 17 125 人。1960 年,全省麻风院村收容治疗麻风患者 18 000 余人,占 1959 年底患者数的 77.11% 以上。

1961 年,山东省人民委员会批转省卫生厅《关于处理麻风村平调退赔问题的报告》(鲁卫行字第 222 号),下拨 50 万元退赔补助经费,将 10 个地区内通过移民办的 49 处麻风村退给原居民。是年底,留有麻风村 131 处。

1963 年 4 月,山东省卫生厅、山东省人事厅下发《关于麻风病人临床治愈出院、村后职业安排的意见》,要求治愈出院无严重畸形者回原单位工作或学习,有畸残者可退职、退休或安排其他相应工作。此后,山东省麻风院村数量和收容人数有所减少。1964 年,全省有麻风病院 6 所(济南腊山疗养院、兖州麻风病院、青岛市麻风病院、山东省北坛医院、青州府麻风病院和藤县千山头麻风病院),麻风村 114 个,收容治疗现症或治愈患者 6 347 人。1965—1966 年,开展大范围麻风病线索调查后,麻风院村居住人数有所上升。1965 年,全省收容麻风患者 7 000 人左右。1966 年,全省麻风院村收住人数上升至 7 872 人。

1971 年 7 月,山东省革命委员会批转省卫生局等《关于加速控制麻风病传染的报告》,要求该年内将麻风患者全部收容到麻风村。是年,省革命委员会财政金融局、民政局和卫生局分别以鲁财(71)第 149 号、民政(71)第 26 号和鲁卫办(71)第 34 号联合发布《关于分配 1971 年修建麻风村经费指标的通知》,省政府拨款 230 万元,在济南等 12 市新建及扩建麻风村 71 个。自 1971 年开始,住村患者的生活费用由政府供应,每人每月供应成品粮 18 kg、食用油 500 g,并照顾细粮、豆类和各种副食品。全省每年拨给住村患者生活补助费 100 万元(每人每月 8～14 元),加上自己生产部分,患者生活水平高于一般农民,因此麻风村被称为"幸福村"。

1975 年 6 月,山东省印发《关于麻风病人收容、隔离对象如何掌握的几点意见(讨论稿)》[鲁卫医字(75)第 36 号],全省不再对新发现的结核样型和未定类麻风患者完全强制隔离治疗;对不愿住村患者可以居家治疗,医务人员定期送医送药上门。

1980 年后,淄博、济南、枣庄等市将其所属各县区麻风村患者转入麻风院治疗。1982 年,全省麻风院村减少至 80 个。1985 年底,全省有麻风院 5 所(济南麻风病院、兖州麻风病院、青岛女姑山麻风病院、枣庄市北坛皮肤病防治院和青州府麻风病院),麻风村 64 个。

根据山东省卫生厅 1986 年 3 月印发《山东省麻风病联合化疗方案》(鲁卫医字〔1986〕25 号),全省开始全面推广麻风联合化疗,替代氨苯砜(DDS)单疗,对新发现麻风患者,不再强制收入麻风院村治疗。随着治愈患者不断出村、年迈体弱患者相继离世,麻风院村数量和住村人数逐年减少。

1994 年,山东省以县(市、区)为单位达到麻风病基本消灭指标。此后,随着社会、经济发展,医疗卫生环境不断提升,麻风新发病例数呈现稳中有降的趋势,新发病例中基本无新入住麻风院村者。

由于大部分麻风院村建设于 20 世纪 60—70 年代,房屋已破旧不堪。随着全国各地麻风院村休养人员数量进一步减少,绝大多数麻风村已不再具有翻修的投入产出效益。2007 年 5 月 10 日,卫生部转发《国家发展改革委关于麻风病院村建设规划批复的通知》(卫规财发〔2007〕156 号),要求对部分麻风院村实施改扩建工程。根据通知要求,中央财政拨款 500 万元,地方财政配套 1 222 万元,对济南市皮肤病防治院住院部、枣庄市皮肤病性病防治院麻风村、费县麻风村进行改扩建,每个麻风村计划床位 250 张。2015 年底,3 处麻风院村均已竣工。

麻风院(村)在山东省麻风防治过程中曾发挥过重要作用。截至 2019 年底,全省累计发现新发麻风患者 54 155 人,其中约 80% 曾居住过麻风院村。山东省时有 44 个麻风院村,其中市级 7 个、县级 37 个;包括 3 所麻风院(济南市麻风病防治院住院部、费县青山康复疗养院和枣庄市皮肤病性病防治院麻风院),41 个麻风村。部分市县对原有住房进行修缮,或将当地患者较少的麻风院村进行合并。由于住院(村)治愈者年老体弱,且人数逐渐减少,所属土地承包给附近村民耕种,土地租金用于改善住村人员的生活条件。全省 44 个麻风院(村)共收容麻风现症患者及治愈者 262 人,其中 8 个麻风院(村)收容人数超过

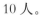

10 人。

济南市皮肤病防治院住院部

1925 年春,"英国麻风病人社团"出资 2 万元,加上济南中华基督教会、齐鲁大学、山东省政府各方赞助,通过在齐鲁医院任职的皮肤科专家海贝殖与山东中华基督教会长老王元德,在济南南圩门外 117 号齐鲁大学东南隅筹建"麻风病疗养院"。该院于 1926 年 5 月竣工,占地 15.83 亩,建有 34 间平房,设床位50 张,主要接收本市及省内各地麻风患者,也有外省麻风患者(其病床各占 25 张);根据患者家庭困难情况给予免费或费用减半治疗。

该疗养院附属于齐鲁医院,归齐鲁大学医学院管理。最初,美籍专家海贝殖担任疗养院院长,配备工作人员 7 人。齐鲁医院皮肤科担负具体医疗工作,疗养院院长也参加诊治业务。疗养院开办经费由英国麻风救济会每年拨款 6 000 元,山东省政府补助 5 700 元,教会团体、万国麻风救济会及社会人士也有捐助。

1926—1941 年间,疗养院先后收治本省或外省麻风患者 257 人,其中济南市患者 7 人,仅占 2.8%。1934 年,海贝殖回国,疗养院院长由尤家骏接任。

1941 年 12 月,太平洋战争爆发,该院一度陷于困境,濒临关闭。

1942 年 1 月,齐鲁大学被日军占领后,该疗养院由日伪政府省署派员接管,归山东省立救济院接办,经费由山东省赈务委员会发给,不足部分靠募捐补充。

1943 年 5 月,疗养院被定名为"山东省赈务委员会附设麻风病疗养所"。

1945 年,抗日战争胜利后,经教会、齐鲁医院及山东省政府协同进行战后恢复整理工作,于 1947 年恢复济南麻风病疗养院名称,业务也逐渐恢复至战前状况,性质为民办公助,时有 7 名工作人员。

1948 年 1 月,该疗养院由齐鲁大学董事会接办,经费全由齐鲁医院拨款。当时房产有讲堂、办公室 11间,药房、病房 23 间,传达室 2 间,大门 1 座,厕所 2 间,仓库、磨坊 3 间,洗衣室、洗澡间 2 间,饭厅 7 间,工房 3 间,合计 54 间。该院设有医师室、诊病室、养病室、药房等,每年收入小米约计 32.06 吨,当年在院患者 54 人,其中女患者 4 人。

1948 年 9 月,尤家骏连任济南麻风病疗养院院长。

1950 年,济南市人民政府接管该疗养院。

1951 年 12 月,因市政建设,疗养院迁址到西郊峨眉山,更名为"济南市麻风病院",归市卫生局管理,设床位 100 张,配备工作人员 7 人,齐鲁大学公共卫生系王迪民兼任院长。患者的药费、食宿费均由该院承担。

1954 年末,经国务院铁道部和济南市人民政府批准,济南市卫生局和济南铁路局达成协议,撤销铁路麻风病院,其职工、患者、设备全部并入济南市麻风病院。转入的职工、患者费用由其所在单位承担,其余患者费用仍由济南市麻风病院承担,经费全部由卫生局拨付。

1956 年 11 月,济南市卫生局在地处偏远、交通不便的西郊王府庄村北腊山西麓征地 60 亩建设新院。12 月 20 日,济南市麻风病院更名为"济南市峨眉山疗养院",有工作人员 22 人,孙林甫任院长。

1958 年 4 月,位于西郊腊山的新院落成,济南市峨眉山疗养院迁至腊山新病区,建平房 102 间,设床位 140 张,诊疗科室与防治功能较齐全,成为省内最大的麻风病院。

1959 年 12 月,济南市峨眉山疗养院更名为"济南市腊山疗养院",有工作人员 22 人。

1962 年,除继续收容治疗济南市及铁路局系统的麻风患者外,医院还开始承担山东省皮肤病防治研究所与山东医学院皮肤科的教学、科研及临床实习任务,当时有工作人员 37 人。

1975 年 11 月,济南市腊山疗养院更名为"济南市皮肤病防治院",设床位 140 张,有工作人员 43 人,办公地点在槐荫区大杨庄 729 号。腊山疗养院成为济南市皮肤病防治院的住院部,配置医务人员 5~7人,负责麻风住院部患者的医疗、护理。

1986 年起,济南市皮肤病防治院采取联合化疗替代氨苯砜、苯丙砜、氨硫脲治疗麻风病,并对患者实行社区保密治疗,不再强制收入麻风院治疗。

1990年10月,济南市全市麻风病患病率降到1/10万以下,麻风防治工作通过省级达标验收。

1991年,山东省卫生厅印发鲁卫医〔1991〕第31号文,同意在济南市皮肤病防治院住院部建立"山东省麻风康复中心",并接受比利时援助的麻风康复项目,开展麻风畸残和康复医疗工作。该中心隶属济南市卫生局直接领导,业务上接受山东省皮肤性病防治研究所的业务指导,主要收治济南市及无条件建立康复中心的泰安、德州、聊城、菏泽等市(地)需要康复治疗的畸残麻风患者。

1993年7月20日,比利时援助麻风康复中心价值42万元的手术及康复器械、日本丰田救护车1辆。

1994年5月,"山东省麻风康复中心"建成并投入使用。11月30日,应世界卫生组织邀请,由南朝鲜(韩国)国立小鹿岛医院(麻风病院)吴大奎院长率领的麻风防治专家考察团一行3人,在山东省皮肤性病防治研究所所长赵天恩的陪同下考察济南市皮肤病防治院,参观麻风康复中心。

2003年,济南市政府和市卫生局通过政府立项,财政投资100万元,翻新改造麻风病房与办公用房,新建4排砖瓦房,建筑面积1 100 m²;新设病床60张,实际开放40张。

2005年6月,济南市皮肤病防治院住院部护士长刘振华获红十字国际委员会第四十届南丁格尔奖章,受到时任国家主席胡锦涛的接见。

2006年初,济南市残疾人联合会与济南市皮肤病防治院协商,决定在济南市皮肤病防治院建立"济南市麻风病康复治疗中心"。

2007年8月29日,济南市麻风家庭病床项目启动,麻风住院部开始收治济南市内散居农村、社区的重残、孤老麻风愈后患者。

2008年1月,根据卫生部制定的全国《麻风病院村建设规划》方案,由国家财政出资180万元,济南市政府配套资金450万元对济南市皮肤病防治院住院部进行扩建改造,工程于12月完工,建成房屋面积3 100 m²,并于2009年11月启用。扩建后住院部建筑面积增至4 400余平方米,规划设置床位250张,实际设置床位200张,开放床位148张,设有医疗办公区、功能锻炼区、康复休养区、手术室、综合娱乐区、患者食堂等多个功能区。

2008年7月,济南市公路局投资15万元,将住院部外出的道路由原来的石子路整修为水泥混凝土路,改善住院部外出交通条件。

2009年3月开始,济南市皮肤病防治院住院部开始收治由山东省皮肤病性病防治研究所转来的重症麻风反应、麻风神经炎、重症药物不良反应的患者。11月,住院部麻风休养员全部由平房搬迁至新建成的楼房内。济南市残疾人联合会给予资金5万元,采购病床、床头柜、衣橱54套。室内配有空调、电视,一般两人一间。12月,为适应麻风愈后者畸残手术矫治及康复需求,住院部投资10余万元将第一排西区平房10间改造为手术室,并添置手术床、无影灯、麻醉呼吸机、高压蒸汽灭菌器等医疗器械。

2010年1月28日,时任国家卫生部党组书记、副部长张茅带领联合慰问团来该住院部,看望休养员,慰问医务人员。5月,济南市皮肤病防治院被中国残疾人联合会康复部、卫生部疾病预防控制局评为"全国麻风畸残康复工作先进集体"。10月12—13日,中国麻风防治协会眼科流动医疗队唐辛一行3人为该住院部麻风休养员进行眼疾检查,并为11位休养员实施13例眼部手术。

2012年1月14日,济南市皮肤病防治院"马海德雕像揭幕仪式暨济南市第59届世界防治麻风病日活动"在住院部举行,中国麻风防治协会会长张国成与济南市副市长邹世平为马海德像揭幕。5月22—24日,中国麻风防治协会眼科流动医疗队唐辛再次带队来院,为17名麻风休养员实施25例白内障复明术与睑外翻矫治。

2013年1月29日,济南市皮肤病防治院住院部建成"马海德生平事迹展馆",济南市副市长巩宪群为展馆揭幕。3月,该住院部开始接收由山东省皮肤病性病防治研究所确诊的新发现症患者,一般在院治疗2～3个月,开展健康教育,及时救治麻风反应和神经炎。

2015年1月23日,济南市皮肤病防治院住院部被山东省麻风防治协会、山东省皮肤病性病防治研究所认定为"山东省现症麻风治疗中心"和"山东省重症麻风救治中心",山东省医学科学院院长郭伟星与山东省皮肤病性病防治研究所所长张福仁为两个中心授牌。

2016年3月，根据中麻协〔2016〕10号文件，济南市皮肤病防治院住院部被中国麻风防治协会认定为"中国麻风防治协会麻风康复与培训基地"。7月7日，基地揭牌仪式举行，中国麻风防治协会会长张国成与济南市副市长巩宪群为基地揭牌。

至2019年12月，济南市皮肤病防治院住院部共收治现症、重症、畸残手术矫治等麻风患者1 230人次。时有麻风休养员及现症患者40人在院治疗与康复休养，另有40名麻风家庭病床患者定期来院查体治疗。休养员与现症患者住院经费由市财政局按每人每年6万元标准拨付，济南市皮肤病防治院为每位休养员与现症患者发放生活补助经费每人每月480元，医疗费用实报实销。

2016年12月，济南市皮肤病防治院在任党委书记冯建忠、院长刘军，住院部主任刘文博，常设医生3人、护士5人、后勤管理4人、炊事员2人、保洁员2人、安保人员2人，共计18人。

历城县麻风村

1957年，根据山东省麻风病防治工作会议提出的"在有条件的地方，要尽快地建立麻风村（院），及早对麻风病实行隔离治疗"的要求，历城县人民政府在西营镇刘家门前建立历城县麻风病防治站，在距离刘家门前1 km外（现西营老洼村）设立麻风村，收治麻风患者。该麻风村最早的房屋为当地农民留下的6间土屋，之后又建2间更衣室、2间消毒室。

麻风村设村委会，有村长、生活委员、会计（在麻风患者中选取）各1人。村委会在日常生活、疾病治疗和生产管理上接受历城县麻风病防治站领导。在行政管理上，麻风村作为一个特殊自然村，归属地方政府领导。住村患者最多时达80余人，第一任村长为付德禄，负责麻风患者的生活管理。村内设有食堂。在患者中挑选几名有劳动能力的为管理员，负责生活事务，并配合麻风防治站人员开展麻风患者的消毒、取药、换药等。因麻风村处于山区地段，距西营镇20余千米，村内所用物品靠2头毛驴驮运和人力独轮车推拉运输，没有电，交通、生活极为不便，为此，该村组织麻风患者自己种菜、养鸡，患者统一集中起居、饮食，统一集中政治学习。

在当地政府支持下，打井一口，解决了饮水问题。绝大多数住村麻风患者由政府扶持转入当地户口，县民政局供给每人每月15 kg粮食，少部分患者由其原生产队负责。

1971年12月，历城县麻风村撤销，住村患者合并到济南市皮肤病防治院，翟新铭为时任负责人。该村自建立至撤销，累计收治患者282人。撤村后，历城县的现症患者由济南市皮肤病防治院统一治疗管理，该县麻风病防治站主要开展麻风病现场防治和疫情管理等工作，县民政局根据实际情况为每位历城县籍住院患者提供棉被、衣服等生活用品。

济南市长清区马湾麻风村

1958年2月12日，长清县（当时隶属泰安地区）成立麻风村建村委员会，由时任县长王学诚、副县长刘晋卿主管建村委员会的工作，决定将村址选在双泉区（即后来的双泉乡）马湾，并命名为"长清县马湾麻风村"。麻风村原址为一座古道观，有房屋数十间，水源充足，1949年后只有3名道士居住。建村委员会派出工作人员，在双泉区领导的支持下，对原住道士进行妥善安置。长清县政府决定将古道观原有的70余间房屋（大部分坍塌）、8亩多地连同周围12个村的百余亩山岭薄地无偿划拨给麻风村，同时对部分旧有房屋进行修缮。4月10日，第一批14名麻风患者入住麻风村。在后续的岁月中，收治住村患者最多达200余人。麻风村设村委会，负责人为王殿合，设村委会主任、副主任、委员、会计各1人。麻风村设有食堂。村委会根据患者的病情轻重、能力大小，安排分管生活事务工作。麻风治疗接受长清县麻风病防治站领导。在行政管理上，麻风村作为一个特殊自然村，归属地方政府领导。建村之初，麻风患者的生活待遇标准为每人每月原粮22.5 kg、食用油1 kg、生活费6元，后来随着情况的改变，生活费逐步有所提高。麻风村最兴盛时，有耕牛4头、驴1头、步犁2部、生产粮食近20吨，生产的粮食除劳动分配、集体提留外，其余上缴国家。

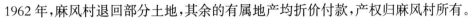

1962年,麻风村退回部分土地,其余的有属地产均折价付款,产权归麻风村所有。

1965年,长清县人民政府拨付经费,对麻风村进行整修。

1970—1974年,泰安专署拨款建标准房24间。

1975年,山东省商业厅、省财政厅、省卫生厅联合发文,将麻风患者生活费提高至每人每月9元。

1982年10月,麻风患者生活费提高至每人每月14元。同年,9名未愈患者转至济南市皮肤病防治院住院部治疗,余有19名愈后患者,仍留在麻风村生活。

自1986年起,山东省采取联合化疗替代氨苯砜、苯丙砜等治疗麻风病,并对患者实行社区保密治疗,不再强制收入麻风院(村)治疗。

1999年,长清县政府拨付资金,对麻风村内10余间房屋进行翻新修缮。4月,长清县皮肤病防治所报经县卫生局同意后,将麻风村近百亩荒山、土地,租给陈沟村村民,产权归长清县皮肤病防治所所有。

2008年2月,最后一名住村休养员转入济南市皮肤病防治院住院部,麻风村由长清区皮肤性病防治所管理,张卫东为在任所长。该村自建村至2008年关闭期间,累计收治麻风患者216人。

平阴县岭子山麻风村

1949年10月至1955年,平阴县卫生院设立麻风病门诊,查治麻风病。1956年,平阴县卫生防疫站建立后,该县麻风防治工作逐步规范。

1958年2月,平阴县成立"麻风病管理委员会"(后更名为"平阴县麻风病防治领导小组")。平阴县人民委员会选址夏沟公社高套村所属岭子山,由县民政局、县卫生局拨款2 000元,对山上的石佛寺43间砖房加以修缮,建立平阴县岭子山麻风病村,于11月建成,当年收治患者68人,焦书亭任负责人。麻风村设5~7人组成的村委会,由住村患者民主选举产生,下设生产、财会、文教3个部门。同时设立村卫生室,卫生员从患者中选出。村内设5个生产组,耕种土地20亩,有部分牲畜和农具。患者每人每月生活费5元,粮油按干部标准由国库供给。

1959年9月,平阴县人民委员会在该麻风村附近设立麻风防治站,县卫生防疫站的麻风防治职能撤销。麻风村与麻风病防治站共占地18亩,房屋建筑面积417.2 m²。建站时有职工7人,焦书亭任站长,吴保平任副站长。

1961年底,东平县恢复建制,原东平县3名麻风防治人员调出。调整后的平阴县麻风病防治站有7名工作人员,焦书亭任站长。1966年,平阴县麻风病防治站曾为"平阴县六二六卫生公社"成员。1972年,平阴县"六二六卫生公社革命委员会"撤销,恢复"平阴县麻风病防治站"名称。

1977年,平阴县岭子山麻风村有病房32间,土地10亩,患者生活费每人每月补助7元,国家供应口粮15 kg,食用油500 g,细粮70%、粗粮30%。

1978年12月,该麻风村已无在治患者,治愈患者均回到原工作岗位或原籍家中。

1981年12月,平阴县岭子山麻风村关闭。该麻风村自建立至关闭,累计收治患者186人。至2016年12月,平阴县岭子山麻风村产权归属平阴县皮肤性病防治所,刘召军为在任所长,麻风村因无人居住,租给个体商户使用。

2019年10月,皮肤性病防治所职能及人员并入县疾病预防控制中心。

济阳县麻风村

1958年上半年,济阳县卫生局组织医务人员进行麻风普查,共查出麻风患者70余人,就地实行隔离治疗。下半年,济阳、临邑两县合并为济阳县后,该县在仁风镇西北方、徒骇河南岸大洼中的县国营农场建立麻风病村,时有房屋27间,土地60亩。麻风病村建成后,查出的70余名患者全部收容到村内治疗。时有3名工作人员,其中行政管理人员1人(民政局)、医生2人(防疫站),负责人为蔺学信。办公人员住在离麻风病村2.5 km外的官庄村。患者的生产、生活费用由民政部门解决,医疗费由卫生部门负责,粮油以自产为主,不足部分由粮食部门供给。

1959—1961年，由于遭受自然灾害，生活、医疗条件差，部分患者返回原籍，麻风病村住村人数由70多人减少到50多人。

1961年10月，济阳和临邑分县，成立济阳县卫生防疫站，孙长茂兼站长，麻风村归属济阳县卫生防疫站管理。部分临邑籍患者回临邑治疗，济阳县麻风病村有患者31人。

1968年，山东省卫生厅拨款5万元，扩建麻风病村。因临县群众反对，未能在原地扩建。经县委、县政府研究决定，向南迁移1km，与三教乡后宋村对换土地，重建麻风病村。新建住房、食堂等砖木结构房屋42间（约600 m²），征用土地10亩，1971年迁入，解决患者的住房、食堂和治疗室用房问题。

1974年，山东省卫生厅拨款在离病村1km处为工作人员建办公室、手术室、药房、宿舍，购置显微镜、高压消毒锅、简易手术床和12马力拖拉机。同年，该村安装通仁风公社的电话，改善村里的医疗设备和生产生活条件，麻风病村开展查菌、病理取材、扩创等小手术。

1975年，临邑县建立麻风病村，10余名未治愈的临邑籍患者回临邑县治疗。

1982年底，麻风病村居住20名患者，3名从事麻风防治的工作人员属济阳县防疫站编制，其中1名负责人、1名皮肤病主治医师、1名学员，工作经费由县卫生局拨款。

1986年起，采取联合化疗替代氨苯砜、苯丙砜、氨硫脲治疗麻风病，对患者实行社区保密治疗。

1987年，济阳县拨款2万元，对患者住房和工作人员办公室、宿舍进行翻修，将原14间土坯房改建成砖瓦房，添置办公桌椅。

2007年初，济阳县麻风病村累计收治患者112人。时有2名休养员，是年7月，其中1名女患者转至济南市皮肤病防治院住院部，另1名休养员回乡。此后，济阳县麻风病村无人居住。

2016年12月，济阳县麻风病村产权归属济阳县疾病预防控制中心，主任赵明春。

商河县麻风村

1958年3月，商河（当时隶属德州地区）县委、县人民政府决定在该县白桥公社付李庄村建立麻风村，付忠任村长。在白桥乡政府支持下，付李庄村部分原村民进行搬迁，付李庄村50余间房屋以及近50亩地被无偿划拨给麻风村，同时修缮部分破旧房屋。是年，县卫生局组织医务人员进行全县麻风普查，10月，收治第一批31名麻风患者。建村之初，麻风患者的生活管理由麻风村负责，根据患者病情轻重、能力大小，安排分管生活事务工作。麻风村设有食堂，患者生活待遇为每人每月成品粮15 kg、食用油500 g、生活费6元。

1965年，商河县政府拨付经费，在距原址往南1 km处，新建房屋15间，作为麻风村新址。

1973年开始，该村陆续有麻风病治愈者回归社会。

1975年，山东省商业厅、省财政厅、省卫生厅联合发文，将麻风患者生活费提至每人每月9元。

1978年，麻风村由县政府直接领导转为县防疫站管理，时任村长付忠与2名医生负责麻风村具体管理、救治工作。

1982年10月，该村患者生活费提至每人每月14元。

自1986年起，山东省采取联合化疗替代氨苯砜、苯丙砜、氨硫脲治疗麻风病，并对患者实行社区保密治疗。

1990年，商河县行政划归济南市管理，县麻风病防治工作仍归商河县防疫站管理并接受济南市皮肤病防治院的业务指导。

1992年，因该村原有房屋破旧，不适合居住，最后2名夫妻休养员回乡居住，该村自此处于关闭闲置状态。商河县麻风村自建立至关闭，累计收治患者52人。

至2016年12月，商河县麻风村产权归属商河县疾病预防控制中心，主任张书新。

济南市章丘区慢性病防治站麻风村

章丘区慢性病防治站前身为"章丘县麻风病防治站"。该站建于1956年8月，地址在章丘城西关，由章丘县卫生科直接领导,时有麻风患者 126 人,其中瘤型 63 人,结核样型 55 人,未定类 8 人。对患者给予中药、针灸、大枫子油等方法治疗。首位负责人叶本常。

1957 年 1 月,章丘县人民委员会下达《关于麻风病困难急于解决》的文件,对麻风患者给予必要的社会救济。是年,对全县 148 名患者中因趾指残缺失去劳动能力的 52 人,均做妥善安排。

1960 年 9 月,该县在垛庄公社弯弯沟与香石台 2 村分别建立麻风村,占地 33.6 亩,民房 178 间,全县 130 余名患者全部入村治疗。12 月,经章丘县人民政府批准,在白泉大队井子峪征购土地 104 亩、荒山 1 座、水井 1 眼、池塘 1 个,新建麻风村,共建房屋 54 间,其中病房 36 间、病房办公室 2 间、治疗室 3 间、仓库 3 间、伙房 4 间、办公室宿舍 6 间。

1961 年 1 月,章丘县麻风病防治站办公室人员及患者全部迁入白泉大队井子峪麻风村。

1964 年,全县开展麻风普查工作,共登记患者 143 人,其中瘤型 84 人、结核样型 54 人、未定类 5 人。住村治疗者 49 人,居家治疗者 94 人。

1965 年 5 月,山东省麻风病防治队协助章丘县进行综合调查,共登记麻风患者 175 人,大部分患者住村接受隔离治疗。

1972 年,章丘县麻风病防治站改称"章丘县皮肤病防治站",各公社医院的社会卫生组都有 1 名专职医生负责本公社的麻风防治工作,全县基本形成以章丘县皮肤病防治站为中心的县、社两级防治网。章丘县皮肤病防治站将新发麻风患者转非农业户口,动员住院隔离,给予中药、大枫子油及链霉素、氨硫脲等药物治疗。

1983 年 10 月,章丘县皮肤病防治站办公地址迁至明水城区西环路东,麻风村由单位派专人管理。

1985 年底,全县累计发现麻风患者 289 人,累计治愈 195 人,其中在麻风村隔离治愈者 10 人;是年,有现症麻风患者 15 人,其中住村治疗 10 人,居家治疗 5 人。

1986 年起,山东省采取联合化疗替代氨苯砜、苯丙砜等治疗麻风病,并对患者实行社区保密治疗。

1989 年 3 月,经章丘县人民政府批准,由原章丘县皮肤病防治站、章丘县结核病防治站合并成立"章丘县慢性病防治站",麻风村归属章丘县慢性病防治站管理。

1992 年 8 月,章丘县慢性病防治站更名为"章丘市慢性病防治站"。

2013 年,经与济南市皮肤病防治院协调,将麻风村最后一名休养员转入济南市皮肤病防治院住院部。是年,章丘区慢性病防治站麻风村撤销,章丘区慢性病防治站所属麻风村土地由市政府收回。至撤销时止,该村累计收治患者 207 人。2019 年 12 月,章丘区慢性病防治站在任站长为卞孝明。

青岛市麻风病院

1898 年 3 月 6 日,清政府被迫与德国签订了《胶澳租借条约》后,德国侵占青岛时期建立了麻风病隔离棚。1914 年第一次世界大战爆发,日本取代德国侵占青岛,1915 年 1 月,麻风病隔离棚改为传染病收容所。

1923 年 7 月,胶澳商埠传染病院附设癞病疗养所成立,地址在贵州路,隶属北洋政府胶澳商埠卫生局。

1936 年 8 月 1 日,青岛市政府在崂山县女姑山村新建青岛市癞病院,建筑面积 540 m²,床位 40 张,全院职工 5 名,隶属社会局,原住青岛市癞病疗养所的 30 余名麻风患者全部迁入新院。

1938 年 1 月至 1945 年 8 月,日本侵华期间,第二次侵占青岛,癞病院隶属伪青岛市卫生局。

1946 年 3 月 1 日,该院更名为"青岛市卫生局麻风病院",隶属青岛市卫生局。有职工 6 人,病房 10 间,诊疗室和药房各 1 间,床位 12 张。

1948 年 1 月,根据南京国民政府卫生部指示,青岛市卫生局麻风病院更名为"青岛市麻风病防治院"。

1949 年,中国人民解放军青岛市军管会卫生部接管青岛市麻风病防治院,并进行整修,扩大医疗业务,充实专业人员,全面开展麻风防治工作。

1951 年,青岛市麻风病防治院床位增至 110 张,工作人员增至 7 人。是年在无棣路 5 号设立麻风病门诊部。

1953年3月,青岛市政府在崂山县大崂观建立市立大崂观麻风病院,隶属市卫生局,设床位60张。5月,改称"青岛市市立大崂观麻风病医院";原青岛市麻风病防治院改称"青岛市市立女姑口麻风病医院"。

1957年,青岛市市立大崂观麻风病医院与青岛市市立女姑口麻风病医院合并,定名为"青岛市麻风病院",床位增加到240张。

1965年,青岛市麻风病院改称"青岛市女姑山医院",全院职工50名。院内设院长办公室、医务科、社会防治科、药械科、检验科、理疗科、总务科、门诊部、住院部。

1976年,青岛市女姑山医院更名为"青岛市皮肤病防治院",全院职工55人,除担负麻风防治工作,还开展其他皮肤病的医疗工作。

自1986年起,山东省采取联合化疗替代氨苯砜、苯丙砜等治疗麻风病,并对患者实行社区保密治疗,不再强制收入麻风院(村)治疗。

1998年,青岛市卫生局决定将麻风防治工作纳入青岛市疾病控制中心(市卫生防疫站)统一管理。青岛市皮肤病防治院并入青岛市立医院。青岛市麻风病院原址因无人居住,已废弃。

胶南县麻风村

1956年5月,胶南县在藏马山南麓贺家沟村西建麻风村,占地2.25亩,建筑面积720 m²,麻风病防治站遂迁此处,有工作人员5人。首任院长柳邦基,当时设置病床45张,收治麻风患者42人。

1965年,该村收治麻风患者462人。1970年,收治的麻风患者数量减少至334人。

1986年,胶南县皮肤病防治站自筹资金由藏马山迁往胶南县城东侧豆金河村东(2016年为黄岛区灵山湾路4路)。麻风村被拆除,麻风休养员返回原住地养老院。

1990年,胶南县皮肤病防治站更名为"胶南市皮肤病防治站",全市达到卫生部颁发的基本消灭麻风病指标。

胶州市麻风村

1956年9月1日,胶县在位于胶城南关扬家庙街成立麻风病防治站,时有工作人员4人,设门诊,刘树荣任站长,防治经费由财政全额拨付。

1958年5月,胶县政府在铺集(时为胶县十八区)原胶河农场旧址划拨土地105亩,修建房屋63间,成立了胶县第一处麻风村。6月,胶县政府又将龙山乡(现夼集镇)双岭、胜家庄2村村民迁出,建起胶县第二处麻风村,收治患者225人。麻风村时称"幸福村"。

1959年7月,第二处麻风村撤销,其患者并入铺集麻风村。同时,胶县麻风病防治站迁至铺集麻风村北侧,当时新建砖瓦结构房屋28间,工作人员增至11人,设办公室、门诊、药房和社防组。铺集麻风村扩建,房屋增至103间。入村患者统一按性别、麻风类型和病情轻重划分病区收住。村内设门诊、药房、化验室、治疗室、消毒室,配有基本诊疗器具、显微镜、切片机、高压消毒器等医疗设备。药房除备有麻风治疗药品外,还有治疗常见病、多发病的基本药品,基本能满足麻风病和其他常见病、多发病治疗的需要,且免费诊治。麻风村内设有食堂,炊事人员由病情较轻或经治疗已无传染性的患者担任。住院患者每人每月供应食用油500 g,粮食20 kg,生活费14元。生活来源除生产自给外,不足部分由国家补助。20世纪60年代初,全国处于生活暂时困难时期,政府仍尽力保障住村患者的基本生活。村内建立了党、团组织,党员和团员按制度过组织生活。村内一切行政事务和生活、生产组织管理,由患者民主选举产生的村管理委员会负责。

1963—1975年,胶县卫生局为该村配备两名专职行政干部,协助村内党、团组织和村管理委员会做好工作。有正常劳动能力的住村轻症患者开展一定的生产劳动。该村有耕地105亩,土质较好,并有良好的灌溉条件。初期,村里配有9辆小推车和其他部分农具,并饲养9头耕牛。

1972年,该村购置柴油机、汽油机水泵各1台。

1973年,麻风患者增至330余人,村内购置1台粉碎机。

1977年,该村购置1辆"195"型拖拉机。土地生产出的粮、菜,饲养的鸡、猪全部用于住村患者的生活。该村还组织患者开展文娱活动。

1986年,麻风村的患者治疗实行联合化疗。1987年底,铺集镇麻风村仅有住村患者4人,是年,胶县撤县设市。至1989年,该村累计收治患者396人。

1990年初,该村撤销,设家庭病床治疗管理麻风患者,由胶州市皮肤病防治站社防组医生负责。原麻风村土地、房屋由铺集镇村民托管。

即墨县麻风村

1958年春,即墨县委决定在王村镇丈二山庙建立麻风村,时有庙地20亩,房屋14间。5月1日起收治患者30人,最多时达40人。患者自种自给。是年秋,即墨县委决定将白庙乡二旺村17户社员搬到姜家白庙村,腾出的民房改造成70间病房,建立第二个麻风村。10月1日始收治患者,最多时达百余人。

1961年底,该县利用店集公社青山耐火材料厂房子55间将第一、第二麻风村合并。患者耕种土地120亩,自耕自给。1961年省政府决定,患者带户口入麻风病村,国家供应每人每月原粮20 kg,食用油250 g,生活费由县民政局拨给,医药费从卫生事业费内开支。麻风村设有生产、生活、治安、教育等各种组织,患者自选党支部书记、大队长、会计、记工员、卫生员等,实行自我管理;患者自己修建数百米园墙和部分房屋,并组织文娱活动。患者生活费由每人每月10元提高至后来的50元。被、褥、衣服、每人每月3元零用钱等全由国家供给。至1961年底有工作人员5人,共诊治麻风患者374人。

1963年,麻风村将部分土地归还生产队。

1966年,进行一次麻风大普查,共有55名新发麻风患者住进麻风村。

1974年,进行一次麻风普查,新发现患者14人。

1979年,有工作人员6人,1982年增加至9人。1982年住村麻风患者25人。

1984年,麻风村尚有耕地8亩,仍由患者耕种。1984年麻风村有患者17人。

1988年12月27日,经即墨县政府批复同意,即墨县麻风村更名为"即墨县皮肤病防治所",11名工作人员和办公地点迁至县城,原麻风村解散,6名麻风患者回家治疗。该县麻风村自建村至撤销累计收治麻风患者632人。

平度市麻风村

1956年8月,县人民委员会以〔56〕度卫字第23号文,公布成立"平度县麻风病防治站"。站址设在城关镇老集街。有工作人员3人。

1957年9月,平度县在两目区付家庄村建立麻风病隔离疗养村试点,年底建成并收容患者。

1958年,县政府召开各区区长会议,成立建村委员会,由隔离疗养村所在区区长任主任,其他相关区区长任委员。先后在麻兰区阁北头(同年迁址河崖村)和张舍区小屯(同年迁址辛庄村)各建一所麻风村,收容患者230人。全区3所麻风村,共有土地827亩,牛11头、驴5头、猪80头。

1960年,县政府拨建村费2 000元、救济款6 800元、粮食和种子2 400 kg。三村共收容患者384人,其中麻兰河崖225人、张舍辛庄105人、两目付家庄54人。第一批治愈者43人出村。是年,该县在云山公社平山和麻兰公社石岭埠各新建一所麻风村,同时撤销河崖麻风村,其患者分迁至平山和辛庄2村,发动患者在平山自建新房40间;是年撤销付家庄麻风村,其患者迁于石岭埠,自建新房39间。至此,全县麻风村3所,共收容患者362人。此外,当年继续开展麻风普查,培训各公社卫生人员427人,查出可疑对象216人,其中确诊麻风患者67人。

1961年,辛庄、平山2所麻风村撤销,患者合并至石岭埠,住村人员减少到198人,村外治疗者538人。是年,麻风村有土地260亩,房屋85间,开设木匠铺、缝纫铺和编席组。

1962 年,线索调查发现并收治入村新患者 42 人。石岭埠麻风村工作人员减至 6 人,住村人数减至 115 人。是年,县委派姜同邦(原任区长)任麻风村党支部书记,政府拨救济粮 7 000 kg、生活款 300 元、修缮费 4 500 元,修缮房屋 50 间。

1963 年,平度县建立县、社、大队麻风防治三级防治网,全县 29 处公社医院都有麻风病防治兼职医生,开展线索调查,发现新患者 91 人,全部收治于麻风村。麻风村培训患者卫生员 5 人,分工调剂、消毒、看护、服药、照顾重病号等。

1964 年,平度县委派姜同邦任麻风村专职支部书记。麻风村成立民校一处,学生 28 人,皆系失学儿童及青年。是年,该县对社会散在的 685 名患者进行全面检查和判定疗效。

1965 年,平度县发现新患者 78 人,全部入村治疗,平度县麻风村划归云门山疗养院(住益都),管理临床判愈工作。

1969 年,平度县新发患者 23 人,年底住村患者达 136 人。因修洪山水库,占用麻风村菜地及部分耕地,拆除医生办公室,县水利部门在水库东面补建办公室 8 间,麻风村自建房屋 3 间及厕所,并架设电话。

1970 年,该村收治患者 126 人。县革命委员会生产指挥部批准征用麻兰公社宋戈庄大队耕地 2.625 亩建立门诊部和洪山麻风村。

1971 年,根据山东省"站村合一"指示,平度县麻风病防治站迁至麻兰公社(属洪山乡)宋戈庄西,建房 23 间,更名为"平度县皮肤病防治站"。马惠暖副站长主持工作。根据县委通知,撤销石岭埠麻风村,平度县所有麻风患者入住洪山麻风村。

1972 年,平度县革命委员会下达关于动员患者入村的通知,123 名患者全部隔离治疗。同年开展线索调查,发现患者 36 人。

1973 年,发现新患者 17 人,新入村患者 106 人,住村患者达 270 人。张培茂任专职村长。

1974 年,该村门诊发现新患者 8 人,住村患者达 236 人。

1976 年,麻风村建立阶级教育展览馆和图书馆。

1977 年,麻风村建立集体食堂,定桌、定人就餐。发动患者修缮麻风村,为国家节约经费 2 000 余元。

1978 年,麻风村建水塔机房 1 栋,火炕和炕头台子若干。

1980 年,该村取消以病代护,以病代药,全部由工作人员分担。

1983 年,该县正式实施住村、家庭病床和门诊保密 3 种治疗形式。

1989 年 7 月 27 日,平度县撤县建市。

1991 年 7 月 1 日,平度市现症麻风患者降至 11 人,已达国家规定的基本消灭麻风病指标,平度皮肤病防治站向市政府提交关于撤销麻风村的请示,时任副市长高元吉批复同意撤销。洪山乡石岭埠麻风村的土地有偿转让给洪山乡政府管理,偿款用于麻风患者治疗及其他支出。

莱西县麻风村

1965 年 10 月 18 日,烟台地区政府批准,决定在莱西县日庄公社福山(跨牛溪埠公社)筹建麻风村(习称"福山麻风村"),占地 47 995.2 m²,其中房屋占地 4 000 m²,耕地 13 300 m²。董良志任麻风村防治站站长。时有医务人员 4 人,其中医生 3 人,护士 1 人,另招收 2 名临时工炊事员,1 名负责医务人员生活,1 名负责麻风患者生活。医务人员的编制由县卫生局统一管理,全额事业。麻风村经费由民政局和卫生局共同承担,民政负责麻风患者日常生活用品所需费用,卫生局负责治疗方面的费用。

1966 年,动工兴建平房 53 间,其中病房 30 间、文体活动房 6 间、消毒房 2 间、伙房 6 间,办公和医用房 9 间。5 月,首批 18 名患者入住。8 月,医务人员与各乡镇领导一起下乡进行动员,麻风患者开始带户口集中进村入住,村内患者当月达到 190 人,统一按性别、麻风类型划分病区收住,对麻风患者实行免费治疗。建村初期,麻风村有土地 20 亩,县政府从周边村划入土地 50 亩,并为麻风村内配备 8 辆小推车和其他生产工具。麻风村模式与生产队基本相似,设有村党支部,由党支部书记和贫农代表负责人共同管理麻风村事务,防治站会计代为管理账务。麻风村设有食堂,麻风患者每人每年生活费为 100 元,由原居住村提供,每年两季下村进行收交。部分口粮由患者原籍村庄送交,另一部分实行自产自给。麻风村有劳动能力的人员都参加农业生产劳动,实行记工分制。除种植粮食外,还种植各种蔬菜,基本能满足村民的需求。其时,麻风村在村边及山坡种植杨树、松树、苹果树等,养殖场内养有猪、牛、驴、鸡、鸭。

1971年6月,莱西县卫生局为麻风村调入3名年轻医生。是年底,共有医务人员7人。8月,麻风村购1台12马力拖拉机。1974年4月,麻风村更名"莱西县皮肤病防治所"。

1974年底,麻风村卖掉12马力旧拖拉机,重新购买1台20马力拖拉机和1台粉碎机。自1974年起,麻风村不再从各村要钱要粮。

1975年6月,烟台地区为麻风村拨款1万元,在村内加盖10间业务用房。

1985年4月,麻风村对患者的治疗由氨苯砜单疗改为联合化疗。

1989年5月,根据麻风患者的治愈情况,取消隔离治疗,实行居家治疗。

1990年,麻风村累计收治患者713人,随着麻风患者不断治愈出村回到原籍,住村患者愈来愈少。7月16日,全部患者出村,福山麻风村撤销。房屋折款4万元,由牛溪埠乡政府付款、管理。麻风村占用的土地归牛溪埠乡和日庄乡原有各村所有。莱西县皮肤病防治所搬迁至莱西县黄海路新址。

淄博市张店区麻姑营麻风病村

1960年6月,张店区麻姑营麻风病村建于房镇公社麻姑营村西北,占地26.5亩,房屋70间,收治患者最多时73人,有工作人员2人。

1962年10月,该村因房屋在雨季时被洪水冲淹倒塌而撤销,住村患者迁至周村麻风村治疗。

淄博市淄川区圣水寺麻风病院

1960年3月,淄川区在口头公社圣水寺建立麻风病院,将圣水寺周围3条山峪中的农民迁出,新盖房屋57间。该寺原有庙房6间,水井1眼。6月开始收治患者,到11月,共收治患者109人。

1964年,因收治患者居住分散,不便管理,该院被撤销,麻风患者迁往王村镇南的宝山皮肤病防治院。

淄博市淄川区宝山皮肤病防治院

1964年,淄川区政府与淄博矿务局协商,将原淄博矿务局宝山煤矿职工宿舍改为"宝山皮肤病防治院"。院址在宝山南坡,有砖瓦房162间,山顶的一座寺庙15间房作为办公室,有职工10人。是年,原口头公社圣水寺麻风病院患者迁入该院,住院患者多时178人。山东省皮肤病防治所多次来该院开展临床治疗研究工作。

1971年5月,淄博市合并住村患者较少的麻风村,宝山皮肤病防治院麻风患者并入周村麻风村,防治人员并入淄川区防疫站,成立2～3人的皮肤病防治组,负责全区麻风病调查、散在患者的治疗、治愈患者及其家属的随访观察以及麻风防治知识的宣传等工作。

淄博市博山区杨家峪麻风病村

1958年,博山区杨家峪麻风病村由博山县政府筹建,12月划归博山区续建。

1959年5月,麻风病村竣工,村址在博山区南博山杨家峪村西尚家峪,建有房屋25间。有2名医生、1名管理人员。6月1日收治第一批患者12人,患者最多时41人。1963年,麻风村实行以治疗为主、生产为辅、患者民主管理的原则。患者入村后,每半个月验血1次,每个月查菌1次,每半年体检1次。村内培训患者保健员,协助医生观察病情,费用由博山区麻风防治事业费支出。患者生活除生产自给外,不足部分由患者原生产队协助解决或政府救济。

截至1977年,麻风病村共治愈麻风患者126人。同年5月,博山区麻风病村撤销,村内4名麻风患者转至周村麻风村治疗,2名防治人员回到博山区防疫站继续从事皮肤病防治工作,土地归还当地公社。

淄博市周村区麻风村

周村区麻风防治工作始于 1955 年,时由张周市卫生院门诊负责对社会发布麻风患者进行免费治疗的消息,截至 1958 年,全区共有麻风患者 134 人。

1959 年 12 月,周村区人民委员会周民字(59)第 14 号文件决定,成立周村区麻风村建村领导小组,由副区长方荣华任组长、卫生科副科长李承禄等 13 人组成。村址建在南郊镇小方庄村南马鞍山西南坡,占地 30 亩,有房屋 33 间。

1960 年 3 月,周村麻风病村建成,姜克明为负责人,归周村区卫生局卫生科领导。时有防治人员 10 人,其中麻风防治专业人员 4 人。收治第一批麻风患者 81 人。麻风村居住患者实行统一管理,免费治疗,年底收治患者达 100 人。

1962 年,该村收治患者最多时 130 余人。10 月,原张店区麻风村的住村患者迁至该麻风村治疗。

1963 年,该麻风村开展劳动自给,村内能从事体力劳动的轻症患者和职工一起生产劳动,共种植冬小麦 18 亩及春玉米、大豆等,总产量 1 495 kg,生产瓜菜 3 500 kg,烧砖 15 万块,建病房 18 间,打井 1 眼,修路 1 500 m,植树 200 株。

1964 年,淄博市皮肤病防治站成立,与周村区麻风村同处办公,争取市财政拨款 36 500 元,扩建房屋 50 间,负责收治张店和周村两区麻风患者。

1966 年,麻风村聘请周村医院外科主治医师钱树栋多次对住村患者进行会诊,制订疑难病治疗方案。

1967 年,麻风村聘请市九三学社副主委、副主任医师康英宗,周村医院外科主治医师杜中兴先后到病区为患者做手术治疗。

1971 年 5 月,应市卫生局要求,对住村麻风患者较少的麻风村进行合并,原淄川区宝山麻风村及防治人员统一调整并入周村麻风村。麻风村全年生产粮食 2 550 kg,菜 2 250 kg,养猪 12 头,全部用于改善患者生活。

1972 年 6 月 21 日,中共周村区委周干发(72)第 82 号文件决定,建立中共周村麻风病村支部,周村区防疫站站长巨德顺任支部书记。

1973 年,部分工作人员去淄博市皮肤病防治站,部分到区卫生防疫站,麻风防治工作纳入防疫站工作范围。住院患者由淄博市皮肤病防治站管理。是年,麻风村内有住村患者 80 余人。

1974 年起,周村麻风村患者医疗及生活经费主要由市政府财政拨款,每年 3 万～5 万元,其次为住村患者劳动自给。

1975 年起,淄博市皮肤病防治站医疗、护理、药品及检验人员每天到麻风村对患者进行查房和治疗,给溃疡患者换药。

1977 年,博山区杨家峪麻风村撤销,原住村 4 名麻风患者转至周村麻风村治疗管理。

1978 年,淄博市皮肤病防治站购进客货两用车 1 部。

1980—1985 年,淄博市皮肤病防治站狄冰淦、刘元会大夫对有手术指征的住村患者实施截肢、植眉、面瘫、胫后肌移位等畸残矫形手术,共计 30 余例。

1983 年,淄博市皮肤病防治站更名为"淄博市皮肤病防治所"和"淄博市皮肤病防治院",一个机构两个牌子,仍对周村麻风村负责管理。是年,更新客货两用车,新购进救护车 1 辆。

1987 年,市财政拨款对麻风村 30 余间房屋进行维修。

1989 年,新发麻风患者原则上不再收入麻风村进行隔离治疗。

1993 年起,对有家可归的麻风患者劝其回家疗养。麻风村仅收留无家可归的患者。

1998 年,麻风村仅剩无家可归的愈后存活者 10 余人。

2000 年,依据《淄博市人民政府关于将麻风村划归周村区管理有关问题的批复》(淄政字〔2000〕41 号),撤销淄博市皮肤病防治院,将其并入淄博市中医医院,将周村麻风村移交给淄博市周村区卫生防疫站管理,麻风防治工作归淄博市卫生防疫站管理。是年,周村区麻风村内居住 8 名麻风休养人员。

2001 年 1 月 13 日,原淄博市皮肤病防治院与淄博市周村区卫生防疫站签署《淄博市皮肤病防治院土地、房屋移交表》,将其使用的部分土地和房屋移交给周村区卫生防疫站,包括周村区马鞍山南部麻风村病区约 30 亩土地、1 145 m² 房屋建筑;周村区南郊镇小方村南部淄博市皮肤病防治院办公旧址 3.5 亩土地、672 m² 房屋建筑。

2006 年,淄博市周村区卫生防疫站在麻风村旧址修建房屋 12 间,供麻风村村民居住、使用。

2009 年,原周村区永安办事处 1 名麻风休养人员因房屋拆迁,迁入麻风村居住。

2016 年底,麻风村休养人员全部离世,麻风村无人居住。

桓台县麻风村

桓台县麻风防治工作始于 1956 年。桓台县卫生防疫站何晋章、杨俊峰 2 人组成麻风防治组,承担辖区麻风防治任务。当时桓台县尚无麻风村,患者居家接受氨苯砜、氨硫脲免费治疗。至 1957 年底,全县累计发现患者 100 余人。

1958 年,桓台县与博兴县合并。1958 年 11 月至 1959 年上半年,桓台县 58 名患者先后转到博兴县博昌桥麻风村。

1961 年,博兴县拆分成桓台县、博兴县。同年,桓台县籍 58 名患者全部返回原籍。

1964 年底,桓台县委、县政府决定,在县侯庄乡龙北村南洼新建桓台县麻风村。

1965 年 5 月 2 日,桓台人民委员会向山东省人民委员会请示,以每亩 83.52 元的价格购置土地 166.9 亩,建设业务用房 1 335.21 m²,共计 64 间,其中病房 40 间,药房 5 间,治疗室、消毒室、更衣室各 1 间,诊断室、手术室、伙房、饲养处各 2 间,会议室、仓库各 4 间。在麻风村北 1 km 处,购置土地 2.5 亩,建有面积 252.08 m² 的职工生活区,其中宿舍 8 间,办公室、伙房各 2 间。11 月,桓台县麻风村及职工生活区竣工并交付使用。

1966 年 1 月,该麻风村开始收治患者。县卫生防疫站选派何晋章、孙梅君,县民政局选派巩日节入住麻风防治组。该麻风村收治患者 70 余人。麻风村初期实行民主管理,从住村患者中民主选举产生由队长、会计、保管员、司务长组成的村委会。住村患者实行按劳分配,多劳多得,每年收入 60 元,达到自足,超过 60 元,可参与分红。村内规定,整劳力劳动 1 天记 10 工分,价值 0.3 元;不足整劳力的可递减;无劳动能力或半劳动力的,可由患者原所在村大队补足至 60 元。当年,村内拥有柴油机、粮食粉碎机、缝纫机各 1 台;饲养骡马 4 匹、猪 10 头、鸡 30 只,猪、鸡用于逢年过节改善生活;患者所种粮食基本自足有余。麻风防治医生每天查房,定期开展细菌学检查和病理学检查。

1966 年 2 月,桓台县人民委员会下发《关于麻风村病人入村治疗有关问题的通知》[桓卫字(66)第 6 号],要保证患者安心养病,生活费每人每月暂定 7 元。患者入村时,自带锄镰锨镢等小型农具,交纳建村经费 100 元。

1967 年,全县掀起调查、收治麻风患者的热潮。

1968 年,全县住村患者达顶峰为 91 人。

1971 年,县民政局将麻风村每年 1 万元的办公费和患者生活费、生产费等费用,移交桓台县卫生局管理,用于患者种地所需肥料、农具,以及患者生活用品和药品、麻风防治组工作经费等支出。

1972 年 6 月,2 名住村麻风患者赴青岛市平度县皮肤病防治站,实施面瘫矫正手术和植眉手术。

1972 年,根据鲁革发(71)第 110 号文件,桓台县制定《关于迅速做好麻风病人收容工作的通知》[桓革发(72)第 41 号],对部分散居现症患者收住入村,进行正规治疗。

1973 年 4 月 11 日,桓台县革命委员会批准组建桓台县皮肤病防治站[桓革发(73)第 8 号],编制 5 人。桓台县麻风村划归桓台县皮肤病防治站管理。是年始,麻风村不再收治麻风新患者,在家保密治疗。至此,桓台县麻风村累计收治麻风患者 95 人。

1975 年 3 月 1 日,根据(75)鲁民字第 8 号、(75)鲁卫办字第 7 号、(75)鲁财行字第 11 号文件精神,对住村患者中全部失去劳动能力的残老患者发放补助,每人每月 8 元,半劳力者每人每月 4 元。

1975 年 8 月,根据桓台县革命委员会商业局(75)商业字第 26 号、卫生局(75)桓卫字第 014 号文件,住村患者每人每月供应肉 1 kg、蛋 500 g、糖 250 g。

1971—1975 年,益都云门山疗养院李旬久及桓台县人民医院孟繁林先后多次来桓台县麻风村,为 7 名住村患者免费实施小腿截肢术,安装假肢。

1976 年 6 月,根据鲁革发(75)第 59 号文件,成立由卫生、财政、农业、粮食、商业、公安六部门组成的"桓台县麻风防治领导小组",办公室设在桓台县皮肤病防治站,负责全县麻风患者的收容、救治、防治和物资供应等工作。是年,桓台县民政局救济布匹 300 余尺,用于增添、更新患者的被褥、床垫、衣服等。打机井 1 眼,购置黑白电视机 1 台。

1981 年底,麻风村有现症患者 19 人。

1984 年,对有家庭的治愈患者劝其回家疗养,住村患者数量减少。

1986 年,桓台县麻风患者由氨苯砜、氨硫脲治疗改为氨苯砜、氯苯酚嗪、利福平联合化疗。

1987 年,淄博市皮肤病防治所狄冰淼、刘元会为桓台县麻风村 1 名麻风患者免费实施小腿截肢术,并安装假肢。

1988 年,麻风村经费调整至每年 1.5 万元。

1989 年底,住村麻风休养员减至 14 人。

2006 年 8 月,桓台县编委撤销桓台县皮肤病防治站。桓台县麻风村划归桓台县卫生局管理,继续提供住村休养员的医疗、保健和生活服务。

2009 年,县政府拨款 30 余万元,在旧村址东侧划拨土地 4.92 亩建设新麻风村。新村建有病房 5 间,诊断室 1 间,治疗室 1 间,伙房 1 间,锅炉房 2 间,洗澡堂 1 间,传达室 1 间,总建筑面积约 200 m²。是年末,有麻风休养员 4 人。

2019 年底,住村休养员 2 人。由退休返聘人员李汉桐负责患者管理与定期巡视,1 名炊事员常住麻风村,为患者提供生活帮助。休养员生活费、医疗费由县财政提供。

沂源县麻风村

沂源县麻风防治工作始于 1953 年。县卫生科下设成立麻风病防治组,负责全县麻风防治工作。1955 年,沂源县成立麻风病防治站。

1955—1957 年,全县麻风普查共发现麻风患者 231 人,由麻风防治站送药上门,免费治疗。

1958 年 10 月,沂源县建立悦庄公社康健村、中庄公社康乐村、石桥公社康复村和鲁村公社康愉村等共 4 所麻风村,由麻风病防治站副站长唐守润负责。康健村位于悦庄公社北辽军埠村,占国有土地 65 亩,时购买民房 42 间作为患者住房、治疗用房、工作人员住房及生活用房等;康乐村位于中庄公社盖冶村,占国有土地 198 亩(纯土地,不含荒山),时新建患者住房等 43 间;石桥及鲁村麻风村属租赁房屋,土地各 20 余亩。是年康乐村收住患者最多 183 人。

1961 年,鲁村公社康愉村并入中庄公社康乐村,石桥公社康复村并入悦庄公社康健村,全县只保留康乐村和康健村 2 所麻风村。

1965 年,沂源县麻风病防治站由县城健康路南首迁往中庄公社盖冶村东围子,建草房 3 间,棚 1 间,共 33.25 m²。是年底,中庄公社康乐麻风村结余粮食 3 万余千克,库存现金 3 000 元,饲养耕牛 13 头、羊 300 只、驴 5 头、猪 126 头、鸡 300 只。自备小推车 13 辆、水车 4 部、缝纫机 2 台,各种小农具俱全,造林植树 40 000 株。

1966 年,临沂地区皮肤病防治所组织调查队进行麻风普查,确诊麻风患者 36 人。根据沂源县人民委员会《关于组织动员麻风病人入村隔离治疗的通知》[(66)源卫字第 27 号]文件,沂源县麻风患者 309 人全部收住中庄公社康乐村治疗。1958—1966 年,全县先后有 380 人就近入村治疗。患者入村后,有劳动能力的,生产自给;丧失劳动能力的,由原生产队负担生活费,每人每月 8 元。患者在村内边治疗边从事农业生产,实行"按劳分配"。

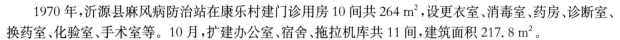

1970年,沂源县麻风病防治站在康乐村建门诊用房10间共264 m²,设更衣室、消毒室、药房、诊断室、换药室、化验室、手术室等。10月,扩建办公室、宿舍、拖拉机库共11间,建筑面积217.8 m²。

1973年,沂源县麻风病防治站更名为"沂源县皮肤病防治站",继续负责管理麻风村。悦庄公社康健村患者逐渐减少,不再收治新麻风患者,主要收住石桥、悦庄、三岔、鲁村等公社的治愈存活者。其土地、房屋对外承包,费用上交沂源县皮肤病防治防站。此后沂源县麻风村仅保留中庄公社康乐村,需治患者全部收住该村统一治疗。

1975年起,麻风村内患者每人每月14元的生活费用改由国家负担,患者在村内边治疗边生产,实行"按劳分配"。

1980年,由高绍佐、周荣修等在康乐麻风村内开展植眉、矫形手术。其中单株毛发植眉术曾获"县级二等科技进步奖""市级三等科技进步奖"。治愈后的患者陆续自愿回原村。至1980年,中庄公社康乐村剩余住村治疗患者67人。

1983年起,新发病例实行居家治疗,不再收治到麻风村。

1985年6月,沂源县皮肤病防治站用2 900元购进第一辆雅马哈摩托车。

1990年,沂源县由临沂地区划归淄博市。

1991年8月,根据淄卫字〔1991〕152号文件批复,淄博市皮肤病防治院将一辆1983年购入的西北救护车拨给沂源县皮肤病防治站使用。

1993年,黄庄公社划归莱芜市,该公社3名住村患者仍在中庄公社康乐村治疗。是年沂源县政府拨款,对麻风村的房屋、道路、院坪、食堂锅灶及其他设施全面整修。新盖房屋19间,修缮房屋27间,整修路面300余米,硬化路面40 m,院坪30 m。

1996年始,悦庄公社康健村仅居住1名患者,生活由其远房亲戚照顾。

1999年,沂源县卫生监管体制改革,县防疫站并入成立的县疾病预防控制中心,承担麻风防治和麻风村管理。麻风村将100亩土地外包,承包费用于麻风村患者生活开支。

2007年10月,悦庄公社康健村最后一名休养员死亡,再无患者居住,土地归公。

2008年以来,康乐村麻风休养员几乎全部丧失劳动能力,沂源县卫生局及疾控中心积极协调相关部门,为休养员先后办理居民最低生活保障、五保,加入新型农村合作医疗,并定期为老年休养员发放治疗药物。住村人员生活费用以收缴土地承包费为主,县疾控中心平均补助休养员每人每月180元,每年冬季发放取暖补助费每人500元。

2015年,淄博市卫计委、市红十字会支持资金7万元,沂源县疾控中心自筹资金6.6万元,对麻风村进行改造。修缮、粉刷房屋10间,改建宿舍4间,厨房、浴室、办公室各1间,新打深水井1口,安装太阳能热水器1台,水暖炉1套,建成院落1处,修缮围墙、硬化路面、安装铁门。患者们集中居住。

截至2019年底,中庄公社康乐村拥有住房43间,占地200亩,村内时有休养员3人。

枣庄市皮肤病性病防治院麻风村

枣庄市皮肤病性病防治院前身为"滕县恩赐庄基督教麻风院"。

1918年12月,滕县恩赐庄基督教麻风院建成完工。美国基督教美以美会教士、美国籍修女、护士道德贞(AlmaD. Dodds)、美国籍牧师罗密阁、中国籍牧师刘思义筹资建院。滕县邑绅徐文湧将其在县治东北五里许北坛村旁的4亩多土地捐出作为院址。道德贞用美国基督教美北长老会募集的资金启造楼宇,并得到英国伦敦万国麻风救济会和加拿大麻风救济会的资助。滕县恩赐庄基督教麻风院是美国基督教美以美会建立的第二所麻风院,也是在中国北方地区建立的第一所麻风院。滕县恩赐庄基督教麻风院共建南北楼房两座、平房两处,共计40余间,总建筑面积584.42 m²,设床位60张。由于最早收容的是男性患者,俗称"男病院"。

1919年1月1日,麻风院收容第一名男性麻风患者。道德贞任滕县恩赐庄基督教麻风院董事长兼司库,推举滕县基督教会长老张瑞春为首任院长,负责日常管理和运营,美籍牧师道雅伯主领礼拜,研经讲道。医院支付患者的经费来源,由英国麻风救济会供给以及美国慈善家捐赠,患者每月化验、零花、伙食费为法币3.6元,衣服费为法币1元,医药费为法币1元,杂费为法币0.6元,共计每月法币6.2元。

1923年3月,麻风院在男病院南500 m处购地30亩,兴建女病院,为平房独院一处,约占地3亩,有房屋20多间,设床位50张,并于12月16日收容了第一名女性麻风患者。

1927年,在男病院以北约300 m处建堂屋、西屋平房30余间,建筑面积324.24 m²,还有仓库、磨坊、织布房、洗衣房、炮楼和牲口棚等。

1929年,中国麻风救济会总干事邬志坚来院考察。

1929年,麻风院聘请齐鲁大学医学博士、滕县基督教自立会华北医院院长于道荣兼负麻风患者的治疗工作;聘请护士长何学增兼负麻风患者的护理工作。

1933年,加拿大籍皮特·坎贝尔·多伦多夫人捐款在女病院的北半部又建北屋10间,女病院房屋扩至30余间,建筑面积约350 m²。

1940年,麻风院聘任滕县基督教自立会华北医院医务主任亚历山大医生兼任该院的医务工作。

1942年10月,因持续战乱,国外援助断绝,麻风院经费来源中断,患者流落街头,靠乞讨度日。院长林柏玉收拢患者,用道德贞留下的银元,购买麻风院附近的土地,一部分由患者耕种维持生计;一部分租给附近村民,用地租贴补患者生活。

1950年5月,山东省人民政府接管滕县恩赐庄基督教麻风院。

1951年6月1日,滕县恩赐庄基督教麻风院更名为"山东省人民政府卫生厅滕县专区麻风防治院"。山东省人民政府卫生厅派医防处叶柏杨和山东省麻风病调查队宋良起两人到医院,在滕县专区的配合下,接管医院。任命滕县卫生院院长郭尧为山东省人民政府卫生厅滕县专区麻风防治院副院长,主持医院工作。郭尧到院后,招收会计、炊事员、通讯员各1人;接替原医院院长林柏玉和4名工作人员;接管医院行政办公区、职工宿舍区、男病院区、女病院区,接收土地51亩,房屋100余间,接收患者60人,其中男性35人,女性25人。对接收的人员、资产等都进行登记造册存档。对业务用房的功能进行调整:将男病院的北大楼改作诊断室、治疗室、针灸室、理疗室和病区保管室;将男病院的南小楼改作医生值班室、药房、中医诊断室和消毒室;将男病院的礼拜堂改作病区会议室,后又改作放射科。9月,山东省康复医院管理局根据山东省人民政府卫生厅的指示,派孟昭铨来医院,出资6亿元(旧币)买地100多亩,分3个地段:一段连接原麻风病区,扩建病房;一段在病区西南方向相距200 m,建职工宿舍;另一段靠近医院驻地北坛村,距病区800 m处,建医院办公室和医务、行政工作人员宿舍。同时拨款8 000万元(旧币):其中4 000万元(旧币)用于患者医疗生活费;4 000万元(旧币)用于购置物资、设备、病床。10月,山东省人民政府卫生厅明确医院的机构编制,配备了各类工作人员。医院边建设边充实医护人员,同时接收部队和地方上的麻风患者。

1953年1月,中共中央华东局在山东省人民政府卫生厅滕县专区麻风防治院建设病房;3月,接收从朝鲜战场上转来的麻风患者;6月26日,山东省人民政府卫生厅将山东省人民政府卫生厅滕县专区麻风防治院,划属山东省康复医院管理局管理,编入康复医院序列,更名为"山东省人民政府卫生厅第九康复医院"。医院进一步加快了改扩建步伐,新建病房74间,并接收中共中央华东局在医院建设的病房26间,形成麻风病区、职工宿舍区和院部的功能分区。医院分男病院和女病院。男病院划分6个病区,集中隔离男性麻风患者。一病区,隔离收治军人结核样型患者。二病区,隔离收治军人瘤型患者。三病区,隔离收治复员军人患者和原滕县恩赐庄基督教麻风院接收的男患者,瘤型、结核样型分住。政府患者病区,隔离收治瘤型、结核样型患者,分住。重病区,专门收治临时性的各病区的急、重症患者,有专职保健员照顾看护。女病院隔离收治原滕县恩赐庄基督教麻风院接收的女患者和少数军人家属。医院设诊疗室四处:一诊疗室,负责一病区和政府病房结核样型患者的诊疗。二诊疗室,负责二病区和政府病房瘤型患者的诊疗。三诊疗室,负责三病区和男女群众患者的诊疗。重病区治疗室,负责重病区患者的诊疗。诊疗室由诊断室、治疗室(注射室)、换药室、服药室四部分组成,另外还有小药柜、常用医疗器械保管橱等。

1954年7月,山东省康复医院管理体制变更,康复医院管理局隶属山东省委文教部和山东省军区卫生部双重管理,医院遂更名为"山东省第九康复医院",列军队医院建制。医院建制为团级,依次为营、连、排、班,只收治部队患者,将原收治的 36 名来自政府机关的患者和历史遗留的 35 名男性患者分别转送千山头干部疗养院和济宁大桥医院治疗。医护人员逐步到位,医院管理格局基本形成,并进行大规模地改扩建,投入经费达 62 亿元(旧币)。

1955 年 7 月,山东省康复医院管理局调整撤并省级康复医院设置,将山东省第九康复医院更名为"山东省第三康复医院"。为便于麻风患者的分型治疗,将麻风病区分设为一病区、二病区、三病区。

1956 年 3 月,住院现役军人就地复员,医院接收由部队直接送来的复员干部和老复员军人;10 月,中央规定:凡不足千名患者的省、市对康复医院采取缩编、撤销的方针。山东省保留康复医院 4 个;11 月 1日,山东省第三康复医院奉命改名为"山东省北坛医院"。医院改名以后,性质、任务不变,划回山东省康复医院管理局管理。

1957 年 1 月,山东省康复医院管理局撤销,医院行政管理划属济宁地区。医院隶属关系调整,行政管理划属济宁地区,人、财、物由济宁地区卫生局接管;业务工作仍由山东省人民政府卫生厅负责;医院名称不变,仍冠名"山东省北坛医院"。

1959 年,医院建立对外麻风门诊,负责滕县和济宁地区散在患者的诊断和治疗。对外地患者只做出诊断。凡确诊为麻风患者,发通知书通知当地防治机构和患者所在村队;12 月,开始接收全国范围的政府干部和厂、矿、企事业单位的国家正式职工。

1960 年,建患者家属接待室 5 间。

1962 年,济宁、菏泽、枣庄三地(市)麻风防治网建成,医院承担防治工作的技术指导与协调,并对建村、收容和村内的医疗检验等工作给予帮助和指导。

1965 年,三病区与二病区合并,三诊疗室撤销。重病区治疗室撤销,仍保留重病区,归属二病区和二诊疗室管理。女病院划归一病区范畴,单在女病院设诊疗室两间。

1966 年,医院接收现役军人患者,患者入院后一切待遇如住院费、医疗费等皆由原部队负责供应。10月,菏泽专区转来 56 名患者住院治疗,医院增设三病区和三诊疗室。

1970 年 10 月,菏泽患者转回原籍,三病区和诊疗室撤销。

1971 年,开办对外皮肤病门诊;建 X 光室 5 间。

1976 年,美国向中国外交部提出清理在华物资问题,原滕县恩赐庄基督教麻风院折合 8 万美元,中国外交部统一进行归还。同时,中国国务院办公厅将清理归还事宜通知了济宁地区外事办公室。

1976 年,在原麻风监狱旧址建 2 层楼房共 20 间。

1977 年 5 月,济宁地区将山东省北坛医院更名为"济宁地区皮肤病防治院",隶属于济宁地区卫生局管理。

1979 年 1 月,山东省行政区划调整,滕县划属枣庄市,济宁地区皮肤病防治院随所在地滕县划入枣庄市。枣庄市卫生局对医院资产、土地进行登记造册存档。医院占地 147.293 亩,其中,院部办公区 26.7亩、职工宿舍区 11.91 亩、麻风病区 108.683 亩,总建筑面积 14 477.07 m²,共有房屋 659 间。医院更名为"枣庄市北坛皮肤病防治院",隶属枣庄市卫生局管理。

1981 年 3 月,甲许南被国家卫生部评为"全国卫生先进工作者"。

1983 年 4 月,枣庄市皮肤病防治站与医院合并,转来患者 38 人,将一、二病区合并成为一个病区,诊疗归原二诊疗室,原一诊疗室暂封闭,仍保留女病院诊疗室,开始收容枣庄市范围的群众患者。

1984 年 9 月,全部麻风病区并归一病区,分两个诊疗室:一诊疗室负责所有群众患者;二诊疗室负责党、政、军、工、商等公费医疗的患者和老复员军人患者。并将针灸室、理疗室、病理室、病区化验室、麻风门诊和消毒供应室划归一病区范畴。

1987 年,医院投资 32 万元兴建门诊办公楼,占地 2.9 亩,建筑面积 1 273 m²,安装自来水管道,进一步改善麻风患者的住院条件和医务人员的工作条件。

1987 年 3 月,赵衡勤被国家卫生部评为"全国卫生先进工作者"。

1992 年 10 月 14 日,枣庄市通过了"山东省基本消灭麻风病考核组的省级考核验收"。

1993 年 1 月,徐志举荣获第四届"马海德奖"。

1994 年 4 月 21 日,枣庄市达到"国家基本消灭麻风病的规划目标"。

1996 年 12 月,山亭区徐庄镇最后一名现症患者治愈出院。实现麻风现症患者全部院外治疗,居家式管理。一病区自然过渡为麻风村,主要管理因残老或无家可归而留院的治愈者。

1999 年 9 月,医院被国家卫生部授予"全国麻风防治工作先进单位"称号。

2000 年 2 月,医院更名为"枣庄市皮肤病性病防治院"(枣庄市立第四医院),医院业务隶属于枣庄市卫生局管理,一病区(麻风村)属医院一个科室。

2004 年 9 月,枣庄市皮肤病性病防治院被山东省残疾人联合会、卫生厅定为"麻风畸残矫治手术点"。

2005 年 10 月,李怀章任枣庄市皮肤病性病防治院党委书记、院长。

2007 年 1 月,该院被中国残疾人联合会和卫生部授予"全国麻风畸残康复工作先进集体"称号。12 月,该院麻风村被列为全国改造建设的麻风村之一。山东省发展和改革委员会于 2007 年 12 月 4 日同意枣庄市皮肤病性病防治院在现址实施麻风病防治基础设施改扩建项目(鲁发改社会〔2007〕1111 号),项目建设性质为原址改扩建。随后省发展和改革委员会以鲁发改投资〔2007〕1393 号文,下达麻风病院村建设中央预算内投资计划 160 万元。

2008 年 4 月 22 日,麻风村原址土地置换工作启动。市卫生局以《关于枣庄市北坦皮肤病防治院土地置换的请示》(枣卫字〔2008〕18 号文)的形式上报市政府,计划将麻风村原址储备,储备金用于麻风新村建设。市政府成立麻风村改造建设领导小组,副市长赵联冠任组长。12 月 8 日,麻风村易址改造建设项目在枣庄市发展和改革委员会立项。随着滕州市城区规划的调整,麻风村原址位于滕州市中心城区,麻风村建设项目不适合原址改扩建,经枣庄市政府调研论证后决定易址新建,根据卫生部《全国麻风村改造建设规划》要求和枣庄市实际,经考察论证,选择山亭区西集镇常山村一处集体山坡地(位于店韩路枣木立交桥以南 4 km,店韩路西侧)进行麻风村建设。枣庄市改革和发展委员会下达了《关于枣庄市皮肤病性病防治院麻风村建设项目的批复》(枣发改行审〔2008〕37 号),同意立项建设,麻风村规划建筑面积总计 20 500 m²,建设用地面积 53 320 m²,建设投资 4 774.7 万元。

2010 年 1 月,李怀章获"马海德奖"。9 月,山东省发展和改革委员会同意批复麻风村易址到山亭区西集镇常山村建设(鲁发改社会〔2010〕1154 号)。

2011 年 8 月 15 日,枣庄市卫生局正式启动特困麻风治愈人员收治工作(枣卫监疾函〔2011〕20 号)。将社会上Ⅱ级以上残疾、无经济收入来源、无人照料的孤寡老人收治入院,利用新型农村合作医疗(简称"新农合")政策报销相关费用来弥补工作经费的不足。10 月,李怀章被中国麻风防治协会授予"全国麻风防治先进工作者"称号。

2012 年 10 月 26 日,麻风新村奠基启动建设。

2013 年 1 月 27 日,中央电视台新闻频道"新闻直播间"栏目播出枣庄市麻风防治工作先进做法的专题采访片——"麻风病康复者:最难排解的是孤独"。

2014 年 10 月 19 日,麻风新村 1 500 m² 生活用房投入使用,住院麻风休养员 56 人全部迁入新居;配备全新液晶电视、空调、衣橱、被服等生活用品。11 月 5 日,中国麻风防治协会孔雀标准化养殖基地项目在该院麻风村落地,养孔雀 70 只。

2015 年 1 月,该院被中国疾病预防控制中心麻风病控制中心评为"麻风病防治信息管理系统工作先进集体",刘忠新被评为"麻风病防治信息管理系统工作先进个人"。

2016 年 12 月,该院被中国疾病预防控制中心麻风病控制中心评为"'十二五'期间全国麻风畸残矫治手术工作先进集体",殷刚被评为"'十二五'期间全国麻风畸残矫治手术工作先进个人"。自 2004 年以来,共有来自济南市、泰安市、济宁市、临沂市、日照市和枣庄市的 330 余名麻风畸残患者接受了矫治手术。12 月,枣庄市特困麻风治愈人员收治工作进展顺利,共收治滕州市、台儿庄区、薛城区、山亭区相关人员 12 人。

枣庄市皮肤病性病防治院麻风村属枣庄市皮肤病性病防治院管理,位于枣庄市山亭区西集镇,交通方便,水电齐备,医疗设施齐全。2019 年底,麻风村居住休养员 27 人,均为 Ⅱ 级以上畸残,每人每月补助生活和医疗费共 700 元,均免费参加居民医疗保险。

滕州市皮肤病防治站麻风村

1955 年 9 月,滕县桑村成立麻风防治组,借桑村粮所 3 间房作办公室,村北 2 间场院房为门诊,开展麻风防治试点工作。

1956 年 10 月,"滕县麻风病防治站"成立,业务隶属滕县卫生科。地址位于滕西曹庄街,借用民房 10 间办公,2 间门诊位于鲁寨村前。

1957 年 2 月,由北坛医院划地一亩半,建平房 10 间(办公室、仓库、宿舍),作为滕县麻风病防治站办公地点。12 月,许同春担任首任站长。

1958 年 4 月,滕县麻风病防治站在店子乡建立滕县第一个麻风村,1959 年 6 月建立东郭乡麻风村、城头乡麻风村,1961 年 5 月建立柴胡店乡麻风村、鲍沟乡麻风村。5 个麻风村属民办公助性质,收容患者共 559 人,由公社卫生院防疫人员送药治疗管理。最大的城头乡麻风村办公区域占地 1 600 m²,22 间房(办公室、仓库、宿舍),病区占地 6 000 m²,200 间房,由负责人鞠金川及 5 名医生管理治疗,收容患者 178 人。麻风村利用土地解决部分吃菜问题,政府对入村患者定量供应粮油,冬夏时令给予部分衣服、被服等救济。

1967 年 7 月 11 日下午 3 时,城头麻风村被住地群众砸毁,造成死亡 1 人,伤 10 人,损失 14 万元,患者暂住滕县北坛医院。

1968 年,滕县麻风病防治站易名为"滕县皮肤病防治站"。

1971 年,省财政拨款 14 万元重建城头麻风村。

1980 年 9 月 4 日,省劳改大队在原北坛医院女病区建麻风监室。

1983 年,房产移交滕县,滕县皮肤病防治站暂住北坛医院,患者搬进监室,自此定名为"北坛麻风村"。

1996 年 1 月,住村休养人员刘传奎、景传元 2 人赴京参加"国际麻风节"和"中国防治麻风病日"庆祝活动,受到国家领导人亲切接见。3 月,麻风村投资 50 余万元办"滕州市助残康复胶合板厂",让住村休养人员从事轻体力劳动。

2014 年 10 月,住村休养人员迁入麻风新村。麻风新村位于西集的常山,占地面积 80 亩,房屋面积 7 200 m²,住村休养人员每人每月补助生活费 260 元、医疗费 140 元,每人入住独立房间配有电视、空调。

至 2019 年底,住村休养员 14 人。麻风村设专职管理 2 人、专职医生 2 人。住村休养员每人每月补助生活费 470 元、医疗费 200 元。闵庆峰任滕州市皮肤病防治站站长。

东营市麻风村

东营市麻风村建于 1964 年,位于广饶县大码头镇杨宅村,占地 118 944 m²,建筑占地 1 433.6 m²,麻风村首任负责人陈其昌。东营市麻风村有正房 17 间,伙房 12 间,传达室 2 间,累计居住麻风村患者 123 人。

1939 年,东营境内最早在广饶县史口乡杜家村(今东营区)发现麻风患者。20 世纪 50 年代以前,境内无详细史料记载麻风病。

1956 年 3—5 月,广饶县防疫站防疫股通过调查共发现患者 76 人,在城关镇和李鹊区用氯硫脲对 15 人进行治疗。

1958 年 8 月,广饶县委决定成立"广饶县麻风病防治管理委员会",由中共广饶县委办、广饶县人委办、银行、公安、文教、卫生、民政、粮食、财政、共青团、妇联和商业等 11 个部门负责人组成。同年 11 月,分别在大王公社傅家村(今广饶县大王镇)和民丰公社程家寨屋子(今垦利县)各建 1 处麻风村,其中在傅家村麻风村建平房 30 间。

1959年7月,广饶县大王公社傅家村麻风村迁移到垦利县民丰乡程家寨屋子,与垦利县程家寨屋子麻风村合并,有工作人员2人,其中1名卫生员、1名药剂员。

1960年3月,广饶县成立"麻风病防治站",有工作人员4人,为麻风病防治管理委员会办事机构,承担麻风防治的日常工作。是年,广饶县麻风村收住麻风患者116人。

1964年,广饶县人民政府投资5万元在广饶县最东北角码头区征地118 944 m²,其中建筑占地1 433.6 m²。建病房30间,办公用房、职工宿舍及伙房20间,牲口棚5间,1964年4月25日施工,6月启用。

1976年2月26日,广饶县革命委员会决定建立"广饶县麻风病防治领导小组",广饶县麻风病防治站为其办事机构。

1978年11月23日,广饶县麻风病防治站更名为"广饶县皮肤病防治站"。

1989年8月,广饶县麻风村开始负责收治东营全市的麻风患者。

1990年7月1日,广饶县麻风村行政、医疗办公室由码头乡迁到广饶县城。

1991年11月,广饶县麻风村土地权属经县土地管理机关审核,登记并同意发证(土地证227号)。

1995年,广饶县麻风村改名为"东营市麻风村",广饶县皮肤病防治站更名为"东营市皮肤病防治所"。

1996年,麻风村新盖平房1排17间,建筑面积392.7 m²。

2000年,东营市皮肤病防治所投资5万元为麻风村维修房屋,安装照明电,配备彩色电视机,更换交通车辆,为患者添置衣服、被褥等。为麻风病区架设线路、装配电力变压器。

2001年,东营市皮肤病防治所为麻风村病区铺设沙石路,并建饮水池一处。

2002年,东营市皮肤病防治所为麻风村修缮房屋、院墙,为麻风患者购买衣被、生活用品等。

2004年,东营市皮肤病防治所筹集资金10万元为麻风村病区新建伙房12间,建筑面积108 m²;新建传达室2间,建筑面积24 m²,并重新维修院墙,同时给所有房屋粉刷外墙涂料。

2006年,东营市皮肤病防治所投资对麻风村进行绿化和美化。

2009年,东营市皮肤病防治所投入10万余元对麻风村进行绿化、硬化地面、建设活动场地、维修扩建桥梁、安装自来水。

2013年8月15日,根据广编发〔2013〕23号文精神,东营市皮肤病防治所撤销,其中13人分流到广饶县疾病预防控制中心(包括所长徐笃胜),在职8人和退休职工10人分流到广饶县人民医院。麻风村具体管理事务及涉及麻风村管理物品和有关疫情资料等移交广饶县疾病预防控制中心管理。广饶县疾病预防控制中心加挂"东营市皮肤病防治所"牌子,增设内部机构"皮肤病传染防治科",科长张佐堂。

2014年,广饶县疾病预防控制中心为麻风村康复者申请加入农村合作医疗保险、老年人生活补助金,每季度按时送去生活补助费和面、油等生活必需品。

2015年11月,广饶县疾病预防控制中心投资5万余元为麻风村进行院墙、大门、厕所、地面等修缮工作。

2016年4月,广饶县疾病预防控制中心对麻风村围墙、房屋进行涂料粉刷。2019年12月,居住麻风村休养员5人,工作人员4人。时任负责人徐笃胜。

福山县麻风村

福山县麻风防治工作始于1955年。1956年该县调查发现患者32人,分布在谭家庄区14人,门楼区6人,宅院区7人,古现区2人,城西区1人,城厢镇2人;其中男性26人,女性6人。为了有效地隔离治疗,防止蔓延,除教育患者实施家庭隔离治疗,卫生局还在谭家庄乡患者最多的善疃村进行集中隔离治疗试点。由国家资助该村农业合作社150元,建房8间。1957年2月,将该村8名患者全部集中治疗。各村发现的新患者由区卫生所负责治疗。

1957年9月,福山县麻风大普查,共查出麻风患者43人。时任县委书记鹿道平根据山东省卫生厅指示,于1958年6月成立"福山县麻风病防治站",由县卫生局组建麻风病康复村。县卫生局安排孙安民、唐启泮 2 人具体落实建村工作。村址选定在古现乡汪家沟村,共建平房 50 间,拥有山峦土地共计 960 亩,定名为"磁山麻风病康复村"。麻风村内设有党、团支部和队委会,负责思想工作和生产管理,2 名医生负责医疗。截至 1958 年 10 月,收住患者 40 人。患者入村后接受治疗的同时,还从事生产劳动,饲养家禽家畜,基本做到衣食自给自足。若遇灾年,收成不好,政府或所在村则给予一定的补助。患者入村治疗全部免费。

1961 年底,住村患者 107 人,其中男性 84 人,女性 23 人。

1965 年,建立麻风病基层防治网,各公社医院、保健站均有专人分管麻风防治工作。

自麻风村成立至 1966 年底,先后有 180 多名患者被送到村里隔离治疗。1966 年以后,住村患者逐年减少。

1973 年,由省、地、县三级专业人员组成的普查组对福山县开展麻风普查,同时对治愈的 84 人进行追访。

1974 年,该村更名为"福山县皮肤病防治所"。

1983 年 7 月,最后一名患者治愈回家,因受到周围村民歧视,1 年后回到麻风村独自生活。

1955—1983 年,共确诊麻风患者 123 人,治愈 108 人,死亡 15 人。患者最多的是回里镇 33 人,其中善瞳村 12 人。1980 年和 1983 年进行两次麻风普查,均未发现新患者。

1994 年 3 月,福山区编委发文撤销福山县皮肤病防治所,并将其并入福山区卫生防疫站防疫科,原有 2 名医务人员专门负责皮肤性病防治工作。

2009 年,该村因所在地磁山开发系列旅游项目而被拆除,麻风村最后一名休养员回家养老。

牟平县麻风村

烟台市牟平区皮肤病防治所始建于 1956 年 6 月,时称"牟平县麻风防治站"((56)牟卫行字第 11 号)。地址位于牟平县城区(县政府大院内),与牟平县卫生防疫站合署办公,牟平县麻风防治站首任副站长为杨直连,时有工作人员 4 人。

1958 年 4 月,牟平县政府决定成立康复村(麻风村),收容本县和邻县麻风患者。12 月,牟平县麻风防治站更名为"烟台市第一麻风站",在位于牟平县城 11 km 的玉林店公社磨王格庄村北岢山庵建立麻风村,来自本县和邻县的麻风患者 117 人陆续入住。

为解决住村患者的生活问题,牟平县政府从县配种站划拨房舍 23 间,接收原岢山庵山岚 800 亩、土地 20 亩,添置马 2 匹、驴 2 头、打油桩 1 台、农具 1 套,便于患者生产自给自足。患者独立生活,设立集体食堂。

1959 年 12 月,烟台市第一麻风站更名为"牟平县麻风病防治站"。

1960 年,麻风村新建房舍 18 间。

1963 年,麻风村扩建房屋 22 间,并购置中西药柜 3 个、显微镜 1 台、手提高压消毒器 1 个、立式高压消毒器 2 个等医疗器械。购置生活必需品一批,其中发电机组一套(195 柴油机 1 台、7 kW 发电机 1 台、配电箱 1 台),12 马力拖拉机 1 辆。

1972 年 7 月,牟平县麻风病防治站更名为"牟平县皮肤病防治所"。

1982 年 3 月,麻风患者全部治愈,所有患者返回各自村庄,位于玉林店公社的麻风村闭村,麻风村全部财产移交玉林店公社。工作人员迁入牟平县城。

龙口市麻风村

龙口市麻风村成立于 1957 年,时称"黄县麻风村",由黄县、蓬莱县、长岛县 3 县合办(1958 年 11 月,上述 3 县合并称"蓬莱县")。村址位于黄县芦头镇台上李家村玉泉山上玉泉寺。时有医务人员 3 人,首任负责人为邱永祯。工作人员和住村患者一起在玉泉寺北建 2 间医务人员生活和办公用房,逐步拆除玉泉寺大殿、后殿、老母殿,陆续建起 3 排 24 间病房。病房矮小简陋,与医务人员办公地距离 200 m 左右。患者生活用品、口粮由政府提供,麻风村有 40 余亩山地,患者多种粮油作物和时令蔬菜补贴生活。住村患者最多时达到 150 人。

1962 年,蓬莱和长岛的麻风患者从黄县麻风村回到蓬莱麻风村,黄县麻风村仅收治本县患者。

1971 年,麻风村开通有线广播、电话,配备 1 辆拖拉机,医务人员增加到 6 人。

1986 年,麻风患者治疗方案由氨苯砜单疗改为联合化疗。是年,黄县撤县改为龙口市,黄县麻风村更名为"龙口市麻风村"。

1989 年,龙口市与蓬莱市协商,将最后一名患者转到蓬莱麻风村,龙口市麻风村关闭。最后一任负责人王立贵和其他医务人员搬迁至黄城(现龙口市东莱街道)花木兰街 262 号,龙口市麻风村更名为"龙口市皮肤病防治所"。原麻风村的土地、房屋给予台上李家村。

莱阳市麻风村

莱阳市皮肤病防治所前身为"莱阳县麻风病防治站",组建于 1955 年,办公地点位于莱阳城枣行村。

1958 年 12 月,根据莱阳县莱卫行字(58)4 号文件的要求,莱阳县麻风病防治站搬迁到高格庄乡古太庵,成立"莱阳县麻风病古太庵疗养院"。盖学书任第一任院长。是年,在附近划出山峦 300 余亩,耕地百余亩,建住房百余间,建立麻风村。1958 年,住村麻风患者 300 余人。

1973 年,根据莱阳县莱革发(73)59 号文件,莱阳县麻风病防治站更名为"莱阳县皮肤病防治所"。麻风村原有土地 116 亩,山峦 332 亩。由于患者逐年减少,到 1975 年,住村患者只能耕种 25 亩地,山峦仅留管 40 亩,其余都由西鲍村管理和耕种。

1976 年,收治患者 58 人。

1986 年,莱阳市委、市政府根据上级文件精神决定撤销麻风村,财政每年拨款 5 000 元作为疏散回家麻风患者的生活费,皮肤病防治所搬迁到县城。是年推广麻风联合化疗方案,替代氨苯砜单疗。

1987 年,麻风村房屋、土地、山峦移交高格庄乡政府。

莱州市麻风村

莱州市慢性病防治院前身是"掖县麻风病防治小组",始建于 1955 年 5 月,时有医生、化验员各 1 名。

1958 年 6 月,掖县麻风病防治小组更名为"掖县麻风病防治站",工作人员增至 4 人,防治站位于住后河乡(原店子乡,现文昌街道办事处)崖上村,时任站长为王鹏举。7 月,在位于掖县城东 7.5 km 偏僻的大基山道士谷大山林场建立麻风村,集中救治麻风患者,时有土地 20 亩,住村治疗患者 43 人。

1959 年 3 月,麻风村迁至东宋镇大北坡村,收治患者 150 人;同时,掖县麻风病防治站迁往东宋镇赵家村。

1965 年,掖县麻风病防治站和麻风村迁至东宋镇西原村,时收治患者 150 人。

1971 年 7 月,掖县麻风病防治站更名为"掖县皮肤病防治站"。

1974 年,麻风村收治患者 34 人。有专业技术人员 7 人,其中主治医师 2 人、医师 2 人、医士 1 人、药剂师 1 人、会计员 1 人。

1979 年 8 月,掖县皮肤病防治站更名为"掖县皮肤病防治所"。有专业技术人员 7 人,其中主治医师 2 人、医师 2 人、医士 1 人、药剂师 1 人、会计员 1 人。

1988 年 4 月,掖县撤县建市,掖县皮肤病防治所改称"莱州市皮肤病防治所"。有专业技术人员 9 人,其中主治医师 2 人、医师 2 人、医士 1 人、药剂师 1 人、助理会计师 1 人、初级卫生人员和会计员各 1 人。

1988 年,麻风村尚有住村治疗患者 5 人。麻风患者治疗改用联合化疗方案,实行社区保密治疗,不再强制收治入村。

1989 年 10 月,莱州市皮肤病防治所迁入市区,麻风患者仍居住在麻风村旧址。

1993 年 11 月 14 日,编委下文,莱州市精神卫生中心、莱州市结核病防治所、莱州市皮肤病防治所 3 家单位合并成立"莱州市慢性病防治院"。莱州市麻风村隶属于莱州市慢性病防治院。

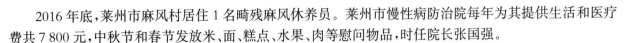

2016 年底,莱州市麻风村居住 1 名畸残麻风休养员。莱州市慢性病防治院每年为其提供生活和医疗费共 7 800 元,中秋节和春节发放米、面、糕点、水果、肉等慰问物品,时任院长张国强。

2019 年底,麻风村已无人居住。

蓬莱市麻风村

蓬莱市皮肤病防治所前身为"蓬莱县卫生防疫站麻风病防治组"。1955 年初至 1956 年,蓬莱县卫生局根据当时辖区内麻风发病情况及工作需要,根据《蓬莱县人民委员会关于开展麻风病防治工作的通知》(蓬卫字第 21 号),蓬莱县卫生防疫站成立麻风防治组,办公地点位于城关公社凤凰大队租赁的一农户房内,时有工作人员 4 人,迟云华任组长。

1958 年春,蓬莱县卫生防疫站根据《关于启用县麻风防治站和人民公社卫生院印章及收回旧印章的通知》(蓬文卫字第 12 号),在村里集镇公社粮沟距离蓬莱县区南 35 km 处,征地 25 亩建立麻风村,成立"蓬莱县麻风病防治站",免费收治、隔离辖区内麻风患者。该防治站隶属于蓬莱县卫生局。麻风村建成时,仅有病房 16 间,收治患者 30 余人。

1959 年 5 月 15 日,因蓬莱、黄县(今龙口市)和长岛 3 县合并,蓬莱和黄县麻风村合并(长岛无麻风村),地址设在偏远的黄县台上李家村南,最多时收容患者 100 余人。

1969 年,蓬莱县麻风村重新启用,蓬莱所有患者和部分黄县患者回到蓬莱县麻风村原址。

1971 年,经县卫生局同意报县政府批准,蓬莱县麻风病防治站更名为"蓬莱县皮肤病防治所"。同年,为支持当地水利建设,麻风村迁址改建。由蓬莱县革命委员会批复《关于修建麻风病医院征用土地的批复》[蓬革发(71)第 81 号]。卫生局有偿征用村里集公社粮沟水库下游西北约 300 m 处的村里集大队 2.206 亩、后辛旺大队 3.49 亩和巩家大队 1.528 亩耕地,共计 7.224 亩耕地,通过整理河床和荒坡,麻风村共占地约 24 亩,共建 5 排 43 间石砌瓦房。有工作人员 5 人,门钦法为所长。住村患者 43 人。

1972 年 5 月,县卫生局党委批准在麻风村东面 2.5 km 处孟沟建南北 2 排平房 10 间,西厢房 2 间为办公区,占地 1 亩。

1974 年春,烟台商业局安排当地供销社配给麻风村 4 辆自行车。

1986 年,麻风患者治疗方案改氨苯砜单疗为联合化疗,改隔离治疗为居家治疗。

1991 年 11 月,蓬莱县皮肤病防治所更名为"蓬莱市皮肤病防治所",有工作人员 5 人,于长泰任所长。

1993 年,蓬莱市麻风村患者全部治愈。自建村,先后收治麻风患者 200 多人次,最多时集中收治患者 70 余人。有工作人员 5 人,张大元任所长。

2005 年 6 月,蓬莱市皮肤病防治所合并到市疾控中心合署办公,保留原编制。

2010 年 5 月,麻风村内最后 2 名治愈患者被政府妥善安置,麻风村从此无患者居住,现闲置。

2015 年底,麻风村房屋因年久失修,大部分倒塌。蓬莱市疾控中心委员会经讨论研究,报市卫计委批准,向市财政局申请,将麻风村所有土地等资产进行归还处理。

招远市麻风村

1955 年,招远县麻风病防治组成立,吕常恩任组长。

1956 年 9 月,招远县在县城成立"招远县麻风病防治站",宋贞祥任站长。

1958 年,该县将界河公社(今辛庄镇)原家村村民迁移,设为麻风村,将全县麻风患者集中于此治疗。招远县麻风病防治站迁至该村,时任站长张成志。

1972 年,招远县麻风病防治站更名为"招远县皮肤病防治所",麻风村更名为"幸福村"。村内设检验室和门诊部,有医务人员 6 人。

1991 年 6 月,招远县皮肤病防治所迁至县卫生局办公楼 4 层一间约 20 m² 的房间办公。

1992 年 3 月,招远县皮肤病防治所更名为"招远市皮肤病防治所"。是年底,该所在招远市商业城附近租赁临街面积约 60 m² 的平房为业务用房,开设皮肤病门诊部。

1997年3月,招远市皮肤病防治所筹资70余万元购买府前路89号建筑面积400 m²的楼房一套,新地点于1998年正式营业。

至2016年底,麻风村仍居住1名残老麻风休养员,享有低保。该村土地已被南潘家村征用,麻风休养员的衣食住行及照料由南潘家村负责。招远市皮肤病防治所派人定期随访慰问,每年给予2 000元的慰问金和米、面、油、衣、被等生活必需品。

2019年底,麻风村已无人居住。

栖霞市麻风村

1955年,栖霞县县立医院防疫股下设麻风防治组。

1957年,该县成立县麻风站,首任站长于清,全面开展麻风防治工作。

1958年,栖霞县计划建立4所麻风村,分别位于偏远的官道公社小白顶(收容瘤型麻风患者)、臧家庄公社倪杜夼、蛇窝泊公社康复村、官道公社岗山(收容结核样型麻风患者),集中隔离收治已发现的麻风患者。8月,官道公社岗山麻风站修建,除砖瓦是患者自己烧制外,其余均由政府出资,劳力、工匠按栖卫字(58)第15号文件通知精神由各乡镇按分配任务派出,共建成房屋143间。

1959年1月,栖霞县成立麻风建村委员会,时任县长任主任,成员由县宣传部、粮食局、劳动局、公安局、卫生局、民政局、财政局等单位负责人组成,采用群众自办,政府补助的办法,各镇支援财物、房屋等价值人民币4.5万元。建成后的管道公社小白顶麻风村建房50余间,收治患者241人;臧家庄公社倪杜夼收治患者150人;蛇窝泊公社康复村收治患者120人。住村患者的生产资料由原公社提供;生活按每人每月8.5元的标准由原公社按季度拨给住地公社统一掌握使用;麻风村订阅的各种书报、刊物、喇叭、电话等文化娱乐工具,由公社联合社统一购买;患者的医药费(包括外伤、其他疾病用药、麻风患者用的补药)每人每月0.6元,由联合社负责;患者的户口、子女托管、患者家属等方面均有详细规定。

1960年,臧家庄公社倪杜夼和蛇窝泊公社康复村被撤销,患者全部集中到官道公社岗山麻风村治疗,岗山麻风村累计收治麻风患者764人。

1962年底,已治愈的287名患者出村。县麻风病防治站制定住村患者生活标准:口粮每人每年200 kg、食用油每人每月250 g,鱼1 kg。医务人员保健津贴按级别为每人每月4.4～8.3元,并补助一定数量的肉、糕点、鸡蛋、糖、鱼、油等。

1971年12月,栖霞县麻风病防治站更名为"栖霞县皮肤病防治所"。

1980—1983年,该县麻风病改隔离治疗为居家治疗,住麻风村患者陆续回家。

1986年,麻风治疗改氨苯砜单疗为联合化疗。

1987年底,栖霞县皮肤病防治所办公场所和医务人员搬迁至栖霞县城,官道镇岗山麻风村仍在原址,住村人员的生活主要靠政府补助和劳动生产。

2003年,麻风村仅剩麻风休养员7人,安装4台风力发电设备,每人配1台电视机,修建加固原有的1处水库。

2007年,栖霞市皮肤病防治所柳玉强获"马海德奖"。

2008年,栖霞市皮肤病防治所为全市422名生活困难的患者及家属,申请办理生活最低保障,栖霞市财政局拨款对麻风村的房屋进行修缮翻新。

2013年,栖霞市财政局拨款对麻风村的路面、房屋进行修缮加固。

2015年底,麻风村仅剩一对麻风休养员夫妻。

2016年,栖霞市残疾人联合会帮助休养员夫妻修缮原籍住房,年底搬迁回家,每人每月享受最低生活保障174元。麻风村的房屋、土地由栖霞市皮肤病防治所代管。

海阳市麻风村

1955年8月,海阳县在郭城区卫生所建立麻风病防治组,修宗环任组长。

1956 年 8 月,海阳县麻风病防治组更名为"海阳县麻风病防治站",设于徐家店镇福山庄村,借用民房 3 间。

1956 年,山东省提倡有条件的县建立麻风病隔离治疗村。海阳县县委研究决定成立麻风村委员会,由张景奎副县长任主任,文教部长、卫生科长任副主任,委员由合作部、财委、商业局、民政局、粮食局、银行、兵役局等单位负责人组成。全县第二届人民代表大会审议通过该决定,选择徐家店镇东南的梦达寺为村址。经过 3 个月的筹备和修缮,寺内有 66 间房屋可供居住,院中有饮水井。是年 12 月,麻风村开始收治第一批患者。12 月 30 日,举行建村典礼大会,张景奎副县长到会作报告。自 1956 年 12 月至 1957 年 6 月,该村分两批共收治患者 110 人。

1960 年,该村收治患者数最多时 598 人。为弥补患者生活补助费用不足,县政府从梦达寺周围的村拨出耕地 302 亩,山峦 200 亩,组织病情较轻的患者进行一些力所能及的生产劳动,增加收入。全县其他乡社支援驴、牛、犁具、小车、肥料、种子和生活用具等。

1965 年,海阳县麻风病防治站更名为"烟台地区海阳中心麻风病防治站"。

1971 年,海阳县人民政府动员徐家店公社福山庄村的 11 户居民迁出,经过简单地修缮后,于 12 月收容 12 名治愈患者入村。由梦达寺村拨出土地 50 亩、牲畜 2 头和农具等,并借给治愈患者一年的口粮,在村管理委员会的领导下,治愈患者开展农业生产和养鸡、养猪、养羊、种菜等副业生产。2 年后,生产的粮食自给有余。患者生活费每人每年 100 元,分别由患者所在大队和国家防治麻风病救济款中各承担 50 元。此后,治愈患者的生活补助费每人每月 12 元,全部由麻风患者救济款解决。

1971 年,烟台地区海阳中心麻风病防治站改名为"烟台地区海阳中心皮肤病防治所",机关隶属关系不变,办公地址迁至曲水村西,新建 13 间门诊和 600 余平方米的办公楼。

1982 年以前,烟台市无市级皮肤病防治机构,麻风病及其他皮肤病防治由原"烟台地区海阳中心皮肤病防治所"承担,其隶属关系属海阳县卫生局。是年 10 月,经烟台地区行署研究决定(烟署发〔1982〕272 号文),将烟台地区海阳中心皮肤病防治所收归地区管理,并更名为"烟台地区皮肤病防治所",原工作人员上调 10 人,其中干部 6 人,工人 4 人,单位仍设在原地(海阳县徐家店公曲水村西)。其余 5 名医务、行政人员由海阳县安排,重建海阳县皮肤病防治所。

1983 年 10 月,烟台撤地改市,烟台地区皮肤病防治所更名为"烟台市海阳皮肤病防治所"。

1984 年 11 月,烟台市财政局、卫生局拨付给海阳麻风村修缮经费 10 万元。同时,经烟台市政府研究同意(烟政办函〔1984〕7 号),将烟台市海阳皮肤病防治所迁到烟台市职业病医院,更名为"烟台市皮肤病防治所",麻风村仍归烟台市皮肤病防治所管理,皮肤病防治所医务人员轮流到麻风村开展诊疗工作,时有现症患者 6 人。

1986 年 1 月,麻风村现症患者治疗方案改氨苯砜单疗为联合化疗,隔离治疗改为居家治疗。

1999 年 1 月,海阳市卫生机构改革,皮肤病防治所并入海阳市中医医院,麻风村的人、财、物也一并划归中医院,中医院负责全市的皮肤病防治工作。3 月,经烟台市政府研究同意(烟政办函〔1991〕8 号),烟台市皮肤病防治所将麻风村移交海阳县管理,麻风村经营的土地、山峦、果园、农机物资、医疗器械设备、家具、房屋等财产以及休养员 11 人一并移交。

2009 年 11 月,徐家店麻风村居住的最后一名麻风休养员离世,原有山峦土地和房屋由海阳市中医医院负责管理。麻风村自建村以来,共收容隔离治疗患者 890 人。

潍县麻风村

1955 年 3 月,潍县成立麻风病防治工作小组,办公地址设在县卫生院,人员包括县卫生院副院长张范五(组长),医师姜卫盛、医士刘延(昌邑县职工暂助工作),主要开展麻风调查和对已确诊的麻风患者送药治疗。

1956 年 4 月,山东省皮肤病研究所拨款 4 000 元,资助潍县在寒亭乡后仉庄村东侧成立麻风病防治站,时征地 2 亩,盖平房 6 间,有工作人员 6 人。

1958年5月,潍县在于河乡北小于河村西,利用古庙建小型麻风病隔离点一处。9月,在张友家乡河西岭上建麻风村用房15间。12月,在望留乡武家村(移民建村)建麻风村一处。

1965年6月,潍县在虾蟆屯火车站东南高丘岭上建麻风村用房24间(潍县车甾庄公社麻风村建设计划)。至此,该县先后共建4所麻风村,因种种原因都未能巩固。

1971年,省财政拨款8万元,该县在309国道北侧东庄乡前吉村东征地27亩建麻风村一所,共建平房110间,包括职工宿舍及办公用房[潍革生字(71)第123号]。为解决建麻风村木材不足的问题,县政府决定砍伐原县委大院和烈士陵园的杨树30余棵,合木材6 m³,无偿支援建村;县民政局做新被褥100余套发给住村患者;县粮食局保障每人每月食用油500 g,每年拨发救济粮,粮食供应全部为细粮。

1972年秋,潍县麻风村开始收容患者,到1973年,住村患者最多达276人。

1975年,经卫生行政主管部门批准,潍县麻风病防治站更名为"潍县皮肤病防治站"[潍革发字(75)第52号]。6月,根据山东省印发鲁卫医字(75)第36号文,对不愿住村的居家治疗患者,医务人员定期送医送药上门。

1986年,对现症患者实行联合化疗替代氨苯砜单疗。

1995年4月,居住麻风村的休养员9人,其中潍城区3人、坊子区2人、寒亭区4人。经区卫生局批准(寒卫1995.4会议纪要),麻风村撤销,患者回归社会,时任负责人刘延年。潍县麻风村建村期间,累计收治患者341人。

青州市裙带河疗养院

1934年,益都县国民政府和教会募捐在云门山下办麻风疗养院一所,收容基督教徒及其家属麻风患者30余人,其时无专职皮肤病医护人员。

1955年,益都县政府成立益都县麻风防治站,是年确诊麻风患者102人,年底全县实有患者436人,患病率8.2/万。

1956年5月,益都县以郑母镇太平岭韩家庙为基地建立麻风村,占地18亩,设床位13张,收容10余名麻风患者,村长刘玉尧。

1957年,益都县麻风村迁往淄博市临淄区,于景明、冯义海负责日常事务。

1958年12月,在益都县淮阳人民公社正义村开始建立麻风村(中共益都县委宣传部《关于麻风病的情况和处置意见的报告》,1959年4月14日),1959年建成[卫防字(59)第39号],收容患者86人。

1960年,益都县在西良孟村西再征用阳河公社350亩土地,新建麻风村一所。益都县麻风防治站从防疫站分离出来,迁址良孟村[益文卫字(60)第9号,《关于云门山麻风病院迁移院址和基本建设的报告》],站、村的行政工作由防治站统一管理,入住患者实行民办公助的方法。建房屋42间。收容第一批患者52人。

1962年,麻风村原土坯房遭大雨冲毁。随后,上级拨维修款1 000元[(62)民财字第5号、卫财字第114号、财予字第189号],以麻风患者为主要劳动力开始建砖房。

1965年,减免因患麻风病退伍的义务兵的医疗费用(财予字第13号、民财字第17号、卫办字第13号)。

1966年,上级拨款15 000元扩建麻风村(民财字第44号)。

1972年,益都县物质局分配麻风村拖拉机1辆。为了解决休养人员的生活困难问题,上级拨付救济款1万元(昌财予字第3号、昌卫字第35号、昌民字第6号),每人每月补助6~8元。

1975年,每名患者由原所在村每年提供60元生活费。6月,山东省印发《关于麻风病人收容、隔离对象如何掌握的几点意见(讨论稿)》[鲁卫医字(75)第36号],不再对新发现的结核样型和未定类麻风患者完全强制隔离治疗;对不愿住村患者可以居家治疗,医务人员定期送医送药上门。

1978年,上级拨付麻风村救济经费15 000元(昌财指字第197号、昌卫字第61号、昌计生字第5号)对麻风村进行大规模维修。

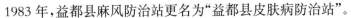

1983年,益都县麻风防治站更名为"益都县皮肤病防治站"。

1986年,益都县改青州市,益都县皮肤病防治站更名为"青州市皮肤病防治站"。推行联合化疗替代氨苯砜单疗,对患者实行社区保密治疗,不再强制收入麻风村。

1992年,青州市皮肤病防治站对麻风村破旧房屋进行加固和维修。

1994年,麻风村收容患者32人(男性26人,女性6人),生活医疗费用由每人每年360元提高到每人每年1000元(青政办复〔1994〕129号)。

1997年,麻风村收容患者31人(男性25人,女性6人),生活医疗费用由每人每年1000元提高到每人每年2000元(青政办函〔1997〕15号)。

2013年,青州市政府共拨款90余万元(青财指字〔2013〕347号、青财指字〔2014〕196号)对麻风村进行拆旧建新,新建住房27间,统一绿化和安装恒温供暖设施,于2014年交付使用。

2016年,经青州市政府批准,青州市麻风村更名为"青州市裙带河疗养院",对院内外重新绿化,市体育局捐赠多件康复器械,青州市皮肤病防治站站长吴振涛(青卫政〔2012〕8号)负责管理。

至2019年底,青州市裙带河疗养院累计收治患者860余人。疗养院占地100.05亩,住房27间,建筑面积近729 m²,是年,居住休养员18人,配备管理人员5人,休养员每人每月补助生活费200元。

诸城市幸福敬老院

1955年7月,诸城县麻风病防治小组成立,办公地点为诸城县西关古衣市街,有工作人员3人。

1956年,诸城县麻风病防治组更名为"诸城县麻风病防治站",郭来云任站长。

1957年,诸城县麻风病防治站防治人员增至7人。

1958年2月,经县政府批准,先后建麻风村16处。

1959年,防治人员增至10人,麻风村减为6处。

1967年,麻风病防治站与卫生防疫站、妇幼保健站整合为"卫生三站"。

1970年,按照省革命委员会批转省卫生局《关于加速控制麻风传染的报告》,由省拨款扩建麻风村。

1971年,根据山东省昌潍地区"站村合一"的指示,麻风病防治站迁至解留,更名为"诸城县皮肤病防治站"。

1976年,散建于各公社的麻风村全部合并到解留麻风村。

1977年,诸城县皮肤病防治站获"省皮肤病防治先进单位"称号,郑清臻获"省麻风防治先进工作者"称号。

1982年,诸城县皮肤病防治站获"省皮肤病防治先进单位"称号,张崇晋、戴同升、宋元清获"省卫生厅麻风防治满二十年"证书。是年,麻风患者由隔离治疗改为居家治疗。

1986年,诸城县皮肤病防治站由解留搬迁到诸城市九龙河西(棉织街5号)。根据山东省卫生厅〔1982〕鲁卫医字第25号文件,制定MDT方案,规定1986年3月在全县推行MTD治疗方案。

1987年7月1日,诸城县改市,更名为"诸城市皮肤病防治站",诸城市皮肤病防治站获"全国麻风防治先进单位"称号。

1990年,落实鲁政发〔1981〕157号文件关于治愈者回原单位安置精神,855名存活治愈者全部得到妥善安置,麻风村不再安排住村患者,改麻风村隔离治疗为居家治疗。

1994年,诸城市皮肤病防治站获省卫生厅"基本消灭麻风病达标先进单位"称号,郑清臻获省卫生厅"基本消灭麻风病达标先进个人"称号。

至1999年,共收治患者1458人,占全市累计确诊患者数的65.2%,其中1973年收治患者最多达406人;村内治愈1240人,治愈率85%。

2007年4月10日,诸城市人民政府第五次常务会议研究决定,建设"诸城市幸福敬老院",统一安置愈后孤寡畸残麻风患者,并列入市政府当年"十大民心工程"之一。敬老院属社会公益性机构,由市卫生局主管,诸城市皮肤病防治站具体管理。2007年11月,开始收住患者。

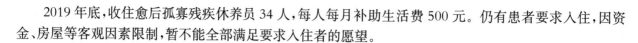

2019 年底,收住愈后孤寡残疾休养员 34 人,每人每月补助生活费 500 元。仍有患者要求入住,因资金、房屋等客观因素限制,暂不能全部满足要求入住者的愿望。

寿光市麻风村

1959 年,寿光县成立麻风病防治站,暂在寿光县卫生院办公,时任站长赵白。是年,在丰城公社城南村移民建成麻风村(又称"康复村"),赵白为首任负责人。新建麻风村除对麻风患者进行治疗外,生产、生活等事务均由住村患者自管,共收容麻风患者 36 人。

1960 年 8 月,寿光县人民委员会下发"关于麻风病防治站迁移站址的通知"(寿人委字第 16 号),寿光县麻风病防治站迁至丰城公社城南村内,租借民房办公。

1961 年,寿光县人民委员会印发"关于麻风村麻风病人的生活仍由原生产队供应的通知"(寿人委字第 20 号),对新入村患者实行由原所在生产队负责建房、口粮自带的办法,是年收容麻风患者 69 人。

1965 年,在麻风村与城南村之间约 1 km 处,新建办公用房 12 间,寿光县麻风病防治站迁入新址办公。

1966 年,防治站办公区新建水塔 1 座,打机井 1 眼。

1968 年 5 月,麻风村改扩建大伙房 6 间,另设有办公室、治疗室、仓库、小卖部、理发室等。

1971 年,寿光县革委会生产指挥部下发《关于加速控制麻风病传染的通知》[寿革生(71)第 149 号],利用上级下拨的扩建费 4 万元资金,麻风村全年新建房屋 26 间,收容麻风患者 78 人。

1972 年 3 月,寿光县麻风病防治站更名为"寿光县皮肤病防治站"。麻风村新建、改扩建房屋 34 间。

1980 年 1 月,寿光县政府拨款 1.8 万元,解决皮肤病防治站用电问题。

1982 年,麻风村改建仓库 2 间,新建房屋 7 间、厕所 2 间,40 余间房顶翻新瓦面。

1983 年 7 月,麻风治疗方案改氨苯砜单疗为联合化疗。

1984 年,麻风治疗改隔离治疗为居家治疗。

1985 年,寿光县皮肤病防治站与丰城乡城南村达成协议,用麻风村土地 26.87 亩置换丰城乡城南村土地 4.62 亩,建设职工宿舍。

1992 年,寿光县皮肤病防治站迁入市区新建门诊楼,更名为"寿光市皮肤病防治站"。

1994 年,麻风村现症患者全部治愈,多数治愈者回归社会,仅 6 名休养员住村实施康复治疗。是年,寿光市皮肤病防治站将麻风村部分闲置土地承包给丰城乡城南村村民经营。

2003 年,寿光市人民医院在麻风村土地上新建"寿光市人民医院西城分院"。时有 2 名住村休养员迁至原丰城皮肤病防治站办公区居住。

2013 年 4 月,最后一名麻风村休养员由寿光市皮肤病防治站每年拨付 7 000 元搬入养老院居住,寿光市麻风村撤销。至此,寿光市麻风村累计收治患者 206 人,麻风村最后一届负责人为闫维国(《寿光市人民政府任免通知》寿政任〔2003〕5 号)。麻风村撤销后,土地、房屋和工作人员全部收归寿光市皮肤病防治站。

安丘市幸福村

1958 年,根据山东省人民委员会鲁〔58〕号文件,安丘县人民委员会下达关于建立麻风病村的通知,成立了建村委员会。安丘县地方自筹资金 8 000 元,患者所属单位集资 2 000 元,在雹泉公社黄山子前建成第一所能容纳 200 人的麻风村,命名"幸福村",首任负责人为都正烈。幸福村由安丘县皮肤病防治站负责管理,设村委会,通过民主选举产生,由患者担任村主任,村内制定"病员守则",使其遵纪守法,安心住村,隔离治疗。幸福村当时收治患者 55 人,并划拨土地 300 亩,让患者边治疗边生产。是年,慈山、牛沐、南郚、郚山等 4 个公社先后各建小型麻风村 1 个。1958 年底,安丘县麻风病防治站迁往雹泉富平官庄,配备工作人员 10 人。

1959 年,省财政拨款 4 万元,资助新建和扩建幸福村,孙孟、凉台、南流公社各建成小型麻风村 1 个。

至此,全县已有大、中、小型麻风村 8 个,收容患者 257 人。

1960 年,安丘县在金冢子镇方冢屯建立幸福村(东村)。

1963 年,安丘县财政拨款 7.2 万元,将金冢子镇方冢屯幸福村扩建为大型幸福村,累计收治麻风患者 250 人。

1965 年,山东省麻风病防治所、云门山疗养院对麻风畸残患者首次开展手术治疗,共做垂足矫形术 2 例,神经、鞘膜剥离术 3 例,植眉 1 例。

1971—1977 年,方冢屯幸福村旧房拆除,重建新房 102 间,面积约 1 785 m²。

1978 年,方冢屯幸福村建总长 515 m 的院墙。幸福村占地 25 亩,有可用耕地 147 亩,其他用地 8 亩,共计 180 亩。

1979 年,村内用上高压电。

1984 年,方冢屯幸福村住村患者 26 人,建水塔,用上自来水。

1985 年,安丘县仅保留金冢子镇方冢屯、雹泉黄山子 2 个幸福村。

1986 年,山东省开始推行联合化疗方案,麻风患者治疗由氨苯砜单疗转为联合化疗。1987 年改隔离治疗为居家治疗。

1988 年 10 月,北京热带医学研究所翁小满前来幸福村开展科研。

1996 年 4 月,雹泉黄山子幸福村合并至金冢子镇方冢屯幸福村。

1997 年 10 月,省、市皮肤病防治机构投资 4 万元在麻风村建立猪舍 18 间,圈养优良品种母猪 6 头,仔猪 30 头,开展经济康复。

1998 年 9 月 7—12 日,安丘市幸福村村长胡守明应邀出席在北京召开的"第十五届国际麻风大会",并在大会发言。9 月,中国麻风防治协会秘书长何达埧考察幸福村养殖和康复试点工作,个人捐赠幸福村 2 万元人民币用于患者康复治疗。

1999 年 9 月至 2010 年 2 月,澳门明爱协会陆毅神父为幸福村住村休养员发放每人每月 30 元生活补助费。

2008 年,幸福村新建房屋 40 间,维修加固 19 间,对原房屋进行外墙保温处理。

2013 年,翻建房屋 10 间,村内共建房屋 90 间。

截至 2019 年底,安丘市累计发现麻风患者 1 862 人,麻风村累计收治 338 人。幸福村隶属于安丘市皮肤病防治站管理,集麻风病治疗、康复和休养功能为一体,居住休养员 31 人,可用耕地 240 亩,负责人胡守明。休养员每人每月补助生活费 480 元。

高密县麻风病疗养村

1935 年,民国政府高密县县长曹梦九在高密市东岭花茔子东用地 20 亩,围筑院墙,修建房屋 19 间,收住附近流浪麻风患者 17 人,隔离恤养。后因无人管理,衣食无着,患者离散。1937 年,院房为兵工厂占用。

1949 年后,高密县政府下发文件,就"建立麻风防治机构、麻风疗养村以及开展麻风防治工作"等方面提出具体意见。

1956 年,高密县政府决定建立"高密县麻风病防治站",全县各区建立麻风病防治网络,人员从各卫生单位调配。7 月,在原东关耶稣教堂内建立麻风病防治站,陈培华任站长,配备 8 名专业技术人员负责麻风防治工作,对全县现症患者送医送药上门治疗。

1958 年,高密县麻风病防治站迁至南关小康河北岸。至此,全县共建立 13 个麻风病隔离治疗点。各公社卫生院配备兼职医生,村设卫生员。11 月,动员城律公社晏王庙村群众搬迁,采取民办公助办法,在该村旧址建立麻风病疗养村,金怀德任疗养村首任负责人,收容全县患者 430 人。患者口粮、生活费由原所在生产队供应,县麻风病防治站具体管理。

1959 年春,晏王庙麻风病疗养村撤销。部分患者回家治疗,多数患者分散到城律、拒城河、姜庄、井沟、水西、仁和等地隔离。

1961 年 5 月,国家拨款 6 万元,改造东化山村原重晶石矿 80 间旧房,建立高密县麻风病疗养村,时收住村患者 213 人。县政府拨给土地 100 亩,牛、马、车辆及其他生产工具。患者种粮、菜,饲养猪、羊、鸡、兔等,进行力所能及的轻工疗养。国家每年救济一定数量的布、棉、鞋袜等生活用品。患者除原所在社区每年供粮 200 kg、生活费 40 元外,在村中按劳计酬。

1975 年,高密县麻风病防治站在化山麻风病疗养村东兴建,征地 10 亩,建平房 37 间。是年,高密市麻风病防治站搬入新址。

1979 年,高密县麻风病防治站更名为"高密县皮肤病防治站",继续负责全县麻风防治和麻风病疗养村管理工作。

1981 年,高密县皮肤病防治站由化山迁至县医院南侧原防疫站旧址,有平房 20 间。患者仍居留于化山麻风病疗养村,疗养村归县皮肤病防治站管理。

1983 年,北京热带病研究所李桓英来高密县,指导使用氯苯酚嗪治疗多菌型麻风患者。

1984 年,国家拨给麻风患者生活救济费 47 万余元,建村费 11.3 万元。购置了收音机、电影放映机、彩电等娱乐器材。疗养村内设门诊室、治疗室、手术室、针灸室、药房。

1986 年,高密县对现症麻风患者治疗以家庭治疗为主,专职医生包干。

1994 年,麻风病疗养村最后一名休养员宋明来离村。建村期间,该疗养村共收治患者 902 人。

昌邑县麻风村

1958 年,昌邑县在北孟埠南筹建麻风村,征用北孟村土地 336 亩,负责人窦秉钧。

1959 年,麻风村建成,开始收容治疗麻风患者。麻风村配大牲畜 4 头,农具一部分,设病房 50 间,门诊 14 间,配有显微镜 1 台,手提式高压消毒锅 1 个,以及其他简易医疗器械;有医护人员 4 人,其中医生 2 人、护士 1 人、化验员 1 人。

1962 年,正式建立"昌邑县麻风病防治站",站址位于麻风村东北 250 m,房间 7 间,设副站长 1 人,工作人员 2 人,负责全县的麻风防治工作。

1971 年,麻风村扩建病房 39 间。

1972 年,防治站扩建办公室 6 间。

1973 年,"昌邑县麻风病防治站"更名为"昌邑县皮肤病防治站",负责全县皮肤病及麻风病的卫生宣传、调查管理、预防治疗。

1977 年,在旧站东边 500 m,饮丈公路西侧 100 m 处建新站,建有办公室 7 间,宿舍 13 间。是年,麻风村建立手术室,购置外科、眼科器械及立式高压消毒器 1 台。

1981 年,麻风治疗方案由 DDS 单疗改为联合化疗,采取收容、隔离治疗与分散治疗相结合的新防治措施,即"入村治疗,门诊治疗,家庭治疗"。

1985 年 12 月,全站有人员 11 人,麻风村建房 88 间(1 320 m²),病床 40 张,土地 134 亩,患者基本上实现自种自给。麻风村设有病房、手术室、药房、治疗室、消毒更衣室等科室。

1991 年 7 月,县皮肤病防治站迁址到城区岩山路南首,麻风村仍在原址,住村患者 10 余人。

2008 年 5 月,经市政府研究,黄辛片区改造拆迁,皮肤病防治站迁址至富昌街 333 号(卫生学校院内)。8 月,皮肤病防治站资源整合,防治分开,部分人员分流到疾控中心,其他人员合并至人民医院皮肤科,保留皮肤病防治站原医疗机构,法人由人民医院院长孙正凯兼任,其业务收入由人民医院管理,麻风防治工作归疾控中心管理。

2012 年 5 月,皮肤病防治站搬迁至利民街 187 号(原中医院院内)。

2016 年 7 月,经昌邑市编办批准,皮肤病防治站法人独立,由原来人民医院院长孙正凯改为皮肤病防治站主任王继红,麻风防治工作重新纳入皮肤病防治站管理,业务收入仍由昌邑市人民医院负责管理。

2016 年底,除 1 名休养员住在麻风村,其余患者均回归社会。2019 年底,麻风村已无人居住。

昌邑县麻风村累计收治患者 204 人。

昌乐县幸福疗养院

昌乐县麻风防治院成立于 1955 年,院址位于县城东寿阳山北麓,面积约 1 800 m²,有房屋 7 间,配有 5 名工作人员,宋欣然为首任负责人。时有麻风患者 10 余人,患者的口粮由县政府供给,不足部分由麻风防治院自行生产解决。

1958 年,县政府贯彻落实中央《关于 1956—1967 年全国农业发展纲要(草案)》中提出的"要积极防治麻风病"的指示,全县掀起调查、收容麻风患者的热潮。麻风防治院迁至县城南 17.5 km 外的乔官皮匠官庄村,征用全村建为麻风院,原有村民整体迁出,时入住麻风患者 30 余人,麻风防治院配有院长、医务工作人员和工勤人员共 8 人。实行民办公助,县政府供给住院患者口粮每人每月 10 kg,不足部分由麻风院自行生产解决。

1961 年 8 月,麻风院有医务人员 10 人、麻风患者 80 人。昌乐县人民政府征用城关公社曲家庄、周家庄山岭薄地共 300 亩,将麻风院由乔官皮匠官庄村迁回县城东五里堡子(寿阳山东北麓处)。麻风院负责住院患者医疗管理,县政府卫生科负责行政管理及生活救济。

1972 年,昌乐县麻风防治院更名为"昌乐县麻风防治站"。

1973 年,住院患者达 300 余人,工作人员 15 人。是年,昌乐县麻风防治站更名为"昌乐县幸福疗养院"。

1986 年,麻风病治疗改氨苯砜单疗为联合化疗。收治麻风患者 50 人,有工作人员 23 人。

1987 年,昌乐县幸福疗养院住院麻风患者改隔离治疗为居家治疗。收治麻风患者 46 人,有工作人员 24 人。

2011 年,幸福疗养院休养员相继去世减至 1 人。疗养院有住房 4 间,原房屋废弃。

2016 年底,幸福疗养院尚住休养员 1 人,享受每人每月生活费补助 350 元。幸福疗养院具体事务由县皮肤病防治站站长张瑞卿(乐卫党发〔2012〕17 号文件)负责。昌乐县幸福疗养院建院期间,累计收治麻风患者 756 人。

2019 年底,疗养院已无人居住。

临朐县麻风村

临朐县麻风病防治站始建于 1956 年 9 月 15 日,时有防治人员 3 人,负责全县已确诊麻风患者的定点巡回送药治疗。防治站办公地点设在县卫生科内,刘培英任组长。后来防治站医生增至 5 人,站址设在辛寨区黑洼乡下峪村,利用下峪村头蜘蛛山上一座旧庙做麻风病门诊,有房屋 7 间,设有诊断室、药房、更衣室、休息室等。[《临朐县人民委员会关于公布临朐县麻风病防治站印章的通知》临卫(56)第 019 号]。

1958 年,临朐县政府划拨土地 150 亩,苇湾 2 个,在大关以北、小关以南,益新公路东侧的蒲子沟筹建大关麻风村。凡送患者的大队负责建房,用时 40 天,建房 35 间。8 月,大关麻风村正式开始收容患者,共收 38 名麻风患者。12 月 6 日,经县政府批准,杨善公社的付家峪、寨子崮两村迁民建麻风村,撤除黑洼乡下峪村的麻风门诊和麻风防治站。

1959 年,临朐县麻风村共收治 529 名麻风患者,其中瘤型 342 人、结核样型 187 人。为便于管理,将入村患者编为 1 个营、4 个连、37 个班。5 月 29 日,在付家峪麻风村实施第 1 例截肢手术。是年,全县 17 个公社中有 11 个建立了麻风村收治患者,分别是:城关公社黑虎山麻风村,收治患者 43 人;营子公社营子南山麻风村,收治患者 24 人;尧山公社蒿科北山麻风村,收治患者 14 人;五井公社大白河麻风村,收治患者 26 人;寺头公社石门峪麻风村,收治患者 15 人;九山公社蜂子凹麻风村,收治患者 12 人;鹿皋公社二泉麻风村,收治患者 10 人;辛寨公社张龙寺麻风村,收治患者 21 人;蒋峪公社蜂山麻风村,收治患者 80 人;大关公社薄子沟麻风村,收治患者 38 人;白塔公社麻风村在南韩,建村不久因修水库撤销并入蒋峪麻风村。

1960 年,蒋峪麻风村建门诊 7 间,面积 210 m²,购立式高压消毒锅 1 个。县政府拨付救济款 10 000 元,白布 300 尺。

1961 年,县政府拨付救济款 5 000 元,衣服 110 件,救济住村患者。

1962 年,上级拨款 8 000 元、卫生局拨款 4 000 元、民政局拨款 4 000 元用于麻风村房屋修缮(《临朐县人民委员会关于分配麻风村房屋修缮补助费的通知》)。

1968 年,尧山公社蒿科麻风村撤销并入蒋峪麻风村。

1970 年,蒋峪麻风村新建门诊 7 间,建筑面积 255 m²,购万能手术台 1 张、截肢外科器械 1 套。

1971 年,上级拨款 6.5 万元,扩建麻风村病房,共建土房 72 间[山东省昌潍地革委财金局(71)昌财字第 78 号、山东省昌潍地革委民政局(71)昌民字第 3 号、山东省昌潍地革委卫生局(71)昌卫字第 36 号、《关于分配一九七一年修建麻风村经费指标的通知》]。

1972 年,临朐县麻风病防治站更名为"临朐县皮肤病防治站"(《临朐县革命委员会卫生局关于启用皮肤病防治站印章的通知》)。

1975 年,经县卫生局批准,将五井、城关、九山、寺头、辛寨、营子 6 个麻风村撤销并入蒋峪麻风村,保留大关、蒋峪 2 处麻风村。

1976 年,临朐县皮肤病防治站迁移到蒋峪麻风村附近办公。

1977 年,大关公社麻风村并入蒋峪麻风村,结束临朐县多个麻风村的局面。11 月,潍坊地区外科整形会议在临朐县召开,在蒋峪麻风村手术室示范手术,共做手术 46 例(《临朐县革委卫生局关于撤并大关麻风村的报告》)。

1978 年,经山东省皮肤病研究所检查,临床治愈 38 人,年底出村。

1980 年,蒋峪麻风村开展手术 43 例,受到省、市表彰,发给奖金 7 000 余元。

1983 年 6 月,临朐全县推行联合化疗方案。7 月 18 日,北京热带病研究所李恒英和山东省皮肤病研究所所长汪洋在临朐县蒋峪麻风村推行 WHO 的短疗实验病例,确定符合实验条件的患者 7 人。

1988 年,临朐县麻风村改隔离治疗为居家治疗和保密治疗。

2008 年,临朐县麻风村最后一名休养员病逝。是年底,该村看管人员退休。

2019 年底,麻风村管理者为临朐县皮肤病防治站在任站长李兴军。麻风村房屋及院落租赁给当地村民使用,租赁者负责麻风村的修缮和维护工作。临朐县麻风村累计收治 723 名麻风患者。

济宁市皮肤病防治院麻风病区

济宁市皮肤病防治院前身为"圣诺瑟癞病院",始建于 1928 年,由天主教会兖州教区德国籍传教士韩宁镐(音译)在滋阳县(现济宁市兖州区)冠庄铺村东南修建,建筑面积 615 m²,专门收治麻风患者。病院设男、女病房,修女负责对患者诊疗及简单护理,无专业医护人员。患者生活供给主要来源于教会所属土地的收入以及教徒捐助。

1948 年,德国籍院长回国,病院无人管理,修女仍组织麻风患者进行诵经等活动,开展简单的护理及治疗,患者生活自产自给。

1952 年 11 月,滋阳县人民政府接管病院,派专人管理患者,首任负责人为李林。

1954 年,济宁专员公署(现济宁市人民政府)卫生科拨款 1.1 万元,在冠庄铺村北,距麻风病院约 1.5 km 处建院部办公室、职工宿舍和食堂(即济宁市皮肤病防治院兖州执业地点旧址),总建筑面积约 250 m²。

1955 年,院部更名为"滋阳县麻风病院"。

1956 年 9 月,滋阳县麻风病院收归山东省卫生厅领导,更名为"山东省大桥医院"。该院设病床 150 张,集中收治来自北坦、益都、腊山 3 个麻风院的患者,对外收治机关干部,现役和荣、复、转、退军人,教师及厂矿企业职工中的麻风患者。住院患者治疗与生产相结合,生活来源以民政供应为主,土地生产收入

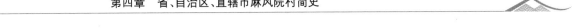

为辅,治疗费用从防治事业经费中支出。

1957年,医院新建诊断室、治疗室、手术室、化验室和病房。院部扩建职工宿舍,建筑面积818 m²,配置马车、马匹等运送物资。

1958年,滋阳县与曲阜县合并为曲阜县,山东省大桥医院归属曲阜县卫生科管理。

1962年3月,山东省大桥医院归属兖州县卫生科管理,更名为"兖州县大桥医院",开始收治社会上的麻风患者。医院的医疗工作由专业技术人员承担,医疗器械及药品供应由政府统一调配。医院先后增设医生办公室、体检室、理疗室、治疗室、药房、消毒供应室、更衣室、传达室等科室,并开展截肢、植眉、清创、兔眼矫治等手术。

1971年,国家对住院患者进行补助,每人每月提供成品粮18 kg、食用油500 g,并照顾给予细粮、蛋类、白糖等物质。

1982年,医院开始作为联合化疗试点,对住院麻风患者实行免费治疗。

1982年6月,对医院内达到治愈标准的10名患者,颁发"山东省麻风病治愈证"。

1983年4月,通过普查确诊麻风患者23人。

1984年12月30日,经济宁市人民政府批准,兖州县大桥医院收归济宁市属管理,隶属于济宁市卫生局,更名为"济宁市皮肤病防治院",为全额事业科级单位,下设院办公室、社会防治科、医务科、总务科、门诊等科室,时有干部职工56人。

1986年,新发麻风患者不再强制入院隔离治疗,改为居家治疗。至此,麻风病院累计收治患者300余人。

1987年,济宁市卫生局拨专款,对皮肤病防治院病房进行修缮,编制床位60张。

1996年,根据院内部管理需要,经济宁市卫生局批准,在原有科室基础上,增设政工科、财务科、药剂科、护理部、门诊部和麻风病区。麻风病区由社会防治科管理,医疗工作由门诊部负责,后勤供给由总务科负责。

2010年5月,麻风病区建筑由于年久失修,部分倒塌,剩余房屋成为危房,对其进行拆除。在病区内新建病房20间,建筑面积525 m²,另建传达室和食堂。

2016年底,济宁市皮肤病防治院麻风病区有麻风休养员8人,生活均不能自理,院部从社会上聘用炊事员、护理员各1人,照顾其日常生活。济宁市皮肤病防治院综合科负责麻风病区管理,休养员每人每月生活费600元,医疗费用全额报销。

2018年7月,兖州区麻风村3名休养员迁至该村。

2019年底,院区居住休养员4人,每人每月生活费600元,医药费全额报销。

济宁市任城区麻风村

济宁市任城区皮肤病防治站前身为"济宁市麻风病防治站"及"济宁市麻风病康复新村"。1958年8月15日,中共济宁县委、济宁县人民委员会联合下达了《关于建立麻风病隔离村的通知》,决定在市北郊二十里铺乡王林村建立麻风病隔离村一处。11月,济宁县并入济宁市;12月3日,中共济宁市委、济宁市人民委员会下达了《关于建立麻风病村的具体措施方案》;1958年12月4日,正式成立"济宁市麻风病康复新村"和"济宁市麻风病防治站",地址位于二十里铺公社余白村,防治站有干部职工4人,阮贵生为首任站长。麻风病防治站负责患者的治疗,麻风病康复新村由市委建村领导小组管理,负责患者的生产生活。12月,全市收治麻风患者120人,包括周边嘉祥县的部分患者,生活费用除患者生产自给外,不足部分由政府解决,治疗费用从防治事业费中支出。

1959年3月,根据济宁市委指示,麻风病康复新村迁至二十里铺西2.5 km的济宁农校试验场,占地120余亩,建筑砖瓦房30间,建筑面积1 300 m²。8月,在麻风病康复新村东1 km处新建麻风病防治站,实行站村分离。防治站占地总面积2.15亩,建筑砖瓦房9间,建筑面积约150 m²。

1965年5月,济宁县恢复建制,济宁市麻风病康复新村和济宁市麻风病防治站划归济宁县,改称"济宁县麻风病防治站",麻风病康复新村并入麻风病防治站管理。

1967 年 10 月 21 日,根据省卫生厅指示,济宁县麻风病防治站更名为"济宁县皮肤病防治站",时有住村患者 130 人。

1971 年始,对麻风患者每人每月提供成品粮 18 kg、食用油 500 g,并照顾给予细粮、蛋类等。

1975 年 7 月 15 日,济宁县成立麻风病管理领导小组,副县长寇成章任组长,小组成员具体由民政、公安、粮食、商业、卫生、财税等部门负责人组成,下设办公室协调日常工作和具体事务,根据县政府(75)第 53 号文件,在全县开展麻风大普查及集中收治管理工作,是年收治新发麻风患者 15 人,加上原住村患者共约 80 人;同时动员原有麻风治愈者回归家庭。

1983 年 10 月,济宁县改称为济宁市郊区,济宁县皮肤病防治站改称为"济宁市郊区皮肤病防治站"。随着大多数治愈患者陆续回归家庭,其时,麻风村尚收治患者 20 余人。

1986 年,全区推广联合化疗,首批联合化疗患者 14 人。1989 年底,住村Ⅱ级以上畸残患者 6 人。

1990 年 3 月,济宁市人民政府及济宁市土地管理局进行土地权属登记管理,为麻风村土地颁发国有土地使用证,权属归济宁市郊区皮肤病防治站,用地面积 125.35 亩,其中建筑占地 1.95 亩。

1992 年底,全区达到卫生部基本消灭麻风病的标准,并通过省级验收。麻风村畸残患者 6 人,其生活费用全部列入财政防治经费,每人每月发放生活补助 120 元,水电煤等费用由皮肤病防治站提供。新发患者不再收入麻风村治疗,全部改为居家治疗。

1994 年 1 月,济宁市郊区更名为"济宁市任城区",济宁市郊区皮肤病防治站更名为"济宁市任城区皮肤病防治站",设有办公室、社防科、门诊部 3 个科室。麻风村有 5 名住村休养员。

1995 年,任城区皮肤病防治站行政办公设立在区卫生局办公楼内。

1999 年 7 月,济宁市任城区人民政府及任城区土地管理局再次进行土地权属登记,重新换发国有土地使用证,麻风村土地原登记内容不变,权属仍归任城区皮肤病防治站。

2010 年 2 月,经区卫生局批示对皮肤病防治站原办公院落的 9 间平房进行修缮,供剩余的 2 名麻风休养员居住。

2013 年 11 月底,原济宁市市中区、任城区合并成立新任城区,皮肤病防治站继续承担全区的麻风防治工作,隶属区卫生局管理,为全额财政拨款事业单位。

2014 年 2 月,张格英任新任城区皮肤病防治站站长、党支部书记。

截至 2019 年底,全区累计发现麻风患者 264 人,麻风村累计收治患者 217 人。麻风村仅存 1 名休养员,其生活费由防治经费中列支,每月生活费 340 元,民政每年一次性补助 2 000 元,同时享受城镇居民养老保险每月 70 元及城镇居民医疗保险待遇。

济宁市兖州区麻风村

1958 年 6 月,滋阳县设立麻风病防治站,在县城西北 30 km 大安马家村(今大安张家楼村西,已合张家楼村),利用破庙一座、民房数间,筹建麻风村,筹建工作由专职医生张其祥等 3 人负责。

1958 年 11 月 11 日,滋阳县、曲阜县合并为曲阜县,县机关仍住滋阳县城。滋阳县麻风病防治站改称"曲阜县麻风病防治站",并在大安张家楼村北征地 50 亩,新建麻风病防治站、麻风村各一所,由民政、卫生部门协同管理,主要收治境内农村麻风患者,原曲阜县小泉村麻风村 87 名患者并入大安麻风村。截至 1960 年底,麻风村累计收住患者 204 人。

1962 年 1 月 10 日,曲阜县、滋阳县按原行政区域分治,滋阳县改为兖州县,曲阜县麻风病防治站改称为"兖州县麻风病防治站"。

1966 年 5 月,原曲阜县麻风患者迁回曲阜。

1970 年,兖州县麻风病防治站更名为"兖州县皮肤病防治站"。

1984 年下半年,部分麻风患者开始采用联合化疗方案治疗。

1986 年,全县麻风患者结束氨苯砜单疗,采用联合化疗。

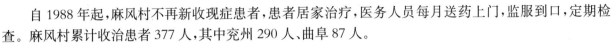

自 1988 年起,麻风村不再新收现症患者,患者居家治疗,医务人员每月送药上门,监服到口,定期检查。麻风村累计收治患者 377 人,其中兖州 290 人、曲阜 87 人。

1991 年,经兖州县编制委员会兖编〔1991〕23 号文批准,兖州县皮肤病防治站为副科级全额事业单位,隶属县卫生局管理。

1992 年 9 月 19 日,兖州县撤县建市,兖州县皮肤病防治站改称为"兖州市皮肤病防治站"。

1995 年底,麻风村有现症患者 4 人,工作人员 10 人,其中卫生技术人员 7 人。

2006 年,兖州市政府投资 21 万元对麻风村进行改造建设,建房 40 余间,铺设硬化煤矸石路 1.5 km,结束了麻风村建村 50 年无路出行的历史,同时安装自来水管、新建卫生厕所等生活辅助设施。住村休养员一人一室一厨,配置全新生活用品,村内有彩电、冰箱、卫星接收器、电动三轮车、机动三轮车、手机、电话、太阳能热水器、淋浴室、卫生室、取暖炉、煤气灶、洗衣机等设施。有专职医生及专人护理,市财政每人每月补助生活费 200 元,药费全免,煤电免费供给。麻风村居住休养员 11 人。

2013 年 11 月,撤销兖州市,设立济宁市兖州区。兖州市皮肤病防治站改称为"济宁市兖州区皮肤病防治站"。有工作人员 9 人,其中卫生技术人员 8 人。

截至 2016 年底,麻风村居住休养员 4 人,其生活费参照当地城市低保标准,由区财政补助每人每月生活费 400 元,并办理城镇居民基本医疗保险。

2018 年 7 月,麻风村 3 名休养员迁至济宁市皮肤病防治院麻风病区。

微山县麻风村

1958 年,根据卫生部卫医字(57)第 395 号《全国麻风病防治规划》文件精神,微山县人民委员会制定微民字(58)第 40 号文件《微山县人民委员会关于防疫站建立防疫、麻风防治站征用土地的批复》,在距县城 100 km 的马坡乡黄路桥村,建立"微山县麻风病防治村"。借用民房 30 间,收治麻风患者 8 人,有医务人员 1 名,郑继瑞为首任负责人。

1959 年,微山县麻风病防治村更名为"微山县麻风病防治站",有站长、会计、医务人员等 6 名工作人员。8 名麻风患者均为微山籍。

1962 年,微山县人民政府决定,住院患者口粮、生活费由患者所在的村队供应。

1964 年,微山县麻风病防治站更名为"微山县皮肤病防治站"。

1971 年,济宁地区拨款 2.2 万元,在距县城 90 km 的两城镇南薄村凤凰山下新建微山县皮肤病防治站,新建办公室、隔离病房 30 间。皮肤病防治站迁至新址办公,隔离收治麻风患者 35 人。增添卧式及手提式高压消毒器等检查和临床医疗器材若干、摩托车 1 辆,195 型柴油机 1 部和 50 型发电机组各 1 台等设备。在职职工 7 人。

1972 年,济宁地区革命委员会财政局、卫生局、民政局拨发给微山县麻风患者救济金 6 000 元。

1983 年,微山县卫生局下拨专款 3 万元,为该站架设高压电线,建设水塔一座。

1985 年,开始对住院患者实行联合化疗。有站长、会计、医务人员等 8 名工作人员。麻风村收治患者 36 人,全部实施联合化疗方案治疗。

1975—1986 年,省、市、县财政局向该皮肤病防治站累计拨款 349 803 元,为该站配备收音机 4 台、14 英寸电视机 1 台,订购报刊 10 余种。截至 1986 年,该站共有土地 38 亩,房屋 44 间。

1987 年,麻风患者改隔离治疗为居家治疗。

1994 年,微山县卫生局决定,将县城内原县药品检验所旧址 12 间平房分配给皮肤病防治站,作为医务人员的办公及居住用房。1994 年底,皮肤病防治站有在职人员 10 人。该站旧址为麻风村,仍保留 1 名医务人员,负责现症患者的治疗及 15 名麻风治愈住村患者的生活起居,并负责管理麻风村周边的国有 38 亩土地。

2019 年底,微山县累计登记发现麻风患者 412 人,其中麻风村累计收治患者 182 人,多数治愈后回归社会。微山县皮肤病防治站为麻风村维修平房 10 间,居住麻风休养员 2 人,由政府补助每人每月生活费

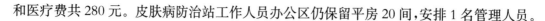

和医疗费共 280 元。皮肤病防治站工作人员办公区仍保留平房 20 间,安排 1 名管理人员。

汶上县麻风村

1957—1958 年,汶上县在苑庄李村征地 3.8 亩,建办公室 5 间,派专职人员 3 人,在何庄村征地 250 亩建立麻风村。建筑砖瓦房 36 间,收住患者 126 人,由李云龙同志负责管理。

1962 年,麻风村领导发动组织患者开垦种田 120 亩,植树 8 000 棵,养猪 50 余头、驴 10 头、牛 7 头、羊 100 余只,养鱼 3 万余尾,收小麦 40 余吨,蔬菜自给,银行存款 5 万余元。

1970 年,麻风村成立了社会防治组、医疗组、后勤组、保卫科、爱国卫生委员会、妇女委员会、副业生产科、农业生产科、宣传科(包括体育组、教育组、文娱组)、生产福利科(包括缝纫组、理发组)、财务科(包括会计组、经计组)、伙房等。购置大型农机具和娱乐器材,先后购买拖拉机、粉碎机、脱粒机、缝纫机、收音机、电视机等。

1971 年,麻风病防治领导小组从防疫站分离出来,更名为"汶上县皮肤病防治站",成为独立机构。麻风村归汶上县皮肤病防治站管理。

1983 年后,推行中央土地承包责任制,麻风村结合实际情况,签订土地承包合同。

1986 年,麻风患者由 DDS 单疗改为联合化疗(即 DDS、B663、RFP 三种药物)。

1989 年,皮肤病防治站由苑庄李村迁入县城办公,由专职人员每周两次对麻风村进行查房和治疗。

1990 年,麻风患者由隔离治疗改为居家治疗。

2011 年,汶上县皮肤病防治站对麻风村土地进行全部丈量,进行确权,共有土地 160 亩(原 250 亩,因开凿河道,修建公路等其他原因被占用 90 亩)。土地由麻风村邻村村民进行承包,收入用于患者生活等所需。

2012 年,由于麻风村房屋多年失修,房顶漏雨,投资 10 万余元对危房进行翻修。

2015 年,投资 5 万余元对麻风村道路进行硬化(水泥路面),改善麻风村的交通状况。

截至 2019 年底,累计发现麻风患者 365 人,时有治愈存活患者 29 人,麻风村时有住村休养员 2 人,每人每月生活费 300 元,医疗方面有新农合报销,剩余部分由皮肤病防治站全额报销,信恒舜站长负责麻风村管理。

泗水县麻风村

1958 年初,泗水县在泉林镇泉林村东五空桥征地 10 亩建麻风村,预建房 36 间,房屋尚未建完,即被其他单位占用。7 月,由泗水县城关镇政府划拨土地,城关镇民政部门筹备,在城关镇三里泉建病房 7 间,先后收容患者 10 人。8 月,成立"泗水县麻风病防治站",办公地点设在泗水县卫生局,有工作人员 3 人,蒋新久任站长。

1962 年,麻风村有工作人员 4 人。

1966 年 8 月,由省民政厅拨款,在中册乡卜鸽崖村北马峰山征地 104 亩,建立"泗水县麻风村"。根据泗水县民政局卫生局《关于泗水茄山麻风村工作人员编制方案的报告》,马俊岑任负责人,有工作人员 5 人。建设房屋 77 间,累计收治患者 50 余人,患者生活费用由原所在生产大队解决。同时,在西候村北茄山根与麻风村相距 1 km 处征地 3.6 亩建办公房屋 9 间。

1973 年 5 月,根据省卫生厅指示,泗水县麻风病防治站更名为"泗水县皮肤病防治站",生产工作人员 6 人。

1986 年起,全省推广联合化疗替代氨苯砜(DDS)单疗,并对患者实行社区保密治疗,不再强制收入麻风院村治疗。随着治愈患者逐渐治愈出村、年迈体弱患者相继离世,麻风村住村人数明显减少。

1987 年 7 月,泗水县皮肤病防治站由北山迁往城西汤家庄,泗水县人民政府文件泗政发〔1986〕177 号《关于泗水县城乡建设委员会等单位征用土地的批复》,征地 7 亩,建房 1 000 m²,购置必需的医疗设备,开设皮肤科、化验室、治疗室等科室,有工作人员 13 人。

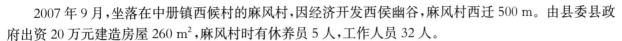

2007 年 9 月,坐落在中册镇西候村的麻风村,因经济开发西侯幽谷,麻风村西迁 500 m。由县委县政府出资 20 万元建造房屋 260 m²,麻风村时有休养员 5 人,工作人员 32 人。

2012 年 6 月,县委县政府出资在北尚舒村建造楼房 1 栋,建筑面积 2 600 m²,皮肤病防治站搬迁新址,时有工作人员 33 人。

2019 年底,泗水县麻风村居住休养员 1 人,每月生活补助费 350 元。其余额外开支由泗水县皮肤病防治站予以报销,有工作人员 30 人。赵鹏任皮肤病防治站站长。

曲阜市心怡疗养院

1956 年 8 月,曲阜县在县城官园街中部路南建立麻风病防治站,由县卫生防疫站监管。

1957 年 1 月,麻风病防治站独立运营。

1958 年 7 月,该县在吴村公社小泉村建立麻风村,收治麻风患者 80 余人。12 月,曲阜县麻风病防治站与兖州县麻风病防治站合并,称"滋阳县麻风病防治站",站址迁至兖州大安镇张楼村北,归滋阳县卫生科领导。麻风患者全部迁往兖州大安。

1966 年 5 月,曲阜县与兖州县分立,曲阜县人民政府拨款 4 万元,在吴村人民公社后张生产大队征地 62.5 亩,共建平房 126 间,建筑面积 1 890 m²,重新建立曲阜县麻风病防治站和麻风病村,颜秀俊为首任站长。

1971 年始,住村患者由政府每人每月供应成品粮 18 kg,食用油 500 g 以及 8～14 元的生活补助,并照顾给予细粮、豆类和各种副食品。

1972 年 4 月,曲阜县麻风病防治站更名为"曲阜县皮肤病防治站",站内设社会防治组和病村治疗组。

1985 年,卫生部顾问马海德博士考察曲阜麻风防治工作,村内患者开始实行联合化疗。

1986 年 8 月 1 日,曲阜县皮肤病防治站更名为"曲阜市皮肤病防治站"。

1987 年 12 月,全站共有职工 7 名,设有社会防治股、医疗股、后勤股、办公室等股室。有房屋 22 间,建筑面积 1 408 m²,占地 60 亩。

1988 年,对新发患者不再强制隔离治疗,实行居家治疗。

1990 年 5 月,曲阜市皮肤病防治站迁入仓庚路新址。

1996 年 4 月,韩国麻风病专家一行 3 人,在省皮肤病性病防治研究所陈树民陪同考察曲阜麻风防治工作。

2005 年 4 月,曲阜市政府投入建设经费 25 万元,对麻风村进行改建,并更名为"心怡疗养院"。新建患者住房 500 m²,硬化路面 300 m²,环境绿化 700 m²,改建村内自来水和用电设备。

2016 年 6 月,麻风村最后一名休养员离世,麻风村已无人居住。

截至 2019 年底,曲阜全市累计发现麻风患者 514 人,时有治愈存活者 47 人。麻风村收治患者最多时 170 余人。

邹城市麻风村

邹城市麻风村始建于 1958 年,位于郭里镇杨山村。1958 年 6 月份,根据《邹县人民委员会关于建立麻风病隔离村收容病人的意见》[邹卫丁字(58)第 78 号]的规定,发动干部及群众,捐献建村,发起全县人民每人捐献一个鸡蛋的运动支援建村,初期建成房舍 50 间,占地 50 亩。

1960 年,征拨耕地 215 亩,村内植树 1 000 棵,各公社惠赠耕牛 6 头、驴 2 头、猪 10 头、羊 20 只、木床 14 张以及部分生活用品和农具。是年,邹县人民委员会将其命名为"邹县铁山疗养院"。

1960 年 6 月,邹县人民委员会签发了邹卫字(60)第 13 号文《关于收容第一批麻风病人的通知》,邹县麻风病防治站从邹县城内迁入郭里公社羊山大队,距离麻风村 1.5 km。7 月 1 日,麻风患者携带户口、粮食关系、本单位支付的生活费入村,首批收治患者 46 人。首任村长为(麻风病防治站站长)刘金銮,时有防治人员 5 人。建村初期,经住地郭里公社党委批准,村内建立党支部和村大队委员会,制定出住村规则、休养规范、请假制度、财经制度和治愈患者出村管理规定等各种规章制度 14 种,共 153 条。

1964 年、1966 年、1970 年、1973 年,麻风村分别进行 4 次扩建,建成病房 105 间、治疗消毒室 7 间、患者家属接待室 10 间、仓库饲养场 20 间,总面积 2 470 m²。1973 年,住村患者最多达 236 人,分 6 个生产组。

1967 年 10 月,根据省卫生厅统一要求,邹县麻风病防治站更名为"邹县皮肤病防治站"。

1985 年,除病情较重的患者继续留村治疗外,大部分患者陆续返回原籍,实行保密治疗。皮肤病防治站采取和附近村队建立"土地三级代管合同"的方式,将过剩耕地分期分批进行转让。至 1986 年底,有住村患者 46 人、耕地面积 54 亩、工作人员 13 人。

1985 年 4 月,新建的邹县皮肤病防治站在县城东郊护驾山下落成,科室人员陆续迁回,麻风村内成立医务室。

1998 年,县政府投资 20 余万元,为麻风村铺设水泥路 1.2 km。

2010 年 11 月,麻风村内通高压电,解决村民用电困难。

2011 年 8 月,县政府拨款 200 余万元,对麻风村进行大规模重建,建筑面积 610 m²,建成房屋 35 间,同时进行路面硬化、村内绿化、安装暖气锅炉等生活设施。

2014 年 8 月,邹城市委下发邹办〔2014〕17 号文《关于邹城市卫生资源整合工作实施方案的通知》,邹城市皮肤病防治站和市疾病预防控制中心合并,组建"邹城市公共卫生服务中心"(保留"邹城市疾病预防控制中心"牌子),中心负责人为李凤文。中心下设皮肤病防治科,有 7 名防治人员,麻风村属于皮肤病防治科管理。

2015—2016 年,邹城市公共卫生服务中心前后投资近 8 万余元,为麻风村维修房屋 8 间,重新铺设电缆,维修机井。

截至 2019 年 12 月底,麻风村累计收治患者 396 人,时有住村休养员 5 人,房屋 35 间,建筑面积 610 m²,耕地 54 亩。休养员集中饮食,有 1 名护工专门负责休养员的一日三餐。每人每月补助生活费 350 元,中秋节和春节发放米、面、糕点、水果、肉等慰问物品。村内设有卫生室,休养员均参加"新农合","新农合"报销后的剩余部分由邹城市公共卫生服务中心全额报销。

泰安市岱岳区汶口镇麻风村

1956 年 7 月,泰安县麻风病防治站建站,配有 5 名工作人员,位于泰城南安家庄,占地 3 亩,首任站长徐正同。

1958 年,泰安县委、县政府指示,根据"民办公助"的原则,在汶口镇大侯村南,大汶河以北,建设麻风村。该村占地 27.9 亩,由县政府和公社共同出资修建房屋 55 间,起名"古城新村",配备负责医疗卫生人员 1 名,负责生活起居人员 1 名,建村当年收治患者 110 人。

1963 年,汶口镇麻风村扩建。

1966 年,汶口镇麻风村发生当地村民(大侯村)抢粮事件,并放火焚烧麻风村。住村患者分散到其他村和县麻风病防治站内。是年泰安全县有现症麻风患者 588 人,住村患者 253 人。

1967 年,山东省政府出资重建汶口镇麻风村。

1972 年,根据上级相关要求,明确汶口镇麻风村为县办。

1975 年,根据国发(75)第 50 号、省革委(75)第 59 号文件精神,泰安县开展全县麻风普查工作,发现麻风病可疑线索 426 人,确诊 17 人。至 1975 年累计发现麻风患者 1 167 人,住村隔离治疗 751 人,死亡 313 人,时有现症患者 209 人,其中在村治疗患者 143 人。

1980 年,泰安县确立汶口镇麻风村以收治现症患者为主的原则,愈后无家可归的患者全部转到良庄古庆新村。是年汶口镇麻风村翻新房屋 46 间,新修院墙 200 多米。

1984 年,泰安县麻风病治疗改隔离为居家治疗。至 1984 年,泰安县累计确诊麻风患者 1 217 人,其中麻风村累计收治 852 人,尚有现症患者 11 人。

1986 年起，泰安市推行麻风病联合化疗，汶口镇麻风村有现症患者 11 人，均实施联合化疗。

2005 年，俄罗斯和英国的麻风防治工作志愿者到访岱岳区，并到汶口镇麻风村慰问。

2008 年，山东省红十字会和泰安市红十字会共同出资 30 万元，岱岳区皮肤病防治所自筹资金 5 万余元，为汶口镇麻风村翻新房屋 24 间。其时，汶口镇麻风村住有休养员 8 人。

2011 年，通过岱岳区政府协调，区卫生局联合公安、民政、社保部门为麻风村村民办理了城镇户口、低保、养老和医保。

2015 年，岱岳区皮肤病防治所自筹资金 20 万元，为汶口镇麻风村新打深水井 1 眼，并重新铺设自来水管道，让村民们用水更安心更方便。

2016 年，岱岳区皮肤病防治所自筹资金，为汶口镇麻风村修缮院墙，保障村民的生活安全。

截至 2019 年底，岱岳区境内麻风村累计收治患者 1 237 人，汶口镇麻风村时有休养员 4 人，每人每月生活费和医疗费共 540 元。

泰安市岱岳区良庄镇麻风村

1960 年，泰安县委、县政府指示，根据"民办公助"的原则，在良庄镇山阳村以东，高胡村以西，徂徕山以南，征地 120 亩，建立良庄镇麻风村。房屋均由山阳、高胡两村修建，起名古庆新村。该村时有卫生人员 1 人、后勤人员 1 人，收治麻风患者 20 人。

1972 年，根据上级相关要求，明确良庄镇麻风村为社办。是年由县麻风防治站出资翻盖良庄镇麻风村房屋，均为石头结构。

1975 年，根据国发(75)第 50 号、省革委(75)第 59 号文件精神，泰安县开展全县麻风普查工作，发现麻风病可疑线索 426 人，确诊 17 人。至 1975 年，共发现麻风患者 1 167 人，住村隔离治疗 751 人，死亡 313 人，尚有现症患者 209 人，其中在村治疗患者 143 人。

1980 年，泰安县确立良庄镇麻风村以收容愈后无家可归的患者为主的原则，现症患者全部转到汶口古城新村。

1986 年始，泰安市推行麻风病联合化疗。

2005 年，俄罗斯和英国的麻风防治工作志愿者到访岱岳区，并到良庄镇麻风村慰问。

2008 年，山东省红十字会和泰安市红十字会共同出资 30 万元，岱岳区皮肤病防治所自筹资金 5 万余元，为良庄镇麻风村修缮房屋、通水通电。其时，良庄镇麻风村住有存活愈后麻风患者 12 人。

2011 年，通过岱岳区政府协调，区卫生局联合公安、民政、社保部门为麻风村村民办理城镇户口、低保、养老和医保。

2014 年，岱岳区皮肤病防治所自筹资金 20 万元，为良庄镇麻风村新建房屋 3 间，翻新 16 间，并建立活动室。

2015 年，岱岳区皮肤病防治所自筹资金 20 万元，为良庄镇麻风村新打深水井 1 眼，并重新铺设自来水管道。

2019 年底，岱岳区良庄镇麻风村居住休养员 5 人，每人每月生活费和医疗费共 540 元。

宁阳县麻风村

1958 年，宁阳县建成麻风村，首任负责人朱殿阁。该村位于宁阳县东疏镇耿庄村西，占地 80 余亩，时有住村患者 420 人，生活实行自种自收、自给自足，经济主要来源于土法烧制青砖青瓦收入。7 月，宁阳县委卫生科抽调医务人员 8 人，组成县麻风病防治站及麻风病疗养村的筹建小组，由陈遵荣负责。地址位于东述区耿庄村，租赁民房 5 间。

1960 年 3 月，孙村集村成立"宁阳县麻风病防治站"，距麻风村东北 1 km。

1961 年，292 名麻风患者入村治疗。

1963 年，麻风村建医疗室 8 间，调入化验员 1 人，增设化验室。

1967 年,麻风村有工作人员 6 人,翻新房屋 4 间,打机井 1 眼。

1968 年 5 月 23 日,麻风村并入"六二六卫生公社革命委员会"。

1970 年 5 月,县革委撤销"六二六卫生公社革命委员会",恢复"宁阳县麻风病防治站",倪桂考任站长兼党支部书记,时有工作人员 8 人。

1973 年 4 月,宁阳县麻风病防治站更名为"宁阳县皮肤病防治站"。

1986 年,麻风患者治疗改氨苯砜单疗为联合化疗,改隔离为居家治疗。12 月 23 日,县卫生局批准,由泰安市郊区皮肤病防治所支援新购进价值 2.3 万元左右的天津产汽车 1 辆。是年底,麻风村尚有在治患者 6 人,治愈存活者 40 人。

1993 年,麻风村居住残疾患者 20 人。

1994 年 1 月,县民政局从救灾款中拨出 1 万元修缮麻风村房屋,增添抽水机等工具。

1999 年 12 月,宁阳县皮肤病防治站撤销,其人员和职能并入宁阳县卫生防疫站,麻风防治工作和麻风村由宁阳县防疫站接管。

2007 年 12 月,麻风村新盖宿舍 10 间,5 名住村休养员迁入新居。

2010 年,麻风村土地复垦项目总投资 174.9 万元。复垦前建设用地面积 58.3 亩,共拆除房间 76 间,砍伐树木 2 000 棵。

2015 年 3 月,麻风村铺设 400 m 自来水管道。

截至 2019 年底,宁阳县麻风村累计收治 460 人,时有 5 名住村休养员,每人每月生活费 540 元、医疗费 45 元。

东平县麻风村

1967 年 5 月 8 日,东平县革命委员会生产指挥部批准建立"清泉寺麻风村",地址位于大羊公社尚庄村西 1.5 km 的山坡上,东距清泉寺庙 150 m。

1972 年 7 月,麻风村建成,占地面积 3 亩,有房屋 41 间,其中病房 30 间、伙房 4 间、治疗室 5 间、水井屋 1 间、水池子屋 1 间。该村拥有田地 45 亩。是年,国家投资 8.5 万元,在清泉寺基础上,建立"东平县皮肤病防治所",负责对麻风村进行管理,并延生任所长,另有会计 1 人,业务人员 2 人。

1973 年,麻风村收容患者 19 人。住村患者除种地自收自给外,政府每人每月分配粮 20 kg,油 500 g。

1975 年底,麻风村收治麻风患者 59 人,治愈出村 23 人,村内有现症患者 36 人。

1978 年底,麻风村现症患者减至 18 人。

1983 年,麻风村有现症患者 2 人,治愈留村者 5 人。住村人员除享受国家规定的生活待遇,还坚持边休养边生产,开垦土地 45 亩,年产瓜干 25 吨、蔬菜 30 吨,养殖的猪、鸡、羊全部用于改善患者生活。

1984 年底,政府累计拨款 34.7 万元,其中除建村款外,患者生活救济款 9.6 万元,医药费用 13 万余元。

1985 年 2 月 6 日,东平县政府下发东政发〔1985〕15 号文,批准东平县皮肤病防治所在县城新建门诊。截至年底,全县累计治愈麻风患者 238 人,除外迁、死亡 125 人外,时有现症麻风患者 3 人。

1986 年 1 月 14 日,麻风患者治疗方案改氨苯砜单疗为联合化疗。

1987 年,患者治疗改麻风村隔离为居家治疗。

1988 年,东平县皮肤病防治所从清泉寺搬到县城,皮肤病防治所工作人员轮流到麻风村值班。

1999 年,东平县皮肤病防治所投资 1.1 万元修缮麻风村房屋 7 间,麻风村有住村休养员 7 人。

2008 年,东平县皮肤病防治所投资 1.8 万元修缮麻风村房屋 11 间,麻风村有住村休养员 6 人。

2016 年,皮肤病防治所投资 9 000 元修缮麻风村房屋 4 间。至 2019 年底,麻风村累计收治患者 168 人,时有住村休养员 3 人,每人每月生活费 230 元。

新泰市麻风村

1957年7月，新泰县抽调医务人员3人组成麻风村筹建小组，由丁旭晨负责，选址翟镇唐立庄村，新建患者住房10间，工作室4间。

1958年，新泰县麻风村建成，该村位于新泰县翟镇唐立庄村村西，占地100余亩，患者生活实行自种自收、自给自足。

1960年，新泰县成立麻风病防治站，该站距离麻风村东约1.5 km，负责全县麻风防治工作，李善旭为首任站长。当年麻风村收治麻风患者15人。

1961年，麻风村收治患者100余人，新建病房30间。

1963年，麻风村住村人数150人，为建村以来最高峰。

1964年，麻风村修水池1座，盖粮仓2处，打水井1眼。

1965年，30名治愈患者出村返乡。

1966年，杨志山任麻风病防治站站长、书记，新泰县麻风村改名为"新泰县幸福村"。

1967—1985年，新泰县幸福村无特殊变化。

1985年，麻风患者治疗改氨苯砜单疗为联合化疗。

1989年，麻风患者改隔离治疗为居家治疗，住村患者剩余30人，尹燕廷任村长。

1990年，麻风村利用闲置土地植树500株。

1991年，麻风村购买拖拉机3台。

1995年，新泰市皮肤病防治站投资1万元修缮麻风村房屋20余间，购买抽水机3台。

2010年，麻风村住有残疾休养员7人。

2012年，新泰市皮肤病防治所自筹资金3万余元给麻风村通水通电。

2015年，泰安市公益志愿者协会医疗队为麻风村休养员提供手动三轮车1辆。

2016年，新泰市皮肤病防治所筹资16.8万元为住村休养员重新翻修房屋10间，修整道路1 500 m，绿化庭院400 m^2。

截至2019年底，新泰市麻风村累计收治麻风患者560人，时有住村休养员3人，每人每月生活费400元、医疗费200元。

威海市文登区麻风村

1956年，文登县成立县麻风病防治站，负责全县麻风诊治工作，首任站长王培生，时有职工10人，其中卫生技术人员8人。麻风病防治站的地址位于威海市临港区汪疃镇英武山山脚下水库旁，距离县城20 km，距离附近最近的行政村3 km。

1958年，文登县依据《文登县人民委员会关于建立麻风病隔离村的意见》［文卫丁字(58)第0262号］开始筹建麻风村。文登县政府成立由副县长任组长的麻风村建村领导小组。在麻风病防治站旁原有草房29间的基础上，新建瓦房70间。建村时有土地210亩、山峦150亩、大牲畜8头、马车1辆及其他生产资料。是年，收治麻风患者398人。麻风村的性质是民办公助，生产资料为全民所有，患者入村自备生活用具。县民政局每年拨款扶持其生产与生活。

1975年，文登县麻风病防治站更名为"文登县皮肤病防治所"。是年，按上级要求，对新发现麻风患者不再强制隔离治疗，至此麻风村共收治麻风患者443人，有工作人员12人。

1982年后，对麻风病的治疗改氨苯砜单疗为联合治疗。

1986年底，文登县麻风村居住患者27人，其中现症患者4人，有工作人员14人。

1993年11月，经文登市政府同意，文登市皮肤病防治所迁址到文登市，与文登市结核病防治所合并成立"文登市三病防治中心"，主要负责全市麻风病、结核病及精神病的社会防治工作以及麻风村的日常管理。合并后，文登市皮肤病防治所原址保留皮肤病门诊，对内负责住村休养员的康复、护理，对外开展皮肤病诊疗业务。

截至 1993 年 11 月,文登市麻风村仍有 15 名丧失劳动能力且无家可归的休养员,其生活费用由市政府按照每人每年 2 000 元的标准供给,有工作人员 2 人。

1996 年 12 月,马海德基金会援助人民币 20 万元,在原文登市皮肤病防治所旁边重建麻风村。

1997 年 4 月,马海德基金会会长苏菲女士视察麻风村建设情况,并题名"文登市幸福村"。

2004 年,文登市三病防治中心更名为"文登市三病医院",同时增挂"文登市皮肤病医院"牌子,周卫任院长。

2010 年开始,文登市财政部门每年拨给 5 万元用于麻风村的房屋修缮及住村患者的生活、医疗等费用。文登市三病医院为住村休养员安排 1 名专职医生,负责其康复治疗及生活护理。休养员生活基本自理,吃、住、医疗全部免费,并享受每人每月 200 元生活补助。

2019 年,文登区全年共支出麻风村房屋修缮费、生活费、医疗费合计 59 806 元,麻风村居住休养员 2人,配有专职工作人员 1 人。

荣成市麻风村

1950—1955 年,荣成县通过普查和麻风线索调查,共发现麻风患者 712 人。

1957 年 10 月,该县在距离县城 36 km 以外的南山南寺建立荣成县第一个麻风村,该村位于埠柳镇石桥村与南兰格村之间的山沟里,当年收治传染性麻风患者 36 人。荣成县麻风病防治站首任站长车学海兼任村长,有 3 名工作人员。根据 1957 年荣成县人民委员会成立麻风村的报告,麻风村采用自供自给,不足由社会帮助解决的方式生活,患者所需药品、器械均由山东省卫生厅免费供应。

1958 年,荣成县又相继在该县东、西、南、北、中 5 个方位的人和公社南齐山、上庄公社周家庵、滕家公社官帝、崖西公社藏村、埠柳公社拉后水建立 5 个麻风村,共收治患者 593 人。

1959 年 2 月,荣成县在患者较多的滕家公社李家屯建成麻风病院,此时南山南寺麻风村已撤销,全县6 个麻风村共收治麻风患者 587 人。

1966 年 8 月,荣成县接收原属威海所辖的桥头麻风村。由于患者减少,决定撤销全部原有的麻风村,在桥头公社崮山前集中建新村,共建平房 100 多间,配备专业人员 7 人,将全县 200 余名患者集中管理治疗,王祖乾为负责人。

1986 年始,荣成县普遍采用联合化疗方案治疗麻风病。

1987 年,按省财政厅通知(烟财行字〔1987〕200 号),由省财政增核荣成县麻风村修缮补助费 1 万元,用于麻风村修缮使用。

随着患者治愈出院、迁出等情况,患者数量逐渐减少。1994 年 10 月,桥头镇划归威海环翠区,此时麻风村已无住村患者,麻风村被撤销。荣成县麻风村累计收治患者 629 人。撤销后麻风村的 2 名工作人员、财产全部移交环翠区桥头镇卫生院。

乳山市麻风村(金山硝村)

乳山县自 1955 年起由县医院 1 名医生负责对发现的 37 名麻风患者进行门诊治疗。

1956 年,乳山县麻风病防治站成立,地址位于县城的夏村镇(今城区街道办事处),时有工作人员5 人。

1958 年 5 月,乳山县政府批准在崖子的金溪院、冯家的官庄北山、大孤山的上夼和东林家村先后建立4 个临时麻风村,共有土地 50 余亩。免费收治患者 100 多人。患者边生产边治疗,患者的生活费自理。

1958 年 11 月,乳山县撤销,原 4 个麻风村随之撤销,其患者被安置到牟平县和海阳县麻风村居住治疗。

1962 年 1 月,恢复乳山县,同年恢复乳山县麻风病防治站,办公地址设在乳山县城,患者仍居住在牟平县和海阳县麻风村进行代管治疗。

1964年,乳山县麻风病防治站迁址至下初公社胡家口大队南面的半山腰上,该处距离县城20.3 km,距最近的胡家口村1.5 km。8月,乳山县人民委员会下发《关于新建麻风村收容麻风病人入村治疗的通知》[乳卫(64)第103号],在麻风病防治站所在地建立麻风村,命名为"金山碛村",属乡的一个特殊自然村。房屋选用原硫酸矿的部分旧房和新建治疗室等共88间,土地45亩,购置大牲畜4头。

1965年4月,开始收治麻风患者。麻风村的性质是民办公助,设有党团组织和生产队。患者每人每月交生活费14元,粮食22.5 kg,参加力所能及的劳动,无劳动能力的患者则由患者所在生产大队或县民政局帮助解决。村内架设有线广播,订阅6份报纸和刊物,并经常放映电影。

至1966年底,麻风村共收治麻风患者207人(含原乳山县在海阳县的住村患者6人)。

1971年6月,全县累计发现麻风患者542人,已治疗342人,正在治疗142人(其中住村治疗74人,散在农村大队未入村68人)。

1972年,全县累计治愈447人,有现症患者95人,其中入村隔离治疗45人,散在农村治疗50人。10月,乳山县革命委员会下发《关于加强麻风病防治工作的通知》[乳革发(72)第57号],要求卫生、民政、粮食、商业、农业、财金、公安等部门密切配合,做好患者医疗、生活救治和生产管理等工作。

1973年,乳山县麻风病防治站更名为"乳山县皮肤病防治所"。

1975年,乳山县政府组织卫生局、公安局、商业局、民政局、粮食局成立乳山县麻风病防治领导小组[乳革发(75)第43号],县委常委王福兰任组长,卫生局局长丁传经任副组长。6月,根据山东省《关于麻风病人收容、隔离对象如何掌握的几点意见(讨论稿)》[鲁卫医字(75)第36号文]文件精神,乳山县不再对新发现的结核样型和未定类麻风患者完全强制隔离治疗;对不愿住村患者可以居家治疗,定期送医送药上门;对愈后的患者动员回家。此后,住村麻风患者逐年减少。无劳动能力、无法参加生产的患者口粮由政府供应,生活费用从麻风村公益金中解决。

乳山县自建立麻风防治站以来,连续进行几次全民麻风普查工作,到1983年底,共确诊麻风患者588人。

1986年始,乳山县境内普遍采用联合化疗方案治疗麻风病。

1988年,经县卫生局报批,乳山县皮肤病防治所迁回县城。麻风村时有休养员5人,其中1人被指定负责麻风村日常管理,另4人基本丧失劳动能力。

1993年,乳山县撤县设市,原乳山县皮肤病防治所改为"乳山市皮肤病防治所"。

2003年12月,经乳山市委批准,撤销乳山市皮肤病防治所、乳山市口岸卫生检疫站、乳山市卫生防疫站,组建"乳山市疾病预防控制中心"。麻风病防治业务管理工作由疾控中心流行病科负责,住村麻风休养员减为3人。

2019年底,住村麻风休养员仅剩1人。乳山市政府每年拨经费1万元作为麻风村运转资金,其中5 000元直接发放,作为其生活和医疗费用,剩余5 000元经费修缮麻风村。

日照市皮肤病防治所麻风村

日照市皮肤病防治所麻风村前身为"日照县沈疃公社罗汉寺麻风村"。该村位于距日照市区约20余千米的东港区南湖镇大山西麓,始建于1958年,由原日照县麻风病防治站管理,首任站长梁立逊。

1958年秋,根据《日照县人民委员会关于积极防治麻风病建立麻风病人隔离村的通知》[日卫字(58)第11号],日照县采取民办公助的形式分别在虎山公社下寺及沈疃公社罗汉寺成立康乐村和新建村2个麻风村,两村共有房屋132间。沈疃公社就近划给麻风村土地300亩,虎山公社就近划给麻风村土地186亩,县林业局就近划给山场700余亩。两个麻风村当年共收治患者316人。住村患者的生活费用主要来自土地自种自给,不足部分由政府供给。

1971年,日照县麻风病防治站改为"日照县皮肤病防治站",地址在日照县南湖公社大山沟村西,紧邻罗汉寺麻风村。2个麻风村仍由皮肤病防治站管理。

1975年,2个麻风村住村治疗患者101人。是年,撤销虎山公社下寺麻风村,将患者并入沈疃公社罗汉寺麻风村,新建麻风村门诊 15 间。

1983 年 10 月,日照县皮肤病防治站在县城(昭阳路 19 号)征地 3 770 m² 建设 2 排 20 间平房,由南湖公社大山沟村搬迁到县城,麻风村仍由专人负责管理。

1983 年,开始逐步推广联合化疗。1986 年起,对麻风患者全部实行联合化疗,并由隔离治疗改为居家治疗。麻风村累计收治患者 987 人。

1985 年 5 月,日照县皮肤病防治站更名为"日照市皮肤病防治站"。

1990 年 9 月 4 日,日照市编制委员会办公室发文(日编办发〔1990〕15 号)批准日照市皮肤病防治站更名为"日照市皮肤病防治所"。

2010 年,麻风村拆除原管理办公危房,新建 6 间 120 m² 的办公用房,改建 9 间病房和伙房,改建资金 8 万元由市财政拨款。

2015 年 5 月 20 日,张永华、王立福、刘聚贤 3 人作为日照市老一辈麻风防治工作者,受到中国麻风病防治协会表彰,并颁发荣誉证书。

截至 2019 年底,日照市皮肤病防治所麻风村仅剩休养员 1 人。日照市皮肤病防治所为其提供每月 750 元生活费和 450 元医药费。

五莲县皮肤病防治站麻风村

1957 年春,省拨款 5 000 元,采取民办公助的形式,五莲县在汪湖公社东云门村西建成该县第一个麻风村——东云门新村。其时收治麻风患者 13 人,孙乐周为首位负责人。麻风村成立之初,患者口粮及所需经费由其原所在村负责供给。

1958 年,五莲县利用移村建村形式,全县陆续建成汪湖公社崖头店子、于里公社汀沟南岭、中至公社扒古老、洪凝公社外子沟、叩官公社堂屋、街头公社寨山和潮河公社尧沟 7 个麻风村。各村收治本公社患者,由公社管理,县麻风防治站进行业务指导。

1960 年,因落实中央纠正"平调风"精神,除叩官公社堂屋麻风村外,其他麻风村患者全部回原村治疗。

1961 年,五莲县采取民办公助形式,利用上级补助,分别建成中至公社尖墩山、汪湖公社大岭和管帅公社逊峰南岭 3 个麻风村。至此,全县共有麻风村 4 个。

1967 年,五莲县利用上级 4 万元拨款及库区移民所剩土地,在高泽公社柳树沟村建成县属麻风村——七宝山疗养院。

1968 年 3 月,七宝山疗养院开始收治患者,当年中至公社尖墩子山麻风村、汪湖公社大岭麻风村的患者被迁入该疗养院。

1969 年,叩官、管帅两个麻风村的患者迁入七宝山疗养院,全县完成麻风村合并,住村患者达 420 余人。

1971 年,五莲县麻风防治站更名为"五莲县皮肤病防治站"。

1983 年 9 月起,逐步推广联合化疗,麻风村改隔离治疗为居家治疗的患者达 57.3%。

1985—2001 年,张敬举在村管理患者。

2004 年 3 月,麻风村仍有 2 名现症患者住村治疗。是年,投资 8 万元建治疗住房 8 间,共 164 m²。

截至 2019 年底,五莲县皮肤病防治站麻风村仍有麻风休养员 1 人,雇有 1 名护工常年护理,县皮肤病防治站每月定期安排医护人员对其进行检查,定期供应米、面、油、衣服等生活用品。休养员的生活和医疗保障费每月在 500 元以上。

莒县麻风病康复村

1956 年 10 月 29 日,山东省财政厅、卫生厅拨款 4 500 元,在位于莒县县城西北后菜园东南杨子岭建立麻风病康复村。该村隶属于原莒县麻风防治站,首任负责人郝庆祥。

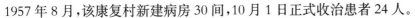

1957年8月,该康复村新建病房30间,10月1日正式收治患者24人。

1958年,全县利用移民等方式,分别建立第一康复村(闫庄区杨子岭)、第二康复村(招贤人民公社平房)、第三康复村(桑园人民公社雷音寺)、第四康复村(峤山人民公社东南沟)、第五康复村(龙山人民公社大栏沟)、第六康复村(果庄人民公社邴家旺)大、中、小不等的康复村6处,共收容麻风患者598人,占全县患者总数的95%。

1959年9月,莒县第六麻风病康复村(果庄)撤销。

1961年,第二、三、四康复村撤销,与第一康复村合并。

1967年,麻风病康复村扩建房屋40间。

1971年9月8日,莒县革命委员会生产指挥部申请《关于解决康复村扩建经费的报告》,省、地区两级政府拨付4.2万元修建康复村。9月12日,征用韩家村土地2.08亩,修建康复村道路。

1972年10月3日,莒县革命委员会下发《关于建立麻风病领导小组的通知》。是年,康复村新扩建病房47间。

1973年3月25日,莒县革命委员会下发《关于申请扩建麻风村和皮防站的报告》。

1975年6月21日,征用韩家村柳青河西、段家村北3.6亩土地,互换土地0.893亩,为皮肤病防治站新址,地区拨付建站款2万元。

1978年5月,莒县麻风病康复村改隔离治疗为居家治疗。10月11日,因修水库,撤销第五康复村,土地财产移交龙山公社。

1984年8月,莒县麻风病治疗改氨苯砜单疗为联合化疗。

1985年5月,莒县园艺场砍伐康复村树木,拆房屋27间、牛棚7间、猪圈4间、院墙207 m,该村遭到破坏。10月14日,经县政府批准,在新站南院征用土地0.97亩,新建两排平房。

1986年,由于大部分患者治愈出村,第一康复村土地荒废,经县政府批准,将191.78亩土地转让给浮来山园艺场,园艺场补偿康复村搬迁费324 436元。是年,在第一康复村旧址东南400 m处新建康复村,新村总土地面积74.8亩,村址面积4.5亩。至此,莒县麻风病康复村累计收治患者1 185人。

2015年5月20日,何乃华、于为晋作为莒县老一辈麻风防治工作者,受到中国麻风病防治协会表彰,并颁发荣誉证书。

至2019年底,莒县麻风病康复村有休养员2人、驻村医生1人。康复村隶属于莒县皮肤病防治站,防治站现有专职社会防治工作人员1人,皮肤病防治站为住村休养员每人每月提供150元生活补助,并担负其全部医疗费以及康复村的水、电、煤、米、面、油等日常生活开支。

莱芜市麻风村

1969年3月27日,莱芜县革命委员会批复莱芜县"六二六卫生公社革委会"《关于修建麻风村的报告》,同意在矿山公社长安村东岭山地修建麻风村。

1970年,由政府拨款14万元建造办公用房18间,病房70间,病房办公室12间,总计100间,建筑面积2016 m²。院内面积25亩,生产用地20亩。

1955—1972年间,麻风患者在原泰安地区的角峪麻风村住村治疗。

1973年,莱芜县麻风村开始采取自愿原则,收治麻风患者,并把原住外地的麻风患者接回治疗,部分不愿住村者在原村接受治疗。麻风村共收治48名患者,实行民主管理,正、副村长和会计负责麻风村日常事务。村内设有集体食堂,患者和医生吃国库粮,每人每月供应口粮18 kg、油750 g,其中细粮10 kg、粗粮8 kg,还有其他供应(蛋、肉等)。患者自己种菜、花生、地瓜,养猪等。村内安装风力发电机,购买电视机,丰富患者的文化生活。首任村长彭秀轩。

1984年,莱芜县麻风村改DDS单疗为联合化疗。

1984年底,累计收治113名麻风患者,死亡3人。

1985年5月,根据莱芜市市委要求,开展对愈后者回原户口所在地安置工作。其时,麻风村尚有住村患者 11 人。

2004 年 8 月,麻风村通电,改善住村愈后者的生活条件。

2004 年 9 月,莱芜市皮肤病防治所在麻风村改造 50 间原患者用房,创办 1 个小型养猪场,购买两轮摩托车 1 辆。11 月,在麻风村改造区新打深水井一口,深 99 m,改善用水质量,保证患者饮用水供给。

2005 年 5 月,为住村的 5 名休养员修缮 8 间患者用房,并购入新电视机、取暖炉,新床新被褥每人 1 套,为全部患者办理低保。

至 2019 年,莱芜市麻风村时有 1 名休养员住村,其生活费用每月 400 元,医疗费用实报实销,全部由莱芜市皮肤病防治所承担。莱芜市麻风村由莱芜市皮肤病防治所麻风病性病科管理,时任所长孙兆民,有主治医师 1 人、护士 1 人、后勤人员 1 人。

临沂市兰山区麻风村

临沂县麻风病防治站成立于 1955 年 6 月,首任负责人杨佃元。1957 年 4 月,临沂县对全县麻风流行情况进行调查,共登记麻风患者 930 人。9 月,临沂县开始筹建麻风患者康复村。截至 11 月,洪瑞乡康乐村收治麻风患者 50 人。

1958 年 3 月,临沂县共普查登记患者 1 082 人,建成洪瑞、太平、相公、重沟等 4 个麻风村,共有房屋 369 间,建筑面积 5 500 m²,集中收治麻风患者 216 人。6 月,又新建汤头麻风新村,收治 40 名患者,患者所在公社承担部分费用[《临沂市人民委员会关于新建汤头麻风村所用经费由各公社分担的通知》(59)临民字第 32 号],连同自己生产的物品,患者生活基本自给自足。是年,临沂县改为县级市。

1959 年初,临沂市共登记麻风患者 1 116 人,其中接受治疗者 1 030 人,5 个麻风村共有住村患者 451 人。是年秋,临沂市改造扩建汤头麻风村,该村占地 244 亩,共建房屋 135 间,建筑面积 2 000 m²,年底共收治患者 218 人,有保健工作人员 6 人。麻风村成立支部委员会,下设财会、文卫、事务保管、园艺 4 个股,配有小卖部、俱乐部、民校、业余剧团各 1 个。有耕牛 12 头、驴 4 头、羊 32 只、母猪 6 头、胶轮车 10 辆,实行集体食堂,每人每月供给 20 kg 粮食,粗粮占 70%、大豆占 20%,油 150 g。

1960 年 6 月 26 日,全市对首批治愈的 21 名患者代表召开"返回原址参加生产现场大会",全市 5 个麻风村共治愈出村患者 109 人。

1963 年,恢复临沂县,洪瑞麻风村患者并入汤头麻风村,其余 4 个麻风村有患者用房 226 间。

1965 年,4 个麻风村用地 536 亩,房屋 228 间,建筑面积 3 400 m²,累计治愈 174 人。

1966 年,汤头麻风村房屋 148 间,建筑面积 2 200 m²。

1967 年,汤头麻风村申请扩建房屋 50 间[《临沂县民政科、卫生科关于请示扩建汤头麻风村的报告》(临沂县卫生科,1967 年 6 月 18 日)]。

1970 年,刘书俊主持麻风村工作,有工作人员 13 人;县财政局专门批复 60 元为麻风村购买收音机 1 台。

截至 1971 年,4 个麻风村累计收治患者 505 人,治愈出院 307 人,时有住村患者 198 人。

1972 年,临沂县成立麻风病防治领导小组。截至年底,全县累计发现患者 1 300 人,治愈出院 310 人,汤头、太平、相公、重沟等 4 个麻风村共有住村患者 200 人。汤头麻风村建有房屋 260 间,建筑面积 3 900 m²,住村患者 97 人,为患者购置取暖炉具,为工作人员购置隔离衣,添置化验设备器材。

1973 年,临沂县麻风村住村患者减少至 280 人,同时撤销重沟、相公两处麻风村。

1974 年,太平麻风村撤销,临沂全县累计治愈患者 715 人。临沂县麻风病防治站更名为"临沂县皮肤病防治站"。

1977 年,临沂县麻风村住村患者减少至 270 人。新发现麻风患者不再实行隔离收容治疗。

1978 年 5 月,麻风村购置 50 马力拖拉机 1 台。

1979 年,购置汽车 1 辆。

截至 1980 年底,临沂全县共发现 1 488 名患者,治愈 855 人,住村患者 130 人。

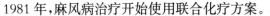

1981 年,麻风病治疗开始使用联合化疗方案。

1985 年,临沂县皮肤病防治站为麻风村购置收割机 1 台。

1986 年,麻风村住村患者减少到 57 人。

1988 年底,临沂全市有麻风村房屋 156 间(2 300 m²),住村患者 52 人。工作人员增至 25 人,办公用房 40 间(600 m²)。

1994 年 12 月,撤销临沂地区和县级临沂市,设立地级临沂市。原县级临沂市分为兰山、河东、罗庄 3 个县级行政区。临沂市皮肤病防治站更名为"兰山区皮肤病防治站"。麻风村归兰山区皮肤病防治站管理。

2002 年 9 月,兰山区皮肤病防治站将麻风村所属土地进行承包,用于补贴患者生活。

2012 年 3 月,麻风村休养员减少至 6 人,均被集中安排在前排房屋,原患者居住区的旧院落进行承包。

2013 年 1 月 16 日,4 名休养员被送至费县麻风康复新村。至此,麻风村患者居住区全部空闲,办公区留 1 名退休人员看守。时任兰山区麻风村负责人为刘存堂。兰山区麻风村累计收治麻风患者 720 人。

沂南县麻风村

1957 年 8 月,经沂南县政府批准并拨款,在该县界湖公社西岭建房 2 间共 30 m²,作为沂南县麻风病防治站办公室,负责治疗管理社会上的 34 名麻风患者,时任站长夏峰仁。

1958 年 9 月,县政府决定依据沂卫(61)第 5 号沂南县人民委员会文件要求,在离县城 42 km 的双堠公社南龙口村,征荒山地 145.92 亩,作为麻风村村址,建房 104 间,共 1 560 m²,经费来源为民办公助。11 月,开始收治患者。是年收治患者 127 人,时有职工 8 人,苏善峰为负责人。12 月底,沂南县撤销,沂南县麻风病防治站和麻风村划归蒙阴县管理。1958 年至 1961 年 7 月,麻风村共收治患者 231 人。

1961 年 8 月,恢复沂南县建制,沂南县麻风病防治站和麻风村归沂南县管理。苏善峰仍任站长,有职工 4 人,住村患者 127 人。

1965—1969 年,麻风村共收治患者 289 人,村内开办集体食堂和粮食加工。

1971 年 3 月,因南龙口村在麻风村下游建水库,沂南县革命委员会依据鲁革发(71)第 110 号文件《加速控制麻风病传染的报告》通知精神,决定在原址以东山坡上新建草屋病房 100 间,共 1 500 m²。建村任务由青驼公社、双堠公社共同承担。6 月底竣工,收治患者 75 人,原麻风村的患者陆续迁入该村。患者生活由民政按社会救济标准补助,粮食部门给予每人每月原粮 20 kg。

1976 年 4 月,县政府拨款 7 万元在麻风村以东征地 4 亩,扩建麻风病防治站,建房 25 间共 450 m²,打水井 1 口。时有职工 13 人,住村患者 62 人。

1978 年 6 月,根据沂南县政府 75 号文件要求,粮食部门保障麻风村 62 名麻风患者每年粮食 3 000 kg。

1981 年 1 月,住村患者减少至 57 人,麻风病开始实行联合化疗方案,患者不再集中收治。粮食供应由周转粮转为统销粮,每年 3 000 kg,其中细粮占 40%。4 月,麻风村购买 130 汽车 1 辆。

1985 年 12 月,住村麻风休养员减少至 42 人,生活标准改为每人每月小麦 20 kg、花生油 500 g、大豆 1 kg。

1989 年 12 月,住村麻风休养员减少至 35 人。

1997 年 5 月,县政府拨款为麻风村购置拖拉机 1 台,抽水泵 1 台,解决患者"吃水难"问题。住村麻风休养员减少至 14 人。

1999 年 6 月,县供电公司投资 6 万元为麻风村架线通电。

2000 年 2 月,住村麻风休养员减少至 9 人,生活标准为每人每月小麦 20 kg、花生油 500 g。

2006 年 9 月,县政府拨款 3 万元改建麻风村,县文明委协调 12 家文明单位募集 6 万元,新建房屋 10

间(共 200 m²)、水塔 1 座,购买拖拉机 1 台,建院墙 60 余米,时有住村麻风休养员 8 人。

2012 年底,住村麻风休养员减少至 6 人。

2013 年 1 月 16 日,根据临沂市政府关于全市麻风村住村患者集中入住费县麻风村的规定,6 名麻风休养员搬迁至费县麻风村集中入住。至此,沂南县麻风村已无休养员。时任负责人李增溪。

2013 年 2 月,按照临沂市皮肤病防治所的要求,对麻风村土地和房屋进行丈量与封存。

沂南县自 1957 年 8 月至 2013 年 1 月,麻风村累计收治麻风患者 490 人。

郯城县麻风村

1956 年 7 月,根据临沂专员公署卫生科通知卫防(55)第 10 号文件精神,由墨河、白河、红花三区共同集资筹建麻风村一处,地址位于墨河区官集乡三孔桥村,征地 28 亩,新建房屋 16 间,设有病房、办公室、伙房。收治患者 14 名。配专职医生(沈更生)负责该村患者治疗和管理工作。配备牲畜、农具,住村患者开展生产耕种,生活上做到自劳自给。

1958 年 8 月,经郯城县人民委员会批准,建立"郯城县麻风病防治站"。办公地点设在县人民委员会大院内,与县防疫站合署办公。配防治人员 4 人,李文祥任站长(医生 2 人、护士 1 人)。是年,先后建立店头、石门、观堂、城关、泉源 5 处小型麻风村,共建病房 120 间,收治患者 180 人,县麻风病防治站定期派医务人员到各麻风村为患者检查治疗。

1960 年 5 月,郯城县在白河公社小顾庄征地 50 亩,新建麻风村病房 20 间,将城关、泉源麻风村并入该村,收治患者 31 人。借用白河医院(今归昌乡卫生院)顾以仁医生,负责该村治疗、生产及生活管理工作。该村配牲畜、农具 1 套。10 月,临沂行署将店头、石门、官塘 3 个麻风村划归临沭县。

1962 年 3 月,郯城县于白河公社赵庄村征地 200 亩,新建麻风村 1 个,建病房 20 间共 300 m²,将原小顾庄麻风村迁入该村,由郯城县皮肤病防治站负责治疗、管理,由北坛医院(今滕州市北坛医院)培训患者保健员 2 人。

1966 年,白河公社赵庄麻风村扩建砖木结构病房 25 间、会堂 5 间、更衣室 3 间,共 33 间合计 517 m²,收治患者 69 人。村内设治疗组,由患者保健员协助负责村内常规治疗和临床检查,同时协助村内搞好患者思想、生产、生活管理。

1970 年,麻风村购置 12 马力拖拉机 1 台。

1971 年,白河公社赵庄村扩建砖木结构病房 42 间,门诊 13 间,共 55 间合计 741 m²。

1973 年 7 月,临沂地区卫生局在郯城县召开"麻风病防治工作现场会"。8 月,山东省革命委员会印发《郯城县积极做好麻风病收容、管理和治疗工作》的典型材料。是年共收治麻风患者 205 人,为麻风村建村以来收治人数最多的年份。

1974 年,麻风村添置柴油机 2 台,粉碎机、大米机、脱粒机各 1 台,抽水机 1 套。

1976 年,添置 25 马力拖拉机 1 台。

1978 年 3 月,郯城县革命委员会下发郯革发(78)第 35 号文件《关于迅速动员麻风病人入院隔离治疗的通知》,文件要求于 5 月 1 日前将散在患者全部动员入院治疗。为消除患者和家属顾虑,组织患者及亲属到麻风村参观访问,使其达到"三通、四满意",绝大部分患者自愿入院治疗。是年确诊患者 27 人。

1985 年 3 月 29 日,县卫生局根据郯城县人民政府郯政办〔1985〕30 号文件,经县政府研究成立"郯城县麻风领导小组",并由县政府办公室转县卫生局《关于做好 85 年皮肤病普查和对麻风病人收容工作的报告》。

1986 年,麻风病治疗开始使用联合化疗方案,麻风患者不再隔离收容治疗。有住村意愿的患者,根据需要随时安排住村并按月发放生活费。年底,住村休养员减少至 18 人。

1993 年,经郯城县政府同意,从麻风村拿出土地 100 亩,经朱前村、茅帐村、英庄村、南关一街、东马村逐村轮换,置换土地 20 亩,用于郯城县皮肤病防治站新门诊楼及家属住宅区建设用地。至此,麻风村尚存耕种土地 100 亩,住村休养员减少至 11 人。

1996年5月,经郯城县政府批准,由供电局出资为麻风村安装变压器,架设低压照明电。6月,郯城县皮肤病防治站出资为住村休养员购买电视机、洗衣机、收音机等日常家用电器。是年,住村休养员减少至9人。

2006年8月,住村休养员减少至6人。

2011年底,住村休养员减少至4人。县皮肤病防治站为休养员购买床、床头柜、桌椅、衣服、被褥及生活用品,皮肤病防治站站长张福涛个人捐电视机1台。

2012年3月,郯城县皮肤病防治站自筹资金1万元,对麻风村房屋地面和部分路面硬化,粉刷室内墙壁。

2013年5月,郯城县皮肤病防治站自筹资金2.3万元,硬化麻风村院子和门前小广场全部地面,栽种绿化苗木,重建院墙。

2014年11月,根据临沂市政府统一安排,4名住村休养员全部搬至费县麻风村,时任郯城县麻风村负责人为李振国。至此,郯城县麻风村累计收治患者650人。

2015年,郯城县皮肤病防治站站长李振国被评为"山东省麻风病防治先进个人"。

2016年,郯城县人民政府招商引资,租用麻风村土地,房屋全部拆除,时有土地100亩。

沂水县麻风村

1958年,沂水县进行第三次麻风大普查,新发现146名麻风患者,其时该县已累计发现309名麻风患者。是年,该县分别在道托公社的墙科子、圈里公社的东大沟、崖庄公社的柳沟、高桥公社的桥沟和姚店子公社的灵山前分别建立5个麻风村,半年内建成简易草屋病房266间,面积2 472 m²,共收容206名多菌型麻风患者。麻风村由沂水县麻风病防治站管理,首任站长李先印。

1959年,沂水县第四次麻风大普查发现患者56人,均收入麻风村治疗。是年,住村患者达到313人。

1960年,沂水县在第五次麻风大普查中又发现患者30人,其间5人治愈出村,此时住村患者减少至246人。沂水县民政局夏、冬两季共拨款1 700元,用于购买患者的夏、冬衣服。县财政以贷款的形式拨给各麻风村农副业经费共9 000元。

1961年,沂水县发现新发患者16人,住村患者达到261人。

1962—1963年,沂水县普查发现75名麻风患者,42名治愈者出村。

1963年4月,经沂水县政府同意,将东大沟、灵山前的两个麻风村并入柳沟、桥沟、墙科子3个麻风村。1962年和1963年的住村患者分别为228人和247人。

1964年,柳沟、桥沟两处麻风村被合并至道托墙科子麻风村,该村距离县城15 km,占地面积约440亩。住村患者为219人。

1965年,由沂水县财政拨款扩建病房60间,门诊16间,并在村附近建职工宿舍和办公室18间,改善住村患者和工作人员的居住及治疗条件。住村患者217人。

1966年、1968年、1970年和1972年,沂水全县麻风患者分别为304人、295人、232人和233人,其中住村治疗人数分别为214人、205人、132人和128人。

1975年,沂水全县有麻风患者200人,其中住村患者113人。麻风村有房屋173间,耕地210亩。

1977年,全县有麻风患者139人,其中住村患者60人。

1978年,麻风村新增病床100张,患者在集体食堂凭票就餐,每人每月提供生活费8～11元,粮食20 kg,食用油500 g,蔬菜充足。是年,住村患者54人。

1979年,麻风村有住村患者40人,病房145间,食堂6间,治疗室9间,工作人员宿舍18间。

1980年,沂水全县有麻风患者45人,其中住村患者38人。麻风患者不再隔离收容治疗。

1981年,沂水县委成立由卫生、民政、商业、财政、粮食、公安等有关部门组成的麻风病防治领导小组。麻风村安装发电机及电灯。购买锣鼓一套丰富休养员业余生活。民政部门给患者解决布匹200尺,粮食部门给患者解决粮食500 kg,商业部门对住村休养员保证供应副食品及其他物资,分配25马力拖拉机1

台,配备救护车 1 辆。时有住村休养员 25 人。麻风病治疗改氨苯砜单疗为联合化疗方案。

1982 年,住村休养员减少至 15 人,患者生活费每人每月不低于 14 元。县粮食局拨粮 500 kg,其中细粮占 70%。

1984 年,麻风村居住休养员 10 人。县麻风病防治站对外承包该村 100 余亩土地,以每亩 25 元价格承包给大黄旺村,所得费用供休养员生活补贴。

1985 年,麻风村休养员 8 人。县麻风病防治站对麻风村进行规划修整,拆除破旧房屋 30 余间,翻修病房、门诊,圈起院墙,修整道路约 500 m,新挖水井,种植村内、村外树木。

1986 年,县麻风病防治站花费 2 000 元整修患者食堂。患者生活费每人每月 18 元,同邻近大队签订土地承包合同,并将看护山林树木列为土地承包条件。

1988—1989 年,沂水县政府投资 3.5 万元为麻风村架设高压电,购买 24 英寸彩电,翻修旧房屋 50 余间。

1991 年,有住村休养员 6 人。

1994 年开始,沂水县财政在原基础上,每年增加拨款 5 000 元,用于麻风患者生活补贴,患者生活费达到每人每月 60 元。

1997 年,沂水县麻风病防治站撤销,人员分流到沂水县人民医院、沂水县妇女儿童医院以及沂水县疾病预防控制中心。麻风防治职能划归沂水县疾病预防控制中心管理。

1999 年,住村休养员 5 人实行集中居住,拆除部分房屋,土地用于耕种,大黄旺村继续承包耕种该村土地,该村山林对外承包。

2006 年 5 月,有住村休养员 4 人。

2013 年,根据临沂市有关规定,沂水县 2 名休养员搬迁至费县麻风村。时任沂水县麻风村负责人王太升。

2019 年,麻风村房屋 27 间(包括原职工宿舍 18 间),由沂水县疾病预防控制中心负责管理。沂水县麻风村累计收治麻风患者 380 人。

兰陵县麻风村

1958 年冬,由苍山县政府投资,在该县磨山镇小含山建立麻风村,集中收治 200 余名麻风患者。负责人为苍山县麻风病防治站站长张功勋。

1959 年春,麻风村因当地群众反对而被解散,患者被遣散回原籍。

1968 年 5 月,苍山县在卞庄镇小岭村建麻风村,收治麻风患者 21 人。

1970 年,苍山县政府拨款 15 万元,在神山镇青竹村新建麻风村,命名为"苍山县幸福村",负责人为张功勋。该村占地 499 亩,建房 430 间,收治麻风患者 270 余人,原麻风村撤销。

1972 年,苍山县麻风病防治站改为"苍山县皮肤病防治站"。

1974 年,麻风村收治患者 208 人。

1982 年,住村患者减少至 38 人。是年,患者治疗改氨苯砜单疗为联合化疗。经县政府与财政部门研究,将全村患者生活费由每年 11 000 元增加到每年 20 000 元,并与粮食部门研究将供应统销粮改为供应国库粮。

1984 年,住村麻风患者减少至 20 人。麻风患者不再隔离收治。苍山县皮肤病防治站为住村休养员提供生活费每人每月 35 元,供应细粮 22.5 kg。苍山县政府拨款 8 000 元维修麻风村供电线路。是年,发动麻风村周边群众为麻风村修路 2 000 余米。

2005 年初,麻风村休养员减少至 8 人,均有不同程度残疾。

2013 年,根据临沂市有关规定,将仅剩的 2 名休养员搬迁至费县麻风村。时任苍山县麻风村负责人刘华。截至 2013 年,苍山县麻风村累计收治麻风患者 574 人。

2014 年,苍山县更名为"兰陵县"。

2015年,兰陵县皮肤病防治站站长刘华被评为"山东省麻风病防治先进个人"。

费县麻风村

1959年11月,费县在距离县城36 km的薛庄镇王林村北2 km处的山脚下建立麻风村,该村占地410亩,房屋136间。费县麻风病防治站由闫继生负责管理。

1960年4月10日,费县全县97名麻风患者入住麻风村,副县长李子平到场讲话。住村患者每月生活费3.25元,由患者所在生产队供给,麻风村管理人员负责收集统一使用。

1961年12月,费县麻风村收治患者117人。

1968年11月,费县麻风病防治站更名为"费县皮肤病防治站"。

1973年4月至1974年11月,费县开展全民皮肤病普查,共查出麻风患者176人,均收入麻风村治疗。

1975年2月1日,费县革命委员会发布《关于快速把散居在社会上的麻风病人收容入村的通知》,各管理区接通知后组织实施。其时,麻风村住村患者达376人。

1981年,麻风病治疗开始使用联合化疗方案,患者不再隔离收容治疗。

1988年1月25日,费县人民政府办公室发布10号文件《关于在麻风节期间慰问麻风病人的通知》,要求住村休养员的原籍所在村每年捐款250元,用于改善休养员生活条件。1月30日,费县首次组织麻风节庆祝活动,县委副书记、县长张伟祥带领卫生、民政、财政等部门的主要负责人,到麻风村与住村麻风休养员和工作人员欢度节日,并召开现场办公会,由民政、财政、卫生等部门捐款解决麻风村实际困难。

1990年6月29日,山东省皮肤病研究所所长赵天恩、山东省医科大学皮肤科主任韩丹到费县检查麻风防治工作,参观县麻风村举办的麻风防治资料展览。

1994年3月10日,费县政府办公室发布《关于增加王林村麻风病人生活费、医疗费的通知》,将住村休养员的生活费由每年250元增加500元,费用仍由休养员原所在村解决。

2007年,根据国家发改委、卫生部《麻风病院村建设规划》及山东省统一规划,费县麻风村列为改扩建项目之一。该项目总投资728万元,其中中央预算内投资160万元,临沂市和费县共投资568万元,于2011年1月建成建筑面积3 300 m² 的费县新麻风村,包括疗养用房2 500 m²、公共用房620 m²、医疗用房180 m²。

2013年1月16日,临沂市8个县区麻风村共23名休养员集中入住费县麻风村,人均生活费每人每月360元。

2014年5月,费县民政局批准以费县麻风村为基础,成立"费县青山康复疗养院",负责人为林本全,经费来源一是财政拨款,二是社会资助。疗养院内铺设875 m² 的健身广场,安放健身器材1套;安装太阳能热水器6个,淋浴设施5套;安装自动开水炉1个,24小时提供开水。7月,市县水利局在疗养院内东南角打出深147 m的水井1口,解决用水难问题。8月,市县交通局整修、硬化疗养院内路面1 800 m²。9月11日,由临沂市卫生和计划生育委员会与临沂市财政局联合制定《费县麻风村管理考核标准》(临卫办发〔2016〕12号),规定费县皮肤病防治站为麻风村管理的责任单位,具体负责管理麻风村日常事务。临沂市皮肤病防治所具体负责抓好各项业务工作的落实和季度考核,市财政局将根据考核结果给予奖金。11月,21名麻风休养员入住疗养院,住院人数达44人。

2019年底,费县青山康复疗养院居住27名休养员,疗养院设置综合办公室、保卫科、卫生室、观察室、伙房、餐厅、娱乐室、洗衣房等功能科室,配置心电图机、血压计等医疗设备和足量的必需药品,实行专人管理,按需免费提供。配备专职人员5人、兼职人员2人。修订完善的管理、值班、休养人员守则、医生护士职责等制度。张自云为该疗养院在任负责人,休养员享受国家生活保障金每人每月450元。费县青山康复疗养院自建麻风村以来累计收治麻风患者456人。

平邑县麻风村

1956年5月,平邑县人民委员会讨论筹备麻风村的选址和建设意向,建成后拟指定由县麻风病防治站管理,筹备负责人王玉宝。

1958 年 4 月,县人民委员会决定利用移民的办法,将丰阳公社崔家峪大队搬迁,在丰阳公社青草坡村建立第一个麻风患者集中治疗村,命名为"平邑县第一幸福村",王玉宝为负责人。征用土地 100 亩,山场 50 亩,建石墙房屋 30 间,有工作人员 5 人,办公室 3 间。建成后陆续收治麻风患者 76 人。患者治疗药费由国家财政拨付;生活上除患者自种地瓜、花生和其他杂粮外,不足部分由其所在大队提供,剩余部分由县粮食局从统销粮、县民政局救济款中兜底解决。8 月,平邑县第一幸福村收到省财政厅、省卫生厅按照其制定下发的《为各麻风防治站和医院病床发展设备经费划拨的通知》文件精神拨付的经费 4 000 元,用于购置医疗设备。

1959 年 5 月,县人民委员会在柏林公社黑石岭村建设"平邑县第二幸福村(北村)",征地 30 亩,山场 100 亩,建房屋 20 间,其中工作人员办公室 3 间,建成后陆续动员入村治疗患者 37 人。

1961 年 7 月,县麻风病防治站对县内两个麻风村的 237 名患者进行查体、麻风病菌涂片检查、皮肤病理检查。对符合治愈标准的 34 名患者,报山东省麻风病研究所批准,出村回家。是年,县内共查出麻风患者 367 人,其中麻风村收治 124 人。

1964 年,动员 10 名麻风患者入村治疗。

1966 年,麻风病防治工作遭到严重干扰。

1968 年,麻风村被砸,造成经济损失。

1971 年 8 月,省革命委员会下达鲁革发(71)第 210 号文件,规定住村患者生活补助标准为:无劳动力者每人每月 8 元,半劳动力者每人每月 4 元。是年,接收上级拨款 4.6 万元扩建麻风村,本着"边建村、边收容、边治疗"原则,将 12 名新发患者及 2 名复发患者收容入村治疗。至年底,村内实有患者 116 人,其中男性患者 93 人、女性患者 23 人。

1972 年 8 月,县革命委员会下发《关于在全县进行麻风病收容工作的通知》,县、公社两级都成立麻风收容领导小组,通过层层发动,分片包干,以达到"发现一个,确诊一个,收容一个"的目标。是年底,新发现患者 15 人,动员入村 32 人。

1976 年,麻风村共收治患者 150 人。

1981 年,省政府下达(鲁政发〔1981〕157 号)文件,修订麻风村患者住村生活补助费标准,无劳动力者每人每月 14 元,半劳动力者每人每月 7 元,对全劳动力者,鼓励其在不影响治疗的前提下,参加力所能及的劳动,自力更生,不足部分给予适当补助。3 月,根据住村患者减少至 89 人的实际情况,经县政府批准,撤销平邑县第二幸福村(柏林公社黑石岭麻风村),并将 8 名患者合并到丰阳青草坡麻风村(平邑县第一幸福村)。同时,将其所属土地、树木、房屋等移交给柏林公社管理。

1982 年,县内对麻风病患者不再实施强制隔离收容治疗,麻风患者开始使用联合化疗方案。

1986 年,县政府拨款 1.7 万元,用以修缮房屋、解决用电等。

2012 年,住村休养员 7 人。住村休养人员生活标准通过逐年增加,达到每人每月 200 元。

2013 年,平邑县麻风村接收县皮肤病防治站资金 2.98 万元,用以修缮房屋。

2014 年 11 月,经 5 名住村休养员同意,将其集中到费县青山康复疗养院入住;仅有 2 名休养员留村。至年底,住村休养员生活补助标准增至每人每月 350 元。

2016 年 3 月,费县青山康复疗养院平邑籍麻风患者巩德安重新转入平邑县麻风村居住。年底,有住村休养员 2 人,房屋 24 间,土地、山场 98 亩。休养员每人每月生活费标准 300 元,报销医疗费。麻风村负责人陈新华。

至 2019 年底,平邑县麻风村累计收治患者 440 人。

莒南县麻风村

1955 年,莒南县卫生科组织开展全县麻风普查,共发现 98 名麻风患者,其中洙边区刘家莲子坡发现 11 例。10 月,县卫生科派防治人员到村开展麻风防治工作,并在该村偏僻山沟为患者建立新居,集中隔

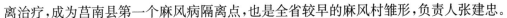

离治疗,成为莒南县第一个麻风病隔离点,也是全省较早的麻风村雏形,负责人张建忠。

1956年2月,莒南县卫生科在刘家莲子坡召开现场会,推广麻风防治经验。相邸区孙家沟村、洙边区崖子村也办起了麻风病隔离村,共收治患者32人。

1958年9月,莒南县人民委员会发起"奋战80天,迅速将全县麻风隔离起来集中治疗"的指示,并成立莒南县麻风病建村管理委员会。周庄公社仅用15天,建30间草房作为麻风隔离点;随之,十字路镇、板泉、大山、韩村、朱苍、涝坡、大店、文疃、团林、壮岗、坪上、坊前、相邸等公社也采用单办或联办的方式,用5个月时间共建起房屋645间,建麻风隔离村12个,共收治患者161人。为做好麻风患者入村隔离治疗工作,莒南县人民委员会以1958年第1号文件下发的《关于麻风病收容入村治疗控制传染的工作意见》为指导,全县对查出的麻风病现症患者进行收容入村工作。山东省卫生厅向全省转发了鲁卫医(58)第370号文件。《山东卫生报》刊登《莒南县爱国农业社建立麻风隔离点的经验》一文。

1961年,全县大多数麻风村撤销,仅保留十字路镇公社的官庄南岭和板泉公社的唐家武阳石柱山2个麻风隔离村,专用土地分别为180亩和200亩,共收治患者221人。

1967年秋,山东省和临沂地区拨给莒南县建设麻风村专款3.2万元,要求给每名患者建一间房。莒南县采取民办公助的方法,在十字路镇官庄大队南岭建病房96间,厨房和仓库24间。累计收治患者达271人。

1971年,新发现麻风患者10人,年终全县实有现症患者754人。是年秋,山东省和临沂地区再度拨款莒南县8万元,扩建麻风村。扩建工程于1972年2月动工,10月竣工,新建病房80间,门诊、办公室和职工宿舍12间。

1972年4月,莒南县革委会下达第45号文件《关于做好麻风病收容工作的通知》召开专题会议。患者入村后每人每月由民政部门从救济款中补助生活费8元,粮食部门从农村统销粮中补助原粮20 kg,加上自己生产部分,患者生活水平高于当地一般居民。此时,住村患者达323人。

1973年11月,全县共收治麻风患者396人(包括原住村48人),对所有入村患者进行全面系统的体格检查,书写较完整的病历,根据发病类型给予治疗,完成11个公社的复查落实工作。年底,经临沂地区皮肤病防治所鉴定[按原山东省卫生厅卫医字(65)第19号《麻风病临床治愈暂行标准》和山东省卫生厅鲁卫医字(72)第9号通知],临床判愈患者96人(含散居社会上的36人)。

1975年5月,莒南县召开全面收容管理麻风患者专题会议,组织40人的工作队到各公社帮助开展收容工作。6月1日至9月5日,全县散在的117名患者全部入村隔离治疗。同时,逐步建立健全麻风村内的各种规章制度,管理工作纳入正轨。

1975年10月,临沂地区革命委员会财政局和临沂地区革命委员会卫生局共同下发《关于增拨一九七五卫生支出、计划生育、社会救济支出(麻风村救济)预算指标的通知》[临财预字(75)第104号、临卫字(75)第49号],对莒南县皮肤病防治站拨付社会救济款(麻风村救济费)4.1万元。

至1977年,全县累计发现麻风患者1 042人。

1978年,麻风村治愈126名患者,分4批出村。是年,莒南县革命委员会研究决定,官庄南岭麻风村拆除旧房78间,规模缩小。12月16日,板泉唐家武阳石柱山麻风村撤销,其41间房屋,100亩土地和30亩荒山移交给板泉公社管理。

1979年,莒南县官庄南岭麻风村有房屋200间,土地80亩,住村患者101人。麻风村内设有伙房、磨面机房、小卖部、广播室、图书室、卫生室、缝纫室、理发室、会计室。患者生活费增加到每人每月12元。

1981年,麻风病治疗开始使用联合化疗方案,麻风病不再隔离收容治疗。

1985年5月,山东省和临沂地区拨专款2万元,维修莒南县官庄南岭麻风村,新建门诊、药房、手术室及消毒室6间。

1995年6月,该麻风村对外承包部分土地,以每亩80元的价格承包给附近村民,所得租地费用于发放休养员生活费用以弥补拨款不足部分。

1997年4月,该麻风村休养员减少至25人。莒南县皮肤病防治站每周派社会防治科人员对住村休养员看望、查体,及时送粮食蔬菜供养,为住村患者每人每月提供面粉 12.25 kg、大米 2.5 kg、花生油 750 g、猪肉 750 g,现金补助 30 元。

2005 年,有住村休养员 19 人。莒南县供电公司免费给麻风村安装居民用电,结束麻风村长期无电的历史。县皮肤病防治站为住村休养员每人每月提供面粉 15 kg、大米 2.5 kg、花生油 1 kg、猪肉 1.5 kg,现金补助 40 元。

2007 年 2 月,住村休养员减少至 7 人。

2014 年 6 月,根据全市统一要求,麻风村住村休养员 3 人迁入费县青山康复疗养院集中入住疗养,留 2 人居住护村。是年 10 月,莒南县国土资源局对麻风村土地进行勘测,麻风村院内 16 亩土地由县皮肤病防治站继续管理使用,将麻风村院外 80 亩土地回收。此时莒南县麻风村负责人王彦德。

2015 年,王彦德被评为"山东省麻风病例早发现工作先进个人"。莒南县麻风村累计收治麻风患者 587 人。

2019 年底,麻风村居住休养员 2 人。

蒙阴县麻风村

1958 年 9 月,蒙阴县麻风村开始动工建设,10 月,因集中劳力支持大炼钢铁工程而停工。11 月,沂南县包括双堠麻风村在内的部分麻风村划归蒙阴县管理。年底,全县 89 名现症麻风患者收入双堠麻风村治疗。

1960 年 4 月,双堠重新划归沂南县。下半年,蒙阴县开展全民性麻风大普查,发现麻风可疑患者 42 人,确诊 8 人。新确诊的麻风患者收入双堠麻风村治疗。

1961 年 2 月,蒙阴县政府下文规定,麻风村的患者生活费每人每月 7 元,高于当地群众生活平均水平。

1967 年,蒙阴县政府投资 2 万元,在联城乡常马庄西南山前再建麻风村,共建病房 40 间,首任负责人张洪荣。1968 年,麻风村房屋被联城保兴店村民全部破坏。

1972 年,蒙阴县政府根据省革委鲁发字(71)第 110 号文件《关于加速控制麻风病传染的报告》和地革委(71)号第 48 号文件《加速控制麻风病传染的报告》的指示精神,在蒙阴县城西北方向,距县城 13 km 的高都公社洪沟西山峪建立麻风村。划拨土地 55.36 亩。负责人赵久祥。

1973 年,麻风村建成使用,共建房 80 间,其中治疗用房 60 间,办公用房 20 间。住村患者 94 人。是年,双堠麻风村撤销。

1976 年,蒙阴县开展第二次全民麻风大普查,新确诊 15 名麻风患者入村治疗。

1981 年,麻风病治疗开始使用联合化疗方案。

1983—1985 年,蒙阴县进行第三次全民麻风大普查,确诊的 1 名新发麻风患者入村治疗。

1986 年,麻风病不再隔离收容治疗。

2000 年底,麻风村有休养员 34 人。

2003 年 9 月,有住村休养员 29 人。

2005 年,有住村休养员 21 人。蒙阴县政府投资 8 万元在洪沟麻风村新建病房 10 间,重新铺设线路,打水井,改善住村患者居住生活条件。

2014 年 11 月,麻风村 9 名休养员迁入费县青山康复疗养院集中入住管理,蒙阴县麻风村土地由县政府收回。麻风村时任负责人吕慎陶。蒙阴县麻风村累计收治麻风患者 207 人。

临沭县麻风村

1963 年 11 月,根据临沭县人民委员会文件[临沭报字(65)第 8 号]的要求,临沭县筹建麻风村。地址位于距县城 25 km 的石门公社林场,山东省政府拨款 4.1 万元,采取公办民助办法,于 1965 年底动工,1966 年底竣工。麻风村占地 600 亩,建有房屋 118 间,建筑面积 1 770 m²,定名为"幸福村"。时有工作人员 6 人,其中医生 5 人,王玉道为负责人。

1967 年 5 月,麻风村收治第一批麻风患者 68 人。1968 年 7 月 16 日,收治第二批麻风患者 49 人。

1969 年 5 月,检验士许德序由青岛皮肤病防治院调到该麻风村工作,临沭县皮肤病防治站至此有了检验人员和设备,开始开展查菌化验工作。

1970 年,麻风村增加 1 名医士和 1 名检验师,共有医生 8 人。

1971 年秋,省、地再次拨款 5.4 万元,扩建麻风村,再建房屋 99 间,面积 1 500 m²。麻风村房屋共计 217 间,房屋总面积 3 300 m²,并将国营园林场和土地共计 2 500 余亩移交临沭县皮肤病防治站管理。土地种植农作物,贴补麻风患者的日常生活所需。

1972 年,麻风村配置第一台 12 马力拖拉机用于耕作。1973 年,上级下拨 1 台 24 马力拖拉机,用于耕作及运输物资。

1973 年 8 月,全县有现症患者 386 人,其中 7 人长期外出,2 人因特殊情况不能入村,收容入村 377 人。是年,医务人员增加至 15 人,村内患者每人每月分发粮食 20 kg、油 500 g,每年分发棉衣 1 套和棉被 1 床。

1981 年,麻风病开始使用联合化疗方案治疗。

1984 年,村内患者减少至 154 人,每人每月补助生活费 40 元、面粉 16.5 kg,另外每人分得部分土地,用于种植粮菜。是年,麻风病不再隔离收容治疗。

1992 年,麻风村休养员减少至 78 人。该村房屋年久失修,大部分被拆除,用于还耕土地种植农作物。村内土地大部分对外承租,费用用于改善村内设施及休养员日常生活。

1995 年 7 月,麻风村休养员减少至 43 人。临沭县皮肤病防治站为部分患者做植眉手术和残肢整复手术。

1999 年,麻风村休养员时有 38 人。

2002 年 1 月,麻风村休养员减少至 29 人,其生活补贴增加到每人每月 80 元,并每人每月提供面粉 16.5 kg、大米 5 kg、花生油 500 g。

2005 年 6 月,麻风村休养员减少至 22 人。大部分房间闲置,县皮肤病防治站对外承租 20 余间,租费用于改善村内设施及休养员日常生活。

2009 年,麻风村休养员 19 人。县皮肤病防治站派专人为休养员清理残肢溃疡,定期换药。

2012 年 10 月,麻风村休养员减少至 15 人,其生活补贴增加到每人每月 130 元,并每人每月提供面粉 16.5 kg、大米 5 kg,花生油 500 g。

2016 年 10 月,临沂市皮肤病防治所拨款 6 万元,临沭县皮肤病防治站组织翻修村内 20 间房屋,新建 2 间集体伙房及 1 间洗澡间。铺设水泥地面,申请部分康复器械。

2019 年底,临沭县石门幸福村有房屋 20 间,居住休养员 12 人,每人每月生活费 300 元,报销医疗费,负责人徐军。临沭县麻风村累计收治麻风患者 822 人。

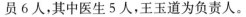 临邑县麻风村

1972 年,临邑县在孙庵公社境内建立麻风村,时有病房 20 余间,麻风防治专业人员 3 人,有门诊、换药室、消毒室,收治来自该县 14 个公社、41 个大队、47 户家庭的患者 50 人。

1981 年,麻风村患者治愈出院 33 人,死亡 9 人。

1983 年,麻风村患者全部治愈。

1996 年,最后一名住村休养员死亡,3 名专职人员由县人民政府调往其他医疗机构,临邑县麻风村撤销,由临邑县疾病预防控制中心管理麻风病防治工作。

齐河县麻风村

1958 年,齐河县文教卫生科在焦庙东北 2.5 km 处路庄村附近开始筹建该县麻风村。

1960 年底,麻风村建设完成,共占地 150 余亩,分防治站和麻风村两部分。防治站占地 5 亩,建房 26 间;麻风村位于防治站北 700 m 处,占地 12 亩,建病房 77 间;其余 120 余亩为耕地,由患者自种自收以补贴生活。首任负责人王树杰,时有工作人员 7 人。麻风病治疗药品由省政府直接配拨。是年共收治麻风患者 182 人。

1972 年,麻风村更名为"齐河县皮肤病防治站",由县卫生局直接管理。麻风村归属皮肤病防治站管理。

1990 年,齐河县麻风病患病率控制在 1/10 万以下,达到基本消灭麻风病的指标。

1991 年起,齐河县人民政府每年为麻风村提供救济款 2.5 万元。

1997 年 6 月,齐河县皮肤病防治站组建皮肤病防治综合门诊,防治人员全部迁出。

2012 年,县卫生局投资 10 余万元,翻修麻风村房屋 30 余间,修院墙 150 余米,更换电线等设施。

截至 2019 年底,齐河县麻风村累计收治麻风患者 364 人,麻风村尚有麻风休养员 6 人,住房 25 间。齐河县皮肤病防治站聘用 1 名管理人员,负责休养员生活起居及麻风村日常管理。

平原县麻风村

1960 年,平原县人民政府开始在坊子乡耿庄东土窑厂建设麻风村,迁址至付庄东寺院遗址(习称"东寺")。建村时修建房屋 8 间,后逐渐扩建 24 间,分医务人员办公居住区、患者住宿区、患者隔离区三部分。麻风村首任负责人薛秀荣。主要收治来自夏津、武城、平原 3 县的麻风患者,并代收治陵县患者。患者月供粮 17 kg,油 750 g,地方政府划拨 10 余亩耕地用以补充口粮开支及不足费用。

平原县麻风村累计收治麻风患者 64 人,其中男性 50 人、女性 14 人;住村 10 年以上者有 40 余人。

1987 年,平原县麻风村撤销,原麻风村休养人员全部回归家庭,于学增为最后一任负责人,麻风防治工作职责移交到平原县疾病预防控制中心。

乐陵市麻风村

1972 年,德州地区革命委员会投资 5 万元在张生公社丁坞村东建成乐陵麻风村,办公区占地面积 10 亩,麻风村占地面积 40 亩,首任负责人陈宗华。是年,收治乐陵、宁津、陵县及德州市区的 47 名麻风患者。

1982 年,麻风病治疗使用联合化疗替代氨苯砜单疗。

1987 年,乐陵市麻风发病率已降到 0.17/10 万。

1999 年,该站被撤销,麻风防治工作由乐陵市疾病预防控制中心负责。截至 1999 年,该麻风村共收治麻风患者 52 人。

禹城市麻风村

禹城市麻风村始建于 1958 年,原址位于禹城市梁家镇小秦庄,初建时有平房 10 间,建筑面积 170 m^2,收住患者 80 余人,首任村长王付合。时有医生 1 人、勤杂工 1 人,负责麻风患者的治疗、日常起居及药品管理。防治经费由市民政每年拨发 4 000 元。

1974 年,麻风村迁址到梁家镇齐家坊子村,在保留原有设施的基础上,增盖病房 10 间,建筑面积 180 m^2。是年,卫生局调入崔汝海任麻风村村长,负责行政管理。

1979 年 10 月,张兆连任村长,全面负责麻风村的医疗、行政、财务工作,1994 年被评为"禹城市先进工作者"。

1982—1983 年,麻风村相继调入工勤人员及医务人员,负责麻风村后期保障及临床医疗工作。

自 1995 年起,县民政停拨麻风病专项工作经费,仅拨付麻风村的工作人员工资。住村患者参加生产劳动,麻风村部分土地对外承包,住村患者的生活及治疗费用基本自给自足。

2003 年,麻风村无麻风休养人员,村舍破落,工作人员迁至禹城市卫生局办公。

截至 2016 年底,麻风村累计收治麻风患者 160 余人。禹城市时有麻风愈后存活者 30 人。

2016年，禹城市市政府征用麻风村的全部剩余土地。聂丽为禹城市皮肤病防治站在任站长，防治站共有干部职工11人，其中医生9人，护士和后勤人员各1人。

聊城市麻风村

聊城市麻风村始建于1960年1月，其前身为茌平县麻风病防治站的下属麻风村，位于茌平县乐平镇小马村南赵牛河南岸。当时由茌平县民政局拨款1 500元，购买土地50亩，建房8间（120 m²），时有职工5人（行政管理人员2人、医士2人、炊事员1人），首任负责人李殿奎。是年收治麻风患者4人，患者的医药费由国家实报实销，生活费自耕自给，不足部分由县民政局资助。

1965年，由聊城地区卫生局组织协调，将聊城、临清、阳谷、莘县4县（市）麻风病防治站撤销并入"茌平县麻风病防治站"。是年，麻风村共有住院患者8人。

1966年，茌平县麻风病防治站在赵牛河北岸建房15间（225 m²），设立办公室和职工宿舍，原南岸房屋改设为患者居住区，自此站村分开。是年，麻风村共有住院患者13人。

1970年底，茌平县麻风病防治站及麻风村两岸房屋已扩建至病房46间（690 m²），办公及职工宿舍11间（165 m²），是年麻风村共有住院患者13人。

1971年，在聊城地区卫生局的组织协调下，将高唐、冠县两县麻风病防治站并入茌平县麻风病防治站，改称为"聊城地区茌平县皮肤病防治站"，工作人员增加至10人，共收治全地区住院患者35人，其医药费均由国家负担；茌平县民政部门拨款购买的土地除了房屋占地外，其余土地由住村患者自由耕种，粮食自给自用。

1973年，上级主管部门拨款购置手扶拖拉机1辆，主要用于给患者定期运送粮、油等生活用品。

1975年，上级主管部门拨款购置1台电影放映机，定期播放影片。

1979年，聊城地区茌平县皮肤病防治站为麻风村购置安装柴油发电机，主要用于发电播放电视节目。

1981年，麻风村住村患者减少至11人。是年，麻风村工作人员增加至17人。

1984年10月，根据卫生部卫防字〔1982〕37号文件精神，原聊城地区行署批准聊城地区茌平县皮肤病防治站迁至县城，在茌中河西岸焦庄村购地6亩，设立办公室和"聊城地区茌平县皮肤病防治站门诊"，先后建职工宿舍和办公用房45间，麻风村仍在原址，站内职工实行轮流住村值班。因患者死亡和回归社会，住村患者减少至6人。

1988年11月，经聊城地区行署批准，将"聊城地区茌平县皮肤病防治站"更名为"聊城地区皮肤病防治院"，承担全地区8个县市的麻风病、皮肤病、性病防治任务。

1988年12月，为解决工作人员到麻风村办公交通不便等问题，"马海德基金会"无偿配拨聊城地区皮肤病防治院日本产"大发"牌防疫车1辆。

1994年11月，聊城地区皮肤病防治院争取省、市、县卫生财政拨付补助款项48万元，购买（位于茌平县汽车站西1.5 km、309省道北沿）茌平县原城关镇"神骏"运输公司三层门市楼房1栋，总建筑面积740 m²，改建为门诊楼，设立麻风防治科专职管理麻风村业务工作。

1997年8月，聊城撤地设市，聊城地区皮肤病防治院报经聊城市卫生局同意（1998年6月5日批复），更名为"聊城市皮肤病防治院"。

2003年，麻风村最后一名住院患者去世，原住村麻风防治人员回茌平县城聊城市皮肤病防治院麻风防治科工作，麻风村土地房屋权属继续归聊城市皮肤病防治院所有，安排专人管护。

阳信县麻风村

1959年，阳信县政府无偿划拨土地100亩用于筹建阳信县麻风村。村址在阳信县流坡坞镇北董村西北1 km名为"北董窑"的荒地上，此地与阳信县城相距15 km，与附近村庄相距1 km。县政府成立由民政、公安、卫生、粮食、供销等部门组成的领导小组，并号召各部门、各单位捐款捐物筹建麻风村，时获捐物品包括青砖、青瓦10万余块，木料一大宗，附近村庄劳力无偿参与麻风村建设。

1960 年 10 月,麻风村建成,建有房屋 30 间,总建筑面积 480 m²。该村分为医疗区与患者区,两区相距 200 m。住村患者从事力所能及的农业劳动,生活自给自足。麻风村时由翟王公社卫生院管理,劳保兴时任院长。

1961 年起,该村开始收治黄河以北惠民、沾化、无棣、阳信等县的麻风患者。

1963 年,阳信县皮肤病防治站成立,麻风村改由阳信县皮肤病防治站管理。

1965 年,该村收治麻风患者 40 余人。李保庆医生负责住村患者的治疗、养护工作。

1983 年,该村招进万玉新为消毒员,万寿亭医生负责住村患者的医疗,消毒员负责住村患者的护理、服药及村外麻风患者的送药工作。

1984 年,大部分愈后患者返回原社区居住,麻风村仅剩 2 名休养员。

2000 年,麻风村房屋成为危房,阳信县卫生局拨款 1 万元重建面积 60 m² 的砖瓦房 3 间。

截至 2016 年底,阳信县麻风村仅有 1 名休养员,阳信县皮肤病防治站为其提供每月生活费 110 元,享受社会最低生活保障费每月 260 元。

2019 年底,麻风村已无人员居住。

博兴县麻风村

1959 年,博兴县政府在小清河南岸,博昌桥以西约 0.5 km 处建立麻风村。麻风村占地 100 多亩,土地时由县民政局从东风村购买。麻风村建有北屋 8 排,每排 8 间,建筑面积约 1 152 m²,有赵英奎医生和王平然炊事员等工作人员 3 人,首任负责人王志法。建村初期,该村收治麻风患者 57 人,均是在 1956 年 8 月全县普查而确诊,其中瘤型 33 人,结核样型 24 人,有女性患者 16 人。患者生活用品按当时干部标准由县财政拨款供应(具体数目不详),粮食供应不足部分由患者生产补足,民政局为麻风村配备部分小型农具。

1961 年,博兴县防疫站安排徐兴盛同志负责麻风村工作。赵英奎医生离职。

1962 年起,麻风村治愈患者陆续回原社区居住,仅剩 3 名无家可归的男性患者。麻风村房屋 5 间和土地 6 亩,供其居住和耕种,其余房屋拆除。

至 1968 年,麻风村住村人员仅剩 1 人。

1969 年,最后一名住村休养员搬出,由县民政局安排其居住及生活,麻风村土地划归东风村。

1970 年,麻风村所剩 5 间房屋倒塌,该村自此撤销。

菏泽市麻风村

1958 年 12 月,菏泽行署批准在梁山县班店皮窝村北李蜜寺建立菏泽地区唯一一处麻风村,负责当时菏泽地区梁山县、郓城县、鄄城县、东明县、巨野县、牡丹区、定陶县、成武县、单县、曹县 10 个县区麻风患者收治和社会防治工作,首任负责人商广德。麻风村时有耕地 30 余亩,山坡地 60 余亩,有房屋(包括寺院房屋)48 间。政府拨付经费用于维持麻风村的正常管理和运转,并定期供应粮油。经费不足部分由住村患者生产自给。

1966 年,菏泽地区麻风村与省北坦麻风病院(位于滕县)合并,在原病村处建立"山东省精神病院分院"。梁山县革命委员会将病村房屋、土地交予当地医疗机构管理。

1970 年 10 月,省北坦麻风病院的菏泽籍麻风村患者被返送回菏泽。菏泽地区在原址上又恢复麻风村。

1986 年 1 月,由于行政划区调整,麻风村住地划归泰安市东平县管辖。

1986 年 9 月,菏泽地区撤掉麻风村,将 7 名住村患者(3 人正在接受治疗,4 人为已治愈者)送回原籍治疗,站村的全部房屋、土地、树木等财产无偿交给东平县。菏泽地区卫生局于 9 月 29 日将菏泽地区皮肤病防治站迁至菏泽市西城区八一路西街 213 号,重建机构。原皮肤病防治站工作人员随迁至菏泽,机构防治工作人员 7 人,负责全市麻风防治工作。

◎ **主要参考文献**

[1] 山东省皮肤病防治研究所所志[Z].

[2] 山东医科大学附属医院院志(1890—1990)[Z].1994.1.

[3] 济南市、海阳市、昌邑县、高密县、济宁市、任城区、乳山县卫生志[Z].

[4] 邹城市卫生防疫站简史[Z].1996.

[5] 邹县皮防站简史[Z],1999.

致谢

　　山东省麻风院村简史的撰写,得到张福仁、刘健、初同胜、于德宝、黄昆、王绪华、宋斌、杨卫红、王付刚、王庆国、何丽丽、宋德太、孙丽丽、姜鸿、赵旭峰、邹文云、巩翠华、张标、李仲利、王玺都、李汉桐、张寿峰、张佐堂、肖爱梅、卢华涛、王友志、张杰、郑亮、袁文兴、王好伟、谢晓燕、吕纯鹏、陈明书、倪欣、刘建军、吴振涛、王永华、刘象山、韩志广、王立昌、朱晓静、杨忠文、张格英、马庆峰、徐晓军、詹昭珠、周生理、孙振军、杜海舰、孙明梁、张庆伟、杨爱香、房立涛、柳文强、张维佳、钟志强、张永华、卜召贵、关向梅、吕源、卢克成、杜啸飞、李振国、卢新东、许娜、林本全、陈新华、王彦德、赵传钧、庞新华、陶燕萍、郭召峰、任静、李大为、纪洪春、阴发利、王金林、高冲、霍炜等同志及所在单位在资料收集、史实核对和调查走访等工作上给予的大力支持,特此致谢!

河南省麻风院简史

概况

　　据史料记载,北齐天宝七至十年(公元556—559年),北印度僧人那连提黎耶舍于河南汲县建疠人坊(今卫辉市太公泉镇香泉寺),收治麻风患者,表明古代河南境内就有麻风病流行。1957年,河南省人民政府、河南省卫生厅印发卫医字(57)第45号文件,决定在河南境内建立3所省级麻风病医院,负责收治全省范围内的麻风患者并开展麻风防治工作。3所医院的选址主要依据当地麻风疫情及全省地理方位上的合理布局,分别在豫西南片区、豫东片区及豫东南片区各建一所麻风病院。

　　1981年初,河南省开始试行世界卫生组织推行的联合化疗方案。1984年3月,河南省卫生厅决定将南阳桐柏龙窝医院、商丘永城鱼山医院同时合并到信阳固始黄山医院,设病床250张,同时将两院未治愈患者全部转入固始黄山医院,两院所有财物交医院所在地卫生主管部门管理,2名医疗人员转入固始黄山医院,其余医务人员和后勤管理人员就地分流。固始黄山医院承担全省麻风防治工作。

　　河南省成立麻风防治专业机构以来,全省累计治疗麻风患者1 185人。经过多年的查、收、治、宣、管等综合防治,全省于1995年达到人群麻风病患病率下降至1/10万以下,但2012—2019年间,每年均有新发现患者,仍需提高基层医生早发现麻风病的能力,减少畸残发生率。截至2019年底,全省共有现症患者7人。

河南省桐柏龙窝医院

　　1953年,河南省卫生厅在南阳专区南阳县的赊店镇代营村马桥自然村西南1.5 km处正式建立"赊店镇麻风病医院"。

　　赊店镇麻风病医院属于豫西南片区,占地约30亩(约0.02 km²),建病房11间,其中北屋5间,东、西屋各3间,建有南大门,四周有围墙。11间房中,办公用房和工作人员住房共2间,其余9间作为病房。同时在院内打一眼机井满足用水需求。刘涛为首任院长。另有医生、护士6人,行政管理及后勤人员各8人。

1953 年秋,开始收治麻风患者,时有患者 8 人。

1955 年,经南阳地委报请省卫生主管部门批准,决定将南阳县麻风病医院迁往南阳专区桐柏县回龙乡。原麻风病院医务人员一同迁到桐柏县工作。住院患者户口"农转非",全部迁移到桐柏县。在省级卫生部门专家指导下,对原医院进行一次终末消毒,填平院内机井,焚烧或深埋患者使用过的生活用品,拆除所有房屋,夷为农田。

1956 年秋,南阳专区桐柏县县长李德亮对新医院选址、划界、建病房,选中四面环山,远离村庄居民的回龙乡龙窝村建院,定名为"河南省桐柏麻风病医院"。该院属于豫西南片区山区,占地约 3 000 亩(约 2 km²),设有病房区、治疗区、办公区和职工住宿区等。

1956 年,开始陆续收治南阳、平顶山、洛阳、三门峡等省内西部、西南部地区的麻风患者。

1958—1960 年,在新野等县进行麻风线索调查和重点乡的普查,发现一批患者,收入桐柏麻风病医院,长期住院治疗。

1972 年,为避开"麻风病"名称,更名为"河南省桐柏龙窝医院"。

1982 年以前均采用氨苯砜单药治疗,1982 年开始改用联合化疗治疗患者。

1983 年,医院有医生 6 人、护理员 6 人、行政管理人员 8 人和后勤人员 8 人,有发电机组 1 套、50 mA X 光机 1 部、救护车及货车各 1 辆,并配有电影放映机 2 台,每周为患者放映电影。

截至 1983 年底,共收治麻风患者 169 人。

1984 年撤院,桐柏县麻风现症患者迁入河南省固始黄山医院,医院防治人员在桐柏县内卫生系统分流,医院部分器械及房屋交给当地卫生院管理,山林田地由县卫生局代管。撤院后大部分房屋保留至 2019 年。

河南省永城鱼山医院

1957 年,根据河南省卫生厅卫医字(57)第 45 号文件精神,在商丘专区永城县建立麻风病医院。该院属于豫东片区,选址于永城县东北部,距县城 37.5 km 的鱼山脚下小碱河畔,三面环山,远离县城,最初取名为"河南省鱼山麻风病防治所",首任所长葛绍曾。

1957 年 3 月动工,9 月竣工。医院分东、西两院,相距 500 m。东院系医务人员宿舍及伙房,共 15 间;西院是患者隔离治疗区,有患者宿舍 8 间、病房 25 间、患者伙房 2 间、饲养室 3 间和传达室 3 间,共计 56 间砖瓦房,建筑面积约 1.4 亩(约 930 m²)。同时两院还建有围墙(高 2.5 m,长约 1 950 m)。

医院建成后,省卫生厅拨款购买药品和医疗器械,调进 9 名工作人员,其中医务人员 5 人(内科、外科、化验、医疗和消毒人员各 1 人),行政和工勤人员 4 人(正、副主任各 1 人,会计 1 人,工勤 1 人)。该院负责收治商丘、开封、黄河以北地市麻风患者。

1958—1960 年,在虞城等县进行麻风线索调查和重点乡的普查,首次发现 11 例患者,收入该院住院隔离治疗。

1967 年,打机井 1 眼。

1969 年,配备发电机组 1 套、救护车和 130 型运输货车各 1 辆。

1971 年、1974 年,分别购买 8.7 mm 和 16 mm 电影放映机,每周定期为患者及周围群众放映电影。

1972 年,更名为"河南省永城鱼山医院"。

1982 年以前均采用氨苯砜单药治疗,1986 年开始改用联合化疗治疗患者。

至 1983 年底,累计收治患者 315 人,临床治愈 254 人,死亡 20 人。

1984 年,该院合并转入河南省固始黄山医院。当时需要继续治疗的患者共 30 人,全部迁入固始黄山医院。鱼山医院的防治人员有 2 名调动工作到固始黄山医院,其余工作人员利用医院原址就地成立了"卫生劳动服务公司",由县卫生局监管。

1986 年,原医院防治人员及后勤行政管理人员由县卫生局在卫生系统内分流安排工作,取消了劳动服务公司。

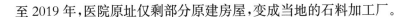

至 2019 年,医院原址仅剩部分原建房屋,变成当地的石料加工厂。

河南省固始县黄山医院

1958 年 8 月,根据河南省卫生厅卫医字(57)第 45 号文件精神,在河南省麻风高发地区之一潢川专区固始县建立麻风病医院,取名为"河南省固始麻风病院"(迁建后仍使用该名称)。

该院初建于固始县陈淋公社妙高寺,属于豫东南片区。医院有草房 6 间、工作人员 2 人。占地面积 420 m²,建筑面积 120 m²,病房 4 间,工作人员住房和办公室 1 间,伙房 1 间,首任院长许耀祥。收治患者 6 人,治疗采用氨苯砜。

1959 年 3 月,因该院地处深山、道路崎岖、交通不便、水源不足等原因,经固始县委、人大常委会研究决定,迁址至固始县胡族公社杨店大队熊姑子庙村。迁址工作由县长刘中华主持,副县长兼胡族公社第一书记何永秀、书记熊金富负责土地征用和移交工作。迁建后定名为"河南省固始麻风病医院",原址归还固始县政府(2017 年已修缮改造为妙高寺旅游风景点)。

1959 年,医院迁建后占有土地、山林约 693 亩(约 462 000 m²),有 10 间房屋,面积约 200 m²。有工作人员 6 人,其中有 4 名医务人员(1 名医士和 3 名护理员),院长为许耀祥。医院设病床 20 张。此后病房面积逐步增加到约 80 亩(约 53 280 m²),生产土地面积约 589 亩(约 392 940 m²)。

1959 年开始,先后在固始、光山、潢川等县进行麻风线索调查和重点乡的普查,发现一批患者,收入固始麻风病院,长期住院治疗 19 人(含从桐柏、永城迁入的 6 人)。该院免费收治信阳、周口、驻马店等地区的麻风患者。

1959 年 7 月,中国医学科学院皮肤病研究所秦继新、刘恩杰医生及省地方病防治所雷光烈、程遂来医生按照传染病的有关规定,对医院的传染区、中间区、隔离区做出隔离规划。

1959 年 8 月,省地方病防治所雷光烈、程遂来、曾庆兰医生在固始蒋集公社举办"麻风防治学习班",参加学员 45 人。学习班结束后,普查蒋集、七一及分水 3 个公社,受检人数达 8 万人次,查出 6 名麻风患者。

1959 年 11 月,固始卫生学校全体师生由王国带队,帮助医院建房 10 间。

1961 年 9 月,全体职工自己动手建窑一座。

1962 年 8 月,省地方病防治所孙辅君、雷光烈、张广德医生在固始分水公社举办"麻风病、丝虫病防治学习班",参加学员 12 人。学习班结束后,调查分水公社 4 万人,发现麻风患者 3 人。

1963 年,全院职工动手建草房 6 间。

1968 年 10 月,因炒制中药不慎,引起失火,损失达 3 000 元。

1969 年,购买 45 马力动力发电机一部。民政部门拨款为住院麻风患者购买蚊帐、被褥以及每年一套单衣和部分棉衣。

1970 年,收治麻风患者 117 人,属历史上收治患者最多的年份。

1971 年开始,每月为麻风患者放映 4 场电影,平均每周 1 场。

1972 年,建水塔 1 座。

1972 年,更名为"河南省固始黄山医院"。5 月,省防疫站孙辅君、程遂来在固始黄山医院举办"全省麻风防治学习班",参加学员 50 人(南阳和永城两家省内麻风病院均派人参加)。

1973 年 4 月,省防疫站雷光烈、孙辅君、程遂来及信阳地区卫生学校刘医生在黄山医院举办"信阳地区麻风防治学习班",培训学员 45 人。

1974 年 7 月,固始黄山医院举办"固始麻风防治学习班",培训学员 30 人(各公社卫生院参加 1 人)。学习结束后,分赴各公社,配合大队赤脚医生进行线索调查。调查 12 000 人次,查出可疑麻风患者 2 人。

1975 年 4 月,省卫生防疫站张广德医生及黄山医院部分医务人员到太康县举办"周口地区麻风防治学习班",参加学员 54 人。学习班结束后,分赴太康、淮阳两县试点调查。试点工作结束后,其余七县一镇分两批调查。周口地区九县一镇及两个农场,计 146 个公社,3 570 个大队,38 465 个生产小队,7 042 031 人,共检查线索患者 1 387 人,经专业队确诊为麻风患者的有 12 人。

1976 年 7 月，黄山医院王才华参加支援西藏医疗队，历时两年。

1972—1977 年，该院共举办防治训练班 5 期，培训 150 余人。

1979 年，建成患者礼堂 13 间。根据河南省民政厅豫革救字(79)第 31 号《关于调整麻风病院住院麻风病人生活救治费的通知》规定，将住院麻风患者的生活费调整到每人每月 18 元。

1980 年，省卫生厅拨筑路款 10 万元。

1981 年 10 月，许耀祥被卫生部评选为"全国麻风病防治先进工作者"，还曾多次荣获省、县"卫生战线先进工作者"称号。

1982 年底，装配医疗设备有 50 mA 和 200 mA X 线机各 1 台、显微镜 2 台、切片机 1 台、高压消毒器 2 台、救护车和 130 运输车各 1 部；添置生活设施发电机组 1 部、深井 1 眼、水泵 1 部(配备水塔及供水网线)、电影放映机 2 部。

截至 1983 年底，医院共收治患者 353 人。医院共有房屋 200 间，设病床 200 张。

1984 年初，省卫生厅拨款 10 万元，修筑胡族至黄山医院道路。

1984 年 3 月，省政府批准将省内 3 个麻风病院合并为 1 个麻风病院，即"河南省固始县黄山医院"，并负责收治全省的麻风患者及全省麻风防治工作。

1985 年 4 月，省卫生厅拨款 10 万元，架设胡族至黄山医院高压线路。

1986 年以前，入院集中隔离治疗的患者其户口均按商品粮对待，粮油指标与城镇市民相同。生活费用由省民政厅通过县民政局拨给每人每月 15 元。

1988 年 1 月，省卫生厅拨款 20 万元，在固始西关建立皮肤病门诊楼 1 栋，买地 4 余亩(约 2 667 m²)，建筑楼房三层共 33 间。

1990 年，麻风患者实施居家治疗。

1994 年 4 月，在固始县北郊，距离患者区 30 km 处新建黄山医院办公区，兼诊治皮肤病门诊。办公及职工生活区面积约 30 亩(约 19 980 m²)。

1996 年，游晓云获"马海德奖"。

1998 年，河南省固始县黄山医院获得卫生部"麻风病防治先进单位"称号。游晓云、涂俊峰获得卫生部"麻风病防治先进工作者"称号。

2004 年 3 月，筹资 2 万余元，修缮医院房屋，硬化路面，维修电线线路。省残疾人联合会配发 6 辆轮椅，给患有眼疾者配发护目镜。

2008—2009 年，利用中央财政资金和省配套资金，总造价 220 万元，在河南省固始县黄山医院建成可容纳 50 人的麻风康复中心 1 栋，建成房屋 33 间，建筑面积 660 m² 及配套相关设施。

2012 年 1 月 29 日，省残联、省红十字会、县民政局、卫生局相关同志前往胡族杨店麻风病院慰问麻风患者，送慰问金 4 万元。

2013 年至 2019 年麻风节活动，省卫生厅疾控处、省民政厅、省残疾人联合会、省疾病预防控制中心及省医药卫生报等一行，赴信阳市固始县黄山医院看望麻风康复者，并为麻风康复者送慰问金及麻风知识宣传资料等。

至 2019 年底，黄山医院累计收治麻风患者 697 人；时有住院休养员 11 人，由县民政局补助每人每年生活费 2 300 元，医疗费全部报销。时有麻风防治工作医务人员 22 人，其中主任医师 2 人、主治医师 5 人、医师 4 人、技师 4 人、医士 3 人、护师 3 人和药剂师 1 人。院内分设医疗一组、医疗二组、药房、护理站、检验室、消毒室、更衣室、放射科。病区内建有男病房 40 间，总面积约 800 m²，设病床 140 张；女病房 13 间，有独立院落，总面积约 260 m²，设病床 60 张。另设护理室、换药室、理发室、小卖部以及食堂 6 间。中间隔离区有房屋 18 间，总面积约 400 m²。生产区有水田 80 亩(约 53 300 m²)、旱地 30 亩(约 20 000 m²)，主要耕作粮食作物，自产自给，以调剂患者生活。医院门诊部，主要诊治麻风病、皮肤病，并为当地群众医治普通疾病。为接待患者亲属还设立接待室 4 间，面积约 80 m²。

◉ 主要参考文献

［1］河南省卫生防疫站志(1953—2003).

［2］河南省永城县卫生志(1956—2006).

［3］河南省固始县卫生志(1955—2008).

致谢

河南省麻风院简史的撰写,得到崔兆麟、许孔辉、汪杰、杨兰增、魏振伦、聂瑞晓等同志及所在单位在资料收集、史实核对和调查走访等工作上给予的大力支持,特此致谢!

湖北省麻风院村简史

概况

湖北省位于长江中游,全省地势为三面高起、中间低平、向南敞开、北有缺口的不完整盆地,总面积18.59 万 km²。2019 年底,辖 12 个市、1 个自治州、3 个直管市、1 个林区;25 个县级市、38 个县、39 个市辖区;922 个乡镇、23 202 个行政村。全省常住人口 5 927 万人。

截至 2019 年底,湖北省累计发现麻风患者 14 784 人,累计治愈 13 673 人,治愈存活 2 183 人;全省麻风患病率为 0.066/10 万。

麻风在湖北地区流行历史久远。《史记》刺客列传记载:"豫让(公元前 453 年)漆身为疠,吞炭为哑。";司马氏索引云:"疠即癞,其病传人,楚有癞乡。"由此可见,湖北早在 2 000 多年前已有麻风流行。

1893 年,由英国伦敦麻风救济会捐款,经付乐仁医师策划,在孝感县城内东门的教堂后面,购地千余平方米,建筑平房 80 余间,核定床位 150 张,始称"乐仁医院"。

1941 年,太平洋战争爆发后,乐仁医院无人管理,住院患者仅剩 20 余人,白天外出乞讨,夜晚回院住宿。据统计,在乐仁医院建院的 57 年(1894—1950 年)间,先后收容麻风患者 1 800 余人,多为孝感、黄陂、汉阳、汉川及沔阳等县的患者。

中华人民共和国成立后,国家对麻风防治工作实施政府主导,统筹安排。1950 年,卫生部下发《关于管理麻风应行注意事项的通报》[卫公防字(50)第 633 号],要求各地根据麻风病分布实际情况,选择适当地点筹建麻风病院,隔离治疗麻风患者。此后,湖北省部分地区陆续开始组织麻风病院(村)的筹建工作。

1950 年 1 月,孝感专署卫生科奉省卫生处指示接管乐仁医院,并更名为"孝感麻风病院"。

1951 年夏,武汉市卫生局开始筹建"武汉市麻风病院",选址于黄陂县黄花涝镇的天主教堂内。

1952 年,该院正式成立,设病床 50 张,时有职工 15 人,卢健民医生任院长。

1953 年春,孝感麻风病院由孝感专署移交给省卫生厅管理,并迁址于黄陂县滠口区黑龙咀后湖湖边,更名为"湖北省后湖医院",设病床 200 张。

1954 年,因武汉市需住院隔离治疗的患者较多,经交涉并达成协议,武汉市麻风病院移交给湖北省后湖医院,撤销位于黄陂县黄花涝镇的武汉市麻风病院,武汉市的麻风患者由后湖医院接管收治。

1956 年,房县、石首、荆门和黄陂 4 县建立麻风村。

1957 年,利川县建立麻风村。是年 12 月,湖北省人民委员会转发《中华人民共和国卫生部发布全国麻风病防治规划》[鄂文办字(57)第 3820 号],要求建立麻风病防治所、麻风病院、麻风病防治站和麻风病治疗组四级麻风病防治机构,并对其职能、隶属关系、编制情况进行了明确划分。

1958 年,后湖医院 200 张病床满员,武汉市卫生局决定再建新院,遂选址在洪山区花山公社杨洛山山凹内建院,定名为"武汉市麻风病防治所康乐村",后几经更名,即为现在的武汉麻风防治中心。是年,鹤峰、宣恩、来凤、恩施、咸丰、建始、丹江口、兴山、孝感、应城、云梦和巴东 12 县建立麻风村。

1959 年，监利、五峰和天门 3 县建立麻风村。

1960 年 9 月，湖北省政府在恩施专区召开"全省麻风防治现场会"，出席人员为各地、市委除害灭病办公室主任、卫生局长和省公安厅、民政厅代表等。会后，湖北省委批转除害灭病领导小组《关于防治麻风病恩施现场会议的报告》[鄂发(60)第 433 号]，要求全省各地根据本地区发病的情况，参考恩施专区的经验，采取适当措施，加以防治，力争在一两年内摸清辖区发病情况并实施集中隔离治疗。随后，全省各地开展了大规模查治、收容麻风患者的工作，大批县(市)陆续建立麻风防治专业机构和麻风院(村)。是年，洪湖、江陵、大悟、红安、罗田和汉阳 6 县建立麻风村。

1961 年，麻城县建立麻风村。

1963 年，潜江、沔阳和钟祥 3 县建立麻风村。

1964 年，竹山、新洲和团风 3 县建立麻风村。

1965 年，汉川和嘉鱼 2 县建立麻风村。

1966 年，湖北省卫生厅下发《关于下达新建、扩建麻风村经费的通知》[卫财孙字(66)第 096 号]，补助经费 40 万元，拟收治 1 530 人，涉及新建、扩建的麻风村达到 14 家。是年，公安和黄梅 2 县建立麻风村。

1970 年，安陆县建立麻风村。

1971 年，武昌县建立麻风村。

1972 年，大冶县和襄樊地区建立麻风村。

1973 年，湖北省革命委员会下发了《关于我省麻风病防治情况和今后意见的报告》(鄂革卫字〔73〕第 287 号)，文件要求 30 多个长期未做麻风调查的县、市，尽快开展麻风调查，隔离收治社会上流散的麻风患者；落实麻风病院、村的基建维修；纠正歧视麻风的种种错误倾向；上调麻风患者生活补助标准等；明确民政、卫生、商业、农业、公安等部门职责。

1975 年，湖北省革命委员会批转了省麻风病防治管理领导小组《关于加强对麻风病防治管理工作的报告》，要求各地认真贯彻国家文件精神：一是各地成立麻风病防治管理领导小组，加强对麻风防治、管理工作的领导，省和武汉市成立麻风病防治研究所，开展对麻风病的科学研究；二是加强对麻风病院、村的管理，明确麻风院、村的属性以及卫生和民政部门的分工协作；三是在 1976 年之前把有传染性的患者全部收容进行隔离治疗，根据实际情况修复被占用或拆毁的麻风病院、村，或者新扩建麻风病院、村；四是做好宣传教育工作，安置好已治愈的患者。20 世纪 70 年代后，新发病患者数逐年减少，1958 年为全省历史上发现患者最多的年份，达到 776 人；1970 年减少至 452 人；1979 年减少至 124 人，之后趋于稳定，麻风流行得到有效控制。同时，治愈患者增多，住村人数随之减少。

1987 年，湖北省卫生厅印发了《湖北省 1986—1995 年麻风病防治规划》的通知(鄂卫防字〔1987〕第 13 号)，文件要求积极进行麻风防治工作改革，争取地方财政支持，逐步在城镇建立社会防治基地，逐步改变麻(皮)防院、村的封闭状态，全面开展社会防治工作。至此，湖北省麻风防治策略实现 4 个转变：新发患者院外治疗；历年愈后较好的患者大部分回归社会；防治机构陆续进城开设皮肤科门诊，工作任务以社会防治为主；麻风村因住村患者的减少和工作人员的撤离逐渐开始撤并。

2008 年，为进一步完善全省麻风防治服务体系建设，改善麻风患者医疗、生活条件，湖北省卫生厅、省编办、省发展和改革委员会、省财政厅、省民政厅、省公安厅等部门联合制订下发《湖北省麻风病防治机构体制改革意见》(鄂卫发〔2008〕77 号)，明确在全省设立武汉、荆州、孝感、十堰、黄冈、恩施等 6 个区域性麻风防治中心，集中收治全省麻风患者和麻风残疾患者，原各级皮肤病防治院(麻风病院)承担的麻风预防控制职能整体移交给当地疾病预防控制中心。此后，湖北省陆续将一些能力较为薄弱的县市皮肤病防治院进行撤并或者改制，将其麻风院(村)内的休养人员移交给所属区域麻风防治中心。

湖北省自 1950 年开始，先后建立各级麻风院 2 个、麻风村 42 个。据 2015 年全省麻风院(村)现况调查数据显示，有 20 个麻风院(村)仍有休养人员居住，其余 23 个麻风院(村)因患者被集中收治到区域性麻风防治中心或患者逐年减少而撤并，院(村)所有土地被当地政府回收征用。至 2019 年底，湖北省麻风休养人员主要集中在武汉、荆州、孝感、十堰、黄冈、恩施等 6 个区域性麻风防治中心和仙桃市皮肤病防治院。

武汉麻风防治中心

武汉麻风防治中心的前身是"武汉市麻风病院",始建于1952年,首任院长卢健民。

1952年,在黄陂黄花涝建立住院部,命名为"武汉市麻风病院",设床位50张,用于集中收治麻风患者,有工作人员15人。为解决市内麻风患者无处诊疗问题,是年,在硚口区长堤街475号成立"武汉市麻风病防治所"。

1953年初,更名为"武汉市韩森氏病防治所"。

1954年底,麻风院患者满员,故于1955年与省后湖医院达成协议,将武汉市麻风病院的9名职工、40名住院患者及全部设备移交后湖医院。

1958年初,更名为"武汉市麻风病防治所"。是年,后湖医院200张病床满员,市卫生局决定再建新院。

1959年3—4月,确定洪山区花山公社杨洛山山凹为新院址,8月开始收容患者,定名"武汉市麻风病防治所康乐村"。

1961年,康乐村更名为"杨洛山医院"。

1962年,湖北省卫生厅决定将后湖医院移交武汉市麻风病防治所管理,形成1家单位下属2个医院相距百里的特殊局面。

1967年,杨洛山医院更名为"向阳医院"。

1971年5月,由于特殊原因,位于长堤街的武汉市麻风病防治所需要搬迁,由于在市区未找到合适的位置,最终辗转迁往花山向阳医院。

1974年,武汉市内患者大幅减少,病床大量闲置,经武汉市人民政府批准,决定撤销后湖医院,将该院患者、职工及设备等全部并入向阳医院,也就是现在的武汉麻风防治中心花山住院部。

1985年12月,在江汉区马场角下牯牛洲100号购买江新仪表厂厂房进行改造,建三层办公楼1栋,二层楼门诊部1栋,1989年竣工。是年,所部由武昌迁往马场角,花山仅设麻风住院部。

1987年,原武胜路房屋归还,并在武胜路设立门诊部,开设以皮肤、美容和性病为主的对外医疗。

1989年,武汉市皮肤病防治所更名为"武汉市皮肤病防治研究所"。

2005年6月,国家彩票公益金麻风畸残矫治手术医疗队首次在湖北省开展麻风畸残矫治手术。武汉市皮肤病防治研究所被列为3个手术点之一,完成手术75例。

2009年,湖北省启动麻风病院村改建改制工作,合并为6个区域性麻风防治中心,武汉麻风防治中心为其中之一。

2011年底,分散在蔡甸、江夏、黄陂、新洲4个远城区的留院麻风患者分批迁入武汉麻风防治中心集中管理。

2013年,湖北省卫计委发文,市皮肤病防治研究所(武汉麻风防治中心)承担湖北省麻风防治临床技术指导中心的工作职能,负责全省麻风病临床诊疗工作的技术指导、人员培训、质量控制和考核评估,收治全省疑难重症和严重药物毒副反应的麻风病例。

2015年,武汉市皮肤病防治所将花山住院部1栋旧房改造成"麻风主题纪念馆"。

2016年12月,中国麻风防治协会确定首个"全国麻风病防治健康促进示范基地"落户武汉麻风防治中心。

截至2019年底,武汉市皮肤病防治研究所隶属于武汉市卫生健康委员会,中心实际收治麻风休养员72人,休养员每人每月最低生活保障费1560元;有138名在职职工,60人专(兼)职从事麻风防治工作:其中高级技术职称者14人,中级职称者34人,15人获得医学博士、硕士学位,1人获评市政府专项津贴专家,2人分别入选"511"人才工程和"十百千"人才工程,胡权任院长。

武汉市蔡甸区皮肤病防治所

蔡甸区皮肤病防治所前身是"汉阳县麻风村",始建于1960年3月,选址于侏儒镇龙家庵破庙内,首任院长吴方泽。是年,在武汉市麻风病防治所指导下开展全县麻风大普查,投入卫生技术人员103人、村以上干部241人,实际调查291 544人,查出患者95人。

1964年,经汉阳县人民政府同意,县民政局批准征用玉贤镇梯子山150亩土地,作为麻风防治基地,由省、地、县共同投资建造6栋病房和工作用房,总面积1 099 m²。1966年7月竣工并交付使用。同年8月,患者全部迁至玉贤镇梯子山。

1971年9月,在全县开展麻风线索调查,实查162 574人,确诊麻风患者1人。

1980年5月,在全县开展麻风普查,投入卫生技术人员126人、村以上干部383人,实查366 332人,确诊麻风患者3人。

1985年,在全县开展麻风线索调查,投入卫生技术人员95人、村以上干部484人,实查88 095人,未发现患者。

1992年8月,经县卫生局批准,耗资18万元(其中县卫生局投资4万元)购买县房管所五层楼房1栋,总面积400 m²,办公地址迁至蔡甸正街37号。12月,皮肤病门诊建成开业。

1993年3月,经区卫生局同意,报请区编委批准,成立"武汉市蔡甸区皮肤病防治所"。

1995年10月,武汉市麻风基本消灭,报省卫生厅考核验收。11月,代表武汉市接受省达标考核验收组现场考核验收,确认达到"基本消灭麻风病标准"。

2001年10月,对西湖病区危房进行改造,共修缮病房505 m²。2002年1月,西湖病区麻风患者入住新病房。

2011年11月,西湖病区撤并,15名工作人员仍在皮肤病防治所工作;11名患者移交至武汉麻风防治中心,46人回家休养;最后一任院长为蒋中会。院村土地由政府回收征用。

截至2019年底,蔡甸区皮肤病防治所为蔡甸区卫生健康局下属二级单位,有工作人员14人,其中医护人员11人,行政后勤人员3人,是区内唯一一家麻风防治专业机构,负责全区麻风防治工作。

武汉市江夏区皮肤病防治所

江夏区皮肤病防治所前身是"武昌县灵山医院",始建于1971年3月,由湖北省卫生厅拨专款7万元修建,选址武昌县土地堂乡青山村杨家海,首任院长为王汉云。

1972年,由于湖北省煤炭厅发现医院所在处有煤炭资源,医院迁至武昌县宁港乡陈安驿,建有健康区房屋3栋,共546 m²;病区房屋3栋,共618 m²。

1973年7月,医院定名为"武昌县灵山医院",有8名职工,首次收治入院患者28人,其中从嘉鱼县接回本县患者15人,从黄陂县接回本县患者2人,新收本县现症患者11人。

1976年10月,武昌县灵山医院在全县范围内开展第一次麻风全民大普查,共查出患者128人。

1979年上半年,由于杨家海煤矿下马,武昌县灵山医院由宁港乡陈安驿又迁回土地堂乡杨家海青山村重建。1982年建成,共建健康区房屋5栋,总面积1 598 m²;病区房屋3栋,总面积1 415 m²。医院时有职工11人,共收治患者32人。

1984年9月,对麻风病高发区河垴乡、金口镇开展全民普查,共查出麻风患者3人。

1985年,武昌县灵山医院更名为"武昌县03医院"。

1986年,在纸坊城区租私房开办皮肤病专科门诊部。

1988年6月,经县卫生局批准并拨款3万余元,在纸坊老街购二层楼的私房1栋,建筑面积148 m²,开设皮肤病专科门诊部。

1991年10月,武昌县卫生局召开全县基本消灭麻风病研讨会。12月25日,以县为单位向湖北省卫生厅申报达标考核验收。

1992 年 3 月 12 日,武汉市卫生局在武昌县主持召开"一市四郊县基本消灭麻风病达标现场会"。

1995 年,"武昌县基本消灭麻风病达标考核"经省医学科学院皮肤病防治研究所专家组验收合格。

1996 年 3 月,在纸坊开设第二皮肤病专科门诊部。同时,根据夏机编〔1996〕238 号文件,医院更名为"江夏区 03 医院"。

2001 年 8 月,经市卫生局、民政局、区卫生局、民政局、财政局等部门协调,决定将治愈留院麻风患者移交至市皮肤病防治研究所代管。撤销位于土地堂青山村的住院部,25 名工作人员仍在 03 医院工作,6 名患者移交至武汉市皮肤病防治研究所;最后一任院长李书文。院村土地仍由 03 医院管理。

2002 年,医院迁至纸坊城区办公。

2003 年,区卫生局批准将纸坊大街的卫生局所属综合楼 1～2 层暂拨给医院使用。

2004 年,搬迁至纸坊大街 360 - 2 号楼办公,并开设皮肤病门诊部。

2005 年,江夏区 03 医院更名为"江夏区皮肤病防治所"。

截至 2019 年底,江夏区累计发现麻风患者 145 人,其中死亡 84 人,外迁 25 人,失访 11 人,时有存活患者 25 人。

武汉市黄陂区皮肤病防治医院

黄陂区皮肤病防治医院前身是"黄陂县皮肤病防治医院办事处",始建于 1956 年,位于远离城区的横店后湖葫芦咀边,住院部简称"葫芦咀麻风新村",行政办公设在离麻风病区 1 km 左右的横店镇青龙乡红寨大队小刘湾,首任院长蔡正凡。

1956 年 4 月,孝感地区拨款 1.2 万元,麻风村建平房 1 160 m²,其中诊疗室 120 m²,病房 882 m²,设病床 72 张。

1956 年 8 月,孝感地区派专业医士周学汉回黄陂协助建立办事处,选址于横店镇青龙乡红寨大队小刘湾后湖葫芦咀边,同年 11 月竣工。占地面积 500 余亩,建筑面积 2 150 m²,包括职工宿舍 434 m²、住院病房 7 栋、大礼堂 1 栋、食堂 1 栋等共计 12 栋,固定资产总值 8.5 万元。办事处有工作人员 7 人,收治麻风患者 45 人。

1956—1960 年,共收治麻风患者 266 人,治愈 76 人。

1961—1965 年,新增收治麻风患者 119 人,治愈 128 人。

1962 年,开展全县第一次麻风普查,确诊 26 人,其中结核样型 17 人、瘤型 9 人,全部收治入院。

1963 年,开展第二次麻风普查,确诊 25 人,其中结核样型 17 人、瘤型 8 人,全部收治入院。

1966—1970 年,新增收治麻风患者 102 人,治愈 129 人。20 世纪 60 年代收治麻风患者高峰时院村患者达到 300 余人。

1971—1980 年,新增收治麻风患者 78 人,治愈 76 人。

1977 年 12 月,黄陂县皮肤病防治医院办事处更名为"黄陂县皮肤病防治医院"。

1981—1983 年,工作人员增至 20 人,新增收治麻风患者 1 人,治愈 6 人。

1995 年,通过湖北省卫生厅达标考核验收,达到"基本消灭麻风病标准"。

1996 年,医疗整顿,取缔无证行医,医院除位于黄陂木兰宫对面的专科门诊有证保留外,其余门诊全部撤销。

1998 年,黄陂县皮肤病防治医院更名为"黄陂区皮肤病防治医院"。

1999 年,在黄陂潘家田购买土地,由开发商垫资修建黄陂区皮肤病防治医院综合大楼,基建地址在潘家田金明道 98 号,建筑面积 1 300 m²,共六层;1～2 层为办公综合业务楼,面积 440 m²。

1999—2000 年 8 月,在黄陂潘家田租房办公。

2002 年,黄陂区政府征用横店后湖麻风村土地,要求麻风患者整体搬迁,新病区选址在蔡榨街木胜村原林场,占地面积 21.38 亩。2003 年 4 月动工,12 月竣工,建筑面积 1 600 m²;12 月 19 日,麻风患者整体搬迁至蔡榨新病区入住。

2006年,区疾病预防控制中心搬迁,区皮肤病防治医院在其旧址重建。2007年动工,2008年竣工,2009年3月29日正式开业。

2011年5月,市卫生局、市皮肤病防治研究所召开各区皮肤病防治所领导会议,决定将江夏、蔡甸、黄陂、新洲等区的留院麻风患者整体搬迁至武汉麻风防治中心集中收治。12月14日,黄陂区皮肤病防治医院麻风村撤并,9名工作人员仍在医院工作,38名患者移交至武汉麻风防治中心;最后一任院长罗保林。院村土地仍由医院管理。截至2011年底,黄陂区户籍居民累计登记麻风患者546人,累计治愈544人,死亡388人,失访98人,存活患者60人。医院有工作人员78人,其中在职56人、退休22人;副高职称1人,主治医师10人,主管护师5人。

武汉市新洲区疾病预防控制中心

新洲区疾病预防控制中心麻风村前身是"新洲县麻风病院",始建于1964年3月,隶属于新洲县卫生科血吸虫病防治站,位于新洲县城区外西南31 km的阳逻区余集公社余集大队安义山,建筑面积约400 m²,首任院长芦华湘。

麻风病院成立之初,有医生、护士、药剂员、化验员、后勤各1人,收治麻风患者18人。住院患者口粮由新洲县粮食局按每人每月15 kg拨给。

1970年5月16日,新洲县革命委员会指挥部责令新洲县麻风病院迁出阳逻区,指定在旧街区新八公社少潭河水库末端(老牛坳)重建麻风病院,1971年11月竣工,总面积950 m²,建有住院部、治疗室、药房、化验室、食堂、医务人员住宅等。1972年7月19日搬迁,隶属于新洲县卫生局卫生防疫站,配备医生2人,护士、药剂员各1人,后勤2人。

1974年,麻风病院住院患者共34人,为历年最多。

2011年5月29日,新洲区麻风病院撤并,3名工作人员转至区疾病预防控制中心;14名住院休养人员移交至武汉麻风防治中心;最后一任院长杜华孙。院村土地由区疾病预防控制中心管理,区疾病预防控制中心设立皮肤病防治科,有专职工作人员2人,负责全区麻风防治工作。

大冶市麻风病医院

大冶市麻风病医院始建于1972年6月,位于原曙光乡黄冈村寺贝山。寺贝山位于大冶市西北部,属黄金湖上一个小岛,面积40余亩。医院分病房区和办公生活区两大部分,建筑面积约4 000 m²。建院时县卫生局调派工作人员7人,其中医生3人、化验员1人、后勤3人。首任院长黄治玉。

建院之前,1971年9—10月,县委、县政府组织财政、民政等多部门开展大规模麻风普查工作,抽调基层医务人员、乡村医生、卫生员3 198人,历时2个月,应查546 888人,实查477 407人,共发现麻风疑似患者95人,确诊13人,患病率为2.72/10万。

1976年,医院开始收治黄石、大冶等地麻风患者,并负责全县麻风患者密切接触者排查及麻风防治业务工作指导。医院在相对隔离的寺贝山病区为患者提供规范的治疗。同时,组织患者开展日常生产劳动,生产自给自足的粮食和蔬菜,并由县财政局每年拨付一定的工作和生活经费维持医院运转。至2008年底,大冶市麻风病医院累计收治患者15人,治愈11人。

2003年1月,鉴于绝大部分患者已治愈出院,仅剩极少数患者,大冶市卫生局报请省卫生厅同意,将市麻风病医院的防治职能并入新成立的大冶市疾病预防控制中心,寺贝山医院原址由还地桥卫生院接管。医院撤并时6名工作人员转至市疾病预防控制中心,15名患者回家休养;最后一任院长向相民。

至2009年7月,大冶市仅金牛镇1户家庭中有麻风患者3人,由大冶市疾病预防控制中心按规定进行居家治疗和定期随访。

十堰麻风防治中心

十堰麻风防治中心前身是"竹山县西沟医院",始建于1964年,位于竹山县文峰乡长坪村西沟,距竹山县城 14 km；征收山林土地 4 530 亩作为建院基地，建造土木结构房屋 114 间共计 2 460 m²。1965 年 3 月，医院成立，首任院长李邦敏。

1965 年 3 月，开始收治麻风患者进行隔离治疗。是年，开展全县第一次麻风普查，共发现患者 41 人，普查范围涉及随县、谷城县、今十堰市和张湾区、茅箭区、郧县、郧西、竹溪、神龙架、房县、竹山、湖北省第五监狱、766 部队等县（区）和单位。

1968—1970 年，先后修建麻风患者食堂、餐厅、加工厂等土木结构房屋 3 栋共计 240 m²。

1971—1972 年，扩建病区土木结构房屋 9 间共计 396 m²；扩建健康区职工食堂、餐厅、保管室等土木结构房屋 7 间共计 180 m²。

1981—1982 年，健康区扩建砖木结构二层楼房 1 栋 18 间，平房 7 间，面积 1 122 m²。

1983 年 1 月，在城关镇城西村征地 2.86 亩，建立皮肤病防治机构；经过筹备和建设，根据竹山县机构编制委员会〔1986〕3 号文件批复，于 1986 年 3 月正式成立"竹山县皮肤病防治所"。

1992 年 12 月，扩征城西村 2 组土地 0.95 亩作为住宅基地，建住宅平房 360 m²。

1993 年，建皮肤病防治所门诊办公楼 1 栋共计 1 000 m²，开设以皮肤病诊疗为主的专科门诊。

1994 年 5 月，竹山县达到卫生部基本消灭麻风病标准，顺利通过省、地考核验收。

1997 年，对皮肤病防治所院内场地进行维修，修整水泥地面 200 余平方米，改造下水沟 30 余米，建花台 3 个，绿化面积占院内总面积的 60%。

1998 年 9 月，被卫生部授予"全国麻风病防治工作先进集体"称号。

1999 年，省卫生厅拨款 5 万元，自筹资金 8 万元，购买救护车 1 台。3 月，对西沟病区进行维修，维修病房 2 720 m²，职工工作区 520 m²，总投资 15.5 万元。

2002 年 7 月 31 日，十堰市麻风病防治所（院）举行揭牌仪式。

2002 年 12 月，投资 5 万元对麻风病院住院部进行全面维修。

2003 年 7 月，经县委常委会及县长办公会决定，县传染病病区选址市麻风病防治所西沟病区，属"非典"建设项目。8 月 18 日，西沟传染病病区建设破土动工。

2004 年，完成西沟传染病病区主体建筑和室内装修，建二层楼房共计 1 200 余平方米。购 1.23 万元的尿液分析仪（日本进口）1 台。4 月，因传染病病区需要，省卫生厅装备救护车 1 台。

2006 年 8 月，投资 13 万元，完成西沟病区基建收尾工程及水毁河岸的修复和治理。9 月，投资 8 万元，对下设 3 个门诊进行改造和装修，添置必需设备，改善诊疗环境。

2007 年 5 月，投资 5 万余元，重新组建病理室，工作重点主要侧重于麻风病病理切片。8 月底，十堰市区域性麻风病院（村）建设项目确定在十堰市麻风病防治所，建设地点为原竹山县西沟麻风病院老病区。

2008 年 6 月 9 日，麻风病院（村）建设项目动工，新建麻风患者康复生活区 1 540 m²，建设实际投资 312 万元，2008 年底竣工。

2009 年 9 月 21 日，根据十堰市卫生局、市机构编制委员会办公室、市发展改革委员会、市财政局、市民政局、市公安局等六部门《关于印发"十堰市麻风病防治机构体制改革实施方案"的通知》（十卫发〔2009〕78 号）文件精神，将此前由竹山县卫生局代管、县财政给予经费保障的十堰市麻风病防治所整体规划，成立"十堰麻风防治中心"，作为市卫生局管理的科级全额拨款事业单位，核定床位 200 张，全额事业编制 100 名。同年 10 月 23 日，"十堰麻风防治中心"揭牌，该中心是湖北省首个正式挂牌运行的区域性麻风防治中心。

2011 年，根据市卫生局《关于进一步加强麻风病防治工作的通知》和《十堰市麻风病人集中收治管理办法》等文件精神，对十堰范围内 5 个县（市、区）19 个乡镇的 54 名畸残患者和现症患者入户调查；5 月，开始与襄阳市和神龙架林区的 10 个县（区）符合收治条件的 30 余名麻风患者见面，对自愿入院患者逐一签订住院告知书，办理住院手续后入院，确保应收尽收，实现了区域内各地患者收治全覆盖。

2012 年，成立区域内综合医院皮肤科、病理科、疾病预防控制中心麻风防治科等由相关专家组成的麻风病诊断专家库,负责区域内麻风病诊断等工作。

十堰麻风防治中心在竹山县城区建有 1 栋 1 000 m² 的综合楼,用于行政办公,并开设有皮肤病专科门诊。中心的人员、工作和发展等经费由财政按规定予以保障,其中人员经费和公用经费由省、市级财政各补助 50%;留院患者生活费和医药费由省财政按政策标准列入预算。

十堰麻风防治中心收治范围覆盖十堰市、襄阳市和神农架林区。截至 2016 年底,辖区内有存活麻风治愈者及患者 383 人,符合集中收治条件的有 92 人,其中 62 人已收治入院;院村休养人员每人每月最低生活保障 334 元;中心有在职职工 44 人、退休人员 15 人、临时工 4 人;周军任院长。

2019 年底,防治中心收治休养员 65 人,每人每月生活补助费 334 元。李良任院长。

房县皮肤病防治所

房县皮肤病防治所前身是"房县红山麻风病医院",始建于 1956 年,选址于城西北塘溪沟湖溪岩,距县城 10 km,首任院长罗斌权。建院初期收治麻风患者 6 人,由省卫生厅下拨专项防治经费,县民政科解决患者生活费。

1957 年 7 月,医院迁至城东(现属万峪河乡),距县城 75 km,定名为"红山麻风病医院"。这一时期县内发现患者增至 80 余人,同时收治周边襄阳、保康、神龙架等地患者,高峰时住院患者近 200 人;医院有职工 34 人。

1968 年,省卫生厅拨专款 20 万元,县政府重新选址于窑淮镇长峪河燕子沟新建医院;1972 年秋全部竣工交付使用,更名为"长峪河麻风病院",占地 5 200 余亩,原红山病院职工、患者分 3 批迁入。新病院职工工作区与患者生活区分开,沟口 7 栋房屋设置医院办公、门诊业务(诊断室、注射室、化验室、外科手术室、中西药房等)、职工居住生活、后勤消毒供应室等。沟内患者生活区又分为大小不等的 7 个疗区,借鉴当时生产大队、生产小队模式,每个疗区住 30~50 名患者,选出体力好的青壮年患者任组长,负责生产、生活安排。这一时期医院职工多达 50 余人,由院长、书记、副院长、会计、出纳、医生、总务、马队等构成。

1972—1973 年,年均住院患者近 200 人,之后逐年减少。

1984 年,房县被列入"湖北省卫生事业三分之一重点建设县",鉴于麻风病疫情得以控制,患者逐年减少的现状,决定在县城为麻风病院建立立足点,将原县医院的一部分划归麻风病院使用。

1985 年,县编委将长峪河麻风病院定名为"房县皮肤病防治所",仍保留长峪河病区作为麻风病患者康复治疗区。

1986 年,县编委将县皮肤病防治所核定为副科(局)级全民事业单位,在县城房陵大道建综合门诊部,设病床 20 张。

截至 2019 年,长峪河病区累计收治麻风患者 601 人(其中外县患者 103 人),本县累计治愈 427 人;时有住院麻风休养员 13 人,每人每月生活费 350 元,医药费 250 元。胡发成任院长。皮肤病防治所安排专人负责病区患者的管理和 5 200 余亩国有山场林地的安全、绿化和防火等工作。

丹江口市皮肤病防治所

丹江口市皮肤病防治所前身是"均县麻风病村",始建于 1958 年 7 月,位于盐池河区黄草坡乡左八斗村,占地 37.33 公顷,有病房 10 余间,医护、后勤人员 3 人,当年底收治麻风患者 29 人。

1959 年,县人民委员会决定麻风患者每人每月平均 15 kg 口粮,由粮食部门供应。当年底,累计收治患者 39 人。

1960 年 2 月,经县人民委员会批准,均县麻风病村更名为"均县麻风病院",胡玉林为首任院长。年底有职工 12 人,住院患者增至 58 人。上级主管部门拨给显微镜 1 台,病院开始对患者进行查菌检查。

1968 年,在省级专家指导下,对 4 名麻风反应患者开展神经鞘膜切开术,同时采用淋巴结中心针灸刺激,治疗 6 名瘤型麻风患者。

1988 年 3 月,丹江口市卫生局抽调市直属各医疗单位业务人员、各乡镇卫生院院长和防疫医生共计

72 人组成麻风普查队,历时 30 天,对官山、盐池河、武当山 3 个乡镇进行全民普查和线索调查,受检人数 18 400 余人,查出麻风患者 3 人。同年底,省卫生厅下拨迁建费 8 万元。

1992 年 11 月,经丹江口市委、市政府批准,将市麻风病院迁入城区姚沟路,更名为"丹江口市皮肤病防治所"。

1993 年 2 月,皮肤病防治所购买业务用房 8 间(4 间为地下室)共计 247 m²,正式开始在城区姚沟路中路办公。

1994 年 12 月,省卫生厅组织有关领导和专家对丹江口市基本消灭麻风病进行现场考核验收,确认丹江口市达到"基本消灭麻风病标准"。

2008 年 8 月,全省麻风防治机构体制改革,皮肤病防治所仍保留麻风防治职能。

2019 年底,有职工 36 人,其中本科学历 10 人、大专学历 16 人、中专学历 10 人;副高以上职称 1 人、中级职称 12 人、初级职称 22 人。设有一所一院 2 个区域,城区为皮肤病防治所诊疗、办公机构;原麻风病院区已开发为中药材和植树基地,所有权仍属皮肤病防治所。麻风病院时有住院休养员 3 人,每人每月最低生活保障 334 元;朱清任院长。

兴山县麻风病防治院

兴山县麻风病防治院前身是"兴山县幸福村",始建于 1958 年 11 月,位于县城以西 20 km 的南阳镇明月岩,有 19 间民房、61 亩耕地和 2 000 多亩森林。12 月 15 日,县人民委员会以兴会卫字〔1958〕406 号文件通知,动员麻风患者入村治疗,首任负责人郑治五。

该村隶属县民政科和县卫生科双重领导,民政科负责每月付给患者生活费(每人每月 6 元),由村负责人负责发放;卫生科承担医疗及患者医药费用。时有职工 2 人,收治患者 12 人,其中瘤型 4 人、结核样型 8 人,患者分别来自本县及神农架、秭归、长阳、远安、宜昌等县区。

1960 年,更名为"兴山县麻风村",入院隔离治疗患者增至 15 人。刘圣敏任院长。

1962 年,省卫生厅下拨专款 5 500 元,修建病区和职工区石木结构住房 13 间。

1965 年,分设普通病区和重病区,自垒石木结构住房 44 间。

1968 年,从南阳公社架设电话专线和广播专线至明月岩,解决病区和职工生活区的对外联系及娱乐问题。7 月,成立小学,由万行知担任教师。

1972 年,组织职工、患者开山劈石自修水渠 2 km,解决重病区用水问题。

1973 年,兴山县麻风村更名为"兴山县麻风院"。

1975 年,政府出资 5 000 元修石木结构平房 5 间,将治疗室、药房、消毒间、注射室分开设立。

1980 年,更名为"兴山县麻风病防治院"。

1985 年,从南阳镇架设 8.5 km 高压电线,新修 2.5 km 人行道。截至 1985 年底,国家共下拨经费 113 013 元,县民政部门拨款 21 705 元。有房屋 9 栋 84 间,总建筑面积 1 915 m²。有职工 7 人,其中医师 1 人、其他卫技人员 4 人、后勤 2 人。

1986 年,省卫生厅下拨启动资金 6 万元、重点县建设项目资金 3 万元和单位自筹资金,在原县城所在地高阳镇建设街修建 1 100 m² 集门诊、办公、宿舍为一体的综合楼 1 栋。至此,麻风患者住院仍在明月岩,门诊患者就诊在高阳镇,对住院患者的治疗和管理则实行医务人员定期轮换,此格局持续到 1997 年。

截至 1997 年底,共收治麻风患者 84 人,其中本县 28 人、外县 56 人,此后再没有收治住院病例。

1997 年 11 月,根据兴山县机构编制委员会兴编〔1997〕23 号文件决定,将县麻风病防治院与县卫生防疫站合并,其功能、职责、任务不变。合并时有在职职工 18 人,其中医生 2 人、护士 5 人、药剂员 3 人、检验员 3 人、工勤人员 5 人;固定资产总值 23.2 万元;房屋建筑面积 3 015 m²(明月岩 1 915 m²、高阳镇 1 100 m²)。

1999 年,随着三峡工程的兴建,兴山县高阳镇整体搬迁,麻风院村撤并,17 名工作人员转至县卫生防疫站,12 名患者回家休养;最后一任院长石绍文。院村土地由县卫生防疫站管理。6 月,根据兴山县委机

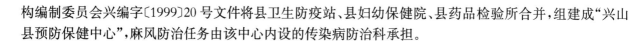

构编制委员会兴编字〔1999〕20 号文件将县卫生防疫站、县妇幼保健院、县药品检验所合并,组建成"兴山县预防保健中心",麻风防治任务由该中心内设的传染病防治科承担。

五峰县皮肤病防治院

五峰县皮肤病防治院前身是"五峰县麻风病管理所"(《在采花中溪建立五峰麻风病管理所的通知》1958 年五民字 89 号),始建于 1959 年初,位于五峰县最西边麻风患者较多的采花区,征用约 90 m² 的 3 间茅草土坯民房作为麻风病管理所临时用房。县民卫科委派聂光明医生任负责人,收治麻风患者 6 人。

1962 年,在全县范围对 118 363 人(占全县总人口的 85.56%)进行普查,发现可疑线索 174 人,确诊 22 人。

1963 年 1 月,针对普查确诊患者需要住院隔离治疗的实际情况,经县政府同意,根据《县人民委员会无偿划拨土地修建麻风病防治院的通知》[五峰县人民委员会(63)五民第 02 号]、《县计委关于修建麻风病防治院的批复》[五峰计委(63)第 002 号],重新选址于五峰中部距离县城 20 km 的茅坪公社八路台与千丈岩之间,无偿划拨山林、土地(300 亩),建 2 452 m² 包含三大功能区(职工区、中间室、病区)的麻风病院,并于年底竣工。

1964 年 1 月,五峰县麻风病管理所更名为"五峰县康乐村管理所"(《五峰县人民委员会关于五峰县麻风病管理所更名为五峰县康乐村管理所的通知》)[五民字(64)第 10 号],收治全县发现的麻风患者 22 人。

1964 年 7 月,省级专家卢健民主任,周森安、刘坤医生带领武汉医学院 35 名学生来五峰县办班协助普查,对发病率较高的采花区、城关区共计 5 738 人进行普查,新发现患者 2 人。

1970 年,县卫生革命委员会派军代表刘祖纯驻康乐村管理所,协同管理麻风防治工作。

1971 年 4 月,集中培训业务骨干 196 人,对全县 24 134 户 106 300 人进行全员普查,发现可疑患者 153 人,确诊 8 人。

1974 年 3 月,病区管理实行劳动生产分配制、患者困难救助制、患者外出报告制和重大问题讨论制,设置病床 20 张,收治患者 19 人。

1981 年 5 月,由县康乐村管理所牵头,分 2 个工作组到疫点对 95 户 276 人进行普查,确诊 5 例患者,其中 2 例为复发患者。

1985 年,原五峰县康乐村管理所更名为"五峰县皮肤病防治院"(五峰县卫生局印发《关于县康乐村管理所更名为县皮肤病防治院的通知》五卫字〔1985〕36 号)。5 月,在县城小北门 29 号购置 880 m² 办公楼 1 栋。年底,行政办公全部迁入新址。

1986—1993 年,病区管理实行轮流值班制,病房内配备电视及日常生活用品。

1994 年,县卫生局投资 56 万元,在县城原皮肤病防治院地址重新修建 1 栋办公、住房为一体的综合楼,建筑面积 1 100 m²,由县药检所、县皮肤病防治院共同所有,其中皮肤病防治院建筑面积 516 m²,投资 28.5 万元,分门诊、办公、住房三部分。

1995 年 8 月,经省级考核验收组考核验收,达到"基本消灭麻风病标准"。

2001 年 1 月,县皮肤病防治院与县卫生防疫站合并(五峰县卫生局印发《关于县皮肤病防治院与县卫生防疫站合并的通知》五卫发〔2001〕1 号),实行两块牌子、一套班子的运行模式。病区内休养人员除 1 人因无家可归,自愿申请留院看护山林房屋外,其余休养人员均妥善安排回家安度晚年,并按政策落实民政救助。

2005 年,县卫生防疫站更名为"县疾病预防控制中心"(五峰县卫生局《关于县卫生防疫站更名为县疾控中心的通知》五卫发〔2005〕48 号),中心设麻风防治科,有工作人员 5 人,其中专职 2 人,兼职 3 人。

2012 年,对病区危房进行维修。治愈留院者生活补助提高到每人每月 350 元,医疗费用据实报销;历年治愈存活者全部按政策落实居民最低生活保障,并享受民政救助。

2016 年底,县疾病预防控制中心麻风防治科有专职工作人员 2 人、兼职人员 4 人,其中高级职称 2 人、中级职称 3 人、初级职称 1 人。麻风村时有休养员 1 人,每月最低生活保障 500 元;刘德煊任院长。

2019 年底,麻风村已无人员居住。

襄樊市麻风病院

襄樊市麻风病院前身是"襄阳地区保康过渡湾医院",是一所地级麻风病院,始建于 1972 年,位于原襄阳地区保康县过渡湾镇茨滩沟,占地近 2 万亩。医院设置床位 100 张,地区政府委托保康县代为管理,首位党支部书记秘如海、院长冯举伊,专业人员有医务、检验等 13 人,后勤、财务 5 人,职工区内有二层行政办公楼 1 栋,四合院 2 排各 12 间职工宿舍,手摇电话 1 部,专线电灯照明供给,配备东方红拖拉机、北京 120 载货卡车和救护车各 1 辆。

1972 年建院后,接回本地区在外就医患者和收治新发现麻风患者共计 72 人。

1980 年 10 月,程昌明任院长,冯举伊任党委书记。

1981 年至 1982 年 9 月,全市共普查 31 个乡镇、534 个村(居委会)、2 726 个村小组,覆盖率达到 96.71%,共报告疑似病例 186 人,家属 380 人,确诊 43 人。

1984 年,修建附带过滤设施的蓄水池 2 个、水塔 1 座,铺设供水网管。

1985 年,在樊城区贾洼征地,建设 1 栋二层楼的门诊楼,借用市爱国卫生运动委员会房屋 5 间,成立"襄樊市皮肤病防治所",为科级单位,编制 34 人。

1989 年,襄阳地区保康过渡湾医院职工整体迁入樊城区贾洼的襄樊市皮肤病防治所(《关于市皮肤病防治所迁建问题的批复》(襄政办函〔1987〕14 号),市人民政府办公室《关于市皮肤病防治所由保康迁入市区报告的批复》(襄政办函〔1989〕72 号)和《关于下达 1989 年底以前征地遗留"农转非"计划》)。

1992 年 6 月,襄樊市卫生局决定实施改革,撤销襄樊市皮肤病防治所,将主要人员并入襄樊市卫生防疫站,部分专业人员分流到襄樊市中心医院、第一医院、中医院、口腔医院、结核病医院等。襄樊市卫生防疫站设立皮肤病防治科,负责全市麻风防治管理和皮肤病诊疗工作(《关于市皮防所并入市卫生防疫站的批复》(襄机编〔1992〕7 号),襄樊市皮肤病防治所的名称一直保留,襄樊市政府每年拨付麻风病防治专款 6 万元到市卫生防疫站,由市卫生防疫站负责留院麻风患者的生活和医疗。

1996 年 3 月至 2016 年底,由张旺生担任皮肤病防治科科长,负责全市麻风病的诊断、治疗和管理。

1999 年,随着患者陆续回归社会和死亡,治愈留院患者总数减少至 18 人。保康县政府为了旅游发展需要,向襄樊市政府提出撤销麻风病院申请。2000 年,襄樊市政府批准撤销麻风病院,所有麻风患者由保康县政府负责安排管理,生活和医疗费用全部由保康县财政承担。撤并时 5 名工作人员转至市卫生防疫站;保康县民政局将 18 名患者转移安置到红旗福利院(《市政府办公室关于原襄阳地区保康麻风病院移交保康县有关问题协调会议纪要》《市卫生局关于保康过渡湾麻风病院房产土地处理问题的复函》);最后一任院长李仁连。麻风病院土地由政府征用,改为野花谷风景旅游区。

荆门市皮肤病防治院

荆门市皮肤病防治院前身是"郑家祠堂麻风病院",始建于 1956 年 2 月,位于李市区郑家祠堂(现官垱镇高桥乡红旗村),时有麻风患者 3 人,职工 2 人,首任院长陈中山。1959 年,病院撤销。

1967 年 7 月,荆州行署在毛李镇蝴蝶乡英雄村修建麻风病院,定名"蝴蝶医院"。面积 140 m²,有砖木结构平房 2 栋。调入职工 9 人,有 3 名职工因故未到职,医院亦未收治患者。

1970 年 8 月 15 日,荆门县革命委员会决定将麻风病院迁至烟墩区周公社杨店大队第二生产队(今漳河新区漳河镇周集乡界山村),定名"界山医院",共收治麻风患者 42 人,有工作人员 5 人。划耕地 20 亩,医院四周 1 km 范围内的山林划归医院管理,同时承担界山村周边村民的医疗服务。

1983 年 8 月 19 日,国务院批准荆门市升为地级市。干部职工增至 14 人。截至 1983 年,界山医院累计收治包括京山、沙洋、后港、毛李、马良、盐池等地麻风患者共 73 人,累计治愈 3 人,死亡 26 人,现症患者 41 人。

1984 年 7 月 14 日,经荆门市编委同意,成立"荆门市皮肤病防治所",原界山医院为麻风患者住院部,办公机构迁入城区金虾路北段浏河湾,租用民房开设皮肤病防治门诊,住院麻风患者仍留在原界山医院,由皮肤病防治所派工作人员负责治疗和管理。

1987年,购买象山村二组居民房屋,修建1栋六层楼的门诊部及宿舍,总建筑面积为1 800余平方米,1989年建成投入使用。

1990年3月,政府投入4万元,在拆除的界山医院老屋的地基上新建建筑总面积为652 m² 的麻风患者住院区和工作人员宿舍区。时有工作人员5人,收住麻风患者累计78人,治愈44人,死亡26人,现症患者7人。

1991年,对界山医院住院区进行修缮。

1992年9月25日,市编委明确市皮肤病防治所机构,级别相当正科级。

1994年6月4日,荆门市皮肤病防治所更名为"荆门市皮肤病防治院"。拆除原二层楼简易职工住宅,新建1栋建筑面积约2 500 m² 的七层住宅楼,年底竣工。

1995年6月30日,修建砖混结构六层综合楼,建筑面积1 043 m²,1997年3月28日竣工。

2002年,改建麻风病住院区和工作人员宿舍区。

2016年,荆门市确定文化宫、浏河湾棚户区改造项目,荆门市皮肤病防治院列入改造计划。是年,将自来水管道接入界山医院。

2016年底,有干部职工61人,城区占地面积1 741 m²,房屋建筑面积2 710 m²;漳河镇界山村麻风病院占地面积50 746.34 m²,房屋建筑面积652 m²。界山医院仍收住麻风康复者3人,家属2人;休养员每人每月最低生活保障400元;韩杰任院长。

2019年底,居住休养员2人,发生活费每人每月400元,城镇低保费660元。

钟祥市皮肤病防治院

钟祥市皮肤病防治院前身是"钟祥县团零寺麻风病医院",始建于1963年4月,地址是丰乐区长寿乡(今长寿镇)刘畈村内的团零寺、团木寺2座古寺,首任院长陈继兴。

1963年2月,在县委、县政府及民政、卫生局的重视下,选派专业人员在全县开展线索调查。通过调查发现,郢中镇皇庄、旧口、胡集、长滩等区以及沙洋农场一分场共有患者27人。经多方考虑,最后确定将团零寺、团木寺2座古寺作为建院地址。

1963年4月,县政府拨款3万元、木料5 m³,县卫生局派蒋兆富主持将古庙进行维修,将团零寺作为工作人员办公、生活场地,团木寺作为患者住院治疗和生活区;5月,县卫生局调张继焕任副院长,后又调陈继兴任书记兼院长,抽调工作人员5人,收治患者50人。

1963年5月建院时,有职工7人,其中行政管理人员3人、医士1人、护士1人、护理员1人、炊事员1人,另从张集区卫生院借调检验士1人。1972年增加到10人,1982年增加到11人。到1985年底,有职工12人(离退休4人除外),包括行政管理人员、后勤4人,卫生技术人员8人(中医医生1人、西医医生2人、护士1人、护理员2人、检验士1人、中药士1人);其中大专学历1人、中专学历4人、初级职称3人。

1964年9月,县卫生局在团零寺医院举办区卫生院院长、医生等40人参加的麻风防治培训班。1964年10月至1965年5月,各区镇开展医生培训和摸底调查,发现麻风病可疑患者50人,全部收治入院。

1965年10月,省级专家卢健民在县卫生局副局长伍本清陪同下,来院对50名可疑患者进行鉴别诊断,确诊26人。

1987年1月,钟祥县团零寺麻风病医院更名为"钟祥县皮肤病防治院",增设皮肤科、性病科门诊,开展皮肤病及性病的诊疗业务,设立麻风科;同月,由当时分管文教卫工作的副县长蔡仁杰带领县公安局、财政局、卫生局、土地管理局等单位负责人在团零寺麻风病医院召开现场办公会议,决定将医院迁入县城。是年,在郢中镇安陆府中路征地2.9亩,开始开展迁入城区的前期工作。

1988年10月,县财政拨款5万元,在郢中镇安陆府中路新建平房18间共计500 m²,用于工作人员办公和麻风防治科、皮肤科、性病科开展业务。

1989年5月，该机构由长寿镇刘畈村境内全部迁入郢中镇安陆府中路97号新院址。是年，麻风院村撤并，8名工作人员仍在皮肤病防治院工作；13名麻风休养员根据个人意愿全部回归社会；最后一任院长王传新。院村土地仍由皮肤病防治院管理。

　　1992年7月，钟祥县撤县建市，钟祥县皮肤病防治院更名为"钟祥市皮肤病防治院"。

　　1997年5月，自筹资金14万元在院址前新征土地3亩。

　　1998年5月，自筹资金70万余元，新建1100 m² 三层门诊楼、100 m² 制剂室、100 m² 消毒室及车库。1999年1月，新建门诊楼竣工并投入使用。

　　2007年，新建四层2000余平方米的住院楼、制剂楼、车库、花坛等，12月竣工并投入使用。同时，由职工集资120余万元、单位投入20余万元共计140余万元，新建1栋砖混结构七层职工宿舍楼。

　　2008年3月，钟祥市卫生局下文，在钟祥市皮肤病防治院成立"莫愁湖社区卫生服务中心"。4月，自筹资金80余万元，整体装修门诊大楼，同年5月竣工投入使用。

　　截至2019年底，钟祥市皮肤病防治院和莫愁湖社区卫生服务中心隶属于钟祥市卫生健康局，一家单位两块牌子，负责全市麻风防治和皮肤病的诊疗工作。时有干部职工86人。

孝感麻风防治中心

　　孝感麻风防治中心前身是"汉川县麻河康乐村办事处"，距汉川县城38 km，距麻河街3 km，三面环水，首任院长吴彪。中心以原汉川市皮肤病防治所为基础，整合市直属以及汉川市、应城市、安陆市、大悟县等麻风病院组建成立，现位于汉川市麻河镇周湾村附近的花尔岗。

　　1964年10月，汉川县政府在刘格区麻河公社花尔岗征地150亩兴建康乐村，时有病房、职工宿舍及生活办公用房等平房3栋。

　　1965年4月，设立汉川县麻河康乐村办事处，实为麻风病医院，设病床100张。5月，收治第一批麻风患者。

　　1966年6—8月，收治52名患者。

　　1967年，收治患者达131人；6月，首批24名患者治愈出院。

　　1969年9月，办事处更名为"汉川县麻河医院"。

　　1971年4月，在职工区打井1口；5月，在患者生活区打井1口。

　　1973—1977年，先后有6名大中专毕业生分配到医院工作。

　　1978年3月，上级拨款14万元，在距花尔岗1.5 km的麻河公社沈家湾新建1栋500 m²的综合办公楼和340 m²的业务生活用房，购手扶拖拉机1台。9月，成立医院工会委员会，景宏德任工会主席。

　　1979年9月，省卫生厅免费拨给麻河医院2.5吨汽车1辆。

　　1980年，兴建"病友之家"，购置1台12英寸黑白电视机、1部8.75 mm电影放映机，以及脱粒机、抽水机、碾米机、马达、木船、耕牛等生产生活用品，装配了X光机。

　　1981—1990年，医院制定院纪院规和病区人员守则，成立休养员管理委员会，开设小卖部、理发室、洗衣房、缝纫组、患者食堂。购置21英寸彩电、收录机，订阅报刊杂志20余种，办起游戏室、图书阅览室、藏书千余册。

　　1983年，在汉川县城关镇新建综合办公大楼1栋，面积1500 m²，设有诊断室、药房、化验室等科室。

　　1984年12月，麻河医院更名为"汉川县皮肤病防治所"。

　　1985年，开设皮肤病专科门诊。

　　1986年，县皮肤病防治所房屋面积4722 m²，固定资产484622元，有工作人员20人，配有X线诊断机等医疗器械34台（件）。

　　1987年2月起，开始实施联合化疗治疗方案。9月，上级拨款6.8万元，新建门诊办公楼480 m²，年底竣工投入使用。

　　1988年1月30日，汉川县政府举办"首届中国麻风节"，收到慰问金2000元。

1990 年 3 月,在汉川城区皮肤病防治所内成立全省卫生系统第一个"县级麻风病假肢装配车间"。在 3 年的康复试点项目中,共生产维修 92 具假肢,先后迎接日本、美国、英国麻风康复专家 17 人次、卫生部领导 9 人次考察。

1995 年 11 月 30 日,汉川县通过"湖北省基本消灭麻风病达标考核验收"。截至 1995 年底,全县累计发现患者 513 人,历年治愈 384 人,愈前死亡 115 人,外迁 8 人,现症患者 6 人。

1996 年 7 月 30 日,自筹资金 1.7 万元,购买检察院改装沈阳金杯牌救护车 1 辆。

1997 年 3 月,汉川县撤县建市,更名为"汉川市皮肤病防治所"。

1998 年 1 月 1 日,成立"汉川市性病防治监测中心",由市皮肤病防治所承担职能。

1999 年,为在院麻风患者办理居民最低生活保障。9 月,职工宿舍楼动工新建,建筑面积 1 590 m²,2000 年 3 月竣工。

2001 年 9 月,调整并装修城关门诊办公用房、职工住房。

2002 年 5 月,省卫生厅装备处拨款 5 万元、单位自筹 7 万元,配置解放牌救护车 1 辆。

2003 年 9 月,投入资金 4.8 万元,对病区房屋、水电、进出道路进行整改、维修。

2004 年 9 月,澳门利玛窦社会服务中心援助 72 万元,新扩建麻风病院项目开工,建筑面积 1 182.36 m²。

2005 年 1 月,举行"麻风康复中心竣工暨中国麻风节"活动。8 月,患者入住。9 月,澳门利玛窦社会服务中心派 4 名修女来病区服务。至 2005 年,汉川市皮肤病防治所有在职职工 41 人;全市累计发现麻风患者 523 人,存活患者 230 人,病区常住治愈麻风患者 31 人。

2008 年 1 月 19 日,中国红十字会、中国残疾人联合会在病区举行"红十字博爱送万家"慰问活动,中国红十字会副会长郭长江、中国残联副理事长陈凯参加。

2009 年 3 月,麻风病院村建设项目开工;2010 年 4 月竣工验收,建设规模 1 880.3 m²。

2009 年 7 月 9 日,孝感市编办批复设立"孝感麻风防治中心"。

2012 年 5 月,完成中央财政麻风防治专业机构能力建设项目设备采购。

截至 2019 年底,孝感麻风防治中心为市卫健委直属单位,负责孝感市、随州市各县(市、区)麻风患者的集中收治和管理工作。中心有在职职工 49 人,其中高级职称 4 人、中级职称 11 人。累计收治麻风患者 564 人,时有住院休养员 50 人,每人每月最低生活保障 600 元;邓德江任院长。

孝感市皮肤病防治医院

孝感市皮肤病防治医院前身是"孝感市麻风病院",始建于 1958 年,位于孝感市双峰山旅游度假区,距孝感市 50 多千米,房屋面积 3 800 m²,林地 50 多亩,田地 100 亩。高峰期住院患者达到 329 人,医院有医护人员 30 多人,病区按职工生活区、隔离区、医疗区、患者生活区分布。首任院长李子官。

孝感市麻风病院历史悠久。中华人民共和国成立前建院年代不详,建院地址在大东门(现孝感市委党校所在地)。中华人民共和国成立后迁至永安里子河,占地 400 多平方米。1958 年,搬迁至双峰林场(即"双峰山风景区"前身),建院处原地名为"风泉寺",因无人居住,而改建为"孝感市麻风病院",收治当时整个孝感市的患者,麻风病院职工所需经费由孝感市财政全额拨付,患者生活费由市民政局拨付,单位定编为正科级事业单位,由孝感市卫生局直接领导,单位所有田地由职工和患者耕种。

1993 年,孝感"地改市",孝感市皮肤病防治医院由双峰林场代管,孝感市卫生局负责技术指导,时有患者 40 余人。由于体制原因(双峰林场属农委),职工只出不进,至 2000 年后,在岗在编人员不足 14 人,2008 年后不足 10 人,2012 年后仅剩 1 人。由于不能补充医护人员,人员严重缺编,只能由临时工和返聘人员承担相关工作。

2015 年 12 月 29 日,市编制办公室下文撤销孝感市皮肤病防治医院,1 名在岗人员分配至双峰山社会事务管理局工作,同时继续负责原院村内 12 名麻风休养员的管理;最后一任院长杨友桥。院村土地划归双峰山管委会。

大悟县皮肤病防治所

大悟县皮肤病防治所前身是"大悟县康乐村",始建于 1960 年,位于姚畈公社(现属宣化镇管辖)五岳山南岗大队古刹龙盘寺,距县城 35 km。后拆掉寺庙改扩建砖木结构平房 22 间,公共用房 7 间,职工住宿 12 间,菜园 2 块,占地面积 3 864 m²,首任负责人严其烁。

1960—1982 年,单位工作人员一直维持在 5~6 人。

1983 年,咸宁卫校定向培养的 2 名医生和 1 名检验员毕业回单位上班,工作人员增至 9 人。

1987 年,大悟县康乐村更名为"大悟县皮肤病防治所"。

1989 年,利用省卫生厅、县政府 12 万元拨款,在县城购买二层楼房 1 栋,共有房屋 14 间,占地 440 余平方米,于 1990 年将原麻风防治机构主要办公、住宿地点从深山老林搬迁至县城,单位工作人员增至 22 人。

2000 年,经省、地两级联合考核,大悟县达到"基本消灭麻风病标准"。

2016 年底,康乐村居住休养人员 5 人,每人每月最低生活保障 334 元;陈宏任院长。

2019 年底,县康乐村无人居住。

云梦县皮肤病防治所

云梦县皮肤病防治所前身是"云梦县洋湖医院",位于南乡洋湖地区(护子潭东郊约 1.5 km 处),是一所专门从事麻风防治的医院。

1957 年,云梦县人民委员会卫生科开展血吸虫病、丝虫病、麻风病疫情调查登记。

1958 年 3 月,县卫生科经调查研究决定组建麻风病院,隔离收治麻风患者。选址于小刘村道人桥街北约 2 km 处,委托新店镇卫生院代管。购买民房 3 栋,分设为病房、患者食堂和职工住房,开始收治患者。雇请 2 名医生,采用中药治疗。

1961 年,由于隔离治疗的患者逐渐增多,病房收容量有限,决定扩建病院。

1962 年,报请县人民委员会批准,病院整体搬迁至洋湖农场旧址,更名为"云梦县洋湖医院"(麻风病防治医院),由县卫生局直接管理。医院收治本县患者 40 人,安陆、随县、应城、嘉鱼、沔阳、咸宁和蒲圻等外县患者 20 人,病床增至 60 张。随后,医院又 2 次征用土地共 30 亩扩充院址,围墙建房 21 间,开辟蔬菜基地、鱼池等用于农副业生产。增设医疗室、注射室和换药室,职工增至 7 人。患者医药费和职工工资由县卫生局按月支付,患者生活费由县民政局拨付。县粮食、商业、供销等部门将患者的粮油物资供应、肉食品、副食品配给转为按住院患者标准实行按月供应。医院还购置耕牛、农具,养殖鱼、禽等,并实行按劳付酬、多劳多得和照顾不能参加劳动的晚期(重症)患者的分配原则。

1980 年起,医院的医疗设备、技术条件和生活设施逐步改善。开通邮路,修通直达医院的简易公路,架设供电线路,添置 2 部黑白电视机,接通电话。

1988 年,洋湖医院更名为"云梦县皮肤病防治所"。

1993 年,云梦县皮肤病防治所与县卫生防疫站合并,其工作职能并入县卫生防疫站,原有房屋、土地交由道桥卫生院管理。撤并时工作人员 4 人,其中 3 人转至乡镇卫生院,1 人转至县卫生防疫站;15 名患者回家休养;最后一任院长王凤山。

应城市皮肤病防治所

应城市皮肤病防治所前身为"应城县麻风病院",始建于 1958 年 10 月,位于应城县三合区五三乡潭树湾,距县城约 15 km,建筑面积 200 多平方米,首任院长由老红军李荣担任。建院初期仅有 3 名工作人员,收治麻风患者 10 余人。

1960 年 8 月,搬迁至应城县城郊区西十乡松林岗,建筑面积 200 余平方米,工作人员 4 人,收治住院患者 20 余人。

1962年4月，再次搬迁至与京山县交界的白沙口，更名为"白沙口医院"，占地面积4.8亩，分为病区和职工生活区。住院部建房屋30余间，设有医务人员办公室、诊断室、治疗室、中西药房、职工宿舍、食堂等。时有医护人员6人，收治住院麻风患者30余人。

1972年是全县历史上发现麻风患者最多的年份，共发现患者60人，患者以东南平原湖区分布较多，西北丘陵地区分布较少。

1986年，应城撤县建市。

1987年，白沙口医院更名为"应城市皮肤病防治所"，行政管理机构由白沙口迁入城郊肖湾村，市卫生局将蒲阳医院肖湾村卫生所划归市皮肤病防治所，作为行政办公用房并开设皮肤病防治门诊，新址占地面积1 025 m²，建筑面积595 m²，时有医务人员16人。原白沙口医疗基地保留，作为住院部，集中收治麻风患者。

1992年，随着麻风防治工作的转型，白沙口麻风病住院部撤销，16名工作人员仍在皮肤病防治所工作，28名患者疏散出院转入家庭治疗；最后一任院长李义生。院村土地出让。

2014年，市皮肤病防治所6名医务人员调入孝感麻风防治中心。

截至2019年底，皮肤病防治所有干部职工33人，其中离退休人员23人、在职人员10人；在职人员中医师3人、医技人员2人、护理人员3人、后勤管理人员2人。

安陆市皮肤病防治所

安陆市皮肤病防治所前身是"安陆县麻风病院"，始建于1970年5月，位于烟店镇邓河村水库上游，距县城12 km，占地总面积500 m²，有职工宿舍1栋，患者生活区房屋（四合小院）7间，患者宿舍楼2栋共5间，有医生、助理员、工友等工作人员8人，首任负责人贺春；收容麻风患者及家属共计20余人。

1974年7月，安陆县麻风病院更名为"安陆县皮肤病防治所"。

1977年3月，云梦县4名患者、应城县3名患者转入安陆县皮肤病防治所治疗。

1979年5月，成立"安陆县皮肤病防治所党支部"，张大成任书记及所长。经向县编办及安陆县卫生局统一申报，确定安陆县皮肤病防治所属于卫生防疫机构，核定人员编制20人，时有工作人员14人，其中医生5人、护士2人、药剂员1人、检验士1人、后勤管理人员5人。当年收治麻风患者45人。

1980年11月，在安陆县河西征地3 400 m²（现安陆市碧云路327号），建房9间，房屋面积2 000 m²，同时修建了职工宿舍楼。

1986年1月，对患者开始实施联合化疗。时有工作人员17人，收治麻风患者60余人。

1988年，麻风院村撤并，8名工作人员仍在皮肤病防治所工作；19名患者中3人移交至孝感市皮肤病防治医院麻风村，16人回家休养；最后一任院长徐国安。院村土地划归烟店卫生院。

1992年9月，安陆撤县改市，更名为"安陆市皮肤病防治所"。

2015年1月，孝感市麻风防治机构整合，安陆市皮肤病防治所5名工作人员调至孝感麻风防治中心；同时迁出2名院外患者至孝感麻风防治中心。

截至2019年底，安陆市累计发现麻风患者77人，分布在全市13个乡镇、2个办事处、1个开发区的55个自然村；安陆市皮肤病防治所有工作人员13人。

荆州麻风防治中心

荆州麻风防治中心前身是"江陵县八宝医院"，成立于1960年12月，原址位于荆州地区国营太湖农场八宝分场后山队（八宝山孔家湾），距离荆州城20 km。医院以山划界，占地面积200余亩，有百余亩粮田，供患者耕种粮食作物，自产自给。是年，收治患者5人，仅有8名工作人员和10余间土木结构的茅草房（八宝分场后山队养马场的草房15间）。建院初期，职工工资和患者的生活补助费由江陵县民卫局下拨，医院属民卫局下属单位，首任负责人饶大春。

1961—1969年，医院收治麻风患者186人，县民政局拨给每位患者每月生活费5元。这一时期工作

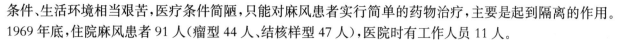

条件、生活环境相当艰苦,医疗条件简陋,只能对麻风患者实行简单的药物治疗,主要是起到隔离的作用。1969 年底,住院麻风患者 91 人(瘤型 44 人、结核样型 47 人),医院时有工作人员 11 人。

1971 年 4 月,省卫生厅配给江陵县八宝医院四轮拖拉机 1 台。

1971—1973 年,省卫生厅拨专款 13 万元,修建江陵县八宝医院。医疗和病区房屋为砖瓦结构建筑,占地面积约 50 亩,呈“口”字型布局,东、西各 4 栋,共计 8 栋 68 间病房,设病床 200 张。南、北各 1 栋,前后间距 300 m,南边 1 栋房是患者食堂及礼堂,占地面积约 900 m²;北边 1 栋是医疗用房,设有诊断、药房、换药、注射、化验、手术和制剂等 7 个科室。同期,选址在距离病区约 1 km、东邻八宝水库处,修建占地面积 38 亩的医务人员生活区和医院办公区,共 9 栋 58 间房。1973 年,住院治疗患者 111 人,县民政局拨给患者生活费每人每月 8 元;时有工作人员 21 人,其中医务人员 13 人,管理及后勤人员 8 人。

1975 年 5 月,江陵县革命委员会印发江革(75)第 87 号文,成立县麻风病防治、管理领导小组,由县革委会各办、委、局 13 人组成,县革命委员会副主任、副书记张美举任组长,县革命委员会副主任张连发、田忠任副组长。9 月,湖北省卫生厅配给江陵县八宝医院 2.5 吨汽车 1 辆。

1976 年 5 月,省卫生厅拨专款给江陵县八宝医院,用于购置柴油发电机、修建病区水塔和水井。

1978 年 5 月,省卫生厅给江陵县八宝医院配发 8.75 mm 电影放映机 1 部,每周末为住院患者免费放映电影。

1981 年 10 月,省卫生厅拨专款为江陵县八宝医院架设照明线路。12 月,住院人数 80 人,县民政局拨给住院患者每人每月生活费 30 元。

1983 年 5 月,省卫生厅配给江陵县八宝医院救护车 1 辆。

1984 年 8 月,江陵县八宝医院更名为“江陵县皮肤病防治院”。

1985 年 9 月,江陵县皮肤病防治院部分机构及有关人员搬迁进城,迁址荆州镇荆秘路 33 号,在开展社会防治工作的同时,开设皮肤科门诊。住院部逐渐成为麻风治愈者康复、养老场所。据统计,1960 年、1972 年、1975 年和 1980 年分别开展的 4 次全县麻风普查,以及常年报告的病例,至 1985 年 12 月共发现麻风患者 348 人,累计收治患者 321 人,时有现症患者 22 人。

1987 年 11 月,卫生部授予江陵县皮肤病防治院“全国麻风防治工作先进集体”称号。12 月,江陵县皮肤病防治院住院部(简称“八岭山麻风村”)居住休养员 39 人、麻风现症患者 4 人。

1990 年 6 月,江陵县皮肤病防治院列入“全国麻风病康复试点项目”单位之一。

1991 年 6 月,国际麻风救济会简·沃森女士(Miss Jean M. Watson)考察荆州地区麻风康复试点项目,到八岭山麻风村诊察麻风畸残患者,视察江陵制鞋厂等麻风畸残康复用品生产点,对江陵县麻风康复工作进行技术指导。

1995 年 5 月,根据荆沙市第 15 号政府专题会议纪要,江陵县皮肤病防治院更名为“荆沙市荆州区皮肤病防治院”。10 月,荆沙市通过湖北省卫生厅组织的“基本消灭麻风病”考核验收。

1997 年 3 月,更名为“荆州市荆州区皮肤病防治院”,同时挂“荆州市皮肤病防治院”牌子,隶属荆州区卫生局领导。

1998 年 9 月,卫生部授予荆州市皮肤病防治院“全国麻风病防治工作先进集体”称号。10 月,澳门明爱服务中心陆毅捐款 11 万元,修建八岭山麻风村休养员宿舍 20 间共 1 000 m²。

1999 年 12 月,八岭山麻风村居住休养员 37 人,荆州区民政局补助休养员每人每月生活费 130 元。时有工作人员 6 人,其中常住管理人员 2 人。

2002 年 5 月 14—16 日,韩国釜山防麻会尹景哲会长一行考察荆州区皮肤病防治院,商定并签署中韩合作兴建“八岭山麻风康复中心”协议。9 月 25 日,韩国釜山防麻会派志愿者金美姬等 4 人进驻八岭山麻风村为患者服务,服务年限每一轮 5 年,至 2016 年底已服务 14 年。

2003 年 7 月 28 日,韩国釜山防麻会援助资金人民币 230 万元兴建八岭山麻风康复中心项目,在八岭山麻风村原医务人员生活区破土动工。该中心建筑面积 2 800 m²,建有生活区、医疗区和病区,设病床 60 张。

2004 年 7 月 6 日,八岭山麻风康复中心落成典礼,中国麻风防治协会秘书长潘春枝、湖北省卫生厅副厅长孙昌松、湖北省疾病预防控制中心主任张瑜、荆州市政府副市长杨玉华、荆州区委副书记陈天新、副区长严红,以及韩国釜山防麻会会长尹景哲、汉城小婢女会院长李英子等参加典礼仪式。同期,37 名休养员入住麻风康复中心。

2005 年 6 月 2—8 日,实施中国残联福利彩票专项公益金项目,中国医学科学院皮肤病研究所严良斌带领国家医疗队一行 5 人,在八岭山麻风康复中心为 62 名患者免费实施检查和矫治手术;同时,资助麻风患者防护鞋 100 双、普通轮椅 1 辆、手摇轮椅 1 辆、生活自助餐具 2 套、铝制拐杖 1 副。9 月 27 日,为休养员服务的韩国籍志愿者禹熙玉荣获湖北省人民政府颁发的"编钟奖"。

2007 年 1 月,中国残疾人联合会、卫生部授予湖北省荆州市皮肤病防治院"全国麻风畸残康复工作先进集体"称号。

2008 年 5 月 28—31 日,中国医学科学院皮肤病研究所严良斌率领国家医疗队一行 4 人,在八岭山麻风康复中心开展麻风畸残矫治手术 103 例。

2009 年 6 月,国家发改委投资 245 万元用于麻风院村建设项目,在八岭山麻风村原医务人员生活区开工建设;2010 年 10 月竣工验收,占地面积 42 880 m²,建筑面积 6 100 m²,新建房屋 144 间。业务用房 4 458.25 m²,设有医务、总务、财务等行政科室和诊断室、治疗室、康复室、消毒室、手术室、药房等业务科室。9 月 26 日,为休养员服务的韩国籍志愿者金美姬荣获湖北省人民政府颁发的"编钟奖"。

2012 年 8 月 20 日,中共荆州市委机构编制委员会下发《中共荆州市委机构编制委员会关于设立荆州麻风病防治机构的通知》,在荆州区皮肤病防治院加挂"荆州麻风防治中心"的名牌,中心设在八岭山麻风村,明确了工作职责、人员配备及经费保障等。

2013 年 1 月 30 日,荆州麻风防治中心挂牌仪式在八岭山麻风村举行。荆州市副市长徐朝平、市政府副秘书长吴克平、湖北省卫生厅疾控处处长柳东如、市卫生局局长张大平及副局长李明炎、荆州区副区长杨红娟、区卫生局局长李成刚等出席仪式。

2016 年底,荆州麻风防治中心居住麻风休养员 130 人,其中荆州区(含沙市区、江陵县)71 人、监利县 28 人、洪湖市 25 人、石首市 4 人、公安县 1 人、松滋市 1 人;所有居住人员的户口迁移至荆州区,为城区户籍;并为休养员办理城镇低保和居民医保,休养员每人每月最低生活费超过 336 元;同时为畸残人员办理残疾人证。中心管理及医护人员 30 人,其中执业医师 9 人、专业护理人员 12 人、管理及工勤人员 9 人。荆州区皮肤病防治院黄小平院长任荆州麻风防治中心主任。

2019 年底,中心居住休养员 143 人,生活补助费每人每月 470 元。皮肤病防治院葛军任院长。

公安县皮肤病防治医院

公安县皮肤病防治医院前身为"公安县向阳医院",始建于 1966 年,位于孟溪大垸淤泥湖畔双岗大队(现孟家溪镇石牌村),首任院长李开华。医院占地面积近 80 亩,分为生活区和病区,生活区有平房 30 余间,病区有平房 20 余间、病床 100 张,有卫生技术人员 17 人,最多时收治麻风患者 40 余人。所有麻风患者均为商品粮户口,当时享受民政每月 20 元低保。

1987 年 7 月,医院迁址斗湖堤镇王岗新区,更名为"公安县皮肤病防治医院"。公安县向阳医院旧址仅有少数麻风患者居住,患者利用院区土地耕种经济作物以改善生活。迁址后的公安县皮肤病防治医院承担旧址的维修及患者的康复和治疗等工作。

20 世纪 80 年代后期,麻风院村治疗及居住的患者逐年减少,医院医护人员部分分流至各医疗单位。

2000 年 1 月,成立公安县红十字会医院,与皮肤病防治医院实行两块牌子、一套班子,该院从功能单一的麻风防治发展成为以外科、皮肤科、偏瘫科、肿瘤科为主的多功能综合性医院。

2014 年底,公安县皮肤病防治医院整体并入公安县人民医院,麻风防控工作交由公安县疾病预防控制中心负责。麻风院村撤并,5 名工作人员中 3 人转至县人民医院,2 人转至县疾病预防控制中心;无患者;最后一任院长杨靖。院村土地由县疾病预防控制中心管理。

监利县皮肤病防治院

监利县皮肤病防治院始建于1958年,其前身是龚场乡戴杨大队以民办公助形式建立的麻风村,属乡公所管理。监利县皮肤病防治院占地面积20.01万 m²,其中门诊部建筑面积0.51万 m²,住院部(麻风村)占地面积18.91万 m²(病区面积0.135万 m²,养殖面积3.275万 m²,耕作面积15.5万 m²),首任院长赵传喜。

1959年,麻风村改为公办,名为"康乐村",迁址于上车湾护国山。

1960年,迁至容城镇准堤庵,病区设在白沙洲(容城镇黄公垸干堤外),更名为"绿洲医院"。

1965年,迁至毛市区新河公社孟河大队鸿雁堤口。

1977年,更名为"新红医院"。

1982年,更名为"监利县皮肤病防治院",门诊部设于毛市镇公社街。

1985年,对全县27个公社(镇、场)、752个生产大队进行全面线索调查,并对184个生产大队重点开展过滤性普查,共普查19 600人次,查出患者7例。对曾发现过麻风患者的366个生产队,尤其是龚场区、新剅村、余埠区新闸村、桥市区雷王村等重点麻风病疫源村进行了全民普查,受检率达95%以上,未发现新发麻风患者。同年6月,县卫生局下发《监利县各级麻风病防治网点职责范围的意见》,全县健全了麻风病三级防治网。

1986年7月,编委明确县皮肤病防治院为副局级机构。是年,将门诊部迁至容城镇宋家湾37号,住院部(麻风村)仍设在毛市镇孟河村鸿雁堤口的建设河北岸。

1987年3月,"监利县麻风病联合化疗领导小组"成立,县卫生局局长黄仁达任组长。

1990年6月,监利县首次被列入"全国麻风病康复试点项目单位",开展神经炎的早期发现和治疗等6个项目的临床观察研究。

1991年,中国麻风防治中心杨理合陪同世界卫生组织西太平洋地区麻风防治专家福兰克博士对监利县麻风病联合化疗实施情况进行考察。

1993年6月,在第一次全国麻风病康复试点项目工作的考核验收评比会上,县皮肤病防治院获省卫生厅单项奖励(奖金3 000元)。同时,彭贤文获省卫生厅"麻风病康复先进工作者"称号。当年全县有住院患者35人。

1995年,中国医学科学院皮肤病研究所张国成陪同英国麻风救济协会沃森女士及美国麻风救济协会琳达女士2次到该县考察麻风病畸残患者康复工作。

1996年10月,经国家和省级考核验收,达到"基本消灭麻风病标准"。

1998年11月,澳门利玛窦社会服务中心陆毅神父到麻风村慰问患者并捐资2.16万元,为村内修建自来水水塔、安装水管、架设照明线路。

2000年5月,皮肤病防治院与武汉市第一人民医院协作设立"武汉市第一人民医院荆南门诊部"。

2003年9月,澳门利玛窦社会服务中心陆毅神父第二次到监利县麻风村考察,并再次捐款2.16万元。

2004年1月9日,澳门利玛窦社会服务中心陆毅神父一行3人到麻风村了解水电建设、房屋维修专项捐款资金使用情况。6月,广东省汉达康福协会派遣医疗小分队赴麻风村,在7天时间内完成11例白内障手术、14例兔眼手术。是年,监利县残疾人联合会确定皮肤病防治院为"县残疾人鉴定定点单位"。

2005年,实施湖北省卫生厅、民政厅负责的国家彩票公益金残疾人康复项目。中国医学科学院皮肤病研究所严良斌带队的医疗队为麻风村畸残患者实施矫正手术21例。

2010年9月,县政府副县长在麻风村现场调研并召开专题会议,决定由县财政局等单位筹集资金46万元,对麻风村病房整体重建,面积550 m²。重建工程于2011年2月竣工并投入使用。

2011年7月,副县长范祥英再次召集县财政局等单位负责人到麻风村慰问患者,并要求对麻风村进行病区食堂维修、场地硬化、绿化、改电、改厕等配套设施改造,预算经费14.36万元。

2013 年 3 月,根据上级文件精神,监利县皮肤病防治院住院部(麻风村)撤销,12 名工作人员仍在皮肤病防治院工作;24 名休养员移交至荆州麻风防治中心;最后一任院长任明。院村土地仍由皮肤病防治院管理。

2013 年 5 月 1 日,监利县皮肤病防治院麻风防治职能整体移交至监利县疾病预防控制中心,监利县疾病预防控制中心设立"麻风防治科",承担全县麻风防治工作。

石首市皮肤病防治院

石首市皮肤病防治院前身为"石首县中湖医院",始建于 1956 年 7 月,位于石首县桃花山镇秦家祠堂,属调关卫生院领导,配备医护人员 2 人,首任院长崔云阁。

1959 年,迁至桃花山镇国一村八组,在湖边小岛集中收治患者。其后,政府加大投入,将岛边荒山进行改造,建房 5 栋 28 间,约 1 800 m²,其中 1 栋为食堂,3 栋为患者宿舍,1 栋为医院办公室以及门诊部;共收治住院患者 43 人,工作人员增至 9 人。

1960 年,更名为"石首县中湖医院",隶属于县卫生局管理。

1980 年,在调关青蛙洲新建职工宿舍楼,共三层 20 余间,宿舍区距调关镇约 4 km,距石首县城区约 26 km。

1986 年,石首县中湖医院更名为"石首市皮肤病防治院"。

1988 年,将皮肤病防治院门诊部和职工宿舍迁至城区绣林办事处中山路,门诊部占地 120 m²,设置皮肤科、美容科、检验科、制剂室等科室。

1992 年,通过省级"基本消除麻风病达标考核验收"。

2006 年,为患者向民政申请低保,并为患者购买新农村合作医疗保险。

2014 年,承担城区桥南社区公共卫生服务工作。

2019 年底,石首市皮肤病防治院有职工 37 人,其中大专学历占 57%,高、中级职称占 32.4%。时有休养员 10 人,每人每月最低生活保障 450 元;田友华任院长。

洪湖市皮肤病防治院

洪湖市皮肤病防治院前身是"洪湖县康乐医院",位于洪湖市黄家口镇高谭口,距县城 45 km。1960 年 8 月正式收治患者 43 人,时有医务人员 6 人,首任院长雷培荣。有患者居住房屋 24 间共 480 m²,包括治疗、活动、生活等场所。建院初期,职工工资和患者的生活补助由县民卫局下拨,医院属民卫局下属单位。

1968 年,康乐医院由黄家口镇高谭口迁至黄家口镇形斗湖,占地 1 080 亩。

1969 年,住院部建设完工并开始收治患者,当年收治 120 人。新住院部建有房屋 11 栋 102 间,共 3 100 m²,包括住房、活动室、厨房、医疗用房等。时有职工 17 人,职工工资和患者生活补助由县卫生局和民政局下拨,医院属卫生局管理。职工区建于黄家口镇作才村,与住院部水路相距 5 km,陆路相距 6.5 km。职工区当时建有房屋 5 栋 31 间,共 810 m²,占地 20 亩,距县城 50 km。

1975 年,由县劳动局招收 10 名男青年,主要解决医疗和后勤保障人员不足。

1976 年,洪湖县开展麻风普查,涉及全县各乡镇场。当年普查新发现麻风患者 88 人,年底收治患者 180 人,为麻风患者实施手术 30 余人次。

1977 年,荆州卫校定向培养的 5 名医士(两年制中专毕业生)回单位上班,职工增至 31 人。

1982 年,经省卫生厅同意,将原有房屋拆除,由省卫生厅、县政府拨款重建房屋 58 间,共 1 800 m²,包括住房、医疗、活动等用房。当年底有住院患者 110 人。

1982 年,代培的 5 名麻风防治医士毕业上班,医院选派 10 名专业人员驻全县 10 个重点乡镇场,参与当地的麻风防治和预防保健工作。

1983 年,洪湖县康乐医院更名为"洪湖县皮肤病防治院"。当年实有住院患者 68 人,大多为老弱病残、无家可归者。

1987 年,洪湖县皮肤病防治院更名为"洪湖市皮肤病防治院"。

1988 年,组建"麻风防治科"(10 人),皮肤病专科门诊正式应诊。

1997 年,经省、市两级验收,洪湖市达到"基本消除麻风病标准"。是年住院患者 49 人。市政府牵头解决了住院部用电问题。

2001 年,中国澳门利玛窦天主教教会捐款 4.7 万元,解决麻风村饮用水问题。

2003 年,日本友人捐款 3 万元,为麻风村铺设石子路面 600 m。

2000—2010 年,广东汉达康福协会手术队先后 6 次到洪湖为麻风康复者实施手术 200 余人次。

2012 年,单位筹资 30 万元,在原址重建住房 12 间,共计 300 m²,修缮 2 栋危房近 400 m²。

2013 年,市政府协调市交通局、市卫生局利用村村通项目,为麻风村修建水泥路面 1.8 km。是年,麻风村居住的康复者 34 人,家属 20 余人。

2014—2015 年,分 3 批迁出休养人员 24 人,移交至荆州麻风防治中心。

截至 2019 年底,居住在洪湖市皮肤病防治院麻风村的康复者有 8 人,均有不同程度的畸残,主要依靠政府每月发放的低保(每人每月 550 元)和劳动所得维持生活;张文清任院长。全市存活麻风治愈者 210 人。单位配备专业人员 2 人,兼职人员 5 人,负责麻风村管理和全市的麻风防治工作。

黄冈麻风防治中心

黄冈麻风防治中心前身是"黄冈县公办麻风村",始建于 1964 年,由原黄冈县地方病防治站代管,位于团风县总路咀镇牛车河库区,三面环山,一面临水。建成时有土砖房 4 栋,即 1 栋食堂、1 栋工作人员用房、2 栋病房,首任院长周光荣。

1966 年底,麻风村收治患者 18 人,医务人员只有周光荣和熊秀英夫妇 2 人,均由丹江口市血吸虫病防治站抽调过来。患者的口粮,政府按每人每月 9 元的生活费标准下发到麻风村。

1968 年,麻风村职工和有劳动能力的患者一起开荒种地,栽树苗,种稻谷、芝麻、花生、小麦、油菜等农作物,每天记工分,最后按劳分配,收获的粮食 40% 提取到食堂,60% 按工分发放给参加劳动的患者。

1970 年,时有患者 42 人、工作人员 4 人,聘请临时工 2 人。患者生活费由民政救济,标准从原来的每人每月 9 元提高到每人每月 12 元。

1972 年,拆除原有房屋 1 栋,新建 1 栋。

1973 年 10 月,完成新建土砖房屋 6 栋,有病房 32 间,每间房屋居住 2 人。

1977 年,麻风村成为独立的防治专业机构,收治患者 76 人。

1978 年,病区新建砖瓦结构病房 1 栋,在离病房 200 m 处新建砖瓦房 1 栋,设置药房和治疗室,原有职工住房改建成砖瓦房。

1979 年,县卫生局分配医生、厨师和出纳各 1 人到麻风村,并将医生和厨师派出进修学习。

1980 年,县卫生局委派总路咀镇宋坳卫生所职工江志国到麻风院担任会计,1 年后担任院长。麻风村更名为"黄冈县牛车河医院"。

1982 年,收治患者 86 人,并开始动员治愈者出院;至 1988 年,共送出治愈者 34 人,在院患者减少至 38 人。

1986 年 7 月,黄冈县举办"首届麻风防治业务培训班",参加学员 76 人。

1988 年,院内外防治工作实行全面承包,用合同形式确定双方责、权、利,实行定人、定任务、定质量指标、定奖惩办法,要求严格执行联合化疗方案。

1989 年,生活用电由发电改为水电,安装自来水设施,解决了患者子女入学问题。

1990 年 4 月,在总路咀镇河西街征用土地 2 亩,筹建门诊综合楼。

1991 年 10 月,门诊综合楼竣工。

1992 年 10 月,皮肤病门诊开业,牛车河医院更名为"黄州市皮肤病防治所"。

1994年,开始发展第三产业,大搞种植业、养殖业和盆景花卉等经济生产项目。组织职工栽种板栗树7 000棵,种植花生、红薯、芝麻、豆类等农作物4亩,养殖牛羊20头,培养盆景花卉100多个品种,年可获纯利1.5万元。第三产业一直坚持到2011年。

1996年4月,撤市建县,皮肤病防治所归属团风县,更名为"团风县皮肤病防治所"。

1998年,团风县通过麻风病达标考核验收,达到"基本消灭麻风病标准"。

2002年,院内患者全部纳入民政低保,农业户口患者办理农转非手续,生活费每人每月120元。

2007年,筹划改扩建麻风病区,并开通病区到外界的通道。

2009年10月,黄冈麻风防治中心改扩建工程启动,中国疾病预防控制中心麻风病控制中心张国成和严良斌参加开工奠基仪式。

2010年4月,黄冈麻风防治中心改扩建工程竣工,新建患者生活用房1 420 m²,公共用房536 m²。7月,完成病区到临近的肖石坳村长2.16 km、宽3.5 m水泥路的硬化,结束了进出病区靠坐船的历史。

2011年8月,经黄冈市政府第69次常务会议同意,市机构编制委员会讨论通过,在团风县皮肤病防治所基础上组建"黄冈麻风防治中心",为财政全额拨款正科级事业单位,实行市县共同建设,由市政府委托团风县政府代管,属湖北省6个区域性麻风防治中心之一。

2012年1月,29名住院患者全部入住新病房,并配齐电视、太阳能热水器等生活设施。患者生活费提高到每人每月334元。

2012年5月,通过入户调查走访,开始收治黄石、咸宁、鄂城、黄冈4市区符合收治条件的麻风患者,至2014年,收治患者数由原来的29人增加到66人。

2012年9月,公开招聘医生、护士、检验员、会计等职工20人,在编在册职工达到38人。

2013年,规范病区管理,病区实行负责人员带班,医护人员24小时值班制度,建立病区独立台账,患者一日三餐由病区食堂统一供应,对所有入院患者免费提供基本生活和基本医疗服务。

2014年,位于总路咀河西街的原门诊综合楼拆除重建,新征土地1.2亩,新建五层的综合楼1栋,建筑面积4 902 m²;工程于2016年初竣工,2016年底正处于内部装修阶段。

截至2019年底,黄冈麻风防治中心属于市县共管,负责黄冈、黄石、鄂州、咸宁等4市麻风患者的收治和管理工作。辖区内有存活麻风患者和治愈者119人,其中符合集中收治条件的57人。黄冈麻风防治中心有干部职工35人,住院休养员54人,人员经费由省市县按比例负担,患者生活费由民政下发,每人每月最低生活保障586元;魏瑞民任院长。

红安县皮肤病防治所

红安县皮肤病防治所前身是"红安县麻风病防治院",始建于1960年,坐落于红安县城南5 km处的云台山,占地总面积79亩,属红安县卫生局二级单位,首任院长李邦荣。

1954—1957年,红安县在地方病调查中,发现多例诊断不明患者,引起政府重视。

1958年冬,县卫生局成立普查工作队,于1959年开展人群普查,共查出疑似患者47人,确诊26人。

1960年,确诊的26名麻风患者全部收治入院进行隔离治疗。

1962年9月,由麻风防治专业人员罗映忠负责麻风患者的诊疗工作,对麻风现症患者采用氨苯砜和氨硫脲交替治疗。

1976年,红安县委县政府为了改善麻风病院工作条件,在云台山陆续修建中间室(消毒室)、更衣室、治疗室、办公室、职工生活区,建筑面积1 100 m²。

1984年,省卫生厅先后拨款7.5万元,县财政局和卫生局共拨款5.5万元,在县城区西郊购地5亩,购置200 m²的平房,新建7间二层门诊大楼。

1989年10月,麻风病院撤并,经红安县人民政府批准成立"红安县皮肤病防治所"。

1995年,红安县通过湖北省"基本消灭麻风病达标考核验收"。

2009年10月,为治愈留院的5名麻风患者办理低保。

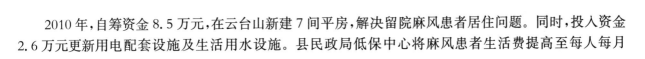

2010年，自筹资金8.5万元，在云台山新建7间平房，解决留院麻风患者居住问题。同时，投入资金2.6万元更新用电配套设施及生活用水设施。县民政局低保中心将麻风患者生活费提高至每人每月180元。

截至2019年底，全县累计发现麻风患者120人，治愈存活麻风患者18人，无现症麻风患者。麻风村时有休养员3人，每人每月最低生活保障550元；陈运初任院长。

罗田县皮肤病防治院

罗田县皮肤病防治院前身是"罗田县麻风病疗养院"，始建于1960年，位于凤山镇合家畈村丁家咀上冲岗背垸，工作人员2人，首任院长张景先。

1986年4月，县麻风病院设县精神病院，开展精神病治疗，分挂两块牌子，一套班子。

1987—1988年，县土地管理局、县房产登记办公室对麻风病所有土地面积进行核实，明确四界，办理了土地使用证和房屋产权证。

1995年，经省、地两级考核，罗田县达到卫生部"基本消灭麻风病标准"。

2005年，更名为"罗田县皮肤病防治院"，承担罗田、英山两县的麻风防治工作，共有职工76人，其中大专以上学历25人、中专学历35人，副高职称6人、中级职称26人、初级职称32人，护师24人。设有皮肤科、皮肤病治疗室、精神科、内科、儿科、外科、妇科、检验科、放射科、B超室、脑电图室等10余个临床科室。麻风防治工作人员由1960年的2人增至10人。

2012年1月，全县麻风防治工作由县皮肤病防治院交由县疾病预防控制中心接管，中心安排兼职人员1人，负责全县麻风防治工作。麻风病院撤并，8名工作人员仍在皮肤病防治院工作；5名患者移交至黄冈麻风防治中心；最后一任院长潘卫星。院村土地仍由皮肤病防治院管理。

截至2019年底，罗田县累计发现、收治麻风患者118人，患者主要分布于凤山镇、河铺镇、平湖乡、胜利镇、白庙河镇等乡镇。

黄梅县皮肤病防治所

黄梅县皮肤病防治所前身是"黄梅县麻风病医院"，始建于1966年，位于黄梅县濯港镇胡牌村太白湖边的一个小山上，地名"书沉寨"，三面环水，只有一条小路进出，占地面积约60亩。病区分为患者住院区、医生办公区和职工医务人员宿舍区3个区。住院区有12间病房、2间患者食堂、1间会议室；医生办公区有2栋楼共6间房，设药房、换药室、注射室、医生办公室、化验室和消毒室；职工宿舍区有前后2栋楼，共6间小瓦房、2间厨房。麻风病院成立之初有工作人员4人，首任院长梅子华。

1966—1978年，共计收治麻风患者48人，其中本县27人、广济县（现武穴市）15人、安徽省宿松县6人。

1979年，麻风病院累计收治患者54人。当年招收临时工、化验员和消毒员各1人。1980年，根据文件精神，接班3人。

1981年，建立家庭病床治疗方式，患者可以不用住院治疗，由医务人员每月3次。定期送药上门。

1983—1986年，先后调入5名工作人员。

1988年开始，在县城建房。1989年，麻风病院从太白湖搬迁至黄梅镇蔡枫树村，建混凝土结构三层房屋5栋，房屋建筑面积450 m²，共计投资10万元（其中县财政下拨8万元，县卫生局下拨2万元）。

1990年，更名为"黄梅县皮肤病防治所"，除麻风防治工作外，还承担皮肤病治疗工作。

1998年，全县达到"基本消灭麻风病标准"。

2005年，县皮肤病防治所麻风病预防控制职能移交至县疾病预防控制中心，麻风院撤销，11名工作人员中有9人仍在皮肤病防治所工作，2人转至县疾病预防控制中心；无患者；最后一任院长蒋胜强。院土地仍由皮肤病防治所管理。

截至2019年底，全县累计管理麻风患者57人，其中死亡33人，存活24人中有3人移交至黄冈麻风

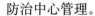

防治中心管理。

麻城市皮肤病防治所

麻城市皮肤病防治所前身是"麻城县麻风病医院"，始建于1961年。该院由原麻城县委县政府审批，县卫生局统筹规划，坐落于麻城市福田河区磨石凤凰寨，首任院长为万家武。

1976年春，迁至盐田河镇大旗山水库中段北岸，故又称大旗山麻风院。至20世纪80年代初期，发现的麻风患者基本治愈，新发现患者越来越少。

1986年8月，麻城撤县设市。12月，麻城县麻风病医院迁入城区新建街19号（原县妇幼保健所旧址），并更名为"麻城市皮肤病防治所"。

1995年9月，经省卫生厅考核验收，达到"基本消灭麻风病标准"。是年，麻城市皮肤病防治所被评为"全国麻风防治工作先进集体"。

1998年11月，麻城市皮肤病防治所被评为"全省麻风防治先进集体"，曹本楠被评为"全国麻风防治先进工作者"，王业恒、曹本楠、姜宁被评为"全省麻风防治先进工作者"。

2019年底，全市在全国麻风防治管理信息系统内登记有34名治愈存活者，仅有1人仍居住在麻风村，每月最低生活保障500元；丁玉麒任院长。

嘉鱼县皮肤病防治站

嘉鱼县皮肤病防治站前身是"嘉鱼县上池管理处"，筹建于1964年春，1965年春建成，选址于嘉鱼县上池马引嘴，位于西梁湖西北岸一小岛上。占地约16万 m²，分职工区和患者区，两区相隔1 km。江行先任管理处处长，共有5名医务人员。第1期收治患者50人。

1969年起，接收周边6个县（蒲圻、咸安、武昌、通城、通山、崇阳）的麻风患者共45人。

1970年，嘉鱼县上池管理处更名为"嘉鱼县皮肤病防治站"，病区亦改称"嘉鱼县上池医院"，俗称"麻风医院"。

1979年底，县皮肤病防治站以4万元在县城北街23号购买原县妇幼保健所二层楼房和平房各1栋，共420 m²，作为职工家属住房。1984年8月拆除平房，在原址新建三层楼房1栋，约960 m²，于1985年7月竣工。

1982年后，在县城临街的楼下层开设门诊部，开展皮肤病防治工作。截至1985年，皮肤病防治站有医务人员18人，设7室（诊断室、注射室、换药室、检验室、手术室、生化室、病理室）、1房（药房）。

1989年，上池医院住院患者减至17人。

1995年，住院治疗麻风患者绝大部分治愈离院，仅余9名畸残留院者，遂撤回上池病区全部医务人员，留院患者由麻防专班5人负责，每周探视2次。

1996年2月，全县仅存3名现症患者，实行门诊治疗。经省卫生厅考核验收，达到"基本消灭麻风病标准"。

2003年，嘉鱼县皮肤病防治站合并至嘉鱼县人民医院，但仍为独立法人。

2012年，麻风院撤销，2名留院休养人员移交至黄冈麻风防治中心；最后一任院长熊安岭；院土地由县人民医院管理。麻风防治工作职能移交至嘉鱼县疾病预防控制中心。

2015年，嘉鱼县皮肤病防治站撤销，13名工作人员转至县人民医院。

恩施州麻风病防治中心

恩施州麻风病防治中心是根据省卫生厅、省编委、省发改委、省财政厅、省民政厅和省公安厅联合下发的《湖北省麻风病防治机构体制改革意见》（鄂卫发〔2008〕77号）而设立的全省6个区域性麻风防治中心之一。中心职责主要是负责全州麻风患者集中治疗与休养、畸残预防、麻风患者诊断、麻风反应处理等工作。中心设有床位编制150张，人员编制75人，2016年底实际在岗工作人员19人。

立项之初,在咸丰县人民政府、县卫生局的争取下,中心在咸丰县高乐山镇二道河路康庄巷 39 号选址建设,其前期项目建设工作于 2006 年 7 月立项,2008 年初由咸丰县疾病预防控制中心承建,前期建设总投资 350 万元,建筑面积 2 000 m²,其中生活用房 1 586 m²,医疗用房 414 m²。2009 年 7 月 20 日,恩施州人民政府批准成立"恩施州麻风病防治中心",为隶属恩施州卫生局管理的科级财政拨款事业单位。

2010 年 6 月 7 日,恩施州麻风病防治中心组建,由恩施州卫生局在咸丰县各乡镇、县直属医疗单位选调相关工作人员 6 人组成工作专班,开展中心运行的前期准备工作。恩施州卫生局疾控科科长卢先纪兼任州麻风病防治中心主任。中心内设办公室、财务科、医务科、护理后勤科、麻风防治康复咨询科。

2010 年 7 月 27 日,中心挂牌运行。省卫生厅疾控处戴宪法,恩施州人民政府副州长曹毅,州卫生局书记税成林、局长张紫阳、副局长琚兆清、咸丰县人民政府县长刘忠义、副县长杨局成等领导出席挂牌仪式。

2010 年 9 月 13—15 日,湖北省麻风防治体制改革现场会议在中心召开。省卫生厅副厅长张瑜、恩施州人民政府副州长曹毅和省卫生厅疾控处戴宪法参加会议。恩施、十堰、武汉、荆州、黄冈、孝感六区域卫生局主要负责人及麻风防治中心负责人出席会议。会议落实麻风患者的医疗生活保障,由省、州财政安排专项资金,其中患者每人每月生活费用 365 元、医疗费用 135 元。

2010 年 12 月底,收治区域内除巴东县以外的 43 名麻风休养员到中心集中疗养。同时招聘占编不上编工作人员 7 人,其中护士 1 人、食堂工作人员 3 人、门卫 2 人、司机 1 人。

2011 年,先后为患者办理低保、新农保和医保,为符合条件的畸残患者办理Ⅰ级或Ⅱ级残疾人证。

2011 年 11 月,通过全州事业单位公开招聘招录临床医生 2 人、检验员 1 人、药剂员 1 人。

2012 年 3 月,中心利用中央项目资金(140 万元)采购的医疗设备全部到位。

2012 年 5 月 21—22 日,中残联肢体残疾康复"十二五"手术项目顺利实施。中国疾病预防控制中心麻风病控制中心严良斌带领湖南、湖北 2 省专家组成的国家医疗队,对中心麻风畸残患者开展矫治手术 35 例。

2012 年 11 月,通过全州事业单位公开招聘招录临床医务人员 2 人。

2013 年 11 月,中心投入 10 余万元,对康复楼进行无障碍设施整改,对部分损坏设施进行维修,设置梯间扶手、一楼走道扶手、墙脚边 1.2 m 高加固保护等。同时,修建 1 栋食堂综合楼。

2014 年 2 月,病员食堂综合楼项目施工。该项目建筑面积近 2 700 m²,七层框架结构。项目投资 450 万元。

2014 年 10 月,投资近 13 万元,安装空气能热水器。

2015 年 10 月 13 日,患者食堂综合楼项目竣工验收,项目建设总造价 503.6 万元。2016 年 1 月,新建患者食堂综合楼投入使用。

截至 2016 年底,中心累计收治全州患者 52 人,时有患者 41 人;住院休养员每人每月最低生活保障 354 元;吴科志任院长。

2019 年底,中心时住患者 33 人,华红任院长。

恩施市疾病预防控制中心麻风村

恩施市疾病预防控制中心麻风村前身是"恩施县康乐村",始建于 1958 年,位于大集区(今盛家坝)盛家乡火田村,后于当年 11 月迁至该区石栏乡摩罗村,定名为"恩施县康乐村"。病村收容的麻风患者分住于重病区、轻病区、观察区 3 个食宿区,并成立麻风村委员会,从患者中产生领导成员,在医生的指导下,管理病区日常生活。建村时有职工 5 人,至年底收治患者 59 人,首任村长李嘉海。

1960 年,设立文化娱乐室。7 月,"全省麻风防治工作现场会"在恩施县召开,副省长孟夫唐和卫生部领导出席会议。

1958—1965 年,对村内患者按瘤型和结核样型分为 2 个病区,分别进行治疗,共治愈患者 29 人。

1981 年,省卫生厅拨款 2 万元,修通病区至石栏乡政府的公路,总长 3.5 km,由此与恩施—大集公路

39 km 处相通。

1982 年,更名为"恩施县皮肤病防治院"。该院下设办公室、防治组、财务后勤组 3 个科室。院办设有中西药库房、门诊室、护理室、消毒室、器械室和病区医生值班室。当年购置南京牌 130 型救护车 1 台。

1984 年 5 月 29 日,更名为"恩施市皮肤病防治所"。

1985 年,固定资产总值增至 22.1 万元,房屋面积由建所时的 1 320 m² 增加至 3 875 m²,工作人员增至 21 人,其中各类卫生技术人员 12 人,占职工总数的 60%。是年,在土桥坝杨家湾和市城区航空路 2 处购地 8.7 亩,筹建皮肤病专科医院和职工宿舍。7 月,经市卫生局批准,决定由皮肤病防治所和小渡船卫生院联合开办皮肤病专科门诊部(暂设航空路)。10 月至次年 3 月,自筹资金 1.3 万元,修建盛家坝至皮肤病防治所的高压输电线路,至此结束了建所 29 年来用煤油灯照明的历史。

1992 年,恩施市皮肤病防治所整体搬迁进城(东门三义宫),30 多名残老治愈患者仍留在麻风病区,皮肤病防治所留专人管理和护理。是年,全市现症患者下降至 17 人。

1993 年初,恩施市皮肤病防治所在东门开设皮肤病专科门诊。

1999 年 8 月 28 日,恩施市按照区域卫生及行政职能规划配置,以原卫生防疫站疾病预防控制职能为基础,合并原恩施市药品检验所和原恩施市妇幼保健院、皮肤病防治所部分职能,组成正科级全额拨款事业单位"恩施市预防保健药品检验中心"。皮肤病防治所 12 人(在职职工 8 人,退休职工 4 人)分配到恩施市预防保健药品检验中心,麻风防治工作由该中心承担。

2005 年,恩施市成立疾病预防控制中心,全市麻风防治工作由该中心承担。

2010 年 11 月 13—14 日,按照《关于下发湖北省麻风病防治机构体制改革意见的通知》(鄂卫发〔2008〕77 号)和《关于进一步落实湖北省麻风病防治机构体制改革意见的通知》(州卫发〔2009〕22 号)文件要求,恩施市疾病预防控制中心将 19 名丧失劳动力的治愈患者及家属移交至恩施州麻风病防治中心,1 名工作人员转至乡镇卫生院,麻风村(康乐村)撤销,最后一任村长梁建华。村土地由政府回收征用。

利川市疾病预防控制中心麻风村

利川市疾病预防控制中心麻风村前身是"利川县胜利新村",始建于 1957 年,位于毛坝区胜利乡,首任负责人为刘启屏。

1956 年 3 月,开展全县麻风普查,共发现有明显麻风症状者 170 人。6 月,经县委研究决定,在毛坝区胜利乡的 2 间民房内设立试治组,由 72 岁的老中医刘启屏负责治疗工作。首期治疗的 17 名患者均有不同程度好转,全县各地患者闻讯后纷纷来信要求治疗。县委决定正式建立麻风村,对麻风患者进行集中治疗。

1957 年 7 月,成立"县麻风病防治委员会",县委书记牛宪和任主任委员,副县长于建方任副主任委员,成员 7 人,办公地点设在卫生科内。8 月,在原试治组基础上建立麻风村,定名为"利川县胜利新村"。修建病房 3 栋,面积 779.61 m²,药房 32 m²,生活用房 210 m²,总建筑面积 1 110 m²。时有工作人员 7 人,由蔡光军任主任主持工作;职工有医生(中医)、护士、药剂员、检验员、总务、炊事员各 1 人,设有病床 120 张。

1958 年,利川县胜利新村扩建,更名为"利川县康乐村"。

1959 年,康乐村增建病房 1 栋,病床增至 133 张,并增加医生 1 人、实习生 2 人。是年底,前期发现的 170 名麻风患者全部被动员入村治疗。

1982 年,利川县康乐村办事处职工增至 13 人。单位设置办公室、财务室、资料统计室、保管室和门诊部。门诊部下设对外诊断室、治疗室、药房、中西药库房、物资库房、化验室、病检室、职工图书室。病区设诊断室、治疗室和隔离消毒室。

1984 年 7 月,利川县康乐村更名为"利川县皮肤病防治所"。

1985 年,皮肤病防治所在县城西头(西门桥街 2 号)修建 1 栋综合楼,年底落成,面积 1 120 m²。大部分科室和职工搬迁至县城,原病区只保留诊断室、药房和治疗室。病床数减至 20 张。1957—1985 年底,累计登记治疗 499 名麻风患者。

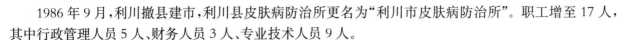

1986年9月,利川撤县建市,利川县皮肤病防治所更名为"利川市皮肤病防治所"。职工增至17人,其中行政管理人员5人、财务人员3人、专业技术人员9人。

1987年底,市卫生局将皮肤病防治所全部迁入城区,职工增至18人。

1993年6月,开始承担全市的性病监测工作。

1995年底,全所职工21人,其中外单位借用3人、离职休息1人、下乡工作1人、外出创收3人、实有在岗人员13人(行政管理4人、社会防治3人、门诊6人)。

2003年11月,市政府第33次常务会议决定撤销市防疫站与市皮肤病防治所,成立"市疾病预防控制中心"和"市卫生局卫生监督大队",实行全额预算管理。人员编制原则上以市防疫站与市皮肤病防治所在职人员为主,职工经费来源渠道不变。

2004年3月2日,组建"市疾病预防控制中心",原市皮肤病防治所承担的职责交由市疾病预防控制中心负责。

2010年8月,麻风村撤并,23名工作人员中14人转至市疾病预防控制中心,9人转至市卫生监督局;5名患者中4人移交至恩施州麻风病防治中心,1人回家休养;最后一任村长刘冬生。村土地由政府回收征用。

截至2016年底,利川市麻风防治工作由市疾病预防控制中心应急防疫科承担,配有2名兼职人员。

建始县疾病预防控制中心麻风村

建始县疾病预防控制中心麻风村前身是"建始县康乐村",始建于1956年11月。县卫生科在景阳挖角设立麻风防治小组,由中医朱洪甲、龙友周2人开展日常工作,首任负责人朱洪甲。设病床6张,1957年开始收治患者。

1958年10月21日,由县民政、公安、商业、粮食局等部门共同筹建麻风病防治委员会,并由建始县委书记处书记刘经文任主任委员,在景阳区硝洞乡葛藤坡建立麻风病治疗机构——康乐村,属当地人民公社领导。耕地15亩,由村务委员会组织患者自产自给。

1958年11月,县人民委员会派宗国慰、陈兴传2人前往开展移民建村工作,恩施专署拨款4 000元,县财政拨款2 000元作为建村经费,搬迁社员6户,购置民房22间、耕牛2头。康乐村初期有职工6人,其中3名为中医药人员。在患者中设立村务委员会,按病型划分4个病区(瘤型、结核样型、未定类、重型),当年接收患者44人。

1959年底,入院治疗患者达80人。

1965年,康乐村迁至花坪区大理乡汪家屋场(今景阳乡境内)。专署、县共拨款25 000元作为迁村经费,迁走社员13户共63人,购置民房9栋共42间,有耕地140亩,迁移进村患者47人。是年,修建1栋6间房屋作为治疗室,修建长1.5 km的人行便道,并设办事处、中间区和隔离病区。办事处有人员5人,其中中医2人,医士1人,工作人员增至12人。

1982年10月6日,建始县康乐村更名为"建始县皮肤病防治所",共有职工11人,其中卫生技术人员6人。职工宿舍1栋700 m²,病房、生活用房、中间区房屋共23间。

1985年,在业州镇二道桥村建成院外防治点,有业务及生活用房1栋三层,共1 100 m²,救护车1辆,共投资148 357元,其中省级经费4.5万元、县级经费4万元、自筹资金63 357元。

1987年,有职工11人,其中卫生技术人员7人。房屋建筑面积共3 700 m²,其中业务用房2 004 m²;固定资产总值25万元,其中设备4.4万元。

1988年1月1日,皮肤病专科门诊开业,内设办公室、医务科、财务科、检验室、治疗室、诊断室、中西医药房。7月,县政府投资8 000元,为职工修建厕所和自来水管。

1989年,落实工作用车1辆,耗资1万元修水泥路120 m,场坝100 m²,车库40 m²。

1990年,推行由患者参与的全面管理模式。筹资修建1间50 m²的车库和1间36 m²的职工食堂。

1999年,皮肤病防治所职工工资实行财政差额拨付(按基本工资的40%标准给付)。

2002 年,有职工 27 人,其中卫生技术人员 23 人。

2003 年 10 月,建始县皮肤病防治所撤销,原工作职能移交至县卫生防疫站,在卫生防疫站设立"麻风防治科"。业务用房作为县级传染病隔离区改造使用,人员根据其专业技术情况分流至县人民医院和县卫生防疫站。

截至 2019 年底,麻风村时有休养员 5 人,每人每月最低生活保障 600 元;庞健任院长。

巴东县皮肤病防治所

巴东县皮肤病防治所前身是"巴东县康乐村办事处",始建于 1958 年 11 月 1 日,位于清太坪区白沙乡石门口(今巴东至清太坪公路 107 km 处),配工作人员 2 人。卫生部门提供医药、房屋设备及工作人员,民政部门提供患者生活费。初期收容全县麻风患者 37 人,后经多次动员,除极少数结核样型分散在院外治疗外,确诊患者都陆续入村接受治疗。至 1985 年,先后治愈 84 人,死亡 39 人(村内死亡 9 人),仍有 16 人尚在治疗中。

1959 年,国家拨款征用该处东饶公路,西至山顶、南抵后槽、北连石门口之耕地 80 亩,山林 400 亩。有职工 5 人,向宗萍为负责人。

1964 年,办事处移至公路东侧新建办公宿舍楼。

1984 年 11 月,康乐村办事处更名为"巴东县皮肤病防治所",时有职工 6 人。

1985 年,有职工 7 人,其中中级职称 3 人、初级职称 2 人;行政管理人员 1 人、炊事员 1 人。固定资产房屋 15 万元,房屋面积 1 300 m²(其中业务用房 600 m²),显微镜 1 台,价值 800 元。

1989 年 6 月,巴东县皮肤病防治所迁至信陵镇马鹿巷 130 号(凉水寺),职工人数 9 人(中级职称 4 人,初级职称 4 人;工人 1 人)。

2002 年 12 月 26 日,巴东县皮肤病防治所合并到巴东县卫生防疫站,站内设"麻风防治科",负责全县麻风防治工作。防治所撤并,17 名工作人员(中级职称 6 人,初级职称 11 人)中 16 人转至县卫生防疫站,1 人转至县卫生监督局;2 名患者回家休养;最后一任所长谭庆林。村土地成为三峡库区。

宣恩县皮肤病防治院

宣恩县皮肤病防治院前身是"宣恩县麻风村",始建于 1958 年 10 月,位于宣恩县珠山镇铁场坡村白果槽。建村时搬离 2 个生产队,划拨土地、山林面积 800 余亩,主要收治隔离宣恩县境内的麻风患者。有 5 名工作人员和 3 栋民房,其中 2 栋作病房,1 栋作医生办公区。收治隔离患者 40 余人,首任院长周进民。

20 世纪 60 年代初,在全县开展 3 次大规模普查,将确诊患者均收治入院。1968 年,收治患者 186 人,达到历史峰值。

1979 年,县政府在县城内划拨土地,省卫生厅下拨专款,在县城内修建办公用房并开设皮肤病专科门诊。

1981 年,省卫生厅下拨专款 1.5 万元,修通连接病区的 1.5 km 公路。

1982 年,恩施地区卫生局下文,确定宣恩县麻风院升级并更名为"恩施地区宣恩皮肤病防治院",属恩施地区卫生局二级单位,全额拨款事业单位,由宣恩县卫生局代管,人员编制仍在县里,全面负责恩施地区麻风防治的技术指导和宣恩县麻风防治工作。

1996 年,达到"基本消灭麻风病标准"。

2011 年 3 月,经县政府批准,宣恩县皮肤病防治院并入县疾病预防控制中心,在中心设立"麻风防治科",负责全县的麻风防治工作;麻风村撤并,11 名工作人员转至县疾病预防控制中心,13 名患者移交至恩施州麻风病防治中心;最后一任院长陈恩。2016 年底,麻风村土地被政府回收征用。

咸丰县皮肤病防治所

1958 年,咸丰县麻风村成立,有在职职工 1 人,由丁寨乡天上坪村迁址杨泗坝,首任负责人王杰。

1984 年,更名为"咸丰县皮肤病防治所"。

1986 年,派专业人员到省里进修皮肤病专科,1987 年学成后开始接诊皮肤病患者。

1988 年,县皮肤病防治所办公楼建成。

1995 年,投资 14.2 万元建成二道河新门诊,共 378 m²。

1999 年,建成二道河临街门诊用房 3 间。至 2002 年,固定总资产 45.6 万元。

2003 年,县皮肤病防治所合并至县疾病预防控制中心,设"麻风防治科",负责全县麻风防治工作。麻风村撤并,16 名工作人员转至县疾病预防控制中心;无患者;最后一任所长朱成明。村土地由县疾病预防控制中心管理。

来凤县皮肤病防治所

来凤县皮肤病防治所前身是"来凤县麻风村",始建于 1958 年初,位于大河区两河口管辖的二高山牛场界,总面积 1 480 亩,其中水田 40 亩,旱地 820 亩,山林 1 360 亩。上级拨款 4 000 元,历时 1 个多月将农户遗留的 8 栋 29 间房屋改造成职工宿舍、病房、治疗室、消毒室、食堂、俱乐部等,1958 年 10 月建成。县卫生局委派杨义均负责麻风村日常管理工作,并从县中医院调配 3 名医务人员前往麻风村开展防治工作,当年收治麻风患者 41 人。

1960—1961 年,发动患者自力更生,修建 1 栋 2 间三层楼的木房。

1963 年 2 月,修建木房 5 间。

1970 年,上级拨基建款 2 000 元,修建麻风村内走道和 1 栋 14 间 250 m² 的木房。

1975 年,上级拨款 1 900 元,修建木石结构房屋 4 间、平房 2 间。

1976 年,地区拨款 1 500 元,扩建瘤型病区房屋 10 间共 208.4 m²。

1978 年,省卫生厅徐少梅处长视察来凤县麻风村后拨款 4 万元,新修 7 间职工宿舍和 3 栋办公用房共 1 267 m²。

1982 年,省卫生厅拨款 5 万元、县财政拨款 5 万元、自筹资金 2 万元,在来凤县城西北角修建 8 套职工住房,14 间办公用房,总面积 1 100 m²,并设立皮肤病门诊。

2010 年 10 月,机构撤并,来凤县皮肤病防治所合并至来凤县疾病预防控制中心,成为中心下设科室,负责全县麻风防治工作。撤并时 11 名工作人员中 9 人转至县疾病预防控制中心,2 人转至县妇幼保健院;9 名治愈留院患者移交至恩施州麻风病防治中心;最后一任所长宁波。村土地出让。

鹤峰县皮肤病防治所

鹤峰县皮肤病防治所前身是"鹤峰县康乐村",始建于 1958 年 7 月,位于走马镇木耳山。1958 年 10 月,建立麻风防治小组,有中医药人员 4 人。11 月开始收容患者,12 月底入村患者达 54 人。

1959 年 2 月,麻风防治小组更名为"麻风病防治所",有职工 5 人,汪胜爱任副所长。

1960 年,麻风病防治所更名为"康乐村办事处",有职工 6 人。

1961 年,恩施地区组织开展麻风防治工作检查,确定 24 名患者治愈出村。

1981 年,康乐村办事处进行调整,调出职工 3 人。

1982 年,在走马镇设立院外防治点。

1983 年,在走马镇修建门诊部,建筑面积 680 m²,总投资 20 万元。

1984 年 5 月,康乐村办事处更名为"鹤峰县皮肤病防治所"。

1986 年 6 月 14 日,县委书记张泽洲主持召开"麻风病防治工作汇报会",会议决定成立"鹤峰县麻风病防治工作领导小组",增加防治经费 5 000 元,从 1987 年开始列入财政预算;从水改专款中拿出 1 500 元解决木耳山麻风患者用水难问题;民政部门每年拨款 700 元,作为住院残老患者的护理费;分期分批解决麻风防治专业技术人员的家庭户口"农转非"。同时,县财政、劳动人事等部门落实国家劳薪〔1985〕41 号文件精神,从 1985 年 7 月 1 日起,对从事麻风防治的工作人员向上浮动一级工资。

1987 年 7 月,皮肤病防治所搬迁进城,选址于城墙坳的下坡处,征地 1.73 亩。

1989 年 4 月,县皮肤病防治所职工住宅楼和业务办公楼动工修建。11 月,政府拨给麻风病区架设照明用电设施投资款 1.1 万元、病房维修费 3 000 元和饮水设备建设费 3 000 元。

1990 年 6 月,皮肤病防治所职工住宅楼竣工,皮肤病防治所从走马镇搬迁进城。

1991 年 2 月,皮肤病防治所设立皮肤病专科门诊。

1994 年 10 月,自筹资金 2 000 余元,职工投工 20 余天,病区患者投工 200 余天,在木耳山病区新造密植免耕茶园 60 亩。

1996 年 9 月,通过省级"基本消灭麻风病达标考核验收"。

1997 年,因麻风病基本消灭达标,财政经费困难,取消了 5 000 元防治专款。县民族宗教事务局连续 2 年为畸残麻风患者减免医疗费 5 000 元。

2005 年,由县民族宗教事务局从民族发展资金中解决 10 万元,县残疾人联合会从残疾人危房改造项目中解决 2 万元,县开发办从搬迁扶贫资金中解决 3 万元,共计 15 万元资金,用于改善木耳山麻风集中供养区孤寡畸残人员生活条件。由县财政局从历年卫生专款结余资金中调拨 5 万元,用于维修县皮肤病防治所业务用房。县民政局按"五保户"集中供养标准,对木耳山麻风病院孤寡畸残患者每人每年救助 1 200 元,对院外分散居住的麻风患者每人每年救助 300 元。

2006 年 4 月,木耳山麻风病院的预防维修、饮水、修路以及生活用电工程动工。

2008 年 8 月,国家基础设施建设固定资产投资项目资金 10 万元,单位自筹资金 4 万元,对皮肤病防治所业务办公楼进行全面维修。

2010 年 10 月,投资 1 200 元,对木耳山病区患者的道路进行维护,筹资 1.8 万元为木耳山住院患者建水泥塔 200 m²、堡坎 8 m³、水泥护栏 20 m、不锈钢护栏 10 m、住房室内地面水泥地面硬化 20 m²。

2016 年 4 月,有 17 名麻风患者享受"五保"集中供养,生活费每人每年 3 500 元,慰问金 500 元,门诊医疗费 500 元。

2016 年底,全县有存活患者 115 人,其中留院休养员 18 人,每人每月最低生活保障 334 元;有职工 27 人,其中 17 人从事基本公共卫生服务,10 人专职从事麻风防治工作;杨业安任院长。

2019 年底,居住休养员 14 人,每人每月补助生活费 650 元。

仙桃市皮肤病防治院

仙桃市皮肤病防治院前身是"沔阳县麻风医院",始建于 1960 年 5 月,1963 年 4 月建成,位于沔阳县新里仁口镇五峰村,距县城 10 km,建院面积 300 m²,首任院长李小春。1963 年,接收麻风患者约 80 人。建院初始,麻风医院建有 4 栋病房,包括住房、伙房、治疗室、活动室。

1964 年,收住患者 110 人,有 5 名工作人员。

1966 年,收治麻风患者 500 人,是建院历史上收治患者最多的一年。由于医护人员不够,采取患者照顾患者的方式。

1966 年 8 月,沔阳县麻风医院更名为"沔阳县排湖医院"。

1973 年,兴建土木砖混结构房屋 1 600 m²,内含职工住房、医疗区及麻风患者住宅,并多方筹集资金在病区内栽松树 400 余棵。

1986 年 10 月,沔阳县改名为仙桃市,医院更名为"仙桃市皮肤病防治院"。

1986 年,仙桃市政府在干河西桥交通路小学附近划拨土地 30 亩,用于兴建皮肤病防治院。

1987 年,将市政府划拨的干河西桥交通路小学附近土地与沔阳县棉纺厂土地(即现院址:仙桃市宏达路 20 号)互换,兴建二层门诊楼,是年 7 月竣工。

1988 年 8 月,仙桃市皮肤病防治院保留麻风病区(新里仁口镇),其余科室迁入新址仙桃市宏达路 20 号。

1996 年 5 月,在紧靠门诊楼西南端扩建 1 栋五层楼业务用房。

2003 年,在病区兴建 6 栋平房,共计 60 间房。

2005 年 11 月,麻风病区修筑通向市区的水泥路。

2006 年,城市自来水引至病区,告别用河水的历史。

2007 年,中国疾病预防控制中心麻风病控制中心组织的医疗队为病区麻风患者开展畸残矫治手术,共计实施手术 50 余人。

2010 年 7 月,美国美根公司捐款 10 万美元,将病区木质窗全部更换为铝合金窗,并为麻风康复者更换卫浴设施。

2013 年 12 月,天主教教会经院方同意,派 3 名修女到病区参与麻风康复者的护理。

2016 年 5 月,院方和国际护明德家居养老公司共同组织部分患者第一次跨出仙桃境内,到省城开阔视野。7 月,为在院的麻风康复者申请残疾人证,并按评级标准核发护理费及生活费。9 月,通过提交政协议案解决部分患者没有户籍的历史遗留问题。10 月,通过向市财政局申请专项建设资金、民间筹资和自筹等方式筹资 80 余万元,对病区所有房屋进行改建,并重新规划麻风康复者的生活区域。

2016 年底,仙桃市皮肤病防治院有工作人员 59 人,其中医生 16 人、护士 18 人、检验员 3 人、药剂师 6 人、行政后勤人员 16 人。有住院休养员 35 人,每人每月最低生活保障 334 元;刘卫华任院长。

2019 年底,有住院休养员 25 人,每人每月补助生活费 600 元。邹爱国任院长。

潜江市皮肤病防治院

潜江市皮肤病防治院前身是"潜江县麻风医院",始建于 1963 年 7 月,位于今杨市办事处刁庙村境内,医院占地面积 163 亩,行政负责人庞福烈,共有工作人员 10 人。建院后,开展全县麻风大普查,共发现麻风患者 206 人,收住患者 45 人。

1966 年 5 月,更名为"潜江东风医院"[潜卫字(67)第 27 号文件]。

1972 年,住院患者达 186 人,为历史最高峰。

1974 年 9 月,"湖北省首届麻风病矫形手术学习班"在潜江县举办。

1979 年 7 月 10 日,经省、地、县革命委员会卫生局批准,将原潜江县东风医院扩建为荆州地区潜江皮肤病防治院,除了继续承担潜江县的麻风防治任务,还承担全地区麻风防治技术指导工作[鄂革卫防字(79)第 152 号]。

1979 年 7 月 26 日,湖北省卫生厅下拨专款 26 万元,在杨市农科所征地 6 600 m²,用于新建办公楼和职工宿舍[潜革计基(79)第 17 号]。

1981 年 1 月,新建办公大楼和职工宿舍楼竣工并投入使用,全院整体搬迁。

1983 年 4 月,开设皮肤病门诊。

1986 年 7 月,医院明确为副局级机构;10 月,核定编制 45 人(潜编〔1986〕166 号)。

1987 年 11 月,国际麻风救济会专家沃森女士到潜江考察麻风畸残康复工作情况。

1988 年 5 月,医院整体迁入园林城区,租借房屋开展麻风防治工作和皮肤病门诊。同时,在城区征地 900 m² 开始基建(城规管字〔1987〕45 号)。

1989 年 10 月,国际麻风救济会专家沃森女士第二次到潜江对麻风病畸残康复工作进行考察、指导。

1990 年 7 月,湖北省麻风康复研讨会在潜江市召开。会议明确全省麻风康复试点工作由该院具体负责,是全国 8 个试点地区之一。

1991 年 9 月 24—25 日,由世界卫生组织麻风专家理查德·福兰克博士和中国医学科学院皮肤病研究所叶干运、杨理合等 5 人组成的联合化疗考核小组对该院的麻风联合化疗工作进行考核。12 月 5—7 日,国际麻风救济会专家沃森女士第三次考察潜江市麻风康复工作,一同前来的还有美国麻风协会专家琳达·雷曼女士。

1992 年 12 月,园林城区门诊综合大楼和职工宿舍楼落成(潜计〔1986〕124 号)。

1993 年 3 月 29—30 日,国际麻风救济协会联合本届执行主席史密斯博士,对潜江市 1990 年以来的康复工作进行评估。

1994年3月17日,国际麻风救济会专家沃特博士一行4人前来考察麻风康复试点项目。

1995年10月,经省医学科学院考核验收,达到"基本消灭麻风病标准"。

1995年10月,与市民政局合作,在麻风病区划拨100亩土地兴办紫云公墓。12月,将原有病房全部拆迁,新建病房及治疗室共7栋。

1997年,潜江市成为湖北省直管市(副厅级),荆州地区潜江皮肤病防治院更名为"潜江市皮肤病防治院"(潜卫办发〔1996〕17号)。9月2日,经市卫生局批准,潜江市性病治疗中心挂牌(潜卫办发〔1997〕33号)。

2003年3月16日,国际理想协会中国分支机构广东汉达康福协会组织美国眼科专家闻路德女士等一行6人,为潜江市麻风病区患者进行为期3天的检查治疗。8月,投资8万元,对麻风病区房屋进行整体翻修。

2007年1月,市财政局设立"麻风防治专项经费",每年10万元。同时,将麻风患者生活费由每年5万元提高至10万元,并将上述两项费用统一纳入财政预算。

2007—2009年,市卫生局拨专款50万元,开展全市麻风普查,共普查20个乡镇和农场的63 460户182 947人,发现疑似患者27人,确诊3人。

2008年4月,投入资金25万元,对通往麻风病区的道路和病区内场地进行硬化,修建围墙,接通自来水和有线电视。7月,将所有麻风患者纳入城市低保。

2011年10月,对麻风病区房屋进行全面翻修,加装防盗门和防盗网。

2016年,潜江市皮肤病防治院有工作人员125人(在岗在编98人,离退休27人),专业技术人员占90%以上,高级职称10人、中级职称38人。设有"麻风防治科",配备工作人员7人。麻风病区由皮肤病防治院管理,留院休养员7人,每人每月最低生活保障450元;杨仁彬任院长。

2019年底,居住休养员5人,每人每月生活补助费450元。吴立华任院长。

天门市皮肤病防治所

天门市皮肤病防治所(天门市侯口社区卫生服务中心)前身是天门县佛子山医院,始建于1959年8月,位于佛子山下冯家岭。

1958年9月,县卫生科先后抽调邹光明等3人,到麻阳公社达州管理区筹建麻风病医院。

1959年5月,麻风病医院改建在石河坟禁管理区佛子山大队冯家岭。8月,经县人民委员会批准,正式建立天门县佛子山医院,邹光明任副院长。征用民房4栋,备病床100张,设药房、检查、治疗和医护办公室。职工8人,住刘家巷。当年共收治患者53人。

1961年,孔凡坤任院长。

1964年5月,省拨款4万元,在扑船山南麓新建病房、治疗科室、更衣室及职工宿舍,建筑面积846 m²。

1966年,扩建病房7栋、职工宿舍1栋。

1974年9月,开展麻风病畸残矫治手术,截至1981年,开展各类手术102例。

1972—1978年,先后扩建病房、门诊部和宿舍楼各1栋。

1983年,院内设内科、外科、放射、检验、手术、药房和治疗室等科室,备有救护车、拖拉机等交通运输工具。工作人员有西医师3人、中医师2人、西药师1人、其他卫生技术人员21人、行政管理及后勤人员10人。

1984年5月,更名为"天门县皮肤病防治所",迁至竟陵镇人民大道42号,同时在佛子山设立麻风村。

1987年,为病区打水井,安装水管,接通自来水,专门架设照明电线,铺设水泥路。

1990年,经省、地验收达到"基本消灭麻风病标准"。全市累计发病455例,除愈前死亡36例外,其余全部治愈康复。

2010年12月底,天门市有麻风康复者116人,其中23人居住麻风村,其余全部回归社会。

截至2016年底,天门市麻风村隶属天门市皮肤病防治所,主要承担麻风病治愈者的康复等工作;2010—2016年共投资38.75万元,对麻风村居住环境、房屋、场地等进行维修、改造。

2019年底,麻风村居住6名麻风休养员及3名家属,每人每月最低生活保障785元;李卫民任院长。

◎ 主要参考文献

[1] 各地卫生志、县志、院村志/史/年鉴/纪念册/资料汇编.

[2] 一切为了人民健康[Z].大冶市政协文史资料卫生专辑.2009.

[3] 明月岩.兴山麻防史料专辑[Z].鄂宜兴图内字0900016号.

[4] 汉川县卫生局党史办.汉川卫生事业党史专题资料之十一:汉川县麻风病防治事业[Z].1995.

致谢

湖北省麻风院村简史的撰写,得到李旺华、常登宇、孙慧珍、郑卫、程涛、陈光斌、朱国斌、李天咏、黄运珠、何恒武、万宇松、于代均、龚海燕、刘德煊、张旺生、韩杰、王建国、邓德红、杨友桥、李云、王功明、孙俊、王晓华、葛军、李学应、邹新、陈清政、吕宏川、付纳新、潘虹、熊欣荣、王丽芳、卢伟、桑中连、谈志枫、张孝玲、汪江、邓名美、李文林、黄泽康、甘武丰、赵泽均、魏志斌、李文军、周建民、王迪斯等同志及所在单位在资料收集、史实核对和调查走访等工作上给予的大力支持,特此致谢!

湖南省麻风院村简史

概况

湖南地处中国中部、长江中游,因大部分区域处于洞庭湖以南而得名"湖南",并因湘江流贯全境而简称"湘",省会驻长沙市。湖南东临江西,西接重庆、贵州,南毗广东、广西,北与湖北相连。全省东西宽667 km,南北长774 km,土地面积21.18万 km²,地貌以山地、丘陵为主。湖南年平均气温16～19℃,年均降水量1 200～1 700 mm,属温暖潮湿的亚热带气候。

1950—2019年底,湖南省累计发现麻风患者17 905人,治愈15 757人。2019年底,全省尚有麻风病治愈存活者3 245人,现症患者127人。全省123个县(市、区),共有麻风防治机构126个,其中皮肤病防治所(站)19个;有117个县麻风患病率低于1/10万。

麻风在湖南最早流行于何时,已无从考证。中国近代以来,一些西方人士主办的麻风患者救治机构开始在湖南出现。1931年,中华信义会新化分会信义医院的挪威医生倪安耐在诊疗疾病时,发现麻风患者。1933年,由中华麻风救济总会资助,倪安耐医生任院长,在新化县城效北塔村建设的中华麻风救济会湖南新化麻风医院于1934年1月落成,设病床20多张,开展门诊,诊治衡阳、邵阳、株洲、新化、娄底等地患者。1938年,倪安耐院长因欧洲战事回国后,医院接济难以维持。1940年10月,该院患者组织自治会,以图通过生产弥补医院开支,后终因资金缺乏,救济院于1946年停办,该院麻风患者转至湖北省孝感麻风病院收容。

1950年5月—1951年5月,中南军政委员会卫生部和湖南省人民政府指示,经湖南省卫生处对原新化麻风病院勘察及重新选址,确定加强石门、慈利、零陵、永顺等4县麻风防治所建设。1951年5月,湖南第一个麻风村——零陵县麻风村成立,地址为今永州市岭口麻风村。随后,永顺县麻风村及石慈麻风村也于1952年相继成立。

1951年6月,湖南省卫生处拟定《湖南省扶助麻风病人生产实施办法(草案)》,报经湖南省人民政府及中南军政委员会卫生部核准后施行。8月,湖南省卫生处呈报中南卫生部,申请按100人的收容量建立"湖南省立麻风病院",以"收容各县市零星散布的病人,又可轮流调到各县所设麻风村的麻风防治所内作卫生干部"。

1953年4月,湖南省卫生厅通知零陵、石门、永顺3个麻风村,对于麻风患者设立的合作社,可依照上级要求,予以免税办理。10月,湖南省卫生厅要求"由各专(行)署、苗族自治区重点建立麻风村管理所,采取生产自养和隔离治疗相结合的主要形式"。11月,省卫生厅发文将原定麻风村每村收容量由250人改为150人,并转中央文件要求:"收容对象应优先让老根据地、建设重点乡及学烈军工属和在家尚未施行隔离的疣性麻风病人在第一批入村,其已在家实行隔离的可以暂缓。似结核类麻风,因不传染,概不收容。"在此背景下,城步、武冈、大庸、桑植、汝城、保靖等一批麻风村相继建立。

1954年4月,洞口县发生8名麻风患者相继被当地群众用鸟铳打死的恶性事件。5月19日,邵阳专署致函省财委会,称专区共有麻风患者447人,已设的武冈、城步两麻风村不能集中收容全区患者,申请在洞口、新化两县各建立一所麻风村。省卫生厅对这一事件,分别于5月31日和6月29日两次向中华人民共和国卫生部行文,7月27日,卫生部批复同意增设洞口、新化两个麻风村,并指示:"已建立之麻风村,由卫生部门领导者仍归卫生部门管理;由民政部门领导者,其医药治疗及对患者的鉴别等,由卫生部门协助办理;麻风患者生活困难的救济问题,由民政部门负责解决;行政领导管理,由当地政府负责。"对麻风患者被害事件,建议司法机关进行调查处理。要求加强宣传教育,扭转对麻风患者仇视的看法,避免今后此类事故发生。

1954年7月,湖南省卫生厅医疗预防科麻风病管理工作总结记载:"全省共有疣性麻风患者约4 000余人。截至现在止,已成立零陵、石门、永顺、大庸、桑植、保靖、汝城、武冈、城步、新化、洞口等11个县麻风管理所,共计收容1 500人。除零陵麻风管理所没有划拨土地,无法组织参加农业生产外,其他各麻风管理所均有适当的可耕土地。"

1955年3月,湖南省卫生厅卫医字(55)第20483号文对全省11个麻风管理所及当地政府发出通知,称按照卫生部精神,结合本省具体情况,麻风管理所名称暂不拟变更。是年,国家对麻风病院和麻风村进行明确定义,即麻风病院由卫生部门管理,主要收治享受公费、劳保医疗的麻风患者;麻风村由民政部门和卫生部门共同负责管理和治疗,主要收治不享受公费、劳保医疗的麻风患者。此后,湖南省的麻风村均按上述之规定进行管理。

1956年1月,湖南省卫生厅派员分赴黔阳、邵阳、郴县、衡阳4个专区的隆回、邵阳市等6个县市及汝城、零陵、洞口3个麻风村,完成《重点调查各专县麻风病人处理情况综合报告》,并指出集中隔离治疗是能够将已有的麻风患者逐渐治愈,并防止蔓延传染的一个好办法,麻风村的农副业生产也逐年获得了发展,并指出麻风村存在的一些问题,针对调查情况提出了工作建议。9月,湖南省卫生厅在《关于我省麻风病人防治工作的报告》[卫医字(56)第270号]中指出,湖南无正规的麻风病院,至1956年3月,有麻风村11个,总收容量1 478人,除石门麻风村收容量达到90%外,其余麻风村均已超员;麻风村患者生活医疗采取"生产自养与药物治疗"相结合的模式;预计至1956年底,麻风村可达到14个,增加收容360人;计划到1959年底,将麻风村数量增至30个,计划在1957年设立一家省级麻风病防治所。

1957年6月10日,湖南省卫生厅医疗预防科何楚屏参加卫生部在济南召开的第一次"全国麻风防治专业会议",提交题为《湖南省关于建立麻风村情况的简介》的会议材料。6月24日,零陵县麻风病管理所致信全国人民代表大会常务委员会,就麻风患者违法犯罪分子应否负法律责任的问题进行请示。此信转至湖南省人民委员会办公厅后,经转请省人民检察院研究认为:麻风患者违法犯罪分子应负法律责任;犯罪案件由当地司法机关负责处理;拘留场所应设在麻风村内。10月28日,中华人民共和国卫生部发布《全国麻风防治规划》。根据《规划》定义有关麻风村收治的患者来源看,湖南省的麻风患者收容机构都属于麻风村范畴。

1958年3月,湖南省卫生厅下发《关于改变各县(市)麻风村管理所名称的通知》,决定将本省各县市麻风病管理所名称,一律改称为"××县、市××地名村、医疗站",其行政管理及生产自养性质仍与过去麻风村性质不变。同年,石门、汝城、酃县、武冈、城步、保靖、泸溪、大庸、桑植、洞口、道县等11个麻风村进行扩建;吉首、古丈、花垣、沅陵、新晃、绥宁、黔阳、怀化、溆浦、麻阳、新宁、隆回、邵阳、资兴、慈利、茶陵、祁东 17 个县计划新建麻风村。其时,每扩建、新建一个麻风村的费用为 12 000～20 000 元,一般是 15 000元。此后,除祁东县未按计划完成建村任务外,茶陵、绥宁两县因与鄮县合并,只扩建鄮县麻风村。1958年,湖南原计划在新化县建立一个省级麻风病防治所没有完成。

至 1959 年底,湖南全省麻风村有 35 个,共收容麻风患者 4 119 人。

1961—1962 年,各地在贯彻省委关于迅速退赔土地的指示中,许多麻风村与周围群众产生争夺土地、房屋的矛盾,经当地政府调解得以平息。1962 年 2 月,省卫生厅下文要求有关专(州)县人民医院抽派外科医生,协助麻风病医疗站开展麻风患者慢性溃疡手术治疗。5 月,省卫生厅下文要求各医疗站对麻风村患者生活补助费专款专用,重点解决因重病而丧失劳动能力的患者的生活和必需的衣、被、鞋、袜等,严防平均分配、浪费或调作他用。7 月,省卫生厅下发《麻风村管理试行办法(草案)》,对麻风村的性质、任务和组织、医疗站的工作、管理制度和其他事项等进行了详细阐述。8 月 14 日,省卫生厅下发紧急通知,要求现有麻风村一律维持现状,不得遣送患者回家或解散。对于群众要求迁入村内者,必须制止,并做好宣传、解释、教育工作,以防意外发生;同时要求全省将 1958 年后扩建、新建麻风村征用的土地等资产折合成人民币金额数,在扣除扩村、建村时的补偿数后,将差额数及存在的问题迅速上报,以便研究解决退赔补偿问题。此外,麻风村还出现了患者偷跑回家、发生不当男女关系、物资供应困难、工作人员待遇不高、不安心工作等一些问题。

1963 年 1 月 23 日,湖南省人民委员会批转了《卫生厅、民政厅、农业厅、公安厅关于麻风病防治中的问题和意见的报告》。4 月 8 日,中华人民共和国卫生部、内务部、公安部、农业部联合发文,将湖南省人民委员会批转卫生厅、民政厅、农业厅、公安厅《关于麻风病防治中的问题和意见的报告》转发全国,建议"各省、自治区、直辖市都应像湖南省那样,在省人委领导下,对麻风病防治工作做一次认真的调查研究,妥善解决当前存在的问题,把麻风病防治工作向前推进一步"。

1964 年 8 月 18 日,湖南省卫生厅向全省 35 个医疗站和当地政府转发了石门县剩头医疗站《关于做好麻风防治、加强各县麻风病人管理意见的报告》,要求各地针对逃跑患者加强思想教育和管理,以免扩大麻风病传染。

1965 年 2 月 16 日,湖南省卫生厅根据中央卫生部要求,以零陵县岭口医疗站为代表,对该村的阶级斗争情况进行了汇报。6 月 1 日,石门剩头麻风村的患者以医疗站患者职工工会小组的名义给时任省委书记张平化写信,反映村内存在的条件艰苦、物质短缺、通信不便以及部分干部违法乱纪等问题。10 月,根据湖南省人民委员会指示,省卫生厅、省民政厅、省公安厅会同有关县组成工作组,对石门剩头麻风村医疗站进行了为期 37 天的整顿,并于 11 月 23 日建议湖南省人民委员会将《关于整顿石门县剩头麻风村医疗站违法乱纪问题的报告》批转各设有麻风村的专、州、县、市。

1970 年 6 月,资兴县江背山医疗站革命领导小组致信省革命委员会要求免征该站耕种的 65 亩农田的农业税。省革命委员会卫生局向省革命委员会生产指挥组党委请示,获得答复,同意全省麻风村免征农业税。

1973 年 7 月,湖南省革命委员会卫生局湘革卫字(73)第 104 号文件下达了《湖南省麻风病防治工作八年规划》,指出各地麻风病防治机构的名称可统称为"××县麻风病防治站"。

1974 年 8 月,湖南省卫生局在《麻风病防治工作意见》中建议:"新建、扩建、维修麻风村的基建经费由当地党、政出面,提出计划,地方财政给予解决。添置生产、生活设备的经费,由民政部门给予解决。防治站医疗设备的经费、人员由卫生部门给予解决。"建议建立临时收容站收容外流的麻风患者;建议将长沙跳马麻风医疗站扩建为 160 张床位的省麻风病防治研究所,作为全省麻风病的业务指导单位,并担任长沙、株洲麻风患者的收治工作。

1969—1976 年,湖南仅新建了通道、安化、平江 3 个麻风村。

1982 年,湖南省卫生厅下发《湖南省麻风病防治规划》(1982—1985 年),决定"省成立皮肤病防治办公室,编制 5 人,设在湖南医学院附一院,作为全省防治技术指导中心。"同时指出"在病人不断减少的情况下,麻风村(防治站)可作适当调整。被调整的防治站、麻风村可统称为××县皮肤病防治站(所)。有条件的麻风站可在交通方便的城镇设立皮肤科门诊"。推行"报病奖励"办法,经确诊一名患者,奖励10元(包括自报),麻风线索调查经常化、制度化。此后的10余年间,湖南全省的麻风病防治站开始与麻风村脱离,搬迁至城镇,更名为"皮肤病防治站(所)",开展社会防治和皮肤科门诊工作。

1987年2月,湖南省卫生厅下发《湖南省麻风病防治联合化疗的规定》,全面推广联合化疗方案。大部分患者返家,少数无家可归者继续留住麻风村。防治站陆续搬迁至城镇,有的并入当地防疫站,有的更名为"皮肤病防治站(所)",既开展皮肤病性病诊疗业务,也负责当地麻风防治和麻风村管理工作。留住麻风村的休养员仍由民政部门给予部分救济。皮肤病防治站(所)工作人员定期进麻风村,负责医疗、物质运送、生活费发放、生活设施维护维修等工作。

1994年9月,湖南省卫生厅厅长办公会同意设置"湖南省皮肤病性病防治研究所"并择址新建。1995年12月,湖南省皮肤病性病防治研究所从省人民医院搬迁至长沙市湘雅路新址办公。

2001年3月,湖南省皮肤病性病防治研究所与湖南省卫生防疫站、湖南省健康教育所合并为"湖南省疾病预防控制中心",下设麻风防治科,负责指导全省麻风防治工作。

2007年7月25日,湖南下发了《关于我省麻风病院村改造建设有关问题的会议纪要》(湘府阅〔2007〕69号),决定在永州市、邵阳市、湘西自治州、怀化市4个麻风患者相对较多的市州,按照每个容纳250人的标准,新建4个麻风村,并建议就近收容4个市州之外其余8个麻风村的休养员。2008年3月,湖南省人民政府办公厅印发了《湖南省麻风病院村改造建设方案》(湘政办函〔2008〕24号)。邵阳县、永州市、怀化市、永顺县4所新建麻风村陆续于2008—2010年间建成。然而,房屋建成后,其统一收治患者的政策、措施、经费等没能跟进,4个麻风村实际收住休养员总人数不足150人,大部分房屋、设施闲置。

自2011年起,湖南省财政年均下拨500万元左右的专项经费用于全省麻风村患者生活医疗补助。2016年,湖南省卫计委为路途遥远的7个麻风村配备了车辆。此外,自2008年以来,湖南省佛教组织为全省麻风村捐赠累计价值逾300万元的现金和物资;志愿者也常赴麻风村开展服务活动。

截至2019年底,湖南38个麻风村累计收治患者15 372人,其中有休养员居住的麻风村27个,收住休养员399人。除益阳市大福麻风村和邵阳县麻风村搬迁至城郊外,其余仍位于偏远山区,另外11个麻风村因没有休养员而自然消亡或被撤销。全省麻风村休养员生活费平均每人每年8 000元以上,绝大多数休养员办理了户口、身份证、残疾人证,享受城镇低保或农村低保,且基本都加入了新型农村合作医疗保险,建立了健康档案。但麻风村仍存在休养员畸残严重、年龄大、多数人丧失劳动力以及大部分麻风村没有长期驻村医护人员等问题。

长沙市跳马医疗站

长沙市跳马医疗站前身是"石马铺医疗站",是一所麻风病防治专业机构,始建于1957年,原址设在南郊石马铺。

1953年,长沙市登记麻风患者19人,主要在石门、永顺、零陵(今永州市)等县麻风村隔离治疗。

1957年,湖南省卫生厅会同长沙市人民委员会决定在长沙市建立麻风病防治专业机构,集中收治长沙、株洲、湘潭三市的麻风患者。11月,长沙市石马铺医疗站成立,征购南郊石马铺土地34 200 m²,建病区食堂、消毒用房及40个床位的平房3栋,饮用水井1口。医疗站工作人员5人。办公地址先设在雨花乡卫生院,后迁至省精神病院办公。经费开支由市局财务科代管。

1958年5月,石马铺医疗站建设竣工并投入使用,年末共收治患者30余人。

1959年,医疗站使用曹伯闻医生治疗麻风病的处方和单方试治8个病例,取得一定疗效。

1960年初,医疗站发动患者在征购的土地上种菜,补充食堂供给。5月,湖南省中医药研究所指派中医师每周来站巡诊一次,用中药治疗麻风病。

1961年4月,病区成立麻风患者委员会。8月,医疗站召开中西医治疗麻风病课题相关单位的协作会。10月,医疗站购置收音机1台、扑克等文体用具若干,交病区休养委员会保管使用。年底住院患者数32人。

1962年9月，经长沙市卫生局批准，工作区安接了自来水管，制定节约用水管理办法。11月，新增1名工作人员。

1964年，铁路长沙站建成，省市卫生行政部门决定长沙市石马铺医疗站择址另建。

1965年3月，石马铺医疗站迁址至长沙县跳马涧长茅冲，基建投资13万余元，征用土地11万 m²，预建60个床位的医疗、生活用房。病房依山坡地形建上、中、下3栋平房，有房间61间，年底竣工。

1966年2月，石马铺医疗站整体搬迁至跳马，改名为"长沙市跳马医疗站"，站长为冯时元。

1969年12月，该医疗站有工作人员9人，住院患者36人。1966—1969年，该院治愈出院37人，其中1969年出院15人，是历年来该站出院人数最多的一年。

1970年9月，医疗站选派3名同志赴桑植县水田坪医疗站参观学习。12月初，该站与跳马地区医院配合，对跳马大队及区属各单位进行麻风普查，共检查2 000余人，未发现麻风患者。是年底，该站住院患者22人，本年度治愈出院7人。

1972年1月，跳马区赤脚医生学习班全体学员进病区参观，并要求各赤脚医生积极做好当地麻风病的线索调查工作。5月中旬，对病区周边3个公社和1个大队进行麻风全民普查；夏季，对从事三食行业的职工及东区府后街办事处居民进行麻风普查，共检查2万余人，未发现麻风患者。8月，该医疗站升级为科级单位，改名为"长沙市麻风病医院"。

1973年夏，湖南省民政厅拨付5万元扩建维修长沙市麻风病医院病房。该院在病区入口处建200 m²留观病室，在工作人员区建200 m²办公楼。

1974年6月，长沙市麻风病医院恢复为"长沙市跳马医疗站"。

1984年，长沙市跳马医疗站迁回石马铺原址，改名为"长沙市皮肤病防治所"。9月，市卫生局拨给3.2万元用于石马铺宿舍重建。

1985年4月，湖南省麻风病防治会议要求长沙市于年底达到"基本消灭麻风病标准"。

1988年，所有患者治愈返家。长沙市跳马医疗站从建站至关闭，共收治麻风患者163人。

炎陵县龙景山麻风病院

株洲市炎陵县龙景山麻风病院前身为"郴县专署酃县麻风病管理所"。1953年，酃县开展麻风摸底调查，患病率高达20.5/10万，有22个麻风病流行点。

1955年，酃县人民政府报郴县专署批准，着手建设麻风病医院。

1956年，酃县人民委员会将石洲乡青石村的进江源、板下楼、窝棚之间的龙景山几千亩山林和60余亩田地划拨建设麻风病院。

1957年10月，郴县专署酃县麻风病管理所成立，首期面积计400 m²的泥墙竹瓦顶的10间病房和6间业务用房投入使用。时有工作人员3人，所长何斌才，收治麻风患者53人。患者进院时自带被褥、衣服、日用品，并将户口关系转至麻风病院。患者的生活费由县民政部门负责解决，患者每人每月发放大米18 kg，食用油0.25 kg，黄豆1.5 kg。

1961年，麻风病管理所更名为"湘潭专属酃县龙景山医疗站"。

1962年4月，由省卫生厅赵畅同志以及省民政厅与湘潭专署卫生局、民政局共7人组成的工作组，就当地老百姓反对在龙景山设立麻风村一事，进行实地调查。经分析工作组认为，基于麻风村位于"洮水"发源地，龙景山地势较高，湿度大，不利于患者休养治疗和生产等原因，不适宜建麻风村，并建议湘潭专署另设一个麻风村，把其他各县患者转出，该村仅收本县患者。

1963年，国营青石岗林场捐山1万亩(1986年收回)，由患者负责耕种，解决麻风患者食物不足等生活困难问题。医疗站职工也利用业余时间砍柴、种菜、养猪、养鱼，种植中药材、茶叶等改善医疗生活条件。

1966年，该站住院患者208人，达到高峰，时有医务人员26人。生产上成立了生产大队，下设3个生产队，一个副业队，按病情轻重将患者分成8个病区管理，并设立"患者家属招待所"。

1967年，龙景山医疗站筹集资金1.8万元建设坛官坝水轮机发电站，解决麻风住院患者和医务人员照明及碾米的用电问题。

1972年，龙景山医疗站筹集资金8万元建设沙石进村公路，又在距麻风病院3 km处的进江源组瓦屋里投资3.7万元，建设业务用房、办公用房、职工宿舍等房屋10栋，共1 800 m²。

1977年，龙景山医疗站筹集资金6万元建设进江源水轮机发电站，用于医疗站办公、生活、消毒用电。

1980年，龙景山医疗站工作人员数为26人。

1981年后，龙景山医疗站每年新入住患者数为1～4人。

1983年，湘潭专署鄙县龙景山医疗站更名为"株洲市鄙县龙景山医疗站"。

1984年，该医疗站时有泥墙瓦顶病房12栋71间，共1 682 m²，食堂2个共305 m²，厨房、仓库、治疗室等房屋25栋，共3 357 m²。

1989年，瑞典皮肤病专家斯坦·斯特罗姆及夫人来鄙县龙景山医疗站考察，并示教胶贴治疗麻风病溃疡，历时半个月。

1989年开始，龙景山医疗站在县城动工兴建办公及皮肤病门诊楼。

1993年5月，龙景山医疗站县城新址竣工。同年，医疗站搬迁至县城办公，原有麻风患者继续居留龙景山原址，由医疗站派人轮流值班管理。原址时有住院患者47人、医务人员6人（医生、护士、药剂员各2人），分两班轮流值班，每班10天轮转。

1994年，龙景山医疗站更名为"株洲市炎陵县皮肤病防治所"，龙景山麻风病院继续归皮肤病防治所管理。

1999年，中国澳门基督教蓝钦文牧师到龙景山麻风病院实地考察，捐赠北京吉普车1辆。从当年10月起，澳门基督教每月给每名住院患者提供伙食费50元，2010年起提高到每人每月100元，且每年都派人看望麻风病院的休养员。

2000年，龙景山麻风病院有休养员35人，享受每人每月100元的最低生活保障费。

2001年后，株洲市财政每年下拨麻风防治经费10万元。麻风病院患者生活费每人每月250元，医疗费用全部从麻风防治经费中支出。

2001年，澳门基督教会蓝钦文牧师代表宣道堂中国爱心基金会为龙景山麻风病院捐款15万元。当年，皮肤病防治所将原龙景山医疗站医务人员办公、居住房屋拆除（离原住院部3 km），新建砖混结构的住院病房。后因资金短缺，澳门基督教会又捐赠了10万元。

2003年12月，新建住院病房竣工。

2004年2月，龙景山麻风病院35名休养员整体搬迁至新居。

2006年，麻风病院所有休养员加入新型农村合作医疗保险（简称"新农合"），"新农合"报销之外的医疗费用全部由皮肤病防治所承担。

2009年，株洲市委副书记夏文星考察龙景山麻风病院，并召开专题办公会议，明确炎陵县皮肤病防治所及龙景山麻风病院归口市卫生局并委托炎陵县管理，升格为炎陵县卫生局下设副科级机构；投资160万元建设炎陵县皮肤病防治所业务综合楼；投入48.6万元硬化龙景山进村公路；投入10万元维修改造麻风病院；市财政预算麻风防治经费提高至25万元；休养员生活费提高至每人每月450元。

2012年，麻风休养员门诊医药费由"新农合"给予每人每月300元特殊补助。

2013年，株洲市财政投资30万元，由炎陵县皮肤病防治所建设"龙景山麻风病院污水处理及生活饮用水工程"。

2014年，"龙景山麻风病院污水处理及生活饮用水工程"竣工验收。

2015年，龙景山麻风病院休养员生活费提高到每人每月650元。

2016年，株洲市财政投资75万元，由炎陵县皮肤病防治所新建龙景山麻风病院医疗业务用房。同年，省卫计委为麻风村配备皮卡车1辆。

截至2019年底，龙景山麻风病院仍有休养员23人，生活费达到每人每月650元，医疗费用由"新农

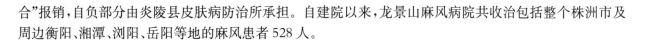

合"报销,自负部分由炎陵县皮肤病防治所承担。自建院以来,龙景山麻风病院共收治包括整个株洲市及周边衡阳、湘潭、浏阳、岳阳等地的麻风患者 528 人。

邵阳县麻风村

邵阳县麻风村前身为"邵阳县雷公井医疗站",成立于 1958 年,地处邵阳县黄荆乡雷公井,占地面积 10 亩,建成时有门诊楼、病房、生活用房各 1 栋,收治患者 10 人,隶属邵阳县卫生局管理。首任站长乐振声。

1959—1970 年,邵阳共收治邵阳、邵东、新邵县三区的患者 130 人。

1962 年,因为退赔建村占用的土地、房屋问题与周围群众发生严重矛盾,麻风患者被迫一度住在树下,后经县委派人调解平息。

1986 年,历年累计住村患者 187 人。

1987 年以前,雷公井医疗站麻风病治疗以氨苯砜为主,同时中西医结合治疗。1988 年开始采用联合化疗方案。

1989 年,雷公井医疗站列入省计委、省财政厅、省卫生厅下发的《关于县(市)麻风村迁建计划方案》。同年,省财政厅拨款 14 万元在县城修建新门诊大楼,雷公井医疗站更名为"邵阳县皮肤病防治站",开设皮肤病防治门诊。

1990 年,邵阳县皮肤病防治站的工作人员搬迁入城后,患者仍居住在黄荆乡雷公井医疗站原址从而形成小村落(麻风村)。防治站每月派人进村为患者治疗,并负责周边 100 余亩国有土地、200 余亩国有森林的安全、绿化、防火及康复人员生活用品运送等工作。

1993 年,大雨导致麻风村门诊楼倒塌,防治站筹资 5 万元修缮患者住房及生活用房。

1995 年,该防治站与当地政府及生产企业协商,麻风村通上了水电,结束了麻风村近 40 年无水无电的历史。

2006 年,日本留学团 10 余人前往麻风村看望、慰问休养员,捐款 3 万元修整进出麻风村的道路。

2007 年,湖南省副省长郭开朗带队到麻风村慰问调研,做出麻风村应尽快搬迁的指示,解决麻风村房屋破旧、患者生活条件困难的状况。同年,中央财政下拨 240 万元麻风村建设项目经费。

2008 年,县政府在县城塘渡口镇大坝村划拨土地 23 亩,修建邵阳县新麻风村。2009 年动工,修建 3 栋两层楼的房屋,建筑面积 3 060 m²。2010 年 10 月,建设项目验收合格,投入使用,所有休养员搬入新建麻风村,并被纳为民政最低生活保障和农村医疗保险对象。2012 年,通过与水利、电力等部门协调,筹措资金 30 万元,通水通电。自此,新建麻风村实现了水、电、路三通。

2019 年底,邵阳县麻风村有休养员 25 人,休养员每人每月享受城镇低保 300 元,医疗纳入新农合范畴,自负部分由皮肤病防治站承担。该村自建村以来,共收治患者 203 人。同年 12 月,邵阳县皮肤病防治站站长罗长青获湖南省预防医学会第二届"圣辉功德奖"。

隆回县小沙江响垅麻风村

隆回县小沙江响垅麻风村前身为"隆回县小沙江医疗站",位于小沙江镇响垅村上,距县城 120 多千米,四面环山。麻风村(即麻风患者住院区)始建于 1958 年。工作人员办公区距麻风村 600 多米,有 1 栋二层砖瓦房,占地面积 1 000 m²,周围有划分土地 7 亩多,用于工作人员种菜和种植其他作物。麻风村有 6 栋房屋,其中木材结构 3 栋、砖泥结构 3 栋,总建筑面积 4 000 多平方米,周围规划有山林 250 多亩,水田 100 多亩,用于患者生产生活。麻风村时收容隆回、洞口、新化、邵东等周边县患者 83 人。

医疗站成立后,时任县长马昌忠组织县国土局、小沙江国土所及响垅村 1~3 组村委会为筹建麻风村划拨土地,安排布置麻风患者生活。时有医务人员 6 人,主要负责病区患者用药和购买物资,主要负责人夏为杰。

1975—1980 年,医疗站负责人李又开。上级每年下拨经费 600~800 元。

1980—1983 年,医疗站负责人邹百淼,他能为麻风患者开展溃疡清创小手术。

1986 年,麻风村安装了自来水。

1987 年起,新发麻风病例不再住村治疗。

1990 年,医疗站搬迁至县城,更名为"隆回县皮肤病防治所",依然担负全县麻风防治工作任务。住村患者继续居住麻风村,由皮肤病防治所管理。

1991 年,隆回县皮肤病防治所负责人杨尊贤被评为"全国卫生系统模范工作者"。

1998 年,隆回县皮肤病防治所争取经费 1 万多元给麻风村安装了高压电,结束了患者用煤油灯照明的历史。

1999—2001 年,隆回县皮肤病防治所与当地村组联系,将愿意回家的患者通过各乡、镇、村组安置回家。村内多余土地承包给当地的老百姓,所种稻谷、金银花等对半分成。

2002 年,隆回县皮肤病防治所解决了村内碾米问题,接自来水入户,每月派人到麻风村为溃疡患者进行清创护理。

2005 年 1 月,隆回县皮肤病防治所陈木林获"马海德奖"。4 月中旬,由卫生部规划财务司于德志副司长带队的发展改革委员会、卫生部麻风病村改造项目联合调研组一行 8 人,考察了小沙江响垅麻风村。是年,隆回县人民政府对麻风村改造建设方案下发承诺书,对麻风村房屋、地产及山林规划、进村路面硬化等做出承诺。11 月,县政府把麻风村改造列入议事日程,共拨付经费 21.5 万元。

2008 年,隆回县民政局经调研,解决了住村休养员的低保问题。同年,隆回县皮肤病防治所对生活区的路面、操坪及房间地面进行水泥硬化处理。

2009、2011 年,爱德基金会为麻风村捐款两次,每次 5 万元,改善休养员居住环境。

2012、2015 年,湖南省佛教协会为麻风村分别捐款 5 万元和 6 万元,改善住村休养员生活环境。

2015 年,小沙江镇政府联合隆回县皮肤病防治所,将麻风村未硬化的剩余路面进行硬化处理,粉刷房屋,改建厕所 2 个、垃圾池 2 个,添置电热水器、冰箱,更换液晶电视。

2019 年底,隆回县小沙江响垅麻风村有休养员 6 人,休养员每人每月享受 300 元城镇低保,医疗由"新农合"报销,自负部分由皮肤病防治所承担。自建村以来,隆回县小沙江响垅麻风村共收治麻风患者 126 人。

✿ 洞口县金龙寨麻风村

1954 年 4 月,洞口县竹市老区发生数起枪杀、焚烧麻风患者事件。5 月,为避免此类事件再发生,邵阳专署致函省财经委员会申请在洞口、新化两县建立麻风村。随后,省卫生厅两次就此事向中央人民政府卫生部行文征求意见。8 月,中央人民政府卫生部(54)卫医字第 517 号文就此事进行回复,称:"对你省拟增设洞口、新化两个麻风村,本年经费由邵阳专署预备费中支出,本部同意。"并称:"对邵阳所发生民兵枪杀 8 名麻风病人事,应建议司法机关进行调查处理,并加强宣传教育扭转对麻风病人仇视的看法,避免今后再发生此类事故。"随后,经洞口县人民委员会研究决定,在洞口县竹市镇龙潭村金龙寨山下筹建麻风村。麻风村占地面积 181 960 m²,共 273 亩,其中水田 30 亩,水塘 1.5 亩,旱土 27 亩,山林 206 亩,病房和职工办公用地 8.5 亩。

1955 年 3 月 28 日,洞口县麻风管理所成立,时有工作人员 4 人,其中医士、助理员和勤杂员各 1 人,首任所长李质。同年,该所收治麻风患者 25 人,其间死亡 1 人。麻风村 1955 年生产稻谷 5 118 kg、小麦 231.5 kg、高粱 85 kg、红薯 2 976 kg、豆类 60 余千克。从 1955 年 3 月 28 日到 9 月,患者每人每月发放生活补助 6 元;1955 年 9 月—1956 年 3 月,主粮全部自产,民政仅补助每人每月副食费 1 元。

1956 年,洞口县麻风村收治患者 42 人,其中死亡 3 人。截至是年 12 月,该村实有住村患者 63 人,其中男性 59 人,女性 4 人;瘤型 40 人,似结核型 23 人;外县 7 人。是年 12 月下旬,湖南省卫生厅姜大道到洞口县麻风村开展麻风调查工作,调查显示:麻风村隶属麻风管理所,麻风管理所隶属县卫生科领导。村内设村管理委员会,村长肖相正(转业军人),下设 3 个行政组,按病情轻重分 1、2、3 组,各组有正副组长 2

人,正组长为委员会成员。另设总务组、文教卫生组。在治疗方面,按照"三日一看病,五日一小结(处方),半月验次血,三月查次菌,半年一普检,年终大总结"的制度进行工作。绝大多数患者采用苯丙砜、胺苯砜、胺硫脲、大枫子油和异烟肼治疗。对有反应的患者大多以普鲁佛卡因作封闭疗法,个别患者使用针灸疗法。试用中药扫风丸治疗 2 名似结核型和 1 名疣型麻风患者,效果极为显著。生产方面,1956 年产稻谷 6 100 kg、小麦 1 000 多千克、大豆 600 多千克、红薯 576.5 kg,挖筑灌溉用塘坝一个,建筑了牲畜栏、厕所等。每个患者平均一个月能吃到两斤半猪肉、半只鸡鸭。村里成立了业余文化学习班,有 33 人参加。新修了篮球场,购置了棋类、扑克等文体设施。但存在约 2/3 的患者家属没有加入农业社,村里没有门诊,患者缺少浴室、食堂等问题。

1977 年,通往金龙寨麻风村的机耕路修通。

1982 年,金龙寨麻风村通水、通电。

1984 年,金龙寨麻风管理所工作人员家属"农转非"问题得到落实。洞口县规划办公室将划拨给麻风村的土地进行规范绘图造册。

1986 年,除洞口县本县部分需要留院治疗的患者外,其他患者迁回原籍治疗。

1989 年,洞口县金龙寨麻风管理所迁址县城,更名为"洞口县皮肤病防治所"。原有住村患者继续留住麻风村,由县皮肤病防治所负责管理。

2011 年 6 月,最后一名住村休养员病故,洞口县金龙寨麻风村自然消亡。洞口县金龙寨麻风村自建村以来,共收治患者 304 人,其中祁东、邵东、隆回、新邵、双峰、通道、衡阳等地患者 86 人。

◈ 武冈市双峰山麻风村

武冈市双峰山麻风村前身是"武冈县双峰山麻风村",筹建于 1953 年 9 月。其时,武冈县抽调王裕光等 3 人组成麻风调查小组,历时 9 个月,初步查出全县麻风患者 109 人,约占邵阳地区患者总数的 1/4。该情况引起上级重视,经时任副县长李守义率人实地勘察,并报经县人民委员会同意,决定在位于一区托坪村双峰山的洪觉寺(又称"双峰禅院")筹建麻风村。

1954 年 3 月,武冈县成立麻风病管理所,有职工 3 人,所长为王裕光。4 月,邵阳专署拨旧币 1 000 万元(折合现人民币 1 000 元)用于该所筹建。6 月 2 日,武冈县人民卫生院向县人民委员会呈文,6 月 15 日县人民委员会呈报邵阳专署并获批准,选定万寿庵作麻风病管理所所址,并划拨水田 19.3 亩、旱土 28 亩及部分房产供麻风患者生产生活使用,进出该所的路口处悬挂"武冈县双峰山麻风病管理所"木牌,告示路人,防止传染。麻风病管理所成立后,时实际收治男性麻风患者 20 人,患者自主选举成立了生产委员会,生产生活自给。

1956 年,该所收治女患者,当年收治麻风患者共 54 人。

1958 年 3 月 2 日,该所向省卫生厅请示似结核型麻风患者能否出村搬运生产、生活资料。3 月 27 日,省卫生厅发文[卫医字(58)第 111 号]全省,指示似结核型麻风没有传染性,一般应于门诊治疗,不应收容入村。但可收容 10% 左右的似结核型患者,经培训后担任村内初级卫生员,承担护理以及出村搬运生产、生活资料等工作,但他们应与村内瘤型患者严格隔离,不能杂居一处。

1958 年 4 月,武冈县麻风病管理所更名为"武冈县双峰山村医疗站",同时成立村管理委员会,下设管理股、生产股、财会股、治安股、文卫股,患者自行管理。其时,村内钱粮流通使用代金券,生活基本自给,不足部分由县民政局补助,医药费则统一由县卫生局解决。此外,在进入医疗站的入口处建招待所,供患者探亲亲属住宿。另设规定如夫妻不得同居;患者出入村,路遇健康人,需主动让路;患者及携带物品须严格消毒;医生进村一律着隔离服,等等。

1959 年,双峰山麻风村收治患者 94 人,治愈出村 28 人。

1960 年,河南籍南下干部郑继森接任站长。9 月,省卫生厅为医疗站配发一批检验设备和试剂。是年,医疗站增加医生 3 人。是年,收治患者 157 人,年底治愈出村 69 人,中途离村 2 人,正常死亡 2 人。湖南医学院附一院陈服文医生率省麻风防治培训班学员 20 人赴武冈杨柳、邓家铺、龙江区开展麻风普查,查出 6 名麻风患者,收村治疗。

1961 年,双峰山麻风村接收本县及邻县患者 145 人,住村患者达到 225 人,为历年麻风村收治患者数最多的年份。是年,医疗站请武冈人民医院外科医生协助进行溃疡手术治疗,收效显著。8 月,武冈县成立"麻风病防治委员会",武冈县县长张颂田兼任委员会主任,并实施第二次扩村。其时,县政府将万寿庵所属水田 52 亩、旱土 70 亩、山林 600 亩、池塘 5 口一并划拨给双峰山村医疗站作为患者生产基地,县长张颂田签发了山林土地使用权证。同年,医疗站发动患者自己动手,在万寿庵右侧杨岭坪迁建医疗站新舍 1 200 m²。

1962 年 2 月,省卫生厅卫医字(62)第 095 号文中指定武冈县人民医院协助双峰山村医疗站开展麻风村溃疡患者手术工作。3 月,省卫生厅为医疗站购发下拨一批医疗器械。4 月,省卫生厅抽调双峰山村医疗站何楚屏医师,前往芷江县麻风医疗站协助检查、鉴定、诊断该站自 1958 年建村时收容的 30 多名麻风患者。是年,武冈县要求将 1958 年后占用的群众土地连作物一起全部退给群众,双峰山村医疗站退还群众田 55 亩、地 116 亩,由此导致双峰山麻风村每年需国家补销粮食 15~20 吨。

1963 年,该站站长王守信到任。同年,何楚屏医师在医疗站开展头皮点状皮瓣游离植眉术 36 例,有效 27 例。同年末,该站治愈出村 98 人。

1978 年,医疗站试用山羊血清防治麻风病有效。

1980 年,周玉贞任站长。医疗站当年举办"武冈县麻风病普查学习班",培训骨干 110 人。经普查发现,全县麻风病流行分布区域主要在秦桥柳山大队、邓家铺卧龙大队、杨柳丫叉大队、双桥凹里大队、江塘雪峰大队等地,严重的一家三口发病的有 5 家,一家 2 人发病的有 20 家。

1983 年,双峰山村医疗站在县城迎春亭开设皮肤病门诊部,为湖南省首家。医疗站工作人员搬迁进城后,患者仍居住双峰山麻风村,归医疗站管理,医疗站安排专人负责留村人员的生活及康复工作。

1987 年 1 月 10 日开始,武冈县麻风病治疗全面施行 WHO 推荐的联合化疗方案。

1990 年,武冈县双峰山麻风村有治愈留村休养员 22 人,全县麻风患病率 0.26/10 万。

1993 年 4 月 29 日,武冈县双峰山村医疗站更名为"武冈县皮肤病防治站"。

1994 年,武冈县皮肤病防治站更名为"武冈市皮肤病防治站",双峰山麻风村归属武冈市皮肤病防治站管理。

2002 年 11 月,武冈市达到"基本消灭麻风病标准",通过湖南省卫生厅考核验收。

2003 年 1 月 28 日,武冈市人民政府就双峰山麻风村房屋及田土被当地群众擅自长期占用一事发文批复:"联合踏勘界线内市皮防站双峰村的土地山林池塘房屋属国有资产,受法律保护。"7 月 7 日,双峰山麻风村休养员曾令虎等人的子女共计 15 名贫困小学生,获爱德基金会捐赠的第一期助学金 5 000 元。

2015 年底,麻风村最后一名休养员病故。麻风村的房屋及田土等资产归佛教人士及当地群众所有。武冈市双峰山麻风村自建村以来,共收治麻风患者(含复发)344 人,其中武冈市 248 人、外县 96 人,治愈 314 人。

城步县麻风村

城步县麻风村前身为"城步县架山医疗站",成立于 1952 年 10 月,地址在白毛坪乡白头坳村架山生产队,隶属县卫生科行政管理,首任站长周利义。医疗站成立时征用民房 3 座,划拨山林田地共计 4 965 亩,组建麻风病隔离区,治疗麻风患者。

1953 年,医疗站开始收治麻风患者,当年收治患者 21 人。

1959—1963 年,医疗站住村患者数为历史最高时期,达 120 多人。其间患者自建木板房 4 座共计 1 000 多平方米,配备有厨房、宿舍、粮仓、治疗室等,分设治疗区与康复疗养区。

1973 年,经城步县革命委员会批准,医疗站办公地点搬迁至白头坳生产队公路边(野猪坳),更名为"城步苗族自治县麻风病防治站"。其时,该站修建砖木结构红砖房 3 栋,分别为门诊、办公楼(兼宿舍) 550 m²,厨房 129 m²,消毒室 54 m²;架设输电线路;安装了自来水。

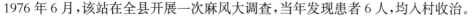

1976 年 6 月,该站在全县开展一次麻风大调查,当年发现患者 6 人,均入村收治。

1953—1984 年,该站一直使用氨苯砜单一药物治疗患者,并提倡终生服药。

1985 年,该站使用氨苯砜 100 mg 每日 1 次、利福平 600 mg 每月 1 次治疗患者。

1986 年,该站全面推行联合化疗方案治疗患者,并终止隔离收治新发患者。是年,该站被评为"全国卫生文明先进单位"。

1989 年,经县委、县政府批准同意,城步苗族自治县麻风病防治站在县城儒林镇购置职工宿舍,修建皮肤科门诊、办公楼 282 m²,更名为"城步苗族自治县皮肤病防治站",并于 1990 年实现整体搬迁。麻风休养员继续留住麻风病防治站原址从而形成小村落(麻风村)。

2012 年,城步苗族自治县麻风村最后一名患者病故。该站自建站以来,共收治湘、桂 2 省 5 市 9 县患者 188 人,其中城步县患者 167 人,外省市患者 21 人。

2017 年 6 月,城步县皮肤病防治站职能及人员并入县疾病预防控制中心。

绥宁县高平麻风村

绥宁县记载麻风病流行始于 1937 年。1960 年以前,绥宁县发现的患者分别被送往洞口和靖州县麻风院治疗。

1958 年秋,绥宁县人民委员会决定筹建本县麻风病防治机构。副县长张有松任筹建工作领导小组组长,确定征用关峡乡高平村黑山冲集体林地 2 260 亩,由县人民委员会投资,就近取土烧制砖瓦,开展麻风村建设。是年冬,麻风村基建工作启动,建病房 440 m²(砖木结构),同时在离病房 1 km 远的山坡上修建业务(医生)用房 390 m²。

1959 年底,麻风村基建工作完成,定名为"高平医疗站",又称"高平麻风村",站长为贺兼光。

1960 年初,该村开始收治患者。因麻风村处于大山沟壑之中,患者入村后,基本与外界失去联系。

1965 年,该村收治患者 66 人,达历史最高峰。

1982 年,绥宁县县长钟成瑶带领县直属有关部门前往高平医疗站慰问麻风患者和麻风防治工作人员,决定给医疗站配备电影放映设备,增加工作人员粮油配给。

1960—1985 年,麻风村共收治患者 173 人。

1986 年,高平医疗站搬迁下山更名为"绥宁县皮肤病防治站",原有住村患者则继续居住原址麻风村,归由皮肤病防治站管理。是年,新发麻风患者全面实行家庭治疗。

1987 年 4 月,绥宁全县麻风病治疗实施联合化疗方案。

1987 年,绥宁县高平麻风村仅剩部分残老患者,该麻风村林地被高平村收回。

1989 年初,绥宁县高平麻风村部分房屋倒塌,住村患者被转至原医生办公用房居住。此后,部分家庭条件相对较好,家中有人照顾的患者被陆续送返原籍。

2008 年,绥宁县高平麻风村的最后一名休养员去世。绥宁县高平麻风村自建村以来,共收治麻风患者 173 人。

新宁县胭脂凼麻风村

新宁县胭脂凼麻风村前身为"新宁县胭脂凼麻风医疗站",始建于 1958 年,位于回龙镇黄家岭胭脂凼村。其时,医疗站办公区占地面积 1 200 m²,医疗房屋 1 300 m²,病区 5 000 m²,办公用房距患者用房约 1 km。病房共 6 栋,建筑面积 1 200 m²。胭脂凼麻风村面积约 1 000 亩,其中山地面积 932 亩,耕地面积 68 亩。医疗站负责住村患者的医疗及管理工作,首任负责人胡坤。

1958 年 7 月,医疗站收治本县、武冈、邵阳、祁东等县麻风患者 60 人,分 2 组,边治疗,边劳动。麻风村设村长 1 人、卫生员 2 人。村长负责全村患者的生产、粮食作物分配等工作,卫生员为住村麻风患者提供发药、换药等服务。

1959 年冬至 1960 年,该医疗站修建了礼堂,用于开会,储存、分配粮食作物等。患者增至 70 人。

1961—1963 年,住村患者增至 110 人,分为 4 组,内设组长 4 人,粮食年产量 7 500～100 000 kg,实现自给自足。

1964—1967 年,胭脂凼麻风医疗站修建医疗室 1 栋、病房 4 栋、牛栏 1 栋。住村患者达最高峰,为 130 人。

1968 年 4 月,经湖南省麻风防治工作组对住村患者检查、判愈,30 名患者治愈返家。

1980 年,该医疗站购置柴油发电机 1 台,用于麻风村供电照明、碾米等。

1981 年,胭脂凼麻风医疗站购置 8.75 mm 电影放映机 1 台,每月在村内放电影 3 场;安装手摇式电话机 1 台,方便与村内患者联系。

1984 年,新宁县胭脂凼村医疗站搬迁到回龙镇军田南庙村,租用民房开设皮肤病专科门诊。原有患者继续居住麻风村,但该村无供电。

1986 年 8 月,医疗站新址落成,更名为"新宁县皮肤病防治站",负责全县的麻风防治、皮肤病防治、胭脂凼麻风村管理等工作。

1986 年,日本赠送两轮铃木摩托车 1 台,用于处置住村患者紧急状况。

1987 年,该防治站自购救护车 1 台,用于麻风村物质运输、患者急救等。

1991 年 4 月 1 日,瑞典专家斯坦先生考察胭脂凼麻风村,捐款为截肢患者张珍姣安装假肢,并捐赠溃疡鞋、矫形鞋等。

1992—1996 年,住村患者粮食供应改由防治站购买,每人每月 15 kg 大米。

2006 年 11 月,麻风村卫生员唐中和被评为"邵阳市首届十大光荣人物"。

2008 年 11 月,唐中和被评为邵阳市"首届道德模范"。

2009 年 5 月,新宁县委及政府多部门领导到胭脂凼麻风村现场办公,拨款 16.6 万元,改造危房 2 栋,拆除其余危房,解决住村休养员的户籍、城镇低保、"新农合"医疗等问题,为唐中和一次性缴纳企业养老保险金,让其老有所养。

2010 年 1 月,新宁县政府将麻风村运转经费纳入财政预算,每年 6 万元。

2011 年 9 月 20 日,唐中和在第三届全国道德模范评选中获"全国诚实守信模范"称号。

2011 年 10 月,新宁县财政、民政为胭脂凼麻风村解决储水池修建经费 3 万元,自来水通到麻风村每位住户家。

2012 年 4 月,桂林家工作营大学生志愿者出资 6 000 元,对 2 栋病房前的路面实施硬化。

2013 年 1 月 12 日,在"寻找最美乡村医生"大型公益活动中,唐中和被推选为"特别关注乡村医生"。

2013 年 5 月,新宁县电力公司免费为村里架通低压照明电,结束了麻风村用煤油灯照明的历史。

2014 年 7 月,新宁县皮肤病防治站为麻风村添置电视机及卫星接收设备。

2015 年 5 月 20 日,该防治站站长王文生同志获中国麻风防治协会"全国麻风防治先进工作者"光荣称号,并获"麻风防治工作三十年"荣誉证书。

2016 年 5 月,湖南省卫计委疾控处为麻风村配备猎豹皮卡车 1 辆,主要用于麻风村物质运输。

2016 年 7 月,新宁县皮肤病防治站更名为"新宁县皮肤病防治所"。

截至 2019 年底,新宁县胭脂凼麻风村有住村休养员 7 人,平均年龄 78 岁,全部享受城镇居民最低生活保障,每人每月 421 元。此外,民政救助每人每月 800 元,医疗纳入"新农合"范畴,自负部分由皮肤病防治所承担。自建村以来,新宁县胭脂凼麻风村共收治患者 198 人。

◈ 平江县麻风病防治站

1970 年 11 月 7—16 日,通过实地勘察,平江县革命委员会决定在谈岑区岑川公社集福大队高洞生产队修建麻风病防治站。

1974 年,岳阳地区拨款 27 万元在平江县岑川乡(今岑川镇)集福村的山谷中筹建麻风病防治站。11 月 20 日,平江县革命委员会文件[平革发(74)第 092 号]指示,成立"平江县麻风病防治站筹建领导小组",

柴谏臣任组长,段葆华、赵石麟任副组长。筹建领导小组下设办公室,智福堂任主任,刻制平江县麻风病防治站筹备领导小组办公室印章。

1975年5月,筹备领导小组开始征收集福大队高洞生产队的田、土、山、房屋等,动员当地农民搬迁30户127人,搬迁补偿费6 350元;征收房屋(平房土木结构)164间,建筑面积4 531.95 m²,征收费58 747元;征收水田53.38亩,征收费13 336.99元;征收旱地38亩,征收费8 195.28元。

1976年2月27日,岳阳地委组区部文件[岳地组(76)第009号]指示为岑川防治站定编11人,其中行政管理人员5人,医务人员6人,所需经费由地区卫生局拨给。

1976年3月22日,岳阳地区革命委员会文件[岳革发(76)第13号]指示,成立"平江县岑川防治站",站长虞升乔,规定岑川防治站负责收治全岳阳地区的麻风患者。防治站政治思想工作、人事调配、行政管理和业务工作等由县革命委员会领导。7月6日,平江岑川防治站新印章启用。

1978年12月,岑川防治站基建工作历时近4年全部竣工。共新建住院部病房7栋,计2 748 m²;职工宿舍3栋,计675 m²;医务室1栋,计350 m²;办公室1栋,计60 m²;食堂1栋,计190 m²;附屋(厕所、猪场、保管室及其他用房)5栋,计312 m²;新挖消毒池4口、水井1口,修筑道路1 100 m、围墙200 m、护堤砌墈330 m³,总投资13.31万元。基建工作按收治100名患者的规模设计施工。

1980年2月,该防治站由岳阳地区卫生局委托平江县卫生局管理,累计收治患者21人(无本地患者)。

1984年10月,经报请上级批准,平江岑川防治站拆除住院病房2栋、附屋3栋。

1991年,经平江县长办公会讨论研究,决定撤销岑川麻风病防治站。7月5日,平江县卫生局函告上级和有关部门(平卫函〔1991〕17号),正式宣布平江县岑川防治站已于1991年6月30日撤销。防治站撤销时有各种用房13栋,水田53.38亩,旱地38亩,山林378.6亩,还有固定资产(含医疗设备)价值12.85万元,防治站有在职人员13人、退休人员2人。

平江县岑川防治站自1980年2月收治患者至1991年撤销,共收治麻风患者21人(男性19人、女性2人),其中湘阴10人,华容4人、临湘1人、岳阳市3人、建新农场3人。

石门县剩头麻风村

1951年4月13日,中南军政委员会卫生部批复湖南省卫生处同意在石门建立麻风村。8月,经石门县人民政府批示,县民政科商同八区政府(今壶瓶山镇)派人在剩头堡实地考察后,报请常德专署批准,定为麻风村建村基地。

1952年4月,石门县人民政府号召剩头群众迁移出境,留下土地、房屋,建立麻风村,集中隔离治疗石门、慈利两县的麻风患者。石门、慈利两县联合成立"石慈麻风村建村委员会",由石门县县长康日新及慈利县副县长莫和初分别任主任、副主任,下设建村移民办公室,负责移民建村工作。时有水田500多亩,旱地2 000多亩,住户122户528人,房屋703间,共补给移民费5 000万元(旧币,折合现人民币5 000元)。麻风村占地56.25 km²,总面积33 065亩。

1952年6月,石慈麻风村建村委员会撤销,组建石慈麻风村工作组,共有行政干部、工人、医务人员12人,组长吴昌萱。是年,该麻风村收治瘤型麻风患者130人,似结核麻风患者4人,其中儿童患者13人。慈利县首批麻风患者入村时,由政府委派行政、医务、武装各部门干部集体护送,一行百余人历经6天跋涉才到达麻风村。患者按性别、病情轻重分开居住,一人一铺,免费治疗。轻病号中的贫雇农积极分子被挑选组成村委会,选举正、副村长,下设财经、治安、文教、卫生、生产等部门。10余名儿童患者年龄最大的10岁,最小的2岁,由麻风村成立了托儿所,将儿童患者与父母隔离开来。

该麻风村组织患者边治疗边生产。建村初期,患者根据自身劳动力情况,分为自给自足、半供给和全供给三等。有劳动能力的自己种田,收获全部归己,免交一切税收;全供给者,粮、油、肉、衣、被等全由政府部门拨款,委托医疗站发放与管理;半供给者则分发一半生活物资;生活不能自理者,由政府提供资金请病情较轻的患者代为照顾。麻风村种有玉米、水稻、小麦、燕麦、豌豆、油菜等作物。当年麻风村各项开支总计81.46万元旧币(折合人民币81.46元)。此后,医疗站还成立了联合工厂,由粮米、榨油、木、篾、铁匠、缝纫、制药、泥水业以及磨粉、做面、熬糖等部分组成,设立了食堂、小吃部、图书室、篮球场等,逐步达到生产自给。麻风村对患者提出四不准要求,即不准私自逃跑、不准治疗时结婚、不准随便到工作人员宿舍区活动、不准患者家属来村同居。

1952年8月,湖南省卫生处在剩头堡举办一期"全省麻风防治人员培训班",22人参加。培训拟订了麻风病治疗方案,即药物以氨苯砜、苯丙砜、大枫子油为主,每周服药6天,停药1天,服药3个月后停药2周,发生反应及时停药或减量。

1953年,经石门、慈利两县政府协商,报请湖南省卫生处批准,麻风村由两县共管改归石门县管理。6月29日,成立"石门县麻风病管理所",所长王仁和。是年,省卫生处派专家对全所工作人员传授麻风知识,并协助制订调查方案,选择患者较多的石门县做试点,开展过滤性调查,历时3月余,检查1万多人,确诊麻风33例。

1954年,该管理所将第一批治疗满2年、症状基本消失的患者集中一处,作为准备出村的观察对象。又把随父母(患者)入村的子女(儿童),经过两年的观察未出现症状者,停止隔离治疗。

1955年11月20日,管理所工作人员为出村人员举办欢送会,欢送第一批10名结核样型患者治愈出村。

1957年,上级部门决定扩大麻风村,收治常德专区各县市麻风患者,管理所改称"石门县剩头医疗站",麻风村称为"剩头村"。医疗站有职工15人,设行政、财务、医疗组,固定资产总额367 788元,其中专业设备16 264元、一般设备24 384元、房屋327 140元,房屋面积15 326 m²。

1959年,医疗站年底总结称:"除在精神生活上积极开展文娱活动外,几年来病友们物质生活大大提高,一般优于附近地区。1958年,病人每人每年平均口粮:主杂粮共计七百二十八斤,食用油三斤六两(猪油并植物油),肉五斤八两。同时,经常可以吃到豆腐和自己生产的粉条、白糖。"

1962年,该医疗站设站委会、行政及业务科室,设内科、外科、检验、中西药房和财务室。4月5日,常德专署卫生科就各县市麻风患者送剩头医疗站治疗的有关事项发出通知,即麻风患者送剩头医疗站不必经常德专署卫生科介绍,由各县市卫生科直接介绍到石门县防疫站;各县市必须派专人护送患者至石门县防疫站,再由石门县防疫站负责送患者到剩头医疗站;患者及护送人员的旅费由各县市自行负责。

1964年4月,该医疗站派出3名专业干部,加上从慈利县防疫站抽调的3名防治人员,分成两组,在慈利县4个区、1个直属片、16个公社59名逃跑的麻风患者家中,进行动员访问,并检查了70多名麻风可疑对象,新发现麻风患者26人。7月1日,该医疗站向常德、益阳专署卫生科递交了《关于做好麻风防治加强各县麻风病人管理意见的报告》。报告称自1952年建村以来,医疗站已收治20多个县市的麻风患者650多人,已治愈出村130多人。但自1960年以来,医疗站逃跑未归的患者有100多人,而且在村的患者也有60%左右准备逃跑。归纳麻风患者长期逃跑不归的原因为:①远离家乡,久别亲人,思家想亲,认为治疗多年,传染性不大;②家中有老有小,生活困难,没人照顾,不能"治好一人病,饿死一家人";③生产队为减轻对麻风患者家属的照顾,要求有劳动能力的麻风患者回家生产,给予注册,划自留地,允许出集体工;④生活在平原城镇的,过不惯山区生活。同时,就解决具体问题提出了7条意见,包括加强领导、广泛宣传、解决患者和家属的实际困难、对没有治愈而逃跑回家的男女患者不予结婚、不重登户口、不允许在村外逗留和参加生产等。8月18日,湖南省卫生厅向全省35个麻风村转发此报告,要求加强患者思想教育和医疗站管理,以免扩大麻风病传染。

1965年6月1日,石门剩头麻风村的患者以医疗站病员职工工会小组的名义给时任省委书记张平化写信,反映村内存在的条件艰苦、物质短缺、通信不便以及部分干部违法乱纪等问题。10月,根据湖南省人民委员会指示,省卫生厅、省民政厅、省公安厅会同有关专县组成工作组,对石门剩头麻风村医疗站进行了为期37天的整顿,并于11月23日建议湖南省人民委员会将《关于整顿石门县剩头麻风村医疗站违法乱纪问题的报告》批转各设有麻风村的专、州、县、市。

1968年,石门县剩头医疗站改名为"石门县东方红防治站"。

1972 年,该防治站对病村管理进行调整:一是加强周围群众入村管理;二是推行子女分房居住;三是钱、粮需证一律实行代用券;四是建立患者家属探亲制度,不许与患者同居;五是家属探亲不允许带小孩;六是划分安全区与疫区,不允许有传染性患者进入安全区;七是加强对外物质交流管理,患者物质只允许在村内流动,出村严格消毒。

1975 年,该防治站站长赵庆远以《343 例麻风眼病调查分析》申报 1975 年湖南省医药卫生科研成果。专家组鉴定意见称"在临床工作中发现问题进行研究,很好。找出发病原因,应继续研究防治办法"。

1977 年,该防治站工作人员修建了一座长 34 m,横跨香廖河的木桥。

1978 年,石门县东方红防治站恢复"石门县剩头医疗站"名称。

20 世纪 80 年代,该医疗站先后修建了 1 600 m² 的大会堂,600 多套住院用房及占地近 20 亩的职工住宅生活区,共有房屋面积 18 000 m²,还修筑了 12 km 简易盘山公路,接通了电话专线。

1987 年,新发患者不再收入医疗站而改为家庭治疗。是年,该医疗站耗资 3 万元,在香廖河新建铁索桥一座。

1988 年,剩头医疗站将部分已治愈患者送回原籍生活,剩余患者继续居住麻风村,新发患者开始进行联合化疗,不再收入村。8 月,根据省卫生厅有关会议精神,各区、县(市)防疫站麻风防治专(兼)职医生前往石门剩头医疗站参加麻风防治学习班。

1994 年 7 月,剩头医疗站搬迁至常德市,更名为"常德市皮肤病防治所",工作人员 20 人。医疗站搬迁后,剩头国有土地收回,并无偿划拨给县林业局开办县属国营林场。剩头所属房产、林木等不动产由县卫生局有偿转让给县林业局,转让补偿费 50 万元,其中 40 万元上缴市卫生局。剩头医疗站 75 名患者由常德市皮肤病防治所负责在原地治疗和管理,无劳动能力的残老患者由县民政部门给予定量救济,其他村民均由县林业局管理。

1995—2011 年,剩头麻风村的休养员生活费由民政负担,医疗及日常管理由常德市皮肤病防治所承担。

2012 年起,麻风休养员低保生活费实行属地管理。仍居住在剩头麻风村集中供养的休养员重新办理户口、身份证和农村合作医疗。常德市皮肤病防治所为住村者开设食堂,安排专人负责。粮、油、肉、衣、被、药等全由皮肤病防治所发放管理。

2015 年,石门县政府出资 230 万元在原址重建麻风村休养员住房。

截至 2019 年底,石门县剩头麻风村仍集中管理休养员 15 人,其中有 6 人享受城镇低保,每季度 1 250 元;有 5 人享受农村低保,每月 150 元;有 4 人不符合条件,没有低保。年满 60 岁的休养员每月有养老金 80 元,15 名休养员均有残疾补贴每月 50 元。休养员医疗纳入"新农合"范畴,自负部分由皮肤病防治所承担。自 1952 年以来,石门县剩头麻风村共收治麻风患者 1 388 人,其中常德市辖区县市 612 人。

张家界市永定区麻风村

张家界市永定区麻风村始建于 1953 年。是年 9 月 8 日,省人民政府拨款 11 750 万元(旧币,折合现人民币 11 750 元),大庸县人民政府成立建村委员会,成员由县政府、县人民委员会、宣传部、卫生科、三区区公所(夏庄坪)等部门的 13 名同志组成,副县长庹景陶为主任。经多次勘测,建村委员会确认三区漩水乡第五选区(今三家馆乡漩水村)为建村地址。此地有稻田 276 亩,山地 25 亩,山林 4 400 亩。9 月 14 日,县民政科、县卫生院抽调 6 人组成建村工作组,卫生院院长喻广浩任组长,办理移民工作。漩水乡第五选区原有 53 户 168 人,瓦屋 64 间,茅屋 58 间,经反复宣传动员,于当年 10 月 8 日完成移民搬迁工作。其时,国家补助搬迁款 1 367 万元(旧币,折合现人民币 1 367 元)。

1953 年 10 月,大庸县麻风村管理所成立,为全民所有制卫生事业单位,属大庸县人民政府卫生科领导,资金由国家拨给,负责人喻仁符。管理所在中堡新修 1 栋 9 间总面积 150 m² 的职工宿舍兼办公室;修建碾坊、榨坊各一间。搬迁后留下的瓦屋 14 间,茅屋 19 间略加整修后,分为轻病、重病、女病室 3 处患者住房,留 5 间茅屋作招待室,用于接待患者家属。

1954年6月,管理所聘请六区青天坪乡民间中医蒋新元到村治疗麻风病,采用麝香、雄黄等药制成烟卷熏浴,经半年观察并无进一步的疗效而停用。是年,管理所成立麻风村村委会,设正副村长和委员5人,下设3个生产组和1个休养组,各组设正副组长,负责各组的生产、生活、医疗等工作。其时,麻风村的行政管理除管理所加强领导和管理外,主要靠患者自己管理。患者生产分配以村为核算单位,患者生活费用由管理所掌握。这种核算分配办法使患者有"吃大锅饭"的思想,生产效率低下,年底患者生活无粮无油,全靠国家救济。

1955年2月,湘西苗族自治区人民政府发布《关于保送麻风患者人材手续的规定》通知[府卫人字(55)第009号],指示各麻风村应根据患者病情轻重及传染性大小进行收容,不能一概收容;各县移送患者应征得自治区政府同意后,根据具体情况移送至指定的麻风村,不得自行收容患者;各县需开展麻风患者调查,将数字及病情材料造册上报,以便研究安排处理。是年,管理所对患者加强生产自给的教育,并改以村核算为以组核算,组织实行评工记分制度,促进了生产发展。分配上除留足口粮、种子及公积金外,其余按劳动工分分配。是年粮食总产49 452.5 kg,人均产量383.5 kg,比上年增加96%,基本上达到自给。人均口粮258.5 kg,平均每人每月可吃到1 kg肉。

1956年11月25日,麻风村里集会,欢送建村以来首批治愈的4名患者出村。

1957年7月16日,该管理所向省卫生厅请示麻风患者生产的粮食是否可以售卖给健康人食用。8月31日,省卫生厅卫医字(57)第433号文复函表示,麻风村生产的粮食经过曝晒干燥后,再收藏一段时间可以外运,但粮食出仓必须由健康人装运。该文件同时转发其他麻风村知晓。

1958年秋,大庸县麻风村管理所更名为"大庸县漩水医疗站",实行站长负责制,为县卫生科的下属事业单位。

1962年,大庸县麻风村为患者分配自留地自产自给,人均收入超过100元,人均口粮350余千克,使患者在村安心治疗。

1963年起,住村患者实行交售余粮政策,即用轻症患者生产的剩余粮食补充重症患者的口粮,以减少国家的统销。口粮标准每人每年不低于240 kg,村内不能自给部分再由国家补足。口粮分配指标到人,统一保管,按月发粮。基本口粮交食堂公用,工分粮自行处理。

1963年3月,中医师龚福生调到医疗站,用圣愈败毒散治麻风结节、五虫桂枝酊治疗神经炎。5月,根据《大庸县麻风村管理条例》,麻风村村委会更改为"麻风村管理委员会",设正、副村长和委员7人,下设5个生产队、1个休养队,各队设正、副队长和会计。

1966年,麻风村改称为"解放村",此称呼一直沿袭到1986年。

1969年3月,遵照州革委命(69)第133号文件规定,大庸县漩水医疗站更名为"大庸县麻风病防治所",村委会改为"连部",队改为"排",连部设正、副连长和指导员,排设正、副排长和辅导员,以民兵形式代替行政组织。

1970年,麻风村有瓦屋8栋69间,约2 000 m²;其中包括1栋卫生室,分诊断、化验、外科及药房四部分,另外还有仓库6间、榨房5间及能容纳200人的会场1个。5月,根据州革委生产指挥组(70)第135号文件规定,三家馆乡公社供销社给予300元资金铺底在村设立代销店,进货全由站外勤人员办理,由一名患者担任代销员。村内患者购货使用代用券或记账。是年,根据州革发(70)第145号文件精神,大力推广和使用中草药、中西医结合防治麻风病,培训患者"赤脚医生"。站、村出现大种、大采、大制、大用中草药的热潮。

1971年2月—1976年4月,为发掘民间中草医药,先后雇请协合公社草医李吉武和宋国庆到村治疗麻风病。经1~2年施治,因疗效不显著,两名医生均被辞退。

1971年2月25日,麻风村制定规章制度,规定:患者不准擅自离村,如有特殊情况需要外出,须由医生签署意见,经领导批准,限期返回;患者治愈前不准结婚;已婚者不能与配偶同居;不准带小孩住村;家属来村探访不得与患者直接接触;站工作人员下村须穿隔离衣襟鞋袜;村内不得使用流通货币或证券;患者物资外运前须进行卫生处理,等等。为保证村规制度的执行,还制订了奖惩办法,如违反请假规定,每超假一天要扣发一天口粮和生活费,对擅自离村者要加重处罚,对长期逃跑不归者,没收其留村物资归公等。

1972年,麻风村种植中草药13亩120多种,上山采集中草药750多千克,自制膏、酒、丸、散、注射剂40余种,全村70%以上的患者应用中草药治病。其中,自制"七〇丸"被列为全州治疗麻风病的科研项目。熏蒸疗法(改善患者麻木、闭汗等自觉症状的一种辅助疗法)在全州各县麻风村推广运用。至1977年,试治麻风病的中草药方剂有11种,最后筛选出疗效较好的"风能去",作为联合疗法中的一种辅助药物。

1973年,湘西苗族自治州民政局拨付房屋维修救济款4万元,将汪家塔病房全部拆除,又拨款3万元,修建一栋"门"字形的四合院乱石墙房屋,共26间约500 m²,作为防治站用房。是年,县里首次开展了6岁以上人口麻风普查,成立由县计委、卫生局、民政局等部门参加的普查领导小组,县革命委员会副主任昌光荣任组长。

1974年,麻风村成立村党支部、团支部。年底,防治站由中堡搬迁到汪家塔办公,中堡则改为病房使用。在修建防治站的同时,麻风村房屋也进行全面维修。

1975年,麻风村首次在患者中发展党员、团员各2人,改变了麻风患者无政治前途的看法。5月,经县革命委员会批准,对一名一贯胡作非为、目无法纪的男患者戴上"坏分子"帽子,改变了"刑不上麻风"的观念。

1976年,根据湘西苗族自治州州革发(76)第018号文件精神,成立由县委宣传部、县革命委员会卫生局、民政局、公安局、财政局、粮食局、农业局、林业局等有关部门参加的"大庸县麻风病防治委员会",县革命委员会副主任朱熙来任主任委员。

1977年4—7月,县卫生局和防治所组成联合工作组,在患者中开展"双打双整"运动(即打击阶级敌人的破坏活动,打击资本主义势力,整顿铁路和城乡治安秩序),进行整党整风,整顿村规制度。7月,村管委会改称"解放村革命委员会",设正、副主任和委员13人。

1978年,住村患者组成一支房屋建筑队,自己烧灰做瓦,砌墙盖屋,建成1栋5间共148 m²的新病房。12月,根据湘西苗族自治州州革发(78)第103号文件颁发的《湘西土家族苗族自治州麻风病防治工作暂行管理条例》,大庸县麻风病防治所更名为"大庸县澧水防治站",属县卫生局领导。同时恢复管委会、生产队、休养队,建立民兵、治安、妇女、共青团、贫协等群众组织。

20世纪70年代,麻风村以生产队为核算单位,但粮食和食用油全部由村统一分配。口粮标准按劳力等定量,从270 kg到410 kg不等,食用油每人每年6~9 kg。这样虽然基本上保持了分配上的平衡,但轻患者因为多劳不能多得而有意见。

1979年,麻风村实行生产责任制,轻患者自给自足,不卖余粮,重患者的口粮全部由国家负责,改变了以往"轻患者养重患者"的现象,调动了生产积极性。有的患者全年收获粮食1 000余千克。但农忙时患者家属常来村帮助生产,不仅破坏了隔离制度,且过重的生产劳动对患者治病无益。是年,省民族事务委员会拨给大庸县麻风村基建款5万元,用3万元新修2栋病房,共16间581 m²。其时,麻风村共有房屋165间4 935 m²,村内居住人数达203人。

1981年,农村生产责任制普遍推行。根据患者要求,该防治站于5月12—24日先后将60%的患者提前判愈或转为门诊治疗,年底仅余37人。

1982年,麻风村因患者急剧减少而缩编至3个队,每个队只有10余人。年底,麻风村仅余32人,防治人员由19人减少至12人。

1983年10月,大庸县澧水防治站在城区内购买地皮,筹划开设皮肤病门诊。截至1983年10月,麻风村经住村和门诊治疗,共治愈445人,累计治愈率为68.2%。

1984年4月,大庸县澧水防治站更名为"大庸县皮肤病防治所"。

1984年5月,经大庸县政府和城建部门同意,大庸县皮肤病防治所在教场路中段(原教场路)征购房宅地皮2.95亩。

1985年5月,大庸县副县长伍伯勋批准该所在城区内的修建计划。6月29日,县计划委员会批准并颁布了〔1985〕037号修建计划文件。9月6日,该所修建工程破土动工。

1985年10月16日,大庸县皮肤病防治所更名为"大庸市皮肤病防治所"。

1986年4月29日,大庸市皮肤病防治所大楼竣工。5月22—27日,省卫生厅在新建的皮肤病防治所大楼内召开了"全省麻风防治工作会议"和"结核病防治工作会议"。6月20日,该所社会防治科搬迁进城。9月16日,该所整体搬迁,设办公室、医务科、社会防治科、后勤科、门诊部等科室。麻风患者则继续居住麻风村,麻风村改称"住院部",归属皮肤病防治所管理。杨少群、王万明、朱双胜3名同志留守麻风村治疗管理患者。

1987年10月21日,中国麻风防治协会理事长马海德博士来大庸皮肤病防治所视察麻风防治工作。他检查患者,不穿白大褂,不戴手套,还同患者亲切握手,把患者溃烂的肢体放在自己身上仔细查看,言传身教地向群众和医务人员宣传"麻风病可防可治不可怕"的知识,教育大家不要恐惧和歧视麻风患者。

1988年,大庸市皮肤病防治所更名为"大庸市永定区皮肤病防治所",属全民所有制单位,由区卫生局直接领导,继续负责麻风村管理工作。

1994年4月,大庸市永定区皮肤病防治所更名为"张家界市永定区皮肤病防治所"。

2001年12月,根据国家机构改革方案和永定区机构编制委员会(张定编发〔2001〕11号)文件,撤销永定区皮肤病防治所和永定区结核病防治所,合并成立"张家界市永定区疾病预防控制中心"。麻风村归属永定区疾病预防控制中心管理。

2016年9月13日,永定区麻风村重建项目在原址开工。2017年1月13日,工程竣工,命名为"永定区麻风病康复中心"。建成后的康复中心居住面积600 m²,设有麻风康复室、患者娱乐室、医护办公室等。每位康复者有一间卧室、一间客房、单独的厨房及厕所,以及齐全的家具家电设施。项目总投入150万元。

2019年底,永定区麻风村有休养员14人,其日常生活物资由区疾病预防控制中心统一采购。此外,区疾病预防控制中心为每位休养员缴纳新农村合作医疗保险,"新农合"报销之外的医疗费用及日常门诊医疗费用均由区疾病预防控制中心支付。区民政局将住村休养员纳入最低生活保障范围,每人每月生活费300元,加之传统节日和麻风节的慰问金等,患者生活医疗得到较好保障。张家界市永定区麻风村自建村以来共收治患者694人。

桑植县水田坪麻风村

桑植县水田坪麻风村的前身是"桑植县麻风病管理所",始建于1953年11月。建村伊始,桑植县政府成立了"桑植县麻风村建村委员会",副县长边书连任主任,县政府卫生院院长孙思负责选址、组建等具体工作。麻风村选址于桑植县第四区打鼓泉乡水田坪村。水田坪村原有村民36户131人,木质房屋12栋99间。

1953年11月,桑植县麻风病管理所成立,人员编制8人,负责人陈玉润。其时,麻风村建村总支出为81,442,174元(旧币,折合现人民币8 144.22元),患者居住房屋有12栋80间,住村患者超过150人。

1958年4月,桑植县麻风病管理所更名为"桑植县水田坪医疗站"。此后,医疗站条件逐步得以改善,工作人员和患者管理逐步规范。

1959年,医疗站开始应用中草药"苍耳丸"等治疗麻风病,疗效好、反应小、花钱少,受到患者欢迎。

1963年,麻风村中草药被全部砍掉。1953—1963年,麻风村治愈出村患者157人。

1965年,麻风村有水田218亩,旱地186亩,油林100亩,大水塘3口,新修医疗用房1栋,共计16间,厨房食堂1栋4间,隔离消毒室1间,村内建有门诊部。患者用房17栋,计98间,有厨房、食堂、会场、管委会办公室、大米加工厂、供销店、缝纫店、俱乐部、图书室、文娱室、住院部、患者家属招待所。建立了党团支部,党员7人,团员14人;行政组织有村管理委员会7人,分管生产、生活、文卫、民兵治安、青年妇女、畜牧、财会等工作,下设5个生产队,1个三八队(妇女队),有基层干部30人,组织了"贫下中农协会"

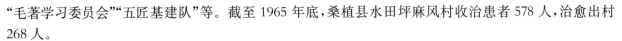

"毛著学习委员会""五匠基建队"等。截至 1965 年底,桑植县水田坪麻风村收治患者 578 人,治愈出村 268 人。

1966 年,桑植县水田坪医疗站决定继续推广中草药治疗麻风病。该医疗站对 1959 年曾使用过的中成药"苍耳丸"进行改革,增强它促进汗腺功能恢复的作用,进一步提高疗效。从 1969 年冬开始,先后派出 6 支采药队,行程 5 000 多千米,采药 5 万余斤,在村内开辟了八亩多地的药园,栽种了 130 多味草药。在献方献药的群众运动中,一名医生在翻阅《本草纲目》时发现红藤有祛风杀虫作用,考虑可能对医治麻风病有效,医疗站开始用红藤泡酒,患者服用后,取得一定疗效。此后,医疗站相继研制红藤饮片、丸剂等,但因饮片有效成分破坏而无效。1964—1969 年,桑植县水田坪麻风村治愈出村患者 318 人。

1970 年 3 月,桑植县水田坪医疗站临床观察复方三七酒、红藤酒、苍耳丸、新一号(七叶一枝花注射液)治疗患者的疗效,显示苍耳丸对 80% 的患者有效果。8 月,在湖南省中西医结合工作会议上,桑植县水田坪医疗站以"靠毛泽东思想战胜麻风病"为题进行了会议交流。交流材料显示:"10 多年来,先后收治麻风病人 742 名,已治愈出村 475 名。在治愈出村病人中,被评为活学活用毛泽东思想积极分子 43 人,担任生产队干部的 104 人,担任大队干部的 45 人(其中正、副主任 11 人),还有 9 人当了大队赤脚医生。我们还给农村培养了一批木匠、篾匠、铁匠、缝纫匠。"

1971 年,该医疗站新建村内储粮仓库 1 座,20 间卵石木质结构业务用房 1 栋,以及 6 间房的患者家属招待所 1 栋,成为具有一定规模的麻风防治专业机构。医务人员和管理人 17 人,住村人数 307 人,达历史最高峰。

1975 年,湘西自治州、桑植县分别召开群英会,桑植县水田坪医疗站被评为"先进工作单位"。12 月 20 日,该医疗站获湖南省革命委员会发布的"面向农村开门办院先进集体称号"。

1977 年 8 月,该医疗站新修 1 栋 8 间的门诊部和 1 间能容纳 300 多人的会堂。

1978 年,桑植县水田坪医疗站更名为"桑植县水田坪防治站"。

1981 年 11 月,戴潜雄任站长。是年,防治站在编人员 18 人,其中,医技人员 12 人,行政管理及后勤 6 人。

1982 年,桑植县水田坪防治站被省卫生厅评为"全省麻风防治先进单位",彭光纯被评为"全省麻风防治先进工作者"。

1986 年 4 月,桑植县水田坪防治站更名为"桑植县皮肤病防治所",从水田坪搬迁至县城朱家台。原有麻风患者则继续居住麻风村,归属皮肤病防治所管理。

1988 年起,桑植县水田坪麻风村不再接收新麻风患者住村治疗。

1989 年,桑植县水田坪麻风村有 12 名愈后畸残休养员。

1993 年 5 月 1 日,水田坪的山林田土及麻风村的 10 名休养员全部移交当地政府,由皮肤病防治所和当地政府双重管理。皮肤病防治所负责患者的疾病治疗,患者生活及其他社会保障由政府负责。

2014 年,桑植县皮肤病防治所与县政府共同为麻风村存活的 2 名休养员修建 200 m² 住房,购置电视机、洗衣机等家电。

2016 年 9 月,桑植县水田坪麻风村随着最后一名休养员去世而自然消亡。该麻风村自建村以来,共收治麻风患者 1 177 人。

2017,县皮肤病防治所并入县疾病预防控制中心,原有麻风村房屋隶属疾控中心管理。

益阳市大福皮肤病防治所

益阳市大福皮肤病防治所的前身为"安化县天罩坪麻风病防治站"。1962 年以前,益阳确诊的麻风患者送常德石门县剩头医疗站集中隔离治疗。20 世纪 60 年代末,少数患者被送新化县平乐医疗站和永顺县高峰医疗站隔离治疗。

1962 年,益阳从常德分离,益阳行署决定建立一所麻风防治专业机构。

1969 年冬季,益阳地区卫生管理站孙玉、唐鸿昌及安化县梅城区医院院长陈柳彬,经察看决定选址在安化县境内天罩坪。

1970年，益阳地区行署拨款8万元，在安化县原大荣乡的天罩坪山顶，修建麻风防治站住院部、职工住宅楼等，1971年竣工。

1971年4月，益阳地区卫生管理站从辖区各县（市）陆续抽调工作人员13人到天罩坪，陈柳彬任负责人。8月，成立党支部，李训钦任党支部书记。9月，安化县天罩坪防治站挂牌成立，开始收治益阳地区麻风患者。是年年底，共收治者15人；兴建麻风患者家属招待所100 m²，1972年4月竣工。

1972年5月，安化县天罩坪防治站在大荣公社九瑶村征地0.92亩，修建接待站（中转）5间。6月，该站举办为期15天共20人参加的"益阳地区麻风普查学习班"。7月，益阳地区各县开展麻风普查，于次年秋季结束，共查出麻风患者19人。12月，该防治站麻风患者收治数增至58人。是年，该防治站在天罩坪兴建麻风患者生活配套用房650 m²。

1973年5月，该防治站架设至大福公社的电话专线。6月，兴建发电厂厂房，正式发电。9月，架设广播专线。12月，该防治站麻风患者收治数增至91人，首批治愈的5名患者出院。

1974年，该防治站为麻风村购买打米机、粉碎机各1台。

1975年5月，益阳地区卫生局局长张华山及地区民政局牛柱昆等4人来站指导工作，解决麻风患者生活费问题，益阳地区革命委员会下发益革发(75)第066号文件《关于加强麻风病防治和麻风病人管理的通知》。同年，该防治站为麻风村购买缝纫机和黑白电视机各1台。

1976年9月，省卫生厅为该防治站装备病理切片机1台。是年，该防治站就近利用除虫菊，筹办蚊香厂。

1977年，益阳地区部分重点公社开展麻风普查，12月结束，查出麻风患者2人。是年，建办公楼、化验楼200 m²，次年年底竣工。

1978年1月，该防治站筹建麻风病理切片室，开展病理切片业务。5月，该防治站购置8.75 mm电影放映机1台。

1980年2月，该防治站购置彩电2台，站里及病区各1台。3月，在大荣公社九瑶村征地0.52亩，修建救护车车库。是年，病区建200 m²电影院1个。

1981年，该防治站在病区电影院举行春节联欢晚会。7月至次年3月，开展麻风过滤性普查，发现麻风患者5人。是年，为麻风患者做床和购买床垫各60张。

1982年1月，该防治站在病区电影院举行"灯谜"活动。4月，在病区建蓄水池2个，安装自来水管至病村厨房。当年，蚊香厂停产。

1983年，该防治站在病区附近的宜林荒山植树造林10亩。4月至次年1月，对益阳地区六县一市进行麻风病回顾性调查，发现麻风患者5人。

1984年，经安化县与益阳地区两级批准，天罩坪防治站整体搬迁至天罩坪山下的安化县大福镇九瑶村，经费由省、地两级财政拨款及各县市筹资解决。6月，整体搬迁方案确定。9月，益阳地区计划经济委员会批准安化县天罩坪防治站整体迁建项目。当年，成立整体搬迁基建领导小组，在原防治站接待处扩征土地，在大福镇九瑶村征地28亩，架设大福镇农贸场至九瑶工地高压专线，平整基地。

1986年6月，WHO推行的联合化疗方案开始实施，首批8名多菌型患者接受治疗。

1986年，新防治站建成，总面积3 084 m²，其中病村房屋1 000多平方米。10月，防治站干部职工和麻风患者陆续搬入新居。11月，举行整体搬迁庆典活动，新建防治站更名为"安化县大福防治站"。

1987年10月，安化县大福防治站接受日本笹川良一基金会捐赠的日本大发吉普车、投影仪、幻灯机及联合化疗药物等。

1988年10月，瑞典皮肤病专家斯坦·斯特罗姆及夫人来麻风村示教胶贴治疗麻风溃疡，历时4天。

1990年11月，天罩坪防治站旧址住院部医疗用房拆除，木料运至防治站九瑶新区。

1993年12月，天罩坪防治站旧址（办公楼、职工住宅、患者家属招待所、发电站）经与当地乡、村、组协商，拍卖处理。

1996 年 3 月,经益阳市市长办公会议决定,安化县大福防治站更名为"益阳市大福防治站"。同时,麻风休养员生活费提高到每人每月 100 元,由市民政局每年增补 1.2 万元,安化原有基数不变。

2003 年,益阳市大福防治站为麻风村购置彩电、功能放大器、电视柜、热水器各 1 台。

2010 年 12 月,该防治站为休养员添置电饭煲、电磁炉、冰柜、液化气炉灶、消毒碗柜、全自动洗衣机、液晶电视机和电热水器等家电设备。

2011 年 8 月,湖南省佛慈基金会为麻风村改造捐款 50 万元。是年,维修麻风休养员住宿楼与餐厅、走廊,院内安装护栏,患者住房配备床、衣架、桌凳等。

2013 年 10 月,益阳市财政规定麻风休养员户籍所在地财政给予每人每年 3 万元的治疗经费。11 月,湖南华莱公司陈社行先生为住村患者捐款 20 万元。是年,安化县编委安编办发〔2013〕13 号文件确认,将益阳市大福防治站更名为"益阳市大福皮肤病防治所"。

截至 2019 年底,益阳市大福皮肤病防治所仍收住麻风患者及休养员 40 人,其中现症患者 4 人(包括外地 3 人),休养员 36 人。所有住村人员每人每月除 300 元生活费外,还享受城镇低保 320 元,医疗纳入"新农合"范畴,自负部分由皮肤病防治所承担。益阳市大福皮肤病防治所自建所以来,共收治麻风患者 367 人。

资兴市江背山麻风村

1953 年 1 月,资兴县原拟定于坪石乡大富村建立麻风村收治患者,但因当地群众反对,选址与建设被迫停止。3 月,经报请省人民政府同意,资兴县委、县政府决定在地处资兴、永兴、安仁、酃县(今炎陵县)4 县交界处的江背山兴建麻风病医疗站。时任资兴县卫生防疫站秘书的朱书易负责医疗站的选址与筹建工作。其时,县政府投资医疗站 14 374 元,收购农民住房 31 间、稻田 35 亩、自留地 6.1 亩以及农具家具若干,并无偿划拨山林 1 万亩。

1958 年 4 月,江背山医疗站动工兴建。10 月,资兴县江背山医疗站成立,时有 5 名职工,站长为朱书易。12 月,医疗站建成职工住宅楼、职工食堂、厨房、重症病房、门诊部、粮食仓库、造纸厂等,建筑面积 2 050 m²,收购来的民房一并改造维修,收住麻风患者。

1959 年 1 月,江背山医疗站启用,陆续收治来自衡阳、郴州两地区的 45 名麻风患者。其后,随着耒阳划归衡阳管辖,江背山医疗站主要负责资兴、桂阳、安仁、永兴、苏仙、北湖等县(市)区的麻风患者管理。

1959 年 3 月,资兴县江背山医疗站更名为"郴县江背山医疗站"。

1961 年 7 月,郴县江背山医疗站又复称"资兴县江背山医疗站"。

1966 年,关于麻风患者生产产品经消毒处理后能否外销的问题,医疗站向专署卫生科革命工作小组请示,经派员实地调查后答复,纸张外销后不会引起感染,但为慎重起见,建议由恢复期患者参与操作比较合适。

1970 年 6 月 16 日,资兴县江背山医疗站革命领导小组致信省革命委员会要求免征该站耕种的 65 亩农田的农业税。省革命委员会卫生局向省革命委员会生产指挥组党委请示,获得答复,同意全省麻风村免征农业税。

1965—1979 年,资兴县江背山医疗站先后新建职工住宅、招待所、大礼堂、粮食仓库、谈话室、消毒室和住院病房等,总面积 3 900 m²。

1984 年 12 月,资兴县江背山医疗站更名为"资兴市江背山医疗站"。1959—1985 年,在医疗管理上,严格遵从卫生部及省卫生厅的要求,分类安置,隔离治疗。重症患者安排在本站本部的病房居住,病情较轻的患者安置在较远的村落居住。麻风患者治疗用药每周由医疗站配发给村卫生员,再由卫生员直接发放给患者。医疗站工作人员每月下村巡回 2 次,督促服药,观察不良反应,对于反应重的患者由医务人员每天下村处理。麻风患者治愈后采取分类安置,严格监测。无家可归愿意留村者,继续住村;有家可归愿意回家者,派车护送到家,并对家属、邻居做细致的宣传教育工作,减少对出院患者的歧视与恐惧。医疗站对于出院患者采用电话或上门方式,定期随访,少菌型患者随访 5 年,多菌型患者随访 10 年。在行政管理上,逐步建立、完善行政与党组织领导班子。各村从麻风患者中选定一名有文化、有组织能力的患者担任生产队长。麻风患者入村时,需将户口和党组织关系转入医疗站,患者的医疗、生产、生活管理等,全部由医疗站和生产队长负责。医疗站内设立财会室,村里设立记工员。麻风患者种植的稻谷统一交站里储存,加工的竹木家具由站里统一交供销社代销,农副产品、副业收入均计算出勤,折成工分,年底决算按照"按劳分配,多劳多得"的原则分配给麻风患者。麻风村的物质供应除政策保障外,还通过麻风患者自行饲养家畜家禽、开荒种地等予以维持。计划经济时期,医疗站不能自给的生活物质全部由资兴县、安仁县按计划供应。医疗站为满足职工、麻风患者的工作、生产、生活、文化娱乐的需求,曾创办代销点、子弟学校、广播站、招待所等,还修建小水电站,购置柴油机、电影放映机、救护车,修筑进医疗站的道路,改善了职工与麻风患者的工作、生产、生活条件。对于在住村期间死亡的患者,医疗站按照当地的风俗进行安葬。

1986年实施联合化疗后,麻风患者不再收住村治疗,由医务人员每月定期上门巡诊,发放联合化疗药物。

1987年6月,资兴市江背山医疗站更名为"资兴市皮肤病防治所"。是年,经资兴市政府批准,该皮肤病防治所主体从江背山搬迁到唐洞新区,在新区汉宁路征地7.42亩,新建960 m²的职工住宅楼。

1988年10月,该所职工从江背山搬迁至新区办公,患者继续留驻江背山麻风村,该所派2～3名医务人员轮流驻村值班,负责麻风患者的治疗与管理。

2012年,资兴市皮肤病防治所投资60万元在江背山麻风村新建1栋504 m²砖混结构的麻风患者公寓楼。保留原有泥土房2栋,其他泥土房被拆除。

2016年,省卫计委为麻风村配备皮卡车1辆,用于麻风村物质运送。

2019年底,资兴市江背山麻风村有休养员12人,每人每月有城镇低保生活费420元、社区居家养老补助200元,加上社会捐赠、其他补助等,每人每月生活费可达1 100元。医疗纳入城乡居民医保,自负部分由皮肤病防治所解决。资兴市江背山麻风村自建村以来,共收治麻风患者519人。

汝城县乌泥洞麻风村

汝城县乌泥洞麻风村前身为"汝城县乌泥洞麻风村管理所",位于汝城县大坪镇乌泥洞,距县城30 km,筹建于1952年4月28日,时由郴州地区卫生行署及汝城县卫生院(即现县人民医院)负责。1954年1月建成,首任负责人李华,时有工作人员4人。

1954年1月,该管理所开始收治患者。4月,湘南行署署卫保字第290612号文件指示,湘南区共有麻风患者400余人,而汝城只能收容120人左右,须严格控制麻风患者收容条件,注意以下事项:①首先收容机关、学校、工矿、企业、城镇、交通线、少数民族、革命老根据地的麻风患者入村;先收容疣样型麻风患者而后收容一般结核样型麻风患者;②收容患者入村时,不必过多地在群众中进行宣传,以免麻风患者迫于压力要求入村而引起混乱;③各县必须严格遵照所指示的数字,不得超过。暂不够收容条件的,要求在家就地隔离。5月,汝城县人民政府下发汝卫医字第22号文件,建议麻风患者入村后,当地应对缺乏劳动力的麻风患者家庭加以生产安置和协助照顾,阻止个别群众企图抢夺麻风患者家中财产的行为。要求正确认识麻风病传染性,不可对未送走的结核样型麻风患者麻痹大意。是年,汝城县乌泥洞麻风村共收治麻风患者124人。

1958年4月,汝城县乌泥洞麻风村管理所更名为"汝城县乌泥洞医疗站"。

1962年,因麻风村房屋倒塌,请示县委,获县委指示将患者分别遣送原籍。后遭到批评和制止。

1971年,湖南省卫生厅、汝城县革命委员会共同下拨资金,将乌泥洞麻风村的泥木结构房全部改建为砖木结构房。

1972年9月,乌泥洞医疗站新建10 kW小型发电站1座,解决了麻风村的照明问题。

1985年,乌泥洞医疗站从乌泥洞搬迁至大坪墟新址办公,更名为"汝城县皮肤病防治所"。麻风患者仍在乌泥洞居住治疗。1954—1985年,麻风村管理基本实行隔离制,住村患者不能私自出村。住村患者所需的生活用品,由医疗站管理人员安排车辆把物资送到离麻风村最近的公路上的一个仓库,然后由麻风村有劳动能力的患者和医疗站工作人员共同把物资挑到麻风村,按计划分配给患者。医疗站为患者免费提供基本医疗服务,治疗由医生、护士负责,护理人员由患者中有一定素质的人员担任,药物以DDS单疗为主。药房工作人员根据医生处方发药,护士及护理员遵照医嘱调剂、分发药品,为患者注射、输液、换药及护理,干部、护理员每月由医疗站发放一定数量的补贴。

1987年,乌泥洞麻风村全面落实WHO推行的联合化疗方案。

2005年2月18日,美国魏牧师在省基督教协会会长陈郅及市民族宗教局副局长袁满生的陪同下,到乌泥洞麻风村进行公路、房屋、电站等项目的考察。

2005年10月31日,乌泥洞麻风村公路列入汝城县通村公路项目计划,2006年元月开工建设。

2007年2月6日,投资100余万元的乌泥洞麻风村通村公路顺利通车。自此,麻风村休养员的生活物资、基本医疗药物等均由皮肤病防治所工作人员用交通工具免费配送。

2008年5月8日,省宗教局处长钟扬、省基督教协会会长陈郅、市民族宗教局局长田世雄及副局长袁满生带领澳门基督教蓝钦文父子等11人到麻风村考察,决定为麻风村新建住房38套,每套18 m²,使麻风村的53户67人均能搬进新房。11月14日,汝城县麻风村新房落成。

2009年2月25日,省卫生厅处长石国勇在市疾病预防控制中心主任付敏陪同下,到汝城县麻风村就湖南省麻风村整合实地考察调研。

2012年5月28日,乌泥洞麻风村用电与国家电网并网通电,总投资50万元。

2012年11月14—16日,中国麻风防治协会会长张国成等5人到汝城麻风村开展16例麻风畸残矫形手术。

2016年5月11—12日,湖南省疾病预防控制中心主任李俊华等7人到汝城县开展《湖南省消除麻风病危害规划(2010—2020年)》中期评估工作,并到麻风村慰问住村患者。是年,省卫计委为该麻风村配备皮卡车1辆。12月,汝城县皮肤病防治所对麻风村外墙进行立面改造。

截至2019年底,汝城县麻风村仍有住村休养员31人,住村人员生活费列入汝城县城镇居民最低生活保障,人均每月540元;医疗纳入城乡居民医保,自负部分由皮肤病防治所负责解决。所里有2名医务人员长期住村照料患者,其他兼职医生每周到麻风村巡诊1~2次。麻风村周边400余亩国有土地的森林防火、绿化及康复人员的生活物资、基本医疗保障等均由皮肤病防治所负责。汝城县乌泥洞麻风村自建村以来,共收治汝城、桂东、宜章、嘉禾、临武、祁东等20多个县市的麻风患者769人。

永州市岭口麻风村

永州市冷水滩区岭口麻风村前身为"零陵县麻风村",又称"零陵县麻风病管理站"。1950年3月16日,在零陵县普利桥区委书记吴绍白的支持下,由朱杰等人择址,在距县城78 km的零陵县杨村甸乡岭口村四明山麓的狮子岩征地2 445亩筹建麻风病管理站。其时,零陵县政府下拨经费2.5万元,指定县民政科和卫生科负责具体筹建工作。

1951年5月11日,零陵县麻风病管理站建成,首任站长为王任光,时有工作人员4人。麻风村设2个病区,病房面积400 m²,当年收住患者23人。

1957年6月24日,该管理站就村内麻风患者违法犯罪一事给全国人民代表大会常务委员会写信,请示麻风患者违法犯罪是否要负法律责任的问题。此信转至省卫生厅再转请省人民检察院研究后,1957年9月12日检办长来字第960号复函认为:①麻风患者违法犯罪分子要负法律责任;②犯罪案件由当地司法机关处理;③拘留所应设在麻风村内。

1959年,零陵县麻风病管理站站长周继国因在继承发扬祖国医药学方面表现积极,成绩显著,获卫生部奖励。

20世纪60年代初,中国经济处于困难时期,管理站工作人员和住村患者积极响应党的号召,自力更生,发展生产,在占地2 000余亩的病村范围内开垦水田123亩,旱田186亩,鱼塘11口。其时,病村种植花生、水稻、本地常见蔬果及喂养生猪、牛、羊、鸡、鸭等,基本做到主副食自给自足。

1964年,零陵县县长伍泉带领工作组,深入岭口麻风村调查阶级斗争情况,对村内一些体罚患者、治疗不认真负责、克扣患者粮食财务、不正当男女关系等问题进行了整顿处理,处理并调离站长周继国和党员唐子才。调任刘家和为站长,初步进行了"四清",建立健全了各项制度,整顿了一些歪风邪气。

1965年2月,省卫生厅以零陵县岭口麻风村为例,向中华人民共和国卫生部报告了湖南省关于麻风村、医疗站的阶级斗争情况。

1970—1976年,零陵县麻风病管理站病房逐渐增至14栋,面积达2 000 m²。

1973年5月,该管理站添置放映设备1套,每月在村礼堂放映电影2场次。

1975年,零陵县麻风村内设大队部,病村村部及支部、药房、商店、副食店、招待所、碾米房、礼堂、铁匠铺等都集中在大队部。此外,设生产队5个,各生产队有各自的田地、公共食堂和娱乐室等,由小队长、会计、出纳、福利员管理。麻风村共有病房150间,可容纳患者300人。

1978年,零陵县麻风村购置柴油机发电设备1套,结束了点油灯照明的历史。为节约用电,村里定期供电,夏天为19：30—22：00,冬天为18：30—21：30。同时,麻风村为5个生产队及大队部、医疗站共添置7台12~14英寸黑白电视。

1980年9月,零陵县麻风病调查培训班学员42人来麻风村现场见习。

1984年,零陵县岭口麻风村更名为"冷水滩市岭口麻风村"。

1985年,冷水滩市岭口麻风村住村患者297人,分别来自省内的永州、衡阳、长沙、邵阳及省外的云南、广西等地,为该村住村患者最多的年份。1951—1985年,岭口麻风村管理基本实行隔离制,住村患者不能私自出村。患者所需生活用品由医疗站工作人员带领有劳动能力的治愈患者外出采购。住村患者使用代金券,在村内流通。患者治疗由1~3名医生和1名护士负责。住村护理员和药房工作人员由患者中文化素质较高的人员担任。在此期间,麻风病治疗以DDS单疗为主,配服以铁剂和复合维生素。

1987年,麻风村现症患者37人按照WHO推荐的联合化疗方案进行治疗。6月,麻风村购置微型水力发电设备1套,确保村内3队及5队的电力供应。

1989年,冷水滩市林业局利用麻风村2 000余亩山地,与冷水滩市岭口管理站合办"狮子岩合作林场"。

1993年4月,省人民医院眼科专家李伟力为麻风村患者开展眼科手术。

1994年8月,冷水滩市岭口管理站搬迁到冷水滩城区珍珠路409号,更名为"冷水滩市皮肤病防治所",距麻风村45 km。工作人员搬迁下山后,麻风村患者继续居住原麻风村,皮肤病防治所医务及管理人员每周上病村一次,处理住村患者医疗和生活事务。

1995年,冷水滩市岭口麻风村架通了高压电。

1996年,该麻风村毛坯公路通车,冷水滩市岭口麻风村更名为"永州市冷水滩区岭口麻风村"。

2000年3月,由荷兰救济会援助的为期3年的"麻风畸残手、足、眼自我护理项目"在病村开展。187例康复对象实施3年自我护理康复项目后,结膜炎治愈率69.6%,足皲裂好转率95%,足底溃疡治愈率55.4%。

2002年5月,中国残疾人联合会国家医疗队在冷水滩为住村患者开展麻风畸残康复手术58例。11月,麻风灾民新村项目改建危房791.73 m²。

2004年1月,唐德协获"马海德奖"。3月,国际麻风救济会康复专家Angelika Piefer女士到麻风村督导麻风患者进行眼、手、足自我护理工作。是年,冷水滩皮肤病防治所实施为期5年的"麻风病防治一体化项目试点"。

2005年6月,由荷兰麻风救济会、中国澳门利玛窦社会服务中心援助的麻风村危房改建项目——"爱心楼"住房工程改建房屋1 351 m²。

2005年9月,与广东汉达康福协会签订麻风患者子女助学协议,惠及36名住村麻风患者子女。

2007年,中央财政麻风院(村)改建项目"岭口麻风村改、扩、建工程"启动,共计投资450万元,改扩建医疗生活用房 3 200 m²。是年,实施了 5 年的一体化项目通过中国疾病预防控制中心麻风病控制中心组织的专家验收,并荣获二等奖。

2008 年 3 月,广州汉达康福协会眼科专家为病村 23 名麻风患者实施白内障复明术;10 月,麻风村改、扩、建工程完工,患者全部搬进新房居住。

2012 年,永州市冷水滩区岭口麻风村更名为"永州市岭口麻风村"。

2016 年,省卫计委为麻风村配备皮卡车 1 辆。

2018 年 6 月,道县麻风村 15 名休养员迁至岭口麻风村。

2019 年底,永州市岭口麻风村有住村休养员 111 人。皮肤病防治所为住村休养员每人每月发放生活费 680 元,住村休养员请假返家期间,皮肤病防治所为每人每月发放生活费 360 元。麻风村配备专职管理人员 2 人、专职医生 3 人、专职护士 1 人,各类兼职人员 16 人,临时护工 6 人,主要负责住村休养员的麻风病治疗及畸残康复、日常生活管理、常见病诊断与治疗、生活不能自理人员的护理等工作。村内设有医生诊室、治疗室、输液室和药房各 1 间,开展住村患者日常门诊医疗服务;住村现症患者如果出现严重不良反应,则送至条件较好的永州市皮肤病医院住院治疗;住村患者如果出现除麻风病之外的其他较重疾病则转至永州市定点医疗机构治疗。所有住村休养员均加入城镇居民医保,门诊医药费每人每月 160 元,超出部分自付 50%;住院医药费除城镇居民医保和民政低保报销后,余下的由皮肤病防治所承担 50%。永州市麻风村自建村以来,共收治麻风患者 893 人。

道县黄皮冲麻风村

道县黄皮冲麻风村前身是"黄皮冲医疗站",始建于 1957 年,选址位于今永州市道县洪塘营瑶族自治乡东江源村,有 3 700 多亩山林,2 亩多田地,时隶属于衡阳地区管辖。

1957 年 12 月,道县黄皮冲医疗站建成,地址位于今洪塘营乡东江源村瑶人湾组,首任站长刘毓凤,时有医务人员 6 人。医疗站分为医护人员居住区和麻风患者居住区。医护人员工作、居住区属砖瓦结构,面积约 600 m²。麻风患者居住区离医疗站约 5 km,土木结构,共有 17 栋,面积约 1 800 m²。

1958 年 1 月,医疗站开始收治患者,当年收治麻风患者 21 人,收治范围包括零陵地区南 6 县(道县、宁远、江华、江永、蓝山、新田)和郴州地区附近县区的麻风患者。医疗站的医疗生活费用及日常开支由道县政府每年拨款 2.5 万元,不足部分由患者自力更生调剂补充,此外,还向各县筹集一部分资金。

1961 年,黄皮冲医疗站从衡阳地区分离,归零陵地区管辖,主要负责永州市南六县(道县、宁远、江华、江永、蓝兰、新田)的麻风防治工作。

1970 年,黄皮冲医疗站收治患者数达 110 人。除零陵本地区外,还有部分患者来自郴州、衡阳、岳阳、湘西自治州等地区。

1973 年 5 月 25 日—7 月 14 日,医疗站组织 12 名医务人员,分成 3 个组,在全县开展麻风普查工作,查出并收治 11 名麻风患者。

1974 年 7 月,该医疗站添置放映设备 1 套,每月在患者居住区放映电影 3～4 场次。9 月,道县黄皮冲医疗站从黄皮冲搬迁至禹王庙。

1978 年 11 月,该医疗站在 10 km 外的道县四马桥乡茶花坪村建设 1 栋 300 m² 砖瓦结构的物资转运站。

1981 年 3—12 月,该医疗站抽调 3 名专业人员到各乡镇协同乡村卫生人员开展麻风全民普查工作,查出并收治 3 名麻风患者。

1982 年 5 月,黄皮冲麻风村新建片石病房 2 栋约 200 m²,解决部分患者居住的危房问题。

1986 年 12 月,该医疗站购买了发电机、打米机、粉碎机,医生和患者常年吃变质陈米的状况得到改善。

1987 年 3 月,该医疗站开始对所有麻风现症患者进行联合化疗。是年,道县开展一次麻风全民普查,共查出新发患者 8 人。

1990 年 9 月,医疗站在城郊潇水北路购地 22 亩新建办公楼,1991 年底竣工。

1993 年 2 月,道县黄皮冲医疗站搬迁至潇水北路 470 号,更名为"道县皮肤病性病防治所",时有工作人员 33 人,内设办公室、财务室、皮肤病性病门诊、社会防治科、化验室等科室,所长为何发寿。社会防治科有工作人员 5 人,继续承担永州市南 6 县的麻风防治工作。麻风休养员则继续居住原址麻风村,皮肤病防治所派出 3～4 名医生住村,负责麻风休养员的生活医疗及管理。

1994 年 9 月,道县皮肤病性病防治所筹集资金 12 万多元,购买小型解放牌救护车 1 辆。

1995 年,经零陵地区行署办公室〔1995〕59 号文件批准,麻风患者生活费、医疗费及房屋建设资金由患者所在地的县人民政府拨付。

1999 年 10 月,道县麻风防治工作通过湖南省卫生厅"基本消灭麻风病达标验收"。

2001 年,道县皮肤病性病防治所筹资安装水冲式发电机 2 台,解决了麻风村的照明问题。8 月,国际麻风救济会康复专家 Angelika Piefer 女士到麻风村指导麻风畸残康复工作。

2002 年 1 月 5 日,道县麻风畸残康复工作经国际麻风救济会康复专家 Angelika Piefer 女士检查验收合格。同年 5 月,道县皮肤病性病防治所筹资购买价值 7 万元的"长安之星"救护车 1 辆。

2005 年 9 月,道县县城到麻风村的简易公路修通,结束了麻风村生活物资过去靠马驮肩挑的历史。10 月,道县皮肤病性病防治所与道县卫生防疫站合并为"道县疾病预防控制中心",设"皮麻性艾科",工作人员 4 人,负责麻风防治业务工作和住村患者的治疗、生活及日常事务管理。是年,麻风村停止接收新发患者。

2012 年,道县疾病预防控制中心自筹资金 40 余万元,在东江源村委、道县民政局和消防、水电等部门帮助下,将原医疗站用房改造为麻风村住房,新建和改造生活用房 600 多平方米。工程于 2013 年全面完工,麻风村休养员搬至改造后的住房居住。

2016 年底,道县麻风村有休养员 10 人。休养员生活费按照湖南省麻风村居留人员生活费不低于每人每月 600 元,由国家财政下拨的经费供给。同时麻风村休养员入了五保的由民政部门按五保户标准每人每月发放 300 元;医疗保障按五保户标准由"新农合"全额报销。道县黄皮冲麻风村自建村以来,共收治零陵、郴州、衡阳、岳阳、湘西自治州 5 个地区、16 个县的麻风患者 451 人,其中道县户籍患者 236 人。

2018 年 6 月,被定为深度贫困村的黄皮冲麻风村并入永州市岭口麻风村,15 名休养员整体搬迁。

怀化市疾病预防控制中心直管麻风村

1956 年 12 月 29 日,省卫生厅派出粟初生、姜大道两位同志至黔阳地区的怀化县开展麻风调查工作。两人重点对新建乡的高冲、炉星两个高级农业社进行了调查。调查报告称:"该县 1953 年 12 月在 5、6、7 三区部分乡重点调查了 67 239 人,共有麻风患者 113 人,占调查人数的 0.6%。这次在 6 区小龙乡调查有麻风患者 8 人,其中 3 人已死亡,现有 5 人,能肯定为麻风患者仅 1 人,可疑者 4 人(2 人未看到),除严重的 1 人已隔离外,余均散居,患者仍能坐东家走西家。"调查人员认为该区极为突出的问题是干部群众的恐惧心理。

1958 年,怀化县桥头医疗站在今中方县龙场乡槐子坪村成立,隶属怀化县卫生科管理。建成时,医疗站有病房 100 余间,工作用房 10 间,面积 3 600 m²,收治患者 80 余人。

1958 年 9 月,王瑞浦任首任站长兼党指导员。时有工作人员 10 人,其中正式职工 6 人、临时工 4 人。6 名正式职工的工资由县卫生科拨付,其余 4 名临时工不发放固定工资,医疗站只为他们供应就餐和住房,年底时给予适当的经济补偿。

1959 年 12 月,由怀化县拨款,在离医疗站 500 m 处修建了医务人员生活用房,总面积 500 m²。工作人员在春节前搬入了新房。其时,医疗站根据患者畸残情况不同,将其分为 3 个大队,即生活不能自理的组成一队,由怀化县政府提供每人每月 15 kg 大米;畸残但能自理的组成另一队,由怀化县政府每人每月提供 7.5 kg 大米;无畸残且能劳动的组成第三队,自给自足。每队安排一名卫生保健员,负责每周给患者分发一次麻风治疗药物。医疗站建有大型会议礼堂,龙场乡公社派放映员每周放映一次电影,附近村民均来观看,并无避讳、恐惧之心。

1963 年 7 月—1968 年 10 月,米洪喜任站长兼党指导员。其间,医疗站对房屋(主要为病区)进行了维修养护,还新修了猪舍、牛舍、鸡舍,发展养殖业,让行动便利的患者都参与到发展村集体经济的活动中来,实现自给自足,每周都能吃上一顿荤菜,生活质量有较大改善。

1964—1969 年,医疗站收治患者数达高峰期,最多时有 300 人,其中无畸残并能劳动者有 180 人。

1975 年,经怀化县委书记徐殿云批示,将桥头医疗站搬迁到花桥镇排叶村长冲。县卫生局局长王仁任搬迁领导小组组长,局干部黄明光等 3 人具体负责新址的房屋建设。其时,病区内新建房屋 7 栋,其中砖混结构房屋 5 栋 40 间,集体食堂(即会议礼堂一体)1 栋,医务人员更衣消毒室 1 栋。另在距病区 1 km 外的杉木塘公路边,修建了医务人员四合院生活区。为方便附近村民就诊,生活区内开设了皮肤专科门诊。李绍端、杨育松等医生精湛的医术和高尚的医德,吸引了方圆近百里的患者前来就诊。

1976 年 9 月,医疗站正式整体搬迁至花桥镇排叶村新区内,并更名为"怀化县长冲医疗站",系县卫生局股级独立核算单位。工作人员增加至 12 人,均为全额事业编制,分为麻风治疗组、病区后勤生活保障组、日常门诊组。是年收治患者 85 人。

1985 年 11 月,怀化县长冲医疗站更名为"怀化市皮肤病防治所"。1987 年,皮肤病防治所开始用联合化疗方案治疗麻风患者。

1990 年,皮肤病防治所得到省市计委立项及市本级财政的资金投入,整体搬迁至怀化市迎丰东路196 号,建三层门诊办公楼 1 栋、家属楼 2 栋。皮肤病防治所搬迁进城后,40 多名患者继续居住原医疗站麻风村,由所里安排医务人员轮流值班、照顾。

1999 年 11 月,怀化市皮肤病防治所由县级升级为地市级,全额事业编制增至 23 人。何湘斌任所长,向开桃为党支部书记。麻风村继续归怀化市皮肤病防治所管理。

2001 年,怀化市皮肤病防治所请中方县国土局完成麻风村土地线图的测量,并办理了国土使用证,面积为 736 亩。

2002 年 6 月,怀化市卫生防疫站、市皮肤病防治所、市职业病防治所合并为"怀化市疾病预防控制中心"。合并后,该中心成立麻风病科,设 2 名专职人员,麻风村的具体事宜由麻风病科工作人员负责。

2003 年 5 月,爱德基金会定向投入 8 万元资金,用于麻风村房屋维修,包括屋顶检漏、室内电路改造和地面硬化等。10 月,爱德基金会给 30 名患者每人发放了 1 500 元的发展基金,用于购买鸡、鸭、猪等,鼓励、支持患者发展小养殖业。同时,为村内 5 名患者免费更换假肢,并赠送电动打米机 1 台。8 月,美国麻风协会的彼得先生来麻风村访问。10 月,美国麻风协会社区部主任 Matthav Mony 和爱德基金会社会福利部主任吴安安女士来麻风村访问。

2008 年,怀化市疾病预防控制中心直管麻风村实施中央财政麻风病院(村)改建项目,在原址上新建了约 2 000 m² 的四合院,集工作人员生活工作区、食堂、患者疗养区为一体,项目总投资约 400 余万元,计划集中收治全怀化市的麻风村患者,编制床位 80 张。

2009 年 10 月,麻风村改建完成并投入使用。但未能实现预期服务宗旨,只有原有的休养员 14 人入住,其中 10 人为Ⅱ级畸残,1 人无法自理。怀化市疾病预防控制中心每年拨款 3 万元,聘请一名拥有卫生类学历的临时工为村内休养员服务,具体负责村内患者的日常医疗,代购生活物资,并管理村内的水电等。

截至 2019 年底,怀化市疾病预防控制中心直管麻风村有住村休养员 12 人,其生活纳入农村低保范畴,每人每月生活费 500 元;门诊医药费每人每月 100 元,住院医疗费由疾控中心全额报销;传统节日及麻风节,怀化市疾病预防控制中心均会为休养员发放慰问金和慰问物资,患者生活医疗条件得到保障。怀化市疾病预防控制中心直管麻风村自建村以来,共收治麻风患者 509 人。

靖州县麻风村

1956 年,靖州县麻风患者亲属难以入社入学。铺口乡还发生烧死、逼死、饿死 3 名麻风患者的严重事件。

1957 年 6 月,靖州县县委和县人民委员会决定在横江桥乡沙堆村筹建"靖州县麻风病管理站",并与民政部门一起在离沙堆村 5 km 的凉山建立麻风村。

1958 年,"靖州县麻风病管理站"成立,首任站长唐敬宣。其时,管理站在沙堆村建成 300 m² 的砖木结构楼房 1 栋。麻风村拥有土地 1 000 多亩,木板房 800 m²,当年收治 33 名麻风患者,全部集中管理,隔离治疗。管理站负责麻风村的行政管理、对外联系和麻风患者的治疗,并在全县开展麻风筛查、监测及患者家属成员的监护工作。

1972 年,麻风病管理站更名为"靖州县沙堆医疗站"。

1983 年,该医疗站毛汉章被评为"全国麻风防治先进个人",并曾多次被评为"湖南省麻风防治先进个人"。

1986 年,该医疗站开始对麻风患者实行联合化疗,逐步由集中治疗转为家庭治疗。

1987 年,绝大多数患者治愈归家,新发麻风患者不再收入麻风村隔离治疗。医疗站随后迁入城郊,更名为"靖州县皮肤病防治站",继续负责全县麻风患者及家属的治疗、监测、筛查、监护等工作。

1988 年,防治站和麻风村共拥有土地 126 万 m²,建筑面积 2 123 m²,固定资产账面价值 8 000 元,工作人员 6 人。

1991 年,麻风村解决了用电问题,结束了住村患者用煤油灯照明的历史。

1997 年,靖州县皮肤病防治站以承包入股形式签订合同,将麻风村 400 余亩荒山种上杉木。

2000 年,靖州县皮肤病防治站以承包入股形式,将麻风村 150 余亩荒山种上杨梅林和金秋梨,带来了一定的经济收入。

2004 年,靖州县麻风村随着最后一名休养员转入当地敬老院居住而消亡。至此,该麻风村自建村以来共收治患者 165 人。

2006 年,靖州县皮肤病防治站与县防疫站合并,成立"靖州县疾病预防控制中心"。麻风村原有土地归县疾控中心所有。

沅陵县千同坳麻风村

1958 年 7 月,沅陵县委、县人民委员会准备在沅陵坳坪公社高家村六组筹建麻风村。其时,县财政拨付 2 000 元,用于征收民房、建设麻风患者病房和医务人员住宿及办公场所等,后建成二层砖木结构的房屋 1 200 m²,有土地 2 750 多亩,其中稻田 285 亩、熟地 350 亩。

1959 年 3 月,麻风村建成,同时成立"沅陵县千同坳麻风病防治站",麻风村亦称为"千同坳麻风村"。防治站负责全县麻风治疗和社会防治工作,时有工作人员 5 人,其中卫技人员 4 人、勤杂人员 1 人,负责人为张新文。麻风村设简易病床 150 张,当年收治患者 92 人。患者自耕自种自给,每人每月生活用品补助 2 元。

1961 年,沅陵县千同坳麻风病防治站工作人员增至 6 人,麻风患者增至 117 人。

1973 年,张新文任站长,工作人员增至 15 人,麻风患者增至 300 多人。麻风村分为老村、东村、西村、残废队 4 个小组。残废队国家每月补给患者米 15 kg、油 500 g、生活补助费 5 元;其他 3 个组自耕自给,每人每月生活补助费 3 元。

1978 年以后,麻风村患者陆续治愈出村返家,沅陵县千同坳麻风病防治站工作量逐渐减少,工作人员数也相应减少。1980 年,该防治站有工作人员 11 人,患者 120 人。患者生活补助增加到每人每月 10 元,由县民政局拨款。

1981 年,千同坳麻风村患者数为 78 人,患者生活补助为每人每月 20 元。

1983 年,经省卫生厅拨款 5 万元,县财政拨款 2 万元,自筹资金 1 万元,千同坳麻风病防治站在沅陵县新城五里碑建成 600 m² 的职工宿舍楼。大部分职工搬迁至新址,负责全县麻风社会防治工作,少数工作人员仍驻留旧址,负责住村患者的治疗管理工作。

1987年,千同坳麻风村患者数减少到45人,患者生活补助增加到每人每月40元。麻风村稻田、熟地被政府划拨给当地农民,麻风村自留稻田25亩,熟地12亩。是年,麻风病防治站更名为"沅陵县皮肤病防治站"。麻风病治疗由集中隔离治疗改为社会防治。

1988年,千同坳麻风村人数减少到32人,患者生活费增加到每人每月100元。

1993年,千同坳麻风村休养员减少至26人,生活补助费增加到每人每月200元。

2004年,全县机关单位捐款6万元,爱德基金会捐款5万元,单位自筹1万元,对千同坳麻风村房屋进行维修,并新建一栋500 m² 的住院楼。患者生活费增加到每人每月300元。

2007年元月,沅陵县皮肤病防治站合并至"沅陵县疾病预防控制中心",麻风村归县疾病预防控制中心管理。是年,麻风村休养员有22人。

2013年,麻风村休养员为17人,每人每月生活费600元。

2019年底,麻风村居住休养员8人,每人每月生活费600元,每人每年柴火费600元,医疗费用由县疾控中心承担。沅陵县千同坳麻风村自建村以来,共收治患者392人。

洪江市麻风村

洪江市麻风村前身为"黔阳县兰家田医疗站"。1958年,黔阳县在群峰、湾溪两乡交界处狮子山,兴建病房4栋、建筑面积4 589 m²、能收容160名患者入村住院治疗的麻风村,也称为"黔阳县兰家田医疗站"。原黔阳县人民委员会划拨水田53亩,旱地、油茶林、杉松木林山地1 100余亩,供住村轻症患者生产经营用。

1959年1月,医疗站开始收治患者入村治疗,负责人李洪尤。是年,全县范围内开展麻风普查,查出患者175人,均收村治疗。6月,医疗站成立党支部,贺大统任首任支部书记。

1964年,黔阳县兰家田医疗站迁至群峰乡蛇形村梅庄,更名为"黔阳梅庄医疗站"(俗称"麻风村"),隶属黔阳县卫生局领导。

1966年,该麻风村有住村患者170余人,全县麻风患病率为21.4‰,是洪江市麻风患病率最高的年份。其时,部分患者经过DDS治愈陆续回家。

1972年,该麻风村有水田53亩,蔬菜旱地6亩,油林10亩,杉林20亩,鱼塘1口。患者用房共7栋,计36间,配备有病房、厨房、仓库、食堂、会议室、供销店,并有大米加工厂、饲料厂等。麻风村设有村管理委员会,委员7人,分别管理生产、生活、治安、财会等工作。下设3个生产队,并成立党支部,共有党员6人。住村患者96人,有劳动能力的68人,无劳动能力的28人。麻风村坚持以粮为纲,实行多种经营,自力更生。患者人人有蚊帐和棉衣,有的还有存款。

1975年5月,黔阳县梅庄医疗站更名为"黔阳县麻风病防治站",设门诊部、防治站、麻风村,时有住村麻风患者22人。

1982年,县卫生局拨专款1.5万元开展麻风普查,为麻风村架设高压线路。

1983年,麻风村通电,县卫生局为麻风村添置电视机1台。2月,黔阳县麻风病防治站成立工会。

1985年,该防治站选派2名医生到外地学习先进经验和技术,先后对21例眉毛完全脱落的麻风患者采取点状植眉术,成功率达92%。

1987年,县民政局为麻风村添置电视机1台,同时给村里村长、卫生员、炊事员、会计、出纳每年增加补助费1 200元。麻风防治工作人员每人向上浮动一级工资,每月补助保健津贴35元。

1988年,全县现症患者14人(村内10人,村外4人)均采用联合化疗治疗。自此,洪江市废除麻风病隔离治疗制度,90%的患者居家采取MDT治疗,同时改大普查为线索调查。

1991年中国麻风节,怀化地区卫生局及县政府、卫生局等部门领导赴麻风村慰问,为麻风患者每人发放慰问金50元和一些救济物资。

1992年1月,县卫生局改水办为麻风村休养员解决了饮水困难的问题,安装了自来水,并为每名休养员发放一床毛毯。

1997年12月,黔阳县麻风病防治站更名为"洪江市麻风病防治站"。

2000年,麻风村居住休养员17人,全部为畸残老年人,年龄最大90岁,一切生活来源靠站内医生送到村内,村内还安排2名工作人员为他们服务。

2001年12月,县民政局将住村休养员纳入最低生活保障对象。生活物资由县民政局负责供给,医疗费由县卫生局负责承担。

2002年,爱德基金会资助4万元,麻风村自筹资金6万元,修通一条全程约3 km的简易公路直通麻风村。

2005年10月,洪江市麻风病防治站与原卫生防疫站合并,成立"洪江市疾病预防控制中心",下设"麻风病皮肤病防治科",负责麻风村管理工作。科室工作人员坚持每周进村访视患者并送去生活必需品。

2010年,洪江市财政下拨专项房屋维修经费3.5万元,为麻风村修建120 m²的砖木结构平房。

2014年,麻风村内居住的最后2名畸残麻风患者由其子女接回家中安享晚年,由民政部门发放五保养老金,疾控中心按月发放生活补助,逢年过节中心领导上门进行慰问。

截至2019年底,麻风村尚存木制房屋2栋1 352 m²,砖木结构房屋1栋908 m²,共2 260 m²,均为危房,无人居住。耕地、林地由县卫生局统一租赁。洪江市麻风村自建村以来,共收治患者294人。

溆浦县麻风村

溆浦县麻风村前身为"溆浦县杨柳冲医疗站"。1951—1952年,溆浦县人民委员会在全县组织开展了一次麻风摸底调查,共发现麻风患者104人。1958年11月,溆浦县人民委员会根据中央集中隔离治疗麻风患者的精神,决定在统溪河公社胜利大队的杨柳冲建立麻风村和防治站,并根据湖南省卫生厅文件,命名为溆浦县杨柳冲医疗站。医疗站坐落于半山腰上,距县城40 km,仅一条小路通往安江公路。建站时,政府为医疗站划拨水田61亩,旱地50多亩,山林400余亩及原村民民房16栋42间,并拨款948.77元,购置耕牛14头及其他大小农具和种子等供麻风患者生产使用。其时,医疗站内有工作人员3人,其中医士、护士、助理员各1人,站长田益林。

1958年12月27日,溆浦县杨柳冲医疗站开始收治麻风患者,当年收治患者35人。患者入村时,由原所在公社或大队给予每人40元入村费,县政府给予每人1.6元救济款,其余部分则靠患者通过生产劳动,自给自足。

1959—1962年,溆浦县杨柳冲医疗站每年新收治患者数分别为58人、18人、8人、3人。

1960—1962年,三年国民经济困难时期,少数患者不安心住村治疗,逃跑回家。

1963年2月,溆浦县人民委员会决定由民政、卫生、财政、商业、公安、县妇联、县团委、小横垄区公所、统溪河公社及麻风医疗站等单位组成"溆浦县麻风病防治委员会",副县长陈鹤泽任主任,其他相关部门负责人为委员,并根据各部门职能不同进行明确分工:民政部门负责患者生活救助;公安部门负责制止社会上对患者的迫害和麻风患者的不良行为;商业部门负责供应患者的生产生活物资;农业部门负责指导麻风村的生产;卫生部门负责麻风调查、诊断、预防的技术指导和科研工作;其他党、团组织和政治思想工作由所在区、社领导负责。4月21日,溆浦县人民委员会又发出"关于制止麻风病人逃跑及加强有关防治工作的通知",要求各地做好患者及其家属的思想工作,带动他们解决生产生活中的具体困难,使其迅速回村治疗。

1963—1966年,溆浦县杨柳冲医疗站每年新收治入村患者数分别为11人、18人、17人、10人。

1962—1967年,溆浦县人民政府先后拨付修缮款111 050元对麻风村病房进行维修。

1967—1969年,溆浦县麻风村每年新收治入村患者数分别为8人、15人、16人。

1970年7—12月,溆浦县人民政府再次在全县组织开展麻风普查活动,共发现现症麻风患者189人(历年治愈出村病情没有变化的64人和已死亡的31人未在此数之内),发病率0.32%。当年新收治入村患者14人。

1971—1973年,为增加麻风村容量,怀化地区民政局2次共拨付麻风村基建款38 240元,修建砖木结

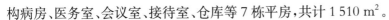

构病房、医务室、会议室、接待室、仓库等 7 栋平房,共计 1 510 m²。

1971—1988 年,麻风村累计收治新患者 138 人。

1987 年,溆浦县作家舒新宇听朋友议论"人在麻风村是最平等的",到溆浦县麻风村采访,写下题为《向苍天呼吁》的 3 万字文稿,呼吁人们不要歧视麻风患者,要给予麻风患者做人的权利。

1989 年 11 月,溆浦县编制委员会下发《关于将杨柳冲医疗站更名为"皮肤病防治所"的通知》(溆机编办〔1989〕13 号)。溆浦县皮肤病防治所搬迁至溆浦县城,麻风村不再集中收治、隔离新发麻风患者,原有住村患者继续居住原址,归属皮肤病防治所管理。

2014 年,溆浦县人民政府拨付 27 万元改建麻风村住房,修通公路,接通水电。

2019 年底,溆浦县麻风村居住休养员 3 人;溆浦县皮肤病防治所发给休养员生活费每人每月 500 元,医疗参加"新农合",门诊医药费、住院医药费的自负部分由皮肤病防治所承担。溆浦县自建立麻风村以来,共收治麻风患者 451 人。

新晃县麻风村

新晃县麻风村前身为"新晃侗族自治县吴家冲村医疗站"。新晃县人民政府曾先后于 1952 年、1955 年两次责成县卫生院(即今人民医院)在当时的鱼市、凉伞、扶罗、中寨等地开展麻风调查工作。

1958 年 10 月,省财政厅拨专款 1.6 万元修建新晃麻风村,选定柳寨公社苗冲大队五里卡为医疗站站址,门楼坳吴家冲为麻风村村址。12 月 5 日,新晃县成立以副县长张人祥为主任委员,卫生科长何明成为副主任委员的麻风村建村委员会。13 日,抽调民工百余人修建麻风村,10 日内竣工。

1959 年 1 月 12 日,新晃侗族自治县吴家冲村医疗站挂牌成立,站址设在波洲五里卡。麻风村隶属于医疗站管理,首任负责人魏金波。15 日,县委、县人民委员会向各公社发出通知,动员麻风患者入村,开始收住患者。4 月 1 日,医疗站对住村患者开展治疗。其时,医疗站属县财政、卫生、民政、粮食、公安等多部门共管,住村患者生产、生活、治疗所需经费、设备由相关部门统筹安排。卫生局负责医技人员及药械的配备,民政部门负责患者的生活费及生活物资安排,粮食局负责医疗站人员的粮油指标供应等。

医疗站建站之初,工作人员仅 3 人。医疗站共有稻田 19 亩,旱地 12 亩,山林面积约 300 亩,由麻风村内无残疾患者经营耕种。医疗站办公区占地约 300 m²,房屋建筑面积约 800 m²,其中业务用房约 500 m²。患者用房 10 栋,共计 32 间,可收容患者 50 余人。

1960 年,黔阳专署拨款 5 000 元扩建麻风村。医疗站派员在全县开展麻风线索调查及患者家属体检工作。

1962 年,新晃侗族自治县吴家冲村医疗站对住村患者采用中西医结合分组治疗。

1963 年 8 月,刘焜南任医疗站副站长。是年,县卫生科抽调 63 名医技人员,深入社、队进行麻风普查,共发现患者 38 人,收住麻风村治疗。

1965 年 5—12 月,在县基层卫生部门配合下,医疗站在全县 17 个公社 77 个大队的 144 个生产队开展麻风流行病学调查。

1966 年 1—6 月,该医疗站以林冲为试点,对 12 个公社 51 个大队的 186 个生产队进行麻风线索调查。

1967 年,姚茂珍为医疗站负责人。医疗站有 2 人被揪斗,1 人被逮捕入狱,病逝监内(1979 年平反),1 人被戴上"反革命分子"帽子,对当时麻风防治工作产生了负面影响。

1968 年,新晃侗族自治县吴家冲村医疗站、麻风村集中精力"抓革命",麻风防治工作停滞不前,部分患者外流,此状况一直延续至 1969 年。1966—1969 年,工作人员减至 2 人。

1970 年,新晃侗族自治县吴家冲村医疗站更名为"新晃波洲东风医疗站",工作人员恢复至 3 人,首次开展 2 例植眉手术。

1970 年春,一个经济骗子利用人们对麻风病的恐惧,带着一名麻风患者在县粮食局声称有 500 名麻风患者转移至海南岛治疗,途经新晃,要粮食局解决粮食 1 000 kg。后经政法机关破案,骗子被予以处置。

12 月 3 日,县卫生局举办为期 12 天的"四病"(麻风、钩虫、疟疾、甲状腺肿大)学习班,50 人参加。局长廖裴群率队赴新寨公社东方红等 3 个大队进行麻风普查试点。

1971 年,新晃全县抽调 30 名医务人员,完成 18.3 万人的麻风普查任务,发现麻风患者 12 人。

1972 年,新晃侗族自治县吴家冲村医疗站采用沿神经干埋线疗法治疗 I 型麻风反应剧烈神经疼痛者。

1973 年 5 月,新晃县除害灭病办公室印制麻风防治宣传资料 4 000 份发至基层机构张贴;卫生局编印《麻风防治手册》1 000 册,发给全县医务人员和下乡干部,人手一册。6 月,山洪暴发,医疗站房屋被铁路废渣冲刷堆积,室内水深 1 m。是年,省卫生厅拨款 1 万元扩建麻风村,麻风防治工作由县革命委员会除害灭病领导小组管理,建立健全县、社、队三级麻风防治网。

1974 年 10 月,新晃侗族自治县吴家冲村医疗站对 1 名麻风康复患者采用异体发植眉成功。

1976 年,该医疗站在波洲、凉伞、米贝、碧朗 4 公社 58 个大队开展麻风普查,普查人数 3 万余人。

1977 年 4 月 27 日,"新晃县革命委员会防治麻风病精神病领导小组"成立,县革命委员会主任赵元德任组长,下设办公室开展日常工作。

1980 年 6 月,"新晃县麻风病普查办公室"成立,由副县长杨先毛主管普查工作。是年,全县普查人数 180 307 人。

1981 年 10 月 12 日,新晃县民政局、财政局、农业银行组成清理小组进驻医疗站,对近年民政经费使用情况进行全面清理。是年,卫生部提出到 20 世纪末基本消灭麻风病的目标,新晃侗族自治县人民政府据此目标主持制定了全县麻风病防治规划与具体措施。

1983 年 10 月,新晃县财政局拨款 2 400 元为麻风村安装照明线路,配备电视机、洗衣机各 1 台。

1984 年 2 月,湖南省卫生厅拨款 6 000 元资助医疗站安装自来水设施。6 月,省麻风矫形手术队一行 7 人进驻医疗站,为新晃、芷江、麻阳等地的麻风患者施行矫形、截肢手术 16 例。

1985 年 7 月,新晃侗族自治县吴家冲村医疗站首次自制一批麻风菌素应用于临床。是年,医疗站、麻风村试行站长、村长负责制,站内实行岗位目标管理。

1986 年 10 月,新晃县财政局拨款 1.5 万元,民政局资助 6 000 元,购置麻风防治专用汽车 1 辆。

1987 年 1 月 15 日,新晃县所有现症麻风患者均使用联合化疗方案进行规则治疗。

1988 年 1 月,新晃首次开展"国际麻风节"活动,副县长赵小鹏率慰问组至医疗站、麻风村慰问。4 月 30 日,医疗站移交县卫生防疫站管理,实行"两块牌子,一套人马",对内为科,对外为皮肤病防治站,县编委保留其编制。医疗站工作人员迁居县城与防疫站合署办公,并在太阳坪路开设皮肤科门诊,防疫站副站长李昌俊兼任皮肤病防治站站长。麻风村原有住村患者继续居住麻风村,由皮肤病防治站负责管理。

1989 年 8 月 9 日,新晃县人民政府下发〔1989〕57 号文件规定维护苗冲麻风村开展正常工作。

1993 年 1 月,新晃县皮肤病防治站重新挂牌,单独办公,麻风村的管理关系仍然隶属于新晃县皮肤病防治站,经济分开,单独核算。

2005 年 9 月,新晃县政府撤销皮肤病防治站、县卫生防疫站,组建"县疾病预防控制中心""县卫生监督所",麻风村归属疾病预防控制中心管理,未设单独"麻风防治科",由结核科兼管此项工作。

截至 2019 年底,麻风村有住村休养员 2 人,享受城镇低保,每人每月 450 元。医疗参保"新农合",自负部分由县疾病预防控制中心承担。新晃县麻风村自建村以来,共收治麻风患者 164 人。

芷江县麻风村

芷江县麻风村前身为"芷江县高坡麻风村"。1958 年,芷江全县调查有麻风患者 78 人。经县委研究决定,采取民办公助办法,在位于芷江县西南部,属碧涌公社管辖的高坡建麻风村,占地 540 亩,修建房屋 3 栋。1958 年 12 月上旬,修建工程完工。12 月 26 日,芷江县高坡医疗站成立,收治麻风患者 53 人,进行治疗和组织生产,有工作人员 3 人,龚顺兴任站长。1959 年,高坡麻风村因房屋退赔与迁居的原村村民发生矛盾,县人民委员会通过"一平二调"决定重新选址修建麻风村。

1960年,高坡麻风村迁至碧涌龙山大队,医疗站也更名为"龙山医疗站"。龙山大队免费提供山地1400亩、稻田80余亩以及面积约720 m² 的房屋作为病房。是年底,龙山医疗站收治麻风患者达到107人。但因该医疗站房屋少、患者多、旱田多、水田少,加之旱灾等原因,生产自给得不到保障。为此,县政府出台补助政策,为住村患者购置蚊帐、棉衣、棉被、图书等日常生活用品,并且每人发放20元补助资金,帮患者渡过难关。

1961年,龙山医疗站工作人员增至4人。

自1958年建村以来,医疗站因为缺乏有经验的专科医生,所以出现"一人患病,全家入村"的现象。1962年4月,省卫生厅派出专家何楚屏到麻风村对所有患者进行检查鉴定,共检查70人,筛出33名健康者送返回家。6月,省卫生厅对芷江医疗站将健康群众误作麻风患者收治达4年之久的事件进行了全省通报。是年,医疗站选派一名工作人员参加"全省第三期麻风防治进修班"。

1970年,省财政拨款7万元,在距龙山大队麻风村6 km处的油麻冲生产队,新建砖混结构的医疗站用房,占地约400 m²。

1985年,芷江县财政拨专款为医疗站与麻风村架设电线,安装照明设施,为医疗站与麻风村各添置1台17英寸的黑白电视机。

1989年,芷江县财政拨款5 000元购买抽水机,修建蓄水池。

1992年5月,经芷江县政府批准,龙山医疗站迁至芷江县城芷江镇东紫巷132号,占地面积300 m²。

1993年,龙山医疗站更名为"芷江侗族自治县皮肤病防治站",开设皮肤病防治门诊。原有麻风村住村患者分批返回原籍,少数残疾较重和无家可归者仍住麻风村,政府继续给予救济与治疗,皮肤病防治站专业人员定期访视诊疗。

2005年12月,芷江侗族自治县皮肤病防治站与县防疫站合并,更名为"芷江侗族自治县疾病预防控制中心",麻风村归属县疾病预防控制中心管理。

2009年,爱德基金会给麻风村捐助电动打米机1台,结束了麻风村大米靠碓舂的历史。

2019年底,芷江县麻风村有休养员3人,生活费由县民政局按五保户标准发放,每人每月350元;疾病预防控制中心每月给住村患者150元生活补助,医疗参保"新农合",自负部分由县疾病预防控制中心承担;日常管理由县疾病预防控制中心兼职麻风防治人员负责,工作人员每月进村随访2次,负责休养员生活物资的采购及生活费的发放等工作。芷江县麻风村自建村以来,共收治麻风患者190人。

通道县大坡头麻风村

1967年,通道县向省革命委员会筹备小组报告申请建立麻风村。《报告》称:"我县从解放后一直没有建立麻风村。麻风病人由靖县代治一部分,其余病人就无法得到治疗,散布于我县各公社各大队,造成了此病在社会上的泛滥,严重地影响着广大人民群众的身体健康,同时造成群众对此病在思想上的紧张,并造成麻风病人的思想忧虑,更严重的是影响了农业集体经济的巩固和发展。根据农业发展40条中规定,要在若干年内消灭麻风病是有困难的。根据我县麻风病的各方面情况,我们要求新建一个麻风村。"

1968年12月,"通道县大坡头麻风病防治站"开始建设。其时,省卫生厅下拨基建费6万元,指定县卫生局和民政科承办。

1969年2月,通道县大坡头麻风病防治站建成,位于通道县溪口镇画皮村大坡头,距离县城65 km,占地面积3 000余亩,有稻田195亩,面积约300 m²,另有集住房、伙房、治疗室、保管室于一体的四合院木房(8栋12间)1幢。防治站配备医务人员2人、行政管理人员1人、高压消毒锅1个、立式显微镜1台、血压计1个。医务人员住房为一栋面积70 m² 左右的房屋,距患者住房2.5 km,首任站长向太生。1969年2月,从靖县沙堆麻风病医疗站接回通道籍第一批麻风患者38人,进入大坡头麻风病防治站隔离治疗。

1979年,上级拨款1万元,该麻风病防治站自筹部分资金,在离大坡头1 km的茶溪坡新建医务人员办公及居住用房。

1980年,通道县大坡头麻风病防治站购置汽车1辆,显微镜2台,7.5 mm电影放映机1台,柴油发电机 1 台(只用于放映电影,照明用煤油灯)。

1983 年,大部分麻风患者治愈后回家与家人居住,只有 5 名现症麻风患者继续居住麻风村接受治疗。原有房屋中有 3 栋因年久失修被拆除,仅留 5 栋房屋并每年进行维修。

1990 年,通道县大坡头麻风病防治站更名为"通道侗族自治县皮肤病防治站",隶属县卫生局。同年,省卫生厅拨款 8.5 万元,该麻风病防治站自筹 15 万元,在通道县城双江镇棉花地老虎冲口购买 628 m² 的办公楼 1 栋,防治站整体搬迁进城。原有住村患者继续居住原址,归属防治站管理。

2001 年,市民政局、县财政局下拨 2 万元专项经费,为麻风村架设电线。

2004 年 6 月 24 日,通道侗族自治县皮肤病防治站与通道侗族自治县卫生防疫站合并(通编发〔2004〕10 号文件),成立通道"侗族自治县疾病预防控制中心",下设"麻风防治科",有专职麻风防治管理人员 1 人、兼职人员 1 人。麻风村归属疾病预防控制中心麻风防治科管理。

2005 年,县疾病预防控制中心为麻风村配备 1 台电视机和 1 台电话机,每年对麻风村的房屋、公路及线路进行一次维修维护。

截至 2019 年底,麻风村仍居住休养员 3 人,生活享受城镇低保,每人每月 310 元,医疗参保"新农合"。通道县麻风村自建村以来,共收治麻风患者 84 人。

会同县麻风村

1952 年,会同县委县政府派出县人民医院医生翟润亭赴石门学习麻风防治技术,当年筛查出 100 例可疑患者,采取就地隔离治疗。

1958 年,会同县委县政府在坪村镇的十八洞建立麻风医疗站,在牛角界建麻风村,开始收治麻风患者。首任站长丁祖辉。

1961 年,因三年自然灾害困难时期,患者生活得不到保障,坪村镇十八洞麻风医疗站和牛角界麻风村解散。

1964 年,会同县委县政府决定恢复麻风医疗站,计划麻风村建在堡子镇的梅子界,在山下李公庙旧址建立医疗站。

1965 年,在堡子镇梅子界重建麻风村,在梅子界山下大木冲建医疗站。麻风村 400 m² 房屋全部为木板房,医疗站 150 m² 房屋为砖木结构平房。堡子上坊和坪见两个大队将 700 亩山林和 37 亩稻田无偿赠送给麻风村,将李公庙旧址划给医疗站作基建用地。县政府和卫生局为麻风防治下发一系列专题文件,开始系统登记收治患者。医务人员由丁哀民、李明德 2 名医生担任,配有 1 名护理员。其时,麻风治疗属于强制性集中住村治疗,边发现、边收容、边治疗。

1969 年,麻风村住村患者达到 120 人。

1986 年后,会同县麻风村以联营形式与当地林管站签订合同,将麻风村 700 余亩荒山种植杉木。另外,还种了 300 棵板栗树,麻风患者还养鸡和山羊等牲畜,既改善生活又增加收入。

1988 年,医疗站搬迁下山,进入县城开展工作。

1992 年,会同县委县政府成立由副县长唐自辉为组长,县卫生、公安、粮食、财政、民政、计委、广播、文化等部门领导参加的会同县麻风防治领导小组。县领导小组办公会议上决定给麻风村安装电灯、自来水,购置电视机、打米机。

1996 年,经会同县人民政府批准,成立"会同县皮肤病防治站"。防治站开展了一次全县麻风患者调查,在 145 名麻风患者中,存活 72 人、外迁 1 人、死亡 68 人、失访 4 人。

1997 年,会同县成立"基本消灭麻风病技术考核小组",县委县政府对领导组成员进行调整充实,由副县长刘国斌任组长。

1998 年,会同县达到部颁"基本消灭麻风病标准"。

2006 年,会同县防疫站和会同县皮肤病防治站合并,成立"会同县疾病预防控制中心",麻风防治由"性病艾滋病科"负责,麻风村也归属县疾病预防控制中心管理。

2013 年,因突发地质灾害,麻风村房屋受损倒塌一半。县疾病预防控制中心重建 1 栋面积约 180 m² 的木制房屋。

2019 年底,麻风村居住休养员 2 人,其日常生活开支和医疗费用都由县疾病预防控制中心负责,生活费为每人每月 500 元,大米、食用油免费提供,医疗开支实报实销。会同县麻风村自建村以来,共收治麻风患者 123 人。

麻阳县麻风村

麻阳县麻风村前身为"麻阳县枳木塘防治站",组建于 1958 年 1 月,首任站长为蒋兴凯。其时,政府在离县城 5 km 的绿溪口乡陶一村、陶二村之间的枳木塘地段修建土木结构房屋 1 栋,面积 200 m²,作为防治站办公用房,配备人员 3 人,其中 2 人为退伍卫生员,1 人为中医院抽调的老中医,负责全县麻风患者的收治工作。同时,政府在距防治站 1.5 km 处修建总建筑面积 900 m² 的砖混结构房屋 5 栋,作为麻风村患者用房,又在绿溪口乡陶一村、陶二村、枫木林村及兰里镇锦江村之间地段征用水田 90 亩、旱地 30 亩、山地 400 余亩作为麻风村所辖区域。同年底,麻风村收治麻风患者 58 人,患者生活费用在进村初期由患者所在生产队承担。

1963 年,麻阳县新发现的麻风患者均被收至麻风村隔离治疗。同年,该村患者达 67 人。

1966 年,防治站专业技术人员由 3 人增加到 5 人,管理和后勤人员也各增加 1 人。患者所在生产队为减轻负担,提供部分耕牛、生产农具给麻风患者使用,使其在麻风村内自行耕种稻田,实行生产、生活自给。医疗费用由政府承担。

1968 年,麻阳县政府出资给住村麻风患者购买柴油机、碾米机及一些农用设备等。

1978 年,枳木塘防治站搬迁到锦江河下游枫木林村辖区内,重新修建 2 栋砖混结构房屋,建筑面积 600 m²。同时,添置 2 台高压消毒器、1 台显微镜及多种医疗器械,增加卫生技术人员 4 人。此外,政府拨专款给麻风村架设电线,安装照明设施。

1986 年,大部分有家庭和劳动能力的患者开始陆续返家。

1990 年,麻阳县枳木塘防治站更名为"麻阳县枳木塘皮肤病防治站"。

1991 年,经报请麻阳县人民政府批准,委托县民政局对麻风村内土地实施经济开发。

1992 年 2 月 11 日,麻阳县县长办公会议就"麻风村土地开发和住村病人生活等问题"进行讨论。

1993 年,麻阳县民政局开始对麻风村土地实施经济开发,修建进村简易公路。并在距建村初期所建房屋 2 km 的僻静处,重新修建建筑面积约 400 m² 的砖混结构房屋 2 栋,饮用水井 1 口,将患者搬迁至此,住村患者生活费每人每月 190 元。同年,皮肤病防治站搬进县城,在县城租房开设皮肤病、性病门诊,麻风村仍归属皮肤病防治站管理。

1995 年,皮肤病防治站在县城老石桥购买砖混结构房屋 1 栋,作为办公用房,建筑面积 462 m²。

2003 年,县民政局再次增加住村患者生活费至每人每月 370 元。

2005 年 10 月,麻阳县枳木塘皮肤病防治站与卫生防疫站合并成立"麻阳县疾病预防控制中心",原皮肤病防治站工作人员分散至各科室。麻风防治工作归并到"艾滋病防治科"管理,设 1 名兼职人员从事麻风防治工作,每月进村 2 次对住村麻风患者进行随访、管理。

2010 年,麻阳县政府将生活垃圾场搬迁至麻风村附近,严重影响了住村人员身体健康,造成饮用井水严重污染。2011 年,经多方呼吁协调,县政府委托民政局重新选址,为住村患者建设安置房。

2013 年,县民政局在交通便利的公路边重新修建了 1 栋 200 m² 的砖混结构房屋供麻风患者居住,并配备电视机、洗衣机、电话机等现代生活设施。

2019 年底,麻风村居住休养员 6 人,每人每月生活费 550 元,由县民政局发放;医疗参保"新农合",自负部分亦由县民政局承担;县疾控中心兼职麻风防治人员每月进村 2 次对休养员进行随访,为他们发放生活费、采购生活物资、解决生活困难。麻阳县麻风村自建村以来,共收治麻风患者 152 人。

辰溪县麻风村

1953 年 8 月,湖南省人民政府黔阳专员公署(现怀化市)行文确立辰溪为首批组建麻风村县[署卫医字(53)第 0284 号],并组织了黔阳"第一期防治麻风干部训练班",辰溪县韩占山医生成为首批毕业学员。

1954 年,辰溪县人民政府在城郊乡进马溪村与牛溪两村交界之地,划拨土地 1 000 余亩,其中山林约 780 余亩,稻田 123 余亩,旱地 88 亩,指定辰溪县人民政府办公室干部娄春生负责麻风村的筹建工作。

至 1958 年 4 月,麻风村新建了土木简易病房 3 栋 16 间,食堂 2 间,征用黄明庵(寺庙)房屋 1 栋 7 间,接收牛溪村民房 4 栋 36 间,碾坊 1 间,新建猪、牛栏各 4 间 40 余格,配备各种劳动生产工具 300 余件,有耕牛 15 头、小牛 8 头。新建门诊部 1 栋 3 间、消毒室 1 栋 2 间、办公室兼宿舍 1 栋 11 间。总建筑面积达 1 000 余平方米。

1958 年 4 月,医疗站建成,定名为"辰溪县黄明庵医疗站"。首任站长娄春生,韩占山(男)医生等 5 人进驻医疗站。

至 1959 年 7 月,该麻风村共收治患者 124 人,其中来自辰溪县城郊、田湾公社 29 人,修溪公社 19 人,潭湾公社 7 人,安坪公社 4 人,火马冲公社 5 人,黄溪口公社 57 人,861 兵工厂 3 人;有劳动能力者 81 人,无劳动能力者 43 人(畸残);男性 105 人,女性 19 人;年龄最大 70 岁,最小 8 岁。根据病情、病型不同分窑湾、黄明庵、牛溪 3 个病区居住。治疗药物主要有扫风丸、氨苯砜等。当时麻风村村内设村军事化组织和村管理委员会,军事化组织有连长和指导员,由公社委派共产党员担任,下设生产 1 队(排)作业组 53 人,2 队(排)38 人负责重点副业,3 队(排)33 人(畸残)附带副业生产,4 队(班)10 人为机动班和勤杂人员;村管理委员会由村长刘文昌(兼连长)等 5 人组成,负责日常生产生活、卫生文娱;组建业余剧团 9 人,文化扫盲班 2 人(高中);患者中有干部 2 人,团员 4 人,成立团小组并设立治安委员会。至此,政府补贴、自给自足、外出需批的半封闭式、集医疗、生活为一体的麻风村管理模式形成。在统一组织管理下,麻风村的生产生活取得很大进步:1958 年,麻风村种植水稻 20 亩,收成 5 184.5 kg;红薯 2 亩,收成 6 750 kg;玉米 698.5 kg;养殖猪 30 头、羊 27 只、鸡 86 只、鸭 420 只、蜂 11 箱;政府补助口粮 13.4 吨,烧木炭 40 吨,做木桶等副业收入 1 700 元。1959 年,麻风村种植水稻 123 亩,收成 49.2 吨;红薯 25 吨,杂粮、豆类 7 000 余千克;养殖生猪 150 头、山羊 100 只、鸡和鸭 550 余只、蜂 50 箱、牛 41 头;其他副业如烧木炭、种植药材、蔬菜、茶油等收入 10 213 元,政府补助 43 人(畸残)口粮 7 740 kg。

1962 年,湖南省卫生厅下发《麻风村管理试行办法(草案)》[卫医字(62)第 075 号]。辰溪县黄明庵医疗站更名为"辰溪县红旗医疗站",定编医护人员 5 人,临聘人员 3 人,由半军事化管理转为以政府主导医疗部门实施的管理模式。

1966 年,辰溪县红旗医疗站有现症住村患者 206 人。46 人治愈,分三批次出村返回原籍。

1969 年,麻风村患者达 300 余人,为历史最高峰。经辰溪县人民政府协调,麻风村山地面积扩大到 3 105 亩,其中稻田 123 亩、旱地 350 亩、山林 2 600 亩。根据需要,住村人员自己造窑烧砖瓦,增建砖木结构房屋 2 栋 22 间,面积 260 m²。

1974 年,辰溪县红旗医疗站从相邻的辰溪县煤矿杨溪口工区架设 2 km 电线,是年添置电动碾米机 1 台。

1976 年,辰溪县县政府配给麻风村一台电影放映机,专门招聘一名放映员,每月从县电影院免费取片 1~2 部电影在麻风村放映。

1979 年,辰溪县红旗医疗站从广东省韶关麻风医院引进木质假脚术,在县人民医院的协助下,经过改进,先后对麻风村 17 名截肢患者安装木质假肢。是年,木质假肢获"辰溪县科技成果三等奖"。

1979—1983 年,经各级政府和红旗医疗站的共同努力,采取家属接收、乡村分宅地、耕地、上户口等方式,大多数治愈患者得以返回原籍。

1983 年底,辰溪县麻风村有留村患者 42 人。

1984 年,辰溪县人民政府在县城内划拨土地 600 m²,建房资金 15 万元。辰溪县红旗医疗站在县城双溪口街沅水大桥旁修建三层楼的综合办公楼和医务人员宿舍,面积共计 660 m²。其中门诊、办公室、社会防治科、检验室占 150 m²。

1985 年,综合办公楼建成,医疗站整体搬迁进城。经辰溪县委、县政府批准,辰溪县红旗医疗站更名为"辰溪县皮肤病防治站",全额编制 12 人,负责全县麻风防治工作和麻风村医疗、管理、康复等工作。麻风村原有患者继续居留原址,由辰溪县皮肤病防治站负责管理。

1994 年,麻风村休养员生活费由民政部门纳入低保。

2001 年,爱德基金会先后为麻风村投入 3 万元小额贷款进行经济康复项目。7 年间,麻风村共养羊 600 余只,获利 5 万余元。后因退耕还林原因,该项目于 2010 年终止。

2003 年,爱德基金会每年捐助 3 000 余元用作麻风患者子女助学资金,6 名患者子女因此受益。项目于 2007 年因义务教育实施而终止。

2005 年 11 月,爱德基金会捐助 7 万元,用于麻风村的水、电改建及旧房维修。

2006 年 11 月,麻风村水、电改建及旧房维修工程全部完工。

2008 年,辰溪县皮肤病防治站为 21 名无户口的麻风村住村患者及家庭办理了户口簿、身份证和新型农村合作医疗。

2009 年 4 月,经实地走访,辰溪县委、县政府要求相关部门筹资 22.3 万元,为麻风村修通了一条长 2.2 km 的出村公路,解决了麻风村村民 52 年来出行困难的问题。是年,中国残疾人联合会资助资金 15 万元,为辰溪县有需求的住村麻风患者和村外患者成功实施矫正手术 100 例。

2012 年,争取民政部门资金 14 万余元,麻风村新建面积 220 m² 的二层楼房一栋 8 间。

2013 年,中国残疾人联合会再次投入资金 22 万元,在辰溪县开展麻风畸残手术矫正项目,为省、市、县内有需求的住村麻风患者和村外患者成功实施手术 51 例。

2014 年,湖南省佛慈基金捐赠 5 万元用于麻风村基础建设,辰溪县卫生局出资 10 万元,支持麻风村发展 100 亩种植业,帮助休养人员脱贫致富。

2015 年,辰溪县教育局出资 1 万元、县民政局出资 2 万元、县纪委出资 1 万元、县电力公司出资 2 万元、县卫生局出资 1 万元、县政府出资 3 万元,共计 10 万元,用于麻风村电力线路重建。

2016 年,湖南省卫计委为辰溪县麻风村配备皮卡车 1 辆。

2019 年底,辰溪县麻风村有 3 105 亩山地,住房面积 440 m²,有住村休养员 16 人,其中畸残者 10 人。住村休养员平均年龄 68 岁,人均住房面积 20 m²,低保生活费每人每月 376 元。此外,辰溪县皮肤病防治站为每位休养员每月生活物质补贴约 80 元,每年传统节日及麻风节均发放慰问物资及慰问金约 1 200 元。休养员住院差额费用以及门诊医疗由县皮肤病防治站免费提供。辰溪县麻风村自建村以来,共收治患者 443 人。

新化县麻风村

1931 年,中华信义会新化分会在新化创设信义医院,挪威医生倪安耐任院长。倪院长在诊疗疾病时,发现有麻风患者,随即向上海中华麻风救济会报告。1933 年春,中华麻风救济会总干事邬志坚从上海来到新化,实地调查后委托倪院长在新化筹建麻风病院。邬志坚回上海后寄来银元 2 000 块,作为麻风病院的建院经费。经两个多月时间的施工,1 栋两层楼、面积 200 m² 的麻风病院在城北北塔村建成。

1934 年 1 月 16 日,"中华麻风救济会湖南新化分会成立大会"与"麻风病院落成典礼"同时举行,这是当时湖南唯一的一所麻风病院。1 月 17 日,5 名患者入住该院。1938 年,倪安耐回国筹集麻风救济款,后因欧战爆发,未能再重返新化。1946 年,新化麻风病院因资金严重缺乏而停办,原有患者转至湖北孝感麻风病院。

1953 年,新化县委、县政府派刘敏、刘道章、伍云茂、王思安、彭元乐等 5 人在县境内选址建设麻风病医院。经近一年的时间考察,拟选址新化县孟公镇桥头管区平乐冲,成立新化县麻风管理所,同时建立麻风村,占地总面积 42 亩,其中可耕使用面积 15 亩、荒地 20 亩、森林面积 7 亩。

1954 年 4 月,洞口县发生民兵枪杀 8 名麻风患者的恶性事件。为避免此类事件再发生,5 月 19 日,邵阳专署致函省财委会[财卫字(54)第 35—0766 号],申请在洞口、新化两县各建立一所麻风村,建村经费计划从该区专县预备费中支出。7 月 27 日,卫生部卫医字(54)第 517 号文批复同意建村事宜。9 月 25日,"新化县麻风村建村委员会"成立,由县长刘业勤任主任,委员有伍主五、杨启泽、周文清、谢序永等人。同年,新化县人民政府行文,成立"新化县麻风病管理所",拨款 6 500 万旧币(折合现人民币 6 500 元),修建办公用房和病室 1 600 m²。刘敏担任第一任所长。

1955 年,该管理所共收治麻风患者 56 人,时该村患者每月补助生活费 9 元。

1958 年,因当地修建桥头水库,麻风村淹没,搬迁至距原址 300 余米处,重建办公区、生活区、病房共计 16 000 m²。

1965 年,新化县麻风病管理所更名为"新化县平乐医疗站",刘敏任站长。

1974 年,新化全县开展大规模麻风普查,查出麻风患者 14 人。

1976 年,新化县麻风村实行经费包干制,该村患者的水、电、煤等全部由医疗站负责,患者日常生活用品由医疗站派专人购买。

1984 年 3 月,麻风村往职工区便道修通,共花经费 10 万余元。

1986 年,麻风患者实行联合化疗。同年,改隔离治疗为家庭治疗。

1998 年 10 月,新化县通过湖南省卫生厅"基本消灭麻风病"达标考核验收。

2001 年 3 月,新化县平乐医疗站改为"新化县皮肤病防治院"。

2004 年 4 月,湖南省基督教协会捐款 18 万元,改建麻风村住院部,新建病房 420 m²。

2006 年 6 月,新化县麻风村有休养员 24 人。

2019 年底,麻风村居住休养员 7 人,均为老弱病残、无家可归的治愈患者。部分休养员无户口、无身份证,享受不了国家的低保和"新农合"政策,生活医疗均主要由皮肤病防治院负责。皮肤病防治院为休养员每人每月发放 550 元生活费,同时组织病情较轻者开荒种菜,改善生活。新化县麻风村自建村以来,共收治患者 340 人,其中本县 154 人,其他患者来自冷江、涟源、娄底、双峰、新邵、邵东、溆浦、安化等县市。

吉首市硬寨麻风村

湘西州吉首市硬寨麻风村前身为"吉首县硬寨医疗站",始建于 1958 年,位于吉首市河溪镇。其时,政府无偿从当地征收田地 528 亩,修建了 1 栋 200 m² 的病房和 1 栋 200 m² 的医生办公住宿楼。医疗站建立之初仅有 3 名工作人员,工资由县财政解决,站长为单桂茂。其时,有住村患者 16 人,患者生活来源主要靠民政救助及自我劳作。此后,通过普查等方式发现的麻风病例日渐增多,该医疗站又陆续扩建了300 m² 的病房 1 栋和 200 m² 的医生办公用房 1 栋。

1967 年,吉首县硬寨医疗站更名为"吉首县传染病防治站",防治机构配置得到优化。

1969 年,吉首县传染病防治站收治麻风患者达到 67 人,为历年最多。

1973 年,该防治站有住村医生 5 人,其他管理、后勤人员 5 人(合计 10 人),住村患者 52 人。

1974 年,吉首县传染病防治站发生火灾,办公用房烧毁,大量工作资料丢失,所幸无人员伤亡。

1979 年,吉首县传染病防治站重新修建 2 栋总面积近 600 m² 的医生住宿用房、1 栋 300 m² 的办公用房、4 栋共 2 000 m² 的病房、1 栋 500 m² 的患者娱乐室、1 栋 100 m² 的抽水房和 1 个 250 m³ 的水池,极大地方便了工作人员和患者的工作、生活。当时,防治站有专业防治人员 11 人,收治患者 44 人。

1981 年之后,部分患者治愈后返家,新发病例大多未住村,居家服药治疗。

1982 年,吉首县传染病防治站更名为"吉首市麻风病防治站",负责全市麻风防治工作。

1987 年,吉首市麻风病防治站并入"吉首市卫生防疫站",2 名麻风医生进入卫生防疫站工作,继续负责全市的麻风防治工作;5 名住村患者则继续居住原址,由卫生防疫站负责管理,市财政承担患者生活开支。

2002 年,吉首市硬寨麻风村因最后 2 名休养员离村返家而消亡。该麻风村自建村以来,共收治麻风患者192人。

龙山县卜纳洞麻风村

1956年4月,经省卫生厅和民政厅同意,龙山县拟建立一所收容量为200名患者的麻风村。原计划建村费用分三部分解决,即麻风患者生活补助由民政厅从社会救济事业费中支出;医疗药品由卫生厅按患者实际需要量拨发;建村后的生产资料(包括农具)、房屋修缮、移民补偿等由县自筹。然而,在自筹部分,龙山县遭遇困难。随后,省民政厅、卫生厅联合签署《关于龙山县筹建麻风村存在开办经费的困难问题签请鉴核由》文件,建议龙山县厉行节约,合理安排,根据实际需要另拟概算报省,由省财政厅指定财源协助解决。

1958年1月,龙山县卜纳洞麻风村及龙山县卜纳洞医疗站正式建立,地址在西湖公社卜纳洞大队,首任负责人梁英。其时,医疗站占地面积2 000余亩,有稻田178亩,旱田1 000余亩,山林坡地800余亩,医疗办公用房4栋。当年,医疗站开始收容麻风患者住村隔离治疗。

1969年,龙山县卜纳洞医疗站更名为"龙山县麻风病防治所",并建立革命领导小组。防治所的政治工作、生产管理和行政事务等由所在公社革命委员会直接领导,防治工作则由县革命委员会教卫组和公社革命委员会领导。在生产和生活方面,防治所为单独核算单位。组织上,按照入所患者的居住条件,组成班、排、连。班长、排长、连长和连政治指导员的产生和罢免,可以通过民主的办法,经革命领导小组批准。每连设一名赤脚医生,负责小伤小病的治疗和及时向防治组汇报患者病情。防治所规定所内患者不准赶场,不准探亲,不参加所外一切集会,不得使用流通货币。

1970年9月22日,龙山县革命委员会下达关于迅速动员麻风患者入村的紧急通知。

1971年6月24日—7月24日,龙山县麻风病防治所工作人员在州卫生局副局长唐志诚带领下,赴四川省泸定县医院参观,学习麻风防治工作的先进事迹和经验。

1972年8月18日,龙山县革命委员会卫生局下达关于麻风村征购公余粮任务的通知,要求每年征购公粮5吨,余粮12.5吨;此征购指标在1972年至1976年内不得变动。

1973年,龙山县麻风病防治所更名为"龙山县卜纳洞防治站",有工作人员11人,设正、副站长各1人,站内分行政管理、防疫、医疗3个组,并配备正、副组长。村内建立管理委员会,由正、副主任及委员若干人组成。6月22日,龙山县革命委员会下达关于麻风病防治所人员实行营养补助的批复,卜纳洞防治站医生8人,勤杂工3人,每人每月供应肉500 g,糖500 g,花生油150 g,自费购买。8月23日,龙山县革命委员会发文要求患者口粮在麻风村自给自足解决;民政部门按每人每月6元的标准补足生活费。至10月11日,龙山县麻风村共收治麻风患者304人,其中已治愈出村170人,住村134人。

1976年4月22日,按州革命委员会文件规定,丧失劳动力者每人每年补足250 kg粮食。民政部门每人每年补给救济费60元,卫生部门拨发医疗费每人每年60元。

1981年6月18日,龙山县粮食局文件规定麻风病防治站工作人员每人每月定量补助食用油250 g,黄豆1 500 g。

1981年12月24日,龙山县人民政府文件规定治愈出村患者返家,要给他们划分责任田及自留地、自留山,合理解决耕牛、农具等问题。

1982年2月22日,龙山县人民政府文件《关于处理县医疗站一些问题的通知》指出,医疗站的田地、山林不得交给其他单位或个人,仍归医疗站所有;将散在社会上的麻风患者,尽快动员入村;医疗站所属范围属于禁区,非麻风患者不得入内;站内的田,麻风患者可以尽量耕种;其他土地,医疗站可以组织造林;医疗站要加强管理,建立生产责任制,搞好生产,如所收粮食不够吃,差额部分由粮食部门补助;已治愈麻风患者,有依靠者尽量动员回家,极个别不愿回家者,可住在站内;无依靠者,住在站内;对住站的治愈患者,民政部门要继续给予拨款,不作"五保户"对待,但是必须与其他患者分开居住。

1985年,龙山县卜纳洞防治站有医务工作人员14人,其中中共党员4人、大专学历1人、中专学历7人。住村患者25人,其中现症治疗患者11人,治疗留村老残患者14人。

1987年以前,麻风病治疗以氨苯砜为治疗主药,同时开展中医药、针灸和中西医结合治疗。1987年6月18日,龙山县卫生局文件《关于龙山县卜纳洞防治站搬迁的通知》,将龙山县卜纳洞防治站从茅坪卜纳洞搬迁至县城民安镇北门皮肤科门诊部,其主要任务是:负责全县皮肤病防治工作,单位性质、隶属关系不变。防治站留2名工作人员驻守卜纳洞麻风村。其中田光友年近80岁,退休不退岗,自愿申请重返麻风村留守患者,《湖南日报》报道了他的先进事迹。9月1日,龙山县卜纳洞防治站更名为"龙山县医疗站"。

1988年,龙山县医疗站开始用联合化疗方案治疗麻风病。8月,龙山县医疗站并入龙山县卫生防疫站,实行两个账户,人员分开编制,行政后勤财务由防疫站统管,麻风专业属防疫站下属科室、工资福利与防疫站人员同等对待,麻风津贴浮动工资不变。1990年,麻风村田地、山林被附近村民抢占,余留麻风村田4亩,按村内现有人数分到个人;土地12亩,也分到个人,可由患者向外承包,收入50%分成。对于楠竹山的管理,指定1～2名劳动力较强的患者,长期看守。以楠竹收入的30%作为看管人员报酬。

1991年,对住村的现症患者和老残患者,生活费补贴提高到每人每月35元。患者实行家庭治疗后,民政部门每人每月补助生活费10元,并按月下发,鼓励开展家庭治疗。民政部门负责休养员的生活费,从1958年的每人每月10元,几经调整,到1999年,达到每人每月80元。

2012年,麻风村至209国道一条长约0.8 km的乡村公路修通。

2013年,龙山县民政、住建、卫生等部门共同筹资30万元,为麻风村新建一栋300 m² 的房子,一人一室一厅一卫,另有娱乐室、食堂,配备电视、冰箱、洗衣机、太阳能热水器等。

2019年底,龙山县麻风村有休养员5人,归属县疾病预防控制中心管理,每人每月享受低保420元,60岁以上每月还有养老金80元。医疗费用除医保补偿外,其余部分由县疾病预防控制中心全额负担。龙山县麻风村自建村以来,共收治麻风患者508人。

永顺县麻风村

1951年,永顺县决定筹建麻风村。时任永顺县县长种汉九率县卫生院院长汪泰康、民政局董少伯等人负责筹建工作,将当时高峰乡泽树村树溪科、陕西两组田地、房屋、山林划给麻风村。

1952年3月,永顺县麻风病管理所成立,所址设于麻风村内。麻风村位于永顺县灵溪镇泽树村境内,距县城12 km,总面积12 053亩。筹建时,麻风村征用村民木房57栋作为业务办公用房,面积4 510 m²。工作人员3人,首任所长阴少山。最先到岗的欧镇南医士于2月24日提前收治首例麻风患者彭善德入村。9月,永顺县麻风病管理所更名为"永顺县麻风病防治所"。是年底,该防治所共收治患者218人,患者选举产生了第一届村长谢兴武,副村长孔良臣。其时,患者生活费由民政部门负责,医疗费由卫生部门负责。

1952年12月30日,永顺县麻风病防治所向省卫生厅报告了村内患者服药情况总结。1953年2月6日,卫生厅对该防治所的总结予以肯定,并建议将苯丙砜和氨苯砜进行分类统计,比较疗效。

1953年2月,永顺县麻风病防治所首位麻风病专科医生许振邦从省里分配到岗。6月,县人民政府任命阴少山为麻风病防治所所长,工作人员增至14人。10月3日,该防治所致信省卫生厅,要求给予麻风村工作人员发放临时津贴。10月16日,卫生厅复函表示:"经会同人事、财政研究同意,凡接触病人的工作人员,不论供给或工薪制,每人每月酌情发给30～50工资分的临时津贴,检验与勤杂人员每人每月发给20～40工资分的临时津贴,按日发放。不足5天的按5天的标准发放。"省卫生厅同时与人事、财政下发联合通知,要求各专(行)署、自治区及县市人民政府查照办理。12月10日,省卫生厅就如何开展麻风病农业、手工业、畜牧业生产,患者生产生活资料如何分配,如何提高麻风村患者生产积极性等问题做出具体指示,要求麻风村的耕牛、麻风村生产的木器等均需来苏水消毒后才能出村。12月26日,麻风病防治所致函省卫生厅,请示患者随带不满一岁的婴儿应否列入麻风患者名单。1954年1月6日,省卫生厅对该所上述来信回复称:"女病人携带的婴儿入村时应详细检查,如无感染,应交病人家属或亲友代为隔离抚养,以病人所分土地代耕收益作为婴儿抚养费;如无亲属可托,则交由当地区乡政府作为社会问题处理,不能随带入村,以防传染;倘经检查,婴儿确已传染,应采取与成年人适当隔离的办法,不能由病母母乳哺育,以免继续感染;要用人工哺乳法(利用村内母牛挤乳或用豆浆、米汁、面糊等)和用少量扫风壮予以治疗;并可采用成立托儿所或抱娃娃小组的形式,让查菌不多,病状不严重的女病人代为照顾,使婴儿母亲仍可参加集体劳动生产;这些感染麻风的婴儿应列入麻风病人名册,并按缺乏劳动力补助给养的办法予以必要的人工哺乳的供给,该项供给应在给养费项下支报。"是年,省卫生厅通知永顺县麻风村按甲类管理,麻风病防治所编制为 14 人,该防治所开始收治县外患者 51 人,阴少山出席了"湖南省第二届卫生防疫工作会议"。1952 年 3 月 1 日—1953 年 7 月 30 日,麻风村共收治患者 240 人,其中因病重死亡18 人。

1955 年,永顺县麻风病防治所迁至高峰乡泽树村,距麻风村 1.5 km。县政府又将抚志乡辖区内的高立山至黑湾一块山地划给麻风村。是年,永顺县麻风病防治所开展第一次全县麻风普查,发现 58 例患者。10 月,湘西自治州人民委员会卫生科指示麻风村患者外寄的信件、包裹等必须严格消毒,以防传染。同时,可不加盖麻风病防治所公章,以免收信人和邮局人员产生不良心理。12 月,湘西自治州人民委员会卫生科将第一人民医院库存的两磅大枫子油免费调拨给麻风村使用。

1958 年,永顺县麻风病防治所更名为"永顺县高峰医疗站",县政府再次将泽树村竹根组的田地、房屋、山林划给麻风村,麻风村面积达到 1.2 万亩。

1959 年,"湘西州麻风防治工作现场会"在永顺县高峰医疗站召开,该医疗站被评为"全省红旗单位"。同年,该医疗站采用中药醉仙散和复方大枫子丸试治 39 个病例,经过 7 个多月的观察,均有效率。外科方面,采用蚌壳粉、白及粉、乌龙油等办法治疗麻风溃疡。该年麻风村住村患者数为 489 人,达到该医疗站历史高峰。

1960 年,湖南省医学院、中医药研究所与医疗站合作,开展中药治疗麻风病。9 月,省卫生厅为医疗站配发一批试剂及检验设备。

1961 年 5 月,永顺县人民委员会就麻风村出现患者逃跑回家的问题,发出《关于加强麻风患者管理的通知》,要求各公社、大队、生产队做好动员工作,使麻风患者立即回站,也要求高峰医疗站主动与各部门联系,同时附上了 22 名逃跑麻风患者的名单。同年,长沙市一家医院的主治医师李隆刚患麻风病来永顺治疗(该医师后成为医疗站工作人员)。

1962 年 2 月,湖南省卫生厅发文指定湘西自治州第二人民医院在春耕生产前,适当组织外科医生、助手和必需的医疗器械,协助高峰医疗站,对慢性溃疡实行手术治疗。

1963 年,由省医学院第二附属医院皮肤科郭定久带队,全省麻风防治学习班学员到医疗站实习 1个月。

1964 年,永顺县高峰医疗站为所有住村治疗的 640 名患者建立病历档案。

1965 年,该医疗站建立病理检查室,麻风患者确诊增加组织病理检查内容,同时承担湘西州及省内其他地区的麻风组织病检任务。

1966 年,该医疗站修建 558 m² 砖木结构礼堂 1 栋,可容纳 500 人;建立手术室,开展麻风畸残外科手术。

1967 年,该医疗站修建 136 m² 砖木结构门诊楼 1 栋,设化验室、药房、手术室、检查室,购买发电设备,麻风村生产、生活开始使用电。

1968 年,该医疗站修建 331 m² 砖木结构住院部 1 栋。

1970 年,医疗站医师缪志辉到广东平州医院麻风病整形外科学习 3 个月,回站后开展截肢、眼球摘除、安装假肢、义眼等矫治手术。同年,五年制本科病理医生陈文清调至医疗站承担全州病理检验工作。

1972 年,经湖南省卫生厅联系,县委常委研究同意,医疗站接收岳阳地区南县 14 人、华容县 9 名患者来麻风村隔离治疗。

1977 年,该医疗站王维岑参加卫生部组织的第三批援藏医疗队,支援西藏麻风防治工作 3 年。

1978 年,该医疗站在湘西全州科技大会上荣获"先进集体"称号。

1981 年,麻风村遭特大旱灾,国家下拨统销粮 11 413.5 kg,解决 200 多名住村患者吃饭问题。

1982 年,湖南省卫生厅、医学院与医疗站协作,开展联合化疗试点,用 DDS、B663、RFP 在家治疗麻风患者,为期 5 年。

1983 年,该医疗站医师傅瑞光荣获国家劳动人事部、民委、科协授予的"少数民族地区科技先进工作者"称号。

1984 年,湖南省卫生厅举办的"全省麻风病外科矫形学习班"在医疗站实习 1 个月,对湘西州畸残麻风患者集中进行手术。1952—1984 年,麻风村共收治患者 1 295 人(外县 126 人),治愈 1 046 人。

1985 年,永顺县高峰医疗站在县城灵溪镇大桥街新建皮肤病门诊大楼,面积 800 m²。麻风村不再收治新发麻风患者,当年 9 名新发患者均在家进行联合化疗。

1986 年,永顺县高峰医疗站更名为"永顺县皮肤病防治院",迁入县城。工作人员下山进城,住村患者居住原址,归由皮肤病防治院管理。

1987 年,根据省卫生厅湘卫防〔1987〕4 号文件,新发患者实行联合化疗,在家治疗,原住村 DDS 单疗的现症患者亦改为联合化疗。年底,麻风村仅剩 63 名现症患者或无家可归的治愈者住村。

1991 年,永顺县皮肤病防治院傅瑞光获"马海德奖"。

1993 年,永顺县皮肤病防治院更名为"永顺县皮肤病性病防治院",承担全县皮肤病、性病防治业务。

1995 年,永顺县麻风村遭特大洪灾,马海德基金会苏菲理事长发来慰问信,并捐救灾款 4 000 元,中国麻风防治协会何达勋个人捐款 1 000 元,福建省同安县麻风村 22 名患者捐款 1 200 元。

1996 年,永顺县皮肤病性病防治院更名为"永顺县皮肤病防治所"和"永顺县性病防治中心",两块牌子,一套人马。

1998 年,永顺县皮肤病防治所获中华人民共和国卫生部颁发的"全国麻风防治工作先进集体"称号。

1999 年,永顺县皮肤病防治所谢根清被国家人事部、卫生部、中医药管理局评为"全国卫生系统先进工作者",并获"湘西州劳动模范"称号。

2008 年 3 月,永顺县麻风村纳入中央财政全国麻风病院(村)改建规划项目,在原址上开工建设,于 2010 年 10 月竣工并投入使用,占地面积 40 亩,建筑面积 2 300 m²,总投资 590 万元(中央预算投资 240 万元,地方财政 350 万元),规划收住 80 人,年底实际收住 24 人。新建成的麻风村基本实现水、电、路三通的目标。

2015 年 1 月,永顺县皮肤病防治所王璟获"马海德奖"。12 月,湘潭市佛教协会捐善款 5 万元,为 36 名住村人员购买棉被、棉衣等过冬物资。

2016 年,省卫计委为麻风村配备皮卡车 1 辆,用于麻风村物资运送。

截至 2016 年,永顺县麻风村所有休养员全部办理了身份证及养老保险。其中 28 人享受重度残疾人护理补贴,15 人享受农村五保,4 人享受低保,4 人享受农村独生子女优惠政策,30 人领取了养老金,生活费由县民政补助每人每月 320 元。麻风村实行集中管理,统一开支食宿。县残疾人联合会每年安排 3 万元康复经费,聘请 1 名专职人员负责日常生活管理,工资从县人社局公岗补贴中解决,每年 1.3 万元。永顺县皮肤病防治所每月从患者 320 元生活费中拿出 100 元作为患者零花钱,余下的作为生活开支,不足部分从省财政下拨的麻风村住村患者生活医疗专项经费中列支,保证患者生活费达到每人每月 600 元。电力公司为麻风村休养员每人每月减免 10 度电费。

永顺县麻风村休养员全部参加了城乡居民医疗保险,住院报销参照县五保户、重度残疾人标准执行,即从医疗保险统筹金中报销 80%,民政救助金中报销 20%;患者门诊用药定点在皮肤病防治所,药品统一采购和配送,医疗费每人每年 5 000 元从医疗保险统筹金中解决;患者参加医疗保险的个人缴费部分由民政、残联、卫计部门负责。

此外,每年麻风节,县政府都会牵头组织卫计、财政、民政、残联、红十字会、文广新局等部门共同开展慰问活动,慰问金每人每年不少于 500 元,生活物资上万元。社会爱心组织及"家"工作营的大学生志愿者们,也常常来村为患者们捐款捐物,开展服务。

2019 年底,永顺县麻风村居住休养员 22 人。该村自建村以来,共收治患者 1 314 人。

保靖县麻风村

保靖县麻风村前身为"保靖县麻风村管理所"。1952 年 10 月,保靖县人民政府决定筹建保靖县麻风村管理所,由时任毛沟区区长伍启明为组长,毛行波为副组长的 12 人组成筹建工作组。筹建工作组进驻保靖县大坪乡打谷冲(现为野竹坪镇小溪村)后,动员搬迁打谷冲原村民 29 户 133 人,征用水田 156.7 亩,旱地 127.22 亩,荒山、茶林 732 亩,作为麻风村管理所基建和住村患者生产、生活用地。

1953 年 11 月 26 日,湘西苗族自治区保靖县麻风村管理所成立,隶属保靖县卫生科管理,首任所长毛行波。管理所建成时,将从 13 户居民手中购置的 2 630 m² 的木房作为业务用房,其中门诊用房 200 m²、住院患者用房 1 630 m²、消毒室 200 m²、医护人员宿舍 520 m²、后勤保障用房 20 m²,收住患者 75 人。

1955 年 2 月,湘西苗族自治区人民政府府卫人字(55)第 009 号文件通知,各麻风村应根据患者病情轻重及传染性大小进行收容,不能一概收容;各县移送患者应征得自治区政府同意后,根据具体情况移送至指定的麻风村,不得自行收容患者;开展麻风患者调查,将数字及病情材料造册上报,以便研究安排处理。

1958 年,湖南省卫生厅医字(58)第 097 号文件将湘西苗族自治州保靖县麻风村管理所更名为"保靖县打谷冲医疗站"。

1962 年,保靖县麻风村对 170 名患者进行摸底调查,缺棉被 41 床、被单 37 床、棉衣 59 件、棉裤 61 套、鞋子 107 双。物资缺乏原因一则是村内土地少,生产有限;二则是重症患者多,根本不能参加生产,导致有的患者外逃外流,搞投机买卖,村内外物资交流频繁。其次,男女关系混乱,36 名女患者中有 31 人发生两性关系,私生子达 16 人。是年,保靖县民政局拨款 2 万元,对业务用房进行了修缮,另新建 500 m² 的一层楼新砖房,作为业务用房和病房。

1964 年,湘西州卫生局拨款 2 100 元,新建 50 m² 的消毒室。

1966 年,保靖县麻风村住村患者达 167 人,为该村历史高峰。

1968 年,湘西州民政局拨款 1 万元,新建 500 m² 的治疗室;保靖县民政局拨款 1 万元修建 500 m² 的礼堂。7 月 19 日,保靖县革命委员会批示成立"保靖县打谷冲医疗站革命领导小组",宿秀伯(女)任组长。

1969 年,原湘西州人民医院护士长周娴君下放至打谷冲医疗站工作。周娴君在麻风村工作期间,每天下病区为患者巡诊、治疗、护理,探索各种治疗麻风溃疡和麻风反应的方法,留下了大量详细的麻风患者治疗、护理记录。1974 年,周娴君调回湘西州人民医院工作。1989 年,周娴君获第 32 届"南丁格尔奖",是迄今为止湖南唯一的南丁格尔奖获得者。

1972 年,湘西州卫生局拨款 4 万元,为保靖县打谷冲医疗站修建了一条长约 4 km 的简易公路。

从 1953 年建村至 1981 年,为改善医务人员和住村患者工作生活条件,上级各部门累计拨款 10.21 万元。住村患者日常生活来源以国家补助为主,建村时住村患者每人每月生活费补贴为 6 元。1959—1981 年,国家累计给予医疗站救济粮 175 吨,棉絮、被套各 300 床,床单、棉衣、棉裤各 500 件。医疗站同时组织有劳动能力的患者进行生产,以弥补国家补助之不足。其生产形式主要是将有劳动能力的患者组成生产小队,民主选举产生队长、会计,由队长负责管理。日常生产劳动所得主要用于改善患者生活,多余的则按劳分配。其时,医疗站配置手扶拖拉机 1 台,用于运输医疗设备、药品和生产物质等;配置 20 马力柴油机、打米机、粉碎机、榨油机、8.75 mm 放映机等,每月为患者放映 6 场电影,改善住村患者物质、文化生活条件。

1984 年,为期 3 个月的"湘西全州麻风病防治培训班"在保靖县打谷冲医疗站举办。

1988 年,中国环境科学院、北京市环境保护研究所 3 名专家进驻医疗站,开展"湖南保靖地方性氟中毒流行病学调查",撤走时赠送医疗站三菱彩电 1 台,工作人员第一次看上电视。

1990 年,保靖县麻风村 12 名休养员自发为第十一届北京亚运会捐款 127 元。

1991 年,原湘西自治州副州长龙文玉来麻风村慰问,赠送住村养老者每人一件棉大衣、一床棉被、100

元现金。

1992 年,湖南省民政厅拨款 8 万元,自筹资金 2.7 万元,医疗站在县城购买一栋 20 世纪 80 年代初建造的砖混结构民房,房屋面积 436.32 多平方米,作为办公用房。保靖县打谷冲医疗站搬迁进县城,更名为"保靖县皮肤病性病防治所"。原有住村患者仍留驻原址,归由县皮肤病性病防治所管理。

1998 年,湖南省红十字会、省民政厅、省皮肤病性病防治研究所领导来麻风村慰问,为患者送来钱物及生活用品。

2000 年,原国家性病麻风病控制中心副主任李文忠、上海遵义医院院长陈家琨来麻风村调研,了解患者生活状况以及畸残情况。

自 20 世纪 70 年代始,保靖县打谷冲医疗站开始逐步减少收治患者;20 世纪 80—90 年代,只收治了少部分患者,原住村患者大多返回原籍居住,住村患者数量逐年减少。

2019 年底,保靖县麻风村居住休养员 2 人。县民政局为休养员每人每月发放 420 元生活补助,皮肤病防治所为每人每月发放 380 元生活补助。2 名休养员未办理身份证,医疗费用由皮肤病防治所承担。保靖县麻风村自建村以来,共收治患者 448 人。

花垣县吉卫兰家坪麻风村

花垣县吉卫兰家坪麻风村前身为"花垣县吉卫兰家坪医疗站",建于 1958 年 10 月,位于花垣县西南部吉卫兰家坪水库正上方,距花垣县城 40 km。其时,医疗站有土地 550 亩、山林近千亩、3 栋 3 间的木房、1 栋 60 m² 的石头房和 1 间 40 m² 的厨房。建村初期只有 5 名工作人员,其中行政管理人员 1 人、医生 1 人、化验人员 1 人、负责麻风村日常工作人员 1 人、食堂人员 1 人,负责人向国印。建村费用约 2 万元。

1959 年底,花垣县吉卫兰家坪医疗站共收治麻风患者 128 人。

1962 年,该医疗站新建 2 栋砖木结构房,每栋有 8 小间,大约 180 m²。

1963 年,该医疗站新建医务室 1 栋 4 小间共 120 m²。

1966—1968 年 9 月,医疗站无负责人。1968 年 9 月后,祁世昌任负责人。

1969 年,该医疗站修建了站内电站,满足麻风村的日常用电。是年,新建约 240 m² 的仓库 1 栋、约 250 m² 的电影院 1 栋、360 m² 病房 1 栋 10 间。住村患者 160 人,为该麻风村历史高峰。麻风村年产粮食达到 75 吨左右。粮食按劳动力分配,全劳动力者每人每月 30 kg 大米,半劳动力者每人每月 25 kg 大米,无劳动力者每人每月 18 kg 大米。麻风村年产菜油及茶油 500 kg 左右,还养猪养牛。村里还有加工大米的机器和电影放映机,附近村寨有的困难群众时常向麻风村借稻谷,到麻风村看电影。

1971 年,该医疗站有工作人员 11 人。

1973 年,该医疗站新建约 200 多平方米的病房 1 栋 9 间。在距麻风村 2 km 处,修建兰家坪医疗站四合院,共 23 间 900 多平方米,总占地面积 15 亩,费用 2.7 万元。

1974 年,修通通往麻风村的近 4 km 长公路,花费约 4 000 元。

1986 年,麻风村留有孤寡患者 15 人。

20 世纪 80 年代后期,国家重新维修兰家坪水库,淹没了附近村寨的田土近 200 亩,吉卫镇政府把麻风村的部分田土补偿给当地农户。同时,吉卫镇政府建立兰家坪电站,合并了麻风村原来的小发电站,并为医疗站和麻风村每月无偿提供 3 000 度电供使用。

1996 年,花垣县吉卫兰家坪医疗站更名为"花垣县皮肤病防治所"。

2000 年,吉卫镇政府把电站承包给私人,麻风村的无偿供电就此停止。

2003 年,花垣县皮肤病防治所搬入县城,麻风村患者继续居住原址,皮肤病防治所派专人负责麻风村日常工作。

2015 年 10 月,花垣县皮肤病防治所撤销,并入花垣县疾病预防控制中心。兰家坪麻风村由疾病预防控制中心负责管理。

2019 年底,吉卫兰家坪麻风村居住 6 名休养员。每人每月 300 元低保,均加入新型农村合作医疗。

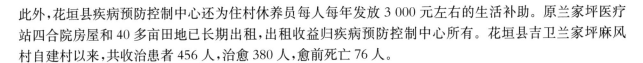

此外,花垣县疾病预防控制中心还为住村休养员每人每年发放 3 000 元左右的生活补助。原兰家坪医疗站四合院房屋和 40 多亩田地已长期出租,出租收益归疾病预防控制中心所有。花垣县吉卫兰家坪麻风村自建村以来,共收治患者 456 人,治愈 380 人,愈前死亡 76 人。

凤凰县禾库麻风村

凤凰县禾库麻风村建于 1958 年,位于凤凰县禾库镇,离县城约 50 km。建村初期,麻风村总面积 400 多亩。业务用房只有 3 栋平瓦房,占地面积约 180 m²,其中 2 栋 9 间,占地面积约 135 m² 的为病房;另一栋 3 间,离病房约 100 m 左右,占地面积约 45 m² 的为医疗用房,取名为“禾库麻风医疗所”。有工作人员 7 人,其中医务人员 6 人、会计 1 人,负责人龙再海。是年,麻风村收治患者 18 人。

1968 年,禾库麻风医疗所医务人员有 8 人,收治患者 35 人。医疗所在距离病房约 1 500 m 处修建瓦平房 1 栋 3 间,占地面积约 54 m²。是年,禾库麻风医疗所改名为“凤凰县麻风医疗站”。

1970 年,凤凰县禾库麻风村麻风患者增加到 44 人。病房增加 34 间,共 552 m²;医疗站用房增加 16 间,共 454 m²。

1982 年,禾库麻风村患者减少至 17 人。是年,凤凰县麻风医疗站修缮原有房屋。

1988 年,凤凰县有现症麻风患者 18 人。是年,凤凰县所有新发麻风患者采取不住院,居家治疗方式,由医疗站工作人员随访及上门医治。

1989 年底,禾库麻风村留村患者 11 人。

1995 年,凤凰县麻风医疗站更名为“凤凰县皮肤病防治所”。

1997 年,凤凰县皮肤病防治所由禾库镇搬迁至凤凰县城区,开设皮肤病性病防治门诊和从事麻风医疗工作。是年,凤凰县皮肤病防治所更名为“凤凰县皮肤病性病防治站”。麻风村的留存患者仍居住原址,由县皮肤病性病防治站管理。自 1997 年起,县皮肤病性病防治站每年都要对麻风村患者住房进行维修维护。

2015 年,凤凰县皮肤病性病防治站争取上级资金 29.8 万元,投入 16 万元修建了一条长 1.6 km 的水泥公路通往麻风村,投入 13.8 万元修建了 3 间平房及 2 间厕所,面积约 100 多平方米,并配备完善相关生活设施。

2019 年底,麻风村居住休养员 7 人,其中丧失劳动能力者 3 人。休养员每人每月享受城镇低保 295 元,此外,凤凰县皮肤病性病防治站补助每人每月生活费 500 元,医疗参保新农合,自负部分由县皮肤病性病防治站解决。凤凰县麻风村自建村以来,共收治患者 93 人。

泸溪县李家田麻风村

泸溪县李家田麻风村前身为“李家田沙渡溪医疗站”,位于县城以西 12 km 的武溪镇(原李家田乡)杨斌庄南沙渡溪旁,成立于 1956 年 4 月。其时,由县人民委员会划拨土地 680 亩,其中水田 160 亩,山林荒地 520 亩,并拨款 1 万元修建。站内建有木房 12 栋 60 余间,约 1 500 m²。分患者住宿区(上村、下村)、医务室和医务人员宿舍四大区。有医务人员及勤杂人员 7 人,姚绍辛任站长。

1956—1958 年,医疗站陆续收治湘西自治州南 5 县(泸溪、花垣、吉首、古丈、凤凰)麻风患者 120 余人。患者劳动能力好的住上村,劳动能力差或丧失劳动能力的住下村。村里设有村长、治保主任、保管员、卫生员、会计和出纳,由村长按个人劳动能力安排生产活动,从事种植、养殖等工作。所有患者均在村食堂用餐,生活费不足部分由县民政局补贴。医务人员每天入村一次,检查病情,采样化验并发放药物。

1963 年,外县患者陆续回原籍治疗。

1968 年,李家田沙渡溪医疗站新建医务人员住宿楼 1 栋,砖木结构,两层,面积约 240 m²。

1969 年,该医疗站新建医务室 6 间,砖木结构,面积约 120 m²。

1970 年,该医疗站新建大礼堂 1 座,砖木结构,面积约 120 m²。

1973 年,修建的沙渡溪水库蓄水淹没上村及部分通往下村的道路,上村搬迁至南面水位线上,新建患者宿舍 2 栋,砖木结构,面积约 680 m²。

1975 年,李家田沙渡溪医疗站更名为"李家田麻风防治站"。

1983 年,村内分田到户,食堂被撤销。有劳动力的患者自食其力,丧失或部分丧失劳动力者由县民政局负责。

1986 年,李家田麻风防治站更名为"李家田皮肤病防治所"。

1996 年,李家田皮肤病防治所搬迁至白沙新城,新发患者居家治疗,原住村患者继续居住原址,皮肤病防治所医务人员每月 2 次进村检查。原卫生室等房屋出售给当地农民。

1998 年,李家田皮肤病防治所为麻风村架设了通电设施。

1999 年,李家田皮肤病防治所被并入泸溪县防疫站,麻风防治工作由"地方病寄生虫病慢性病麻风病科"负责。

2000 年,至李家田麻风村的公路修通。

2004 年,原李家田皮肤病防治所医务人员及相关业务归口于泸溪县疾病预防控制中心。

2007 年,泸溪县麻风村休养员纳入"新农合"医疗保险,自付部分由民政局全额支付。

2008 年,麻风村休养员全部纳入城镇低保。

2010 年,泸溪县民政局拨款 10 万元,新建约 100 m² 砖木结构的休养员宿舍 1 栋。

2011 年,泸溪县民政局拨款 10 万元,再次新建约 100 m² 砖木结构的休养员宿舍 1 栋。另拨经费 1 万元,修通自来水。

2013 年,泸溪县建设局危房改造项目拨款 10 万元,维修老宿舍 2 栋 680 m²。

2019 年底,麻风村居住休养员 7 人,均享受每人每月 410 元城镇低保生活费,医疗参保"新农合",县民政承担自负部分。泸溪县李家田麻风村自建村以来,共收治患者 295 人。

古丈县矮落界麻风村

1958 年 8 月,古丈县委决定,在离县城 12.5 km 的矮落界成立麻风病防治站。其时,原居住矮落界的 12 户村民 50 人被整体搬迁至距矮落界 8 km 处。搬迁村民遗留下来的房屋、水田、旱地、茶山、桐山、林山以及杂木荒山等划归麻风病防治站。时有水田 96 亩、旱地 100 亩、茶山 100 亩、桐山 20 亩,民房 6 栋 38 间,另有杂木荒山等,总面积约 5 km²。

1959 年 3 月 9 日,古丈县矮落界麻风病防治站成立,有工作人员 4 人,行政管理人员、医士、检验员、勤杂工各 1 人,收治患者 69 人,负责人麻明录。

1963 年,麻风病防治站整修,将 1 栋 8 间旧房作为工作人员住房,患者住房增加到 12 栋 84 间。

1981 年,该防治站新修小型礼堂兼电影院 1 栋,并配备 1 套电影放映设备及发电机,新修榨油机房,购置打米机、粉碎机、缝纫机等机器设备。

1987 年,该防治站对患者实行联合化疗。是年,新发麻风患者不再收住麻风村,部分治愈患者陆续出村返家。

20 世纪 60—80 年代,麻风村患者的生活供给主要来自村内有劳动能力的患者劳动生产所得,人均粮食每月 21 kg 大米。此外,民政部门给患者每人每月发放补助,20 世纪 60 年代为 5 元;20 世纪 70 年代为 7 元;20 世纪 80 年代为 10～12 元。

1992 年,古丈县矮落界麻风防治站更名为"古丈县皮肤病防治所",搬迁进城,在原卫生局旁修建 1 栋二层楼,建筑面积 60 m² 的砖房做办公室,在县城开设门诊部。原有住村患者继续居住原址,由古丈县皮肤病防治所管理。

2006 年,麻风村休养员统一纳入低保安排,每人每月补助生活费 170 元。

2007 年,古丈县民政局出资,县皮肤病防治所维修麻风村原有住房及办公场所。

截至 2016 年底,古丈县麻风村有休养员 4 人,均享受每人每月 330 元城镇低保生活费,医疗参保"新农合",县皮肤病防治所承担自负部分。古丈县矮落界麻风村自建村以来,共收治患者 253 人。

◎ **主要参考文献**

[1]湖南省炎陵县皮肤病防治所.株洲市麻风病防治志[Z].2005.7.

[2]桑植县皮肤病性病防治所.桑植县麻风病防治志[Z].2009.5.

[3]益阳市大福皮肤病防治所.益阳市麻风病防治志(1970—2014年)[Z].2014.9.

[4]资兴市皮肤病防治所.资兴市麻风病防治志(1958—2015年)[Z].2016.

[5]李来华、胡友玉、黄凯锋.道县麻风病专业志书[Z].2006.12.

[6]罗庆槐,黎兰英,袁万辉,杨世炎,唐昭平.新晃侗族自治县麻风病防治志[Z].1991.5.

> **致谢**

　　湖南省麻风院村简史的撰写,得到李俊华、旷燕飞、陈欢、万彦博、唐德协、李月宜、尹增亮、王璟、吴绍斌、龙薇薇、覃锐、李京新、李莉、唐立军、高星、邱耀明、蒋雄辉、郭辉、袁利和、黄志、黄颖、杨兰艳、曾兴文、舒华平、熊姿等同志及所在单位在资料收集、史实核对和调查走访等工作上给予的大力支持,特此致谢!

广东省麻风院村简史

概况

　　广东,《吕氏春秋》称"百越",《史记》称"南越",《汉书》称"南粤","越"与"粤"通,简称"粤",泛指岭南一带。在历史长河中,广州、广东等地名次第出现,逐渐演化成广东省。广东省地处中国大陆最南部,东邻福建,北接江西、湖南,西连广西,南邻南海,珠江口东西两侧分别与香港特别行政区、澳门特别行政区接壤,西南部雷州半岛隔琼州海峡与海南省相望,辖21个地级市和119个县(市、区)。

　　广东省曾属麻风高流行区。据明代王临亨《粤剑编》云:"粤人多染疯疾,而雷阳(今广东湛江雷州,阳江)为甚。"清代乾隆时期周硕勋著的《潮州府志》记载:"潮州地势卑湿、炎蒸,呼嘘毒雾,往致疯疾。"因疫疾传播流行,潮州知府周硕勋为关爱癞民,曾查明人数编造名册,设"癞民所",发给银钱及供给口粮,实施仁政之举。至1761—1795年间,海阳、南澳、潮阳、惠来、普宁、揭阳、澄海7县,各癞民所(设有癞民所16处)常住癞民1 424人。海阳县患病率最高(患病率16.12%)。时称"癞民所"为"癞膏寮",今澄海东里仍有寮尾地名。

　　19世纪以来,一些外国传教士开始在广东开办麻风患者收容机构。1867年,西方医学传教士高尔德(Gould)医师在广东汕头设立麻风收容所,治疗麻风患者。1902年以后,外国教会先后以慈善为名在广东建立麻风院、麻风收容所等,但重传教、轻治疗,80%的患者因信教而放弃治疗。

　　1924年,汕头市在海中岛屿山创办潮汕首家麻风病院收治麻风患者。1930年,军阀陈济棠下令在广州捕捉患者,先后枪杀麻风患者2 000余人。1939年5月8日,日本侵略军飞机投弹七枚轰炸汕头麻风病院,炸死17人,重伤29人(5人治疗无效死亡),病院沦为一片废墟。1943年冬,侵略澄海的日军窜入东里、樟林、鸿沟等乡村,抓到麻风患者林芝娘、林天鸿等8人于"吊金钟"(地名)枪杀或活埋。其他麻风患者逃难到"施厝山"隐藏,他们盖搭寮房栖息,日食难度,挨饿受冻,惨绝人寰。

　　中华人民共和国成立后,广东省政府先后接管外国教会在本省境内设立的7所麻风病院(稍潭医院、石龙若瑟洲医院、河西医院、天门医院、五邑医院、西营医院和琼崖医院)。1952年1月,广东省土地改革委员会、省卫生厅联合发布《关于广东省各市县建立麻风村实施的办法》,要求各地扶助麻风患者进行生产自助;11月,又联合发布《为通知应预留土地建立麻风病村》,要求各地在土地改革中为麻风村留足生产、居住用地。1953年,中共华南分局发布《建议各区成立麻风收容所并组织进行生产》的通知,要求各区党委、汕湛市委更好地解决城镇中的麻风患者问题,建议各区以行署为单位将全区较大城镇(如3万人口以上)的麻风患者集中收容,选择与外界联系少且能进行生产的偏僻地区成立麻风病收容所,组织他们进行生产,逐步做到生产自给。当时,受社会经济发展条件和卫生服务资源的限制,加之麻风患者大多在农村,故在农村地区建立治疗生产自给相结合的麻风村较适宜。此后,每县建立1~2所麻风村,麻风村配备相关的医疗设施和医务人员,每个麻风村驻村人数100~600人不等,麻风村成为当时收治麻风患者的主要场所。

1955年,广东省第一批麻风村在惠阳、博罗、南雄和大埔县试办成功。由于麻风患者数量不断增加,而麻风院村收容能力有限,许多公社未经县委批准私自介绍患者前往麻风村,导致部分患者被拒收后流入城市乞讨。1955年,广东省人民委员会发布《关于收容麻风病人的通知》[卫字(55)第298号],要求各地规范患者管理,对不同型别的麻风患者采取不同的管理措施,避免患者流入城市。1955年底,全省有麻风病医院12所,防治所2所,麻风村8所,隔离治疗站1所,共收容麻风患者3 400人。

1956年11月,化县(化州市)政府决定在化县中垌镇兰山贼佬地建立麻风村。施工过程中遭到群众阻拦,化县公安局将聚众阻拦的2名社队干部拘捕后,矛盾激化,群众欲强行捣毁工地设施和建筑物。1957年3月25日,化县公安干警在驱逐阻挠工地开工的群众时发生冲突,造成死伤事件。冲突发生后中垌镇兰山麻风村建设工程被迫停止,后选址中垌镇马路头管区岭背村建成"中垌麻风村",当时收治20多人。后来由于患者及康复者减少,于1975年合并到现在的化州市同兴镇宏道管区茶根岭村"茶根医院"。

1957年,广东省颁布《广东省七年防治麻风病规划(1956—1962)》,指出1956年,除广州外,全省共有麻风患者35 051人,在院村3 890人;全省共有麻风患者约5万人。并要求在1956—1972年基本控制麻风病,采取隔离和管理患者的措施,轻症争取部分治愈;重症争取减轻症状和部分治愈,以杜绝传染,解除患者痛苦。

1957年前原属省劳改局劳改场分场的东莞金菊村,移交给东莞县卫生局建成金菊麻风村。1960年移交新洲医院作为安置治疗麻风患者的场所。

1958年,广东省卫生厅发布《关于干部患病麻风病人入麻风院村后医疗费开支问题的通知》[公医字(58)第126号],规定:在服务单位享受公费医疗的干部患者,医疗费由当地卫生部门从公费医疗报支;企业单位或自筹自给经营单位的职工患者,医药费由原单位负责;退职职工按一般群众处理。至1958年底,全省建成麻风村91所,麻风院11所,院村共收容麻风患者11 668人,占当时应收容人数的60%左右。同年,苏联俄罗斯共和国罗斯托夫市立医院皮肤性病教研组主任塔尔舒也夫率团来广东省考察,参观广东省的麻风病院。

1960—1972年,广东省将公社属麻风村74所合并为39所。至1962年,全省有麻风院村130所,其中省属麻风院2所(新洲、稍潭),专区属麻风院3所(韶关及湛江西营、海南秀英),县、市麻风院村85所,公社属麻风村40所。共收容患者15 512人,其中瘤型和界线类型患者9 223人,占应收容人数的73%。

1963年,广东省财政厅发布《关于麻风村(院)减免税收照顾问题的通知》(粤税字第920号),要求对尚未达到完全伙食、医药自给的麻风村(院),对其销售及自食自用的工业、手工业及农副产品免征工商统一税及其他地方税;对已经实现完全伙食、医药自给者,其村(院)自给自食部分同样免税;对于销售的应税产品均照章征税;对于所得利润不论有无达到自给,仍征收所得税。

1964年,广东省委、省人民政府委员会提出:到1970年,在全省范围内实现基本控制麻风病。同年,广东省人民政府委员会办公厅发布《关于麻风病防治工作有关问题的通知》[机字(64)第416号],要求为达到在1964年内,把散居于广州市的传染性麻风患者全部隔离,集中进行治疗的目的,计划在东莞县建立的省第三麻风病院(泗安医院),并要求尽快动工兴建;除原有投资和广州市拨的20万元外,省决定拨给卫生厅20万元,省民政厅拨给10万元,由省卫生厅、广州市人民委员会共同负责。

1964年,广东省人民委员会办公厅发布《关于将新洲医院金菊村分院扩大为安置治疗无家可归的麻疯病人农场问题的通知》(机字(64)第757号),同意省卫生厅和省民政厅建议,将"新洲医院金菊村分院"改为"东莞县金菊农场"。是年,金菊村在治麻风患者186人。

1971年,广东省湛江市发生活埋麻风患者事件。政府相关部门批示对主犯应做严肃处理,卫生厅应加强对群众的宣传教育工作,防止类似事件的再度发生。

1972 年,广东省卫生局革命委员会向广东省革命委员会生产组提交的《关于处理海外侨胞和港澳同胞中麻风病人要求入境治疗的报告》[粤卫革字(72)第 066 号]中指出,近几年出现海外侨胞和港澳同胞经深圳、拱北入境要求就医的现象。针对以上情况,省卫生局建议深圳检疫所、拱北检疫站要对入境者加强检查工作,如发现麻风患者,要劝阻入境;劝阻不成功者,可发药给患者带回自用,所需抗麻风药品由省免费供应;已入境求医的麻风患者,仍要动员其回原居住地治疗。广东省革命委员会生产组回复同意省卫生局的处理意见,要求有关工作人员要注意工作方法,耐心做好说服和解释工作。

1973 年,广东省民政厅发布《关于麻风病人救济的意见》[民救字发(73)第 15 号],规定政府对完全丧失劳动力的麻风患者给予每人每月 6.5 元的补助;半残疾患者给予每人每月 4 元的补助;对无家可归的患者,从病区划出房屋安置,组织生产自救;对生产自救确有困难者,由其原户籍给予相应伙食补助。

1974 年,广东省公安局、民政局、卫生局联合发布《关于颁发〈广东省麻风病管理办法〉的通知》[粤公发(74)第 10 号、民救发字(74)第 5 号、粤卫(74)045 号],要求对所有麻风患者进行登记,瘤型患者进麻风院村隔离治疗,结核样型患者就地治疗或送麻风院村治疗;流动人口回原籍治疗;按《婚姻法》规定,麻风病未愈者禁止结婚,夫妻双方入村(院)留医期间,应予分居。

20 世纪 80 年代以来,随着大批患者治愈,现症和新发患者日渐减少,加之联合化疗的推行,患者由住院村隔离为主转变为以社会防治为主,原来的麻风村逐渐撤并,仅收容残老及无家可归的治愈者。

2002 年,广东省卫生厅、财政厅、民政厅印发《关于提高麻风院村病人及休养员生活费及医药费补助标准的通知》(粤卫〔2002〕225 号),要求各地保证麻风院村患者及休养员每人每月不低于当地城镇居民最低生活费保障标准,医药费补助标准每人每月不低于 50 元。省财政采取填平补齐的方法,每年安排 510 万元专款,补助 14 个欠发达地区麻风院村麻风患者和休养员的生活费和医药费。2009 年,广东省出台《广东省麻风病院村改造建设方案》,计划把省泗安医院和欠发达地区的 55 所麻风院村整合为 8 所规模较大的麻风病院。基建工程于 2009 年启动,截至 2017 年初,规划改建的 8 家院村中有 5 家完成了基建工程,其中台山大衾医院合并到泗安医院。其他麻风院村由于部门配套政策不到位、麻风休养员搬迁意愿低等原因,搬迁合并工作陷于停滞。

2011—2015 年,中央下拨广东省麻风防治经费总额为 2 032.684 万元,全省各级政府在麻风防治方面投入的经费共计 8 162.315 万元,其中省级安排经费 3 030.85 万元(568.93 万元用于麻风防治管理、2 461.92 万元用于院村休养员生活及医疗补助),市县级安排经费 5 131.465 万元。

截至 2015 年底,广东省有麻风院 15 所、麻风村 52 所。其中省级麻风院 1 所,市级麻风院村 11 所,县级麻风院村 55 所。全省有 1 914 名休养员和 31 名现症患者居住在麻风村,其中,II 级畸残者 1 308 人,占 67.2%;丧失劳动能力者 1 481 人,占 76%;生活不能自理者 451 人,占 23.2%;失明者 50 人,占 2.6%。在人员基本保障方面,享有低保者 1 555 人,占休养员总数的 79.9%;享有医保者 1 807 人,占 92.9%;持有身份证者 1 786 人,占 91.8%;持有残疾人证者 1 608 人,占 82.7%。全省累计发现麻风患者 96 461 人,累计治愈麻风病例 79 420 例。经过近 60 余年的防治,全省麻风疫情基本得到有效控制,患病率由历史最高年份 1961 年的 114/10 万下降到 2015 年的 0.27/10 万。

2019 年底,全省有现症患者 258 人。自 1995 年以来,广东省麻风处于低流行状态,新发病例和现症病例主要集中在粤东、粤西等经济欠发达地区。

广东省泗安医院

广东省泗安医院是省级麻风病诊疗、康复医院,创建于 1958 年,位于东莞市麻涌镇和洪梅镇交界一孤岛上,地名"泗安围",故取名"泗安医院"。医院占地面积 93.3 万 m²,建筑面积 3 万 m²,核定病床 250 张,先后收治麻风患者 3 000 多人,指导基层防控和康复,并作为援外窗口,收治过印尼和越南共产党的高级领导人。

1963 年,根据马海德提议,在东莞县建立省第三麻风病院,因医院位于麻涌镇和洪梅镇交界一孤岛上,出行只能靠渡船,便于隔离。

1964 年 4 月 21 日,广东省人民委员会办公厅发布《关于防治麻风病有关问题的复函》[机字(64)第 431 号],决定原计划在东莞县泗安围建立的省第三麻风病院,由广州市人民委员会和省卫生厅共同负责,该院建成后的领导和管理由省卫生厅负责。

1964 年秋,医院由省卫生厅接管,全院占地面积 1 400 亩,首任院长王洪奎。

1965 年,时任中南局第一书记、广东省委第一书记陶铸同意,设立省第三麻风病院(《关于成立"广东省泗安医院"和"广东省平洲医院"两个单位报估审批备案》[卫人张字(65)80 号],职工编制 240 人。省级财政下拨 80 万元建设费,用于医院开展建设,架高压线,筑护院大堤,建病房、科室楼、大礼堂和职工住宅,购置医疗器械及生产设备等,设病床 800 张;后因经费不足,追加 20 万元。

1965 年 9 月 15 日始,医院开始收治广州、东莞及其他市干部、职工中的麻风患者,医院将这一天定为创建纪念日。

1965 年 11 月 22 日,省卫生厅决定将东莞泗安的省第三麻风医院定名为"广东省泗安医院"[卫人张字(65)第 80 号],主要任务是收容麻风患者。

1967 年始,泗安医院大部分工作陷于停顿。

1975 年,东莞稍潭医院撤并到泗安医院。

1975 年,东莞石龙新洲医院撤并到泗安医院。

1976 年后,每年都有华侨、外宾前来泗安医院住院或参观。

1978 年,医院除了建成外宾楼以接待讲学或开展科研工作的外国专家学者,还建成 850 m² 的外宾病房和 1 000 多平方米的干部病房,收治本省各县市的患者以及来自印尼、菲律宾等地的外国友人和新加坡、美国等地的外籍华人。

1979 年 6 月 7—9 日,美国夏威夷大学病理学专家施钦仁和其女儿以及香港中文大学文学研究生弗雷德里凯·斯科拉德到东莞访问,并到省泗安医院参观。

1983 年 8 月 8 日,8 号台风对泗安岛造成极大影响。因决堤导致医院病区一楼淹没,省卫生厅高度重视,安排救援船只送来粮食与救援物资。堤坝问题是泗安岛上硬件设施建设的重中之重,之后医院决心重修堤坝。

1987 年,医院建筑面积达 2.2 万 m²,设病床 800 张。住院部有 2 个现症患者区和 1 个康复区,设干部科、女病人科、现症男科、康复科、外科和重病室。医疗设备有显微镜 8 台、200 mA 双球管 X 光机 1 台、进口自动投影高级显微镜 1 台、激光治疗机 2 台、电冰箱、恒温箱、水浴箱、高压消毒炉、理疗仪和分析天平、分光光度计、超声波、心电图机等手术室全套设备。还有大小电船 5 艘、发电机组 2 台。

1989 年,将原莞城区职工托儿所的 3 间平房改建成莞城门诊,设药房、注射室、医生诊室各 1 间。

1990 年,医院编制机构改革,核定职工编制 140 人,核定病床 800 张。

1992 年,在广州市天河区花生寮建立天河门诊部,2002 年迁至天河区瘦狗岭,2003 年停业。

2000 年,随着莞城门诊患者数量增多,莞城门诊扩建,扩建后建筑面积达 3 000 m²,以皮肤临床诊治业务为主。

2001 年,医院机构编制改革,核定职工编制 65 人,核定病床 250 张(《关于批复省卫生厅所属事业单位机构改革方案的函》粤机编办〔2001〕246 号)。

2004 年,东莞水利局完成医院周边及附近农村堤坝建设工程,医院防洪能力大幅提高。

2008 年,医院机构编制调整(《关于省泗安医院调整内设机构及人员编制的批复》粤卫函〔2008〕332 号)。内设 5 个正科级机构,包括门诊部、住院部、医务科等。核定事业编制 65 人,设院长 1 人、副院长 2 人,内设机构领导正职 5 人、副职 6 人。

2010 年,中央和广东省共投入资金 3 974 万元对该院和 14 个经济欠发达地区的麻风病院(村)进行整合改造,重点建设 8 所麻风病院(村)。根据《关于印发广东省麻风病院村改造建设方案的通知》(粤卫〔2009〕117 号)文件要求,该院负责整合韶关、江门等部分地市麻风病院村。

2011 年 1 月 9 日,台山市大衾医院撤并到省泗安医院(时有麻风休养员 44 人)。大衾医院原名"五邑麻风医院",创建于1924年,由美国传教牧师力约翰及华侨梁耀东筹建,由伍廷芳博士捐款购买大衾岛北边为院址,在美国三藩市设董事局、劝捐处。该院有水田80余亩,供麻风患者劳动生产。华侨不断捐资,于1929年建造房屋6座,共计面积2 950 m²,其中病房1座12间及治疗室1间、患者礼堂1座、职工礼堂1座、孙焱女士纪念堂1座、职工宿舍2座。力约翰为院长,其夫人为护士,当时有医务员3人、管理员3人。收治台山、开平、新会、恩平、鹤山5县麻风患者。1937年抗日战争爆发后,力约翰夫人病逝,力约翰离开大衾岛回美国,医院时有患者212人。1945年,因自然灾害饿死、病死210人,存活患者2人。1946年末,美国牧师理力善和夫人到大衾岛管理医院,收治患者27人,由浸信会接受美国津贴。1949年5月,理力善夫妇回国,委托医生杨承志为院长和其他4人负责管理医院。1951年10月,广东省卫生厅派人到赤溪县,督导县政府接管五邑大衾麻风医院,改称"台山县大衾麻风医院"。1955—1976年,广东省卫生厅先后拨款新建病房6栋(1 310 m²)、X光室和职工宿舍(568 m²),安装自来水、电灯,购置大、小机船各1艘及修建码头。1951—1985年,大衾医院共收治麻风患者1 015人。

2011年9月,启动泗安麻风院村改造建设项目综合楼建设。

2013年9月,东莞市国土局对医院边界进行了界定,并颁发了土地使用证,在法律层面上确立了医院1 100多亩土地的使用权限。是年10月20日,开展首届"圆梦"出游活动,医院组织身体条件许可的37名麻风休养员,在20多名医务人员和志愿者的陪伴下前往深圳"世界之窗"景区旅游参观,这是休养员们进入麻风院村后的第一次旅行。

2013年12月26日,东莞市政府特批,同意将医院东莞籍的麻风休养员全部纳入东莞市社会基本医疗保险(《关于协调解决省泗安医院麻风病康复者基本医疗保障问题的函》东府办函〔2013〕631号)。

2014年1月,洪梅民田涌大桥正式开通,医院出行初步通车,泗安告别长达半个世纪的渡船时代。是年3月29日,东城门诊部正式开业,东城门诊建筑面积约5 000 m²,其中业务用房约3 000 m²,以皮肤临床和激光美肤业务为主。是年7月22日,举办"人间有爱,情系泗安"——首届泗安龙眼义卖活动,共得款项3万元,设立"麻风休养员健康基金"。是年7月30日,泗安岛门诊部整体迁入综合楼。

2014年8月4日,医院机构编制调整(《关于印发广东省泗安医院机构编制方案的通知》粤卫办〔2014〕29号))。内设11个正科级机构,包括康复中心、洪梅门诊部、莞城门诊部、东城门诊部等。核定事业编制65人,设院长1人,副院长2人,内设机构领导正职11人,副职7人,核定病床250张。是年9月,建立"泗安麻风博物馆",设有展厅5间、展品1 000余件,展品来自广东、广西、湖南、江西和海南5个省80多个麻风院村,主要为休养员曾经的生活、医疗用具和麻风防治科普展板等。是年10月,中央电视台《善行2014》节目组到医院录制并播出以"麻二代"职工陈国荣为故事主线的麻风防治纪录片——《孤岛》,阐述麻风防治一线医护工作者的艰难和困境,帮助社会大众对一线麻风防治医护人员建立正确的认识。

2015年,东莞市政府投资551.5万元建造的省泗安医院道路工程项目竣工,标志着泗安岛实现全面通车。

2015年8月,泗安围墙工程全面竣工,全长1 140 m,标志着泗安医院从土地证的文书界线及实物界线上与周边土地明确区分,避免与周边农民发生土地纠纷,提高医院治安及管理水平。

2015年10月31日至11月1日,广东省卫计委在医院举办"2015年省级卫生应急队伍综合救援能力演练"。是年12月12日,举办"首届泗安麻风康复文化艺术节",省内20家麻风院村300多名休养员参加,开创麻风康复新模式,充分发挥休养员的爱好特长,促进院村之间的文化交流。

2016年,以托养形式,收治茂名信宜、梅州平远、梅州大埔、云浮郁南等4个麻风(院)村的5名休养员。是年1月31日是第63个"世界防治麻风病日"暨"第29届中国麻风节",国家卫计委副主任、国家中医药管理局局长王国强率队,与中国残疾人联合会、红十字总会等相关部门负责人,前往医院慰问麻风休养员和工作人员。

2016年9月19—21日,医院3名休养员彭海提、黄少宽、陈艳芳作为代表,在医院医护人员的陪同下,参加在北京市举办的"第19届国际麻风大会"。

2019年,时任院长陈君辉,居住麻风院休养员共59人(含托养5人、现症2人),省财政给予休养员生活及医疗补助每人每月900元。

广东省稍潭医院

稍潭医院原名"稍潭麻风医院",坐落于东莞市,是 1902 年瑞士籍医生权约翰创办的,被德国人办的基督教礼贤会控制。医院收治患者最多时达 300 余人。院内设有福音堂,多数麻风患者入院后被动员加入基督教。1953 年由广东省卫生厅接收,至 1975 年撤并至广东省泗安医院。

广东省新洲医院

石龙新洲医院原名"石龙若瑟洲麻疯医院",坐落于东莞市石龙镇,创建于 1907 年,为法属广州石室教区所辖。1921 年,收容麻风患者 600 多人,1922 年骤增至 960 人。1938 年,东莞遭受战争沦陷,该院难以为继,麻风患者星散四方,抗战胜利后该院复办。1953 年更名为"石龙新洲医院",属广东省卫生厅管辖。1975 年撤并至广东省泗安医院。

广州市皮肤病防治所太和住院部

广州市皮肤病防治所成立于 1958 年 4 月,其前身为 1950 年广东省卫生厅在车尾炮台(现广州造船厂内)建立的"广东省卫生厅麻风病临时收容所",1967 年 1 月更名为"广州市皮肤病防治所",下设门诊部、住院部。住院部位于帽峰山下和龙水库旁,首任书记兼副站长为杨毅文。

1958—1966 年,开展全民性麻风普查工作,共普查 131 万人口,发现麻风患者 816 人,有计划地收容传染患者和畸形严重的患者(数据源于广州市皮肤病防治所 1960—1966 年间《广州市麻风病者收容情况报告》)。

1959 年,在文化公园举办的"广州市十年卫生工作成就展览会"上,广州市皮肤病防治所提供 30 多张麻风防治照片和文字资料参展,在社会上首次开启麻风防治宣传。同年,卫生部顾问、麻风病专家马海德先后 3 次视察太和麻风村并实地调研。是年底,市卫生局发布《关于执行全国性病麻风病研究项目通知》,立项《广东省 1960 麻风病科学技术研究项目》,1960 年 4 月,决定将太和住院部列入国家科研基地之一。

1963 年,广州市皮肤病防治所首次对太和住院部选址进行实地了解,并报告市卫生局《为筹建麻风村选择地址实地了解的情况报告》[皮办发(63)第 11 号文],同年 12 月,广东省人民委员会发布《关于广州市卫生局抽检麻风村征用地问题的批复》。

1972 年,太和住院部收治患者多达 265 人,其中完全丧失劳动力者 117 人,部分丧失劳动力者 60 人。

1985 年,市政府办公厅发布《关于解决太和麻风病院征地问题会议纪要》(穗府办〔1985〕114 号文)的通知,解决了太和住院部征地问题。

1987 年 5 月,该院为 11 对治愈留院休养员举行婚礼。

1990 年,重建太和住院部。1991 年,太和住院部新病区和医疗楼建成,设有病床 72 张,增设五官科、X 光室和手术室。

1992 年,该院为 107 名畸残患者开展眼、手、足自我护理训练,为 26 名患者安装 43 条假肢,为 12 名患者施行手术。

1993 年,成立康复工作小组,制定"麻风康复中心发展规划"。

1995 年,广州市政府拨款 100 万元,为患者修建现症楼和综合楼,翻修鸳鸯楼和职工食堂。每人每月救济金从 130 元提高到 220 元。

1997 年,购买放映机,用于畸残自我护理教育。同年 10 月,广州市达到"基本消灭麻风病"考核指标要求。

2000 年,为改善病区环境和休养员生活条件,市皮肤病防治所向财政争取到 50 万元专项经费用于提高患者的生活质量。

2002 年,省卫生厅、财政厅、民政厅联合下发《关于提高麻风院村病人及休养员生活费及医药费补助标准的通知》（粤卫〔2002〕225号），住院休养员每人每月生活费由264元提高到360元。增添残疾车1辆、轮椅4张及自动洗衣机、彩色电视机等。

2006年，将麻风休养员纳入白云区太和镇农村合作医疗保障体系，解决休养员重大疾病医疗保障问题。

2007—2008年，越南代表团两次到广州市就性病、麻风病防治工作进行交流活动，参观太和住院部，对太和住院部麻风休养员的康复工作表示赞赏。

2009年，对太和住院部业务大楼及周边环境进行翻新改造，进一步改善休养员生活质量。

2012年起，每年邀请外医院体检医疗队上门为麻风休养员进行常规体检工作，为休养员提供良好的医疗服务。

2013年5月，从化赤草医院因市政建设需要，将10名麻风休养员以托管的形式入住太和住院部。

2015年，国家政策将原农村合作医保和城镇医保合并为城乡居民医保，部分休养员因资料不齐，只能享受定点医保。为方便休养员在定点外就诊，2016年，为所有休养员补齐资料，办理医保卡。

2016年6—10月，开展麻风病愈后存活者调查工作，对当时35位休养员开展健康状况、精神状况和康复需求的调查。

2019年底，太和住院部日常值班安排：临床医生3人、护士3人、保安后勤人员4人，执行轮流值班制度。居住休养员30人，其中7人为从化赤草医院托管人员，市财政补助休养员生活及医疗费每人每月1521元，时任院长凌罕毅。

广州市南沙区新沙医院

广州市南沙区新沙医院的前身是"广州市番禺县康复医院"，1957—1959年间，由麻风患者自发形成称为"建生新村"。1959年10月，派驻医生，并命名为"番禺县康复医院"。医院位于广州市南沙区大岗镇新沙环岛街1号，占地面积8500 m²，建筑面积约2900 m²。建院初期，有住院患者452人，累计治愈406人、死亡46人，首任院长何巨。

建院初期，配医护人员1人，设备简陋，生活艰苦，工作条件差。初期岛上杂草丛生，环岛堤围都是泥巴堤围，极易造成决堤；过渡靠一条小木船人工划木桨渡运，每次只能渡运3~5人。医护人员和患者均住草舍。当时医院有耕地60亩，鱼塘30亩，病休人员生活基本上自供自给。

1963年，为了改善环境，省政府拨款在岛上建造了4座砖房，环境稍有改善，但仍有部分患者需住在茅棚里。

1964年，岛上发生特大洪水灾害，医院茅棚全被冲垮，砖屋倒塌了2间，堤围多处缺口，整个小岛成了一片汪洋。医院雇机船将老弱病残患者共60人送到市桥，并转送到广东省新洲医院（现已撤销）暂住。有劳动力的患者100多人留在岛上做善后及恢复生产工作。洪水导致1名女患者溺亡。政府部门高度重视灾后重建工作，强调全省各地区都应密切注意收容治疗麻风患者，要求到1970年达到基本上杜绝传染的目标。并下拨资金10余万元在黄阁镇大虎岛建立分院，患者的居住及治疗环境得到改善。

1965年，岛上设3个生产队，有居民120人，麻风患者在岛上种植甘蔗、瓜菜、柠檬等农作物运往市桥出售，生活自给自足。

1976年，岛上购置14英寸黑白电视机1台。

1981年1月1日，岛上9对新人（均为麻风患者）同时举办婚礼。

1985年1月，番禺县慢性病防治站从番禺县康复医院独立出来，大部分麻风患者经过规范治疗治愈出院。为避免资源浪费，对部分医疗卫生机构实行关、停、并、转政策，大虎岛分院并入海深沙岛院区康复院；大虎山分院并入番禺县康复医院。

1986年，医院开设皮肤性病专科门诊，承担麻风防治及康复治疗、皮肤病防治及性病监测工作等职能。

1987年后，麻风新发病例数逐渐减少，麻风防治工作重点由防治逐步转向康复。

1991 年，番禺撤县建市，沙头镇并入市桥镇，原沙头卫生院改称"沙头康复医院"，后更名为"番禺市新沙医院"。

1992 年 4 月，医院内没有现症患者，新沙医院的工作重点从治疗现症患者转为麻风康复。

1993 年，海深沙岛再次遭受台风洪水侵袭，堤围多处决口，医院被淹没，无法正常运作。政府为改善新沙医院的医疗环境，陆续拨款改建。

1999 年，随着孤岛开放度逐渐提高，小岛迎来了第一个外国志愿者——60 多岁的美国人闻姑娘，经常到医院开展志愿服务。闻姑娘每次到医院都会不戴手套和口罩帮休养员清理伤口。

2000 年 6 月，番禺撤市改区，医院更名为"广州市番禺区新沙医院"。

2002 年 8 月 7 日，新沙医院工会成立。

2005 年，医院建立健全各种规章制度，如会议工作制度、财务后勤工作制度、卫生管理制度等，制定医生、护士、检验和药房人员工作守则，制定各部门各岗位责任制，奖罚分明。同年 9 月，医院平板船载客运行，配备一台 2.5 马力小汽车。

2010 年，亚洲运动会在广州举行，医院派 8 人参加广州市院外急救培训，番禺区政府拨给 2.4 排量小汽车 1 辆用于运动会应急救护。

2006 年以前，各级政府在海深沙岛先后投入 800 多万元，陆续建起现有的门诊大楼及病房等。其中，20 世纪六七十年代建造职工宿舍、饭堂各 1 栋，患者宿舍及饭堂 2 栋，门诊楼 1 栋；1985 年建造办公楼 1 栋，建筑面积 200 m²；1992 年在码头建门诊楼 1 栋，建筑面积约 270 m²；1999 年建病区宿舍 1 栋，建筑面积约 650 m²；2002 年建病区饭堂 1 栋，建筑面积约 250 m²；2004 年建门诊综合楼 1 栋，建筑面积约 980 m²；2006 年建造 3 个码头。为了方便住院患者的出行及生活，政府还为小岛购买了平板机动船 1 艘，结束了划小木船进出医院的历史；并添置西式床、衣柜、电视机、洗衣机、空调、电脑、复印机等家具、家电及办公设备。2006 年以来建造污水处理池 1 座，多次加固堤围、护浪墙，铺设 1 700 m 的水泥路面，添置紫外线治疗仪、体外热电场治疗仪、LED 光动力治疗仪、数码电子阴道镜等先进设备（价值 100 多万元），使患者的生活和治疗环境得到显著改善。

2009 年 10 月，举办"医院成立 50 周年庆典活动"，邀请区政府办、区卫生局、区民政局、区财政局、区残疾人联合会、各医疗单位主要领导，珠三角地区各个麻风院村的休养员参加，医院表演《"感恩的心"手语》等节目。

2012 年 6 月，医院确定院训为"博医，务实，厚德，奉献"，医院宗旨为"以患者为中心"，医院使命为"出色完成麻风病的康复治疗工作"，核心服务理念为"优质的人性化服务"，医院愿景为"成为珠三角地区特色皮肤专科医院"，医院指导思想为"规范管理、提升水平、降低费用"，进一步将医院的文化内涵提升。

2012 年 12 月 1 日零时起，原番禺大岗、榄核、东涌三镇划归南沙区管辖，医院更名为"广州市南沙区新沙医院"。隶属于广州市南沙区卫生和计划生育局，是负责南沙、番禺两区麻风病治疗、康复及皮肤病防治工作，以及南沙区性病防治监测工作的福利性卫生事业单位。

2013 年 4 月 27 日起，医院承担南沙区性病防治监测工作。

2019 年底，医院有工作人员 20 人，其中副主任医师 1 人、主治医师 3 人、护师 4 人、检验师 1 人、药剂师 3 人、后勤 7 人、财务 1 人，时任院长吴敬英。住院休养员有 17 人，平均年龄 75 岁，现症患者 1 人，政府提供每人每月 1 520 余元生活费及医疗费。区政府、卫生局、民政局等部门每逢节假日都入院给休养员派发慰问金及节日礼品。从 2000 年起，每 1～2 个月都邀请汉达协会为有需求的休养员进行一次手足溃疡治疗、更换假肢、检查假肢使用情况；每 1～2 年进行一次白内障、青光眼、眼部矫形等手术，发放防护鞋。每月安排 3～4 次大学生与休养员谈心、交流活动。定期组织休养员外出旅游参观，与周边麻风院村的休养员进行互动交流。

广州市花都区康乐村

花都区康乐村为县区级麻风病院，属社会福利机构，由花县康乐村办事处、花县康乐村、花都市康乐村撤并组建而成,位于花东镇北兴红鹤村山前大道旁。主要收治本区麻风患者,原隶属区县防疫站慢性病防治所,为本区的麻风畸残患者提供生活及治疗康复的场所,现由花都区慢性病防治所负责管理。至2016年底,有村民19人,平均年龄79岁,大部分存在不同程度肢残和各种老年疾病。每年都有区政府和相关部门、社会热心人士、志愿者等前去慰问。

1956年10月,由公安、民政、县委宣传部、青年团、县妇联、卫生科、财政科和人民医院等单位组成"麻风防治委员会",成立"县麻风防治站",并在全县范围内开展麻风全面普查工作,首任负责人黎曼君,工作人员3人。

1957年冬,于炳容受命筹建麻风病村,选址花县北兴镇鸿鹤村冬瓜窿(地名),占地面积约180亩。1958年5月,在北兴(原九弯潭林场)冬瓜窿建康乐村(麻风村),省、县拨款1.6万元兴建麻风村,建筑面积500多平方米,并划出生产用地140多亩供康乐村使用。是年,开始收治麻风患者,时有工作人员6人,村内设有办公室、医务室;轻重患者分隔离治疗。1963年自筹资金扩建病房2栋,可容纳患者140人。

1962年,麻风防治站与康乐村并入县卫生防疫站。

1985年5月15日,皮肤病防治站更名为"县慢性病防治站",时有麻风防治工作人员8人。

1990年底,澳门修女福利会投资28万元给麻风村建设新病房,建筑面积1 250多平方米,1991年10月27日正式投入使用。

1993年下半年,花都市北兴镇政府、村委以及花都市卫生局、市民政局和市防疫站等部门签定协议:动议县慢性病防治站迁址,新址总面积约119亩(其中水田12.4亩、山坡地21.3亩、鱼塘9亩、旱地11.7亩、山林64.5亩)。新址于1994年开始建设,1995年2月15日迁入新址。新址建成二层四合院钢混洋房;共有套间36间,配备有食堂、医务室、活动室和会议室等,建筑面积约1 800 m²;60位在院患者随迁新址。

2000年成立广州市花都区慢性病防治所,首任所长黄红柱。

2019年底,时有工作人员4人,在院麻风休养员13人,政府补助休养员每人每月1 252.3元生活费及医疗费。休养员年龄最大92岁,最小62岁,区慢性病防治所定期安排医生到村巡诊,时任院长庞新莉。

广州市增城区健娱医院

据2000年修编的《增城卫生系统院志》记载:增城区健娱医院前身为乾隆年间(1736年)的一所麻风院,位于今荔城街乡山雁塔西南麓荒地,全院分为3栋,中央为厅,左右有房屋40间,凡麻风病医治无效者,即责令入院居住。入院者,其口粮在县府编定的孤贫银两内通融,平均供给。据记载,1736年入院麻风患者103人,年支出银两共三百三十九两一钱六分。

中华人民共和国成立后,增城县委接管该麻风院。

1955年,该院登记在册麻风患者19人。

1956年,广东省"七年农业建设规划"提出:7年内基本消灭麻风病。增城县委成立"县麻风病防治委员会"、建立"县麻风病防治站",配备专职防治人员7人,在全县范围内开展麻风防治工作。经调查发现疑似麻风患者406人,后确诊麻风患者90人(大部分麻风患者接受了隔离治疗)。是年9月,县麻风病防治站以麻风病例最多的石滩区为选点,建立了2个麻风病巡回医疗站。

1957年2月10日,建立增城县石滩健娱村(后更名为"增城县健娱医院"),院址设在今石滩镇碧江村南部3 km处,占地面积1 140亩,院内设医院办事处和病区(即健娱村)两部分。病区位于医院办事处南面1 km处,建有会场、门诊、男宿舍、女宿舍等建筑物。办事处设院办公室,另建有医务人员住宅区。时有工作人员6人(首任院长熊续泉),负责全院麻风患者的治疗、康复和指导病区的生活、生产及治安管理工作。是年,根据"要积极防治麻风病"的指示,全县掀起调查、收容麻风患者的热潮。院内收治麻风患者101人,对麻风患者进行规则治疗。住院患者在以治疗为主的基础上,开展农业生产,生活自给自足。

1958年,继续扩大对散在麻风患者治疗的覆盖面,接收院外治疗的朱村、镇龙、派潭、灵山、仙村、公平、福和、腊圃、二龙等9个乡的麻风患者共96人。是年,入院治疗麻风患者47人,院内在治患者148人。

1959 年,全县开展麻风线索调查,确诊麻风患者 75 人,时有现症患者 475 人,该院收治 243 人。是年,健娱村发生特大洪水,村民迁移至新洲医院。

1960 年 1 月,增城县增设腊圃康乐村。是年,收治麻风患者 87 人(1964 年该村并入县健娱医院)。时有现症患者 500 人,健娱医院新收麻风患者 61 人。

1961—1963 年,健娱医院增设外科诊室、中医药诊室,其间收治麻风患者 130 人,1957—1963 年共收治患者 373 人。

1964 年,全县培训麻风防治人员 86 人。同年 10 月,在新塘公社开展全民麻风普查,并通过门诊和巡回治疗麻风患者 182 人。该院全年新收治麻风患者 42 人。

1965 年 4 月,在仙村公社进行全民麻风普查,确诊麻风患者 23 人。该院收治 16 人。

1954—1966 年,全县累计发现麻风患者 920 人,该院收治麻风患者 446 人,治愈 283 人。1966 年,时有现症麻风患者 43 人。同年,健娱村发生特大洪水,村民再次迁移至新洲医院。

1968 年,健娱村发生特大洪水,村民再次迁移至新洲医院。全年新收治麻风患者 10 人。

1970 年 3—4 月,在全县开展第二次全民麻风普查,发现麻风患者 49 人。1969—1970 年新收治麻风患者 19 人。

1971 年,健娱村修建基围、水闸预防水患,并新建大楼一栋解决村民因水灾造成的房屋损毁问题。是年,进行第三次全民麻风普查,新发现麻风患者 20 人,收治麻风患者 25 人。

1972 年,健娱医院增设外科手术室,为麻风患者开展脓肿切开引流、清创缝合等手术,减轻麻风患者历年难愈的足底溃疡之苦。是年,新收治麻风患者 14 人。

1973 年 4 月 10 日至 5 月 23 日,根据省卫生厅"加强麻风病防治工作"的指示,在省新洲医院医疗队的协助下,在全县进行一次普查和线索调查相结合的麻风调查,发现麻风患者 27 人。并对 357 例治愈者进行追踪检查,发现复发患者 1 人。是年,新收治麻风患者 14 人。

1975 年 4 月下旬起,为了贯彻《广东省麻风病防治工作五年规划》,全县开展第四次全民麻风普查,发现麻风患者 15 人。1974—1975 年收治麻风患者 35 人。

1977 年,建立县慢性病防治站。1976—1977 年收治麻风患者 9 人。

1978 年,工作人员增至 16 人(干部 12 人、工人 4 人),医疗、行政、财务、后勤各部门基本配齐。5 月,在广州市慢性病防治办公室的协助下,在三江公社进行全民麻风普查。参加普查工作的专业人员有 23 人,发现麻风患者 3 人。同年,健娱医院获"广东省麻风病防治工作先进单位"称号。

1978—1982 年新收麻风患者 17 人。

1984 年,县慢性病防治站开设皮肤科专科门诊,麻风防治工作从院内转向社会防治。

1985 年,在增江、新塘、正果、派潭、三江、朱村、中新、福和、宁西区的麻风病高发区(乡)进行普查,发现麻风患者 2 人。对全部现症患者实施联合化疗,治愈率明显提高。是年,政府发给休养员每人每月 30 元生活费。1982—1985 年新收麻风患者 12 人。

1989 年,广州市卫生局拨款 1 万元,增城市卫生局拨款 5 000 元为健娱医院添置固定电话 1 部、收割机 1 台、拖拉机 2 台。通过引资吸引外来人员投资土地种植香橙、香蕉树,并新建土砖厂 1 座。

1990 年始,该院不再收治新发麻风患者,主要负责麻风休养员的康复治疗护理工作。麻风现症患者由县慢性病防治站负责治疗。

1990 年,香港杜姑娘捐资 40 万元,在健娱村新建老人院 1 栋。

1991 年起,全县采用联合化疗的方法治疗麻风患者。

1991 年,澳门胡子仪神父捐资 15 万元,在健娱村新建饭堂 1 间,并装修门诊。

1989—1991 年,该院连续 3 年被广州市卫生局评为"麻风防治工作先进单位"。

1990—1991 年,全县进行麻风疫情监测资料整理工作,将 1957 年以来的麻风病个案资料全部汇总上报市、省级防治部门。

1992 年,广州市慢性病防治办公室下拨 3 万元用于修缮陈旧欲倒的健娱会场;澳门陆神父捐资 10 万港元,修建水塔一座并铺设饮用水管道。

1993 年 12 月 8 日,增城县健娱医院更名为"增城市健娱医院"。

1996 年,市政府将休养员生活费补助从每人每月 46 元提高到 150 元。

1998 年,全院有工作人员 8 人,其中卫生技术人员 4 人,病区村委会有正、副村长,会计员,出纳和保管员共 5 人。

1999 年,健娱村时有休养员 82 人。

2000 年,广东省汉达康福协会为健娱村休养员制作、安装、维修假肢,发放防护鞋、眼部防护具,为休养员提供溃疡护理、眼疾治疗。

2004 年,"星光老年之家"福利彩票捐资新建 9 间平房,改善村民居住环境;东莞教会曹先生捐资修建厕所及凉亭各 1 座,改善生活环境。

2005 年,健娱村发生特大洪水,村民迁移至增城市卫生学校旧区。是年,市政府拨款在旧址拆旧建新办公楼,2006 年竣工并投入使用。

2007 年,"星光老年之家"福利彩票开展社会公益活动,资助新建 10 间平房并绿化村周边坏境。由市政府拨款新建职工饭堂一栋。

2012 年,在广东省汉达康福协会的推动下,社工入住健娱村关注休养员的生活,志愿者加入健娱村参与休养员的社会、心理、健康康复等活动,为消除麻风歧视、推动麻风休养员的社会融入做出了积极的贡献。

2012 年,休养员生活费补助从每人每月 150 元提高到 522 元。

2013 年,休养员生活费补助从每人每月 522 元提高到 689 元。

2014 年,休养员生活费补助从每人每月 689 元提高到 1 065 元。

2014 年,广州市汉道营养健康咨询有限公司董事长谢少枫及广州市森蓝装饰有限公司董事长蓝裕集组建的广州 IN168 慈善组织,捐资建成了健娱村娱乐室,占地面积 200 多平方米。

2015 年,增城区卫生局拨款,硬化下亢村边到健娱村 2.6 km 的公路。是年 5 月 29 日,增城市健娱医院更名为"增城区健娱医院"。

2016 年,休养员生活费补助从每人每月 1 065 元提高到 1 521 元。

2019 年底,广州市增城区健娱医院隶属于增城区卫生和计划生育委员会,属公益一类事业单位,主要职能是负责辖区麻风现症患者的诊治、监测和管理及健娱村麻风休养员的康复、治疗、护理等工作。2019 年底,时有工作人员 13 人、居住休养员 15 人、家属 8 人,时任院长张伟雄。

广州市从化区赤草医院

从化赤草医院前身为"从化县麻风病防治站",1956 年 12 月初分为赤草医院和皮肤病防治站。

1956 年 12 月 28 日,从化县麻风病防治委员会出资 5 500 元在神岗乡赤草村冷水坑建平房 9 间作为麻风村。兴建初期,由于群众反对等原因导致停工,1957 年 9 月复工,11 月底竣工,总建筑面积为 475.93 m²,资金投入 10 300 元。内设患者宿舍 7 间、患者厨房及厕所 4 间、治疗室 4 间、办公室及医务人员宿舍 5 间,1957 年成立"从化赤草医院(麻风村)",其宗旨和业务范围是收容、治疗和安置麻风患者,首任院长张朋云,有医务工作人员 5 人。1957 年 11—12 月收治首批麻风患者 40 人,入村患者自带锄头、粪箕、扁担、谷箩、床板、被服、衣物、碗筷等生产和生活用品,同时预收取每人每月伙食费 5 元、医药费 4 元,不足部分由民政部门救济解决。

1958 年 1 月 10 日,从化县人民委员会委托下属民政科、卫生科、公安局、神岗乡、菜地望社、连星社、连丰社及锦联社和麻风病防治站签订"麻风村山林与土地征用协议",确定了麻风村山林和土地范围。1958 年普查发现全县麻风患者 180 人,其中收入赤草医院(麻风村)治疗 83 人。

1959 年,赤草医院住院麻风患者 133 人。同年与佛冈县小坑医院合并,院长李世蒙,医务工作人员 5 人。1960 年住院麻风患者 126 人。

1961 年,小坑医院归属回佛冈县管理,赤草医院住院麻风患者 110 人,医院设有药房、治疗室和化验室。设 1 个生产队,耕种农作物 74.3 亩,是年收获稻谷 14 吨、杂粮 9 吨,经济作物收入 7 500 元,生活基本能自给自足。

1962 年,赤草医院有住院麻风患者 102 人。

1991 年,赤草医院有住院麻风患者及休养员 26 人,每人每月生活费 70 元,由民政局划拨。

1993 年,赤草医院有住院麻风患者及休养员 25 人,民政局划拨每人每月生活费 110 元。

1995 年,赤草医院有住院麻风患者及休养员 24 人,民政局划拨每人每月生活费 150 元。

1997 年,赤草医院住院楼落成,占地面积 255 m²,建筑面积 890 m²,楼高 3 层,每层设 8 套房,1 房 1 厅 1 厨 1 卫,居住麻风患者及休养员 24 人,每人 1 套,民政局划拨每人每月生活费 170 元。

1998 年,居住麻风患者及休养员 24 人,民政局划拨每人每月生活费 210 元。

2002 年,居住麻风患者及休养员 15 人,民政局划拨每人每月生活费 315 元。

2003 年,政府拨款 25 万元、从化市卫生局出资 5 万元用于入村道路硬化。

2005 年,居住麻风患者及休养员 15 人,民政局划拨每人每月生活费 343 元。

2008 年,居住麻风患者及休养员 13 人,民政局划拨每人每月生活费 410 元。残联发放残疾人补助金每人每年 720 元(9 名残疾人均获得补助)。

2009 年 1 月 5 日,医院土地确权工作完成,领到《国有土地使用证》(确认土地 472.41 亩)。是年,广州市民政局拨款 20 万元、从化市卫生局出资 5 万元,对医院楼房进行全面改造和装修,并添置全自动洗衣机,安装太阳能热水器。时有休养员 12 人,残疾人补助金每人每年 1 440 元。

2010 年,从化市人民政府下发《关于印发从化市加快医药卫生体制改革与发展实施方案的通知》(从府〔2010〕27 号)和《批复关于收回赤草医院土地 472.41 亩纳入政府储备用地决定》(从府办〔2010〕779号),决定撤销赤草医院。

2011 年,居住麻风患者及休养员 12 人,每人每月生活费 426 元。是年 5 月 12 日,赤草医院并入从化市疾病预防控制中心;6 月 30 日,从化市卫生局与从化市土地储备中心签订"赤草医院 472.41 亩土地移交合同"。

2012 年,居住休养员 11 人,休养员的生活费由原来每人每月 426 元提高到 530 元。

2013 年 5 月 6 日,从化 10 名休养员搬迁至广州市皮肤病防治所太和住院部,从化休养员的生活费发放、住院医疗费报销、医疗救助、残疾人证年审等仍由从化区疾病预防控制中心派出工作人员负责。

2019 年底,居住休养员 7 人,年龄在 68～94 岁之间。广州市皮肤病防治所每年都组织体检、春游和秋游活动。从 2016 年 8 月起,休养员生活费由原来每人每月 1 177 元提高到 1 521 元,医疗保障不断完善,时任院长冼卫平。

汕头市皮肤性病防治院浔洄住院部

广东省汕头市皮肤性病防治院(汕头市皮肤医院)前身是"汕头市麻风病人管理所",成立于 1951 年 11 月 25 日,由汕头市福利救济委员会筹建,选址汕头市中山路尾存心善堂,设有麻风病门诊部、住院部,核定病床 100 张。首任负责人为邬一云,时有工作人员 13 人。是年,对麻风患者实行"发现一个、收治一个"原则,首批收治麻风患者 17 人。1952 年 12 月 1 日,汕头市郊区人民政府批准划定麻风病人管理所周围义塚 17 亩土地作为麻风病人管理所扩建病房及麻风患者生产用地。

1951 年 11 月至 1952 年 8 月,麻风病人管理所卫生经费由市福利救济委员会负责。

1953 年 7 月 2 日,麻风病人管理所更名为"汕头市麻风病防治所",核定床位数 150 张,承担汕头市卫生学校皮肤病学临床教学工作。

1954 年 12 月 18 日,麻风病防治所召开欢送大会欢送首批治愈者(4 人)出院,并发给治愈证书。

1955 年 9 月,汕头市政府拨款在市郊浔洄半岛修建麻风病防治所麻风住院部。工程于次年 1 月竣工。

1956 年 6 月 3 日,麻风病防治所麻风住院部迁往浔洄新址。7 月 10 日麻风病防治所更名为"汕头市麻风病院"。是年,市区登记麻风患者 268 人。

1957 年 3 月,麻风病院更名为"汕头市浔洄医院",核定床位数 250 张,工作人员增至 23 人。7 月 12 日,汕头专署拨款 4 000 元为浔洄医院购买小型轮机船,作为职工交通工具。浔洄医院开始建立病案室,担负起粤东各县、市麻风病理诊断任务。

1958 年 10 月,浔洄医院被评为"汕头市红旗医院",在汕头市区首次进行麻风病、性病、头癣普查,历时 40 天,受检者 303 620 人,受检率 93.2%,发现麻风患者 22 人。自建院以来皮肤病防治院在全市进行 16 次不同规模的麻风普查,共发现麻风患者 135 人。同年 12 月,浔洄医院组织住院部患者大搞生产运动,建起石料厂、耐火砖厂、养蚝场等。

1959 年 2 月 28 日,浔洄医院更名为"汕头市皮肤性病防治院",时有工作人员 35 人,原澄海县麻风防治站及麻风村并入皮肤性病防治院。

1960 年 8 月,卫生部顾问、性病麻风病专家马海德博士和中国医学科学院皮肤病研究所党委书记戴正启一行视察皮肤性病防治院,检查督导麻风患者规范用药情况。12 月 1 日,市政府批准皮肤性病防治院征用浔洄住院部周围土地 11 亩作为患者农副业生产用地。住院患者在以治疗为主的基础上,开展农业生产,拓宽副业门路,养猪种菜、烧砖瓦、烧木炭,副业收入大幅增加,极大地改善了患者的营养状况,增强了体质,支持了麻风病治疗。

1965 年,皮肤性病防治院被评为"广东省文教系统、汕头专区及汕头市先进单位"。

1966 年,省卫生厅慢性病防治处手术队来皮肤性病防治院为 10 名麻风垂足患者开展矫治手术,解决麻风患者畸残问题。

1968 年 4 月,皮肤性病防治院成立革命委员会,李元昌任主任,麻风住院部有病床 250 张,时有工作人员 45 人。1964 年起,皮肤性病防治院接收外院专业人员进修皮肤科,至 1985 年底,共接收县级医疗单位、驻汕部队医疗单位、汕头大学医学院等进修人员 46 人次,接收汕头地、市卫校实习学生 6 141 人次。

1974 年 1 月,皮肤性病防治院更名为"汕头市皮肤病医院",4 月再更名为"汕头市皮肤病防治院"。工作人员增加至 75 人。1980 年 3 月,皮肤病防治院增设皮肤外科住院部,外科病床 15 张。

1975 年 5 月,汕头市区进行历史上规模最大的麻风全民普查,历时 45 天,受检者 547 152 人,受检率 98.4%,发现麻风患者 29 人,全部强制住院治疗。截至 1975 年底,汕头市区共发现麻风患者 980 人,治愈 818 人,治愈率 83.47%。

1976 年 5 月,皮肤病防治院位于市区长平路 21 号的新建办公楼落成并投入使用。

1979 年 3 月,麻风住院部安装柴油发电机组并开始发电,住院部日常用电照明得到保障。

1980 年,麻风防治工作重点从院内治疗逐渐转向社会防治。

1981 年,医院门诊部、麻风住院部定为股级建制;医疗、人事、行政、财务、后勤各部门基本配齐。同年 11 月 23 日,皮肤病防治院在"全国第二次麻风工作会议"上做题为"结合城市特点、运用灵活措施,积极防治麻风病"的交流防治经验。

1985 年 9 月,皮肤病防治院位于长平路 14 号的门诊、宿舍大楼动工兴建,建筑面积 3 058 m²,次年 9 月竣工。

1986 年,浔洄住院部有住院患者 30 余人,医院每周二上午安排医生、护士、药剂师 3 名医护人员到浔洄住院部为麻风患者诊病发药。

2000 年,汕头市皮肤病防治院增挂"汕头市皮肤病医院"牌子。

2004 年 8 月,浔洄住院部有住院患者 5 人。医院投资 9 万元用于修缮房屋(施工面积 129 m²)、新建厨房、卫生间共 3 间;投资 7.9 万元用于拆除原山坡旧围墙及地埕,重彻围墙及浇筑混凝土埕面及排水沟,确保住院患者的安全。

2005—2014 年,汕头市皮肤病防治院通过门诊等方式发现麻风患者 166 人。

2019 年底,浔洄住院部居住休养员 2 人、护工 1 人,护工负责休养员饮食起居,医院每月 1 次安排医

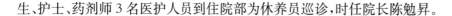

生、护士、药剂师 3 名医护人员到住院部为休养员巡诊,时任院长陈勉昇。

汕头市潮阳区竹棚医院

汕头市潮阳区竹棚医院前身是"潮阳县麻风医院",筹建于 1960 年 8 月,选址于潮阳县城郊罗乌肚山,建筑面积 300 m²。主要收治麻风患者。1966 年 6 月,政府划拨给竹棚建设生活用地面积 759 亩。同月,在和平区安轿村后洋山鹿棚山建县麻风院(现竹棚医院)。总投资 12.8 万元,建成 2 500 m² 平房(鹿棚区 10 栋,每栋 6 间;百字坵四合院 8 间;九民区四合院 8 间;嘴口四合院 12 间)。每间 20 多平方米,配套床上用品,大食堂集体就餐。

1967 年,县内患者陆续转到竹棚医院住院,首任院长庄广隆。

1968 年,修建职工生活区,选址安轿山轿肚,建筑面积 400 m²,四合院平房,距离病区约 2 km。竹棚医院行政、业务由县慢性病防治站管理,经济独立核算,患者管理者由患者民主选举,成立病区管理委员会,下设生活、财务、生产 3 个组。

1970 年,住院患者达到 189 人。

1975 年,病区管理委员会组织有劳动能力的患者开展生产劳动(记工分制),实行多劳多得。

1980 年,医院购置发电机用于患者生活照明。

1982 年,县政府出资给病区购置甘蔗压榨机,年生产红糖约 1 吨。

1985 年,医院时有医护人员 12 人,设有中医、西医诊室,中西药房,检验室。

2000 年,政府对原有病房进行全面整修,改善患者生活环境。

2005 年,医院多次派出人员到汕头进修学习深造,提高对患者的服务质量及诊疗水平。

2007 年,政府拨款整修医院通往外面的道路,结束了医院物资肩挑人扛的历史。

2008 年,购置救护车一辆用于患者出入及物资运输。

2010 年,政府拨款新建 300 m² 单层平房,病房配套有电视、太阳能热水器等。

2013 年,政府拨款修建一条四级 2 车道水泥路到医院。

2014 年 12 月,政府拨款给医院新建 10 间平房,每间 15 m²。

2019 年底,潮阳区竹棚医院隶属潮阳区慢性病防治站,集治疗、休养、康复于一体。时有工作人员 8 人、居住休养员 13 人,时任院长郭英坚。

汕头市澄海区大东医院

汕头市澄海区大东医院前身是"健康新村",创建于 1957 年 2 月,选址澄海县樟林鼎脐山"大人家"(地名),主要功能是收治麻风患者,病区设有治疗室、保管室、伙食房、传染体病房,每间病房可住患者 10 人。时有患者 140 多人,病区面积为 63 270 m²;建造平房 16 间、住院房 49 间,建筑面积 734 m²,首任院长宋鉴澄。

1959 年初,健康新村改名为"大东医院"。是年 3 月 9 日,该院皮肤性病防治站并入汕头市皮肤性病防治院。1960 年 2 月权属澄海县文卫部管辖。

1965 年,广东省泗安医院调派潘兴娥夫妇到病区医治麻风患者。省医院多次派医疗队到病区为麻风患者诊治。在东里公社支持下,宋鉴澄决定在北联村外园建分院(现大东医院院址),占地面积 570 m²,建筑面积为 374 m²(平瓦房 2 栋,设有办公室、门诊、收费处、化验室、医生宿舍、食堂、中西药房)。医院安排医生每周进病区为患者看病,培训多名卫生员(为患者打针、送药)。

1968 年,全县开展麻风普查,麻风患者新增 160 人左右,其中有传染性的麻风患者 140 多人,全部留在病区隔离治疗(女性患者 30 多人,男性患者 110 多人)。其他没有传染性的麻风患者都要定期到医院检查并领取药品回家治疗。当时住院麻风患者经济非常困难,政府无任何补助,病区有果树、甘蔗、鱼塘,患者劳动执行工分制,完全生产自救。

1971 年 9 月,医院并入县皮肤性病防治院,并建立县慢性病防治站,一套班子,两个机构。

1975 年 5 月,医院与慢性病防治站分开办公,重新恢复"大东医院"名称。

1981 年,由于麻风患者治愈后陆续回家,每个病区只剩下 50 多人,为了提高患者生活水平,医院把病区果树分配给患者各自管理。

1990 年,由汕头市卫生局拨款 8 万元、医院自筹 14 万元改建院部,新建一栋面积为 487 m² 的三层楼,一楼设有门诊、收费、药房、化验、药库,二、三楼作为办公室、会议室。并设东里门诊、南湖门诊、樟林门诊、澄海门诊。医院业务开展有皮肤科、性病科、皮肤美容、皮肤理疗等科目。

2000 年,女病区并入男区。同年 10 月,新建住院病房 14 间,建筑面积 360 m²,主要收治传染性麻风患者。

2013 年 10 月,医院安装监控设备,对一栋平瓦房进行修缮。2014 年,病区安装路灯、监控。

2015 年,大东医院被汕头市澄海区评为"无烟单位"。

2016 年,被评为"汕头市澄海区平安医院"。

2014 年起,每周安排医生到病区巡视休养员,院部安排医生 2 人、外聘杂工 1 人负责病区工作。

2019 年底,核定医院编制 11 人,有在编人员 7 人、临时工 7 人、退休人员 21 人,居住休养员 5 人。时任院长林卫东。

南澳县深澳镇麻风村

南澳县深澳镇麻风村隶属南澳县疾病预防控制中心,其前身是 1954 年 12 月成立的"南澳县麻风村防治组"。

中华人民共和国成立前,南澳县是麻风病的高发区。

1956 年,在南澳县人民政府的重视下,为积极防治麻风病,成立"南澳县麻风病防治委员会"。是年 10 月,粤东区麻风病调查工作队派医生 1 人进岛协助麻风调查;11 月,县人民政府卫生科组织调查队(医生 2 人,卫生员 1 人)深入渔、农、盐村进行病情线索调查,同年 12 月,设立"南澳县麻风病防治站",时有医务人员 2 人。临时搭起约 14 m² 的篷寮,设麻风门诊室,给患者免费治疗。

1958 年 11 月,广东省卫生厅慢性病防治处拨款 1.2 万元,在深澳镇乌岩头建设麻风村,建筑面积 120 m²,集中免费收治麻风患者。

1964 年 12 月,更名为"南澳县皮肤性病防治组",并入南澳县卫生防疫站。

1982 年为适应"三病"(麻风病、结核病、精神病)防治工作的需要,南澳县皮肤性病防治组与县卫生防疫站分开,更名为"南澳县慢性病防治站"。

1993 年 10 月,撤销南澳县慢性病防治站,组建"南澳县卫生预防保健中心"。

2005 年,撤销南澳县卫生预防保健中心,成立"南澳县疾病预防控制中心"。

2015 年 5 月,南澳县最后一名麻风治愈者在南澳县深澳镇麻风村逝世。

2019 年,麻风村无休养员,时任院长林顺木。

韶关市慢性病防治院韶西医院

韶西医院的前身为"河西疯人院"。1928 年韶关市曲江县政府在河西伏波庙设立收容麻风患者的场所,名为"河西疯人院"。中华人民共和国成立后,重新选址于韶关市区西河尾(现韶关市武江区沙洲尾芙蓉东路)建院,于 1954 年建成并命名为"广东省韶西医院",为省属收治全国各地政治干部麻风患者的专科医院,首任院长曾建蕃。原河西疯人院的麻风患者全部迁往台山大衾岛(麻风村),十几名工作人员继续留用。建院初期,院区有 8 栋医疗用房,设治疗室、化验室、病区大饭堂、职工住宅区,有病床 230 张,患者 112 人。

1959 年,接收连平县转来的麻风患者,患者总数达 351 人,是建院以来患者最多的一年,当年治愈 38 人,在地区人民医院(今粤北人民医院)的协助下开展少量的截肢手术。

1965 年,广东省韶西医院由省下放为韶关地区麻风院,搬迁至曲江县枫湾镇猴洞村(韶关市区与曲江县合办的韶曲麻风村)。该村建于 1957 年,距离曲江县城约 30 km,后更名为"韶关地区皮肤病医院",首任院长赖锡山,主要收治韶关市区及 11 个县属病情较重的麻风患者,原政治干部麻风患者转迁到泗安医院。医院土地面积 435 亩、房屋建筑面积 4 110 m²、床位数 170 张,时有麻风患者 148 人,医务及行政人员 29 人。

1978 年起,韶关市文化局组织电影队入院放映电影,医院患者第一次看上电影。

1984 年,开始采用 B663 联合 DDS、RFP 的治疗方案,缩短疗程,提高疗效。

1984 年 9 月,韶关地区皮肤病医院并入韶关市皮肤病防治所,更名为"韶关市皮肤病防治所",黄华开任所长,设原韶关地区皮肤病医院为所属住院部,病区继续在原址收治病情较重的麻风患者,在职工区增设门诊,对外开放。住院人数 64 人(现症患者 25 人、休养员 39 人),医务及行政人员 21 人。

1985 年,市政府拨款在住院部新建 1 栋二层楼的医疗用房,建筑面积 205 m²,设手术室、治疗室、检验室、药房、值班房等,改善患者的医疗环境,逐步开展病理取材及截肢手术项目。同时还修筑进院公路 1 km,开挖鱼塘 5 亩,种下苦栎树 1 000 多棵,花草一批,在病区内建造花池、文化室,改善交通及居住环境。为活跃患者的文化生活,购置彩电、收录机、无线电对讲机及一批娱乐用品,每周放映电影一次,丰富患者的文化生活。

1985 年 7 月,举办"第一期全市各县慢病站病理化验及取材训练班",学员 16 人。

1985 年 11 月,翁源、连县、阳山 3 个县级麻风村撤并到韶关市皮肤病防治所住院部,接收患者 30 人,医院患者总数 97 人,医务及行政人员 22 人。患者生活救助费由每人每月 9～12 元,提高到每人每月 19～22 元(全残患者 22 元,半残患者 19 元),药费由每人每月 4 元提高到每人每月 8 元。

1986 年春节前,韶关市政府第一次组织开展了大规模慰问麻风患者和麻风防治工作者的活动,组织汽车 23 辆,各级干部 160 人,其中副处级以上干部 37 人前往韶关市皮肤病防治所住院部。同年落实了麻风防治专项经费,并将韶关市皮肤病防治所住院部改名为"韶西医院",隶属韶关市皮肤病医院领导,时有职工 24 人、患者 96 人。

1987 年,韶西医院开始组织有劳动能力的患者开展生产自救。新挖鱼塘 20 亩,种植蜜柑树 300 棵、沙田柚 200 棵、板栗 100 棵,维修山塘水库,保证生活生产用水。维修旧房,新建 200 多平方米的患者用房,重修道路、晒谷场,种植稻谷、花生、玉米,养鸡、猪、鱼,既充实患者生活,也提高了患者的经济收入,促进休养员身体恢复。

1987 年,韶西医院建立麻风治疗病案室,对历史病历进行整理和编号,被评为"全国麻风防治工作先进单位""全省麻风防治工作先进单位",医院派出代表出席第三次全国麻风防治工作会议。

1989 年,时任韶关市皮肤病防治所所长黄华开获"马海德奖",医院开始筹建马海德像,次年 11 月,高 1.3 m 的马海德半身铜像落成,马海德妻子苏菲携其子前来揭幕。

1990 年,韶西医院被评为"广东省文明建设先进单位",医院麻风防治工作者李达华医生获"白求恩式医生"和"韶关市十大女杰之一"称号。

1991 年,医院成为"全国麻风防治系统护理学习班"的参观学习现场,接待了中国麻风防治中心及日本麻风防治中心 3 位专家。是年,医院为 4 对治愈留院的麻风康复者举办了集体婚礼。

1992 年,医院接待意大利霍雷芬·雷奥之友麻风专家考察团、中国澳门天主教传播中心代表、中国江西省麻风防治中心考察团及福建省麻风防治和康复考察团,并协助举办了一期广东省麻风康复研讨班。

1992 年底,韶关市在全省率先实现撤村并院。自 1985 年始,韶关启动麻风村撤并工作,辖区内先后有多个县的麻风村康复者及患者迁移到韶西医院集中救治,最后一批来自南雄、始兴县的康复者也于 1992 年底搬迁至韶西医院。至此,其他各地的麻风患者均转至韶西医院集中救治,患者增至 114 人。

1994 年 9 月 17 日,坐落在医院内的韶西医院康复新村落成,占地面积 2 000 m²,建筑面积 620 m²,共有 18 间住房,配备冰箱、洗衣机及电热水器,生活设施齐全。文娱室配有大屏幕彩电、乒乓球桌和各类棋牌、书刊,46 位麻风休养员迁入新居。康复村是由意大利佛勒豪之友协会和中国澳门教区社会传播中心捐资人民币 45 万元及当地政府出资 12 万元共同兴建。广东省卫生厅副厅长刘邹鲁、韶关市副市长刘君、

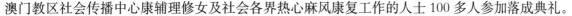

澳门教区社会传播中心康辅理修女及社会各界热心麻风康复工作的人士100多人参加落成典礼。

1995年12月，韶西医院在广东省汉达康福协会的帮助下，开展白内障手术31例、截肢手术3例。

1996年，在国际理想组织的资助下，帮助患者种植中药材穿心莲，收获穿心莲2 000多千克。同年，在市卫生局及市财政局的支持下，完成韶西医院住院部第一期工程的改建，使部分患者住进新病房，并建起全新的外科手术室。同年，韶关市皮肤病防治所更名为"韶关市皮肤病医院"，继续管理韶西医院，院长为李春根。

1997年，韶关市区获得广东省卫生厅颁发的"基本消灭麻风病达标县（市）"，至此，以市为单位达到卫生部"基本消灭麻风病"的标准。

1998年9月，国家卫生部授予韶西医院"全国麻风防治工作先进集体"。

2000年，韶西医院设麻风病床位120张，配备专（兼）职麻风防治工作人员24人。韶西医院愈留患者64人，现症患者6人。

2001年，南雄小岭医院的15名麻风患者迁入韶西医院，韶关市麻风病撤村并院工作结束，医院患者增至97人。

2002年，在省康福协会和市残联、市民政局的帮助下开展白内障手术10例、晶体移植术7例、外眼矫形术6例。同年，在市卫生局的支持下，筹资30多万元新建600多平方米的韶西医院住院部综合楼，结束了几十年来从事麻风防治工作的医务人员在泥砖瓦房工作的历史。

2003年，省汉达协会携手韶关大学义工，共同组织27名休养员前往韶关市区、曲江南华寺、师子崖观光旅游，这是休养员几十年来第一次集体走出大山。

2007年5月，收治翁源县1名现症患者，也是韶西医院收治的最后一名现症患者。

2008年，韶西医院为41名麻风休养员进行眼科检查，并为4名白内障休养员进行手术治疗，有驻院工作人员4人，其中医生1人。是年起，韶西医院未再收治现症患者。

2011年10月起，枫湾镇私企负责人李广林向留院的麻风休养员每人每月配送大米15 kg、油2.5 kg，并持续至今。11月，韶西医院最后一名麻风现症患者判愈，结束了韶西医院收治现症患者的历史，时有治愈留院休养员35人。

2012年，治愈留院的35人均获得每人每月300元的镇最低生活保障，并办理了医疗保险，患者在外院住院治疗除享受医保，医院还给予50%的二次报销。

2012年6月10日，医院筹资1.15万元给病区安装2台太阳能热水器。

2013年春节前，医院出资1.8万元打井取水，并配备电动抽水机，将水引到各房屋门口，方便生活用水。

2013年11月，韶关市皮肤病医院更名为"韶关市慢性病防治院"，继续管理韶西医院，院长为欧阳烈。时有休养员31人，休养员生活补助每人每月422元。

2014年底，医院最后一名驻院医生撤出，由韶关市慢性病防治院防治科医生每周进村为休养员体检，免费提供基础疾病用药。

2015年10月，医院筹资更新了村里的全部电线电路。

2016年4月，存放于韶西医院的马海德铜像移交广东省泗安医院博物馆作纪念展出。

2016年7月，21名麻风休养员中符合办理条件的19人享受每人每月500元残疾补助。同年，为6名休养员更换假肢、拐杖4副，所有人配备带桶坐便器、洗澡座椅。韶关市铁路医院为7名眼残疾者实施白内障手术。

截至2019年底，韶西医院累计收治麻风患者1 160人，治愈出院411人。2019年底，居住留院休养员14人，平均年龄73岁，时任院长欧阳烈。

仁化县麻风病防治站

仁化县麻风病防治站位于韶关市仁化县，始建时间不详。1959年，仁化县与韶关市区合并，患者转至韶西医院,防治站撤销。

乐昌县麻风村

乐昌县麻风村位于韶关市乐昌县,始建于 1956 年。1968 年并入韶关枫湾麻风村。

南雄市小岭医院

小岭医院位于韶关南雄市,1953 年筹建。1999 年撤销,患者迁入韶西医院。

韶关市翁新斗子麻风村

翁新斗子麻风村位于韶关市,始建于 1957 年。1985 年并入韶西医院。

东源县罗坑医院

东源县罗坑医院创建于 1965 年 3 月,地处东源县义合镇曲滩村罗坑,山地面积约 2 000 亩,土地 163 亩,泥砖土壁结构房屋 50 余间,四周群山环绕,丛林茂密,方圆数里渺无人烟,适合麻风患者治疗休养。

1956—1957 年间,县民政部门拨款 1.4 万元与紫金县甘洞医院合建麻风病医院,建成病房 2 栋,设病床 60～70 张。是年,收治东源县麻风患者 80 多人。

1958 年,县麻风防治站、防疫站、妇幼保健站"三合一",各司其责,东源县有了指导开展麻风防治工作的专业机构。

1965 年 3 月,县政府拨专项经费在义合镇建成麻风防治专业医院——罗坑医院,开展麻风防治工作。罗坑医院行政上隶属河源县卫生局领导,业务上直属惠阳地区慢性病防治站,首任院长为杨金香,首任党支部书记为黄荣寿,时有医务人员 6 人(医生、职工各 3 人)。负责开展麻风治疗工作,收治麻风患者 242 人,治愈 150 人。由于成绩显著,多年来被评为省、地、县卫生先进单位。实践中采用强化联合治疗和化学隔离治疗,收效显著。

1979 年,麻风防治站从防疫站分开,成立"河源县慢性病防治站",时有工作人员 5 人,河源县慢性病防治站与罗坑医院(5 人)共同负责指导全县麻风防治工作。

1990 年,政府拨款为罗坑医院建成一栋钢混结构楼房,建筑面积 350 m²,解决了工作用房和职工住房紧张的问题。

1991 年,河源市政府拨款 13 万元给罗坑医院架设高压线 3.5 km,低压线 3 km,解决了长期无电照明的问题,丰富了职工和患者的文化生活;并拨款修筑一条长 8 km 山泥路,贯通义合街镇,解决出行难的问题。

2000 年初,省卫生厅每年发放麻风患者医药费,患者每人每月药费补助 100 元、每人每月生活费补助 300 元。

2008 年,罗坑医院在义合街购买 130 m² 工作用房用于开设门诊。

2014 年,最后一名住院休养员离世。

2019 年底,时有工作人员 5 人,其中医生 2 人、护士 1 人、后勤人员 2 人,时任院长叶永红。

龙川县康复医院

龙川县康复医院的前身为"龙川县麻风病村",筹建于 1959 年,龙川县人民政府下拨经费 2 万元,由县卫生局、民政局承办,于 1960 年建成龙川县麻风病村。麻风病村位于龙川县赤光镇南龙村附近的峯里背,距离县城约 65 km,距乡政府约 10 km,首任村长古石林。麻风村医疗管理由卫生局派人负责管理治疗,生活救济由县民政局负责。建院初期,全村仅有一栋土房,后为加强麻风患者的隔离治疗,新建 2 栋占地面积 800 m² 的集住房、治疗室、保管室、护理室、药房于一体的四合院砖瓦平房,内有大小房间 50 多间。

1961 年,龙川县麻风病村开始收治麻风患者,大部分患者都是从紫金麻风病院转来的龙川籍患者,人数约 30 人。

1965 年,全县掀起调查、收容麻风患者的热潮,在村麻风患者增至 70 多人。

1965 年开始,医院组织专职麻风防治医生下到每个乡镇,与当地乡镇防疫员一起排查麻风病,看望已经治愈出院的患者。

1972 年,皮肤病防治所与麻风病院拆分,麻风病院更名为"龙川县康复医院",属地方财政全额拨款的事业单位。

1973 年,在院患者 160 多人,时有工作人员 10 人。医院内设医务室、护理室、中西药房、化验室等,住院患者分型管理,规则治疗,医生每天进病区查房,3 个月做 1 次小结,半年为 1 个疗程,年终做治疗总结,病历书写、化验室检查均十分规范。生产管理上,医院把患者分为有劳队、无劳队 2 个队。组织有劳动力的患者开展农业生产,时有耕牛 2 头,每年种收稻谷几千斤,养猪、种菜、开挖鱼塘养鱼,种木薯、黄豆、油茶树。充分利用山地,种有沙梨、三华李、大枣、板栗等水果品类几十亩,副业收入极大改善了患者的营养状况、增强了患者的体质、支持了麻风病的治疗。

1982 年,在上级部门的支持下,医院添置了 8.5 mm 电影放映机 1 台、300 W 汽油发电机 1 台,每周组织患者看 2 场电影。每到放映日晚上,都有附近村民几百人来院观看,同时放映一些科学纪录片,宣传麻风病可治愈、不可怕的道理,丰富了麻风患者与附近村民的文化生活,逐渐改变了当地村民对麻风患者的歧视和对麻风病的恐惧,这一工作形式一直坚持到 20 世纪 90 年代初。

1984 年,龙川县人民政府下拨专款,架设通往麻风病医院的高压电线,并购置碾米机,结束了医院照明用煤油灯、大米靠碓舂的历史。

1987 年前,医院麻风治疗以氨苯砜为主药,同时开展中医药、针灸和中西医结合治疗。截至 1987 年,龙川县康复医院累计收治各型麻风患者 326 人,累计治愈 187 人,死亡 76 人。

1988 年,医院开始用联合化疗方案治疗麻风病。

1995 年,龙川县康复医院通过了广东省卫生厅"基本消灭麻风病"的达标验收,宣布龙川县基本消灭了麻风病。

2006 年,在上级部门的支持下,修建了一条全长 3 km 的乡村土路,改变了康复医院几十年来出行困难的历史。

2012 年,在拆除医院老四合院的地基上,新建了建筑面积 300 m² 的住院大楼。

2019 年底,龙川县康复医院隶属于龙川县卫生和计生局,时有工作人员 4 人,居住休养员 6 人,政府补助休养员每人每月生活费及医疗费 650 元。时任院长袁国辉。

连平县立新医院

连平县立新医院前身为"立新麻风村",成立于 1956 年 6 月,选址县城鸭麻桥及西门岗,后迁址连平县元善镇留谭村屈尾龙大队。内设患者休养生活区,建筑面积 700 多平方米,有病房 13 间及治疗室、厨房和饭堂,最大收容能力为 72 人。有砖木结构平房 300 多平方米作为医务人员工作生活区。后更名为"立新皮肤病防治站"。

"文化大革命"时期,皮肤病防治站合并至县人民医院,无办公地点,工作人员租房办公。

1965 年筹建"连平县立新医院",占地面积约 1 300 m²。首任院长为卓书权。

1967 年 3 月,立新医院正式收治麻风患者,将在石背麻风村、韶西麻风医院连平籍的麻风患者接回立新医院治疗,时有患者 20 余人。

截至 1988 年,全县累计发现麻风患者 300 多人,立新医院共收治患者 195 人。

1998 年,连平县达到"基本消灭麻风病标准",经省验收合格。

实施联合化疗后,患者不再住院治疗,原住院患者逐步治愈回家,"麻风村"向健康村转化。截至 2019 年底,已无在院休养员。时任院长邱志坚。

和平县皮肤病院

和平县皮肤病院前身为"和平县麻风病防治站",位于广东省河源市和平县境内。

据和平县志记载,1956 年,在和平县林寨镇设立"和平县麻风病防治站",隶属卫生防疫站,时有卫生技术人员 3 人,主要开展麻风防治研究工作,在全县进行麻风普查。

1959 年冬,在和平县林寨镇岩背山建立"和平县皮肤病院",有 3 栋土砖结构病房和 1 栋办公用房,大概 500 m²,院内设有办公室、实验室、治疗室、中西药房、消毒室等,由陈宗扬主任兼任院长。医院工作人员的工资和办公经费由政府拨款,麻风患者粮食和生活费由民政负责,最初收治麻风患者 15 人。

1956—1980 年,全县共发现麻风患者 135 人,采用中西医结合治疗,全部免费治愈。1983 年,除治愈出院患者外,留在麻风村生活的麻风休养员有 16 人。

1985—1995 年,发现 6 名麻风患者,治愈 5 人,现症患者 1 人。

1986 年底,和平县皮肤病院迁址林寨街镇,开设门诊对外收治皮肤病患者,麻风休养员仍在原址生活。

1998 年,和平县皮肤病院搬迁至和平县城环城路,时有编制 9 人。时有留住麻风村休养员 4 人。

2012 年,和平县皮肤病院迁址县城东方名座,保留环城路门诊部。时有留住麻风村休养员 1 人。

2016 年 9 月,和平县皮肤病院并入"和平县慢性病防治站",时有编制 20 人,经费由差额拨款转为财政全额拨款,设"皮肤病性病科",有专职麻风防治人员 1 人。

2016 年底,时有休养员 1 人,转由省泗安医院托管。自此和平县皮肤病院关闭。时任院长邓志成。

紫金县甘洞医院

紫金县甘洞医院前身为"甘洞麻风村",位于紫金县古竹镇甘洞村,为紫金县麻风防治机构,始建于 1955 年,时有工作人员 7 人(院长、会计、出纳、医生、勤杂工)。

1956 年,甘洞麻风村正式收治麻风患者,办院初期,收治河源、和平、紫金三县麻风患者 210 多人。该村将治疗工作与生产管理相结合,病区成立生产队,下设农、牧小组,各司其职。院内设医务室、护理办公室、药房、化验室等。住院患者分型管理,规则治疗,医生每天深入病区查房,3 个月做 1 次小结,半年为 1 个疗程,年终做治疗总结,病历书写、实验室检查均十分规范。生产管理方面,住院患者在以治疗为主的基础上,开展农业生产,拓宽副业门路,养牛、养猪、养鸡、种植粮食、花生、蔬菜,副业收入大幅增加,支持了麻风病的治疗。医院范围内有土地 200 多亩,山岭 500 多亩。

1974 年,甘洞麻风村更名为"紫金县甘洞医院",首任院长为彭耀。医院新建一栋集住房、伙房、治疗室、保管室、会议室于一体的四合院泥砖瓦平房,占地 450 m²,内有大小房屋 16 间,院内有一个长 10 m、宽 8 m 的天井,作活动场所。后面有一栋泥砖瓦房隔离室 50 m² 及公共厕所 30 m²。病区建有 8 栋泥砖瓦平房,分别有住房、伙房、粮仓、治疗室、厕所,占地建筑面积 1 000 多平方米。

1975 年,医院购买了 1 台手扶拖拉机,解决了采购运输问题。

1979 年,医院购置了 1 台小型电影放映机及小型汽油发电机,丰富活跃了文化生活。

1983 年,医院架设了高压电线,结束了长期使用煤油灯照明的局面。

1989 年开始实施联合化疗治疗麻风患者。

1998 年 6 月,组织全县开展麻风调查,未发现新病例,顺利通过省级验收,成为"基本消灭麻风病达标县"。

2001 年,医院迁址古竹镇墟镇,租用房屋开设门诊,属财政全额拨款公益性事业单位。

2002 年,村内水泥硬化道路建设贯通全院。

截至 2019 年底,医院居住休养员 2 人,在职人员 12 人,省财政补助休养员生活费及医疗费每人每月 320 元,时任院长严勇。

梅州市梅县区康乐医院

梅州市梅县区康乐医院前身为"梅县麻风院",成立于1958年9月。选址梅县区与大埔县交界处的雁赖小村山坳,距离最近乡镇约10 km左右,山林约3 000亩,水田旱地约50亩。

康乐医院于1958年组建,负责接收梅县、梅江区、蕉岭县麻风患者,是梅州市最大的麻风医院,最多时住院人数有100多人,医院分为3个病区。

20世纪50年代末至80年代中期,有医生及管理人员共8人。

20世纪70年代开始,每批患者治愈出院,患者所在地村干部及家属均会到场签领治愈者回家,由医院向他们宣传"麻风病可防可治不可怕"的防治核心知识。

20世纪80年代以前,治疗麻风以氨苯砜单疗为主,同时中西药结合治疗。

20世纪80年代后期至今,采用联合化疗方案治疗麻风病。

20世纪80年代末核定编制10人,每天有3名医生分管各病区,查房、开药、解决实际困难。

20世纪80年代末至今,医院职工工资待遇由财政局全额拨款。麻风患者及休养员由民政局拨给生活费。

20世纪90年代,现症患者逐年减少,麻风防治工作重点从院内转向社会。1991年,医院就近在松口镇开设二间皮肤病门诊,为当地和附近乡镇居民治疗皮肤病。

自20世纪90年代后期起,梅州市慢性病防治院医师和广东省汉达康福协会定期来院为患者进行治疗与护理。治疗和护理项目包括白内障手术、足底溃疡愈合及假肢维修等,每年1～2次。同时,对治愈留村休养员进行长期医学监测,发放康复辅助用具、安装假肢等,帮助他们改善肢体功能、提高生活质量。

2016年,麻风患者及休养员每人每月生活费1 000元,门诊药费每人每年200元。患严重大病上公立医院住院时按合作医疗的管理核算,一般常见疾病、多发病在本院治疗。

截至2019年底,累计收治麻风患者341人,其中瘤型129人、结核样型(界线类)212人。医院仍居住休养员9人,最高年龄93岁,最小72岁,大部分休养员存在严重肢体残疾。双目失明3人,患精神分裂症1人。时任院长李春辉。

平远县皮肤病院

"平远县皮肤病院"和"平远县野湖麻风村"同时筹建于1956年,平远县野湖麻风村隶属于平远县皮肤病院。1956年,平远县政府拨款指定卫生科、民政科承办,选址平远县仁居镇野湖村。距县城42 km,距仁居镇20 km,距六吉村7 km,建村初期,仅有一座寺庙,后在寺庙旁建起了2栋占地400 m²,集住房、伙房、治疗室、保管室于一体的四合院式平房,内有大小房屋14间。庙宇门前有一个长20 m、宽15 m的三合土结构余坪是供患者吃饭、活动场所。首任院长赖志松。

1956年底,平远县野湖麻风村开始正式接收平远、兴宁、梅县、大埔、蕉岭县的麻风患者。1956年,住麻风村患者人数14人,以后逐渐增加。

1958年,梅县、蕉岭县、大埔县麻风医院建成,相继撤出了三地的麻风患者,兴宁县收治的麻风患者则继续在平远麻风村治疗。直到1971年兴宁县麻风病院建成,1972年,兴宁县麻风患者才撤出平远县。

1968—1969年,广东省稍潭麻风医院与平远县皮肤病院合作,派出医护工作人员共同研究中草药治疗麻风病。

1958—1970年,平远县皮肤病院先后新建土木结构瓦平房3 950 m²,其中院部、职工住房等各类房屋共650 m²,患者医疗区各类房屋共3 300 m²。2007年,由平远县慢性病防治站新建砖瓦结构房屋3间约80 m²。

1970年,平远县皮肤病院共收治麻风患者144人,其中兴宁县100人、平远县44人,是建院史上收治患者最多的一年。

1970—1972年,平远县连续3年大普查,1970年普查发现麻风患者13人,1971年普查发现麻风患者

3 人,1972 年普查未发现麻风患者。

1985 年,平远县达到了"基本消灭麻风病标准"。麻风村无现症麻风患者,驻村医务人员陆续迁往县城办公,工作重点转向康复治疗和线索调查。

2000 年,平远县皮肤病院与平远县慢性病防治站合并,平远县皮肤病院隶属县慢性病防治站。

2004 年底,平远县野湖麻风村有住村休养员 3 人。

2016 年,平远县野湖麻风村最后一名住村休养员托管安置到泗安医院疗养。省财政补助休养员生活费及医疗费每人每月 320 元,时任院长黄良军。

兴宁市皮肤病防治院

兴宁市皮肤病防治院的前身为"兴宁县皮肤病防治站",筹建于 1956 年。由兴宁县人民政府拨出专款在兴城大新街购买一间砖瓦房,占地面积约 40 m^2,门牌号为大新街 15 号,作为兴宁县皮肤病防治站办公用房,首任站长郑展平,时有工作人员 12 人。当时兴宁、平远两县合并为兴平县,兴宁现症麻风患者和平远现症麻风患者都集中在平远县野湖麻风村治疗。

1971 年上半年,兴宁县皮肤病防治站重新选址,新址定于兴宁县叶南公社下径猪古坳,新建有医院办事处、对外门诊部、职工生活区和 3 栋麻风病房、1 栋隔离消毒室、1 栋柴油发电机房、1 栋厨房,总建筑面积 6 000 m^2,均为单层砖瓦结构房。

1972 年下半年,兴宁县皮肤病防治站新院建成投入使用,更名为"兴宁县皮防病防治院",并开始收治辖区内现症麻风患者以及从平远迁回的现症麻风患者,时有现症麻风患者 80 人(辖区新发现 35 人、平远迁回 45 人)。

1994 年 12 月,兴宁县撤县设市,兴宁县皮肤病防治院更名为"兴宁市皮肤病防治院",机构性质为全民事业财政核拨单位,核定编制 11 人,院址在叶塘镇下径村猪古坳(叶南镇并入叶塘镇)。

1996 年下半年,兴宁实现"基本消灭麻风病"的目标,时有休养员 12 人。医院职能由单一治疗麻风病转为以麻风防治为主,同时开展普通、常见皮肤病的诊疗业务,皮肤病门诊诊疗人次逐年上升。

2008 年 5 月,澳门宣道堂蓝钦文牧师捐资兴建 1 栋单层混凝土房,共建有 5 间住房、1 间活动室、1 间浴室洗手间,供 5 位留院休养员生活居住,大大改善了休养员的生活居住条件。

2010 年 10 月,兴宁市皮肤病防治院机构性质定为公益 1 类全额核拨事业单位,核定编制 11 人,有在职职工 8 人,退休 4 人。

2019 年底,医院居住麻风休养员 4 人,省财政补助生活费及医疗费每人每月 320 元,时任院长刘育宗。

大埔县大坪医院

大埔县大坪医院前身为"大埔县大坪麻风诊所",1953 年 7 月,经大埔县人民政府批准成立,选址梅州市大埔县洲瑞镇大坪村。1952 年县人民政府民政科和卫生科联合在洲瑞镇大坪村筹备设立麻风病区,由洲瑞区党政部门负责动员当地农民 23 户 108 人迁至邻近的赤水、南村、下营居住;并把周围 3 000 多亩的山地和 100 多亩的耕地划归县麻风诊所管辖,以解决麻风患者生活用柴和菜地的需要。建有职工住房 300 m^2、工作用房 100 m^2、设中西药室。10 月,开始收治广东、福建、江西等省 14 个县的第一批麻风患者 35 人。麻风病院成立之初,患者口粮由当地政府分配,生活费由当地民政拨给,每人每月几元钱到 10 多元、20 多元不等。首任院长张迪志。

1956 年,大埔县大坪麻风诊所更名为"大埔县麻风病防治所"。

1957 年,大埔县麻风病防治所更名为"大埔县皮肤病性病防治站"。

1964 年,组织开展麻风病重点人群抽查,共抽查 1 623 人,发现麻风患者 12 人,收入皮肤病性病防治站治疗 8 人。

1971 年,组织开展麻风全民普查,应查 342 005 人,实查 334 999 人,发现疑似患者 71 人,确诊麻风患者 2 人。

1973 年 10 月,皮肤病性病防治站更名为"大埔县皮肤病防治站",时有工作人员 11 人。院内设医务室、护理办公室、保卫组,医务室下设治疗组。医生每天深入病区查房、治疗,病历书写、实验室检查均十分规范。病区设有院管会、村长,下设农、牧、副业组,各司其职。生产管理上,住院患者在治疗为主的基础上,开展农业生产,拓宽副业门路,养猪、养牛、养羊、养鸡、养鸭、烧木炭等,副业收入极大地改善了患者的营养状况,增强了患者体质,支持了麻风病治疗。

1973 年,在皮肤病防治站辖区内安装了一台 14 kW 的水轮发电机组,解决了麻风患者生产生活日常用电问题,结束了照明靠点竹火和煤油灯、大米靠碓舂的历史。

1978 年 5 月,撤销"皮肤病防治站",把大坪麻风病区定名为"大埔县大坪医院"。大坪医院隶属于县卫生局,为股级财政全额拨款的公益性卫生事业单位。

1978 年,省卫生厅拨款 4 000 元及自筹资金 8 000 元改建病房 600 多平方米,增设病床 150 张。是年,留院治疗麻风患者 189 人,治愈 182 人,好转 7 人。

1982 年,有留院休养员 49 人,其中现症患者 3 人。

1992 年,有留院休养员 31 人。

2000 年,有留院休养员 23 人。

2004 年,有治愈留院休养员 19 人。

2005 年,省财政厅拨款 15 万元、自筹资金 10 余万元,新建了一座建筑面积 300 多平方米的二层钢筋水泥房(含套间),供留院患者居住。

2006 年,筹集资金,开通了一条长约 3 km、宽 3.5 m 的水泥路,彻底解决了交通不便的落后面貌,实现了路通、水通、电通,大大改善了患者的生活居住环境。

2007 年以来,广东省汉达康福协会每年都来医院为麻风休养员清疮、安假肢、送礼品等,大学生还经常来医院为患者打扫卫生、除草种花、聊天、演出,为患者上山打柴、煮饭、贴春联等。近几年来,医院针对留村休养员从未出过村的状况,经院领导多方面努力,争取资金,组织全体康复人员到大埔县城、梅州、雁鸣湖、飞机场、火车站等地旅游观光,扩大他们的视野。

2019 年底,医院有留院休养员 2 人,政府补助休养员医疗费和生活费每人每月 700 元,时任院长郭仁辉。

丰顺县蔗溪医院

丰顺县蔗溪医院始建于 1964 年,选址丰顺县留隍镇蔗溪口。时有平房 1 间,由许雄光医生管理周边麻风患者。之后,医院办公区逐步完善,住院病区建立了 6 座麻风患者居住的平房。首任院长陈仁彪。

1980 年,有住院麻风患者 35 人,有女病房 5 间、男病房 20 间及公共食堂。设生产队 1 个,由生产队队长统一管理养牛、养猪、种花生、种青菜等事宜。时有耕牛 15 头,患者劳动采取记工分制,生产劳动解决了患者的部分生活困难问题,提高了患者的劳动积极性。是年起,每月在医院内放电影 2 场次。

1999 年,丰顺县卫生局拨款 3 万元用于医院房屋修缮,对医院房屋进行四面粉刷加固。

2000 年,丰顺县民政局拨款 2 万元用于水电维修,解决了医院离村庄远、供电难的问题;架设自来水管道,解决了医院及病村用水问题。

2004 年,省财政拨专款 8 万元、医院自筹 2.5 万元用于房屋修缮,对平瓦房屋进行了拆除,将医生宿舍和门诊室的一座四合院平房改建为二层办公楼,建筑面积为 250 m²,将住院病区一座 5 间瓦房改建成 5 间水泥平房。

2009 年,县财政拨款拆除原有 4 座危平房,解除了安全隐患。

截至 2016 年底,累计收治 100 多名麻风患者。医院时有医生 4 人、休养员 3 人,政府补助休养员每人每月生活费及医疗费 600 元。

2019 年 5 月,医院已无休养员,政府决定撤销该院,把麻风村业务转交县慢性病防治站。时任院长朱永同。

五华县皮肤院

五华县皮肤院前身为"广东省五华县麻风病院",筹建于1958年1月,由县政府发动周围民众及乡政府自筹自建,1958年7月建成使用。是年,收治麻风患者125人,首任院长为胡坤洪。建院初期有零散房屋12栋,均为土砖瓦盖的平房,分前后、左右两边铺开建造,每栋约150 m²,有大小房间6～12间不等,分别住有男女患者约45人。池塘对面有一大间专收住残疾患者,病房左右两侧分开住有结核样型及瘤型患者。职工宿舍坐落于左上方约380 m²的平房,设有厨房。

1963年,病区组织有劳动能力的患者开始平整土地、造田、制作病床等生产自救工作。

1967年,县政府拨款购置农用拖拉机1台,大力发展农业生产,并挖了两口鱼塘,患者生活条件大为改善。

1975年,五华县麻风病院更名为"五华县皮肤性病防治院"。

1982年,有住院麻风休养员30人。

1990年,五华县皮肤性病防治院更名为"五华县皮肤院"。麻风患者逐年减少,医院主要开展皮肤病诊治工作。

2002年,县民政局拨款在老病区新建约380 m²的两层楼房作为麻风患者康复村,叶运先任村长。

2005年,五华县卫生局拨款10多万元在老职工宿舍区兴建两层钢筋水泥结构门诊综合楼(约220 m²),主要负责皮肤病的诊疗及康复村老年人的日常生活起居及康复锻炼。

2011年,县政府、宋国权个人及双横河坑村部分乡贤共同出资修建从S238省道南蛇塘到皮肤院的水泥硬化道路,全长约1.2 km,是年10月建成通车。

2019年底,五华县皮肤院有土地20亩,山林300亩,时有干部职工5人、休养员6人,政府补助休养员每人每月生活费和医疗费1 530元。医院主要负责皮肤病的诊疗及康复村老年人的日常生活起居及康复锻炼,时任院长宋献良。

惠州市白露医院

惠州市白露医院前身为"麻风村",始建于1953年9月,选址永湖镇乌心洋村,占地面积51万 m²,建筑面积3 700 m²,首任村长李和(惠东籍)。

1956年6月,更名为"惠阳县麻风村"。同月,县卫生局建立"惠阳县麻风病防治站",专门负责麻风防治工作。

1956年,惠阳专员公署在惠阳淡水、龙岗等组织开展麻风普查,发现麻风患者216人。

1957年,惠阳县麻风病防治站更名为"惠阳县麻风院"。

1958年,惠阳县麻风院更名为"惠阳县白露村办事处"。

1960年,惠阳县白露村办事处更名为"惠阳县白露医院"。

1970年,在惠阳地区卫生防疫站内设"慢性病防治组"。1977年6月,从卫生防疫站分出,成立"惠阳地区慢性病防治站",从事麻风病、皮肤病防治与管理。

1979年5月,惠阳地区慢性病防治站与惠阳地区结核病防治研究所合署办公,两块牌子、一套人马,地址设在鹅岭横街14号。1988年3月更名为"惠州市慢性病防治站",1989年8月,撤销惠州市慢性病防治站。

20世纪60年代以前,政府对麻风患者较少补助,患者必须靠自己养活自己。医院工作人员带领数百名麻风患者在麻风村周边开荒种地,种出的稻谷、甘蔗等作物成为重要的生活来源。1978年后,政府开始给麻风患者发放生活补贴,起初为10多元,后来逐步提升。

1981年7月22日,惠阳县白露医院更名为"惠阳地区白露医院",划归地区卫生局管辖,业务工作受地区慢性病防治站指导。

1981年11月,惠阳县被列入"1990年基本消灭麻风病目标县",县慢性病防治站对全县麻风患者开始实行全程监服药物,强化治疗。两年后,患者大多治愈。

1985年以前,惠州麻风病治疗以氨苯砜为治疗主药,同时开展中医药、针灸治疗和中西医结合治疗。1985年以后,白露医院开始用联合化疗方案治疗麻风病。

1986年11月20日,比利时达米恩基金会克米丽韦露博士等一行3人到惠阳地区麻风病医院考察。

1988年,惠州县撤县建市(地级市),辖惠城区和惠东、博罗、龙门3县,代管惠阳1个县级市。次年2月,惠阳地区白露医院更名为"惠州市白露医院"。是年,惠阳地区慢性病防治站一分为二,分为"惠州市皮肤病防治研究所"和"惠州市结核病防治研究所"。惠州市皮肤病防治研究所和惠州市白露医院合并,实行"两块牌子、一套人员"体制,迁址惠州市横江二路15号,以收治惠州、深圳2市的麻风患者为主,首任负责人为叶庚火。

1991年,惠州市白露医院被评为"广东省先进麻风病院"。

1995年1月20日,副省长李兰芳到惠州市白露医院慰问麻风患者。

1998年5月,惠州市经省"基本消灭麻风病"考核验收组考评为达标市。

2000年,有治愈留院休养员67人,已无现症患者。

2002年,增挂"惠州市皮肤病医院"牌子。2002年至今,甘肃兰州圣家会派遣数批修女(每批3人)到白露医院照顾麻风患者的生活起居。

2009年,广东省卫生厅联合四部门发布《关于印发广东省麻风病院村改造建设方案的通知》(粤卫〔2009〕117号),将全省68所麻风病院村整合为8所较大规模的麻风院村,白露医院为8所之一。整合后白露医院将收治惠州市、深圳市和梅州市三地的麻风患者,成为三市唯一一所麻风病收治医院,该项目占地面积1 691 m²。

2016年,惠州市皮肤病防治研究所(市皮肤病医院、市性病防治监测中心)和惠州市白露医院合署办公,实行"两块牌子、一套人员"体制,惠州市皮肤病防治研究所所长黄小雄兼任惠州市白露医院院长。是年,黄小雄院长获得"马海德奖"。

2019年底,惠州市皮肤病防治研究所和惠州市白露医院时有在编人员100人,编外人员70人,有医生32人、护士33人、检验11人,其中固定到白露医院轮班的医生12人、护士3人、检验人员4人、后勤人员10人。医院居住休养员16人,政府补助每人每月生活费1 170元,时任院长刘永忠。

博罗县上坪医院

博罗县上坪医院前身是"博罗县象头山范家田麻风村"。筹建于1953年,选址博罗县象头山范家田村,1955年7月建成,隶属于博罗县卫生科。麻风村设有管理室和病区。管理室有瓦房15间,约225 m²,时有工作人员10人;病区有瓦房3座共35间,约525 m²。1955年8月至1956年底,共收住麻风患者106人。首任村长邱佛球。

1958年冬至1959年2月,迁址公庄镇官山村上坪村和茅田村,更名为"博罗县上坪医院"。首任负责人为宋敬棠(副院长,主持全面工作)。迁入时县政府将公庄镇官山村上坪屋和茅田村房屋及所管辖内的水田400.5亩、旱地199.95亩、鱼塘5口和山林7 999.95亩全部划归博罗县上坪医院。时设1个管理区和2个传染病区(茅田、金竹),管理区有28间平房,面积约850 m²。病区住房有平房96间,建筑面积约1 440 m²,其中金竹病区住房40间,共600 m²;茅田病区住房56间,共840 m²。

1963年收治印尼华侨麻风患者林某、谢某。

1972年,博罗县上坪医院至官山村宜秋湖道路路面扩宽至3 m,可行驶汽车。是年,医院购置了手扶拖拉机1台,用于生产和运输生活物资。

1976—1978年间,把原管理区28间平房连成一体扩建成四合大院,新增平房17间,其中车库2间、更衣室1间、电影放映室3间、招待所6间、仓库2间、车库2间;建鱼塘1个约3 000 m²;购置中型拖拉机

1 台;建小水电站 1 座,可供整个上坪医院夜间照明用电 3～5 个小时,结束小煤油灯照明历史。

1991 年 9 月,市皮肤病防治所赠送救护车 1 台。

1992 年 6 月至 1994 年 7 月,医院合资办爆竹厂,走办厂养医路线,半年为医院创利润 11 404.85 元。

1998 年,在公庄镇獭子圩三中路新建一座四层 566.31 m² 的楼房,其中职工家属房面积 431.31 m²、皮肤科门诊面积 135 m²;投入 638 941.46 元,由县财政局、医院、职工三方共同投资建设。

2004 年 4 月,购置价值 94 800 元面包车 1 台,资金来源:县财政局拨款和单位自筹。

2008 年,时有职工 12 人,病区有住院休养员 53 人。

2008 年 4 月起,在博罗县政府关怀和重视下,病区休养员医疗和生活费补助逐年提高。病区老康复村至公庄镇宜秋湖 6 km 路段完成了硬化工程(耗资 192 万元)和引入外电工程(耗资 90 多万元),资金全部由政府拨付,病区的泥巴路、点小煤油灯和柴油发电照明成为历史。

2009 年,时有职工 12 人,住院休养员 49 人。5 月,医院自筹资金 30 984 元添置轻型仓棚式货车 1 台,每月 5 日、15 日、25 日 3 次接送病区休养员到公庄镇市场购置日常生活物资,结束了坐手扶拖拉机赶集的历史,并促进了休养员融入社会的进程。

2010 年,上坪医院根据县政府常务会议纪要决议(十四届 40 次〔2010〕25 号)第十八事项"为改善上坪医院麻风康复村人员的住房条件和生活环境,经研究会议同意县卫生局在上坪医院康复村新建村民住房,由县财政安排解决 57 万元建设资金",在病区旁新建康复村。

2010 年起,博罗县上坪医院出资让休养员参加医保,医院为休养员支付外出住院个人支付部分(500 元以内),并给予休养员护理费补助每人每天 10 元,从而减轻休养员经济负担。

2011 年,省汉达康福协会协助开展畸残康复治疗。共为休养员装假肢 2 条,维修假肢 4 条;实施白内障术 12 例、长期溃疡清创 7 例(共 504 人次);长期康复训练 8 人,其他疾病诊疗 2 160 人次。10 月 28 日,医院与汉达康福协会在公庄镇桔子圩宣传"麻风病可防、可治、不可怕"的防治知识和推销休养员自产的蜂蜜糖浆等农产品。

2012 年,由省汉达康福协会协助开展畸残康复治疗,其中长期溃疡清创 7 例(共 568 人次),长期康复训练 8 人,其他疾病诊疗 1 758 人次。是年,康复村竣工,村民入住康复村,结束了 53 年来休养员居住破旧瓦房的历史。康复村建筑面积 1 049 m²,房屋造价 232.88 万元(县政府拨款 162.88 万元、医院自筹资金 70 万元)。

2013 年,省汉达康福协会和香港国际义工协会派义工 1～2 人长住院村,帮助休养员开展畸残康复,共维修假肢 4 条,长期溃疡清创 6 例(共 503 人次),长期康复训练 8 人,其他疾病诊疗 1 392 人次。

2014 年,省汉达康福协会和香港国际义工协会派义工 1～2 人长住院村,帮助休养员开展畸残康复,长期溃疡清创 8 例(共 1 453 人次),长期康复训练 8 人,其他诊疗 1 453 人次,外出住院 7 人次。

2015 年,省汉达康福协会和香港国际义工协会派义工 1～2 人长住院村,帮助休养员开展畸残康复,长期溃疡清创 8 例(共 1 960 人次),长期康复训练 8 人,其他疾病诊疗 1 758 人次。

2016 年,省汉达康福协会和香港国际义工协会派 1 名义工长住院村,帮助休养员开展畸残康复,共维修假肢 2 条,长期溃疡清创 8 例(共 1 420 人次),长期康复训练 9 人,其他疾病诊疗 1 758 人次。

截至 2019 年底,广东省惠州市博罗县上坪医院累计收治麻风患者 578 人,时有职工 9 人,病区居住休养员 25 人。政府补助休养员每人每月生活费 800 元。时任院长张国辉。

惠东县青洲医院

惠东县青洲医院筹建于 1972 年,1973 年建成使用,位于稔山镇大埔屯村蚝镜山下"青洲仔"海边,距县城 30 多千米,首任院长杜观贤。医院建房面积 1 120 m²,设有病床 50 张,有工作人员 12 人。

1972—1986 年底,青洲医院累计收治麻风患者 81 人,其中治愈 70 人,因病死亡 8 人,治愈留院休养 15 人。

1989 年,青洲医院并入县慢性病防治站,该院的医技人员、麻风患者、债权债务等由县慢性病防治站接管。

2004 年 3 月，政府投入资金 30 多万元在原址重建病房 15 间，每间 25 m²，共 1 375 m²。住院休养员 15 人全部迁入新居，供电纳入农村电网，改善了医院医疗和生活环境。

2005 年，政府投入资金 13 万元进一步完善青洲医院病区的建设。主要用于病区自来水管道工程、道路修建工程和病区绿化建设，进一步改善了病区生活条件、美化了病区生活环境。

2011 年，为青洲医院麻风患者办理户籍和身份证明，县政府将他们纳入五保对象或低保对象，办理了社保和医疗保险。

2013 年 8 月 16 日，因遭受特大台风影响，青洲医院出现严重灾情，出入道路受阻，院内停水停电，经济损失达 10 多万元。县慢性病防治站及时组织相关工作人员到青洲医院开展抗洪救灾工作，投入 5 万多元解决院内水电安装、路障清除、房屋维修等问题。

2019 年底，青洲医院时有麻风防治工作人员 10 人、休养员 10 人，政府补助休养员每人每月生活费 990 元。县慢性病防治站每月派出医务人员为休养员体检，提供常用药物和日常生活物资等。时任院长为许伟鹏。

龙门县康复医院

龙门县康复医院前身为"龙门县麻风院"，始建于 1956 年，选址龙城公社甘香大队火甲村瘦田婆，时有砖瓦结构病房 6 间，医生 1 人、护士 2 人。是年，收治麻风患者 12 人，隶属龙门县防疫站。

1959 年，迁址龙城街道甘香火甲村，首任院长钟汉林，时有医护人员住房 8 间，建筑面积 150 m²；业务用房 1 栋 2 层 100 m²（内设诊疗室、注射室、护理部等）；患者居住区房屋 10 间，建筑面积 450 m²；公共厨房 1 间 20 m²；公共厕所 1 间 15 m²。

麻风院成立之初，每人口粮 5 kg、杂粮 7.5 kg，每人每月生活费 5 元。医院组织具有劳动力的患者自力更生，养猪、养羊、养鱼、种植果树等，生产自救使患者生活逐渐得到改善，各种配套也不断完善。

1974 年，县慢性病防治站成立，麻风院撤并到县慢性病防治站。

1981 年，县麻风院与县慢性病防治站分开，重新成为独立法人单位。

1985 年之前，麻风院用大枫子油、氨苯砜治疗患者。

1986 年，开始用氨苯砜、B663 和利福平联合化疗方法治疗患者。

1987 年，麻风院将山地 300 亩、果场 150 亩转由院外个体承包，收入全部用于改善患者生活，支付电费、设施维修费、休养员医疗费等。

1980—1990 年，麻风院在县城购置土地（320 m²），建成钢混凝房屋 270 m²，解决部分医护人员住房及子女上学困难问题。

2000—2003 年，麻风院有现症患者 1 人、休养员 33 人，县民政局拨给每人每月生活费 162 元、医疗补助费 100 元。麻风院设村长 1 人协助管理麻风村。居住区开始采用自动抽水设备，接入县属供电网络供电。医院在县城开设门诊部，收入主要用于解决超编医务人员工资、缴纳社保及补助麻风休养员生活和医疗费开支。

2007 年，省财政拨给专项经费 32 万元，用于麻风村改建，改建了 2 栋水泥混凝土平房 8 间，面积 240 m²。两栋房屋之间有 300 m² 的硬化空地供休养员活动。休养员居住的房屋每间都有独立卫生间和厨房，大大提高了生活质量。改建后休养区挂牌"康宁新村"。

2014 年，医院健全医务室，置换残旧电线、电线杆，维修麻风村道路，添置办公设备。休养员生活安置、医疗保健和生产安全得到有效保障。

2019 年底，龙门县康复医院属县财政全额拨款的公益一类事业单位，时有干部职工 11 人（编制内 10 人、编外 1 人）、休养员 5 人，政府补助休养员每人每月生活费 162 元，其他补助 638 元，共计补助每人每月 800 元。时任院长廖伟时。

海丰县皮肤病防治院

海丰县皮肤病防治院前身为"海丰县欣荣村办事处",始建于1958年,选址城东东园村将军山坡,占地面积约38万 m²,1959年建成,命名"海丰县欣荣村"。建有麻风患者宿舍16栋256间,建筑面积2212 m²,设男女宿舍、诊疗室、手术室、药房、仓库、小卖部,有病床132张。在离麻风患者生活区500 m处建有医生业务用房2栋6间,建筑面积192 m²,也是医务人员和工作人员进出麻风村病区的中间消毒区。同时在离麻风患者生活区3 km处东园大队边公平路划地15亩,建设欣荣村办事处,建干部职工宿舍及办公、门诊用房5栋20间,建筑面积738 m²。办事处设门诊室、办公室、药房、检验室、财会室、干部职工宿舍等。配备专业卫生人员10人,其中正式工作人员4人,另有其他工作人员11人。是年,收治麻风患者61人。

1959年,在红草公社龙船湖、遮浪公社劳投尾、田墘公社后澳、梅陇公社虎头沟创建社办麻风村4个(隶属欣荣村办事处),社办麻风村当年收治多菌型患者100多人。

1970年开始,红草公社龙船湖、遮浪公社劳投尾、田墘公社后澳、梅陇公社虎头沟4个社办麻风病村陆续撤并迁入海丰县欣荣村。是年,住村患者多达120多人。欣荣村执行治疗工作与生产劳动相结合,成立村委会,设置村长、农业队长、副业组长等。

1974年5月,海丰县欣荣村更名为"海丰县皮肤病防治院",首任院长吴炳深。皮肤病防治院在欣荣办事处挂牌办公,麻风患者生活区仍挂牌"海丰县欣荣村",皮肤病防治院除了收治二区一县麻风患者,还负责麻风防治工作。是年,皮肤病防治院有卫技人员17人,其他工作人员10人。患者生活来源由民政部门划拨以及患者力所能及的生产劳动收入作弥补,医药费则由县卫生局拨给。

1979年,政府给皮肤病防治院配备柴油发电机1台,院区结束了用煤油灯照明的历史。

1992年,澳门陆毅神父捐资建造水塔,铺设自来水管道,解决了病区生活用水问题。

2005年,政府拨款15万元拆除4栋旧砖瓦房,重建海丰县皮肤病防治院办公楼,该办公楼占地面积230 m²,建筑面积432 m²。

2006年,医院自筹资金14万元用于新建病村2栋250 m²的患者宿舍。

2019年底,海丰县皮肤病防治院隶属于海丰县卫生和计划生育局。时有工作人员13人(医生6人,管理人员3人,后勤人员4人)、休养员32人,政府补助休养员每人每月生活费和医疗费1 400元。时任院长黄丽娟。

陆丰市光地医院

陆丰市光地医院前身为"陆丰县麻风病院",始建于1957年,是由英国开设在汕尾地区的福音医院引进到陆丰县博美公社的一个麻风病防治站,由英国的一名医生和当地的天主教徒主持。是年,收治麻风患者3人。

1957年,为贯彻中央《关于1956—1967全国农业发展纲要草案》中提出的积极防治麻风病,县人民代表大会决定:筹建麻风病院,并划拨位于陆丰市博美镇郊区的"光地埔"2 611亩荒地用于麻风病院建设。当年建成并投入使用,时有土房3栋,首任院长王维新。

1958年,患者自建3栋土房和1个竹器厂。是年,收治麻风患者96人,政府拨给每人每月生活费7元。

1959年,受台风影响院内房屋倒塌,医院组织灾后重修房屋,整个修建过程全部由医院工作人员和患者自己共同完成,重修后增加床位156个。政府拨给患者每人每月生活费8元。

1959年,陆丰县麻风病院更名为"陆丰县光地医院"。

1959—1964年间,光地医院扩建两层楼房1栋、病房2栋、竹器厂1个、职工宿舍(含办公室)1栋,所有工程均由医院工作人员和患者完成。其间,住院患者总数增至252人,政府供给生活费由原来的每人每月8元提高到14元;医院建有戏台1座,病区内设有图书馆、读报栏、黑板报等,组织夜校,还成立了文艺组;医院配置X光机1台,患者能在院内完成矫形、截肢、胃肠等手术治疗,并接收邻县市手术患者进行手术治疗。

1967年,医院管理混乱,对生产造成极大的影响,患者生活质量严重下降。

1968年,医院调入新院长邹传,逐渐恢复患者生活秩序。争取政府支持,购买柴油机发电以供照明,建有患者生活用水塔2座、办公用房1栋,并办起患者集体食堂。对患者治疗有了新的规定,保证治疗药物看服到肚,改善患者服药不规范的状况,提高治疗质量。其间,卫生部顾问、麻风病专家马海德先生曾到院指导工作。

1991年,医院在陆丰城东购买地皮,建2栋三层楼房作为职工宿舍,并购买面包车1辆用于接送医务人员上下班。时有患者70多人,大多为老弱病残,劳动力极弱。

1993年,医院将部分林地承包给院外人员管理,仅留下场部周围林木。

1995年,陆丰县光地医院更名为"陆丰市光地医院"。

2003年,根据省财政厅、卫生厅、民政厅联合印发《关于提高麻风病院村病人及休养员生活费及医药费补助标准的通知》,由省财政安排资金对我院休养员生活费及医药费进行专项补助,改善了休养员的生活状况及医疗保障。

2009年,根据《全国麻风病院村改造建设规划》精神,该院投入资金316万元(含中央资金131.6万元)进行麻风村改造建设,修建病房3栋,共932 m²、餐厅1栋241 m²,购进患者生活用品一批,准备接收其他县市麻风患者。

截至2019年底,陆丰市光地医院累计收治麻风患者911人。时有医务人员21人,居住休养员63人,政府补助休养员每人每月生活费和医疗费780元。时任院长林奇表。

东莞市金菊福利院

东莞市金菊福利院始建于1956年,原址位于金菊农场,是1956年前广东省金桔劳教场的金菊分场,当时是给劳改期满释放犯人自愿留场就业的农场。现位于大朗镇美景西路,主要任务是收容安置治愈麻风患者,曾命名为"东莞县民政局金菊农场""东莞县金菊老残院"。时有简陋草棚10多座(供患者居住和驯养牲畜)、泥砖房数间(医疗室)。

1956年,广东省民政厅开展全省麻风普查,发现患病人数众多。为了集中医治麻风患者,省民政厅到各地选择适宜院址。时逢金桔劳教分场撤销,省民政厅便与东莞市民政局、大朗镇党委协商,选择金菊农场建立麻风病医院,接收麻风患者集中住院治疗。是年,住院人数80多人,患者来自全省各地区(广州、汕头、揭阳、湛江、梅县、五华、惠阳等)或省外(湖南省)。

1960年,移交给石龙新洲医院统管,更名为"新洲医院大朗分院"。

1965年,新洲医院大朗分院划归省民政厅,更名为"金菊农场"。此后,不断加强建设,扩大耕地面积,改建办公大楼和职工宿舍,改建患者住房和增设猪栏、鸡舍、牛栏等建筑物,建筑面积4 000 m²。为改善安置人员的生活,利用当地的自然资源,发展种养业,以生产收成提高生活质量和服务质量,增强自我保障能力,减轻政府财政负担。

1956—1985年,金菊农场垦荒大小山头11个,拦山蓄水建鱼塘10多座,全场耕作面积2 000多亩,以种养为主。旱地种植木薯、甘蔗、花生、豆类、甘薯、橘、橙、柑等作物,还有竹子、桉树等。

1988年,根据《关于机构升格的通知》(东编升字〔1988〕017号),金菊农场更名为"金菊老残院",院内医疗费自行解决,吃、住、行等皆由政府拨款,发给休养员每月每人生活费5元。

1990年,为促进金菊老残院的生产发展和产品经营,根据《关于东莞市金菊老残院更名的批复》(东编〔1990〕22号),经市编办批准,金菊老残院更名为"东莞市金菊福利院",核定职工编制19人,属自收自支单位。

1993年,福利院遭受霜冻雹灾害和龙卷风的袭击,直接经济损失300万元。

1996年,由于金菊福利院自给能力逐步下降,根据《关于调整市金菊福利院编制经费开支的批复》(东机编〔1996〕12号),市编办批准其纳入事业编制,调整为事业经费开支,列入财政预算,核定职工编制

19人。

2002年,松山湖管委会征用该院土地929.85亩,福利院目前仍有土地788.911亩。

2007年,为全院休养员统一购买社保,院内设有医疗室,免费为住院休养员提供诊疗服务。

2007年,根据《关于市金菊福利院增加人员编制的批复》(东机编〔2007〕140号),医院增加事业编制1个,增加编制后,单位事业编制为20人。

2008年,市财政投资303.92万元新建医疗室及4栋宿舍,2009年底竣工投入使用。

2019年底,东莞市金菊福利院隶属东莞市民政局,承担全市麻风患者收容、安置、治疗等管理工作。院内室外设有休养员休闲活动花园区、健身运动区,室内设有休养员娱乐活动室,有乒乓球区、棋牌区、报纸杂志阅览区。时有工作人员30人、休养员106人,休养员平均年龄约75岁。政府补助休养员每人每月生活费1 408元。时任院长黄志达。

中山市大茅医院

中山市大茅医院前身为"中山县大茅麻风村",始建于1957年。位于中山市南朗镇大茅岛,距市中心石岐以东21.5 km,珠海横门岛以南6 km,大茅岛面积约1 km^2。

1957年,中山县民政科和卫生科为更好地治疗和管理麻风患者,向中山县政府申请在大茅岛成立中山县大茅麻风村,专门用以隔离收治中山和珠海两地的麻风患者。同年8月,中山县大茅麻风村成立,政府筹资建有砖瓦结构的患者宿舍2栋,约200 m^2,医疗用房约20 m^2。首任村长叶君敏,时有医生1人。是年,收治麻风患者68人。患者初入院时,每人每月交生活费7~8元。为保障大茅岛上麻风患者的生活,县政府从岛内划出600多亩和岛对岸鸡头角500多亩,共计1 100多亩耕地给麻风患者进行生产自救,并全免公粮和杂费。有劳动能力的麻风患者全部都要参加生产劳动。由于政府的大力扶持和全体村民的勤劳实干,当时的大茅村不仅能自给自足,麻风患者的生活水平还能达到一般农村社员的标准。

1959年,大茅麻风村被评为"佛山专区先进单位"。

1960年,大茅麻风村被评为"先进生产的全国红旗单位"。是年,更名为"中山县大茅村"。

1962年,中山县大茅村更名为"中山县大茅医院"。是年,大茅医院自筹资金购买发电机1台,结束了岛上限时供电的历史。

1967年,收治麻风患者共约400人。是年,大茅医院成立3个独立核算生产队。

20世纪70年代,大茅医院通过政府拨款及自筹,将原茅草宿舍全部推倒重建砖瓦结构病房约600 m^2。

1981年初,民政局给休养员发放每人每月生活补贴20元。新建公共厨房、医护人员办公用房、机房、患者文化活动室等,建筑面积100 m^2。

1985年,大茅医院完成岛内生活区、医疗区的水管网线布局,并沿用至今。

1993年,休养员生活补贴由每人每月20元增加到75元。

20世纪90年代初,为了满足用电需求,大茅医院新购买了30万kW发电机1台。市财政局拨款修建院区水泥路、重建码头、修建防海水倒灌堤坝等一系列工程。

1995年,大茅医院有休养员100余人,生活补贴由每人每月75元增加到280元。

2005—2007年,由政府出资,大茅医院新建水泥钢筋框架结构的休养员宿舍3栋,建筑面积约810 m^2,休养员们全都住进了新宿舍。新修医疗用房1栋,建筑面积200 m^2。

2008年,由市政府在大茅岛架设高压电缆,休养员和工作人员告别了柴油发电的时代。

2009年,市财政局拨款,市水利局规划,大茅医院重建防海水倒灌大闸,以抵御台风侵袭。

2010年5月,休养员宿舍开始"一厨一卫"的套间改建工程。同年7月,欧威尔空调(中国)有限公司和广东狮子会联合开展"蓝天情牵大茅岛,欧威尔酷热送清风"的扶贫济困公益活动,为大茅医院捐赠了38台冷暖空调。是年底,休养员的生活费补贴也提升至每人每月700元。

2011年底,套间改建工程竣工,全体休养员住进有卫生间、厨房、空调的套间。是年11月,市民政

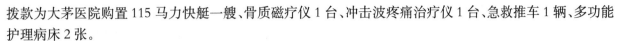

拨款为大茅医院购置 115 马力快艇一艘、骨质磁疗仪 1 台、冲击波疼痛治疗仪 1 台、急救推车 1 辆、多功能护理病床 2 张。

2012 年,大茅医院修建医护人员办公、生活用房。次年初,办公用房竣工并投入使用,彻底解决了岛上医务人员办公、值班用房紧张的问题。

截至 2019 年底,中山市大茅医院是中山市唯一的麻风病休养医院,隶属中山市卫健局。时有休养员 36 人,其中大茅户籍 26 人,非大茅户籍 10 人,政府补助休养员生活费每人每月 1 414 元。时任院长邱勇军。

江门市新会区皮肤医院麻风院

新会区皮肤医院前身是"惠民门养济院"。光绪末年,清政府在会城惠民门外葫芦山脚搭盖茅棚几座,名为"惠民门养济院",收容麻风患者。1933 年,德国传教士江方济将原院稍作扩建后更名为"惠民门麻风院",不久由江门北街玛利诺天主教人士胥恩礼接管。1937 年迁到崖门口西侧猫山,更名为"天门麻风院",时有住院患者 226 人。

1951 年,新会县人民政府受广东省人民政府委托,接收猫山天门麻风院。当年,天主教人士胥恩礼移交一批财产(包括女病房、男病房及土地 1 250 亩等)给新会县人民政府。移交人是天主教人士胥恩礼,接收人是新会县县长马殊、新会七区副区长陈华琪,点收人为三村乡政府民政委员会李均雄,监盘人是省卫生厅张骥、省救济分会李秋燊、新会县卫生院副院长梁其苏。时有医生、护士、检验师各 1 人,住院患者 265 人,首任院长为陈华琪(兼第七区副区长)。接收后,更名为"广东省新会崖西医院",成为省十大麻风院之一,经费由省卫生厅拨给。1956 年 6 月,首例麻风患者治愈出院。

1956 年,崖西苍山狮子望岗山增建麻风新村,新建病房 9 座、附建房舍 15 间,建筑面积 3 529 ㎡,有耕地、山地近 2 500 亩。

1957 年,在崖西苍山村禾堂岗建职工宿舍及门诊大楼共 17 座,建筑面积 2 365 ㎡。

1958 年,实行院、村合并,统一领导,称"广东省新会崖西麻风院",设院长 1 人,时有职工 24 人。医疗用房 7 810 ㎡,病床 500 张。

1964 年,麻风性病防治站迁址会城第义巷,更名为"皮肤性病防治站",开设门诊工作,时有工作人员 3 人。1966 年,迁址惠民西路新会县人民医院旁。

1969 年,更名为"新会县皮肤病防治院"。

1976 年,院、村共有患者 1 050 人。其中麻风院有患者 250 人,主要为省外及江门市外麻风患者;麻风新村有患者 800 人,主要为江门、珠海、新会的麻风患者。

1978 年,皮肤性病防治站更名为"慢性病防治站",负责全县麻风病、精神病及性病的预防、管理工作,时有工作人员 18 人。

1986 年,慢性病防治站设有专科门诊、综合科门诊,主要任务为:落实县、镇、村三级麻风病防治网;每年开展全县 1/3 人口麻风病线索调查;实施对麻风病的规则服药;开展皮肤病、性病专科门诊。

1986 年底,院、村有尚未治愈现症患者 24 人。为配合诊治,提高疗效,先后购置显微镜 4 台、恒温机 3 台、病理切片机 1 套、X 光机 1 台等设备。

1991 年,世界卫生组织官员法拉齐亚博士和卫生部、广东省卫生厅一行 7 人考察评估新会县麻风病防治联合化疗工作。

1994 年,慢性病防治站更名为"新会市皮肤性病防治所",时有工作人员 24 人。

1995 年,院、村、苍山部职工区及门诊部共有房屋面积 11 530 ㎡。是年,开设苍山门诊部并收治皮肤病住院患者。

2001 年,经新会市卫生局《关于市皮肤病防治院新建门诊、住院、综合楼的批复》(新卫〔1999〕222 号)同意,新会市皮肤病防治院在苍山部投入 220 万元新建四层门诊大楼,建筑面积 2 047 ㎡。主要设置是:一层为医生诊室、药房、注射室;二层为检验室、激光美容科;三、四层为皮肤病住院病房。

2011年,新会区财政局、卫生局转发《关于下达2011年中央补助医改资金的通知》(新财社〔2011〕100号),该院获得中央财政下达的2011年麻风防治专业机构能力建设资金300万元,主要用于设备购置及科室改造。

2013年11月,根据新会区机构编制委员会《印发江门市新会区疾病预防控制中心等事业单位机构编制方案的通知》(新机编〔2013〕20号)精神,新会区人民政府将区皮肤性病防治所与新会区皮肤病防治院整合为"新会区皮肤医院"。分设会城城区分院门诊部、苍山部门诊部、麻风院康复病区3个区域。主要任务是:提供皮肤病、麻风病、性病、医学美容等诊疗服务;收治江门地区麻风现症患者、麻风治愈留观患者和后遗症患者;负责管理麻风院,长期供养麻风后遗症患者。

2016年5月,经中国麻风防治协会《关于同意在江门市新会区皮肤医院设立"中国麻风防治协会康复器具新会生产培训基地"的批复》(中麻协〔2016〕12号)同意,成立"中国麻风防治协会麻风器具新会生产培训基地"。

2019年底,医院居住休养员41人,医务、行政和后勤人员96人。财政给予患者及休养员每人每月生活费605元、医疗费50元。时任院长陈渭文。

开平市玲珑医院

开平市玲珑医院前身为"开平县玲珑径麻风村",始建于1956年3月,占地面积500亩,建筑面积3 000 m²。

1957年1月7日玲珑村开始收治患者,每年的1月7日定为"玲珑新村村庆日",后定为"玲珑医院成立日"。

1964年1月,开平县玲珑村更名为"开平县玲珑医院",县皮肤病防治站与玲珑医院合并。

1975年3月,县皮肤病防治站恢复建制,与玲珑医院分开。

1979年,玲珑医院成立党支部,肖振海任党支部书记。

1981年,医院打185 m深地下水井,开采地下水,解决生活用水问题。

1985年,玲珑新村实行各行业岗位责任制,分田到组,层层包干。鼓励休养员搞手工业和农副产业。

1993年3月,开平县玲珑医院更名为"开平市玲珑医院"。

1998年4月,江门市人民政府授予开平市玲珑医院"基本消灭麻风病先进单位"称号。

2000年底,开平市政府筹划投资70万元建成玲珑新村。

2006年底,玲珑医院新建办公、宿舍楼3层共1 200 m²。

2006年,玲珑医院成为扬州大学医学院教学实践基地。

2008年,玲珑医院进行了水塘加固工程。

2011年,新修入院、入村水泥路。医院党支部荣获"开平市活力党建在卫生活动先进基础党组织"。

2013年3月,开平市玲珑医院获评"2012年度广东省优秀麻风院"。是年,改造玲珑医院供水系统。

2014年,玲珑医院成为广东金融学院会计系三下乡社会实践基地、广州医药有限公司党团实践基地。

2015年10月,医院组织院内休养员20多人到海边、江门蓬江、广州长隆野生动物园、香港和澳门等地旅游。

2016年5月,医院为院内3对休养员举办了集体婚礼。

2019年底,开平市玲珑医院时有工作人员9人(医护人员6人、其他工作人员3人)、休养员39人,政府补贴休养员每人每月生活费和医疗费1 030元。时任院长董淑猛。

台山市大衾医院

台山市大衾医院前身为"五邑麻风医院",始建于1924年,由伍廷芳博士捐款购买大衾岛北边土地为院址,由美国传教牧师力约翰及华侨梁耀东先生出资筹建,院名"五邑麻风医院",在美国三藩市设董事局劝捐处。

1929 年,华侨捐资新建房屋 3 座,建筑面积 2 950 m²,包括病房、职工宿舍和孙焱女士纪念堂等。首任院长为美国牧师力约翰,其夫人为护士,医院时有医务人员 3 人,管理人员 3 人,专门收治台山、开平、新会、恩平、鹤山等五县麻风患者。

1937 年,力约翰夫人病逝,时有麻风患者 212 人。

1945 年,医院内饿死、病死患者 210 人,存活患者 2 人。

1946 年末,美国牧师理力善和夫人到大衾岛管理医院。是年,收治麻风患者 27 人,由浸信会接受美国津贴。

1949 年 5 月,理力善夫妇离开大衾回美国,委托医生杨承志、黄单仁等 5 人负责管理大衾医院。

1949 年,医院在都斛圩开设门诊所。

1951 年 10 月,广东省卫生厅派人到赤溪县督导县政府接管五邑麻风医院,更名为"台山县大衾医院"。省卫生厅派黄剑章夫妇、黄秋访、张锡医生以及护士梁兰英、船工大副郭耀、轮机长胡胜根、勤杂人员谭春燕等人管理医院。

1953 年,省卫生厅拨款在赤溪和平街(即镇政府对面)建造 1 栋两层办公楼。

1957 年,医院由佛山市管理,后划归江门市管辖。

1957—1980 年,省卫生厅和台山县卫生局,先后拨款新建病房 2 间、职工宿舍 2 座,以及手术室、X 光室等,建筑面积 1 870 m²,同时安装病区自来水、照明用电,购置大小机船各 1 艘。

1992 年,医院更名为"台山市大衾医院",为全民所有制公益性股级事业单位。

1997 年,台山市卫生局、民政局共同拨款 20 多万元,将原来土木结构的办公楼改建为三层水泥钢筋结构办公楼。

1997 年 11 月,在各级政府的大力支持下,澳门明爱社会服务、澳门天主教区陆毅神父委托 4 位修女到大衾医院护理院内老弱病残患者,并资助 200 万元装修病房和饭堂,新建自来水塔,装配供水设施,购置发电机组 2 套用于病区照明,改造下水道,铺设水泥路面,用不锈钢床代替了木板床,安装太阳能热水器 16 台。

1998 年,该院被评为"江门市基本消灭麻风病先进单位"。

2000 年,江门市卫生局、民政局拨款 10 万元,市卫生局拨款 5 万多元,修建海岛码头、职工宿舍、职工区自来水。市皮肤病防治中心资助发电机 1 台,用作职工区照明。

2001 年 8 月,省卫生厅拨款给该院购置快艇 1 艘(10 个座位)。

2003 年,该院被评为"台山市文明单位"。10 月,省卫生厅调拨金旅牌救护车一辆。2003 年起,省财政每年增拨补助经费 28 万元(原来每年下达补助经费 35 万元,增加到每年下拨 63 万元),用于提高住院休养员生活费和医药费。休养员补助标准为每人每月医药费 100 元、生活费 300 元。

2004 年,江门市、台山市残疾人联合会及江门市残联康复医院假肢矫形器装配中心到该院为 40 多位麻风后遗症患者装配新型假肢,使其重新获得劳动和生活自理能力。

2007 年 1 月 26 日,雷于蓝副省长率领省慰问团渡船过海,专程到 28 km 外的江门市台山大衾岛大衾医院慰问麻风休养员和医务人员,送慰问品、慰问金,拨专款 50 万元给该院购置 15 座的新快艇及维修海岛职工宿舍。

2007 年起,财政补助休养员每人每月生活费 300 元、医药费 200 元,每人每年被服费 100 元。

1951—2000 年,大衾医院共收治麻风患者 1 020 人(含 1953 年由东莞、新洲麻风病院转入该院 226 人,1976 年由省泗安医院转入该院 62 人),其中治愈出院 203 人,历年残老病死共 760 人。至 2011 年 1 月,该院还有治疗留院患者 44 人、在职医务人员 7 人、临时工 8 人。

2011 年 1 月 9 日,大衾医院整体合并至泗安医院,44 名畸残麻风休养员顺利搬迁到位于东莞麻涌镇泗安岛的广东省泗安医院住院休养。大衾医院合并时,时任院长吴桂方。

佛山市南海区红卫医院

佛山市南海区红卫医院前身为"黄獠围麻风村",始建于1957年5月,占地面积820多亩。是年,收治广州、佛山和南海的麻风患者65人。首任村长梁维。

1959年12月,该村7名麻风患者首批治愈出院。

1961年,黄獠围麻风村更名为"黄獠围医院"。

1967年,黄獠围医院更名为"红卫医院"。

1967年,时有麻风住院患者707人,为该院麻风患者住院高峰期。

1976年,为了充实麻风防治队伍,县卫生局、劳动局划出专门招工指标:各镇卫生院吸收1名知识青年送红卫医院培训,结业后回基层担负麻风防治工作。按照卫生中等专业学校的课程培训,培训期20个月,医院医疗组组长梁居勇任班主任。

1982年1月19日,县委常委徐敬清、副县长何会和县工会、妇联、团委、卫生局、民政局等单位负责人共30多人到红卫医院参加休养员的集体婚礼,何会副县长为15对新郎、新娘当证婚人,并赠送纪念品。

1985年6月,省人民医院眼科主任医师张峨、主治医师陆炳新率手术队来红卫医院,为17名麻风患者矫治眼疾,给他们带来光明。

1994年9月,麻风治愈者孔豪彬、陈冠洲远涉重洋,应邀赴巴西出席国际麻风病社会学研讨会,是中国麻风防治史上麻风患者首次参加国际学术研讨会。

1998年9月,麻风治愈者孔豪彬、陈冠洲与市慢性病防治站站长梁居勇、红卫医院院长梁坤永等一起,出席在北京举行的"第十五届国际麻风大会"。

2003年,经南海区政府批准,红卫医院迁址西北角,基建总投入1700多万元,建设期间使用"南海康复安置苑"名称,新院于2004年12月落成启用并沿用"佛山市南海区红卫医院"名称。新院占地面积45亩,有疗养楼4栋、医疗楼1栋、文娱楼1栋和办公楼1栋,总建筑面积7288 m²,绿化率60%,设置病床144张。

2006年7月,红卫医院为全体休养员购买城乡居民基本医疗保险。

2011年,红卫医院为10对麻风治愈者夫妻拍摄婚纱照,补办集体婚礼。

2019年底,红卫医院时有工作人员21人、麻风休养员44人、现症麻风患者1人。政府补助休养员每人每月生活费和医疗费1280元,时任院长邓腾飞。

佛山市顺德区马洲医院

顺德区马洲医院前身为"顺德县马洲康复新村",始建于1958年10月。顺德县时有4个麻风病收容点,分别是容奇白莲寺、龙江梅花庄、杏坛余柏围、大良樟岗。政府为响应中央提出要积极防治麻风病的指示,将大良樟岗及杏坛余柏围搬迁至苏家村(即现在马洲医院院址),苏家村向北部迁移,共有土地479亩。容奇白莲寺合并到龙江梅花庄。

1959年,大良樟岗及杏坛余柏围归入陈村公社管辖,称为"马洲康复新村",距县城约20 km,首任村长何巨。是年10月,第一批麻风患者入住马洲康复新村,村舍有苏家村留下的几间土瓦房,靠患者自建病房。所有生活用品由患者户口所在公社承担。

1960年,为加快收治全县麻风患者的工作,各个公社麻风患者分批入住马洲,把原有旧砖屋18间和草房8间扩建面积至1700 m²左右,建有病房5座、医疗室1座、医生宿舍1座、医生办公室2座,设有药房、换药室、检验室、注射室,制定各科室规章制度。时有患者240人,医生5人。患者多数采用中药治疗,有一定的治疗效果。

1962年,村里根据患者病情及手足畸残程度安排劳动,分组耕作。村里定期放映电影,组织患者自办文娱组,在休息日和晚上可以自由活动。每逢佳节组织各种文艺比赛,如二胡、提琴、锣鼓、演唱革命样板戏等。

1969 年,4 个麻风病收容点撤并,定名为"马洲农场",时有患者 329 人。农场主要种植禾田、甘蔗、金橘等农作物和养鱼,以解决政府财政拨款不足部分的生活费用。购置两条 20 吨的铁船及水泥船,作搬运农作产品使用。医院为了保护患者的隐私及去向,通信地址设为 102 信箱,历史上这段时间收治患者约 280 人。在治疗上全部采用 DDS 单疗和中草药治疗,麻风患者由于边劳动边治疗,营养较差,畸残发生率高。"马洲农场"后更名为"马洲医院"。

1976 年起,该院被指定为省皮肤病防治医士班实习点,麻风防治工作显著,同年获得国家卫生部授予"全国麻风防治工作先进单位"称号。上级部门配置 4 辆摩托车供医院办公事及出公差用。

1980 年,根据有关政策,政府安排医院 3 户双职工在县城居住,解决其子女入学读书问题。

1980 年 10 月,广东省副省长杨康华前往该院慰问患者及工作人员,鼓励患者安心休养及治疗,要求工作人员安心本职工作。

1982 年 12 月,卫生部顾问马海德在省卫生厅厅长张勤的陪同下到顺德县视察麻风防治工作情况。

1984 年,上级部门为该院配置 1 辆面包车,接送职工上下班。开展推广 WHO 麻风联合化疗一号方案试点,24 名患者接受治疗。

1986 年 6 月,WHO 麻风联合化疗在顺德县麻风患者中全面推广,集中全县麻风防治医生在马洲医院召开现场指导会,由省麻风病专家现场授课。

1990 年,医院时有防治人员 18 人、患者 116 人;60 m² 的假肢厂成立,时有工作人员 5 人;水塔建成使用,进一步改善防治人员及麻风患者的饮水清洁。

1991 年,马洲医院成立外科小组,邀请中国麻风中心外科医师潘宗荣做技术指导,开展截肢、残肢矫形、复杂性溃疡的清创工作。与香港慈善机构合作兴建约 500 m² 的外科康复楼,添置一批先进的康复手术工具,包括微型电动骨锯。为了麻风康复截肢者能够术后在本院安装假肢,建义肢穿着训练场地。

1992 年,与香港杜姑娘合作,扩大麻风病康复治疗项目,收治全省及省外的麻风残疾者,并扩建外科手术室。

1997 年,新买金杯 12 座面包车 1 辆,配备专职司机 1 人。医院自筹资金建立康乐亭活动中心。是年,11 对麻风治愈者经过民政部门同意领取结婚证,并举行集体婚礼,开创了该院麻风休养员结婚的先河。

2000 年,医院时有麻风防治工作人员 20 人,治愈留院休养员 83 人。是年,医院将病区旧病房改建,改成两人一房有热水器的独立套间,所需家具统一由医院购置和固定摆放。病房周围环境全部平整,种植各种花草树木。

2002 年,国家残疾人联合会主席邓朴方到马洲医院视察和慰问休养员。听取了工作汇报和实地考察后,对医院的麻风防治工作给予高度评价,邓朴方说:"在你们这里,我看到了中国麻风病畸残康复工作的希望。"

2004 年,门诊大楼重建,建成 1 栋三层大楼,共 2 000 m²;改造 1 栋两层约 300 m² 的职工宿舍。

2007 年,在病区拆旧新建一座占地面积为 500 m² 的医技大楼,设有康复手术室、输液室、换药室、医生护士办公室、急救室,设病床 20 张,将麻风休养员的生活区和医疗区分开,为麻风休养员提供更完善的康复设施。是年,医院获得国家卫生部、全国残疾人联合会授予的"全国麻风畸残康复工作先进集体"称号;获评"广东省优秀麻风病院""佛山市麻风病院(村)规范管理示范单位"。

2008 年,医院开展了让社会接纳麻风休养员、让麻风休养员走向社会的活动。重阳节组织全体休养员到广州二沙岛、动物园、长隆动物世界、中信广场旅游,拉近休养员与现代社会文明进步的距离。

2010 年,财政补助住院休养员每人每月生活费 860 元。医院橘地、鱼塘承包给院外村民耕作,租金用于改善和提高村民生活待遇。医务人员 24 小时提供医疗服务,小病在本院就诊,大病及疑难病到综合性医院住院治疗,休养员享受城镇居民医疗保险待遇。设置健身广场、电视室等文化娱乐场所,每年定时发放防寒衣物,设立村民集体饭堂。重病人员安排陪护,每个休养员都过上老有所养、病有所医、老有所乐的晚年生活。

截至 2016 年底,医院累计开展截肢手术 447 例,清创手术 221 例,安装义肢 831 条。由于医院在麻风病畸残康复工作中贡献突出,医院周世安医生在 2016 年获得"'十二五'期间全国麻风畸残矫治手术工作先进个人"称号。

2019 年底,时有休养员 21 人,政府补助休养员每人每月生活费 1 158 元。时有防治工作人员 18 人(行政人员 3 人、医务人员 8 人、后勤 7 人)。顺德区马洲医院隶属佛山市顺德区卫计委,时任院长何就强。

佛山市高明区潭山医院

高明区潭山医院前身为"高明县麻风村",始建于 1956 年,位于高明区更合镇泽河乡管理区潭山,北靠深步水水库,南靠云宿山与鹤山市双合镇接壤,距荷城约 45 km。有水田 295 亩,旱地 25 亩。是年 7 月,县财政拨给基建、药品、生产资料等款项 18 000 元和砖块 60 000 块,在木林村征地 320 亩动工兴建病区,同年 11 月初病区竣工,建筑面积 540 m²。时有行政管理人员 2 人,外聘临时工 3 人,当年收容进村隔离治疗麻风患者 104 人。

1957 年,时有行政人员 2 人、工勤人员 1 人。

1958 年,高明县麻风村更名为"高鹤县潭山医院"。

1960 年,迁建办公室和职工宿舍于瓦岗坪,并设门诊,开展中医、西医业务。

1965 年,高鹤县入村患者增至 386 人,有水田 1 120 亩、旱地 85 亩。

1967 年,发生火烧麻风村的"泽河事件",村毁人散,患者流离失所。

1969 年末,医院恢复正常工作。

1981 年,医院时有干部职工 11 人。

1982 年,高鹤县潭山医院更名为"高明县潭山医院",时有干部职工 11 人。

1985 年,时有卫生技术人员 5 人、行政管理及工勤人员 6 人。医院占地面积 540 亩,其中水田 430 亩,旱地 50 亩,鱼塘 60 亩;建筑面积增加到 4 530 m²,基建投入 34.57 万元;配备高压消毒炉、紫外线灭菌器、高倍显微镜、万能手术床等医疗器械和设备;同时使用专用高压线路,添置变压器、手扶拖拉机、柴油机、马达、水泵、耕牛等生活生产设备,职工区固定资产达 4.91 万元。

1987 年,高明县政府拨专款在荷城建职工宿舍,8 户职工入住,解决职工住房困难和子女就读困难的问题。

1989 年,由澳门天主教教会捐资 40 多万元新建占地 2 500 m²、建筑面积 1 216 m²、拥有 8 栋 32 间平房的康复新村。

2002 年,由高明区政府出资,在康复新村进行村道硬化工程,同时在新村边再建 2 间共 100 m² 的福安居及 1 间 60 m² 的手术室。

2003 年,政府出资 80 多万元,实施泽河至职工区及康复新村的道路硬化工程;同年底,开始改建职工宿舍及办公室、病区医务室、休养员娱乐室、休养员食堂、新增 3 栋 12 间休养员宿舍;次年上半年竣工并投入使用。

截至 2016 年底,医院累计收治麻风患者 454 人,治愈 309 人。

2019 年底,时有在编在职员工 7 人(医技人员 4 人、管理人员 3 人)、休养员 48 人,无现症麻风患者。财政补助休养员每人每月生活费 709～1 309 元不等,时任院长黄章焕。

佛山市三水区沙梨园麻风院

三水区沙梨园麻风院前身为"三水县麻风村"。

1956 年 7 月 25 日,成立"麻风病防治委员会"。同时,组建"麻风病防治站",并第一次组织全县性的麻风调查工作。

1958 年 8 月,三水县筹建麻风村。

1960 年 9 月,三水县麻风村开始动工兴建,院址设在六和公社漫水河旁沙梨园,由上级拨款 8 000 元用于基建。

1961年2月,三水县麻风村落成,建筑面积共570 m²。建起竹木结构茅草房8间,包括病房、诊室、职工宿舍等。时有工作人员4人。同年3月9日,首次收容麻风患者入院治疗,这是三水县开展对麻风患者隔离治疗的开始。当年收治麻风患者48人。患者生活费实行县、公社、大队三级负责制,每人每月生活费7~9元。

1962年12月,增建砖木结构病房2座,建筑面积240 m²,时有工作人员6人。

1964年10月,沙梨园麻风村治愈首例麻风患者。

1965年10月,省卫生厅拨款35 000元,将原有草房拆掉,新建病房和患者生活用房,建筑面积566 m²,时有工作人员8人。

1966年9月,三水县人民委员会发出《关于收容瘤型麻风病人的通知》,县卫生科组织医务人员下乡动员患者入院治疗。

1972年8月,根据中共三水县委三委发(72)第23号文件通知,与县皮肤病防治站合并,成立"县皮肤性病防治站革命领导小组",下设"沙梨园医院"和"西南门诊部"。

1979年11月,沙梨园医院与县皮肤性病防治站分开。

1980年,实施麻风病强化联合治疗方案。

1982年,实行分片包干负责制,把过去入院治疗和在家治疗的患者转到县皮肤性病防治站门诊接受全程强化治疗,有效保证麻风患者的规则治疗。

1983年,患者及休养员每人每月生活费9~12元。

1984年6月,医院时有工作人员5人,房屋面积1 201 m²,山林约600亩、山塘300亩、耕地170亩(水田45亩、旱地125亩)。患者生活来源实行国家民政救济与生产自给相结合。

1985年1月,沙梨园医院划归县预防保健中心管理,改称"三水县预防保健中心六和门诊部"。患者及休养员每人每月生活费19~22元。

2004年,患者及休养员每人每月生活费230元、医疗费50元。

2007年,沙梨园休养员全部核定为低保户,每人每月生活费补助增至530元。

2008年8月,在原血吸虫病防治站旧址建设麻风村,占地面积3 219 m²,房屋总面积1 238 m²,时有22间居住用房、2间公共活动室,水电供应充足。时有麻风休养员17人。

2009年以来,区疾病防治所每年组织党团志愿者前往沙梨园开展中秋节、春节慰问活动以及为麻风休养员进行健康体检。

2015年,休养员每人每月补助生活费1 100元。

2019年底,三水区沙梨园居住休养员7人,休养员都有不同程度的肢体畸残,大部分为Ⅱ级畸残。政府补助休养员每人每月生活费和医疗费1 200元,时任院长冯达才。

阳江市儒洞皮肤病防治院

阳江市儒洞皮肤病防治院前身为"儒洞三教坑医院",始建于1956年3月,原地址位于阳江市阳西县儒洞镇三教坑村。建院之初,医院设病房区、药房诊疗区、行政办事处3个区域,有泥砖平瓦房约60间。时有专职医生和护士共4人。医院原隶属于阳江县卫生局,负责收治、管理阳江县麻风患者,优先收治有一定劳动能力的麻风患者(是年收治40人)。患者自力更生,口粮由患者自己开荒耕种生产所得,阳江县卫生局负责医院药物供给和医生工资。

1957年,根据阳江县卫生局决议:加大医院收治麻风患者能力。是年底,为贯彻中央《关于1956—1967年全国农业发展纲要(草案)》中提出的"要积极防治麻风病"的指示,医院增加收治了粤西区域的麻风患者270人,全院麻风患者约300人。患者自主管理,成立类似于农业生产大队的组织,自行开荒土地生产粮食。选举产生首任负责人陈林新。

1960年,阳江县卫生局加大医院的药物供给,并拨付一定的行政经费和口粮供给。首任院长为孙志华。此后 4 年,医院大力组织开荒土地,共计开荒土地山林约 300 亩,并将患者分为 4 个生产小队,实行村小组(农业生产大队)模式进行生产和管理。

1964 年,通过患者生产自救,基本解决了医院 300 人的口粮问题,不再向政府申请口粮。

1970 年,医院在做好治疗、护理和患者管理工作的同时,积极修缮患者宿舍,将原来约 60 间泥砖平瓦房进行水泥加固,逐步搭建红砖水泥结构宿舍。

1975 年,医院所有麻风患者基本康复,麻风防控工作取得了很好的成效。

1986 年,儒洞三教坑医院更名为"阳江县儒洞麻风病康复院"。医院的行政医疗工作与患者管理工作重新分开,由麻风病康复患者自行组织管理,患者之间的生产生活与医院医护工作分离。

1988 年,阳江县儒洞麻风病康复院更名为"阳江县儒洞皮肤病防治院",周培任院长兼支部书记,全面负责医院行政工作及党务工作。

1996 年,阳江县儒洞皮肤病防治院更名为"阳江市儒洞皮肤病防治院",隶属阳江市卫生局管辖,医院病区更名为"阳江市儒洞皮肤病防治院康复区"。

2003 年,阳江市政府加强医院基础设施建设,2007 年建成医院综合行政大楼。医院的医疗、行政、财务、康复区后勤各部门基本配齐,核定事业编制 8 人。

2019 年底,时有居住休养员 24 人,政府补贴休养员每人每月生活费和医疗费 765 元,时任院长施建设。

阳春市新光医院

阳春市新光医院前身为"阳春县南山新村",于 1956 年 8 月开始筹建,1957 年初建成,村址在马水乡南山头,即现岗美华侨场马水分场,称"青年集体农庄",首任村长蔡水金。

1958 年 11 月,阳春县撤并入阳江县。

1959 年,撤销南山新村,该村从建村到撤销共收治麻风患者 50 人。撤销后,45 位麻风患者迁到阳江儒洞麻风村。

1963 年 3 月,成立阳春县,县内没有麻风病治疗点,原阳春县南山新村移作他用。

1966 年 3 月,阳春县政府决定筹建新麻风村,选址马水乡石录山潭武三岗坡,更名为"新光医院"。医院麻风患者的生活来源主要靠政府补助,首任院长曾子信。

1966 年 7 月 29 日,新光医院与周围自然村生产队签订合同,占地约 60 多亩,从此新光医院的用地面积得到当地村民认可。建村两个区域:职工生活区、患者生活区。职工生活区约 360 m²,有职工平房宿舍 11 间,门诊部 1 间,厨房 1 间,备有常用药品,附近村民会经常到村看常见病,深受当地群众欢迎;患者生活区床位 15 张,土地约 50 亩,鱼塘一座,面积约半亩。

1967 年 5 月 6 日,阳春军人关爱协会批准麻风患者除去基本口粮外,不足部分由政府补助。

1982 年,供应医院患者及休养员统销粮每人每月大米 15 kg。治愈留院的麻风休养员生活费由民政和卫生行政部门予以补助,患者医药费由医院统一开支。此外,医院还组织休养员种植甘蔗、甘薯、蔬菜、养鱼等增加收入。院外热心人士及慈善机构也给予物资捐赠,每年"世界防治麻风病日",政府有关部门会向休养员开展慰问活动并赠送慰问金和慰问品。

2002 年以前,医院的经济核算都是由上级主管局代管。2002 年 9 月以后,医院实行独立经济核算。医院在春城河西开设皮肤病治疗门诊部,增加了医院经济收入,同时争取上级财政和民政补助,使得医院干部职工及退休人员福利待遇大大提高。

2003 年,财政补助 34 万元用于建设麻风新村,建筑面积约 412 m²。

2004 年,香港慈善机构及社会热心人士捐款 7 万元,兴建了通村硬化道路,大大改善了住村休养员居住和通行条件。

截至 2016 年底,新光医院累计收治麻风患者 76 人,累计治愈 63 人,死亡 10 人。新光医院建立以来,干部职工基本维持在 5~6 人。

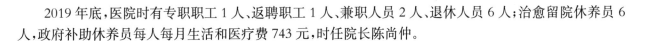

2019 年底，医院时有专职职工 1 人、返聘职工 1 人、兼职人员 2 人、退休人员 6 人；治愈留院休养员 6 人，政府补助休养员每人每月生活和医疗费 743 元，时任院长陈尚仲。

湛江市皮肤病专科医院

湛江市皮肤病专科医院前身为"西营麻风病院"。18 世纪法国侵占广州湾（今湛江市）时，法国在湛江霞山开办的天主教会设立了一间专门收治麻风患者的专科医院，院名叫"西营麻风病院"，院址在霞山海头圩（现市四中附近），主要收容法国占领区的麻风患者。首任院长由一名法国籍天主教教会神父担任，中文名"和方贵"，护理由教会修女负责。住院患者初期 20～30 人，患者生活和治疗免费，费用由天主教教会负责。当时由于医疗技术落后，缺乏有效治疗药物，患者治疗效果差，生活也十分困苦。

1950 年，市政府接管医院，将医院更名为"湛江市西营麻风病医院"。政府对医院实行"院组合一"的管理办法，首任院长为黄贵福，负责医院的行政管理及后续的新院选址、搬迁建设、组建、管理工作，市防疫站皮肤病防治组廖霞蕾、梁宇、陈国等人负责患者的医疗工作。

1952 年，因城市建设和发展需要，湛江地署决定将位于湛江霞山的西营麻风病医院进行外迁并建新院。第一次选址在今坡头区龙头镇，第二次选址在今麻章区湖光镇，两次选址都因当地村民的强烈反对而放弃。最后由市政府和原海康县政府协商解决，院址选定在现雷州市调风镇官昌管区与徐闻县和安镇新村场管区交界的松树港，这个地方前面为较大的海湾，有靠船的码头，后面有大片丘陵地带，可供居住及开垦种植。医院也更名为"湛江市松树港医院"。

1952 年 6 月，湛江市松树港医院建设工程动工，经过 9 个月的建设于 1953 年 3 月工程竣工。新院设两个区即病区和职工区。病区房屋 19 栋，2 434 m²，其中办公室、供销社、食堂、诊治室 4 栋，465 m²；病房 15 栋，1 969 m²。职工区房屋 9 栋，1 446 m²，有职工住房，食堂，办公，会议室，消毒供应室，对外门诊室。全院所建房屋均为石墙瓦面、木桁条房屋。新院建成后随即进行搬迁，当时患者、工作人员以及各种生活物资，通过运输木帕船由霞山东堤码头沿湛江港—硇州岛—海康东里—徐闻和安公港—松树港航线，运达新院址。首批随医院搬迁的患者约 160 余人，后来陆陆续续收治 400 余名分别来自西营麻风病院存留的患者，霞赤两区的城区患者，郊区各农村的患者。医务及行政管理人员及各种医疗器械多由省市统筹调拨，当时召集的医务人员素质高，配置的医务器械先进，其中有德国产显微镜，各种手术器械，20 世纪 50—60 年代医院已能开展腹部、截肢等手术。当时患者入院后，户口均迁入调风派出所，出院时再迁回原籍。政府按患者数量供给粮油及其他票证，生活费靠患者参加生产劳动自行解决。工作人员及子女户口迁入调风派出所。

1953 年，病区管理委员会成立，管委会由主任、会计员、出纳员、治安员等成员组成，成员在患者中挑选，在院长指挥下开展工作。患者分 5 个区居住，成立两个互助组，开垦荒地，进行农业生产，实行生产自救。

1958 年，互助组改为生产队（5 个生产队），开垦出的土地达 1 000 亩。种植的农作物有花生、水稻、蔬菜、香茅、甘蔗等，国家给予全免税收政策，所有收入除按比例上缴病区作为集体积累外，余下的按多劳多得进行分配。并组织患者开展多种经营活动：开设香茅厂，制作香茅油运往市土产公司销售；开办砖厂，砖块销售给当地群众建房；设置木工组，木器制品如书桌、台凳、衣柜等均售给农村村民。是年，皮肤病防治组从市防疫站分出，成立"湛江市慢性病防治所"，原来的"院组合一"演变为"院所合一"模式。防疫站在其大院内划出建房用地一块约 500 m²，由医院自筹资金建设一栋 300 m² 的三层楼房，一栋面积 140 m² 的砖瓦平房共 7 间。楼房作为市慢性病防治所办公用房和医院工作人员出差湛江的落脚点，7 间平房作为医院职工子女在市区求学的生活用房。

1972 年，医院出资 2 万多元架设高压电线，接通国营收获农场电网，结束了医院点煤油灯、柴油机发电照明的历史。

1974 年，医院购进高轮拖拉机一辆，结束运输靠牛车的历史。

1976 年，医院购进解放牌汽车一辆，提高病区的交通运输能力，1983 年该车调拨给湛江港区医院。

1983 年,患者实行联合化疗,从过去单一的 DDS 治疗改为 DDS、B663、利福平三种药的联合治疗。

1984 年,医院购进面包车一辆,解决部分职工往返市区的交通问题,该车于 1988 年出事故报废。

1985 年,市卫生局在赤坎幸福路 67 号(市局大院内靠近市七中东侧)无偿划地 500 m²,市政府拨款 10 万元,建设每层 4 套、每套 60 m² 的三层职工宿舍楼 1 栋,解决了职工在市区住房问题;同年,全体职工及家属子女户籍从雷州市调风派出所迁往湛江市赤坎民主派出所,方便了职工子女的教育、就业,为后来在市区开办门诊创造了必要的条件。

1989 年,病区管委会撤销,把病区设立为湛江市松树港医院康乐农场,患者李路九任场长。

1989 年 12 月,医院在赤坎创建"松树港医院赤坎皮肤病门诊部",把皮肤病性病防治与麻风病防治有机结合。

1990 年,市第二人民医院眼科手术队进驻病区,为患者进行眼科白内障手术 21 例。

1991 年,病区生产队解散,土地承包给个人。

1993 年 3 月,医院在霞山开办湛江市松树港医院霞山皮肤病门诊部,将业务不断扩展。

1993 年 6 月,市人大副主任林颜举、人大代表徐佛山莅临病区指导工作、调研情况。财政给予住院麻风患者每人每月救济金 80 元。

1995 年,医院在市区职工宿舍楼加建一层,解决了职工家属的住房困难。

1995 年,医院自筹资金 45 万元,在赤坎金城新区购地 105 m²,用于建设门诊楼,后因资金短缺无法建设。

1995 年,医院在湛江农垦收获农场购商品房 2 套,职工区门诊部迁往收获农场,既拓展了门诊部的业务,又改善了住院部值班职工的生活、工作条件。

1996 年 8 月,澳门天主教陆毅神父到访病区看望患者,为每个患者发慰问金,赠送病区高轮拖拉机一辆,促进了病区的农业生产。

1996 年 9 月,广东汉达康福协会护理顾问闻路德女士带着多名义工到病区为患者做足部护理,后广东汉达康福协会一直坚持为患者报销大病住院医药费,为患者安装假肢、做白内障手术。广东汉达康福协会持续该项工作 16 年。

1996 年 11 月,财政补助住院麻风患者每人每月生活费 120 元。

1998 年,医院购进出租车及货运小车各一辆,结束医院干部职工乘公交车往返病区工作的历史,方便患者生活及医疗物资的运送。

1999 年,赤坎、霞山、坡头、东海、麻章等区民政局把住院患者纳入城镇最低生活保障体系,住院患者生活费补贴从每人每月 120 元提高至 195 元。

2001 年,病区进行部分房屋的改造工程,把办公室、诊病室、手术室、药房、注射室改建成楼房,新建会议室、文化楼、综合楼等 3 栋,共 858 m²。进行道路硬化、环境绿化、亮化建设。

2003 年,医院增加编制 10 人,由原 17 人增至 27 人。

2003 年 5 月,长住茂名化州茶根医院的杨神父(天主教,法国籍)带 3 名义工来医院,为患者作足部溃疡扩创、护理工作,为重症患者大病住院解决部分医疗费。

2005 年,医院对 5 栋病房进行改造建设,建筑面积 656 m²,从平房改建为楼房。

2007 年,医院对最后 2 栋病房共 797 m² 进行改造,由平房改为楼房,并增加厕所、浴室、厨房等功能区域。

2009 年,广东省卫生厅联合四部门发布《关于印发广东省麻风院村改造建设方案的通知》(粤卫〔2009〕117 号),该院为省重点建设 8 家麻风病院(村)之一,改造建设工程向政府立项获得通过,中央财政拨款 474 万元,其中工程费 350 万元,设备费 124 万元。

2010 年 1 月,病区房屋改造建设工程正式动工。年底,5 栋旧病房共 830 m² 配套改造工程竣工交付使用,7 栋新建病房共 1 728 m² 土建工程完工改建和新建的病房为混合结构的楼房。

2011 年,医院规划建房用地 300 m² 给茂名化州茶根医院杨神父(天主教,法国籍)用于建设楼房 2 栋

200 m²（杨神父自筹资金），作为其及义工的临时宿舍，为其来院为患者做足部溃疡扩创手术、护理等工作提供便利。

2012 年，市财政、民政、卫生联合发文，将住院麻风休养员的生活费补助标准由每人每月 195 元提升至 250 元。

2012 年，病区打深水井 1 口，建设新水塔，铺设新水管，安装太阳能热水器 29 套，确保患者全部用上热水。

2013 年，各区民政局把住院休养员纳入五保供养，生活费补助标准从每人每月 250 元提高至 650 元。

2016 年，市财政拨款 100 万元用于病房改造建设，拨款 50 万元用于病区道路建设。

截至 2016 年底，累计收治麻风患者 654 人，其中死亡 184 人、治愈留院 85 人、回归社会 385 人。

2019 年底，医院时有工作人员 24 人、休养员 69 人，政府补助休养员每人每月生活费 835 元，时任院长崔兴田。

遂溪县皮肤病防治院

遂溪县皮肤病防治院前身为"遂溪县麻风病防治站"，始建于 1956 年，站址设在遂溪县卫生局院内，时有瓦房 3 间，医务人员 3 人，首任负责人林济平。

1957 年，海康县、廉江县、遂溪三县合并为雷北县，遂溪县麻风病防治站并入雷北县卫生防疫站，内设"麻风防治组"，共有防治人员 3 人，主要负责对各公社村庄开展麻风线索调查。

1958 年 4 月 11 日，雷北县被撤销，重新设立海康县、廉江县、遂溪县。根据遂溪人民委员会《关于建立麻风村的方案通知》〔遂卫防字(58)第 011 号〕从雷北县（由海康、廉江、遂溪三县合并而成）防疫站分出，成立麻风村。选址遂溪县西南部螺岗岭南脚下，地名叫作"园田"。采取民办的形式，由县政府和全县各公社共同组建，并要求在该地划拨"园田"周围的田地、荒岭、旱地给麻风村，约 500 亩。园田周围没有村庄，是个偏僻荒凉的山沟，交通极其不方便，离县城 30 km，离城月公社 18 km。因该地为赤泥质土地，遇上雨天，路滑泥黏，进出困难，靠穿木屐进出。由于当时政府没有资金投入，医务人员和患者都没有住房。工作人员克服种种困难，组织发动患者用茅草木赤泥黏土混合建造泥墙，建造病房 72 间、医务人员住房 2 间。医务人员到各公社发动患者入院，当年入院麻风患者 370 多人。生活用品、柴米油盐都是靠患者自带。

1959 年，麻风村正式定名为"遂溪县园田复康医院"。医务人员分别到雷州、廉江、遂溪各公社发动麻风患者入院。是年，住院患者增加到 560 人。为了解决患者的生活问题，要求患者入院时自带牛车等生产工具。患者在治疗之余，通过挖木头、织草席、织鸡笼等劳动来维持生活。由于当时药物欠缺，医务人员到螺岗岭挖草药，用多种草药制成"百宝丹"，治疗麻风病和麻风反应；用断肠草、山半夏等煎水治疗麻风足底溃疡。

1961 年，在中共中央"调整、巩固、充实、提高"的方针指导下，海康县和廉江县部分患者回到各自县，余下在院人数约 450 人。是年 10 月 19 日，国营螺岗岭农场与遂溪县园田复康医院调整土地边界线，双方协定《关于园田复康医院边界问题的协议书》，土地面积有所变更。

1962 年，县政府拨给患者每人每月 10 kg 口粮、20 元钱、200 g 花生油、500 g 盐。

1963 年，医院搭建砖瓦结构住房 2 栋 5 间、病房 3 栋 21 间；另外，建设麻风医疗用房（包括中西药房）18 间约 350 m²。

1964 年，华南农业大学潘中海医生到本院工作，他自制恒温培养箱，购进病理切片机，进行组织学制片，为确诊麻风病提供依据，诊疗技术得到了提高。

1965 年，住院患者达 470 人。为了提高患者的生活水平和经济收入，医院将治疗工作与生产管理相结合，组织患者养猪、养牛，种植香茅、稻谷等，建造炭窑、石灰厂、香茅厂、木工厂等来创收。

1968 年 11 月，遂溪县园田复康医院更名为"遂溪县园田复康医院革命领导小组"。

1969 年 1 月 24 日，根据广东省遂溪县革命委员会生产组(批复)遂革生〔68〕22 号《关于园田复康医院划入土地的报告批复》，申请为遂溪县园田复康医院革命领导小组增加土地；遂溪县革命委员会生产组批复遂革生字(69)22 号《关于园田复康医院划入土地》，为遂溪县园田复康医院革命领导小组划入 126.9 亩土地。

1971 年，医院购进柴油机 1 台，用于木工厂皮带驱动锯木、碾米厂加工大米；购进一台手扶拖拉机，帮助患者解决运输和生活问题。

1972 年 12 月，恢复"遂溪县园田复康医院"名称。为了丰富麻风患者的文化娱乐生活，购进一部 8.75 mm 电影放映机，每周给患者放电影 3 次。

1975 年，购置 5 kW 发电机 1 台，供医务人员和患者照明，结束了煤油灯照明的历史。

1976 年 5 月 1 日，遂溪县成立县慢性病防治站(设在遂溪县城)，李树华任慢性病防治站站长，同时兼任园田复康医院院长。

1978 年，遂溪县园田复康医院更名为"遂溪县皮肤病防治院"。

1979 年，在麻风村兴建 3 栋 18 间砖瓦结构的病房。

1980 年，购买一台上海产 50 马力中型拖拉机来运输和耕地，替换了用牛耕作的落后生产方式，实现农业机械化。

1982 年 10 月，遂溪县皮肤病防治院(继续沿用"遂溪县园田复康医院")和牧场队发生土地纠纷，经遂溪县稳定办、县卫生局和前进农场等有关单位领导进行协商，双方在 1961 年 10 月 19 日签定的"国营螺岗岭农场与复康医院范围边界问题的协议书"基础上重新调整边界，土地划出划入亩数不详。

1983 年，麻风村接通高压电网供电，彻底解决照明、抽水等用电问题。7 月，购买 1 辆日本丰田 7 座面包车，解决职工采购难问题。

1984 年 6 月 8 日，在距麻风村 800 m 远的职工宿舍区开设皮肤病防治门诊，将麻风防治工作的重点转向社会；年底，购进日本丰田工具车 1 辆。

1985 年，麻风村实有患者 156 人，解散集体耕作方式，将单位部分土地承包给患者，每人 5 亩。有能力耕种的患者自行耕种，无能力的则转包给其他人耕种。余下的土地(约 1 770 多亩)由集体开发和转包，收入由院部统一管理。

1987 年 3 月，在县城遂城镇农林路购买土地 436 m²，建 1 栋四层职工宿舍楼，造价 40 万元。1988 年 11 月竣工，医务人员搬迁回县城居住，解决医务人员职工子女上学和生活上的后顾之忧。同时在该楼底层开设皮肤病性病门诊部。

1996 年 9 月 10 日，9615 号超强台风正面袭击遂溪县，麻风村 6 栋病房和 1 栋医疗用房约 1 500 多平方米全部被毁。天主教康护理资助 12 万元维修房屋。同年，单位医务人员和职工的工资由"财政核拨"改为"财政核补"。

1996 年，经省专家组验收，遂溪县达到"基本消灭麻风病"的标准。

1999 年，县政府投入 20 多万元，改建麻风村病房 3 栋 21 间为平头楼。

2004 年 12 月 14 日，遂溪县皮肤病防治院提出土地确权申请，经县政府批准，县国土资源局受理，依据遂府国有〔2004〕第 1321 号土地证，正式确权遂溪县皮肤病防治院 2 559.7 亩土地使用证，彻底解决了多年与周围农村、农场的土地纠纷。

2006 年，县民政局投入资金新建麻风村水塔 1 个，容积 25 m³。香港、澳门同胞肖保然、肖旺、李满福和慈善机构捐资 4 万多元打深水井 1 口，井深 120 m，解决了患者长期饮水难的问题，并安装自来水管到各家各户。

2009 年，广东省卫生厅联合四部门发布《关于印发广东省麻风院村改造建设方案的通知》(粤卫〔2009〕117 号)，该院为省重点建设 8 家麻风病院(村)之一。中央和省给予 417 万元补助，用于扩建改造麻风村病房等。遂溪县皮肤病防治院进行扩建改造患者住房、医疗用房和办公楼共 3 900 m²，并进行水电改造，投入资金约 350 万元。

2010 年，通过单位和麻风村集体筹资 24 万元，修建 2 条硬化巷道，每条长 15 m、宽 3.5 m；进行了排污、绿化、整治环境等建设,并建起文化楼、农家书屋等。

2011 年,县政府将麻风患者生活补助标准由原每人每月 200 元提高到每人每月 300 元。5 月,县政府收回皮肤病防治院麻风村土地 217 亩,用于建造生活垃圾处理场。9 月,单位利用土地出让费 110 多万元新建改造病房,新建病房 1 栋、食堂 1 栋,为 12 栋病房加建隔热层约 3 200 m²,硬化病房门前道路、院子 500 多平方米。10 月,用省专项资金安装病房太阳能热水器 25 套。

2012 年,园田村被评为"广东省优秀麻风村"。3 月 12 日,经皮肤病防治院请示,遂溪县卫生局批复同意皮肤病防治院设置病床 40 张。7 月 10 日,投资 15 万元修建一座村桥。7 月 12 日,根据遂溪县机构编制委员会办公室《遂溪县卫生局所属事业单位分类改革方案》(遂机编办〔2012〕20 号)的通知,遂溪县皮肤病防治院定为公益二类事业单位,正股级,人员和经费不变,即财政补助二类事业编制 55 人。

2013 年,在院麻风现症患者全部治愈。

2014 年,麻风村有住院休养员 92 人。是年 6 月,县政府收回皮肤病防治院麻风村土地 20 亩,用于建医疗废物处理厂。休养员生活补助每人每月从 300 元提高到 511 元,医药费 65 元;皮肤病防治院从土地出租收入中为患者增加每人每月生活费 100 元;将原分给患者耕种的每人 5 亩耕地统一集中承包,承包费每人每年 6 000 元。

2015 年,争取社会力量投资 90 多万元修建一条 2 km 长、6 m 宽的硬化进村公路,大大方便麻风村患者出入。

2019 年底,时有工作人员 50 人、麻风休养员 82 人,政府补助休养员每人每月生活费和医疗费 735 元,时任院长周荣超。

廉江市皮肤病医院石岗嶂康复村

石岗嶂康复村前身是"廉江县石岗嶂麻风村医疗室",筹建于 1956 年春,选址在石岭镇石岗嶂山脚下,距县城约 32 km,首任村长吴赞。

1958 年,为了集中隔离所有麻风患者,进行规则治疗,在石岭下马塘建立麻风村,收治 3 个公社(石岭、雅塘、石颈)的麻风患者。麻风村建成之初,患者生活费用均由民政部门拨付,每人每月 5 元,由石岭公社统销供应粮食每人每月 15 kg。麻风村患者在治疗之余,组织有劳动能力的患者开展农业生产,从事编织、烧砖、开石等副业生产提高收入,使患者生活得到改善。

1961 年,麻风村医疗室与县皮肤性病防治站合并办公,更名为"县皮肤性病防治站",办公地址在石岭公社。

1970 年,办公室地址搬迁至石岭公社北,首任站长李光源,时有工作人员 14 人,其中行政人员 3 人、医生 7 人、护士 1 人、检验员 1 人、药剂员 1 人、后勤人员 1 人。

1979 年 7 月,麻风村从县皮肤性病防治站分出,改名"廉江县康复院",首任院长张贤华,有工作人员 21 人。康复院留医部设在石岗嶂山脚下,办公室设在石岭镇,门诊设在石板岗村东边。

1984 年,廉江县康复院更名为"廉江县皮肤病医院"。医院住院部设在石岗嶂山脚下,一门诊在石岭镇,二门诊在廉江县环市东路。

1985 年,新建钢筋水泥红砖和红砖土木结构用房 3 016 m²。其中职工住房、院部办公各类房屋共 940 m²,建在石岭镇;患者医疗区各类房屋共 2 076 m²,建在石岗嶂山脚下。

1990 年,医院开始使用联合化疗方案治疗麻风病。

1991 年,新华大石板麻风村合并回石岗嶂麻风村统一管理。

1994 年,廉江县撤县改市,廉江县皮肤病医院更名为"廉江市皮肤病医院"。广东汉达康福协会护理顾问闻路德女士、省皮肤病防治研究所专家及有关领导组成专家组,在湛江市慢性病防治所有关领导陪同下,考察指导麻风防治工作,主要针对麻风患者溃疡处理、畸形矫正手术等提出指导意见。

1996 年,市人民政府拨款 15 万元会同澳门天主教会的捐资,将 350 m² 红砖土木结构病房改建为钢筋水泥红砖病房。

1997年11月,广东省基本消灭麻风病考核组对廉江市基本消灭麻风病工作进行考核。考核结论:廉江市已达到国家卫生部颁布的"基本消灭麻风病标准"。同年,政府对住院麻风休养员的生活补贴增至每人每月170元。

2002年,市人民政府出资和医院筹集资金共60万元在廉江市罗湖新城金城路34号建二层360 m²办公楼,底层为门诊部,主要业务为皮肤病性病及麻风防治工作,二层为办公室。医务人员搬迁至市区。

2003年,和寮田螺塘麻风村和吉水园盆岭麻风村合并回石岗嶂麻风村统一管理。市人民政府拨款30万元会同澳门天主教会的捐资,将1 550 m²红砖土木结构病房改建为钢筋水泥红砖病房。8月,市皮肤病医院由全额拨款变为差额拨款。同年,政府对麻风康复患者的生活补贴增至每人每月300元。

2005年,新建1栋520 m²的门诊楼。香港天主教会为了解决麻风患者子女读书问题,在石岭镇提供1栋三层400 m²宿舍楼。

2011年,政府对住院麻风休养员的生活补贴增至每人每月500元,同时给麻风村医务室无偿提供其他常见多发病的药品。

2019年底,石岗嶂康复村隶属于廉江市皮肤病医院,是该院的麻风治疗、休养、康复区。时有工作人员31人、住村休养员117人,政府补助休养员每人每月生活费和医疗费540元。时任院长钟守磊。

雷州市康华医院

雷州市康华医院前身为"海康县辉塘医院",始建于1958年,医院坐落在雷州市南兴镇西南部辉塘村,距南兴镇4 km,距县城约15 km。首任院长黄妃保。是年,收治患者30余人。

1960年,筹建医务工作人员生活区及麻风患者居住区,两个区域相距约2 km。医务人员生活区位于康家村附近,四合院瓦平房,占地面积约3亩,全院时有医务人员12人;患者居住区占地面积约40亩,林地面积约380亩。先后在病区建8栋瓦房,共58间,约1 332 m²;一座瓦房礼堂约157 m²。是年,全县掀起了调查、收容麻风患者的热潮,病区患者迅速增至400余人。病区成立管委会、护理部,各司其职,分区管理。住院患者在以治疗为中心的基础上,开展农业生产,拓宽副业门路,养牛、种植、烧砖等,大大提高了患者收入,改善了生活条件。

1985年,在南兴镇南西路修建二层混合结构职工宿舍楼,约463 m²,一层混合结构门诊楼约136 m²,次年竣工并投入使用。

1990年,医院架设电网,结束了煤油灯照明的历史。

1991年更名为"海康县康华医院"。

1994年,海康县撤县设市,成立雷州市海康县康华医院更名为"雷州市康华医院"。

1996年,病区中心重建一栋门诊楼,设有诊室、治疗室、手术室和药房,曾经在手术室为麻风患者做过20多例截肢手术和70多例眼科白内障手术,是湛江地区"九五"规划康复基地之一。在门诊楼基础上建起一个水塔,容量约20 m³,解决患者生活用水问题。在先后修建8栋瓦房的基础上改装平楼,每间房加盖卫生间和厨房,给休养员生活带来很大方便。

1998年,由澳门社会传播中心捐资15万元,在病区建盖2栋砖混一层宿舍平楼,约230 m²。

2003年,市政府为改善城市市容市貌,在政府部门协调下,把上坡寮麻风休养员23人搬迁到病区居住(上坡寮在县城中心)。由省扶贫办拨款50万元,在病区新建3栋砖混一层平楼,约450 m²,每间房附带卫生间、厨房,同年交付给迁入的休养员居住。

2015年,雷州市慈善会捐资12万元,用于病区高压线线路改造,达到安全用电标准。

2019年7月,雷州市康华医院撤并至雷州市慢性病防治站。时有住院麻风休养员69人,其中Ⅱ级畸残者74人,生活完全不能自理者3人,政府补助休养员每人每月生活费和医疗费400元,时任院长关永锋。

吴川市土光医院

吴川市土光医院前身为"吴川县龙头虾蟆堡麻风村",始建于1955年。是年,吴川县下达文件,县防疫站设立县麻风防治组,并在龙头虾蟆堡建立龙头虾蟆堡麻风村(原地为劳改场),时有平房21间、职工宿舍2间,占地面积约10多亩。当年收容患者36人。

1957年,龙头虾蟆堡麻风村划归湛江市管辖。

1959年,中央及省下达文件:各区域均转为人民公社,各公社建立麻风村,对凡患麻风者一律收容治疗。

1965年,实行全民普查,省皮肤病防治研究所及泗安医院派出医疗队来吴川协助开展全民普查和线索调查工作,对抱病工作实行现金奖励。

1966—1974年,新发现的麻风患者均送往省泗安医院治疗。

1976年,根据广东省及湛江市并发的文件,吴川县防疫站分出"慢性病防治站",站长梁伟海,业务范围有皮肤性病科(负责麻风防治工作)、结核科、精神科。吴川县各镇麻风康复院合并,在龙头虾蟆堡麻风村基础上建设"土光麻风病医院",核定编制25人,医院建有医生办公室1栋,平房2排20多间。是年,收治患者130~140人。医院无常设机构,统一由慢性病防治站负责,经费由慢性病防治站统筹,人员工资按国家规定发给。首任院长岑嘉仪。

1982年,土光医院曾受到板桥镇横岗村和樟铺镇上金鸡村的群众冲击,医务人员搬离麻风村,定期下乡为患者服务。

1985年,由于麻风村康复患者病情稳定,医务人员撤回慢性病防治站上班。麻风防治医生实行分片管理,下乡送医、送药,各个镇医院都有兼职人员协助开展工作。

2019年底,土光医院时有专职麻风防治人员9人,居住休养员60人,政府补助休养员每人每月生活费和医疗费375元,时任院长吴世东。

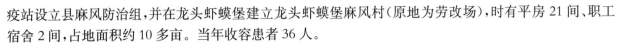

徐闻县海丰医院

海丰医院的前身为"徐闻县麻风病防治站",成立于1956年,时有医生3人,没有病房,没有收治住院患者,仅开展麻风防治宣传、调查统计麻风患者数和为麻风患者发放药物等工作。大部分患者没有被隔离,基本都在原居住地居住,少部分患者送到海康县南兴镇康华医院住院治疗。

1964年,徐闻县麻风病防治站更名为"海丰医院",属麻风防治专业机构。该院位于徐闻县迈陈镇官田村委会华丰岭,地理位置偏僻,正面是大海,周边是荒山野岭,附近仅有一个人口180多人的华丰村,距离县城15 km。医院占地面积198亩,其中海丰医院院区18.7亩,生产用地和荒地176.3亩。时有5栋共720 m² 的砖木结构瓦房,分别为医务人员住宿区、医疗工作区和住院病房区。

1965年,海丰医院建设竣工并投入使用,首任负责人陈升悦,时有医务人员6人,病床60张。是年,收治麻风患者48人。使用治疗药物主要有氨苯砜、苯丙砜和胺硫脲等。

1967年,县人民政府拨款建设2栋砖木结构瓦房,分别作为药库、药房、医疗设备仓储库和病房,住院床位80张。是年,收治麻风患者68人。

1972年,县人民政府拨款建设2栋砖木结构瓦房作为住院病房和患者生活用房,海丰医院房屋面积达1 199 m²,床位100张。医疗业务、药品及医疗器具贮存、生活等设施基本完善。患者的基本生活费由政府补助,有劳动能力的患者参加生产劳动,种植粮食、蔬菜、养羊等作为生活补助。

1979年,县人民政府拨款购买柴油发电机组1台,从而解决医院的医疗、生活照明等基本用电问题。并用电动碾米机加工大米,解决畸残疾患者碓春大米困难问题。

1985年以前,海丰医院治疗麻风病以氨苯砜、苯丙砜、利福平等西药为主要药物,同时也开展以中药进行中西结合的辅助治疗。

1985年,开始使用联合化疗方案治疗麻风患者,疗效好、疗程短。

1988年,财政拨款27万多元,在徐城镇木棉路建设1栋670 m² 的三层钢混结构楼房,供医务人员居住。

1992年,海丰医院在徐城镇健康路开设皮肤病门诊,治疗皮肤病和性病,麻风患者也得到门诊及时治疗,直接把麻风防治工作的重点从医院内转向社会。

1995年,徐闻县海丰医院并入徐闻县慢性病防治站,隶属慢性病防治站管理,内设"皮肤性病科",麻风防治工作由皮肤性病科负责。

1996年,财政拨款3万多元架设通往海丰医院的高压线路,照明用电和生产用电均得到很好解决。

1999年,通过广东省专家组的验收,徐闻县达到"基本消灭麻风病标准"。

2003—2005年,财政拨款180多万元用于改建海丰医院,将破旧危房拆除,改建为钢混结构平楼四合院,每套设有卧室、厨房、卫生间,建筑总面积1 100 m²。同时还在院区内建设3条2.5 m宽共500多米长的水泥硬底化道路,周边种植黄皮、龙眼、杧果等果树,方便康复患者行走和生活。改造后的海丰医院实现了路通、电通、水通、排污通、无污染、规划合理、功能较齐全。

2014年,徐闻县人民政府副县长、公安局局长易建华带领县公安局全体班子成员到海丰医院慰问和现场办公,为13名患者和4名无户籍的休养员子女解决户籍落户问题,为他们的生活和工作、子女的上学带来了方便。

2015年,县财政局拨款13万元建设海丰医院娱乐活动室,建筑面积80多平方米,购买了65英寸电视机1台、麻将桌、棋牌床等设备,供麻风患者休闲娱乐。

2016年,县财政拨款8万元建设海丰医院自来水塔,改造院内供水管道,使麻风患者能饮用到深层地下水源的清洁卫生自来水。

县委县政府一直重视麻风患者的康复、治疗,关心他们的生活。每年春节前夕,分管卫生工作的副县长都会带领卫生局、财政局、民政局等单位有关领导到海丰医院慰问麻风患者,发放慰问金及大米、花生油、腐竹、粉丝等过年食品。

截至2019年底,海丰医院累计收治麻风住院患者153人,面向社会治疗麻风患者106人,尚有42位麻风休养员在院居住,政府补助休养员每人每月生活费和医疗费600元,时任院长张志曹。

茂名市茂南区鳌头镇麻风康复村

茂南区鳌头镇麻风康复村前身为"茂名县鳌头镇麻风村"。1956年春,根据《全国农业发展纲要》中提出的积极防治麻风病的精神,成立了"茂名县麻风病防治站"。

1958年6月,在鳌头镇建立"茂名县鳌头镇麻风村",隶属茂名县麻风病防治站。麻风村建有平房19间,建筑面积约300 m²,当年开始收治患者,有16名麻风患者入住。

1959年,茂名县鳌头镇麻风村、茂名县麻风病防治站撤并到茂名市防疫站。

1963年,入住麻风村的麻风患者及愈后休养员达到58人,为历史最高峰。

1977年,各镇卫生院设立兼职麻风防治工作人员。

1983年,实行市管县体制改革,从当年起采取联合化疗方案(1980年之前,该区以氨苯砜单疗为主)。

1985年起,对住院患者全面实施世界卫生组织推荐的联合化疗方案(MDT)治疗。

1999年,成立"茂名市茂南区慢性病防治站",接管茂南区麻风防治工作。

2002年,村内地面硬化。是年底,达到"基本消灭麻风病标准"。

2019年底,鳌头镇麻风康复村隶属于鳌头镇民政办,由民政办负责行政管理,茂南区疾病预防控制中心负责医疗管理。时有麻风防治工作人员6人;占地面积1.5亩,建筑面积为300 m²,共有19间平房,其中15间危房闲置,另外3间为村民居住。常驻村麻风防治人员1人;政府补助4名休养员每人每月生活费和医疗费979元,时任院长陈茂程。

茂名市电白区坡心康复院

据村民回忆,坡心康复院的历史最早追溯到1949年10月以前,是流浪者邓晚(疑似麻风患者)的居住点(北荒岭)。邓晚在流浪过程中不断收留一起乞讨的麻风患者,在其住所居留,他们相依为命,靠乞讨为生,最多时聚集了近40名患者。在邓晚的组织下,患者自建茅房10多间,形成自然村落。村民靠乞讨为生,同时用传统的中草药偏方自制药物治病。

1957年,坡心公社接管该村,收治来自坡心、七径公社的麻风患者,首任村长为李启唐,政府从坡心公社长秋良村、姓刘村划地35亩供患者耕种,入村患者从原籍自带粮食每人每月10 kg,其余靠农耕组织生产自行补给。村民自建茅房30间,收留患者35人,电白县防疫站派医生每周1～2次到村免费发药治疗麻风。

长期以来,患者过着和农村生产对接的农耕生活,靠种养收入,按人口和劳力比例进行分配。日常医疗服务由坡心卫生院、七径卫生院医生每月1～2次到村巡诊,或患者自行到卫生院求诊。麻风诊疗由县防疫站麻风防治科医生每月1～2次上门送药,定期开展细菌和病理检查。

1979年底,电白县慢性病防治站成立,林山询任首任站长,对所有麻风防治资料进行整理,重新归档。

1982年,联合化疗开始在全县推行,但该村已无现症患者。

1993年,县民政局拨款将村内茅草房改建成钢筋混凝土平房20间。

2003年,意大利神父捐资数千元,挖井抽水、建水塔,从此村民用上了自来水。

2004年,原茂港政府拨款建2层钢筋混凝土楼房共10间。

2006年,日本学生义工出资为院修建厨房,开展房屋天花板补漏及院区地面硬化建设。

2006年,随着城市化建设的需要,院附近开展大规模修路和建设,休养员的20亩土地被当地政府以每亩2万元的价钱征收,剩下10亩全部植树造林。

截至2019年底,坡心康复院有钢筋混凝土楼房30间,建筑面积500 m²,留院休养员12人,省财政和市财政分别补助休养员每人每月生活费235元和206元,时任院长邓其光。

茂名市电白区新开田医院

电白区新开田医院是电白县最早设立的麻风病防治机构,始建于1957年,当时地址在沙琅公社大坡村。医院利用当时"劳改场"搬迁后所留空地改建而成,有瓦房数十间,收住患者百余人。由于受当时落后思想影响,当地群众与麻风患者之间常出现不同程度的冲突事件。由于冲突事件和其他因素影响,部分患者曾一度迁址到水东"望海岭"。又因"望海岭"当地群众对麻风病的认识不足,要求将患者安置到人口稀少地区的呼声日涨,所以借栖"望海岭"的时间仅有约半年之久。

根据《1956年到1967年全国农业发展纲要(草案)》要求,1960年5月,电白县人民委员会出资,迁址到望夫镇花山岭脚下,成立花山村,开展农业生产。同时将麻风病院在新开田村安置下来开展麻风防治工作,定名为"电白县新开田医院",首任院长李启童(音)。得到重新安置的新开田医院,各项工作迅速发展起来,陆续建起了砖瓦结构的集体住房、伙房、治疗室和保管室等功能用房,最多时收治麻风患者400多人。经过全体麻风村村民不懈努力,逐渐又建起牛舍、猪舍和禽舍,在低洼地修筑蓄水塘,既可蓄水又可养鱼。

1966年,住院患者达480人左右。医院将治疗工作与生产管理相结合,各项工作在人力运作上达到极盛时期。病区成立了管委会,下设2个生产队,均有农、牧、副业小组,各司其职。院部设医务室、护理室、后勤组,医务室以下设治疗组、中西药房、化验室等。住院患者分型管理,规则治疗,医生每周3天深入病区查房、田间发药,医生对每位患者服药监服。

1967年,安装了院内内线手摇式电话。从这年开始,每批治愈者出院,医院都坚持召开出院大会,邀请上级有关领导、相关单位负责人、治愈者所在地村社干部及治愈者家属到会,宣传麻风病可治愈、不可怕的道理,起到了积极的宣传作用。这一做法一直坚持到20世纪80年代初期。

1968年,配置电动碾米机1台。

1973年,湛江地区麻风病精神病防治机构给医院配备拖拉机1台,解决麻风患者物资运输问题。

1974年,修建机耕路,一定程度上改善了医院交通问题。

1975年,配置电影播放机、播放员,丰富麻风患者的文化生活。

1978年,上级配发大功率柴油发电机1台,改善了麻风患者的生产和生活条件。

1989 年以前,新开田医院对麻风治疗以氨苯砜为主药,同时开展中医药、针灸治疗和中西医结合治疗。

1989 年,新开田医院开始采用联合化疗方案治疗麻风病。

1995 年,天主教神职人员开始与新开田麻风患者取得联系,从此不定期地为新开田住院休养员提供生活上和医疗上的帮助。

1999 年,接受社会资助,修建了自来水水塔,为新开田住院休养员提供了自来水。

2000 年,交流电电网连接到户,休养员能用上稳定的网电,方便生活起居。

2001 年,接受社会资助,改建 2 排患者平房住房。

2002 年,政府部门拨款,修建 5 排混凝土结构的患者平房住房。

2003 年,接受社会资助,修建集体伙房。

2004—2007 年,新开田医院将所属范围内的全部山地、田地分批向社会外包。

2005 年,政府为新开田全体麻风休养员办理农村合作医疗保险。

2010 年,政府财政增加麻风休养员的生活费补助标准,由每人每月 160 元增加到 370 元。

2015 年,在有关部门的支持下,分别为符合条件的麻风休养员办理"五保户生活补贴"或"低保困难户生活补贴"。

2019 年底,新开田医院隶属于茂名市电白区卫生和计划生育局,是电白区的麻风病治疗、康复机构。2016 年底,时有在职职工 6 人,居住休养员 27 人。属"五保户"的休养员可领到"五保户生活补贴",每人每月 670 元,属"低保"的可领到"低保困难户生活补贴",每人每月 280 元,时任院长杨敏。

茂名市电白区雷打石医院

茂名市电白区雷打石医院前身为"电白县雷打石医院",地址在电城镇庄垌,于 1958 年 11 月筹办,1959 年开始接收麻风患者,收住麻风患者 60 余人,首任院长蔡机荣。

1958 年 11 月,原红旗公社出资 70 元筹建并命名为"雷打石医院",仅有 1 名医生,开始由公社提供每人每月 250 g 大米。

1959 年开始收住麻风患者,在蔡机荣医生的带领下,患者自力更生,自建土屋,种植茶、薯等农作物,养殖猪、鸡、鸭、牛等家畜家禽,逐步又种植了竹子、龙眼树、荔枝树、菠萝蜜树等,因自给自足,被授予模范称号。

1964—1965 年,医院建造瓦房 11 栋,有 55 个单间、2 个粮仓。

1966 年,在麻风院入口处建成一排瓦屋,开设皮肤病门诊。是年,电城公社(原红旗公社的一部分)由于经费来源和医疗技术等有困难,经电白县人委会电卫知字(65)第 225 号通知,由电城公社和县卫生局双方协议进行移交,详细列有土地、山林、房屋、财产等物资的交接清单,移交至电白县卫生局管理,从此便开始接收全电白县麻风患者。经县卫生局接管后,陆续调来医生 7 人、工友 1 人。当时,麻风院将治疗和生产相结合,院部设有医务室、护理室、后勤室、食堂。在治疗的基础上,又设有生产队,开展农业生产,饲养家禽,耕种田地,生产自救改善了麻风患者的伙食状况,增强了患者体质。

1968 年,院内安装了手摇式电话,方便了麻风院管理及各项工作的上传下达。

1971 年,陆续有麻风治愈人员出院入院,出院的麻风治愈人员达到百余人。

1973 年,政府开始为麻风住院患者发放救济款(每人每月 6 元)。

1975 年,医院组织患者自建砖厂、楼房,安排专人负责生产管理,有专职的会计和出纳管理院内的财务开支,井井有条,财务清晰富余。

1976 年,医院自费购置 1 台拖拉机,解决了粮食等物资的运输问题。

1977 年,建成一栋两层楼房,18 个房间。同年,麻风患者的生活费补贴增至每人每月 12 元。

1978 年,医院自购大功率柴油发电机 1 台,改善了居住人员的生产和生活条件。

1982 年,医院有住院麻风患者 89 人,政府补助住院麻风患者每人每月生活费 56 元。

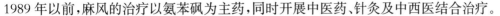

1989年以前,麻风的治疗以氨苯砜为主药,同时开展中医药、针灸及中西医结合治疗。

1989年,雷打石医院开始用联合化疗方案治疗麻风病。

1990年,县红十字会不定期给麻风患者送来钱、粮食、衣物、营养品、被褥等,让麻风患者这一受到社会严重歧视的特殊群体得到了温暖与关爱,为雷打石医院的患者治疗和生活提供了极大的帮助。

1991年,在红十字会的帮助下,医院建了水塔,解决了患者的生活用水问题。

2001年,面向慈善机构和政府筹集资金88万元,建了650 m²的生活住房和180 m²的活动室。

2002年,香港天主教鲍思高基金会捐建1排楼房和水塔,极大改善了麻风患者的居住环境。

2005年,政府为雷打石医院的全体麻风休养员办理农村合作医疗保险。

2008年,省财政拨款新建1栋880 m²的门诊楼。

2010年,根据《广东省麻风病院村改造建设方案》文件精神,雷打石医院是重点建设的8家麻风病院村之一,负责收容茂名市所有院村麻风休养员,拟收容300人。建设项目总投资474万元,其中中央安排200万元,省级安排274万元。雷打石医院麻风病区建设工程于2010年10月28日开工,计划建11栋房屋,建筑总面积为3 710.48 m²。截至2016年底,已建成6栋,建筑面积为1 984.7 m²。其中生活用房5栋,面积为1 800 m²;医疗用房1栋,面积为184.7 m²。已实际建成1 984.7 m²,实际累计投入149万元;设备尚未购置,待建房屋5栋,面积为1 725.78 m²,待用资金325万元。由于当地群众反对等原因,该院麻风病区建设项目未能如期顺利完成。是年,由政府财政拨款的麻风居留人员生活费由每人每月156元增加到每人每月370元。

2015年,为符合条件的麻风休养员分别办理"五保户生活补贴"或"低保困难户生活补贴"。至2016年,符合"五保户"条件的麻风休养员,政府补贴每人每月670元;符合"低保困难户"的麻风休养员,政府补贴每人每月280元。

2014年4月18日,挂牌成立"电白区",由原电白县和茂名市茂港区合并而成。2016年,电白县雷打石医院正式更名为"茂名市电白区雷打石医院"。

茂名市电白区雷打石医院隶属于茂名市电白区卫计委。2019年底,有工作人员9人,居住休养员24人,时任院长杨敷。

茂名市电白区旦场康复院

电白区旦场康复院前身为"旦场公社焦子大队虎头岭草窦麻风村"。

1955年,麻风患者自发在旦场公社焦子大队虎头岭草窦建有10间小茅草房,居住着10多个靠流浪乞讨为生的麻风患者,形成自然"麻风村"。

1958年,旦场人民公社在焦子大队虎头岭草窦建立麻风村,原有患者纳入麻风村管理。麻风村新建泥砖茅草房6栋共24间,医疗用房3间,划地60亩(其中40亩为坡地),首任村长李世林。麻风病诊疗由电白县防疫站麻风防治组派医生每周2次到村免费提供氨苯砜治疗,政府补助住院患者每人每月生活费6元,患者生活来源主要靠农耕收入,参照生产队按人口、劳动记分等方式进行分配。

1966年,原有茅房崩漏,村民自力更生,将原有的茅草房改造成24间泥砖瓦房和3间医疗用房。居村患者70多人,分成2个生产队,政府免费拨给化肥。每年产稻谷5吨多,加上杂粮,生活基本自给自足。

1987年,将农田改挖成鱼塘30亩,以每年1.2万元的价格对外出租,坡地种植荔枝树。

1993年,政府拨款12万元,新建钢混结构平房14间。同年,香港神父道姑娘捐款1.3万元,供医院接通国家电网;意大利神父捐款为村民建水塔、装水管,使患者用上了自来水。

1997年,附近村民争占土地,砍伐龙眼树500多棵,强行占用村民土地15亩转租。

2004年,香港红十字会捐资,加上民政拨款,共建钢混结构平房20间,全村50多名患者全部住进了平房,电白县电力局免费重新接通生活用电设施。

2007年以来,每年都有多批来自日本以及中国广州、湛江等地的大学生义工到村为患者提供义务服务,为患者挖井、建水塔、修路、院区地面硬化建设、房屋修补防漏、美化院容,为畸残患者日常生活及疾病护理等提供帮助。

自 1982 年麻风病实施联合化疗方案以后至 1987 年,村中现症患者已全部治愈,所有留村患者均为愈后畸残或自愿留院人员。

2019 年底,麻风病业务工作由电白县慢性病防治站指派医生定期到村提供服务,并协助解决生产生活中的困难,协调政府及卫生行政部门的管理工作。医院占地面积 45 亩,住房建筑面积 1 100 m²,有耕田面积 15 亩,鱼塘 30 亩,居住休养员 10 人,政府补助休养员每人每月生活费 441 元,时任院长李汉。

茂名市电白区观珠康复院

电白区观珠康复院前身为"电白县罗坑公社大坡麻风村",是原湛江地区电白县和吴川县麻风患者聚集最多的麻风村寨,当时有来自电白、吴川的患者约 140 多人。

1958 年 10 月,部分来自大衙公社、观珠公社、霞洞公社及吴川谭巴等地区的患者自行结伴迁移到位于观珠公社附近"扫把山"定居。当时被外界称为"扫把山麻风村",建村时患者自行搭建茅草房 5 排,每排可容纳病床 8 张,共有 40 个床位,收住患者近 40 人,行政隶属观珠公社,由县民政局和观珠公社共同管理,首任村长龙佰寿,负责行政管理和日常医疗工作,患者自行推选患者刘帮积为生产管理负责人,医疗工作由电白县防疫站李毕德医生指导,免费提供氨苯砜治疗。

建村之初,所有患者在原籍生产队自带 6 个月口粮,之后所有生活来源靠农耕供给。政府划土地约 80 亩给麻风村,所有患者以成立生产队的形式组织农耕,实行六成人口,四成工分(劳力)的分配模式,过着自给自足的生活。

1960 年开始,麻风治疗工作由县防疫站林由询为主的麻风防治组医生定期每月 3~4 次送药到村免费治疗,实施畸残的预防及治疗工作。

1963 年,实施"三四固定"政策时,当地群众纷纷侵占麻风村土地,共有 15 亩土地流失。

1962 年 12 月 24 日,火灾把全村的所有茅房全部烧毁。当日,观珠公社书记汪龙周亲临现场慰问麻风村患者,随后迅速组织开展生产、生活自救。患者自力更生,下田打泥砖,上山砍伐木材,3 个月时间建成独立的泥砖茅房 30 多间,从此所有患者都住上了独立的单间。至 1966 年,在电白县民政局和观珠公社的支持下,住村患者将原有的泥砖茅房改建成泥砖瓦房 23 间,期间有部分患者迁移转出,时有患者 28 人。

1979 年 10 月,电白县慢性病防治站成立,接管全部麻风村医疗业务工作,麻风防治组医务人员每月 1~2 次到村为患者开展诊疗服务,进行查菌、病理、医检、溃疡清创等治疗工作。

1980 年,政府补贴每人每月生活费 3~5 元。

1981 年前,麻风现症患者都采用氨苯砜单疗。

1992 年 10 月,由意大利神父捐资,为康复院建设钢筋混凝土单间平房及围墙。

1994 年,向雷打石医院借款 4 000 元为康复院接通电网。

1997 年,民政局拨款 5 万元建设钢混房 5 间及医院的门楼。

2003 年,意大利神父捐款为康复院建水塔、装水管,使患者用上了自来水。

2004 年,县政府拨款 15 万元建平房 14 间,至此,先后将所有瓦房改建钢混平房共 29 间。

2006 年以来,每年有来自日本以及中国广州、湛江、东莞等地的学生义工,利用寒暑假时间到院为患者修路、建厨房、房屋天花板防漏修补、院内硬化地面建设等。

2016 年,电白电力局免费为该院重新进行电网电线路改装。

截至 2019 年底,观珠康复院是一间内含 29 间钢混平房组成的四合院,占地面积 40 亩,建筑面积 1 100 m²,居住休养员 11 人,隶属茂名市电白区观珠镇。政府补助住院休养员每人每月生活费 441 元,时任院长邓光生。

高州市藤桥医院

高州市藤桥医院前身为"高州长坡麻风村",筹建于 1956 年。当时为了响应政府号召,由分界镇和泗水镇公社合办,选址在分界镇和泗水镇交界的小山村,距县城约 32 km,由分界镇广南医院派出一名社会医生梁炳章负责管理。建村初期,租用分界谢宵管理区塘边村的牛栏屋开展诊疗服务,政府划拨 60 亩水田、20 亩山地坡地给医院。时有 2 排泥砖房,开业当天,共有 41 名麻风患者入院治疗。当时医疗管理由县麻风防治组负责,生活救济由县民政科负责,不足部分由住院患者开展农业生产自给。

1958 年,麻风村由高州县防疫站接管。

1962 年,医院由高州市卫生局接管,属市直属医疗卫生单位(正股级)。

1968 年后,迁址谢宵村委会建设新院区,新建约 300 m² 的院办公场所及职工居住房。

1970 年,高州长坡麻风村撤销并入高州县藤桥医院。

1972 年,由上级拨款建设水泥混合结构的二层楼房 1 栋,约 200 多平方米,作为医院办公及职工宿舍。另外,医院对外开设"麻风监测门诊"。

1977 年,为了提高医院的管理力度,由当时高州县卫生局正式任命廖毅雄为首任院长。当地政府核定医院编制为 11 人,医疗、行政、财务、后勤各部门基本配齐。

1980 年,病区通电,结束了照明用煤油灯、大米靠人工舂的历史。

1981 年,为响应国家号召,加强麻风患者的管理和治疗,大量接收麻风患者,院区内住院人数达 160 多人,是建院历史上最多的一年,并划分男女病区。

1992 年,高州曹江麻风村并入藤桥医院。

1996 年,医院建立以治疗皮肤病为主的专科特色医院,创新医院管理和医疗制度。

1997 年,市政府出资新建平房 1 处,共有房间 13 间,大大改善了患者的住宿环境。是年,医院成立"高州市藤桥医院党支部"。

2000 年,在省市财政资金和医院自筹资金支持下,开始动工兴建五层约 2 000 多平方米的综合大楼,极大改善了医院人员的居住环境和患者的就医环境。

2003 年,省政府出资新建砖混结构平房 1 处,改善了住院休养员的居住环境。

2019 年底,藤桥医院时有工作人员 10 人、居住休养员 21 人,政府补助休养员每人每月生活费和医疗费 660 元,时任院长丁敏。

化州市茶根医院康复村

化州市茶根医院康复村前身是"同庆镇康复院"。1959 年 10 月 20 日由同庆、建设(今东山街道办)、附城(今河西街道办)、梅录镇(今吴川市)4 个公社(镇)民办公助建起麻风村,地址设在同庆镇宏道境内的一片荒山野岭上,故名同庆镇康复院。康复院距离化州镇 11 km,交通不便,人烟稀少。当时认为同庆镇康复院的地理环境等是建立麻风医院最好的地方,经县政府批准征用土地 136.5 亩、山岭 126.7 亩给医院做建院用地,医院首任负责人杨瑞庭。医院行政医疗管理由卫生行政部门派员管理;生活费用由公社、大队、生产队分级负责,民政部门给予部分生活补助。建院之初,患者边治病边生产,自给自足。县政府征用土地 151.8 亩、山岭 547.8 亩供患者耕种和开垦造林。

该院分职工区与患者区,两区相距 1 km。建院时职工区建于马鞍岭岗,占地面积 40 亩,建茅草房 3 间共 30 m²,有工作人员 8 人,其中行政管理人员 4 人,在化州县的同庆、建设、附城 3 个公社干部中选任;医务人员 4 人,由县卫生防疫站皮肤病防治组和梅录镇派员兼任。患者区建于黄茅岭、光头岭两个岭腰之上,由联办公社自筹经费建病房 35 间,面积共 602 m²,其中泥砖房 28 间,共 504 m²;"供窑"式红砖房 7 间,共 98 m²,可收容患者 200 人。病房竣工后,第一批患者入院,群众敲锣打鼓放鞭炮,担粮食、挑种子、带工具、牵耕牛欢送进院治疗。

1962 年起,由省、地方逐年拨款改扩建医院房屋及添置仪器设备,省、地方相关单位赠送仪器一批,使医院业务、生活用房得到很大改善,诊断疾病、治疗患者效果显著。

1963 年,医院建立检验室,配备检验人员,开展三大常规和麻风查菌检查,为麻风诊断提供科学依据。

1965 年,县卫生局接管医院,原由公社联办改为县办医院,命名为"茶根医院"。并整合全县各社麻风村,收容全县麻风患者。该院人员、经费均由县皮肤病防治组负责,隶属于县卫生防疫站管辖,行政人事归由县卫生局领导。住院休养员医药费用由卫生部门负责,补助每人每月医药费 2 元;生活救济费用由民政部门负责,按半残、全残标准,补助每人每月生活救济费 6~8 元。

1970 年,医院从县卫生防疫站皮肤病防治组分出,成为独立核算单位。时有职工 12 人,其中医技人员 9 人,行政人员 3 人。经费则由县卫生局直接拨给,外科开展手足整形术、截肢术,检验室可做病理切片。

1976 年,省财政拨款建职工大楼 1 栋 2 层共 18 间;县财政拨给医院 8.75mm 电影放映机 1 台,丰富了患者文化生活。

1977 年,病区建有诊室 3 间、药房 2 间、手术室 2 间、消毒室 2 间、理疗室 1 间,共 196 m²。病房由泥砖房改建成红砖瓦结构 65 间,面积 910 m²。院容院貌大为改观。

1978 年 6 月,从同庆圩安接高压电至本院,线路全长 12 km,用款 12 000 元。至 2002 年 11 月,由市供电部门出资约 5 万元更换旧电网设施,确保用电安全。

1982 年,病区投资 8 000 元安装了自来水管网。

1985 年,医院有干部职工 14 人,职工用房 18 间,共 228 m²;办公室、图书阅览室、会议室共 74 m²;对外门诊用房 5 间,共 70 m²,设有诊室、候诊室、药房、制剂室、注射室。主要仪器设备:显微镜 2 台、卧式高压炉 1 台、手提式高压消毒器 2 个、电热蒸馏器 1 台、乙种手术包 1 个、病理切片机 1 台。医院每年对外门诊 1 200 多人次,医疗业务收入 12 000 多元。为扩大服务范围,方便皮肤病、性病患者就诊,于化州镇河东梅化路(今桔城南路)购买地皮 137 m²,由政府拨款 6 万元,自筹资金 3 万元,建设 1 栋三层综合楼,面积 420 m²。一层为对外门诊业务用房,二层、三层为职工宿舍。

医院时有水田 136.5 亩、耕牛 15 头、手扶拖拉机 2 台、发电机和碾米机各 1 台、抽水机 2 台,当年总产值 38 000 元。

1987 年,医院综合楼竣工落成,开设门诊部(第一门诊部),内设诊室、药房、注射室、化验室、理疗室;购置显微镜、冰箱、干燥箱、培养箱、电子治疗机、冷冻枪等设备。业务项目为皮肤病、性病诊治;开展病原体镜检和培养等化验业务协助诊断,增设电灼和冷冻等辅助治疗业务。门诊人数日益增多,业务收入逐年增加。

1990 年,粮食部门取消粮食补助,留院患者逐渐残老体弱,基本丧失劳动力,不能组织集体耕作,原有土地部分向外承包,留院麻风休养员完全靠民政救济。为了妥善解决留院麻风休养员生活问题,省财政及地方财政逐步提高休养员生活费补助标准,由原来每人每月 22 元逐步提到 48 元、70 元、100 元。从 20 世纪 90 年代开始,香港慈幼会、澳门天主教教会挂点扶助本院患者,不定期给予医疗和物资援助。

1995 年,澳门天主教教会赠送资金 5 万元,新建文化娱乐室 1 栋,建筑面积 120 m²;赠送 25 英寸彩电 1 台、影碟机 1 台。

1997 年,市财政补助休养员每人每月生活费 10 元。

2002 年,省财政补助休养员每人每月生活费 50 元。地方政府按城镇居民最低生活保障线补助在院休养员每人每月 143 元。澳门天主教教会赠送不锈钢自来水塔 1 个,容量 6 吨。

2003 年 5 月,在化州市北京东路租用房屋 100 多平方米,开设第二门诊部。是年,该门诊部业务收入 8 万元,第一门诊部收入 77 万元,两个门诊部收入合计 85 万元。医院累计收治麻风患者 585 人,治愈 463 人,死亡 64 人(包括自然死亡在内),治愈留院尚有 100 人,住院现症患者 1 人。

2004 年 12 月 24 日,化州市麻风病的患病率控制在 1/10 万以下,近 5 年平均发病率控制在 0.5/10 万以下,广东省专家组审评结果:化州市达到"基本消灭麻风病标准"。

2005 年 3 月,人类家园国际组织广州分支机构负责人到院了解情况,同年 7 月再派人员到该院考察,并先后落实专项捐款 70 万元。

2005 年 7 月,医院改建住院病房竣工使用。

2006 年初,在院区拆旧建新,新建单层病房楼 4 栋,共 24 间病房,总面积 520 m²,作患者宿舍,另建单

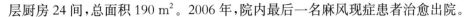

层厨房 24 间,总面积 190 m²。2006 年,院内最后一名麻风现症患者治愈出院。

2008 年初,全部患者入住钢混结构的楼房,彻底消除危房隐患。

2009 年 12 月,撤销化州市北京东路第二门诊部,保留第一门诊部。

2014 年,财政拨款 80 多万元,硬化从院区至当地乡村的公路,全长 2.2 km。

2015 年 9 月,广东省东方谈判发展研究院院长武向阳召集爱心人士共同捐资 15 万元,在病区内建单层楼房一栋,面积 120 m²,作医疗办公用房,进一步完善病区内基础设施。同年,院区内房屋全部是新建的钢混结构房屋,院内环境全部硬化、绿化,初步建成花园式院区。

2016 年底,院内有休养员 70 人。

截至 2019 年底,茶根医院累计收治现症患者 585 人。时有职工 26 人、居住休养员 62 人,政府补助休养员每人每月生活费和医疗费 660 元,院长苏敏。

信宜市东镇康复院

信宜市东镇康复院前身为"信宜县丁堡镇麻风村",始创于 1956 年。距县城 7 km。

1959 年 11 月,经信宜县人民政府批准改村建院,筹建"信宜县麻风病院"。时有水田 16.6 亩,鱼塘 0.6 亩,晒地 240 m²,林地 35 亩,有 2 排 8 间土房。是年,收治麻风患者 32 人。行政隶属县防疫站皮肤病防治组。

1974 年 6 月,为加强麻风患者的治疗,新建了两层瓦房 1 座,占地 100 m²,集住房、伙房、治疗室为一体,内设大小房间 10 间。

1980 年 9 月,"信宜县慢性病防治站"在防疫站皮肤病防治组的基础上成立,东镇康复院由信宜县慢性病防治站管理。

2003 年 3 月,财政拨款 9 万元新建砖混合结构住房 6 间,改善了麻风愈后康复患者的居住环境。

2004 年 1 月,县人民政府拨款 7 万元架设电网,结束了院区照明用煤油灯的历史。是年 4 月,慢性病防治站挖水井 1 口,购买抽水机、铺设管网,麻风休养员都用上自来水。

2016 年 3 月,政府将麻风康复村整体征收,休养员 5 人返回原籍,1 人迁到省泗安医院进行康复治疗。东镇康复院停止运作。

肇庆市皮肤病医院白诸麻风病住院部

肇庆市皮肤病医院白诸麻风病住院部前身为"广东省高要县白诸新村(白诸医院)",始建于 1956 年,位于广东省高要区(即原高要县、高要市)白诸镇,分别与该镇的布院、区村、下坡等村委接壤,最新测绘土地面积约 900 亩。

1956 年 8 月,广东省高要县委决定在高要县新桥区白诸乡的下坡、区村和布院大队之间建立"白诸新村(白诸医院)",负责建村的工作组由县委抽调组织部 2 名干部(其中 1 名任组长、1 名任会计),卫生科、民政科和农业科各 1 名干部组成。是年 10 月 4 日开建,经过 56 天的施工,完成了患者用房(宿舍 4 栋、厨房 1 栋、浴室 2 栋、厕所 2 栋)、患者食堂 1 栋(竹棚)和医疗业务用房(医疗室 1 栋,干部办公室、厨房、厕所和更衣室各 1 栋)建设,总建筑面积 683 m²。另打井 2 口,建晒谷场棚 2 栋,首期建设总费用为 20 245.45 元。当年收容现症麻风患者 30 人,高要县麻风病防治站派出 1 名医务人员驻村提供医疗服务。

1957—1959 年,在白诸医院周边各大队的配合下,高要县委县政府先后划拨了高要县白诸镇下坡大队、区村大队、布院大队等土地作为麻风防治与生产用地,从而解决麻风患者的治疗、集中隔离居住、生产与生活问题。

1965 年,高要县白诸医院建设初具规模,设有 5 个留院病区、床位 450 张,有耕地 520 亩(水田 120 亩、旱地 40 亩、鱼塘 360 亩),办起了粮食加工厂、三鸟场等。

1983 年 11 月 3 日,广东省卫生厅印发《同意设立肇庆地区皮肤病医院》(粤卫〔1983〕360 号)。

1984 年 3 月 5 日,肇庆地区编委印发了《关于设立肇庆地区皮肤病医院的通知》(肇地编〔1984〕15

号),高要县白诸医院由肇庆地区卫生处接管,更名为"肇庆地区皮肤病医院",负责收治辖区内的现症麻风患者。是年4月16日,肇庆地区行政公署卫生处《关于印发"肇庆地区皮肤病医院交接成立大会纪要"的通知》(肇地卫〔1984〕第43号),原高要县白诸医院时有工作人员17人、病床125张,有留院患者157人(现症患者47人、治愈留院休养员110人);接收时白诸医院资产(折价)合共569 996.67元,其中药物5 239.33元、医疗器械4 981.84元、房产496 060元、财产63 715.50元;土地面积699.6亩。接收后留用11名工作人员。会议纪要指出:全区治疗麻风患者8 952人,至目前止,治愈6 137人,患病率从1966年最高年份的1.01‰,下降到0.10‰。患者逐年减少,全区现有住院患者157人,分散在7个麻风院(村)。现有工作人员85人,工作人员与住院患者的比例平均为1:5.66,造成人力物力的浪费,为适应麻风防治工作变化形势,地区采取改革措施,接收高要县白诸麻风医院,并更名为"肇庆地区皮肤病医院"。是年4月2日,政府相关部门和单位开展肇庆地区皮肤病医院土地造册移交工作,高要县人民政府、白诸医院、高要县白诸区公所、高要县卫生局、肇庆地区行署卫生处分别在《高要县白诸医院土地移交书》上盖章同意,移交土地共699.6亩,但未包括在白诸医院范围内已建设并申领了房产证的医疗办公住宅及其他用地(含景观鱼塘、生产活动空地、道路、塘基和驻三鸟场外的办公楼),面积约200多亩,合计约900多亩〔未列册包括的200多亩土地是指:从《土地移交书》列册的具体土地位置、地名来看,并未包括当时作为"财产"类进行移交的以下土地:①在白诸医院生活区范围内已建设的医疗办公用房、住宅用地(部分申领了房产证、土地证);②在白诸医院"三鸟场"(地名)设置外围的办公室用地(其地貌、地名、面积一直不变,面积约6.35亩);③其他用地(含景观鱼塘、生产活动空地、道路、塘基等)。上述土地均位于当时白诸医院及《土地移交书》上列明的所有土地的"四至"范围内〕。

1986年,肇庆地区皮肤病医院纳入地区卫生事业编制,为科级单位。肇庆地区皮肤病医院按照国家卫生部的要求,对麻风患者采取"从隔离治疗为主转变为社会治疗为主"的防治措施,新发麻风患者逐步转变为在家治疗方式,部分患者治愈后逐渐回归社会,仍有大部分患者治愈后不愿意回归社会而居住在麻风村。

1988年,地市机构改革,肇庆地区皮肤病医院和肇庆市慢性病防治站合并,更名为"肇庆市皮肤病医院",原白诸医院成为肇庆市皮肤病医院下设在广东省高要县白诸镇的麻风病住院部。

1990年10月,在日本光田健辅・芳子基金会捐助下,白诸麻风病住院部建成12栋麻风患者宿舍。

1997年,医院自筹资金108万元,修建了1条从白诸麻风病住院部至高要县白诸镇圩镇3 km长的水泥路,改善了麻风村人员进出难的问题。

2000年,医院投资8万元,对白诸麻风病住院部的危房进行改造。

2001年,医院投资5万元,进行白诸麻风病住院部内巷道硬化建设,解决了宿舍区内行路难的问题。

2002年,医院投资9万元,对白诸麻风病住院部供电线路进行了改造,解决了住院休养员用电难的问题。

2003年,医院自筹资金15万元,建造供水塔、供水池和供水网络,改善了住院休养员用水难的问题。是年,广梧高速公路建设征用了马深坑(地名)、长坑(地名)等一带的土地100亩,土地总面积共约1 100多亩。与土地移交时的900多亩比较,多出200亩。土地面积增多的主要原因:①1984年土地移交时手工丈量与2009年电子测量的方式方法不同,而且电子测量包括了鱼塘塘基、道路及沟渠等面积;电子测量比手工丈量精确度高,例如,走鹿岗(地名)山场移交时面积是50亩,实测146.82亩;②当年,人民公社体制,农村为了少交公余粮,可能存在将土地亩数报少的情况;③当年,凤尾村村民恐惧麻风患者,可能存在村民弃耕一些土地而麻风患者耕种了的情况。

2004年,医院投入8万元,为每位住院休养员建造独立的厨房和洗浴房等生活设施,方便患者生活。

2005年,医院投入40万元新建一栋综合楼,每间宿舍配置一台太阳能热水器。

2007年11月15日,国家发展改革委员会印发《关于下达2007年麻风院村建设中央预算内投资计划的通知》(发改投资〔2007〕3071号),国家安排中央预算内投资136万元专项资金用于白诸麻风病住院部建设项目。

2008年,肇庆市发展改革局印发《关于肇庆市皮肤病医院白诸麻风病住院部改造建设项目可行性研究报告的批复》(肇发改社〔2008〕187号),同意肇庆市皮肤病医院白诸麻风病住院部改造建设项目,总投资约367.25万元,资金来源:中央预算内投资136万元,省配套资金180万元,其余由肇庆市皮肤病医院自筹解决。是年1月,广东省卫生厅副厅长黄飞等省、市领导前来白诸麻风病住院部慰问麻风防治工作人员和住院休养员。

2009年9月,广东省卫生厅联合省发展改革委员会、省财政厅、省民政厅下达《关于印发广东省麻风病院村改造建设方案的通知》(粤卫〔2009〕117号),下拨配套资金180万元用于白诸麻风病住院部的整合建设,收容肇庆、云浮、清远市共9所麻风院村患者。其后,由于各地麻风村康复人员不愿搬离原居住地而没有实现整合搬迁。是年,该院委托高要市广新测绘有限公司对白诸麻风病住院部的全部土地进行测量,实际现有土地面积602 420.1 m²(约903.63亩),另有20世纪90年代被村民侵占的马深坑(地名)、鲤鱼山(山名)一带山地100多亩。

2010年3月,肇庆市政府安排资金48.892万元用于白诸麻风病住院部土地确权办证。

2010年7月20日,白诸麻风病住院部举行了麻风村整合建设的奠基仪式。但由于该土地未完成确权,而且与周围农村存在土地纠纷而未能开工建设,经上级同意,该院修改了项目建设内容,变更为装修改造建设,最终得以顺利进行。

2013年,完成白诸麻风病住院部办公用房、医疗设备配套的更新和患者宿舍翻新改造等工程。具体内容如下:①办理了规划、建设的有关报建手续,完成了建设工程招投标,2010年7月20日动工,完成了旧楼2—14号楼1 270 m²的维修安装工程。②已招标采购生活设施包括太阳能热水器、洗衣机、电视机、床、衣柜等,自动蛋白印迹仪、不锈钢药柜等医疗器材一批,购救护车一辆。③完成了住院部电力台架改造,更换了变压器、变压器至住院部输电线路及电线杆,基本完成用电改造。上述工程、采购、报建办证等合计支出331.29万元,未超出批复立项的总投资367.25万元,也未超出下达资金364.8万元数额。

2016年,市财政投入80万元对白诸麻风病住院部进行道路硬化、改水、监控安防等设施建设,工程基本完成。

截至2019年底,住院部居住休养员29人,有复发现症患者1人,政府补助休养员每人每月生活费和医疗费650元,时任院长彭云。

德庆县麻风村

德庆县麻风村前身为"德庆县麻风防治站",隶属德庆县卫生科,筹建于1956年。

1958年7月,德庆县麻风防治站筹建"德庆县麻风村",选址德庆县新圩镇中垌吉周塘村。新建土木结构、砖木结构房1 545 m²。分别为医疗区用房、院部用房、职工用房。次年3月建成并投入使用,麻风村建设用地1 375.5 m²,耕地面积124亩。首任麻风村村长为邓锦强,有职工8人。是年,麻风村收治麻风患者118人,其中瘤型39人、结核样型79人。德庆县麻风病防治站与麻风村更名为"德庆县皮肤病防治院"。

1976年,在县人民政府支持下,选址德庆县德城镇解放北路28号筹建慢性病防治站。

1978年,动工兴建,1982年竣工投入使用。同年,皮肤病防治院与慢性病防治站合并为"德庆县慢性病防治站",保留皮肤病防治院建制,医务人员搬迁至县城。慢性病防治站占地面积2 420 m²,建筑面积2 840 m²,其中工作用房1 470 m²。主要承担全县的麻风病、结核病、精神病及性病等防治工作。

1986年,在县人民政府关心和支持下,麻风村通电,改善了麻风患者生活条件。

1989—1995年,新建门诊综合大楼,增设检验科、结核病防治科、精神科和皮肤病专科。时有干部职工24人,其中医护人员17人。

1997年,全县时有麻风现症患者2人,达到国家规定的"基本消灭麻风病"指标要求。

2007年,县政府拨款10万元、医院自筹资金10万元新建麻风村休养员住房,是年10月动工兴建,次年7月1日建成投入使用。建成休养员用房180 m²,改善了麻风村休养员的居住条件。

2019 年底,德庆县麻风村隶属德庆县慢性病防治站,时有干部职工 44 人,全县已无麻风现症患者,麻风村收住 4 位麻风休养员,政府补助休养员每人每月生活费和医疗费 1 000 元。德庆县慢性病防治站派专人负责麻风村土地管理及休养员生活用品采买、运送工作,时任院长梁世荣。

广宁县运水医院

广宁县运水医院前身为"广四县运水医院",筹建于 1958 年 10 月,选址五和镇天心村,属麻风病专科医院。筹备人员由副县长冯星兰、县人大办公室主任钱仕雄、卫生科科长刘金生、麻风病防治站干部李均龙及黄康龙组成。次年 5 月 1 日竣工并开始收治麻风患者,首任院长由县卫生科科长刘金生兼任,副院长为李均龙、高招。时有职工 16 人,其中卫技人员 10 人、医生 3 人。病区设有病床 500 张,有水田面积 200 亩,山林 700 亩。国家给予住院患者每人每月生活补贴 12 元,粮食、油及肉食品供应按当时的非农业人口指标供应。

1960 年春节前夕,县人民政府办公室、民政局、卫生局等部门组织人员到运水医院慰问住院麻风患者并赠送副食品及现金。此后每年的春节前,县政府均组织慰问活动至今。是年 5 月,运水医院被评为"广东省麻风防治先进单位",副院长李均龙参加省表彰大会。是年 12 月,县运水医院收治住院麻风患者 397 人。

1961 年 4 月 6 日,撤销广四县,恢复广宁、四会两县建制,广四县运水医院更名为"广宁县运水医院"。仍收治两县的麻风患者。是年,运水医院种植水稻 190 亩,总产量 42 571 kg;种植花生 26 亩,总产量 1 160 kg;种植木薯 310 亩,总产量 9 557 kg;种植番薯 40 亩,总产量 16 吨。

1962 年,运水医院收治麻风患者 409 人,是住院人数最多的一年,之后住院人数逐年减少。

1963 年 7 月,运水医院门诊部和部分职工宿舍及病房被山洪冲毁,被困的 40 多人全部转移脱险。是年,重建砖木结构门诊部和职工宿舍,建筑面积 1 600 m²,修缮了一批病房。

1965 年,运水医院水稻产量 80 多吨,花生产量 2 944 kg,免去了国家每年供应统销粮 55 吨,实现了粮、油、肉、菜自给自足。

1966 年 1 月 1 日,运水医院被评为"1965 年度广东省文教卫系统先进单位",副院长李均龙参加省先进单位代表大会。是年,县皮肤病防治站并归运水医院,负责全县麻风防治工作。

1967 年,运水医院建立病理室,开展皮肤病理学检查。

1968 年,广东省平洲医院(省麻风病专科医院)派出医生到运水医院开展矫形外科手术,为 15 名麻风垂足患者做了胫后肌腱移位术。

1969 年,省平洲医院由苏合隆医生带队到运水医院协助开展中草药和制剂工作,历时 1 年。

1970 年 3 月,广宁县皮肤病防治站从运水医院分出,归并入县卫生防疫站,内设皮肤病防治组,负责麻风防治业务。运水医院建立中草药制剂室,购置碾米机、手扶拖拉机、脱粒机和电锯等农机工具 30 多台(件);购置电影放映机、电视机和扩音机等,活跃了病区的业余文化生活。是年,运水医院被评为"广东省抓革命、促生产、促工作、促战备'四好'单位"。

1974 年,为贯彻省麻风病整矫形外科新洲会议精神,受肇庆地区卫生局委托,运水医院与怀集县五湖医院(麻风病医院)主办肇庆地区五县(广宁、怀集、郁南、罗定、云浮)麻风病修复外科学习班,12 名医生参加学习培训。其间,由省皮肤病防治院派来医生及护士共 2 人直接指导,为运水医院患者做修复外科手术 22 例。运水医院派出医生麦琦伟参加该班组成的手术队继续到怀集、郁南、德庆、罗定、云浮等县为麻风患者做修复外科手术,历时半个月。

1976 年 1 月,县运水医院被评为"1975 年度广东省麻风防治先进单位",院长李均龙出席省文教卫系统先进单位代表大会。是年,医院建立放射科,安装 30 mA X 光机 1 台。

1981 年 11 月,县运水医院被评为"全国麻风防治工作先进单位"。

1982 年 9 月,运水医院被省政府评为"广东省麻风防治工作先进单位"。

1984 年 3 月,运水医院在县城南街镇人民路 23 号兴建钢混结构四层宿舍楼 1 栋,建筑面积 978.7 m²,

解决了医院干部职工的住房问题。是年 11 月,运水医院并入广宁县慢性病防治站,运水医院原有的山林、水田、房屋等设施均归属广宁县慢性病防治站管理,广宁、四会两县的工作人员分别回到各自县的慢性病防治站,继续开展麻风防治工作。是年,运水医院有现症麻风患者 5 人、治愈留院的休养员 39 人,两县各留下 2 名卫技人员维持病区的日常工作。此后,运水医院停止收治新发现的麻风患者,患者居家治疗,由县慢性病防治站专职医生负责管理。截至 1984 年底,广宁县运水医院累计诊断广宁四会两县麻风患者 1 358 人,收治住院麻风患者 917 人,其中瘤型 417 人、界线类 93 人、结核样型 407 人。累计治愈麻风患者 679 人,患者合并其他疾病死亡 233 人。开展外科矫形手术和普通外科手术 260 例,门诊诊治皮肤病和常见病多发病 40 000 多人次,出诊 1 300 多人次。

1993 年 12 月 21 日,国际慈善机构"霍雷之友"协会、意大利麻风福利协会一行 6 人,在广东省卫生厅慢性病防治办公室领导陪同下,到运水医院慰问住院患者及休养员,赠送了衣服、床上用品、鞋帽等生活用品及部分食品,并进行了联欢。

2006 年 3 月,运水医院对治愈留院休养员的旧房全面拆除,新建了 10 多间平房,所有休养员(14 人)迁进新居。

2016 年底,运水医院居住休养员 4 人,平均年龄 75 岁,县民政局补助每人每月生活费 590 元,县慢性病防治站派人定期为其护理及购买生活用品。原有的山林、水田交由当地村委会代为管理,部分承包给当地村民。

2018 年 7 月,住村休养员全部迁入肇庆市白诸麻风院。自此,运水医院停止运作。时任院长范铁志。

怀集县五湖医院

怀集县五湖医院是 20 世纪 60 年代专门收治麻风病的专业独立机构。2002 年,已经不再收治患者,亦无治愈留院患者。至 2016 年底,医院房屋倒塌,无医务人员留守,用地被当地村民占用农耕。由于年代久远,亦无原始记载材料,经多方查询,未能收集到相关纪实材料。

云浮市石合麻风院

云浮市石合麻风院前身为"云浮县石合医院",1956 年成立"县麻风防治工作组",工作人员 3 人。1959 年 1 月成立"县皮肤病防治站"(合在防疫站办公),负责全县的麻风病和慢性病防治工作。1959 年 10 月在县人民政府和县卫生局的支持下,云浮县和新兴县合办"云浮县石合医院",选址云浮县南盛镇横岗大队羊咩寮村,分为医院综合办公区和病区两个部分。病区有山林面积 1 500 亩、水田 45 亩、旱地 25 亩,供轻症患者自种、自养、自收。医院综合办公区建有门诊部、隔离室和职工宿舍、饭堂、会议室,病区和综合办公区全是瓦房建筑。是年,收住患者 390 多人。

建院初有工作人员 7 人,其中医务人员 2 人,管理人员 5 人,主要负责院内麻风患者的治疗工作。医院主要收治新兴县和云浮县的麻风患者,1985 年病区有现症患者 29 人,治愈留院休养员 22 人。

1994 年 9 月,云浮县撤县建市(地级市),云浮县石合医院更名为"云浮市石合医院",统一由市慢性病防治站管理,主要开展麻风现症及治愈者的治疗和康复工作。

1995 年 10 月,在云浮市委市政府、市卫生局支持下,石合医院办公楼、门诊及病区楼房改造工程项目顺利动工。动工前,时任市委常委的李俊管在慢性病防治站领导的陪同下组织多部门负责人到现场进行调研,明确要把医院的办公及业务用房、病区的危房改造作为当年的重点工作,确保留院患者及休养员的人身安全。

1996 年 7 月,采用钢混结构新建的石合医院综合楼和病区楼房正式投入使用。医院及病区总建筑面积 1 600 多平方米,其中,医院综合楼 600 多平方米、病区 1 000 多平方米,每位休养员住进了 15 m² 的套房。同时,得到了天主教马神父的支持,在距离病区 1 000 多米远的山上引来山泉水,并安装自来水管网到每一间病房。

2002 年 6 月,云浮市机构编制委员会和市委批复,撤销云浮市慢性病防治站和云浮市石合医院,组建成立"云浮市皮肤病医院",由市皮肤病医院负责开展石合麻风防治各项业务。

2003 年,对石合医院病区山林砍伐、山地承包向社会公开招标,成功引进有关人员进行"三高"(高产、高质量、高效)农业产业投资,确保病区每年能有一笔固定收入用于弥补经费的不足。

2005 年,对石合医院进行了两次维修,具体有病房墙体翻新、更换破烂门窗、重新修建排水沟、房屋屋顶防漏改造、病区道路硬化、活动场所美化绿化、水电设施更换、道路维护等维修加固工程。

2008 年 12 月,通往石合医院的新桥"博爱桥"建设竣工并投入使用,既消除了安全隐患,又为留院患者的生活和治疗保健提供了方便,此桥由红十字会捐建。

2016 年,市政府投资将病区房屋改造翻新,病房改造为一室一厅带卫生间和厨房的小公寓,每套面积 30 m²,每位休养员居住一套,配备热水供应,购置新床、衣柜等生活用品,大大改善了休养员的生活环境。

2019 年底,居住休养员 5 人,政府补助休养员每人每月生活费和医疗费 678 元。时有医务人员 7 人,其中 1 名医务人员长期驻守病区开展日常医疗业务及生活照料等工作,时任院长吴伟祥。

罗定市麻风病村

罗定市麻风院前身是罗定基督教教会于 1920 年创建的"博爱麻风医院"。

1918 年末,罗定基督教教会获赠 3 英亩土地作为麻风病院用地,广东省政府拨款 100 美元作为博爱麻风医院建设启动资金。1920 年,李澄川等人发起募捐,在素龙镇七和村水贵湾建立博爱麻风医院,隶属博爱医院管理。罗定麻风病院建设于 1933 年初竣工并投入使用。是年,收治麻风患者 10 余人,未设女病房。共有 25 间平房,约 360 m²,患者生活来源靠热心人士捐助。

1945 年,罗定籍蔡廷锴将军回到罗定知道麻风院缺少房屋后,捐六十块大洋扩建麻风院。

1950 年,卫生局接管麻风院,首任院长为陈守序,时有医护人员 3 人,财政全额拨款。

1955 年,扩建病房、药房、食堂等共 500 m²,可同时容纳 100 人住院留医。政府负担大部分生活费,其余部分由康复患者开展生产自给。

1956 年,组织全县大普查,发现患者 297 人。由于普查发现患者多,政府在附城镇平西村黄坭塘、罗平镇泗盆村灯心塘增设二处麻风病留医部。

1958 年,在麻风院工作的医护人员增至 8 人,政府供应粮油及基本生活费。

1962 年,将附城镇平西村黄坭塘、罗平镇泗盆村灯心塘合并到罗定县七和村水贵湾麻风康复病区;增设"罗定县水贵医院官扶村办事处"。

1964 年,罗定水贵麻风村更名为"罗定县水贵医院",下设素龙镇七和村水贵湾自然村,水贵医院和水贵麻风村,原各村的干部职工不变,麻风村是麻风患者住院部及康复患者生活居住地。水贵医院是皮肤病、性病专科医院,为罗定县居民及周边县市居民提供皮肤病、性病防治服务,开设一个门诊部;一边管治患者,一边开展下乡普查,方便发现治疗麻风患者。

1965 年,下乡普查,发现患者 135 人。

1966 年,在水贵湾麻风村开设中西药房,后因罗定金银河水库水位上升,迁址罗定县素龙镇七和村委水贵湾麻风康复病区。

1981 年,在麻风院工作的医护人员增至 22 人。财政拨部分款项资助,其余开支大部分靠门诊收入。

1990 年,新发现麻风患者全部入院隔离治疗,大部分患者治愈后回家,少部分治愈者留院疗养。

1994 年 9 月,更名为"罗定市水贵医院"。

1995 年,政府按本地五保户标准,对麻风村康复患者提供生活费。

1997 年,政府拨款、单位自筹部分款及香港同胞捐款共计 20 万元,新建水泥楼房 22 间,建筑面积 501 m²;麻风院有山林 60 亩、旱地 40 亩,建筑面积 501 m²。是年 9 月,"基本消灭麻风病"达标验收合格。

2006 年 5 月,该院麻风防治医生许桂拾获得"全国'五一'劳动奖章"。

2009 年 2 月,罗定市水贵医院更名为"罗定市皮肤病防治院"。

2016 年底,有主治医师 3 人、医师 8 人、主管护师 1 人、护师 8 人。

2019 年底,时有医务人员 20 人,休养员 6 人,政府补贴休养员每人每月生活费和医疗费 740 元。时任院长周荣华。

郁南县民堂村

郁南县民堂村前身为"郁南县麻风病防治站民堂村",坐落在郁南县南江口镇古逢村。

1956 年初,根据中央《1956 年到 1967 年全国农业发展纲要(草案)》中提出的"要积极防治麻风病"的指示,郁南县人民委员会指示卫生科成立"郁南县麻风病防治站"。是年 3 月 13 日,在郁南县人民委员会卫生科挂牌成立"麻风病防治站",办公室设在县防疫站。为了筹建麻风病住院区,麻风病防治站先后派出干部和医生到省城进修学习。是年 10 月,选址连滩区古逢乡良秋坑和相思坑、盲塘坑建造麻风住院部,名称定为"民堂村"。是年 11 月,县人民委员会拨款 1.4 万元,指定县卫生科、民政科建造,由卫生科杨标负责规划设计。

1957 年 5 月,民堂村正式建成。建设初期,仅有 1 栋二层砖瓦房作医务工作人员居住用房,另有 1 栋医疗室,2 栋麻风患者居住房和 1 栋食堂。是年 7 月,民堂村接收第一批麻风患者 59 人,其中男性 50 人,女性 9 人。至年末,收容隔离治疗麻风患者数达 137 人(男性 109 人、女性 28 人)。民政科拨给住院患者每人每月大米 13 kg,每人每月现金 6 元,院内设食堂并指定 2 名患者负责;药品由肇庆专区卫生署组织供给。之后,为了使更多麻风患者能集中隔离治疗,又新建 2 栋两层瓦平房和多栋平房。首任负责人为朱铭勋。

1958 年初,由于交通困难,院内房舍不足,部分患者未能收容治疗。经请示卫生科领导,县麻风病防治站举办了一期培训班,培训医生 14 人。培训结束后将医务人员分成两组:一组在麻风病区工作;另一组在全县范围内开展麻风患者筛查工作,并将筛查确诊又未能住院治疗的 129 名患者给予居家治疗。

1958 年底,民堂村有水田 30 亩、旱地 15 亩、山林 805 亩,村领导施行治疗与生产劳动相结合的方针,设立农业、烧石灰、编织等劳动小组,开展农业生产,拓宽副业门路,收入大幅增加,极大改善了患者的生活条件,使患者的生活物资基本实现了自给。

1959 年 2 月,由组织部委派了一名军转干部欧镜新(副科)驻村加强民堂村的行政管理,下半年又调来一名干部协同管理。县城麻风病防治站也择地建设了 3 栋近 500 m² 的砖瓦房。是年,防治站迁址都城大朗冲。

1959 年 10 月,首批麻风治愈者 17 人出院,麻风病防治站召开出院大会,邀请上级有关领导、各医疗单位负责人、治愈者所在地村社干部及治愈者家属、部分周围群众到会,讲述了麻风病可治愈、不可怕的知识。通过大会宣传,使广大群众了解麻风病知识,促使麻风患者回归社会,减少对麻风病的歧视。该做法一直坚持到 1966 年。

1960 年,麻风村建成不同规格房屋共 17 栋,建筑面积约 4 800 m²,陆续设置食堂、医疗室、电影室、娱乐室等,可同时收容患者 200 人。是年,民堂村更名为"郁南县麻风病防治站民堂村办事处",麻风病防治站设在县城大朗冲,于 1978 年又更名为"郁南县慢性病防治站"。

1963 年,郁南县麻风病防治站民堂村办事处迁址,并更名为"郁南县慢性病防治站民堂村门诊部",对外开展皮肤科门诊业务,为周围群众开展常见皮肤病的诊疗服务,管理干部和轮值医生每天都到麻风村内巡诊和管理。

1964 年,购买手扶拖拉机 1 台,每月 2 号、8 号到圩镇为麻风患者、休养员购买日用品。

1965 年,民堂村收治麻风患者 186 人,是建村历史上收治患者最多的一年。

1966 年,为方便住院麻风患者出行以及周边群众就诊皮肤病,办事处领导向省交通厅请示在民堂村设置汽车客运站点,后获批准。

1974 年,财政拨款 13 万元建设 1 栋三层水泥预制板门诊综合楼。

1976 年 8—11 月,广东省平州医院派出一支由潘东荣主任带队的 3 人医疗援助队来到民堂村。医疗队的到来不仅带来新的诊疗知识,如推荐用麻风病光谱五级分类法替换两型两类法,还指导帮助皮肤病医院开展麻风病矫形外科手术。此后对结核样型和界线类偏结核样型麻风患者不再收容入院治疗。

1978年11月,根据上级"麻风防治工作应以县城为中心"的指示精神,县慢性病防治站扩建1栋两层建筑面积300 m² 的水泥预制板门诊楼,正式挂牌对外开展皮肤病诊治业务。

1983年以前,麻风治疗以氨苯砜为治疗主药,同时开展中医药、针灸治疗和中西医结合治疗。

1983年,该站开始试行用联合化疗方案治疗麻风病,至1985年推行至全县麻风患者。

1984年,民堂村办事处购置柴油发电机和电视机,结束了照明用煤油灯的历史,丰富了病区生活。

1987年后,新发麻风患者不再住院治疗,全部改为居家治疗。

1994年10月,民堂村门诊部保留1名医生和1名工人管理民堂村和治愈留村休养员。

1995年,上级财政拨款4万元建成1栋两层八套共300 m² 的水泥混凝土结构砖房,改善了治愈留村患者的居住条件。

1996年,投入3万元将村内主道改造硬化,方便村民出行。

2006年,财政投入资金80万元,将县慢性病防治站旧门诊拆除,建成一栋建筑面积721 m² 框架结构的三层门诊楼,改善就医环境,并购置一批医疗器材。

2008年10月,麻风患病率下降到0.5/10万,达到了国家"基本消灭麻风病"的要求,通过了省级考核验收。

2016年底,郁南县慢性病防治站民堂村仅有留村休养员2人,迁往省泗安医院托管。

清远市慢性病防治医院新桥疗养分院

清远市慢性病防治医院新桥疗养分院前身为"清远县杨坑麻风防治站"。始建于1954年,选址清远县龙塘镇杨坑村,占地面积600多平方米,为一个类似四合院的闭合结构的一层楼平房。

1956年10月,清远县杨坑麻风防治站更名为"清远县杨坑麻风院"。

1983年以前,麻风院患者依靠政府划拨的耕地实行自给自足,保障基本生活需求。

1983年,县政府给予休养员每人每月生活补助50元。

1988年2月,清远撤县设市。是年5月,清远县慢性病站一分为二,建立"清远市结核病防治所"和"清远市皮肤病防治所",杨坑麻风院隶属清远市皮肤病防治所。

2002年1月,清远市委市政府整合卫生资源,调整市直属医疗卫生机构,撤销清远市皮肤病防治所、清远市结核病防治所、清远市卫生局直属门诊部和清远市红十字会门诊部,组建"清远市慢性病防治医院",杨坑麻风院隶属清远市慢性病防治医院。

2002年5月31日,清远市慢性病防治医院成立麻风病性病工作领导小组,聘任吴启先为杨坑麻风院主任,对杨坑麻风院实行人、财、物统一管理。

2004年7月6日,清远市市委、市政府决定将清远市慢性病防治医院杨坑麻风院迁至清城区东城街办新桥村(原市民政局救助站)。杨坑麻风院山林土地等资产由政府收回。是年,清远市慢性病防治医院杨坑麻风院更名为"疗养分院"。

2006年,清远市政府拨款200万元用于新桥大塘村麻风院建设,建成钢混结构楼房2层,共有房间38间,同时配套卫生间、健身房、药房和食堂等生活和医疗设施。

2007年1月28日(世界麻风病防治日),清远市政府副市长廖迪娜率队到新桥麻风病疗养分院慰问麻风休养员和麻风防治工作人员。此后,清远市政府每年均开展"世界麻风病防治日暨春节慰问活动",组织清远市卫计委、财政局、民政局、残疾人联合会、红十字会、清新区政府、清城区政府等单位到新桥麻风病疗养分院,慰问麻风患者、麻风休养员和麻风防治工作人员。

2012年,清远市财政投资完成院内设施改造,硬化道路、更换门窗、配备马桶、电视机等,新桥疗养分院休养员每人每月生活补贴提高至360元。2014年,新桥疗养分院两名护工上岗,解决了院内环境、居室保洁、个人护理等问题。

2019年底,疗养分院(麻风病院)居住休养员15人,市政府给予每人每月生活补助520元。疗养分有主任 1 人、医生 1 人、护工 2 人、其他后勤人员 6 人,时任院长唐杰彬。

佛冈县小坑医院

佛冈县小坑医院前身为"佛冈县小坑麻风病防治医院",始建于 1955 年 4 月。

中华人民共和国成立后,佛冈县人民政府关怀麻风患者,于 1955 年 4 月成立"佛冈县麻风病工作委员会"和"佛冈县皮肤病性病防治领导小组",副县长任组长。设置"佛冈县皮肤病性病防治站"(站址在龙南汶坑圣堂前荷木坪)和"佛冈县小坑麻风病防治医院"(院址在龙南汶坑多宝洞斋堂),规划面积约 90 多亩(包括山地),设简易病床 59 张,两块牌子,一套人员,共 4 人,在小坑医院办公,负责麻风病、结核病等慢性病的防治。是年底,小坑麻风病防治医院组织医务人员分赴全县各地,查出麻风患者 77 人。

1956 年 1 月,小坑麻风病防治医院开始收治麻风患者,其医药费由国家包干,提供无偿医疗服务;生活费由国家部分补给。

20 世纪 60—70 年代,佛冈县多次组织医务人员对重点镇村开展麻风普查,采取报病有奖的办法,先后发现麻风患者 219 人,除 55 人在治疗过程中因并发其他疾病死亡外,其余 164 名患者均治愈康复。

1978 年,结核病及精神病防治工作从县人民医院划归到小坑麻风病防治医院管理,更名为"佛冈县慢性病防治站",内设皮肤科、结核病防治科、精神卫生科,并开设专科门诊。同时,各乡镇卫生院也配备了专(兼)职结核病防治、皮肤病防治医师 1～2 人。

1980 年后,佛冈县对麻风防治实行"四个转变"。

1987 年,佛冈县成为全省首批"基本消灭麻风病"达标县,患病率 0.003 8‰。

2008 年,所有留村休养员都已去世,原麻风村所属土地已被当地政府重新征用,佛冈县麻风村不复存在。

英德县青坑麻风院

英德县青坑麻风院始建于 1959 年,1979 年撤并到韶关枫湾麻风院。

连县麻子田医院

连县麻子田医院始建于 1958 年,位于今清远市。

1985 年,将在治患者 6 人转到韶西医院集中治疗,撤销连县麻子田医院。

清远市三江医院

三江医院始建于 1951 年,位于今清远市,1965 年撤并到韶关枫湾麻风院。

潮州市潮安区岭后医院

潮安区岭后医院前身为"杨碧岭麻风村",始建于 1959 年。地址位于潮安区沙溪镇森埔山杨碧岭,1960 年迁址潮安区古巷镇枫洋村洋铁岭,建成时有平瓦房约 200 间,当年收治患者约 300 余人,首任村长孙松贵。

1963 年,政府发放每人每月生活补贴 7 元。300 余名麻风患者分成 6 个生产小队,全部参与集体劳动,种甘蔗榨成蔗糖,售卖后实施按劳分配,补贴生活费。

1964 年,马海德来到麻风村为患者治病,解除病痛。在多名医生的悉心照料下,岭后 300 余名麻风患者大部分康复回乡;少部分重症患者和后遗症较重者继续留村疗养。

1985 年后,每年麻风节,区红十字会、卫生局、财政局、残疾人联合会、民政局、慢性病防治站等部门及社会热心人士都来慰问岭后医院麻风患者。

2003 年,村内修建水池、安装水管,配套自来水设施;接入国家电网,使村内用电灯照明替代煤油灯照明。财政局拨款重建病房,改善了患者的居住条件。时有办公面积 158 m²(包括医务工作人员休息宿舍、食堂及卫生间),特殊用房 247 m²。之后,麻风村更名为"潮安区岭后医院"。

2004 年,日本志愿者原田辽太郎无条件来院为患者服务,捐资出力,并带动诸多在校学生和社会热心人士前来关爱住院麻风休养员。

2019 年底,时有工作人员 8 人,居住休养员 4 人,政府补助休养员每人每月生活费和医疗费 600 元,时任院长黄燕杏。

饶平县卓花办事处麻风村

饶平县卓花办事处麻风村始建于三饶镇河口村,离镇中心约 12 km,位于镇东南方,距离县城黄冈镇 56 km。筹建于 1956 年冬,次年 2 月 15 日开始收容患者。由当时县卫生科牵头,联合民政部门,选址于三饶镇河口荒村,为避麻风之称号,改荒村为方村。县卫生科成立方村办事处,调来原三饶供销社主任林雁湖任方村办事处首任主任。

方村四周环山,中间有河流通过。占地面积约百余亩,可耕作面积 70 多亩。进村患者治疗、耕作两不误。

1957 年,麻风村收容患者 44 人。村内设有病室 2 栋,每栋 2 间,可同时容纳 60 人住院治疗。职工宿舍和治疗室始建于 1957 年 3 月,是年 4 月建成投入使用。距离患者区约 500 m,中间隔有山丘,配套有隔离室及厕所 1 间。

1958 年,为贯彻中央《1956 到 1967 年全国农业发展纲要(草案)》中提出的"要积极防治麻风病"的指示精神,全县各镇卫生院麻风防治人员积极护送患者进村治疗。8 月中旬,广东省及汕头专区麻风防治处赴村巡视。

县卫生科在县防疫站成立麻风防治站,委派麻风防治站医生轮流住村为患者治疗。当时主要应用砜类和硫脲类药物进行治疗,为加强疗效,同时增添了苯丙砜注射液注射。探索中医药治疗,运用辨证施治,分型治疗,应用如苦参散、金龙丸、五服方、醉仙散、通天再造丸等中药验方。时任卫生科科长严福赴广西省平南县,带来中药治疗麻风验方,召集全县名老中医研究,特聘三饶镇卫生所老中医江乙燃医生住村协助。

在各级政府部门关心和支持下,方村很快进入正常运作轨道。安顿患者后,进行行政管理,设正副村长各 1 名,全部患者分作两个生产队,进行生产劳动。

1965 年 8 月 17 日,与解放军 6 822 部队签订协议,将卓花农场的土地、山林、房室、猪寮、水库等移交饶平县卫生科管理使用。饶平县卫生科在卓花农场设立卓花办事处,把三饶河口方村迁移至此,成为饶平县新的麻风村,收治管理麻风患者。

饶平县卓花办事处位于饶平县钱东镇卓花村(后来卓花村并入径南村),在县城西北方,距离县城约 20 km,东与澄海盐鸿村山地相接,南与潮安江东响水场山水田为界,西与潮安江东及金石的曾尾店场山地为界,北与钱东径南管区水田相接,土地面积约 1 800 亩。部队建有房屋 88 间,每间至少可容 2 人,可耕作土地 563 亩。饶平县卫生科多方筹措资金改建房屋,以供方村患者居住。

1966 年,从方村迁至卓花村患者 77 人。县麻风防治站继续为患者治疗。

卓花办事处成立后即制定各项规章制度,建立治疗室、注射室、康复室,设置隔离带。成立生产队,分为涝组、旱组与副业组。患者边治疗边投入劳动生产,按记分计酬方式,基本能自种自给自足,解决了生活和治疗问题。卓花办事处最高峰年份收治患者 150 人。

1972 年 7 月 1 日,建立村外患者治疗登记汇报制度。

1976 年 2 月,成立"饶平县慢性病防治站",有了正规防治管理机构。

1977 年,开展了联合化疗试验工作。

1977 年 3 月,卓花患者因与铁铺公社坑内大队发生水利纠纷,致卓花办事处患者一死、一重伤、四轻伤。

1978 年,县防疫站抽派杨平河医生住村加强医疗力量,许祥威、黄添泉、郑臣汉 3 名医生轮流为患者治疗。

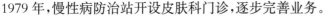

1979年，慢性病防治站开设皮肤科门诊，逐步完善业务。

1981—1995年，慢性病防治站和卓花办事处治愈麻风患者140人。全县以慢性病防治站为首，设立了三级防治网络，使麻风病得到有效控制。

1986年，全面实施联合化疗，接受联合化疗者63人，治愈53人。

1996年，建设铁洪公路时征用卓花办事处土地。

1997年，饶平县"基本消灭麻风病"考核验收达标。

2010年，径南产业转移园建设征用卓花办事处土地。

2013年8月19日，县国土资源局核对饶平县卓花办事处土地界线，核实卓花办事处土地面积644.187亩。

2015年8月6日，饶平县县委、县政府将县卓花办事处并入县慢性病防治站，在该站增挂"饶平县卓花办事处"牌子。

由于工业园征用卓花办事处土地，卓花办事处没有患者居住室、治疗室、注射室，经向上级主管部门申请，于2015年建立了120 m²的新房。

2019年底，卓花办事处时有在职职工4人，退休留用医生1人，居住休养员仅1人，时任院长刘伟东。退休留用医生负责留村患者治疗监测工作。政府补助休养员每月生活费与治疗费600元。卓花办事处将630亩土地出租，租期30年。

普宁市康复医院

普宁市康复医院前身系"普宁县甘石径麻风新村"，创建于1956年12月，是普宁县人民政府和普宁县卫生局响应国家卫生部全面彻底消灭麻风病的奋斗目标要求，由普宁县人民代表大会决定成立的医疗机构，选址普宁县里湖区大池乡甘石径（与揭西县坪上区连城村毗邻），拥有农田70多亩、山地200多亩。

1956年，普宁县开展群众性的麻风普查工作，查出麻风患者1 147人，其中瘤型346人、结核样型801人，疑似麻风患者50人。是年10月，成立"普宁县麻风防治委员会"，12月在甘石径建设麻风村，当年入村患者37人。同年，先后建立了流沙、洪阳（于1957年移至大坝乡葫芦地，扩大大坝、湖美两地医疗工作）、南溪、里湖、南径、下架山等7个防治站，定期对麻风患者进行检查治疗，并培训麻风防治专业人员，使各基层卫生所都有麻风防治专业技术人员，形成了麻风防治网。是年12月，普宁县人民代表大会为落实卫生部消灭麻风的奋斗目标，创建了"普宁县康复医院"，时称"普宁县甘石径麻风新村"，地址在里湖区大池乡甘石径。新村设办事处，有管理人员2人。县人民委员会划给新村耕地103亩（其中水田70亩、旱园33亩），荒山数百亩，鱼池3个（总面积10余亩）。

1957年1月，进村患者37人，后增至160多人。县麻风病防治站派出医师1人驻村办事处，负责治疗工作。

1957年2月7日，副县长罗俊三、卫生科科长何治平等4人到甘石径麻风村慰问入村治疗的患者。

1961年8月，县甘石径新村办事处调入第一位医师。

1966年9月，县甘石径新村办事处更名为"普宁县康复医院"。

1987年，时有工作人员8人，其中卫生技术人员5人（西医师2人、西医士2人、护士1人），负责院内麻风患者的治疗工作。

1989—2011年，累计接收捐赠15万元（其中澳门明爱中心捐赠10万元），新增麻风患者住房13间，居住条件有较大改善。

2019年底，医院时有工作人员3人，居住休养员5人（平均年龄约80岁），政府补助休养员每人每月生活费和医疗费800元，时任院长郑伟忠。

揭阳市空港经济区西坑医院

揭阳市空港经济区西坑医院创建于1956年2月，首任院长林清烈。医院坐落于揭阳市空港经济区地都镇南陇村桑埔山腹地,距离地都镇 206 国道约 5 km,距揭阳市区约 35 km。西坑医院长期以来担负着揭阳市空港区、榕城区、揭东区、揭西县、蓝城区等县区麻风患者的救治、康复工作,属于公益事业单位。自创院以来,建有平房 300 多间,建筑面积 3 621 m²。

1970 年,刘作揖院长带领麻风患者及休养员种植穿心草,然后通过器械自制穿心莲片、穿心莲膏,对麻风患者进行治疗。因多方原因,数年后停止自制。

1980 年,医院修建上下两个小型水电站,利用水力进行发电,从此结束用煤油灯照明的历史。

1982 年,医院改建二层办公、宿舍楼,改建面积 292.5 m²。

1986 年 12 月,比利时达米恩基金会委鲁特来汕考察麻风病联合化疗工作。

1988 年,该院"多菌型麻风 59 例联合化疗观察"被揭阳县科学技术委员会评为"技术进步奖三等奖"。该院在 1995、1996、2006、2007、2008、2009、2011 年度被揭东县卫生局评为"先进单位"。

1991 年 12 月 7 日,国务院批准揭阳撤县建市(地级)(国函〔1991〕84 号文),揭阳县西坑医院更名为"揭阳市西坑医院"。

1992 年,医院安装柴油发电机 1 台。

1998 年 5 月,改建 2 栋二层住院楼,改建面积 461.5 m²。

1999 年,揭阳市辖榕城区和揭东、惠来、揭西 3 县,代管普宁市(县级),并设立东山区管理委员会、揭阳经济开发试验区、普宁华侨管理区和大南山华侨管理区,赋予部分县级管理职能。揭阳市西坑医院更名为"揭东县西坑医院"。

2007、2011 年度该院两度被评为"广东省优秀麻风病院"。

2008 年 1 月 22 日,揭阳市副市长林丽娇在市卫生局、市红十字会、市财政局及民政局等有关部门负责人陪同下到西坑医院看望慰问该院工作人员和麻风患者。

2009 年底,根据广东省卫生厅、发展改革委、财政厅、民政厅《关于印发广东省麻风病院村改造建设方案的通知》(粤卫〔2009〕117 号)文件精神,国家和省级财政共投资 360 多万元,开始院村改造工作。拆除医院危房,动工兴建了 A、B、C、D 4 栋共 2 600 m² 的大楼,包括病房、食堂、手术室、活动室等。

2010 年 2 月 3 日,揭阳市政府组织慰问团到揭东县西坑医院看望和慰问该院麻风患者,并送慰问金 3.6 万元和大米一批。

2011 年 1 月 12 日,市政府组织市直及揭东、揭西、榕城、东山、揭阳试验区有关部门领导,前来西坑医院慰问麻风患者,并送上慰问金 3.6 万元,帮助改善生活和医疗条件。是年,由市、县电力局出资架设通往疗养院的高压电线。结束了用水发电和柴油机发电的历史;患者生活补助标准从原来每人每月 200 元提高至每人每月 280 元。

2012 年,西坑医院归属揭阳空港经济区管辖,揭东县西坑医院更名为"揭阳市空港经济区西坑医院"。

2019 年底,医院时有在编工作人员 17 人、临聘人员 3 人、休养员 21 人,政府补助休养员每人每月生活费和医疗费 700 元,时任院长陈灿丰。

惠来县康复医院

惠来县康复医院前身为"惠来县岗山麻风村",始建于 1957 年 3 月,地址位于惠来县惠城镇东北面四香场岗山村(即现在四香自然村)。时有建筑面积 455 m²,可收容患者 75 人,管理员为刘乙丑、陈邦常。防治任务由县麻风防治站负责。

1958 年,惠来县撤并到普宁县,另择惠城镇"庵肚"(方言音)新建麻风院村,地址位于惠来县惠城镇北郊 10 km 处,四面环山,毗邻"蜈蚣岭"水库,交通运输靠水库木船出入,步行需翻山越岭 5 km。

1960 年,麻风村迁址惠来县惠城镇北郊,惠来县岗山麻风村更名为"普宁县康复医院",建筑面积 1 330 m²,属土木砖瓦结构,分 5 栋病区,可收容患者 350 人;医院有可耕水田 50 亩、旱园 12 亩、山林 400 亩;时有工作人员 5 人,其中管理员陈罗成,配备中医人员 1 人。

1961 年,惠来县从普宁县独立出来,普宁县康复医院更名为"惠来县康复医院",是年,收容患者 113

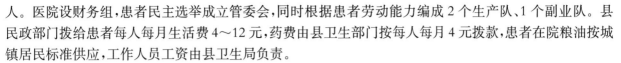

人。医院设财务组,患者民主选举成立管委会,同时根据患者劳动能力编成2个生产队、1个副业队。县民政部门拨给患者每人每月生活费4~12元,药费由县卫生部门按每人每月4元拨款,患者在院粮油按城镇居民标准供应,工作人员工资由县卫生局负责。

1974年,何朝吉为该院代理负责人。

1976年,医院养猪20头、牛10头、羊50只,种植甘蔗18亩、番薯20亩、青竹10亩、荔枝500株、香蕉15亩。自办一个小型土榨红糖厂,红糖厂于1981年停办。

1983年,医院行政工作由县慢性病防治站负责。

1984年,医院农、林、牧实行经济承包,医院工作人员由县卫生局统一调配,工作人员经费由县卫生局核拨。

1986年,时有麻风治愈留院及现症患者93人,县民政部门拨给每人每月生活费19~22元,每人每月医药费8元(县卫生局负责4元,地区卫生局负责4元)。

1989年3月,康复医院由县卫生局直接领导,业务由县慢性病防治站指导。

1995年,医院在惠城设立办事处,租借县外贸局职工宿舍楼。同年,澳门利玛窦社会服务中心捐款人民币5万元修建蓄水池,安装自来水管网到各病区。

1997年,澳门利玛窦社会服务中心捐款人民币10万元,修建长5km、宽4m的山区简易公路,解决医院出行交通困难问题。

1998年1月至2001年,惠来县林茂杰捐赠患者每人每月生活费30元,作为患者在院的生活补助。

1999年,医院在惠城镇梅三管区葵馨园B栋楼下购置自行车房2间,面积31 m²,改建成医院的惠城办公点。

2001年,揭阳市供电局拨专款9万元为医院架设高压供电线路,解决了医院用电照明问题。

2002年7月至2004年,香港耆福会林增浩捐赠在院患者及休养员每人每月生活费20元。

2002年8月,医院新建二层框架结构病房兼患者宿舍楼1栋,建筑面积663.17 m²,有套间20间,每间可住2人,内设厨房、厕所,同时还修缮了部分老旧病房。其中省卫生厅拨专款25万元,省皮肤病性病研究所拨专款6万元,澳门利玛窦社会服务中心捐款人民币10万元,深圳潮籍丽娥女士捐款1万元为病房及休养员宿舍楼配套床铺。

2004年,在院麻风休养员85人,时有工作人员8人(医生4人、财务人员2人、后勤人员2人)。是年7月,澳门利玛窦社会服务中心捐款人民币14万元,在病房及休养员宿舍楼左侧修建护工宿舍1栋,建筑面积198 m²。

2005年10月,惠来县机构编制委员会核定康复医院为正股级事业单位,核定编制12人,隶属县卫生局,所需经费由县财政局核拨。是年,县卫生局调配业务车辆1辆。

2008年,惠来县金马建筑集团董事长、惠来县工商联合会会长方秀明出资为医院在原简易公路的基础上铺设了一条长5km、宽4m的医院专用水泥公路。方秀明在2002年至2016年,每年春节捐赠1万元用于住院休养员春节慰问金。

2010年,患者均享有县医疗保障、养老保障。

2013年,大部分在院畸残休养员享有县残疾人保障补助金。

2014年6月,为创建平安医院,卫计委拨款为院区内安装监控设施,解决医院安防问题;是年11月,为改善办公环境,县卫计委拨款30万元在惠城镇龙湖花园购置办公用房一套,建筑面积122 m²。

2015年,县卫计委拨款用于院区路面硬化。

2019年底,医院时有工作人员10人(医生5人、财务2人、后勤3人),居住休养员41人,休养员平均年龄64岁,政府补助休养员每人每月生活费和医疗费665元。时任院长温展鹏。

◎ **主要参考文献**

[1]广东年鉴编纂委员会.广东年鉴(2016)[M].广州:广东年鉴社.2016.

［2］广东省汕头市卫生局.汕头卫生志[M].汕头:汕头新华印刷厂承印.1990.

［3］南澳县地方志编纂委员会.南澳县志[M].北京:中华书局.2000.

［4］佛山市南海区卫生局.南海市卫生志[M].佛山:佛山市十加一广告文化传播有限公司承制.2009.

［5］三水县地方志编纂委员会,三水县卫生志编纂领导组.三水卫生志[M].佛山:广东省公安司法干部学院印刷厂印刷,广州彩色印务有限公司彩印.1989.

［6］茂名市地方志编纂委员会.茂名市志[M].北京:生活·读书·新知三联书店.1997.

［7］广东省电白县地方志编纂委员会.电白县志[M].北京:中华书局.2000.

［8］高州市地方志编纂委员会.高州县志[M].北京:中华书局.2006.

［9］化州市地方志编纂委员会.化州县志[M].广州:广东人民出版社.1996.

［10］江门市地方志编纂委员会.江门市志[M].广州:广东人民出版社.1998.

［11］新会市卫生志编纂小组.新会市卫生志[M].新会:新会创域广告公司.1999.

［12］陆丰市卫生志编辑组.陆丰市卫生志[M].陆丰:陆丰市卫生局.2006.

［13］陆丰地方志编纂委员会.陆丰县志[M].广州:广东人民出版社.2007.

［14］海丰县地方志编委会.海丰县志[M].广州:广东人民出版社.2005.

［15］阳江市地方志编纂委员会.阳江县志[M].广州:广东人民出版社.2000.

［16］阳春市地方史志办公室.阳春县志[M].广州:广东人民出版社.1996.

［17］佛冈县地方志编纂委员会.佛冈县志[M].北京:中华书局.2003.

致谢

广东省麻风院村简史的撰写,得到郑道城、黎明、熊明洲、庄锦填、阳江南、古东、张友元、姚宇、郭义龙、郭英坚、林卫东、林顺木、梁媛、严勇、袁国辉、谢明瑞、俞柳青、陈志松、陈焱、郭仁辉、刘育宗、宋献良、朱永同、姚玉莲、徐国夫、胡姬敏、林奇表、黄丽娟、吴昌辉、董淑猛、陆海天、钟顺就、曾大富、邓腾飞、姚敏、何就强、骆学儒、王安东、李康嵩、庞南尤、吴海源、谭承法、钟一华、冼宇明、吴开伟、苏敏、丁敏、杨昆、杨敏、杨敷谢、陈发颖、郑爱群、吴瑞强、何可、龙金德、许桂拾、李永强、郑板安、郑伟忠、温展鹏、黄楚伟、刘伟东等同志及所在单位在资料收集、史实核对和调查走访等工作上给予的大力支持,特此致谢!

广西壮族自治区麻风院村简史

概况

广西壮族自治区,简称"桂"。据史料记载,1958 年 3 月 5 日前称"广西省",1958 年 3 月 5 日更名为"广西僮族自治区",1965 年 10 月 12 日,"广西僮族自治区"更名为"广西壮族自治区"。地处中国西南部,从东至西分别与广东、湖南、贵州、云南接壤,南濒北部湾,面向东南亚,西南与越南毗邻,是西南地区最便捷的出海通道。总面积 23.6 万 km²,截至 2019 年底,常住人口 4 960 万。世居壮、汉、瑶、苗、侗、仫佬、毛南、回、彝、京、水、仡佬 12 个民族,是中国少数民族人口最多的省区。辖 14 个地级市(南宁、柳州、桂林、梧州、北海、防城港、钦州、贵港、玉林、百色、贺州、河池、来宾、崇左)和 113 个县(市、区),首府南宁市。

广西曾属麻风病中等流行区。据记载(《广西年鉴》第三回),1937 年,广西各县登记麻风患者 918 人;1940 年,登记麻风患者 981 人。截至 2019 年底,全区累计发现麻风患者 32 914 人(其中全国麻风防治管理信息系统登记 28 259 人、"文革"遗失资料记载 4 655 人),累计临床治(自)愈 29 392 人,累计现症死亡 3 825 人,除外迁、失访等其他减少外,尚有现症患者 142 人。

中华人民共和国成立前,广西省有两所西方教会创办的麻风病院,以及民国地方政府创办的两处麻风患者收容所。这些院（所）自建立至1949年之前，共收治麻风患者605人，其中，北海普仁麻风病院收治298人，绥渌亭凉麻风病院收治251人，梧州西医院附设麻风病院收治15人，良庆麻风病管理所/麻风村收容41人。

1951年10月6日，经中南军政委员会批准（救接字第16号），广西省人民政府接管绥渌亭凉麻风院（今广西壮族自治区亭凉医院）和北海普仁麻风院（今北海市皮肤病防治院）。随后，广西省政府和中南军政委员会卫生部共拨款约5亿元（旧币），对麻风病院加以维修、扩建。自1952年起，广西从省到各专（地）区、市、县开始陆续选址建设麻风院（村）。

广西曾设广西省北海麻风病院、广西省扶绥麻风病院、广西省临桂麻风病院和广西省三联医院4所省级麻风病院，其中北海、临桂两所麻风病院于1959年下放地市管理。1959年后，广西设省级麻风病院2所、地（市）级独立麻风病防治机构11所（其中设麻风村的有10所）、县级独立麻风病防治机构50个（其中设麻风村的有47个；含今平乐县精神病院）。

据《广西通志·医疗卫生志》记载，1952年，广西省财经委员会拨款2万元（相当于人民币新币），补助桂林地区合建桂林临桂泗源麻风医院（今桂林市皮肤病医院平山麻风病区）。1956年6月，广西首次筹建收治地方干部、部队军官、归国华侨麻风患者的省级麻风病医院——广西省三联医院（今广西壮族自治区皮肤病防治研究所、广西壮族自治区皮肤病医院）。此后，广西省卫生厅每年派出大批干部和专业技术人员协助各专（地）区、市、县勘察选址兴建麻风村。20世纪50年代初至80年代初，广西省（自治区）人民政府对各麻风院（村）的建设投入资金从数万元至数十万元不等。1958年，根据广西壮族自治区人民委员发布的《广西僮族自治区麻风病防治规划》要求[区会卫字（58）第19号]，广西各地加快麻风病防治机构建设的步伐。据麻风防治资料记载，20世纪50—60年代，广西建有麻风院4所、麻风村45个。20世纪70年代，广西建有麻风村10个。20世纪80年代后，不再新建麻风村。至此，广西共建有麻风院4所、麻风村55个，共计病床7680张，累计收治麻风患者19362人。

1956年，为加强对麻风院（村）患者的管理，广西省人民委员会检发《扶绥县1956年关于麻风病人组织管理实施方案的通报》[会卫字（56）第11号]。1963年7月8日，广西僮族自治区卫生厅印发《广西僮族自治区麻风村管理条例》和《广西僮族自治区麻风病人（治愈）出院（村）标准（草案）》。1965年，广西壮族自治区卫生厅印发《麻风病人住院守则（草案）征求意见并请试行》[卫医字（65）第67号]。其中《麻风村管理条例》共六章二十七条，内容涉及麻风村性质、任务、名称和规模，领导关系和组织原则，患者组织管理，医疗预防和隔离，患者生产、生活，以及工作人员待遇等，为当时麻风村运行管理提供了政策依据。

1980年，广西召开全区麻风防治工作会议，卫生部顾问马海德博士亲临会议指导，提倡麻风病联合化疗及居家治疗。此后，广西各地新发现的麻风患者原则上不再收入麻风院（村）治疗，麻风院（村）收治患者逐年减少，加上大部分治愈留院（村）者被动员出院回当地安置，各地麻风村陆续自动关闭或撤销。

2000年9月至2001年1月期间，根据1998年5月广西壮族自治区卫生厅与国际助残组织在南宁签订的《关于在中国广西实施麻风残疾康复项目的协议》，广西实施麻风畸残康复及麻风村改造项目。项目总投资671万元人民币，其中用于麻风村改造250万元，对大新县、龙州县、宁明县以及崇左市、钦州市等5个麻风村进行改建。

2006—2010年，根据1986年11月14日中国政府与比利时政府在北京签定的《中华人民共和国和比利时王国合作发展议定书》，中国卫生部与比利时达米恩基金会达成了在麻风病、结核病防治方面的合作协议。广西作为受援省区之一，利用中国—比利时达米恩基金会麻风防治合作项目援助资金476.91万元人民币，先后对桂林市、南丹县、隆林县、博白县、合浦县等5个麻风村的危旧房、道路以及水电设施进行改造。

2008—2011年，广西启动国家发展改革委员会麻风院（村）改、扩建项目（桂发改社会〔2007〕888号），对广西亭凉医院以及北海市、桂林市、北流市、龙州县等5家麻风院（村）进行改造，中央财政投资1230万元，其中亭凉医院700万元、北海市250万元、桂林市120万元、北流市90万元、龙州县70万元）；地方配套116万元（其中自治区财政配套亭凉医院50万元、北海市财政配套46万元、崇左市财政配套龙州县20

万元)。

　　截至 2019 年底,广西尚保留麻风院 1 所(自治区级 1 所)、麻风村 26 个(市级 7 个、县级 19 个),其中收容现症麻风患者、愈后休养员及其家属的有 19 所(自治区 1 所、市级 5 所和县级 13 所);住麻风院(村)人数 430 人,其中现症麻风患者 24 人,愈后休养员 303 人、健康子女及家属 103 人。截至 2019 年底,广西麻风院(村)共有 313 名专(兼)职医护人员和后勤人员,为麻风病院(村)提供医疗服务和生活保障,规模较大的麻风病院(村)一般为每周一、三、五到麻风病院(村)工作,规模较小的麻风病村为每半个月一次,或根据电话需求不定期到病村处理医疗、生活等事务,如遇有紧急情况则随叫随到。各麻风院(村)休养员及麻风患者生活费每人每月 185 元至 1121 元不等,经费均由当地政府民政部门负责解决;医疗费每人每月约 120 元,经费从各地麻风防治经费开支。

广西壮族自治区皮肤病防治研究所

　　广西壮族自治区皮肤病防治研究所的前身是"广西省三联医院",始建于 1956 年,位于原邕宁县苏圩镇仁德村委三联村,距南宁市中心 53 km。医院分别设置职工区(院部)和距职工区 1 km 的麻风病院区(下称"病区")。

　　据《广西通志·医疗卫生志》记载,1956 年 6 月,广西省人民政府筹建"广西省三联医院"。其主要任务是收治患麻风病的国家干部、部队军官、志愿兵时期的复退军人及归国华侨。时任广西省卫生厅副厅长黄征、广西医学院皮肤病教研组助教王成义医师等亲自勘察选定院址。当时,医院办事处设在南宁市明德街东一里 11 号。

　　1957—1958 年,广西省卫生厅先后拨款 27.3 万元修建广西省三联医院[卫计财亭字(57)第 18 号、卫计财亭字(58)第 25 号、卫计财亭字(58)第 124 号]。是年,三联医院选派医学院校应届毕业生 20 多人到广东省稍潭医院、新洲医院进修麻风防治专业知识 3 个月。

　　1958 年 4 月,三联医院基本建成,时值广西撤省设自治区,广西省三联医院更名为"广西僮族自治区三联医院"。医院占地面积 890 亩,分办公区、职工生活区及麻风院区 3 个功能区。职工办公、生活区有房屋 4 栋 40 间;麻风院区分设结核样型麻风病区(一病区)、瘤型麻风病区(二病区)和缓冲区,每个病区均设有治疗室、处置室、储物室、患者理发室等,床位共 150 张;缓冲区设消毒室、更衣室、药房、化验室等。是年 6 月,医院首批收治麻风患者 52 人,分别来自广西省扶绥麻风病院(34 人)和广西省临桂麻风医院(18 人)。是年 12 月 10 日,经广西僮族自治区卫生厅批准[卫医亭字(58)第 90 号],"广西僮族自治区皮肤性病防治所"成立(所址设在三联医院内,防治所正、副所长由三联医院正、副院长兼任,工作人员由该院原编制数内统一调配使用)。年末,住院患者增至 88 人。时有职工 45 人,其中医务人员 28 人(医师 3 人、医士 5 人、护士 18 人、药师 1 人、药剂员 1 人),行政后勤人员 17 人(正副院长 2 人、一般干部 9 人、汽车司机 1 人、水电工 1 人、炊事员 3 人、清洁工 1 人),首任院(所)长翟世杰。

　　建院初期,医院内设办公室、医务处 2 个职能科室以及防治组和医疗组 2 个业务小组。防治组医务人员 8 人,负责全省的麻风病和性病社会防治工作;医疗组 10 人,下辖门诊部、麻风病区、诊疗检查室、化验室、细菌室、病理解剖室、针灸室、药物室、动物室、消毒供应室等二级科室,负责住院麻风患者的治疗、康复和麻风病的科学研究、人员培训以及综合门诊的诊疗工作。当时,医院对入院的麻风患者按型别分开管理,一病区收治少菌型患者,二病区收治多菌型患者。新入院患者的户口、粮食等关系随人转至医院,工资由患者原单位按月汇至医院代收。患者入院后,要求集中学习《住院守则》,遵守各项规章制度,不能随便外出。医院配有采购员和司机各 1 人,负责患者生活物品的采购供应(每周 1 次),同时配有 1 名电影放映员,每周到病区放电影 1 次。医生、护士、药剂员及检验人员每天上午到病区处理医疗工作,如遇急诊患者出现麻风反应时,医务人员轮流值班处理。

　　1959 年,医院根据自治区卫生厅的指示,在氨苯砜治疗麻风病的基础上,开展对"平南方""岑溪方""东兰方"等民间中草药验方、秘方治疗麻风病的研究。临床观察 55 例,其中"平南方"20 例、"岑溪方"12 例、"东兰方"23 例,经 2～3 年的连续观察,3 个方剂均有一定的疗效,但其效果比不上氨苯砜,且昂贵、毒性大,无推广价值。

1960 年 1 月,经自治区卫生厅同意,"广西僮族自治区皮肤性病防治所"更名为"广西僮族自治区皮肤性病防治研究所"。该所成立后,按照广西僮族自治区卫生厅《1960—1962 年全区麻风、性病科学研究任务安排的通知》[卫医培字(60)第 36 号]以及广西壮族自治区中西医结合领导小组印发的《1979 年全区防治麻风病防治研究协作计划》,主要开展了广西麻风病流行情况和防治措施的研究、麻风病的病理学研究、麻风病的早期症状和早期诊断的研究、中医药治疗麻风病及其并发症的研究、中西医结合治疗麻风病的研究、4 种麻风病调查方法效果的对比研究、麻风杆菌体外培养的研究、动物模型和治疗麻风药物筛选的研究、麻风菌苗和卡介苗预防麻风病的研究、口服氨苯砜或利福平预防麻风患者家属发病的研究、注射二乙酰氨苯砜预防麻风患者家属发病的研究、免疫核糖核酸的提取、改进淋巴细胞花环的研究、特异性核糖核酸和转移因子改善麻风患者机体免疫反应的研究、氨苯砜和左旋咪唑治疗麻风的研究,等等。先后获"广西科学大会优秀科技成果奖"4 项、"省级科技进步二等奖"1 项、"南宁市优秀科技成果奖"1 项。

1963 年 3 月,经自治区卫生厅报请自治区人民委员会研究同意,撤销"广西僮族自治区三联医院"与"广西僮族自治区皮肤性病防治研究所",更名为"广西僮族自治区皮肤性病防治院"[卫医舟字(63)第10 号]。

1965 年 10 月 12 日,经国务院批准,"广西僮族自治区"更名为"广西壮族自治区","广西僮族自治区皮肤性病防治院"也随之更名为"广西壮族自治区皮肤性病防治院"(下称"自治区皮肤病防治院")。

1968 年 9 月 8 日,经自治区革命委员会(下称"自治区革委会")批准[桂革发(68)第 52 号],"自治区皮肤病防治院革委会"成立。

1971 年,经广西壮族自治区革命委员会卫生局、教育局批准,设立广西壮族自治区皮肤性病防治院附属卫生学校。该校为全日制中等专业卫生学校,学制 2～3 年,纳入国家统招统分计划;是年,招收麻风病防治护理专业 1 个班,学生 20 名[革指字(71)第 233 号]。建校以来,先后招收皮肤病防治医士专业 17 个班 710 人(含西藏班),护理专业 1 个班 20 人,"七二一"大学培养学员 40 人。学生毕业后分配到广西各级麻风病防治机构工作。

1978 年 11 月,经自治区革委会文教办公室批准,恢复"广西壮族自治区皮肤病防治研究所"[桂卫办字(78)第 027 号],与"广西壮族自治区皮肤性病防治院"一个机构,两块牌子。是年,麻风院区尚有住院患者 38 人,经报请自治区卫生厅同意后,患者陆续转至自治区亭凉医院治疗。

1983 年 3 月 11 日,经自治区人民政府主席办公会议议定:同意广西壮族自治区皮肤病防治研究所(下称"自治区皮肤病防治研究所")迁回南宁市(桂政办函〔1983〕85 号),选址南宁市陈村路 3 号(今陈西路 3 号)兴建业务办公大楼和职工宿舍。是年,麻风院区关闭。自建院以来,累计收治麻风患者 400 余人。

1985 年 7 月,新建的自治区皮肤病防治研究所职工宿舍楼竣工,工作人员迁入新址,办公地点设在南宁市明德街东一里 11 号(原三联医院南宁办事处)。麻风院区土地及其地面附着物全部出售给广西国营山圩农场。是年,为使"防与治""科研与临床"更好结合,自治区卫生厅将自治区亭凉医院并入自治区皮肤病防治研究所,作为该所的附属医院。

2001 年 6 月,根据自治区人民政府办公厅《关于印发广西壮族自治区疾病预防控制体制改革方案的通知》(桂政发〔2001〕91 号)文件精神,自治区亭凉医院整体并入"自治区皮肤病防治研究所",形成"一套班子,两个法人,人事、财务、资产分开"的格局。

2015 年 1 月 16 日,广西壮族自治区卫生和计划生育委员会宣布,自治区皮肤病防治研究所与亭凉医院分开管理。至此,自治区皮肤病防治研究所已无麻风病院区。

2019 年,自治区皮肤病防治研究所、皮肤病医院被定为二类公益性卫生事业单位(桂卫人发〔2016〕79号),核定编制 105 人,在编职工 85 人,其中卫生技术人员 67 人(高级职称 24 人、中级职称 28 人、初级职称 15 人),其他专业人员 8 人(中级职称 4 人、初级职称 4 人);编外职工 84 人,其中卫生技术人员 70 人(高级职称 1 人、中级职称 11 人、初级职称 48 人、未定级 10 人),其他专业人员 9 人(中级职称 1 人、初级职称 4 人、未定级 4 人),管理人员 4 人,工人 1 人。医院设有"麻风病性病社会防治科"。科长李峥,科室工作人员 5 人，麻风防治工作重心完全转向社会防治。时任所(院)长李伟、党委书记何立斌、副所(院)长凌霄、张杰。

广西壮族自治区亭凉医院

广西壮族自治区亭凉医院(下称"亭凉医院")，其前身是法国天主教会创办的"绥渌亭凉麻风病疗养院"，始建于 1937 年，地处广西壮族自治区扶绥县南部与上思县北部、宁明县东部之三县交界的亭凉山场，距离南宁市 110 km。

1937 年，由法国天主教教会向世界募集资金，南宁天主教教堂法国籍神父李玛诺选址广西十万大山北麓之亭凉山兴建绥渌亭凉麻风病疗养院，次年建成。内设教堂 1 座、诊室 1 间，麻风患者居所为茅草房。

1939 年，南宁天主教教会出资雇请当地村民修筑一条可通汽车的简易公路，自亭凉山西面经叫灵屯—平坡屯—上屯接通邕龙公路(今国道 322 线)，以便南宁天主教教会的汽车可直驶到亭凉教堂，方便物资运输和神父、修女进出亭凉。是年，亭凉医院开始收治 10 名麻风患者，治疗药物主要是大枫子油。工作人员全部是天主教教会的神职人员，时有法国籍神父 1 人、中国籍神父 1 人、加拿大籍修女 2 人、中国籍修女 3 人、中国籍杂役 3 人。法国籍神父李玛诺精通医术，修女等人多兼有医术，传教和施医并举。患者医药、生活费亦由教会所募集的资金开支。院方还提倡有劳力者都得发工，亭凉医院当时种稻谷等粮食作物 10 多亩，饲养牛 30 多头，收益归教会总管，由教会再分配给患者补给生活。至中华人民共和国成立前夕，绥渌亭凉麻风病疗养院先后收治麻风患者 251 人。

据《广西通志·医疗卫生志》记载，1950 年 6 月，广西省人民政府民政厅卫生处接管绥渌亭凉麻风病疗养院，并更名为"广西省绥渌麻风病院"。当时，麻风病院建有天主教教堂(经堂)、神父宿舍、修女宿舍各 1 座，以及诊疗施药室、杂役宿舍、马栏各 1 间，总面积约 500 m²，均为泥墙木架瓦面结构。另建有男病房 3 座、女病房 2 座，每座可住患者 10～20 人，总面积约 500 m²，为泥墙木架茅草结构，当年收治麻风患者 151 人。时有旱地数十亩、水田 15 亩，牛 30 头、马 5 匹，卡车 1 辆，发电机、碾米机、缝纫机各 1 台，瓦窑 1 座，有中国籍神父 1 人、职员 6 人、司机及助手各 1 人、护理员 15 人，没有医生。政府接收后，每月给予绥渌麻风病院补助大米 2 750 kg、食盐 75 kg。

1951 年 10 月 6 日，经中南军政委员会卫生部批准(救接字第 16 号)广西省人民政府接办绥渌麻风病院，扩建 3 座病房，设 150 张病床，实际住院患者达 251 人；职工宿舍 1 座，结构是单墙夹墩木架瓦面；拨药品价值 5 000 万元。住院患者的生活费、医药费全部由国家负担。医院还成立合作社，组织患者集体生产劳动，收获作物由供销社定价、收购、销售。患者年中预分红，年终决算总分红。劳动力强者，除补贴生活费用外，还有剩余寄回家庭抚养老幼亲属。受此激励，但凡有劳动能力者纷纷垦荒造田、造地，病区累计垦出田地 2 195 亩，建造砖瓦窑 9 座，修建 300 亩水域水库 1 座，山塘 19 个。麻风病院建立患者自治组织——"休养员管理委员会"，设主任 1 人，副主任 2 人。下设 5 个病区，后病区改为连队，连队设连长、指导员、事务长各 1 人，连队下设排、班，实行层级管理。20 世纪 90 年代后期撤销连队，恢复病区管理模式。

1952 年 1 月，广西省卫生厅派杨育龄为绥渌麻风病院医生。是年 9 月，医院收治患者增至 335 人。当时医务人员紧缺，难以应付日常工作。为此，杨育龄参照山东省麻风院的做法，经报请广西省卫生厅批准，在患者中选取 6 名年纪轻、有文化、病情轻、愿意从事医疗护理工作的患者，集中以初级卫生技术教材作速成培训，结业后分配在各病区做卫生员工作。1953 年 12 月 29 日，中央人民政府政务院卫生部批复将"广西省绥渌麻风病院"更名为"广西省扶绥麻风病院"[卫医字(53)第 2281 号]。首任院长韦永麟，书记许永宁。

1954 年，韦永麟院长采用"了哥王"，继用"苍耳草""狼毒"治疗各型麻风病，经观察临床症状虽有改善，但细菌量不减。同时，开始使用进口氨苯砜治疗患者。由于药物不足，只有少数患者能够得到治疗。是年，广西省政府开始逐年拨款改建茅草房，至 20 世纪 60 年代初改建完毕。据当时统计，共计改建房屋 59 栋，建筑面积 7 999.12 m²，其中医疗业务用房 2 199.88 m²，职工宿舍 1 137.76 m²，病房 4 661.48 m²。

1958 年，广西僮族自治区成立，广西省扶绥麻风病院更名为"广西僮族自治区扶绥麻风病院"。是年，在广西医学院微生物教研组王家睦主持下,该院开展麻风杆菌提取的项目研究,以麻风患者死亡后数年的遗骸、病房的土壤及其周边的草木,猪、牛、鸡、鸭、狗的肌肉和内脏以及病房污水、杂物等作为研究对象,制作标本,以抗酸染色法进行镜检,寻找麻风杆菌,经多次提取标本检验,均未发现有麻风杆菌。

1959 年,广西僮族自治区扶绥麻风病院移交南宁专员公署卫生局管辖,更名为"南宁专区亭凉医院"。是年,该院对"平南方""东兰方"治疗麻风病进行系统观察。临床观察 150 例,部分患者皮损消退,但细菌量不减,而且不良反应大:患者高热不退,红细胞、白细胞减少,牙周溃烂,牙根松动,唇干裂等。结论:药物昂贵,疗效不明显,毒副作用大。该项研究于 1961 年终止。

1960 年,亭凉医院开展动物接种麻风杆菌的研究。提取未经治疗或治疗时间较短的瘤型患者的麻风结节组织液接种于蛙、小白鼠、兔、鸡、鸭、猴等多种动物,经多年观察,未发现有麻风症状。是年,主持麻风病反应原因的调查研究、麻风反应的治疗研究、试制新麻风菌素和改进麻风菌素试验操作方法的研究等省级科研课题。

1961 年,广西僮族自治区卫生厅拨款修通亭凉医院至柳桥镇国道 322 线的汽车路,全长 9.96 km,路宽 5 m。是年末,自治区卫生厅给亭凉医院配备南京产跃进牌 2.5 吨货车 1 辆。

1962 年,经广西僮族自治区人民委员会批准,亭凉医院恢复由广西僮族自治区卫生厅管辖[会办字(62)第 43 号]。是年,广西僮族自治区卫生厅将"南宁专区亭凉医院"更名为"广西僮族自治区亭凉医院"[卫办格字(62)第 33 号]。是年,开始开展对麻风患者足底溃疡治疗的研究,先后开展了足底溃疡扩创、穿石膏靴外加敷药、扩创后中草药膏或中药粉外敷,共完成 21 例的观察,均有一定的治疗效果。

1963 年,中国医学科学院皮肤病防治研究所派驻广西工作组的何端医师以及张隆光医师等高学历人员调入亭凉医院。该年,亭凉医院住院患者 1 308 人,达到建院以来的最高峰。自 1964 年开始,亭凉医院对具有手术适应证的患者施行了截肢手术 80 例。除了完成在医院内的手术,还前往广西各地麻风院(村)开展手术。手术范围包括股骨下段截断、膝关节离断、小腿中段截断术。截肢患者年龄最小者 30 岁,年龄最大者 70 岁。术后 2 个月配戴假肢。1965 年下半年,亭凉医院成功研制氨苯砜混悬注射液,应用于临床,彻底改变了传统的口服用药方法。该药用法:每两周注射 1 次,每次注射 5 ml,作深部肌内注射。经多年临床观察,该药用量小,用药间隔时间长,不良反应小,疗效与口服氨苯砜无明显差异,并且还完全避免了口服氨苯砜后对胃肠道造成的不良反应。

20 世纪 60 年代末,亭凉医院新建房屋 74 栋,建筑面积 11 156.09 m²,其中业务用房 54 栋 6 550.53 m²,病房 17 栋 3 431.80 m²,职工宿舍 3 栋 1 173.76 m²。

1970 年,医院采用带蒂皮瓣机动性术植眉、毛根扦插植眉术对 112 例麻风脱眉患者进行了植眉,术后眉毛生长良好;利用颞肌移位加宽筋膜悬吊术、颞肌阔筋膜悬吊法、锦纶线悬吊术、颞肌移植术对 32 例麻风兔眼进行了矫治手术;对白内障患者采用囊内囊外摘除术、白内障针拨术,术后裸眼视力提高到 0.02。

1975—1978 年,亭凉医院遵照上级指示,设立"广西壮族自治区亭凉医院附属卫校"。卫校纳入国家招生计划,培养具有中专学历层次的卫生技术人员。先后开办 3 个班,共招收学生 95 人。其中,1975 年面向社会招收两年制护理专业 1 个班,学生 32 名;1977 年招收三年制护理专业 1 个班,学生 32 名;1978年招收三年制医士专业 1 个班,学生 31 名。所有学生毕业后定向分配到广西各级麻风病防治机构工作。同期,亭凉医院派出 10 名医生,对南宁地区、百色地区的麻风防治工作进行技术指导,为南宁地区、百色地区举办了 12 期"麻风防治普查训练班",学员 718 人。受训人员在麻风普查工作中发现麻风新发患者231 人。其间,还指导马山、武鸣两县开展"影响麻风病流行因素的研究"。

1979 年 12 月,亭凉医院试用自体皮片移植、狗皮移植的方法治疗足底溃疡。经临床观察,近期溃疡面愈合率达 100%。但远期效果不理想,易复发。

1980 年,卫生部顾问马海德博士一行到亭凉医院视察,对该院所开展的动物接种麻风菌等基础研究指出:用如此原始之方法、简陋的设备,研究不出成果,反而浪费人力、物力、财力,医院应集中力量投入防治工作。至此,该院的麻风病基础研究工作终止。

1985 年,自治区卫生厅决定将亭凉医院并入自治区皮肤病防治研究所,更名为"广西壮族自治区皮肤病防治研究所附属亭凉医院"(桂卫人〔1985〕56 号)。仍为独立的法人单位,人、财、物相对独立。

1986 年,自治区亭凉医院出售木材收入 200 万元,部分用于架设亭凉至扶绥县西场变电站的高压输变电线路。至此,医院的业务、生产、生活用电由国家电网供应。原柴油发电机组等电力设备作应急备用。

1993 年 12 月 24 日,中共广西壮族自治区党委常委、自治区人民政府副主席李振潜,自治区人大常委会副主任张幕洁,自治区卫生厅副厅长王树声到亭凉医院慰问患者。此后每年的麻风节,自治区人民政府以及卫生、民政、财政、公安、红十字会、残疾人联合会等部门的领导都到亭凉医院慰问患者,呼吁社会关注弱势群体、关爱麻风患者。

1995 年 6 月,卫生部将广西列为中国—英国麻风康复合作项目扩大试点省(卫疾控字〔1995〕9 号),亭凉医院是项目单位之一。亭凉医院利用项目资金,为 45 名足底溃疡患者进行了清创、去老皮,165 人配备了防护鞋,10 人安装了假肢。免费发放腋窝拐杖、前臂拐杖、防护鞋、防护眼镜等。1998 年,中—英麻风康复合作项目结束。此后,该院又先后利用中—比麻风防治项目、中国广西—国际助残麻风康复项目等开展麻风防残与康复工作,200 余名麻风患者受益。

2000—2008 年,自治区卫生厅先后多次拨款,铺设亭凉医院至柳桥镇全长 9.96 km、路宽 2.4 m 的水泥路,结束了进出医院道路坑洼、难行的问题。

2001 年 12 月,根据广西壮族自治区人民政府办公厅《关于印发广西壮族自治区疾病预防控制体系改革方案的通知》(桂政办发〔2001〕91 号),将亭凉医院整体并入广西壮族自治区皮肤病防治研究所,作为该所麻风病治疗、康复、休养院区。

2008—2010 年,亭凉医院利用国家发展改革委员会麻风院(村)改、扩建项目资金 700 万元(发改投资〔2007〕3071 号),新建病房 38 套,面积 1 923 m²;改建病房 118 套,面积 3 570 m²。住院患者和休养员都住上了有客厅(或天井)、厨房、卫生间等配套齐全的住房。

2013 年,亭凉医院将柳桥镇至该医院的水泥路面从 2.4 m 加宽到 3 m。路面硬化工程资金来源:部分自筹;部分由广西壮族自治区财政划拨。

2014 年 7 月 9 日,中国疾病预防控制中心麻风病控制中心常务副主任、中国麻风防治协会会长张国成、自治区卫计委副主任施小明出席在亭凉医院麻风病区举行的"雀巢送健康营养物资捐赠仪式",广西壮族自治区皮肤病防治研究所所长李伟主持捐赠仪式。雀巢(中国)公司向自治区亭凉医院捐赠价值 20 万元的物资。

2015 年 1 月 16 日,广西壮族自治区卫生和计划生育委员会党组副书记、副主任蒋连生,卫计委人事处处长黄文新到自治区皮肤病防治研究所宣布,自治区皮肤病防治研究所与亭凉医院分开管理。1 月 23 日,国家卫生和计划生育委员会、中国残疾人联合会及广西壮族自治区人民政府、卫生和计划生育委员会、民政厅、残疾人联合会、红十字会等部门组成联合慰问团深入亭凉医院开展主题为"加速行动,消除麻风危害"的宣传慰问活动。

截至 2019 年底,亭凉医院占地面积 16 852.2 亩;累计收治麻风患者 3 000 人,治愈 2 969 人,出院 1 487 人,死亡 1 082 人;尚有住院麻风患者和休养员 107 人(其中现症 24 人,治愈留院休养 83 人)。病区设休养员管理委员会对患者进行管理。时有职工 72 人(正高职称 1 人、副高职称 9 人、中级职称 23 人、初级职称 24 人),其中医生 19 人(含院领导)、护理员 18 人、药剂员 6 人、检验员 6 人。医院职能科室有:办公室、人事科、医务科、财务科、总务科、护理部、感控科、预防保健科。病区主任卢海洪,负责麻风病区的工作人员分 4 组,每组 10 人,每周一、三、五到病区为麻风康复者提供医疗和康复护理服务。病区配有 2 个营养食堂为休养员和现症患者提供饭菜。每月每人生活费 400 元,资金来源为广西壮族自治区民政厅拨款。时任院长李永振,副院长黄东平、段启志。

邕宁县渠西麻风村

邕宁县渠西麻风村原隶属于邕宁县麻风病防治站,始建于 1963 年,坐落在原邕宁县苏圩公社仁德大队渠西村,麻风村占地 10 亩,距离广西首府南宁市 53 km,距离邕宁县城 66 km。

1964 年,根据区人民委员会批转区卫生厅《关于在部分县市成立麻风防治站的请示》[会卫字(64)第 5 号],邕宁县成立"县麻风病防治站及麻风村筹备小组",筹建任务由李剑秋、吴文霖负责。是年,县财政划拨 5 万元,邕宁县麻风病防治站及麻风村得以破土动工。

1964 年底,邕宁县麻风病防治站及麻风村建成,职工办公、生活区与广西壮族自治区三联医院隔墙相邻,麻风村设在三联医院麻风院区内,房屋建筑面积 340 m²,设置床位数 130 张。是年,收治麻风患者 13 人,治疗药物为氨苯砜。时有职工 21 人,其中医生 9 人、护理员 5 人、其他管理人员 7 人,首任站长李剑秋。

1965 年,邕宁县麻风病防治站更名为"邕宁县皮肤性病防治站",麻风村对外称"渠西村"。由于麻风村建在自治区三联医院内,没有耕地,麻风患者生活来源主要依靠政府救济。建村初期,住村麻风患者的生活费由邕宁县民政局补助,为每人每月 9 元。之后逐年提高,1977—1980 年,为每人每月 12 元;1981年,提高至每人每月 18 元。

1980 年,卫生部顾问马海德博士出席"广西麻风病防治工作会议",主张取消麻风患者人身隔离治疗。此后,邕宁县的麻风患者逐步转向居家治疗。

1982 年,麻风村内收治的患者全部治愈出院,渠西麻风村关闭。自建立麻风村以来,累计收治麻风患者 209 人,治愈 209 人。

1983 年,经邕宁县革命委员会同意,邕宁县皮肤性病防治站整体迁往邕宁县城蒲庙镇。原职工区移交自治区皮肤病防治研究所(原三联医院)使用。

1984 年末,经邕宁县革命委员会同意,撤销邕宁县皮肤性病防治站,其工作人员合并到邕宁县卫生防疫站,设"皮肤病防治科"负责全县的麻风防治工作。

1985 年,自治区皮肤病防治研究所迁往南宁市,该所土地及其地面附着物连同渠西麻风村产权全部出售给国营山圩农场经营。

武鸣区麻风村（武鸣县更昌医院）

武鸣区麻风村前身是"武鸣县更昌医院",始建于 1958 年,地址位于原武鸣县宁武乡双卢村更昌山下,距离武鸣县城 22 km,原隶属于武鸣县卫生科(局)。建院以来,累计收治麻风患者 205 人。

1958 年 4 月,根据广西僮族自治区人民委员发布的《广西僮族自治区麻风病防治规划》[区会卫字(58)第 19 号]建立麻风病防治机构的要求,经武鸣县人民委员会批准,自治区卫生厅备案,武鸣县更昌医院破土动工,1959 年 5 月竣工。因地处更昌山下,故称"武鸣县更昌医院"。占地面积 200 亩,其中耕地面积 150 亩,房屋建筑面积 957.28 m²。是年收治麻风患者 83 人(含隆安县患者),治疗药物主要是氨苯砜。时有工作人员 3 人,首任负责人谢祐康。

1960 年,武鸣县更昌医院首例治愈麻风患者出院。

1962 年,武鸣县更昌医院工作人员增至 10 人,其中隆安县派驻工作人员 5 人。

1964 年 3 月,武鸣县更昌医院配备院长 1 名,实行院长负责制。

1965 年 7 月,因隆安县麻风村运行,隆安县的工作人员全部撤回。

1966—1980 年,武鸣县更昌医院先后增加 6 名工作人员,全院工作人员增至 11 人。

1980 年,开始试行麻风病联合化疗,新发现的麻风患者实行居家治疗。

1981 年 5 月,更昌医院院部迁址到武鸣县城厢镇宁武路 9 号,设有办公室及门诊部。原更昌医院麻风院区仍在原址,对外称"武鸣县麻风村"。

1982 年,麻风村住村患者全部治愈回归家庭,麻风村关闭,麻风村产权归属武鸣县更昌医院。是年,麻风村工作人员全部迁往县城,以皮肤科门诊为基地开展麻风病、性病社会防治工作。

2015 年,武鸣县撤县设区,武鸣县更昌医院更名为"武鸣区更昌医院"。

2019 年,该院占地面积 200 亩,建筑面积增至 3 175 m²。有在编人员 21 人、聘用人员 48 人,其中高级职称 2 人、中级职称 13 人、初级职称 15 人,医生 19 人、护士 21 人。

隆安县岜发麻风康复村

隆安县岜发麻风康复村前身是"隆安县岜发医院",是隆安县专门收治麻风病的医院。始建于 1964 年,地处隆安县丁当乡(今丁当镇,下同)保湾村,距离隆安县城 53 km。建院以来,累计收治麻风患者 363 人,治愈 290 人。

1964 年 10 月 10 日,经隆安县人民委员会批准、自治区卫生厅备案,隆安县岜发医院成立。

1965 年,根据区人民委员会(65)会人字第 5 号文件要求,隆安县岜发医院破土动工。医院因地处岜发山附近而得名。

1966 年 9 月,岜发医院竣工,医院分设门诊部和留医部(麻风病区)两部分,两处相距 1.5 km。岜发医院占地 1 300 亩(山林 500 亩、耕地 800 亩),建有房屋 14 栋 84 间,建筑面积 800 m²,其中病房 5 栋 40 间,消毒房 1 栋 3 间,设床位 40 张。当年,收治麻风患者 46 人,治疗药物主要是氨苯砜。建院初期,医疗设备非常简陋,仅有显微镜等。时有职工 7 人,首任负责人吴逢庆。

1986 年,推行麻风联合化疗方案,新发现的麻风患者原则上实行居家治疗。是年,自治区卫生厅为岜发医院配备 30 mA X 光机 1 台、南京牌汽车 1 辆、中型拖拉机 1 辆、7.5 mm 放映机 1 部、电视机 3 台。

1988 年,麻风病区已无现症麻风患者。是年 12 月,医院门诊搬到距离麻风病区 3 km 的丁当乡朝阳街。

1990 年,在隆安县城设立隆安县岜发医院城厢门诊部,大部分医务人员迁往县城办公。丁当乡门诊及麻风病区只留少部分职工管理。

1994 年,自治区卫生厅为岜发医院装备电冰箱、恒温培养箱、生物显微镜等设备。

2003 年 2 月 17 日,经县编制委员会同意,隆安县岜发医院更名为"隆安县皮肤性病防治站",更名后原核定人员编制和经费来源保持不变,原岜发医院麻风病区更名为"岜发麻风村"。

2005 年 6 月,隆安县金穗公司拨款 25 万元,对岜发麻风村危旧房进行改造,建筑面积 200 m²,设床位 8 张,配套自来水、电灯、电视机等生活设施,治愈留院休养员迁入新居。随后,岜发麻风村更名为"隆安县岜发麻风康复村"。

2010 年,自治区卫生厅装备隆安县皮肤性病防治站 1 台麻风防治专用小汽车。是年 12 月 31 日,根据隆编〔2006〕4 号文件,隆安县皮肤性病防治站整体并入隆安县疾病预防控制中心,对外加挂"隆安县皮肤性病防治站"牌子。隆安县岜发麻风康复村产权归属县疾病预防控制中心。

2019 年末,隆安县岜发麻风康复村有麻风愈后休养员 5 人,均享受城镇居民低保(每人每月 400 元)和医疗保障。医生定期到麻风村访视休养员。

宾阳县麻风村

宾阳县麻风村原隶属于宾阳县皮肤病防治站,是该站麻风病治疗、康复病区。始建于 1965 年,地处今宾阳县王灵镇六旺村长塘山,距离宾阳县城 42 km。建村以来,累计收治麻风患者 318 人,治愈 224 人。

1964 年,广西僮族自治区卫生厅就在宾阳、龙州、隆安县建立麻风村一事专文向广西僮族自治区人民委员会请示〔卫医征字(64)第 21 号〕,宾阳县人民委员会委托县卫生科筹建麻风村。1965 年,广西僮族自治区人民委员会会人字(65)第 5 号文件批复同意宾阳县建立麻风村、成立皮肤病防治站。是年麻风村破土动工;8 月,宾阳县皮肤病防治站正式挂牌成立,麻风村亦竣工交付使用。麻风村占地面积 2 060 余亩(山林 1 898.3 亩、耕地 161.7 亩),房屋建筑面积 1 271 m²,设床位 40 张。是年,收治麻风患者 47 人,治疗药物主要是氨苯砜。时有防治人员 4 人,负责人白瑛。

建站(村)初期,医疗设备十分简陋,仅配有显微镜、听诊器、体温针等简单的医疗设备。交通也极为不便,医疗物资、生活物资运送全靠肩挑手提,且需步行近百里山路前往宾阳县黎塘镇采购。麻风村住村患者实行免费治疗,生活费由县民政局补助,粮油由粮食部门按城镇居民标准供给。此外,还鼓励有劳动能力者从事农业生产,劳动所得按劳分配。

1975—1980年,职工陆续增至11人,麻风防治人员既管理麻风村,又承担麻风社会防治任务。同期,麻风村病床数也由原来的40张扩大到80张,并先后配置柳江牌卡车1辆、发电机1台、抽水机1台、电影放映机1部、电视机2台。

1980年,卫生部顾问马海德博士来广西指导麻风防治工作,提倡麻风患者居家治疗。从此,宾阳县新发现的麻风患者原则上实行居家治疗。

1982年11月,麻风村收治的麻风患者全部治愈回归社会,麻风村关闭,麻风村产权归属县皮肤病防治站。是年,县皮肤病防治站由王灵镇六旺村长塘山迁往黎塘镇永安西路263号,建立皮肤病门诊部,开展麻风病、皮肤性病防治工作。

2006年12月,根据广西壮族自治区卫生厅、发展计划委员会、财政厅、编制委员会办公室桂卫办〔2001〕40号文件精神,宾阳县编制委员会(宾编〔2005〕17号)决定撤销宾阳县皮肤病防治站事业单位建制,麻风、性病社会防治工作职能划归县疾病预防控制中心,宾阳县皮肤病防治站工作人员分流至宾阳县疾病预防控制中心、宾阳县卫生监督所、宾阳县黎塘镇中心卫生院;麻风村产权归属宾阳县黎塘镇中心卫生院。

马山县龙马麻风病院

马山县龙马麻风病院始建于1964年,院址位于白山镇(县城)刁杰坳背后的龙马弄,距离县城约2 km,原隶属于马山县卫生科(局)。建院以来,累计收治麻风患者56人,治愈55人。

1964年1月,根据广西僮族自治区人民委员会批转自治区卫生厅《关于在部分县市成立麻风病防治站的请示》〔会卫字(64)第5号〕,马山县人民委员会拨款0.2万元,自治区卫生厅拨款0.3万元,"马山县龙马麻风病院"破土兴建,是年8月竣工。龙马麻风病院(对外挂牌马山县皮肤性病防治站)占地面积372亩,其中耕地面积275亩,房屋建筑面积390 m²,设床位35张。龙马麻风病院建立后,麻风防治工作人员深入10个公社(今乡、镇)、30个大队(今行政村),动员散居在深山老林、岩洞的麻风患者入院治疗。是年,收治麻风患者31人,治疗药物为氨苯砜。时有工作人员4人,首任院(站)长为刘启林。1960年以后,麻风病院的医务人员除了完成住院患者的治疗、管理,还走进社区对麻风患者家属开展预防服药,每人每日口服DDS 50 mg(周日停服),服药时间一般为3年。1960—1987年,多菌型患者家属预防服药93人,服药者均未发现患麻风病。此经验在原南宁地区14个县推广,均取得类似效果,后在全广西推广。

1980年,卫生部顾问马海德博士莅临广西指导麻风防治工作,提倡麻风患者居家治疗。自此,马山县新发现的麻风患者实行居家治疗。

1981年4月,因住院治疗的麻风患者全部治愈出院,龙马麻风病院关闭,产权归属马山县皮肤性病防治站。马山县皮肤性病防治站整体迁入县城,办公地点设在马山县白山镇镇北街(原中学街)647号。

1983年,马山县皮肤性病防治站刘启林被授予"广西壮族自治区劳动模范"称号。

2006年6月,马山县编制委员会(马编〔2006〕4号)撤销马山县皮肤性病防治站事业单位建制,并入马山县疾病预防控制中心,麻风防治工作由县疾病预防控制中心综合门诊部3名门诊医师兼管,龙马麻风病院产权归属县疾病预防控制中心。后因修建马山县至上林县二级公路,原职工办公区、生活区被征用。

上林县麻风病村

上林县麻风病村是上林县皮肤性病防治站麻风治疗、康复院区,始建于1958年,地址位于上林县白圩镇大浪村弄槽山,距离上林县城35 km。建村以来,累计收治麻风患者102人,治愈72人。

1958年3月,上林县皮肤性病防治站及麻风村(筹)勘址兴建,1959年9月竣工。是年同月,经上林县人民委员会批准、自治区卫生厅备案,"上林县皮肤性病防治站"正式挂牌成立。单位办公地址位于白圩镇大浪村公所大浪村,距离麻风村约6 km。麻风病村占地面积近300亩,房屋建筑面积750 m²,分成两个病区,设床位 60 张。是年,收治麻风患者 27 人,治疗药物主要是氨苯砜。时有工作人员 5 人(医务人员 4 人、管理员 1 人),时任负责人韦延奎。

1980 年,卫生部顾问马海德博士出席"广西麻风防治工作会议",提倡麻风患者居家治疗。此后,上林县新发现的麻风患者原则上实行居家治疗。

1982 年,麻风村内的麻风患者全部治愈回归社会,上林县麻风病村关闭,产权归属县皮肤性病防治站。县皮肤性病防治站工作重心转向麻风、皮肤病和性病社会防治。

1986 年 4 月,经县人民政府批准,县皮肤性病防治站迁往上林县城大丰镇,地址在大丰镇福全村对面山坡。之后,麻风村被附近村民侵占。

2006 年 6 月,根据上林县编制委员会文件(上编发〔2005〕5 号),上林县皮肤性病防治站整体并入上林县疾病预防控制中心,设"皮肤病防治科"负责全县麻风防治,原皮肤性病防治站产权归属县疾病预防控制中心。

柳州市太阳村麻风村

柳州市太阳村麻风村前身是"柳州市麻风病收容所",建于 1955 年,竣工于 1965 年 8 月,地处柳州市太阳村公社桐村大队四交桐,距离柳州市区 35 km,曾是柳州市皮肤病防治站麻风治疗、康复、休养病区。麻风村占地 21 亩,其中山林面积 6 亩、耕地面积 10 亩,房屋面积 3 685 m^2。自建村以来,累计收治麻风患者 245 人,治愈麻风患者 197 人。

1955 年,柳州市在古楼岩建立麻风患者收容所,有茅草房 10 余间,收治麻风患者 30 人,雇临时工 2 人管理。

1964 年,根据广西僮族自治区人民委员会批转区卫生厅《关于在部分县市成立麻风防治站的请示》〔会卫字(64)第 5 号〕,柳州市人民委员会(今人民政府)拨款 11 万元,在郊区太阳村公社(今太阳村镇)建柳州市皮肤病防治站,并在太阳村公社社桐村大队四交桐修建麻风村。

1965 年 8 月,柳州市皮肤病防治站职工办公、生活区及麻风村竣工,建有病房 2 栋,设床位 100 张,首批收治的麻风患者来自柳州市蚂蚓岩麻风患者自发聚居点,约 80 余人,治疗药物主要为氨苯砜。当时,柳州市皮肤病防治站有工作人员 5 人(医生 1 人、护理人员 1 人、检验人员 1 人、管理人员 2 人)。医务人员每周巡视病村两次,处理患者医疗、生活等方面的问题。平时则由护理员(麻风病症较轻的患者经过培训后指定为护理员)负责给患者打针、发药,观察患者病情变化,发现异常,及时向医生报告。麻风患者的后勤保障有专人负责,通常每 2~3 天采购 1 次粮油、蔬菜、副食品和日用品送进麻风村。

1968 年,柳州市皮肤病防治站与柳州市卫生防疫站合并,太阳村麻风村划归柳州市卫生防疫站管理。

1978 年 2 月,柳州市皮肤病防治站与柳州市卫生防疫站分开,恢复柳州市皮肤病防治站的建制,太阳村麻风村重归柳州市皮肤病防治站管理。

1981 年 1 月,柳州市皮肤病防治站在柳州市柳东路 1 号建成皮肤病门诊部。是年 9 月,市皮肤病防治站从太阳村迁至柳州市柳东路 1 号办公,麻风村仍设在原址,部分医务人员、管理人员留守麻风村。当时,麻风村未成立管委会,由 3 名医生轮流(每周 1~2 次)到病区访视麻风患者及处理医疗工作。自 1982 年起,柳州市皮肤病防治站采用氨苯砜、利福平 2 种药物联合治疗麻风病。此后,新发现的麻风患者实行居家治疗。

1984 年 12 月,柳州市皮肤病防治站将原有的 7 名现症麻风患者送往广西壮族自治区亭凉医院治疗。治愈后无家可归者仍居住在麻风村休养。

1986 年 5 月,柳州市人民政府拨款 6 万元改造麻风村病房,麻风村休养员的居住条件得到改善。是年,推行 WHO 麻风病联合化疗方案治疗麻风患者。

1991 年,柳州市政府将外地流入柳州市麻风村治疗的 18 名愈后无家可归者送往自治区亭凉医院休养,其他麻风患者已全部治愈返回原籍,麻风村关闭。

2003 年 2 月,柳州市编委下发《关于撤销柳州市结核病防治所和柳州市皮肤病防治站的批复》(柳编

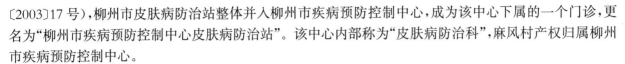

〔2003〕17号），柳州市皮肤病防治站整体并入柳州市疾病预防控制中心，成为该中心下属的一个门诊，更名为"柳州市疾病预防控制中心皮肤病防治站"。该中心内部称为"皮肤病防治科"，麻风村产权归属柳州市疾病预防控制中心。

2016年，麻风村土地、房屋等产权收归地方政府。

柳城县皮肤病防治站麻风村

柳城县皮肤病防治站麻风村原位于柳城县凤山镇（今社冲乡）仓贝村龙烈洞，距离县城20 km。麻风村占地面积20亩，其中山林面积5亩，耕地面积7亩，房屋建筑面积300 m²，设置床位数30张。建村以来，累计收治麻风患者68人，治愈60人。

1966年3月，柳城县财政拨款2万元筹建"柳城县皮肤病防治站麻风村"。1967年，建成病房10间、职工宿舍及办公用房8间，总建筑面积300 m²。时值"文化大革命"，麻风村尚未收治麻风患者，派1名工作人员留守麻风村。

1970年，麻风村开始收治患者，首批收治麻风患者28人。时有工作人员3人，首任站长张明贵。

1980年，由于麻风患者与当地群众饮用同一水源，加之交通极为不便，职工无照明用电，麻风村与职工住房和群众住房距离太近，不符合传染病管理要求，经自治区人民政府、县人民政府调查核实后，同意搬迁。是年，自治区财政拨款4万元，县财政划拨1万元，在柳城县龙头镇牛黄屯（牛黄洞）重建麻风村。麻风村占地面积20亩，建成办公室3间、门诊5间、病房10间、职工宿舍8套，总建筑面积700 m²。是年，大批越南华侨归国人员被安排在县皮肤病防治站附近的广西国营伏虎华侨农场，皮肤病防治站的建设遭到归国华侨的极力反对，经县人民政府、县卫生局与柳州地区侨务办公室、伏虎农场交涉调解，达成协议，柳城县皮肤病防治站新建成的房屋和正在建设的麻风病区以及征用的土地作价13.6万元移交伏虎农场接收。当时，住麻风村的患者大部分被送往自治区亭凉医院治疗，少部分回原籍后由医务人员每月按时送药到家治疗。

1981年，经柳城县人民政府同意，县皮肤病防治站迁往大埔镇鱼种场背面。新站址占地面积4亩，建有门诊楼、职工宿舍楼各1栋，附设用房8间，其他用房5间，总建筑面积为722 m²。

1989年，柳城县皮肤病防治站并入柳城县卫生防疫站，设立"皮肤病防治科"负责全县的麻风防治工作（未撤事业单位建制，人事、经费、物资独立）。

1993年3月，柳城县皮肤病防治站与县卫生防疫站拆分，恢复独立建制。

2006年3月，疾病预防控制与卫生监督两项体制改革，撤销柳城县卫生防疫站和柳城县皮肤病防治站，组建柳城县卫生监督所和柳城县疾病预防控制中心（柳城编〔2006〕6号），麻风病防治职能划归县疾病预防控制中心，原柳城县皮肤病防治站工作人员分流至柳城县疾病预防控制中心和柳城县卫生监督所。12月，县疾病预防控制中心设"皮肤病防治科"负责全县的麻风防治工作。原县皮肤病防治站站长张和贵任科长，张大成任副科长，科室有医生3人、护理员2人、资料管理员1人。

柳江县皮肤病防治站麻风村

柳江县皮肤病防治站麻风村位于柳江县立冲公社立冲村，距离县城32 km。麻风村占地面积12亩，其中山林面积3亩，耕地面积5亩，房屋建筑面积768 m²。建村以来，累计收治麻风患者91人，治愈72人。

1956年12月，经柳江县人民委员会批准，筹建"柳江县皮肤病防治站麻风村"。1958年10月，成立"柳江县麻风病防治所"，时有工作人员2人。是年12月，柳江县麻风病防治所并入立冲公社卫生院。

1959年12月，"柳江县皮肤病防治站麻风村"建成，有草房4间，收治麻风患者6人。当时麻风村归属立冲公社卫生院管辖。

1962年10月，撤销立冲公社卫生院，恢复柳江县麻风病防治所，麻风村由该所直管，首任负责人高宝祥。

1966—1967 年,麻风村新建瓦房 21 间,开始大批收治患者。入村麻风患者的医疗和生活费均由柳江县人民政府下拨,最初生活费为每人每月 5～7 元,后增至每人每月 12 元;每人每月发大米 15 kg,肉类750 g。

1967 年 4 月,柳江县麻风病防治所更名为"柳江县皮肤性病防治站"。站址迁到立冲公社立冲村铜鼓山脚下。

1969 年 10 月,柳江县皮肤性病防治站更名为"柳江县皮肤病防治站"。时值"文化大革命","柳江县皮肤病防治站革命领导小组"成立。

1975 年 12 月,县皮肤病防治站工作人员增至 6 人。

1978 年 8 月,撤销县皮肤病防治站革命领导小组,配备业务副站长 1 人,工作人员增至 7 人。

1982 年 6 月,县皮肤病防治站办公地址迁到柳江县城拉堡镇柳南路 62 号,设有办公室及门诊部。麻风村仍设在原址,部分专业人员留守负责住村麻风患者的管理和治疗。

1986 年起,麻风村不再收治新发现的麻风患者。

2003 年 9 月,麻风村最后一名治愈留院休养员死亡,是年 12 月,麻风村正式关闭。

2005 年 12 月 29 日,撤销柳江县皮肤病防治站建制(江政发〔2005〕43 号),该站 13 名工作人员并入柳江县疾病预防控制中心,2 人分流到柳江县卫生监督所,1 人调到柳江县医保中心。麻风防治由柳江县疾病预防控制中心皮肤科门诊指定专人负责。

三江侗族自治县皮肤病防治站麻风村

三江侗族自治县皮肤病防治站麻风村前身是"三江侗族自治县皮肤病防治院麻风村",麻风村设在三江县丹洲镇牛浪坡江山岭,距离县城 20 km。麻风村占用土地属当地林场的荒地,麻风村关闭后,土地由林场收回。自建村以来,累计收治麻风患者 79 人。

1972 年 7 月,三江县皮肤病防治院成立并筹建麻风村。当时,县皮肤病防治院设有门诊部,有病床8 张。

1976 年 6 月,麻风病村破土兴建,1977 年 5 月竣工,设病床 60 张。是年 8 月 3 日开始收治麻风患者。时有工作人员 4 人(医生 2 人、护士 2 人),首任站长为周成亮。之后发现的麻风患者陆续收入麻风村隔离治疗,入村患者的医药费由县财政划拨,生活费由县民政局补助(每人每月 9 元),肉类由县食品公司平价供应(每人每月 1.5 kg),原生产队分配粮食,每人每月不足 15 kg 大米的患者,由县粮食局补足到 15 kg,且每人每月供应食用油、黄豆各 250 g。麻风村鼓励有劳动能力的麻风患者从事力所能及的生产劳动,做到蔬菜、柴火自给自足。

1984 年 10 月,撤销三江县皮肤病防治院事业单位建制,合并到三江县卫生防疫站,麻风防治工作职能划归县卫生防疫站,设"皮肤病防治科"负责麻风防治工作。麻风村不再收治新发现的麻风患者。

1988 年 10 月 3 日,三江县卫生局报请三江县人民政府同意,恢复三江县皮肤病防治院建制,并更名为"三江县皮肤病防治站",站址设在三江县城沿山路三江县卫生学校旁。

2005 年 1 月,再次撤销三江县皮肤病防治站建制,合并到三江县卫生防疫站(三编〔2005〕5 号),设"皮肤病防治科"承担麻风防治工作。

2006 年 3 月 7 日,疾病预防控制与卫生监督两项体制改革,撤销三江县卫生防疫站,成立"三江县疾病预防控制中心",地址迁到县城古宜镇芙蓉路 49 号。麻风、性病防治职能划归县疾病预防控制中心。

融水苗族自治县皮肤病防治站麻风村

融水苗族自治县皮肤病防治站麻风村位于融水苗族自治县三防镇兴洞村兴洞口屯,距离县城 55 km。

1973 年 10 月,麻风村动工兴建,建成后占地面积 350 亩,房屋建筑面积 520 m²,其中办公用房及职工宿舍面积 140 m²、消毒用房面积 80 m²、病房面积 300 m²,设置床位 25 张。当年,麻风村收治麻风患者 30人,其医疗费及生活费由县政府负担。时有工作人员 6 人(卫生技术人员 4 人、财务 1 人、工人 1 人),首任负责人为唐志重。

1978 年,在县科学技术委员会的支持下,麻风村用氨苯砜联合中草药(八角莲等)治疗麻风病,经连续 3 年系统观察,效果优于氨苯砜单一药物治疗,研究成果获"县科技进步二等奖"。

1980 年 10 月,麻风村因无留村患者或休养员,麻风村正式关闭。自建村以来,该麻风村累计收治麻风患者 56 人,治愈 43 人。

1987 年,融水苗族自治县皮肤病防治站整体搬迁到县城办公,站址设在融水镇秀峰南路 35 号(县卫生局院内)。时有工作人员 7 人(全部是卫生技术人员),后增至 13 人(卫生技术人员 9 人、财务人员 2 人、工人 2 人)。

2005 年 12 月 26 日,经融水苗族自治县编制委员会批准(融编〔2005〕1 号),撤销融水苗族自治县皮肤病防治站,整体并入融水苗族自治县疾病预防控制中心,内设"皮肤病防治科"负责麻风防治工作。麻风村产权归属县疾病预防控制中心。

融安县皮肤性病防治站麻风村

融安县皮肤性病防治站麻风村原位于融安县大良公社良北大队曹家村,距离县城 15 km。麻风村占地面积 20 亩,房屋建筑面积 620 m²,设置床位 50 张。累计收治麻风患者 51 人,治愈 45 人。

1963 年 8 月,融安县人民委员会决定建设麻风村。1964 年,根据自治区人民委员会批转区卫生厅《关于在部分县市成立麻风防治站的请示》〔会卫字(64)第 5 号〕,融安县麻风村动工兴建,年 5 月建成;9 月开始收治麻风病患者。麻风患者的医疗、生活费均由县政府拨给,直至治愈出村。建站初期,有工作人员 5 人,首任负责人卫永俊。

1984 年 5 月,麻风村不再收治新发现的麻风患者。1986 年 4 月,麻风患者全部治愈回归社会,撤销麻风村。

1986 年 10 月,融安县皮肤性病防治站迁至县城河东,租用公房开设皮肤病专科门诊,负责麻风社会防治工作,配有麻风防治专职人员 3 人,承担全县麻风疫情监测、病例发现、治疗、康复等工作。

2005 年,融安县皮肤性病防治站有工作人员 24 人,其中专业人员 14 人、非专业人员 10 人。承担全县麻风、性病防治工作。

2006 年,根据融安县机构编制委员会融机编〔2005〕4 号文件,撤销融安县皮肤性病防治站建制,整体并入融安县疾病预防控制中心,内设皮肤病防治科负责全县的麻风、性病社会防治工作。

鹿寨县皮肤病防治站麻风村

鹿寨县皮肤病防治站麻风村位于鹿寨县四排公社吉云大队三帽岭,距离县城 40 km。麻风村总占地面积 12 亩,其中山林面积 5 亩,耕地面积 7 亩,房屋建筑面积 350 m²,设置床位 20 张。自建村以来,累计收治麻风患者 167 人,治愈患者 142 人。住村患者最多时为 69 人,工作人员最多时有 11 人。

1960 年 1 月,经鹿寨县人民委员会批准,鹿寨县麻风院村破土动工。是年 7 月,麻风村建成并开始接收患者,时有患者 42 人,工作人员 4 人。是年 7 月 16 日,鹿寨县皮肤病防治站麻风村更名为"鹿寨县健康村"。

1961 年 1 月 4 日,鹿寨县健康村更名为"鹿寨县幸福村",后又更名为"鹿寨县二联医院"。

1963 年 4 月 28 日,经县人民委员会批准,鹿寨县二联医院更名为"鹿寨县麻风村"。时有工作人员 5 人,首任负责人为覃德礼。

1964 年 3 月,"鹿寨县麻风村"正式定名为"鹿寨县皮肤性病防治站"。是年 4 月,县财政拨款 1 万元,扩建麻风村病房,扩建面积 450 m²,设置床位 20 张。有自来水,电灯等设备。

1989 年 10 月,因无留村患者或休养员,麻风村正式关闭。是年,鹿寨县皮肤性病防治站迁至县城办公,并设立鹿寨县皮肤性病防治门诊。工作重心转向麻风、性病社会防治。

2002 年 4 月 1 日,鹿寨县卫生局下文将鹿寨县皮肤性病防治站并入鹿寨县卫生防疫站,麻风、性病防治职能划归县卫生防疫站,有 3 名专职人员负责麻风防治工作。

2007 年 6 月 19 日,根据中共鹿寨县委办公室、人民政府办公室《关于印发〈鹿寨县卫生监督和疾病预防控制体制改革实施方案〉的通知》(鹿办发〔2007〕66 号),撤销鹿寨县皮肤性病防治站事业单位建制,成立"鹿寨县疾病预防控制中心"。麻风防治职能划归县疾病预防控制中心。有 2 名工作人员(兼职)负责麻风防治工作。麻风村产权划归县疾病预防控制中心。

桂林市皮肤病防治医院平山麻风病区

桂林市皮肤病防治医院前身是"广西省临桂麻风病院",始建于 1952 年,地处今灵川县潮田乡南圩村委泗源自然村,距桂林市 50 余千米,是中华人民共和国成立后广西省人民政府修建的第一所麻风病院,原隶属广西省卫生厅,2005 年 9 月起隶属桂林市中医院,是桂林市中医院麻风治疗、康复、休养院区。建院初期,职工人数 7 人(医师 2 人、护士 1 人、检验员 1 人、后勤人员 3 人),首任院长徐连青。建院以来,累计收治麻风患者 1 696 人,其中桂林籍患者 1 593 人、外地患者 103 人。

据《广西通志·医疗卫生志》记载,1952 年,广西省财经委员会拨款 2 万元(人民币新币)补助桂林专区新建"广西临桂泗源麻风病院",1953 年竣工。是年 12 月 29 日,中央人民政府政务院卫生部批复将"广西临桂泗源麻风病院"更名为"广西省临桂麻风病院"〔卫医字(53)第 2281 号〕。建院初期,土地面积约 20 亩,房屋面积 730 m²。其中,工作人员办公及住宿用房 10 间(由征用的庙宇改建而成),约 130 m²。麻风病区距离职工办公区约 1 km,有病房 5 栋(平房)40 间,约 600 m²。当年,收治桂林地区及钟山县、昭平县、贺县、富川县、平南县、柳州市、融县、鹿寨县和柳州铁路局等地麻风患者 158 人(包括越南籍患者阮通等 9 人),治疗药物为氨苯砜等。1955 年前,先后收治麻风患者 645 人。1957 年,实有住院麻风患者 288 人(桂林籍 106 人、外地 182 人)。

1959 年,广西僮族自治区卫生厅将广西临桂麻风病院移交桂林专区管辖,更名为"桂林专区泗源医院"。是年,为了将分散在桂林地区所辖各县的麻风患者全部集中隔离治疗,桂林地区行署决定就地扩大麻风院规模,征用麻风院周边的寨上、大树底、来花岭、雷岭底、板山、平山、杨梅坪、水母崴、中岩崴、合家崴等 10 个村庄,257 户民房、山林和 1 000 多亩田地归医院管理,民房作麻风病房使用。至此,医院占地面积达到 1 800 亩(水田 1 500 亩、旱地 300 亩)。对麻风患者实行劳动生产与治疗相结合,粮食及主要副食品基本实现自给自足。

1960 年,桂林专区泗源医院职工宿舍区、综合门诊及留医部在石板岭建成,医院办公、住宿区撤离寺庙,搬至石板岭。是年 6 月,桂林专区泗源医院承担中草药治疗麻风病的研究、麻风畸形的治疗研究、麻风溃疡的治疗研究、麻风病早期症状和早期诊断方法的研究以及麻风反应原因、机制、临床和分型、预防方法、治疗、预后的研究等多项省级科研课题。是年 10 月,桂林专区泗源医院派出专业人员,在 12 个县首次开展麻风线索调查,共发现麻风患者 159 人。

1962 年,因搬迁群众未得到妥善安置,在生产、生活、土地等问题上存在意见分歧,纷纷要求搬回原址。经桂林地区行署研究,决定调整麻风病院区范围,将除中岩崴、水母崴 2 个村外的其余 8 个村庄共 185 户民房、1 500 亩土地退还给群众,并发放了搬迁补偿费。保留院部、麻风病院区及其他用地 350 亩。

1963 年,自治区财政拨专款 46 万元,新建病区医疗用房共 18 栋(瘤型麻风病房、结核样型麻风病房、女病房、康复患者病房、医疗室等),面积 4 565 m²;新建麻风院办公室、职工宿舍、食堂等 7 栋平房,约 1 420 m²;铺设医院职工生活区及麻风病区饮用水管道,购置柴油发电机等设备;修建麻风病院至潮田乡政府公路 18 km。1964 年 7 月,上述基建项目全部竣工,麻风患者迁入新病区,原泗源麻风病区关闭,寺庙无偿退还。从此,麻风患者的粮油和主要副食品改由国家供给。是年,该院使用维生素 E、维生素 B_1 联合治疗麻风病肌萎缩。

1963—1964 年,麻风病院区设床位 580 张,实际住院麻风患者 640 人,为建院以来住院麻风患者最多的时期。

1965 年,桂林专区泗源医院更名为"桂林地区平山医院"。

1974年,桂林地区平山医院职工人数达84人,是建院以来在职人数最多的一年。

1977年,经桂林地区行署批准,桂林地区平山医院在桂林市中华路(原桂林地区卫生局地址)与地区卫生局合建宿舍楼1栋(4层16间),作为该院驻桂林市办事处。购地、房屋建设资金主要由自治区财政划拨,部分自筹。

1978年,由于土地权属问题,麻风病院周边村民再次要求退还土地。经桂林地区行署研究,除保留麻风病区旱地50亩、职工区15亩土地外,其余土地全部退还群众。至此,麻风患者无田地耕种,由市民政局拨给生活费。

1978年12月,平乐县麻风村整体并入桂林地区平山医院,转入职工6人,转入患者21人。

1986年,推行WHO麻风联合化疗方案,麻风患者实行居家治疗。

1988年10月,桂林地区平山医院更名为"桂林地区第三人民医院"。

1989年,经中共桂林地委、行署研究,决定调整原中共桂林地委党校土地30亩及地面建筑6栋砖瓦平房(约1 000 m²)给桂林地区第三人民医院使用,该院支付土地、房屋转让费52万元。是年9月,桂林地区第三人民医院搬迁到原地区党校(桂林市横塘路47号),作为办公地点和职工住宿区。原桂林地区平山医院麻风病区作为麻风康复休养院区。

1993年,中国麻风防治研究中心巡回手术队为桂林地区第三人民医院平山麻风院区住院休养员实施白内障摘除手术。

1994年,桂林地区第三人民医院增挂"桂林地区皮肤性病防治医院"牌子。是年7月,该院麻风康复、休养院区遭遇洪涝灾害,部分病房被毁,意大利霍雷劳之友麻风病福利协会澳门办事处援助5万元人民币修复被毁病房。

1995年7月,与英国国际麻风救济会合作,开始系统开展麻风畸残预防与康复工作,预防畸残与联合化疗同步进行,教育麻风患者坚持进行眼、手、足的自我护理。

1998年12月,因桂林地市机构合并,桂林地区皮肤性病防治医院更名为"桂林市皮肤病防治医院"。

2002年5月,根据桂林市卫生局关于整合医疗资源的要求,桂林市皮肤病防治医院与原桂林市第八人民医院合并管理,实行一套班子、两个机构并行的管理模式。

2002—2008年间,桂林市皮肤病防治医院平山麻风院区土地先后被当地杨梅坪村村民非法占用,多次与乡政府、县政府协商解决未果,原麻风病一病区大部分土地被村民侵占建私人住房。仅保留原二病区、三病区土地。

2003年,桂林市中心血站将原办公和业务用房移交给桂林市皮肤病防治医院使用。经改扩建、装修后,于2004年将桂林市皮肤病防治医院总部搬迁到桂林市铁西一里4号,办公和业务用房与原桂林市第八人民医院连为一体。

2005年9月,桂林市皮肤病防治医院和原桂林市第八人民医院一同并入桂林市中医医院统一管理,仍实行一套班子、两个机构并行的管理模式,桂林市皮肤病防治医院编制和财务独立,平山麻风康复、休养院区归属桂林市中医医院统一管理。

2006年,比利时达米恩基金会开始援助平山麻风康复休养院区危旧房改造、道路修建以及开展经济康复项目。项目总投资80余万元,其中危旧病房推倒重建54.304 8万元(不含医疗用房建设),经济康复项目2.25万元,其余为手术室、治疗室、药房、康复器材维修车间改造以及院内道路硬化等投入。

2008年,因贵广高铁建设需要,征用原桂林地区平山医院职工区约15亩土地,贵广高铁开通后,原职工区剩余土地已无法使用。从2008年起,桂林市民间志愿者协会经常组织人员到平山麻风病区开展各种送温暖做好事等活动,并在桂林生活网发帖,让网民对麻风病有所认识,引导和带动公众转变观念,弘扬尊重和关爱麻风患者的社会风尚。

2010年5月,国家发展改革委员会麻风院(村)改扩建项目(发改投资〔2007〕3071号)、桂林市皮肤病防治医院平山麻风康复休养院区改造项目启动(桂发改社会〔2007〕888号),总投资120万元。2011年4月完工。

2012年,桂林市皮肤病防治医院平山麻风康复休养院区与广东汉达康福协会合作,筛查了24例有眼疾的麻风愈后休养员,完成白内障摘除手术6例。

2013年,国家卫生部、财政部拨给桂林市皮肤病防治医院"麻风防治机构能力建设资金"500万元,用于购买医疗设备。

2019年末,桂林市皮肤病医院平山麻风康复休养院区有治愈留院休养员11人。全院在职职工31人(副高职称1人、中级职称15人、初级职称5人、管理人员2人、工勤人员8人),其中麻风病区配备医生2人(蒋军荣、李江晖)、护士1人(莫秋花)、后勤管理人员1人(黄寿星),每半个月到病区访视患者及处理医疗工作。休养员的生活费每人每月860元,由桂林市民政局划拨;医疗费每人每月40元,由麻风防治经费开支。为休养员办理了城镇居民医疗保险,因病住院者按城镇居民医疗保险比例报销。时任院长杨斌,分管副院长胡永葵。

梧州市皮肤病防治院

梧州市皮肤病防治院前身是"梧州市苍梧县慢性病院",始建于1959年,院址位于苍梧县旺甫公社河口大队江口儿村(今梧州市城东镇河口村思良江),距离苍梧县城10 km。建院初期有工作人员8人(医生4人、检验员1人、管理人员3人),首任院长王毅。自建院以来,累计收治麻风患者615人,治愈470人。

1951年,梧州市人民政府将流浪街头的36名麻风患者送往市郊一座名为"系龙洲"的岛屿隔离治疗,这是梧州市最早的麻风患者集中收治点。

1958年冬,梧州市人民政府与苍梧县人民政府联合成立"麻风病防治院筹建小组",动工兴建麻风病院。

根据梧州市卫生志记载:1959年3月,梧州市苍梧县麻风病院竣工,对外称"梧州市苍梧县慢性病院"。该院占地1 275亩(山林面积1 205亩、耕地70亩),建筑面积5 000 m^2,分设结核样型麻风病区、瘤型麻风病区、女病区、疗养区,病床235张,当年收治麻风患者143人,治疗药物主要是砜类药。

1960年,梧州市苍梧县慢性病院参与"麻风病流行情况调查研究""瘤型及结核样型麻风病患者家属感染发病情况的追踪观察研究""中草药治疗麻风病疗效观察研究""中西医治疗麻风病的研究""麻风菌素反应机制的探索""接种卡介苗预防麻风病的研究"等省级科研协作课题,开始采用氨苯砜对多菌型麻风患者家属进行预防性服药。

1961年4月5日,因土地权属纠纷,梧州市苍梧县慢性病院补偿苍梧县旺甫公社河口大队管理委员会土地及其附着物和青苗费用共计人民币3.309万元。之后,补办了土地使用证,明确土地归梧州市苍梧县慢性病院所有。

1984年底,梧州市苍梧县慢性病院门诊部由苍梧县旺甫公社河口大队江口儿村迁至梧州市区五坊路,租用房屋开设临时门诊部。麻风病区仍设在原址。

1985年,梧州市苍梧县慢性病院门诊部由梧州市五坊路迁至四方井仁秀里23号(租用)。

1986年,推行WHO麻风联合化疗方案,新发现的麻风患者不再收入梧州市苍梧县慢性病院治疗。

1988年10月,经梧州市人民政府批准(梧编〔1988〕107号),梧州市苍梧县慢性病院购买四方井仁秀里23号房屋,经改造后作为新院址。

1989年,梧州市苍梧县慢性病院有职工26人,其中卫生技术人员16人,设院办公室、行政组、医务组、财务组等职能科室,以及门诊部、检验室、药房、激光治疗室等医技科室。

1992年8月20日,经梧州市人民政府批准,"梧州市苍梧县慢性病院"更名为"梧州市皮肤病防治院",其建制和管理体制不变。

2004年,经梧州市卫生局批准,梧州市皮肤病防治院购买梧州市新兴2路1号房产,该院院部迁至新大楼办公。

2007年,鉴于20世纪50—60年代建设的麻风病房已成危房,梧州市发展改革委立项,市财政局拨款15万元,新建麻风病房1栋500 m^2,配套自来水、电灯、电视、手机等设备。

2019年,梧州市皮肤病防治院有在职职工57人,其中卫生技术人员42人,主要承担全市麻风、性病防治技术指导及辖区麻风社会防治。麻风休养员院区时有治愈留院休养员2人,均享受城镇居民低保待遇(每人每月988元)、参加医疗保险,梧州市皮肤病防治院医务人员每周二定期到病区访视,后勤管理人员为休养员提供生活必需品,休养员医疗、生活有保障。时任院长孙玉霞,分管副院长陈霭延。

藤县皮肤病防治院麻风村

藤县皮肤病防治院麻风村位于县城下游浔江北岸藤县津北镇贤德村与苍梧县交界处(对外称分界医院),距离县城10 km。麻风村占地245.88亩,房屋建筑面积380 m²,设置床位60张。

1955年,藤县设立"麻风病防治专业组",将流散在全县各地的58名麻风患者统一集中在回龙洲(俗称"麻风洲")治疗。

1959年,由县民政科拨款筹建麻风村。

1960年3月,因回龙洲地处西江江心,常受水患,不适宜麻风患者居住,故由广西医学院皮肤病教研组杨永康主任率队勘址,选定浔江北岸津北镇贤德村重建。是年10月,麻风村建成,将居住在麻风洲的58名麻风患者迁入分界医院麻风村收治管理。时有医生6人,首任院长吴耀鹏。

1975年,对麻风村区病房进行扩建,同时购置1艘载重20吨的木质机动船,作为出入县城的交通工具,供病区采购药品、生活物资之用。是年,医院工作人员增至11人。

1980年5月,根据自治区麻风防治工作会议精神,麻风村不再接收新发现的麻风患者住院。当时,累计住院患者达252人,治愈123人,大部分治愈患者出院回归原籍,少数无家可归的患者继续留院疗养。

1983年,藤县皮肤病防治院麻风村有职工13人。藤县皮肤病防治院购置1艘载重3吨的铁质机动船,用作交通工具,并在县城购买180 m²的土地建设门诊部。

1984年11月,藤县皮肤病防治院在县城桥西路17号新建设门诊综合楼。1987年8月,门诊综合楼建成,楼房共4层,占地面积为183 m²,全院职工迁入县城办公。麻风村仍设在原址。

2003年12月,藤县皮肤病防治院自筹经费13万元,对麻风村危旧房拆除重建,建筑面积300 m²,床位10张。经改建后的麻风村装有电灯、电视、自来水、太阳能热水器。

2019年,麻风村时有2名手部残疾治愈留院者,生活费由县民政部门救济(每人每月400元)。藤县皮肤病防治院时有职工34人,医务人员定期到麻风村访视,休养员医疗、生活有保障。

岑溪市皮肤性病防治院麻风病区

岑溪市皮肤性病防治院麻风病区的前身是"岑溪县慢性病疗养院",始建于1958年11月,原地址在岑溪县樟木乡上奇村关塘。疗养院设病床30多张,时有工作人员2人,首任负责人黎国清。

1959年4月,广西僮族自治区卫生厅拨款2万元,岑溪县人民委员会配套2万元,将岑溪县慢性病疗养院迁址到距离县城3 km的樟木区(今岑城镇)古塘村河口野鸭塘,更名为"岑溪县野塘医院"。医院占地面积1亩,建成职工宿舍1栋,建筑面积230 m²,麻风病房1栋,建筑面积200 m²,设床位45张,收治麻风患者39人。时有医生2人、护士1人。

1968年,新建职工宿舍2栋,增设有皮肤病门诊、化验室、病理室、消毒室,有简单的外科手术设备。医院职工增至9人。

20世纪70年代末,医院病房扩建至500 m²,床位50多张,收治麻风患者40余人;新建职工用房120 m²,职工人数增至12人,其中卫生技术人员9人。

1980年6月,因无留村患者或休养员,麻风病区正式关闭,历年累计住院患者138人,治愈82人。是年,院址迁至县城北山广场(县中医院旁),新建一栋建筑面积500 m²的楼房作为职工住宅及办公业务用房。

1985年,经岑溪县编制委员会同意(岑编〔1985〕41号),岑溪县野塘医院更名为"岑溪县皮肤病防治院"。

2005 年,经岑溪市编制委员会批准(岑编〔2005〕29 号),撤销岑溪市皮肤性病防治院事业单位建制,有 10 名工作人员编入岑溪市疾病预防控制中心,设"皮肤病防治科"负责麻风防治工作。

北海市皮肤病防治院蛟龙塘麻风新村

北海市皮肤病防治院蛟龙塘麻风村前身是英国教会创办的"普仁麻风院",普仁麻风院创建于 1886 年,原地址在北海城郊祥恋里(今北海市和平路 84 号),占地面积 30 余亩,购地及院舍建设资金 554.92 元港币(其中大英传教会拨款 200 元港币,包尔腾会督等 12 人捐款 354.92 元港币)。建院初期,有男病房 2 间、女病房 1 间,床位 15 张。

1886—1949 年的 63 年间,共收容住院麻风患者 298 人,治疗药物以大枫子油为主。首任院长为拥有英国皇家外科医学院院士头衔及英国爱丁堡皇家内科医学院执照的柯达医生。该院发展过程中,先后招聘、派遣英国爱丁堡大学、英国利物浦大学、英国纽卡斯达勒姆大学、爱尔兰都柏林大学、奥地利维也纳大学、美国宾夕法尼亚大学、中国香港大学、中国杭州广济医科学校、中国中山大学等毕业的医学博士、硕士、学士等人员任职。

中华人民共和国成立前,先后有 18 名医生、10 名护士在普仁麻风院供职。运作主要经费来源:一是自给自足,二是英国民众捐助。患者每人每月生活费 5 元港币。

1886 年,普仁麻风院收治第 1 例患者,随后住院患者数量逐年增多。

1891 年 12 月 25 日,普仁麻风院新建病房,增设床位 30 张。

1892 年,普仁麻风院柯达医生获得 13 000 元港币(包尔腾和英国私人捐款 12 000 元港币、大英传教会拨款 200 元港币等),用于扩建普仁医院和普仁麻风院。

1894 年,普仁麻风院床位增至 62 张。1896 年,又新建男女病房各 1 栋,可容纳 120 名患者。

1951 年 10 月 6 日,经中南军政委员会《关于处理接受美国津贴的救济社团及救济机关实施办法》〔救接字(51)第 16 号〕批准,广西省人民政府接管普仁麻风院,并拨款扩建、修缮该院,麻风院占地面积扩达 601 亩,设病床数 300 张。

1952 年,普仁麻风院更名为"北海市广西麻风病院",隶属广西省人民政府卫生处。院长由北海市人民医院(原普仁医院)林怡贤副院长兼任,时有工作人员 13 人(医生、护士 7 人,检验员 1 人,管理人员 5 人)。当年,收治麻风患者 265 人,开始使用氨苯砜治疗麻风病。医院成立患者自治机构,由周支前(国家干部、麻风患者)担任自治会主席,下设财务、生产、文教、卫生等组织,协助医院管理住院麻风患者相关事务。住院麻风患者实行免费治疗,生活费由民政部门救济,医疗费由卫生部门划拨,均为每人每月 4 元(人民币新币),粮油、日用品由国家免费供给。

1953 年 12 月 29 日,中央人民政府政务院卫生部批复将"北海市广西麻风病院"更名为"广西省北海麻风病院"〔卫医字(53)第 2281 号〕。当年,住院麻风患者 329 人。

1954 年 4 月,广西首例氨苯砜治愈患者在北海麻风病院出院。是年,广西省卫生厅拨专款新建麻风病院办公室、诊疗室、药房、检验室、手术室等。

1955 年,因北海市行政区划归属广东省管辖,"广西省北海麻风病院"更名为"广东省北海市麻风病院",行政改由北海市人民政府领导,业务方面由广东省卫生厅慢性病防治科指导。是年 10 月,北海市人民政府颁布《麻风病院暂行管理规则》,麻风病院按该规则管理。是年,新建职工宿舍楼 1 栋,面积 500 m²。

1957 年 3 月,"广东省北海市麻风病院"更名为"广东省北海市白屋医院",病床增至 400 张。医院职工 22 人,住院麻风患者 369 人(北海籍 142 人、外县籍 227 人),为医院历史上住院患者最多的一年。

1958 年,"广东省北海市白屋医院"更名为"北海市皮肤性病防治院",承担麻风、性病、皮肤病防治职能,医院职工 30 人。是年,对麻风患者家属(儿童)接种卡介苗,预防麻风效果不明显。

1959 年,北海市降格为县级"镇","北海市皮肤性病防治院"更名为"北海镇皮肤性病防治院"。是年 8 月,该院在原市区文明路设立皮肤性病门诊部。

1964 年，北海镇恢复为县级市，"北海镇皮肤性病防治院"又更名为"北海市皮肤病医院"。

1965 年 6 月，北海市行政区划归属广西，由钦州专区管辖。北海市皮肤病医院隶属北海市卫生局，业务上接受钦州专区卫生防疫站指导。

1978 年，北海市皮肤病医院在北海市高流行区高德镇对 200 多名居民连续 3 年注射二乙酰氨苯砜预防麻风病，经 10 年观察，接受注射者无新发麻风病例出现。

1979 年，开始采用氨苯砜 + 利福平治疗麻风患者。

1981 年，"北海市皮肤病医院"更名为"北海市皮肤病防治院"。

1983 年 10 月，北海恢复为地级市，北海市皮肤病防治院行政区划归属北海市政府领导，业务上由自治区皮肤性病防治院直接指导。

1985 年，"北海市皮肤病防治院"更名为"北海市皮肤病防治所"。

1986 年，北海市全面推行 WHO 麻风联合化疗方案治疗麻风患者。是年 10 月，北海市卫生局举行"北海市皮肤病防治所建院 100 周年庆典活动"。英国麻风防治协会国际部副主任汪雅伦、西德神学院 Feilcke 女士、国际麻风救济会中国香港分会秘书梁善生以及自治区卫生厅、红十字会、皮肤病防治研究所和北海市党委、政府领导等出席庆典活动。

1992 年 5 月，北海市开始使用氟嗪酸治疗麻风患者。

1993 年 9 月，由于市政建设需要，北海市皮肤病防治所麻风院区迁至合浦县蛟龙塘（北卫发〔1993〕117 号），原麻风病院区的麻风治愈休养员 58 人于 10 月 19 日前全部迁入合浦县蛟龙塘新院区。该所办公区、门诊部选址北海市太合路 8 号新建。

1995 年 3 月，北海市机构编制委员会下文，同意恢复"北海市皮肤病防治院"名称，属事业单位，编制增至 30 人。是年 7 月，与英国国际麻风救济会合作开展麻风康复工作，强调预防麻风畸残与联合化疗并举，教育患者坚持进行眼、手、足自我护理和功能锻炼，注意自我防护。

1996 年 9 月 9 日，北海市皮肤病防治院门诊综合楼（地址：北海市太合路 8 号）竣工，建筑面积 3 100 m²，北海市皮肤病防治院整体搬迁至新址办公。

1999 年，北海市皮肤病防治院范先觉被授予"全国劳动模范"称号。

2005 年，国家卫生部副部长王陇德到北海市督导麻风、性病防治工作。

2008 年 1 月，中国红十字会常务副会长江亦曼到北海市合浦蛟龙塘麻风村慰问麻风患者及医务人员。是年 8 月，利用国家发展改革委员会麻风院（村）改扩建项目资金建设的北海市蛟龙塘麻风新村建设项目启动，总投资 296 万元（中央财政 250 万元、北海市政府配套 46 万元）。2010 年 10 月，麻风新村竣工，新建病房面积 2 500 m²，床位 200 张，78 名麻风治愈休养员迁入新居。

2009 年，原卫生部部长张文康到北海市蛟龙塘麻风新村督导麻风防治工作，慰问麻风患者及麻风防治工作人员。

2013 年，国家卫生部、财政部拨给北海市皮肤病防治院"麻风防治机构能力建设资金"500 万元，用于购买医疗设备。

2019 年末，该院累计收治麻风患者 1 015 人，治愈麻风患者 570 人。北海市蛟龙塘麻风新村时有治愈留院休养员 29 人，全部享受城市居民低保待遇，参加"新农合"医保。麻风新村配备医生 4 人、护士 5 人、检验员 1 人，负责人黄涛。每周一、三、五派医生、护士到病区负责麻风患者及休养员医疗工作，同时增设"麻风病村管理科"，管理麻风病村后勤事务。时任院长李小雪。

合浦县蛟龙塘麻风病疗养院

合浦县蛟龙塘麻风病疗养院前身是"合浦县麻风病防治站蛟龙塘麻风村"，隶属于合浦县卫计委。合浦县麻风病防治站原管辖蛟龙塘、关草塘、大漏地、常乐中直、白沙独山、龙门（今属浦北县，下同）6 个麻风村。几经调整，2016 年只保留蛟龙塘 1 个麻风村。蛟龙塘麻风村位于合浦县廉州镇蛟龙塘村，距离县城 7 km，占地面积 1 500 亩，设置床位 131 张。

1956 年,经合浦县人民委员会批准,合浦县麻风病防治站成立,站址设在合浦县城廉州镇第四街(土吉圹)3 号。是年 12 月,在环城乡冲口马勒仄附近筹建站部办事处,建蛟龙塘麻风村,收治麻风患者 219 人。时有工作人员 9 人,首任负责人陈维廉。

1958 年,中共合浦县委、县人民委员会采用民办公助的办法,先后筹资建立南康关草塘(今北海市铁山港区南康镇)、西场大漏地、常乐中直、白沙独山、龙门 5 个麻风村,由县麻风病防治站管理。

1959 年,合浦县麻风病防治站更名为"合浦县皮肤性病防治站"。

1966 年,合浦县皮肤性病防治站更名为"合浦县皮肤性病防治院"。是年,钦州地委、行署拨款扩建合浦县皮肤性病防治院及其附属蛟龙塘、南康、白沙、西场、常乐 5 个麻风村,基础设施得以改善。

1966 年,合浦县委要求大量收治麻风患者。年末,蛟龙塘、南康、西场、常乐、白沙 5 个麻风村共收治麻风患者 800 人。

1969 年 3 月,根据县革命委员会有关精简机构的决定,合浦县皮肤性病防治院并入"合浦县人民卫生服务站"。合并后皮肤性病防治院成为其中的一个科室(皮肤病防治科),负责全县的麻风防治工作。

1970 年,合浦县皮肤病防治院恢复独立建制。

1971 年 7 月,常乐麻风村并入蛟龙塘麻风村。

1972 年,广西壮族自治区、钦州地区和合浦县联合组织有关人员,成立工作组深入当地的清江陶器厂、蛟龙塘和南康关草塘麻风村进行调查,整顿麻风村组织机构,制定、完善麻风村管理制度。

1973 年,西场、白沙麻风村也并入蛟龙塘麻风村,人员和财产归蛟龙塘麻风村直接管辖。当时,麻风村内设村长、会计、出纳、保管、电工、治安、抽水人员各 1 人,负责患者的日常生活管理。麻风村实行规范化管理,每周一、三、五有医务人员、工勤人员到麻风村上班,领导也定期或不定期到麻风村检查指导工作,遇危、急、重症患者随叫随到,确需外出住院、手术者,送合浦县人民医院或县红十字医院治疗。

1980 年,卫生部顾问马海德博士视察广西,提倡麻风患者居家治疗。1980 年底,麻风村不再收治新发现的麻风患者。至此,麻风村累计收治麻风患者 1 152 人。

1986 年 5 月,合浦县皮肤病防治院院部迁往廉州镇北河街 29 号,设立办公室和对外门诊部及相关科室。

1995—1998 年,卫生部将广西列为中国—英国麻风康复合作项目扩大试点省(卫疾控三〔1995〕9 号),合浦县被列为试点县之一。在此期间,合浦县麻风村内的部分患者被选择为项目的观察对象,对麻风畸残患者开展眼、手、足自我护理,足底溃疡的综合防治,防护鞋的应用,神经炎处理等。之后,广西引进的中—比麻风防治合作项目、国际助残等项目,均把该麻风村列为项目单位。

2000 年,南康关草塘麻风村也并入蛟龙塘麻风村。至此,合浦县仅保留蛟龙塘 1 个麻风村。

2002 年,自治区民政厅拨款 67.88 万元,对合浦县蛟龙塘麻风村旧危房进行改造,新建病房 70 间,建筑面积 2 072.20 m²,配套自来水、电灯、电视等设备,麻风村条件明显改善。合浦县蛟龙塘麻风村更名为"合浦县蛟龙塘麻风病疗养院"。

2004 年,比利时达米恩基金会资助 28 万元,在合浦县蛟龙塘麻风病疗养院内修建水坝、打井、更新抽水设备等。

2019 年,合浦县蛟龙塘麻风病疗养院居住人员 84 人(治愈留院休养员 64 人、休养员家属 20 人),全部享受城镇居民低保(每人每月 850 元),参加"新农合"医保。64 名休养员中残疾者 60 人,均有残疾人证,其中手部残疾者 45 人、腿(足)残疾者 36 人、眼残疾者 4 人。院部仍按原来的制度,每周一、三、五轮流派出医生、护士等工作人员到疗养院上班,为休养员提供医疗服务和生活保障服务。

防城区皮肤病防治院麻风病康复院

防城区皮肤病防治院麻风病康复院前身是"防城县麻风病防治站"(下称"麻风病防治站"),地址位于防城县江山公社沙木溏大队龙孔墩岭,距离县城 20 km。建院以来,累计收治麻风患者 95 人。

1956 年 8 月,经防城县人民委员会和钦州专署卫生科批准,防城县麻风病防治站成立,负责全县麻风防治工作。

1958年5月,经国务院批准,防城县更名为"东兴各族自治县"(县址东兴镇),防城县麻风病防治站更名为"东兴县麻风病防治站"。当时,尚未建有麻风院区,麻风患者暂由钦县三墩麻风康复院收治。

1960年,东兴县人民政府拨款2万元,在东兴县江山公社沙木潭大队龙孔墩岭上,建成"东兴县麻风病康复院",设病床30张,将在钦县三墩麻风院治疗的22名防城籍麻风患者接回治疗。时有医生3人,无办公用房和职工宿舍,医务人员吃住都在附近群众家里。首任负责人廖鑑。

1976年11月,县政府扩建港口和码头,东兴县麻风病康复院搬迁到江山公社沙木潭大队石屋门岛和大潭生产队基栏角岭嘴,面积109亩;其中石屋门岛100亩,为麻风病治疗区;基栏角岭嘴9亩,为医务人员办公生活区。麻风病治疗区建成2排平顶房,呈"7"字型;其中一排有病房12间,病床24张;另一排为通铺,没有隔墙,病床6张。医务人员办公、生活区建成1栋三层办公住宿用房,建筑面积450 m²,一楼和二楼作办公用房,三楼为职工宿舍。

1978年,东兴县治迁回防城镇,县名为"防城县",东兴县麻风病康复院亦更名为"防城县麻风病康复院"。

1983年,经县政府同意,麻风病康复院院部迁入防城县城区内,更名为"防城县皮肤性病防治院"。院址位于防城公社城东大队烟墩生产队(今防城港市防城区防邕路72号),原收治的麻风患者继续留在麻风病康复院疗养,麻风防治人员不定期进行访视,配送食物和药品。

2002年,防城港市政府开始规划建设西湾跨海大桥,征用麻风病康复院土地(地面房屋仍保留,供治愈留院休养员居住)。当时,麻风病康复院有休养员1人。

2007年8月,麻风病康复院最后一名休养员自然死亡。随后,该院房屋被拆除,土地收归国有。

钦州市麻风病康复新村

钦州市麻风病康复新村前身是"钦县三墩麻风村办事处",原隶属于钦州市皮肤病防治院,是该院麻风治疗、康复、休养院区,始建于1956年,地址位于今钦州市钦南区康熙岭镇,距离钦州市中心18 km。麻风村总占地面积200亩,其中山林面积120多亩,耕地面积70多亩,水塘约5亩,房屋建筑面积270 m²,设置床位60张。

1956年11月25日,根据广东省合浦专员公署下发的《合浦专区在七年内消灭麻风病规划》,钦县人民委员会决定建立"三墩麻风村办事处";麻风病区建在钦县黄屋屯区新营乡三墩岛[卫麻字(56)第1号],职工办公、住宅区建在康熙岭镇长坡村委炮台村(当地人称"金鸡塘"),两地隔江相望,相距约3 km。当时,钦县人民委员会抽调县卫生科黎国茂及县麻风病防治组凌永道、刘瑞广、梁日兴和有关行政工作人员组成"三墩麻风村办事处工作组",黎国茂任组长,依靠当地党、团组织,迅速开展征收土地等工作。1956年12月8日,动工将三墩岛上原有的建筑面积270 m²的楼房改造为可收治60名麻风患者(男性40人、女性20人)的病区;在康熙岭镇长坡村委炮台村建设面积为400 m²的职工办公、住宅区,1956年底建成并命名为"钦县三墩麻风村办事处",首任负责人黎国茂。1957年,钦县三墩麻风村开始收治45名麻风患者,治疗药物主要是氨苯砜。患者每人每月上交生活费7元,家庭困难的患者由农业社及当地政府补助。时有医务人员5人,均为医生。

1957年,经广东省卫生厅同意,钦县麻风病防治工作组更名为"麻风病防治站",该站兼顾防城县、钦北县、十万山县的麻风防治工作。是年10月7日,根据专区的要求,收治部分东兴县、灵山县的麻风患者。

1959年,钦县麻风病防治站与钦县三墩麻风村办事处合并,更名为"钦县三墩康复院",负责钦县麻风防治工作及收治防城自治县、钦北自治县、十万山自治县的部分麻风患者,麻风村收治的患者增至85人。

1963年3月,根据广东省卫生厅《发送对麻风村(院)管理工作的意见》的要求,钦县三墩康复院更名为"钦县三墩医院"。是年,在办公、住宅区开设门诊,利用业余时间为周边的群众看病。

1965年,钦县行政区划归属广西壮族自治区,钦县更名为"钦州县",钦县三墩医院亦更名为"钦州县三墩医院"。

1975年,三墩医院收治麻风患者144人,为建村以来收治患者最多的一年。

1983年,钦州县撤县建市(县级),钦州县三墩医院随之更名为"钦州市三墩医院"。是年,试行联合化疗,新发现的麻风患者基本上居家治疗,钦州市三墩医院组织人力将药品按时、按量送到患者家中,监督患者服药。

1984年,钦州市人民政府拨款7.5万元将三墩医院院部搬迁到市区,1991年建成二层建筑面积为1 000 m² 的门诊、宿舍综合楼,并将医院从康熙岭镇长坡村委炮台村整体搬迁到钦州城区南珠西大街225号,更名为"钦州市皮肤病医院"。麻风村设在三墩岛,命名为"三墩麻风康复村"。

1994年10月,钦州撤地建市,钦州市皮肤病医院由钦州市卫生局直管,更名为"钦州市皮肤病防治院",负责钦州市市辖4区(钦南区、钦北区、钦州港经济开发区、钦城区)的麻风防治工作,并指导灵山县、浦北县的麻风防治工作。

2002年6月,国际助残组织援助40万元人民币,扩建三墩麻风康复村病房,建筑面积400 m²,床位数15张,配套自来水、电灯、电视等设施。三墩麻风康复村更名为"钦州市麻风病康复新村"。

2003年,医疗卫生机构改革,钦州市人民政府《关于印发"钦州市疾病预防控制中心组建方案"的通知》(钦政办〔2003〕18号),撤销钦州市卫生防疫站、钦州市皮肤病防治院,组建"钦州市疾病预防控制中心"。但因麻风防治工作需要,钦州市皮肤病防治院暂时未被撤并。

2008年,比利时达米恩基金会援助5.2万元将三墩麻风康复村改造,后更名为"钦州市麻风病康复新村",开展以牛、羊、虾养殖以及果树种植为主的经济康复活动。

2010年1月,钦州市皮肤病防治院正式撤并到钦州市疾病预防控制中心,钦州市疾病预防控制中心下设"皮肤病防治科"。但对外仍称"钦州市皮肤病防治院",两块牌子,一套人马,继续承担钦州市麻风防治工作。

2019年末,钦州市麻风病康复新村隶属钦州市疾病预防控制中心,是该中心麻风治疗、康复、休养院区,时有治愈留院休养员3人。休养员均享受城市居民低保,参加医疗保险,医务人员及后勤管理人员定期访视、运送生活物资,留院休养员生活、医疗有保障。

灵山县皮肤病防治院麻风村

灵山县皮肤病防治院麻风村前身为"灵山县麻风防治村",地处灵山县武利公社三角大队鸡屎蓠村和文利公社公服大队新村坡村交界处,距离县城37.7 km。麻风村占地面积60亩,其中山林面积40多亩,水塘约19亩,房屋面积440 m²。

1956年6月,灵山县政府、县卫生科决定筹建"灵山县麻风防治村"。当时县政府拨出专款,从灵山县卫生防疫站派出张祖来、赖宗伦两人专门负责筹建工作。

1958年8月,麻风村建成病房20间,建筑面积440 m²,床位35张,收治麻风患者39人。医务人员宿舍及办公地点设在距离麻风村1 km处的文利乡黎头村公所耙齿埇村下。建有医务人员宿舍8间,建筑面积为90 m²。麻风村隶属于灵山县卫生防疫站。

1962年,麻风防治村办公地点迁到文利公社黎头大队。

1964年6月,麻风村设化验室,配备有普通生物显微镜等简单的化验设备,开展血常规、大小便常规、麻风杆菌镜检等检验项目。

1965年7月,灵山县麻风防治村独立建制,更名为"灵山县皮肤病防治站",首任站长为张祖来。当时,麻风防治村设皮肤病防治组,配麻风防治专业人员1人,负责社区麻风患者的巡回医疗、动员患者入村治疗、组织开展麻风普查工作、访视患者家属以及定期到麻风村协助工作;麻风村配备专业人员2人,负责麻风村住院患者的医疗、生活及生产管理。

1968年,灵山县皮肤病防治站并入县人民卫生防治站。麻风防治工作由卫生防治站负责。

1972年,灵山县皮肤病防治站恢复独立建制,更名为"灵山县皮肤病防治院"。核定为副科级事业单位,职工增至13人。

1980 年,灵山县皮肤病防治院搬迁至灵山县城六峰路,麻风村地址不变。

1982 年,上级部门拨款在县城凤凰街兴建 1 栋五层职工住宅和办公楼,建筑面积为 1 047 m²。当年,皮肤病防治院职工增至 37 人。

1983 年,灵山县皮肤病防治院办公地址迁往灵城镇凤凰街 87-1 号。

1985 年,灵山县皮肤病防治院核定事业编制 25 人。1988 年 8 月,重新定为副科级事业单位,实行财政差额管理、定额补助。

2003 年 10 月,因无留村患者或休养员,麻风村关闭,麻风村产权归属县疾病预防控制中心。自麻风村建立以来,累计收治麻风患者 222 人,治愈 162 人。

2008 年,根据灵山县人民政府办公室《关于印发"灵山县疾病预防控制中心组建方案"的通知》(灵政办发〔2005〕44 号),灵山县皮肤病防治院并入县疾病预防控制中心,设皮肤病防治科负责全县麻风、性病防治工作。

浦北县龙门康复村

浦北县龙门康复村前身是浦北县麻风病防治站。麻风村位于浦北县龙门镇中南山坡,离县城 35 km。麻风村占地面积 90 亩,其中山林面积 43 亩,耕地面积 45 亩,水塘面积约 2 亩,房屋面积 2 326 m²,设置床位 100 张。自建村以来,累计收治麻风患者 263 人,治愈 195 人。

1956 年,浦北县麻风病防治站成立,办公地点设在县卫生防疫站内,行政上隶属县防疫站领导和管理,经济独立。

1958 年,浦北县并入合浦县,浦北县麻风病防治站随之并入合浦县皮肤病防治院,称"合浦县皮肤病防治院北部工作组"(下称"工作组")。由邓秀钦、米汉如两位医生(当地人)回龙门区(今龙门镇)选址中南山坡建麻风村。是年 4 月,合浦县政府拨款 0.675 万元,麻风村破土动工,12 月竣工。麻风村有房屋 11 间,另征收群众旧房 9 间,工作组迁到此地办公,合浦县皮肤病防治院北部工作组更名为"合浦县皮肤病防治院龙门工作组"。当年,收治麻风患者 103 人,时有工作人员 3 人,首任负责人为罗丝结。

1965 年,合浦、浦北两县分治,成立浦北县皮肤性病防治院。行政上仍隶属县卫生防疫站领导,经济独立。龙门麻风村划归浦北县皮肤性病防治院管理。

1979 年,浦北县皮肤性病防治院独立建制,隶属县卫生局领导。

1986 年,推行麻风病联合化疗,麻风村不再接收新患者治疗。

1988 年,投资 10.8 万元改造麻风村,基建面积增至 2 326 m²,其中医生宿舍和办公用房面积 444 m²。时有麻风治愈留院休养员 42 人。

1989 年,浦北县编制委员会核定浦北县皮肤性病防治院为副科级事业单位。

2005 年 1 月,经浦北县编制委员会批准(浦编字〔2004〕15 号),撤销浦北县皮肤性病防治院建制,并入新组建的浦北县疾病预防控制中心。麻风防治职能划归浦北县疾病预防控制中心下设的"皮肤病防治科"负责,麻风村亦归属县疾病预防控制中心管理。

2012 年,浦北县皮肤性病防治院龙门麻风村更名为"浦北县龙门康复村"。

2016 年末,龙门康复村有治愈留院休养员 5 人,均有手部残疾,浦北县人民政府补助每人每月生活费 540 元,县疾病预防控制中心皮肤病防治科派 2 名医生轮流到龙门康复村负责管理工作。

2017 年,龙门康复村 3 名休养员送至广西亭凉医院住院。

2018 年,龙门康复村土地由当地村委会接管。

贵港市蒙公麻风村

贵港市蒙公麻风村前身是贵县蒙公麻风村,隶属于贵港市皮肤病医院,是该院麻风病治疗、康复、休养院区。建于 1958 年,地址在今贵港市覃塘区蒙公乡廖瑞村委以南 5 km 的荒岭坡,院区面积约 2 km²,距贵港市区约 36 km。建村以来,累计收治辖区内麻风患者 544 人,治愈麻风患者 366 人。此外,还先后接收来自玉林市、桂平市、平南县等地麻风患者 48 人。

1958 年,贵县人民政府拨款 2.6 万元,贵县皮肤病性病防治院麻风病村得以破土动工,1959 年建成。时有工作人员 4 人,其中医务人员 2 人、工勤人员 2 人。配备 1 台单目显微镜。首批收治的麻风患者主要来自贵县马草江、鼎锅山等麻风患者自行聚居点以及社会上流散的麻风患者,治疗药物主要是氨苯砜。

1960 年,贵县皮肤病性病防治院正式挂牌成立,院部办公室、职工宿舍、门诊部在同一大院,距离麻风病区 2 km。时有职工 8 人,其中医生(兼检验)2 人、护士 1 人、工人 3 人、会计出纳各 1 人,朱长寿为首任院长。麻风病区正式运营后分为 3 个区:一区居住有劳动能力的青壮年麻风患者;二区居住生活能自理的老年麻风患者;三区居住年老病残、生活不能自理的麻风患者。病区设有办公室、卫生室、集体食堂、小礼堂。卫生室内设诊室、药房、化验、注射、体检等区域。卫生员、护理员、药房配药员均从患者中挑选,经医院培训后,在专业技术人员指导下协助开展相关工作。病区管理效法农村模式,设大队、生产队等组织管理麻风患者和相关事务。大队部由大队长、会计、出纳、保管员各 1 人组成。队部装有医院内线电话,有事随时向医院汇报。还安装有高音喇叭播放音乐、转播中央新闻等。患者住院后,国家每人每月供应 14 kg 大米,县民政局发放部分生活费、衣物、被褥等生活用品。此外,还鼓励有劳动能力的患者参加力所能及的生产劳动。建院以来,麻风病区逐年开垦荒地 150 多亩,农作物耕种以甘蔗为主。病区队部设农业、副业、木工、编织等作业组,各小组组长由患者民主推选。逐年增添各种机械,先后配置了 6 台电动机、12 马力柴油机、3 台抽水机、2 台喷淋机、1 台甘蔗压榨机、粉碎机、碾米机、变压器等,基本实现了农业半机械化。生产物品除自给自足外,剩余产品卖给国家,每年向国家提供 5 吨多黄糖和一批竹笋制品等商品。病区配置有电影放映机,工作人员每月负责为患者播放电影 2 次。为患者购买二胡、笛子、锣鼓等乐器。

1968 年,医院规模扩大,设有办公室、社区门诊部、住院部(麻风病区)、检验科、消毒室共 5 个科室。

1970 年,医院职工增至 13 人,其中医务人员 9 人。

1972 年,住院麻风患者达 230 人,是建院以来收治患者最多的一年。

1975 年,广西壮族自治区麻风病精神病防治工作领导小组为贵县皮肤病性病防治院装备显微镜 3 台,X 光机、培养箱、电冰箱各 1 台以及压片机、制剂设备等医疗器械。

1976 年,广西壮族自治区麻风村管理工作会议在贵县皮肤病性病防治院召开,推广贵县麻风村以政府为主导和病区管理效法农村模式的管理经验。

1977 年,因住院患者减少,土地面积较大,无法妥善管理,经上级部门批示同意,将病区小溪以东归还新岭村管辖,莫村与黄练路交界以西归还廖瑞村管辖。

1980 年,国家卫生部顾问马海德博士、北京热带病研究所李恒英到贵县皮肤病性病防治院考察、指导工作,对贵县的麻风防控及麻风村管理工作给予高度评价,充分肯定麻风防治工作取得的显著成效。

1982 年,开始采用联合化疗,新发现的麻风患者实行居家治疗。工作重心转向麻风社会防治。

1985 年,根据自治区卫生厅的要求,贵县皮肤病防治院在城区中心租赁临街铺面开设皮肤病专科门诊,以门诊为基地开展麻风社会防治工作。

1987 年,贵县皮肤病防治院麻风病区的患者全部治愈,除了 36 名治愈留院的休养员外,其余的全部出院回归社会。

1988 年,贵县撤县建县级市,贵县皮肤病防治院更名为"贵港市皮肤病防治院",时有职工 15 人,其中主治医师 2 人、医师 6 人、医士 2 人、行政人员 1 人、工人 4 人。

1990 年,经自治区组织考核验收贵港市达到部颁"基本消灭麻风病"标准,其防治研究成果获"贵港市科技进步一等奖"。

1993 年,贵港市皮肤病防治院迁往贵港市港北区江北西路石羊塘社区,占地面积 1 612 m²。麻风病区仍设在蒙公乡廖瑞村原址。

1995 年,经国务院批准,贵港市升格为地级市,贵港市皮肤病防治院升格为地级市直属卫生事业单位,承担贵港市三区(港北区、港南区、覃塘区)以及桂平市、平南县的麻风、性病防治技术指导及麻风村的管理工作。

1996 年,贵港市机构编制委员会核定贵港市皮肤病防治院为正科级单位,财政差额拨款,核定编制 24 人。时有职工 28 人,其中卫生技术人员 24 人。

2000 年,随着医疗卫生事业的发展,医院业务不断扩大,经贵港市机构编制委员会重新核定人员编制为 50 人,实行财政差额拨款。全院在编在职人员 41 人,其中中级职称卫生技术人员 13 人、初级职称卫生技术人员 8 人、其他卫技和管理人员 20 人。内设机构有办公室、财务科、社会防治科、医疗科、注射室、检验科、美容科、药剂科、治疗室、麻风村(原麻风病区)等科室。

2001 年,随着麻风病基本消灭,根据贵港市卫生局的要求,贵港市皮肤病防治院按照皮肤病医院设置、调整发展方向,从单纯的社会防治型转向防治并重的发展道路,将"贵港市皮肤病防治院"更名为"贵港市皮肤病医院"。在履行麻风、性病防治职能的同时,认真抓好医院建设和发展。

2010 年,自治区卫生厅为贵港市皮肤病医院装备麻风防治工作专用汽车 1 辆,麻风村住院患者的生活、医疗物资运送更为方便。

2011 年 7 月 8 日,贵港市皮肤病医院为麻风患者蒙景初做截肢手术,并免费安装假肢。

2011—2014 年,为住院及社会麻风残疾者发放溃疡防护包 179 个、自我护理用具箱和溃疡护理包 96 个、防护鞋 107 双。

2013 年,因麻风村休养员年老死亡,自然减员,麻风村休养员还有 4 人。

2014 年 4 月,贵港市覃塘区公安分局特事特办,为贵港市蒙公麻风村 4 名老年休养员办理了第二代居民身份证;覃塘区人民医院组织医疗技术鉴定小组重新对麻风村 4 名老年休养员进行残疾鉴定,由原来的Ⅲ级残疾鉴定为"Ⅱ级残疾"。是年 5 月,覃塘区残疾人联合会为麻风村残老患者落实了特殊护理补贴政策。是年 8 月 27 日,根据自治区卫生厅的要求,贵港市皮肤病医院将这 4 名治愈留院老人送往自治区亭凉医院休养,贵港市蒙公麻风村随之正式关闭。麻风村产权仍属贵港市皮肤病医院。

2019 年,贵港市皮肤病医院共有职工 69 人,其中卫生技术人员 53 人,时任院长朱宇佳。主要承担全市(港北区、港南区、覃塘区、桂平市、平南县)麻风、性病预防控制以及皮肤病治疗等职能。

桂平市皮肤病防治院麻风村

桂平市皮肤病防治院前身是"桂平县麻风防治小组",其附属的麻风村位于桂平市蒙圩镇新德村铜锣塘屯,距离桂平市区 20 km。麻风村占地面积 15 亩,建村以来累计收治麻风患者 404 人。

1957 年 10 月 23 日,桂平县麻风防治小组成立,并开始筹建麻风村。

1958 年 3 月 11 日,经桂平县人民委员会耿炳尧副县长批准,麻风村破土动工。次年,麻风村竣工,分设职工生活区和麻风病区,有房屋 100 余间,建筑面积约 1 800 m²,为砖瓦结构。是年,开始收治麻风患者。麻风村提倡年轻力壮的麻风患者参加集体劳动,依山造林,垦荒种植木薯、杂粮,烧制木炭,饲养猪、牛、犬、鸡、鸭等,用于改善患者生活。由于麻风村地处偏僻山区,为解决麻风村交通运输困难,县人民政府还投资 4 万元修筑长约 10 km 通往麻风村的公路。

1961 年,桂平县麻风防治小组更名为"桂平县麻风病防治站"。

1978 年 5 月 9 日,经桂平县人民政府批准,桂平县麻风病防治站更名为"桂平县皮肤性病防治站"。并在县城新建砖混结构三层楼房 1 栋 12 套,平房 12 间,总建筑面积约 800 m²,作为桂平县麻风防治中转站及职工宿舍。中转站办公室设在宿舍楼一楼,二楼、三楼为职工宿舍。

1987 年 9 月 13 日,经桂平县人民政府同意,桂平县皮肤性病防治站更名为"桂平县皮肤病防治院"。

1994 年 5 月,桂平撤县建市,桂平县皮肤病防治院更名为"桂平市皮肤病防治院"。

2010 年 8 月 12 日,经桂平市人民政府同意(浔政阅〔2010〕25 号),桂平市皮肤病防治院整体并入桂平市中医医院,设"社会防治科"负责麻风防治工作。麻风村产权归属桂平市中医医院。

2019 年底,麻风村时有 3 名手部畸残的治愈留院休养员居住,生活费由市民政局按每人每月 658 元发放,桂平市中医医院社会防治科具体负责麻风村的日常管理工作。

博白县皮肤病防治院老鸦水麻风村

博白县皮肤病防治院老鸦水麻风村位于博白县凤山镇云心村老鸦水屯,距离博白县城 40 km。麻风村占地面积 3 047 亩,其中山林面积 3 000 亩、耕地面积 46 亩,房屋面积 622 m²,设置床位 22 张。

1959 年 10 月,经博白县人民委员会批准,筹建"博白县皮肤病防治所",同时征地建设麻风村及职工办公生活区。

1960 年 2 月,麻风村建成并收治麻风患者 154 人。时有工作人员 4 人,首任负责人杨德芳。麻风村设有病区管委会(患者自治组织),配有主任、会计、出纳、卫生员等,负责管理麻风村事务。

1966 年,博白县皮肤病防治所更名为"博白县皮肤病防治院"。是年,博白县编制委员会核定博白县皮肤病防治院为相当副科级全额拨款事业单位,核定编制 15 人。

1985 年,经县政府批准,博白县皮肤病防治院职工办公、生活区迁往博白县人民中路 010 号。部分医务人员留守老鸦水麻风村负责患者治疗和生活管理。是年末,有住院患者 59 人。

1989 年,麻风村耕地面积扩大到 46 亩,有耕牛 60 多头,开通了一条 3 km 长的简易公路。麻风村康复者因病或其他原因死亡者,由县民政局、县皮肤病防治院负责送火葬场火化,丧葬费由县民政局承担。

1991 年 10 月,世界卫生组织西太区临时顾问法拉齐亚博士到博白县麻风村考察。

1995 年 7 月,博白县皮肤病防治院被列为中国—英国麻风康复项目试点单位之一(卫生部卫疾控三〔1995〕9 号),居住在麻风村内及村外的麻风现症患者和治愈的残疾患者均被列为康复项目对象。经过 3 年的项目实施,视力损害者由原来的 20 人减至 16 人,减少 20%;手部溃疡者由原来的 2 人减为 0 人,减少 100%;足底皲裂者由原来的 2 人减为 0 人,减少 100%;单纯性足底溃疡人数减少 40%,复杂性足底溃疡人数减少 29%。

1998 年 7 月 20 日,中国医学科学院皮肤病研究所张国成与国际助残专家到博白县麻风村对"中国—英国麻风康复项目"进行终评。

2001 年 3 月,博白县民政局、卫生局、电业公司、皮肤病防治院共同筹措资金 11 万余元,架设直通麻风村的高压输电线路,拓宽通往麻风村的道路,以及改造麻风村自来水设施。

2003 年 10 月 12 日,自治区皮肤病防治研究所所长助理梁建秀、社会防治科主任周志光、玉林市 CDC 梁炯明副主任、博白县皮肤病防治院邹异林院长,陪同比利时达米恩基金会驻北京代表处首席代表阿列克斯考察博白县麻风村,达成了援建、改造麻风村的协议。

2005 年 6 月 15 日,法国天主教杨神父到博白县麻风村为麻风村康复者提供服务。是年 6 月 18 日,比利时达米恩基金会援助人民币 27.8 万元,启动麻风村旧危房改建工程,新建病房 17 间,建筑面积 622 m²。

2013 年 1 月 26 日,麻风村举行一场婚礼。婚礼的主角是 26 岁的新郎周先生和 27 岁的新娘陈女士,都是青年志愿者,他们在照顾麻风康复者的公益活动中相识、相恋,最终又在这里成亲,这对新人表示:"之所以来这里结婚、办酒席,就是想通过自己的行动,呼吁社会能消除对麻风病的歧视,给他们更多的关爱。"

2019 年底,麻风村累计收治麻风患者 486 人,村内时有 14 名治愈留院休养员和家属 10 人。县人民政府补助住村休养员生活费每人每月 480 元,医务人员定期到麻风村访视休养员。

北流市麻风村

北流市麻风村前身是"北流县皮肤病防治院麻风村",位于原北流县塘岸镇塘岸村格山肚组,距离县城 23 km。麻风院(村)占地面积 57.8 亩,其中山林面积 29.5 亩,耕地面积 28.3 亩。

1974 年 3 月 22 日,经自治区革命委员会民政局批准[民政字(74)第 035 号],同意征用北流县塘岸公社塘岸大队桃子窿、格山口、峒心等生产队土地用于兴建北流县皮肤病防治院麻风村病房、门诊、仓库及职工宿舍。是年 4 月,麻风村(住院部)破土动工,11 月竣工交付使用。建有砖木结构医疗用房 9 栋,每栋

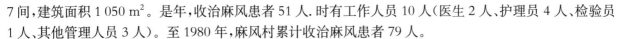

7间,建筑面积1 050 m²。是年,收治麻风患者51人.时有工作人员10人(医生2人、护理员4人、检验员1人、其他管理人员3人)。至1980年,麻风村累计收治麻风患者79人。

1986年8月,70名治愈患者出院回归原籍,9名有严重残疾的麻风治愈者因无家可归留村休养。

1994年,北流撤县建市,北流县皮肤病防治院更名为"北流市皮肤病防治院",北流县皮肤病防治院麻风村亦更名为"北流市麻风村"。

2004年8月,广东汉达康福协会眼科医生陈亮、黄添源、何香萍等一行5人,为北流市麻风村3名康复者进行白内障手术治疗。

2005年4月,北流市供电局免费为麻风村架设单相供电线路,保障麻风村生活用电。

2006年6月,广西大学、广西医科大学、广西师范学院、广西中医学院共20名大学生义工来到北流市麻风村,为患者打扫卫生、洗衣、做饭。是年8月,广东汉达康福协会提供4 000元、北流市皮肤病防治院员工捐款0.205万元,帮助麻风患者邱学珍实施截肢(该患者左膝以下组织坏死)。是年9月,广东汉达康福协会广西南宁办事处再次提供资金0.8万元,为麻风村购置抽水机1台、建水塔1座,解决患者用水困难。

2007年12月,国家发展改革委员会麻风院村改扩建项目启动(发改投资〔2007〕3071号),北流市麻风村被列为改扩建单位之一(桂发改社会〔2007〕888号)。项目资金90万元,地方财政配套21万元(玉发改〔2009〕109号),2009年12月,麻风村建设项目动工,建设砖混结构业务用房及麻风患者生活用房各1栋,总建筑面积为819 m²(业务用房建筑面积292.5 m²,患者生活用房建筑面积526.5 m²)。同时,政府配套架设三相机械供电线路到麻风村。

2010年5月,北流市麻风村建设项目竣工并交付使用,设床位20张。患者医疗、居住区配有自来水、电灯、电视、手机通信等设备。

2016年,北流市麻风村时有3名休养员居住,均享受城镇居民低保(每人每月510元)。市皮肤病防治院定期派出医务人员访视麻风村,为留村休养员提供医疗、生活服务。

2018年,麻风村土地由县人民政府划拨玉林市水月岩风景区开发。麻风村2名休养员出院回家,另一人由政府出资原址建房居住。

容县皮肤病防治院麻风村

容县皮肤病防治院麻风村位于容县黎村镇六表冲马良村,距离县城43 km。麻风村占地面积约505亩,累计收治麻风患者57人,治愈52人。

1965年,广西僮族自治区卫生厅同意容县组建麻风村〔卫医亭字(65)第3号〕。

1968年5月,筹建容县皮肤病防治院并建设麻风村。1969年10月,县皮肤病防治院办公、生活区及麻风村竣工,占地面积1 188 m²,房屋建筑面积450 m²,设置床位15张。

1971年2月,根据容县革命委员会生产指挥组《关于接收麻风患者住院治疗有关问题的通知》〔容革指字(71)第2号〕的要求,麻风村开始收治麻风患者,首批入村麻风患者5人。患者治疗费由县财政划拨,生活费由县民政局救济。时有工作人员9人,首任院长陈超石。

1982年,在县人民政府的大力支持下,将容县新北街46号原县卫生防疫站使用的楼房改建成县皮肤病防治院门诊办公楼,楼房为5层砖混结构,占地面积110 m²,是年11月竣工。

1983年6月以后,因联合化疗的实施,麻风村不再接收麻风患者住院治疗。

1992年,因无留村患者或休养员,麻风村正式关闭,麻风村产权归容县皮肤病防治院所有。

百色市皮肤病防治院二塘麻风村

百色市皮肤病防治院二塘麻风村前身是"田阳县皮肤病防治站麻风村",始建于1968年,地址位于田阳县头塘镇二塘村323国道旁,距离田阳县城11 km。原隶属于田阳县卫生科,后隶属于百色市卫生局。

1971年,田阳县皮肤病防治站撤销,部分医务人员整编到新成立的"百色地区皮肤病防治院",该麻风村改由百色地区皮肤病防治院管理,隶属于百色市卫生局。自治区和百色地区两级财政先后拨款 30 万元,于田阳县二塘乡二塘村(今头塘镇二塘村)八岭山坡兴建百色地区皮肤病防治院及其麻风村。百色地区皮肤病防治院院部占地面积 26.2 亩,其中山林面积 20 亩,耕地面积 6.2 亩,房屋面积 3 960 m²,设置办公区、门诊部、职工生活区。

1972 年,麻风村升级改造工程竣工,占地面积 108 亩,建筑面积为 1 282 m²,病床 300 张。分瘤型病区和结核样型 2 个病区,设有化验室、病理室、患者食堂,当年收治麻风患者 85 人,治疗药物主要是氨苯砜。建院之初,全院有职工 13 人,其中医务人员 7 人,行政工勤人员 6 人,首任院长祝建章。

1973 年 5—8 月,百色地区皮肤病防治院举办为期 3 个月的"麻风防治骨干学习班",学员在该院麻风村实习。是年,该院投入 8 万元改造基础设施。

1974 年 6 月 25 日,百色地区卫生局向自治区革命委员会卫生局申报追加水电、消毒设备经费 2 万元,架设麻风村 10 kV 供电线路。

1975 年,百色地区成立"麻风病精神病防治工作领导小组",领导小组办公室设在百色地区皮肤病防治院,院长农光泰任主任,负责日常工作。是年,百色地区皮肤病防治院以麻风村为教学基地举办为期 1 个月的"麻风防治人员培训班"。

1976 年,百色地区皮肤病防治院二塘麻风村化验室、手术室、档案室以及二级抽水站建成,耗资 5 万余元。是年,百色地区皮肤病防治院抽调麻风村医务人员,组织辖区 12 个县开展麻风普查,共检查 1 687 502 人,受检率达 95.5%,确诊麻风患者 86 人。

1977 年 8 月 15 日,广西壮族自治区卫生局为百色地区皮肤病防治院装备南京牌救护车 1 辆。

1978 年,广西壮族自治区计划委员会下达《一九七八年新建、扩建麻风病村自筹基建计划》[桂计字(78)第 084 号],下拨 3 万元扩建百色地区皮肤病防治院,扩建面积 600 m²,其中病房 200 m²、隔离治疗用房 100 m²、职工宿舍 200 m²、食堂 100 m²。是年,开始试用氨苯砜和利福平两种药物联合治疗麻风。

1980 年底,全院干部职工增至 53 人,其中医务人员 34 人,行政工勤人员 19 人。

1981—1985 年,由于人员流动,医院职工减员。1985 年底,在职职工 36 人,其中医务人员 23 人。

1985 年,百色地区编制委员会下文,核定百色地区皮肤病防治院为事业单位,核定编制 37 人。是年,百色地区皮肤病防治院召开麻风病联合化疗会议,推广福建省麻风病联合化疗经验。

1986 年,推行 WHO 麻风病联合化疗方案,新发现的麻风患者实行居家治疗。建村以来,累计收治麻风患者 245 人,治愈患者 222 人。

1989 年,百色市二塘麻风村撤销,麻风村土地移交田阳县当地管理。时有职工 24 人,其中医务人员 15 人。医院工作重心转向麻风、性病社会防治,医院总部搬迁到右江区百色城百胜街 165 号,门诊部设在右江区百色城百胜街 139 号。

2003 年,百色"撤地设市",百色地区皮肤病防治院更名为"百色市皮肤病防治院"。

田东县陇冲麻风村

田东县陇冲麻风村隶属于田东县皮肤病防治站,始建于 1962 年,地处今田东县平马镇游昌村陇冲屯,对外称"田东县皮肤病防治站陇冲村",距离田东县城 10 km。麻风村自建立以来,累计收治麻风患者 336 人,治愈患者 297 人。

1958 年,根据自治区卫生厅的要求,田东县卫生防疫站开始勘址筹建麻风村。

1962 年冬,自治区卫生厅拨款 3.87 万元,县人民政府划拨 1.5 万元,麻风村破土动工。

1963 年 11 月 1 日,自治区卫生厅印发《关于抓紧进行麻风村基建工作的紧急通知》[卫医字(63)第 67 号],要求田东县麻风村建设工作抓紧进行。

1964 年 4 月 3 日,麻风村竣工,田东县皮肤病防治站挂牌成立,核定编制 8 人,所需经费(包括在编人员工资)在卫生事业费中列支。麻风村占地面积 120 亩,其中山林面积 65 亩,耕地面积 55 亩,房屋建筑面积 528 m²,设置床位 35 张。设男病房 2 栋,女病房 1 栋,消毒室及医生值班室各 1 间。是年,收治麻风患者 44 人,治疗药物主要是氨苯砜。时有工作人员 5 人(管理人员 1 人、医生 1 人、护士 1 人、检验员 1 人、工人 1 人),首任负责人为覃忠业。是年,广西壮族自治区民政厅拨款 3.871 7 万元,县财政拨给 1.5 万元,在与田东县城隔江相望的右江南岸四平村尾建设职工办公、生活区。职工区距离麻风村 8 km,占地面积 7 733.3 m²,建筑面积 358 m²,时有职工宿舍 6 间,共 168 m²,皮肤科门诊 1 间,70 m²,办公用房 120 m²,全是砖混结构的平房。

1968 年 5 月 23 日,经县革命委员会(今人民政府)批复同意,田东县皮肤病防治站与县医院、卫生防疫站、妇幼保健站合并,成立"田东县人民卫生防治院",麻风村划归防治院管理。

1975 年 2 月 26 日,恢复田东县皮肤病防治站建制,麻风村重归皮肤病防治站管理。

1979 年,县皮肤病防治站职工增至 9 人,其中干部 7 人、工人 2 人。

1982 年,推行麻风联合化疗,麻风村的麻风患者转为居家治疗,麻风村关闭。

2019 年,麻风村占地面积 150 亩,产权仍属田东县皮肤病防治站所有,而位于右江南岸四平村尾龙母桥头的原职工办公、生活区 15 亩土地及办公用房、门诊、职工宿舍均被南百高速公路征用,补偿 15.7 万元。

隆林各族自治县麻风村

隆林各族自治县麻风村始建于 1963 年,地处隆林各族自治县者浪公社者烘大队与那么大队交界处,距隆林县城 10 km。累计收治麻风患者 340 人,治愈 333 人。

1954 年 7 月,隆林各族自治县人民委员会委托隆林各族自治县疟疾防治站开始选址筹建麻风村,后因故未果。

1962 年,县人民委员会再次筹建隆林各族自治县麻风村。

1964 年,根据广西僮族自治区人民委员会批转自治区卫生厅《关于在部分县市成立麻风病防治站的请示》[会卫字(64)第 5 号],"隆林各族自治县麻风村"动工兴建。是年,麻风村竣工并开始收治麻风患者。麻风村建立初期有山林土地约 2 000 亩,耕地面积约 500 亩,村内建有 2 栋 22 间砖瓦新病房及 3 栋旧房改造的 23 间病房。是年,收治麻风患者 26 人,治疗药物为氨苯砜。当时,麻风村由县卫生防疫股直管,时有医生 3 人,首任负责人为余东仁。

1971 年,隆林各族自治县皮肤病防治站成立,站部设在者浪公社那么大队弄桑屯,距离麻风村约 1.5 km,建有麻风病治疗室、消毒隔离室和医生生活区及办公区。麻风村划归县皮肤病防治站管理,配有工作人员 6 人(医务人员 5 人、工勤人员 1 人)。

1978 年,自治区麻风病精神病防治工作领导小组划拨麻风院(村)建设改造经费 11 万元,用于隆林县麻风村房屋建设、道路修建。

1979 年,开始采用氨苯砜加利福平 2 种药物联合治疗麻风病。

1980 年 3 月,自治区卫生厅装备隆林县麻风防治专用汽车 1 台。

1986 年,全面推广 WHO 麻风病联合化疗方案,新发现的麻风患者原则上居家治疗。

1992 年,县皮肤病防治站在县城开设皮肤病性病综合门诊部,工作人员迁至县城办公。麻风村仍设在原址。

1997 年,在职职工增至 18 人,其中主治医师 5 人、主管护师 1 人、医师(士)6 人、护师 1 人、药士 1 人、后勤人员 4 人,是建站(村)以来工作人员最多的一年。

1998 年 9 月,隆林各族自治县卫生局为县皮肤病防治站配备麻风防治专用车 1 台。

2003 年,比利时达米恩基金会赠送隆林各族自治县皮肤病防治站 1 辆摩托车。

2006—2008 年,比利时达米恩基金会开始无偿援助隆林县麻风村改水、改电、旧房改造、道路建设、经济康复等项目,新建病房 2 排 810 m²,铺设自来水管道约 3 km,修建蓄水池 1 座,娱乐室 1 间,公共卫生间 2 间,村内道路硬化 300 m。改造后的麻风村设有卫生室、治疗室、畸残康复室、医生值班室及宣传娱乐室。医务人员定期到麻风村访视,了解并解决患者医疗、生活上的困难,并设 2 名管理员常年负责麻风村的安全生产及生活区环境卫生。其间,比利时达米恩基金会资助隆林麻风村7万元(人民币)开展经济康复,部分有劳动能力的休养员和家属在经济康复项目的支持下饲养牛、羊,种植果树,耕田、种地补贴生活,村民人均年收入约1600元。

2010年4月,自治区卫生厅装备隆林各族自治县麻风防治专用汽车1台。

2012年,隆林县将麻风村休养员纳入城镇居民低保补助人群,将社区中的残、老、孤、寡康复者收入麻风村休养,将麻风村全体村民(含家属)纳入新型农村合作医疗保险免费参保对象,将麻风患者及康复者纳入二次医疗救助对象,为麻风患者及康复者办理居民身份证、户口、残疾人证,以及对入学、就业等问题给予特事特办,将麻风村管理费提高至每年2万元。

2019年,麻风村有11户家庭,其中休养员9人、家属17人,休养员享受城镇居民最低生活保障金,每人每月315元,全部村民(含家属)免费享受新型农村合作医疗保险。

西林县麻风村

西林县麻风村始建于1970年,地址位于西林县八达镇坡皿村中寨,距离县城7 km,原隶属于西林县卫生防疫站。建站以来,累计收治麻风患者3人,首任负责人邓筱珍。

1969年7月,根据自治区卫生厅的要求,西林县开始筹建县皮肤病防治站和麻风村。

1970年2月,麻风村破土动工,1971年3月竣工。麻风村占地面积850亩,其中山林面积700亩,房屋建筑面积60 m²,设床位6张,收治麻风患者3人,治疗药物为氨苯砜。时有工作人员3人,其中医生1人、护士1人、检验士1人。当时,麻风村归西林县卫生防疫站直管。

1978年10月,西林县皮肤病防治站成立,麻风村划归该站管理。

1982年5月,开始使用利福平加氨苯砜联合治疗多菌型患者。

1986年起,全面推行WHO麻风病联合化疗方案,麻风患者实行居家治疗。

1994年,自治区卫生厅为西林县皮肤病防治站装备显微镜、电冰箱等医疗设备。

从1999年开始,西林县不断派人参加国家级、省级举办的“麻风病畸残与康复培训班”,成立技术小组,制订康复计划,开展畸残预防教育和康复工作。

2003年7月,比利时达米恩基金会援助西林县皮肤病防治站2辆两轮摩托车。

2005年,国际助残组织成员到西林县进行麻风病畸残康复现场指导,22名麻风患者接受自我护理训练。

2006年,西林县麻风村将1例麻风畸残患者送至右江民族医学院附属医院截肢,术后免费安装假肢。

2008年,自治区卫生厅为西林县皮肤病防治站配备2台电冰箱。

2010年,自治区卫生厅装备西林县皮肤病防治站1台麻风防治专用汽车。

2009年1月,西林县财政部门拨款1万元扩建麻风村,病房建筑面积85 m²,床位6张。

2016年末,麻风村居住休养员2人,全部享受城镇居民低保和“新农合”医保。麻风村时有工作人员4人,其中医生1人、护士1人、检验士1人、管理人员1人。医务人员及管理员定期到麻风村巡视,为休养员提供医疗、生活服务。

2019年初,麻风村2名休养员病逝。麻风村土地被当地村民侵占使用。

德保县弄坡麻风村

德保县弄坡麻风村始建于1966年6月,位于德保县洞奇公社弄坡村(今德保县城关镇洞奇村),占地面积145亩,距离德保县城10 km,隶属于德保县皮肤性病防治站。麻风村建立以来,累计收治麻风患者202人,治愈190人。

1963年2月4日,德保县卫生防疫站向德保县人民委员会上报《关于成立麻风村计划的报告》。

1964年9月7日,德保县人民委员会根据1963年12月自治区召开的皮肤性病会议精神,向百色专署上报《关于建立麻风医院的报告》[会卫字(64)第007号]。

1965 年,广西僮族自治区卫生厅同意德保县设立麻风村[卫医亭字(65)第 3 号]。

1966 年 6 月,"德保县皮肤性病防治站"正式成立。自治区卫生厅划拨经费 4.5 万元,德保县皮肤性病防治站和麻风村动工兴建。是年 8 月,县皮肤性病防治站竣工,房屋建筑面积 400 m²,设有麻风村、综合门诊各 1 处,收治麻风患者 39 人,治疗药物主要为氨苯砜。时有工作人员 8 人,其中医务人员 5 人、工勤人员 3 人,首任站长李绍仁。

1968 年,县皮肤性病防治站与县人民医院、县卫生防疫站、县血吸虫病防治站合并为"德保县人民卫生防治院",麻风村划归防治院管理。

1970 年,德保县皮肤病防治站恢复独立建制,麻风村重新划归县皮肤病防治站直管。

1976 年,德保县皮肤病防治站邀请自治区亭凉医院外科医生为住院麻风患者实施手术矫治,截肢 2 例、鼻修补成型术 1 例、植眉 2 例,安装假肢 2 例。

1977—1978 年,自治区卫生厅两次拨款共 8 万元,建成一条从洞奇公社至弄坡麻风村的公路,使运送麻风村医疗、生活物资更为便捷。并在县城建造 1 栋七间三层的综合门诊楼,建筑面积 560 m²。

1984 年,德保县开展麻风病联合化疗试点,新发现的麻风患者实行居家治疗,麻风村居住患者主要是治愈后无家可归的残老休养员。麻风防治工作重心逐步转向麻风、性病社会防治。

1995 年,县皮肤病防治站职工增至 16 人,其中主管医师 4 人、主管护师 2 人、医师 2 人、医士 2 人、护士 1 人、药士 1 人、工勤人员 4 人。1996 年,有在职职工 18 人,是建站(村)以来工作人员最多的一年。

自 2008 年起,麻风村休养员相继去世,只剩黄姆卫一人在麻风村生活,享受政府低保补助,日常治疗由县皮肤病防治站免费提供。

2014 年,经德保县人民政府分管领导、县民政局和卫生局领导以及患者家属多次动员,黄姆卫老人同意转到自治区亭凉医院休养。自此,德保县麻风村关闭,其产权仍属县皮肤病防治站所有。

靖西市皮肤病防治院崇德分院

靖西市皮肤病防治院崇德分院前身是"靖西县皮肤病防治院麻风院",建于 1975 年,位于靖西市新靖镇崇德村,距离靖西市区 6 km,是一所专门收治麻风患者的医院。建院以来,累计收治麻风患者 107 人。

20 世纪 50 年代后期,靖西县开始筹建麻风院。1967 年,勘定新圩乡渠刚村作为院址,但刚开工就遭到部分群众阻挠,麻风村停建,经济损失 3 万多元。

1975 年,靖西县革命委员会(今靖西县人民政府)正式批准成立"靖西县皮肤病防治院",首任负责人为李康,麻风院建院工作重新提上议程。

1976 年,县委书记陆运泰出面,在靖西县新靖镇崇德村新屯附近落实建院地址。并组织该村干部、生产队长、卫生员以及麻风流行区域的干部 30 多人到北海市皮肤病防治院麻风病区参观,消除干部、群众的疑虑,取得公众的理解和支持,建院工作才得以正常进行。

1978 年,麻风院竣工,有耕地面积 63.32 亩,建筑面积 1 400 m²。院部办公区设在"灵枯希"(地名)近旁,有瓦房 2 栋 18 间;麻风病区设在"弄排撒"(地名),距离院部 1 km,有瓦房 3 栋 25 间,设病床 60 张。是年,首批收治麻风患者 30 人,住院患者最多时达 57 人,治疗药物主要是氨苯砜。麻风患者种植玉米、红薯、蔬菜等作物,维持日常生活。麻风院收治患者初期,有职工 15 人(医生 6 人、护士 2 人、检验员 1 人、管理人员 6 人),设有医疗科、护理科、检验科、财务科和后勤科 5 个科室。

1983 年,开始对部分多菌型麻风患者采用氨苯砜(DDS)+利福平(RFP)联合化疗;1985 年,对所有住院的现症麻风患者均采用上述两种药物联合治疗。

1987 年,全面推行 WHO 麻风联合化疗方案,麻风患者实行居家治疗,麻风院原则上不再收治新患者。

1989 年,随着治愈的麻风患者陆续返回家中,麻风院只留下 7 位年老无家可归的治愈留院休养员,生活完全靠政府救济。

2012 年,住院休养员生活补助提高到每人每月 200 元,县皮肤病防治院定期送去蔬菜、大米等食物。

医护人员定期访视住院休养员。

2013 年,部分愈后回归社会的残疾患者要求重新入住麻风院,时任院长梁国越将此情况向县政府汇报后,主管卫生的副县长、卫生局局长等领导亲自到麻风院调研,决定重建麻风院。

2014 年 2 月,县财政拨款 307 万元重建麻风院。麻风院命名为"靖西县皮肤病防治院崇德分院",建筑面积约 1 388 m²,设床位 60 张(麻风病床 20 张、公共卫生突发事件备用病床 40 张),将要求入住的残老患者接入麻风院休养。

2016 年,靖西县撤县设市,靖西县皮肤病防治院崇德分院更名为"靖西市皮肤病防治院崇德分院"。

2019 年底,麻风院有住院休养员 1 人,享受城市居民低保,参加"新农合"医保。时有职工 35 人(医生 10 人、护士 7 人、检验员 4 人、药剂员 3 人、财务人员 5 人、管理人员 6 人),医务人员和管理员定期到麻风院访视,患者医疗生活有保障。

平果县麻风村

平果县麻风村隶属于平果县皮肤性病防治站,筹建于 1964 年,地址位于平果县城关乡雅龙村九龙山上,距离县城 17 km。建村以来,累计收治麻风患者 58 人,治愈 50 人。

1966 年 4 月,经平果县人民委员会批准,"平果县皮肤性病防治站"成立,并组成筹备委员会,开始筹建县皮肤病防治站和麻风村。是年,自治区卫生厅补助 8 000 元[卫医亭字(65)第 3 号],县人民政府划拨 0.8 万元,县皮肤病防治站和麻风村动工兴建。

1966 年 9 月,县皮肤病防治站和麻风村竣工。麻风村占地面积 100 亩(山林面积 80 亩、耕地面积 20 亩),房屋建筑面积 780 m²,设病床数 50 张,是年收治麻风患者 35 人,治疗药物主要为氨苯砜。时有工作人员 22 人(医生 8 人、护理员 5 人、检验员 1 人、其他管理人员 8 人),首任负责人叶生。

1980 年,县皮肤病防治站正式搬迁到县城办公,部分医务人员留守麻风村,负责麻风患者的治疗和生活管理。

1986 年,推行联合化疗方案,新发现的麻风患者实行居家治疗,麻风村尚有休养员 9 人。是年,县皮肤病防治站在平果县马头镇建民路 13 号兴建的门诊综合楼竣工,医务人员全部迁往县城办公。医生、后勤管理员定期访视麻风村,休养员医疗、生活有保障。

2007 年,麻风村最后一名休养员移居社区养老院,麻风村关闭。麻风村产权归属县皮肤病防治站。

贺州市皮肤病防治院

贺州市皮肤病防治院前身是"贺县麻风病医院",始建于 1959 年 1 月,地址位于原贺县莲塘公社上寺大队(今贺州市八步区莲塘镇上寺村)16 队(马鹿洞),距今贺州市区 8 km。原隶属于贺县卫生科,今隶属于贺州市卫生计生委。麻风病院占地面积 103.90 亩,其中耕地面积 75 亩。建院初期,房屋面积 1 722 m²。建院以来,累计收治麻风患者 261 人,治愈麻风患者 242 人

1959 年 1 月,贺县麻风病医院破土动工,是年 12 月建成,首任负责人叶怀德。

1960 年 1 月,首批收治 30 名麻风患者,治疗药物主要是氨苯砜。时有职工 4 人,其中医生 2 人、护理员 1 人、管理人员 1 人。

1962 年 4 月,贺县麻风病医院更名为"贺县慢性皮肤病疗养院"。

1963 年,住院患者增多,为便于管理,麻风病区成立大队,下设 8 个生产队,对病区事务进行管理。大队长由医院领导兼任,副大队长由患者选举产生,设生产、生活、治保、保健委员各 1 人,文书 1 人。患者也由个体劳动转为集体劳动(每日每人劳动不超过 4 小时),开荒种地,收成归生产队集体所有。是年,广西僮族自治区卫生厅拨款 1.2 万元改扩建职工宿舍及医疗用房。是年,贺县慢性皮肤病疗养院职工人数增至 10 人,病床数增至 80 张。

1965 年,麻风病院设有诊室、化验室、药房、注射室、外科手术室、换药室等。配卫生员 3 人,协助医生开展治疗工作,如发药、注射、换药、消毒和处理一般外伤等。病区管理组织也做了相应调整,设大队部,

配备大队长、指导员、文书、会计、生活委员、治保委员各 1 人。下设 4 个生产队,每个生产队有正、副队长各 1 人。患者生活费由国家负担(每人每月 6 元)。此外,国家供给每人每月大米 12.5 kg、食用油 200 g;布匹、日用品、豆腐等其他物品按城镇居民待遇供给。

1973 年 8 月,根据梧州地区革命委员会梧革政〔73〕第 28 号文件精神,将贺县慢性皮肤病疗养院划归梧州地区管理,升格为地市级麻风病防治机构,更名为"梧州地区皮肤病防治院"。防治院占地面积增至 160.08 亩,工作人员增至 19 人。

1974 年,梧州地区皮肤病防治院对麻风病区和职工住宿区的房子进行建造。病床增至 130 张,住院患者 123 人,住院患者数为历年之最。

1978 年,梧州地区皮肤病防治院在今贺州市建设中路 47 号(今贺州市卫生监督所旁)购买民房 1 栋,占地面积约 360 m²,1979 年拆除重建,1981 年竣工。规模为:1 栋四层楼(每层 6 间套间)的职工住房及 3 间简易平房。简易平房作为医院的皮肤科门诊、药房、注射室等业务用房。医院主体仍在贺县莲塘公社上寺大队 16 队(马鹿洞)。是年,医院筹款 5 万元购买今贺州市灵峰北路 16 号土地 5 亩(包括灵峰北路和灵峰巷部分公共用地)。

1978—1979 年,梧州地区皮肤病防治院参与自治区麻风病科研课题,开展了"麻风病患者免疫测定的研究""左旋咪唑并用 DDS 治疗麻风病的研究"以及"特异性免疫核糖核酸和转移因子治疗麻风的研究",取得一定效果,科研论文《特异性免疫核糖核酸和转移因子治疗麻风的研究》先后在徐州、武汉召开的全国皮肤病、麻风病学术会上交流。

1982 年,筹建医院办公用房和职工宿舍(地址贺州市灵峰北路 16 号)。

1983 年 6 月,医院办公用房和职工宿舍楼竣工,职工宿舍楼建筑面积 2 330.25 m²,办公业务楼建筑面积 656 m²。是年 8 月,医院整体迁到贺州市灵峰北路 16 号。麻风病区仍在原址。

1986 年,采用 WHO 麻风联合化疗方案治疗麻风患者,新发现的麻风患者原则上实行居家治疗。

1997 年 8 月,梧州地区皮肤病防治院更名为"贺州地区皮肤病防治院"

1998 年 9 月,贺州地区皮肤病防治院荣获"全国麻风防治工作先进集体"称号。

2003 年 1 月,贺州撤地设市,地区皮肤病防治院更名为"贺州市皮肤病防治院"。

2016 年,该院韦昌廷、谢崇雨出席"第 19 届国际麻风大会",其论文在大会交流。

2019 年末,麻风院区时有治愈留院休养员 2 人。2 名休养员享受城镇低保(生活费标准为每人每月 300 元)、参加医疗保险,生活、医疗有保障。工作人员有医生 2 人、护理员 2 人、管理人员 2 人,工作人员轮流到病区负责患者的医疗、生活管理。

钟山县皮肤病防治院麻风村

钟山县皮肤病防治院麻风村的前身是"钟山县麻风病防治办公室"。位于钟山镇丹龙村,距离县城 5 km。麻风村占地面积 110 亩,其中山林面积 50 亩、耕地面积 60 亩,分为职工办公区和麻风病区,房屋建筑面积 700 m²,设置床位 25 张。自建院以来,累计收治麻风患者 38 人,治愈患者 37 人。

1975 年,钟山县革命委员会批准成立"钟山县麻风病防治领导小组",下设办公室(设在县卫生防疫站内),开始筹建麻风村。

1977 年,麻风村建成,时有职工宿舍 3 栋(砖瓦结构),病房两栋(诊室、药房、换药室、病舍等)。同时,修建了通往麻风村的公路。

1978 年,首批收治麻风患者 15 人,年底住村麻风患者增至 23 人。麻风村内培养了 1 名卫生员,负责发药、消毒、换药以及处理一般外伤。时有工作人员 6 人,首任负责人骆六英。当时住村麻风患者的生活费(物资)大多由国家负担,每人每月生活费 6 元、大米 12.5 kg,食用油 200 g,其他如布匹、豆腐、猪肉等按城镇居民待遇供给。

1979 年,钟山县麻风病防治办公室更名为"钟山县皮肤病防治院"(下称"皮肤病防治院"),时有职工 9 人。

1984 年,县皮肤病防治院用 2 万元购买钟山镇东乐街 105 号原县计量所的房子,并新建 1 栋两层大约 200 m² 的职工宿舍及办公综合用房。

1986 年,县皮肤病防治院开设皮肤科门诊,部分人员留守麻风村。

1987 年 8 月,麻风村关闭,大部分治愈患者返回原籍,无家可归的患者则送往梧州地区皮肤病防治院麻风病区。工作人员全部搬迁到钟山镇东乐街 105 号办公。

2005 年,根据钟编字〔2004〕33 号文件,县皮肤病防治院并入县疾病预防控制中心。县疾病预防控制中心设"皮肤病防治科",负责全县的麻风防治工作。

富川瑶族自治县皮肤病防治院

富川瑶族自治县皮肤病防治院前身是"富钟县牛头山疗养院",位于富川瑶族自治县葛坡镇和石家乡交界的东北部山区,距离县城 18.8 km。疗养院占地面积 60 亩,其中山林面积 20 亩、耕地面积 40 亩,房屋建筑面积 7 320 m²,设置床位 65 张。

1959 年,经富钟县人民委员会批准,富钟县牛头山疗养院成立,开始筹建麻风院区和职工办公生活区。1960 年,疗养院竣工,时有病房 10 间、职工宿舍 6 间。首批收治麻风患者 15 人(均为富川籍),其中多菌型 8 人,少菌型 7 人。时有工作人员 5 人(医生 3 人、护士 2 人),首任院长曾祥开。

建院初期,职工和住院患者的食物、生活用品等均由职工到 5 km 外的圩镇肩挑手提回来。患者的生活费由县财政负担,每人每月 6 元。

1961 年,富钟县划分为钟山县和富川县。富钟县牛头山疗养院更名为"富川县牛头山疗养院"。

20 世纪 60 年代末、70 年代初,新建职工宿舍 1 栋 6 间,麻风病房 2 栋 20 间。在此期间,县卫生局出资购买 1 台手扶拖拉机,用于运送麻风患者的生活用品。同期,患者生活费提高到每人每月 9 元,国家供给每人每月大米 15 kg,食用油、白糖、猪肉各 250 g,黄豆 500 g。其他如布票等,均按城镇居民待遇发放。

1972 年,新建职工宿舍、观察室各 4 间,消毒室 1 间。是年,麻风患者住院人数达建村之最,富川、钟山两县住院麻风患者共 65 人。麻风病区管理模式为生产队模式。

1972—1980 年,先后举办 6 次麻风患者出院"送迎会",送是由各级领导干部和富川皮肤病防治院全体职工、全体住院麻风患者对治愈者热烈欢送,迎是由治愈者所在的乡镇、村干部、群众代表及治愈者家属迎接治愈者回原单位(村、屯)。"送迎会"邀请地区、县两级党政领导和上级业务部门领导及新闻工作者参加。

1981 年 3 月,关闭"牛头山疗养院",累计收治麻风患者 77 人。疗养院职工迁到县城富阳镇,开设皮肤病门诊部,以皮肤病门诊为基地,开展麻风社会防治工作。

1982 年,经富川县卫生局批准,富川县牛头山疗养院更名为"富川县皮肤病防治院"。

1983 年,富川瑶族自治县成立,富川县皮肤病防治院更名为"富川瑶族自治县皮肤病防治院"。

1997 年 6 月 10 日,富川瑶族自治县皮肤病防治院夏宗德(曾担任第四任院长)获马海德基金会颁发的第八届"马海德奖"。

2014 年 10 月,根据富川瑶族自治县编制委员会《关于县皮肤病防治院并入疾病预防控制中心的通知》(富编〔2010〕47 号),富川瑶族自治县皮肤病防治院并入富川瑶族自治县疾病预防控制中心,设"皮肤性病科"负责麻风防治工作。

昭平县皮肤病防治站

昭平县皮肤病防治站前身是"昭平县麻风病防治院",始建于 1958 年,院址设在昭平县走马公社走马大队芦笛冲口,距离县城 35 km。麻风病防治院占地面积 15 亩,房屋建筑面积 1 000 m²、设置床位 110 张。

1959 年,麻风病防治院开始收治麻风患者,首批收治麻风患者 16 人。时有麻风防治工作人员 3 人,首任院长为莫秀峰。

1960年,昭平县麻风病防治院更名为"昭平县皮肤性病防治院"。

1984年,昭平县皮肤性病防治院麻风院区关闭。建院以来,累计收治麻风患者84人,治愈80人。

1985年,昭平县皮肤性病防治院更名为"昭平县皮肤病防治站"。是年,迁至县城南华街,机构性质及隶属关系不变。

2005年,经昭平县编制委员会批准(昭编〔2005〕23号),撤销昭平县皮肤病防治站,并入昭平县疾病预防控制中心,设"皮肤病性病防治科"负责全县麻风、性病防治工作。

东兰县皮肤病防治站麻风村

东兰县皮肤病防治站麻风村位于东兰县巴畴乡板加村弄旺,距离县城68 km。麻风村占地面积60亩,其中山地48.31亩,房屋建筑面积924 m²。历年来,麻风村累计收治麻风患者128人,治愈96人。麻风村收治患者最多时达79人。

1958年,经东兰县人民委员会批准,自治区卫生厅备案,东兰县开始筹建麻风村。时任东兰县麻风病管理委员会副主任委员许子东受主任委员韦经益的委托,会同自治区、县、公社、大队各级医生到长江、金谷两公社选址,最后决定在长江公社大畴区板加大队弄旺峒建立"东兰县皮肤性病防治站麻风村"。

1959年初,在县皮肤性病防治站领导的带领下,全站职工在弄旺岩竹坳口搭建茅草房作为职工宿舍,随后在弄旺的弄更和弄拉两个自然峒也搭起简易的茅草棚作为病房。是年11月,接收麻风患者40人。时有工作人员7人,首任站长伍烂华。

麻风村实行集中领导与民主管理相结合的管理模式,在村内设立管理委员会,作为患者自己管理自己的组织。村管理委员会成员有主任、副主任、会计、出纳及宣传员,上述职务均由全体患者选举产生,任期1年。当时,麻风患者的口粮标准为每人每月14 kg,茶油500 g,盐500 g。村管理委员会动员患者参加力所能及的生产劳动,病情较轻无畸残的患者,从事户外劳动生产,病情较严重但畸残不很严重的患者从事鸡、牛、马、羊的养殖工作,严重畸残患者可以免除劳动。通过组织劳动生产,粮食基本达到半自给。皮肤病防治站每年拿出一定的经费为患者订报纸,同时购买收音机、高音喇叭,定时播放国内外新闻。

1962年,自治区卫生厅拨8 000元,新建2排12间240 m²瓦房作为病房使用。

1970年,新建3排病房,共502 m²,化验室1间82 m²。

1971年初,自治区卫生厅拨款1万元,建隔离病房、消毒房共100 m²。是年2月,自治区卫生厅拨款0.4万元,扩建麻风村病房。是年末,县卫生局、财政局同意从县皮肤性病防治站历年结余事业经费中拨出0.4万元,在距离麻风病区约3 km的板加大队莫伦坡兴建职工宿舍。扩建后,麻风村及职工区房屋总面积达924 m²。

1976年,县革命委员会卫生局配备1辆手扶拖拉机用于麻风村住院患者粮食运输等。

1980年,县卫生局配备1辆半新救护车用于改善职工的交通条件及接送患者。

1992年12月,县皮肤性病防治站在县城购地1.90亩,建成门诊楼616 m²和职工宿舍楼592.2 m²,竣工后迁入县城办公。麻风村仍设在原址,作为县皮肤性病防治站麻风病治疗、康复、休养院区。

2004年,卫生监督与疾病预防控制体制改革,根据东兰县人民政府文件(兰政发〔2004〕13号),东兰县皮肤性病防治站与原东兰县卫生防疫站合并,成立"东兰县疾病预防控制中心",该中心设"皮肤病防治科"承担全县的麻风防治工作,时有麻风防治人员4人。

2019年,麻风村时有治愈留院休养员2人,其中手部残疾者1人,腿(足)残疾者1人,均享受城镇居民低保。

凤山县皮肤病防治站麻风村

凤山县皮肤病防治站麻风村位于凤山县砦牙乡砦牙村那拉生产队境内,距离县城70 km。麻风村占地面积40亩,其中山林面积32亩,耕地面积8亩,房屋建筑面积160 m²,设置床位25张。麻风村分两个区,第一区为门诊和医生住宿区,第二区是麻风患者住院区,对外称"凤山县麻风病医院"。建立麻风村以来,累计收治麻风患者 39 人。

1971 年 3 月,凤山县革命委员会拨款 5 000 元,麻风村破土兴建。

1974 年 4 月,凤山县皮肤病防治站正式挂牌成立。是年 6 月,麻风村建成并收治患者 8 人。时有医生 4 人,首任副站长黄强。

根据《广西僮族自治区麻风病防治规划》[会卫字(58)第 19 号]规定,县皮肤病防治站对收容的麻风患者实行集中管理、免费治疗。政府对麻风村患者给予生活补助,县民政部门按月发给大米每人每月 14.5 kg、食用油 250 g、猪肉 500 g、生活补助费 6 元,每月还有盐 0.5~1 kg、煤油 0.5~1 kg、火柴 3~4 盒、肥皂 1~2 条。此外,县民政局还为每个患者配备蚊帐、棉被、棉垫、床单、席子各 1 张,单衣 3~4 件,棉衣和卫生衣各 1 件。村内实行集中领导与民主管理相结合的管理模式,制定《患者管理制度》和《财务管理制度》等制度。村内分为瘤型和结核样型两个病区,分成两个生产队,每个生产队设有队长、会计、记分员各 1 人,记分员兼读报员。队长的职责是协助医生管理患者和分配物资,组织患者参加力所能及的生产劳动,耕种玉米、黄豆、小米、红薯以及养猪、牛、羊、马、鸡等,集体劳动,按劳分配。老弱残废失去劳动能力的患者,生活上有政府给予的专门救济,身体较好的患者自觉为残老体弱者挑水、打柴、煮饭等。县皮肤病防治站专门为麻风患者订阅报纸,安装有线广播,组织患者每周学习,每天收听时事、新闻。

1975 年 1 月,县革命委员会副主任罗玉廷到麻风村慰问患者。

1976 年 8 月,县皮肤病防治站工作人员增至 9 人。

1981 年 3 月 14 日,麻风村突降大雨、冰雹,病区房屋、农作物受损。皮肤病防治站工作人员与患者一道开展生产自救,修盖房屋。

1984 年 4 月,麻风村采用壮医草药治疗麻风病溃疡病例 4 例,其中 3 例痊愈、1 例好转。

1988 年,县皮肤病防治站搬迁到县城区凤城镇凤阳路办公,原皮肤病防治站门诊、职工住宿区荒废。

2002 年 12 月,麻风村最后一名休养员回归家庭,麻风村关闭,土地被当地村民全部收回。自建村以来,麻风村累计收治麻风患者 39 人,治愈 39 人。

2003 年 7 月,原皮肤病防治站门诊、职工住宿区年久失修倒塌。土地被当地村民侵占。是年 11 月,根据凤山县编制委员会《关于同意成立凤山县疾病预防控制中心的批复》(凤编〔2003〕6 号),凤山县皮肤病防治站与凤山县疾病预防控制中心合并,皮肤病防治站成为疾病预防控制中心内设机构,人员编制不变,继续负责麻风防治工作。

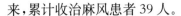

巴马县皮肤病防治站麻风村

1975 年 9 月 21 日,巴马瑶族自治县革命委员会批复成立"巴马县皮肤性病防治站",建设麻风村。

1978 年 5 月,巴马瑶族自治县革命委员会印发《关于征用弄邦洞作为建立麻风村的通知》[巴革(78)第 038 号],巴马县皮肤性病防治站麻风村动工建设,是年底建成。站(村)址位于县城东面 5 km 处的那弯屯弄帮坡,占地面积 34.67 亩(其中山林面积 18 亩,耕地面积 16.67 亩)。时有两排 10 间土木结构瓦房,房屋面积 1 030 m²,其中职工宿舍面积 150 m²、门诊面积 100 m²、麻风村病房面积 480 m²、隔离消毒室面积 50 m²、病区诊疗室面积 150 m²、患者食堂面积 50 m²、患者洗澡房及厕所面积 50 m²,设置病床 60 张。麻风村建成后,即开始收治麻风患者,治疗药物主要是氨苯砜。时有住院麻风患者 28 人,医生和管理人员 4 人,首任院长刘来生。

1986 年 5 月,巴马县麻风村关闭,累计收治麻风患者 58 人,治愈 58 人。是年,经县人民政府同意,县皮肤病防治站搬到县城,租赁县武装部 1 间 120 m² 的瓦房作为门诊和办公用房。

1991 年,自治区财政拨款 8 万元,县财政配套 8 万元,选址巴马县城文化街 271 号兴建办公业务楼和职工宿舍楼。是年,巴马县皮肤病防治站站长韦世安荣获第二届"马海德奖"。

2005 年 5 月,根据巴马瑶族自治县编制委员会《关于"同意组建自治县卫生监督所和自治县疾病预防控制中心"的批复》(巴编〔2005〕2 号),县皮肤病防治站并入县疾病预防控制中心。麻风防治职能由疾病预防控制中心皮肤病防治科承担。科室人员有 9 人,设有门诊部、注射室。

宜州市麻风村

宜州市麻风村前身为"宜山县麻风村",位于宜山县流河公社马安大队下岩屯原宜山县搬运社的农场,距离县城 25 km。麻风村占地面积 166.55 亩,其中耕地面积 131 亩,房屋面积 2 700 m²,设床位 45 张。

1962 年 2 月,经宜山县人民委员会批准,自治区卫生厅备案,宜山县麻风村兴建。

1963 年 10 月,麻风村建成并收治麻风患者 32 人。时有工作人员 4 人,首任负责人韦海南。

1964 年,根据区人民委员会批转区卫生厅《关于在部分县市成立麻风防治站的请示》[会卫字(64)第 5 号],宜山县麻风防治站成立,宜山县麻风村隶属该站。

建村初期,仅有几间土墙房屋和 10 多亩耕地,其中 1 间房屋作为医生宿舍兼办公室,其余为麻风患者病房。患者治疗和生活费由国家负担,麻风村还组织有劳动能力的患者种植玉米、黄豆、蔬菜等。

1966 年 6 月,宜山县麻风防治站更名为"宜山县皮肤病防治站",站址设在麻风村内,配置医务人员 4 人、后勤人员 1 人,廖月勋任站长。

1969 年 3 月,县皮肤病防治站并入县人民医院,麻风村归县人民医院管理。

1971 年 1 月,县皮肤病防治站与县人民医院拆分,县皮肤病防治站并入县卫生防疫站设"皮肤病防治组"负责全县的麻风防治工作。麻风村归县卫生防疫站管理。

1983 年,经宜山县人民政府同意,恢复县皮肤病防治站独立建制,站址设在原宜山县三江口。

1988 年 6 月,根据宜政发〔1988〕41 号文件,宜山县皮肤病防治站再次并入宜山县卫生防疫站,设"皮肤病防治科"负责麻风防治工作。时有工作人员 10 人,其中主管医师 4 人、医师 2 人、医士 1 人、财会人员 1 人、工人 2 人。

1993 年 9 月,宜山撤县设市,宜山县卫生防疫站更名为"宜州市卫生防疫站"。2005 年 10 月,宜州市卫生防疫站更名为"宜州市疾病预防控制中心",皮肤病防治科亦更名为"宜州市疾病预防控制中心皮肤病防治科",宜山县麻风村更名为"宜州市麻风村",隶属宜州市疾病预防控制中心。

2013 年 4 月,宜州市疾病预防控制中心出资 7.6 万元,对麻风村部分房屋及水、电设施进行改造,房屋建筑面积 240 m²,床位数 6 张。配套自来水、电灯、电视等生活设备。

至 2019 年底,麻风村累计收治麻风患者 135 人,治愈患者 108 人,尚有治愈留院休养员 3 人,均有残疾。休养员生活、医疗费由市政府补助(每人每月生活费 410 元、医药费 10 元)。有 5 名兼职人员负责麻风村管理。

南丹县麻风病康复村

南丹县麻风病康复村前身是"南丹县麻风病疗养院",位于南丹县八圩乡甲坪村三面环山的龙爪山脚下,距离南丹县城 30 km。自建村以来,累计收治麻风患者 404 人,治愈 330 人。

1960 年,南丹县内有少数麻风患者及家属子女聚集在该县八圩乡龙爪山脚下,一起居住,生产自给,无医无药,无人管理,形成自然的"麻风村"。

1961 年 5 月 23 日,中共南丹县委、县人民委员会印发《关于成立麻风疗养院筹备委员会的联合通知》,决定在八圩公社龙爪山建立"南丹县麻风病疗养院"。

1962 年 9 月 26 日,广西僮族自治区卫生厅拨专款 3 万元建设南丹县麻风村[卫计字(62)第 97 号],南丹县民政科具体负责组织实施麻风村的建设工作。麻风村建于八圩乡甲坪村龙爪山脚,防治人员住宅、办公区建在离麻风村约 1 km 的独店。是年,麻风村建成,对外称"南丹县麻风病疗养院",占地面积约 2.5 km²,建筑面积约 830 m²(病房 20 间,约 700 m²,设简易病床 500 张;门诊治疗室 3 间,约 100 m²;隔离室兼消毒房 1 间,约 30 m²)。职工区占地面积约 1.5 亩,建有职工住房(土墙草房 5 间)约 100 m²。麻风村隶属于南丹县卫生防疫站。

1964 年,经广西僮族自治区人民委员会批准[会卫字(64)第 5 号],"南丹县皮肤性病防治站"正式成立,麻风村划归该站管理,是年收治患者 19 人,时有职工 3 人。医士卢子方和防疫员黎敬林负责患者的治疗及生活管理,首任负责人黎文富。1965年,对职工区住房进行维修、改造。扩建办公室3间,为土墙瓦房,约100 m²,建造职工厨房4间,土墙盖瓦结构。

1966年2月14日,南丹县人民委员会印发《关于动员与组织麻风患者入村隔离治疗的通知》[会卫字(66)第02号],要求动员瘤型麻风患者入村治疗。时有医士3人、护士1人、防疫员1人、消毒员1人。麻风病区有可耕种的田地约100亩,供病区患者集体种植粮食或其他经济农作物,收入由患者自行分配。根据1958年广西僮族自治区人民委员会发布的《广西僮族自治区麻风病防治规划》[区会卫字(58)第19号]的相关规定,民政部门负责麻风村住院患者的生活救济、卫生部门负责患者的治疗。患者住院期间,最初由县民政科补助每人每月6元的生活费,由皮肤性病防治站代买粮食、油盐以及指标内的肉类,蔬菜自种自给。以后随着物价的提高、社会经济的变化,民政部门逐年调整补助标准。

1970年,麻风疗养院有防治人员7人。1971年3月,调入1名麻风疗养院院区管理员,负责病村的物资采购、发电厂的管理等。

1971年6月18日,南丹县革命委员会下发《关于对麻风患者的管理和防治工作的通知》[丹革字(71)第29号],要求加强对麻风村的管理。是年,首次有14名麻风患者达到临床治愈标准出院,麻风疗养院召开欢送会,由医生护送治愈者回原籍,治愈者原籍生产队召开欢迎会妥善安置。

1973年,广西壮族自治区、河池地区、南丹县三级财政分批拨款约30万元,扩建麻风疗养院病房40间共1 400 m²,门诊8间共320 m²,隔离室4间共200 m²,水池1座(容积10 m³),职工住宅7间共250 m²,蓄水池1座(容积10 m³)。是年末,有住村患者183人。是年,南丹县皮肤性病防治站更名为"南丹县皮肤病防治院"。

1975年,职工区新建门诊办公楼1栋,建筑面积480 m²。

1976年,职工区新建住宅楼1栋,建筑面积400 m²。

1978年,自治区卫生局拨给南京牌救护车一辆,作为麻风防治用车。次年,该车被征用于对越作战。

1979年,麻风村有住院患者286人(含天峨县患者),为历年最多。县皮肤病防治院职工也增至26人。是年9月5日,自治区卫生局、财政局下达南丹县皮肤病防治院麻风院维修、设备经费1万元。

1982年,南丹县人民政府配给麻风疗养院柳江牌货车1辆,主要用于麻风病院医疗、生活物资运送。

1984年,自治区卫生厅拨款5万元,南丹县财政拨款2万元,县皮肤病防治院自筹资金10万元,在县城购置建房用地600 m²,建成职工办公住宅楼1栋600 m²。次年,县皮肤病防治院迁入县城办公,并在县城职工区开设皮肤科门诊。麻风村只留部分工作人员留守。

1991年,购置县工商局退卖老市场肉行两层楼房1间,占地32 m²,改建成145 m²的门诊楼。是年,自治区卫生厅配给越野车1辆,作防治用车。

1994年9月7日,经南丹县人民政府同意,南丹县皮肤病防治院更名为"南丹县皮肤性病防治院"(丹政发[1994]第80号)。是年,县住房制度改革领导小组办公室同意使用房改资金3万元,扩建职工宿舍260 m²(丹房改字[1994]12号)。

1995年,由于联合化疗方案的推广,麻风村不再接收新发现的麻风患者住院。

1996年1月28日,正值第9届中国麻风节,河池地区卫生防疫站在南丹县麻风疗养院进行麻风患者眼、手、足自我护理现场示教,教育患者增强防残意识,坚持自我护理和功能锻炼。

1998年,南丹县麻风院遭受冰雹灾害,麻风村病房及门诊房屋受损,县财政局拨款2.5万元,将门诊业务用房改建为砖混结构。同时,麻风院区安装了高压输电线及变压器。

自2000年起,南丹县麻风疗养院先后得到国际助残组织及广东汉达协会的援助。国际助残组织的纳再尔(刚果籍)专家会同自治区皮肤病防治研究所专家多次到麻风病区开展助残活动。一方面对患者进行畸残的自我保护性培训,指导患者进行功能训练;另一方面则对足底溃疡患者进行创面的常规清洗、清创、敷药、包扎等。国际助残项目结束后,广东汉达康福协会又连续派人继续开展相关工作,针对患者的需要,发放遮光眼镜30副、防护鞋200双、单双助力拐杖20副等。

从2002年起,南丹县利用中国—比利时麻风防治合作项目,对麻风疗养院进行改造建设。一期工程拨款 25 万元,建成病房 12 间,建筑面积 400 m²,2004 年竣工;二期工程拨款 27.3 万元,建成病房 440 m²,2007 年底竣工;三期工程拨款 33 万元,房屋建筑面积 432 m²,2009 年竣工。改造工程全部完工后,提供资金 1.986 万元,购置病区文化娱乐生活设备。麻风村也更名为"麻风病康复村"。村内有电灯照明,设置电视室、娱乐室,自来水安装到户。并资助患者开展以养牛、养鸡、养蚕、种植桐油树为主的经济康复项目。

2005 年 4 月 29 日,南丹县机构编制委员会(丹编〔2005〕4 号)决定将南丹县皮肤性病防治院并入县疾病预防控制中心(保留"县皮肤性病防治院"牌子和印章)。中心内设立"皮肤病防治科",有 5 人负责麻风防治工作。

2016 年,南丹县麻风病康复村隶属疾病预防控制中心,是该中心麻风治疗、康复、休养院区。

2019 年末,麻风村居住现症患者 1 人、休养员 17 人,家属 14 人。住村 17 名休养员享受城镇居民低保,每人每月 250 元,五保户 1 人每月补助 700 元。有 2 名医务人员负责麻风村管理。

环江毛南族自治县皮肤病防治站麻风村

环江毛南族自治县皮肤病防治站麻风村建于 1966 年 5 月,地址位于离县城 5 km 的思恩镇文化村下兰屯附近。麻风村占地面积 1.6 亩,房屋面积 762 m²,设置床位 12 张。累计收治麻风患者 57 人,治愈患者 49 人。

1966 年,环江毛南族自治县财政先后拨款 2.28 万元,麻风村动工兴建。1969 年,麻风村竣工,建有病房 28 间、门诊室 3 间、消毒室 2 间、职工宿舍 10 间,收治麻风患者 16 人。时有工作人员 6 人,首任负责人莫冠元。麻风村隶属于县卫生防疫站,由该站皮肤病防治组管理。

1973 年,"环江毛南族自治县皮肤病防治站"正式成立,麻风村归属该站。时有医务人员 5 人。

1975 年,县皮肤病防治站迁至县城黑石(即今人力资源和社会保障局后面)办公。麻风村仍设在原址,由留守人员管理。

1980 年以后,推行联合化疗方案,新发现的麻风病患者实行居家治疗。

1984 年 5 月,撤销麻风村,未愈患者均回归家庭继续治疗。

1994 年初,在新建思德二级公路东段(思德加油站北面)征地 2.2 亩。1996 年,在该地块兴建占地 121.59 m²、建筑面积 484 m² 的砖混三层门诊办公综合大楼 1 栋。

2006 年末,根据疾病预防控制与卫生监督两项体制改革要求,环江毛南族自治县编制委员会决定撤销环江毛南族自治县皮肤病防治站和县卫生防疫站建制,组建环江毛南族自治县疾病预防控制中心(环编发〔2006〕8 号)。县疾病预防控制中心内设"皮肤病防治科",负责全县麻风防治工作。

都安瑶族自治县皮肤病防治站麻风村

都安瑶族自治县皮肤病防治站麻风村位于都安县地苏镇南江村弄才屯,距离都安县城 30 km。建村以来,累计收治麻风患者 88 人,治愈 66 人。

1958 年 5 月,都安瑶族自治县人民委员会批准成立"都安县皮肤病防治站",并筹建麻风村。

1959 年,都安瑶族自治县人民委员会民政科和卫生科在都安县地苏公社东江大队弄才屯(今地苏镇南江村弄才屯)选址筹建麻风村。是年 7 月 9 日,县人民委员会拨款 2 029 元,购置土地 96 亩、民房 16 间。是年 8 月,县皮肤病防治站(筹)在山坳口搭建门诊和职工宿舍泥瓦房 4 间。是年 12 月,"都安县皮肤病防治站"正式挂牌,时有职工 3 人。当年,麻风村收治麻风患者 3 人,首任负责人潘秀光。

麻风村建成之后,收治患者数逐年增多,高峰时达 76 人。当时对麻风村的管理,包括患者的治疗、生活、生产、收入分配等,依据自治区卫生厅拟定的《广西僮族自治区麻风村管理条例》进行。麻风村实行集中领导、民主管理,设"病村管委会"协助皮肤病防治站进行管理。鼓励患者开展生产自救,劳动所得集体分配,按劳取酬,兼顾老弱。医生隔日查房 1 次,每周查房 3 次,每周五进行大查房,晚上和周日采取轮流值班制。值班区与病区相距 2 km,道路崎岖、无路灯,依靠油灯照明,值班医生进行 1 次巡查处置常常到深更半夜才结束。在麻风治疗上,以砜类药治疗为主,同时还承担省级科研课题——"岑溪方"和"平南方"的治疗研究。

1962年，自治区卫生厅下拨经费8000元，新建2排8间240 m²的病房，划分瘤型、结核样型和观察3个病区，设置床位54张。

1971年初，自治区卫生厅拨款1万元，在病村附近的两个自然峒扩建病房，床位增至84张。

1981年，试行麻风病联合化疗方案，麻风村收治新发麻风患者数逐年减少。

1985年12月，都安瑶族自治县皮肤病防治站迁至都安瑶族自治县城安阳镇屏山南路（原安阳卫生院）开设门诊，时有门诊业务用房360 m²。原麻风村作为皮肤病防治站留医部，临时收治重症麻风患者以及供麻风愈后休养员居住。

2006年8月，根据都安瑶族自治县编制委员会文件（都编〔2005〕7号），都安瑶族自治县皮肤病防治站与县卫生防疫站合并，成立"都安瑶族自治县疾病预防控制中心"和"卫生监督所"，县皮肤病防治站工作人员分流至都安县疾病预防控制中心和卫生监督所，麻风防治职能划归县疾病预防控制中心，设立"皮肤病防治科"负责全县的麻风防治工作。时有工作人员8人。

2019年，都安县麻风村时有1名休养员居住，县政府补助每月生活费250元。麻风村具体事务由县疾病预防控制中心皮肤病防治科管理。

来宾市麻风村

来宾市麻风村前身是"来宾县麻风村"，隶属于来宾市皮肤病防治站，是该站麻风治疗、康复病区，始建于1958年，地址在今来宾市兴宾区五三乡五福弄，距离来宾市区约10 km。建村以来，累计收治麻风患者247人。

1958年7月，"来宾县皮肤病防治站"成立，下设麻风村，地址在原来宾县大里乡上流弄。是年8月，从柳州市皮肤性病防治站太阳村麻风病区接回来宾籍的麻风患者24人，全部收入麻风村治疗，治疗药物以氨苯砜为主。时有工作人员3人，首任负责人全怀录。

1959年6月，因原麻风村缺水，经来宾县人民政府批准，麻风村重新选址来宾县五三乡五福弄兴建，1960年竣工。该麻风院（村）总占地面积35亩，其中山林面积20亩，耕地面积10亩，房屋建筑面积200 m²，设置床位30张，当年收治麻风患者30人。

1964年，来宾县麻风村工作人员增至4人。是年7月，地方政府拨款8000元扩建麻风村，扩建后病房面积增至600 m²，床位数增至80张。

1967年，住村治疗麻风患者增至89人，为历年收治患者数之最。麻风病村医务室配备血常规分析仪1套、显微镜1台、高压消毒锅1个以及手术刀、剪、镊和必备药物等。临床医师每日进入病区探视患者1次，按时发放治疗药品，为有合并症的麻风患者进行治疗，包括溃疡的处理、换药、康复训练及其他常见病的处理。麻风村有10头耕牛，配备相应的农具，主张有劳动能力的麻风患者适当参加生产活动，主要种植玉米、黄豆、花生，收入全部作为改善患者生活之用。

1969年，来宾县人民政府拨款5500元，在小平阳乡红星村旁修建县皮肤病防治站办公用房和职工宿舍12间，建筑面积195 m²。当年，工作人员增至8人，其中医师1人、医士4人、工人2人、管理人员1人。

1970年起，县人民政府补助麻风患者生活费每人每月12元，供应大米15 kg、食用油250 g、肉类750 g。

1973年，扩建工作用房3间共80 m²。

1978年，县人民政府拨款新建办公室、诊室，面积260 m²。

1986年，推行联合化疗，新发现的麻风患者实行居家治疗。

1987年2月，经县人民政府批准，来宾县皮肤病防治站迁往来宾县城建站。麻风村仍设在原址，只留少数工作人员管理麻风村事务。

1991年7月，在县卫生局局长宋书霖的协调下，县卫生防疫站和老干部门诊出让一块土地，县皮肤病防治站职工自筹资金建成1栋建筑面积102 m²的二层楼房，作门诊和办公之用。当年，工作人员增至10

人,其中医师(士)7 人、药剂师 1 人、检验师 1 人。

1993 年,县皮肤病防治站工作人员增至 12 人。随着麻风村患者逐年减少,工作重心逐步转向麻风、性病社会防治。

2000 年 8 月,麻风村已无麻风患者及休养员而自动关闭,麻风村产权仍属皮肤病防治站所有。

2002 年 12 月,撤销柳州地区,建立来宾市,原来宾县改为来宾市兴宾区,来宾县皮肤病防治站随之更名为"来宾市兴宾区皮肤防治站"。

2003 年 8 月,来宾市兴宾区皮肤病防治站升格为"来宾市皮肤病防治站",兴宾区麻风防治工作亦由市皮肤病防治站代管。2009 年 4 月,来宾市皮肤病防治站并入来宾市疾病预防控制中心(来编〔2008〕18号),设"皮肤病防治科",负责全市的麻风防治工作,麻风村产权归属来宾市疾病预防控制中心。

武宣县皮肤病防治站麻风村

武宣县皮肤病防治站麻风村位于柳江县立冲村,离武宣县城 50 km。麻风村占地 1 亩,房屋面积100 m²,设置床位 16 张。累计收治麻风患者 26 人。

1964 年,县政府拨款 8 000 元筹建麻风村,选址柳江县里壅公社立冲大队建设"武宣县皮肤病防治站"及麻风村。

1965 年,武宣县麻风村建成并收治麻风患者 16 人。时有麻风防治工作人员 2 人。

1968 年,武宣县皮肤病防治站正式挂牌成立,首任站长谢祖兴。

1980 年,县政府拨款 3 万元扩建麻风村,建成职工宿舍 4 间,病房 15 间,建筑面积 120 m²,设床位20 张。

1982 年 8 月,武宣县实行居家治疗麻风病,麻风村不再收治麻风患者。是年,县皮肤病防治站迁至武宣县城办公。

1985 年,武宣县皮肤病防治站并入武宣县卫生防疫站,麻风防治工作职能划归县卫生防疫站,设"皮肤性病科",安排 2 名专职人员负责全县的麻风防治工作。当时,麻风村尚有 3 名休养员居住。

2006 年,撤销武宣县卫生防疫站的建制,成立武宣县疾病预防控制中心(武编字〔2006〕2 号),麻风防治工作职能划归县疾病预防控制中心。

2019 年,麻风村仅有 1 名休养员居住,县疾病预防控制中心定期派人访视,县民政局每月按城镇居民低保标准发给生活补贴 404 元。

忻城县皮肤病防治站麻风村

忻城县皮肤病防治站麻风村站址设在距离县城 10 km 的城关公社黄金大队黄塘屯,与马泗公社联团大队果苏屯交界。麻风村占地面积 15 亩,其中山林面积 3 亩,耕地面积 12 亩。

1959 年 12 月,经忻城县人民委员会批准筹建麻风村,1960 年 3 月建成,时有房屋面积 150 m²,设床位 20 张。

1960 年 3 月 1 日,经忻城县人民委员会同意,"忻城县麻风病防治站"挂牌成立,麻风村归该站直管。是年,麻风村收治麻风患者 4 人。时有医护人员 3 人,首任副站长黄振芳。

1967 年,忻城县麻风病防治站更名为"忻城县皮肤病防治站",其单位性质和职能不变。

1982 年 1 月,麻风村关闭,累计收治麻风患者 48 人,治愈 38 人。是年,忻城县皮肤病防治站搬迁到忻城县城关公社都乐大队交椅屯(今城关镇古学路 9 号)办公。

2009 年 7 月,撤销忻城县皮肤病防治站,其机构人员编制合并到忻城县疾病预防控制中心(忻编字〔2009〕18 号),县皮肤病防治站的工作职能划归县疾病预防控制中心。

象州县皮肤病防治站麻风村

象州县皮肤病防治站麻风村位于柳江县里雍乡立冲村,距离县城 50 km。麻风村占地面积 6 亩,房屋面积 800 m²，设置床位 50 张。每年春节都由县委、县政府、民政局、卫生局的领导到麻风村慰问，鼓励麻风患者安心治疗，早日康复，勉励工作人员安心工作。

1958 年，"象州县皮肤性病防治站"成立，负责全县麻风防治管理工作。

1969 年 5 月，筹建"象州县麻风村"。是年，麻风村建成并收治麻风患者 30 余人，麻风村住村麻风患者的医药费、生活费由县财政拨款解决。时有工作人员 5 人，首任站长胡英。

1986 年 6 月，县皮肤病防治站迁回象州县城象石路 158 号，开设皮肤科门诊，以皮肤科门诊为基地，开展麻风社会防治工作。是年，关闭麻风村，尚未治愈的麻风患者回原籍治疗。至此，麻风村累计收治麻风患者 86 人，治愈 81 人。

崇左市堂督麻风病康复新村

崇左市堂督麻风病康复新村前身是"崇左县皮肤性病防治站堂督康复村"，始建于 1964 年，原隶属于崇左县卫生科。麻风村位于崇左市江州区太平镇中渡村银山屯附近山坳中，距离市区 3 km。麻风村占地 420 亩，现有房屋建筑面积 418 m²。堂督康复村自建村以来至麻风村关闭，累计收治麻风患者 772 人。

1964 年，按照《自治区人委批转自治区卫生厅"关于在部分县市成立麻风病防治站的请示"》[卫会字(64)第 5 号]的精神，崇左县皮肤性病防治站成立，并动工兴建麻风村。是年 7 月，麻风村竣工，对外称"崇左县堂督康复村"。当年收治麻风患者 358 人，治疗药物主要是氨苯砜。时有医务人员 10 人、管理员 1 人，首任站长黄荣。

1968 年 11 月，崇左县皮肤性病防治站与县妇幼保健院、县卫生防疫站一起并入县人民医院，组建"县人民防治院"，麻风村亦划归县人民防治院管理。

1971 年，崇左县皮肤性病防治站恢复独立建制，麻风村重归县皮肤性病防治站管理。

1980 年，县皮肤性病防治站迁址至崇左县城太平镇平阳路 19 号（铁道口旁）。设皮肤科门诊，以皮肤科门诊为基地开展麻风社会防治工作，麻风村仍设在原址。

1983—1985 年，试用氨苯砜和利福平两种药物治疗麻风患者，先后治疗患者 192 人。

1985 年，县皮肤病防治站在职人员增至 22 人，其中卫生技术人员 14 人，行政工勤人员 8 人。

1986 年，推广 WHO 麻风联合化疗方案，新发现的麻风患者实行居家治疗。

1995 年，麻风村利用中国—英国麻风病康复合作项目（卫生部卫疾控三〔1995〕第 9 号）开展畸残调查、预防、治疗、康复等工作，提倡麻风防残康复与联合化疗并举，教育患者坚持开展自我护理和功能锻炼。

2000 年以后，麻风村利用广西—国际助残麻风康复项目以及中央财政麻风防治项目开展麻风康复工作，麻风防残康复工作成为常态化。

2002 年 2 月，国际助残组织与县政府共同出资筹建崇左市堂督麻风病康复新村，是年 8 月，康复新村 2 栋 16 间平顶房建成并投入使用，住院麻风患者及愈后留院休养员的生活、医疗条件得以改善。

2003 年 8 月，经国务院批准，撤销南宁地区，设立地级崇左市，崇左县皮肤病防治站及麻风村划归崇左市江州区管辖，崇左县堂督麻风病康复新村更名为"江州区堂督麻风病康复新村"。

2004 年 5 月，原崇左县皮肤病防治站机构升格，隶属于崇左市卫生局，随之更名为"崇左市皮肤性病防治站"，承担全市麻风、性病防治工作，指导、疫情监测和管理，并具体负责江州区（原崇左县）麻风、性病防治工作及堂督麻风病康复新村的管理。

2013 年 7 月，崇左市皮肤性病防治站整体并入崇左市第二人民医院，更名为"崇左市皮肤性病防治医院"，与崇左市第二人民医院一个机构、两块牌子（崇编发〔2003〕91 号），保留原有工作职责，原崇左市皮肤性病防治站少部分人员分流到崇左市疾病预防控制中心，大部分人员并入崇左市第二人民医院。堂督麻风病康复新村因已无住院患者而关闭，其产权归属崇左市第二人民医院所有。

扶绥县定握麻风村

扶绥县定握麻风村隶属于扶绥县皮肤性病防治站，是该站麻风治疗、康复院区，始建于 1956 年，地址在扶绥县昌平乡联豪村,距离扶绥县城 12 km。麻风村占地面积 1 100 亩,房屋面积 500 m²。累计收治麻风患者 562 人,治愈 380 人。

1956 年 6 月,扶绥县成立"扶绥县麻风病防治小组",选定扶绥县昌平乡联豪村附近建职工宿舍及办公室,并在联豪村附近的麻风患者聚居地渌握岩洞建立麻风村。麻风村征地和基建费由广西省卫生厅划拨,建村初期有病房 53 间共 636 m²,厨房 50 间共 300 m²,粮仓 1 间 40 m²,会议室 1 间 40 m²。是年,收治麻风患者 178 人,治疗药物以氨苯砜为主。时有工作人员 5 人(医生 2 人、检验技师 1 人、管理员 2 人),首任站长玉碧俊。

1958 年,扶绥县麻风病防治小组更名为"扶绥县皮肤性病防治站",工作人员增至 8 人,其中医务人员 5 人,行政后勤人员 3 人。扶绥县人民委员会配给中型拖拉机 1 台。是年末,扶绥县与崇左县合并,扶绥县皮肤性病防治站更名为"崇左县皮肤性病防治站",站址及麻风村址不变。1962 年,扶绥县与崇左县分治,恢复"扶绥县皮肤性病防治站"称谓。

1976 年,扶绥县皮肤性病防治站在昌平乡联豪村附近的洛阳河岸上兴建 5 栋砖瓦房,作为该站办公区及职工生活区。时有职工 14 人,其中医务人员 6 人、行政工勤人员 8 人。除了负责麻风村管理及住村麻风患者治疗,还设对外门诊部,方便周边群众就医,并负责全县麻风病社会防治工作。

1983—1985 年,采用氨苯砜、利福平 2 种药物治疗 11 名麻风患者。

1985 年 11 月,经扶绥县人民政府批准,扶绥县皮肤性病防治站在扶绥县城松江街东路 486 号建成门诊楼、职工宿舍楼各 1 栋,扶绥县皮肤性病防治站从昌平乡联豪村整体搬迁至县城办公。麻风村仍设在原址,医务人员定期访视、治疗麻风患者,后勤人员负责患者生活物资的供给。

1986 年开始,采用 WHO 联合化疗方案治疗麻风病。新发现的麻风患者开始实行居家治疗。

1998 年 11 月 12 日,荷兰麻风专家到扶绥县麻风村考察麻风防治工作,指导麻风康复工作。

2006 年 7 月,自治区残疾人联合会、人类家园国际组织捐资 12 万元,改造麻风村,扩建病房 12 间共 300 m²,配套自来水设施、电灯、通信设备等。

2009 年,扶绥县皮肤性病防治站有在职职工 17 人,其中卫生技术人员 13 人、后勤人员 4 人;卫生技术人员中中级职称 8 人、初级职称 5 人。

2010 年 3 月,自治区卫生厅装备扶绥县麻风村防治专用汽车 1 辆。

2016 年 1 月,扶绥县皮肤性病防治站将治愈留村的 5 名休养员转入自治区亭凉医院休养,麻风村关闭。是年末,全站有职工 13 人,其中卫生技术人员 11 人、工勤人员 2 人。扶绥县皮肤性病防治站工作重心转向麻风、性病社会防治。

宁明县芭兰麻风村

宁明县芭兰麻风村隶属于宁明县皮肤性病防治站,是该站麻风治疗、康复院区。筹建于 1957 年,地处宁明县城中镇松林村果面屯与那排屯之间,距离宁明县城 15 km。麻风村占地面积约 2 000 多亩,内有水田 85 亩、畲地 100 多亩。建村以来,累计收治麻风患者 568 人(含龙州县 162 人,凭祥市 10 人)。

1957 年,宁明县成立"麻风病村筹建委员会",县长卢保廷任主任委员,具体抓建村工作。县人民政府投入 1.5 万元,县公安局、粮食局、财政局、商业局以及共青团、妇联、工会等部门通力合作,麻风村建设紧张而有条不紊地进行。

1958 年底,宁明县麻风村建成,有简易病房、治疗室、职工宿舍、办公室 108 间,建筑面积约 1 200 m²。时有工作人员 4 人,其中医务人员 2 人、管理人员 2 人,首任站长夏成名。

1959 年,卫生部顾问马海德博士莅临宁明县指导麻风病综合防治试点工作及麻风病、性病防治机构和队伍建设。是年,宁明县委书记王兆喜和县长卢保廷共同签发《关于收治第一批麻风病人入村治疗的通知》,对患者入村后的治疗、生产、生活作了明确规定。把分散在全县几处山洞里及社会上的共 132 名麻风患者收入麻风村治疗,治疗药物以氨苯砜为主。麻风村建立初期,即建立村务委员会等管理组织,设主任 1 人(兼任生产大队长)、副主任 2 人(兼副大队长),均由患者担任,另设文教、卫生、妇女、福利、治安、副业、农业生产等委员,协助县皮肤病防治站领导管理病村。并按病情轻、中、重分成 3 个病区,即 3 个生产队,下设手工艺组、卫生组、一小队、二小队、三小队、保卫部。内设会计、管理员、文化教员、理发员、供销店员。麻风村制订生产计划、患者守则和生活、学习制度。住村麻风患者由县政府给予生活补贴(每人每月 7 元),并提倡有劳动能力者垦荒种植水稻、玉米、花生等农作物,劳动所得集体分红。

1965 年,龙州县麻风村建成后,龙州籍的麻风患者转回龙州治疗,住村患者减少,将原来的 3 个病区并为 1 个病区,对管理等方面也进行了相应调整。设村长 1 人、副村长 1 人,协助县皮肤病防治站领导管理麻风村。

1982 年,开始试用氨苯砜、利福平 2 种药物联合治疗麻风病。

1983 年起,实行村外治疗,麻风村的患者逐步减少。县皮肤病防治站办公地点迁至宁明县城,麻风村仍设在原址。

1995 年,对治愈留村无法回原籍安置的休养员一律按五保户发给生活费。是年,县财政拨款对原砖瓦结构病房全部维修,确保休养员居住安全。

1999 年,宁明县麻风村利用中国广西—国际助残组织麻风康复合作项目开展麻风畸残预防和康复工作,为麻风村的麻风畸残者免费提供截肢手术 4 例,手、足、脸矫治术 7 例,眼科手术 4 例,溃疡扩创术 12 例,按溃疡部位特制防护鞋 200 多双,发放防护眼镜 35 副、拐杖 2 副、轮椅 2 辆,相关治疗防护药物价值约 2 万元。项目结束后,国际助残组织赠送麻风村北京牌吉普车 1 辆。

2003 年后,麻风村休养员一律按城镇居民低保标准发给生活费。是年,国际助残组织捐助 35 万元,县政府划拨 7 万元,新建砖瓦结构病房 3 栋、30 间,并配置价值 7 万元的室内设备及床上用品,休养员生活条件得到改善。同期,宁明县皮肤病防治站还加强与社会组织及爱心人士的联系,呼吁社会关注麻风弱势群体,关爱麻风患者。广西大学、广西师范学院、广西民族大学等近 10 所高校大学生志愿者以及社会爱心人士,每逢重大节日、假期都到麻风村开展关爱活动,入村慰问患者,与病残者开展文体活动,帮助整理个人卫生、环境卫生,帮助适龄儿童识字,与患者同吃、同住、同劳动等。累计参与关爱活动的大学生志愿者达 400 多人次,社会爱心人士约 120 人次。多年来,广东汉达协会驻广西办事处除了定期为麻风村休养员提供医疗帮助,还先后两次投入 10 万元支持休养员养鸡 1 万只,投入 10 余万元养殖奶牛、水牛,增加休养员的收入,改善病残者生活条件。

2014 年,麻风村的 7 名休养员已全部迁至自治区亭凉医院进行安置、疗养,麻风村关闭。年末,宁明县皮肤病防治站有在职职工 23 人,其中卫生技术人员 21 人(中级职称 10 人、初级职称 11 人),非卫生技术人员 2 人,麻风防治人员主要面向麻风、性病社会防治。

龙州县陇港麻风康复村

龙州县陇港麻风康复村隶属于龙州县皮肤病性病防治站,是该站麻风治疗、康复、休养院区。始建于 1966 年 1 月,地址位于龙州县上龙乡陇港村,距离龙州县城 12 km。自建村以来,累计收治麻风患者 474 人,治愈 409 人。

1963 年 12 月 7 日,龙州县人民委员会《关于决定在上龙乡陇港屯建立县麻风病防治站的通知》〔会办字(63)第 71 号〕,决定抽调龙州县卫生科 1 人、县卫生防疫站干部 3 人具体负责建站工作。

1965 年,根据自治区人民委员会《同意龙州、隆安、宾阳皮防站的批复》(会人字〔65〕第 5 号),龙州县人民委员会同意成立"龙州县皮肤性病防治站",首任负责人张一志。

1966 年 1 月,龙州县皮肤性病防治站麻风病康复村在龙州县上龙乡陇港村破土动工,是年 3 月竣工。麻风村占地约 1 500 亩(山林约 400 亩、耕地约 1 000 亩),房屋面积 3 000 m²,设床位 100 张。是年,在自治区皮肤病防治院指导下接收 86 名麻风患者入村治疗,治疗药物主要是氨苯砜。建站初期,主要交通工具为 1 匹马、1 辆马车以及 3 部自行车。麻风康复村建有集体宿舍、集体饭堂。地方政府补助住村麻风患者生活费(有劳动能力者每人每月 7 元,无劳动能力者每人每月 9 元),粮油由粮食部门定量供应,被褥、蚊帐、衣服由民政部门救济,并享受免费治疗。时有职工 14 人,其中医生 5 人、护士 2 人、检验人员 1 人、管理员 6 人。

1970 年后,逐步装备显微镜、X 光机、手术台、无影灯、吸引器、干燥箱、离心机、消毒锅、电冰箱以及电影放映机、手扶拖拉机等设备。

1981 年,龙州县皮肤性病防治站在龙州县龙州镇仁义街 87 号开设皮肤病门诊部。麻风康复村仍设在陇港村。

1982 年,在龙州县城城北路 85 号开工建设综合门诊大楼,1984 年竣工,建筑面积 780 m²,改善了麻风防治工作条件。是年,开始使用氨苯砜加利福平联合治疗多菌型麻风患者。

1985 年,县政府将住院麻风患者生活费提高到每人每月 25 元。是年,龙州县皮肤性病防治站从陇港村搬迁到龙州县龙州镇城北路 85 号现址办公,麻风村只留少数工作人员留守,工作重心转向麻风、性病社会防治。

1986 年,推行世界卫生组织推荐的麻风病联合化疗方案,新发现的麻风患者实行居家治疗。

1988 年 1 月首届中国麻风节,南宁地区(今崇左市)民政局、卫生局以及龙州县政府、卫生局、民政局召开座谈会,向龙州县麻风患者和从事、关心、支持麻风防治工作的全体人员发出慰问信,并前往陇港麻风康复村看望麻风患者和麻风防治工作人员,赠送慰问品、慰问金。是年,比利时达米恩基金会援助日产铃木牌 125cc 摩托车 1 辆,用于麻风防治工作。

1991 年,龙州县编制委员会核定县皮肤性病防治站事业编制 20 人。

1994 年,自治区卫生厅装备培养箱、电冰箱、干燥箱、水浴箱、普通离心机、721 分光光度计和双目显微镜各 1 台(套)。

自 1998 年开始,龙州县皮肤性病防治站与国际助残组织进行为期 5 年的合作,对麻风村及社区的 86 名麻风畸残患者进行自我护理知识培训和技术指导,使现症麻风患者及治愈者养成自我护理的习惯。5 年中,截肢、安装假肢 3 例,治愈足底溃疡 25 例(足),兔眼患者自我护理 2 例,为 86 名麻风患者提供 300 双防护鞋。

2002 年 3 月,国际助残组织资助 85 万元人民币,龙州县政府配套 15 万元,改造、扩建龙州县麻风村,病房建筑面积 1 200 m²,设病床 60 张。配套自来水、电灯、电视等设备,麻风患者生活费补助标准提高到每人每月 100 元,并将麻风患者及休养员纳入城市居民最低生活保障救济人群。

2003 年,比利时达米恩基金会再次援助摩托车 1 辆,用于麻风防治。

2005 年,龙州县国土部门将麻风康复村大部分耕地,包括原医务人员驻地房屋及果树等划归当地蔗农耕种,麻风康复村占地面积缩减至大约 700 亩,其中耕地面积约为 300 亩。

2007 年,麻风患者及休养员享受新型农村合作医疗保险。

2008 年,县政府出资为麻风患者及治愈存活休养员参加"新农合"。是年,重新核定县皮肤性病防治站事业编制 20 人,时有卫生专业技术人员 16 人(中级职称 7 人、初级职称 9 人)。是年,为合理整合全县卫生资源,根据龙州县人民政府《关于撤销龙州县皮肤性病防治站的通知》(龙政发〔2008〕11 号),龙州县皮肤性病防治站整体并入龙州县疾病预防控制中心,仍在原址开展皮肤性病门诊和麻风防治业务,麻风康复村划归县疾病预防控制中心管理。

2009 年 3 月,国家发展改革委员会麻风院(村)改扩建项目(发改投资〔2007〕3071 号)投入 70 万元,崇左市政府配套 20 万元,对龙州县麻风康复村进行第二次改扩建,新建医疗用房、食堂、活动室各 1 栋,总建筑面积约 400 m²。

2010 年 1 月,通过政府采购配置可供 60 人用的床铺和床头柜、食堂餐桌、椅子一批,价值 6.795 8 万元,以及药柜、氧气瓶、治疗车、担架、检验台、轮椅等器械 1 批,价值 4.75 万元。是年 4 月,自治区卫生厅配给麻风防治专用汽车 1 辆。

2012 年 11 月,经县政府批准,恢复"龙州县皮肤性病防治站"建制,核定事业编制 16 人,麻风康复村资产等重归县皮肤性病防治站管理。

2016 年 8 月,崇左市委副书记冯学军倡导,龙州县、上龙乡政府以及龙州县卫计委通力协作,修建的陇港康复村至上龙路段水泥路面铺设完工,全程 5 km,结束了陇港康复村雨天路面泥泞无法通车的历史。

2019 年末,麻风村时有休养员 29 人(Ⅱ级畸残 24 人),全部享受城镇居民低保待遇(每人每月补助生活费 800 元),参加新型农村合作医疗保险。时有职工 14 人、合同工 2 人。医务人员、管理员定期到麻风村提供医疗、生活服务。

大新县岜关医院康复村

大新县岜关医院康复村前身是"大新县岜关医院麻风村",隶属于大新县皮肤性病防治站,是该站麻风治疗、康复、休养院区。始建于 1958 年 6 月,地处大新县雷平镇新立村,占地面积 1 000 亩,距离县城 33 km。建村以来,累计收治麻风患者 720 人,治愈 624 人。

1958 年 5 月,中共大新县委下发文件,号召辖区各机关、团体、生产队以集体名义募捐财物,投工投劳筹建"大新县岜关医院麻风村"。是年 6 月,自治区卫生厅拨款 10 万元,选址大新县雷平镇新立村哈兰屯附近兴建大新县岜关医院及麻风村。当时,麻风村占地面积约 3.6 km²。

1959 年 1 月,麻风村竣工,建有 5 栋 20 个单间共 1 286 m² 的砖瓦木结构的简易病房。当年,收治麻风患者 399 人,治疗药物以氨苯砜为主。时有工作人员 18 人,其中医务人员 12 人、行政干部 2 人、工勤人员 4 人,首任院长黄产。大新县岜关医院除了麻风村,还设有综合门诊部、社会防治组、办公室、消毒室、财务室等 5 个科室。医院提倡没有畸残的麻风患者适当参加生产劳动,改善生活。

1960 年,麻风村自筹资金 1 000 元,修筑麻风村通往公路主干线的一条简易泥沙路,全长 1.2 km。

1963 年 1 月,县政府投资 5 万元,安装大型抽水泵站,解决麻风村人畜饮水问题。

自 1964 年开始,大新县发现的麻风患者逐年增多,上级陆续分配多批医学院校毕业的大、中专毕业生到大新县岜关医院工作,医院在职、在编职工增至 28 人。麻风村扩大到 3 个治疗区,综合门诊部设皮肤科、外科、内儿科、检验科、手术室、X 线放射科等 6 个科室。

1966 年,麻风村自筹经费 1 万元建成一个约 300 m² 的露天电影场,并购买微型电影放映机 1 套,成立业余电影队,坚持每周放映电影 1 次,并召集本院职工、家属、麻风患者以及邻近村庄群众一起观看电影,减少麻风患者与健康人的隔阂。

1970 年后,岜关医院部分中、高级职称的医生陆续回城工作,手术室和放射科因无技术人员随即关停,仅保留皮肤科门诊。

1979 年,自治区卫生厅给大新县岜关医院配置南京牌救护车 1 辆。

1980 年 2 月,大新县水电局给岜关医院麻风村赠送自来水管等一批物资,价值 6 万元左右。

1981 年,大新县岜关医院方葵被授予"全国劳动模范"称号。

1982 年 6 月,大新县岜关医院门诊部迁移至大新县桃城镇民生街 442 号开诊,原岜关医院皮肤科门诊同时关闭。

1983 年,自治区卫生厅拨款 4 万元,大新县岜关医院修建 1 栋三层综合门诊楼,建筑面积 218.8 m²。

1984 年,自治区卫生厅拨款 4 万元,医院自筹 2 万元建成 1 栋三层十二套间的职工住宅楼,建筑面积 624.8 m²,解决了 12 户职工住房困难问题。是年,采用联合化疗方案治疗麻风患者,新发现的麻风患者原则上不再收入麻风村治疗。

1986 年,岜关医院在编职工 29 人,只留李红医生负责麻风村治疗等相关工作,其余职工迁到县城从事麻风社会防治工作。

1989 年,大新县岜关医院更名为"大新县皮肤性病防治站",赵雄谟任站长,全站在编职工 29 人,设麻风村、社会防治科、县城皮肤科门诊、注射室、实验室、药剂室、后勤组、财务科等科室。

1995 年,大新县麻风村被列为中国—英国麻风康复合作项目试点单位(卫生部卫疾控三〔1995〕第 9 号),项目内容包括:眼、手、足自我护理,足底溃疡综合防治,防护鞋运用,假肢安装,早期神经炎治疗等。

自 1999 年开始,大新县麻风村利用中国广西—国际助残麻风康复合作项目开展麻风畸残预防和康复工作。

2001年3月,大新县人民政府投资10万元,为麻风村安装高压变压器1台,完成岜关麻风村电网改造和患者饮水建设项目。

2002年4月,由国际助残组织捐资30万元人民币,新建麻风村4栋10单间砖混结构平顶房,面积1 120 m²,床位22张。大新县岜关医院麻风村随之更名为“大新县岜关医院康复村”。

2012年,国家卫生部、财政部麻风防治机构能力建设项目划拨大新县皮肤性病防治站项目资金300万元,其中购置医疗设备240万元,房屋改造扩建60万元。

2019年底,岜关医院康复村居住休养员20人,全部享受城镇居民低保(每人每月680元),参加“新农合”医疗保险,由严秀强、陈海浪、赵新艳3名医生负责休养员的医疗、生活保障。

天等县三合医院

天等县三合医院始建于1970年,位于天等县东平乡南务村三合屯,距离县城19 km,原隶属于天等县卫生科。建院以来,累计收治麻风患者277人,治愈208人。

1970年5月,中共天等县委和人民政府决定在东平公社南务大队三合屯兴建天等县麻风病院,并与南务大队三合屯签定《关于建立三合医院征用土地协定书》。县政府拨款14.8万元,并调动全县基层干部及民兵参加建设,1971年10月完成土建工程。

1971年12月,“天等县三合医院”正式挂牌成立,医院名称因地处三合屯而得名,定为公立性正科级事业单位。三合医院占地面积120亩,建筑面积3 229 m²(麻风病区业务用房2 555 m²、职工住房170 m²、办公用房504 m²),设床位300张。时有职工24人(医生10人、护士2人、检验技士1人、药剂士1人、后勤管理人员10人),首任院长梁可英。主要设备有光学显微镜2台、500 mA X光机1台。是年,收治麻风患者84人(含从大新县岜关医院转回的天等籍麻风患者),治疗药物主要为氨苯砜。

1972年2月,天等县革命委员会(今人民政府)给三合医院麻风患者发放棉被、冬衣裤各18套。

1973年,天等县革命委员会配给三合医院12马力手扶拖拉机1台,用于患者、职工的生活、医疗物资运送。

1978年,天等县人民政府配给三合医院柴油机发电机1台,从此患者用上了电灯照明。

1982—1984年,三合医院采用利福平和氨苯砜两种药物联合治疗麻风病,麻风患者由院内治疗转为居家治疗。

1985年,上级业务部门及县人民政府拨款20多万元,在天等县城建起1栋四层的皮肤病门诊和职工宿舍楼,建筑面积1 500 m²,三合医院工作人员从三合屯迁入县城。麻风院区(对外仍称三合医院)仍设在原址,只有少数医生和管理人员留守,为住院麻风患者提供服务。

1986年,三合医院并入天等县预防医学防治中心站,原三合医院人员编入皮肤病防治科。全科分为社会防治、三合医院麻风院区管理、门诊、后勤等小组,承担全县麻风病、性病、皮肤病的防治与管理。时有工作人员12人,其中中级职称6人、初级职称6人。

2005年11月,根据天等县编制委员会文件(天编字〔2005〕16号),成立天等县疾病预防控制中心,三合医院麻风院区划归县疾病预防控制中心管理。

2008年7月,天等县人民政府拨维修经费3万元,对三合医院麻风院区16间病房进行维修。

2016年,三合医院麻风院区隶属天等县疾病预防控制中心,是该中心麻风康复、休养院区,时有治愈留院休养员6人(Ⅱ畸残5人),全部享受城镇居民低保和“新农合”医保。年末,有医生3人、护士2人、检验技师1人,医务人员及管理员定期到三合医院麻风院区为休养员提供医疗、生活服务。

2018年,三合医院4名休养员送至广西亭凉医院居住。麻风病区关闭,土地所有权归县疾病预防控制中心。

◎ 主要参考文献

［1］龙如森,雷六,叶传城. 广西通志·医疗卫生志[M]. 南宁:广西人民出版社,1992.1.

［2］刘喜松.中国首家麻风病医院:北海普仁医院医史再发现[M].南宁:广西人民出版社,2014.5.

［3］李伟,梁建秀,罗红等.广西麻风病防治成就与展望[M].南宁:广西科学技术出版社,2016.9.

致谢

广西壮族自治区麻风院村简史的撰写,得到李伟、梁建秀、段启志、莫应坚、卢玉文、王卫军、杨益安、李小雪、罗庆宗、农子彪、方孔雄、杨斌、李毅明、梁寿爱、黄光华、吴桥、陈明波、陈世新、黄启胜、俞赵全、李廷军、王力、李素锦、吕姜、陆红宪、马昌相、张声宏、覃候山、覃桂剑、黄家成、邱守中、陈家章、李智、谭海宏、赵万宁等同志及所在单位在资料收集、史实核对和调查走访等工作上给予的大力支持,特此致谢!

海南省麻风院村简史

概况

海南省位于中国大陆最南端,北以琼州海峡与广东省划界,西临北部湾与越南相对,东濒南海与台湾省相望,东面和南面在南海中与菲律宾、文莱、印度尼西亚和马来西亚为邻。全省陆地(主要包括海南岛和西沙、中沙、南沙群岛)总面积 3.5 万 km²,海域面积约 200 万 km²,其中海南本岛面积 3.39 万 km²,是仅次于台湾岛的中国第二大岛。

海南省辖 27 个市、县(区),其中 4 个地级市、5 个县级市、4 个县、6 个民族自治县、8 个区;218 个乡镇(含街道办事处),其中 21 个乡、175 个镇、22 个街道办事处。截至 2019 年底,常住人口 1 002.32 万人。汉族、黎族、苗族、回族都是海南省的世居民族,其余民族是中华人民共和国成立后迁入的居民,分散于全省各地。黎族是海南岛上最早的居民。

海南省原属麻风重度流行地区,现为全国 9 个麻风防治一类地区之一。截至 2019 年底,全省累计发现麻风患者 7 426 人,尚有现症患者 39 人。全省 19 个市县达到"基本消灭麻风病标准"(患病率低于 1/10万)。全省有麻风防治机构 19 家,其中皮肤性病防治所 13 家,疾病预防控制中心 6 家。

1933 年,海口市各界人士及琼山县陈明栋县长等上书上海国际麻风救济会,请求资助筹建麻风病收容治疗机构。后获拨款两千银元,加之各县征款一百银元,在海口秀英坡建立了"琼崖麻风疗治所",分男女病室各一间,开始收治社会上的麻风患者。是年,新加坡华侨胡文虎先生捐赠两万银元,规划建成了钢筋结构的病房 6 栋,面积达 1 562 m²。琼崖麻风院为国内最早的麻风院之一,也是海南当时唯一一家麻风患者收治医院。各市县麻风院(村)成立之前,发现的新发麻风患者全部送至琼崖医院住院治疗。其时,收住入院人数最多的是文昌市,有 178 人,其次为琼山县(现更名为琼山区)有 169 人,海口市也有 118 人。

1956 年,根据《全国麻风病防治规划》提出的"边调查、边隔离、边治疗"的做法,各市县陆续开始组建麻风病院。1956 年,文昌、澄迈、东方、琼中、白沙等市县组建了麻风院村。1957—1962 年底,海口、三亚、万宁、琼海、定安、屯昌、昌江、保亭、乐东、儋州等地相继组建了麻风院村。自此,全海南地区共有 16 家麻风院村,共收治 1 300 多人,其中包含原收住在琼崖麻风院,后陆续转回原籍麻风院继续住院治疗的各市县患者。

1975 年,根据《广东省 1971—1975 年麻风病防治规划》要求,广东省卫生局按粤卫(75)第 033 号文件要求,组织了全省麻风普查。又根据国务院、中央军委国发(75)第 50 号文件精神,为加强海南地区麻风管理工作,经海南行政区编制领导小组琼(75)第 26 号文件批复及海南行政区卫生局琼卫字(75)第 057 号文件,成立了"海南行政区慢性病防治研究所",地址设在海口市援越路海南卫生局院内。

1976 年,随着大批患者治愈返家,新发患者减少,屯昌县风门岭医院和原屯昌县皮肤性病防治站合并,风门岭医院撤销,原麻风院(村)撤销后患者各自回家,原麻风院(村)负责人韩福畴和其他麻风防治人员在皮肤性病防治站继续进行随访管理及麻风防治工作。

1982年开始,在麻风患者的治疗上全省统一由单一药品方案转为WHO麻风控制规划化疗研究组制订的"麻风联合化疗方案",治疗期缩短为6~24个月,麻风院(村)原有住院患者部分治愈返家,部分因无家可归继续居留麻风院(村),归属当地麻风病防治机构管理。

20世纪80年代初,昌江县大坡医院因为土地问题受到当地群众干扰,院内患者陆续回家治疗,该院不再收治麻风患者。麻风病医院由县慢性病防治站统一领导,院内医务人员共5人全部回县慢性病防治站办公。1999年,大坡医院因最后一名愈后留院患者死亡而撤销。2008年体制改革,县机构编制委员会决定将麻风病医院及人员并入县皮肤性病防治所。

1998年,澄迈县红石医院因土地问题与地方村民起冲突,院内土地被附近村民抢占,住院11名患者转到海南省秀英麻风病医院管治,但麻风院建制仍存在。2015年1月,红石医院及工作人员合并至澄迈县皮肤性病防治所。至2016年海南省时有13家麻风院村,其中4家为独立建制,隶属当地卫生行政部门;另外9家无独立建制,隶属当地麻风病防治机构。

1988年海南建省之前,全省麻风院(村)由广东省卫生行政部门统一管理,住院患者的生活补助根据广东省民政局和广东省卫生局联合下发的《关于麻风病人生活救治问题的通知》[民政发(73)第35号、粤卫(73)第136号]的精神按等级发放,除了生产自救外,无残疾患者由家属承担生活费用,全残患者由政府补助每人每月6.5元,半残患者补助每人每月4元。建省后,麻风院(村)由海南省卫生厅统一管理。住院麻风患者粮食、生活补助及医疗费由政府相关部门按地方标准发放,不足部分由各院内患者成立生产队进行生产自救。为提高院内麻风患者的生活补助,海南省政府出台了《关于提高麻风病人民政救济款额的通知》(琼府办〔1988〕81号),规定全残病人每人每月30元,半残病人每人每月27元。1997年,海南省卫生厅、财税厅、民政厅联合下发《关于提高住院麻风病人生活补贴的通知》(琼卫防〔1997〕10号),全省住院麻风患者生活补贴调整为全残患者每人每月150元,半残患者每人每月130元,医疗费每人每月20元。2004年,患者补助有所提高,生活补贴按照当地城镇居民生活最低保障标准执行,即留院麻风患者生活补助每人每月不低于300元,医疗费不变。2014年,海南省政府再次调整留院麻风患者的补助标准,其中生活补贴按当地城镇居民最低生活保障标准执行,随低保标准调整而自动调整,增加患者护理补贴,每人每月600元,医疗费每人每月200元。生活补贴和护理补贴发放至麻风患者,医疗费由所在麻风病院(村)统筹管理。

2011年,卫生部等11个部委联合下发《全国消除麻风病危害规划(2011—2020年)》,要求各级政府和相关部门加大对麻风村居留人员的关爱。各级政府陆续为麻风院(村)新建或改建住房,配备现代化生活设施,同时也修建通往麻风(院)村的硬化道路。社会爱心人士、志愿者及慈善组织陆续走进麻风院(村)关爱休养员。

2014年,全省皮肤性病防治工作综合考核要求麻风院(村)内留院患者全部办理新型农村合作医疗和残疾人证,部分麻风院(村)还为留院休养员建立健康档案。

2019年底,全省13所麻风院(村)共居住麻风休养员310人,其中Ⅱ级畸残者187人,生活不能自理者43人。

海南省皮肤性病防治中心暨海南省皮肤病医院秀英麻风病区

海南省皮肤性病防治中心暨海南省皮肤病医院前身为"琼崖麻风院",位于海口市秀英区金滩路。始建于1933年,由琼山县国民政府和海口各界人士发起,海口福音医院院长陈大业博士(美国人)提议,将海口和各县城的麻风患者流落街头行乞的情况向上海麻风救济总会报告,获得救济总会拨款两千银元、新加坡华侨胡文虎捐赠两万银元,兴建水泥钢筋结构平顶病房6栋计1562 m²,后又获得琼山县一些社会知名人士捐资兴建2栋平顶病房约520 m²,建成琼崖麻风院。时收容麻风患者100余人。

1951年7月,海南军政委员会派陈书英、姚隐接管琼崖麻风院,更名为"海南秀英医院"。之后琼崖麻风院多次更名,1967年,海南秀英医院更名为"海南灯楼坡医院";1968年,更名为"海南地区麻风病防治院";1971年,更名为"海南秀英医院";1980年,更名为"海南行政区秀英医院";1988年建省后,更名为"海南省秀英医院",从正科级升格为正处级事业单位;1995年,更名为"海南省皮肤病医院"。2002年,原海南省皮肤病医院与海南省皮肤性病防治研究所合并,成立"海南省皮肤性病防治中心暨海南省皮肤病医院"。2019年,海南省皮肤性病防治中心的负责人何远学。

1933年建院时,有土地1 900余亩(有民国政府颁发的土地证),房屋面积1 562 m²,1950年增至2 082 m²。1960年,医院成立生产管理委员会,开办患者农场,种植甘蔗、番薯、西瓜等1 500多亩,还开办锯木厂、扫把厂、砖瓦厂等,改善患者生活,时有麻风患者400多人,为历史上最多的一年。1990年,根据海南省人民政府琼府〔1989〕57号文决定,省政府将海南省秀英医院辖属范围内的土地划拨500亩作为海南医学院建院新址。1992年,海口市土地管理局收回秀英医院农场位于秀英游泳池场西边13 826 m²的土地使用权,作为兴建滨海大道西延道路使用地。1993年,医院占地面积为133.32万m²,建筑总面积13 629.96 m²,其中医疗业务用房3 676.67 m²。1999年,海口市开发西海岸收回1 012亩。2001年,拆除茅草房和瓦房,建设混凝土建筑物,成立"秀英康复小区",病区占地面积50亩,建筑总面积为13 629 m²,患者生活病房面积3 500 m²,医疗用房面积1 000 m²。

1934—1939年,陈大业兼任院长,卢松鹰医生担任琼崖麻风院管理员,协助负责患者管理工作,开始收治海口市和各市县流落街头行乞的麻风患者。海口福音医院的美籍医生每周日到麻风院向麻风患者传布基督教,并做治疗工作。1953年,政府派陈光远医师任院长,并派吴永赞等医师到医院开展治疗工作,时有麻风患者288人。1982年开始,采用WHO麻风控制规划化疗研究组制订的"麻风联合化疗方案"治疗现症麻风患者。截至1993年,秀英医院累计收治麻风患者1 073人,其中海口118人、琼山167人、定安30人、文昌178人、琼海99人、万宁95人、屯昌11人、儋州40人、临高96人、澄迈36人、三亚41人、通什2人、保亭5人、陵水44人、乐东25人、东方14人、昌江28人、白沙3人、琼中20人、省外12人及不明地域9人。累计治愈902人,时有现症患者130人,治愈留院患者183人。1997年,有麻风患者225人。2005年,有麻风患者181人,患者年龄最小者50岁,最大者95岁,平均年龄65岁,Ⅱ级以上畸残者占70%。麻风院(村)成立至2019年底,累计收治的麻风患者1 268人。2019年底,医院仍有麻风休养员89人,临时收治现症患者2人。

1989年,医院编制病床250张,人员定编60人。麻风院设院办公室和医疗办公室、2个门诊部、4个病区、7个临床医技科室,担负全省麻风防治、教学、科研等任务。1993年,人员编制60人,在职职工58人,其中卫生技术人员32人(正、副主任医师4人,主治、主管(医、护、药、技)师12人,医(护、药、技)师15人,专业技术职务1人)。

1952年,政府接管海南秀英医院,给患者每人每月发生活补助8元。1993年,政府部门调整了麻风患者生活救济费和医药费补助,全残患者每人每月80元,半残患者每人每月60元,医药费每人每月10元。后逐年增加,1997年,海南省卫生厅、财税厅、民政局联合发文规定,麻风患者全残每人每月补助150元,半残每人每月130元,医疗费每人每月20元。2006年,按照城镇居民低保标准,麻风患者生活补助每人每月不低于300元。2014年,省政府调整全省住院麻风患者的生活补助,每人每月不低于1 130元。2002年后,因政府收回土地,患者搬进康复小区,住上套间式生活住房,医院提供免费的水电并每人每月发放200元医疗费。2019年12月底,住院(村)休养员每人每月享受政府最低生活保障为1 410元,其中生活补贴每人每月610元,护理费每人每月600元,医疗费每人每月200元。此外,一级残疾的休养员每人每月外加补助305元,年龄60岁以上的休养员每人每月外加补助178元,80岁以上的休养员每人每月外加补助278元。1981年3月和1984年1月,国家卫生部顾问、麻风防治专家马海德博士两次到医院视察麻风防治工作,深入病区探望麻风患者。1983年2月,法新社等14个国家驻京记者团46人到医院参观访问。1984年12月,国家卫生部部长崔月犁到秀英医院视察麻风防治工作。1991年10月,WHO顾问、国际麻风协会秘书长汤浅洋博士和中国麻风防治协会副理事长李恒英等专家到医院考察麻风患者治疗效果。1992年8月,受海南省卫生厅委托,医院举办全省第一期麻风防治学习班,参加学习培训44人。1992年9月,澳中友协访华团团长、澳中友协全国主席布鲁斯·约翰逊和达尔文皇家医院皮肤专家李国清先生等10人前来医院访问。

2014年,秀英麻风病区护士长邢少云获"中国网事·感动2014"十大网络感动人物及海南省第二十届"五四青年奖章"。

海口市皮肤性病防治中心疗养所

海口市皮肤性病防治中心疗养所前身是"海口市皮肤性病疗养所",成立于1958年7月,地处秀英镇灯楼坡,最初收治海口市的麻风患者。1959年,琼山县籍的麻风患者全部移交给海口市皮肤性病疗养所管理。

麻风院初建时有病房2间、食堂1间,面积400多平方米;办公室100多平方米。时有麻风患者50多人。首任院长为吴邦义,有工作人员7人。

1965年,根据国家号召,麻风病院(村)进行生产自救活动,成立"麻风村生产管理委员会",村委会主任由患者选举产生。村委会分工业、农业2个生产队,拥有自己的管委会银行账户、资金。在村委会组织下,患者自己动手,先后创办木材加工厂、锯木厂、患者厨房、服务站等。垦荒500多亩,种植西瓜、番薯、芝麻、甘蔗等农作物,自给自足。当年入院麻风患者增至170多人,为历史上最多的一年。自建院至2019年底,累计收治麻风患者751人。

1980年始,部分麻风治愈患者陆续出院,丧失劳动力的老弱病残患者留院休养。当时政府给患者每人每月发放生活补贴14元,后逐年增加。1993年,省卫生厅、财税厅、民政厅联合下发琼卫〔1993〕83号文,规定全残患者每人每月80元,半残患者每人每月60元;医疗费每人每月10元。1997年琼卫防〔1997〕10号文调整到全残患者每人每月150元,半残患者每人每月130元;医疗费每人每月20元。2019年底,住院(村)休养员每人每月享受政府最低生活保障为1 428.8元,其中生活补贴每人每月478.8元,护理费每人每月600元,医疗费每人每月200元,煤气补助每人每月150元。

1983年12月7日,根据海口市人民政府137号文《关于麻风院土地纠纷问题的处理决定》,海口市规划局在现有土地的基础上测绘图纸,总面积为411 785 m²,合计617.6亩。但只办理了红线图,未办理相应的土地证。2010年因城市改造,海口市政府以每亩18 000元的价格收回全部土地,患者整体搬迁临近位置安置。

2008年8月,根据《海口市机构编制委员会关于海口市卫生系统事业单位机构编制调整的通知》,海口市皮肤性病疗养所、海口市皮肤性病防治所和海口市精神病康复技术指导所合并为"海口市皮肤性病防治中心",为正科级财政全额预算管理事业单位,事业编制为35人。

2016年,根据《海口市机构编制委员会关于市属公共卫生系统机构编制调整的通知》精神,海口市皮肤性病防治中心(海口市精神病康复技术指导所)和海口市疾病预防控制中心合并,成为海口市疾病预防控制中心下属二级事业单位,编制55人,行政级别正科级。2019年底,海口市皮肤性病防治中心疗养所负责人朱坚,居住麻风休养员28人。

三亚市三林医院

三亚市三林医院前身为"三林新村",始建于1960年,位于崖州古城以北约15 km的三陵水库旁,是南部地区设施比较完善的麻风患者休养康复院。三亚市麻风防治从1956年开始,是年,建立"崖县麻风病防治站"。之前由于没有麻风院,新发重症患者在乐东县什玛麻风院住院治疗,直至1959年11月恢复原县制,1960年底医院落成,三亚市、陵水县籍住院患者返回三林医院治疗。

1957年,根据第一次全国麻风防治工作会议(济南)"边调查、边隔离、边治疗"的精神,1959年,批复三亚(原崖县)建院,年底由傅辑海、曾广琦、陈文章3人筹建麻风病院,选址在远离人群居住的偏远深山老林(今院址设三林水库旁),占地面积不明。

1960年初,原崖县卫生局拨2 000元建院。是年11月底建成三林新村(麻风病医院),有5间约40 m²土木结构的工作、生活用房,水井1口和30间病房,约60张病床。初期收治重症患者24人。住院患者定额每人每月15 kg大米,猪肉、白糖各500 g;生活费按半残、全残区分发放,人均每月9元,以后增至每人每月 13 元。

1961 年,原县制恢复以及麻风病院建成后,三亚、陵水籍患者 34 人从乐东县什玛麻风院迁回三亚市三林医院住院治疗。年底住院患者达 68 人(含陵水籍患者),随着收治患者的增多,病床缺乏,遂动员患者自建房屋。1961—1962 年,患者相继建成 10 多间茅屋,自住或家属住,暂时缓解患者居住问题。

1971 年,随着新患者不断发现,收治患者达 120 人(含陵水籍患者)。

1977 年,水库固坝升堤,原址被淹,医院整体从山谷平地就近往山上搬迁。政府补偿搬迁费 1 万元用于重建医院(草木结构),患者休养区分东、西、北三处,病房 50 多间,病床近 110 张(含患者自建)。

1982 年,海南黎苗自治州卫生局拨基建专款 2 万元,建门诊、治疗室、职工宿舍、食堂和病房(砖瓦结构),告别茅草医院时代。由于新建病房有限,部分患者仍住旧病房或住自建茅草房。是年 4 月,崖州县政府在医院周围划出 4 500 亩山林,用于医院管理和生产。

1983 年,联合化疗药应用,新发患者改为居家治疗。是年,时任国家卫生部顾问、中国麻风防治协会理事长马海德博士到病区指导。

1990 年,医院不再收治新患者,截至当年,累计收治住院患者 75 人(含陵水县患者)。

1992 年、2007 年及 2016 年,刘克家、张良福及刘博分别获得"马海德奖"。

1996 年,政府投入 10 万元修建公路和照明工程,同时改造饮用水设施。

2001—2002 年,留院休养员纳入民政低保管理,参加"新农合"医疗保险。

2005 年,医疗卫生体制改革,麻风防治划归三亚市三林医院统筹管理,单位升格副科级,人员编制增至 8 人。

1996—2005 年,政府投入近 150 万元建造了 1 438 多平方米的混凝土框架结构平顶房,配备太阳能热水器。

2006 年,三亚市政府批复医院土地红线图(土地证),面积 5 830 亩(原 4 500 亩)土地确权。

2008 年,政府投入 1 200 万元,改建通往病区道路硬板化,彻底改变长期交通不便的状况。

2011 年,成立"三亚市麻风病防治中心"(三亚市三林医院),正科级单位,编制 15 人和 4 名护工岗位,负责麻风检测、治疗、康复、基层麻风防治工作技术指导及历年治愈病例监测管理。

2014—2016 年,三林医院土地出租年收入 8 万元,上交国库,返还后用于麻风休养员补贴。

2011—2016 年,三林医院病区投入 952.74 万元,建设多功能综合楼(康复室、手术室、检验室、检查室、诊疗室等)、职工周转房,改造病房,购置救护车等,并利用国家麻风院能力建设资金 320 万元装备医疗设施,三亚市残疾人联合会援助 5 万元购买康复器材并给予康复锻炼年度补贴 4 万元。

截至 2016 年底,医院共收治麻风患者 372 人(男性 259 人、女性 113 人)。麻风防治工作重点转移,由三亚市皮肤性病防治所承担麻风防治管理,医院保留编制 6 人,负责患者的治疗、监测、康复及生产管理,其余人员调往三亚市皮肤性病防治所工作。

2019 年底,三林医院负责人为张良福。居住麻风休养员 42 人,住院麻风休养员每人每月享受政府生活保障 1 525 元。

文昌市皮肤性病防治中心升谷坡康复区

文昌市皮肤性病防治中心升谷坡康复区前身为"文昌市升谷坡医院",始建于 1956 年。

1956 年 11 月,开始兴建"麻风村"收治麻风患者,选址于潭牛镇升谷坡,占地面积 1 440 亩,医院建筑分职工区和病区。

1957 年 3 月,麻风村开始收治患者,时收治 81 人。

1958 年,麻风村更名为"文昌县升谷坡医院",兴建面积约 300 m^2 砖瓦结构医疗和患者生活居住用房。首任院长为梁振宝,时有医生 2 人和其他工作人员 1 人。

1959 年,收治麻风患者 207 人,为历史上最多的一年。

1982 年 3 月,国家卫生部顾问、中国麻风协会理事长马海德博士到升谷坡医院视察麻风防治工作,前往病区看望患者。

1983 年，全院累计收治麻风患者 486 人，治愈 342 人，死亡 144 人。

1994 年 12 月，医院出租土地 525 亩。

1997 年，海南省皮肤性病防治研究所拨款 3 万元，为患者援建 15 吨水塔 1 座。

1999 年起，医院没有现症患者。

2001 年，海南省政府副省长符桂花到升谷坡医院慰问患者，同患者共进午餐，并赠送了 1 台 29 英寸的彩色电视。

2002 年 1 月，文昌市民政局拨款 8 万元，为患者兴建文化娱乐活动中心平顶房 1 栋，占地面积 120 m²。

2003 年 3 月，广东省、海南省多所高校大学生组织"家"工作营来到升谷坡麻风院为患者打扫环境卫生、个人卫生，照顾患者的生活起居。每年的两个假期及重大节假日都来到升谷坡医院，多者 30 多人，少者 4～5 人不等，时间 3～10 天，与患者共欢乐、同吃住。

2004 年，有医生 5 人、护士 1 人、其他工作人员 3 人。是年 7 月，升谷坡医院与文昌市皮肤性病防治所合并成立"文昌市皮肤性病防治中心"，属于文昌市皮肤性病防治中心内设机构。

2007 年 1 月，文昌市皮肤性病防治中心主任邢福山被中国卫生部、中国残疾人联合会授予"全国麻风康复工作先进个人"称号；2009 年 1 月，获"马海德奖"。

2008 年 7 月，出租土地 355 亩，租金全部用于麻风患者治疗及康复区的其他需求。

2011 年 8 月，东方妙喜基金会以"消除麻风歧视，关爱麻风康复者"为宗旨，多次来到升谷坡康复区，带来慰问物资发放给患者，为已故患者立碑以表纪念。是年，文昌市政府和海南省皮肤性病防治中心分别拨款 70 万元和 30 万元，兴建 1 栋 435 m² 的套间式住房供患者居住及 50 m² 的医疗用房，麻风患者当年迁入新居。

2019 年底，升谷坡康复区负责人为王成发，住院麻风休养员 22 人，均每月享受政府最低生活保障 1 330 元，其中生活费每人每月 530 元，医疗费每人每月 200 元，护理费每人每月 600 元。

琼海市三平医院

琼海市三平医院筹建于 1970 年。琼海县人民政府及海南皮肤性病防治站各拨经费 2 万元，指定由琼海县卫生防治站承办，选址于加积镇上埇乡三角坡，1971 年 2 月建成并投入使用。医院占地 200 多亩，建筑面积 569 m²，其中病区 291 m²。院内设有患者管理区和职工生活区。病区建有 2 排病房，每排 6 间，每间可住 4 人；医务人员更衣及消毒用房、治疗室（一厅四房）、公共厨房各 1 间，水井 3 口。职工生活区建有职工宿舍 2 排，共 10 间，公共厨房 1 间，水井 2 口。

医院建成后，三平医院从琼海县卫生防治站中分出，单独成立机构，麻风防治工作由三平医院统一管理。林先河为首任院长，有会计、医生、护士、勤杂工等工作人员 9 人。

1971 年 3 月，三平医院动员全县在治麻风患者住院治疗。琼海县政府下达文件规定，凡入院治疗的麻风患者必须将户口及口粮转入三平医院，并指定患者口粮、肉食、生活费分别由博鳌粮食所、博鳌食品站及琼海县民政局提供，每人每月口粮 15 kg、肉食 750 g、生活费 15 元。当年收治麻风患者 24 人。

1973 年 8 月底，三平医院住院患者达到历史最高峰，共有住院麻风患者 36 人。9 月 14 日，遭受"7314"号强台风"玛琪"袭击，三平医院房屋全部倒塌，压死患者 11 人、职工 1 人、职工家属 2 人。幸存麻风患者转送到海南秀英麻风医院治疗，其生活费及口粮由三平医院负责。

1974 年，政府拨款在原址复建。次年竣工落成后，从海南秀英麻风医院接回琼海所有麻风患者继续住院治疗。

1978 年，林先河院长退休，琼海县卫生局委任周始钦为三平医院院长。

1982 年，院内仅剩 4 名留院患者。是年，三平医院与琼海县慢性病防治站合并，为"一套班子、两个机构"的管理模式。三平医院仅留 1 名医生和 1 名勤杂工负责管理，其余工作人员调回琼海县慢性病防治站,周始钦任站长。

1987年下半年,三平医院工作人员全部调回慢性病防治站,并定期派1名医生回三平医院查看患者及处理相关事宜。

1991年1月,许世海任慢性病防治站站长。3月,慢性病防治站更名为"琼海县皮肤性病与结核病防治所"。

1992年11月6日,经国务院批准,撤销琼海县,设立琼海市。

2000年,林宗虎任"琼海市皮肤性病与结核病防治所"所长。

2003年,海南省卫生厅要求各市县皮肤性病与结核病防治工作分开管理。是年3月13日,琼海市政府发文琼海市皮肤性病与结核病防治所更名为"琼海市皮肤性病防治所",结核病防治工作则交给琼海市疾病预防控制中心管理。许海卫任琼海市皮肤性病防治所所长。2009年,琼海市皮肤性病防治所向琼海市政府申请资金对三平医院病区危房进行改造,是年12月7日,琼海市政府拨款10万元用于病区危房改造,次年5月竣工并使用。

2015年10月13日,琼海市皮肤性病防治所更名为"琼海市皮肤性病与精神卫生防治中心"。

截至2019年底,三平医院累计收治66名麻风患者,尚有住院麻风休养员2人,许海卫为三平医院负责人。住院休养员享受政府最低生活保障为每人每月1 142元,其中生活费每人每月342元,护理费每人每月600元,医疗费每人每月200元。琼海市皮肤性病与精神卫生防治中心有麻风专职人员1人、兼职人员1人,安排专人负责三平医院的管理工作。

万宁市九龙湾医院

万宁市九龙湾医院成立于1958年,位于万宁县礼纪镇海田村,距离万城约30 km,建筑总面积190 m²。首任院长为郑世民,时有医生、护理人员、工勤人员共6人。

1960年,由于土地问题与周围群众产生矛盾。1964年,经县委、县政府同意,九龙湾医院被迫移建于三更罗石盘地区与琼中县乘坡交界的深山沟,距离万城58 km,与琼中有一河之界。

1964年前,九龙湾医院建造的大多数是瓦房,少部分是水泥结构房,划分职工区、普通病区、重症病区等,当时县政府已与三更罗镇政府商定划分周围约2 000亩土地,用于麻风院患者治疗、生产、生活等。当年收治麻风患者108人。

1976年,由于新中农场开发,逐渐向麻风院周围土地推进,为避免因土地问题和农场发生冲突,县政府副县长叶虎、海南卫生处处长林和平、新中农场场长陆德才及三更罗公社、县卫生局及麻风院负责人一起口头商定,麻风院周围北起至万泉河,南起至大公路,东西各为两条溪子的范围约2 000亩土地划为麻风院患者生产、生活及医疗用地。当时没有国土局,仅有口头协商结果,没有办理土地确权相关文件。

1978年,"万宁县慢性病防治站"成立,程万焕任站长,设有两个牌子——"万宁县慢性病防治站"和"万宁县九龙湾医院",经济单独核算。

1979年,修建牛路岭水电站,九龙湾医院原址被淹而就地向高处搬迁。搬迁费用由牛路岭搬迁办出资。当时建有瓦房6栋,水泥结构2栋,总面积2 800 m²,分为重病区、普通病区、职工区及麻风患者治疗室。1980年,搬迁高地后一直在周围仅存的几百亩土地上进行各种生产、生活活动。

1979—1980年初,收治患者108人,病床为85张,为历史最高峰。1982年1月至1983年底,谢维全任九龙湾医院院长。1984年,程万焕任九龙湾医院院长。1993年,吴育文任九龙湾医院院长。2007年,吴挺平任万宁市九龙湾医院院长。2014—2016年,符吉平任九龙湾医院院长。

1993年5月,在万宁市政府的支持下,拨款近8万元解决用电问题。是年,建水塔1座,解决患者用水问题。

2006年,万宁市国土局对万宁市九龙湾医院进行所有土地确权,确权面积为800亩。

2010年,万宁市交通局对麻风院的主要干道实现了水泥硬化,全长800 m,宽2.5 m。

2016年底,万宁市九龙湾医院有工作人员8人,医院病房及工作用房总面积1 400 m²。自麻风院成立至 2019 年底,累计收治麻风患者 128 人,时有住院休养员 23 人。休养员每人每月享受政府生活补贴 1 140 元,其中生活费每人每月 340 元,护理费每人每月 600 元,医疗费每人每月 200 元。欧阳谋任院长。

定安县潭禄医院

1960 年前,定安县尚未建立麻风病防治机构,时有麻风患者 61 人,被送往澄迈县红石医院治疗。

1960 年底,定安县人民政府召开常务会议,提议建立一所专科麻风病医院。

1961 年 2 月,成立领导小组,在副县长王俊才带领下到定安县原龙塘人民公社鸭塘大队北部山区潭禄溪考察(今龙词镇石塘村委会北部山区潭禄溪)。1961 年 6 月,经县人民政府同意筹建县潭禄医院,为股级事业单位。

1962 年 7 月 15 日,定安县潭禄医院建成,土地面积约 850 余亩,为卫生事业单位。首任院长郭家昌,朱文光医生承担麻风治疗工作。成立时建有 40 m² 的草棚治疗室,随后搭建 250 m² 的草棚病房,解决患者治疗和居住问题。麻风院建成后,动员在澄迈县红石医院的定安籍住院患者转回潭禄医院。时有病床 72 张,收治麻风患者 65 人。

建院初期,潭禄医院领导班子组织患者开展生产自救。患者开垦种植水稻 35 亩,开荒坡地 70 余亩,种植各种经济作物;组织患者发展饲养业,饲养母牛 20 头、母羊 30 只。1967 年,种植林木 5 000 株。1974 年,种植橡胶树 3 000 株。

1967 年,郭家昌调离潭禄医院,科正皇任医院负责人。是年,县政府划分医院土地 400 余亩给金鸡岭农村。

1977 年,建造 1 座小型水力发电站,解决患者用电问题。是年,新建水泥钢筋结构病房 220 m²。

1980 年,郭远域任代院长。截至 1984 年,医院共收治麻风患者 103 人。此后,医院不再收治新患者。

1985 年 5 月,王雄章任院长。1986 年,定安县政府下发〔1986〕53 号文件,划拨医院 70 亩土地用于建设石塘村委会石塘小学。

2000 年,遭受大风暴和水灾后,县政府和卫生局组织慰问团到医院进行慰问,并送大米 10 包、花生油及其他生活用品若干。

2008 年,定安县民政局拨款 12 万元,用于改造患者厨房 210 m²。

2012 年,定安县政府拨款 40 万元,建造 4 km 长硬化道路。

2013 年,安定县政府拨款 11 万元维修病房 220 m²,新建治疗室 50 m²。

2019 年底,韩雷任院长,共有住院麻风休养员 10 人,享受政府最低生活保障为每人每月 1 200 元,其中生活费每人每月 400 元,护理费每人每月 600 元,医疗费每人每月 200 元。

屯昌县风门岭医院

1956 年,屯昌县建立麻风村。该村因地形原因(中间有小山坡分隔),分成医疗区和居住区,两区分别位于小山坡的两侧。麻风患者集中居住的区域种植农作物,养殖家禽。麻风村的工作费用及患者生活支出皆由屯昌县财政统一划拨。

1958 年,部分麻风患者迁往澄迈县红石医院治疗,同时调出 1 名中专学历的医士到澄迈县皮肤性病防治所协助工作。

1959 年,屯昌、定安两县合并为定昌县,在定昌县新兴镇洁坡村委会风门岭区域建造风门岭医院,开始收治患者。

1962 年分县,风门岭医院归属屯昌县,改称"屯昌县风门岭医院",时有工作人员 3 人(医生 2 人,另聘临时工 1 人)。风门岭医院与"屯昌县皮肤性病防治所"为一套人马、两块牌子,防治工作均由 2 名医生负责。

1975 年,因屯昌县皮肤性病防治站的业务范围扩大到结核病和精神病防治,更名为"屯昌县慢性病防治站",工作人员增加到 14 人,其中本科学历 1 人、专科学历 3 人、中专学历 6 人。

1976年,风门岭医院撤销独立建制,风门岭医院与原屯昌县皮肤性病防治站合并成"屯昌县慢性病防治站",风门岭医院工作人员由屯昌县慢性病防治站统一管理。时有现症患者3人,风门岭医院撤销后遣返原籍,原麻风院区负责人韩福畴及麻风防治人员继续承担麻风防治工作。该院自成立至1976年撤销期间,共收治麻风患者64人。

澄迈县红石医院

红石医院前身为"红石麻风村",筹建于1956年7月,位于中兴镇红石村(红石桥或红石岭),距县城39 km。麻风村建村时土地面积约500亩,分为患者留院隔离区、办公区和医务人员住宿等区域。

1957年9月,麻风村建成,有2排20间共240 m²的瓦房作病房,可容纳70人;建有1格3间共72 m²瓦房作办公用房,1格5间120 m²瓦房作医务人员宿舍。11月,麻风村收治第一批麻风患者40余人。首任负责人张太民,工作人员5人。

1959年5月,红石麻风村更名为"红石医院"。

1968年4月,谢维全任院长。

1982年6月,李尤权为医院负责人。后增建瓦房,其中住院部2排18间房共430 m²,治疗室3间房共72 m²,宿舍8间房共192 m²。

1957—1991年,共收治麻风患者259人(临高83人、屯昌6人、定安25人、澄迈145人),其中多菌型患者95人、少菌型患者164人。患者住院期间,以种植农田、甘蔗等自给自足。

1995年7月,吴燕荣任澄迈县红石医院负责人。

1998年4月,澄迈县红石医院因土地问题与附近居民起冲突,院内土地被抢占,住院患者11人搬迁至海南省秀英麻风病医院。

2012年4月,澄迈县皮肤性病防治所所长符方军兼任澄迈县红石医院负责人,为红石医院最后一届负责人。

2015年1月,红石医院合并至澄迈县皮肤性病防治所。

2019年底,有麻风休养员6人、家属2人居住于海南省皮肤性病防治中心暨海南省皮肤病医院秀英麻风病区,住院休养员每人每月享受政府生活保障待遇1 250元,其中生活费补贴每人每月450元,护理补贴每人每月600元,医疗费补贴每人每月200元。

儋州市石马岭医院

1956年,儋县创办"儋县麻风病防治站"。1959年筹建"石马岭医院",隶属儋县麻风病防治站。麻风病防治站历经数次整改后更名为"儋县慢性病防治站"。1991年,儋县慢性病防治站分成"儋县皮肤性病防治所"和"儋县结核病防治所"。石马岭医院为儋县皮肤性病防治所下属单位。20世纪80年代初,石马岭医院有医生4人。2016年底,石马岭医院有兼职医生2人,负责住院患者的医疗、护理和康复工作。

1959年,石马岭医院建成,位于儋县王五镇境内的石马岭地区,距儋县政府所在地那大镇35 km,距王五镇9 km。

1960年,儋县人民委员会正式下文将全县麻风患者进行集中隔离治疗,在王五镇石马岭水库附近建立"石马岭医院麻风村"。据儋州县政府《关于收容麻风病员的通知》[儋防字(60)第10号]中提到的收容麻风病院工作方案记载,成立村管理委员会,设正、副主任以及农业、卫生、财务等9人管理麻风村相关事务。医院首任院长为曾家风。是年开始收治麻风患者,至2019年底共收治麻风患者155人。

1972年,石马岭医院往东公路两旁荒地共计2 670亩被划给兵团五师二团使用。

1974年,石马岭医院鼓励留院患者种植甘蔗自给自足。2008年开始,留院患者除了享有财政生活补助,还可签订合同免费使用院内耕地20亩直至过世,欲出租转让者,须经单位同意。

1993年,海南省皮肤性病防治中心下拨13万元经费用于修缮石马岭医院。1994年完成危房改造,新建工作用房4间,翻新旧病房3间、住房15间、牛栏1间,并购买柴油发电机解决照明问题。是年,儋州撤县设市。

1994 年,儋州市政府下文划定石马岭医院用地界线,从石马岭水库移动的 20.4 高程点开始往北经水坝到河沟,继续顺着河沟的中心经那大到王五公路桥一直到峨透岭的 50.7 高程点南面干沟,再沿着干沟中心向东经 16.7 高程点转东南到 34.5 高程点到河沟,属石马岭医院地界范围。1972 年 7 月 4 日,五师二团(国营西华农场)与石马岭医院协议地界,四周县内的土地属石马岭医院使用。2005 年,石马岭医院向国土局申请石马岭医院土地使用证,于是年 6 月进行审核公示,医院持有 2 张土地使用证,使用权面积分别为 1 100 339.29 m² 和 346 119.4 m²,共计 2 169.61 亩。2002—2007 年,石马岭医院因地界界线问题多次与邻近农场发生纠纷并进行地界确权,2007 年曾通过法律途径解决因土地被邻近村民抢耕、抢种近 300 亩的问题,村民败诉后未按要求归还医院土地,医院于 2008 年申请法院强制执行。2009 年,法院强制执行完成土地归还。

1996 年,受 12 号台风影响,部分患者住房被损毁,进行再次修缮。

2000 年,石马岭医院建设水泵房、贮水池,解决患者饮水问题。

2001 年,受龙卷风影响及当年 16 号强台风和特大洪涝灾害袭击,修缮石马岭医院损坏的病房及工作用房。

2003 年,石马岭医院高低压线路架设及配电设备安装,照明问题得以解决。

2004 年,省卫生厅、财政厅拨款 27 万元,建设患者住房及医疗业务用房。2005 年,危房改造完成,建成平房 3 栋,共 304 m²。

2007 年,医院为住院患者办理新型农村合作医疗证。

2010 年,儋州市交通局资助完成从石马岭医院至那王公路约 800 m 的泥土路硬化工程,总价 60 万元。

2013 年 1 月 10 日,坚守石马岭医院 34 年的冯凤荣医生获 2012 年"感动海南"十大人物。

2014 年,挖一口深 180 多米的深水井,建成一座容量为 20 m³、高 20 m 的高位水塔,并将其原有的水管网全部改换,安装 2 台大功率太阳能热水器。是年,与儋州市王五镇卫生院签订医疗服务协议书,改善患者医疗条件。

2015 年 1 月始,根据海南省财政厅、卫生厅、民政厅《关于调整留院麻风病人补贴标准的通知》(琼财社〔2014〕590 号),住院(村)人员每人每月生活费提高至 1 130 元。是年,与儋州市中医医院签订医疗服务协议书,为患者提供更为贴心的医疗服务。

2016 年,海南省卫生和计划生育委员会拨款 15 万元,儋州市皮肤性病防治所自筹资金 17 万元,为石马岭医院患者建设康复活动中心,尚未完工。年末,吴汉贤任石马岭医院负责人,仍有麻风休养员 10 人及部分患者家属居住在石马岭医院。

2019 年底,有住院休养员 9 人,每人每月享受政府生活保障费 1 250 元。鲍文超任医院负责人。

东方市热水医院

东方市热水医院前身为"热水麻风村",成立于 1956 年,隶属昌感县皮肤性病防治站。院址在今东方市大田镇居便村西热水坡,距东方市八所镇约 30 km,占地面积 1 000 亩。建村时全为茅草房。村址地处偏僻,只有乡村小路,汽车无法通行,没有专门的公交车到达。

1956 年,首批收治麻风患者 109 人。

1958 年,昌感、白沙和东方三县合并为东方县,是年收治患者 138 人,为历年之最。

1959 年,为贯彻中央《1956 到 1967 年全国农业发展纲要(草案)》中提出的"要积极防治麻风病"的指示,全县开展麻风大普查,筛查出麻风患者 124 人,全部得到治疗。同时,设立皮肤病门诊部。年末,原属白沙县管辖的新开田麻风村并入热水麻风村。

1960 年 1 月 18 日,热水麻风村更名为"热水医院",首任院长为林树建,时有工作人员 4 人。麻风院区分成 3 个生产队,开展生产劳动。民政部门每月发给麻风患者生活补贴 3～5.5 元,大米 15 kg。1981

年始,按广东省人民政府〔1981〕118号文调整为每人每月9~12元。

1969年,政府拨款9 500元,热水医院自筹3 200元,历时8个月建起330 m²砖瓦房。是年,热水医院由原白沙县卫生工作服务站管辖改由白沙县卫生防疫站管辖,时有工作人员4人,其中皮肤性病防治专业医生2人、医士1人、行政人员1人。是年收治患者41人。

1980年,新建12间混凝土结构平房。

2001年,海南省政府拨款5万元,东方市政府拨款1.2万元,维修热水医院216 m²危房,并架设1条通往热水医院的10 kV高压线路。

2005年,根据东方市机构编制委员会东编〔2005〕3号文,东方市皮肤性病防治所和东方热水医院合并,组建"东方市皮肤性病防治中心",隶属东方市卫生局,为财政预算全额拨款事业单位。是年,热水医院投资188 145元,建造1栋186 m²的二层住宅楼。同年,东方市皮肤性病防治所与东方市疾病预防控制中心合并。

2014年,东方市政府拨款14万元,用于医院基础设施建设和医疗器械的购置,硬化从225国道进入医院道路并安装路灯。

2016年底,有住院麻风休养员20人,均享受政府最低生活保障每人每月1 000元。是年,东方市疾病预防控制中心向东方市民政局行文,要求将已确认为失去劳动能力、无经济来源的3位治愈存活者纳入社会救助对象,收入麻风院管理。麻风村自成立至2016年底,累计收治麻风患者203人。年末,热水医院负责人为符史典。

2019年底,有住院休养员25人,享受政府生活保障费每人每月1 200元。医院负责人卞明祥。

乐东县什玛医院

乐东县什玛医院前身为"什玛麻风村",筹建于1957年,乐东县卫生科指定乐东县麻风病防治站负责承建。1958年1月,什玛医院建成,位于离县城5 km的乐东县抱由镇扫水乡什玛,占地面积1 000亩,边界从扫水乡到抱由乡分界。当时建有24间茅草病房,床位360张,收治360名麻风患者。首任院长刘亚元,工作人员3人。

1958年,全站医务人员深入黎村苗寨动员麻风患者入院治疗。当时什玛医院收治患者最多,有360人,两个多月共治愈患者17人。该院成立患者管理委员会,组织患者生产。先后种植水田200多亩,每年产收稻谷3万~4万kg。坡地种植香茅300多亩,自制香茅油;种甘蔗,制作糖块;并种植橡胶6 000多株等。做到生产自救,生活自给自足。

1959年3月,乐东县麻风病防治站与什玛麻风村合并,防治站由县城迁至麻风村工作,黄德富主持全面工作。是年,开始收治乐东县、琼中县、保亭县、陵水县、崖县、白沙县、昌江县和东方县的麻风患者。8月,什玛麻风村更名为"什玛疗养院"。

1964年,发动全体患者自力更生,建造瓦房病舍2栋。

1967年,乐东县麻风防治站更名为"乐东县皮肤性病防治站"。

1968年,什玛疗养院更名为"什玛医院",林明武任"什玛医院革命领导小组"组长。

1980年,经广东省慢性病防治处同意,什玛医院迁回县城,广东省卫生厅拨款9万元,县卫生局从重点县建设经费中划拨2万元,买下乐东县林业局的大楼和宿舍楼。1981年1月,乐东县皮肤性病防治站正式从慢性病防治站迁回县城。

1981年5月1日,慢性病防治站与什玛医院拆分,李义德任什玛医院院长,黄德富任慢性病防治站站长。

1982年,医院住院人数140人,患者生活费由乐东县财政拨付,每人每月30元。

1983年,广东省财政拨款10万元,主要用于建设什玛医院道路、水塔、修缮办公室和患者生活用房。

1993年,陈卫东任什玛医院院长。患者生活补助费提高到每人每月130元。1996年,患者生活补助提高到每人每月150元。

至 2016 年底,医院共收治麻风病患者 412 人。

2019 年,陈湖任医院负责人,时有工作人员 4 人,其中医生 2 人、后勤人员 2 人。院区时有麻风休养员 17 人,每人每月享受政府生活补贴 1 150 元,其中生活费每人每月 350 元,护理费每人每月 600 元,医疗费每人每月 200 元。

琼中县石龙医院

中华人民共和国成立后,琼中县人民政府选址于乘坡农场五队建造麻风村,后因历史原因否决了该方案。

1955 年底,广东省政府拨款 6 万元,用于兴建"琼中麻风病医院",因某种原因这笔款项未能被使用,后被调拨到乐东县。

1956 年,琼中县设置"麻风病防治组",负责管理麻风防治工作,陈祖荫任组长,组员有罗玉伦、马茹妃等 15 人。1956 年下半年,麻风医院建成,位于琼中县石龙镇,建有 4 间茅草屋,其中 1 间作为治疗室,其余作为麻风患者居所。年末,陈祖荫、罗玉伦、马茹妃 3 人留任麻风防治组,其余工作人员调离到其他岗位或调到乐东县组建什玛医院。

1957 年 3 月,麻风医院首次收治患者,至当年年底共计收治患者 16 人。

1958 年,麻风医院更名为"石龙医院"。

1959 年,伍庆荣任石龙医院院长,时有医生 2 人。乘坡公社卫生院 1 间空房作为 3 人的临时办公室和宿舍。是年 6 月,医务人员为工作方便,在麻风村搭建 1 间简易茅草屋作为工作、生活用房。截至 1959 年底,共收治麻风患者 31 人,患者生活用品由医务人员购买。

1961 年,戴时胜任石龙医院院长,有工作人员 3 人。石龙医院与村委会在土地问题上存在争议,戴时胜与村委会干部和国土部门多次交涉调解后划分了土地红线图。1966 年,种植花生、香茅等农作物;1973 年,开办伐木厂(产品销往海口、琼海等地)、编织厂等;1975 年,开垦种植橡胶、槟榔、菠萝等经济作物。

1982 年,石龙医院兴建钢筋水泥平顶房 8 栋,面积 500 多平方米。

2013 年,海南省财政厅拨款 21 万元,修缮宿舍 10 间,约 200 m²。

2015 年,琼中县财政局拨款 105 万元,其中 11 万元用于制作院牌及修建院内绿化带,94 万元用于铺设水泥路,打通通往外界的道路。

2016 年,琼中县财政局拨款 25 万元用于自来水建设。是年,琼中县卫生局投入 10 万元用于院内场地硬化建设。医院各种医疗设备齐全,治疗上对患者实行免费,并为每名留院患者办理新型农村合作医疗证。

自麻风院成立至 2019 年底,累计收治麻风患者 184 人。年末,石龙医院负责人为徐道利,有留院麻风休养员 18 人。住院休养员每人每月享受政府生活补贴 1 200 元,其中生活费 400 元,护理费 600 元,医疗费 200 元。

保亭县七峰医院

保亭县七峰医院建于 1957 年 6 月,位于距离县城 3 km 的北部保城镇西坡村委会区域。

1950 年 1 月至 1955 年 7 月,麻风防治工作由保亭县人民医院卫生组负责。1956 年 8 月,卫生组从县人民医院分离出来,成立"保亭县卫生防疫站",卫生防疫站内设"麻风防治组",负责管理麻风防治工作,有工作人员 3 人,陈凯任麻风防治组负责人。

1957 年,马鹏飞任负责人。6 月,县政府批准筹建麻风村,拨款 200 元作为麻风村的启动资金,选址于保亭县保城公社西坡大队西侧什仍上村和什仍下村的小山沟。11 月,建成 2 间茅草病房共 160 m²,收容治疗 40 名现症患者。住院患者的治疗、生产由麻风防治组 2 名医生负责,医药费暂由政府拨款,生活上由患者种田及搞副业自给自足。

1958 年,麻风防治组从县卫生防疫站分出,成立"保亭县麻风病防治站",时有麻风患者 60 人。是年,县政府拨款 200 元,新建 1 间 7 070 m² 的茅草病房、食堂和 1 间 15 m² 的门诊。11 月,杨柳庄被分配到保亭县麻风病防治站工作,工作人员增至 3 人。1958 年 12 月,保亭县、陵水县、崖县三县合并,称为"崖县",

县政府机构设在崖县(今三亚市),保亭县麻风病防治站撤销,麻风村由崖县皮肤性病防治站管理,医疗与生产事务仍由原3名医务人员管理。

1959年12月,崖县拆分,恢复保亭县、陵水县和崖县建制。保亭县政府设在通什公社(今五指山市),保亭县皮肤性病防治站仍在保城公社原址。随着收治麻风患者人数不断增加,麻风村病房和生产用地不足,县政府决定整体搬迁,无偿划拨60多亩坡地给县皮肤性病防治站,选址于保亭县保城公社西坡大队什仍上村和什仍下村附近。1960年11月,麻风病防治站医务人员发动住村麻风患者自力更生,在搬迁地址兴建11栋茅草病房,每栋100 m²,1栋门诊茅草房120 m²,1栋茅草仓库100 m²,1栋茅草患者管理委员会办公室60 m²。新搬迁的麻风村建成茅草房面积共1 380 m²。

1960年2月,陈爱琴医生从崖县调到保亭县皮肤性病防治站工作,医务人员增至4人。3月,麻风村更名为"保亭县什仍新村办事处",首枚公章刻印启用。半年后,保亭县什仍新村办事处更名为"保亭县什仍疗养院"。4月,麻风病防治站发动麻风患者在距麻风村南边800 m处建2栋医务人员茅草房宿舍,医务人员及家属陆续进入居住。是年,整个麻风村完成全面搬迁,县皮肤性病防治站开设治疗室、西药房、中药房、注射室和检验室。

1962年4月,保亭县什仍疗养院更名为"保亭县七峰医院"。6月,七峰医院首批患者8人治愈出院。11月,县政府出面与附近农村生产队协商,确定1块约20亩的土地。是年,在该地又建9间茅草房,其中1间办公室,面积80 m²,8间为职工宿舍,面积150 m²,医务人员全部迁入新居。

1963年4月,七峰医院从崖县皮肤性病防治站分开,成为经济独立核算单位,杨柳庄任七峰医院负责人,有工作人员5人,会计1人。6月,杨柳庄和新星农场野战队领导对七峰医院周边的山地、坡地进行协商,确定凡是雨水流向七峰医院的山地、坡地属于七峰医院所有,时测量面积约1 200亩,解决了七峰医院麻风村患者医疗与生产用地问题。7月,七峰医院发动患者种植橡胶3 000株;8月,建1间90 m²的砖瓦房门诊部。

1964年5月,广东省卫生厅派矫形外科专家潘宗荣医生到七峰医院为畸残麻风患者进行畸残矫治与截肢手术。6月,七峰医院第二批治愈出院患者14人。12月,七峰医院发动麻风村患者种植香蕉、益智、槟榔、菠萝、苦楝树、木麻王树、椰子、甘蔗和稻谷等经济作物,全年收入11 000元。

1965年,医院麻风村有住村患者139人,第三批治愈出院9人。

1966年,杨柳庄任七峰医院副院长,负责医院全面工作。是年7月至1976年底,医院工作出现停滞状态。

1970年,云昌瑞任院长,全院有医务人员7人。是年,建砖瓦病房2栋共300 m²,有住院治疗麻风患者39人。

1986年,全院有医务人员9人。病房、门诊、职工宿舍等建筑面积共3 044 m²,固定资产价值200万元。

1987年11月,海南黎族苗族自治州撤销,分出通什市。通什市与陵水县的麻风患者归七峰医院收治,预防工作由属地市县负责。

1999年4月,杨永信从保亭县卫生防疫站调到七峰医院任院长。

2000年,保亭县卫生局实行人事制度改革,卫生系统实行全员竞选上岗,分流非业务人员成立七峰经济场,将七峰医院的土地与种植的各种经济作物无偿划拨给七峰经济场。

2001年4月,通过公开竞选,杨永信再次任七峰医院院长,竞选上岗工作人员6人。

2002年,七峰医院麻风村有住院治愈留院患者51人。海南省民政厅拨款20万元,建设1栋210 m²的14间病房。

2005年,海南省财政厅拨款28万元,新建1栋套间式患者宿舍8套,面积240 m²。

2006—2009年,保亭县政府通过财政预算,共拨款资金120万元,用于改善医院的环境与铺设水泥硬化道路。

2011年,县政府拨款100万元用于新建办公楼1栋2层,共325 m²;套间式病舍1栋6套,共180 m²;

厨房 1 栋 14 间,共 140 m²。

2003 年,省卫生厅、财政厅、民政厅联合印发琼卫计〔2003〕4 号文,规定麻风患者生活补贴标准为:全残者每人每月 170 元,半残者每人每月 150 元,医疗费每人每月 30 元。2008 年,省卫生厅、财政厅、民政厅联合下发琼财社〔2008〕1316 号文,规定麻风患者生活费每人每月 260 元,加上物价补贴每人每月 82元,每人每月共 342 元。2014 年,省卫生厅、财政厅、民政厅联合下发琼财社〔2014〕590 号文,规定患者每人每月护理补贴 600 元,生活补贴按当地城市最低生活保障标准执行,医疗费每人每月 200 元。2014—2015 年,患者每人每月领取补贴 930 元。

2004 年 6 月,保亭县人民政府、保亭县建设局与国土环境资源局对七峰医院土地红线图进行测量与确权,实际土地确权面积为 60.95 公顷(914.25 亩),颁发"中华人民共和国集体土地所有权证—保集有字〔2014〕1674 号"。

2016 年底,杨永信为七峰医院负责人,有工作人员 13 人,其中医生 5 人、护技人员 4 人、后勤人员 4人。住院麻风休养员时有 21 人,休养员每人每月生活补贴 1 020 元。

2019 年 12 月底,有住院麻风休养员 22 人,每人每月享受政府最低生活保障为 1 250 元。累计收治麻风患者 309 人。林华为医院负责人。

白沙县新开田医院

白沙县新开田医院成立于 1956 年,位于县城往儋州市方向 12 km 处的牙叉镇新安村和阜龙乡翻印村交界处,占地面积将近 953 亩。建院之初,医院共有 6 栋瓦房,每栋 10 个房间,合计 1 500 多平方米,其中 4 栋瓦房(位于麻风岭山上)为病房,2 栋为医务工作者工作用房(位于麻风岭山下)。医院隶属白沙县政府卫生科,建院后陆续收治白沙、昌江、琼中和东方等地区的麻风患者,最多时院内患者达 60 余人。新开田医院首任院长为侯元忠,时有工作人员 12 人,其中医生 7 人(含院长)、护理人员 2 人、出纳和会计各1 人、工友 1 人。卫生科每年拨付麻风院 3 000 元经费,给予患者生活费每人每月 15 元,1988 年后增加到每人每月 30 元,由医院工作人员为其购买口粮。

1956 年,成立"白沙县麻风病防治组",1962 年更名为"白沙县皮肤性病防治组",1976 年 11 月更名为"白沙县慢性病防治站",负责麻风、精神病及结核病的防治工作。

1957 年起,新开田医院先后收入隔离治疗患者 206 人,另有院外治疗患者 85 人。

1975 年始,随着昌江县、东方县和琼中县建立麻风病院收治患者后,这几个县辖区的患者陆续转回当地麻风病医院治疗。同时,治愈的患者也回归家庭,院内患者逐渐减少。

1978 年,新开田医院由隶属卫生局划归到白沙县慢性病防治站管理,医院设有独立核算账户。

1987 年底,共治愈患者 210 人,自然死亡 66 人,外迁 5 人,医院住院患者 10 人。由于该院办公场地破损无法继续工作,工作人员陆续撤离新开田医院,转到白沙县慢性病防治站办公,每周安排医生到院内值班。

1989 年海南建省后,海南省卫生厅拨付 8.5 万元,拆除破损病房,建立 1 栋一层平顶房,面积约150 m²。1990 年,海南省卫生厅拨付 3 万元用于建设水塔接通水管。

1990 年始,新开田医院所属大部分土地逐渐被牙叉镇新安村和阜龙乡翻印村村民侵占,2016 年底仅剩医院居住区。

2007 年 12 月 11 日,"白沙县疾病预防控制中心"成立,新开田医院、白沙县皮肤性病防治所、白沙县结核病防治所和白沙县防疫站一起合并到白沙县疾病预防控制中心,而新开田医院独立核算账户直到2014 年撤销。

2016 年 8 月,成立白沙县皮肤性病和精神卫生防治中心,新开田医院职能划转到该中心。

载至 2019 年底,共收治住院患者 212 人。时有住院麻风休养员 2 人,休养员每人每月享受政府最低生活保障为 1 150 元,其中生活费每人每月 350 元,护理费每人每月 600 元,医疗费每人每月 200 元。韦子华为医院负责人。

昌江县大坡医院

1961年5月,昌江县恢复县建制前,原属昌江籍的麻风患者均由东方县热水医院收治。

1962年底,成立"昌江县麻风病医院",称"大坡医院",位于太坡岭脚下(无土地归属权)。医院成立初期均为茅草房,医疗设备简陋,设置病床25张,有1名中医士杨清雄主管工作,麻风患者在生活上由昌江县政府拨款补助生活费,每人每月7元。

1963年,昌江县政府拨款兴建1排5间砖瓦房作为麻风病院用房。

1964年,病床增加到30张,有医护人员2人,收治患者28人。

1978年,陈运来医生任麻风病医院院长,负责医院工作。

1985年,仅剩1名愈后留院休养员。为便于管理,麻风病医院由昌江县慢性病防治站统一领导,医院医务人员5人全部撤回县慢性病防治站办公。留院患者生活补贴逐步增至每月15~37元,医护人员每月或按季度去院内发放生活费。

1985—1988年,原麻风病医院用房已陈旧破损,且仅存1名愈后休养员,病区不再收治患者,所有新发患者及原留院患者由昌江县慢性病防治站统一管治。

1991年,昌江县慢性病防治站经过县机构编制委员会改编更名为"昌江县皮肤性病防治所"和"昌江县结核病防治所"两个机构,麻风医院仍隶属昌江县皮肤性病防治所,昌江县皮肤性病防治所和麻风病医院共同负责全县麻风防治工作。

1997年,根据海南省卫生厅、财税厅、民政厅琼卫防〔1997〕10号文件的要求,麻风患者生活补贴改为每人每月130元,发放给部分曾住过院的治愈存活患者。

1998年,时任麻风病医院院长谢录垂副主任医师退休后(任期1985—1998年),上级未再任命院长。

1999年,最后一名愈后留院休养员死亡,麻风病医院院区从此荒废。建院以来,累计收治麻风患者138人(其中27人由秀英麻风病医院转回),愈前死亡24人(其他原因死亡),治愈114人。

2008年,根据体制改革的需要,经县机构编制委员会核定麻风病医院机构及人员合并入昌江县皮肤性病防治所。

2016年,政府给曾住过院并存活的麻风患者发放生活补贴,畸残者每人每月167元,无畸残者每人每月147元。

◎ 主要参考文献

[1] 郑纪奕,陈爱琴,吴永赞等.海南省秀英医院纪念册[M].海口:海南省秀英医院,1993.12.

[2] 许俊、郑章、符志洛等.海南省卫生志[M].海口:海南省地方志编纂委员会,1993.05.

[3] 海南省各市、各县地方志、卫生志.

致谢

海南省麻风院村简史的撰写,得到许玉军、符惠冰、陈善逸、戴晓菊、郑颖样、张良福、刘博、卢玉宏、谢卫君、吴汉贤、林明新、杨永信、杨庆等同志及所在单位在资料收集、史实核对和调查走访等工作上给予的大力支持,特此致谢!

重庆市麻风院村简史

概况

重庆市位于中国西南部、长江上游,总面积8.2万km²,辖38个区县(26区、8县、4自治县),辖区主要分布在长江沿线,以丘陵、低山为主,平均海拔为400 m。重庆市区坐落在长江与嘉陵江交汇处,既以江

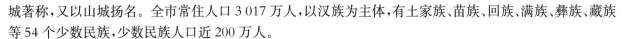

城著称,又以山城扬名。全市常住人口 3 017 万人,以汉族为主体,有土家族、苗族、回族、满族、彝族、藏族等 54 个少数民族,少数民族人口近 200 万人。

重庆原属四川省,1997 年 3 月 14 日全国人大八届五次会议批准设立"重庆直辖市",同年 6 月 18 日正式挂牌,四川省原重庆市、万县市、涪陵市和黔江地区,共 43 个县,面积 82 402. 95 km²、3 002 万人归属重庆直辖市。1997 年之前,重庆的麻风防治工作及相关政策见四川省麻风院村相关章节。

1950—2019 年,重庆市累计发现麻风患者 3 686 人,治愈 3 093 人。2019 年全市尚有治愈存活者 832 人,现症患者 49 人。38 个区县全部达到部颁"基本消灭麻风病"标准,有麻风防治机构 53 家,其中皮肤病防治所(站)17 家。

1958—1972 年间,隶属今重庆的原辖区建立收容麻风病机构有 4 家麻风病院,13 家麻风村。

2007 年 5 月,根据卫生部转发国家发展改革委员会《关于麻风病院村建设规划批复的通知》(卫规财发〔2007〕156 号),重庆市在巴南区改扩建原巴南区皮肤病院,收治规模为 120 人,配套有带卫生间的住房、食堂、医务室、健身活动室等,计划收治本市所有住麻风村的患者。后因统一收治患者的配套政策和措施没有落实,皮肤病院实际收治患者 15 人,大部分房屋设施闲置。

截至 2019 年底,重庆市麻风院村内累计收治患者 1 672 人,累计治愈出院患者 1 261 人。重庆市有休养员的麻风院村有 11 个,均为县区级,其中 4 个隶属于卫生部门,6 个隶属于民政部门,1 个为民政卫生共管,居住休养员 83 人,人均每月生活费从 110 元到 1 545 元不等,享受养老保险及免费医疗,有常驻工作人员 37 人,其中医护人员 20 人。

巴南区麻风病院

巴南区麻风病院前身为"巴县麻风病医院"。1960 年初,全县在开展钩虫病防治的群众运动中查出麻风患者,县委决定由卫生、民政部门组成"巴县麻风病医院筹建组",负责人李光成。麻风病医院选址在跳石公社一品管理区金竹大队第七生产队(原蚕桑局),征山地 10 亩,有瓦屋 2 栋,草屋 1 间。同年 6 月,"巴县麻风病医院"正式成立,设院长 1 人,医生 1 人,护士 1 人,首任院长为民政科委派的王天文。医院设简易病床 30 张,收治麻风患者 21 人。卫生部门负责患者治疗及药费,民政部门派出管理人员负责护理患者及其日常生活照料。

1962 年,因住院部患者取火不慎,导致所在山区失火被焚,又因医院取消集体伙食,患者要求回原居住地等缘故,住院部迁至金竹大队第九生产队,买草屋 1 间,租草屋 4 间暂住。

1962—1974 年,县卫生、民政部门先后 4 次拨款,征地 10 亩,新建土木结构房屋 840 m²,职工增加到 10 人,其中医士 3 人,收治麻风患者 38 人。

1976 年 7 月,为便于更好开展工作,巴县麻风病医院更名为"巴县皮肤病医院"。

1978 年 4 月,重庆市政府为了在重庆市九区、四县彻底消灭麻风病,经市委常委会讨论决定,由市财政拨款,在 5 年内投资 125 万元扩建巴县皮肤病医院。从 1979 年动工至 1983 年竣工,麻风病住院病区占地 20 677 m²,房屋占地面积 2 006. 9 m²。建筑百节乡至住院病区 4 km 长的单行车道公路,修建占地 25. 2 亩的蓄水池、污水处理池。

1983 年 7 月 28 日,根据重庆市人民政府批转市卫生局《关于巴县皮肤病医院收治病人有关问题的请示》的通知(重府发〔1983〕130 号),明确了该院系全民所有制单位,其行政和业务关系隶属巴县卫生局领导;收治对象为本市原九区(市中区、南岸区、沙坪坝区、九龙坡区、大渡口区、江北区、北碚区、双桥区、南桐矿区)、四县(巴县、綦江县、江北县、长寿县)范围内的传染性麻风患者;医院开办时所需医疗器械、被服等装备及药品周转金,由市卫生局给予一次性解决;患者口粮由医院所在地粮食部门按照城镇居民口粮标准供应;经费补助由市财政补助,以后由市财政、市卫生局逐年核定;医院编制为 50 人,行政工勤人员不超过 20 人,编制床位为 100 张,同意在农村择优录用自愿从事麻风防治工作的赤脚医生 10 人。

1985 年,除市原九区、四县外,合川、江津、永川等县的麻风患者也陆续入院治疗。原县民政派驻负责患者生活的管理人员调回民政局,改由医院负责患者生活。

自建院至 1985 年,共收治麻风患者 74 人,其中巴县 48 人(瘤型 44 人、结核样型 3 人、未定类 1 人),县外 26 人。出院 43 人(其中治愈 22 人、好转 8 人、去世 13 人)。时有住院患者 31 人。

1997 年,重庆成立直辖市,巴县皮肤病医院更名为"重庆市巴南区皮肤病医院"。

2007 年 5 月,根据卫生部转发国家发展改革委员会《关于麻风病院村建设规划批复的通知》(卫规财发〔2007〕156 号),该院住院部异地迁建项目立项,投资约 500 万元人民币,新建住院部面积 1 482 m²,于 2009 年 12 月完工并投入使用。

2009 年 5 月 31 日,根据巴南区机构编制委员会《关于同意重庆市巴南区皮肤病医院更名的批复(巴南编委发〔2009〕30 号)精神,更名为"重庆市巴南区皮肤病防治院"。

2010 年 11 月 30 日,该院纳入区财政一级预算管理。

截至 2019 年底,时有居住休养员 19 人,全部享受最低政府生活保障,每人每月 460 元。时任院长胡伟,有医护人员 7 人,每年收住 1～2 名重症现症麻风患者。巴南区皮肤病防治院住院部是该院的麻风治疗、康复、休养院区。

合川市皮肤病防治院

合川市皮肤病防治院前身为"合川麻风病医院",成立于 1959 年,地址在合川县三汇镇皂角村河马寺,占地 40 亩,病区为旧庙宇 1 座、民房 2 栋。1960 年,在原址附近 500 m 处,另划民房 1 栋为职工和医护人员工作用房,面积约 500 m²。当时,民政部门负责患者部分生活,卫生部门负责治疗药品。首任院长刘辅仁。

1979 年,合川麻风病医院更名为"合川县皮肤病防治院"。

1985 年,病区有 31 名患者,有中、西医生各 1 人,药剂员 2 人;配高压消毒器、显微镜、病理切片机等医疗设备;配有运送生活物资的手扶拖拉机 1 辆,电视机 1 台;房屋扩建至 3 449 m²;修筑了一条医院与三北公路(三汇至北碚)相接的简易公路。

1986 年,收治患者 27 人。

1987 年,病区配置四轮农用车 1 辆运输生活物资。

1988 年,开始对院内新发和复发患者实行联合化疗。

1989 年,改住院隔离治疗为居家治疗。

1996 年,有行政管理人员(民政局干部)7 人、主治医师 2 人。住院患者 14 人,仅有 1 名现症患者,其余均为已康复不愿回家的患者。

1997 年,重庆成立直辖市,合川县皮肤病防治院更名为"合川市皮肤病防治院"

截至 1998 年底,先后收治麻风患者 541 人。1998 年 10 月,由于患者数减少,工作人员闲置较多,合川市政府决定撤销"合川市皮肤病防治院"建制,将 16 名民政工作人员重新安置,2 名医务人员安排进县卫生防疫站。动员住院休养员 13 人回家疗养,6 名无家可归者继续留在当地,转为城镇户口,交由合川市三汇镇政府民政部门管理。时任院长黄大海。

南川区皮肤病防治院

南川区皮肤病防治院前身为"南川县慢性病生产疗养所",成立于 1959 年 9 月,位于重庆市南川区三泉镇观音村三社。疗养所距离县城 50 km,其中山路 15 km,周围荒山,占地面积 65 亩,隶属民政部门管理。患者口粮由民政供应,每人每月 13.5 kg;生活费在民政救治解决的基础上,另划耕地 21 亩,供患者生产劳动自给,以弥补救助不足部分。首任所长为李学书,另配备医生 1 人。

1970 年,麻风患者接受氨苯砜、苯丙砜、麻风灵治疗,收治患者 50 人。

1972 年,因药品、生活物资运输困难,涪陵地区民政局配备 1 辆拖拉机运输生活物资。

1977—1978 年,地区民政局共拨款 13 万元,搬迁南川县慢性病生产疗养所,由原鱼泉农场的梁家塆迁至半河公社观音大队七生产队和长土大队三生产队(占地面积共计 11.75 亩)。于 1977 年 7 月动工,

1978 年 11 月基本完工。

截至 1984 年底,共收治麻风患者 139 人,治愈出院 37 人,年底实有住院人数 45 人。

1986 年 5 月,因管理部门变更,民政局撤销慢性病生产疗养所,更名为县卫生局直管的"南川县皮肤病防治院",硬化病区道路 200 m,修建办公区围墙。

1989 年,改氨苯砜单疗为联合化疗。

1990 年 10 月,病区安装广播有线电视。

1992 年 3 月,修建病区消防水池 3 个。

1994 年 8 月,南川县撤县设市,防治院更名为"南川市皮肤病防治院"。

1997 年 6 月,重庆直辖,南川市皮肤病防治院更名为"重庆市南川市皮肤病防治院"。

1998 年 11 月,重庆市卫生局对南川市麻风病工作考核验收后,确认改隔离治疗为居家治疗。

2000 年 8 月,改建病区厨房及手术室,总面积 336 m²。

2006 年 10 月,南川撤市设区,更名为"重庆市南川区皮肤病防治院"。

2012 年 3 月,防治院启动实施"麻风防治机构能力建设项目",重新装修门诊部面积 1 000 m²,并购置基本设施、设备。

2014 年 4 月,南川区财政局投入 30 万元改造装修病区住院生活环境 800 m²,于当年 12 月完成。

截至 2019 年底,时有住院休养员 31 人,其中 18 人为家庭病床,时任院长康有常,配备常驻医务人员 2 人、护工 2 人、生活照料人员 1 人。医院占地面积 65 亩,建筑面积 4 300 m²,分为医疗区、生活区和办公区三部分。人员归南川区卫计委管理,土地资源归南川区国资委。2019 年底,住院人员每人每月享受最低政府生活保障 500 元。

◈ 潼南区社会福利中心

潼南区社会福利中心前身是"潼南县麻风村",成立于 1959 年 10 月,隶属于县政府,地址在距县城 20 余千米的东风公社铁钉寺,即现在的潼南区桂林街道办事处铁钉村。麻风村首任村长为候府仁,有一名护理人员;设职工宿舍 3 间、药房和诊断室各 1 间。麻风村成立之初并没有救济款和粮食,只有土地 50 余亩。30 余名患者自耕自种,自煮自吃,群体生活。早期治疗方法主要是采用异烟肼进行治疗。

1962 年,麻风村由政府直接管理变为行政上由县民政局管理,医疗业务由县卫生局负责,财政局为每位患者每月发放生活费 5 元,粮食 13.5 kg。

1964 年,麻风村 50 余亩土地全部退还给政府,患者不再耕种。麻风患者的户口全部转到村,变为梓潼街道的城镇户口。

1972 年,患者生活费 6 元,之后患者生活费每年增加 1 元。时有住村患者 36 人。

截至 1985 年,潼南县麻风村共收治麻风患者 100 人,其中治愈出村 50 人,死亡 16 人,逃走 4 人,院外 8 人,居住麻风村 22 人。

1989 年,麻风村开始架线通电,于次年正式开通。

1992 年,患者生活费提高至 20 余元,由政府统一提供粮食,每日三餐统一伙食。

2003 年,因留院患者均为治愈者,无现症麻风患者,因此申请更名为"潼南县康复村"。

2007 年,县政府拨款为康复村接通自来水,为患者购置彩电、冰箱、洗衣机。

2008 年,由于汶川地震,康复村病房铁钉寺成为危房,4 名患者安置到 1 km 外的铁钉村康复村职工宿舍居住;职工则转移到县城租房办公,工作人员每天到康复村随访患者。

2011 年,因涉及人员编制变动,县民政局将康复村更名为"康复院"。

2014 年,因县民政局内部机构职能划分,康复院更名为"潼南区社会福利中心"。

2015 年,社会福利中心对麻风病房进行维修,对暴雨致塌的围墙和堡坎进行修复,维修面积 2 亩,对院坝进行硬化。

2019 年,潼南区社会福利中心时有 1 名休养员,每月基本生活费为 200 元。累计收治麻风患者

110 人。

万州区皮肤病防治院

万州区皮肤病防治院的前身为"四川省万县麻风病医院",始建于1971年1月,选址在离县城70余千米的走马区鱼背山谷雨公社新屋1队,海拔700 m,地处三面环水的大森林中,占地200多亩,建盖土木结构砖瓦房7 000余平方米。该院行政划归县民政局管理,麻风患者的治疗和药品供给由县卫生局负责。首任院长高毓应,时有医务人员3人、检验师1人、护士2人、消毒员1人、会计1人、工勤人员1人。患者的粮油由县民政局拨发到小河粮站,再由该院搬运工人走山路运到医院,每人每月13.5 kg。1971—1979年,麻风病医院选派医务人员到四川甘孜麻风院学习,未收患者。

1979年1月,万县麻风病医院更名为"万县鱼背山医院",隶属万县民政局管理。3月,医院正式接收全县第一批麻风患者39人,安装了一台柴油发电机。

截至1980年5月,收治麻风患者134人。

1981年2月,治疗麻风病以氨苯砜为主,兼用利福平、复合维生素B等药。

1983年,有住院治疗患者6人。

1989年4月,修建鱼背山水库,解决了该院用水的问题。

1993年10月,万县鱼背山医院更名为"万县市五桥区皮肤病防治院",组织机构及行政由万县市五桥区民政局管理,医疗及诊治由万县市五桥区卫生局负责。

1997年,更名为"重庆市万州区五桥皮肤病防治院"。

2005年2月,更名为"重庆市万州区皮肤病防治院"。是年6月,麻风村土坯房倒塌,万州区人民政府召集相关部门研究决定,将位于万州上海大道130号的五桥区计生委三楼,给皮肤病防治院作为办公及医疗业务用房,设置病床30张。

2006年10月,万州区卫生局拨款修建麻风村饮用水池、电路设施。同年11月6日,根据万州区人民政府文件精神,该院患者的生活由走马镇政府负责,区卫生局负责医疗工作,并每年拨款1.5万元治疗费用,区民政局负责将畸残者及家属纳入城市最低生活保障。

2008年11月,万州区疾病预防控制中心托管该院。

2009年6月,万州区合作医疗办公室将所有麻风患者医疗费报销比例提高到100%。

2012年1月,该院与区疾病预防控制中心解除托管关系,同时万州区疾病预防控制中心将原五桥区卫生防疫站办公楼(万州上海大道130号)交给区皮肤病防治院使用。3月,由万州区政府出资32万余元改建皮肤病防治院病房。11月,住院麻风患者搬迁新居。

2013年4月,该院出资3.7万元修筑麻风病医院道路。

2014年6月,万州区走马镇政府拨专款1.5万元,用于麻风病医院电线线路改造。

2015年10月,该院投入3.4万元维修麻风病医院。

截至2019年底,累计收治患者134人,时有住院休养员4人。时任院长为谭红军,医务人员5人,住院人员享受最低政府生活保障每人每月600元。

开州区自力医院

开州区自力医院前身为"开县麻风村",建于1972年3月,原址位于岩水乡双棚村麻柳4社,首任村长向守竹。

1974年,首次收治麻风患者35人。其时,患者生活费用由民政局解决,医疗费由卫生局解决,实行双重管理。是年,为集中收治全县麻风患者,在原麻风村行政范围内,开始筹资修建麻风病医院,建住院病房6间,办公用房12间。为让麻风患者树立自力更生的意识,取名"开县自力医院"。

1985年,医院麻风患者达到最高峰,多达60余人。医院有医技人员5人、后勤人员2人、行政人员1人,共计工作人员8人。是年改隔离治疗为居家治疗。

1988年，改氨苯砜单疗为联合化疗。医院住院患者仅剩2人，医院有医生1人、后勤人员2人。

1992年，医院改扩建砖瓦结构三层业务用房，房屋共8间。

1998年，因改善办公环境，通上公路，将原医院办公楼迁建到位于原办公室3 km的转运站公路旁，即距离城区43 km的河堰镇倪家村（原岩水乡火石溪村），房屋占地300 m²，业务用房15间，两楼一底，砖瓦结构。

2015年1月，医院由县民政局直管。

2019年10月，因开县在2016年7月撤县设区，医院更名为"重庆市开州区自力医院"。累计收治患者80人。是年底，有住院休养员2人，均已办理"新农合"，民政局按照每人每月400元的标准发放生活费；院长周波，有专职医生1人，负责常见病及麻风患者康复等日常处置工作。

城口县柳河医院

城口县柳河医院前身为"城口县麻风病院"。据《城口县卫生防疫志》记载："1952年，在征兵体检的62人中检出麻风患者3人；1958年，重庆医学院除害灭病工作队在城口县确诊麻风患者70余人。"因无麻风防治专业机构，经政府协调联系，先后有30余名患者前往邻近的巫溪、奉节、云阳和开县等麻风病院治疗。1976年，城口县委县政府遵照国务院、中央军委批转卫生部等六部门文件《关于加强麻风病防治和麻风病人管理工作意见的报告》的精神，自筹资金13万元，在县城西部，距县城约65 km处的双河乡店坪村龙家河境内，动工修建麻风病院，于1980年建成，命名为"城口县麻风病院"，首任院长为陈国政。时有麻风病院土木结构房屋8栋，建筑面积3 350 m²，占地面积8亩，内设病床80张。通车公路与院部综合楼相距1 km，从院部到病区需经1 km悬崖峭壁凿道，拾级而上，方可到达枸皮湾病区（四周悬崖）。凡入院的患者，户口一律迁到双河乡并到县粮食局，每人每月供应粮食15 kg、食用油250 g、肉1 kg、白糖500 g、肥皂1块，同时由民政局每人每月解决生活费16元、卫生局每人每月解决门诊药费7元。1980年，城口县麻风病院经县革命委员会更名为"城口县柳河医院"。

1984年，该院开展全县医疗卫生人员的麻风防治专业技术培训，并组织现场调查，确诊各型（类）麻风病62例，重症患者入院治疗。3月，成立以分管县长陈世俊为组长的"城口县麻风病防治领导小组"。

1985年，县卫生防疫站慢性病防治科开始每季度入院对服药者实施尿中氨苯砜监测，以督促患者规则服药治疗。

1987年5月，因持续降雨，导致山洪暴发，冲毁病区房屋1栋，无人员伤亡。

1988年10月，院内30名患者正式实施短程联合化疗方案。

1990年5月，经举报，发现院内管理人员贪分6名返家（死亡）患者空缺粮等，被有关部门追退处理。

1991年6月，病区患者非法种植鸦片约200株，经举报，县有关部门立即前往现场处置销毁，6名患者被处以返家并取消生活费。

自1992年开始，所有新发现病例全部实行居家服药治疗。住院完成治疗者共30人，并先后陆续出院返家疗养和随访监测，仅有不愿返家的徐言信留守病区至2009年1月病逝。

自2005年1月起，该院各类人员有减无增，患者相继离院。病区房屋受各种自然灾害和年久失修的影响，先后毁损、垮塌。

2013年，城口县民政局提出《关于撤销城口县柳河医院的请示》，经城口县机构编制委员会2013年第三次全体会议研究（城编发〔2013〕28号），同意撤销城口县柳河医院，原柳河医院全额财政拨款单位编制人员6人，由县编委收回，原柳河医院在编人员整体划转到县属事业单位"城口县最低生活保障事业管理中心"，土地由县国资办清理收回。时任院长付代国。

截至2019年，全县累计发现麻风患者131人，医院累计收治患者37人。

奉节县皮肤病医院

奉节县皮肤病医院前身为"奉节县麻风村"，建于1959年，地处奉节县康乐镇驸马村4组的山丘上，距县城 50 km,有 20 km 山路。麻风村占地面积 74 亩,当年集中收治患者 70 人,隶属奉节县民政局管理。首任院长为刘尔昌,同时负责患者治疗工作。其时,麻风村成立了队委会,有专职医生 1 人,又培养了患者护理员 4 人。生活由患者自种粮食自给,民政给予少量生活补助,治疗药品由卫生部门提供。

1960—1974 年,对收治入院患者实施隔离治疗。

1974 年,奉节县革命委员会按实有患者每人每月供应猪肉 500 g、食用油 200 g,当年补助麻风村粮食 5 吨。

1976 年,麻风村更名为"奉节县皮肤病医院",征康乐公社长沙六队 8 亩地,建办公用房、职工宿舍约 700 m²。

1980 年,由县民政局出资,从 6 km 外红水沱水电站架设 10 kV 输电专线。

1984 年,全县共查出麻风现症患者 145 人,其中皮肤病医院住院治疗 68 人。民政局决定将住院麻风患者每月生活费由原来 6 元增加到 12 元(民政给 6 元,患者所在乡镇解决 6 元),每年发给患者衣服 1 套,每月发零用钱 2 元。住院患者医疗移交给奉节县卫生防疫站负责。

1988 年 9 月,住院 27 名查菌阳性的患者实施 MDT 治疗,疗程 24 个月。

1989 年 8 月,住院患者确诊神经炎 12 例,县政府拨款 3 万元用作治疗期营养补助费。

2004 年,县民政局给予每人每月 42 元生活补助。

截至 2019 年底,累计收治患者 193 人。时有住院休养员 13 人,由县民政局负责低保生活费每人每月 420 元,治疗随访由县疾控中心负责,县民政局安排 1 名炊事员为休养员做饭。

云阳县麻风医院

1961 年初,云阳县麻风医院成立。由云阳县财政局、民政局、卫生局筹资修建,地址在上坝乡凉风村 13 组,占地 500 余亩,共建平瓦房办公区 1 处,病房 2 处,合计 1 500 余平方米。麻风医院距离县城 80 km,海拔 800 多米,四周悬崖。首任院长彭和然。当年收治麻风患者 30 余人,患者按城市居民同等待遇供应粮油,给予生活保障。

20 世纪 70 年代初期,麻风医院收治患者最多时达 70 余人,同时新建办公室平瓦房一处 300 m²,原办公室改作病房。医院设有院长、会计、后勤人员各 1 人,医务人员 3 人。

1987 年,改氨苯砜单疗为联合化疗,同年改隔离治疗为居家治疗。

1988 年,村级公路连通至医院办公区。

1995 年,对办公室进行改扩建,建成 700 余平方米砖混结构的三层办公、病房综合楼。

2014 年,在江苏省民政厅的援助下,云阳县民政局拨款 50 万元对麻风医院原办公、病房综合用房进行改建装修。同年,接受县残疾人联合会捐资 3 万元改善患者生活。

截至 2019 年底,医院累计收治麻风患者 201 人(包含城口县患者 2 人),时有休养员 16 人。2019 年底,住院患者享受政府生活保障最低额度,每人每月 450 元。医院行政隶属云阳县民政局,负责患者生活费用发放及管理工作,卫生部门负责卫生技术指导。负责人梁国凡,院内有管理人员 1 人和聘用当地赤脚医生 1 人,负责常见病及麻风患者康复等日常处置工作。

巫溪县皮肤病防治院

巫溪县皮肤病防治院前身为"巫溪县麻风村",成立于 1959 年 11 月,由民政部门拨款,选址在巫溪县上磺区黄阳公社蔡家坪(现古路镇黄阳村 3 社)的荒山上。麻风村占地 51.5 亩,有房屋 15 间,距离城区 50 km。首任村长马学功。其时,麻风村配专职医生 1 人,管理人员 1 人,收治麻风患者 42 人,由卫生部门管理,民政部门解决经费。

1962 年 2 月,黄阳公社建立麻风村管理处。

1966 年,麻风村新建病房、职工宿舍、医药保管室、厨房共计 8 间。

1974 年 4 月,全村收治患者 89 人,其中外地患者 36 人(万县 2 人、城口 17 人、巫山 17 人)。

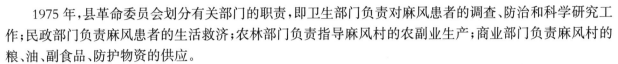

1975年，县革命委员会划分有关部门的职责，即卫生部门负责对麻风患者的调查、防治和科学研究工作；民政部门负责麻风患者的生活救济；农林部门负责指导麻风村的农副业生产；商业部门负责麻风村的粮、油、副食品、防护物资的供应。

1981年6月，民政部门拨款5万元，原址新建医疗房屋1 700 m²。住院麻风患者81人，由民政部门提供每人每月粮食20~22.5 kg、肉3 kg、油750 g、白糖250 g、大豆1.5 kg。

1982年4月7日，更名为"巫溪县康乐医院"。10月，又更名为"巫溪县皮肤病防治院"。

1988年，对麻风患者采用利福平、氯法齐明（B663）及氨苯砜联合化疗方案治疗。是年，改隔离治疗为居家治疗。

1992年10月，经县民政局同意，县皮肤病防治院将其所辖土地、山林全部承包给附近的农民，承包经费用于麻风村患者的治疗及日常生活开支，资金欠缺部分由民政部门补足。

1997年，由于麻风村部分房屋年久失修成为危房，民政部门派人拆除40余间。

2000年，麻风村患者陆续治愈回家，仅剩30人由民政管理人员照料。

截至2019年，累计住院人数187人，时有住院休养员3人，由1名管理人员照料。民政局为每位患者每人每月发放120元低保生活费。

忠县皮肤病防治院

忠县皮肤病防治院前身为"忠县望水乡麻风村"，成立于1967年3月。院址在原新生镇望水公社裕荷冲，占地面积约117亩，建有平房7栋，分病区和健康区，设中西药房，有病床80张。首任院长李传章。时有医生、工勤人员等工作人员5人。当年收治患者44人，口粮由生产队筹集。

1975年，按照国务院和中央军委文件〔75〕第50号精神，卫生部门负责麻风村患者医治，民政部门负责生活救济和管理，生产自给不足部分由国家粮食部门补贴，副食品按国家供应人口供给。

1977年3月，收治万县5名麻风患者。

1982年，忠县望水乡麻风村更名为"忠县皮肤病防治院"，归忠县民政局管理，县卫生局安排人员负责医疗护理。

1988年7月，改氨苯砜单疗为联合化疗，改隔离治疗为居家治疗。

截至1998年，累计收治麻风患者125人，院外治疗的患者每月30元生活费由民政局负担。

2002年3月，原忠县卫生防疫站委托新生中心卫生院全面负责麻风村的治疗康复管理工作，提供麻风患者的治疗药品和其他医疗设施。原县防疫站从麻风防治专项经费中每年拨付新生中心卫生院麻风防治工作经费2 400元，治疗经费每人每年300元。

2013年9月，忠县民政局撤销忠县皮肤病防治院，土地由忠县国资委收回。民政管理工作人员并入重庆三峡民康医院皮肤科，住院休养员由新生中心卫生院负责康复管理工作，新发患者全部院外治疗，由县疾病预防控制中心随访管理。时任院长谢宗武。

垫江县慢性病疗养院

1968年6月，垫江县人民委员会决定修建"垫江县慢性病疗养院"，选址在距垫江县城60 km的篁口公社龙洞一队山上曾家岩土地（今三溪镇篁口居委5社），占地34亩。其时，疗养院买下曾家大院一正两环木结构瓦房约800 m²，改造成病房，又新修8间240 m²的职工宿舍，共计投资37 000余元。疗养院由县民政科派管理人员，县卫生科派卫生人员，全院职工8人，其中首任院长冯成杰，另有会计、炊事员、医务人员等共计8人。

1970年3月，疗养院正式收治麻风患者，当年接收麻风患者47人。治疗方法采用氨苯砜治疗，疗效差、麻风反应重。该院按照民办公助的原则，患者入院时办理临时户口迁移，由所在生产队第一次先交足口粮大米150 kg，生活费42元。患者入院后，适当参加农业生产劳动，所产粮食扣减后供应每人每月18.5 kg，零用钱每人每月2元。

1974年,垫江县革命委员会出资在原址又修建病房两栋16间房,一栋职工宿舍9间,一栋消毒房2间,共计约1 000 m²。

1979年,该院利用天然资源,购买牛、羊饲养,同时开办面粉厂,以补充经费不足。同年,疗养院接通了电线,解决了院内用电问题。

1988年,有住院患者29人,改氨苯砜单疗为联合化疗。

2002年,慢性病疗养院的卫生人员全部并入垫江县卫生防疫站,每月2次到疗养院送常用药品。

2008年8月,政府决定撤销垫江县慢性病疗养院,土地收归民政局,有麻风休养员4人,卫生部门按照居家治疗方式进行常规的医疗管理,民政局负责发生活费。截至2008年,该院共收治患者53人。时任院长汪孝志。

黔江区慢性病医院

黔江土家族苗族自治区慢性病医院前身为"黔江土家族苗族自治县麻风病院",修建于1965年3月,选址在城厢区城南公社黑山大队第五生产队(今城南街道黑山村四组)。麻风病院距县城17 km,四面环山,以山路为主。其时,麻风病院征拨耕地126亩,荒地20亩,搬迁社员7户32人,投入经费5万元修建业务和患者住房750 m²,其中医疗业务用房250 m²,患者用房500 m²,简易病床40张。12月竣工。院长为龚节元,有工作人员1人、县卫生科派驻人员2人、医护人员共计6人。收治第一批麻风患者33人,患者采用氨苯砜药物治疗。民政局发放患者每人每月13～17元生活费,同时组织体力好的患者开展种粮饲禽等劳动来补贴生活开支。

1985年起,黔江地区卫生局每年向该院提供麻风防治工作费1 100元。

1991年,麻风病院开始以联合化疗方案治疗麻风患者。

1998年,县政府将县麻风病院纳入县结核病防治所统一管理。院内有工作人员4人,其中民政部门2人负责患者生活,卫生部门2人负责管理患者医疗康复。

截至1998年,医院共计收治麻风患者80人,时有6名休养员在院居住。

2007年,因机构改革,黔江县结核病防治所归并入黔江区疾病预防控制中心。

2009年9月,民政局将黔江区麻风病院更名为"黔江区慢性病医院",所属房屋由区国资委收回。

2011年4月,民政局撤销黔江区慢性病医院,留院的休养员2人纳入当地自然村管理。

石柱县麻风病防治院

石柱县麻风病防治院前身为"石柱县麻风村",建于1960年,地址在沙子区冷水乡农场的刘家坝子(今冷水镇),1961年2月完工。麻风村距离城区57 km,以山路为主。其时,政府投入3 400元整修群众迁移后的房屋45间,设置病床120床,当年收治麻风患者12人。治疗药物以大枫子油为主,另外开展一些小手术,如神经鞘膜剥离术、头皮移植术、眉毛整容术等。患者生活由公社供给,并办理粮食供应转移手续。该院由县卫生部门负责业务指导,民政部门负责行政管理。首任负责人罗洪发,设行政管理干部2人、医生1人、检验员1人、护理员1人。

1972年9月5日,根据原四川省石柱县革命委员会的决定,在黄水镇凉水井共计征地0.25 km²,投入资金9万元,另外修建新医疗病区,面积800 m²,住院患者78人。

1975年1月,麻风患者的粮食供应为每人每月15 kg、肉1 kg、油250 g,糖每人每季度250 g,生活费每人每月7元。

1982年9月,石柱县麻风村更名为"石柱县皮肤病防治院"。

1984年4月,该院在全县开展了麻风病流行病学调查。

1985年1月,改隔离治疗为居家治疗。

1988年6月,改氨苯砜单疗为联合化疗。

2002年底,该院并入防疫站成立"石柱县疾病预防控制中心",工作人员分流到疾病预防控制中心流

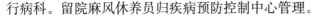

行病科。留院麻风休养员归疾病预防控制中心管理。

2009年1月16日,县政府投入5.7万元落实麻风病防治院用电问题。

截至2019年,累计收治患者96人,时有住院休养员1人,护理由疾病预防控制中心人员负责。政府为患者提供生活保障最低额度为每月500元。负责人马培江。

酉阳县麻风病医院

酉阳县麻风病医院始建于1959年,选址在距县城5 km的樱桃溪基督教堂内,由县民政局负责经费,县卫生局派医生护士5人管理。

1960年,县政府决定重新选址于距县城68 km的苍岭镇秋河村一山沟内修建新院,当年完成搬迁,首任院长冯阳。4月,该院收治全县发现的麻风患者8人,由政府提供医疗费和生活费。

1986年,麻风病医院累计收治麻风患者167人。

1988年,麻风病医院开始应用联合化疗方案治疗患者。新发病例逐步实行居家治疗,由麻风管理专业人员定期送药和随访监测。

1991年初,麻风病医院及5名患者纳入秋河村管理,原麻风防治工作人员1人归并于其他医疗机构,其余人员均退休。

2007年,县政府拨专款1万元,在治愈者居住地重新修建了5间简易瓦房共25 m²,分配给留住在当地的5名治愈者。政府负责每人每月125元基本生活费,无人护理。

截至2019年,居住休养员1人,已融入当地社会生活,民政局为每位患者每月发120元低保生活费,负责人冉恒。

秀山县皮肤病防治院

秀山县皮肤病防治院前身为"秀山麻风村",建立于1958年3月,地址在妙泉乡葛茅村丝梨湾,距城区60 km,三面环水的岛上。其时,麻风村征地849.08亩,木房2栋,收治麻风患者17人。工作人员有4人,民政部门派2名人员负责患者的生活,每人每月提供粮食12.5 kg、食用油250 g和生活补助费7元;卫生部门派2名医生负责患者的治疗,以氨苯砜治疗为主,每天由医生实行"监服到口,服后才走"的管理制度,对眼、神经损伤的患者,分别给予对症治疗。首任院长谭良明。

1960年2月,麻风村搬迁至大田牛场,按生产队方式管理。

1963年,更名为"秀山县皮肤病防治站"。

1975年12月,更名为"秀山县皮肤病防治院",有医务人员3人、行政后勤人员4人,设病床26张。

截至1978年,县民政局先后3次拨款共5.5万元扩建和新修病区。其时,有11栋病房,2栋职工住房,1栋患者家属接待用房,面积1 636 m²,同时还购置了生活机械和牲畜。

1988年,麻风患者治疗采用联合化疗方案。是年,改隔离治疗为居家治疗。

1999年,防治院由县民政局负责行政,县结核病防治所托管,卫生人员3人并入结核病防治所。麻风休养员归县结核病防治所管理。

截至2010年,该院共收治麻风患者123人。

2011年,县民政局撤销皮肤病防治院,麻风休养员2人生活费用由民政局解决。管理人员回归县民政局,县结核病防治所继续负责麻风防治工作。时任院长李代航。

彭水县麻风病医院

彭水县麻风病医院前身为"彭水县麻风村",成立于1966年10月,选址在距县城58 km的条柘区珍加公社五星大队二生产队,今诸佛乡红门村三组。麻风村四面环山,利用迁出8名社员留下的青瓦木结构房屋作为业务用房。建院初期,麻风村收治麻风患者66人,其中彭水籍患者35人、酉阳患者25人、武隆患者6人。配备管理人员4人、医生2人,纳入民政部门管理。其时,卫生部门负责医疗,民政部门负责行政和生活,患者生活费补助为每人每月7.5元,其余由患者生产自给。首任村长蒋义。

1974年和1979年,该县民政局出资修建了2栋800 m²的两层医疗业务用房和职工宿舍,同时修建了蓄水池。

1984年,麻风村将临床判愈的麻风患者张喜贵留村从事麻风患者护理工作。

1988年,改氨苯砜单疗为联合化疗,改隔离治疗为居家治疗。

1992年3月,该县结核病防治所负责麻风防治工作。

1994年,该县民政局出资在原址修建1栋面积为200 m²的两层综合楼。

1995年,该县民政局出资5万元修通全长3.7 km的麻风村接连条柘区至梅子场乡村公路。

2013年,更名为"彭水苗族土家族自治县麻风病医院"。

2014年12月,县民政局麻风病管理职能划归至该县卫生局管理,人员未发生变动。

截至2019年,该院共收治麻风患者153人,时有住院休养员1人,患者生活费每月340元;时任院长李如龙,有医生2人;全院占地2.6 km²。

◉ **主要参考文献**

[1] 张寿伯,王成谷,等.巴县卫生志[M].重庆:巴县卫生局,1988.10.

[2] 肖福正,韦会芬,廖勇,等.南川卫生志[M].南川:南川市卫生局.2003,7.

[3] 刘运勇,等.城口县志[M].四川省城口县志编撰委员会.成都:四川人民出版社.1995.

[4] 秦朝联,陈文清,忠县民政局,等.忠县民政志[M].万州:万州日报社.1986.10.

[5] 合川县卫生志、万州卫生志、石柱卫生志(内部资料).

> **致谢**

重庆市麻风院村简史的撰写,得到肖鹏、张信江、张裕柯、张蜀黔、李明波、钱小峰、刘智勇、谭红军、李强、唐龙均、刘学刚、廖作鹏、廖永旭、潘峰、余永江、龙文胜、马培江、田成、李代航、周儒刚等同志及所在单位在资料收集、史实核对和调查走访等工作上给予的大力支持,特此致谢!

四川省麻风院村简史

概况

四川省地处中国西部,是西南、西北和中部地区的重要结合部。全省面积48.6万 km²,分为四川盆地、川西高山高原区、川西北丘状高原山地区、川西南山地区、米仓山大巴山中山区五部分。2019年底,四川常住人口8 375万人,辖21个市(州),183个县(市、区)。四川省为多民族聚居地,有55个少数民族共490.8万人,其中,彝族为四川省人数最多的少数民族。

1950—2019年底,四川全省(不包括重庆直辖市)累计发现麻风患者38 885例,治愈27 904人。患者主要分布在革命老区、少数民族地区及盆地周边山区,其中凉山彝族自治州几乎占全省麻风患者数的50%。2019年,全省治愈存活者6 953人,现症患者325人,时有18个县(市、区)的麻风患病率高于1/10万。全省有麻风防治机构206个,其中皮肤病防治所(站)8个。

近代,据《昭化县志》记载,清道光年间四川就有麻风病例发生。1899年,天主教教徒杜昂划拨给林方济神父白银二百两,在朝天区元吉(今大滩镇)横梁子村购买土地65亩修建"圣堂",建立麻风院,共建土木结构房屋40间,总面积约500 m²,收容四川、陕西、甘肃的麻风患者。1927年,天主教康定教区法国神父彭茂德到泸定县考察后,选址磨西窝函子,购买土地100亩,并在雅加梗河对面新兴乡赵家山备砖瓦,筹建天主教康定教区泸定磨西麻风院,未果。1928年,由意大利、法国、德国、加拿大、奥地利等国教会续建,是年11月2日,收容第一例麻风患者,首任院长意大利神父淘凤栖。初步建成的麻风病院围墙高

3 m、周长 1 908.09 m,建病房 2 栋,每栋病房内分数个大间,每间可住 10～20 人,计划收容 100 名麻风患者。

1950 年,卫生部下发《关于管理麻风应行注意事项的通知》[卫公防字(50)第 633 号],要求各地根据麻风分布实际情况,择地筹建麻风病院,隔离治疗麻风患者。1951 年 9 月 21 日,西康省藏族自治区人民政府(中华人民共和国成立后,于 1950 年 4 月 26 日成立西康省人民政府,省府驻康定,省主席廖志高,全省分设康定、雅安,西昌 3 个专区。1950 年 12 月,康定专区改为西康省藏族自治区。1955 年 7 月 30 日,第一届全国人民代表大会第二次会议通过撤销西康省,将西康省所属行政区域划归四川省。)派遣卫生科科长刘柏颜,带领 4 名护士和 1 名事务员前往泸定磨西接办麻风院(甘孜州皮肤病防治院的前身)。是年,西南区第一届卫生工作会提出"对麻风病人逐步实行集中治疗,建立麻风村"。四川省攀枝花市盐边县在牛厂坪收容麻风患者 30 余人,由当地民政部门供给吃住。次年,四川省攀枝花市盐边县在牛厂坪成立"盐边择木龙康复院",是中华人民共和国成立后,四川省筹建的第一个麻风村。

1957 年,四川省人民委员会下发《关于试建麻风村和进行麻风病防治工作的通知》[川办二卫字(57)第 0632 号],1958 年下发《关于麻风病防治的工作由专署、自治州自行安排管理的通知》[川办字(58)第 0442 号],要求全省各专署、自治州对麻风患者"就地发现,就地隔离治疗,集中管理"。

1959 年 6 月 2 日,四川省民政厅、四川省卫生厅下发[民卫联字(59)第 115 号]《关于民政卫生部门分工协作作好麻风病患者的治疗福利工作的联合通知》,提出:民政和卫生部门共同负责麻风村的筹建工作,其中,卫生部门负责对麻风患者的调查、诊断、鉴定、治疗和宣传材料的编写等工作,民政部门负责对麻风村的行政管理和对麻风患者的生活救济等工作。在经费上,麻风村的行政费用和患者生活费用原则上由公社和其家属负责解决,有困难时由国家补助。在管理上,有 3 种形式:①卫生部门管理,麻风村运营经费由卫生事业费开支,患者生活费由民政部门补助;②民政部门单独管理;③卫生、民政部门共同管理,民政部门派行政管理人员进行院村管理,卫生部门派医务人员进行医疗服务。在部门合作上,财政部门负责麻风村建设及有关费用的开支;公安部门负责麻风村治安,及时处理残害患者和患者自身的违法行为;商业、粮食部门负责麻风村患者及工作人员的食用粮油供应。在计划经济的几十年里,基本上按照上述方式对麻风村进行管理。

1958—1959 年,四川全省有 41 个县建立 57 个麻风村,到 1965 年增至 73 个,其中广元县建立 11 个麻风村。建村经费实行民办(社)公助。

1972 年,四川省皮肤病防治研究所制定和印发《麻风村医疗工作操作规程》,保证麻风院村的正常运转和医疗质量。

1978 年,四川全省(包括重庆市)有麻风村 139 个,收治麻风患者 10 698 人。

1984 年,四川省政府印发由四川省卫生厅、四川省财政厅、四川省粮食局和四川省民政厅联合上报的《关于加强麻风村管理工作意见的报告》(川府发〔1982〕56 号),提出 3 点要求,即要加强麻风防治工作的领导,妥善安排好麻风患者的治疗和生活,并切实抓好麻风院村管理。

1997 年 3 月 14 日,成立"重庆直辖市",四川省原重庆市、万县市、涪陵市和黔江地区,共 43 个县,面积 82 402.95 km²,3 002 万人划归重庆直辖市。麻风村管理工作也一并移交重庆市卫生局。

2005 年,四川省麻风村调查显示:全省有麻风院村 84 个,时有麻风休养员的村 80 个、无麻风休养员居住的村 4 个(射洪麻风村、乐至麻风村、遂宁分水麻风村、南充顺庆麻风村)。时有住村麻风休养员 1940 人。其中有 74 个住有休养员的麻风村位于深山老林中,有 44 个麻风村通自来水和照明用电。四川省麻风村共有房屋约 20 多万平方米,大多陈旧、破烂,居住条件差;麻风村休养员生活费标准不统一,政府补助每人每月生活费 20～100 元不等,补助休养员每人每年药品和医疗费 20～200 元不等,仍有部分麻风村休养员基本生活和医疗无保障。

2006 年 6 月,卫生部将四川省 7 个麻风院村纳入改扩建项目,拨款 2 100 万元。后经省商定:改扩建项目由 7 个麻风院村增至 12 个麻风院村,分别为:凉山越西县麻风村、凉山昭觉麻风村、凉山冕宁县麻风村、广元剑阁麻风村、甘孜州皮肤病防治院、攀枝花盐边皮肤病防治院、什邡麻风村、南充南部麻风村、自贡市富顺县麻风村、绵阳游仙麻风村、渠县麻风村、阿坝州茂县麻风村,改扩建项目于 2007 年启动。

2007 年,媒体报道四川省教育厅林强到凉山州布拖县阿布罗哈麻风村采风,发现村内学生学习条件很差,村民生活艰苦。他多次到村内捐款捐物,组织村民修路建房的事迹,引起中央政府的高度重视。

2008 年 1 月,四川省民政厅下拨 5 000 万元专项资金(不包括中央资金),要求四川各地 6 月 30 日前全部解决麻风院村治愈者住房难的问题。新建住房要以砖混结构瓦房为主,人均居住面积不少于 25 m²,并修建厨房、厕所等配套设施;在自然、交通等条件较好的地方新建敬老院,规模要达到四川省二级标准,对麻风治愈者集中供养;对已康复的麻风治愈者,将结合新农村建设修建集中定居点。是年,四川省留存的 72 家麻风院村分别获得数十万到数百万元不等的房屋改造经费,但由于麻风休养员越来越少,部分地方存在房屋空置现象。是年,凉山州委、政府通过调查研究决定:每个州级领导定点一个麻风村,撤销麻风村名称及封闭状态,在原麻风村范围建立行政村,解决村民生活生产、帮扶贫困村民、儿童上学、照顾老残患者等问题。

截至 2019 年底,四川省(不包括重庆直辖市)麻风院村累计收治麻风患者 19 442 人,累计治愈出院 9 600 多人。尚有休养员居住的麻风院村 54 个,其中市级 1 个、县区级 53 个。5 个隶属于卫生部门,37 个隶属于民政部门,4 个为民政与卫生共同管理,8 个隶属于乡镇政府管理。转型为行政村(社)9 个,转型为福利院 5 个,转型为精神病院、皮肤病医院和综合医院各 1 个。麻风院村居住休养员 806 人,平均年龄 65 岁,政府拨给每人每月生活费 150~1 500 元不等,休养员全部享受养老保险及免费医疗。常驻院村工作人员 219 人,其中医护人员 128 人、管理人员 91 人。住院家属 3 740 人。

中江县康复村

中江县康复村始建于 1957 年,位于西山公社代家沟(西山水库),今南华镇五块碑村 2 组,距县城约 5 km。康复村由县卫生局、县民政局共同管理。康复村占地 1.5 亩,时有土坯结构宿舍 60 余间,首任院长毛青山。

1977 年,康复村迁址新丰乡童家沟(今古店乡新东村 1 组)。

1979 年,县政府拨款 10 余万元,修建康复村,占地 2 000 余平方米,划拨土地 54 亩用于麻风患者、休养员生产。时有麻风患者 45 人、工作人员 8 人。

1986 年 9 月,撤销中江县康复村,院内 27 名麻风患者均送回原籍,工作人员返回原单位,末任院长刘庆志。土地及房屋等资产闲置,归属县民政局。

绵竹市皮肤病防治院

绵竹市皮肤病防治院前身为"绵竹县生产疗养院",始建于 1959 年 1 月,位于绵竹县新市公社五大队三队,征用河滩地 110 亩作为疗养院生产基地,征用 8 户社员草房 80 余间作为患者宿舍。由县卫生、民政两科负责承办。是年收治麻风患者 98 人。

1966 年,因疗养院旧址居民反对,在九龙公社九大队银厂沟深山内筹建疗养院,1969 年建成迁址。由县卫生、民政两科负责管理。

1969 年,新建医务人员工作区,距离病区 1 000 m。占地约 5 亩,新建了办公室、宿舍、客房、保管室、消毒室、厕所、厨房、化验室等。

1973 年,地方财政拨款 1.5 万元,新建病区围墙,周长 1 650 m,将河滩患者散居房和部分可耕土地 100 余亩围在墙内。为节约资金,除个别技术人员外,全部砌筑工程几乎由患者完成。

1975 年,县政府拨款 4 万元新建"生产疗养院"。1976 年底开工,1977 年 8 月竣工并投入使用,新建砖木结构宿舍 16 间和厨房、食堂、保管室、诊疗室、检验室、厕所等约 1 500 m²。改建猪圈、牛栏,修缮原有的部分草房。时有新旧房屋面积约 2 500 m²,病床 100 张,绝大部分患者迁入新居。

1977 年 8 月,将绵竹县生产疗养院更名为"绵竹县皮肤病防治院",院长谢有万。

1979 年,县民政局拨款 3 200 元,新建防洪宿舍 4 间。

1991 年,撤销绵竹县皮肤病防治院。院内休养人员全部转回原籍,重残人员 5 人移交到什邡市皮肤病防治院;皮肤病防治院工作人员部分回民政局,部分分流到其他医疗卫生单位。皮肤病防治院土地及房屋等资产由县政府收回。此后,新发麻风患者采取居家治疗。

截至绵竹县皮肤病防治院撤销,累计收治麻风患者 233 人,其中治愈出院 211 人、病死 17 人、移交什邡市皮肤病防治院 5 人。

什邡市皮肤病防治院

什邡市皮肤病防治院前身为"什邡县康复医院",始建于 1959 年,时有病床 50 张,首任院长刘丰庭。医院体制属于全民所有制的社会福利事业单位,由温江地区行政公署民政局、卫生局共同主办,什邡县民政局和县卫生局共同主管。

1960 年 10 月,受水灾影响,什邡县康复医院迁址双盛柏林大队和灵杰五堰大队交界处。在新址维修群众废弃草房 1 300 m² 用于医院业务用房。

1963 年,新建砖瓦结构病房 336 m²、职工住房(草房)160 m²。

1969 年,什邡县康复医院更名为"什邡县皮肤病防治院",时有病床 138 张。

1971 年,皮肤病防治院院部和病区各新建二层楼住房,共计面积 950 m²;设有病区和院部的食堂、厨房、医疗用房、消毒室、库房、猪圈、厕所,共 820 m²(均为瓦房)。

1972—1978 年,经上级主管部门批准,什邡县皮肤病防治院先后购置 2 辆汽车(成都 120 型、130 型),用于接送患者及运输患者生活、生产物资等。

1981 年底,全院时有房屋 3 612 m²,其中楼房 1 071 m²,砖木结构瓦房 2 541 m²,病床 140 张。医院内设中医科、西医科(外科、内科、皮肤科)、放射科、手术室、注射室、中药房、西药房。配备常用医疗器械如显微镜 8 台、手术台 2 张、高压消毒器 1 台、X 光机 1 台等,配备汽车 1 辆。

1983 年,撤销温江专区,成立德阳市。什邡县皮肤病防治院更名为"什邡市康复医院"。医院主管单位更名为"什邡市卫生局""什邡市民政局"。

2008 年,受"5·12"地震影响,医院门诊住院楼损毁。

2009 年 10 月,中央预算划拨该院灾后重建资金 679 万元,用于新建医院 1 500 m² 及设备购置等。

2012 年 3 月,医院迁址到灾后重建新院,占地 5.04 亩,建筑面积 1 500 m²,病床 16 张。

2012—2016 年,医院作为全省麻风畸残矫正手术基地,对 55 人实施手术 68 例。

2016 年 6 月起,开始承担德阳市辖区麻风患者临床诊断、细菌检验和密切接触者检查工作。

2016 年底,什邡市皮肤病防治院累计收治麻风患者 462 人;核定编制 22 人,有正式职工 10 人,临时聘用人员 4 人;时有住院休养员 2 人,享受城镇居民低保每人每月 400 元及国家免费医疗政策。至此,该院向皮肤病专科医院转型和发展。

2019 年底,该院已无休养员。

罗江县福利院

罗江县福利院前身为"德阳县麻风生产疗养院",始建于 1959 年 7 月 20 日,位于德阳县(今罗江县)蟠龙乡河兴村六组,时有病房 51 间,约 1 020 m²,病床 120 张;医生工作房 3 间,约 70 m²;工作房和病房相隔500 m,轻、重病房相隔 300 m。麻风生产疗养院由县民政局和卫生局共同管理。时有工作人员 5 人,首任院长林正英。

1965 年,德阳县麻风生产疗养院更名为"德阳县康复医院"。

1967 年,由德阳县民政局申请,县计划经济委员会同意划拨土地 95 亩作为康复医院生产基地。

1984 年,为迎接日本、荷兰专家对县疗养院的考察,县民政局请示县政府同意,由县财政拨款 3 000 元对疗养院外道路进行维修加宽。

1985 年,德阳县撤县改市,德阳县康复医院更名为"德阳市市中区康复医院"。

1987 年，对新发现麻风患者实施联合化疗，并由住院治疗改为居家治疗。

1991 年，对院区房屋进行维修，整治道路并进行绿化美化。

1997 年，撤销德阳市市中区，建立德阳市旌阳区和罗江县，德阳市市中区康复医院更名为"罗江县康复医院"。

2000 年，省民政厅、市民政局拨款 30 万元，县民政局拨款 8 万元，修建房屋，合并病区。

2003 年，罗江县康复医院更名为"罗江县福利院"，院长为肖志均。是年，省民政厅、市民政局拨款 28 万元，县民政局拨款 2 万元扩建房屋 400 m²，建筑面积 1 800 m²。

2016 年底，罗江县福利院累计收治麻风患者 289 人，治愈出院 178 人，住院期间或治愈后留院死亡 104 人，时有留院休养员 7 人，智障收容人员 1 人；福利院作为麻风治愈者收容机构，休养员均享受城镇居民最低生活保障每人每月 350 元，有工作人员 4 人。

2017 年，罗江县福利院更名为"德阳市罗江区福利院"。时有休养员 7 人。

江油市皮肤病防治院

江油市皮肤病防治院前身为"江油县康复村"，始建于 1959 年 12 月，选址二郎庙镇龙潭村一组与石元乡铁坪村一组毗邻处，政府划拨土地 102 亩，征用民房 6 000 余平方米（土木结构）作为江油县康复村业务用房。时有办公用房 500 余平方米、病房 5 500 余平方米、工作人员 6 人，当年收治麻风患者 143 人。首任负责人杨荣义，属江油县民政局、卫生局共同管理。

1971 年，江油县政府财政拨款 2 万元，对康复村进行改造。

20 世纪 70 年代，江油县康复村更名为"江油县皮肤病防治所"，由民办公助核定为事业单位，时有病床 90 余张，工作人员 6 人，平均每年新收治麻风患者 3～4 人。

1979 年，政府拨款 5 万余元新建职工住房、办公用房，新建房屋为砖混结构，建筑面积为 800 余平方米。

20 世纪 80 年代，江油县皮肤病防治所更名为"江油县皮肤病防治院"，时有病床 60 余张，每年新收治麻风患者 2～3 人，时有工作人员 16 人。

1982 年，政府拨款 5 万元改造病区住房 500 余平方米（改为砖混结构）。

1988 年，江油县撤县建市，江油县皮肤病防治院更名为"江油市皮肤病防治院"，皮肤病防治院出行山路修建成普通公路。是年，对判愈且有条件的麻风休养员劝返回家。

20 世纪 90 年代，住院患者减少至 20 余人，按民政"三无人员"供养。

2000 年，江油市皮肤病防治院划归民政局管理，时有工作人员 6 人。

2007 年，四川省财政厅、民政厅划拨资金 38 万元对麻风病院区维修改造，并落实全部住院患者、休养员特殊低保待遇。

2015 年，江油市人民政府拨款 20 余万元，为麻风病院区架通一座水泥便桥。院内休养员生活补助调整到每人每月 600 元，医疗费用按医疗救助实报。

2019 年底，江油市皮肤病防治院时有管理人员 3 人（聘用 2 人、在职 1 人）、医务人员 1 人、休养员 10 人，休养员领取每人每月生活最低保障金 600 元。时有患者住房 24 间约 600 m²，办公用房、职工住房 20 间约 500 m²。

绵阳市游仙区皮肤病医院

绵阳市游仙区皮肤病医院前身为"绵阳县麻风病防治院"，始建于 1959 年，位于观音乡猫儿沟（今魏城区红卫乡金华村），距离魏城场镇 6 000 m，由民政局和卫生局共同管理，为全额预算拨款单位，首任院长张均如。政府划拨可耕地面积 235.2 亩、山林 200 亩，建院时征用民房 225 间（土坯房）用于医院业务用房。

1962 年，医院建成投入使用。是年，收治麻风患者 154 人。

1976 年 9 月,绵阳县麻风病防治院更名为"绵阳县皮肤病防治院"。

1978 年 1 月,绵阳县撤县改市,皮肤病防治院更名为"绵阳市皮肤病防治院"。

1988 年 2 月,防治院行政主管部门为绵阳市中区卫生局。

20 世纪 90 年代起,绵阳市政府每年给医院拨款 5.22 万元。

1993 年 5 月,绵阳市皮肤病防治院更名为"绵阳市游仙区皮肤病医院"。

1998 年,绵阳市政府每年给医院拨款增加至 9.37 万元。

2003 年,绵阳市政府每年给医院拨款增加至 11 万元。

2004 年 7 月,澳大利亚籍华侨龙凤翔女士捐资 4 万元,资助院内病房改造;并捐赠轮椅、彩电和衣物等物资。地方配套 17 万余元,建起当时全省一流的麻风村小青瓦病房 12 套共 500 m²。麻风村命名为"绵阳市游仙区皮肤病医院四重恩残老病人居住中心"。

2005 年 10 月,龙凤翔女士、澳门慈善机构肖旺、李满福等来该院参加"四重恩残老病人居住中心"落成典礼并剪彩。

2007 年,绵阳市游仙区皮肤病医院被列入全省整合改建项目村(后又并入灾后重建项目),总投资 287.4 万元,在原址重建 3 处用房,包括办公用房 352.12 m²,业务用房 357.08 m²,1、2 号病房 891.22 m²。是年 3 月,投资 10 余万元与金华村联建水泥路 3 000 m 通往麻风村。

2008 年 1 月,绵阳市游仙区皮肤病医院承办"麻风节慰问活动"。

2016 年,绵阳市政府每年给医院拨款增至 67 万元。

2019 年底,绵阳市游仙区皮肤病医院时有住院休养员 3 人,由市民政局根据五保养老政策提供每人每月生活费 400 元。时有职工 5 人,时任院长陆林。

绵阳市梓潼县生产疗养所

绵阳市梓潼县生产疗养所始建于 1958 年,位于梓潼县青龙乡莲花 1 社,距县城 8 km。1959 年 1 月建成,县民卫科主管,首任院长赵安禄。有四合院 3 套,内有大小房间 60 余间及天井 3 个,占地约 7.5 亩,田地 180 亩。设治疗室、保管室、医务人员休息室 30 余间约 500 m²。是年,收治麻风患者 144 人。

1975 年,县财政拨款 15 万元新建办公用房和宿舍 35 间,增设办公室、医务室、消毒室和化验室。

1986 年,开始实施联合化疗方案。

1999 年,绵阳市梓潼县生产疗养所划归县民政局主管。

2014 年,绵阳市梓潼县生产疗养所划归县卫生和计划生育局主管。

2019 年底,绵阳市梓潼县生产疗养所时有在编工作人员 5 人(医务人员 3 人,管理人员 2 人),临时聘请炊事员 1 个;居住休养员 9 人,政府补助休养员每人每月生活费 500 元。

三台县麻风病康复村医院

三台县麻风病康复村医院前身为"三台县麻风病医院",始建于 1959 年,占地 45 亩,位于龙树公社(现三台县龙树镇)十大队薛家祠。由县民政和卫生两科共同管理。首任院长胡正树,院内有医师 1 人、行政干部 1 人。是年,收治麻风患者 79 人。

1963 年 10 月,工作人员增至 3 人,另配生产人员 8 人,有房屋 81 间。

1969 年,因原址居民极力反对,麻风病医院迁址龙树公社九大队六小队的灯华寺,更名为"三台县麻风病康复村医院",政府划拨土地 87 亩给麻风病康复村医院用于生产自给。

1969—1972 年,新建住房 61 间,共 1 212 m²。

1973 年,新建门诊部 277 m²,维修扩建厕所、猪圈房屋 7 间,共 285 m²。

1976 年,四川省民政厅拨款 2 万元,修建土木结构病房 18 间(355 m²),工作人员住房 22 间(416 m²)。患者住房增至 150 间,职工宿舍和工作用房 22 间;年底,有住院麻风患者 114 人。

1985 年,开始实施联合化疗方案。是年底,有住院患者 75 人。

1998 年,医院病房经县安全生产委员会办公室鉴定为危房。

2001 年 12 月,县人民政府、市民政局先后投资 40 多万元,医院房屋全部改建为砖木结构小青瓦房,2004 年 8 月改建竣工,新建患者住房 26 间,共 594 m²,办公用房 270 m²。

2002 年 4 月,三台县人民政府发文确定将三台县康复村医院的人员、经费、工作职能划归龙树镇卫生院统一管理。

2008 年,四川省民政厅拨款 60 万元专门用于康复村医院的旧房改造,按照省二级敬老院标准建设,设置床位 30 张。

至 2019 年底,康复村医院累计收治麻风患者 295 人,在院居住休养员 8 人,政府补助休养员每人每月生活费 620 元;时有工作人员 4 人(含临时聘用 2 人)。

北川羌族自治县麻风医院

北川羌族自治县麻风医院始建于 1959 年 12 月,直属县民政局、县卫生局管理。位于北川县禹里乡大坪村,距离老县城 4 000 m,土地面积 50 亩,房屋总面积 320 m²。时有工作人员 4 人。首任院长为何清泉。

2008 年,"5·12"大地震导致北川麻风院房屋倒塌,所有资料损毁,1 名工作人员遇难,另 1 名工作人员和 2 名在院的麻风患者不同程度受伤。2009 年 9 月,北川县委县政府利用国家灾后重建资金在禹里乡慈竹村异地重建麻风病医院,投资 200 余万元,占地面积 1.35 亩,新建医生办公楼 300 余平方米,病房 800 余平方米。

2015 年,留院的 2 名休养员相继去世,工作人员撤离麻风病医院。

2016 年 9 月,县民政局将麻风病院交由县卫计委管理,县卫计委将该院作为北川县的传染病防治医院交由禹里乡卫生院管理。北川羌族自治县麻风医院累计收治麻风患者 100 余人。

绵阳市安州区皮肤病防治院

绵阳市安州区皮肤病防治院前身为"安县麻风病疗养院",始建于 1959 年 5 月。该院由安县民政局、卫生局主管,位于花荄镇兴隆村 1 组,土地 300 亩。初始入院 96 人。时有民政工作人员 2 人,卫生技术人员 2 人,首任院长王昌兴。

20 世纪 70 年代,麻风病区迁址兴隆村 2 组,每年平均收治新麻风患者 4~5 人,设病床 40 余张。时有民政工作人员 3 人、卫生技术人员 3 人。

1971 年,政府拨款 2 万余元,进行病房维护,改造了生活饮水、照明等设施。

1986 年,安县麻风病疗养院更名为"安县皮肤病防治院",设床位 60 余张。

1988 年,通往皮肤病防治院的山路拓宽为乡村土公路,每月双号日开通公共汽车;院区架通高压线路,充实职工、患者的文化生活。是年,动员判愈者归家,院内患者数下降到 20 余人,县民政局对住院休养员按"三无人员"供养。

2009 年,国家拨付地震后重建资金 268 万元,重建病区和办公区。是年末,为适应信息化建设,疾控中心设立"麻风病网络报告办公室"。

2010 年,安县人民政府修建水泥路通往院内。政府补助院内患者、休养员每人每月生活费 600 余元,并为院内患者、休养员购买医疗保险。

2016 年,安县撤县改区(安州区),安县皮肤病防治院更名为"绵阳市安州区皮肤病防治院",时任院长魏小华。

2019 年底,安州区皮肤病防治院有休养员 10 人,政府补助每人每月生活费 630 元;时有工作人员 6 人(医务人员 4 人),负责安州区麻风防治工作;有病房 13 间约 260 余平方米,办公用房、职工住房 20 间约 500 m²。

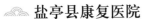 盐亭县康复医院

盐亭县康复医院前身为"盐亭县麻风村",始建于 1959 年 5 月,直属县民政局、县卫生局管理(时有民政工作人员 3 人、卫生技术人员 3 人)。位于盐亭县毛公乡东光村,距离县城 10 km,土地面积 62 亩,职工住房 125 m²,患者住房 320 m²。建村当年,收治麻风患者 26 人,首任院长王飞。

1971 年,县财政拨款 8 万元改建麻风村住房,分为轻、重病区和生活区;县民政局拨款 35 万元,修建简易公路,架通电网专线,安装自来水管网等。

1984 年,麻风村更名为"盐亭县康复医院",并推行以岗位责任制为中心的各项规章制度。

1985 年,麻风防治专业人员工资上浮一级,工作满 8 年后再上浮一级,破格晋升职称,对子女进行招聘录用,并为麻风防治专业人员家属"农转非"1 人。

1988 年,盐亭县推行联合化疗方案。

1999 年,盐亭县达到卫生部"基本消灭麻风病标准"。

2003 年,盐亭县政府拨款 8 万元新建院区水泥路 500 m,改造旧房 100 m²。

2014 年,撤销盐亭县康复医院,工作人员分别回县民政局、卫计委上班。

2019 年底,原盐亭县康复医院住有休养员 1 人,政府给予休养员每月生活补助 630 元,并享受国家免费医疗政策;时有民政局工作人员 3 人、县疾控中心兼职人员 2 人,负责全县麻风监测和随访工作。

富顺县安溪镇精神病院

富顺县安溪镇精神病院前身为"富顺县安溪乡麻风病院"。始建于 1959 年,位于安溪乡临江村,隶属县卫生局,首任负责人陈吉平。建院当年,收治麻风患者 20 余人。

1985 年,新发患者集中隔离治疗改为居家治疗。建院以来,累计收治麻风患者 78 人,治愈出院 61 人。

1985—1994 年,每年有新患者或复发者 1~2 人,均居家治疗。

1993 年,院内居住麻风治愈休养员 5 人。

2004 年,撤销富顺县安溪乡麻风病院,更名为"富顺县安溪镇精神病院"。

截至 2016 年底,院内已无麻风休养员居住。

米易县康复院

米易县康复院始建于 1960 年,位于米易县普威镇林海村,首任院长陈宗焱。

1960 年 2 月,按照米易县人民委员会《关于成立麻风病院及调人入院有关事项的通知》[米民社字 (60)第 040 号]要求,在米易县普威镇林海村划地 70 亩、林区 14 亩归康复院管理使用。是年 5 月,康复院竣工,并开始收治麻风患者。

1961 年,汪发荣任院长,周棍权管理病区生产,顾明福负责医疗工作,患者按照生产队管理模式开展生产自救,是年产粮 10 吨多,基本解决住院麻风患者的吃饭问题。

1962 年,收治麻风患者 68 人,时有工作人员 5 人。是年,县财政拨款 6 000 余元,修建职工住房 9 间,县卫生科拨款 1 500 元,用于购买急需药品。

1965 年,收治麻风患者 109 人,时有工作人员 6 人。西昌地区卫生局、民政局拨款 2 万元修建病房和工作用房。是年,将住院麻风患者分为 4 个病区管理:一病区为观察患者;二病区为结核样型患者;三病区为瘤型患者;四病区为残老及重症患者。

1966 年,康复院的各项工作处于瘫痪或半瘫痪状态。

1974 年,康复院建立党支部,周棍权任支部书记,康复院的日常工作重新步入正轨。

1977 年,西昌地区民政局拨款 6 万元,修通康复院公路;建桥 1 座;新建职工住房 14 间、病房 30 间;购进电影放映机、手扶式拖拉机、收音机、磨面机、粉碎机、打米机等设备;安装广播、电话,职工和患者的

工作生活环境得到改善。是年,在患者中选择有一定能力的人员参加培训,培训方向:卫生员、土工、木工、铁匠、篾匠、缝纫等工匠。

1977年8月,四川省皮肤病防治研究所所长袁明昕、四川省医学院皮肤科罗汉超到康复院,赠送麻风防治新药利福定20瓶。20世纪70年代,康复院收治麻风患者达到高峰期,年收治患者最多达230多人,时有工作人员10人。

1978年10月,按照中华人民共和国国务院《关于四川省将西昌地区与凉山彝族自治州合并和将米易、盐边两县划归渡口领导的批复》〔国发(78)第199号〕要求,米易县行政归属攀枝花市(渡口市)管辖。

1982年9月,县政府常务会议决定成立"米易县皮肤病防治站",领导康复院,负责全县麻风防治工作。

1986年7月,全县麻风病治疗由氨苯砜单疗改为联合化疗,MB方案治疗44例,PB方案治疗19例;所有新发麻风患者由集中隔离治疗改为居家治疗;是年,康复院医生李永祥被四川省卫生厅评为"麻风防治先进个人"。

1987年,县政府拨款3.6万元解决康复院电网照明。

1990年春节,攀枝花市政府副市长李之侠带领有关部门领导和市文工团的演员到康复院慰问麻风患者、休养员及工作人员。

1992年10月11日,日本义肢技师古泽一男和平田友辜来康复院为6位截肢患者取义肢模型。1993年10月25日,日本义肢技师桥口义春和川岛高英、省皮肤病防治研究所副主任医师何泸和技师李美子来米易县为6名截肢患者安装义肢,使畸残多年的患者重新站立。

1993年3月18日,中国医学科学院皮肤病研究所李文忠陪同荷兰麻风病救济协会里维·贝得博士来米易县考核麻风康复工作,对麻风防治专业技术人员进行理论和操作技术的考核。

1995年5月,省皮肤病防治研究所副主任医师何泸和技师李美子来米易县为义肢患者修复义肢。

1996年1月31日,攀枝花市政府副市长聂泽洪带领相关部门领导到康复院进行慰问,拨款给病区购置彩电1台。

1997年,在攀枝花市、米易县的支持下,康复院职工住宿楼修建竣工,三楼一底共630多平方米。

1998年5月,日本义肢技师古泽一男和平田友辜再次来到康复院为义肢患者维修义肢。

1999年2月11日,攀枝花市政府副市长聂泽洪率领相关领导和歌舞团的演员到康复院慰问演出,拨款4.5万元为住院休养员和职工购买生活运输车;8月,澳门明爱总署谷寒松神父一行来到康复院,看望老残休养员,援助饮水工程项目资金人民币67 810元;为康复院安装自来水管网,修建男、女浴室,并安装太阳能热水器。

2002年1月,县民政局拨款4万余元对康复院休养员住房进行维修;是年2月,攀枝花市政府市长聂泽洪带领市、县卫生局及民政局相关人员到康复院慰问老残休养员,发放慰问品和慰问金;4月,康复院病区土地实施全面退耕还林项目。

康复院建院以来,医院工作人员带领患者共生产粮食200多吨,年产粮食最高10吨以上,养猪130余头、羊200余只、水牛和黄牛80余头。

2003年11月12日,根据米委办〔2003〕77号和米府办〔2003〕50号文件精神,米易县康复院属米易县民政局主管的事业单位,集康复与医疗一体,核定编制10人。

2005年初,攀枝花市政府副市长张祖芸带领市、县卫生局及民政局和市文工团到康复院慰问,发放慰问金和慰问品,表演精彩的文艺节目。拨款7万元用于购置新车1辆。是年,康复院时有职工8人、麻风患者22人。

2008年,新建24套麻风患者住房,每套都配备有卧室、客厅、厨房、卫生间,总建筑面积810 m²。休养员生活居住条件明显改观。

2011年,改建集体食堂,让年老体弱的康复者结束自己煮饭的历史。院区设有食堂、医务室、值班室、影音室、活动室,安装太阳能热水器和闭路电视。

2012 年 12 月,康复院医生李永祥被评为米易县"第一届敬业奉献道德模范"。

截至 2019 年,米易县康复院累计收治麻风患者 382 人,已治愈出院 342 人,因年老或其他疾病死亡 33 人。时有休养员 7 人(Ⅱ级畸残者 5 人);生活不能自理者 1 人;留守家属 4 人。县民政局给予每人每月生活补助 750 元,并享受国家免费医疗政策。

盐边县康复院

盐边县康复院前身为"择木龙康复院",始建于 1952 年,首任院长刘开太。

1952 年,盐边县银江乡牛敞坪形成麻风自然村,居住麻风患者 22 人。是年,县卫生科筹备择木龙康复院,修建土木结构房屋 2 000 m²。

1955 年,康复院修建尚未完工,银江乡牛敞坪麻风自然村存活的麻风患者 19 人即迁住康复院,实行边修建、边收治麻风患者的办法。是年,设简易病床 60 张。

1965 年,随着患者增多,新增病区 3 个,设简易病床 200 张。

1977 年 5 月,康复院迁址力马乡沙坝,更名为"盐边县康复院",占地 254 亩,耗资 28 万元,修建职工住房 1 871 m²,病区住房 7 606 m²,病床 240 张;配成都 122 运输车 1 辆,新建康复院 55 kW 水轮发电站 1 座,患者首次用上电灯;是年 8 月,装备 250 W 有线广播机 1 套,购置 16 mm 电影放映机 1 部。康复院工作人员增至 25 人(卫生技术人员 10 人、行政干部 10 人、工人 5 人)。

1983 年,康复院除原先收治留院的残老无家可归者外,未再收治新发、复发患者。

1987 年,盐边县康复院共治愈麻风患者 306 人。其中 1967—1987 年,分 12 批出院回家者 237 人,残老或无家可归而留院的休养员 69 人。

1995 年 5 月,二滩库区淹没,盐边县康复院迁址金河乡邱家院子附近,配长安车 1 辆,设简易病床 50 张。时有工作人员 13 人(卫生技术人员 4 人、后勤干部 3 人、工人 6 人)。是年 5 月 7 日,沃森女士受国际麻风救济会委托,到盐边县检查验收畸残康复医疗工作,验收认定:盐边县畸残康复医疗工作达标。

1986—1999 年,实施"联合化疗"方案,治愈患者 252 人。

2003 年 8 月,撤销盐边县皮肤病防治站、血吸虫病防治站、卫生防疫站,组建"盐边县疾病预防控制中心",全县麻风防治工作由该中心地方病慢性病防治科负责。

2019 年底,盐边县康复院权属盐边县疾控中心,盐边县康复院仍在原址办公。时有工作人员 4 人(民政人员 2 人、医技人员 2 人)负责麻风防治、管理工作;康复院居住休养员 12 人,县民政局给予休养员每人每月生活补助 700 元,并享受国家免费医疗政策。

合江县康复医院

合江县康复医院前身是"合江县麻风村",始建于 1964 年,选址元兴公社元兴四队。是年,开始收治麻风患者,由郭永兴医生负责患者诊治,韩绍荣负责患者日常生活管理。后因"文化大革命"影响,撤销合江县麻风村,麻风患者转入宜宾地区富顺县麻风病院治疗。

1977 年,合江县麻风村复建,财政拨款 45 000 元,修建 1 150 m² 土木房。合江县麻风村占地面积 42 亩,其中耕地面积 20 亩、森林 20 亩、水田 2 亩。

1980 年 6 月,合江县麻风村开始收治麻风患者 6 人,县民政局工作人员胡启友负责管理工作,卫生局派驻医务人员 3 人负责麻风患者收治工作,李阳书负责护理工作。

1987 年,根据合编办〔1987〕38 号文件精神,合江县麻风村更名为"合江县康复医院"。是年,麻风患者治疗由 DDS 单疗改为联合化疗。

2008 年,县财政投入 8.2 万元,扩建院区 75.6 m² 砖混房。

2009 年,根据合江县人民政府合府办〔2009〕89 号文件精神,撤销"合江县康复医院"。住院患者、休养员劝返回家,民政工作人员返回民政局工作,医务人员并入合江县疾病预防控制中心工作,土地由政府收回。

1980—2009 年,合江县康复医院累计收治麻风患者 26 人。

叙永县麻风村

叙永县麻风村始建于1965年,选址观兴公社柳坝村银方(今叙永县观兴镇河坝村一组),时有房屋建筑面积500 m²,占地面积4亩。时有医生6人,首任院长商良云,负责叙永县麻风患者收治工作。

20世纪80年代初,时有医生2人负责麻风患者治疗管理工作。

1986年,叙永县麻风村停止收治患者,新发麻风患者改为居家治疗。叙永县麻风村自建村以来,累计收治麻风患者43人。

1987年,对麻风患者的治疗由DDS单疗改为联合化疗。

1991年,叙永县麻风村撤销。时有休养员1人住村内,由乡政府供养,医务人员1人退休,土地房屋归属民政局。

青川县康复院

青川县康复院前身为"青川县焦岩康复村",始建于1956年。位于青川县姚渡镇焦岩社,占地面积约3万亩山地,房屋建筑面积约9 000 m²。时有工作人员4人,首任村长罗世明。

1962年,康复村内时有麻风患者208人,时有工作人员8人。

1965年,青川县焦岩康复村更名为"青川县康复村"。是年,收治麻风患者380人,工作人员10人。

1988年,全面实施联合化疗方案,康复村内麻风患者逐年减少。

1989年底,康复村住村麻风患者160人。

1992年,村内医务人员迁住青川县乔庄镇,青川县康复村更名为"青川县皮肤病防治院",时有工作人员6人,首任院长朱乃述。归属县民政局管理,时有住村麻风患者86人。

2003年3月,撤销青川县皮肤病防治院、青川县卫生防疫站,组建"青川县疾病预防控制中心"。青川县皮肤病防治院(原青川县康复村)院外麻风防治职能仍然保留。

2005年,原青川县康复村更名为"青川县康复院"。时有住院休养员46人、单位职工9人,院长虎从军。康复院隶属县疾病预防控制中心。

2008年,受"5·12"大地震影响,康复院房屋损毁严重。

2009年2月,青川县民政局筹资500万元进行灾后重建,新建50个套间(土木结构)共1 072 m²,休养员人均一卧一厨。是年,休养员生活救助费提高到每人每月295元。

2013年1月起,姚渡镇卫生院承担康复院内患者基本医疗工作。5月,40位留院休养员办理身份证和户口簿。6月,统一纳入五保户对象管理,生活救助费提高到每人每月600元,并办理城镇医保。

2014年1月,县民政局筹资将公路延伸至康复院内。

2015年10月,休养员生活救助费提高到每人每月800元。

2019年底,青川县康复院有休养员28人,现症患者2人,政府给予休养员每人每月补助费1 050元。时任院长虎从军。

剑阁县康复医院

剑阁县康复医院建立以前,全县的麻风患者由分布在全县的9家麻风村收治。

1955年5月,剑阁县成立9家麻风村,分别在柳沟镇大崖山、盐店镇王家寨、开封镇玉兰山、元山镇如意庵、复兴乡袁家观、江口镇马道院、鹤龄镇长岭山、广坪乡蒙垭寨、剑门镇高峰村,均为土木结构,9家麻风村累计收治麻风患者71人。

1976年7月,县政府成立"剑阁县麻风病防治领导小组",县委副书记陈杰俊任组长,决定在剑门镇桂花村2组(魏家店)修建"剑阁县康复医院",集中收治全县麻风患者。征用土地640亩,拆迁农户15户、房屋90间,修建4个病区125间病房,约3 000 m²,职工区48间约1 000 m²。总投资30余万元。

1978年10月,"剑阁县康复医院"挂牌成立,首任院长母明金。时有管理、医疗、后勤等工作人员32

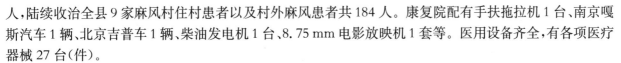

人,陆续收治全县 9 家麻风村住村患者以及村外麻风患者共 184 人。康复院配有手扶拖拉机 1 台、南京嘎斯汽车 1 辆、北京吉普车 1 辆、柴油发电机 1 台、8.75 mm 电影放映机 1 套等。医用设备齐全,有各项医疗器械 27 台(件)。

1988 年 9 月,世界卫生组织委派荷兰麻风专家 2 人莅临康复院考察。

1993 年 5 月,剑阁县康复医院更名为"剑阁县皮肤病防治院",先后在徐家店和志公寺开设皮肤病门诊,在普安镇鹤鸣路购置 540 m² 的用房作办公和皮肤病门诊使用。是年 10 月,美国麻风专家 2 人来院,开展"国家卫生部—世界卫生组织—非联合国授援地区麻风防治工作综合评估"。

2003 年,剑阁县皮肤病防治院撤并至剑阁县疾病预防控制中心,麻风社会防治工作职能划归县疾病预防控制中心,县民政局继续承担剑阁县康复院的管理工作。

2006 年 10 月,依托中央财政危房改造项目资金 250 万元(其中 30 万元为购置医疗器械资金),对康复医院病区危房进行改造并新建 1 栋住房 14 间,约 600 m²。

2009 年 10 月,县政府拨款 200 余万元对该院进行灾后重建,新建砖混结构房屋 12 间 400 余平方米。

2011 年,康复院患者及休养员生活救助费提高到每人每月 600 元,并办理"新农合"。

2019 年底,剑阁县麻风康复院累计收治麻风患者 250 余人,时有住村休养员 6 人,政府补助休养员每人每月生活费 800 元。时任院长李金燕。

广元市昭化区虎跳康复（敬老）院

昭化区虎跳康复(敬老)院前身为"广元县虎跳区康复村",始建于 1958 年 4 月,选址昭化区陈江乡紫金村三组,与剑阁县江口镇毗邻。由县民政局和卫生局共同管理。时有套间 9 间(土木结构)200 余平方米,建成当年收治患者约 30 人。时有工作人员 2 人,首任村长沈国政。

1979 年,广元县民政局出资,修建治疗室和工作人员住房。

1989 年 9 月,缩小广元市市中区,设立元坝区、朝天区。

2006 年 12 月,虎跳康复村内患者及休养员每人每月生活补助 300 元,全部纳入"新农合"。

2008 年 3 月,元坝区民政局筹资约 70 万元,改建原广元县虎跳康复村,建成砖瓦结构住房共 10 套,约 300 m²,并更名为"元坝区虎跳康复(敬老)院"。

2009 年 6 月,元坝区虎跳康复(敬老)院划归元坝区疾控中心管理,元坝区虎跳康复(敬老)院成为元坝区疾控中心的内设机构;是年 12 月,院内患者及休养员每人每月生活补助费 410 元。

2013 年,元坝区更名为"昭化区",元坝区虎跳康复(敬老)院更名为"昭化区虎跳康复(敬老)院"。

2016 年 10 月,院内患者及休养员每人每月生活补助费 520 元。

截至 2019 年底,昭化区虎跳康复(敬老)院累计收治麻风患者 80 余人;时有住院休养员 5 人,政府补助休养员每人每月生活费 800 元。

广元市昭化区卫子金华麻风院

昭化区卫子金华麻风院始建于 1958 年 9 月。该院位于卫子镇金华村与梅树乡潜力村四社交界处,时有 6 间病房(土木结构)约 100 余平方米,当年收治麻风患者 6 人。由民政局、卫生局两部门共同管理,首任院长王永福。

1972 年,麻风院患者管理移交卫子区民政所代管。

2006 年底,有住院休养员 2 人,政府补助休养员每人每月生活费 300 元。

2008 年 1 月,院内最后一名休养员死亡。是年 8 月,昭化区卫子金华麻风院撤并到射箭麻风院。昭化区卫子金华麻风院自 1958 年建立以来,累计收治麻风患者约 30 人。

广元市昭化区射箭康复（敬老）院

昭化区射箭康复(敬老)院前身是"昭化区射箭麻风院",始建于 1958 年 10 月,位于射箭乡塔子村 2

社,距场镇约 10 km。由区民政局和卫生局共同管理。有 20 多间房屋,首任院长黄成早。

1975 年,射箭麻风院迁址上前湾,新建 2 栋 24 间土木结构房屋,时有住院麻风患者 20 人。

2006 年 12 月,政府拨给院内患者、休养员每人每月生活费 300 元。

2008 年 3 月,区民政局筹资 80 万元,修建砖混结构住房套间 9 间约 250 m²,射箭麻风院更名为"昭化区射箭康复(敬老)院"。院内时有患者、休养员 5 人。

2010 年 12 月,区民政局出资 18 万元硬化进出康复院道路。

截至 2019 年底,昭化区射箭康复(敬老)院累计收治麻风患者 130 余人,时有住院休养员 1 人,政府给予休养员每月生活补助 800 元。

广元市朝天区麻风村

朝天区麻风病流行历史较长,据《昭化县志》记载,清道光年间就有麻风病例发生。1899 年,天主教教徒杜昂划拨给神父林方济白银二百两,在朝天区元吉(今大滩镇)横梁子村购买土地 65 亩修建"圣堂",建立麻风院,共建土木结构房屋 40 间,总面积约 500 m²,收治四川、陕西、甘肃等地麻风患者。

1959 年 2 月,修建 2 个麻风村,一个在中子镇(选址尧坪村),占地约 88 亩,为土木结构房屋,收治麻风患者 22 人,医生孙乐林;另一个在临溪乡(选址清水村),占地约 108 亩,修建土木结构房屋 47 间,收治患者 45 人,医生李万贵、李文安。

1959 年 3 月,在羊木镇(选址五星村与车坝村交界处)修建第 3 个麻风村,占地约 105 亩,修建房屋 32 间,收治患者 48 人,医生李九仪。

1959 年 4 月,在筹笔乡(选址凤儿庵)修建第 4 个麻风村,占地约 120 亩,修建土木结构房屋 47 间,收治麻风患者 46 人,医生张居德。至 1959 年,原大滩麻风院有房屋 29 间,收治患者 38 人,医生赵楷。

1968 年,筹笔乡麻风村因房屋破旧,患者治愈出院,该村撤并至羊木镇麻风村。

1990 年 1 月,荷兰代表团考察大滩、临溪麻风村。是年,中子镇麻风村撤并至临溪乡麻风村。

2006 年 1 月,澳门利玛窦天主教陆毅神父捐助朝天区 28 名住村休养员补助,持续 5 年,资助总费用 6 万余元。

2008 年 9 月,受汶川大地震影响,大滩(8 人)、羊木(4 人)两个麻风村休养员(共 12 人)迁到临溪麻风村集中管理。至此,全区仅保留 1 个麻风村,有住村休养员 33 人。

2009 年,区政府拨款 70 万元在临溪麻风村重新修建 500 m² 砖混结构的患者住房,可容纳 30 多人居住。

2016 年底,全区 5 个麻风村累计收治麻风患者 700 余人。临溪麻风村居住休养员 14 人,休养员享受五保津贴,每人每月 450 元。朝天区麻风防治工作人员结构为区级 5 人、乡级 25 人、村级 214 人。

2019 年底,村内居住休养员 11 人,每人每月享受政府生活保障。

旺苍县麻风病康复村

旺苍县麻风病康复村前身为"旺苍县麻风病医院",始建于 1956 年。该院位于干河乡(现鼓城乡)清凉寺,时有医疗人员 3 人,首任院长赵能基。

1959 年,旺苍县麻风病医院迁址灰圈子(今大两乡),更名为"旺苍县麻风病康复村",隶属县卫生局,时有医务工作人员 8 人。

1965 年 6 月,旺苍县麻风病康复村时有患者 126 人,时有工作人员 3 人。

1977 年底,康复村迁址正源乡学堂村龙王沟,占地 5 000 亩,修建病区和工作区,建筑房屋 1 340 m²,李思明任村长,时有医务人员 12 人。

1982 年,康复村公路通车。

1983 年,集中入村治疗麻风患者 135 人。

1987 年,康复村内有患者及休养员 51 人。

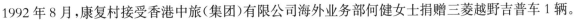

1992 年 8 月,康复村接受香港中旅(集团)有限公司海外业务部何健女士捐赠三菱越野吉普车 1 辆。

1994 年 11 月,康复村成立"旺苍县民政康复林场"。

2003 年,康复村划归县疾病预防控制中心管理,更名为"旺苍县疾病预防控制中心麻风病康复村";是年 9 月,县民政局拨款 46 万元新建康复村综合楼。

2004 年 5 月,县民政局拨款 20 余万元架设高压照明电,实现水、电和通信"三通"。

2012 年 12 月,县民政局拨款在康复村龙劲项修建病区和住宿区房屋。

2014 年,康复村和 12 个乡镇敬老院整体并入"旺苍县社会福利综合服务中心"。康复村隶属该中心一个科室,结束其独立法人机构的历史。

2016 年底,旺苍县疾病预防控制中心麻风病康复村住有休养员 1 人,享受五保户津贴每月 600 元。

2019 年 8 月,最后一名休养员病亡。康复村闲置。

苍溪县皮肤病性病防治院

苍溪县皮肤病性病防治院前身为"苍溪县麻风病医院",始建于 1958 年。该院由县卫生局、民政局共同管理,位于漓江镇龙亭山上(距县城约 70 km),占地 100 亩,建有房屋 102 间,分设工作人员生活、患者生活区和诊疗区,时有职工 6 人。是年,收治麻风患者 26 人。首任院长刘永仁。

1985 年,苍溪县麻风病医院更名为"苍溪县皮肤病防治院"。

1988 年,实施联合化疗方案,新发麻风患者居家治疗,院内仍有麻风患者 28 人。

1989 年,开设皮肤性病门诊,迁址苍溪县陵江镇嘉陵路下段 107 号。是年,医院更名为"苍溪县皮肤病性病防治院"。

1997 年,苍溪县皮肤病性病防治院门诊迁址陵江镇望江街 3 号,新建综合楼 1 栋,占地 1.5 亩,业务用房 600 m²。设有皮肤科等科室,在职职工 15 人。

2006 年底,龙亭山麻风院部分治愈者回归家庭,留院休养员 5 人,政府补助休养员每人每月生活费 240 元。

2010 年,苍溪县皮肤病性病防治院在陵江镇三清村开工新建住院综合楼 1 栋,占地面积 4.44 亩,建筑面积 200 m²。

2012 年 6 月,龙亭山麻风院最后一名休养员转到朝天区临溪麻风院,苍溪县皮肤病性病防治院麻风院区关闭。苍溪县皮肤病性病防治院累计收治麻风患者 509 人。

2016 年,苍溪县皮肤病性病防治院转型为皮肤病防治机构,时任院长淳正义。

广元市利州区荣山麻风院

广元市利州区荣山麻风院前身为"广元县大石区麻风村",始建于 1958 年 9 月。该院位于荣山镇大地村 3 组,建院当年收治麻风患者 8 人,时有工作人员 3 人,首任负责人刘祥志。

20 世纪 60 年代,广元县荣山麻风院收治麻风患者 40 余人。

1985 年 2 月,撤销广元县,设立地级广元市和市中区,原广元县更名为"广元市市中区"。

1988 年,实施联合化疗方案,新发麻风患者居家治疗。

1989 年 9 月,缩小广元市市中区,设立元坝区、朝天区。

1997 年,荣山麻风院时有麻风愈后休养员 8 人。

2003 年,麻风院最后一名休养员死亡,院区房屋年久失修、坍塌。原麻风院工作人员并入荣山镇卫生院,麻风院土地房屋归还当地政府。

2007 年 3 月,广元市市中区更名为广元市利州区。

广元县四区联合高桥康复村

广元县四区联合高桥康复村前身为"利州区三堆麻风防治院",始建于 1959 年 4 月,位于利州区三堆镇飞龙村三组。时有土木结构房屋 10 个套间,建筑面积 200 余平方米,当年收治麻风患者 25 人。由区民政局和卫生局共同管理。首任负责人罗永德。

1967 年,国家拨款修建 3 个病区,新建病房 60 间、病区医务室 4 间、仓库 4 间。在高桥村新建职工办公用房 10 间。

1975 年,撤并竹园、朝天、王家 3 个麻风村,合并到利州区三堆麻风防治院,并更名为"广元县四区联合高桥康复村",时有住村患者 135 人。

2006 年 12 月,政府拨给康复村内患者、休养员每人每月生活补助费 300 元,休养员均纳入"新农合"。

2008 年 3 月,区民政局筹资 30 万元,将病区房屋改建成砖瓦结构住房,共 10 套约 300 m²。

2019 年底,广元县四区联合高桥康复村居住休养员 4 人,政府拨给休养员每人每月生活费 300 元,并纳入"新农合"。

利州区白朝麻风康复村

利州区白朝麻风康复村始建于 1962 年 4 月,位于白朝乡新华村 3 组。时有 11 套房间(300 余平方米),工作人员 3 人,收治麻风患者 20 余人。由区民政局和卫生局共同管理。首任负责人衡发生。

1981 年,政府拨款 10 万余元,在新华村修建医务人员办公用房 6 间,建筑面积 150 m²。

1989 年,利州区白朝麻风康复村隶属白朝乡卫生院,所有工作人员于 1989 年 1 月划归白朝乡卫生院。

1998 年底,澳门慈善机构投入 5 万元修建水池 1 座。

2006 年 12 月,政府拨给住村患者、休养员每人每月生活费 300 元,同时纳入"新农合"。

2008 年 3 月,区民政局筹资 70 万元,把康复村改建成砖瓦结构住房,改建房间 10 套约 300 m²,每间套房内配备电视、洗衣机等生活设施。

截至 2019 年底,利州区白朝麻风康复村累计收治麻风患者 40 余人。时有休养员 4 人、家属 1 人,政府拨给休养员每人每月生活费 300 元,并纳入"新农合"。

遂宁市麻风病院

遂宁市麻风病院前身为"遂宁县麻风病院",始建于 1959 年。该院由遂宁县人民政府批准成立,位于安居区分水魏家村云峰寺,建院之初,政府征用两处寺庙共 21 间瓦房作为病房及工作业务用房。时有工作人员 2 人,建院当年收治麻风患者 17 人,由县民政局管理,首任院长陈祖焱。

1979 年,新建 10 间瓦房作为工作人员住房,建筑面积 600 多平方米。

1985 年,遂宁县撤县建市,遂宁县麻风病院更名为"遂宁市麻风病院",由市民政局管理。

1997 年,院内最后一名休养员离世。

2003 年 12 月,遂宁市麻风病院迁址遂宁市城区。

2012 年 5 月,遂宁市麻风病院撤并到遂宁市疾控中心,遂宁市疾控中心内设麻风防治科负责全市麻风防治工作。至此,遂宁市麻风病院累计收治麻风患者 116 人。

射洪县皮肤病防治所

射洪县皮肤病防治所前身为"射洪县浒溪公社康复村",始建于 1959 年 8 月。康复村位于洋溪区浒溪公社九大队一队,由该队的猪饲料加工厂改建而成,距射洪县洋溪集镇约 1 500 m,距射洪县城 15 km,周围有耕地 16 亩。康复村由县民政科和卫生科共同管理,首任负责人兰伯安,康复村工作人员享受国家工作人员待遇,建院当年收治麻风患者 12 人。

1965—1974 年,为收治麻风患者高峰期,1975 年后住村麻风患者逐年减少。

1982 年,射洪县浒溪康复村更名为"射洪县皮肤病防治所"。先后修建砖木瓦房 7 间,改造瓦房 4 间,共 450 m²,设有果蔬种植园、文娱活动场地等。院内基础设施较为齐全,病区设有"病员管理委员会",时有工作人员 7 人。

1987 年后，没有收治新发麻风患者。至此，累计收治麻风患者 37 人。

2015 年 3 月，撤销射洪县皮肤病防治所，2 名在编人员到县卫生和计划生育局工作，土地及土地上附着物划归当地农民使用。

蓬溪县麻风村

蓬溪县麻风村始建于 1959 年，位于蓬溪县文井镇境内，距文井镇 10 km，由县民政局、卫生局共同管理。占地 10 余亩，县民政局出资建平房 8 间，300 m²，时有工作人员 1 人。

1972 年，麻风村扩建 6 间平房，建筑面积 200 m²。

20 世纪 80 年代末，部分治愈者逐渐离村，麻风村内休养员逐年减少。

1997 年 5 月，麻风村职能划归县民政局。

2015 年，修建通往麻风村的水泥道路。由民政局和电信、移动等部门积极协商，安排麻风休养员负责村内基站的安全和守护工作，休养员每月获得一定的工资收入。

截至 2019 年底，蓬溪县麻风村累计收治麻风患者 69 人，时有休养员 2 人。县民政局负责生活及医疗费，政府补助无畸残休养员每人每月生活费 520 元、有畸残休养员每人每月生活费 580 元。蓬溪县麻风村由县疾控中心麻风防治人员兼职管理。

隆昌县麻风病疗养所

隆昌县麻风病疗养所始建于 1959 年 1 月，位于隆昌县云顶镇金墨湾村（政觉寺山），占地面积 20 亩，时有房屋建筑面积 1 100 m²、床位 5 张，距离县城 20 km。隶属隆昌县民政局，属财政全额拨款公益性一类事业单位，核定编制 4 人，时有工作人员 11 人，首任所长郭刚辉。

1959 年 1 月，隆昌县麻风病疗养所成立时，隆昌县隶属于泸州专区。1960 年 7 月隆昌县划归宜宾专区。1978 年 4 月，隆昌县划归内江地区（1985 年撤销内江地区建地级内江市）。

1959 年 6 月，首例隆昌县籍麻风患者入疗养所治疗。

1989 年，收治最后一名麻风患者。至此，该所累计收治麻风患者 95 人。

2016 年底，隆昌县麻风病疗养所时有休养员 1 人，年龄 70 岁，享受低保待遇，政府补助每月医药费 500 元、生活费 325 元。时有工作人员 4 人（医生 1 人、行政管理人员 3 人），均为在编人员，所长唐受良。

2019 年 4 月，疗养所最后一名休养员病逝，4 名工作人员回县民政局工作，疗养所房屋闲置。

马边彝族自治县麻风村

马边彝族自治县麻风村始建于 1958 年，位于县境内双溪公社荣丁管理区陈坝大队田坝生产队。首任负责人余万和，医生张孝金，建村当年收治麻风患者 15 人。

1960 年，麻风村迁址双溪公社珍珠桥大队春分溪生产队。

1965 年，县政府拨款在双溪公社珍珠桥大队铜鼓岩修建麻风村，与驻地生产队置换土地使用权，原生产队迁址原麻风村驻地；县民政科副科长杨俊民负责麻风村的修建，并兼任麻风村负责人。麻风村占地面积约 500 亩，房屋建筑面积 2 600 m²，病区设有食堂 3 个。

1975 年，麻风村挂牌成为"马边县麻风病防治站"，杨文华任站长。麻风病防治站隶属于县民政局，属事业单位，核定编制 9 人，其中行政人员 2 人，由县民政局安排，负责患者的生活救助行政管理工作；医务人员 7 人，由县卫生局派驻，负责患者的医疗救治工作。

1982 年，乐山地区行署拨款 2.9 万元架设麻风村电网、修建麻风村职工生活区围墙、购置东芝牌彩色电视机 1 台。

1984 年，实施居家治疗措施，新发麻风患者不再收入麻风村治疗。

1986 年 11 月，开始实施联合化疗方案，结束了单一氨苯砜治疗时代。

1992 年,麻风防治站的医疗工作由县防疫站负责,并纳入全县的麻风防治管理工作中,行政管理仍由民政局负责。

2006 年,县国土局因整理下溪乡珍珠桥村国有土地,修通下溪乡到麻风村的公路,从此结束了麻风村不通公路的历史。

2007 年,四川省对外友好协会、四川省扶贫基金会协调美国国际人道援助基金会资助 25 万元用于马边麻风村住房改造项目,解决休养员的住房、饮水问题。

2008 年,县民政局投入资金,为麻风村进行住房改造。

2019 年底,麻风村时有休养员 10 人、家属 18 人。休养员生活待遇参照县敬老院标准执行(每人每月生活费 450 元)。

乐山市金口河区皮肤病防治所附属福利医院

乐山市金口河区皮肤病防治所附属福利医院前身为"峨边县麻风村",始建于 1959 年 2 月,位于吉星乡民政村九组的大火夹地段。面积约 300 m²,时有麻风患者 100 余人,首任院长周立本,有工作人员 4 人。

1960 年,因修筑成昆铁路,麻风村迁址吉星乡联合村七组的梁河坝。时有麻风患者 100 人、医务工作者 4 人。

1963 年,解放军 8818 部队进入金口河修建成昆铁路。当时各界人士认为麻风村麻风病区生活用水直接流入大渡河,对下游地区造成传染。为了不影响铁路建设,经上级有关部门批准再次迁址,并筹划迁址前期准备工作。

1965 年,麻风村再次迁址吉星乡联合村三组的白泥凼高山顶上。时有麻风患者 100 余人,工作人员 4 人。新院址建有木质结构房屋面积 480 m²,病房 60 间。

1978 年建立金口河农工区,成立"金口河区皮肤病性病防治所",麻风村更名为"金口河区皮肤病性病防治所附属福利医院"。患者生活和治疗由区民政局和卫生局协调解决。政府拨给住院麻风患者每人每月生活费 30 元。

1985 年,区皮肤病性病防治所更名为"金口河区皮肤病防治所"。

1987 年 6 月,麻风患者的治疗由氨苯砜单疗改为联合化疗,同时把新发患者集中隔离治疗改为居家治疗。

2008 年 1 月,区民政局拨款 80 余万元,整体拆除危房,在原址上新建住房。工程于 5 月上旬动工,7 月底竣工投入使用。病房按照省农村二级敬老院的标准修建,建筑面积 545 m²,时有工作人员 9 人。

2009 年 1 月,国际人道基金会援助项目捐助 1 万多元给休养员,并送去大米、油、营养品等。7 月 16 日,区疾控中心对福利医院休养员进行慰问,并送去 2 000 元慰问金。

2010 年,时有工作人员 9 人、休养员 11 人。补助休养员每人每月生活费 300 元、医药费 30 元。

2012 年,补助休养员每人每月生活费 350 元、医药费 30 元。

2013 年 1 月 23 日,金口河区区委、区政府、宣传部、民政局、广电局、卫计局、疾控中心有关领导到皮肤病防治所附属福利医院参加金口河区第 60 个"世界防治麻风病日"慰问活动,为休养员及医生送去慰问品及现金。金口河区区委、区政府、民政局向 8 位休养员赠送价值 2 000 多元的猪肉、大米和营养品。区卫生计生局和区疾病预防控制中心赠送 3 000 元现金。

2014 年 1 月 15 日,乐山市卫生局、乐山市疾控中心以及区卫计局、区民政局、区疾控中心等各部门领导前往皮肤病防治所附属福利医院对休养员开展慰问活动,为他们送去越冬棉袄、棉鞋、防护鞋、医疗救治包、大米、猪肉等物质和慰问金,还对院外在治患者和区皮肤病防治所的麻风防治工作人员进行了慰问。共计发放慰问金 7 000 多元、大米 450 kg、猪肉 100 多千克、棉袄 10 件、棉鞋 10 双、防护鞋 10 双、医疗救治包 100 个。

2016 年 3 月 28 日,乐山市金口河区机构编制委员会下发《关于疾病预防控制机构整合的通知》(金编委〔2016〕1号），撤销"乐山市金口河区皮肤病防治所"，将麻风病预防控制职能划入区疾病预防控制中心，时有休养员6人，由吉星乡管理。工作人员1人留在吉星乡负责管理休养员，其他工作人员（6人）并入福利院。

截至2019年底，皮肤病防治所累计收治麻风患者263人，治愈出院118人，因其他疾病死亡122人。院外有麻风康复休养员23人，政府拨给每人每月生活费250元。

沐川县麻风病医院

沐川县麻风病医院又名"复康医院"，始建于1972年，地处沐川县建和乡庙坪村2组，距离县城20 km，首任院长王兴位。

1972年，经乐山地区革命委员会(71)第131号文件批准，在县委统一领导和有关部门的协助下，沐川县民政局拨款2万元，用于建设县麻风病医院。麻风病医院占地145.5亩（水田1.5亩、旱地4亩、荒山140亩），时有病房10间，约300 m^2；医生生活用房5间，约150 m^2。病房和医生生活用房相距约2 500 m。

1973年9月，沐川县麻风病医院竣工并投入使用。医院住院患者医疗费由县民政局划拨，患者的生活来源一部分由自己生产粮食供给，一部分由县民政局拨款补助。

1987年8月开始，改氨苯砜单疗为联合化疗，新发麻风患者由集中隔离治疗改为居家治疗。

1973—1995年，累计收治麻风患者18人，治愈出院14人，因其他疾病死亡4人。

2016年底，沐川县麻风治愈存活者共有14人（均在院外），有现症患者1人。麻风病医院已无人居住。麻风防治工作移交县疾控中心管理，麻风病医院土地和房屋闲置，归属民政管理。

夹江县康复医院

夹江县康复医院前身为"夹江县华头区康复医院"，始建于1965年5月，位于夹江县歇马乡立新村3组（小地名清风寺）。占地面积90余亩，院内设置办公区和病区，病区分为消毒区和隔离区，共有7栋病房和1栋办公房，呈台阶式分布。首任院长张校明。

1965—1979年，承担夹江县辖区及周边10余个区、市、县麻风患者的治疗、康复工作，先后收治麻风患者50余人。患者与医务人员粮食由华头粮站供应（每人每月12.5 kg），患者生活费由县民政局发放。有少量土地供患者劳动生产。

1980年5月，时有麻风患者38人，县民政局按患者数给每人每月生活补助费3元。

1983年7月，时有麻风患者28人，县民政局给患者每人每月生活费5元。

1987年1月，更名为"夹江县康复医院"。

1998年6月，时有休养员22人，县民政局给休养员每人每月生活费30元。

2000年，时有休养员22人，每人每月生活费40元。是年，县民政局拨款10万余元，撤建木质楼房办公区150 m^2；病区由7处改为3处阶梯式分布建筑。

2002年12月，时有休养员22人，县民政局拨给休养员每人每月生活费60元。

2005年，时有休养员22人，休养员生活费补助标准增至每人每月70元。是年，在县外侨办联系帮助下，香港的社会爱心人士肖旺和李满福捐资4.8万元改建一病区。

2008年，时有休养员23人，休养员生活费补助标准增至每人每月90元。是年，为改善患者居住条件，县民政局拨款38万元重建约250 m^2砖木结构的二病区。

2011年，时有休养员16人，休养员生活费补助标准增至每人每月160元。为改善患者、医务人员及周边200多名群众长期"天干无水吃，雨天吃浑水"的历史，在县政府外侨办帮助下，由国际人道基金会援助8万元，修建了长约3 km安全卫生的生活饮水管道和蓄水池2个，解决了康复院休养员和周边群众200多人的生活用水问题。

2013年11月，时有休养员13人，休养员生活费补助标准增至每人每月480元。患者生病住院费由民政全额报销。

2015年,时有休养员12人,休养员生活费补助标准增至每人每月600元。休养员生病住院费由民政全额报销。

截至2019年底,康复医院累计收治麻风患者113人,其中本县64人、外县49人。康复医院隶属于民政局,时有休养员9人、工作人员3人;县民政局拨给休养员每人每月生活补助660元,休养员生病住院费由县民政局全额报销。医院有病房和办公用房建筑面积共676 m²。

南充市高坪区斑竹麻风病院

高坪区斑竹麻风病院前身是"南充县麻风病院",始建于1957年9月28日,位于南充县斑竹乡人字沟,距斑竹乡政府2 000 m,距离县城34 km。

1957年,南充县根据四川省人民委员会《关于试建麻风村和进行麻风病防治工作的通知》[川办卫字(57)第623号]文件精神,建立"南充县麻风病院"。麻风病院占地31亩,修建病房、职工办公及生活用房2 000 m²,先后配备医护人员、管理人员12人,隶属县卫生局、民政局共管,在两局的协调配合下,对全县发现的麻风患者全部收入院治疗和管理。

1961年,南充县麻风病院更名为"南充县康复医院"。

截至1985年底,累计收治麻风患者167人,其中治愈出院75人、未愈出院居家治疗21人、转院5人、其他疾病死亡38人、住院患者28人。

1985年,麻风防治工作移交给南充县卫生防疫站,麻风病院归属卫生局管理。

1992年,麻风院28位患者陆续出院,工作人员分流到乡村卫生院,此后麻风院废弃,土地房屋归属民政局。

1994年,南充县撤县建区(高坪区),南充县麻风病院更名为"高坪区斑竹麻风病院"。

南充市阆中市康复院

阆中市康复院前身是"阆中县康复院",始建于1972年,位于河楼乡牛鼻梁村,距县城45 km,总建筑面积3 591 m²。

1972年,由县政府拨款,县民政局、卫生局抽调干部组成筹建组,筹建专门收治麻风患者的阆中县康复院。

1974年,阆中县康复院建成,首任院长周宗万。是年7月,收治首批麻风患者45人。建院初期,全院仅有砖木结构办公用房14间,土木结构病房25间,患者厨房、保管室、厕所、猪牛圈共6间,患者吃饭、活动大厅2间,治疗、消毒、物资转运用房4间。是年,经南充地区编制委员会核准,阆中县康复院核定事业编制14人(行政、财务、后勤7人,医疗技术人员7人),各部门基本配齐。医院经费分两方面拨给,行政后勤人员工资及办公费、差旅费、患者生活生产费用由县民政局负责,医疗技术人员工资及患者药费由县卫生局负责。

1975年,县民政局拨款修建4.5 km长的机耕道与省道302线连接,结束了康复院物资靠人工背挑的历史,也方便了沿途几个生产队队员的出行。

1976年,县财政拨款购买手扶拖拉机1辆,方便院内所需物资的运送。后因道路坡高路斜,手扶拖拉机常发生事故,县财政拨款在县车队购买南京牌汽车1辆划给康复院。

1977年,住院患者增至77人。

1981年,医院购买15马力柴油机1台及5 kW发电机1台,告别了照明靠煤油灯的历史。

1982年,因康复院处于升钟水库库区内,为解决水库污染问题,财政拨款16万元用于医院医疗污水、生活污水无害化处理,并安装30 kV变电器1台,修建小型二级抽水站1个,解决了人畜饮水和生活用水的问题,同时购置1台30 kW发电机组作应急使用。

1983年,开展麻风调查,新增麻风患者30人。至此,阆中县康复院累计收治麻风患者93人,其中包括外县 3 人。

1984 年，康复院购买锦江牌双排座汽车 1 台作生活用车。是年，新建砖木结构病房 13 间、职工宿舍 2 间，康复院总建筑面积 3 591 m²，其中患者用房 1 389 m²、办公用房 1 695 m²、职工宿舍 507 m²。

1985 年，麻风防治工作职能移交县卫生防疫站。康复院仅负责院内患者的治疗管理、生产生活，参与社会防治调查。

1991 年 5 月，阆中县撤县建市，阆中县康复院更名为"阆中市康复院"。

1993 年，康复院结构调整，部分工作人员分流到市民政局和卫生防疫站，院内仅留工作人员 5 人。

2014 年 10 月，康复院改组，由市民政局接管，卫生人员合并到市疾控中心。

2019 年底，阆中市康复院核定编制 8 人，其中护理员 2 人；居住休养员 9 人，财政拨给住院休养员每人每月生活费 700 元，并享受国家免费医疗政策。

南部县康复医院

南部县康复医院前身为"南部县麻风病院"，始建于 1957 年，位于南部县升钟镇玉眉山上，距离县城 75 km。

1957 年 6 月，南部县人民政府协调升钟乡人民政府，将该乡玉眉山上的庙宇无偿划拨给南部县麻风病院使用，并下拨经费 3 000 余元，指定县民政局承办麻风院建院事宜。

1958 年 6 月，南部县麻风病院建成，首任院长蒲天仁。收治仪陇、西充、阆中、南部四县的麻风患者 130 余人。患者生活、伙房、吃饭场所都在庙宇内，生活物资按当时城镇居民标准供应，管理人员统一采购安排，经费由县民政局拨付。麻风病院实行严格的管理制度，基本与外界隔绝，工作人员寄居在当地老百姓家中。

1962 年 10 月，南部县麻风病院更名为"南部县康复医院"。

1972 年春，县政府投资 6 万余元，先后将该院办公室、医务室、住院部迁到何家坪和何家岩柏林湾处：办公室 1 500 m²，医务室 1 000 m²，住院部 5 000 余平方米，共 4 栋，床位 60 张。总占地面积 200 余亩，土地由政府统一征用，院长米仕荣，住院麻风患者 50 余人。患者生活费由县民政局负责，患者医药费由县卫生局负责。

1972—1974 年，收治麻风患者 34 人。

1987 年，病院安装电灯，结束用煤油灯照明的历史。

2002 年，病院打凿第一口泉水井，结束了休养员长期在西河背水吃的历史。

2003 年，病院编制归县民政局，同时组建新的领导班子，任德友任院长。

2004 年，县政府拨款 100 余万元，重新修建砖木结构 2 000 m² 的住院部，设置病床 20 余张，休养员生活区 6 000 m²，办公楼 700 m²，配套电灯、电视、自来水等生活设施。

2005 年，副县长王熊骅会同县民政局党组研究决定，康复医院由原来二级预算单位提升为一级预算单位，彻底结束病院职工发不起工资的历史。

2007 年，县民政局拨款 10 万元，为康复医院购置汽车 1 辆。

2014 年，中国红十字总会投入 50 万元，对康复医院麻风病区、办公楼进行维修。

2019 年底，康复医院麻风病区时有休养员 17 人，政府拨给休养员每人每月生活费 600 元。

仪陇县麻风院（康复医院）

仪陇县麻风院（对外称"康复医院"）始建于 1971 年 12 月。位于仪陇县立山区茶房乡幸福村五社，建有职工宿舍、办公用房 170 m²，住院部 636 m²，消毒室 75 m²，厕所 40 m²。行政和管理人员 5 人，其中合同工 1 人，首任院长李洪儒。

仪陇县康复医院隶属仪陇县民政局、卫生局领导。业务技术上隶属县卫生防疫站指导，行政管理人员工资和麻风患者生活费等由县民政局拨给，医务人员工资和麻风患者医疗费用由县卫生局拨给。仪陇县康复医院主要承担收容治疗麻风患者及开展麻风预防、宣传、科研等工作;其次利用业余时间对边远山区(平昌、营山、仪陇三县交界之地)缺医少药的危重患者进行门诊救治。医院开设有门诊部、外科治疗室、中西药房、诊断室、收费室、化验室、消毒室和能收治 50 名麻风患者的住院部。

1973 年,开始收容、隔离治疗麻风患者,将原在会理、南部等麻风病院治疗的仪陇籍麻风患者 6 人接回该院治疗。

1975 年,县卫生局举办"麻风防治知识培训班",有 80 名学员在康复医院实习。是年,开展麻风普查工作,确诊麻风患者 16 人,全部收入康复医院治疗。

1977 年 10 月,县民政局拨款 8 000 元,维修职工宿舍和工作用房 445 m²。

1978 年 3 月,县民政局拨款 800 元,为医院职工和患者修建水池,安装自来水管。是年,根据患者提议集体食堂改为自炊自食,每月 2 号由管理人员统一采购生活物资分给患者。

1979 年 12 月,在医院内修建 1 间 40 m² 的发电房。

1980 年 3 月,为解决医院照明和工作用电,县民政局拨款 4 000 元,购置发电机 1 台、24 马力柴油机 1 台。

1981 年 7 月,由于山洪暴发,冲垮职工宿舍和堡坎,导致地基下沉 12 cm 左右,住房成为危房。年 9 月,南充地区民政局拨款 12 万元,选址重建康复医院。

1985 年 2 月,医院迁址双牛石村 2 组,时有砖混结构三楼一底职工宿舍和工作用房 796.57 m²、病房及厕所 247.3 m²、消毒室 78 m²。时有民政管理人员 5 人,医生 6 人。

1986 年 4 月 7 日,县人民政府办公室下发《关于加强麻风病防治工作的报告》(仪府办发〔1986〕26号),决定成立"县麻风病防治领导小组"。5 月 20 日,又批转县卫生局、民政局拟订的《仪陇县"七五"期间麻风病防治工作规划》。1986 年以后,麻风患者由县卫生防疫站与县康复医院共同管理,并开始对新发麻风患者进行院外治疗。

2019 年底,仪陇县有麻风愈后存活者 8 人,分布在 7 个乡镇,康复医院无麻风住院患者或休养员。时有民政管理人员 1 人,康复医院在疾控中心的支持和技术指导下管理麻风防治事务。

营山县康福医院

营山县康福医院前身为"营山县麻风病院",始建于 1958 年,由县委、县人民政府决定成立,首任院长易春阳。时有职工 5 人,由县民政局、卫生局共同管理,民政局负责管理后勤保障,卫生局负责医务人员配备。1958 年收治麻风患者 128 人。

1959 年 7 月,营山县麻风病院更名为"营山县康复疗养院"。

1966 年,营山县康复疗养院更名为"营山县麻风病疗养院"。

1975 年,营山县麻风病疗养院更名为"营山县康福医院",占地约 80 亩。

1970 年、1978 年两次由县财政局拨款扩建石木结构房屋 1 栋。

1985 年,时有职工 13 人,其中医技人员 6 人、管理人员 7 人,院长胡建全。是年收治麻风患者 28 人。之后确诊的新发麻风患者都采取居家治疗。

1999 年,时有职工 8 人,其中医技人员 4 人、管理人员 4 人。下设医院办公室、医生办公室、后勤办公室等。医院住房建筑面积 2 286 m²,病区面积 2 156 m²;设病床 150 张,分轻、重病区,男、女病区。

2005 年起,由县财政局对该院实行专项预算。县人事局列入编制,单位性质为县民政局下属福利性事业单位。核定编制 8 人。

2008 年,由于该院交通不便,住房已是危房,距县城较远,同时原址龙王寨拟规划为休闲旅游区,县民政局向省民政厅请示迁建"康福医院"。是年,省民政厅批准并拨款 100 万元,县财政配套 50 万元,在东升镇玉帝村五组(原村委会办公地)迁建康福医院。新院距县城 8 000 m,占地 2.3 亩,新建砖混结构楼房 1 栋,建筑面积 1 200 m²。其中大部分为住院部,每间病房面积 18 m²,设独立卫生间;其余为医技服务用房。添置部分治疗设备,配备公用轿车 1 辆。

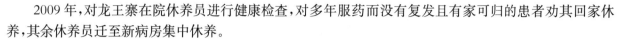

2009年，对龙王寨在院休养员进行健康检查，对多年服药而没有复发且有家可归的患者劝其回家休养，其余休养员迁至新病房集中休养。

2019年底，居住休养员11人，政府拨给休养员每人每月生活费1 000元。设集体食堂，配有专职炊事员为休养员提供餐饮服务。时有职工6人，院长陈开文。麻风防治业务技术指导由县疾控中心负责。

宜宾县皮肤病防治院

宜宾县皮肤病防治院始建于1969年，1970年底竣工。院址位于宜宾县喜捷区寨子队（今翠屏区思坡镇寨子组），坐落在岷江河畔、丹山碧水山顶，占地面积45亩，其中山林面积15亩、耕地面积26亩、水田面积4亩。首任院长王建奎。

1969年初，宜宾县革命委员会会同宜宾地区行署，商议整体搬迁南广沿坪坝市麻风医院至宜宾县喜捷区寨子队，与新建的宜宾县皮肤病防治院合署办公，由宜宾县统一管理，承担宜宾地区和宜宾县的麻风患者治疗。患者入院后按宜宾行署规定，各县患者由各县负担相关费用。具体负担方法是：各县民政局负担患者的生活费，卫生局负担患者的治疗费。如此一直沿袭至2019年。病区成立伙食团，实行统一就餐、月底核算的方式。患者全部进入合作社，由队长、副队长安排生产。每个患者都分有一小块自留地，可种蔬菜，改善生活。院部划给合作社30亩土地、4亩水田用来生产、耕作；收入归集体，分配按记工分的形式进行；同时开展养猪、生产藤椅等多项副业。职工和患者生活物资，由院方指定专人购买并负责运输，费用皆由院方承担。

1970年，宜宾县皮肤病防治院竣工，南广沿坪坝市麻风医院整体搬迁至该院收治麻风患者。

1972年，继续扩建医院，完善各项管理，将全部患者按生产队编制进行工分制，实行多劳多得。大力发展各项副业（生产藤椅、养猪、种菜），积极改善患者生活条件，患者生活水平远高于当地村民。同时增加文化娱乐设施，定期播放电影，稳定患者、职工及其家属的情绪。大力推广院区绿化，曾被誉为"花园式医院"，多次受到上级表彰。

1986年，"宜宾市基本消灭麻风病防治研究"项目获宜宾市政府"科技进步一等奖"。

2008年，利用国家麻风村改扩建项目资金130万元新建防治院综合大楼，配备相关医疗、办公设备。

2012年，利用全国麻风病畸残康复项目，省皮肤病防治研究所在高场镇对川西南的畸残麻风患者进行免费手术。随着经济发展，地方政府逐年提高麻风患者生活费和医疗费标准。

截至2019年底，该院累计收治麻风患者90人。时有住院休养员38人，政府补助休养员每人每月生活费320元。时任院长查俊生。

屏山县康复村

屏山县康复村始建于1959年，是集中收治麻风病的医疗和管理机构。位于宜宾市西部屏山县夏溪乡建设村与瓦窑村之间的荒坡上，距宜宾市156 km。西南面与凉山州雷波县相邻，西北面与乐山市马边彝族自治县相邻。全村面积1 830亩（其中经济森林1 000亩、果树林500亩、茶园120亩、田地110亩、荒坡100亩），三面环山，地势陡峭，悬崖峭壁随处可见，交通十分闭塞，通往全村的羊肠小道都是在陡坡、悬崖上盘旋。山下是水流湍急的西宁河，是天然的隔离屏障，横跨西宁河上的50 m长的铁索桥是康复村与外界联系的唯一通道。

1959年初，屏山县人民委员会在《关于防治麻疯病实施方案报告》中称，全县有显著症状的麻风患者约50人。2月11日，县民政科、卫生科邀请有关部门召开筹备会，拟出初步防治方案。决定成立"屏山县防治麻风病领导小组"，并设立"屏山县麻风村"。经过反复论证，把麻风村地址选在团结公社（今夏溪乡）。当时对有关问题的规定是：①麻风村新修房屋及新置家具的费用，原则上由患者原籍所在的公社分摊解决，不足部分由民政部门补助。②麻风村实行治疗与生产相结合的管理模式，患者入村后搞好生产劳动逐步自给，开始时的生活费用由公社包干解决。③小农具自带，大农具、耕牛由患者多的公社解决。④医药由县卫生科负责计划、选购、保管、使用，并按照医疗技术规范治疗患者。后来省里统一规定：麻风村医务人员工资福利及麻风患者医疗费用由所在地区卫生部门列入预算解决;行政人员工资福利和麻风患者集中后的生活救济、管理费用等由民政部门列入民政事业费中解决。所以,屏山县麻风村从建立开始,就得到国家经费的资助,得以巩固和发展。10月,屏山县麻风村在夏溪乡贺家山(小地名:小二坪)成立。使用财政资金 600 元,购买当地居民搬迁后遗留下来的土墙茅草房屋 2 栋 6 间,约 120 m²,翻修后作为业务用房和麻风患者住院用房。是年,收治麻风患者 12 人,由曾蔚文一人负责医疗和行政管理工作。

1960 年,屏山县麻风村更名为"屏山县康复村"。7 月 14 日,县卫生科在《关于康复村一年工作的报告》中记载:"康复村地址夏溪公社贺家山,建立了'康复村管理委员会',主任由当地公社党支部书记担任,另设副主任 3 人(住村干部 1 人、患者中产生 2 人)。办公室、医务室从贺家山(小二坪)迁至朝天寺(小地名)。"当时财政投入资金 2 000 元,分别新建土木结构业务用房和住院用房 2 栋 12 间,约 320 m²。是年,住院麻风患者增至 37 人(其中外县麻风患者 3 人)。

1962 年 10 月,由于收治患者越来越多,办公室、医务室从朝天寺搬迁至白杨坪。财政投入资金 2 万元,新建 1 栋 10 间的土木结构房屋,约 200 m²,作为业务用房和职工住房;分别设置 3 个病区,新建 8 栋 40 间土木结构病房,约 800 m²。是年,收治麻风患者增至 48 人,并在病村建立生产队,成立康复村党支部,梁万金任支部书记,冯盛才、申天才任支部委员,选出正、副队长领导生产,同时建立轻、重症患者伙食团,由两名副主任管理。伙食团还养猪、鸡等禽畜;口粮年年有结余,还把余粮近 1 吨无偿支援夏溪乡小水电建设,作为民工的补助粮。水电站建成后,夏溪乡政府免费把输电线接往康复村,康复村告别了煤油灯照明的历史。是年,康复村管理人员增加会计 1 人,调入医务人员 2 人。

1979 年 10 月,康复村办公室、医务室、职工住宿房从白杨坪迁址西宁河对岸夏溪乡建设村七组(小地名:水孔庙)。县财政投入资金 10 万元,新建成四合院、砖木结构房屋约 600 m²,通往病区的道路是横跨在西宁河上 50 m 长的铁索桥。从此,康复村告别用船渡河出入与外界联系的历史。

1984 年 3 月,按照 WHO 推荐的麻风病联合化疗方案治疗新发患者。是年,县财政局按实有住院人数补助每人每年生活费和治疗费 240 元。从此患者不再安排从事生产劳动。

1985 年 11 月 12 日,县政府批转县民政局、卫生局《关于加强我县麻风病防治的报告》,同意"改革管理办法,将过去康复村由民政、卫生两局共管,改为由卫生部门管理,民政系统管理人员 4 人减为 2 人,被精减人员由民政与劳动部门安排工作"。康复村隶属县卫生局,曾蔚文任屏山县康复村管理委员会主任和医务室主任。

1999 年,时有留村休养员 12 人。

2000 年 11 月,成斌被宜宾市卫生局评为"先进个人"。

2001 年 1 月,医护人员减至 2 人;行政管理人员减至 2 人。

2012 年 3 月,扩编新招 1 名护理人员。

2013 年后,成斌被中共宜宾市委评为"十佳卫生工作者",被四川省委宣传部评为"爱岗敬业"感动人物,并当选为夏溪乡第十六、十七届人大代表。

2015 年,康复村收治 2 名新发麻风患者。是年,成斌获"马海德奖"。

2016 年,成斌获"屏山健康卫士"称号,并当选"中国共产党屏山县第十三次代表大会代表""中国共产党宜宾市第五次代表大会代表"。

截至 2019 年底,屏山县康复村累计收治麻风患者 104 人。时有医护人员 3 人、行政管理人员 3 人,麻风治愈休养员 7 人,政府补助休养员每人每月生活费 820 元。

武胜县民政康复院

武胜县民政康复院始建于 1958 年,由县卫生局、民政局共同管理。位于三溪镇堰沟湾村(6 村)一社,占地 25 亩,建楼 4 栋,设有病床 100 张。民政局设立"民政康复院",负责麻风患者的生产、生活,首任负责人夏成忠;卫生局设立"麻风村医务室",负责麻风患者的医疗,首任医生文庆炎。

1966 年底,收治麻风患者 96 人。

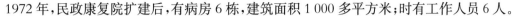

1972 年,民政康复院扩建后,有病房 6 栋,建筑面积 1 000 多平方米;时有工作人员 6 人。

1979 年底,院内住院人数达 100 人。

1980 年,时有判愈出院患者 42 人,住院患者 57 人,死亡 1 人。

1986 年起,对麻风患者采用联合化疗方案治疗,麻风患者治疗由县卫生防疫站与麻风村医务室共同管理,新发麻风患者采取居家治疗。

截至 1991 年,武胜县民政康复院累计收治麻风患者 168 人,此后未再收治新发麻风患者。

1995 年,麻风防治工作移交县卫生防疫站,时有住院麻风休养员 6 人。

2016 年 4 月,武胜县麻风村医务室人、财、物成建制划入武胜县疾病预防控制中心,麻风防治由疾病预防控制中心结核病防治科负责,设兼职人员 5 人。是年 11 月,武胜县民政康复院人(含退休人员)、财、物成建制划入武胜县救助站(武胜县社会救助福利中心),原住院麻风休养员 2 人全部转入武胜县救助站。

岳池县康复卫生院

岳池县康复卫生院前身为"岳池县金城山麻风村",始建于 1958 年 9 月,县政府拨款 3 万元,由县民政科、卫生科承办。位于东板乡郭家庙村六组(金城山上),距县城 36 km,划拨土地 150 亩,修建病房 34 间、医疗救治室 5 间。首任村长杨斌。

建村初期,共有土木结构瓦平房 3 处,分为一、二病区和工作人员区。两个病区相距 300 m。共有 6 栋瓦平房,房间 39 间,建筑面积 1 050 m²。1961 年收治首批麻风患者 21 人。

1970 年,县政府拨款 8 万元,修建三区域活动室。

1972 年,县政府拨款 3 万元,修建一、二病区住房。

1978 年,县政府拨款 12 万元,修建医务用房 380 m²,均为石木结构房。患者增至 126 人。时有工作人员 12 人(其中医生 4 人)。

1994 年 10 月,岳池县金城山麻风村更名为"岳池县康复医院"。

1995 年,县政府拨款及当地群众集资,修通院前公路。

1996 年 3 月,岳池县康复医院更名为"岳池县康复卫生院"。麻风防治工作移交给县卫生防疫站,时有住院休养员 19 人。

2006 年,县政府拨款 25 万元,新建砖木结构房 850 m²。

截至 2019 年底,岳池县康复卫生院累计收治麻风患者 267 人。时有职工 4 人、休养员 9 人,政府补助休养员每人每月生活费 470 元。时任院长邱涛。

广安市前锋区康复医院

广安市前锋区康复医院前身为"广安县麻风病医院",始建于 1951 年 6 月,由县卫生科、民政科共同负责,位于今广安市前锋区桂兴镇大店村。

1952 年 10 月,广安县麻风病医院建成挂牌。时有工作人员 2 人,首任院长向树森。

1961—1965 年,县政府拨款 3 万元,在医院附近新建了一栋约 200 m² 的排列房,内有房间 10 余间。

1979 年,县政府拨款 20 余万元,在院西侧新建约 300 m² 的土墙房屋,内设病房 20 余间。是年收治麻风患者 48 人,是建院以来接收患者最多的一年。医院时有职工 15 人、工勤人员 6 人。

1998 年,广安县麻风病医院更名为"广安区康复医院"。

2008 年,广安区政府拨款 35 万元,病区房屋全部改建为砖混结构,面积约为 260 m²,房间 10 间。

2010 年,时有工作人员 8 人,在院接受康复治疗者 6 人。

2012 年,区民政局拨款 2 万元,购买太阳能发电设备、电视机等。是年 8 月,区民政局拨款 2 万元,维修了进出院内长约 2 km 的土路。9 月,为患者集体办理医疗保险。

2013 年 3 月,因行政区域调整,广安区康复医院更名为"广安市前锋区康复医院",隶属于广安市前锋区民政局,院长胡更生。

2015年，区民政局、财政局拨款2万元，维修病区进出道路。

2016年8月，因修建龙滩水库，康复医院迁址龙滩镇龙滩村，对新病区进行2次维修改造。新病区有房屋6间（其中生活用房3间、其他用房3间）。

2019年底，广安市前锋区康复医院时有工作人员5人，院内居住休养员3人，政府拨给休养员每人每月生活费470元，并享受国家免费医疗政策。

达县太平寨医院

达县太平寨医院前身是"达县麻风病院"，始建于1959年，位于罐子公社太平村2组（太平寨）。首任院长何联太，时有医生6人、护士4人、护工2人、行政后勤人员5人。隶属于县卫生局和民政局管理，县民政局负责生产、生活救济，卫生局负责发现患者和治疗管理；县卫生局、民政局各自负责本部门人员办公经费及人员工资。

1984年，达县麻风病院更名为"达县太平寨医院"。医院占地面积348.4亩，有办公用房35间共500 m²，病房50间共800 m²，有鱼塘5个、耕地200亩、稻田85亩；安装电网，配电话1部；县民政局在医院内办酒厂1座，兔养殖场1座。

1996年10月，达县太平寨医院迁址达县南外镇万达路477号租房办公。

2005年7月，撤销达县太平寨医院建制，该院患者全部回原籍，院区房屋、土地等交县民政局管理，工作人员并入县疾病预防控制中心，时任院长杨晓果。

大竹县康复医院

大竹县康复医院始建于1973年，位于神合乡红五月村八组，征用土地101.2亩，其中耕地21.2亩、非耕地80亩。

1974年，大竹县康复医院建成，时有病区平房4栋、患者食堂平房1栋、职工住房两层楼房1栋、堰塘1个、供患者休息活动平坝1处。建院经费由县民政局承担。县政府指定县民政局、卫生局对康复医院分别实行行政、业务管理，首任院长邓佑纯。时有工作人员10人（县民政局人员5人、卫生局从乡镇卫生院调配工作人员5人），负责麻风患者的治疗及周围群众的基本医疗工作。医院所有经费由县民政局和卫生局共同负责，每年各自拨款2万元。

自1976年开始，在全县范围内开展麻风调查，将发现的麻风患者及时收入院内隔离治疗，首批收治麻风患者23人。有劳动能力的住院患者利用医院周围的空地和堰塘，养鸡、养鱼、养牛、耕种，自给自足。

1982年，从文星镇架设供电线路，结束了用煤油灯照明的时代。是年，医院购买电视机1台。

1986年，医院安装电话1部。

1987年3月，在茶叶坪征用2块水田修水井，解决了医院工作和生活用水难题。

1993年，康复医院迁址原城东乡政府（牛王庙）旧办公楼，4名行政人员仍留在康复医院原地管理医院的房屋及土地等，保留2名卫生人员继续负责麻风防治工作，其余卫生人员分流到乡镇卫生院。

1998年5月，大竹县康复医院办公地点由原城东乡政府处搬迁到县卫生防疫站内，行政挂靠防疫站，隶属县卫生局管辖。

1998年11月，省卫生厅考评验收：大竹县达到"基本消灭麻风病标准"。

2002年，撤销康复医院建制，将大竹县康复医院整体并入县卫生防疫站。康复医院旧址上的所有建筑物及土地由县卫生防疫站全权管理。

2003年，在卫生防疫站的基础上成立"县疾病预防控制中心"。

2016年，县疾病预防控制中心内设"麻风病防治科"，时有工作人员2人。

渠县康复医院

渠县康复医院前身为"渠县麻风病院"，始建于1966年，位于柏水乡小寨，首任院长陈国雍。

1973 年,动议渠县康复医院迁址重建,选址水口乡太平寨。新址三面临崖,一面邻村社,有简易公路直达,交通便利,离县城 42 km,离水口乡场镇 3 000 m。

1975 年,麻风病院由柏水乡小寨迁址水口乡太平寨,更名为"渠县太平寨医院",时有工作人员 8 人(西医 2 人、中医 2 人、检验员 1 人、药剂员 1 人,会计和炊事员各 1 人)。隶属县民政局和卫生局共同管理,民政局负责生产、生活救济,卫生局负责发现患者和治疗管理,经费由县财政全额拨款。全县麻风防治工作由当时的县卫生防疫站和太平寨医院共同负责,防疫站主要负责麻风宣传、流行病学调查等,太平寨医院负责患者的治疗和管理。医院占地面积 165 亩,有办公用房 32 间共 380 m²,病房 102 间共 1 000余平方米;耕地 50 亩、稻田 30 亩、鱼塘 2 亩,空闲地 80 多亩;工作和生活用电由电网供电。

1998 年,渠县麻风防治工作经四川省卫生厅考评,达到卫生部颁布的"基本消灭麻风病标准"。

2007 年,太平寨医院迁址报恩乡(原金竹乡政府旧办公楼),更名为"渠县康复医院",隶属县民政局管辖。

2019 年底,居住休养员 8 人,县民政局拨给休养员每人每月生活费 150 元。时有专职麻风防治工作人员 12 人,隶属县民政局管辖,承担全县的麻风防治工作。

万源市复康医院

万源市复康医院前身是"万源县复康医院",始建于 1978 年,地处花楼乡境内,距离万源县城 47 km。医院占地面积 254 亩,有办公用房 25 间共 300 m²、病房 30 间共 500 m²、耕地 70 亩、稻田 5 亩;时核定编制 10 人(医疗卫生人员 6 人、行政后勤人员 4 人)。县民政部门负责患者的住宿、生活、救济;县卫生部门负责发现患者、治疗和管理,办公和工作经费由县民政局、卫生局按工作人员比例分担,工资由县财政全额拨款。首任院长赵贤才。

1988 年后,按省、市统一部署和要求,复康医院逐步由氨苯砜单疗转变为多种药物联合化疗,以及由院内全封闭隔离治疗转为居家治疗。

1991 年,复康医院迁入万源县城(在城区租房作为办公用房)。

1993 年 7 月,经国务院批准撤销万源县和白沙工农区,合并设立"万源市"。万源县复康医院更名为"万源市复康医院"。

1994 年,市民政局不再管理复康医院(原民政局工作人员 4 人回民政局工作),复康医院由市卫生局全权管理。

1998 年,经四川省卫生厅组织考评组考评认定,万源市达到"基本消灭麻风病"的部颁标准。

2014 年,复康医院撤并到万源市疾控中心(仍保留"复康医院"牌子),疾控中心内设皮肤病防治科负责麻风防治事务。

2019 年,麻风防治职能划归性病艾滋病防治科管理。原复康医院房屋和土地交市民政局管理,院内时有休养员 4 人,休养员由民政部门负责管理,享受城镇最低生活保障。

宣汉县大木湾医院

宣汉县大木湾医院前身为"宣汉县麻风病院",始建于 1958 年,位于距县城 200 km 外的鸡唱乡。

1960 年,宣汉县麻风病院迁址凉风乡境内,更名为"宣汉县大木湾医院"。占地面积 100 亩,有办公用房 17 间共 600 m²,重病房 12 间共 360 m²,轻病房 10 间共 200 m²;院区自建小水电站供电。时有医务人员 6 人、行政后勤人员 1 人,隶属县民政局和卫生局共同管理,民政局负责生产、生活和患者救济,卫生局负责发现患者和治疗管理。经费由县财政全额拨付。首任院长陈察林。

1995 年,大木湾医院关闭,卫生人员由县卫生局直管。

1997 年,经四川省卫生厅组织考评组考评认定,宣汉县达到"基本消灭麻风病"的部颁标准。

2007 年,县卫生局将大木湾医院卫生人员纳入县卫生防疫站(今疾控中心)管理,麻风防治工作由县防疫站负责。原大木湾医院房屋和土地移交当地政府。

南江县民卫医院

南江县民卫医院前身为"南江县幸福村",始建于1958年。位于距县城30 km的桥坝乡五星村烂泥池,县人民政府划拨山林土地7 200亩、病房70余间作为收治麻风患者基地;幸福村隶属于县卫生、民政共同管理。时有工作人员6人,建村当年收治麻风患者98人。首任院长石德阳。

1965年,县民政局拨款1.2万元修建医疗办公用房。

1978年,县民政局拨款3.3万元,在宝鼎观修建砖木结构的粮食、药品库房和职工宿舍2栋,新病区病房3栋,建筑面积700 m²。

1980年,南江县幸福村更名为"南江县民卫医院"。12月,县民政局拨款5.5万元修通长7.7 km的通村公路。

1981年,县民政局拨款1.2万元,购置发电机1台,新建消毒隔离室1间。

2004年,县财政拨款10万元用于医院基础设施建设。

2008年,民卫医院划归县民政局管理。

2009年,国家拨款232万元,在医院老病区新修川北民居三合院1座,面积1 300 m²,留院休养员全部纳入新型农村合作医疗。

2012年,民卫医院业务转型,在杨家河原光辉小学新建精神病院,建筑面积4 285 m²,设置床位100张。

2013年,保留南江县民卫医院,增挂"南江县民康医院"牌子。是年7月,民康医院开业收治精神病患者。

2019年底,南江县民卫医院占地7 200亩,房屋建筑面积3 000 m²,规划床位数60张。时有麻风休养员15人,县财政拨款给休养员每人每月生活费600元,时有医务人员7人(医生6人、管理人员1人)。时任院长赵伟。

通江县新华医院

通江县新华医院前身为"通江新华乡麻风村",始建于1959年3月21日,选址板桥口公社姜家坪。全村有耕地400亩,大小房屋24座,可容纳350～500人居住。时有工作人员3人,建村当年收容麻风患者125人,并成立"患者管理委员会"。首任村主任李明政。

1961年,县民政科拨款5 000元,解决重患者的医药费、生活费;县卫生科拨医药款10 425元。

1970年1月,地区拨款5万元扩建医院。是年,"通江新华乡麻风村"更名为"通江县新华医院"。

1976年5月,县民政局、卫生局拨款1.4万元,医院自筹经费1万元,修建电站。

1979年,通江县革命委员会增拨优抚救济款8万元。

1984年,县政府出资,修建一座554 kW的小型水电站,建造12 000 m³鱼塘1个。

1986年,省政府拨款7万元、县交通局拨款2万元、县卫生局拨款1万元,修筑长4.66 km的通医院公路。

1992年,县民政局拨款1 000元,用于医院公路养护和电站线路的改造及水管的维护。县财政局、卫生局及医院三方筹资12 500元修建车库房。

2019年底,医院占地1 800亩,房屋建筑面积4 200 m²。院内有医务人员10人,住院休养员18人,由县民政管理,享受城镇最低生活保障。

宝兴县健康村

宝兴县健康村始建于1959年10月,位于永兴公社(今永富乡)木抓沟沟口。时有病房30间,房屋结构为石头墙面,屋顶为杉板;建有工作区3间,工作区设有医务室、消毒隔离室、中西药房;工作人员宿舍为3间瓦房。行政上隶属县民政科,医疗上隶属县卫生科,配备管理干部、医生各1人。医务人员负责常见病医治,民政部门负责院内患者生活救济,患者粮食、生活用品由民政局统一采购后分发给患者。

健康村成立之初,村内设立"民主管理委员会",负责日常村务工作,主任由当地村领导兼任。患者在治疗之余,轻症患者参与耕种 30 余亩土地,所产粮食按劳分配,对重病患者和老年患者,政府每月定量供给粮食。

1959—1985 年,累计收治麻风患者 57 人,其中治愈出村回原籍 40 人,因年老和疾病死亡 5 人。1985 年之后,健康村未再收治新发麻风患者。

1992 年,村内时有休养员 11 人。健康村不再配备医务人员,麻风村日常医疗工作改由永富乡卫生院负责。县卫生防疫站(今疾控中心)负责麻风疗效观察、愈后随访、监测等工作。县民政局继续保留 1 名管理人员,负责村内休养员日常事务管理。

2006 年 12 月,健康村新建 9 间一楼一底砖木结构瓦房,供休养员及其家属居住。是年,中国彩票基金会赞助 27 万元,用于新建房屋水电安装。县文化广播电影电视局赞助电视机 1 台。

2008 年,"5·12"地震灾后重建项目投入资金 8 万元,在健康村新建 3 间一楼一底砖木结构房屋,用作休养员宿舍、集体活动室、会议室。

2019 年底,宝兴县健康村有休养员 3 人、家属 5 人,医疗工作由永富乡卫生院负责,县民政局拨给休养员每人每月生活费 500 元,并享受国家免费医疗。

汉源县皮肤病防治院

汉源县皮肤病防治院前身为"汉源县康复村"。

1959 年 8 月,县人民委员会批准筹建"汉源县康复村"。县民政科、卫生科具体负责康复村选址、修建事务。"康复村"选址宜东区富庄公社联络大队十四生产队大平沟,距富庄乡约 10 km,设置麻风患者住院病区一个。是年,县人民委员会划拨坡地 25 亩,供康复村患者耕种。

1960 年,康复村动工兴建,1961 年竣工投入使用,康复村设门诊部、治疗室、化验室、消毒隔离室、中西药房、粮食与生活用品库房、工作人员宿舍。时有工作人员 2 人(民政、卫生各 1 人)。是年,县卫生科抽调医务人员协助上级下派的医务人员在该县境内进行麻风线索调查,确诊麻风患者 63 人,全部收入村内治疗。康复村对麻风患者实行农业生产队管理模式,边生产、边治疗,粮食自给不足部分由国家免费提供。

1963 年,原居住在泸定磨西麻风病院的汉源籍麻风患者共 64 人返回汉源县康复村治疗。

1964 年,康复村扩建 70 m² 的住院病房。麻风病区由原来的 1 个增加到 3 个,住院患者增至 94 人。时有医务人员 4 人(中医、西医各 2 人)。县民政科干部陈武主持全村工作,建立健全康复村工作、生活制度。是年,配备病理切片机、显微镜及其他检验器材。同时配置小型水力发电机 1 台,以供工作及照明用电。病区成立"管理委员会",成员从患者中推选。医务人员在每个病区培训 2 名保健员,承担患者的保健工作,协助医生发放药品。同年,康复村成立党支部,陈武任支部书记,患者的治疗管理工作逐步规范。

1965 年 11 月,四川医学院首批"6·26"巡回医疗队到汉源开展巡回医疗工作。与康复村医务人员及富庄联合诊所医务人员组成"卡介苗接种预防麻风病"试点工作组,对麻风村所在地联络大队 15 岁以下613 名儿童进行免疫预防接种试验。经连续观察,至 1991 年,25 年内麻风发病率 0.23%。该成果于 1999年被"首届世界创新医学大会(北京)"评为优秀论文,是年获雅安地区"科技进步二等奖"。

1968 年 12 月,康复村与汉源县人民卫生防治院(今县人民医院)合并,更名为"麻风病防治站"。万明志主持医务工作,罗培春任会计兼行政管理。

1969 年 5 月,抽调区、社两级医务人员与麻风防治专业人员组成"麻风线索调查组"。在四川医学院巡回医疗队的指导下,对全县 41 个社(镇)进行麻风病症状学与细菌学相结合的普查。共查出新发麻风患者 46 人,并动员新患者住院治疗。至 1970 年,住院患者增至 150 人。

1973 年 5 月,麻风病防治站恢复独立建制,更名为"汉源县皮肤病防治院",医务人员增至 6 人,吴英成负责业务工作。主要承担全县麻风患者的防治管理工作及临近乡村疾病防治工作。开设对外门诊,设门诊观察床 6 张。

1977 年 7 月,四川医学院皮肤科罗汉超主持的"利福平、氨苯砜联合化疗治疗麻风"的研究项目在汉源县皮肤病防治院开展。项目对 28 名多菌型(细菌指数 2.0 以上)麻风患者进行治疗,疗程 1 年,治疗效果显著,为麻风病短程化疗奠定了科学基础。其间,汉源县皮肤病防治院每年为四川医学院皮肤科制作麻风杆菌组织液涂片 200 张供教学使用。

1982 年,院内停止集中收治麻风患者,麻风防治工作由院内转向院外。

1983 年,院内有休养员 12 人。

1984 年 10 月,汉源县皮肤病防治院撤并到县卫生防疫站,内设"慢性病防治科",承担全县麻风、结核病、性病防治工作。院内休养员交县民政局管理(入住敬老院),麻风病防治院土地房屋闲置归属民政局。

芦山县麻风院

芦山县麻风院始建于 1958 年,地址位于芦山县宝盛公社背后牛厂坪。建院当年集中收治麻风患者 15 人(包括本县和部分邻县患者),配有医生 1 人。

1964 年,麻风院迁址宝盛公社对面马草坪。时有病房 40 间,办公室、医疗室、宿舍 22 间,开垦土地 20 多亩,轻症麻风患者参加生产自救,劳动所得集体核算,按多劳多得、评工记分进行分配。所种粮食除供应住院患者食用外,余粮上交国家。

至 1972 年,麻风院累计收治麻风患者 42 人。

1985 年,麻风院迁址宝盛公社玉溪大队第十生产队,小地名叫"下渡"(今处宝盛乡、龙门乡、双石镇交界处),占地面积 8 亩;时有工作人员 2 人、医务人员 2 人。是年,对麻风院实施目标管理责任制,同时建立健全各项管理制度。县政府先后拨出资金 10 万余元用于改善病区生活环境,增加病区娱乐设施,丰富患者的文化生活,对患者进行规范治疗。

至 1993 年,累计收治麻风患者 54 人。是年,庐山县麻风院解散,对未愈麻风患者和新发麻风患者实行家庭治疗;麻风院的医生合并到宝盛乡卫生院,麻风院土地房屋闲置归属民政局。

石棉县皮肤病防治院

石棉县皮肤病防治院前身为"石棉县康复村",始建于 1959 年,位于石棉县田湾公社新华大队。

1959 年,中共石棉县委和县政府确定并报上级批准建立"石棉县康复村"。派县民政科长乔学仁、卫生科医生杨天寿等人调查研究,选址石棉县田湾公社新华大队建立"石棉县康复村",征用耕地 405 亩,民房 17 栋。

至 1960 年,确诊的麻风患者全部动员到"康复村"隔离治疗。

1971 年,石棉县康复村更名为"石棉县桃坪医院",是全民所有制卫生事业单位,由民政和卫生行政部门共同管理,首任院长为阎小宝,时有麻风防治医生 4 人。

1985 年,石棉县桃坪医院更名为"石棉县皮肤病防治院",负责全县的麻风防治工作。

1997 年,因大渡河流域大岗山水利建设工程需要,石棉县皮肤病防治院迁址新棉镇海子山。占地约 10 亩,建筑面积 600 m²。时有职工 4 人,住院患者 23 人。

2002 年,经四川省卫生厅组织考评组考评认定,石棉县麻风防治工作达到"基本消灭麻风病"的部颁标准。是年,石棉县住院麻风休养员 6 人回归社会。无在职公职人员。防治院产权归属县民政局。

2003 年,撤并石棉县防疫站、石棉县皮肤病防治院,筹建"石棉县疾病预防控制中心",疾病预防控制中心内设"疾病预防控制科"负责全县麻风防治工作,有专职麻风防治人员 1 人。

天全县麻风康复院

天全县麻风康复院始建于 1958 年 2 月,位于天全县原梅岭乡向阳村凉清池,离县城区 2 km,建筑面积约 600 m²。首任院长高成禄,时有工作人员 1 人;建院当年收治麻风患者 42 人。政府划拨田地 30 余亩给麻风康复院。

1964 年 3 月,天全县麻风康复院迁址天全县青石乡红星村,设患者生活区和医疗点。医疗点在稗子地租用当地村民房屋作为工作人员住宿、办公用房,患者生活区设在医疗点(海子坪),距离医疗点约 10 km,迁址当年收治麻风患者 40 人。

1975 年 5 月,天全县麻风康复院患者生活区迁址天全县青石乡红星村火夹沟,距离医疗点约 3 km。工作人员增加至 4 人,院长邱心明,院内收治患者最多时达 48 人。由县民政局向患者发放大米每人每月 15 kg、油 250 g。医生隔日到病区看望患者,为患者检查身体及送药治疗。

1982 年,麻风患者集中治疗转为社会治疗,院内患者逐渐减少。

1984 年,麻风院被洪水冲毁后重新修建瓦房 15 间,面积约 1 000 m²。

1988 年,天全县麻风康复院医疗点撤并到天全县防疫站。防疫站负责麻风康复院的管理和医疗服务工作,每周安排麻风防治专业人员到麻风院生活区随访监测患者一次。

2008 年,政府划拨土地 1.8 亩,拨款 30 万元修建新院,建筑面积 380 m²。将麻风院患者生活区迁至天全县小河乡红星村四组稗子地,更名为"天全县康复院"。院内安装有电视、电话。时有治愈畸残住院休养员 3 人,其中 2 人为五保户。县民政局为休养员提供粮油、生活用品及医疗保障,并聘请 1 名护工为患者做饭、洗衣,负责患者起居。县疾病预防控制中心医务人员定期到康复院随访、监测患者。

2013 年,康复院房屋受到芦山"4·20"地震损毁,县财政拨款 20 万元对康复院房屋进行维修加固。

至 2016 年,康复院内休养员 3 人相继因病死亡。康复院土地、房屋移交天全县小河乡乡政府。

雅安市雨城区卫生防治院

雅安市雨城区卫生防治院前身为"雅安市麻风院",始建于 1965 年,位于雅安市雨城区上里镇治安村二组,距场镇约 2 km。时有 4 个病区、35 间木瓦结构病房,麻风院占地约 400 m²,建成当年收治麻风患者 50 余人。麻风院隶属县民政局和县卫生局管理,由民政部门负责患者的衣食住行;卫生部门负责患者的药品供给及治疗。首任院长赵有庆。

1968 年 8 月,雅安市麻风院更名为"雅安县麻风病医院"。

1980 年 3 月,雅安县更名为"雅安市"(县级市),雅安县麻风病医院更名为"雅安市卫生防治院"。

1981 年,县民政局聘请专职医生 1 人负责麻风患者的治疗及药品管理,聘院外医生 1 人每隔一日到院治疗麻风患者。

1998 年,雅安市民政局拨发麻风患者每人每月生活费 39 元。

2000 年 6 月,撤销雅安地区行政公署,设地级雅安市,县级雅安市更名为"雨城区"。防治院更名为"雅安市雨城区卫生防治院"。雅安市雨城区疾病预防控制中心负责麻风患者的治疗,并指派雨城区上里镇卫生院医生来院检查并送药治疗。

2010 年 8 月,雨城区上里镇卫生院代管麻风病防治院医疗业务,并落实卫生技术人员 1 人负责指导麻风防治医疗业务工作,雅安市雨城区疾病预防控制中心负责麻风防治业务指导。

2016 年底,雨城区卫生防治院有休养员 2 人,政府补助休养员每人每月生活费 440 元。

2019 年底,已无休养员,房屋空置。

荥经县麻风院

荥经县麻风院始建于 1959 年,位于荥经县凰仪乡杨湾村(今龙苍沟镇杨湾村),距县城约 20 km。设有医疗办公区和患者隔离生活区,其中医疗办公区拥有木瓦房 20 余间,房屋建筑面积约 300 m²;患者隔离生活区有四合院 1 栋,建筑面积约 600 m²,均为木瓦房,有自留山 100 余亩,耕地 20 余亩。荥经县麻风院由县民政局和县卫生局共同管理,卫生部门负责患者的药品供给及治疗,其余事务均由民政部门负责管理。首任院长唐庆复。时有工作人员 3 人,建院当年收治麻风患者 70 人,患者主要依赖院区林木及耕地生产自给。

至 1983 年底,荥经县麻风院累计收治麻风患者 76 人,治愈 74 人。

1984 年,麻风院不再收治麻风患者,新发麻风患者居家治疗,麻风防治工作归荥经县防疫站全面负责。

2015 年,麻风院原有房屋因年久失修均已垮塌,县民政局在麻风院区新建平房 4 间,面积约 100 m²,供麻风休养员 2 人居住。

2019 年底,麻风院由县民政局管理,时有麻风休养员 1 人,民政局发放每月生活费 500 元,卫生部门负责休养员的医疗救治工作。

洪雅县麻风病防治院

洪雅县麻风病防治院始建于 1965 年,位于洪雅县将军乡马沟村(原六岩山脚下),离县城 15 km,建院当年收治麻风患者 10 余人,首任院长彭忠友;防治院工作经费由县政府全额拨款,县卫生局负责医生工资和患者治疗费用,县民政局负责基础设施建设、工作人员和患者的生活保障。

1988 年,麻风病治疗开始采用联合化疗方案。

1990 年,新发麻风患者由集中隔离治疗逐步过渡为居家治疗。

2007 年,洪雅县麻风病防治院事业编制划转到社会福利院,防治院资产移交给社会福利院管理。

2012 年,洪雅县麻风病防治院更名为"洪雅县社会福利院",无住院麻风休养员。

乐至县乐安医院

乐安医院前身为"乐至麻风病防治院",始建于 1965 年。

1965 年秋,内江地区行署、民政科、卫生科确定在乐至县石佛区太来乡三村与蟠龙乡交界处的乐溪寺古庙建立乐至麻风病防治院。距离县城区 30 km。

1966 年,内江地区拨款修建乐至麻风病防治院,乐至县民政科、卫生科各调配 2 人,分管修建和调查该县麻风患者工作。修建通麻风病防治院简易公路约 5 km;修建 4 个病区,将乐溪寺古庙改建为患者厨房、食堂、浴室、保管室和生产工具存放用房,建病区招待所 7 间共 90 m²,在乐溪寺后坡新建砖木结构业务用房,建筑面积 1 585 m²。乐至麻风病防治院总占地面积 110 亩。

1968 年 3 月,乐至麻风病防治院竣工并投入使用,首任院长唐德尧。医院配备有检验器材如高倍显微镜、高压消毒器,以及常规检查诊断器械;设有中西药配方部,病床 120 张,病区装有广播喇叭。患者入院时自带被褥、蚊帐及换洗衣裤、日常生活用品。医院的经费由内江地区财政负责,每年按预算分别拨给县卫生科、民政科管理,年终上报决算。卫生局负责医务人员的工资福利、公务费、保健补助费和麻风患者医药费;民政局负责行政管理人员工资福利、麻风患者的生活费,补助麻风患者每人每月大米 10 kg、食用油 250 g、煤炭 30 kg、肉食 750 g,发给患者现金每人每月 3 元,负责病区生产资料、化肥、种子等费用,医院组织轻症患者和休养员开展生产自救,种植粮食和蔬菜、养殖家禽家畜等弥补政府补给的不足。

1969 年,乐至麻风病防治院更名为"乐安医院"。

1972 年,为方便周围群众就医,医院对外开设门诊,治疗各种常见病。

1983 年,医院购置黑白电视机 1 台。

1985 年 12 月,时有工作人员 14 人。累计收治麻风患者 209 人,门诊积累资金 31 000 余元。

1992 年,乐安医院撤并到县卫生防疫站结核病防治所,原行政管理人员由县民政局安排工作,原医务人员由卫生局安排工作。住院患者返回原籍接受治疗、随访,休养员返回原籍。土地房屋等资产归属民政局。

阿坝州皮肤病防治所

阿坝州皮肤病防治所前身为"四川省理县皮肤病防治院",始建于 1953 年,是四川省治疗麻风病的专科医疗机构。是年 3 月,四川省人民政府成立"四川省麻风病院筹备处",卫生厅选址理县胆扎木沟,离理县城区 7.5 km,占地面积 96.6 亩。建院之初有工作人员 4 人,是年底有工作人员 23 人,核定床位数 100

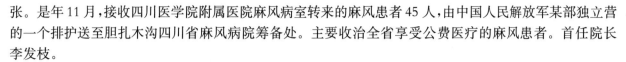

张。是年 11 月,接收四川医学院附属医院麻风病室转来的麻风患者 45 人,由中国人民解放军某部独立营的一个排护送至胆扎木沟四川省麻风病院筹备处。主要收治全省享受公费医疗的麻风患者。首任院长李发枝。

1954 年 2 月 26 日,撤销四川省麻风病院筹备处,成立"四川省理县麻风病院",隶属于四川省卫生厅。

1955 年,四川省卫生厅拨款 7.485 5 万元,修建医院院部及带病工作人员房屋共 10 栋,建筑面积 1 554 m²,是年竣工交付使用。8 月,省卫生厅以(55)第 353 号文决定,将四川省理县麻风病院移交四川藏族自治区人民政府代管。是年底,医院建成房屋 17 栋,总建筑面积 2 800 m²。

1956 年 6 月,四川省理县麻风病院更名为"四川省理县医院"。

1957 年 6 月,阿坝藏族自治州人民委员会以治卫字(57)第 393 号文,将四川省理县医院移交理县人民委员会代管,收治患者及出院患者鉴定仍由省卫生厅办理。是年,医院床位增至 180 张,医院工作人员增至 48 人,其中国家工作人员 23 人、从病人中培训的工作人员 25 人。

1958 年 8 月,四川省理县医院更名为"茂汶羌族自治县胆扎木沟医院"。

1963 年,茂汶羌族自治县胆扎木沟医院更名为"四川省理县胆扎木医院",归属理县管辖。负责全省及部分省外地区送治的全民所有制单位职工和部队麻风患者的医疗任务,并负责全州麻风防治技术指导工作。该院的运转经费、内部管理及人事管理均由理县人民委员会负责。

1969 年 1 月,四川省理县胆扎木医院更名为"四川省理县皮肤病防治院"。

1953—1980 年,累计收治麻风患者 666 人,治愈出院 597 人。收治的麻风患者来自 16 个省、自治区、直辖市。

1980 年后,该院不再收治患者。是年,住院休养员全部出院,未治愈患者回原籍治疗。防治院搬到理县县城办公,胆扎木院区房屋空置。

1985 年 1 月,根据阿坝函〔1984〕25 号文,四川省理县皮肤病防治院更名为"阿坝藏族自治州皮肤病防治所",隶属州卫生局领导,承担全州麻风社会防治管理、业务技术指导等工作。

1988 年 7 月,汶川县人民政府函〔1988〕23 号文批复,同意阿坝州皮肤病防治所在威州镇双河村较场组征用菜地 3 亩(实际征用 3.87 亩),建设阿坝州皮肤病防治所。

2002 年 11 月,阿坝州卫生局报经州人民政府同意(阿编发〔2002〕49 号),撤销州卫生防疫站、州皮肤病防治所,组建"阿坝州疾病预防控制中心",阿坝州皮肤病防治所成为阿坝州疾病预防控制中心的内部科室,工作性质不变,仍然负责全州麻风防治工作。

2008 年,受"5·12"汶川大地震影响。7 月 5—7 日,中国医学科学院皮肤病研究所副所长张国成一行慰问阿坝州皮肤病防治所职工及患者,赠送慰问金 1.532 万元。

2019 年底,阿坝州皮肤病防治所时有职工 9 人(专业人员 7 人、行政后勤人员 2 人),负责全州的麻风防治工作,同时开展皮肤病、性病防治。

理县苏武麻风村

理县苏武麻风村始建于 1959 年 4 月,位于兴隆乡胆扎木沟,距县城 7 km,首任村长为杨树明。村内有土地 96.6 亩,其中耕地 91.7 亩、蔬菜地 4.9 亩;房屋 2 栋,共 22 间。建村之初,村内事务由患者选出的村管理委员会管理,执行生产队管理模式,重症患者生活包干供给,每月固定 13 kg 粮食;轻症患者开展生产自救,工分制管理,生产的粮食则按劳分配。

1962 年下半年起,由理县胆扎木医院为该村建立医务室 2 间,指派一名医生每周到村诊疗 2 次。

1981 年,撤销理县苏武麻风村,时有住村患者 73 人,年龄最大者 60 岁,最小者 14 岁,均转为居家治疗。是年,全部医务人员调入理县卫生防疫站。至此,该村累计收治麻风患者 182 人。

茂县刁花麻风村

茂县刁花麻风村始建于 1958 年,位于茂县沙坝区三龙乡刁花寨,距离县城 60 km。有土地 75 亩,房屋建筑面积 1 320 m²,其中患者住房 1 000 m²,村内设医务室。麻风村隶属茂县民政局、卫生局共同管理,民政局负责患者的基本生活,卫生局负责麻风防治管理工作,具体业务工作由茂县卫生防疫站负责。

1979 年,村内土坯房全部改建为木架楼房。

1958—1986 年底,该村累计收治麻风患者 127 人,治疗主要以氨苯砜单疗为主。

1987 年,实施联合化疗方案,新发麻风患者由住院治疗转向居家治疗,由专职麻风防治人员每月到患者家中进行访视、督导服药,并开展康复训练和畸残预防等健康教育工作。

2004 年,由茂县交通、民政、卫生局拨款修建麻风村通村简易公路,解决了麻风村行路难问题。是年,实现了水、电、路三通,方便了住村患者及休养员的生活。

2007 年,由国家投资改建麻风村通村公路 4 km。

2008 年,汶川特大地震后原麻风村房屋受损。2009 年,中央财政拨款 418 万元用于麻风村新建 1 栋三层楼房,建筑面积 1 500 m²,麻风村更名为"麻风病康复疗养院"。

2016 年,国家拨款将麻风村沙石路改建成水泥路。

截至 2019 年底,茂县累计发现患者 151 人,其中在麻风村内治疗 127 人、村外治疗 22 人。康复疗养院时有休养员 3 人,享受城镇最低生活保障每人每月 300 元和免费医疗。

松潘纳咪麻风村

松潘纳咪麻风村始建于 1960 年 10 月,位于松潘县大姓乡纳咪沟内海拔 5 500 m 的雪宝顶大山脚下,距县城 45 km,首任院长常文才。建村初期,有耕地 65 亩。之后,麻风患者、休养员开垦荒地 250 亩、改造河滩地 45 亩,共有耕地 360 亩。

麻风村行政隶属松潘县民政局,业务隶属县卫生局。村内配备驻村行政管理人员 1 人、医生 1 人、患者卫生员 1 人,患者和驻村干部 7 人组成管理委员会。由于麻风村是"民办公助"的集体所有制福利单位,住村患者按照生产队管理模式开展生产自救,所生产的粮食按照每人每年基本口粮 180 kg 供给,剩余粮食按工分制按劳分配。患者每人每月供给猪肉 500 g、牛羊肉 1 kg、动物油 150～200 g、植物油 150 g。每人每年平均分粮在 225 kg 以上,另给现金 50 元。

松潘县纳咪麻风村成立后,对患者的治疗以砜类药物治疗为主,并开展中西医结合治疗。从 1964 年起,先后 7 批次计 129 人临床治愈出村。

1983 年撤村(松府发〔1983〕72 号),麻风患者返回原籍居家治疗,医务人员并入县卫生防疫站。至此,该村累计收治麻风患者 220 人,治愈 177 人。松潘县纳咪麻风村产权归属松潘县卫生防疫站。

九寨沟县麻风村

九寨沟县麻风村(康复院)始建于 1976 年。位于郭元乡郭元大坝,距县城 20 km。

1976 年,根据《关于柴门关建立麻风村的情况报告》[南革发(76)第 22 号],在县卫生局、民政局领导下,抽调李德智、谢明全等 5 人于 1976 年 4 月组成筹备组,筹建麻风村。

1977 年 5 月,麻风村动工兴建。投资 12.5 万元,修建病房 2 座(平房)23 间,建筑面积 1 200 m²;工作人员住房 9 间,其中医务室 3 间,保管室 1 间,职工寝室 5 间,建筑面积 360 m²。

1979 年,麻风村建成并投入使用,时有行政管理人员 1 人,医生 1 人,首任村长谢明全。

1980 年,县民政局投资 5 000 元修建宽 2 m 水泥墩钢绳桥 1 座,修筑通村机耕道路 1 km。时有坡地 20 余亩,木马沟山林划给麻风村使用。

该麻风村从未收治过麻风患者。新发现的麻风患者均由麻风村医生按时送药上门医治,麻风村担负麻风患者随访、康复指导、畸残预防等患者管理工作,并开展流行病学调查、疫情监测等社会防治工作。

1986 年 10 月撤销麻风村。麻风村医务人员并入九寨沟县卫生防疫站,麻风村产权归属九寨沟县卫生防疫站。

黑水县麻风村

黑水县麻风村位于知木林区琴朗公社刷尔寨,距县城 55 km,始建于 1960 年 4 月。时有土地 98 亩、病房 36 间、工作人员住房 6 间,首任院长蒲发情。

根据阿州革(71)第 51 号文件精神,麻风村是民办公助的社会福利单位,生产、生活资料为患者集体所有。由患者 3～5 人组成管理委员会,负责组织患者学习、生产自救。

时配备医生 1 人,负责患者的诊断、治疗,并在休养员中培养保健员 1 人,负责发药、打针、换药,每周发药 2 次。建村当年入村患者 47 人,为历年入村人数最多年份。

1969 年,维修房屋 4 栋,新修石木结构房屋 3 间。时有土地 68 亩。之后,住村患者及休养员不断开垦荒地,耕地面积逐年扩大。

1974 年,时有耕地 98 亩。

1985 年 2 月,撤销麻风村,麻风患者返回原籍居家治疗,医务人员并入县卫生防疫站。至此,该麻风村累计收治麻风患者 157 人,治愈 76 人,自动离村 8 人。

金川县麻风村

金川县麻风村始建于 1960 年 2 月,位于安宁区马邦乡黄工杠,距县城 43 km,首任院长杨光明。时有土地 218 亩、病房 30 间共 1 000 余平方米、仓库 1 座(8 间)、轻病区 2 个、重病区 1 个、会议室 1 间、消毒室 1 间、诊断室 1 间、转运站 1 间、磨坊 1 座、圈舍 18 间。

建村当年,配备驻村行政管理干部 1 人、半脱产会计 1 人。驻村干部和患者共同成立麻风村管理委员会,村内建立俱乐部 1 个,经常组织患者开展唱歌、跳舞等娱乐活动。

1962 年 1 月,州委在金川县麻风村召开第一次"全州麻风防治工作现场会"。会议进一步明确了麻风防治方针和麻风村的性质。

自建村至 1974 年 5 月,共有 4 批 71 人治愈出村。5 月 23 日,金川县委以金革发字(74)第 18 号文转发县卫生局、民政局《关于治愈麻风病人第四批出村宣传的报告》,要求对治愈出村的患者不能歧视,认真做好安置工作。

1965 年,麻风村粮食产量 5.25 吨,牲畜 218 头(只),保证每人每月平均有粮 20.5 kg、肉 2 kg、猪油 175 g、清油 200 g,患者生活自给自足。新入村的麻风患者口粮由麻风村供给。

1986 年,撤销麻风村,麻风患者返回原籍居家治疗,医务人员并入县卫生防疫站。至此,该麻风村累计收治麻风患者 182 人,治愈出村 166 人。

小金县麻风村

小金县麻风村始建于 1965 年,位于日尔乡牌坊沟,距县城 30 km。时有土地 135 亩,按新村建设标准修建病房 68 套(1 室 1 厅),患者每人居住 1 套。工作人员居住区住房 4 套 8 间。时有药房 1 间、检查和检验室 3 间、仓库 1 座。

建村后,由县民政局先后派驻行政管理干部 2 人,主要管理患者的生产生活和分发国家拨发的救济物资和特供物资,村内有组长、副组长各 1 人负责村内具体事务,首任村长张新成。

建村以来大力发展农业、畜牧业、副业生产,实行工分制和按劳分配原则,1967 年达到粮食、肉食自给有余。医务人员每月到病区检查、发药、处置麻风反应。

1974 年 4 月,首批治愈出村 6 人。为大力宣传麻风病可防、可治、不可怕知识,小金县委发文祝贺所取得的成果[小革发(74)第 20 号],并要求各区、公社开展宣传并做好出村休养员的安置工作。

1977 年,住村患者 57 人,为住村患者最多的年份。

1985 年,撤销麻风村,麻风患者返回原籍居家治疗,医务人员并入县卫生防疫站。至此,该麻风村累计收治麻风患者 83 人,治愈出村 73 人,村内死亡 10 人。

马尔康县麻风村

马尔康县麻风村始建于 1960 年 10 月,位于足木足乡壳龙村二更登山上,距县城 60 余千米。有耕地 107 亩,住房 4 栋,工作人员住山下(沟口),时有住房 8 间,其中药房 1 间。

建村后,由县民政科派驻行政管理干部,首任村长格西。生产委员会从患者中选举产生,负责组织患者开展生产自救;医疗工作由县卫生科(局)负责,先后派驻医生 4 人,在休养员中培养保健员 1 人协助医生开展治疗工作。

麻风村患者的口粮和日常用品原则上由患者劳动自给,不足部分由国家补给。

1986 年,撤销麻风村,麻风患者返回原籍,居家治疗,医务人员并入县卫生防疫站。至此,该麻风村累计收治患者 54 人,治愈出村 38 人。

阿坝县麻风村

阿坝县麻风村始建于 1960 年 2 月,位于下阿坝区安羌乡科尔洼,距县城 150 多千米。建村当年收治麻风患者 115 人。患者入村后,享受公费治疗。医生每周到病区巡诊 2 次,日常治疗工作则由在患者中培训的赤脚医生负责。

1974 年,阿坝县麻风村迁址若科河,距县城 60 km。时有耕地 180 亩、耕牛 34 头、患者住房 40 余间约 1 500 m²、工作人员住房 2 栋 10 个套间,有门诊、药房、消毒室各 1 间。是年,根据患者的分型和病情轻重,分为 2 个生产队,生产、生活主要由村管理委员会和村长 1 人、副村长 2 人,治安、农、牧、副及生活委员各 1 人具体负责。该麻风村因土地贫瘠、地处高海拔等因素,只能生产青稞、豌豆、小麦等作物,生产收益欠佳。每年都需要国家拨给救济粮、救济款等物资。

1976 年,麻风村专业人员对拒绝入村治疗和入村治疗未愈返家的患者,采取就地隔离居家治疗的办法,每月给患者发药 1 次,按规定疗程、足量、规则服药。

1982 年,撤销麻风村,村内患者返回原籍居家治疗,医务人员并入县卫生防疫站,房屋、土地收归民政部门。

若尔盖县麻风村

若尔盖县麻风村始建于 1962 年 8 月,位于铁布区降扎乡,首任村长阿中。

1972 年,若尔盖县麻风村迁址求吉公社洛尔生产队,时有土地 101.9 亩、牦牛 60 头、马 2 匹。拥有专门草场和林地供患者发展牲畜业。当时,除保留原生产队 18 户人家的房屋外,新建病房 40 间,每间面积 20 m² 左右,麻风村可容纳患者 120 人。病区与健康区相隔 1.5 km,中间有消毒房 1 间,检查、检验室各 1 间。健康区距求吉乡政府约 800 m,有房屋 3 栋 12 套,除供工作人员居住外,还设有药库房和保管室。

若尔盖县麻风村成立后,配备民族干部 1 人,担任行政管理兼翻译工作。建立村委会,选有正、副村长,生产、财务、保管等委员,下设生产小组,从事生产劳动。生产、生活由县民政局派驻的行政管理干部和村委会管理。新患者入村至口粮未自给前,仍由原合作社供给。对贫困户则由县民政局拨给适当的生活救济金,发给防寒棉衣、棉被等。

1976 年,全县开展麻风普查,发现患者较多。麻风村收容条件有限,且有部分住村患者未愈出村,经报请县委同意:采取村外在家就地隔离治疗,由村医生及当地卫生院医生共同将氨苯砜发到患者手中进行治疗。

1986 年,撤销若尔盖县麻风村,麻风村医生并入县卫生防疫站,从事麻风社会防治工作;财产由民政部门接管。麻风患者返回原籍居家治疗。至此,该麻风村累计收治麻风患者 253 人,治愈出村 234 人。

红原县麻风村

红原县麻风村又名"新康医院",始建于 1977 年,位于刷经寺镇新康猫,依原国道 213 线公路边建设。

时有病房 20 余间,职工生活区有房屋 3 栋共 10 套,距病区约 1 km。首任村长头克基。

1982 年 10 月,撤销新康医院(红原县麻风村),专业人员并入县卫生防疫站。土地归属民政。新康医院(红原县麻风村)已无休养员居住。至此,新康医院(红原县麻风村)累计收治麻风患者 22 人。

壤塘县麻风村

壤塘县麻风村始建于 1965 年。

1965 年,壤塘县人民政府投入 5 500 元在南木达昂柯依村购买民房 6 栋建立"壤塘县麻风村",接收麻风患者入村治疗。是年底,收治麻风患者 26 人。县卫生科派医务人员 1 人负责患者治疗。

1972 年,县卫生防疫站成立。

1976 年,县内举办麻风防治学习班,对全县进行麻风普查,查出麻风患者 55 人(其中瘤型 40 人,结核样型 15 人)。

1990 年 8 月 15 日,根据壤府发〔1990〕56 号文件,县人民政府拨款 40 万元作为麻风患者愈后返回原籍的安家费用。是年,大部分愈后休养员返回原籍安家落户;留村休养员 10 人全部享受民政救济补助。

2006 年,县人民政府拨款 25 万元给麻风村修建砖混结构住宿平房,建筑面积约 400 m²。

2012 年,县人民政府拨款给麻风村安装自来水管网和电网。

2014 年,州、县两级财政及红十字会捐款 77 万元修建麻风村阳光棚、沐浴室。

2015 年,政府拨款用于通往麻风村的道路硬化。

2016 年,壤塘县麻风村撤并到县疾控中心,县疾控中心时有兼职麻风防治医生 4 人。

2019 年底,有留村休养员 4 人,全部由县民政局管理,享受城镇最低生活保障及大骨节病补助每人每季度 700 元,并享受免费医疗。

甘孜州皮肤病防治院

甘孜州皮肤病防治院前身为"天主教康定教区泸定磨西麻风院",始建于 1927 年。天主教康定教区法国神父彭茂德到磨西与新兴乡交界处考察后选址磨西窝函子,购买土地 100 亩(今皮肤病防治院病区),并在雅加梗河对面新兴乡赵家山(今康乐村)备砖瓦,开始筹建"天主教康定教区泸定磨西麻风院",未果。

1928 年,由意大利、法国、德国、加拿大、奥地利等国教会续建天主教康定教区泸定磨西麻风院,是年 11 月 2 日建成并投入使用。麻风院建有 2 栋病房,每栋病房分数大间,每间可住 10～20 人,可同时收治麻风患者 100 人。麻风院四周建有高 3 m、长 1 908.09 m 的围墙。首任院长意大利籍神父淘凤栖。

1951 年 9 月 21 日,西康省藏族自治区人民政府派遣卫生科科长刘柏颜带领陆嘉柔、将光述、秦南萍、韩毅 4 名护士和付启容事务员前往泸定磨西接办麻风病院;9 月 27 日正式办理交接手续,时遣返外籍人员 14 人。交接时有麻风患者 296 人。医院占地面积 66 690 m²,建筑面积 3 172 m²,设有床位 210 张。接办后,天主教康定教区泸定磨西麻风院更名为"泸定磨西麻风院",由泸定县政府领导,刘柏颜任院长。

1952 年 12 月 22 日,西康省卫生处函告西康省藏族自治区政府,省卫(52)字第 403 号函决定:泸定磨西麻风院更名为"西康省麻风病院",由西康省藏族自治区人民政府直接领导,由卫生处负责管理。

1955 年 8 月 8 日,泸定县人民委员会通知:西康省人民委员会批复同意将麻风院划归泸定县人民政府领导,业务上由西康省藏族自治区卫生处管理,泸定县人民委员会卫生科具体负责。10 月,西康省撤并到四川省,四川省卫生厅通知:西康省麻风病院更名为"四川省泸定县医院(省级)",负责收治全省公费医疗和劳保医疗的麻风患者。麻风患者的入院和出院工作由四川省卫生厅医政处管理。

1958 年,四川省泸定县医院核定编制 64 人,设床位 558 张。是年 3 月,有住院患者 516 人、医护人员 35 人。

1960 年 7 月 26 日,甘孜州人民委员会发出《关于建立麻风村隔离治疗麻风病人的通知》,泸定县人民委员会把建立泸定县新兴乡赵家山麻风村的任务交给泸定县医院筹办,建成并收容患者。

1969 年 1 月，四川省革命委员会通知重申，该院仍属省级麻风病院。

1974 年 10 月，经省卫生厅批准，泸定县医院举办"麻风病防治专业班"，培训护士 30 人、医士 74 人，培训 3 年，学员毕业后发中专学历证书，分配到全州各县从事麻风防治工作。

1979 年 12 月 17 日，根据四川省卫生厅川卫医字(79)第 564 号文通知，四川省泸定县医院更名为"四川省泸定县皮肤病防治院"。

1980 年 2 月 2 日，甘孜州革命委员会通知："四川省泸定县皮肤病防治院由甘孜州卫生局代管，作为甘孜州管理下的一个医疗单位"。

1994 年，四川省泸定县皮肤病防治院更名为"四川省甘孜藏族自治州皮肤病防治院"。

2005 年，利用省援藏资金 120 万元、省财政厅和卫生厅资金 20 万元、州财政资金 86.88 万元，在院部新建海螺沟急救中心大楼 1 栋，总建筑面积 1 632 m²。是年竣工，2008 年投入使用。

2007 年 7 月，四川省发展改革委员会、卫生厅下发《关于编报麻风病院村建设项目投资计划的通知》，甘孜藏族自治州皮肤病防治院获得中央资金 204 万元、州民政配套资金 20 万元。2008 年 10 月，选址甘孜藏族自治州皮肤病防治院麻风病区，开工建设"甘孜州麻风病院基础设施建设项目"，总建筑面积 1 600 m²，可容纳住院休养员 120 人，2009 年 11 月竣工并投入使用。

2019 年底，甘孜州皮肤病防治院麻风病区有休养员 11 人、家属 2 人。州财政拨给病区每月生活费 1 500 元。皮肤病防治院时有工作人员 60 人(医务人员 42 人、行政后勤人员 18 人)，核定床位 25 张。时任院长王康平。

甘孜州海螺沟景区康乐村卫生院

海螺沟景区康乐村卫生院前身为"海螺沟麻风村"，始建于 1959 年，位于甘孜州泸定县新兴乡和平村。建村之初有 1 套砖瓦房，其余为茅草房，土地面积 200 余亩。海螺沟麻风村由泸定县民政局和卫生局共同管理，由甘孜州皮肤病防治院管理医疗事务。

1960 年，海螺沟麻风村更名为"海螺沟康乐村"，时有麻风患者 62 人。

1969—1972 年，麻风村村长吴佳有，医疗事务由甘孜州皮肤病防治院管理。患者最多时达 262 人。

1980 年，海螺沟康乐村更名为"康乐村卫生所"，首任所长兰志芬。当年收治麻风患者 50 多人(其中外县患者 5 人)。时有医务人员 1 人、护士 3 人、检验员 1 人。

2003 年，甘孜州海螺沟景区管理局成立，康乐村隶属于甘孜州海螺沟景区管理局，由甘孜州海螺沟景区管理局社会事业处管理，解决全部麻风患者低保、农资补助和生活费用及部分家属低保。

2008 年，康乐村卫生所更名为"甘孜州海螺沟景区康乐村卫生院"。

2019 年底，甘孜州海螺沟景区康乐村卫生院有休养员 5 人、医务人员 3 人，甘孜州海螺沟景区管理局拨给休养员每人每月生活补助 540 元。

稻城县俄牙同乡洋丁麻风村

稻城县俄牙同乡洋丁麻风村是 20 世纪 70 年代由当地麻风患者自发形成组建的(具体时间不详)，距县城 210 km，建村时具体人数已无法考证。

洋丁麻风村自建立以来，县、乡党政领导十分重视和关心、支持该村工作。由县卫生防疫站(疾控中心)人员到村治疗麻风患者。

2019 年底，洋丁麻风村有 4 户 20 人(其中麻风休养员 4 人)，休养员均享受城市低保、购买医疗保险、养老保险。

道孚县麻风村

道孚县麻风村前身为"乾宁县东升公社幸福村"，始建于 1963 年，其他情况已无从考证。

1978 年，乾宁县撤并到道孚县，道孚县在木茹乡四宜日村组建麻风村。道孚县麻风村组建之初，时有专职医生 3 人、主管生活人员 1 人、住村麻风患者 17 人；医生用房 7 间（112 m²）、患者用房 12 间（180 m²），麻风村权属县民政局管理，民政局每月划拨一定资金用于患者生活费。

1984 年.道孚县麻风村更名为"雅江县瓦多乡杜米村"。

1986—1995 年，县人民政府每年拨付 1 500 元给麻风村补助麻风患者生活。

1988 年，采用联合化疗后，患者逐渐减少。

1996 年，撤销麻风村，患者转至家庭治疗，医生转至地方卫生部门安置，土地房屋权属县民政局。

甘孜县格理麻风村

甘孜县格理麻风村始建于 1972 年 5 月，位于新市区后山以窑洞。

1974 年 9 月，甘孜县格理麻风村迁址庭卡乡格托村格理沟，距县城 20 km，占地面积 3 亩，时有土木结构房屋 3 排 30 间。

格理麻风村得到县委、县政府领导高度重视和关心，县民政局派员管理麻风村行政事务。对患者生活采用包干供给的办法，拨给每人每月粮食 15 kg。配备驻村医务人员 4 人负责麻风村医疗管理。

1984 年，撤销麻风村。至此，累计收治麻风患者 25 人，治愈出村 25 人。医生由地方卫生部门安置，土地房屋归属县民政局。

乡城县麻风村

乡城县麻风村始建于 1975 年，位于乡城县定波乡（原解放公社）白兰斗村深山处，距离县城行车 8 km，徒步 2.5 km。乡城县麻风村由当地卫生院及县卫生防疫站共同管理医疗工作。建成当年收治麻风患者 15 人。时有患者用房 9 间，麻风村权属县民政局，民政局每月划拨一定资金用于患者生活补助。

1985—2005 年，县卫生防疫站负责管理麻风村医疗事务；收治麻风患者 17 人；时有病房 10 间。

2005 年，实施联合化疗方案，患者逐渐减少。

2019 年底，时有住村休养员 2 人。享受城镇低保每人每月 550 元，并享有农村医保。

普格县向阳乡森科洛村

普格县向阳乡森科洛村前身为"普格县向阳乡麻风村"，始建于 1952 年。位于普格县东北部向阳乡谭家营盘，地处中梁子东南端，离县城 15 km，占地面积 12 km²，辖 3 个村民小组。耕地以山地为主，共有 660 亩。农作物以玉米、小麦、水稻为主，经济作物以烤烟、核桃、青椒为主。首任村长赵雨禄，麻风村由县民政局和县卫生局共同管理。建村当年，收治麻风患者 32 人。

1975 年，县皮肤病防治站建立，单位设在向阳乡麻风村，有 11 间砖墙瓦结构平房（办公室和职工宿舍）。时有医务人员 6 人，负责全县麻风防治工作。

1982 年，实行包产到户后，普格县向阳乡麻风村更名为"普格县向阳乡康复村"。由县民政局负责配备专职村长和专职党支部书记。是年，修通与省道连接的康复村简易公路。时有住村麻风患者 71 人。

1983 年，在麻风村基础上成立"普格县皮肤病防治站"，县民政局干部曲木里聪担任皮肤病防治站站长，负责麻风村管理工作。是年，全县 27 个乡累计发现麻风患者 345 人，治愈 126 人。

1984 年后，对康复村内瘤型麻风患者改用氨苯砜加利福平治疗。

1987 年，普格县皮肤病防治站迁到县城。

2004 年 6 月，撤并县皮肤病防治站、县卫生防疫站、县血吸虫病防治站和县卫生进修学校，组建"普格县疾病预防控制中心"。

2007 年，香港扶轮社与康复村签订协议。由香港扶轮社投入资金 4.7 万元，为麻风村修建了 90 m² 的办公业务平房和 45 m² 的院坝。2005—2007 年，香港扶轮社为麻风畸残患者清创伤口、泡手、泡足；开展健康教育、心理康复、社区教育、社区发展等工作，并带领康复患者到县外学习种植、养殖等技术。

2008 年，县政府将康复村更名为"森科洛村"。

2012 年,香港扶轮社与康复村的协议终止后,香港扶轮社同意将所有设施交给普格县疾病预防控制中心管理使用。

2014 年,县民政局拨付 1 万余元为森科洛村卫生室新修了一间 40 多平方米的砖瓦结构房屋,作为麻风患者的病房,设置床位 2 张。

2016 年底,森科洛村居住休养员 41 人,现症患者 3 人。森科洛村总户数为 183 户,总人口为 866 人。该村建有村卫生站 1 个,有村医 1 人;建有小学 1 所,有教师 11 人,学生 158 人,适龄儿童入学率达100%。县民政局每年为村内所有麻风患者发放农村低保生活补助。麻风防治专项经费逐年增加,地方配套经费全部得到落实。

2019 年底,居住休养员 40 人,每人每月补助 260 元。

布拖县阿布洛哈村

阿布洛哈村前身为"布拖县麻风村",始建于 1966 年 10 月,位于布拖县乌依乡瓦嘿村山。全村耕地面积 560 余亩。10 月,布拖县人民委员会成立"布拖县麻风村、布拖县麻风防治站筹备领导小组";选址乌依乡瓦嘿村(麻风村设在山下、麻风防治站设在山顶),在修建县麻风村的同时修建县麻风防治站办公、生活区,县麻风防治站修建平瓦房 28 间,占地面积 3 000 余平方米;时配备医务人员 1 人。12 月 25 日,开始管理"山下"麻风村患者的治疗。麻风村分为 4 个组;县人民政府提供患者的住房建设材料及衣食和工具,每人每月提供粮食 15 kg 和适量食盐。

1978 年,县人民政府通过民政局在村内开始修建房屋,分别在 1~2 组和 3~4 组修建了 2 排平瓦房,同时修建医疗点的 6 间房屋。卫生局把治疗点向病区延伸,并派医务人员到医疗点居住,就地诊治患者。

1984 年,开始使用麻风联合化疗方案。是年,麻风防治站更名为"县皮肤病防治站"。

1996 年以后,该村未收治新发病患者。至此,布拖县麻风村累计收治麻风患者 470 人。

2000 年 9 月,县民政局拨款,委托县皮肤病防治站购买药品、器械,对麻风村严重畸残人员进行治疗,共对 24 例足底溃疡、10 例兔眼患者进行了治疗。是年,澳门慈善人士陆毅神父首次来到麻风村慰问麻风患者,向村内麻风患者发放每人每月生活补助 40 元人民币,共计支出 11 320 元。

2001 年,陆毅神父向麻风村患者发放 36 960 元生活补助、1 800 元春节慰问金和 18 包衣物。

2002 年,陆毅神父向麻风村患者发放 35 520 元生活补助、2 280 元春节慰问金和 18 包衣物。

2003 年,陆毅神父向麻风村患者发放 34 440 元生活补助、2 160 元春节慰问金和 18 包衣物。

2004 年,陆毅神父向麻风村患者发放 25 920 元生活补助、1 920 元春节慰问金和 18 包衣物。下半年,县教育局在麻风村开始修建学校。

2005 年,四川省语言文字工作委员会办公室主任、转业军人、摄影爱好者林强 6 次孤身探访麻风村,帮助麻风村患者改善生产、生活条件;完善麻风村小学的配置和运转经费,争取政府派遣公办教师,开展小学教育工作,他的名字被村民刻写在山崖上;是年,县卫生局在麻风村重新修建村卫生站,并出资 2 000元为麻风村卫生站购置药品器械。

2006 年,陆毅神父给住村麻风患者发放每人每月生活费 50 元人民币;皮肤病防治站向患者提供每人两双防护鞋。11 月,布拖县卫生局全体班子成员和中层干部组织卫生系统主要负责人一行 30 余人到麻风村开展彝族年慰问和防治工作,每家发放 1.5 kg 肉、两把面条。

2007 年,成都军区派出"工兵"为麻风村铺设管道,解决村内群众的饮用水问题;时任州委书记吴靖平带领州、县主要负责人深入麻风村调查研究,解决出村道路的扩修问题。是年,麻风村更名为"阿布洛哈村",转为行政村,受乌依乡管辖。

2009 年,撤并县皮肤病防治站、县卫生防疫站,组建"布拖县疾病预防控制中心"。

2016 年底,阿布洛哈村的老残康复者由县民政局委托村委会就地集中管理;麻风防治工作业务由县疾控中心进行管理。全村有人口 258 人,村内有休养员 37 人,县民政局对休养员每人每月补助生活费120 元,给畸残患者每人每月补助生活费 700 元,澳门利玛窦社会服务中心给休养员每人每年补助 600

元,给村民每人每月补助 20 元。

2019 年底,居住休养员 39 人,每人每月生活费补助 600 元。

德昌县康复院

德昌县康复院前身为"德昌县麻风院",始建于 1959 年。位于德昌县麻栗镇大坝村境内,占地面积 1 200 亩,其中山林 700 亩、田地 150 亩、旱地 71 亩,荒坡 279 亩。距离西昌市区 56 km,距德昌县城 14.5 km。

1959 年 7 月,德昌县民政、卫生两科筹建麻风院,选址麻栗乡乍路田(今麻栗镇大坝村)。8 月 20 日,正式收治麻风患者。患者入院时,户口、食用油等手续随之带入,粮食及伙食费由患者所在生产队负担;医药费由国家报销。生产资金不足部分由县民政局补助。麻风院同时收治管理原西昌县(今西昌市)的麻风患者。西昌籍患者由西昌市民政局给予每人每月 500 元的经费补助。

德昌县康复院属民办公助性质。建院数十年隶属县民政、卫生两局(科)共同管理,行政后勤人员由县民政局抽调,工资由县民政局发给;医务人员由县卫生局派遣并发给工资。建院时,由县人民委员会发文组织五一、花园、六所、阿月、麻栗、小高、乐跃、兴隆、锦川、永郎 10 个公社共筹资 800 元,作为该院生产资金,主要购置水田、旱地、水牛、农具等。20 世纪 60 年代后,多数生产队不愿承担患者的口粮及经费,逐渐转由院内患者生产自给,不足部分由民政拨款补足。

1969 年,麻风院增设中医治疗,治疗原则多以祛风、利湿、解毒为主,方药诸如扫风丸、大麻丸、麻风丸、白花蛇酒等内服。

1970 年后,中西医结合治疗,除砜类常规口服外,还采用口服 681 粉,新针、中药穴位注射,穴位埋线等治疗方法。

1973 年,中医罗召煜采用以草药雷公藤为主治疗麻风。四川省皮肤病防治研究所派员来该院作实地效果观察并给予肯定,后由省皮肤病防治研究所试制雷公藤针,投入临床使用。

1982 年后,麻风院患者口粮由国家供应(每人每月 15 kg)。

1984 年 10 月,德昌县麻风院更名为"德昌县康复院"。

1984 年 10 月和 1985 年 6 月,西昌市与德昌县的卫生局、民政局在德昌县康复院举行 2 次联席会议,决定从当年开始不再集中收治麻风患者,对散在农村的患者采取院外家庭治疗,建立患者服药登记簿,送药上门,定期观察。

1985 年 5 月,该院交县卫生局统一管理,患者生产、生活费仍由县民政局补助。

1998 年,根据患者要求实行联产承包责任制,鼓励有劳动能力的患者多劳多得并上缴一部分粮食由院部统一分配给无劳动能力的患者,县民政局按规定发给患者生活救济。

2002 年,康复院日常事务、常规管理由县民政局负责,县民政局在患者中选取 2 名人员,负责管理患者的日常生活事务;患者的日常医疗护理工作由卫生部门派员和澳门利玛窦慈善协会所派修女共同负责。

2003 年,开展引水工程行动,为康复院新修一个 50 m³ 的蓄水池,安装自来水管和太阳能热水器。

2004 年,开展道路交通行动,改建 108 国道通康复院的道路。

2005 年,进行安居工程行动。县人民政府拨款 115 万元,新修住房 12 套,新建食堂和厕所,改造四合院住房、浴室和活动室。是年,开展医疗保障行动。住村人员全部纳入城镇居民基本医疗保险。将休养员 31 人及休养员子女 3 人纳入城市低保,休养员每人每月发放低保金 235 元,子女每人每月发放低保金 135 元。将患者纳入医疗救助范畴,每月每人发放门诊药费 40 元。

2011 年的世界防治麻风病日,国家卫生部、中国残疾人联合会、中国红十字会总会、中国疾病预防控制中心麻风病控制中心、中国麻风防治协会以及四川省有关部门领导,在州、县相关领导的陪同下,前往德昌县康复院看望住村麻风患者及医务人员,并赠送慰问品和慰问金。

2015 年,新建康复院住房 25 套。

2016 年,新建康复院住房竣工并交付使用。住院者搬入康复院,院内设施齐全,配套完善。

2016 年底,该康复院累计收治麻风患者 256 人,其中德昌县 166 人、西昌(县)市 88 人、会东县 1 人、甘洛县 1 人;治愈 91 人。时有康复休养员 21 人、澳门利玛窦修女 4 人;修女主要负责休养员的日常护理和疗养工作,县民政局对休养员每人每月补助 300~400 元,澳门利玛窦社会服务中心补助休养员每人每年 600 元。

2019 年底,居住休养员 17 人,每人每月补助 750 元。

甘洛县麻风村

甘洛县麻风村(即康乐村)始建于 1959 年,位于甘洛县胜利乡。麻风村建立后,县政府专门划拨土地,并免费修建房屋供患者、村民居住,最高峰时麻风村有近 200 户人家,患者 466 人。村民大多数以“农耕”生活方式为主。县民政部门负责生活救助与行政管理;卫生部门负责提供医疗服务。甘洛县卫生局于 1962 年 5 月安排麻风防治专职医生 1 人驻村,为村民提供医疗诊疗服务。

1984 年起,采用联合化疗方案后,大多数麻风患者治愈后开始搬离麻风村。

1986 年 9 月,经县民政局报县政府批准,将麻风村更名为“葵花村”。

1987 年,甘洛县皮肤病防治站成立,专门负责全县麻风的监测、治疗、宣传、健康教育等综合防治工作。

2005 年 6 月,甘洛县皮肤病防治站撤并到县疾控中心,疾控中心内设“慢性病防治科”,负责全县麻风的诊治工作。

2006 年至今,香港扶轮社对葵花村麻风治愈存活者进行帮扶,每人每月发给生活资助费 40 元。

2019 年底,葵花村居住休养员 12 人,均享受每人每月农村低保 250 元,时有驻村护理员 1 人。

会东县麻风康复院

会东县麻风康复院的前身为“会东县麻风村”,首任村长左若文。

1959 年,会东县委、县政府决定由县卫生科、民政科负责麻风村筹建工作,选址新街乡官家坪子(原新街公社牧场),时有房屋 4 栋 30 余间,耕地 170 亩,林地 200 余亩。动员原住村民 8 户迁居附近生产队,由县卫生科分管医务,县民政科分管行政工作。建成当年收治麻风患者 31 人,凡入村者均免费使用氨苯砜进行治疗,如遇麻风反应,防治人员采用中西医结合及时处理。

1963 年,县财政局拨款 1 万元,在官家坪子病区南面丫口处,修建工作人员住房 10 间共 180 m²,原工作人员用房改为患者住房。是年,收治麻风患者 113 人。

1964 年,收治麻风患者 137 人,临床治愈 11 人,好转 39 人,无变化 86 人(症状得到控制),病情加重 1 人。

1979 年,县财政拨款 8 万余元,维修和新修麻风村住房 500 m²。

1981 年,民政局出资 13 万元,将康复院医生住房搬迁至马龙乡马龙村,征地 3 亩,修建砖木结构楼房 1 栋,有住房、厨房、厕所等 31 间,占地面积 1 000 余平方米。

1985 年,实行联合化疗方案后,会东县麻风病由过去的院(村)内集中隔离治疗转为居家治疗。

2005 年 5 月,根据东编委发〔2005〕16 号文件精神,撤销会东县防疫站,成立会东县疾病预防控制中心。皮肤病防治科随之划归县疾病预防控制中心管理。8 月,争取到澳门利玛窦社会服务中心资助资金 30 万元,在麻风村原址修建 8 套两室两厅和 19 个单间住房,共 1 900 余平方米,厨房及餐厅共 70 余平方米。

2008 年,县民政局出资 10 万元,修建(马龙乡政府至前进村 6 组)通村路 6 km。

2009 年,县民政局筹资 100 万元,在康复院修建 8 套两室两厅住房,占地面积 1 600 余平方米。

2010 年以后,康复院五保户每月可享受 400 元的生活补助,大病住院费由卫生和民政部门给予全额报销,住院期间每人每天发放生活补助 30 元。

2014 年起,县疾病预防控制中心为院内外康复者 143 人争取到利玛窦社会服务中心援助资金每年 8.58 万元,并按每人每年 600 元的标准分发给各康复者。

2019 年底,县康复院产权隶属县疾病预防控制中心,行政归县卫健局和县民政局共同管理。康复院内有医务人员 3 人、民政人员 1 人。麻风村有休养员 45 人、家属 31 人。县民政局对休养员每人每月补助 400 元,澳门利玛窦社会服务中心给每人每年补助 600 元。

会理县麻风病院

1958 年,中共会理县委决定建立麻风病院,选址红格区猛新乡白沙沟(今攀枝花市境内会理县飞地)。县财政拨款 3 万元作为开办经费,该乡民主、民建 2 个农业生产合作社原住社员搬迁后的旧草房改建作为病房,将民建小学校舍改建作为医疗业务用房和职工住房。是年,收治麻风患者 139 人。

1959 年 3 月,麻风病院房屋改建竣工并投入使用,分设病区和医疗区 2 处,命名为"会理县麻风病院"。医院占地面积 16 km²,有田地 300 余亩。病区按自然行政村分设病室,有病床 300 张。是年,收治患者 331 人,其中确诊麻风 251 人。县民政局拨款解决开办麻风病院所需经费,县粮食局解决入院患者的粮食问题。卫生科拨款购置药品器械。医院设西医、中医、药剂、化验等科室,时有专业防治人员 4 人,首任院长王肇华。

1959—1965 年,会理麻风病院认真执行《劳动管理》《奖惩制度》《消毒隔离制度》等规章制度。1960 年,更名为"会理县康复院"。

1964 年,在老炭山新建楼房 1 栋、平房 2 排作为院部,职工与患者分开居住。

1969 年,建立党支部。党支部成立后着重抓患者管理工作。通过民主选举,院部批准,成立"病区管理委员会",下设生产队长和保健员,主要是加强患者思想教育和生产、副业、生活福利、文娱、卫生、治安等管理工作,在院部领导下达到自治的目的。

1972 年,国家拨款 4 万元改造住房、牲畜圈、小工厂厂房,改善麻风患者的住房环境和生产条件。

1975 年,攀枝花市(原渡口市)与会理县联办康复医院,并收治渡口市麻风患者,双方政府签订联办合同,利用会理的专业卫生资源优势,共同搞好两地的麻风防治工作。渡口市投资 40 万元,为医院扩建业务用房和病房;新修新九至康复院公路 12 km;配备救护车、手扶式拖拉机、柴油发电机等。是年底,康复院有职工 39 人。

1980 年,会理县康复院根据国(75)第 50 号文件精神,将一病室改成敬老院,开始收容无家可归和丧失劳动力的残老休养员。

1981 年,该院在全国第二次麻风病防治大会上获"中华人民共和国卫生部先进集体"称号。是年,查出麻风患者 28 人,住院治疗 15 人,居家治疗 13 人。

1982—1985 年,试行联合化疗法,在此期间临床治愈 336 人。

2005 年,撤并会理县康复院、血吸虫病防治站、防疫站,组建"会理县疾病预防控制中心",潘映春任首任主任。此后,原会理县康复院院内、外患者的治疗由会理县疾病预防控制中心"地方病慢性传染病与非传染性疾病防治科"管理,留院休养员及家属的管理由中心"财务科"负责,行政上归属小黑箐乡政府管理。

2012 年后,原康复院成立社区,隶属小黑箐乡政府管理(含土地、森林、矿山、治安、管理等),县疾病预防控制中心只负责患者康复治疗。

2016 年,县疾病预防控制中心主任为边耿华,麻风防治业务科长为张智。有麻风防治兼职人员 14 人,其中专业技术人员 13 人、其他人员 1 人。院内有休养员 30 人,县民政局、攀枝花市民政局对休养员每人每月补助生活费 390~500 元,澳门利玛窦社会服务中心给每人每年补助 600 元;每年由疾控中心安排专业技术人员对麻风村内的休养员进行检查。自建院以来,该院累计收治麻风患者 1 486 人(攀枝花 415 人、会理 867 人、西昌 201 人、重庆 3 人)。

2019 年底,居住休养员 28 人,每人每月补助 500 元。

金阳县放马坪乡西河村

金阳县放马坪乡西河村前身为"金阳县麻风村",始建于1959年,位于高二半山的原始森林区。

1959年6月,金阳县人民政府筹建麻风村,选址金阳县派来镇丁字沟。金阳县麻风村时有8间病房。是年,金阳县发现麻风患者103人,集中救治23人。麻风村医疗业务由灯厂卫生院代管。

1967年元旦,麻风村迁址对坪区放马坪乡西溪河边阿力角莫,修建60间草房和11间瓦房。有土地400多亩供麻风患者及工作人员居住、耕种,共投资1.5万元。时有医生3人、民政人员3人,首任村长范元付。

1969年12月,由县政府主导,群众投工投劳修建的麻风村堰沟历时2年修通并通水,共投资3万元。

1970年,由上级民政拨款,重新修建麻风村工作用房1 500 m²,院坝1 000 m²、厕所2间及围墙等附属工程,共投资10万元。

1974年,金阳县麻风村更名为"金阳县康复村",配置管理人员3人、专职医务人员3人。

1976年6月,金阳县康复村更名为"金阳县麻风管理站"。

1984年元月,投资30万元修建的金阳县皮肤病性病防治站办公大楼竣工并投入使用。5月,成立"金阳县皮肤病性病防治站",负责全县麻风防治工作。金阳县麻风管理站仍然留在原地,职责不变,由医生3人、行政人员5人负责麻风管理站日常工作。

1986年起,实施联合化疗方案,对新发麻风患者采取居家治疗。

1990年8月,麻风管理站3名医务人员全部调入金阳县皮肤病性病防治站工作,只保留行政人员3人,负责麻风管理站的行政管理工作。

1997年10月,县政府对麻风管理站病区进行改造,重建房屋27户,建筑面积1 300 m²,新修进村道路、自来水管网、垃圾池等,共计投资150万元。

2003年7月,撤并县皮肤病性病防治站、县防疫站,组建"金阳县疾病预防控制中心",疾控中心内设"麻风防治科",医务人员9人负责全县麻风防治工作。

2007年,县政府拨款修建从放马坪乡色格丫口到麻风管理站的公路,当时只修通10 km,还有16 km未修通。是年9月,由县教育局投资修建教室2间、教师宿舍3间。当年招收村内小学生42人,分成2个教学班上课。

2009年5月,金阳县麻风管理站及病区接通农网电。12月,县教育局投资20万元对两间教室及围墙进行维修。

2010年4月,金阳县政府决定,麻风管理站更名为"金阳县放马坪乡西河村(属于行政村)",行政隶属放马坪乡政府管理。

2011年5月,由澳门利玛窦社会服务中心捐资15万元修建的村医务室(65 m²)竣工并投入使用。是年10月,县疾病预防控制中心麻风防治科与结核科合并,成立"慢性病防治科",时有工作人员4人,主管全县麻风防治工作。

2016年9月,县教育局投资50万元修建的西河村学生食堂及操场等附属工程(建筑面积245 m²)完工并投入使用。

2016年底,西河村的医疗、康复、治疗由县疾病预防控制中心慢性病防治科负责,西河村救灾、救济工作由县民政局负责,其他一切事务由放马坪乡人民政府负责管理。西河村内有村民176人,休养员35人,其中Ⅱ级畸残者20人、生活不能自理者5人、没有麻风现症患者。县民政局对休养员每人每月补助生活费60元,澳门利玛窦社会服务中心给休养员每人每年补助600元;时有工作人员6人(医生2人、教师2人、民政管理员1人、村书记1人)。

2019年底,时有休养员20人,每人每月补助400元。

雷波县康复医院

雷波县康复医院前身为"雷波县康复村"。始建于1958年4月,位于汶水乡猴子田沟,建成当年收治麻风患者 18 人,首任负责人张崇革。

1959 年 5 月,麻风村迁址卡哈洛区元宝山乡羿子村金沙河组,行政隶属县政府民政科,县卫生科负责医疗业务,有麻风病专职临床医生 1 人。

1966—1967 年,县政府拨款修建麻风患者宿舍 80 间。

1980 年 9 月,雷波县政府将麻风村更名为"雷波县康复村",麻风病医院随之更名为"雷波县康复医院"。

1983—1987 年,麻风防治工作由县卫生局一名副局长兼管,县卫生防疫站一名副站长分管,县卫生防疫站慢性病防治科配备专业医师 1 人、医士 2 人具体负责全县麻风防治工作,全县 10 个区卫生院有专业人员 14 人承担麻风防治工作。

1993 年 4 月,成立"雷波县皮肤病性病防治站",机构、人员编制挂靠县卫生防疫站。

2000 年,澳门明爱总会援助康复医院 40 万元,修建由村内通往卡哈洛工委公路 8.1 km,解决麻风康复院人员的出行问题;是年,澳门明爱总会向麻风患者捐款 2 500 元、捐赠衣物 200 套。

2001 年,澳门利玛窦慈善机构为康复院捐款 2.5 万元,维修康复院公路。

2002 年,澳门明爱总会投资 90 万元,修建麻风患者宿舍 50 间和康复村学校教室 2 栋;为患者捐赠衣物 500 套;发放村内患者生活费 3.84 万元,并派出修女数人常住康复村,长期照顾畸残麻风患者。

2006 年 8 月,澳门利玛窦慈善机构为康复村康复小学捐赠服装 61 套,县疾病预防控制中心为康复村麻风患者捐赠服装 300 套。

2012 年 4 月,康复医院因溪洛渡电站筑坝蓄水,迁址大火地村,行政隶属卡哈洛乡政府。

2019 年底,康复医院有休养员 28 人、修女 5 人,修女负责休养员的生活起居。康复医院核定编制 5 人,时有在职职工 1 人。县民政局给予休养员每月每人生活补助 400 元。

美姑县大桥乡瓦基机村康复院

瓦基机村康复院前身为"瓦基机麻风村",始建于 1968 年 4 月 8 日,位于美姑县大桥乡东部瓦基机村山坡上,距县城 50 km,海拔 1 510 m。是年,收治麻风患者 90 人,由县皮肤病防治站派人驻村进行统一管理,对患者采用氨苯砜治疗。

1972 年,县成立"洛俄衣甘乡皮肤病防治站",首任站长阿衣牛古,隶属于美姑县民政局,县卫生局设流调组。

1981 年 8 月,美姑县卫生局开办"凉山卫校美姑县皮肤病防治班",全班学生 26 人,学制 2 年,由赖祖杰等医生组织授课,毕业后回原籍从事麻风防治工作,享受中专待遇。

1984 年 8 月,实施联合化疗方案,新发麻风患者居家治疗,将隔离治疗变成社会防治。

1988 年,美姑县瓦基机麻风村更名为"美姑县瓦基机村";美姑县洛俄衣甘乡皮肤病防治站并入美姑县卫生防疫站,内设"慢性病防治科"负责治疗、管理全县麻风患者。

1999 年,澳门利玛窦社会服务中心陆毅神父给予麻风村患者每人每月生活补助 40 元。

2001 年 4 月 26 日,澳门利玛窦社会服务中心、国际扶轮社中国香港南区扶轮社、中国台湾麻风病服务协会共同出资修建瓦基机村康复院。投入资金 10.8 万元人民币修建麻风吊桥。

2002 年,澳门利玛窦社会服务中心投入资金 130 万元人民币,修建了瓦基机村康复院马车道、患者住房、修女住房、医务室、学校及卫生间,并从 3.5 km 外架设生活饮用水管网、架设生活用电线路 3 km、购置电视接收设备等。

2002 年 9 月 1 日,麻风村小学开班授课,时有小学生 31 人、16～40 岁成人夜校班 42 人,麻风村学校第一位老师为马石日。

2003 年 11 月,马石日老师受邀到北京参加"杨澜访谈录建立三周年晚会",接受了杨澜的采访。是年,修建患者集体住房、厨房、治疗室、保管室及院坝一体的四合院平房和校舍 730 m²,内有大小房间 36 间。院内有一个长 10 m、宽 6 m 的水泥院坝和院门口一个长 16 m、宽 13 m 的花园,供康复患者吃饭、活动、休息。修建配套水电设施,结束了麻风村村民用煤油灯照明的历史。是年 12 月,甘肃省天主教修女协会张美等 5 人进驻瓦基机村康复院照顾住院畸残麻风患者共 68 人的生活起居。

2004 年 9 月,经县人民政府批准,美姑县卫生防疫站更名为"美姑县疾病预防控制中心"。是年,四川省对外友好协会经验交流现场会在美姑县康复院召开,7 个国家和地区的外国专家和四川省 21 个地市州对外友好协会代表共 89 人参加现场会。

2006 年,美姑县民政局把全县受麻风影响的 178 人全部纳入低保救助管理,发放每人每月生活救助费 60~85 元。

2016 年底,美姑县瓦基机村共有 2 个村民小组,组与组之间相隔 1.5 km,村内共有 114 户 329 人。休养员家属中有劳动能力者 226 人,村内休养员 37 人(均为生活不能自理的畸残人员),县民政局提供休养员每月数额不等的低保生活救助。修女均已离开瓦基机村。

2019 年底,时有休养员 8 人,每人每月补助 500 元。

冕宁县惠安乡稗子田村

1958 年,四川省人民委员会发送《关于麻风病的防治工作由专署、自治州安排管理的通知》[川办字(58)第 0442 号]和西昌专员公署《关于麻风病患的防治与隔离意见的函》[昌专民字(58)第 279 号]。冕宁县根据疫情分布情况,"按照便于管理和防治,一般以小集中生产为宜"设立 3 处麻风村:泸沽区(位于沙坝镇玉马山,小地名"狗脚湾"),由管理人员陈启贵、医务人员余兴普 2 人负责具体工作,收治麻风患者 28 人;巨龙区(位于林里乡呷妈山),由管理人员陈乐千、医务人员张体贤 2 人负责具体工作,收治麻风患者 29 人;惠安乡(位于稗子田),由管理人员晏正荣、医务人员余正洪 2 人负责具体工作,收治麻风患者 78 人。3 个乡建立的麻风村共收治麻风患者 135 人,实行民办公助,由县卫生科直接管理。

1960 年 1 月,国务院批准撤销金矿县建制,将原属金矿县的泸宁、罗锅底两区划归冕宁县,该县建立的健美乡麻风村随行政区域变化移交到冕宁县管理。是年,该麻风村有住院患者 89 人。冕宁县 4 个麻风村共有麻风患者 224 人。

1965 年,县政府将 4 个麻风村合并为 2 个麻风村后移交民政部门管理,卫生部门只负责医疗业务,新发患者按各康复村所属区域集中治疗(大桥区、城关片区、巨龙区、泸沽区四地的新发患者集中到惠安麻风村;泸宁区、里庄区两地的新发患者集中到健美麻风村)。治疗经费由卫生事业费开支,康复村基建、行政管理人员等经费由民政经费解决。

1973 年,全县有麻风患者 330 人,麻风村有水田 17 亩、旱地 353 亩、水牛 14 头、黄牛 46 头、马 21 匹、猪 114 头、羊 1 850 只。国家对患者每人每月补助大米 17.5 kg,食用油 250 g,同时给予定期定额的经济补贴,民政部门每年给予康复村各项社会福利救济,麻风村患者生活有保障。

1978 年,成立惠安乡康复院、健美乡康复院,分别负责管理 2 个麻风村。两院共有行政管理人员 6 人、医务人员 7 人。是年,县计划委员会拨款 6 万元(惠安康复院 5 万元、健美康复院 1 万元)用于康复院住房维护与建设。

1984 年 12 月,成立"县皮肤病防治站",首任站长余正洪。

1996 年 1 月,惠安康复院与健美康复院合并,合并后更名为"冕宁县康复院",王大美任首任院长。

2003 年 10 月,撤销县卫生防疫站、皮肤病防治站、血吸虫病防治站,组建"冕宁县疾病预防控制中心",王康林任主任。内设结核病麻风病防治科负责全县麻风防治工作及麻风村内患者治疗、管理工作。

2007 年 7 月 11 日,冕宁县政府发文(冕府发〔2007〕39 号文)将惠安乡康复院划属行政村,隶属惠安乡,村名为"稗子田村",设立村民委员会,下辖 2 个村民小组。

2019 年底,冕宁县惠安乡稗子田村有休养员 42 人,县民政局对休养员每人每月补助 260 元,澳门利玛窦社会服务中心给每人每年补助 600 元。

木里藏族自治县康复医院

木里藏族自治县康复医院前身为"木里藏族自治县麻风村",始建于 1959 年,位于桃博公社西古古村。

1960年4月,在桃博公社的西古古村建立"木里藏族自治县麻风村",指定县卫生科、县民政科负责。卫生科负责医疗,民政科负责行政管理。

1965年11月,县麻风村更名为"木里县六·二六防治站"。

1968年12月,成立木里"六·二六防治站革命领导小组"。

1979年3月,撤销革命领导小组,恢复"木里县六·二六防治站"。

1982年,六·二六防治站实行土地承包到户,患者及休养员生产自给,不足部分国家按返销粮补助。

1983年,县防疫站成立"慢性病防治科",主要负责全县麻风调查、诊断和随访工作。驻守麻风村的专业防治人员主要负责入院患者的治疗,县民政主要负责患者及休养员的生产生活。

1989年9月,县六·二六防治站更名为"木里县康复医院"。

1991年,时有工作人员7人,其中专业技术人员3人、行政人员2人、工人2人;患者30人。业务用房由6间扩大到24间,患者生产用地增加到140亩。

2000年,全村勘界面积约7 km²、生产用地140亩。民政每年拨给麻风村生活补贴2万元。

2007年5月,县康复医院命名为"干海子村",成为独立行政村,归属博科乡人民政府行政管辖。

2016年底,全县累计发现麻风患者422人,分布于28个乡、8个国营牧场和4个机关学校。时有治愈留村休养员22人,县民政局对休养员每人每月补助600元,澳门利玛窦社会服务中心给休养员每人每年补助600元。

2019年底,住村休养员17人,每人每月补助300元。

宁南县康复院

宁南县康复院始建于1957年,位于大同公社和平大队4小队,与金沙江北岸相邻,地址"莲花石"(又名"棉花石"),占地面积200余亩。

1959年1月,成立"宁南县康复院",为县属行政事业单位,分设行政和医疗两个部分。

1960—1983年,县康复院逐年完善,院部为工作人员驻地,配置行政管理、财务管理和工勤人员,承担日常行政、生活管理等工作任务;配置医疗、检验和护理人员,承担麻风和其他常见病的诊治工作任务,采用口服氨苯砜治疗麻风。病区采取农村生产队的生活管理模式,配备卫生员承担病区领药、发药以及院部与病区之间的医疗联系。

1985年6月,除29名严重病残、无家可归的孤寡老人留在县康复院外,其他患者和治愈者均返回原籍。

1986年,县康复院开展麻风联合化疗。是年7月,县卫生防疫站内设"慢性病防治科",县康复院和区乡卫生院调配工作人员5人,开展全县麻风社会防治工作。

2019年末,县疾病预防控制中心慢性病防治科承担全县麻风社会防治工作,时有工作人员3人,县康复院有工勤管理员1人、留院孤寡老人2人。工勤管理员薪资和留院寄养的孤寡老人基本生活由县民政局提供保障,每人每月补助300元。

喜德县麻风康复院

喜德县麻风康复院前身为"康复卫生所",始建于1959年11月,位于则约乡解放村,由县民政局和卫生局管理,时有专业防治人员3人、麻风患者45人。

1963年,康复卫生所更名为"康复医院"。

1974年,康复医院更名为"喜德县皮肤病防治所"。

1977年,喜德县皮肤病防治所更名为"喜德县麻风村",内设医疗组。

1981年,喜德县麻风村更名为"喜德县康复医院",配备业务用房5间、专业防治人员9人。

1985年,时有工作人员20人,其中专业防治人员17人、行政人员2人、工人1人;有麻风患者136

人,业务用房 38 间,患者生产用地 500 亩。

1987 年 7 月,建立"县皮肤病防治站",行政隶属县卫生局,业务工作由地方病防治办公室领导,在县保健站租房办公。

1989 年 11 月,县国土局根据〔1988〕40 号文件精神,划拨县农机局对面的 0.89 亩国有土地给地方病防治办公室,用于修建皮肤病防治站的办公室、业务用房及宿舍,造价 8 万元。

1993 年 5 月,省皮肤病研究所调配 1 辆摩托车给喜德县皮肤病防治站,价值 7 719 元。

1993 年 12 月,县国土局划拨土地 0.865 亩给皮肤病防治站,用于修建办公室及职工宿舍,造价 15 万元,解决了县皮肤病防治站办公用房的困难。

2001 年,澳门利玛窦社会服务中心给住院麻风患者及休养员共 107 人发放每人每月生活费 40 元。西班牙天主教捐款 4 万元,县卫生局出资 2 万元,在麻风村修建医务室,专门用于为麻风患者服务。

2002 年 12 月,澳门利玛窦社会服务中心捐款 5 万元给皮肤病防治站配备麻风防治业务用车 1 辆。

2003 年 3 月,澳门利玛窦社会服务中心到皮肤病防治站慰问麻风患者,捐赠衣物 44 箱、生活补贴 6.42 万元。

2005 年 8 月,撤销县皮肤病防治站、血吸虫病防治站、卫生防疫站,组建"喜德县疾病预防控制中心"。疾病预防控制中心内设慢性病防治科,时有麻风防治专业人员 3 人。喜德县康复村隶属于喜德县则约乡前进村,由则约乡政府管辖。时有 2 名村医,由喜德县卫计委定时发放工作补助;村内患者由县民政局管理,对村内五保户休养员每年每人发大米 240 kg、每月每人发生活费 100 元、食盐 500 g;其他休养员每人每年发大米 100 kg、食盐 6 kg、生活费 400 元。澳门利玛窦社会服务中心每年为麻风村捐赠人民币 6.18 万元。

2016 年底,累计收治麻风患者 503 人,喜德县时有存活麻风康复者 98 人,其中村内有麻风康复者 51 人、麻风现症患者 4 人。

2019 年底,时有休养员 70 人,每人每月生活补助 400 元。

盐源县麻风院

1959 年,盐源县人民政府在右所乡长坪子村境内设立麻风村,将全县麻风患者集中治疗,同时成立"盐源县麻风病康复医院",正式收治患者。康复医院配置有院办公室、财务、后勤、医疗等科室;治疗麻风的药物主要是氨苯砜和常用中药,患者的生活、生产由县民政局派专人管理。

1975 年 2 月,盐源县成立"麻风病防治领导小组"。

1985 年,"盐源县皮肤病防治站"成立,开始实施麻风联合化疗方案。新发患者采取居家治疗。

1985 年以来,每年凉山州均与各县签订《麻风病防治任务协议书》,盐源县皮肤病防治站和各乡镇卫生院都与县卫生局签订《目标管理责任书》,年初下达防治任务,半年考核,年终检查,在 35 个重点乡镇内设置发药点 37 个,配备专、兼职防保医生 48 人。每年县政府拨给麻风专用经费 2 万元,用于麻风患者免费治疗药品的购置。

1987 年 5 月,盐源县对麻风患者全部进行免费联合化疗。

1996 年,由于二滩电站库区清库蓄水,右所乡长坪子康复院正处库区滑坡地段,经县委、县政府、移民办及相关专家到康复院现场办公,确定康复院沿山"后靠"迁建,地址在右所乡塌尔堤村,此时康复院有患者及其家属 183 人。新修土木结构房屋 14 栋,建筑面积 1 768.48 m²,维修旧房 3 栋共 620 m²;新建晒坝 1 个 362 m²,新修蓄水池 2 个,容积 64 m³;修病区便道 5 条共 5 000 m,开垦土地 28 亩;扩建整修大堰 1 条,长 11.4 km,主干渠 8.4 km 等工程。两期工程共使用移民资金 184.27 万元。至此,康复院基础设施得到进一步改善,患者及家属的生活、生产状况得到相应的提高。

1999 年,机构改革,盐源县皮肤病防治站并入县疾病预防控制中心。是年,盐源县得到爱德基金会和挪威协力会的帮扶。帮扶初期,爱德基金会以盐源县麻风康复村和棉桠乡塘泥村为试点,以麻风患者康复救助为切入点,逐步辐射社会人群。经过 2 年试点探索工作,2002 年,帮扶工作正式确定为"凉山健康与发展项目",并实施第一个"五年计划",2007 年实施第二个"五年计划"。该项目在盐源县累计提供资金近 1 000 万元。项目由最初的 2 个试点扩大到 7 个乡镇的 9 个村和盐源中学、民族小学,受益人群从几十人发展到几万人。该项目资金对 300 余人次的麻风畸残康复者进行救助,主要是针对麻风神经炎的早期发现和治疗;眼、手、足的自我护理;防护鞋的应用;复杂性足底溃疡的综合治疗。该项目新建 1 所"爱心小学"、5 所乡村小学,并为学校购置教学设备、体育器材和学生学习及生活用品;新建 3 个医疗站、236 个沼气池、165 口水窖、18 个堆粪池,新建和修复电站 2 所,建桥 3 座,建水渠 5 条、饮水管道 10.8 km;购买核桃苗 2 000 株、耕牛 4 头、缝纫机 10 台;为 2 户极度贫困麻风患者新建房屋;改造房屋的厕所、畜圈、厨房 127 户,以改善麻风患者的生产生活条件;新建麻风村学校教室 5 间;同时对盐源中学 360 名少数民族学生,提供每人每年生活补助 2 500 元,对民族小学 19 名孤儿和 21 名残疾儿童,提供每人每年生活补助 5 000 元。项目组还聘请县农业局、县畜牧局在社区、村组开展农技和畜牧等综合知识培训;卫生人员对麻风病健康教育、畸残康复和常见疾病的预防控制进行培训。

1999 年机构改革后,盐源县麻风防治工作分为两部分,患者的诊治、随访、治愈复查、线索调查、疫点调查、新开展的预防性服药、DDS 反应检测、防护鞋护理用品发放、健康教育等工作,全部由盐源县疾病预防控制中心慢性病防治科开展;康复院主要承担目前居住在院内的患者及家属的经济、社会救助和康复治疗与药品发放等工作。

2011—2016 年,澳门利玛窦社会服务中心为麻风患者每年每人捐赠 600 元生活费,共捐赠 15.9 万元。捐赠棉衣、棉被、雨鞋、运动鞋各 300 套。每年派修女为畸残患者进行换药、包扎等康复治疗,累计 160 余人次。

2016 年底,盐源县麻风病康复医院隶属盐源县卫生局,配置工作人员 2 人;2016 年管理麻风老残康复者 53 人,其中列入低保者 32 人,每人每年享受民政低保费 1 200 元。列入"五保"者 21 人,每人每年享受民政五保费 3 100 元。

2019 年底,居住休养员 52 人,每人每月生活补助 500 元。

越西县大营盘麻风村

越西县大屯乡大营盘麻风村前身为"越西县麻风村(康复院)",始建于 1959 年,位于大屯乡大营盘村,距县城 12 km,平均海拔 1 800 m。首任院长金启华。

越西县麻风村(康复院)成立后,当年收治麻风患者 400 人,建有医务室 1 所、小学 1 所,学校内教室仅 1 间,配有教师 1 人、民政管理员 1 人。

1966 年,凉山州政府拨款 5 万元对康复院进行扩建维修,增派医务工作者 4 人参加治疗工作。冯志祥任院长。

1970 年,康复院安装一台 5 kW 的柴油发电机,结束用煤油灯照明的历史。

1975 年,全县掀起调查、收容麻风患者的热潮,院内患者增加到 450 人。

1977 年,凉山州"五七"共产主义大学麻风病皮肤病防治班毕业生 14 人到康复院工作。

1983 年,北京友谊医院热带病研究所李桓英、四川省皮肤病研究所胡鹭芳在凉山州政府副州长巴莫尔哈的陪同下,看望当时在康复院工作的医疗、管理人员及麻风患者,为麻风患者送去衣被及药品等慰问品。

1988 年,越西县政府在越西县城为康复院工作人员修建医务人员办公及居住用房。

1989 年,"越西县皮肤病防治站"成立。

1994 年,越西县麻风康复院纳入地方管理,成为行政村,更名为"越西县大屯乡大营盘村",辖 5 个村民小组,全村总户数 258 户,1 164 人,其中麻风患者 280 人。

1996 年,政府投资 10 万元,修通高桥村至大营盘村水泥道路,全长 3 km,结束了进出大营盘村的物资靠人挑马驮的历史。

2000 年,中国台湾张平宜女士到访越西县大屯乡大营盘村,资助村里办学校、修公路、修医务室等,累计募集资金投资数百万元。

2002 年,澳门利玛窦社会服务中心捐款 10 万元,在大营盘村建立麻风病服务站及修女宿舍,义务为当地麻风患者服务;并投资 5 万元成立大营盘村幼儿园,聘用工作人员 2 人。县疾病预防控制中心委派工作人员 1 人协助开展工作。

2003 年,负责麻风村患者管理的越西县皮肤病防治站与县卫生防疫站合并,成立"越西县疾病预防控制中心",中心下设慢性病防治科继续负责麻风患者管理工作。由于工作机构的改变,疾病预防控制中心慢性病防治科代崇理医生留村管理治疗患者。

2005 年,大营盘村小学王文福老师被中央电视台评为"2005 年感动中国年度人物"。

2007 年,在张平宜女士的支持协调下,大营盘村小学改为大营盘村九年一贯制学校。学校有国家配置的教师 22 人,在校学生 371 人,其中初中教学班 3 个,共有学生 109 人。张平宜率先在学校落实学生"寄宿制",补助学生伙食,培养学生卫生习惯,资助学生学业前途的发展,受到社会的关注,多次被国家新闻媒体充分肯定。

2009 年,国家投入 200 万元在大营盘村新建疗养院,建筑面积为 2 000 m²,极大改善了村内休养员的生活条件。

2011 年 7 月 15 日,中华人民共和国民政部第六届中华慈善奖表彰大会在北京举行,张平宜女士获个人"慈善楷模奖",并被中央电视台评为"2011 年感动中国年度人物"。

2016 年,大营盘村属于大屯乡行政管辖,有 5 个组,共 300 户,村民 1 200 人,其中有休养员 65 人。县民政局为休养员每人每月补助 60 元,澳门利玛窦社会服务中心为休养员每人每年补助 400 元。

2019 年底,时有休养员 30 人,每人每月生活费 240 元。

昭觉县哈呷乡依沃瓦觉村

昭觉县哈呷乡依沃瓦觉村前身为"昭觉县康复村",始建于 1959 年,位于古里片区支尔木乡。

1959 年,昭觉县人民政府选址古里片区支尔木乡建立康复村,当年收治麻风患者 205 人。昭觉县民政局派出专职民政干部负责康复村的日常事务和生活、治疗。康复村分为 2 个社进行管理(即纳布社和达里社)。同时,在患者中选择村干部协助民政管理人员共同管理康复村。

1966 年,康复村开始扩大,增加有子社和沙洛社。

1979 年,康复村患者达到 750 余人。是年 9 月,成立康复院,由尼惹色尔任康复院院长,殷辉珍任副院长。昭觉县实行康复村与康复院并存体制,康复院负责麻风患者的发现、诊断、治疗;康复村管理村内麻风康复者及其家属子女的生产、生活等问题。

1984 年,麻风由氨苯砜治疗改为"联合化疗"。

1987 年 9 月,成立"昭觉县皮肤病防治站"。

从 1999 年始,澳门利玛窦社会服务中心和台湾麻风服务协会先后投入资金 350 万元,用于麻风村的改造。先后在麻风村修建 1 座 55 kW 水力发电站及输电设施;购买 2 套卫星地面接收设备及电视机;安装 6 000 余米的饮水管道;改造进出村道 1 000 m;修建村内进出吊桥 5 座;修建老残患者康复院 1 栋(面积约 650 m²);修建学校 1 所(面积 500 m²);安装水管 5 000 m。同时补助麻风患者每人每月 40 元生活费。

2005 年后,休养员补助费提高到每人每月 80 元。基本解决麻风村的电、水、行及看电视难等问题。麻风村的基础设施得到逐步完善,患者的生活、生产得到显著改善。从此,休养员住进安乐窝;适龄儿童可上学。是年 9 月,撤并县皮肤病防治站、县防疫站、县血吸虫病防治站,组建"昭觉县疾病预防控制中心",疾病预防控制中心内设置"慢性病防治科"继续负责麻风防治工作。

2010 年,由于国家重点工程溪洛渡电站筹建,原康复院是淹没区,康复院从支尔木乡迁址哈呷乡四取村。国家投资近 668 万元新建昭觉县康复院,占地 3 亩左右,在康复院建有康复院小学教学楼 1 栋、学生寝室 1 栋、麻风康复疗养员居住楼 1 栋、医务室及员工寝室平房 1 排、修女居住平房 1 排,康复院于 2011

年9月竣工,9月24日正式投入使用。原康复村的老残治愈存活者随着康复院迁至新地址生活,而大部分治愈存活者仍然留在旧址劳动及生活。新址周围原县国土局的青花椒树全部移交至康复院管理,收入用于改善康复院学生及麻风休养员的生活。

2012年8月,昭觉县康复院隶属县民政局管理,康复院内休养员全部纳入五保户管理。是年9月,康复村更名为"哈呷乡依沃瓦觉村",行政隶属昭觉县支尔木乡。

2016年底,康复院居住休养员12人,按五保户政策发放每人每月生活补助160元,澳门利玛窦社会服务中心补助每人每月40元;在校学生全部纳入九年义务教育寄宿制管理。哈呷乡依沃瓦觉村有4个社,总人口435人,有休养员72人、现症患者2人;昭觉县民政局对休养员和患者每人每月补助60元,澳门利玛窦社会服务中心给每人每月补助40元;县疾病预防控制中心慢性病防治科对依沃瓦觉村进行定期访视。

2019年底,康复院居住休养员8人,每人每月生活补助450元。

◎ **主要参考文献**

[1] 四川省医药卫生志编纂委员会.四川省医药卫生志[M].成都:四川科学技术出版社,1991,8;146-147.

[2] 四川省皮研所革委会.麻风村(院)的建设和管理[Z].麻风村(院)医疗工作操作规程,1972,32-36.

[3] 四川省皮研所.四川省麻风村统计表[Z].四川省皮研所麻防资料,1978.12,4.

[4] 四川省皮研所.麻风村调查情况[Z].全省麻风村调查报告,2005,3-5.

[5] 国务院.国务院批转卫生部关于麻风病防治工作情况的几点建议[Z].国发(1980)278号文.

[6] 四川省卫生厅等.关于加强麻风村管理工作意见的报告[Z].四川省卫生厅、四川省财政厅、四川省粮食局、四川省民政厅联合上报省政府同意下发各市、州、县人民政府川卫防发〔1984〕036号文1984,6,6;4.

[7] 郑淑芳.四川首届麻风村(院)工作会议在成都召开[J].中国麻风皮肤病杂志,1985,(00):95.

[8] 周忠庸.盐边县麻风流行病学调查[J].中国麻风皮肤病杂志.1986,(04).

┃ **致谢**

四川省麻风院村简史的撰写,得到宁湧、王荣茂、王皓、靳征、田春华、孙少斌、秦国胜、朱双、蒋亚均、龙宇、赵西和、李支光、陆朝卫、安国茂、杨干金、贾修伟、张进勇、王兵、廖平、杨华、黄君安、张超、宋朝清、康发扬、袁伟贤、魏明海、柏永先、赵会恩、赵平安、任春霖、钟庆、唐明江、刘扬、胡腾、王立、石淑萍、万雪梅、粟深平、高峰琴、姜敏、李双献、孙青松、李定志、冉定鑫、郭清虎、龚婷、侯忠、杨雄、赵素荣、查俊生、成斌、田彩虹、邱勇、邱涛、陈祝海、唐俊佰、杨晓果、陈听渝、李直明、张艳、罗熙平、张云铭、任智谋、王显贵、陈启清、马德健、张谦翠、吴孟秋、高永祥、谢建华、陈建、徐丹、唐福琼、王永田、王康平、余任蓉、罗绒益西、周华君、仁青俄热、艾小斌、潘映春、期沙莫子伟、钟世勇、刘帆、拉布莫、丁先明、张智、徐印超、邓英、阿苦拉杜、马开祥、杨伟、罗正州、代玉梅、李少英、郭昆、赵植等同志及所在单位在资料收集、史实核对和调查走访等工作上给予的大力支持,特此致谢!

贵州省麻风院村简史

⌒ 概况

贵州省简称"黔"或"贵",地处云贵高原,是西南交通枢纽,全省总面积176 167 km²,山地和丘陵占92.5%。贵州省辖9个地级、88个县级行政区划单位,省会驻贵阳市。贵州是一个多民族共居的省份,世居苗族、布依族、侗族等 18 个少数民族。2019 年末,全省常住人口为 3 622 万人。

贵州省是我国麻风高流行省份之一,1950—2016 年间,全省累计发现并登记麻风患者 30 716 人,9 个地、州、市均有不同程度的流行,总体呈现西、南部流行程度高,中、北部流行程度低的分布特征,其中毕节市、黔西南州和安顺市为贵州省高流行区。在各级党委、政府的重视和支持下,经过广大专业人员几十年的不懈努力,2019 年底,发病率为 0.146/10 万,累计治愈 22 241 人。时有现症麻风患者 210 人,患病率从最高年份 1984 年的 55/10 万下降至 2019 年的 0.58/10 万。2011 年 9 月,贵州省人民政府与卫生部签署《共同加强贵州省麻风病防治工作的合作协议》,2015 年通过国家卫计委考核,实现以省为单位"基本消除麻风危害"的目标。

威宁县石门坎麻风病院是贵州省最早建立的麻风村,由 1914 年伯格理牧师(1915 年病逝)倡导、伦敦国际麻风救济会(Mission to Lepers)资助,1919 年英籍张道惠牧师与杨雅各、张武、种焕然等苗、汉族传教士共同兴建而成。

1950 年卫生部下发《关于管理麻风应行注意事项的通报》[卫公防字(50)第 633 号],要求各地根据麻风分布实际情况,择定适当地点筹设麻风病院,隔离治疗麻风患者,同年 9 月,安龙县人民政府接管时有约 110 名麻风患者的"安龙大海子麻风院"。《毕节县志》记载,1951 年 9 月,毕节地区卫生部门接管由苏宽仁等外籍人士建起的"撒拉溪麻风医院",该院时有麻风患者 199 人。

全省其他各地、州、市、县的麻风院(村)大多建立于 20 世纪五六十年代。1957 年以前,全省有麻风村 32 处,1958 年后相继设立"毕节撒拉溪医院"和"安龙麻风病院"等 2 个省级麻风病院、58 个县级麻风院(村),其中毕节撒拉溪医院和安龙麻风病院分设病床 450 张和 200 张,主要收容享有公费医疗的麻风患者,其他麻风院(村)隶属当地民政或卫生部门管理,主要收容农村及其他无公费医疗的患者。1958 年 10 月,贵州省民政厅调查显示,全省建麻风村 58 个,收治麻风患者 2 981 人,尚有未入村患者 4 368 人。1959 年 10 月,除 2 个省级麻风院外,全省共有 61 个麻风村,有医务、行政人员约 250 余人。是年,兴义县麻风村收容麻风患者 428 人,因在建村、收容、治疗等方面取得显著成绩,先后荣获地方表彰及"全国群英会先进单位"光荣称号。

1982 年,贵州省人民政府在贵阳召开第二次"全省麻风病防治工作会议",提出将麻风患者隔离治疗转变为实施社会防治(家庭治疗),患者不再强制入院(村)隔离,同时对患者实施联合氨苯砜与利福平 2 种药物治疗直至临床治愈为止。1987 年,贵州全省全面实施世界卫生组织推荐的联合化疗方案。此后,以自愿为原则,一些麻风治愈者出院,麻风院(村)基本不再收治新患者。随着患者减少,部分麻风院(村)转变为自然村寨,少数无人居住的麻风院(村)逐渐荒废。

2002 年,贵州省全省开展的麻风畸残康复需求调查和麻风患者生存状况调查显示,共有 1 730 名麻风休养员居住在麻风院(村)。2001—2005 年,澳门利玛窦社会服务中心资助 200 余万元人民币用于麻江麻风村饮用水、希望小学、危旧房改扩建等工程,黔西麻风村(新村医院)患者饮水工程;资助 240 余万元建设"安龙疗养院重残患者疗养中心"。爱尔兰政府资助 80 余万元用于安顺西秀区、织金县 2 个麻风村的饮水工程和患者住房建设。

2007 年,卫生部转发国家发展改革委员会《关于麻风病院村建设规划批复》的通知,全省共有毕节市撒拉溪医院、黔西县新村医院、六盘水市麻风院、黔西南州安龙疗养院、贵阳市麻风病院、遵义市麻风病院、铜仁市麻风病院、安顺市麻风病院、黔东南州麻风病院、黔南州麻风病院 10 所麻风院(村)进行了改扩建,2014 年改扩建工作完成,并逐步投入使用。2008 年,贵州省开展全省麻风既往患者调查显示,全省仍有麻风休养员居住的麻风院(村)54 个,共收容麻风休养员 925 人及其健康家属子女 1 203 人,有管理人员 248 人。

2015 年,贵州省卫计委下发《贵州省卫生计生委办公室关于开展全省麻风院(村)运转现况调查的通知》(黔卫计办函〔2015〕59 号),调查显示,全省时有麻风院(村)51 个,收住麻风休养员 715 人及其健康家属 1 053 人,其中仅有 32 个麻风村有工作人员,共有管理人员 144 人。

至 2019 年底,全省修建的麻风院(村)共计 62 个,累计收治麻风患者约 2 万人。2019 年底,全省时有

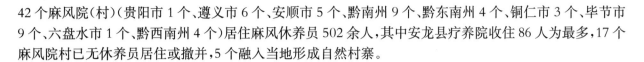

42个麻风院(村)(贵阳市1个、遵义市6个、安顺市5个、黔南州9个、黔东南州4个、铜仁市3个、毕节市9个、六盘水市1个、黔西南州4个)居住麻风休养员502余人,其中安龙县疗养院收住86人为最多,17个麻风院村已无休养员居住或撤并,5个融入当地形成自然村寨。

开阳县清江医院

开阳县清江医院前身为"开阳县南龙麻风村",筹建于1957年初,由县政府民政科承办,位于开阳县南龙公社主扎大队大山生产队境内匍地趴,距县城25 km,于1958年7月建成。首任负责人为宋洪金(大山生产队队长)。建村时有土墙瓦房3栋15间、碾房1间,约250 m²。医疗由县卫生科指派本村草药医生龚龙文负责,以草药治疗为主,建院当年收治患者15人。

1961年,再次征用村民的土地修建土砖木结构办公室、治疗室3间,约45 m²;木房1栋5间、厕所2间,共约75 m²,作为职工住房。当年收治患者15人,累计收治患者30人。

1965年,增建土墙病房3栋11间,约110 m²,时有患者61人,病区2个。

1970年5月,更名为"开阳县清江医院",有在编医生2人、院长1人、住院患者90余人。查菌、病理组织检查送至安龙疗养院助检。

1971年,制定全院患者的管理治疗制度,具体做法如下:①患者的管理以院为单位,分3个病区(小队),由院内患者民主选举患者院长1名、队长3名,组成患者中的领导班子,负责院内治疗、治安、患者之间的纠纷调解、外出请假、生产劳动等工作安排。医院设农业生产,养家畜,做砖、瓦、烧木炭等副业小组,组织住院患者从事力所能及的劳动,收入归患者所有。②患者的治疗采取患者治疗患者的方式。在患者中选举热爱医疗工作,畸残轻或无畸残,有一定文化基础的3人,经培训,作为院内卫生员,负责住院患者常规输液、清创缝合、注射、护理、病区的消毒等工作。院医生每周一、三、五进病区查房,对特殊病例做指导、制订治疗方案等。③患者住院分3个病区,第一病区收治新入院患者。住院期间,溃疡严重、神经疼痛的患者经治疗病情好转,转入二、三病区;第二病区收治经治疗病情好转、稳定,无神经疼痛等患者;第三病区收治对象为畸残轻、查菌阴性、临近出院的患者。

1972年,医院新建诊断室、药房、治疗室、消毒室、会议室等办公用房1栋共9间,约200 m²。时有医生2人、院长1人,住院患者约110人。

1973年,政府拨款3 000余元,医院购买手扶式拖拉机1台;拨款6 000余元,修建入院公路1 km。

1975年,时有院长1人、后勤人员1人、医生4人,共6人。时有住院在治患者121人。

1976年,首次使用利福平、氨苯砜治疗麻风。是年出院的治愈患者约30人。

1978年,政府拨款5 000元,从南龙公社安装有线电话1部;拨款4万元,修建集办公楼、职工宿舍、车库等为一体的两层砖木结构房1栋,共25间,约450 m²。收治麻风患者170余人,为历史最高峰。

1981年,开阳县卫生局筹建"开阳县皮肤病防治站"。

1982年,对全县麻风患者的村寨、家属进行普查,确诊新发麻风患者44人。清江医院不再收治新发患者,新发麻风患者改为居家治疗。1983年,医院编制留存,职工转县烈士陵园工作。院内部分已经治愈患者自行返乡居住。

1987年,院内时有休养员8人,搬至职工大楼居住休养,县民政局派专人每月送一次生活用品、物资,医疗费由民政局支付。

2011年,县民政局拨款40余万元,对清江医院办公楼宿舍、危房、门窗、水电路重新更换翻修,购配电磁炉、电视机、洗衣机等家用电器及取暖设备分发给在院的休养员使用。

2019年,清江医院隶属县民政局,王胜军任院长,时有职工2人、休养员3人。对于在院的休养员,县民政局每月专人配送大米20 kg,猪肉和油各1.5 kg以及毛巾、牙刷、肥皂等日常生活用品,相关费用开支每人每月1 018元。休养员生病所产生的费用由民政部门报销。

息烽县康复院

1950年初,息烽县人民政府对麻风患者采取积极防护措施,禁止使用残忍对待麻风患者的野蛮行为。

1953年4月,县民政科调查境内有麻风患者67人,即与卫生部门拟定隔离治疗措施。

1956年10月,成立"西山康复院",距离县城6 km,负责人潘成河,收治麻风患者52人。由县卫生部门负责抽调医生和拨款解决医药费,民政部门给予生活救济和行政管理,每人每月补助生活费5~7元,口粮、油由粮食部门供应。

1975年起,生活补助提高为每月人均10元,每年发救济单衣1套、球鞋1双,每2年发棉衣1套,每5年发棉被1床。1976年,县民政局拨款5 000元,购置安装12马力柴油发电机1台。

至1985年,先后接收196名麻风患者入院治疗,其中治愈出院118人,因其他疾病并发死亡者54人,自行离院者12人,继续休养者12人。院内行政和医务人员最多时8人,最少时3人。

1987年6月,康复院移交县卫生局,12名休养员由民政部门安排回家,派人定期送药和治疗,吃、穿仍由民政局供给,粮油仍由粮食部门定量供应,每人每月补助生活费15元,每人每年补助烧煤费200元,请一位当地退休干部负责管理。10月31日,成立"息烽县皮肤病防治站",原康复院医生陈关定任站长。原康复院院长任国忠回县卫生局任职,同时撤销县康复院。县皮肤病防治站时有正式职工2人,办公地址设在县卫生防疫站内。

1990年,全县发现麻风患者9人,均由县皮肤病防治站医生负责治疗。2002年,县皮肤病防治站与县卫生防疫站合并,成立"开阳县疾病预防控制中心"。

修文县硝厂医院

贵阳市"修文县硝厂医院"隶属修文县民政部门管理。筹建于1955年,地址位于距修文县城50 km、六桶镇5 km的黑塘沟,征用土地182亩,建成时有8间茅草房。1956年4月26日,县麻风病院成立,首任院长为李怀林,时有医生5人,收治患者21人。对住院者实行免费医疗,生活费由地方政府提供。

麻风院不通公路,药品及物资靠六桶医疗站从50 km外的修文县城用马驮运输,再派人运送到5 km外的麻风病院。

1957年,在硝厂屯上又修建2栋房屋,共有9间病房。

1958年,患者骤增,约150多人。县民政局又在硝厂大田修建8栋房屋,共48间病房;另修猪圈10间、马房3间、牛圈2间、粮仓3间、电影院1间。全院管理人员共计6人。

麻风病院为切实改善患者的医疗和生活条件,在病区设立卫生组,主要负责医疗卫生工作;病区设有治疗室、药房和病房供患者治病。专业队分设农业生产专业队、蔬菜专业队、建筑队、马车运输队、牲畜饲养专业队等。病院饲养耕牛、马匹、鸡、猪,配有耕地农具、运输工具等供有劳动能力的患者使用,由管理人员统一管理,其收益由院内提取少部分公益金外,其余平均分配给患者。后来改为评工记分、按劳计酬和适当照顾的方法进行,按比例为70%分配给劳动的患者,30%作为照顾分配给无劳动力的患者,使每人都享有收入。除劳动分得应有份额外,民政部门按每人每月发放玉米17 kg、油250 g和现金6元给食堂以改善患者伙食。另外,每年由民政部门发给每位患者被子、蚊帐、床单、衣服、鞋袜、毛巾、肥皂、牙膏、牙刷和冬季烤火费,不定期给住院患者和管理人员放映电影,确保患者安心生活和治疗。

1959年,县麻风病院更名为"修文县麻风病员康复村",收治患者200多人。

1961年3月,耕地扩大至482亩,病床增加到300张,医护人员增加到11人,增添了耕牛、农具和缝纫机。

1969年10月,县民政科拨款4.5万元,由六桶、花榔乡以及漆树生产队投工投劳修建六桶至康复村公路,全长6 km,路基宽5 m。同时架通10 kV高压输配电线路、安装电灯,解决了全村照明。粮食、油盐、燃料等由马车运输。当年收治患者增加到396人。

1973年,修文县麻风病员康复村更名为"修文县硝厂医院",医务管理人员增加到14人。20世纪70年代中后期和80年代初,住院患者逐渐减少。

1984年,修府通〔1984〕14号文明确县皮肤病防治站为县直属医疗机构之一,为县卫生局管理的股级事业单位,实行财政全额预算管理。县卫生局任命邓彩林为硝厂医院负责人,开展皮肤病防治工作。累计收治患者 450 人。

1990 年底,硝厂医院有休养员 42 人,行政和医务人员 11 人。

1995 年 4 月,王志权负责管理院内工作,有医务人员 3 人。

1998 年,县卫生局修卫通〔1998〕20 号文,确定保留皮肤病防治站医疗编制开展皮肤病专科业务,设病床 5 张。负责院外麻风患者 43 人的治疗管理,对住硝厂医院的 24 名休养员送医送药上门并指导服用。

2002 年 12 月,县皮肤病防治站与县卫生防疫站合并,组建"县疾病预防控制中心"。

2003 年底,硝厂医院有休养员 18 人,生活等一切费用均由民政部门承担。

2007 年 7 月,贵阳市卫生局邀请 3 家设计单位按要求对修文县硝厂医院改扩建项目进行项目可行性研究,最终确定 1 家设计方案并组织实施。

2008 年 12 月至 2011 年 11 月,对修文县硝厂医院进行改扩建。改扩建的新院总建筑面积 1 800 m²,共有床位 20 张,其中病房 700 m²,医疗服务用房 300 m²,食堂 100 m²,公共活动场所 700 m²。

2013 年 8 月,辅助设施如排水及污水处理、道路工程均完成,最终形成 1 院 8 栋患者住房,二层办公用房的新院区。新院区配有医生办公室、药房、健身器械、太阳能热水器、食堂、患者个人生活设施(电风扇、电炉、洗衣机、电视)等。住有 6 名休养员,均为男性,年龄都在 65 岁以上,全是Ⅱ级畸残,每人都办有低保、医保、户口、身份证、残疾人证,其中有 1 名休养员带有 2 位家属同住。

新扩建的医院仍隶属于修文县民政局,由民政局统一管理。2013 年有 1 名医生负责休养员平时的常规治疗,1 名管理人员负责休养员的日常起居等生活保障。每年县民政局拨付约 10 万元,用于患者生活开支,每人每月 400 元(购买米、油、肉);医药费每人每年 3 000 元,患者日常补助每人每年 500 元(购置衣服、棉被),水电费用补助每人每月 150 元,管理人员工作经费每年 35 000 元。

2013 年 12 月,6 名休养员搬入新房居住,每人各住一套房,套房内有自来水、独立卫生间、厨房等。休养员的生活等一切费用均由民政部门承担。

截至 2016 年 12 月,医院有休养员 2 人(均为Ⅱ级畸残),管理人员 1 人。休养员每人每月享受低保 780 元,生病住院所产生的费用除农村合作医疗报销部分金额外,其余部分全部由民政报销。时任负责人为王志权。2018 年,医院最后 1 名休养员去世。

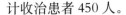 清镇市黑土麻风村

清镇市流长乡黑土麻风村隶属县级市民政部门管理。筹建于 1955 年,地址距清镇市 24 km、流长乡 20 km 的黑土村山谷里,征用土地 80 余亩,由县民政科承办,建成时有 6 间茅草房。1956 年 6 月 26 日,麻风村成立,时有负责人 1 人(患者都叫他杨书记),医生 5 人,收治患者 18 人。实行隔离医治,对住院者国家实行四包(包吃、包住、包穿、包医)。

1960 年,因麻风村山路难走,迁移到黑土村,修建 4 栋 22 间病房,另修粮仓 2 间、猪圈 8 间、马房 2 间、牛圈 2 间。1955—1986 年,累计收治麻风患者 176 人。

麻风村在规划的区域内设立卫生组、主要负责医疗卫生工作,包括治疗室、药房、病房供患者治病;专业队分设牲畜饲养专业队、农业生产专业队、蔬菜专业队等。麻风村饲养耕牛、马、猪,配有耕地农具、运输工具等供有劳动能力的患者使用,由管理人员统一管理,其收益用于麻风村内开支。民政部门每人每月补助粮食 15 kg,菜油 1 kg 改善患者伙食;年底还会给家庭困难、畸残严重的麻风患者发放被子、床单、衣服、鞋袜等,政府部门的重视和关心为患者在麻风村安心生活和治疗提供了保障。

1986 年,麻风村内有休养员 6 人。

1987 年,麻风村撤销,6 名休养员由民政部门安排回家。

六盘水市六枝特区疗养新村

六枝特区疗养新村原名为"郎岱县麻风村",位于六枝特区岽硐镇半坡村,距县城 50 km,距北盘江上游之毛口河 20 km。

1958年底,经郎岱县人民政府批准,成立"郎岱县麻风村",首任村长胡常华(系复员退伍军人),助理卢云发(系抗美援朝残疾军人),接管郎岱县麻风村。时有房屋20多间、田35亩、地70亩。

1960年,住村患者增加到70多人。

1962年,郎岱、镇宁、关岭三县麻风患者合并收治在郎岱县麻风村,患者达170多人,为收治患者最多的一年,有工作人员13人。

1963年,镇宁、关岭的患者70余人、行政管理人员3人、医务人员2人返回原县。

20世纪80年代末,麻风村不再收治患者,从建村到20世纪80年代末共收治患者170余人。

2003年,因毛口乡石板村、沈家村移民搬迁到三间房麻风村居住,六枝特区政府研究决定将原麻风村土地划给毛口乡两村移民耕种。

2008年,郎岱县麻风村更名为"六枝特区疗养新村",划归民政管理。住村的患者转为社会防治,无家可归的2名休养员留村,衣食住行由政府按每人每月180元供给,有工作人员1人。2012年,郎岱县民政局将2名休养员列入低保对象。

2013年,通过公开招考,招入工作人员1人,共有2名工作人员负责疗养人员衣食起居。

2014年7月,1名休养员去世。

2016年12月,疗养新村居住休养员1人,每年获得政府补助经费4000元,用于医疗、生活补助,同时每月补助180元的生活费。时有工作人员2人,负责休养员衣食起居。

2019年,最后一名休养员去世。

六盘水市水城特区麻风老残院

水城特区麻风老残院的前身为"水城特区龙场区岔沟麻风村"。选址于水城县龙场区顺场公社岔沟村,距离县城100 km。始建于1956年8月,征地面积40余亩,修建房屋9栋,共60间,1800多平方米;医生办公楼两层200 m²,共10间。邓瑞玉任麻风村村长,有工作人员4人。1957—1958年,隶属龙场区代管。1959年,隶属水城特区民政科和卫生科双重领导。1957年开始收治本辖区内的患者40人,采用氨苯砜治疗。特区民政局补贴患者生活费每人每月10元(包括油、盐,粮10 kg),由麻风村集中购买给集体食堂,蔬菜由患者集体种植。1976年,患者生活补助每人每月增至20元。

1978年,水城特区龙场区岔沟麻风村更名为"水城特区向阳医院",设有门诊、住院部、财会室、后勤等科室,病床扩增至140张,收治患者140人,邓朝忠任院长,有专业人员6人。门诊常年开展工作,医院有显微镜及常规医疗器械等。1979年,把原来岔沟医生办公楼拆迁搬到水城特区龙场区娱乐村老米座,征耕地6亩,水城特区政府划拨经费2000元,群众投工投劳修建瓦房10间。从建村至1980年,累计收治患者238人。

1982—1983年,对原收治患者进行全面疗效判定,凡是达到临床治愈者,有家可归的,安排回原籍落户,由民政部门帮助购置生产劳动用具,解决当年基本生活;现症患者转为社会防治。无家可归的休养员4人留院,搬迁到龙场区老米座医生办公楼(今六盘水市水城县龙场乡娱乐村老米座组),休养员生活补助每人每月增至60元。休养员生活方式为自做自吃,聘请当地一村民为管理人员,定期采购粮、油、肉分发给休养员,其他蔬菜自己耕种。岔沟麻风村收归当地所有。

1984年,水城特区皮肤病防治站成立,站址设于特区卫生局院内。水城特区向阳医院同时更名为"水城特区麻风老残院",作为重症麻风患者的治疗场所和治愈后无家可归的人员居住地,由皮肤病防治站负责管理,原向阳医院工作人员全部调入皮肤病防治站办公。皮肤病防治站隶属特区卫生局,负责特区内原有麻风患者的治疗与善后工作,并负责全特区麻风防治及流行病学调查等。

1988年,区县分设,水城特区皮肤病防治站更名为"水城县皮肤病防治站",站址在保健巷1号,建有办公室及职工宿舍综合楼1栋,有专业人员8人。

2009—2011年,老残院休养员生活补助每人每月增至120元;其中1人被亲属接回家,其他3人分别在2010—2011年去世,老残院无人居住。

盘县特区刘官高屯疗养院

盘县特区刘官高屯疗养院建于1952年,在原羊场区保基乡格所老马冲,征地60亩。由特区人民政府划拨经费2 000元,搭建简易茅草房31间,指定特区民政局管理,疗养院距县城6 km,最初收治麻风患者7人。1952—1960年,许水根负责管理,并派驻专业医务人员胡林国负责麻风患者的治疗及药品管理,药品由省皮肤病防治所负责供给;在此期间共收治麻风患者88人。收治的患者户口转为非农业户口,特区民政局按居民生活补贴每人每月10元(包括油、盐,粮10 kg),由麻风村集中购买给集体食堂,蔬菜由患者集体种植。

1960—1971年,因交通及患者生活不便,经请示特区人民政府,同意搬迁至原刘官区高屯乡马管田(今六盘水市盘县刘官街道办支家屯村马管田),征耕地110亩、荒山84亩,群众投工投劳修建瓦房26间、医疗用房2间、牛棚2间、猪圈1间、职工宿舍12间,配备职工13人(专业培训4人),收治患者90余人,实行统一隔离治疗。1961—1963年,盘县特区刘官高屯疗养院收治住院患者134人,1963年收治患者最多。

1964年,政府逐渐投资修建改善患者居住用房和医疗业务办公用房。

1980年,由于患者反映集体伙食差,要求购买的粮、盐、煤分配到各自手中,土地划分给患者自种,盘县特区民政局采纳了患者的意见,患者生活补助每人每月增至47元。

1983年,疗养院收治患者2人,治愈后根据患者自愿,可自行回家或留院休养,后不再收治患者。1952—1983年12月,疗养院共收治患者301人。

1992年,盘县特区刘官高屯疗养院与防疫站慢性病防治科合并,成立盘县特区皮肤性病防治站,为正股级全额财政拨款事业单位,特区政府核定编制20人,其中麻风防治专业人员8人、后勤人员4人、行政管理人员1人、其他专业人员1人。是年,盘县特区刘官高屯疗养院由盘县特区民政局划给盘县特区卫生局管理,经费由特区财政局全额下拨,每位患者每月生活补助增至74元。

1996年,市政府拨款20万元,盘县特区政府配套10万元,在疗养院和盘县城关镇玉阳路特区卫生局车库顶上修建400 m²的办公楼各1栋;购买显微镜、激光治疗机、各种性病诊疗设备,先后购北京吉普牌和130牌车各1辆。

1998年,杨国军任盘县特区刘官高屯疗养院负责人,带领全体职工集资在盘县麻风村种植果树3 000多棵、杉树10 000多株,占地50亩。每位患者每月生活补助增至130元。

2007年,六盘水市人民政府决定麻风村改建项目选址在盘县刘官高屯疗养院。项目自2008年开始筹划设计并报省、市有关部门审批;2009年,由六盘水市招投标公司招标建设,2009年6月18日,中央补助资金155万元,六盘水市人民政府配套20万元,六盘水市卫生局补助10万元,盘县人民政府配套38万元,施工方捐赠1万元。建设占地2 400 m²,总建筑面积1 807 m²,其中病房1 035 m²(共51间,可容纳患者51人)、医疗服务用房180 m²、食堂170 m²、公共活动场所422 m²。从320省道走盘县刘官岔道3 km水泥路直达盘县刘官高屯疗养院。总投资227.22万元(含进村公路改造、附属工程),2011年4月改建完工。11月,8名休养员迁居入住。

2015年,全部休养员纳入社会医疗保险。截至2016年12月,院内有原盘县刘官高屯疗养院留院休养员8人(5人为Ⅱ级畸残)、家属子女23人。生活由管理人员负责,定期采购粮、油、肉分发给休养员,其他蔬菜自己耕种。由刘官镇民政股发给每人每月生活费653元,用于穿衣、购物及零花钱,医药费每人每月250元。每年盘县政府下拨运转经费25万~30万元,其中用于盘县刘官高屯疗养院的经费为3万~6万元,包括疗养院的电费、患者医疗费用、患者困难补助、患者对周围树木的管理工作费用、房屋的维修费等;其他经费用于全县麻风防治工作。疗养院负责人为杨国军,工作人员编制12人,其中3人负责盘县刘官高屯疗养院的管理工作,9人从事乡镇麻风防治工作。

2019年底,院内居住休养员7人,每人每月享受政府生活保障待遇。

遵义市播州区麻风村

播州区麻风村原名"遵义县康乐医院",于 1958 年成立,位于三合镇长丰村。距离县城 28 km,土地面积约 100 亩,房屋面积约 600 m²,房舍 30 余间,成立之初由民政部门主管,卫生部门协管,民政部门为入住麻风患者提供基本生活保障,卫生部门提供医疗保障。

医院成立初期设住院部、药房、财务室;首任院长曹天云,有医生 2 人、药房工作人员 1 人、杂工 10 人,最初收治 70 余名患者;20 世纪 60 年代,收治麻风患者达 200 余人次。1986 年,医务人员相继撤离麻风病院,转入遵义县民政局工作。此后,逐渐撤除麻风病医院名称,改为"麻风村"。从 1958 年成立之初至 2016 年共收治麻风患者 300 人。

1992 年,麻风村由遵义县民政局全权管理。

截至 2016 年 12 月,时有 5 名麻风休养员居住,有健康子女 10 人。负责人余元广,有管理人员 2 人。遵义县民政局为休养员每人每月按时提供最低生活保障及基本医疗保障(每人每月 600 元),并负责日常生活所需的水电费等开支。居住于麻风村的人员就地开垦土地,自行耕种农作物作为部分经济来源,基本能保证日常生活开销。该麻风村房屋破旧,基本处于废弃状态,其中 2 处房屋无人居住多年;交通十分不便,无专人管理麻风村。2016 年,麻风村所在地政府会同区交通运输局等相关单位开始修建水泥公路。

2019 年,已更名为"金鸡村",由三合镇政府管理。

桐梓县麻风病院(康乐医院)

1957 年 10 月,桐梓县人民政府确定在安山区沙红乡组建麻风村,距县城 15 km,距 210 国道 7 km,海拔 1 447 m。由县卫生局、民政局共同办理,县政府同意将古庙 1 栋(4 间)划拨用作治疗室,购买民房 28 间(其中病房 21 间、办公用房 7 间),共 950 m²,总占地面积 8 亩;购买土地 130 亩(稻田 20 亩、坡地 110 亩)、荒山(柴山)12 亩。

1958 年 3 月,麻风村开始收治麻风患者。11 月 21 日,县麻风病隔离管理委员会成立,麻风村更名为"康乐医院",隶属县民政局,林竹贤任院长至 1984 年。是年,全县有麻风患者 78 人,住院治疗 15 人。

1958 年冬至 1959 年春,各区卫生所进行线索调查,并将可疑对象集中到区卫生所,再由康乐医院院长林竹贤到卫生所核查确诊。

1959 年下半年,县人民政府拨款增建病房 52 间,约 1 000 m²,男女患者分居,可容纳患者 100～120 人。距病房 400 m 处建办公室、职工宿舍 16 间,约 300 m²,均为土墙瓦房。增加划拨生产生活基地 26 亩、田 14 亩。年底共收治麻风患者 44 人。

1964 年,进行第二次全县麻风普查,抽样普查疫情较多的花秋、高桥、元田、鞍山、新站 5 个区,新发现患者 2 人。

1966 年,开始收治外县患者(其中原遵义市 1 人、遵义县 2 人、习水县 5 人)。为解决工作人员及患者的燃料问题,县民政科投资 120 元购买 28 亩柴山,是年共有土地 210 亩。

1982 年底,康乐医院共收治麻风患者 115 人,其中累计死亡 61 人,治愈 49 人,现症患者 5 人,患病率为 0.95/10 万。采用氨苯砜治疗。收治患者最多时是 1969 年,共收治 41 人。

1957 年 10 月至 1983 年 11 月,麻风病院工作人员工资由县民政局救济款中列支。

1983 年 12 月 10 日,麻风病院正式职工 6 人工资列入卫生事业费开支。从 1983 年 12 月起纳入财政预算,其单位由县卫生局和民政局共同领导。

1984 年 12 月 3 日,组建"桐梓县皮肤病防治所",为县卫生局下属的全额拨款事业机构,与桐梓县康乐医院为一套人马、两块牌子。住院麻风患者的生活费仍由县民政局下拨,治疗费由县卫生局下拨,由县皮肤病防治所具体操作管理。

1985 年 4 月,县皮肤病防治所迁至县城南官渡河,设皮肤病门诊部。

1990 年 1 月 6 日,该所制定《桐梓县 1990—1992 年麻风病防治规划》,并组织实施。

1996 年 3 月,编制增加到 11 人;8—10 月,县民政局拨款 2 100 元将原土木结构小青瓦房 4 栋共 16 间改建为砖木结构的小青瓦房。

2001 年,通过农网改造,供电部门架通麻风村 2 179 m 10 kV 高压线路、变电设施、低压线路 3 602 m。县民政局拨款 14 000 元作为建筑人员工资及青苗补偿费,安装电视及卫星地面接收器,丰富住村患者的文化生活。

2003 年,桐梓县人民政府将财政包干医疗费从 20 世纪 50 年代的每年 5 000 元增加至 1 万元;2—4 月,通过人畜共饮工程,县水电局拨款 6.83 万元(含输水管道、管件、水泥等),民政局投入人工工资 2.3 万元,新建饮用水管网系统。

2005 年 5 月,县民政局拨款 8.3 万元将砖木结构的小青瓦改建为砖木结构的彩绘瓦,修通毛泥公路。

2007 年初,财政包干医疗费增加至 2 万元。

2008 年,康乐医院改扩建为"遵义市麻风病院"。改扩建面积为 2 700 m²,其中新建 1 400 m²,改造 1 300 m²,由遵义市卫生局委托桐梓县卫生局具体负责组织实施。项目建设总体规模占地 22 286.96 m²,总建筑面积 1 065.59 m²(病房 456.29 m²、医疗服务用房 458.8 m²、食堂 132 m²、公共活动场所 18.5 m²);新建成的病院总面积为 1 542.39 m²(其中办公楼及医疗服务用房面积 917.6 m²)。2012 年 12 月竣工;2013 年 5 月通过审计验收并投入使用。

2010 年,承担遵义市麻风病畸残矫治工作;4 月 18—21 日,开展"遵义市麻风畸残矫治手术项目工作病员筛查培训和工作调度会";10 月 25 日至 11 月 10 日,为 27 名麻风畸残患者实施畸残矫治手术。

2012 年 10 月 22 日,桐梓县皮肤病防治所建制划入县疾病预防控制中心,县疾病预防控制中心内设机构调整为 11 个,含皮肤病防治所。

2014 年 5 月 28 日,根据遵义市人民政府《关于遵义市麻风病院建设有关问题专题会议纪要》(遵府专议〔2014〕112 号)精神,县疾病预防控制中心皮肤病防治所起草《遵义麻风病院管理草案》。

2015 年,改建从 210 国道至病院办公楼的毛泥公路为柏油路面。

2016 年 5 月 28 日,桐梓县疾病预防控制中心起草《遵义麻风病院病员集中供养及管理草案》;桐梓县卫计局再次拨款 40 万元,于 7 月 8—20 日采购集中供养的粮油、消毒柜、冰箱、冰柜、餐桌及餐饮所需物品、电视机、全自动洗衣机、监控设备及改扩建洗澡间和隔热层等;9 月,县疾病预防控制中心临聘管理员、厨师、保洁员等 4 人启动集中供养,集中供养 16 人(其中习水县 2 人);12 月,将办公楼至病院 1 km 的毛泥公路改建为柏油路面。

至 2019 年底,共收治麻风患者 119 人。时有休养员 12 人(均为Ⅱ级畸残),平均生活费每人每月 602 元,有健康子女 40 人。李远贵任院长,有专职管理人员 8 人。

绥阳县麻风医院

绥阳县麻风医院原名"绥阳县麻风康复医院"。坐落在绥阳县旺草镇和温泉镇之间的偏僻山坡上,地址属温泉镇华光村,离县城 50 km。该院占地面积 40 亩,房屋面积 120 m²,交通不便,信息不畅通。

1957 年 4 月 13 日,"绥阳县麻风康复医院"建立,初期通过组织人事和卫生部门任命院长卢少先负责医院工作,收治麻风患者 3 人。

20 世纪 50—60 年代,均开展麻风诊疗(氨苯砜治疗)工作,对麻风采取综合防治措施,发现 40 名患者,纳入绥阳县麻风康复医院诊治。1966 年收治患者最多,共 40 人。

1957 年至 20 世纪 80 年代末期,累计收治麻风患者 66 人。

截至 2019 年 12 月,绥阳县麻风医院时有休养员 5 人,生活、医疗由县民政局负责,负责人华端鱼。休养员无人护理和照顾,3 人在县城郊外租赁房屋居住,2 人回家居住。未在麻风医院居住的休养员最低生活保障费每人每月补助 450 元,由县民政局发放。

湄潭县麻风村

1953 年,在西河镇万兴村上塞组建立"麻风村"及"麻风康健医院",距离县城 55 km。占地面积约 200

亩,房屋面积约 400 m²。收治管理本县麻风患者,最初收治患者 55 人,负责人李广哲。1953 年,成立皮肤病防治站开展麻风防治工作。成立后的麻风村隶属湄潭县民政局管理。

1975 年,收治患者 68 人,为收治患者最多的年份。

1980 年后,患者们逐渐判愈,均回家居住;康健医院隶属县卫生局管理,房屋面积约 200 m²,时有医务人员 4 人。

1988 年,因患者减少撤销康健医院,患者管理工作并入县皮肤病防治站。从建村至 1988 年,共收治患者 88 人。

2004 年 6 月,县皮肤病防治站并入县疾病预防控制中心。

2011 年,政府出资修建到麻风村的土路。

2014 年,中央资金投入 30 万元,县民政局拨款 14.9 万元对麻风村进行重新修建及配套生活设施。

2019 年 12 月,湄潭县麻风村土地约 150 亩,房屋面积 190 m²,有专职人员 2 人;时有住村休养员 2 人(1 人为 Ⅱ 级畸残)、家属 2 人,隶属湄潭县万兴镇民政办。休养员生活费每人每月补助 741 元,医药费每人每月 200 元,衣服补贴每人每年 400 元。负责人张涛。

凤冈县麻风村

1956 年 9 月,凤冈县人民政府拨给 2 450 元建院专款,选址绥阳区黑溪乡连山村与青山交界的甘家湾(现土溪镇鱼泉村境内),修建麻风隔离新村,距离县城 55 km。是年冬,县民政局指派干部甘正明到甘家湾开展建村工作,当时共征用熟田 18 亩、土地 10 亩,修建麻风隔离治疗的病房 1 栋 8 排 7 间。

1958 年 11 月,县卫生部门对疑似麻风患者进行筛查,确定收治对象,动员患者入村隔离治疗。规定医务人员工资及医药费用均由卫生部门负责。患者边生产、边治疗,蔬菜自给,口粮不足部分由国家供给。首批患者共 6 人于当月入住麻风村,当年共有 9 人住村。因无管理用房,首任负责人罗都云和医生游兴华在土溪公社青山大队梯子岩生产队借住民房开展工作。

1963 年,建立管理站对病房进行维修。

1966 年,麻风村第一批治愈患者 3 人返家。

1968 年,由民政事业费列支 1 500 元增设麻风病房 1 栋。

1969 年,麻风村由民政办公室划归卫生办公室管理,民政部门负责麻风患者的生活救济。凤冈县由民政、卫生办公室合署的民卫办公室负责管理,后仍为民政部门管理。

1973 年,遵义地区拨给凤冈县麻风村建设款 2 万元,麻风村下设"凤冈县康健医院"负责患者治疗和康复。

1978 年,经过改扩建的凤冈县康健医院有病房 7 栋、管理站 1 处(有大房屋、厢房、库房、厨房、猪牛圈等)、接待站 2 间、化验室 3 间。

1982 年,麻风村主要收治不享受公费和劳保医疗的麻风患者,仍由民政部门负责行政管理及住村患者的生活救济,其生活费用按每人每月 9~12 元补助。

1984 年统计,麻风村累计收治患者 105 人(入住患者最多时期为 1982 年的 64 人),并于当年判愈出院 49 人,以后未再收治新患者入院。

1985 年,凤冈县卫生局成立"皮肤病防治站",负责全县以麻风为主的皮肤病防治工作,从康健医院撤出病房 1 栋,用于在龙泉镇土桥河修建皮肤病防治站办公室。除留 1 名医务人员负责对患者的病情监测,康健医院的其余医务人员均到皮肤病防治站上班。

1986 年,县民政局将麻风患者的生活标准从每人每月 10 元提高到 12 元。其后生活标准逐年提高,1995 年为每人每月 40 元,1998 年提高到每人每月 60 元,2004 年提高到每人每月 100 元。

1986 年 1 月,第 6 批 9 名患者治愈回乡。

1987 年,康健医院有麻风患者 12 人。

1991 年,因原麻风村康健医院管理站房屋闲置,县民政局将其拆除用作凤冈县社会福利院建设材料。

1992年,该站医务人员离开凤冈县麻风村康健医院,麻风村留守人员的病情监测由该站抽派医务人员定期到村检查。

2001年,经县编制委员会审核,将麻风村明确为县民政局下属的股级事业单位,编制3人。

2003年,县民政局委托土溪镇社会事务办公室加强对麻风村的监管。8月,"凤冈县疾病预防控制中心"成立,皮肤病防治站并入疾病预防控制中心。

2007年,凤冈县疾病预防控制中心对麻风村6名患者的病情进行监测管理。

2011年,县疾病预防控制中心梳理全部因麻风致残而未办证者,报请县残疾人联合会,凭疾病预防控制中心证明及相关照片资料为该县从麻风村返家的畸残患者办理第二代残疾人证。

2012年,凤冈县存活麻风患者均参加新型农村合作医疗,为42名Ⅱ级畸残者办理残疾人证,为2名患者的住房进行危房改造。

2013年11月,县政府组织住建部门与土溪镇人民政府筹资10万元为麻风村休养员修建新的住房,添置热水器、电冰箱、洗衣机、电视机等生活必要设施,新拉电线,接通自来水;为2名住村休养员办理户籍及身份证。

2019年12月,有住村休养员1人(Ⅱ级畸残),由土溪镇社会事务办公室聘请当地居民管理,定期为其购买米、油、菜及生活物资,另发放补贴每月300元;疾病预防控制中心负责畸残康复指导,其他疾病支出由土溪镇民政事务办公室列支。负责人王治禄。

仁怀市康乐医院

1959年,仁怀县人民政府决定在县中枢镇小茶源村修建"仁怀县麻风病院",占地3亩,房屋建筑面积约500 m²,并于1960年投入使用。收治麻风患者32人,首任负责人李光银,有职工3人。

1961年,为医院收治患者最多的年份,收治有42名患者。

1978年,仁怀县人民政府将仁怀县麻风病院搬迁到离县城15 km处的中枢镇苍头坝村大猫扎组,占地100余亩,其中房屋建筑面积1 200 m²。有工作人员3人、住院麻风患者39人。

1984年5月,按照上级业务及行政主管部门规定,麻风患者采取社会防治,该院不再收住新的麻风患者。从1959年到1984年5月累计收治住院麻风患者54人。

1994年6月,仁怀市人民政府决定仁怀县麻风病院移交给仁怀县民政局接管,重新命名为"仁怀县康乐医院"。1995年更名为"仁怀市康乐医院",主要负责收留社会其他人员养老。负责人张本久。原麻风病院工作人员留在此院工作,除1名无家可归的休养员仍留在该院,其余休养员均回家生活。

至2016年12月,院内有麻风休养员1人,享受政府最低生活保障每月900元。仁怀市全市累计治疗麻风患者74人。

习水县麻风病院

习水县麻风病院始建于1959年4月。地址位于良村区良村公社兴隆大队于坝子,距离县城30 km,隶属县民政局管理,有职工5人,王栋如负责。

1959年10月,习水县麻风病院更名为"习水县麻风病医院",最初收治患者84人。

1962年,由于连续3年自然灾害,患者大量逃离,仅剩28人。

1973年初,习水县革命委员会生产指挥部拨款16万元,修建麻风病医院和麻风村。修建砖木青瓦结构的麻风病医院门诊楼1栋、职工宿舍1栋、食堂1栋,共计910 m²,并为职工征地4亩种植蔬菜和果木;麻风村修建患者住房4栋、治疗室1栋、食堂1栋,共计1 890 m²。并为患者征地160亩,山林100亩供患者种粮种菜和放牧、燃料之用。还架设高压线路3 km至麻风村,安装自来水至麻风病医院,基本改善了职工工作用房和住房条件及麻风患者的生活条件。1973年,收治麻风患者96人,为收治患者最多的年份。

1974年12月,习水县麻风病医院更名为"习水县传染病医院"。

1984 年 8 月 7 日,习水县人民政府根据省人民政府〔1982〕148 号文件要求,印发《关于建立"习水县皮肤病防治站"的通知》(习府〔1984〕081 号),明确规定:"决定建立习水县皮肤病防治站,事业性质,隶属县卫生局,人员按规定的编制在卫生系统内统筹调配。"

1985 年 5 月,"习水县皮肤病防治站"成立,该站与传染病医院实行两块牌子、一套人员。5 月 13 日,习水县人民政府印发《关于县传染病医院划归县卫生局领导的通知》(习府〔1985〕042 号),麻风防治工作由县卫生局管理,正式建制为全预算县直卫生机构;麻风村患者的生活费由民政局救济发给。

1985 年 7 月 1 日前,麻风防治工作由民政局主管,1985 年 7 月 1 日起,麻风防治人员、防治工作由卫生局主管,麻风村权属民政局,患者生活费等由民政救济,患者每人每月救济费已由 5 元增至现在的 200 元。

1986 年,总投资 14 万元(县财政 7 万元、省皮肤病研究所 2 万元、自筹 5 万元),征地 3 亩,为该站修建 10 044 m² 的工作用房,1987 年竣工。1987 年 11 月,机构人员迁到县城府东路 237 号,仅留患者在麻风病院,留个别人员管理麻风村。

1986 年起,县财政对麻风患者的生活等困难给予适当救济。

2004 年 3 月,习水县皮肤病防治站与习水县防疫站重组为"习水县疾病预防控制中心"。原习水县皮肤病防治站部分工作人员到习水县卫生监督所和习水县疾病预防控制中心。麻风休养员仍居住在麻风病院,麻风病院所有事务由习水县疾病预防控制中心代管。

2008 年,县民政拨款,良村镇人民政府牵头硬化良村镇干坝子组到麻风病院的路面。

2012 年,县民政拨款,维修习水县麻风病院住房。

至 2016 年 12 月,习水县麻风病院累计收治患者 113 人。时有住院休养员 7 人,其中 4 人为Ⅱ级畸残,无健康子女。休养员享受政府最低生活保障每人每月 310 元及生活补贴每人每月 200 元。负责人杨贤章。

务川仡佬族苗族自治县麻风医院

务川仡佬族苗族自治县麻风医院的前身为"务川县麻风村",筹建于 1956 年秋。1952 年全县进行土地改革时,土改干部和人民群众均向县人民政府反映,全县有 5 个乡麻风患者较多,影响了健康人群的生产、生活和思想情绪。是年底,县人民政府将此情况上报省卫生厅。1956 年,省民政厅和卫生厅联合指示务川县建立"麻风村"。1956 年 10 月,县人民政府指派申尚贤副县长率民政科、卫生科负责人参与麻风村筹建选址工作。麻风村位于县城西北面,离县城 12.5 km,交通闭塞,人群稀少。此地原有农户 10 余家,经动员后迁离。征用农房 5 间,栏圈 6 间。1956 年 11 月 14 日,县政府拨款 4 900 元,新建女病房 1 栋,维修男病房 2 栋(一楼一底),修厨房、厕所 3 间,医务室 1 间,均为木质结构,约 600 m²。并派行政管理人员 1 人、医务人员 1 人、工人 2 人负责麻风村事务。

1957 年 1 月,"麻风村"成立。收治住院患者 13 人,年底收治住院患者 47 人。1959 年底,收治住院患者 72 人。1980 年,收治住院患者 85 人,为收治患者最多的年份。1957 年至 2016 年 12 月,累计收治患者 139 人。

1959 年 10 月,麻风村更名为"务川县康乐医院"。首任院长由县民政科长杜明华兼任,全院有职工 11 人。轻病号由行政管理人员和护理队带队,从事农业生产。

1975 年,统计全院耕种田地 120 亩。

1976 年,有职工 14 人,民政部门负责患者的药品、日常生活及用品,并下拨 8 000 元进行药房改造(原木质结构改为砖混结构)和电网改造。

1982 年,全院职工 15 人。

1983 年,务川县康乐医院由民政部门管辖改为卫生行政部门管辖。民政部门负责患者的日常生活及用品保障,卫生行政部门负责患者的医疗救治保障工作。

1985 年 9 月,卫生行政部门拨款 2 万元开展全县麻风普查,将新发患者转为社会治疗,务川县康乐医

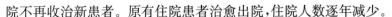

院不再收治新患者。原有住院患者治愈出院,住院人数逐年减少。

1991年,务川县康乐医院更名为"务川仡佬族自治县麻风医院"。县民政局负责患者的生活后勤保障,县防疫站负责医疗业务。时有现症麻风患者和休养员共48人。

2001年,麻风医院住院治愈患者出院回家,时有住院者仅21人。

2010年,麻风医院有麻风休养员12人。

2014年,县人民政府将麻风休养员作为特困户,拨出专项经费50万元给仍在麻风医院居住的5名休养员修建5套住房,共100 m²。

2016年12月,有5名麻风休养员住在麻风医院安度晚年,享受民政最低生活保障每人每月340元。

2019年,麻风医院合并入纳丹砂街道珍珠社区长峰岩组。

安顺市西秀区乐万医院

西秀区乐万医院前身为"水冲麻风隔离村",筹建于1956年12月。地址位于安顺县新场区炭磴乡水冲村(现龙宫镇),1957年5月竣工,取名为"水冲麻风隔离村",距县城大约40 km。水冲麻风隔离村建立初期,所用房屋是当时的一个自然村搬迁让出的十几间木质结构房屋。为了加强麻风患者的隔离治疗,相继修建20多间土木瓦房作为病舍。

1957年5月,水冲麻风隔离村开始收治患者,至11月底共收治麻风患者46人,死亡9人,实有患者37人(其中成年患者36人、儿童患者1人)。

1958—1959年,鲁仁坤到水冲麻风隔离村担任党支部书记,娄永秀担任主任。

1959年1月,该麻风隔离村宿舍只能容纳250人左右,为了收治更多的麻风患者,研究扩建麻风村。

1961年7月,在政府协调下,征用新场公社(今龙宫镇)炭磴乡马黄菁村土地来扩建麻风隔离村,征地面积为319.69亩。

1962年11月,水冲麻风隔离村更名为"安顺市乐万疗养院",首任院长鄢兆德。

1963年,安顺市、县分家,安顺市乐万疗养院更名为"安顺县乐万疗养院"。启用安顺县乐万疗养院印章。

1970年10月,安顺县乐万疗养院新建办公用房及宿舍楼,造价合计人民币36 743.6元。

1972年11月,安顺县乐万疗养院新建的15间办公用房及宿舍楼竣工并投入使用。乐万疗养院时有麻风患者300余人,工作人员增至16人。

1978年,上级拨款13万元,修建羊寨到乐万疗养院公路。

1979年1月,羊寨至乐万疗养院公路工程竣工通车,公路全长7.5 km。

1979年,上级批准并拨款11 450元,架设通往乐万疗养院的高压电线,1982年10月架设工程竣工,全长3 km。乐万疗养院的医疗、生产和生活用电得到基本解决。

1957—1982年,安顺县乐万疗养院麻风患者治疗主要以单一疗法为主(每日口服1次氨苯砜,成人50～100 mg);或3个月做1次冲击疗法(口服利福平,成人1 500 mg),同时给予支持治疗。

1982年,安顺县乐万疗养院工作人员增至21人。

1983年5月,按照上级部门要求,新发现的麻风患者全部转为社会治疗,乐万疗养院除收容老残麻风休养员外,不再收治新发麻风患者。从1957年到1983年累计收治患者700人。

1984年6月,成立"安顺县皮肤病防治办公室";10月,成立"安顺县皮肤病防治站";12月,郭用华任安顺县皮肤病防治站副站长并主持全站工作。

2000年6月,设地级安顺市,原县级安顺市改为西秀区,安顺县乐万疗养院更名为"安顺市西秀区乐万医院",安顺县皮肤病防治站更名为"安顺市西秀区皮肤病防治站"。

2000年,安顺市西秀区乐万医院安装自来水管道并通水。

2001年,防治站得到爱尔兰麻风防治协会项目经费支持,在原来旧房屋基础上建成25间砖混结构平房,共600余平方米。

2012 年 2 月 20 日,安顺市西秀区乐万医院新院在水冲麻风隔离村原地址开始修建,8 月 14 日竣工,10 月 11 日投入使用。总投入经费 314 万元,其中中央资金 290 万元、地方配套资金 24 万元,地方配套主要用于项目电力工程。建设总体规模占地 4.5 亩。属于安顺市西秀区民政局管理,有工作人员 4 人。

2019 年 12 月,时有麻风休养员 8 人,其中 II 级畸残者 6 人,休养员生活补助标准为每人每月 740 元。无麻风现症患者及家属。医院时有工作人员 3 人,负责人吴安琼。

平坝县大冲麻风村

原平坝县大冲麻风村建在平坝县齐伯乡来路村大冲,距平坝县城(北面)约 43 km,位于撕拉河畔,与织金县交界处。1956 年 8 月开始筹建,建土坯茅草房约 200 m²;有耕地 230 余亩,水田 20 余亩。

1957 年 5—6 月,开始收治麻风患者。至 1958 年底,收治麻风患者 40 余人。建村初期由县民政科聘请当地一名叫陈国明的民间中医负责管理和治疗麻风患者,麻风患者的生活费由国家按每人每月 3~5 元补助,麻风患者主要以收容为主。

1959 年 3 月,县民政科选派吴道华负责麻风村的管理工作,县卫生科选派唐锡名负责麻风患者的医疗工作。

1960 年 4 月,麻风患者开始实施西药治疗,患者生活费除国家按每人每月 5 元补助外,粮食依靠自种自给,此时收治的麻风患者约 60 人。

1964 年,县民政科选派林显村到大冲麻风村任党支部书记,负责麻风村党政工作。

1965 年,麻风患者增加到 128 人,成立麻风村大队、3 个患者区各为一个生产队。根据人员情况划分耕地及水田面积,同时自建患者住房(土坯茅草房)约 300 m²。

1966 年,大冲麻风村重建办公区 150 m²(土坯茅草房)。

1972 年,患者粮食及生活费每月由国家补助,粮食补助标准为每人每月 7.5 kg,生活费补助标准为每人每月 9 元。

1972—1976 年,是平坝县大冲麻风村收治麻风患者最多时期,麻风患者达到 260 余人。县民政局拨款为大冲麻风村修建 3.2 km 长的简易马路并购买双马车,改善麻风村的运输条件;接通来路村到麻风村的照明用电,修建石头石板病舍 120 m²。

1973 年,大冲麻风村办公区翻新为石板房。是年,把 60 m² 的治疗室翻新为石头石板房。

1982 年 8 月,麻风患者的治疗从收容治疗转为社会治疗。是年,大冲麻风村的工作人员给当时住在麻风村治疗的 80 名患者开展麻风杆菌检查、病理组织切片检查,办理出院 48 人。

1983 年 5 月,除 20 余名老、残、无家可归的患者继续留在麻风村,其他治愈患者均返乡生活。1956—1983 年,麻风村共收治患者 270 人。

1986 年 10 月,县政府发文成立"平坝县慢性病防治站",隶属县卫生局。慢性病防治站办公地点设在县民政局敬老院(老气象站处),负责全县的麻风社会防治管理工作。首任站长赵启良。

2003 年,县慢性病防治站与县卫生防疫站合并成立慢性病防治科,负责麻风防治管理工作。大冲麻风村由民政部门负责,时有 3 名麻风休养员居住。

2010 年,随着最后一名麻风休养员去世,大冲麻风村停止运转。

普定县新民医院

普定县新民医院设立于 1955 年 11 月,由当时的普定县人民委员会民政科在坪上区硝硐乡冷淡冲建立"普定县新民医院"(麻风村),距离县城 22 km,首任院长余之武。

1955 年 12 月,收治首批麻风患者 21 人。建院初期,全院有土墙茅草屋 7 栋,麻风患者生活粮食主要是由当地周边村民供给。

1957 年,增建病房 6 栋 18 间(男女病房各 9 间),收治麻风患者 72 人。

1958 年,收治麻风患者 123 人,落实管理人员编制 5 人。

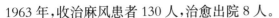

1963年，收治麻风患者130人，治愈出院8人。

1965年，收治麻风患者160人，治愈出院6人。

20世纪60—70年代，主要采用硫脲类和砜类药物与中药相结合治疗。生活主要采取集体食堂统一就餐的形式。

1975年，建立隔离治疗室1个，面积20 m²。时有住院麻风患者103人，治愈出院3人，死亡3人。

1983年，普定县民政局拨款1万元，购买丰林村小学原用房2栋10间，作为办公及职工宿舍。时有住院麻风患者90人。

1984年，全县有麻风患者223人，其中入院治疗50人，散居麻风患者173人。建立县、区、乡三级麻风防治网点，指定区、乡兼职防疫员35人。麻风患者由集中治疗改为社会防治，防疫员每3个月送药1次。

1985年7月，县麻风病防治领导小组对分散治疗的173名患者进行治疗效果调查，其中治愈8人，好转162人，死亡3人。

1988年，成立"普定县皮肤病防治站"。

从1955年到20世纪80年代末期累计收治患者223人。

1991年，重新修建职工办公用房，2层8间，共220 m²。

1992年，有住院麻风患者37人，包括子女共有80人。生活用品、药品来源为县民政局供给救助，医疗资源由普定县皮肤病防治站供给。

1998年，有住院麻风患者29人，包括家属共有96人。核定医院工作人员编制8人，其中管理人员2人、专业技术人员5人、工勤人员1人。

2006年，通过多部门协调，医院接通生产用电。

2009年，住院麻风患者及家属全部纳入农村低保。

2014年，院区有住房27间，总面积387 m²。时有住院患者14人，其中"五保户"患者4人。

2019年12月，院内有麻风休养员12人，其中6人为Ⅱ级畸残，生活补助标准为每人每月150元。另有家属87人，无麻风现症患者。负责人刘应培，有管理人员2人。

镇宁布依族苗族自治县麻风病医院

镇宁布依族苗族自治县麻风病医院位于马厂镇斗篷村，距离县城56 km，建于1956年9月。隶属县民政部门，配有专职医生和行政人员，收治麻风患者88人，首任院长汪仕灿。凡入住医院的麻风患者均有住房和田地，边接受治疗边耕种，基本自给自足，同时由民政部门按月补贴，每年经费在2万元左右。除了本县的患者，还收治关岭、普定、紫云等县的麻风患者。1984年底，住院麻风患者达到163人，其中治愈82人，死亡5人。

1985年，开始实行社会治疗与住院治疗相结合。1985—1990年，共治愈麻风患者171人。至1990年，时有47名患者继续治疗。麻风病医院不再收治新发现的麻风患者。

从麻风病医院成立至1990年，政府拨专款40多万元，用于麻风病医院的建设、维修以及患者生活和医药费用；对流窜的麻风患者及时收治或遣返原籍，避免病源传播。从1956年到20世纪80年代末，麻风病医院累计收治218人。

2012年，政府拨款51万元，对麻风病医院的病房进行改造，休养员的居住环境得到改善。

2016年12月，麻风病医院居住休养员10人，其中5人为Ⅱ级畸残，生活补助标准为每人每月537元。

紫云布依族苗族自治县卡益麻风村

紫云布依族苗族自治县卡益麻风村建于1958年8月，距离县城24 km。由县民政科、卫生防疫站组成"卡益麻风村筹建小组"，吴俊为负责人。是年，完成麻风村的组建工作。麻风村占地面积166亩，其中水稻耕地面积 76 亩、林地 90 亩,新建办公、职工宿舍及病房 33 间。时有行政和业务人员 6 人,收治麻风患者 18 人。

1965 年 8 月,增建礼堂、仓库、球场、水碾等,并购置打米机、缝纫机。

1968 年,麻风村收治麻风患者最多时达 183 人,患者来自望谟、长顺、镇宁、紫云等县。

1971 年,国家拨款修建公路,全长 3 km。

1974 年,累计治愈出院麻风患者 150 人。

1979 年,麻风村架设电线并于同年通电,医疗、生产、生活用电得到解决。

1984 年,成立"紫云县皮肤病防治站",办公地点设在县卫生防疫站,首任站长罗正武。该站主要负责麻风患者的治疗。麻风村的管理由县民政部门负责,但具体的归属问题未明确。麻风村从 1958 年成立到 1984 年,工作人员最多时有 7 人,最少时 2 人。收容等经费由县民政部门拨付,治疗经费由县卫生部门下拨。患者粮食首先生产自给,口粮标准为每人每月 16.5 kg,不足部分按照贵州省粮食厅粮农(66)第 0034 号文件执行,由国家供应补助差额部分。

1984 年,麻风患者治疗由原来单一的隔离治疗改为社会防治、居家治疗。是年,仍有 33 名麻风患者在卡益麻风村收治。

2003 年,防治站与县卫生防疫站合并,成立"紫云县疾病预防控制中心"。县麻风病防治工作由县疾病预防控制中心慢性病防治科负责,有 2~3 人兼职负责麻风防治工作。卡益麻风村居住麻风休养员 8 人,麻风村的归属管理未明确部门。

2010 年,由于年久失修,县民政撤掉麻风村部分房屋,重新加固翻新病房约 300 m²。

2019 年 12 月,麻风村居住麻风病Ⅱ级畸残休养员 1 人,生活来源为紫云县民政局发放的低保,每月 120 元。累计收治麻风患者 371 人。

毕节市撒拉溪医院

1927 年,德籍女执事传教士苏宽仁在县城百花山建立基督教内地会,并陆续开办学校和病症治疗所。苏宽仁在往返威宁毕节传教途中,目睹麻风患者遭受殴打驱赶,其状甚惨,遂生办院之念,使之如石门坎患者有安身立命之处。1930 年,苏宽仁拟出办院章程,经民国政府毕威水绥靖司令部批准并拨银元八百块,加上教会自筹资金 1 200 块,在毕节县撒拉溪购买土地修建房屋,于 1931 年 7 月建立毕节撒拉溪麻风病院,命名为"毕节内地会麻风病院"。距离县城约 47 km。最初院址为两层土墙房,上层住传教士及工勤人员,下层住患者及饲养牲畜。开办初期收容遭受迫害的麻风患者 3 人,后随着患者增多,又在相邻山堡修建病房。1938 年,川滇公路毕节至威宁段施工,医院在筑路范围,择址另建,搬迁到现址(距七星关区撒拉溪镇人民政府 500 m)。麻风病院建立后,除了收治麻风患者,还在毕节城区大水口设保育院,收容不满 15 岁健康的麻风患者子女,包吃、包教、包抚养。

1939 年,二战爆发,苏宽仁在德募捐经费来源断绝,故将医院交国际红十字会,由英国人贝克继任负责人。

1946 年,国际红十字会派加拿大人费济华任院长,更名为"贵州内地会毕节撒拉溪麻风病院",院名沿用至 1949 年 10 月。撒拉溪麻风病院建立后,得到国际麻风协会,德、英、美、荷兰等国麻风救济会的资助。先后有德、英、美、加等国 7 名外籍医务人员在麻风病院工作,共收容治疗麻风患者约 280 人(据 1958 年毕节撒拉溪医院总结记载)。

1950 年,人民政府开始登记管制外国在华资产,4 月 27 日医院人员、财产等登记完毕,费济华造册上报,时有职工 39 人,其中外籍职工 4 人;麻风患者 174 人,其中男 117 人、女 57 人;保育院儿童 30 人;房屋占地约 10 亩,共计 24 栋及保育院新房 1 栋,共 25 间,总面积 2 224.02 m²,地产 48 亩,估价人民币 95 万元(旧币,下同,合 316.67 美元),设备物资办公用品等价值 5.18 万元(16.985 13 美元),床位 250 张,每月约需薪金 300 万元,谷米 4 吨。

1951 年 5 月,贵州省卫生厅指示,由毕节人民政府接管"撒拉溪麻风病院"及保育院,并派蒲正林为队长,马俊、胡静2人为队员,此三人组成接管工作队。9月29日,人民政府正式接收"撒拉溪麻风病院",将其收归国有,费济华等外国医务人员停止工作。时有职工34人、患者208人。12月24日,西南卫生部批示:将"贵州内地会毕节撒拉溪麻风病院"更名为"贵州省毕节撒拉溪麻风病院"(以下简称"麻风病院")。经费、业务由省卫生厅直管,人员、行政由毕节专署和省卫生厅共同管理,党员由毕节县撒拉溪区委领导。毕节专区人民政府专人干字(51)第7号文件任命杨永顺为院长。

1952年1月,威宁县石门坎麻风病院撤销,并入毕节撒拉溪麻风病院。8月,撒拉溪麻风病院医疗保健股股长杨仁炳赴威宁接收石门坎麻风病院。该病院60人转入撒拉溪麻风病院。同年4月,开始大量收容治疗全省各专州重症麻风患者,收治患者一度达500人。由于患者急剧增加,病房紧缺,省政府于1952年拨款扩建房屋1 500 m²,同时增加医务人员。是年,撒拉溪医院有工作人员23人,床位272张。6月23日,贵州省人民政府通知"今后非经省卫生厅批准,不得任意转送麻风患者到毕节麻风病院"。10月,省拨款2 000万元(旧币,相当于人民币2 000元),修建干部培训班房屋。建立工会组织,时有会员35人,选举陈宏炜为首任工会主席,至1966年活动中断。1984年4月,经省工会毕节办事处(毕地工批〔1984〕02号)批准,重新成立工会,选举姜太宁任工会主席。

1953年,省卫生厅抽派杨仁炳任安龙麻风病院院长,同时撒拉溪麻风病院派20余名骨干参与筹建安龙麻风病院。

1954年,成立"贵州省毕节撒拉溪麻风病院共青团支部",吴文明任团支部书记,时有团员6人。

1954年,统计记载,麻风病院累计收容麻风患者477人,麻风病院将氨苯砜用于临床治疗麻风,并于1957年治愈患者51人出院。

1955年4月,麻风病院46名部队麻风休养员及3名患者学习员转院到安龙麻风病院。11月,成立"毕节县卫生协会撒拉溪麻风病院分会",李志诚任分会会长。

1956年1月,更名为"贵州省毕节撒拉溪医院"。是年,建立"中国共产党贵州省毕节撒拉溪医院党支部",时有党员6人,杨永顺任党支部书记。撒拉溪医院负责指导毕节专区九县民政部门建立麻风村。

1957年8月,省政府人事处同意医院设立总务、医务、管理三股。

1958年,时有职工39人,其中行政人员19人、卫技人员20人,患者增至482人,累计住院达576人(含接收时208人)。是年,建4个治疗区、4个治疗室、4个换药室及供应室、手术室。与省皮肤病防治研究所、省中医研究所在黔西麻风村开展"杀菌收风丸"治疗麻风,并召开全省麻风防治现场会。同时,研制"苦参丸""扫风丸"与氨苯砜联合治疗麻风。又根据民间验方"攻瘤丸""乌蛇蚣抑松散"治疗麻风。1980年,获"毕节地区科技成果四等奖"。医院能做一般骨科和腹部手术,技术革新100余项。曾被贵州省委、人民委员会评为一等先进单位,并获毕节县委、人民委员会、撒拉溪区委奖励。

1963年,撒拉溪医院代富贵医生成功为麻风患者开展皮瓣植眉术。

1966—1971年,受"文化大革命"影响,毕节撒拉溪医院麻风防治工作未正常运行。

1978年8月,贵州省革命委员会黔通字(78)第100号文批准,贵州省毕节撒拉溪医院附设中等卫生学校,面向全省招生,培养麻风防治专业人才,学制2年,应配备教职工25人,学生规模150人。是年招生50人,时有教职工5人。1979年,改学制为三年。1986年,贵州省毕节撒拉溪医院附属卫生学校独立建校,更名为"毕节第二卫生学校",并迁至毕节城区。

1984年5月,毕节地区成立皮肤病防治所,在毕节城关翠屏路298号修建门诊部办公楼,开展麻风社会防治管理工作。

1986年9月,门诊大楼竣工,医院总部迁至毕节城区翠屏路298号办公,医院原址留住老残麻风休养员。

自建院至1986年,累计收治麻风患者1 036人,治愈970人。

1988年12月,毕地编〔1988〕030号及毕署卫发〔1988〕086号文将毕节地区皮肤病防治所并入毕节地区撒拉溪医院,实行两块牌子、一套班子开展麻风防治工作。

1993年2月,毕署卫字〔1993〕006号文批准毕节地区撒拉溪医院增挂"贵州省毕节地区皮肤性病防治专科医院"牌子。

1995年，院内设置办公室、总务科、医务科、社会防治科、住院部、检验科及3个门诊部，时有职工68人，其中专业技术人员48人。

1998年，成立"毕节地区麻风病防治协会"，挂靠撒拉溪医院办公。

1999年，撒拉溪医院与广东省汉达康福协会合作，建立养殖场一个，养鸡3 000只，养猪50头。

2000年10月，地区计划局、财政局下达国家补助贵州2000年中央预算内基建投资款40万元，另自筹20万元、贷款20万元、地方财政补助20万元，共计100万元修建门诊业务用房1 500 m²。

2001年，医院被定为艾滋病性病防治专业机构，建立"艾滋病初筛中心"。

2002年，取消地区皮肤病防治所艾滋病防治职能，同时将艾滋病防治职能及7名工作人员划入新组建的地区疾控中心，撒拉溪医院只承担麻风防治工作。

2006年，撒拉溪医院毕节门诊部于1月5日挂牌为"毕节地区红十字医院"。

2007年，贵州省发展和改革委员会批准改、扩建毕节地区撒拉溪医院，项目于2009年1月动工，2010年12月竣工。总建筑面积3 250 m²，其中生活区2 450 m²，公共用房和医疗用房800 m²。项目总投资440多万元，其中中央预算内投资290万元、市财政投资150多万元。

2011年12月，更名为"毕节市撒拉溪医院"。

2013年2月，更名为"毕节市第二人民医院"。

2014年，市财政下发毕节市第二人民医院撒拉溪住院部建设经费140万元，用于辅助设施及排水、污水处理，电力、道路硬化等工程建设。

至2019年12月，毕节市第二人民医院撒拉溪住院部无现症患者，有麻风治愈留院休养员30人、家属19人。休养员生活补助费每人每月1 473元、水电费每人每月50元、护理费每人每月100元，医疗费每人每月223元，衣服棉被等每人每年1 000元。院长王刚。

毕节市七星关区大坪子医院

1958年，毕节县人民政府将本县3个自然村（城关两路口、阴底乡马家坪、吉场镇郎家箐）的麻风患者集中于何官屯大坝麻风村、撒拉溪东山麻风村两地。撒拉溪东山麻风村占地400多亩，离县城34 km，修建房屋880 m²，建村当年收治麻风患者260余人，顾尚科任村长。何官屯大坝麻风村坐落于七星关区何官屯镇大坪子村，海拔1 800余米，有荒山300多亩，耕地80亩，离县城20 km，时有麻风患者40余人，首任村长为刘永清。麻风村隶属毕节县民政局，患者每人每月发放生活费3.5元，由县民政局全额拨款。

麻风患者居住区在离院部办公区1.5 km的深山沟里，病房是纯木和石木结构的旧式瓦房。麻风村自行组织耕种，解决部分生活所需。

1971年，县民政局将何官屯大坝麻风村、撒拉溪东山麻风村合并，成立"何官屯大坪子医院"，时有工作人员10人，彭章云任院长。医院住房为纯木和石木结构的旧式瓦房。当时收治患者约350人，采用中草药治疗。患者享受城镇居民待遇，实行集中供养。

1972年，成立党支部，彭章云任党支部书记。

1972—1977年间，由省、地、县民政部门拨款修建患者住房，建石木结构瓦房9栋，约2 000 m²，建职工宿舍及办公用房四合院式建筑4栋。

1982年12月，累计收治患者876人。

1984年，有工作人员24人、患者30人。每月发给患者17元生活费，供应大米15 kg、菜油250 g。由县财政局核定全院每年6 000元医药费包干使用。是年，对麻风患者采用二联化疗。

1985年，成立"毕节县皮肤病防治站"。住院患者以孤、老、残为主。

1986年12月，麻风患者生活物资由医院员工每月统一采购，其余经费发给患者。时有19名职工。

1992年，由地方财政发给患者每人每月生活费45元。

1996年，地方政府拨款为医院安装电线通电。

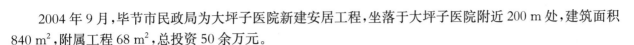

2004 年 9 月,毕节市民政局为大坪子医院新建安居工程,坐落于大坪子医院附近 200 m 处,建筑面积 840 m²,附属工程 68 m²,总投资 50 余万元。

2015 年,修建大坪子医院通村公路。

至 2019 年 12 月,大坪子医院由毕节市七星关区民政局管理,有麻风休养员 9 人(均为Ⅱ级畸残),现症患者 1 人、健康子女 6 人、员工 12 人,院长陈荣飞。住院患者医疗费用每人每月 223 元,农村合作医疗报销后自付部分由区民政局解决,生活费主要以城市低保和五保供养金为主,补助金额为每人每月 450元。医院员工工资由财政全额拨款。

大方县新村医院

大方县新村医院前身是"大方县素合麻风村",位于大方县双山镇红星村。1955 年,大方县人民政府在四区(坡脚)牛集乡杨家大箐建成可容 120 人的麻风村,尚中模任村长。最初收治 95 名患者。

1957 年 1 月,经毕节专署批准,在三区(双山)素合乡建成麻风隔离村,共建房屋 9 栋 47 间,可收治 250 人,离县城直线距离约 10 km,从县城到麻风村要走 30 km 左右的小路,翻越 5 座大山,渡过 3 条河流,离最近的村寨 5 km,生活物资靠人背马驮运送,不通公路、不通电。

1960 年 10 月,两村合并统称"大方县素合麻风村"。

1966 年,修建房屋 520 m²。

1969 年 5 月,更名为"大方县新村医院革命委员会"。

截至 1983 年 9 月,共收治麻风患者 900 余人,其中 1971 年为最高峰,住院患者达 150 多人。

1984 年,更名为"大方县新村医院"。时有工作人员 21 人,其中行政管理人员 8 人、勤杂员 2 人、医务人员 11 人。此后,麻风患者从集中隔离治疗改为社会防治。

2011 年 2 月 18 日,毕节市双山新区挂牌成立,原大方县双山镇划归毕节市双山新区管委会管理,大方县新村医院原属大方县民政局管辖,今由双山新区管委会直接管理并给予全部开支。

2015 年 12 月 6 日,毕节市成立"毕节金海湖新区",原双山新区所辖乡镇移交金海湖新区管理,新村医院由金海湖新区直接管理。

2016 年 12 月,新村医院有正式职工 1 人,聘用护工 4 人,院长为刘贤方。医院占地面积约 12 亩,办公区有房屋 3 栋,其中砖混结构 1 栋、瓦木结构 2 栋;患者区有 10 余栋病舍(瓦木结构),面积约 1 200 m²。居住 25 人,其中休养人员 18 人(其中 10 人有Ⅱ级畸残)、家属 7 人,均享受低保和参加新型农村合作医疗,由政府划拨给休养员每人每月 1 107 元(生活费 492 元、水电费 25 元、护理费 20 元、医药费 70 元、其他费用 500 元)。

2019 年底,新村医院居住休养员 15 人。

黔西县新村医院

据黔西县志记载,1953 年黔西县在第一次麻风普查摸底后,决定在大关区兴隆乡三岔河谷建立麻风村,当时收治患者 40 人。

1958 年,成立"黔西县麻风防治委员会",由县民政科、卫生科抽调干部负责处理日常工作。7 月,选择"罗圈岩""长槽"两地修建麻风村,将 508 名麻风患者全部收容。

1959 年,将三岔河谷、罗圈岩、长槽 3 村合并,在距离县城 10 km 的沙窝"多罗坝"建立"黔西县麻风防治村",当时收治患者 563 人,为历年最多。具体日常事务工作由民政和卫生两部门负责,民政部门由谢绍华担任负责人,负责患者衣食住行;卫生部门由郭志云担任负责人,负责医疗事务。该村占地面积 370亩,时有土木结构行政办公室 1 间、医务办公室 1 间、病房 10 间、职工宿舍 1 栋。

1959 年 4 月,中国医学科学院皮肤病研究所、贵州省皮肤病防治所、毕节专区和黔西县卫生部门派人组成"贵州省麻风病防治联合研究组",在黔西麻风村开展"黔西方"和贵州中医研究所配制方剂"清风丸"的临床疗效研究。

1982 年,县政府成立"黔西县皮肤病防治站",抽调部分专业技术人员到黔西县麻风防治村负责医疗。

1985 年,在上级领导的部署下,改收容治疗为就地治疗。全县分散于 82 个乡镇的 444 名麻风患者,由防治人员按照三联化疗方案实施治疗。

至 1985 年 12 月,累计收治麻风患者 1 530 人。

1990 年,政府拨款 15 万元,修建房屋 864 m²。

2002 年 3 月,黔西县皮肤病防治站与黔西县防疫站合并,成立"黔西县疾病预防控制中心",麻风防治工作由疾病预防控制中心麻风防治股负责。刘智明副主任分管。

2009 年 8 月,由中央财政直接拨款 325 万元和地方配套资金 130 万元在金碧镇新富村重新修建麻风病院,定名为"新村医院"。房屋为钢筋混凝土结构,建筑面积 3 514 m²,其中生活区 2 600 m²,公共用房和医疗用房 914 m²,可容纳 250 人。改建后的新村医院实现了路通、电通、水通,规划更合理,功能更齐全。

至 2019 年 12 月,新村医院由黔西县民政局和卫计委共同管理,院长为蔡涛,有医生 3 人、护士 1 人、后勤人员 4 人;有 197 人居住,其中麻风休养员 57 人(Ⅱ级畸残者 21 人)、现症患者 1 人、家属 139 人。县民政局给予 11 名麻风孤老残休养员每人每月补助 500 元,其他患者及家属发放生活保障金每人每月 150 元。卫生部门为畸残者免费提供换药包、护理包、防护鞋等防护用品;黔西县疾病预防控制中心每周一、四对所有麻风治愈者进行康复护理。时有住村休养员及家属均参加新型农村合作医疗且报销比例达 100%。

金沙县立新医院

金沙县立新医院位于县城东南方向禹谟镇,距县城约 25 km,道路全程硬化。立新医院累计收治患者 123 人。

1957 年,中共金沙县委在禹谟区协兴乡金光村建立麻风病隔离村,占地面积 100 亩。建村时有房屋 7 间共 200 m²,收治麻风患者 12 人,由陈秀堂负责治疗。麻风村的行政管理由民政部门负责,患者治疗由卫生部门负责,经费由民政部门提供。

1958 年,收治患者 19 人,工作人员增至 2 人。

1959 年,在五里路山坡下的栋青大队,新修建土墙瓦房病舍 8 间。

1966 年,麻风村更名为"金沙县立新医院",首任院长李国祥。

1968 年,工作人员增至 6 人,新入院麻风患者 11 人。

1972 年,新修砖木结构办公用房 10 间共 100 m²,土木结构病房 16 间共 384 m²。设化验室、中西药房、会议室、保管室等,建立各项管理制度。

1977 年,工作人员增至 9 人,游文华任院长,有住院麻风患者 68 人。

1979 年,修建石木结构业务用房 2 间及围墙。县民政局每月供给每位患者粮食 16.5 kg、菜油 500 g;每年发 1 套单衣(1990 年发 2 套)、1 双胶鞋、1 条毛巾,每两年发 1 次棉衣,每 4 年发 1 床被子。

1983 年,实行社会治疗,新发现的麻风患者不再隔离治疗。此前在麻风村收治的患者继续住麻风村由卫生部门进行治疗,民政部门负责经费。陈祥忠负责看护留村患者。

2012 年,县发展改革局和民政局将原土瓦病房推倒,在原址重新修建砖混结构的病房,约 400 m²,供留村患者居住。仍由陈祥忠负责看护。

2015 年,由县政府提供资金,将通村公路硬化为水泥路面。

2016 年 12 月,立新医院时有住村人员 38 人,其中麻风休养员 10 人(均为Ⅱ级畸残)、家属 28 人。负责人陈祥忠。张发元负责医院日常管理,工资由县民政局支付。休养员生活所需由县民政局负责,低保和特困费每人每月 150~382.2 元,医药费每人每年 650 元,其他开支按每人每年 100 元拨付,医疗费用由县民政局和新型农村合作医疗共同解决。

2019 年底,立新医院时有休养员 9 人,每人每月享受政府低保生活补助。负责人张发云。

织金县康复医院

1958 年,县民政科在八步区化处公社化之庆筹备建"麻风患者隔离村(康复医院)",距离县城 20 km。康复医院隶属县民政局,麻风患者生活供给由县民政局负责,县卫生局负责药品供给及治疗。

康复医院成立之初,利用农民居住的玉米草盖土墙房 10 余间,收治患者 83 人。患者口粮靠自己劳动供给,不足部分由八步区粮食管理所供给,每人每月供给玉米 15 kg、菜油 500 g。康复医院设正副院长 2 人、工作人员 2 人,首任院长汪玉恒,副院长马仕洪是麻风治愈者。随着患者的增加,医生及其他管理人员增加至 20 余名,均属县民政局编制,工资在县民政局领取。因康复医院居住者均为麻风患者,故被周边农民称之为"麻风村"。

1960 年,县民政局拨款扩建,修建 3 栋石墙平房 48 间,每间约 12 m²。

1961 年,累计收治麻风患者 150 余人,因病房拥挤,将近一半患者移居至织金县官寨乡民生村(今康复医院),距离织金县城 35 km,占地面积 250 亩,建筑面积 1 800 m²。当时部分患者及医务人员用房是租用农民住房 9 栋共 27 间。

1976 年,县民政局出资修建 1 栋 2 层的医用办公用房,共 36 间;厕所 2 个,水池 1 个。是年,收治患者 130 人,为历年之最。

1983 年,县民政局出资重新修建石墙房 1 栋 10 间,约 100 m²。是年,实行社会治疗管理,康复医院不再收治患者。截至 1983 年,累计收治患者 600 余人。

1996 年,县民政局出资修建石墙房 1 栋 10 间,约 120 m²。

2000 年,为解决住院患者子女上学问题,修建砖混结构学生用房 1 栋 3 间,约 80 m²。

2002 年,居住在八步区化处公社化之庆的患者迁移至织金县官寨乡民生村康复医院。

2004 年,爱尔兰麻风协会援建康复医院 47 万元,修建住房 3 栋、业务用房 1 栋,共 42 套,1 290 m²。隶属织金县民政局直接管理,有职工 3 人。

2019 年 12 月,织金县康复医院时有工作人员 3 人,其中医生 1 人、护士 1 人、管理人员 1 人、负责人胡婷。康复医院居住有 76 人,其中休养员 16 人,家属 60 人。织金县民政救助局向休养员及家属每人每月发放 440 元生活保障金。每年由政府组织县民政救助局、县残疾人联合会、红十字会及卫生部门向麻风治愈者及家属发放慰问金及大米、菜油、棉被等生活物资。

纳雍县东风医院

纳雍县东风医院前身是"仲家箐麻风村",位于鬃岭镇小屯村仲家箐组,距离县城 17 km,交通方便。

1956 年 3 月,城关猫场乡在斗篷箐收容麻风患者 3 人,由陈少武用中草药治疗。

1956 年 8 月,县人民委员会拨款 2 万元,由县民政科牵头在鬃岭区坪山乡仲家箐小队修建麻风村。麻风村隶属纳雍县民政局,为全额拨款事业单位。占地总面积 320 万 m²,设病室 40 余间,收容患者 82 人。伍从亮任村长,医生岳茂森主持医务。麻风患者医药、生活费由国家负责。

1959 年,收治郎岱县麻风患者 99 人,住村患者增至 213 人。县政府划拨土地 133 亩(其中田 70 亩、地 63 亩)。在患者中选举村长、副村长,建立"麻风村管理委员会"。

1968 年 5 月,更名为"纳雍县东风医院",赵怀琴任院长。时有医务人员 5 人、行政管理人员 6 人。建有办公室、宿舍各 1 栋,共 388 m²。拥有煤井 4 口和其他生产和交通工具若干。

1986 年,建立"纳雍县皮肤病性病防治站",东风医院不再收治新发麻风患者。

至此,东风医院累计收治麻风患者 429 人,其中治愈出院 175 人、正常死亡 135 人、外逃 75 人、时有在院患者 44 人。

1997 年,时有住院患者 26 人,职工 32 人。

2019 年 12 月,纳雍县东风医院房屋建筑面积 700 m²、土地 2 500 余亩。居住 79 人,其中麻风休养员 26 人(16 人为Ⅱ级畸残)、现症患者 1 人、家属 53 人。纳雍县民政局对麻风康复者每人每月拨付生活保障费 622 元。医院时有专职工作人员 3 人,无办公室,负责人彭进福。

威宁县石门麻风村

1914 年,英国传教士柏格理在报刊上对广西都督陆荣廷枪杀麻风患者予以愤怒谴责,英国一个麻风防治组织很快与之联系并汇款。柏格理用这些钱买了粮食和布匹,定期发放给附近的麻风患者。

1915 年 9 月 15 日,时年 51 岁的柏格理因患伤寒病故于威宁县石门,坟墓坐落在一个俯视石门坎的小山坡上,墓碑两边写有"人竟宿于石门,神将赐以木铎"的字样。

1919 年,继任者张道惠向传教团体申请资金,购得附近一片有水源的荒地,是年建立起滇东北、黔西北最早的"石门坎麻风病院"。距离县城 142 km,由周汉章具体负责管理,患者的医治由昭通福滇医院和石门坎平民医院的医务人员负责。麻风病院很快就接收了昭通、威宁、彝良一带的 40 名麻风患者。

1951 年 2 月,朱焕章等人成立"麻风病院管理委员会"。由于国外经济来源断绝,当地政府给予一定的粮食补助。是年底,威宁县报专署称"①麻风院粮食仅能维持到 12 月,1952 年 1 月起无法维持,以上实际情况需要在 12 月时政府给予一定的接收供给。②我县医务人员缺乏,拟请上级派遣医务人员。③我县财政困难,拟请上级解决",经过省卫生厅及毕节专署决定,由撒拉溪麻风院接收石门坎麻风病院。时有工作人员 5 人、麻风患者 63 人、药物 38 种、器械家具 30 种共 155 件,各类资产共值人民币 47.95 万元。

1952 年 1 月,石门坎麻风病院并入毕节撒拉溪麻风病院,将财产和 63 名麻风患者移交撒拉溪麻风病院。

1956 年 11 月,省政府批准恢复"石门麻风病院",继续收容、隔离、治疗麻风患者。石门坎麻风病院更名为"石门坎麻风病隔离村",简称"石门坎麻风村"。配备专职医生和行政管理人员,负责人李福元。

1959 年 1 月 10 日,威宁县人民委员会发出《关于动员各区麻风患者入院的通知》,动员全县的麻风患者在当年 1 月底入院(石门坎麻风村)进行系统地管理、隔离治疗。是年,全县有患者 116 人,入院治疗 57 人。

1982 年 12 月 15 日,威宁县卫生局、民政局联合发出通知,要求对全县现有麻风患者进行调查登记,以便转向社会防治。

1987 年 12 月 30 日,撤销石门坎麻风村,划归石门乡一个村民组(今柳树村)就地安置休养员 20 人。原麻风村医务人员分别调石门卫生院和牛棚区卫生院、县防疫站。陈泽学为最后一任负责人。

2005 年,由于房屋年久失修,北京光华慈善基金会投资 25 万元人民币,修建新房 3 栋占地 550 m²,维修厕所 1 间占地 30 m²。

至 2019 年 12 月,石门坎麻风村累计收治麻风患者 84 人;居住休养员 14 人,享受政府最低生活保障。

赫章县麻风村

赫章县麻风村坐落在妈姑镇砂石小水井组,距县城 48 km。1956 年秋,时任县政府副县长安鸣凤、县卫生科科长吴清禹到妈姑砂石选址创建。占地 50 余亩,是年修建房屋 510 m²,后续建房屋面积约 1 200 m²。

1958 年 8 月,开始收治县境内首名麻风患者,当年在调查出的 160 名麻风患者中,动员 92 人入院治疗,由喻开宗任医疗负责人。1968 年,麻风村更名为"赫章县新光医院",任正楠任院长,属县民政局管理。

1976 年,收治麻风患者 108 人,为收治麻风患者最多的年份。

1986 年 5 月,撤销新光医院,老残及无家可归患者继续留村康复治疗。

1987 年 8 月,成立"赫章县皮肤病防治站",麻风村医务人员调皮肤病防治站或区卫生院工作。截至 1987 年,累计收治麻风患者 288 人。

1988 年,麻风村归县卫生局管理,具体工作由县皮肤病防治站负责。

2003 年 12 月,皮肤病防治站并入县疾病预防控制中心,麻风防治工作由慢性病防治科负责。

2011 年 12 月,赫章县疾病预防控制中心成立"麻风防治科",具体负责麻风防治工作。

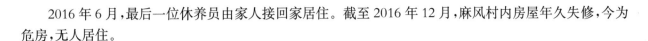

2016年6月，最后一位休养员由家人接回家居住。截至2016年12月，麻风村内房屋年久失修，今为危房，无人居住。

铜仁市麻风病院

2009年，新建"铜仁市麻风病院"。新院(村)址几经调整，最终定于江口县双江镇(今凯德街道)明星村水银山，距离县城8 km，占地面积共10亩。是年开工建设，2012年8月底完工。建有2栋住院楼、1栋食堂和1栋办公楼，建筑面积共1 746 m²。

2011年12月16日，铜仁市麻风病院划归江口县卫生和食品药品监督管理局管理，核定事业编制12人，由江口县财政全额预算解决。医院办公经费由铜仁地区(铜仁市)卫生局从地区(市)级层面每年预算20万元且逐年递增。住院患者生活费，由患者所属区(县)民政部门按每人每年5 000元拨付。

2015年9月，在编在岗工作人员11人，开放床位20张。麻风病院负责人姜应权。10月16日，麻风病院正式运转，接收来自碧江、玉屏、德江、思南等区(县)的麻风患者9人。

2019年12月，有留院休养员8人，享受政府提供的生活补助每人每月571元。

江口县锦江医院

江口县麻风病院建于1958年，地处江口县城关区坝盘乡(今江口县坝盘镇)高墙村孟家屯村民组后坡上，距县城10 km。医院占地10亩，病区建房2栋，办公区建房1栋，各约200 m²。对外称"江口县锦江医院"，隶属于江口县民政局，为财政全额拨款正股级单位。时有职工4人，首任院长徐大全。1959年，收治麻风患者46人。

1963年，主要负责收(救)治碧江区(原铜仁县)、玉屏县、万山区(原万山特区)、石阡县、印江县和江口县六县(区)的麻风患者，收(救)治的麻风患者最高峰达180人之多。治愈患者多数返回家乡，由各县(区)的民政部门管理。其余在院患者的生活由国家补助一部分现金和粮食，另划拨11亩土地和8亩开荒地，组织患者种粮、种菜、养牛、羊、猪和家禽等。医院除动员、吸收麻风患者入院治疗并严格管理控制外流，还开展麻风社会调查，培训麻风治疗专业人员。截至1986年，职工人数逐渐增加并稳定到6人。

1986年起，江口县锦江医院划归江口县卫生部门管理，更名为"江口县慢性病防治站"，为财政全额拨款正股级事业单位。有职工6人，办公地点从坝盘镇高墙村孟家屯村民组搬迁到江口县城郊外城关区莲花乡王家山杨家大田处，麻风患者仍居住在原址。江口县民政部门为住院麻风患者提供生活费及日常生活所需的生活用品。从1959年到1986年累计收治患者180人，此后医院不再收治新发现的麻风患者。截至2003年，有住院患者12人，职工增加至13人。

2003年，县防疫站更名为"江口县疾病预防控制中心"，江口县慢性病防治站的麻风防治工作移交到江口县疾病预防控制中心慢性病防治科负责。时有住院患者12人，政府补助生活费每人每月260元。

2014年3月，最后一名休养员因病死亡。12月，供麻风患者生活和居住的房屋垮塌成废墟。

沿河土家族自治县清风医院

"沿河土家族自治县麻风村"始建于1956年，称"麻风病隔离村"。位于新景乡清风村张家氏组，距离县城120 km。当时患者居住一座古庙，设患者住房33间，有牛圈7间、粮仓3间，田、地各100余亩，收治25名患者。时有会计1人，医务人员2人，负责人席延云。

1957年，患者增至57人，除沿河籍外，还收治铜仁市、石阡县、思南县等地的麻风患者。时有管理人员3人、医务人员2人。

1968年，患者增至70多人，为收治患者数最多的年份。

国家先后投资10万余元，分别于1956年、1957年、1978年在离病区3 km、1 km、1 km外山坡上修建砖木结构办公业务用房，占地面积1 000多平方米。

1980年9月，由麻风防治专业医生书写麻风病历和建立患者个人档案。

1981 年,经自治县政府同意,麻风病隔离村更名为"清风医院",机构设在新景乡清风村辖区,工作人员增至 9 人,麻风村机构隶属县民政局。

1985 年 6 月,部分有生活自理能力且有家可归的患者回归社会,转为社会防治。从 1956 年建院到 1985 年,累计收治麻风患者 269 人。

1985 年 8 月,麻风村划归县卫生局管理,"清风医院"行政办公机构搬迁至县城,成立"沿河县麻风病防治所",1988 年更名为"沿河县皮肤病防治所"。

1966—1989 年,治愈出院 22 人、病故 11 人、留院患者 41 人。时有工作人员 6 人。

2002 年 8 月,撤销皮肤病防治所,组建"沿河县疾病预防控制中心",设"麻风病防治科"。

2008 年 6 月,将麻风村组建成村民组(名称:新景乡清风村张家氏组)。麻风村隶属当地政府管理,清风医院办公楼财物由新景镇处理。留院患者享受低保补助,日常生活由新景乡政府负责,卫生部门负责社会防治。

2016 年 12 月,麻风村有休养员 14 人,其中 Ⅱ 级畸残者 10 人。政府补助生活费每人每月 170 元,纳入阳光救助;时有患者的健康子女 6 人。负责人田茂江。

2019 年底,麻风村时有休养员 3 人,每人每月享受生活保障补助。

德江县麻风村

德江县角口麻风村坐落于荆角乡角口村,距县城 21 km,隶属于德江县民政局。1958—2016 年底,累计收治麻风患者 195 人。

1957 年 12 月,德江县人民政府指定民政、卫生、公安、财政和药检部门配合筹建麻风村。

1958 年下半年,由县卫生科科长杨兴学、民政科科长樊建德协同去角口乡上东门坡村毛家寨组选址,并确定在此建麻风村,占地 40 余亩。县民政局委派刘朝顺负责麻风村的管理。

麻风村成立之初,收治麻风患者 28 人。住村麻风患者的生活费由县民政科下拨解决,医药费由县卫生科给予解决。另外根据患者健康和肢体完整情况,适当分配耕地,自种粮食及蔬菜。

1972 年,有财务、医务人员、劳工各 1 人,冯仁保任院长。

1976 年,麻风村工作人员增至 8 人。

1958—1986 年,角口麻风村收治麻风患者 89 人,其中治愈 26 人、死亡 18 人、外迁 1 人、未愈 44 人。

1994 年 3 月,建立"德江县慢性病防治所",隶属德江县卫生局。原麻风村工作人员和办公场所迁入县城。留 1 人驻村看护和医治患者。住村老残患者的生活费由县民政局发放,医疗物资及医疗人员由县卫生局提供。

2015 年,"铜仁市麻风病医院"成立(建于江口县),德江县部分麻风患者转至该院或回归家庭。

2019 年 12 月,角口麻风村时有 5 位麻风 Ⅱ 级畸残休养员,生活费由县民政局发放,每人每月 600 元。

思南县乌江医院

1958 年 12 月 16 日,县人民委员会组织召开专题会议,决定成立"思南县麻风病院"。地址选在鹦鹉溪区大同公社黄家宅村彭家寨生产队,距离县城约 6 km。

1959 年,思南县麻风病院成立,占地面积约 150 亩(土地 40 多亩、稻田 30 多亩、荒山 70 多亩)。院内分 4 个区,建有房屋 9 栋(木房 7 栋、砖房 2 栋),另有猪圈、牛圈。时有工作人员 6 人,院长白林。患者医药费和医疗器具由县卫生科负责,生活费和院内行政管理由县民政科负责。是年 10 月,收治 25 名重症麻风患者入院,住院患者采用中药＋西药氨苯砜治疗。

1960 年,进一步完善院内各项规章制度,新入院麻风患者 13 人,住院患者增至 38 人。

1961 年 10 月,思南县麻风病院更名为"思南县乌江医院"。

1964 年开始,每年有治愈者出院,医院规定每出院一批治愈者,都邀请县里有关部门领导、治愈者原籍的区、公社、村干部和患者家属参加欢送会。一是向到会者宣传麻风防治科普知识,不歧视麻风患者,尽最大力量帮助贫困、畸残麻风患者;二是要到会者提供可疑麻风患者线索;三是鼓励住院患者积极配合医生安心住院、规范治疗,争取早日治愈出院,这种方法一直沿袭至1984年。

1971年,利用贵州省民政厅拨款购买土地,在原来城关镇江村生产队旁边修建3栋职工住房,占地面积4亩,距离县城约4 km,距离乌江医院约2 km。院内添置打米机1台、磨面机和农具若干。时有工作人员7人,患者增至86人。

1976年,院内工作人员增至9人。

1977年,住院患者增至112人,是住院患者最多的年份。

1978年,省皮肤病防治所赠送县乌江医院一批医疗器具,开展细菌检查、病理取材。

1981年,院内工作人员增至11人,患者减少到45人。

1982年,医院被贵州省卫生局评为"先进单位",获奖旗1面、显微镜1台。

至1984年底,乌江医院累计收治麻风患者177人,治愈出院96人,愈前死亡45人,是年底有现症患者32人。

1985年,麻风社会防治工作由县卫生防疫站慢性病防治科负责,原乌江医院麻风患者只出不进,患者治疗改为省统一方案(氨苯砜＋利福平)治疗。

1988年,对麻风患者进行临床细菌学检查,查出的现症麻风患者按照世界卫生组织联合化疗方案进行治疗。多菌型患者采用MB方案(氨苯砜＋利福平＋氯苯吩嗪),疗程至少24个月;少菌型患者采用PB方案(氨苯砜＋利福平),疗程至少6个月。是年,联合化疗59例(家内治疗57例,院内2例)。县卫生防疫站慢性病防治科有麻风防治专职人员4人,兼职人员4人。

2001年,最后一名休养员去世。

2002—2008年,无住院患者,在职工作人员减到2人,平时被抽调到县民政局工作。

2009年,县人民政府收回县乌江医院土地统一规划建设。

松桃苗族自治县重光医院

1958年,县人民政府责成县民政科筹建麻风病医院。在距离县城约30 km的世昌区盘石乡杨家寨村征用田、土地共100余亩,购买3栋木房约300 m²,建立重光医院,集中收治麻风患者。麻风病院为县民政局下属单位,工作人员由民政、卫生两部门抽调。建院初期,有工作人员5人(其中医技人员2人、后勤人员3人),院长龙再林。

建院当年,收治麻风患者15人。住院患者生活费由县民政科补助,每人每月10元,并免费供应粮食、衣服、棉被等日常生活用品。除民政部门救济外,医院还组织有劳动能力的患者种田种地,生产粮食、蔬菜,养猪、鸡、鸭、鱼等,患者丰衣足食。医药费则由县卫生科负责,根据需要配备常用的治疗药品、医疗设备和化验设备,开展麻风菌检查、肝功能、三大常规等检测。医务人员每天给患者诊疗,治疗方案以DDS单疗为主,同时开展植眉、畸残手术等。

1967—1970年,县政府先后拨款修建职工住房(砖混结构)约400 m²,医疗业务用房(砖混结构)约400 m²,病房(木房)约800 m²。修建从乡政府所在地通往医院的公路约5 km。20世纪70年代配备1辆双排座货车为医院服务。

1975年,职工增加到13人。

1978年,收治麻风患者31人,为收治患者最多的年份。

1980年后,住院患者生活费提高到每人每月15～25元。

截至1984年底,累计收治麻风患者139人,治愈126人,绝大部分治愈者先后出院回归社会和家庭。

1985年,实行居家治疗,时有9名畸残无家可归的老年人仍住院休养,县民政局安排3名工作人员负责管理,其他工作人员分流到县防疫站或医院等部门工作。

截至1999年,9名患者中相继死亡7人,2人回户口所在地。医院所有房屋由当地村民管理,医疗设备由村卫生室管理,麻风村撤销。

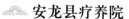

安龙县疗养院

安龙县疗养院组建于2013年1月,由原"黔西南州安龙疗养院"和"安龙县社会福利医院"整合而成。地处安龙县招堤街道办事处板磨村大海子组,距县城12.5 km,占地面积约2 580亩。其中田地273亩,坡地约2 307亩,房屋面积7 650 m²,休养员日常生活用房4 185 m²,单位医疗业务用房3 150 m²,公共设施用房315 m²。设置床位200张,分2个治疗组、1个重残疗养区。安龙县疗养院的主要职能:承担黔西南州麻风重残疗养中心职能,为全州生活不能自理、丧失劳动力、无家属照顾的老弱孤残休养员提供一个良好的生活医疗环境;为重残患者提供医疗救治环境;为麻风反应、神经炎的麻风患者提供短期规范住院治疗;为居家麻风残疾者提供短期康复、手术矫治服务。从1956年到2016年累计收治麻风患者860人。

一、黔西南州安龙疗养院

黔西南州安龙疗养院前身为法国在安龙开办的天主教教堂。1803年,法国天主教教会在离安龙县城13 km的大海子和东迪海子购买土地,建天主教教堂。1946年,安龙天主教总堂购买田地450.7亩,建"安龙县大海子麻风院",时有工作人员9人(外籍7人、中国籍2人),法国神父徐思定任院长。至1949年,安龙县大海子麻风院收容麻风患者110人。

1950年,麻风院两次遭土匪抢劫,房屋被烧,患者无人管理,四处逃散。9月,安龙县人民政府接管大海子麻风院。

1953年,贵州省卫生厅抽调撒拉溪麻风病院医疗保健科科长杨仁炳任安龙县大海子麻风院院长。撒拉溪麻风病院支援20余名骨干参与筹建"安龙县大海子麻风院"。是年,经贵州省人民政府批准,安龙县大海子麻风院更名为"安龙麻风病医院"。是年,贵州省卫生厅拨款30亿元(旧币)在原大海子麻风院地址建麻风病医院。

1955年4月,安龙麻风病医院竣工,隶属贵州省卫生厅,总建筑面积3 562 m²。收治贵州省内外干部、军人及城市户口患者,当年收治78人。

1956年11月,安龙麻风病医院移交安龙县代管,业务经费仍由贵州省卫生厅直拨。12月,安龙县人民政府批准县民政局在大海子占用麻风病院耕地253亩,建"安龙县大海子麻风村",收治农村籍麻风患者。

1958年11月,安龙麻风病医院划归安顺专区卫生科管辖。

1959年9月,自筹资金4 832元,修通安龙县城至麻风病医院公路,全长12.5 km。12月,经贵州省卫生厅同意,贵州省安龙麻风病医院更名为"贵州省安龙疗养院"[安办字(59)第01号]。是年收治患者172人。

1961年,贵州省安顺专员公署民政科、贵州省安顺专员公署卫生科印发《关于各县市麻风村(院)经费开支等有关问题的联合通知》[专民社字(60)第019号、专卫字(61)第015号],解决麻风村(院)患者的医疗费。

1963年6月7日,贵州省卫生厅、贵州省民政厅拨款4 000元修缮安龙疗养院漏水房屋[卫计字(63)第244号、财事字(63)第674号]。

1972年,安龙县大海子麻风村更名为"安龙县大海子医院",张光禄任院长。

1972年,安龙疗养院分为贵州省安龙疗养院和安龙县大海子医院。安龙疗养院收治贵州省内外干部、军人、工人及城市户口的麻风患者,安龙县大海子医院收治安龙县农村户口的麻风患者。

1973年11月,贵州省革命委员会卫生局拨款7万元,修建40 kV小型水电站1座,结束了煤油灯照明的历史。

1980年5月,安龙疗养院改归兴义地区管理[兴署通字(80)第23号],行政业务均隶属兴义地区卫生局领导,党、团组织,政治思想工作仍受安龙县委领导。经费纳入兴义地区卫生局预算。

1981年11月,贵州省卫生厅拨款7万元,架设安龙县城至安龙疗养院10 kV输电线路。

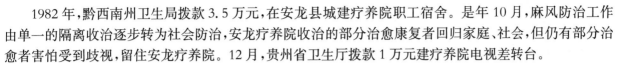

1982年,黔西南州卫生局拨款3.5万元,在安龙县城建疗养院职工宿舍。是年10月,麻风防治工作由单一的隔离收治逐步转为社会防治,安龙疗养院收治的部分治愈康复者回归家庭、社会,但仍有部分治愈者害怕受到歧视,留住安龙疗养院。12月,贵州省卫生厅拨款1万元建疗养院电视差转台。

1985年2月,在安龙城区建皮肤病门诊部。成立"黔西南州皮肤病性病防治所",与安龙疗养院实行一套班子、两块牌子。核定事业编制50人。

1986年,为该院历年来收治麻风患者最多的年份,住院患者达613人。

2000年,黔西南州皮肤病性病防治所更名为"黔西南州皮肤病性病研究所",与安龙疗养院实行一套班子、两块牌子。

2001年11月,黔西南州皮肤病性病研究所更名为"黔西南州皮肤病性病防治研究中心"。安龙疗养院为正县级事业单位,黔西南州皮肤病性病防治研究中心为黔西南州卫生局直属副县级事业单位,核定事业编制59人。

2006年6月,澳门利玛窦社会服务中心资助240余万元人民币在大海子修建重残患者疗养中心,建筑面积2 946 m²。

2008年12月,黔西南州机构编制委员会办公室重新核定安龙疗养院为正县级事业单位,黔西南州皮肤病性病防治研究中心为副县级事业单位,实行一套班子、两块牌子,事业编制69人。12月31日,中央预算内投资安龙疗养院改扩建项目开工。总投资399.26万元,建设规模3 700 m²,项目建成后可收治200～300名患者。

2009年10月,王应琼任安龙疗养院院长。时有在职工作人员59人、住院休养员38人。

2011年12月31日,黔西南州皮肤病性病防治研究中心职能整合划入黔西南州疾病预防控制中心,安龙疗养院交由安龙县管理。

2013年1月27日,安龙疗养院及休养员38人一起移交安龙县人民政府,隶属安龙县卫生和食品药品管理局,为正科级事业单位。原疗养院职工69人并入黔西南州疾病预防控制中心,负责人为王应琼。从1946年建院到2013年累计收治患者625人。

二、安龙县社会福利医院

安龙县社会福利医院前身是"安龙县大海子麻风村"。始建于1956年12月,安龙县政府批准县民政局在大海子占用安龙麻风病医院耕地253亩,修建麻风村。收治农村籍麻风患者,麻风村隶属安龙县民政局。建院之初收治麻风患者259人,王天柱任村长。

1958年11月10日,贵州省民政厅、卫生厅将兴仁麻风村并入安龙县大海子麻风村。

1959年,为该院历年来收治麻风患者最多的年份,共收治麻风患者359人。

1972年,安龙县大海子麻风村更名为"安龙县大海子医院",张光禄任安龙县大海子医院院长。

2000年8月,根据安龙县机构编制委员会《关于安龙县大海子医院更名为安龙县慢性病防治医院的通知》(安机编〔2000〕06号),安龙县大海子医院更名为"安龙县慢性病防治医院",杨绿益任院长。

2010年10月,根据安龙县机构编制委员会《关于安龙县慢性病防治医院更名为安龙县社会福利医院的通知》(安机编〔2010〕06号),安龙县慢性病防治医院更名为"安龙县社会福利医院",杨绿益任院长。

2013年4月,黔西南州人民政府将黔西南州安龙疗养院移交给安龙县人民政府,安龙县机构编制委员会《关于整合安龙县疗养院机构有关事宜的通知》(安机编字〔2013〕11号),将黔西南州安龙疗养院更名为"安龙县疗养院",与安龙县民政局管理的安龙县社会福利医院合署办公,为正科级事业单位,核定事业编制41人,隶属安龙县卫生和食品药品管理局,实施"两块牌子、一套班子"。时任领导单长虎(副科级,主持工作)。

2016年12月,有工作人员20人,其中医生7人、护士2人、检验员1人、工勤人员10人;有住院休养员98人。政府对住院休养员给予基本生活费、燃料补助、粮食补助,合计每人每月600元。

2019年底,居住休养员86人,每人每月享受政府生活保障待遇。

兴义市普硐医院

1955 年,根据兴义县人民委员会《关于麻风病的防治工作由县委安排管理的通知》[兴县办字(55)第347 号]和兴义县人民委员会《关于麻风患者的防治与隔离意见的通知》[兴县字(55)第 341 号],兴义县筹建麻风村。是年 10 月,兴义县人民委员会指定兴义县民政科承办麻风村筹建事宜,选址于兴仁、兴义、普安三县交界的顶效区兴化乡轿子山,先后征拨土地约 4 km²,作为麻风村建设用地。1956 年 6 月,麻风村建成,共有土坯房 5 栋 50 间,收住麻风患者 79 人。住村患者自行开展生产活动等,生活上由县民政科负责救济。

1958 年 3 月,经兴义县人民委员会批准、拨款,重新选址建立麻风病医院,院址位于下五屯区丰都乡普硐村水井头一带,距县城 15 km,面积约 30 000 亩。动员原居住在这一地区的村民共 137 户搬迁到丰都乡田坝村的新寨居住,原有的住房折价卖给麻风病医院。10 月,麻风病医院建成,命名为"兴义市普硐福利医院",原顶效区兴化乡轿子山麻风村患者迁到该院居住。周流统任院长,并选招医生 8 人,经过培训后开展麻风防治工作。

1959 年 1 月,接收治疗兴义县及安顺县、龙里县、盘县、兴仁县、广西壮族自治区隆林县、云南省罗平县及富源县的麻风患者。是年,院长周流统先后出席兴义县、安顺专区和贵州省的群英会,并荣获奖旗和奖状。

1959 年 10 月,县民政科长田长江作为兴义县麻风病防治先进县的代表出席全国工业、交通、运输、基本建设、财贸方面社会主义建设先进集体及先进生产者代表大会,荣获奖屏一块。

1960 年 3 月,根据兴义县人民政府兴县府办第 217 号文,兴义县普硐福利医院更名为"兴义县普硐医院"。为社会福利事业单位,行政、人事上隶属兴义县民政科领导。行政办公经费、职工工资、患者生活费由兴义县民政科划拨,医务工作隶属兴义县卫生科领导,患者的医药费由兴义县卫生科划拨。

1960 年 10 月,"安顺专区中草药治疗麻风病现场会议"在兴义县普硐医院召开。

1964 年 12 月,贵州省民政厅拨款 1.1 万元在兴义县普硐医院修建一座 20 kW 的水力发电站,解决医院的医疗用电和职工、患者的照明问题。

1967 年 1 月,贵州省皮肤病防治所配给兴义市普硐医院南京牌救护车 1 辆,作为医院、病区医疗及生活物资运输使用。

1971 年,院内住院患者达 483 人,是建院历史上最多的年份。

1975 年 8 月,兴义县民政局拨款 1.5 万元,为医院装备一辆丰收三五牌拖拉机。

1977 年 6 月至 1978 年 5 月,开展"长效氨苯砜治疗麻风病 20 人、利福平治疗麻风病 10 人"的科研协作项目。

1978 年 6 月至 1979 年 5 月,开展"中药'漆丸'治麻风病 6 例"的科研项目。

1981 年 10 月,在兴义县城建昌垭口修建的医务人员办公及居住用房竣工,医务人员搬迁至县城居住、办公。

1984 年 7 月,根据兴义县人民政府《关于建立兴义县皮肤病防治站的通知》(兴县政通字〔1984〕第 40号),"兴义县皮肤病防治站"成立。县卫生局副局长邵榜才(兼)任站长,普硐医院周流统(兼)任副站长,由普硐医院抽调 6 名业务技术人员担负具体工作。兴义县普硐医院与兴义县皮肤病防治站实行两块牌子、一套班子,负责全县的麻风防治工作。

1985 年 11 月,世界卫生组织委派印度克里斯蒂恩和美国杰克布逊 2 名麻风病专家到兴义县普硐医院调研,同行的有北京热带医学研究所李桓英及贵州省皮肤病防治研究所所长刘国才、副所长薛发贵、秘书杨光荣、医师叶福昌、刘欣非、李强等。兴义县委副书记朱云章、副县长张定书陪同调研。

1986 年 4 月,兴义县麻风防治工作领导小组办公室印发《兴义县 1986—2000 年麻风病防治规划》,对院内外的麻风患者施行联合化疗。

1987 年 8 月,兴义县皮肤病防治站在城区开设皮肤病防治门诊,将麻风防治工作的重点转向社会。

1998 年 5 月,根据兴义市卫生局《关于市皮肤病防治站更名的通知》(兴卫通〔1998〕76 号),兴义市皮肤病防治站更名为"兴义市皮肤病性病防治站"。

2000年5月,兴义市民政局划拨资金10万元,用于扩建兴义市普硐医院公路及架设通往病区的高压线。

2002年5月,兴义市民政局拨款4万元,在普硐医院内修建储水池,接通自来水。

2008年9月,兴义市机构编制委员会印发《关于重新明确兴义市普硐医院(市皮肤病性病防治站)"三定"方案的通知》(兴市机编办〔2008〕33号),将市普硐医院机构级别定为副科级单位,核定编制38人。内设麻风病防治科、艾滋病科、皮肤性病科门诊,以及妇女健康教育中心、化验室、综合科、针具交换科、美沙酮药物维持治疗门诊8个科室。麻风防治科负责全市麻风防治工作。

2011年5月,在比利时达米恩基金会、贵州省民政厅、兴义市慈善总会、信用社危改办、兴义市民政局资助下,总投资280余万元,对兴义市普硐医院休养员危房分3期进行改造和新建,新建休养员住房50套,每套35.2 m²,总建筑面积1 760余平方米。2012年6月底,新建休养员住房全部竣工,60名休养员全部迁入新居。改建后的住房实现路通、水通、电通,规划合理,住房功能齐全。11月,"兴义市消除麻风危害五年行动计划"项目启动。

2015年4月,兴义市人民政府办公室下发兴府办发〔2015〕33号文件,将兴义市普硐医院休养员生活费由2007年最低每人每月补助285元提高到每人每月补助807元。

2016年12月,王正华任院长,有工作人员32人,其中医生22人(副高级职称2人、中级职称4人、初级职称16人)、护士1人、检验员2人、管理人员2人、工勤人员4人、驾驶员1人。病区内居住休养员57人(其中Ⅱ级畸残者43人),政府补助生活费每人每月807元;时有家属21人。至2019年,累计收治麻风患者1 306人。时有休养员43人。

普安县健康医院

普安县健康医院建于1956年。1957年开展麻风防治工作,负责收治普安县、晴隆县的麻风患者入院治疗。普安县健康医院人事归县民政局管理,业务工作归县卫计局管理,是县级财政全额预算单位。主要负责麻风村全体休养员的治疗、管理,并帮助住院孤寡老人及畸残行动不便的休养员购买日常用品。

1957年,在贵州省普安县新店乡细尒村马槽菁,建成"普安县健康医院"。距离县城43 km,最初收治患者64人,安登科任院长。

1983年,收治患者最多的年份,共收治患者230人。

1987年,普安县皮肤病性病防治站成立,与普安县健康医院实行一个单位、两块牌子。

1993年,在麻风村成立扫盲班,对院内的麻风患者子女进行扫盲。

1994年,普安县民政局出资建立"健康医院小学",招收1～3年级新生,专门针对麻风患者子女进行教育。

1997年,普安县皮肤病性病防治站更名为"普安县皮肤病性病防治中心",与普安县健康医院仍是一个单位、两块牌子。

2004年,由美国麻风协会出资5万元,美籍加拿大医疗器械公司的宋阳光女士执行督导扩建小学工作,小学建成后更名为"阳光小学"。普及九年制义务教育期间,普安县教育局出资对阳光小学进行全面改造,更名为"阳光希望小学",开始对麻风村内和周围自然村寨适龄儿童进行招生。

2009年,普安县人民政府在普安县健康医院召开现场会,决定用危房改造资金120万元,普安县民政局出资60万元,重建普安县健康医院60套住房,专门用于麻风患者(重残、孤寡的休养员)居住和住院治疗用房。安装从水源点到普安县健康医院4 800 m供水主管道。普安县民政局再投入13 520.6元购买自来水管件,将自来水接入到休养员家中。2010年5月,休养员全部入住新房。

2011年3月,"中国麻风防治协会贵州省黔西南州普安县会员工作站"挂牌。将农村户口的休养员全部纳入农村低保,将城镇居民户口的休养员纳入城镇低保,并将住村的休养员家属也纳入低保。11月,"普安县消除麻风病危害五年行动计划(2011—2015)"启动。

2012 年,普安县被列入"国家加强麻风防治机构能力建设项目县",给予医院中央补助资金 300 万元,用于采购"病理诊断设备、彩色超声诊断仪、培养箱、全自动生化分析仪、全自动血球分析仪、手术患者运送车"等设备,同时对业务办公用房 260 余平方米进行维修改造。普安县民政局每年提供 10 万元,对麻风患者实行医疗救助,工作人员针对患者家庭实际情况发放医疗救助金。至此,普安县健康医院成为普安县老残孤寡麻风受累者康复、休养院区。

2019 年 12 月,曾波任普安县健康医院院长,时有工作人员 18 人,其中医生 12 人、护士 2 人、后勤人员 1 人、检验员 3 人。有 3 名医生专职负责住院者的治疗和管理,聘有 1 名专职管理员。院区时有休养员 29 人,政府按每人每月 712 元的标准发放生活补助;另有患者的健康子女 99 人。从 1957 年建院到 2019 年累计收治麻风患者 845 人。

册亨县水洞麻风村

1976 年 2 月,经册亨县革命委员会确定在原冗贝、坡头两公社(乡)交界的水洞建立麻风村。册亨县民政局拨款 7 万元,先后修建患者住房、仓库、诊疗室、职工宿舍等 1 280 m²,为石墙瓦房。是年 8 月建成,对外称"册亨县水洞医院"。建院之初收治麻风患者 12 人,首任院长王学科。

1977 年 3 月,苏文义等 3 人进修学习结束回院开展业务工作。是年,收治新发现的麻风患者 12 人。

1978 年,县民政局拨款 5 万余元修建水洞医院通往安(龙)册(亨)公路的简易公路 3 km;拨款 5 000 元架通册亨县水洞医院(诊疗部)至原冗渡区政府的 7 km 电话线。

1979 年 12 月,时有住院麻风患者 18 人。

1982 年 6 月,时有住院麻风患者 19 人。

1985 年 4 月,册亨县新发现麻风患者 12 人,全部收入水洞医院隔离治疗。是年,有住院麻风患者 31 人,为收治患者最多的年份。

1986 年 11 月 12 日,册亨县人民政府印发《关于撤销水洞医院(麻风村)的通知》(册府〔1986〕47 号),建立"册亨县皮肤病防治站",隶属册亨县卫生局领导。水洞医院工作人员编入册亨县皮肤病防治站,全部迁到县城办公。住院患者病情较轻(未发生残疾)的转为居家治疗,其他老残患者及无家可归者继续住在原册亨县水洞医院(水洞麻风村),县皮肤病防治站医务人员不定期到水洞麻风村对休养员进行诊治。住村休养员生活费由县民政局负责。

2002 年 7 月,根据册机编办字〔2002〕4 号文,撤销册亨县防疫站与册亨县皮肤病防治站,整合成立"册亨县疾病预防控制中心",设"麻风防治科"负责全县麻风防治管理。

2007 年,册亨县民政局筹资 30 多万元,为水洞麻风村休养员新建 1 栋二层砖混结构住房,配套厨房 5 间、公共卫生间 1 座;安装变压器,接通电源;安装广播电视接收器,购买电视机、席梦思床等物品。修建水窖,安装自来水。并将留村休养员全部纳入城镇低保。

2013 年,县财政"一事一议"项目将原册亨县水洞麻风村的 3 km 入村公路进行硬化,改造成水泥路。

2019 年 12 月,册亨县疾病预防控制中心麻风防治科有专业技术人员 1 人,负责留院休养员的治疗、随访和管理,册亨县民政局负责休养员的生活与后勤保障;水洞麻风村住 4 名休养员,均为 Ⅱ 级畸残,政府按每人每月 532 元的标准给予生活补助,负责人李洪克。

凯里市炉山镇白腊村高粱营组

1957 年 10 月,炉山县人民委员会确定大田乡高粱营村为麻风患者收容隔离治疗点,该村距离县城 57 km。

1958 年初,炉山县人民委员会委托县民政科、卫生科派罗振礼筹建麻风村,动员高粱营村 11 户居民迁往附近的白腊、后坝、五冲自然村居住。麻风村建立初期,有耕地 120 亩(其中田 45.5 亩)、病房 5 间、耕牛 6 头、猪 19 头和生产、生活用具若干。是年 3 月,炉山县人民医院派刘凡华医生到贵州省卫生干部学校学习麻风防治知识 3 个月。时有住村麻风患者 65 人。

1961 年 3 月,刘凡华任村长至 1979 年。

1966 年,由于村内病房多年无人维护出现漏雨,村内组织患者对病房进行维修。

1972 年,麻风患者的治疗逐渐正规,建立健全治疗制度,对每位患者建立病历卡和服药记录。

1979 年 8 月,吴启芳接任村长至 2000 年。

自建村以来至 1982 年,共收治患者 187 人,采用氨苯砜治疗,其中治愈 109 人,年老去世及病死 73 人,是年底时有患者 5 人。

1983 年,开始使用贵州省"二联"方案(利福平＋氯法齐明)治疗麻风患者。麻风村更名为凯里市炉山镇白蜡村高粱营组,由白蜡村负责行政管理。

1984 年 11 月,"凯里市皮肤病防治站"成立,医务人员定期给麻风村患者治疗,指导畸残康复等。

1988 年以后,麻风村不再收治患者。治愈患者的康复及体检工作由凯里市皮肤病防治站负责。截至 1988 年,累计收治麻风患者 187 人。

1993 年 6 月,凯里市皮肤病防治站更名为"凯里市皮肤病性病防治所",承担全市麻风防治工作,仍负责麻风村患者康复治疗工作。

2000 年,凯里市炉山镇人民政府赠送水泥 10 吨改造建设麻风村,村民投工投劳自建自来水管网。

2003 年 9 月,由于医疗机构体制改革,撤销凯里市皮肤病性病防治所,组建"凯里市疾病预防控制中心",设"艾滋病麻风病防治科"负责麻风防治工作。

2004 年,凯里市郊供电局投入资金 20 万元,为麻风村架设电网。

2004—2007 年,"贵州省第三期麻风病康复项目"在凯里市启动,凯里市疾病预防控制中心专业人员每月对村民进行眼、手、足的自我护理及康复培训。

2014 年,凯里市民政局将"麻风村茅草屋改造"列入政府为民办实事项目,投入经费 53 万元,新建麻风村住房 3 栋 20 间共 300 m²,室外地坪硬化 800 m²。

2016 年底,凯里市炉山镇白腊村高粱营组(麻风村)约占地 30 亩,住房面积 653 m²,有村民 14 户共 96 人,其中休养员 14 人(Ⅱ级畸残者 6 人),患者的健康子女 82 人。老残休养员享受低保金,每人每月 500 元。村里有管理人员 1 人,负责麻风休养员的管理。

2019 年已转为自然村,由当地政府管理。

🏵 施秉县麻风病院

1958 年 5 月,在距离县城 19 km 的施秉县城关镇甘溪村艾冲组搭建 2 间茅草屋作为麻风患者的临时收容点,当时收治患者 2 人。施秉县人民政府安排岳洪江负责患者的生活管理。

1959 年 5 月,在麻风患者临时收容点筹建"艾冲医院"。该院占地约 960 多平方米,修建瓦木结构病房 1 栋 16 间、茅草屋病房 20 栋 86 间。收治黄平县患者 65 人、施秉县患者 29 人。由施秉县民政局管理患者的生活,施秉县卫生局负责患者的治疗。施秉县人民政府补给的粮食均由无畸残的患者到施秉县新桥公社粮站自行领取,并由无畸残患者负责所有入院患者的膳食。

1960 年,因患者家属及子女入村居住,粮食供应不足,经多方申请,由施秉县人民政府划拨田地 31 亩、土地 32 亩,购买耕牛 7 头给患者及家属作为生产资料,所获粮食均属村民所有,以补口粮之不足;患者劳动所得的粮食在正常年景可维持 3～4 个月,不足部分仍由民政部门按工种定量供应商品粮。是年,修建土木结构的药房 1 栋、茅草屋 5 栋 20 间约 200 m²。9 月,施秉县民政局任命王家瑞为院长。为解决工作人员住房问题,在距离患者居所 1 km 左右修建 1 栋瓦木结构 2 层 16 间 200 m² 的楼房作为职工住房。

1963 年,修建病房 5 栋 20 间约 300 m²,将患者分为 5 个治疗区,按病情轻、中、重以及新入住人员和治疗 1 年以上患者分区居住。

1965 年,先后接收患者 113 人入院治疗,是收住患者最多的年份。在此期间,经贵州省级专家鉴定判愈出院 32 人。

1974 年 5 月,县政府投入 20 000 元给患者修建土墙病房 1 栋 12 间、砖木结构病房 10 间,新建土木结构职工厨房 8 间,并安装电话 1 部,同时给患者安装电灯。

1976 年,医院组织无畸残的患者及家属投工投劳,修筑泥石简易公路 1 条,连通黄平至飞水电站的道路,由施秉县政府赠送拖拉机 1 台,解决医院物资运送问题。

截至 1985 年底,累计收治患者 118 人;时有患者 57 人。

1987 年,黔东南州皮肤病防治所安排专业人员对院内患者进行组织液涂片检查,对部分患者开展病理取材送检。对 51 人中的 14 人重新给予三联化疗 2 年、28 人给予二联化疗 2 年、9 人单疗判愈。判愈的 9 人中有 2 人回归社会,7 人自愿留院休养。

1989 年 5 月,麻风医院更名为"麻风病院"。设医生 1 人,仍由县卫生局负责药品供应。11 月,二联化疗判愈 28 人。

1990 年 11 月,三联化疗判愈 13 人,1 人意外伤亡。

1997 年,村村通沙石公路已由城关镇通到麻风村附近(离麻风村 200 m 左右)的甘溪村,并有小型客车通车,患者可以自由出入到县城购买生活所需用品。

2007 年,施秉县民政局将村内治愈休养员、患者全部纳入城镇低保,每人每月补助 80 元。

2008—2009 年,施秉县民政局先后拨付 20 万元给患者修建 3 栋平房,人均达到 1 室 1 厅。由于平房漏雨,于 2015 年 6 月重新修缮。

2011 年,患者生活补助标准提高至每人每月 180 元,病情严重患者达 200 元以上。

2013 年,由施秉县民政局负责牵头,在多部门的支持帮助下,拨款 20 万元修建水池,自来水引进每户家门口,解决吃水用水难的问题。同时将进村的道路重新修建硬化。所有患者及其子女均由民政免费纳入新型农村合作医疗,得到医疗保障。

2016 年底,施秉县麻风病院累计收治麻风患者 128 人。麻风病院仍由施秉县民政局负责管理,负责人为王久红,设管理员、医生各 1 人;患者家属体检与新发患者治疗工作仍由疾控中心负责。时有住户 23 户共 71 人,其中休养员 16 人,休养员的生活费提高到每人每月 255 元,部分"三无人员"(无生活来源、无劳动能力、无法定抚养义务人)的生活补助提高到每人每月 345 元;患者家属均拿到不同层次的低保金。

2019 年底,时有住院休养员 15 人,每人每月生活费 254 元。

🔅 三穗县麻风村

1952 年,三穗县人民政府在三穗县八号区平茶公社巴蕉村新寨区域内选址修建麻风村,距离县城 16 km。麻风村占地约 300 亩,有水田 20 多亩、旱田 30 多亩。病舍为茅草房,无医生照顾麻风患者,患者自给自足。

1955 年,三穗县卫生局安排杨思汉在巴蕉大队广独小队广独村筹建"三穗县麻风院",租当地村民李定伦的房屋作为医院办公房。医院办公地点与病区相距约 1 km,办公费和医疗费由政府全额拨款,一年费用 5 000～6 000 元。收容麻风患者 18 人,治疗药物为氨苯砜。麻风院面向周边群众开诊,诊治小伤小病。

1958 年,调陈昆昌到麻风院工作,为首任院长。

1961 年,开始接收镇远、岑巩两县麻风患者。时有镇远、岑巩籍患者各 10 余人,三穗籍患者 20 多人。

1968—1986 年,麻风院划归三穗县民政局管理。

1976 年,有住房 26 栋,住院麻风患者达 114 人,为历年最高峰。

1978 年,三穗县人民政府投入 20 多万元,修建新的办公房和住房。

1980 年,三穗县麻风院更名为"三穗县广独医院"。

1984 年,开始用二联方案治疗患者。

1986 年,用三联方案治疗患者,住院患者迅速减少,是年末仅余 10 名患者。从 1952 年到 1986 年累计收治麻风患者 119 人。

1987 年 10 月,撤销三穗县广独医院,成立"三穗县皮肤病防治所",继续负责麻风村患者的医疗服务工作。

2003 年 1 月,三穗县皮肤病防治所与三穗县卫生防疫站合并组建"三穗县疾病预防控制中心"。

2016 年 12 月,时有 1 名休养员迁至黎平县朝阳医院休养,每月生活费 1 635 元。三穗县麻风村已无休养员居住。2019 年底,负责人杨祖炎。

天柱县地良麻风病院

天柱县地良麻风病院建于 1958 年,位于天柱县高酿镇地良村委附近,距县城 27 km,首任院长杨继贤。建成后即接收麻风患者约 10 余人。麻风病院有稻田 49 亩、地 5 亩、山林 700 多亩。病院组织麻风患者适当参加劳动生产,解决生活问题,口粮不足部分由政府按城镇居民口粮标准由凸洞粮站负责供应。时有 3 栋平瓦房,后又陆续建盖了 8 栋平瓦房作为病房。

1976 年,收治患者 25 人,是收治患者最多的年份。

1985 年以前,院内麻风病治疗以氨苯砜为主药,同时开展中医药、针灸、中西医结合治疗。1958 年到 1985 年底,累计收治天柱县、锦屏县麻风患者 112 人(其中天柱县 100 人,锦屏县 12 人),治愈 97 人,死亡 10 人,未愈离院 5 人。

1986 年,撤销天柱县地良麻风病院,成立"天柱县皮肤病防治站",麻风防治工作从院内转向社会。该站成立后,征收的水田、土地、山林归还高酿镇地良村,病院房屋划归高酿镇地良村委。是年,麻风病院内仍住有愈后无家可归者 7 人。

2002 年 7 月,天柱县皮肤病防治站与天柱县防疫站合并,组建"天柱县疾病预防控制中心",麻风防治工作由慢性病防治科负责。

2006 年,最后一名休养员去世。

2007 年,麻风病院房屋因年久失修及自然灾害的侵袭,倒塌成危房,高酿镇地良村委组织将其拆除。

剑河县皮肤病防治院

1956 年,剑河县人民政府派县民政科吴德文到大洋高级社与当地群众协商择址筹建麻风村。选址于大洋高级社圭息村"高扣地",距离县城 55 km。时有田 17.8 亩,地 30 亩,荒山沟 1 100 亩,搬迁农户 3 户。

1957 年 3 月,成立"剑河县大洋麻风村"。建成时有 1 栋 4 间两层木楼,房子四周被深山老林包围,无水、无电、无路通达,远离当地村寨,环境十分恶劣。1957 年上半年以前,大洋麻风村没有明确负责人(村长),暂由县委宣传部吴梦怀负责。是年下半年,明确潘定文为大洋麻风村负责人(村长)。

1957—1958 年,大洋麻风村共收容麻风患者 17 人,无药物治疗。

1959 年 1 月,剑河、台江两县合并(1962 年 5 月,台江、剑河分县,台江县原辖地析出),大洋麻风村成为两县合办的麻风村。从此,剑河、台江两县所有麻风患者都收容到剑河县大洋麻风村隔离治疗。住村患者衣、食、住、行以及生产生活设施建设由两县财政投入,剑河县民政局投入资金 212 436 元,剑河县卫生局投入资金 108 350 元,台江县民政局投入资金 39 909 元。

1960 年,住村麻风患者增至 45 人;1962 年,增至 50 人;1972 年,增至 70 人。

1961—1975 年,住村患者的粮食由国家救济半年,自给半年;1975—1983 年,麻风村患者的粮食由国家救济 8 个月(每人每月 16.5 kg),自给 4 个月。另外,每年各有关部门还发放单衣、棉衣、被子、鞋子、厨具以及各种生活用品等物资,随后逐年递增,麻风患者生活物资供应有保障。

1971 年,麻风患者的治疗逐渐正规,建立健全治疗制度,对每位患者建立病历卡和服药记录。

1973 年,剑河县大洋麻风村更名为"剑河县皮肤病防治院"。时有职工 3 人,其中,院长 1 人、民族中草医 2 人。

1976—1978 年,先后建职工住房 7 间、库房 3 间、化验室 2 间、治疗室 3 间、伙房 3 间、病房 10 间 3 厅,基本满足皮肤病防治院的生活用房和业务用房。全院所有房屋均为木质结构。

1978 年,有 12 名患者治愈出院。

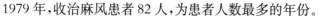

1979 年,收治麻风患者 82 人,为患者人数最多的年份。

1983 年,剑河县皮肤病防治院接通电线,结束了不通电的历史。

1984 年,该院购置电动机、打米机、粉碎机和电视机等电器设备,解决患者和职工舂米、推磨以及文化娱乐等问题;购买耕牛 4 头和各种耕耘用具,解决麻风村农业生产问题。

截至 1985 年 8 月 30 日,麻风村累计收治麻风患者 102 人(剑河 67 人、台江 35 人),其中治愈出院 60 人,死亡 19 人,外逃 1 人,存活 22 人。1985 年以后,实行居家治疗,麻风村不再收容新发麻风患者。

1988 年,经县政府批复,设立"剑河县皮肤防治所",办公地点仍设在皮肤病防治院内。该所属股级事业单位,人员编制 6~8 人。原皮肤病防治院继续保留,业务上受皮肤防治所领导。院内患者的生活费、困难救济费等由剑河县民政局负责,患者治疗、自我护理康复训练以及日常生活物资发放等由皮肤防治所具体负责。剑河县皮肤防治所的人员经费、办公费和业务费列入卫生事业开支。

1992 年,该所搬迁至剑河县城内办公,将 1 栋 4 间 2 层木房拆迁到县城,作为皮肤防治所职工住房和办公用房,除 1 人留驻皮肤病防治院负责院内患者日常管理工作外,其余职工随迁到县城上班。

1994 年,剑河县皮肤防治所接通自来水。

2002 年 4 月,撤销剑河县卫生防疫站和剑河县皮肤防治所,组建"剑河县疾病预防控制中心",内设"慢性病防治科",负责全县麻风防治等各种慢性疾病防治管理工作。

2004 年 3 月至 2007 年 3 月,贵州省第三期麻风畸残康复项目全面实施。美国麻风协会专家 Hugh Cross,省疾控中心皮肤病防治研究所牟鸿江、李进岚、柯伟,州疾控中心李涛、王方林等专家多次到该院指导麻风畸残康复工作,大部分患者都能掌握麻风畸残眼、手、足的自我护理和功能锻炼,手足溃疡愈合率基本达到项目指标。

2008 年,该院修通公路,结束了皮肤病防治院不通车的历史。

2009 年,黔东南州发展改革委员会和黔东南州财政局联合下发《关于转下达 2007 年国家补助我州麻风病院村建设中央预算内投资计划及预算的通知》(州发改社会〔2008〕03 号),投入中央资金 290 万元修建皮肤病防治院病房。2011 年,首批房屋建设竣工,患者住房和业务用房面积达 850 m²,占地 1 360 m²。是年,患者搬进新居,每名患者独居一室一厨一卫的套房,还给每名患者配有电磁炉、锅、灶和碗筷等生活必需品各 1 套;卧室购置床、办公桌椅和棉被。建有集体娱乐室 1 间,购置电视机、太阳能热水器和取暖用火炉。

2011—2015 年,实施消除麻风危害项目后,剑河县民政局将所有休养员均纳入社会保障体系,并且享受城镇和农村双低保。为了让休养员生活得到保障,剑河县疾控中心经多方筹措资金,聘用 1 名后勤人员具体负责麻风村患者的日常生活、卫生和护理等工作。

2016 年 6 月,剑河县疾控中心向剑河县人民政府申请将皮肤病防治院所有权属转移当地政府管理。8 月,经县人民政府第八十五次县长办公会议研究,同意将麻风村所有权及休养员管理移交敏洞乡人民政府管理,每年安排麻风管理经费共计 5 万元,纳入县财政预算。

截至 2019 年 12 月,村内时有休养员 4 人,享受政府最低生活保障每人每月 400 元,医药费每人每月 100 元;有患者的健康子女 10 人,负责人陈序云。

黎平县朝阳医院

黎平县朝阳医院前身为"黎平县麻风医院",始建于 1958 年,是在清末、民国期间各地麻风患者自发形成的居住点的基础上建立起来的。医院距县城 49.5 km,原隶属于黎平县民政局,2004 年改由卫生局管理。自建院以来,共收治 658 名麻风患者。

1956 年,中共黎平县委员会、县卫生科,从榕江县请来草医向和兴对麻风患者进行医治,服用中草药治疗。治疗近 1 年多,病情无明显好转,为妥善安置隔离治疗的麻风患者,黎平县委拟就地建麻风医院。鉴于历史形成的条件,经与口江、银朝、双江等附近乡村的有关负责人共同商定,划定麻风医院地域界线,医院占地约 2 100 余亩,为患者生活、生产区域。

1957 年 8 月,黎平县卫生科选派 2 名医务人员到贵阳进修麻风防治知识 3 个月,1958 年 1 月返回负责麻风防治工作。建院初期仅有卫生员 2 人、旧木房子 3 间,药品器械也很少。

1958 年 11 月,"黎平县麻风医院"成立,院址位于距离麻风病区 3 km 的口江乡新寨组。李永淳为首任负责人,鄢邦铭为主管医师,有职工 4 人。12 月,黎平县麻风防治委员会向全县发出《迅速动员全县散居的麻风患者到口江乡麻风村进行收容隔离治疗的通知》,267 名患者入院治疗。为加强对住院患者的管理,医院制定、完善管理制度,实行"患者自治"。设立"麻风村管理委员会"(后改为村等),主要任务是协助医院做好患者治疗、生活、生产安排,维护村内治安,照顾重症患者。下设缝纫组、理发组、代销店、医务班、小学、生活、生产、保卫、文体等部门。为便于管理,在沿河一带修建房屋 210 间,患者根据轻、中、重分成 3 个病区居住。建立公共食堂,实行集体就餐。建院初期,医务人员不足,医院培训村内 2 名有文化、热爱卫生工作、病情较轻的患者担任村卫生员,协助医院在村内开展麻风治疗(1966 年,村卫生员增至 10 人,1976 年达到 21 人)。患者生活费由民政部门补助,每人每月 8 元。从 1958 年至 1966 年,黎平县人民政府民政科每年均拨出一定的款额用于修建病村,逐年配备打米机、水碾、缝纫机、耕牛、理发工具等生产、生活工具,方便患者生活、生产。

1968 年初,黎平县岩洞区粮管所在麻风村建立可容 90 吨的粮库 1 栋,接收附近乡村公粮,就地供应患者。是年,黎平县麻风医院更名为"黎平县朝阳医院"。经过 10 年努力,经省皮肤病防治所鉴定,首批 10 名患者治愈出院。

1972 年,地方财政拨款 2 万元,配备工具、炸药、雷管,建成通村公路。并购买旧禾仓 7 间、平房 5 间、垒土房 4 间,解决因工作人员增加所带来的医疗和住宿等问题。医疗器械及药品也大幅度增加。

1973 年,"黔东南州麻风工作会议"在黎平县岩洞区(距黎平朝阳医院 16 km)召开,参加会议的有黔东南州卫生局局长、民政局局长,以及各县的卫生局局长、民政局局长、麻风防治专业人员共 100 人,会期 5 天,现场参观朝阳医院和麻风患者隔离、治疗、生活等情况。

1976 年,新发现 305 名麻风患者并收入院治疗。

1976 年以后,该院库存药品不低于 1 万元,配有立式、手提式高压消毒器各 1 台,手术包 1 个,显微镜 4 台,化验器械、试剂齐备,基本满足工作需求。

1978 年,收治麻风患者 468 人,是有记录以来人数最多的一年。时有工作人员 8 人。

1979 年,拨款 5 000 元,接通铜关至朝阳医院的电线。

1981 年,将禾仓改建成一栋 880 m² 砖木结构楼房。年底实施氨苯砜 + 利福平联合治疗麻风。

1982 年 8 月,朝阳医院被评为"省级麻风防治工作先进单位",获奖旗。

1983 年,黎平县成立"黎平县慢性病防治站"和"黎平县麻风病防治领导小组"。领导全县麻风防治,负责防治工作的指导。全县麻风患者的治疗及管理由慢性病防治站承担,部分工作人员并入慢性病防治站。是年,对新诊断的 87 名麻风患者,采取就地治疗,麻风村只收容无家可归、无人照料的老弱病残麻风患者。朝阳医院逐渐退出麻风治疗管理角色。

1984 年,有住院麻风患者 164 人。

1985 年,有住院麻风患者 166 人、朝阳医院职工 8 人。黎平县民政局下拨生活费、医疗费 4.1 万元,患者自产粮食 10.5 吨,养猪 71 头、牛 2 头、鱼 37.5 kg。年人均生活费为 298 元。

1986 年,医院全面实施世界卫生组织麻风联合化疗(MDT)方案。

1988—1998 年间,黎平县民政局下拨朝阳医院患者救济款 56.75 万元。

1999—2001 年,黎平县民政局下拨救济款 22.4 万元。

2002 年,黎平县朝阳医院被黎平县民政局评为"精神文明窗口单位"。

2004 年,黎平县朝阳医院 98 名休养员全部纳入城镇低保,人均月低保金 104 元。医院隶属黎平县卫生局。民政局负责麻风患者生活养老。是年,美国麻风协会与贵州省疾病预防控制中心在朝阳医院实施为期 3 年的麻风康复项目。

2005 年,经中国麻风防治协会推荐,韩国籍申东旼神父到黎平县朝阳医院开展支助工作。

2006 年,申东旼神父在麻风村内开始修建"仁爱康复中心",2008 年竣工,建筑面积 960 m²,总投资 150 余万元人民币,内设有标准双人房、大厅、消毒室、工作人员办公室、换药室、洗漱间、厨房等。

2008 年,黎平县人民政府(县民政局组织实施)投入 250 万元修建砖混结构住宿楼 3 栋 36 套,安置康复村民 68 人。

2010 年,黎平县民政局再次投入 10 万元修建木架结构房屋 1 栋,供现症患者和因社会歧视返村休养员居住。是年 12 月 8 日,黔东南州政协副主席、黔东南州疾病预防控制中心主任龙黔清一行对朝阳医院医务人员、现症患者及疗养员进行慰问。

2012 年 7 月,黔东南州卫生局在黎平县卫生局领导的陪同下,到朝阳医院进行调研,下拨 5 万元用于改善朝阳医院条件。9 月,申东旼神父所在的 The Catholic University of Korea INCHEON ST. MARY'S HOSPITAL(韩国加图立大学附属仁川圣母玛利亚医院)对外医疗合作中心与黎平县卫生与计划生育局共同实施设立"黎平仁爱康复中心"项目正式开始实施。合作范围为对在麻风村内的休养员进行养老、临终关怀及身心康复。中心由神职人员与志愿者组成,首批入住休养员 18 人。11 月,在贵州省疾病预防控制中心柯伟的带领下,在黎平县中医院对朝阳医院欧成贵、杨光亮、吴志荣 3 人施行截肢手术,同时还开展麻风康复项目的其他手术。

2012 年底,黎平县危房改造办公室(口江乡政府实施)投入 52 万元修建 566 m² 砖混结构房屋 2 栋 30 套,2015 年竣工。

2014 年 7 月,广东省汉达康福协会一行到朝阳医院,为朝阳医院欧成贵、杨光亮、吴志荣、吴文辉 4 名休养员及州内天柱、丹寨、榕江、三穗、从江等县休养员共 10 人集中安装假肢。

2015 年 11 月,黔东南州疾病预防控制中心慢性病防治科科长李涛在州疾病预防控制中心副主任唐德亮的带领下,用自己获得的州委奖金,购置洗衣机、电热水器、冰箱等捐赠给村休养员使用,同时捐资 2 000 元进行入村道路维护。

截至 2019 年 12 月,朝阳医院有医务人员 5 人,负责人周仕阳;有麻风休养员 68 人,其中 48 人为 Ⅱ 级畸残。康复村民享受低保补助每人每月 620 元,根据残疾人级别的标准,分别补贴每人每月 100 元和 50 元的护理费用。医院实行 24 小时值班制度,负责住村人员包括麻风病在内的常见病、多发病处理,开展公共卫生一体化服务,也提供周围少数民族村寨的医疗服务。同时还负责麻风康复村民领取民政部门拨付的生活费及其他所有事项管理。从 1958 年建院到 2019 年末累计收治麻风患者 658 人。

麻江县麻风村

1957 年,麻江县人民政府在麻江县杏山区坪山村甲盖坡建设麻风村。该村隶属县民政科,距县城 12.5 km,占地面积 150 m²,修建木房 1 栋,将聚集在吴家山的 10 名麻风患者迁往甲盖坡居住。

1958 年,收容麻风患者 38 人,为历年收治患者最多年份。是年,新建茅草房 24 间。县人民政府为解决患者的生产生活问题,划拨耕地 42.7 亩、土地 4 亩,并拨救济款补助住村患者生活;村内有管理员、医生各 1 人。采用氨苯砜治疗患者。

1953—1985 年,麻风村共收治现症患者 153 人。

1985 年,成立"麻江县皮肤病防治站",李国魂任站长,时有职工 7 人,主要负责麻风现症患者的治疗管理。县民政局负责患者的生产、生活。

1986 年,对村内患者进行临床、组织液涂片和病理体检,符合判愈标准的患者及时判愈,未愈者给予二联化疗,并规范病历资料。

1993 年,经麻江县人民政府批准,麻风村更名为"麻江县杏山镇坪山村新益组",归麻江杏山镇人民政府管理。

2000 年,投资 15 万元,接通电网、扩建公路。

2001 年,在贵州省卫生厅、贵州省皮肤病防治研究所的支持下,争取到澳门利玛窦社会服务中心的帮扶资金 82 万元,新建住房 600 m²,改造茅草房 11 间共 412.5 m²,维修危房 5 间,修建利玛窦小学 160 m²,

实施人畜饮水及公路维修等 4 项工程。

2003 年 3 月,撤销麻江县防疫站和麻江县皮肤病防治站,组建"麻江县疾病预防控制中心"。麻风现症患者治疗和休养员的康复管理等职能划归县疾病预防控制中心。麻江县杏山镇人民政府仅负责麻风村的行政管理和患者的日常生活。

2004 年 3 月,启动贵州省与美国麻风协会康复项目。在全县辖区内九乡镇(含麻风村)筛选自我护理对象 96 人,其中Ⅰ级畸残 36 人、Ⅱ级畸残 60 人,开展畸残预防和康复干预。在项目对象中,开展溃疡综合防治 32 人,穿防护鞋 55 人,实施康复矫正手术 17 人。

2011 年 9 月 27 日,贵州省人民政府副省长刘晓凯、贵州省卫生厅副厅长朱征明、黔东南州人民政府副州长刘晓春、黔东南州政协副主席、黔东南州疾病预防控制中心主任龙黔清、贵州省疾病预防控制中心艾滋病防治所申莉梅所长以及李进岚科长、麻江县委书记龙世勇和麻江县县长贺代宏等领导到麻江县杏山镇坪山村新益组调研麻风防治工作。

2011 年,全省启动"消除麻风病危害"工作,麻江县人民政府将麻江县杏山镇坪山村新益组村民纳入农村低保,其标准为每人每月 150～350 元不等。

2016 年 12 月,新益组有 35 户共 119 人,其中有休养员 29 人(五保户 9 人),由麻江县杏山镇人民政府管理日常事务,麻江县疾病预防控制中心负责康复管理。

2019 年已转为自然村组,由当地政府管理。

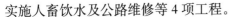 丹寨县麻风村

丹寨县麻风村始建于 1956 年,地处丹寨县扬武镇争光村和三都水族自治县苗龙乡交界处,隶属丹寨县民政局,离县城 60 km。麻风村土地面积 6.7 亩、山林面积 1 087 亩(属丹寨县管辖约 400 亩、属三都县管辖约 600 亩),房屋面积 1 360 m²。收治丹寨、雷山、麻江、三都等地麻风患者。至 2016 年底,累计收治麻风患者 99 人。

1956 年 3 月,麻风村动工兴建,首任负责人陈加玉。是年入村患者 8 人,生活救济费 480 元。

1958 年,入村患者达 40 人。地方政府划拨田地 40 亩以及耕牛等生产生活资料,供有劳动能力的患者耕种,所得自行支配。患者由民政部门发给生活救济费,并适当救济单衣、棉衣、棉被,粮食部门供应补助粮,指定 2 名医生负责患者治疗。

1960 年,治愈 5 人。

1961 年起,麻风村由丹寨县民政科负责行政管理。

1965 年,收治患者 45 人。患者生产自救,养猪 21 头、鸡 210 只。

1972 年,配备专职管理干部和医生各 1 人,拨款整修住房,划拨山林 100 亩以解决患者烤火之需。是年援助麻风村患者生活救济费 5 400 元,此后每年都给予生活救济费数千元。

1977 年,麻风村更名为"大梁子皮肤医院",住有丹寨、雷山两县患者 78 人。

1981 年,重新明确生活救助由民政局负责,麻风防治由卫生局负责。

1982 年,麻风村有患者 93 人,为收治患者最多的年份。

1984 年,丹寨县慢性病防治站成立,对现症麻风患者实施联合化疗。

1985 年起,对该院的现症患者和已治愈而无家可归的残老休养员实行定期定量救济,并供应口粮,院内共有 78 人。

1992 年,丹寨县慢性病防治站更名为"丹寨县皮肤病防治站"。

2003 年 4 月,丹寨县皮肤病防治站与县防疫站合并,组建"丹寨县疾病预防控制中心"。麻风防治工作转由丹寨县疾病预防控制中心负责,设慢性病防治科负责麻风村和社会上的麻风患者医治工作。

2002—2004 年,麻风村患者子女 21 人得到中国澳门利玛窦助学援助,援助资金 3 350 元。美国亚洲医疗服务中心资助物资 8 件,折合人民币 2 000 元。

2003 年 4 月,麻风村得到美国麻风协会在丹寨县实施为期 3 年的康复项目,年平均资助 1 万元给患

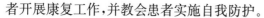

者开展康复工作,并教会患者实施自我防护。

2006 年,美国亚洲医疗服务中心援助麻风村扶贫养殖项目,援助资金 11 万元。

2008 年,通往麻风村的公路开始动工修建。2009 年 9 月顺利通车,全程 8 km。

2011 年,麻风村全面实行危房改造,共改造住房 19 栋 48 间,共 1 360 m²。是年,实施消除麻风危害项目,所有患者开始纳入社会保障体系,享受城镇和农村双低保。

2016 年 12 月,有休养员 19 人,享受政府保障每人每月 148～150 元;留村家属 62 人。

2019 年已转为扬武镇争光村大梁子组,由扬武镇政府管理。

黔南州麻风病院

2007 年,"黔南州麻风病院建设项目计划"下达在福泉市实施。2008 年 12 月,福泉市完成可行性评审,但未能实施。2009 年 4 月,黔南州发展和改革委员会将麻风病院建设项目资金转划平塘县,该县按投资计划开展前期工作。9 月,贵州省发展和改革委员会对初步设计进行批复,12 月完成项目施工图设计。2010 年 10 月,完成施工图纸审查,12 月 2 日工程招投标结束,都匀市第三建筑工程公司中标。项目建设地址为平塘县四寨镇幸福村。

在施工过程中,由于四寨镇幸福村群众集体阻挠施工,平塘县政府召开专题协调会议,将项目改址到克度镇金星村,距离县城 76.8 km。2011 年 6 月,克度镇项目征地结束。2012 年 3 月,通过地勘、图纸修改、图审、工程预算等工作,6 月正式开工建设。在建设过程中,因受部分群众阻挠施工,项目建设一度受阻。黔南州卫生局、平塘县相关部门和克度镇政府负责人多次深入项目地与群众交流,做好群众思想工作,2012 年 12 月,项目得以复工。

2014 年,因克度镇进行道路和街道整修,建筑材料无法进入施工现场,导致该工程停工 2 个月,项目于 2014 年 9 月通过竣工验收。

建成的黔南州麻风病院占地面积 4 000 m²,建设规模 2 300 m²,其中病房 698.35 m²,医疗用房 434.33 m²,食堂 182.22 m²,公共活动场所 985.1 m²。

因项目建设周期较长,加上资金缺口较大,在房屋建成和实现三通后,已没有资金装备医疗设备、集体生活设施和患者生活设施。

该项目在下达任务时,只明确由平塘县承担建设任务,未明确项目建成后由哪级部门或单位来接管,也未明确管理资金来源,故至今未能投入使用。

都匀市重坡疗养所

1956 年 4 月,在离都匀市中心 45 km 的墨冲镇与沙寨乡交界处的董纪寨建立麻风村。占地 200 多亩,可耕种面积 40 余亩,新建病房 42 间约 504 m²,供患者和管理人员居住。建村后,首批收治麻风患者 19 人。患者生活来源靠政府救济补助,每人每月发放生活费 6 元及生活必需品,村内伙食由患者自己办理,患者在村内耕种粮食作物,能自给自食。麻风村当时未明确负责人,只设管理员 2 人,分别负责住村患者的衣、食、住、行和治疗。

1970 年,设办公室、卫生室。市民政局陆续拨款 10 多万元,新建和扩建病房、办公室、卫生室与工作人员住房共 44 间,面积 1 056 m²。时有行政管理人员、医务人员各 2 人,李凤楼为麻风村负责人。

1977 年,行政人员增至 3 人,负责住村患者的生活保障;医务人员也增至 3 人,负责患者诊断、治疗、康复等工作。是年,都匀麻风村更名为"都匀市重坡疗养所"。

截至 1985 年底,累计收治麻风患者 145 人。其中治愈回乡 94 人,死亡 23 人,外迁 2 人,现症患者 26 人。

1986 年,将隔离治疗转入社会防治。疗养所除保留行政人员外,医务人员调入市卫生防疫站,设"慢性病防治科",配 4 名专职人员负责全市麻风防治工作。

从 2005 年开始,都匀市重坡疗养所与州、市残疾人联合会协作,为部分患者发放防护鞋和轮椅,教育患者做好自我防护,避免畸残加重和减少新的畸残发生。

2015 年,慢性病防治科合并为"慢性非传染病科",有麻风防治专职人员 2 人、兼职人员 5 人、检验人员 1 人。

2016 年 12 月,重坡疗养所有管理人员 2 人、休养员 2 人(均为Ⅱ级畸残),享受国家低保每人每年 7 300 元。

2018 年,最后一名休养员由政府安排入住墨冲镇敬老院。

福泉市仙桥乡王家土麻风村

王家土麻风村前身是"福泉县麻风隔离村"(对外称县康复医院),成立于 1956 年 3 月。院址在福泉市仙桥乡巴巴菁村王家土,面积约 13 500 亩,距离县城 33 km,离最近村寨 5 km,初建村时分为病区和管理区两部分。管理区有木板房 1 栋 120 m² 供办公使用,设管理委员会 1 个,负责统管患者的生产、生活和治疗工作。首任院长彭运学,副院长陈文彬,配会计、出纳、联络员各 1 人,中医 1 人,草医 1 人。病区有土墙房 4 栋共 400 m²、木板房 5 栋共 600 m² 供患者居住。收容隔离麻风患者 49 人,以后逐年增加,到 1958 年底共收治 96 人,为收治患者最多的年份。

1959 年,福泉与瓮安合并为瓮安县后,将所有麻风村内的患者迁往瓮安县大河医院统一治疗和管理。

1973 年,由福泉县人民政府拨款 17.9 万元重建王家土麻风村,1975 年秋竣工并投入使用。建有砖混结构的医务室 1 栋 176 m²,内设接诊室、检查室、休息室、化验室等;另有职工宿舍及办公室 1 栋 252 m²,厨房 72 m²,猪圈马厩等约 36 m²。其管理机构是村管会,设行政与医疗两部分,行政隶属于县民政局,医疗归县卫生局管理,首任院长为尚泽民。1975 年底起,重新开始收治患者。

1983 年后,麻风患者由原来的集中统一隔离治疗转为社会防治,县政府积极动员和劝导村内所有治愈患者返回原籍居住,新发麻风患者居家治疗。至 1984 年底,村内时有现症患者及孤残休养员 22 人。1956—1984 年,麻风村共收治麻风患者 143 人。

1985 年初,麻风村医务人员撤归县卫生防疫站组建"皮肤病防治科",仍承担该麻风村患者治疗工作。麻风村隶属县民政局,留村患者生活由县民政局负责。

1986 年,撤销王家土麻风村,院内行政管理人员回归县民政局工作,麻风村房屋、土地、山林移交龙昌区公所经管,留村患者生活仍由县民政局负责,医疗救助由县防疫站专业医师承担。

1991 年,福泉撤区并乡后,龙昌区公所按照属地管理原则,将麻风村移交给仙桥乡管理。时有休养员 20 人,生活由仙桥乡负责,医疗救治由县防疫站派员指导仙桥乡卫生院开展。

2007 年,出资 79 万元,对该村住房、出行道路、照明、人畜饮水、学生教育、移动通信等安居工程进行全面修缮。该村人员享受最低生活保障。教育部门单独为该村设立一所初级小学负责该院适龄儿童的义务教育。卫生部门承担该村各项卫生保健及医疗救助工作。

2008 年 4 月,贵州省第四期麻风畸残康复项目工作在黔南州开展,福泉市作为项目实施县,将该院 13 名麻风畸残者列为畸残康复对象。到 2011 年项目结束时,共开展睑外翻手术矫治 3 人、面瘫手术矫治 2 人、白内障摘除术 2 人、复杂性足底溃疡综合防治 4 人,患者原有畸残得到明显改善。

2019 年 12 月,该村行政隶属于仙桥乡,负责人赵兴祥。有 11 户共 59 人,其中 2 人为休养员(均为Ⅱ级畸残),38 人为休养员配偶和子女,6 人为寄居健康人群。所有休养员均纳入农村最低生活保障及新型农村合作医疗保障,政府为休养员提供生活补助每人每月 501.3 元。有初级小学 1 所,耕地面积 54 亩,用于种植玉米、蔬菜等农作物帮补住村人员生活;住房均为砖木结构房屋,总面积 660 m²,平均每户面积约 60 m²;通水、通电、不通公路,一条 0.5～0.6 m 宽混凝土路为入村主干道。

福泉市凤山镇七里冲麻风村

七里冲麻风村位于凤山镇竹王城村沙子坪林场内,占地面积约 1 500 亩。距离县城 30 km,离最近村寨 1 km。房屋以土木结构为主,生活靠自耕自种、巡山狩猎来维持。

1962 年起,该县及邻近县市一些散在的麻风患者因逃避社会歧视而陆续聚居于此,几乎与外界隔绝,因是自发聚居无具体负责人。是年,该村居住有 8 名患者。1966 年后,刘登光负责麻风村工作。

1984 年秋,该村已聚居 15 户。时收治 21 名现症患者,为收治患者最多的年份。患者治疗由福泉县防疫站负责,按期送药治疗并定期进行复查。

1989 年 12 月,该村所有患者全部治愈,建村以来累计收治麻风患者 22 人。1990 年后,按照属地管理的原则及麻风社会防治的要求,县防疫站将该村指定给凤山镇卫生院进行管理,每年由防疫站派员指导该院开展各项工作。

1996 年,出资 2.4 万元修建该村出行道路及通电设施。

2013 年,市水利局提供饮水管道及配件,凤山镇人民政府出资 2 000 元,在原取水点为该村修筑一个 5 m³ 的蓄水池。

2019 年 12 月,该村行政隶属于凤山镇,负责人岳伦远。时有 5 户共 13 人,其中 5 人为休养员(Ⅱ级畸残者 4 人),6 人为休养员配偶和子女。休养员均已纳入农村最低生活保障及新型农村合作医疗保障范畴,政府为休养员提供生活补助每人每月 780 元。有耕地面积 21 亩,以种植玉米、马铃薯和蔬菜填补住村人员生活。住房均为木瓦结构自建房,共 7 栋,总面积 220 m²,最大户面积 60 m²,最小户 20 m²。

荔波县新安村医院

1957 年 6 月,由县卫生科和民政科联合在本县方村乡距公路约 1 km 的打碰龙井地段建立"荔波县麻风病防治院",定名为"新安村医院",距离县城 43 km。先后分配专业人员 8 人(其中医生 4 人、卫生员 4 人)到医院负责医疗工作,吴鉴候院长负责行政管理。医院配备汽车、拖拉机等交通工具。建成初期,新安村医院收治麻风患者 38 人。

1983 年 6 月,县政府成立"县麻风病防治领导小组"。1986 年 8 月 20 日,建立"荔波县皮肤病防治站",配备专业人员 5 人,对新安村麻风患者和散居在家的麻风患者进行管理治疗。

1957—1997 年,全县发现患者 393 人,其中新安村收治患者 160 人,居家治疗 233 人。1983 年为收治患者最多的年份,达 160 人。

2004 年,"荔波县疾病预防控制中心"成立。皮肤病防治站并入县疾病预防控制中心,新安村医院业务管理工作由县疾病预防控制中心负责,安排 2 名专业人员与方村乡卫生院 2 名医务人员对新安村医院进行管理。

至 2019 年 12 月,新安村医院有 16 间住房,居住休养员 5 人,年龄最大 82 岁,最小 64 岁,均为畸残者。休养员生活由县民政部门救济,享受国家生活保障最低额度每人每月 570 元。

贵定县康复医院

贵定县康复医院前身是"贵定县麻风病救助村",隶属贵定县民政科。始建于 1958 年,位于贵定县昌明镇新安村,距贵定县城南 40 km、昌明镇东南方 7 km,与贵定县岩下乡、猴场堡乡毗邻。土地总面积 1 500 亩(其中山林 1 400 余亩、水田 20 余亩、土地 30 余亩),办公用房 1 000 m²,负责人戴发光。建院之初称"麻风病救助村"或"麻风村",收治贵定县和龙里县的麻风患者(当时贵定和龙里同属贵定专署),最初收治患者 73 人,1960 年达到高峰时期,麻风患者多达 270 余人。累计收治患者 286 人。

1961 年,龙里县恢复建制,属龙里县的患者逐渐返回龙里。留居 170 余人,由贵定县民政局拨给粮食和药品。有工作人员 3 人。

1986 年,麻风治疗转为社会治疗,多数患者选择离院回家。院内有休养员 12 人,由县民政局拨给生活费和医药费。

2004 年,"麻风村"更名为"贵定县康复医院",仍隶属贵定县民政局。

2019 年 12 月,康复医院负责人杨军,有工作人员 1 人、休养员 2 人,均享受民政部门发放的生活补助,每人每月 498 元;另有健康人 3 人。

瓮安县大河医院

瓮安县大河医院建于 1958 年,隶属县民政局,离县城约 36 km,主要收容瓮安、福泉以及黄平等县的部分麻风患者,首任负责人龙玉书。最初收治麻风患者 43 人。

1958—1986 年,共收治 564 名患者,其中瓮安籍患者 253 人;治愈出院 385 人,死亡 109 人,外流 18 人,院内尚存 52 人。收治患者最多的年份是 1970 年,达 78 人。

1987 年,在县卫生防疫站内设"结核病皮肤病防治所"(对内称"慢性病防治科"),负责麻风、性病防治工作。同时撤销大河医院。

1988 年 11 月,在黔南州皮肤病防治所和福泉县皮肤病防治站的指导协助下,对大河医院现症患者 51 人的治疗情况进行全面检查,判愈 24 人,现症 19 人,死亡 5 人,不明原因减少 3 人。

1989 年 6 月,大河医院不再收治新患者,医院移交县林业部门管理,原工作人员分流到林业局、精神病院、县卫生防疫站等。

2019 年 12 月,大河医院有休养员 11 人,其中常住者 10 人,5 人有不同程度的残疾,健康人员有 11 人。医院房屋面积约 1 052 m²,通水、电、路。县民政局补助休养员和未满 18 岁的家属人均每人每月生活费 385 元、大米 17.5 kg,留院休养员均有户口、身份证、医保。

独山县麻风村

1978 年,独山县民政局牵头在玉水镇(原本寨乡)月亮山建立麻风村。麻风村距玉水镇 15 km、距县城 40 km,占地 600 余亩,共有土坯、茅石、土木混建瓦房 40 余间共 520 m²,分患者居住区和医护人员居住区。麻风村隶属县民政局,由民政部门实施管理,时有工作人员 4 人,收治患者 22 人,首任负责人谢仁光。

1978—1987 年,共收治麻风患者 140 人。收治患者最多是 1986 年,为 60 人。所有麻风患者实行单一的氨苯砜免费治疗,由麻风村管理人员定期发放各种生活物资和所需治疗药品,并积极鼓励住村患者开展力所能及的劳动,就地种植蔬菜、水果、粮食等农作物自给自足。

1987 年,按照省、州的要求,麻风村工作人员及医生解散或并入其他单位,麻风村继续由县民政部门管理。麻风村患者除无家可归、丧失劳动力的 20 人继续留院外,大部分麻风患者及家属返回家乡居住。是年,独山县卫生防疫站(今疾病预防控制中心)组建慢性病防治科,承担全县麻风发现、诊断、治疗、管理、监测等工作。

2013 年,独山县政府正式下文撤销麻风村。

2015 年,由县民政局协调一定经费并牵头,在麻风村原有房子旁边新建 1 栋 4 间约 120 m² 的砖混结构新房,供残老患者居住。

2016 年 12 月,2 名休养员由县民政局 1 名兼职工作人员管理,每月到村送一次生活费,享受最低生活保障每人每月 982 元,医疗费用亦由民政部门承担。每年春节,县民政局均安排专人送去节日用品和部分过冬的衣服、被子等,基本生活和医疗需求均有保障。

平塘县麻风村

"平塘县麻风村"于 1955 年筹建,1956 年 2 月建成使用。占地面积约 20 亩,位于者密镇甲拉村甲谈组拉蓬寨,距离县城 59 km。建村初期,有 30 多间土木结构瓦房,面积约 420 m²,有住房、伙房、仓库、药房、手术室等,收治麻风患者 10 余人。首任院长吴建候。医生与患者的口粮均由县民政部门每月供给。在饥荒年代,患者口粮不足,吴建候组织有劳力的患者开荒种田,养猪种菜,实现自给自足。

1966 年,有医生 2 人,收治麻风患者 32 人。

1979 年,有医生 2 人,收治麻风患者 92 人。

1984 年,为收治患者最多的年份,收治患者 104 人。是年 9 月,累计收治麻风患者 228 人。10 月,"平塘县皮肤病防治站"成立,负责全县的麻风防治工作。其时,麻风现症患者由入村治疗逐步转入社会治疗,麻风村 2 名医护人员撤离。县政府陆续将治愈的患者遣返回乡,现症患者纳入社会治疗,100 余名无家可归者在麻风村休养。县民政局安排 1 名工作人员兼管,土地由休养员耕种。麻风村运转经费、房屋维修以及休养员生活、医疗、死亡等全部由县民政局负责。

2019 年 12 月,平塘县麻风村隶属平塘县民政局。休养员 3 人,享受城镇居民生活最低保障待遇每人每月 608 元。医疗费用除新型农村合作医疗按比例报销外,剩余部分由民政部门承担;房屋维修和休养员死亡安葬费用亦由民政部门负责。

罗甸县麻风村

罗甸县麻风村建于 1958 年,位于该县逢亭镇拱里村,距离县城 35 km。选址时,将拱里村原冲头寨 4 户农户转移安置后,即把冲头寨改设为麻风村。

成立麻风村后除原有的 4 栋 16 间农户草房外,另修建 3 间草房为办公用房,数年后又陆续新建起了土墙瓦房 5 间作为办公使用。时有职工 3 人,其中医生 1 人,主要负责全县麻风患者的发现和收治工作;有行政管理人员 2 人,陆庆恩为负责人,主要负责麻风村行政事务管理和患者的生活安排等。建院初期,收治麻风患者 36 人。至 1985 年,累计收治麻风患者 90 人,其中判愈 50 人、现症患者 40 人。收治患者最多的年份是 1973 年,为 41 人。

1986 年,新发麻风患者和原住院现症患者(40 人)均被列为家庭治疗对象,原居住麻风村患者多数回家治疗,只有 9 人留居在麻风村。

2010 年 11 月,麻风村最后一名休养员去世后麻风村撤销。

长顺县上坝医院

长顺县上坝医院前身为"长顺县麻风村",于 1957 年筹建,1959 年建成。占地 800 亩,位于广顺镇龙岭组,距离县城 32 km。建村初期,有 30 多间土木结构瓦房约 500 m²,有住房、伙房、仓库、药房、手术室等。初始收治麻风患者 30 余人,首任村长韩进先。

当时麻风村有 1 名驻村专职医生刘明先,主要负责麻风患者的治疗、生活等,使用中西医结合的治疗方法治疗麻风患者。患者口粮不足,医院组织有劳力的患者开荒种田,养猪种菜,实现自给自足。

1966 年 3 月,有医生 2 人,收治麻风患者 100 多人。1980 年以后,麻风村村长位置空缺,由县民政局职工罗庭友负责麻风村的补给工作,治疗工作仍由 2 名驻村医生负责。

1984 年,麻风村更名为"上坝医院",由县民政局全权负责驻院医生的待遇和患者的生活。

至 1988 年,收治麻风患者 240 多人。其中 1977 年为收治患者最多的年份,为 126 人。

1994 年,县政府陆续将治愈的患者遣返回乡,现症患者纳入社会治疗,医院仅有 20 余名无家可归的休养员。

2000 年,政府将龙岭作为易地搬迁点,并协调将医院 795 亩土地无偿送给搬迁移民户。

2019 年 12 月,长顺县上坝医院隶属于长顺县民政局,负责人为常林。有耕地 5 亩,居住休养员 3 人,生活上主要靠城镇低保每人每月 741 元和种植玉米自给。医疗费用除新型农村合作医疗按比例报销外,剩余部分由民政部门承担;房屋维修和死亡安葬费用全部由民政部门负责。

龙里县麻风病院

龙里县麻风病院始建于 1978 年,又称"龙里县皮肤病防治站",隶属县民政局。防治站位于龙里县哪旁乡高枧村(今龙里县谷脚镇高枧村),距离县城 36 km。占地面积 3 000 亩,其中土地 150 亩、山林 2 850 亩。建站初期,建筑物为土、石、瓦结构。建有办公及工作人员住房 1 栋 5 间约 200 m²,占地面积 360 m²;病房 5 栋 50 间约 750 m²,占地面积 7 200 m²。1979 年前,辖区麻风患者主要在惠水县、贵定县住院治疗,其次在毕节撒拉溪医院及安龙疗养院住院治疗。

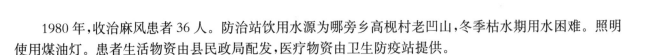

1980 年,收治麻风患者 36 人。防治站饮用水源为哪旁乡高枧村老凹山,冬季枯水期用水困难。照明使用煤油灯。患者生活物资由县民政局配发,医疗物资由卫生防疫站提供。

防治站成立之初,设站长 1 人(国光明)、财务 1 人、保卫 1 人、工勤 1 人,隶属县民政局,主要负责麻风患者生产、生活管理及物资供给。配专业医生 1 人,主要负责麻风患者的治疗及药品管理。此外,尚有经过医疗卫生基础培训的志愿者 1 人,负责患者的注射治疗及创口溃疡包扎等简单的诊疗工作。医生每周查房 2 次,对患者麻风溃疡、神经疼痛及常见病进行诊疗。麻风患者每年做皮肤组织液查菌 1 次,对查菌阴性患者每月查菌 1 次,连续 12 次阴性者做皮肤病理组织切片送贵州省皮肤病防治所做病理实验室检查。判愈者发治愈证,持证返乡,回归家庭。

1982 年,为收治患者最多的年份,收治患者 36 人。

1983 年,麻风防治社会化后,县防治站未收治新患者。

2012 年,龙里县皮肤病防治站改建,县财政投入经费 25 万元,新建病房 1 栋 8 套共 320 m²。农村电网改造工程投入 20 万元,架设高压专用线 5 km,配置变压器、低压线路照明及家用电器等配套线路。

截至 2016 年 12 月,防治站原收治 36 人均完全治愈,除返乡回家、死亡者外,只剩 1 名休养员。

惠水县麻风康复院

1959 年,惠水县民政局在岩头管理区(今濛江街道办大坝社区)龙井沟建立麻风院,距县城 20 km,占地面积约 450 亩,原有砖木结构房屋 10 余间约 1 800 m²,分患者居住区和医护人员居住区。医务人员家属区距院 2.5 km,建有三开间三层砖木瓦房 1 栋约 380 m²(窑罐厂旁)。配备医务人员 3 人,院长罗作礼。

到 1984 年,共收治患者 90 人。1970—1978 年为收治患者最多的时期,1978 年达 40 人。患者免费治疗,并发放生活补助。配备交通工具,定期为患者送粮、油、煤。此外,患者种植水果、蔬菜、粮食等自给自足。建院初期,采取中西医结合治疗麻风患者。1964 年以后,全部转入西医治疗。

1973 年 8 月,麻风院更名为“康复院”。

1984 年,除无家可归、丧失劳动力的 8 人继续留院外,大部分麻风患者及家属返回家乡居住。麻风院医生及子女全部解散或并入其他单位,麻风康复院由原来的独立核算单位变为惠水县民政局下属单位,由县民政局救济救灾股代管。县民政局安排 1 名工作人员兼管,土地承包给他人使用,土地承包人负责管理照顾住院患者生活所需。麻风康复院运转经费、房屋维修费以及患者生活、医疗、死亡等费用全部由县民政局负责,政府实报实销。

1985 年 9 月,建立“惠水县麻风病防治站”,隶属县卫生局管理,负责麻风发现、治疗、管理、监测等工作。麻风病防治站建立后,麻风病康复院不再收治患者,由县民政局继续管理。

1996 年 6 月,麻风病防治站并入县防疫站。1997 年底,县防疫站设“慢性病防治科”,负责麻风防治工作。

2002 年 11 月,撤县防疫站组建“惠水县疾病预防控制中心”,由慢性病防治科负责麻风防治工作。

2016 年底,麻风患者仍由县民政局救济救灾股代管。因交通改变,麻风病康复院距县城 14 km,紧邻贵罗高速公路匝道口,病区占地面积约 450 亩,房屋面积约 150 m²,通水、路、电;医务区有砖木瓦房 1 栋约 380 m²(上马普窑罐厂旁)。是年,最后一名休养员去世。

三都县麻风村

三都县麻风村又称“乌杀坝麻风村”,始建于 1958 年。距县城约 50 km,占地面积约 1 515 亩,有草木结构房屋 40 余间约 2 800 m²。时有医务人员 1 人,岑泽云为负责人。治疗以民间草医为主,最初收治患者 30 人。三都县民政局委派三合镇排偷村农民王玉春照顾麻风患者的生活。该村成立以来一直由三都县民政局救济救灾股管理,运转经费、房屋维修以及患者生活、医疗、死亡等全部由民政局负责,政府实报实销。

1958—1984 年,累计收治麻风患者 105 人,其中 1960 年为收治患者最多的年份,达 75 人。所有麻风患者实行免费治疗,麻风村管理人员定期给留居者发放生活补助,为患者送生活物资,帮患者种植水果、蔬菜、粮食等。1964年以后,全部转入西医治疗。

1984年9月,三都县卫生防疫站组建"慢性病防治科",专门负责麻风发现、诊断、治疗、管理、监测等工作。除因无家可归或有家不愿回,或丧失劳动力的30人继续留村居住以外,其余均由县防疫站慢性病防治科出具健康证明,回归社会。设慢性病防治科后,麻风村不再收治麻风新患者,新发现病例均在家内治疗。

2002年4月,撤并防疫站成立"疾病预防控制中心",仍设"慢性病防治科"负责麻风防治工作。

2014年,将麻风村原有房屋拆除,建立1栋五柱四排三间的木瓦结构新房约150 m²,安装太阳能发电机,配置电视机,安装自来水等。

2019年12月,麻风村有管理人员1人,时有休养员4人,其中Ⅱ级畸残者3人,享受国家最低生活保障待遇每人每月400元,医药费每人每月20元。负责人吴必林。

◉ **主要参考文献**

[1] 黎平县卫生志编纂领导小组.黎平县卫生志[M].内部发行.1986.
[2] 贵州省黎平县志编纂委员会.黎平县志[M].成都:四川巴蜀书社.1989.
[3] 黎平县地方志编纂委员会.黎平县志(1985—2005年)[M].贵阳:贵州人民出版社.2008.
[4] 黎平县民政志编纂领导小组.黎平县民政志[M].贵阳:贵州人民出版社.2008.
[5] 贵州省皮肤病防治研究所.贵州皮肤病防治动态[Z].第一期(内部资料).1986.
[6] 贵州省丹寨县地方志编纂委员会.丹寨县志(1991—2015)[M].北京:方志出版社.2016.
[7] 丹寨年鉴编纂委员会.丹寨年鉴(2014)[M].北京:开明出版社.2015.
[8] 贵州省丹寨县地方志编纂委员会.丹寨县志[M].北京:方志出版社.1999.

致谢

贵州省麻风院村简史的撰写,得到朱征明、童亦滨、李进岚、雷世光、吴昊、刘洁、周健、马璐、杨琴、田茂英、曾武菊、彭昌琴、彭文建、王绪兰、廖成钢、李芝花、邓娟、孟祥芝、邓彦林、徐天礼、罗俊、王秀嫦、杨国军、白勇、晏海、朱严、黄杰、娄云霞、陈英、安燕、杨馨、周国安、何艳、李明万、罗登雁、林永红、李远贵、洪一滨、唐波、袁必勇、陈龙江、元康、戴乾、黄霞、赵启良、王薇、李红、王江友、王世震、张婕、付立志、穆先明、陈亚、袁银昌、陈荣、米涛、陈芳、张群、唐先源、陈刚、孙章鑫、丁甲、钱照武、李光辉、徐朝玉、马书剑、吴迪、杨娟、罗华定、安素霞、江应权、陈丽、陈寿军、仝力、宋海霞、唐卓然、何爱民、黄琼、杨江妹、龚朝文、张丽娟、杜军、赵廷方、杨昌明、周成勇、王正华、王永红、曾波、杨红、刘武学、单长虎、李涛、陈怀艳、时双平、龙敏、彭彩平、覃常宇、罗应龙、岳桂清、杨仁彪、陈纬、冉雪峰、李洪祥、杨梅英、杨仁美、杨丽君、马荣、古明宏、吴芙蓉、吴昌华、陆维勋、赵荣祥、杨本力、罗永怀、颜松、张健、罗启祥、李必禄、赵薇、陆荣欣、王世菊、陈健、韦雄化、李宪萍、刘航、王德、柯伟、赖雅芳、刘瑶等同志及所在单位在资料收集、史实核对和调查走访等工作上给予的大力支持,特此致谢!

云南省麻风院村简史

概况

云南省简称"滇",位于东经97°31′至106°11′,北纬21°8′至29°15′之间,北回归线横贯本省南部,属低纬度内陆地区。云南省地处中华人民共和国西南边陲,国境线长4 060 km。全省国土总面积39.4万 km²,山地约占84%,高原、丘陵约占10%,盆地、河谷约占6%。2019年末,全省常住人口为4 858.3万人,少数民族有51个,其中人口在6 000人以上的世居少数民族有25个。

云南省历史上属于麻风高流行地区,是全国累计发现患者数超过 5 万例的 4 个省份之一。自有资料统计以来至 2019 年底,全省累计发现麻风患者 56 432 例,时有治愈存活者 1.3 万余人,现症患者 302 人。2019 年,全省 129 个县(市、区)中,有 116 个达到了卫生部颁布的"基本消灭麻风病"(患病率低于 1/10万)标准。自 20 世纪 90 年代以来,云南省每年新发现患者数基本居全国之首。2019 年末,全省有麻风防治机构 146 个,其中独立皮肤病防治机构 15 个。

早在 19 世纪末 20 世纪初,一些由传教士或政府建立的麻风患者收容机构开始出现。1882 年,天主教在昆明东郊金马寺狗饭田建造了一所名叫"若瑟堂"的小修道院,施药、看病,其中也包括麻风病。1900年,若瑟堂因战乱被毁,无家可归的患者仍聚集在狗饭田一带。1917 年,楚雄州牟定县在洪慈庵创建了云南省首个麻风隔离点。1920 年,"云南省会麻风院"在昆明市金马寺狗饭田建立,隶属国民政府云南省公安局管理,1936 年由省卫生实验处接管。1944 年,"昆明市政府卫生局"成立,麻风院划归市卫生局管理,更名为"昆明市麻风院"。

1933 年 12 月 22 日,国民政府云南省政府召开第 372 次会议,会议表决通过了《云南取缔麻风办法》,要求省会公安局局长暨各县、区行政长官应会同当地士绅,于距离城市较远之处设立麻风院或麻风隔离所,足数收容各县区现有麻风患者。

1934 年 1 月 20 日,国民政府云南省公安局张贴布告称根据 372 次会议精神,提议"严定防止本省各市县麻风传染流毒办法案,当经议决,令饬各市县,查报人数,并宜就近成立收容所,予以收留在案",并称"现在具报者,四十余县,已有二千以上,以全省三分之一地方,即有麻风人数",要求"由民政厅严饬各市县,已报者,迅速成立收容所,实行隔离,未报者,限文到十日内查报,不得籍延。各市县长奉令后,需划切布告,无论任何家庭,如有患者,即宜送往收容所,不得姑息藏留,以免流毒传染。各户对于邻居,有麻风病发现亦应据实报告,连带负责,如有隐匿不送,或不报,一经察觉,即为该家属邻居是问。各市县长,如有奉行不力,经查实后,并由厅查明,呈请严处"等。

此后,国民政府云南省民政厅令各县调查麻风患者,并通令各县区于 1935 年一律完成麻风院或麻风隔离所调查。据当时各属调查呈报统计,全省 130 属县区中,98 属有麻风患者 6 411 人,1936 年后补报患者 105 人。至此,全省共有麻风患者 6 516 人。在有麻风病的 98 属中,有隔离所 60 个,收容隔离患者2 106 人,未被收容者 4 410 人。

1939 年,《麻风季刊》[13(4):28-36.1939 年]报道,当时组织较为完善的麻风隔离点或麻风院有基督教纪念医院办理的昭通省立麻风院、伦敦麻风救济会主办的石门路麻风院和九龙江长老会麻风院。昆明的两所麻风院,一为市立,一为县立,建筑简陋,毫无设备。各县的麻风居留地仅为隔离患者的集中营而已。那些被收容入隔离所的麻风患者,多因管理不善,经费困难,口粮无法解决,又无适当治疗药物等原因而解散。在这一批隔离点中,建立较早、持续时间较长的是昭通麻风院,系 1932 年由当地政府和基督教华人神父李岳汉,以及龙云(原中华民国云南省政府主席)的胞妹龙志祯等集资创办,收治滇、川、黔三省麻风患者。

1933—1947 年间,国民政府云南省民政厅及卫生实验处曾先后制定下发了《修正云南省取缔麻风办法》《麻风隔离所给养管理暂行办法》等文件。《麻风隔离所给养管理暂行办法》规定:"麻风病人给养由各县筹措给养,不准病人与村民接触,以免传染健康人。"至于隔离所内的患者医疗问题,则因缺医少药多未实施。

1947 年 8 月 4 日,国民政府云南省政府主席卢汉指令颁发《修正云南各属麻风隔离所给养管理暂行办法》,规定麻风隔离所直隶政府办理,负责全县麻风隔离事宜,并受当地卫生机关督导;各隔离所根据收容人数不同,设置不同数量的管理员、工役、助理员等;隔离所患者诊疗事业由当地卫生院负责,药费由县政府按实补助;隔离所的建筑设备费由各属自行筹措;临时经费从各县属谷息项下拨支,如谷息项下不敷支出时则由各县县长负责另行筹措。此外规定每名麻风患者月拨粮食三斗(每斗约容净米旧制十四斤),年发衣服 2 套(夏冬),养济费 800 元(法币),办公费 1 000~1 500 元(法币),患者死亡 1 人发给烧埋费3 000 元(法币),如其家属能自理者令其家属自理。同时要求男女分住,一律禁止结婚,不得任意外出等。

各县因所得谷息寥寥无几,故对麻风患者的生活费用,实际上是按收容者家庭经济状况分别处理,由于给养和管理不落实,取缔收容后生活无着落,隔离所只收容不治疗,名存实亡。

1949 年以前,国民政府云南省政府虽然针对患者收容工作采取了一些措施,但因多种原因所致,原来建立的 60 所麻风隔离机构只剩下 30 所。

中华人民共和国成立后,党和政府重视麻风防治工作,加大了麻风院村建设的力度。1952 年,云南省人民政府拨出专款整顿麻风隔离所 30 所、麻风院 3 所。特别加强了昆明市麻风院、昭通麻风院和省康复医院二分院的建设,在麻风院共设病床 700 张,收容患者 2 645 人,占当时所报告病例数的 58%。

1951 年 6 月,永仁县发生聚众烧毁石家坪麻风院事件,烧死麻风患者 110 多人。1953 年 5 月 6 日,云南省人民政府政府办秘(53)字第 53295 号文件将此事件通报各地,责成各地在各级干部中进行传达教育,引起重视,以严格防止烧杀麻风患者事件再发生。但据云南省民政厅民社密字(54)第 941 号文件报告显示,此后各地打死或烧死麻风患者的情况并未完全杜绝,巧家县、会泽县、永仁县、蒙自县、姚安县等地仍然发生了烧死、活埋或枪杀麻风患者的事件。1954 年 12 月 20 日,云南省人民政府再次发布《关于切实制止烧杀麻风病人的通报》[府办字(54)第 3837 号],要求各地"一是要切实认真做好麻风病人的分散安置工作;二是对分散安置的病人要注意照顾他们生产生活上的困难;三是要大力进行树立守法观念的宣传教育工作;四是要严肃处理乘机操纵的破坏分子和失职干部。"

1956 年,云南省人民委员会发布《关于麻风病人隔离管理工作的规定》[会民办字(56)第 26 号],对云南省麻风防治工作由民政部门管理移交至卫生部门管理做出规定。要求患者的生活经费由已经组织起来的生产收入解决一部分,不足部分当年仍由民政部门负责解决,年终决算时再移交卫生部门,并自 1957 年起,由卫生部门列入预算负责解决。1957 年 1 月 9 日,云南省民政厅民财字(57)第 1 号文件《关于各地麻风防治收容人数与经费开支情况》称经与省财政厅联系,同意将原规定每人每月发放大米 25 kg 改为每人每月发放生活费 6 元。

1957 年 6 月 27 日,云南省人民委员会下发了《重新规定麻风病的收容管理和治疗工作的通知》[会民字(57)第 16 号],对民政、卫生两部门在麻风防治管理及业务开展等方面的工作做出相应调整,要求麻风村、隔离所收容的麻风患者和分散各地的麻风患者,其管理、教育、生产、生活困难补助等工作(分散的麻风患者生活补助,随同一般社会救济解决)由民政部门负责;预防、检查鉴别、隔离指导、医药设备、治疗等工作由卫生部门负责,卫生部门需协助民政部门搞好管、教工作;调查登记、宣传动员工作,则由民政、卫生两部门共同负责;各地的麻风病院仍由卫生部门管理,并优先收容革命残废军人和复员军人中的麻风患者;1956 年 6 月以后已交由卫生部门接管的麻风机构,仍交回民政部门负责;麻风村、隔离所的干部设置、工资开支、患者生活补助、生产费用等由民政部门负责;医护人员设置及工资、医药、医疗器材等费用由卫生部门负责。各单位按实际需要,分别列入预算。

1958 年 4 月 18 日,云南省卫生厅下发《希望各地认真贯彻全国麻风病防治规划》文件[卫医字(58)第 026 号],要求各地认真贯彻全国麻风病防治规划,在 1958 年内摸清全省麻风病情况,并将调查发现的患者隔离起来,在隔离时尽可能将患者按照不同的病型分别隔离管理。此后根据《全国农业发展纲要》《全国麻风病防治规划》精神和云南省政府的要求,云南省出现了大办麻风村的热潮。办村形式有国家办、公办民助、民办公助、群众自办等 4 种。据统计,全省 1958 年麻风隔离机构发展到 265 所。1959 年 2 月,卫生部副部长贺彪在"全国防治性病、麻风、头癣现场会议"的报告中说,云南省已建立麻风村 272 个,收容隔离麻风患者 10 708 人。

1966 年,一些麻风村(院)患者也成立了战斗队,相互批判、武斗,致使患者到处流窜或流散。省皮肤性病防治所(1958 年 10 月成立,1962 年并入云南省卫生防疫站,成立"皮肤性病防治科";1965 年经云南省省长办公会议决定恢复"云南省皮肤性病防治所";1966 年 12 月,下放至文山州,改为"文山州皮肤病研究所";1980 年,经省委批准重新成立省皮肤病防治所;2001 年 12 月,与省卫生防疫站、省结核病防治所、省职业病防治所合并成立"省疾病预防控制中心")迁至文山州,全省麻风防治工作陷于混乱。但患者期盼治疗痊愈的心理,促使治疗工作继续进行。特别是上海遵义医院医疗队对昭通地区、楚雄州的支援,使这两地的工作大有起色。

1978 年,云南省召开第一次全省麻风防治工作会议。会议制定了《云南省麻风病管理工作暂行条例》《云南省麻风村工作暂行条例》《云南省基本控制和控制麻风病暂行标准》《云南省麻风病临床治愈暂行标准》等文件,特别是《云南省麻风病防治管理工作规划(1978—1985 年)》[云卫医字(78)第 264 号]要求:1980 年以前,将全部传染性麻风患者动员入村(院)隔离治疗;对非传染性麻风患者,全部做到不中断发药治疗;到 1985 年,收治隔离全部麻风患者。这一系列文件的出台,开启了云南省麻风防治工作综合防治的新阶段。

针对云南省麻风防治工作中存在的问题,云南省政府为了改善管理,扭转被动,于 1980 年 5 月 30 日,召开了由省长刘明辉、副省长赵增益等主要领导参加的"省麻风病精神病防治工作领导小组会议"。会上分析了全省麻风病流行的现状和存在的问题,研究了有关政策,部署了今后的工作。会后,分管副省长马文东亲自起草了《关于进一步加强我省麻风防治工作的报告》,并于 1980 年 9 月 8 日,由云南省人民政府以云政发〔1980〕182 号文件批转各地、州、市、县执行。为了认真贯彻这一文件,云南省卫生厅于 1980 年 11 月 13 日下发了《关于贯彻执行省人民政府批发省麻风病精神病防治工作领导小组〈关于进一步加强我省麻风防治工作的报告〉的通知的意见》(云卫医字〔1980〕第 495 号文件)。文件规定了麻风病防治工作的三个原则:即以卫生部门管理为主、以治疗为主、以在家治疗为主;并且规定麻风病院应以治疗为主,患者口粮由国家供应,每人每月 15 kg,生活补助费每人每月 8~10 元;医药费(包括未入院的和已治愈需继续服药巩固的)每人每月 40 元,从卫生事业费中安排;麻风病院的建设由地、州、市统筹规划,统一安排,一般每县设 1~2 所;患者很少的县,可将患者送往附近县的麻风病院治疗,但应在防疫站内设专人管理全县麻风防治工作;对于条件太差,不利于治疗、管理的麻风村,应予搬迁合并;扩建、新建、维修、搬迁、合并麻风病院(村)的经费,由各行署、州、市、县在地方机动财力中安排解决;同时,建议省人民政府每年在省机动财力中安排 50 万~100 万元补助经费。

1980 年 11 月 26—30 日,在省卫生厅召开的全省麻风头癣病查治评比会议上,马海德顾问提及新的治疗麻风药物利福平具有较好的杀菌作用,服用后可以很快杀死麻风杆菌,麻风患者不必在麻风村(院)隔离,只需在家治疗。20 世纪 80 年代后期,云南省普遍推广了 MDT 疗法,部分患者治愈回家,麻风村不断进行撤销或合并。截至 2016 年底,云南省仍在正常运转的麻风村只有 109 家,居住麻风康复者 1 609 人,家属约 3 000 人。

1988 年 1 月 8 日,云南省财政厅、民政厅、卫生厅联合下发了《关于解决麻风病人生活补助费的通知》。根据省委、省政府领导关于在麻风患者的生活福利上"花点钱是应该的"的批示,以及住院患者为数不多,各地有能力承担提高患者生活费所需费用的实际情况,《通知》决定由各县财政部门将住院麻风患者的生活补助费提高到每人每月 30 元(从 1988 年 1 月起执行),并由麻风院所在县民政部门补助每两年每人寒衣 1 套。

20 世纪 90 年代以后,意大利麻风防治协会和中国澳门利玛窦社会服务中心等非政府组织开始资助云南省麻风防治工作,特别是在麻风村(院)改造、修路、架电线、生活和医疗救助、助学、康复者护理等方面给予了大量帮助。

2000 年 8 月 22 日,云南省财政厅、民政厅、卫生厅、劳动和社会保障厅、残疾人联合会联合下发了《关于提高麻风病人生活补助费的通知》,决定从 2000 年 10 月 1 日起,住院麻风患者生活补助费从原来的每人每月 50 元提高到 120 元。

2008 年,中央和省级财政共投入资金 3 840 万元(其中中央 3 500 万元、省级 340 万元)用于新建或改扩建 15 个麻风院(村)(含作为云南省麻风防治康复中心的文山州皮肤病防治所),改善 2 000 多名康复者的居住条件,并对 15 个麻风院(村)所在州(市)分散居住在其他麻风村中的孤寡康复者实行集中收养。截至 2012 年底,15 个麻风病院(村)已全部建设完工,但由于缺乏集中收养的政策和运行经费,15 个麻风病院(村)中只有红河州石屏县龙潭田麻风村实现了集中收养,其余均只收养了所在县的康复者或麻风村原址康复者。

2012 年,云南省将关爱措施写入了《云南省消除麻风病危害规划(2011—2020 年)》。

截至 2019 年,全省麻风村住村康复者均办理了户口簿、身份证、医保、城镇低保或农村低保,大部分地区财政部门还给予康复者适当的生活补助;全省除红河州石屏县龙潭田麻风村、祥云县麻风村等少数麻风村有集体食堂外,绝大部分麻风村住村康复者生活靠自己解决,一些生活不能自理的康复者靠其他生活能够自理的康复者照顾;除少部分麻风村由疾病预防控制中心或皮肤病防治站派专职医生在麻风村中负责康复者的医疗外,大部分麻风村只是由疾病预防控制中心或皮肤病防治站一周或一个月派医生到麻风村巡视一次,平时有需要时再临时到麻风村处理;康复者需要住院治疗时,由疾病预防控制中心或皮肤病防治站将康复者送到县级医院救治,医疗费用除"新农合"报销部分外,其余部分由疾病预防控制中心或皮肤病防治站向当地政府或民政部门申请解决。

昆明市金马疗养院

1882 年,天主教在昆明东郊金马寺狗饭田建盖了一所名叫"若瑟堂"的小修道院,施药、看病,也包括麻风病。1900 年被毁于战乱,无家可归的患者仍聚集在狗饭田一带。

昆明市金马疗养院前身为"云南省会麻风病院",建于 1920 年,地址在金马寺狗饭田,隶属国民政府云南省公安局,后由省卫生实验处接管。建成时仅有病房 1 处,平瓦房 52 间,收住患者 60 余人,后增加到 80 余人。1925 年,经与英国教会协商,决定由教会医院昆明惠滇医院负责麻风患者的药品供给和治疗。

麻风病院成立之初,患者口粮由市养济院拨发,月发三公斗。省卫生实验处每月拨发麻风院经费百余元法币,后逐年增加,1939 年增为 400 余元法币,1942 年增为 7 000 余元法币,作为全院员工薪津及公杂之用。麻风院设院长 1 人、雇员及助手各 1 人、工役 2 人。1944 年,国民政府昆明市政府卫生局成立,麻风院划归市卫生局管理,更名为"昆明市麻风院"。

麻风病院聘有一名专职医生杜炳森作为麻风院的管理员,主要负责麻风患者的治疗及药品管理。此外,另有一名院外兼职医生,他和惠滇医院的医生通常每月来院 2～3 次,治疗麻风患者。1931 年,时任云南军医学校校长的周晋熙曾组织学生王琬青、王启宗等,煎制苍耳草浸膏对麻风患者进行治疗。1934 年,省、市有关部门曾捐款购置大枫子油、安顿露、依格露等药物为麻风患者治疗。当时麻风病院内有患者近百人,但因药品短缺,难以得到规范治疗。因生活、医疗无保障等原因,大多数患者四处流窜,甚至长期不归。

1946 年,万国麻风协会派总干事爱德华来昆明与省卫生实验处、昆明市政府洽商合作收容与治疗云南麻风患者事宜,并达成协议。1947 年初,爱德华带领护士艾伯特(女)(二人均为美国籍)及一批药品抵达昆明。同年 5 月,正式在狗饭田为麻风患者进行治疗。不久爱德华回国,留下艾伯特继续为患者服务。

由于当时麻风患者口粮得不到按时、定量供应,给治疗带来极大困难,艾伯特及患者对时任院长张子实(1947 年首任院长)意见很大。1948 年初,10 余名麻风患者代表到市政府大院内静坐,要求解决麻风患者口粮并更换院长张子实。同年 8 月,经市政会议决定,委派当时昆明景星镇卫生所主任胡烈医生兼任麻风院院长。胡烈院长 9 月正式到职,随即解决了患者口粮问题,并补充了大批药品。胡烈院长每周二、五协同艾伯特在麻风院进行诊疗工作,病院秩序大为改变,患者非常感激,得到了市政府及万国麻风协会的表扬。

1949 年 6 月,艾伯特离开昆明回国。艾伯特走后,昆明市太和街天主教德维能主教(法国籍)与市政府联系,愿意承担麻风病院的医疗任务。经市政府同意,市警察局卫生科科长陈朝新和胡烈院长签订了协议。德维能主教从昭通天主教灵医会调来了法国籍神父华德露和意大利籍修士马雷隆(医生)、夏鸣智,三人在胡烈院长的安排指导下,负责麻风院的医疗、管理工作。

1952 年初,昆明市人民政府卫生局接管麻风院,华德露、马雷隆、夏鸣智三人离开昆明回国,昆明市卫生局另派 3 名工作人员到麻风院负责医疗、管理工作。

1952 年 10 月,省卫生厅拨款 300 万元(旧币),由信托公司为麻风院代购各种设备、药品器械等。

1953 年 7 月,市、县级麻风院合并,统称"昆明市麻风病院",同年进行了一次整顿、清理,由公安部门配合,清除了毒品,处理了违法违纪事件,组织纪律和安全大有改善。

1955 年 12 月 21 日,经省卫生厅批准,云南省康复二分院(专门收治麻风患者)并入市麻风病院,1956 年 1 月 27 日正式办理交接手续。

1955 年 12 月,昆明市麻风病院公费医疗患者 32 人(厂矿机关麻风患者)迁转石屏县麻风病院。后因气候、水土不适,交通不便等原因,1956 年 2 月,部分迁出患者又返回昆明。

1956 年,市政府拨款 4 500 元在金马寺建盖职工宿舍及办公用房,当年迁入新居。

1956 年 10 月,经市政府批准,昆明市麻风病院更名为"昆明市金马疗养院"。

1958 年初,市政府责令卫生局将金马疗养院迁出昆明市区。胡烈院长与卫生局局长邓尊六、副局长安郎、局干部刘建申等重新择址,最后选定安宁县八街石鸡村。

1959 年 5 月,全院患者、职工迁到石鸡村新址。职工住石鸡村民房,患者大部分住九道湾村(原住地 20 多户农民迁出,由一六乡政府安排),部分患者在桃树田新址住临时工棚。九道湾村、桃树田分设两个患者生活区和一个治疗中心,治疗中心离患者生活区约 500 m。

1961 年底,病床发展到 500 张,实际收住麻风患者 610 人,为历史最高峰。

1963 年,约 150 名接受免费治疗的城乡麻风患者转交给隶属民政局的螺丝塘疗养院管理。

1965 年,螺丝塘疗养院并入金马疗养院,对内为一个单位,对外仍挂两块牌子,经济分开,独立核算。

1974 年,因工作难以协调,管理困难,螺丝塘疗养院与金马疗养院分开。

1980 年 12 月,螺丝塘疗养院再次并入金马疗养院,对内为一个单位,对外仍挂两块牌子,经济分开,独立核算。

1982 年,金马疗养院更名为"昆明市皮肤病防治院",螺丝塘疗养院改为"市皮肤病防治院分管诊所"。

1985 年,昆明市皮肤病防治院办公区和职工住宿区相继迁入昆明主城区,病区仍保留在原址。

1986 年 12 月,经昆工字〔1986〕112 号文批准将 156 名职工户口从安宁县大营公社一流派出所签转入官渡区金马寺小坝派出所,从而解决了职工离退休和子女入学、就业等问题。

1999 年,病房被鉴定为危房。2000 年,市政府相继投资近 200 万元,在螺丝塘病区旁挑选 5 亩土地,建盖了上下两层新病房,共 80 套,每套 20 m²(有卧室 1 间、小客厅兼饭厅 1 间,厨房 1 间);上下两层各有 1 所公厕,有 1 个太阳能浴室。2001 年底竣工并投入使用,病区通水、通电、通路,病区内的路面均硬化,基本保证一个患者有一套住房。

2003 年 3 月,市皮肤病防治院与市卫生防疫站合并,成立"昆明市疾病预防控制中心",人、财、物不合并,法人不变,各自办公、自支自收。市皮肤病防治院吴云辉院长改任市疾病预防控制中心副主任,主管市皮肤病防治院。

2005 年 8 月,市皮肤病防治院由差额拨款变为全额拨款,从此完全并入昆明市疾病预防控制中心,设"麻风病防治科"。

两所疗养院隶属于昆明市疾病预防控制中心,是该中心的麻风治疗、康复、休养院区。2019 年底,有工作人员 3 人,其中医生 2 人、后勤人员 1 人;收住院麻风康复者 20 人,其中 2 人为军转人员,其余是官渡、西山、盘龙、五华、安宁、呈贡、晋宁等地的康复者,平均年龄为 76 岁,均有Ⅱ级以上残疾,均办有城镇医保。每人每月由市财政拨款 650 元作为生活费,由市疾病预防控制中心按月补助 40 元作为医疗费;其中 12 名慢性病患者还享受每人每年 1 500 元医疗费补助。此外,各休养员原所属区、县政府、民政、残疾人联合会还给予每人每月 100~400 元不等的生活补助。市疾病预防控制中心与八街卫生院达成协议:患者的其他疾病由卫生院进行诊疗,危重患者转诊安宁和昆明。

2006 年,广电部门专门为休养康复者每户安装卫星电视接收器 1 台。疗养院内设有医务室,昆明市疾病预防控制中心派驻医务人员为休养人员做溃疡清创护理工作,另有活动室 1 间,可开展棋牌活动。每逢春节等重大节假日,市卫计委、市疾病预防控制中心、各县(市、区)都到疗养院进行慰问,发放慰问金、慰问品,一些慈善人士和爱心组织不定期去看望休养人员。为了改善休养员生活,2019 年在原职工区饲养 70 余只孔雀。

昆明市螺丝塘疗养院

螺丝塘疗养院属昆明市民政局管理,筹建于 1957 年初,因位于昆明市安宁县一六街乡螺丝塘而得名。螺丝塘疗养院于 1959 年 8 月建成,院长杨吉,筹建人李通、马文宝,共有土地面积 669 000 m²,建筑总面积 6 731.22 m²,其中职工区建筑面积 2 910 m²,病区建筑面积 3 821.22 m²。1959 年开始收治患者,第一任医生为罗来新,护理员为赵淑媛,主要收治盘龙、五华、官渡、西山区的麻风患者及外省市流散到昆明的患者,住院患者最多时达 361 人(表 4-2)。原先患者口粮自给,后改由国家供给。市民政局每年拨款 15 万元,患者平均每人每月伙食费 6 元、医药费 8 角,每名患者每月必须创造 4 角钱以收抵支,其余费用全由国家救济供给。

表 4-2 螺丝塘疗养院职工、住院患者年度统计表

年度	住院患者数	职工人数	年度	住院患者数	职工人数
1959	70	3	1974	244	33
1960	133	8	1975	238	37
1961	167	8	1976	286	38
1962	135	9	1977	245	40
1963	361	48	1978	211	40
1964	343	47	1979	215	47
1965	319	24	1980	213	48
1966	331	20	1981	215	44
1967	331	21	1982	213	45
1968	270	19	1983	204	42
1969	279	19	1984	195	41
1970	270	20	1985	195	36
1971	261	19	1986	181	36
1972	261	19	1987	170	33
1973	262	19	1988	151	32

1960 年 1 月,市民政局邬一宝任螺丝塘疗养院院长,史鸿均任会计,后勤为周正和,建盖病区礼堂、院部楼房两间。10 月,市民政局调董春甲任螺丝塘疗养院院长兼党支部书记,会计为周世民,总务为刘仕录。其时,市民政局每年拨款 18 万元,患者平均每人每月伙食费 8 元、医药费 8 角,夏季每年发单衣单裤,折合人民币 10 元,鞋子 1 双 3 元,冬季发棉衣 1 件 8 元,每三年发蚊帐 1 床,每两年发床单 1 件,每四年发棉被 1 床,每月发肥皂 1 块。新建职工区办公大楼,翻建病区礼堂、病区 3 栋,医务室 1 处、饲养房 1 处。购买马车 7 辆、推土机 1 台、手扶拖拉机 2 辆、客车和货车各 1 辆,在生活方面,购买碾米机、粉碎机、压面机各 1 台,栽种各种果树 2 700 多株。

1963 年,市卫生局与市民政局联合通知:金马疗养院老三连患者 146 人合并给螺丝塘疗养院,包括生活所需物资及住房、土地 20 余亩,现金 8 677.42 元。从此,螺丝塘麻风患者医疗业务由市卫生局金马疗养院负责,行政生产、生活管理由市民政局负责。医院派出李生、李堃、贾元亮、潘连熙,检验师王清,药剂士陈大和等人,使螺丝塘的患者从隔离管理转入住院治疗,民政拨款 16 万元。同年,市民政局调李春尧到螺丝塘任党支部书记。

1965 年 4 月,螺丝塘疗养院与金马疗养院合并,隶属金马疗养院领导,但仍由民政局拨款,经费单独核算。

1974 年 4 月,由于两院合并后工作不能协调,螺丝塘疗养院与金马疗养院分开。螺丝塘仍属市民政局直接领导,金马疗养院负责医疗工作指导。

1980 年 10 月,吴金章局长到住院部召开会议,螺丝塘疗养院与金马疗养院合并,对内属一个单位,对外挂两块牌子,经济分开,独立核算。

1988 年 6 月,两个单位全面合并,人、财、物统一由"市皮肤病防治院"管理。至此,结束了"螺丝塘疗养院"由市民政局管理并划拨经费,"市皮肤病防治院"由市卫生局管理并划拨经费的状况,变为统一由市卫生局管理,市财政划拨经费。

安宁市高山疗养院

安宁市高山疗养院前身为"安宁县麻风收容所",建于 1935 年,地址在距离昆明市 32 km、安宁县城 12 km 的连然镇高山,建成时有瓦房 43 间。从 1935 年到 1950 年 16 年间,共收治麻风患者 22 人。因为当时战乱,缺医少药、缺吃少穿,所长及部分患者离所回家,到 1950 年仅剩下 6 名患者。

1950 年 12 月 20 日,县人民政府召开首次区长联席会议决定:进行麻风患者登记,整顿安宁县麻风病收容所,收容麻风患者。

1951 年 3 月 18 日,县人民政府调陈万镒接管安宁县麻风收容所并任管理员。首批收容隔离麻风患者 79 人。1954 年扩建草房 40 间。

1958 年,昆明市卫生局将安宁县麻风收容所更名为"昆明市安宁区高山疗养院",共收容麻风患者 198 人,有护理员 2 人。

1959 年,昆明市委文教部介绍缪存英到安宁区高山疗养院工作。是年 10 月,疗养院新购显微镜 1 台,设置化验室、西药房、诊察室、注射室、外科室。1960 年增加医士 2 人,并新建职工办公用草房 4 间。

1961 年 11 月,安宁区高山疗养院更名为"安宁县高山疗养院",马志良调任该院院长,将患者分成生产组、副业组、医疗组等,开展生产自救。

1963 年 9 月,罗鸣德调任安宁县高山疗养院书记,缪存英任院长。是年,安宁县高山疗养院被评为县先进单位。

1968 年 11 月,疗养院革命领导小组成立,杨沛泽任组长。

1972 年,县革命委员会从地方自筹资金中拨款 7 000 元新建院部业务用房及宿舍 15 间。配备医师 1 人、医士 3 人、检验士 2 人、护理员 2 人。

1973 年 2 月 10—25 日,由县革命委员会卫生组主持在八街旅社和高山疗养院召开"安宁县首次麻风防治工作会议",到会代表 48 人。

1974 年,组织麻风防治人员和赤脚医生 59 人,对安宁地区的厂矿、学校和农村 8 岁以上人群进行麻风普查,受检查人数 34 350 人,确诊麻风患者 16 人。是年,被评为"安宁县卫生系统先进单位"。

1979 年,恢复安宁县高山疗养院建制,马志良任院长,罗鸣德任副院长。6 月,新建办公楼 1 栋 18 间。

1981 年开始,对现症患者实行院外治疗。

1982 年 4 月 9 日,卫生部慢性病处副处长邵毅、北京热带病医学研究院李桓英一行到高山疗养院指导麻风防治工作。

1983 年 4 月,县人民政府批准安宁县高山疗养院更名为"安宁县皮肤病防治站"。是年,先后被评为昆明市、云南省麻风防治工作先进单位。

1985 年 7 月,安宁县皮肤病防治站从高山搬迁到安宁县城卖米街 52 号租房办公。有医师 4 人、医士 2 人、护理员 3 人。留下部分无家可归的治愈患者(5 人)仍在高山居住,安宁县皮肤病防治站按月发给一定的生活补助费。

1986 年 3 月 29 日,治愈患者毕松福在扑灭青龙特大山火中壮烈牺牲,被云南省人民政府批准为烈士。是年,在麻风治疗药物中加入氯苯吩嗪(B663)。

1995 年,安宁撤县设市,安宁县皮肤病防治站更名为"安宁市皮肤病防治站"。1986—2007 年,安宁市皮肤病防治站负责整个安宁市麻风防治工作和高山疗养院的管理。在这期间,高山疗养院治愈患者死亡1人,剩余4人。

2007年1月,安宁市皮肤病防治站并入安宁市疾病预防控制中心,所有工作人员分流到各个科室工作,慢性病科具体负责安宁市麻风防治工作,高山疗养院归入安宁市疾病预防控制中心管理。

2016年底,2名治愈存活患者搬迁到昆明市螺丝塘疗养院居住,2019年由安宁市发给每人每月150元的生活补助和每人每月1 080元的低保。

昆明市东川区姑海麻风病院

1956年10月,东川市设立麻风病防治机构,建立东川市历史上第一个麻风村——"法者小竹基麻风村",1959年建立"新村块河长岭子麻风村",1965年建立"碧谷板河口麻风村",并由防疫站负责辖区内麻风患者的发现、收容、治疗和管理工作。1971年3个麻风村合并,设立独立的麻风防治机构——"东川市姑海防治院",首任院长为戴占荣,书记赵顺杰,有职工8人、后勤人员2人。当时患者待遇很高,职工过节每人发放200 g香油,患者每人发放500 g香油,大米按需供给。东川市于1973—1980年先后承担了省卫生及药检等部门下达的"雪胆素、皂苷治疗麻风病"的科研任务,以及省腐植酸钠办公室和省药检所等部门下达的"试用药用腐植酸钠治疗溃疡"的科研任务,相继取得了当时认为比较满意的疗效。

1983年5月24日,东川市人民政府下发《关于将"东川市姑海防治院"改为"东川市皮肤病防治院"的批复》(东政复〔1983〕17号)。东川市皮肤病防治院位于东川市铜都街道办,距离东川市城区18.5 km,全院拥有山林30亩、土地105亩、业务用房440 m²、职工住房544 m²、患者住房1 130 m²,水源来自后山山体,经管道引入过滤池,再引到麻风村使用。累计收治麻风患者198人。

1998年,撤销东川市,设"昆明市东川区",东川市皮肤病防治院更名为"昆明市东川区皮肤病防治院",2002年与防疫站合并成立"昆明市东川区疾病预防控制中心"。

2008年,东川区财政一次性投入10万元,对麻风村住房及供电设施进行改建,提高了留院残老患者的生活待遇和生活质量。自2008年开始,将患者生活费由原来每年3万元提高到5万元。

2012年,东川区财政投入5万元修缮残老患者住房。

2014年6月,经消除麻风病危害领导小组多部门协调会后,2015年5月为留院残老患者解决了多年未解决的身份证、户口簿、低保、五保、残疾人证、高龄补贴等问题。卫生计生行政部门主动协调民政、公安、人社、残联、医保等部门落实院外患者生活低保、户口、医保、残疾人证等办理政策。

从有记载以来,至2019年底,院内外共接收、治疗患者240人。麻风村还有休养人员6人,砖木结构房屋28间,共300 m²,经消除麻风病危害领导小组多部门协调后均办理了残疾人证,其中3人享受每人每月573元的五保,2人享受每人每月290元的低保,1人享受退休工资及每月100元的高龄补贴,东川区财政给每人每月生活补助费80元、大米10 kg,逢年过节多部门联合给予慰问救助。

富民县大营麻风村

大营麻风村始建于1919年,当时隔离麻风患者29人。1949年前,国民县政府派李绍纲等5人到大营观音山管理麻风患者。

1962年,县政府投入8 200元,由县民政科扩建了大营麻风村,首任负责人柳廷兰。大营麻风村位于永定街道办观音山,离县城5 km,共有房屋84间,当时有住院患者150多人。1950—1980年,由柳廷兰等11人负责管理大营麻风村住院麻风患者。

1970年,大营麻风村7间房屋被大火焚毁。1980年,该院划归县卫生科管理,由李俭任负责人,并于1981年建盖卫生室3间,住房5间,住院患者达90人左右,每人每月给15 kg大米、16元生活费,之后每年都有增加。2008年,县残疾人联合会拆除危房15间,新建砖房5间,公厕1个。

1998年,与国际卫生联合组织霍雷劳之友协会合作,共投资8万元硬化了大营麻风村的道路,维修危房,基本改善了住院患者的居住条件,减少了火灾隐患。

2004年,与国际扶贫基金会崔晓源合作,投资30多万元在大营麻风村建盖麻风病康复院一所,共治疗全省麻风畸残者1 500多人次,费用达200多万元;救助富民县麻风患者子女上学、技术培训共7人次,费用达3万多元,为富民县麻风康复工作及患者子女就学做出了贡献。

2019年底,大营麻风村居住休养员11人,其中男性5人、女性6人;年龄最小62岁、最大87岁。有土木结构危房59间,共计1 500 m²;新建砖混房9间,共计200 m²。每人每月生活补助350元,医药费30元;设有1名村长、2名卫生员(治愈留院者),由县疾病预防控制中心管理(管理机构变迁情况不明)。

富民县东村麻风院

富民县东村麻风院始建于1955年,当时东村大平地麻风患者李仁德为了避免遭火烧、土埋,到江边小河口开荒种地以维持生活。在李仁德的影响下,东村、款庄部分患者相继来到小河边集中谋生,患者达到20多人,形成了麻风村,无经费来源。1960年2月,寻甸县政府成立"东村皮肤病防治院",并从禄劝县麻风村调来2名麻风治愈者任卫生员,划拨给一定的土地,每年发给一些药品及衣服。

1964年,因行政区划变更,东村皮肤病防治院由寻甸县划归富民县,并搬迁到东村人民公社撒自肚,建立东村麻风院,位于东村镇杜朗村委会撒自肚,离县城80 km。新建平房18间,划拨水田12亩、山林200多亩。至1980年,有住院患者60人左右,每月每人发15 kg大米、16元生活补助,以后每年都有增加。2010年,县残联拆除危房3间,并新建砖房3间及大门。

截至2019年底,东村麻风院仍居住休养员6人,由杨体仁负责,其中男性4人、女性2人;年龄最小51岁、最大79岁;有家属4人。有土木结构危房24间共500 m²,新建砖混结构房屋8间共190 m²,作为办公室及医务室用房。通往麻风院的道路还有750 m为土路;自备自来水,独立用电。康复者每人每月生活补助350元、医药费30元,设1名村长、1名卫生员(治愈留院者),属县疾病预防控制中心管理(管理机构变迁情况不明)。

昆明市晋宁区西平坝疗养院

晋宁区西平坝疗养院前身是"梁家箐麻风村",始建于1958年,位于原呈贡县马金铺乡梁家箐村。由国家、集体分别拨给医药费3 000元、大米30吨,动员梁家箐村民整村搬迁,麻风患者住在村民家中,有房屋近200间,收治晋城、昆阳、呈贡的麻风患者。由时任卫生科科长刘德荣、县医院医生应兰仙、玉溪地区防疫站宁和礼等4人负责组建,梁家箐麻风村有卫生员3人,由梁正清负责,首批入住患者80人,后增加到178人,约占当时发现的麻风患者数的55.4%。患者生活由各乡转入粮食关系,政府统一供应,蔬菜自己种植,由伙食团负责患者的生活,晋宁县革命委员会民政科负责行政管理。

1960年,县政府拨款在原晋宁县二街乡黄泥沟村另建麻风病院,1962年建成搬迁,取名"向阳医院"。原梁家箐集中的患者全部入住,另外又收住了县内患者90人,有专业防治人员3人(从金马疗养院调入)、卫生员7人,由民政部门负责生活和治疗。1971年,专业防治人员增加至8人。粮食由政府统一供应,蔬菜由患者自己种植,由伙食团负责患者的生活。

1974年后,由于海口磷矿在晋宁县向阳医院周围扩大采区,提出要求将晋宁县麻风院搬迁让其采矿。1978年10月,晋宁县委批准同意在晋宁县上蒜、六街交界处的大野梨园(又名"上西平坝")作为新向阳医院的建设点。征用晋宁县六街公社龙王大队山地69.5亩、荒地34.3亩共计103.8亩用于新向阳医院的建设用地。

新向阳医院1979年7月开工建设,1980年10月竣工验收,总面积5 047.92 m²,建有门诊部、住院部、厨房、礼堂、仓库工作人员住房、牛圈、猪厩、厕所、水池等。架设了高压线及相关设备,电线单线长度6 000 m,安装了医院专用电话及院内照明设施等。

1981年2月,县民政科向县卫生科完成了向阳医院有关文件资料的移交工作。1981年3月,向阳医院在移交到县政府卫生科后,由晋宁县卫生防疫站(现晋宁区疾病预防控制中心)负责管理,县卫生防疫站皮肤病防治组工作人员及向阳医院原有工作人员负责向阳医院具体业务工作。6月,向阳医院由二街黄泥沟正式搬迁至上蒜与六街的交界处西平坝村，更名为"西平坝疗养院"，共收治患者170人，医务人员增加至10人，由卫生部门负责管理患者的生活和治疗。管理人员为戴刚，粮食由政府统一供应，蔬菜由自己种植，由伙食团负责患者的生活。1984年伙食团解散，患者自己负责生活。

1984年3月2日，"晋宁县皮肤病防治站"正式成立，并接管全县的麻风防治和管理工作（含西平坝疗养院），从此西平坝疗养院由县皮肤病防治站管理。

2002年4月，县人民政府拨款3万元，为西平坝疗养院（麻风病院）休养员修缮住房。

2002年10月，将西平坝疗养院（麻风病院）39名休养员纳入城市最低生活保障和新型农村合作医疗人群。

2002年11月，晋宁县县长孟少波、副县长李德政到西平坝疗养院调研，解决患者交通费每年5 000元，出资8万余元维修进入西平坝疗养院（麻风病院）四级公路，总长5 022 m。

2004年5—6月，送西平坝疗养院麻风畸残患者14人到昆明建工医院，由国家手术队开展畸残康复手术治疗。

2005年9月，通过县皮肤病防治站协调，国际爱心扶贫组织为西平坝疗养院（麻风病院）杨军、李学忠二人免费安装假肢（下肢）。

2005年9月，人类家园国际组织出资2.8万元，为西平坝疗养院（麻风病院）建盖30 m² 活动室1间。

2006年8月，为解决西平坝疗养院（麻风病院）饮水困难，县残疾人联合会拨款50 435元，为西平坝疗养院新建钢筋混凝土蓄水池1个（18.5 m³）。

2008年7月，31名休养人员全部纳入城镇医保。

2009年2月13日，"国际福华组织社区康复部"玛丽安娜女士一行4人，到西平坝疗养院为21名休养的麻风康复患者做溃疡护理。

2011年1月16日，由国际福华组织社区康复部工作人员牵头，在皮肤病防治站的配合下，新加坡101名中学生到西平坝疗养院开展以"爱国卫生运动"为主题的社会实践活动。

2012年12月27日，西平坝疗养院获得国有土地使用证。

2013年，由县政府安排资金60余万元，对西平坝疗养院进行修缮，共修缮住房46间，面积848.24 m²。

2014年，晋宁县文体广电旅游局到西平坝疗养院义务为休养员安装卫星电视接收机15套，解决了收看电视难的问题。晋宁县皮肤病防治站筹款5万元为西平坝疗养院新建不锈钢储水池2个，每个储水池容量为8吨，于6月16日竣工验收并投入使用。

2016年，晋宁县皮肤病防治站从晋宁县科学技术和信息化局争取到"绿色光亮工程"项目资助5.2万元，为西平坝疗养院安装太阳能路灯10盏，工程于5月30日完成。与晋宁县林业局协商，争取到护林防火经费4万元，对西平坝疗养院进村电路进行维修改造，新架低压四线线路810 m，竖立190 m×12 m型水泥电杆2基，安装空开箱2台，加装升高套1个，制作低压电缆终端2套，制作拉线1组，工程于5月30日完成。

2017年，西平坝疗养院的入院道路硬化工程总长3.7 km，预计投资280～300万元，2017年6月竣工。

2017年，晋宁县撤县设区。至2019年，晋宁区西平坝疗养院仍居住休养员15人，每人每月生活费790元（含低保570元）。

禄劝县香海庵康复村

禄劝县香海庵康复村前身为麻风病院，位于屏山镇角家营村委会香海庵。1945年，禄劝县政府根据省民政厅下发的《云南取缔麻风病办法》及《补充简则》，曾在屏山公社南村大队后箐建立麻风病隔离所，收容麻风患者10人，后因生活、医疗不落实，患者各自回家，隔离所不复存在，收容工作停止。

武定专署于1952年在角家营香海庵创建麻风村，集中禄劝、武定、富民、元谋、罗茨5个县的麻风患者

240人,以民政生活救济为主,隔离治疗。香海庵位于县城南董家营村后山西麓,距县城8 km,始建于明万历四年(1577年),后因战乱严重受损。清光绪三十四年(1908年)进行大规模修缮,殿宇坐西向东,中轴线上阶梯状依次建有前殿(山门)、第二殿、第三殿、大雄宝殿和观音殿五重殿。现存的香海庵由17个单体文物组成,有5座大殿、2栋厢房、1间厨房、2栋配殿、6个庭院、大小房屋共27间。占地面积2 000 m²。

1956年6月至1959年5月期间,云南省卫生厅组织以省卫生厅副厅长戴丽三为组长,本县医师燕超凡为副组长的中、西、草医麻风治疗小组11人到香海庵对206名患者进行药物治疗观察,设草药组29人、中药组89人、西药组88人,经两年多服药观察,中、草药组效果不一致,未做出结论。

1957年7月,由卫生科派医生驻麻风村,主管治疗工作。1958年,根据禄劝县人民政府关于《麻风病人应迅速设点集中统一管理》的通知精神,进行布点收容治疗工作。屏山、团街、中屏集中在香海庵,设为第一治疗点;撒营盘、皎西、则黑、马鹿、大松树,集中在撒营盘公社宜岔大队安乐村,设为第二治疗点;翠华、九龙、乌蒙集中在九龙公社河东大队大松屏村,设为第三治疗点。至1959年底,3个治疗点累计收容患者256人。是年5月,非禄劝县患者回原籍治疗。1960年后,因管理人员调走,安乐村、大松屏两个治疗点自行解散。

1976年5月,上海医疗队赴香海庵、大木城两院开展业务指导。

1981年1月,麻风村由民政局移交卫生局管理,设第一麻风病院,院址在角家营香海庵;第二麻风病院,院址在团街大木城。1983年开始,开展外科矫形及清创手术;至1988年,共做关节固定术8例、面瘫矫正术4例、截肢术6例、清创术183例、植皮及植眉数例。

1984年5月16日,两院管理及医务人员合并,成立"禄劝县皮肤病防治站",设病床90张。麻风村机构合并后,设在团街大木城的患者不便管理,给医疗、护理带来困难。

1987年,禄劝县皮肤病防治站开展麻风杆菌检验,引进国外生产的麻风治疗药品,对患者实行联合治疗。至1988年,香海庵尚有康复患者27人。

1993年5月6日,原大木城第二麻风病院患者迁移到香海庵,原有的房屋、土地、山林,由地方政府接管。

2000年由国际爱心扶贫组织暂垫资金帮助新建空心砖石棉瓦房13间,另修补危房440 m²,架通水电,更名为"香海庵康复村"。

2003年11月,禄劝县皮肤病防治站与卫生防疫站合并成立"禄劝县疾病预防控制中心"。

2019年底,香海庵康复村有康复休养员4人,其中1人兼职作卫生员。每人每月享受450元的财政补助,生活、医疗费用不足部分由禄劝县疾病预防控制中心补助。

石林县文笔山麻风疗养院

1937年,路南县政府集资在蓑衣山塘上村建立路南县"麻风病隔离所",距离县城西南17 km,有管理人员、勤杂工、炊事员共3名工作人员。政府指令县卫生专员马治中强行收容麻风患者80余人入所隔离。1949年,供给中断,患者自动离散。

1956年11月9日,曲靖市行政专员公署派麻风防治调查组赴石林,协助培训民间医生、社队卫生员共40余人,开展麻风普查工作。全县两区一镇19个乡总人口116 543人,查出麻风患者196人,占总人口数的1.7‰,其中瘤型88人、结核样型108人;男性153人、女性43人。发病率最高的是板桥乡,发病率为2‰;最低的是城关镇,发病率为0.80‰。

1967年,在文笔山建立麻风院,张继发担任负责人,集中收治麻风患者64人。

1978—1982年,政府又先后投资7.663 97万元,建盖土木结构的患者食堂、车库234.5 m²,治疗室和患者宿舍722.85 m²,配备丰收35型拖拉机1辆。

1980年,县卫生局组织"麻风病、头癣两病调查组",赵万春担任组长,从各公社卫生所抽调一名医务人员,对全县麻风进行普查。曲靖地区防疫站派皮肤病防治科保长生进行技术指导。调查结果为全县麻风累计发病261人,其中多菌型死亡19人、少菌型死亡36人。累计治愈人数为98人。全县各乡镇中,除亩竹青箐乡、大可乡两乡属高发病乡外，其余均属中发病乡镇。

1980年9月，卫生部顾问马海德博士前往麻风院视察，并与麻风患者交谈。

1983年，路南县由于行政区划变更，县文笔山麻风疗养院归属昆明市管辖。

1988年，在文笔山麻风疗养院的基础上成立"皮肤病防治所"，继续负责疗养院患者的治疗和管理，以及全县麻风防治工作。

1992年4月，市政府授予县皮肤病防治所"先进集体"称号。1995年，市政府授予县皮肤病防治所"先进集体"称号。

1995年，由市、县投资14.2万元，在龙泉路县卫生防疫站院内西侧，建盖砖混结构498.40 m² 的业务综合楼1栋，是年6月25日开工，1996年2月5日竣工。

1996年3月5日，皮肤病防治所迁入新址，原治疗室留给麻风治愈者居住。县皮肤病防治所更名为"县皮肤病防治站"。

1997年8月，中国台湾惠民医院何义士院长受省皮肤病防治研究所黄文标所长的邀请，亲临路南县，在县卫生局局长毕卫红、皮肤病防治站站长李树华等陪同下，到麻风村进行实地考察后，同意援助解决麻风患者服务交通工具，投资人民币5万元，县政府投资5万元，为皮肤病防治站购置北京牌吉普车1辆，价值9.814 25万元。

1998年，路南县更名为"石林县"。1998年3月，经省皮肤病防治研究所和开远市侨务办公室牵头，中国澳门明爱慈善总监临、谭两位神父，到麻风病院进行实地考察后，帮助解决麻风患者的饮水问题，投资人民币5万元，县政府投资5万元，饮水工程当年竣工并投入使用。是年，随着路南县县名的更改，皮肤病防治站更名为"石林彝族自治县皮肤病防治站"。

2000年，皮肤病防治站有职工7人，其中医师2人、医士3人、未定职2人。

2002年，皮肤病防治站与卫生防疫站合并成立"石林县疾病预防控制中心"，下设"麻风病防治科"。

截至2019年底，麻风村仍有休养员1人，每月补助生活费510元。

嵩明县阿子营乡干海子康复村

嵩明县阿子营乡干海子康复村位于高坝村东边约1 km处，地处山区，环境干燥，资源匮乏。

干海子康复村成立于1959年10月，由阿子营公社书记余庆荣、办公室主任周富负责筹建。公社划拨土地40亩给麻风患者耕种，供患者生产生活。阿子营公社出资3 000元，为麻风村建房，将高坝村茅草房作为麻风患者居所，由阿子营卫生所所长敏春华负责管理工作，第一任麻风村村长为陈法明。干海子康复村前后收住阿子营公社麻风患者35人，统一集中管理，由卫生所李培昌医生负责医疗工作。所有麻风患者集中劳作，统一伙食，粮食由麻风患者所在自然村供给，每人每月发大米10 kg。

1962年，因经营不善，食堂解散，麻风患者分灶，粮食由患者所在生产队提供，每人每月发大米15 kg、生活费8元，土地仍实行统一耕种，按工分分配粮食。麻风病医疗工作仍由李培昌医生负责，并定期到麻康复村送药，对患者进行体检、溃疡清创。

1982年，"嵩明县皮肤病防治站"成立，干海子康复村划归县皮肤病防治站管理。自此，县皮肤病防治站担负全县麻风病的防治管理工作，统一发放麻风患者每人每月生活费50元，生活用品由皮肤病防治站统一购买后送往麻风村。每年县皮肤病防治站的医生定期到康复村送药，对患者进行体检、查菌、溃疡清创。同时，帮助麻风患者解决生活中的困难和问题。

2001年，获得援助及投资16万元，新建砖混结构房屋230 m²，居住畸残麻风患者12人，每人每月发放生活补助费100元。

2009年，由于行政区划变更，干海子康复村划归盘龙区疾病预防控制中心管理。经盘龙区人民政府同意，麻风休养员由农村户口变更为城镇居民户口，享受城镇低保。

2019年12月，干海子康复村居住麻风休养员3人，毛景忠担任麻风村村长，负责麻风村一切事务。居住在干海子康复村中的康复者每人每月享受城镇低保740元，盘龙区疾病预防控制中心给每名康复者每月发放生活费100元。

嵩明县牛栏江镇水口坡麻风村

水口坡麻风村位于牛栏江镇腰站村东边约3 km处,地处山区,环境干燥,有旱地21.2亩,麻风村土地与腰站村土地接壤。

1960年,四营公社将水口坡设立为麻风隔离点,并开始麻风村筹建工作,筹建工作由当时的公社党委书记董云明、社长李进云负责。筹建工作完成后收住了四营公社区域内的所有麻风患者,并对麻风患者进行隔离治疗。

四营公社划拨土地21.2亩给水口坡麻风村,集中收治麻风患者28人,居住茅草房4间,由四营公社的公职人员管理。首任麻风村负责人为包培春。麻风患者由所在村供养,每人每月提供大米12 kg,统一集中伙食。一年半后,由于经营不善,资金缺乏等原因已无法再统一伙食,由此分灶自行做饭,但土地仍然合种,按工分分配粮食。当时,麻风患者医疗药品由麻风村负责人到县城卫生局杨绍仙处领取。

1978年,麻风患者减少至8人,县政府供给麻风患者生活费每人每月4.45元,粮食统一到县粮管所购买,每人每月15 kg。

1982年,"嵩明县皮肤病防治站"成立,水口坡麻风村划归皮肤病防治站管理。自此,县皮肤病防治站担负全县麻风病防治工作,统一发放麻风患者每人每月生活费50元,生活用品由皮肤病防治站统一购买后送往麻风村。

1986年4月,嵩明县被列入麻风病联合化疗试点县。

2002年,得到国际爱心扶贫组织、县民政局的资金支持,新建砖混结构房屋70 m²。

2000年至2013年12月,县皮肤病防治站发给休养员生活补助费每人每月增加至100元。

2019年12月,牛栏江镇水口坡麻风村仍居住麻风休养员2人,每人每月城镇低保625元、生活费150元,李金任麻风村村长,负责麻风村管理工作。

嵩明县嵩阳镇石灰冲麻风村

石灰冲麻风村位于嵩阳镇麦冲村东边约1 km处,地处山区,距县城5 km,四面环山,所有土地与麦冲村土地接壤。

石灰冲麻风村始建于1959年,前身为"嵩阳公社大麦坡麻风村",收住麻风患者25人。其时,嵩阳公社在大麦坡行政划拨土地12亩,供麻风患者统一耕种,伙食自理,首任麻风村村长袁培元。

1961年,由于大麦坡麻风村土地缺失、缺水,麻风村搬迁至石灰冲,由王怀任村长,负责麻风村日常事务。行政划拨土地21.42亩,政府出资3 000元建盖麻风患者住房,收住嵩阳公社麻风患者25人。患者所在生产队每月向患者提供大米15 kg,土地划分各自耕种。麻风村村长王怀每年到县防疫站向米俊医生领取药品(氨苯砜)1次,分发给各麻风患者(每人1瓶)。防疫站医生每年不定时到麻风村为患者看病、发药、体检。

1982年,"嵩明县皮肤病防治站"成立,石灰冲麻风村划归皮肤病防治站管理。自此,县皮肤病防治站担负全县麻风患者的防治工作,发放给麻风患者每人每月生活费50元,生活用品统一购买送往麻风村。

原石灰冲麻风村是20世纪50年代建盖的无石脚、土木结构房屋,由于年久失修,房屋漏雨,墙体开裂,部分倒塌,已成危房,无法居住。经嵩明县皮肤病防治站多方努力,筹措资金,并得到国际爱心扶贫组织、县民政局的资金支持,于2006年新建砖混结构房屋70 m²,投资4万余元(含附属工程),解决了麻风村患者的居住问题。

2000年至2013年12月,县皮肤病防治站发给休养员生活补助费每人每月100元。

2019年12月,嵩阳镇石灰冲麻风村仍居住麻风休养员1人,每月生活费150元,享受城镇低保每月625元。杨光任麻风村村长,负责麻风村一切管理工作。

嵩明县小街康复新村

昆明市嵩明县小街镇麻风村位于嵩明县小街镇大桥村委会董官营村小组钢板洞,与牛栏江镇阿里塘村委会接壤,属半山区。

小街康复新村原名是"小街公社小塘麻风村",筹建于1958年,由小街公社行政划拨土地40亩,用于建房及耕种。

1960年,小塘麻风村建成,有土木住房8间。筹建完成后,小街公社将辖区内的所有麻风患者集中到小塘进行隔离治疗,由小街公社医院谭正朝医生负责麻风患者的医疗,并担任小塘麻风村第一任村长,负责小塘麻风村的一切事务。小塘麻风村建成后共收住麻风患者35人,统一伙食,集中耕种。每名患者每月向各自然村生产队领取大米20 kg,其余口粮按工分分配,自产自吃。

1963年,谭正朝卸任麻风村村长,交由患者潘应根、杨绍先管理。

1974年,由现任小塘麻风村村长李正如接管,麻风患者减少至23人。

1982年,"嵩明县皮肤病防治站"成立,小街小塘麻风村划归皮肤病防治站管理,自此,县皮肤病防治站担任全县麻风防治工作。麻风患者的生活费统一由皮肤病防治站发放,生活用品统一购买送往麻风村。

1994年7月,小塘麻风村从小街镇东屯村附近搬迁至董官营村东边约1 km处,由政府出面征地9.21亩,小塘麻风村正式更名为"小街康复新村"。当时由阳光公司、县人民政府投资50万元建盖房屋1 000 m²(含附属工程)。

2000年至2013年12月,麻风村休养员每人每月生活费100元。

2007年,嵩明县小街镇麻风村列入2007年中央预算内投资的国债项目。2008年1月1日,在小街镇麻风村改扩建规模2 640 m²,总投资268万元。其中土建220万元、设备购置48万元,建设完毕后可容纳126名麻风康复休养员。

2009年1月21日,昆明市嵩明小街康复新村主体工程竣工揭牌。

2010年,将20名麻风休养员由农村户口变更为城镇居民户口,迁入嵩明县皮肤病防治站集体户口,享受城镇低保。

2019年12月,小街康复新村仍居住麻风休养员3人,每人每月享受生活费150元,3人均享受城镇低保,每人每月625元。张连清任麻风村村长,负责麻风村一切管理工作。

昆明市西山区螺丝塘疗养所

"西山区螺丝塘疗养所"成立于1964年初,院址在昆明西郊普吉办事处漾田村螺丝塘,面积约73 843.9 m²,当时有住院患者86人。

1964年10月,在海联公社(现黑林铺镇)普吉办事处大、小漾田村后山凹中成立了西山区螺丝塘疗养所。

1965年至1966年5月,所长袁福安带领疗养所职工在全区范围内开展了普查、普治麻风患者的工作,共查、收、治、养麻风患者86人。并建盖职工宿舍、办公室、诊疗室、住院患者住房等。同时,所领导发动患者,自己动手,新开地20多亩,种菜10多亩,嫁接水果树100多株,养殖牛、马、羊、鸡、猪等牲畜、家禽,在平顶山开采石灰岩资源石场1个,以增加住院部的收入。

1966年底和1967年,西山区疗养所出现麻风患者批斗所领导及医务人员情况,"造反派"联合起来把区委几位领导用车运到大漾田村进行批斗,强烈要求撤销麻风院(即西山区疗养所)。

1969年,全区贯彻中央"六二六"指示精神,各大队相继成立合作医疗室。区革命委员会拨款给西山区疗养所,把原来的34间草房改建成34间瓦房。

1973年,西山区委、民政科、卫生科共同拨款4万元,建盖9间砖瓦房作为职工住宿,扩建6间砖混房作为医疗室。调配2名管理干部,充实了疗养所的领导和职工队伍。

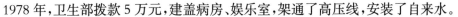

1978年,卫生部拨款5万元,建盖病房、娱乐室,架通了高压线,安装了自来水。

1986年,疗养所患者生活费从每人每月15元提高到每人每月30元;1988年,提高到每人每月40元;1989年提高到每人每月80元;1995年,提高到每人每月120元。

1998年,本区住院麻风患者生活费从每人每月120元提高到每人每月200元。安宁八街市皮肤病防治院的住院患者生活补助费从每人每月60元提高到每人每月140元。

2000年,疗养所门诊楼重新建盖,于6月29日竣工并投入使用。

2004年,由区政府拨款6万元对住院麻风患者住房进行拆除重建,并将住院麻风患者生活饮用水改造列为水利建设项目。

西山区螺丝塘疗养所累计治愈患者186人。2004年8月,西山区螺丝塘疗养所正式移交五华区。2019年,仍有1名休养员入住,每月享受生活补助720元。

寻甸县功山镇水沟麻风村

1934年,寻甸县国民政府计划建立麻风院,省政府派常旭前来督办,但因缺资金而未果。

1960年,根据当时麻风患者的分布和地理、交通情况,在全县各地选择了9个村作为麻风患者收治点,由政府统筹主办,共集中收治患者282人。其中,金源、甸沙在小湾村收治5人,仁德、塘子在水淹塘收治52人,羊街、先锋在三眼井收治26人,马街、联合在落水洞收治17人,功山水沟收治17人,鸡街西波田收治62人,柯渡孟家桥收治38人,钟灵小米田收治15人,款庄沙坪收治50人。1963年,款庄沙坪划归富民县,钟灵小米田划归马龙县。

1969年12月,县民政部门选择功山公社横山大队的水沟村新建麻风病防治院,共投资32万元,新建房屋257间,7 034 m²。麻风院建成后,原分布在各地麻风村的大部分麻风患者都集中到麻风院治疗。至1971年,麻风院共收治麻风患者151人。

1981年,水沟麻风院移交给卫生部门管理时已有工作人员10人,有病床116张、土地250亩、牛64头、马7匹、骡子2匹、羊68只、拖拉机2台,患者每人每月发放粮食15 kg、生活补助8元、医药费40元。

1984年,麻风病防治院改为皮肤病防治院后,患者治疗管理、生产生活均保持原麻风院现状。

1987年,县皮肤病防治院改为县皮肤病防治站迁入县城办公,在水沟患者居住区设卫生室,留下一名卫生人员,并聘用了一名管理人员留守。后期办公地点也转卖给他人。

1994年,水沟原麻风患者居住处更名为"康复村",行政管理工作移交给功山镇政府,卫生部门继续负责患者的治疗和康复工作。

1995年8月,国际爱心扶贫组织(现福华国际爱心组织)意大利苏珊娜女士到寻甸及水沟麻风村考察患者治疗、生活、居住、道路、水电等情况,并赠给麻风患者棉被、衣服、鞋子等生活用品。

1995年9月,在意大利霍雷劳之友协会的资助下,县卫生局、教育局和功山镇共同协商,在康复村建立了一所小学,取名为"中霍友谊小学",由功山镇教育管理委员会下属的横山完全小学负责教学和管理等具体工作。该协会给这所小学资助5年,2000年终止投资,5年共投资7.9万元人民币。该校培养并向上级学校输送了康复村子女40多人,并在康复村进行扫盲学习67人。2011年,因撤校并点,学校再未开展教学工作。

1996年5月,国际爱心扶贫组织到寻甸水沟麻风村给患者开展溃疡清创术和住房进行修复工作。此次来人多达120人,有英国籍宋爱真、美国籍巴永帕、新加坡籍陈来荣等9名国际人士及云南省各地医生、学生等志愿者。

2005—2011年的6年间,福华国际爱心组织瑞士籍专家玛丽安娜每年都率领有关人员到寻甸,给康复村休养员开展溃疡清创手术。

2013年,卫生留守人员病逝。

2014—2018年底,澳门利玛窦社会服务中心给康复村康复者每人每月50元生活补助,2019年提高至每人每月70元。

2019 年,康复村居住有 116 人,其中休养员 29 人、家属 87 人。休养员每人每月享受 197~292 元不等的低保。村内无医院卫生人员工作。

宜良县古城羊厩沟麻风村

古城羊厩沟麻风村始建于 1958 年,用于隔离治疗古城、耿家营、北羊街 3 个乡镇的麻风患者,距离县城 15 km。宜良县卫生防疫站派李福五医生负责管理治疗患者,无任何医疗设施,当年收治患者 50 人。

1971 年,"宜良县皮肤病防治研究所"成立,接管麻风村。全面负责麻风村的管理、治疗、生产、生活。村内无专职管理人员及医生,县皮肤病防治研究所负责患者的检查治疗,古城镇政府负责生产生活管理,古城镇民政部门负责基本生活费。

1981 年,患者生活费由原来每人每月 6 元提高到 15 元,粮食每人每月 15 kg。有留村患者 25 人。

1984 年,由昆明市皮肤病防治院万坤均医生带领部分医生为全部患者(25 人)进行细菌、病理、临床等全面检查,判定治愈 19 人,现症患者 6 人。

1994 年,县政府将患者生活费提高到每人每月 70 元,当时有住村患者 22 人。

2002 年,国际爱心组织驻昆明办事处主任宋爱珍女士组织成员到县麻风村开展畸残康复治疗及扶贫帮困活动,每年 2~3 次为患者开展眼、手、足康复护理等医疗服务,组织村民到昆明、石林、北京等地观光旅游。此项工作一直持续到 2013 年。

2004 年,国际爱心组织驻昆明办事处牵头协调解决麻风村无电、无自来水的问题,县政府现场办公决定:电力公司负责通电,水利局负责通水,水电工程于当年底全部完工。

2005 年,有住村患者 21 人。县政府县长等领导春节慰问患者,将每人每月生活费提高到 200 元。

2006 年,国际家园组织出资 8 万余元新建平房 17 间,年底患者入住新居。

2010 年,县皮肤病防治所出资 4 000 元改造用水、用电设施。

2012 年,经县医保中心批准住村患者全部纳入居民医保。

2013 年,住村休养员全部纳入城镇低保,每月每人平均生活费 300~400 元,原政府补助的每人每月 200 元生活费继续保留。

2015 年,县皮肤病防治所出资 6 000 元维修麻风村全部房屋。

2016 年,县政府拨款 43 043 元,修建麻风村用水工程。至 2019 年底,麻风村仅剩 9 名休养员,每人每月享有 200 元生活费和 650 元低保。

宜良县西梅子村康复院

宜良县西梅子村康复院建于 1933 年,地址在蓬莱乡西梅子村,距离县城约 5 km。建成时有土木结构平房 14 间,1937 年开始收容、隔离麻风患者,具体收容人数不明,当时由英国教会负责管理治疗患者。

1953 年,宜良县人民政府卫生部门接管康复院,具体工作由卫生防疫站负责,聘有两名医生杨芬和金秀芬负责患者的治疗管理。

1956 年,宜良县卫生防疫站派李福五开展麻风普查工作,经半年多时间,初步掌握了本县麻风流行情况。新发现患者 15 人,全县累计患者数 161 人,西梅子村康复院收住部分残老患者 30 余人,开始以氨苯砜治疗患者。

1971 年,宜良县皮肤病防治研究所成立,接管康复院,全面负责康复院的管理、治疗、生产生活等工作。

1981 年,县财政拨款 38 500 元改建西梅子村麻风院 19 间砖木结构房屋,新建 3 间砖木结构房供医生住宿。患者生活费由原来每人每月 6 元提高到 15 元,粮食每人每月 15 kg。

1994 年,县政府将患者生活费提高到每人每月 70 元,当时有住院患者 19 人。

2002 年,国际爱心组织驻昆明办事处主任宋爱珍女士组织成员到该县麻风院村开展畸残患者康复治疗及扶贫帮困活动,每年 2~3 次为患者开展眼、手、足康复护理等医疗服务,组织患者到昆明、石林、北京等地观光旅游。此项工作一直持续到 2013 年。

2005 年,有住院休养员 8 人。县政府县长等领导春节慰问休养员,将生活费提高到每人每月 200 元。

2009 年,国际爱心组织出资 9 000 元维修康复院房屋。

2010 年,县皮肤病防治所出资 4 000 元改造用水用电设施。

2012 年,经县医保中心批准,所有住村休养员全部纳入居民医保。

2013 年,经县皮肤病防治所向政府申请,将全县住村休养员全部纳入城镇低保,每人每月平均生活费 300～400 元,原政府补助每人每月 200 元生活费继续保留。

2019 年底,西梅子村康复院累计治愈麻风患者 30 人,康复院仅剩 1 名休养员,每月享有 200 元生活费和 650 元低保。

宜良县竹山老陷塘麻风院

1971 年,"宜良县皮肤病防治研究所"成立,投资 137 000 元新建"竹山老陷塘麻风院",距离县城 20 km,有砖木结构房 73 间。1973 年,麻风院竣工,分设管理人员生活区、医生检查区和患者生活区,设有医务室、检查室、食堂,计划收治患者 80 人。麻风院有 500 亩山林及 70 多亩土地。老陷塘麻风院具体工作由宜良县皮肤病防治研究所负责,由副所长王安孔和一名医生胡顺昌负责患者的管理治疗。

1974 年,麻风院开始收治患者,时有麻风患者 22 人,开始以氨苯砜治疗。1974—1979 年,收治竹山、狗街、南羊等 3 个乡镇的麻风患者 29 人。

1982 年,政府将患者生活费由原来每人每月 6 元提高到 15 元,粮食每人每月 15 kg。

1984 年,昆明市皮肤病防治院万坤均等医生,为住院的 29 名患者开展查菌,病理取材,临床体检等全面检查,判定治愈 26 人,仅剩 3 名现症患者。

1986 年,在宜良县试点推广实施麻风病联合化疗方案治疗麻风患者。

1994 年,县政府将患者生活费提高到每人每月 70 元,时有住院休养员 22 人。

2002 年 4 月,国际爱心组织驻昆明办事处主任宋爱珍女士组织成员到县麻风院开展畸残患者康复治疗及扶贫帮困活动,到麻风院开展爱心服务,每年 2～3 次为休养员开展眼、手、足康复护理等医疗服务,此项工作持续到 2013 年。

2005 年,县政府县长等领导春节慰问患者,将患者生活费提高到每人每月 200 元,并拨款 6 万元拆旧新建砖木结构平房 8 间。时有住院休养员 9 人。

2010 年,县皮肤病防治所出资 8 000 元改造用水用电设施。时有住院休养员 7 人。

2012 年,经县医保中心批准,住院休养员全部纳入居民医保。

2013 年,经县皮肤病防治所向政府申请,将全县住院休养员全部纳入城镇低保,每人每月平均生活费 300～400 元,原政府补助的每人每月 200 元生活费继续保留。有住院休养员 5 人。

2019 年底,麻风院仅剩 3 名休养员,均无劳动能力。每人每月享有 200 元生活费和 650 元最低生活保障。

昭通市红山人民医院

红山人民医院的前身是"昭通县麻风院",成立于 1932 年 2 月 5 日,院址在昭通县城东门外 2.5 km 的五谷庙,面积约 500 m²,设备简陋,当时有麻风患者 30 余人,首任院长李岳汉(基督教牧师)。

据 1945 年县国民政府领粮名册显示,麻风院有院长、助理员、书记、工友等 5 名工作人员,有麻风患者 50 人,其中 4 人为昭通籍。

1947 年,昭通县麻风院移交红十字会管理,由意大利人高若旺负责。

1948 年,县长杨鹤麟出面与南斯拉夫驻昭通天主教负责人纪励志协商,继续委托高若旺管理,医生希拉地由会泽县加美禄教会医院派驻,药品亦由加美禄教会医院供给。县政府每月供给麻风院口粮 275 kg,不足部分由天主教教会解决。麻风院时有麻风患者 47 人。

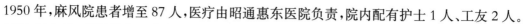

1950年，麻风院患者增至87人，医疗由昭通惠东医院负责，院内配有护士1人、工友2人。

1951年5月，昭通县人民政府正式接管麻风院，并命名为"昭通人民麻风院"，当时有麻风患者75人及2名政府派来的接管人员和1名勤杂工。医疗管理由县卫生科负责，行政管理及生活救济由民政科负责。

1956年，昭通县政府协调有关乡镇在布嘎、永丰、守望三乡接合部的朱家山（距城区15 km）划拨土地，并拨款14 000元修建新院，1957年建成搬迁，更名为"昭通县朱家山专科医院"。时有麻风患者101人，院长柴润夫，副院长王朝荣，医生朱忠荣、邹谋策，会计殷仕吉，勤杂工袁兴顺，政府供给粮食、药品、生活劳动工具等。

1958年，云南省卫生厅派昆明金马疗养院惠以存、李国华、王丽英到昭通朱家山专科医院进行指导，对每一位住院患者重新体检并建立住院病历，开展麻风常规检验工作。是年，住院患者增至211人。

1958年9月13日，昭通县人民委员会正式下发《关于拨用土地的通知》[县民地字(58)032号]，从当时的守望、青坪乡拨用荒地90余亩作为该院耕地。

1960年，增加病区设施及护理员，购买生物显微镜1台及化验用品。

1963年，医院首次派雷开学医生赴昆明金马疗养院进修，此后，先后派出陈光贤、吴应坤、莫锦惠等9名医生赴昆明、文山等地进修学习。

1964—1965年，修建一间大礼堂，作为放电影、文艺演出和开展其他娱乐活动的场所。

1965年，有住院患者265人、工作人员13人。

从1965年开始，每批治愈者出院，医院都坚持召开出院大会，邀请上级有关领导，各医疗单位负责人、治愈者所在地村社干部及治愈者家属到会，宣传麻风病可治愈、不可怕的道理，这一做法一直坚持到20世纪80年代初期。

1968年，昭通县政府下发《关于将朱家山专科医院更名为"昭通县红山人民医院"的通知》，朱家山专科医院更名为"昭通县红山人民医院"。

1974年11月，集中出院一批治愈患者，医院组织欢送大会，社会影响较好。

1977年5月至1978年5月，上海市遵义医院派出一支6人医疗援助队来到红山医院。医疗队推荐用麻风病光谱五级分类法替换两型两类法，指导帮助医院开展矫形外科手术，治疗麻风足底溃疡。

1977年，在医院举办昭通地区在职麻风防治专业培训班。是年，陈光贤、张世琼、李安凤、孟太芝、王国晶、罗德凤6名麻风专业中专毕业生分配到医院。

1982年，由上级拨款修建砖木结构外科手术室、化验病理室等医疗用房共6间，面积72 m²。改造1957年修建的职工住房为治疗用房，增设12间职工住房，面积约160 m²。

1983年，昭通县红山人民医院亦更名为"昭通市红山人民医院"。

1977—1985年，红山医院承担着昭通地区各县(市)的麻风病理检验工作。

1981年，招收吴应坤、赵家会、莫锦惠、朱亚明，经昭通卫校麻风防治业务培训后，到院从事麻风防治工作。

1983年，分配文山卫生学校皮肤病防治专业毕业生洪业秀、张金元、马坤到院工作。

1987年，红山医院工作人员增至32人（干部25人、工人7人），医疗、行政、财务、后勤各部门基本配齐。

截至1987年，红山医院累计收治包括昭通、鲁甸、永善、巧家、彝良、镇雄、会泽、威信、绥江、丽江、东川、呈贡和贵州省纳庸、威宁、赫章、大定、毕节，四川金阳等省、县(市)麻风患者616人，累计治愈396人，死亡120人，离院（含转院）62人。

1987年以前，红山医院麻风治疗以氨苯砜为治疗主药，同时开展中医药、针灸治疗和中西医结合治疗。

1987年，红山医院在昭阳城区开设皮肤病门诊，将麻风防治工作的重点从院内转向社会。

1988年职称改革后，有卫技人员17人。其中主治医师3人、西医师4人、西药师1人、检验师1人、西医士 7 人及其他卫技人员 1 人。

1992 年,省计委、省财政厅、省卫生厅下发《关于县(市)皮防站迁建计划方案的通知》,红山医院列入首批迁建计划。

1992 年,经原昭通市政府批准,昭通市红山人民医院更名为"昭通市皮肤病防治所"。

1993 年,昭通市皮肤病防治所迁到环城北路 118 号(原市卫生防疫站)办公,麻风休养员仍留朱家山疗养。

1993 年 5 月 22 日,"昭通市皮肤病防治所"正式成立挂牌。

1997 年,朱家山麻风休养员得到意大利友人何义士(天主教灵医会澎湖惠灵医院行政院长)的资助,先后投资 180 余万元人民币,征地 12.2 亩,兴建 48.7 m² 的无障碍院落式住房 30 套,每套住房自来水、卫生间等生活设施齐备。

1998 年 9 月 26 日,朱家山 25 位畸残休养员告别四壁透风的土木房迁入何义士资助的新居安度晚年。

2001 年,经国务院批准,撤销昭通地区和县级昭通市,设立"地级昭通市",原县级昭通市改设为昭阳区。昭通市皮肤病防治所更名为"昭阳区皮肤病防治所"。

2003 年 12 月 9 日,昭阳区卫生防疫站与昭阳区皮肤病防治所合并,成立"昭阳区疾病预防控制中心",麻风防治工作由皮肤性病科负责。

2009 年,朱家山康复中心列入国家发展改革委员会麻风院村建设中央预算内投资计划,朱家山康复中心(原红山医院旧址)再次改扩建,建设投入总经费 359 万元,房屋建筑面积 3 334.65 m²、规划床位数 56 张。

2011 年 3 月 25 日,昭区卫发〔2011〕46 号,《昭阳区卫生局关于成立"昭阳区皮肤病防治所"的通知》,报请区人民政府、区编制委员会批复"昭阳区皮肤病防治所"重新成立,工作人员由在昭阳区疾病预防控制中心工作的原昭阳区皮肤病防治所人员 17 人组成。昭阳区皮肤病防治所除开展辖区内麻风防治工作,还管理着距城区 15 km 的朱家山麻风病康复中心。

2013 年,政府拨付 40 余万元的扶贫项目款,修建一口地下井,解决了昭阳区朱家山康复中心日常用水问题。

2019 年底,朱家山康复中心居住麻风休养员和原有住院去世患者家属 12 户共 51 人,其中麻风休养员 5 人,每位休养员每月享受 320 元低保补助。

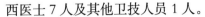 大关县麻风专业医院

1940 年,国民政府在县城东翠屏山设立麻风病隔离所收容麻风患者 8 人,没有管理人员,定期派医生发放丁氨苯硫脲进行治疗,每月送粮食到隔离所。

1959 年,县人民政府办公会议决定由县民政局、县卫生科联合筹建"大关县麻风病医院",并开始对麻风患者进行治疗。

1972 年,在距离县城 62 km 的双河区幸福村水银垭口建立麻风病医院,医院名为"大关县专业医院"(以下称"专业医院"),院长王万奎,医生李再阳、张凤楼。专业医院位于幸福村的半山水银垭口,距离双河乡街 10 km,成年人需要步行 2 小时才能到达,物资、粮食等通过人背马驮进行运输。是年收治患者 28 人。

1973 年,县民政科拨款 7 万元,卫生科拨款 1 500 元,修建土木结构瓦房 1 281.8 m²。

1973—1986 年,共收治麻风患者 174 人,1986 年后停止收治患者,确诊的麻风患者均居家治疗。

1977 年 9 月,首批 20 名患者治愈出院,医院召开欢送会。1986 年 6 月 28 日,18 名患者治愈出院。

至 1993 年,全县累计发现麻风患者 176 人,由专业医院收治 170 人,其中自然减员(死亡或迁出)27 人,治愈 143 人,仅有 23 名治愈休养员在院内居住和治疗。

1993 年,专业医院进行改造,分设生活区、病区、治疗区 3 个区,有房 39 间、医疗设备有显微镜 1 台、

高压消毒锅 3 个、小手术包、眼科、牙科、输液等器械。

2004 年 1 月 1 日,县政府办公会议决定,撤销大关县麻风病专业医院,专业医院和县疾病预防控制中心合并,原专业医院旧址交给民政部门管辖,专业医院原有休养员除 5 人留下,其余均各自回家。医生张明富、肖顺武到县疾病预防控制中心上班,每月到医院为 5 名留院人员提供医疗服务。

至 2013 年后,留院 5 名休养员相继死亡,专业医院旧址已经无人居住。

鲁甸县麻风病医院

据鲁甸县史记载,鲁甸县于 1935 年在西区(龙头山镇)天生桥一岩洞内设立麻风病隔离所,有管理者 2 人,收容麻风患者 21 人。因管理人员薪水难以筹集,于次年解散,麻风患者均各自回家。1949 年以前,麻风患者均无机构管理,有的流浪到昭通等地,被当地麻风院收容。

1957 年 5 月,县人民委员会下发《关于麻风病人隔离的通知》,要求各区公所切实加强对麻风患者隔离管理的领导,不能将麻风患者放任自流,要以乡为单位,集中隔离,选定适当地点,派专人具体负责。

1965 年 3 月,县政府拨款 2.2 万元,新建麻风村,选址于大水井区坡脚公社杨家山生产队(今江底镇坡脚村杨家山自然村),修建房屋 68 间,面积 1 290 m²,其中工作区 204 m²,病区 1 086 m²。1966 年 8 月,麻风村建设完工,配工作人员 3 人,其中医务人员 2 人(匡吉祥、訾世安),管理人员 1 人(王金良);购置床位 235 张,药品、器械价值 1 500 元(专用药品除外);县政府发文《关于成立"鲁甸县红星人民医院"的决定》,命名麻风村为"鲁甸县红星人民医院"(俗称"杨家山麻风村");医院占地面积 157 亩,由县卫生科、民政科共同领导管理,匡吉祥任院长,是年收治麻风患者 25 人。

1966 年 9 月 20 日,鲁甸县红星人民医院正式接纳患者入院治疗。入院者由生产队转卖口粮 200 kg 到大水井区粮管所,统一供应,入院时交生活费 36 元,以后由国家免费治疗。是年共收治患者 105 人。

1971 年 3 月,红星人民医院第一批治愈者 6 人出院。

1972 年,红星人民医院招收 1 名业务人员(蔡宗发)。

至 1974 年 12 月,共有 19 人治愈出院。

1978 年 7 月,鲁甸县开展麻风流行病学调查,发现、治疗患者 333 人,其中住红星医院治疗 159 人。是年在上海市赴滇医疗队的指导下开展麻风病外科矫形手术 7 例。

1978 年 9 月,鲁甸县招收 4 人(赵国华、李明斋、徐可琼、高开丽)进入麻风防治培训班,同时招收 2 名后勤管理干部(姚发顶、杨大章)。

1981 年,调入工作人员 1 人(杨大福)。

1983 年,分配业务人员 1 人(陈大东)、后勤管理干部 1 人(邵聪仙)。红星人民医院时有职工 13 人。

1984 年,红星人民医院停止收住院患者。

1986 年 9 月,红星人民医院派蔡宗发和赵国华到昆明学习麻风联合化疗。

1988 年 1 月 1 日开始,鲁甸县红星人民医院并入鲁甸县卫生防疫站,麻风院所在地改称"杨家山麻风病康复村"。医务人员 4 人(匡吉祥、蔡宗发、赵国华、陈大东)、后勤管理人员 3 人(杨大章、杨大福、姚发顶)并入县卫生防疫站(其余 6 人外调至其他单位或离岗),成立"鲁甸县卫生防疫站皮肤病防治科"。当时红星人民医院有住院患者 46 人,防疫站派专人(杨大章)负责留村人员的管理。

2003 年,鲁甸县卫生防疫站更名为"鲁甸县疾病预防控制中心",皮肤病防治科改为"皮肤病性病艾滋病科",全面负责麻风防治工作。

20 世纪 90 年代,经县政府常务会议决定,每月给住院麻风患者发放大米等生活物资,每人每月 100 元生活费。

2003—2004 年,鲁甸县发生 5.1 级地震,杨家山麻风康复村成为重度危房。2004 年,县政府安排专款 20 余万元修建了滞留麻风休养员的生活用房。

2006 年,县疾病预防控制中心职工捐款为杨家山麻风康复村修建了一个蓄水池,暂时缓解了杨家山麻风康复村休养员的饮水问题。

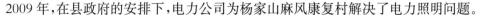

2009年,在县政府的安排下,电力公司为杨家山麻风康复村解决了电力照明问题。

2010年,鲁甸县疾病预防控制中心与广东省汉达康福协会联系,为杨家山麻风康复村修建2个蓄水池,基本解决了康复村残老休养员及家属的饮水问题。

2013年,康复村休养员每人每月生活费调整为120元,并将康复村滞留的休养员全部纳入低保。

2014年,修筑通村公路。

2019年底,康复村有残老休养员7人、家属26人。每位休养员每月享受320元低保和生活补助。

巧家县麻风病院

巧家县麻风病院始建于1959年12月,县政府征用原水塘公社库塘管理区第四社48户农民房屋及耕地400余亩、山林900余亩进行医院建设。

医院距离县城34 km,四面环山,海拔2 600多米,冬季气候寒冷。建院翌年开始收容集中隔离治疗患者121人。

1963年8月,由县、公社有关部门共同明确医院土地、山林权属及四至界限,医院更名为"巧家县专科医院"。县卫生局任命县人民医院刘文章医生为院长,柘世祥为支部书记。至1968年,有工作人员8人,其中防治专业技术人员2人,收治患者增至429人。

1969—1972年,从国家医疗单位调入医士3人,从集体医疗单位调配及安置退伍军人13人,职工增至24人。

1976年,昭通卫生学校毕业生李文志、李功云、李德芬、葛兴华分配到该院工作。

1980年,两次定向招收刘开华、夏万国、陈洪英,送昭通卫校培训1年后进入医院工作。

建院初,仅有征用的48户农民房屋和6间旧瓦房。1961—1963年拆除、扩建,划分一、二、三病区和观察区,后又由上级拨款和自筹资金新建、扩建。

1979年,设病区手术室,购置医疗器械、设备和后勤生活用车辆。

1982年,上海麻风病畸形矫治手术指导组到医院指导开展畸残矫治手术。

1982年后,医院停止收治新发麻风患者,发现患者均在家服药治疗。截至当年,共收治麻风患者669人,先后有542名患者治愈出院回家,住院患者仅有123人。

1990年底,医院有在编工作人员16人(院长刘文章、副院长范启文、支部书记黄国金),其中主治医师1人、医师6人、医士1人、行政管理和后勤人员8人。除承担全县麻风防治任务,也为周边群众提供对外门诊、计划生育手术等医疗服务,住院患者时有56人。

1995年7月,巧家县专科医院经县政府批准,购买原工业局旧房占地800 m²,将部分工作用房和职工宿舍迁至县城廖家巷15号,建立"巧家县皮肤病防治站"(站长范启文、副站长李文智、支部书记黄国金;黄国金去世后,支部书记为李德芬)。麻风休养员仍居住专科医院旧址巧家营乡水塘村,挂牌为"巧家县康复中心"。中国台湾马公惠民医院院长何义士(原巧家教会医院创始人)及德国友人奥托捐款建房、购车、买药。新房建成后,办公用房由廖家巷迁至城北郊灯杆堡,挂牌为"巧家县皮肤病防治站"。

2003年2月,巧家县机构编制委员会下发《关于撤销"巧家县卫生防疫站""巧家县卫校""巧家县皮肤病防治站"及组建"巧家县疾病预防控制中心"的批复》(巧机编复〔2003〕2号)。原巧家县皮肤病防治站职工迁至大东街40号办公,正式更名为"巧家县疾病预防控制中心",麻风防治工作由慢性病防治科负责。

2006年3月,县疾病预防控制中心新房建成,迁至迤博七社。

2019年底,麻风病院内仍住有8位麻风休养员。县疾病预防控制中心安排专人负责麻风病院周边土地、森林的安全、绿化、森林防火及休养员生活用品运送等工作。2019年居住有8户共12人。有耕地70亩,荒山荒坡1 800亩,县财政每年拨款5万余元运转经费用于水、电、交通、房屋维护等。

绥江县麻风院

绥江县麻风院于1957年成立,地址在中城镇绍廷村莲花山上,距离县城14.4 km。绍廷村到麻风院无公路通达,运输均为人背马驮。建立时麻风患者住所仅有土木结构房屋 6 间,约 180 m²;工作人员住所有 3 间房,建在良姜瓦窑村,距离麻风院约 3 km。开始收治患者 50 余人,后陆续增加到 60 余人。麻风院当时隶属于卫生局管理,药品及治疗由绥江县医院负责提供。

麻风院成立之初,麻风患者经费和口粮由绥江县人民政府拨发。麻风院设院长 1 人(刘荣昌)、防治员 1 人(王朝均)、医士 1 人(陈明友)、管理员 1 人,员工津贴由财政发放。

刘荣昌(退伍军人)任县医院院长兼麻风院院长,主要负责麻风患者的治疗及管理。此外,有多名县医院兼职医生,通常每周到麻风院 1 次,为麻风患者开展检查及治疗。

1981 年,陈明友任麻风院副院长,医务人员有王朝均、杨思书、邓常娥。

1988 年 10 月 12 日,县政府办公会议讨论决定,同意将绥江县麻风院的人员、财产和一切业务工作划归县卫生防疫站统一管理使用。麻风院内患者陆续出院回家或年老去世,到 2016 年已经无人居住。

盐津县麻风病防治院

盐津县麻风防治工作始于 1951 年,当时县政府卫生科组织医务工作者在全县开展麻风病线索调查,至 1971 年盐津县共调查确诊麻风 80 例左右。

1971 年 9 月,"盐津县麻风病防治院"正式成立,由民政局和卫生局共同管理。民政局负责行政工作,卫生局负责医疗管理。

盐津县麻风病防治院修建在当时的红星公社楠木大队(今庙坝镇楠木村)乌泡坪、犀牛池,距庙坝镇政府所在地约 15 km,距离县城 45 km。从庙坝街道出发过白水江后通过该镇的小寨村,沿一座叫大面山的陡峭山路直达山顶,一般壮年人要走 4 个小时左右才能到达麻风病防治院所在地。

盐津县麻风病防治院所在地方民间都习惯叫"麻风院"。麻风院在建设之初有房间约 100 间(包括业务用房),山林土地约 30 亩。1971 年底,有工作人员 4 人,首任院长胡克亩,属于民政局派遣的行政管理人员,另有医师 2 人、财会人员 1 人。是年收治全县麻风患者 80 余人。

整个麻风院有 3 处房屋,一是病房 80 多间,坐落于最高山顶的一个窝凼(即犀牛池);二是坐落于大半山腰的工作人员用房(即乌泡坪),包括厨厕有 10 余间;三是治疗周转房或叫"取药房",医生从一间小屋子的前门进去把治疗麻风的药物放在另一面的一个小窗口上,患者在窗口外面取药(医生与患者没有正面接触),这个小房子处在工作人员用房与患者住房中段的埂子上。

1981 年 9 月,县卫生局招收了何以凯、宋登其 2 名医务人员(1 名中学毕业生、1 名乡村医生)。1982 年 2 月,2 名新人送到昭通卫校麻风病专业医士班专业培训。

1983 年,麻风院由卫生部门管理,盐津县又开展了一次全县范围内的线索调查,是年发现新患者 21 人。发现的患者基本上是在家治疗,由专业人员送药上门。

1989 年底,国家对麻风病院管理实行"关、停、并、转"策略,麻风防治进入社会化防治阶段。县政府响应倡议,发文《关于批准成立盐津县皮肤病防治所的决定》,决定在县城所在地的盐井镇新村街成立"盐津县皮肤性病防治所",所长何以凯,原麻风院所有的业务由皮肤性病防治所承担。麻风院自建院共收治 102 人,治愈患者基本出院回家,只有 2 名已治愈但无家可归的患者在麻风院养老。麻风院交由盐津县民政局后更名为"盐津县楠木福利院",并留下原麻风院的医生 1 名管护 2 名无家可归的养老治愈患者。

1990 年 1 月至 2003 年 7 月,是盐津县麻风防治成效的高峰期,麻风防治观念转变,社会参与率提高,综合防控效果较好。盐津县皮肤性病防治所最多时满编 10 人,其中 1 名财会人员,9 名医务人员。

截至 1994 年底,盐津县累计发现患者 147 人,其中治愈 85 人,死亡及其他原因减少 59 人,在治 3 人。1989—1994 年五年中,新发病例 6 人。

盐津县楠木福利院(原盐津县麻风院)仍在庙坝镇楠木村犀牛池(原盐津县麻风院的业务综合用房),以前的 80 余间患者生活用房已于 1989 年全部拆除。留在楠木福利院的 1 名医生已退休。

2003 年 8 月,根据国家相关策略,经盐津县政府批准,盐津县取消盐津县皮肤性病防治所建制(同时取消盐津县防疫站),成立"盐津县疾病预防控制中心",全县麻风防治工作转由疾病预防控制中心承担,在疾病预防控制中心成立"麻风病防治科",有1名专业人员兼职负责全县麻风防治工作。

2019年底,1名治愈休养员已80多岁,每月享受政府生活补助320元,由盐津县民政局雇用1名临时工管护。

彝良县小摸落麻风村

小摸落麻风村成立于1958年,位于彝良县荞山乡双河村摸落组半山腰上,距离县城45 km,距离乡政府25 km,占地20亩,房屋面积1 800 m²,不通公路,从荞山乡双河村公所出发需要步行1小时才能到达。建村当年即收治麻风患者39人,首任麻风村管理员张兴银(县卫生防疫站职工)。

从1966年开始,由县政府办公会议安排卫生科、民政科负责麻风村管理和保障麻风村患者生活(当时麻风患者及家属每月每人可领取玉米18 kg、猪肉1.5 kg、猪油750 g、食用盐750 g、煤油750 g)。

1949—1968年治疗药物为丁氨苯硫脲;1969—1982年治疗药物为氨苯砜、1982—1988年治疗药物为氨苯砜+利福平。

1988年10月后,麻风村转由卫生局负责管理,具体工作由卫生防疫站负责(管理员:夏仕万、卯学现、聂兴琼、黄家宽)。

1996年,彝良县政府为麻风村通电,解决了麻风村照明问题。

2000年,在扶贫办的资助下,为麻风村进行房屋改造280 m²,进一步改善居住条件。

2001年,荞山乡政府为麻风村解决了饮水问题。

2005年,县民政局为小摸落麻风村村民办理农村低保,进一步提高麻风村村民的生活质量。

2014年,荞山乡政府投资10余万元为麻风村修通了简易公路,结束了进出小摸落麻风村的物资靠人背马驮的历史。

2019年,小摸落麻风村有麻风休养员2人、家属39人,主要从事种植业和养殖业。当地财政2011—2019年间安排运转经费(水、电、交通、房屋维护及工作人员工资等)平均每年5万元,其中医疗0.15万元、交通3万元、水电1.5万元、其他投入0.35万元。2019年12月底,住村人员每人每月享受政府最低生活保障120元。

永善县麻风村

永善县属云南省麻风病流行重点地区之一。1946年,在永阳镇(现莲峰镇)设隔离所于书院,报告患者35人,收住30人,后因生活无着落,全部逃跑。1950年12月,县政府向昭通专署报告调查麻风概况,称全县有患者52人,均散居各区、乡(现在的乡镇、村)偏僻处。

一、黄华龙冲河麻风村

1959年,在黄华龙冲河集中点建麻风村,收住全县各区送来的患者102人,由区诊所派医生贺德明负责隔离治疗,并组织患者进行生产自救。10月设医务室,有人员3人(支书安显洲,工作人员贺德明、熊洞龙)。

黄华龙冲河麻风村位于金沙江流域一个名为"龙冲河"的狭长约20余千米深谷内,无公路连接,患者居住的房屋沿河沟边的槽沟修建,多数以石崖为顶。房屋分散,首尾相距超过5千米。

1962年,龙冲河麻风村医务室更名为"龙冲河专科医院",设支书安显洲、院长贺德明、文书熊洞龙,贺德明、熊洞龙2人同时为医务室专业医务人员,备有治疗麻风和常见病的中西药物,查血常规的设备等。麻风村有房屋112间,耕地511.63亩;有牲畜、农具等;有住院患者105人,集体劳动,按工分分配。

1964年,医务人员改属卫生部门,负责隔离治疗。民政部门负责管理生活(每个患者每月粮食15 kg、煤油500 g、盐500 g、菜油500 g,衣服裤子春秋各1套、鞋子2双和床上用品等)。

1965年,昭通地区行署卫生局在永善县开办麻风防治培训班,学期1个月,该县有10人参加培训。

1970 年,黄华龙冲河麻风村共收治患者 167 人。是年陆续有治愈患者出院,出院后的患者仍追踪访视和复查。

1972 年,县民政科在黄华龙冲河麻风村修建土木结构房屋 60 m²,并在村内建立党支部、生产队、院委会等组织,解决患者生产、生活和治疗等问题。

1975 年,黄华龙冲河专科医院治愈出院 12 人。

1980 年,对患者开始建卡,实行一人一卡。

1981 年,开始用利福平、氨苯砜联合治疗。是年 7 月 16 日,县委印发《关于麻风病员治愈出村、返乡参加农业生产的通知》,要求排除各种障碍,欢迎返乡参加生产生活。

1982 年,送 2 人(张仕全、陈尚发)到省里,送 5 人(张仕全、陈尚发、蒋正香、龙华秀、钟友志)到专区接受麻风专业培训。

1984 年,黄华龙冲河麻风村累计收治患者 249 人。龙冲河专科医院撤销作为治愈患者的安置点,现症患者转至务基七里半麻风村治疗。

1988 年 10 月后,采用世界卫生组织利福平、氨苯砜、氯苯吩嗪三药联合化疗方案进行治疗。

1992 年 5 月 23 日,永善县政府发文成立"永善县皮肤病防治站",编制 15 人,与永善县卫生防疫站合署办公,负责全县麻风及皮肤病防治工作。

1994 年,经县政府批准,永善县皮肤病防治站并入卫生防疫站,麻风防治并入县卫生防疫站流行病科。1995 年,麻风防治工作从流行病科分出,组建"永善县卫生防疫站皮肤病防治科",同时开设永善县卫生防疫站皮肤病门诊,具体负责全县麻风及皮肤病防治工作。

1995 年,由国际卫生联合组织霍雷劳之友好协会、意大利麻风病福利协会赞助 1 万元,永善县教委补助 7 500 元,当地群众投工投劳 7 100 元重新修建龙冲河麻风村小学。永善县卫生防疫站赞助 2 000 元购买新课桌椅 15 套并运送到该学校,是年学生增加至 22 人。同时,霍雷劳之友好协会、意大利麻风病福利协会还全部减免了学生的学费、书本费并对学生进行生活补助。

2001 年,在县、乡两级政府的安排下,电力公司和水利部门为麻风村解决了照明和饮水问题。

2003 年 12 月,永善县卫生防疫站更名为"永善县疾病预防控制中心",皮肤病防治科改为麻风防治科,负责全县的麻风防治工作。

2007 年,由县扶贫办出资 9 万元,修建土木结构房屋 41 间,共计 492 m²。

2008 年,县疾病预防控制中心多次与公安、残联和民政等部门联系,为麻风患者及其家属和子女办理身份证、残疾人证,并把麻风村人员纳入为农村贫困救济对象(每人每月 100 元),解决了麻风村人员的后顾之忧,保障了其基本生活。

2015 年,麻风村有残老休养员 11 人,家属 43 人。

2018 年 3 月,麻风村 10 名休养员及 36 名家属搬迁至黄华镇小田易迁点。

2019 年,10 名休养员每人每月生活救助费增至 160 元。

二、务基七里半麻风村

1966 年 2 月,将永善县务基乡青龙村七里半的居民迁出后,建立务基七里半麻风村。共配备有行政人员 1 人(刘安兴支书)、医务人员 5 人(龙清海、邓方权、陈永龙、李茂才、刘基刚)。

务基七里半麻风村位于务基乡青龙村金沙江河谷川滇省界一个约 2 km² 的平坦河坝内,一面临江,三面为高山,气候炎热,通向外面的道路为两条崎岖险峻的羊肠小道,运输靠人背、马驮。

1984 年,治愈出院 40 人。是年,龙冲河专科医院撤销,现症患者转至务基七里半麻风村治疗。医务人员增加至 9 人(刘安兴、夏顺友、王乐友、杨德洪、张仕全、钟友智、蒋正香、龙华秀、陈尚发)。

1988 年 9 月,县政府下发《关于撤销永善县务基乡七里半麻风村的决定》,决定撤销务基七里半麻风村,以自然村形式交给当地政府管理。麻风村的医务人员分别调到县卫生防疫站(王乐友)和麻风患病率较高的桧溪(龙华秀)、佛滩(蒋正香)、务基(夏顺友、刘安兴)、黄华(杨德洪、钟友智)、莲峰(陈尚发)、墨翰

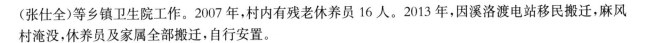

（张仕全）等乡镇卫生院工作。2007年,村内有残老休养员16人。2013年,因溪洛渡电站移民搬迁,麻风村淹没,休养员及家属全部搬迁,自行安置。

三、码口周家河坝麻风村

1966年2月,码口周家河坝麻风村成立,新建房屋3间共60 m²,其附近麻风患者集中点撤销,患者动员到麻风村,配医务人员1人(田茂其)。民政部门对周家河坝麻风村每年每名患者发放粮食和其他补助,标准仍按原龙冲河麻风村患者的标准执行。

码口周家河坝麻风村位于码口乡金沙江河谷川滇交界一个约0.1 km²的河坝内,距离县城120余千米,比邻大兴观音阁麻风村。

1970年,收治患者39人。是年陆续有治愈患者出院。

1981年,开始用利福平、氨苯砜联合治疗麻风病。是年7月16日,县委印发《关于麻风病员治愈出村、返乡参加农业生产的通知》,要求排除各种障碍,欢迎返乡参加生产生活。

1983年11月,县政府以永政发〔1983〕103号文件通知,永善4个麻风村合并为2个,于1984年迁并完成。

1984年,码口周家河坝麻风村与大兴观音阁麻风村合并为"大兴麻风村",麻风村有医务人员1人(秦德兴)。合并前码口周家河坝麻风村累计收治患者57人,合并后码口周家河坝麻风村的现症患者转入大兴麻风村继续治疗,村内仍居住7名治愈者。

2013年,因溪洛渡电站移民搬迁,麻风村淹没,休养员及家属全部外迁,自行安置。

四、大兴观音阁麻风村

1966年9月,大兴观音阁成立麻风村,面积60 m²,医务人员有1人(秦德兴)。1970年收治患者49人。同年有治愈患者出院,出院后的患者仍追踪访视和复查。

大兴观音阁麻风村位于大兴乡金沙江河谷川滇交界一个约0.5 km²的河坝内,距离县城100余千米,比邻码口周家河坝麻风村。一面临江,三面为高山,气候炎热,通向外面的道路为两条崎岖险峻的羊肠小道,运输靠人背驮。

1972年,县民政科在大兴观音阁麻风村修建土木结构房屋240 m²。民政部门对麻风村每年每名患者发放粮食和其他补助,标准仍按原龙冲河麻风村患者的标准执行。1980年开始对患者建卡,实行一人一卡。

1981年,开始用利福平、氨苯砜联合治疗麻风。是年7月16日,县委印发《关于麻风病员治愈出村、返乡参加农业生产的通知》,欢迎返乡参加生产生活。

1983年11月,县人民政府以永政发〔1983〕103号文件通知,永善4个麻风村合并为2个,于1984年迁并完成。未合并前大兴观音阁麻风村累计收治患者83人;码口周家河坝麻风村与大兴观音阁麻风村合并为"大兴麻风村",有医务人员1人(秦德兴)。

1988年10月后,采用利福平、氨苯砜、B663三药联合化疗治疗麻风患者。

1988年9月,县政府下发《关于撤销永善县大兴观音阁麻风村的通知》,决定撤销大兴观音阁麻风村,以自然村的形式交给大兴乡政府管理,大部分患者转入患者所在的乡村进行社会治疗,村内居住有残老休养员4人,医务人员调入乡镇卫生院工作,同时兼顾当地麻风发现和治疗工作。

2013年,因溪洛渡电站移民搬迁,麻风村淹没,康复者及家属全部外迁,自行安置。

镇雄县麻风村

1953年,政府将麻风患者集中到指定区域治疗管理,逐步修建了5个麻风病康复治疗中心,当时称为"麻风村",分别是五德镇新寨村中心村民组(现为五德镇新寨天坑麻风村)、牛场镇石笋村大火地麻风村、

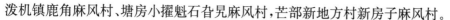

泼机镇鹿角麻风村、塘房小擢魁石旮旯麻风村,芒部新地方村新房子麻风村。

镇雄县皮肤病防治所成立于1981年,负责麻风患者的治疗、管理、生活补助及其他帮助。根据1982年《麻风防治管理条例》(云防字第37号)及1987年全国麻风工作会议精神,县地方病办公室领导全县的麻风防治工作。从此,全县麻风防治工作由住麻风院村隔离治疗向社会化综合防治转变,结束了麻风患者集中隔离治疗的时代。

一、五德大锅圈麻风村

始建于1953年,位于镇雄县五德镇新寨村,离镇雄县城28 km。麻风村四面绝壁,当地人又称之为"大锅圈""天坑",为云南最大的天坑地形,面积0.1 km²,其中耕地面积50亩。原居住有4户居民。当时靠三层软梯出入,牛羊等牲畜只能用绳索吊上吊下。1953年,县政府将这4户原住户迁出坑外,将62名麻风患者隔离于此集中治疗,成立麻风村,由镇雄县卫生防疫站直管,指派曾义普负责管理。1958年,政府在悬岩上炸出一条路。1958—1993年,共有78名麻风患者入村居住治疗,在此期间,陆续有50名患者治愈出院,10名患者因年老自然死亡。到1993年,剩余18名患者,镇雄县卫生防疫站聘请当地村民吉正洪协助照管18名患者;2003年,澳门利玛窦社会服务中心帮助解决了五德新寨麻风村通水、通电及房屋维修建设工程;截至2019年底,时有2名麻风休养员,每月每人由民政等部门给予300元生活费及109元农村低保维持生活。时有38名原麻风患者家属,共计8户38人居住。

二、牛场石笋大火地麻风村

建于1959年,位于镇雄县牛场镇石笋大火地,距县城65 km,面积1.5 km²,其中耕地面积195亩,林地面积556.4亩,荒山荒坡230亩,主要产业有玉米、洋芋种植。自1959年起共收治麻风患者46人,由当时县卫生防疫站定期派医生到麻风村为患者进行检查治疗,1978—1993年,共有34名患者治愈出院。1993年,由镇雄县卫生防疫站聘请当地麻风康复患者闵中云协助照管剩余12名患者至今;2001年,镇雄县争取到爱乐美家用电器公司资助修建"牛场麻风病康复中心";2005年,澳门利玛窦社会服务中心陆毅神父、台湾高院长、古神父等出资33.57万元,帮助当时19户共76人通水、通电和维修住房;是年,镇雄县疾病预防控制中心争取政府麻风村建设项目,在牛场大火地村新修21间水泥平房(其中1间用作教室)。2016年底,21间水泥平房全部闲置或废弃,全村时有20户共107人,均为治愈者家属。

三、泼机鹿角麻风村

建于1962年,距离县城31 km,位于镇雄县泼机镇鹿角村委会鹿角社山顶上,无公路通达,从泼机鹿角村委会至鹿角麻风村只有一条崎岖小路,步行3小时可到达。该村面积0.1 km²,其中耕地面积63亩、林地面积30亩,荒山荒坡20亩。从1962年建村后,共收治麻风患者43人,由县卫生防疫站定期派医生到麻风村为患者进行检查治疗。1978—1994年,共有28名患者治愈出院,8名留村患者死亡;2019年底,村里住有8户共68人,其中麻风休养员7人,现症患者1人,由镇雄县疾病预防控制中心聘请当地村民吴维国协助照管,每人每月享受300元生活补助。

四、塘房石旮旯麻风村

建于1982年,位于镇雄县塘房小擢村石旮旯,距离镇雄县城34 km,无公路通达;面积10 km²,其中耕地面积15亩、林地面积2亩、荒山荒坡180亩。1982年起共收治麻风患者8人。自1989年后,居住在麻风村的麻风患者和家属逐渐自行离开。2019年底,村里住有38户共42人,均为治愈者家属。

五、芒部新地方麻风村

建于1968年,位于镇雄县芒部镇新地方,距离镇雄县城42 km,该村面积3 km²,其中耕地面积50亩、

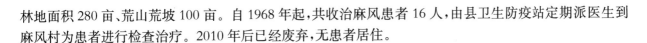

林地面积 280 亩、荒山荒坡 100 亩。自 1968 年起,共收治麻风患者 16 人,由县卫生防疫站定期派医生到麻风村为患者进行检查治疗。2010 年后已经废弃,无患者居住。

曲靖市麒麟区麻风病院

1959 年,曲靖县在距曲靖城西南 75 km 的大柳树村(马龙县境内)建立麻风病院,首任负责人邓永祥。政府拨款 4 万余元,建盖 150 m² 的医疗点,有 40 间草房,共 600 m² 的病区住房,有耕地 190 亩,配有必要的药品及生产、生活工具、耕牛等。选派 3 名专业技术人员在麻风病院工作,并设有百货、副食品商店及理发室等。

1961 年,马龙县从曲靖县分出恢复建制后,大柳树村麻风病院继续承担原曲靖县麻风收治任务(以马龙县为主)。

1969 年,曲靖县在东山区滴滴水建曲靖县健康院 1 所,负责全县麻风防治工作,先后投资 10 万余元,建盖医疗点 270 万 m²,其中患者住房 512 间,有耕地 30 亩、耕牛 10 头、马车 1 辆、手扶拖拉机 1 辆,配备必要的药品及医疗、生产、生活工具,有工作人员 3 人。

1984 年 5 月,沾益县撤县与曲靖市(县级)合并为曲靖市(县级),沾益所有行政事业机构与曲靖市合二为一,曲靖县健康院与沾益县健康院合并为"曲靖市健康医院",院址选在原沾益县健康医院(地址位于菱角乡村委会红瓦房村)。

1985 年 5 月,曲靖东山健康院合并到曲靖市健康院(沾益菱角红瓦房),合并后共有职工 11 人,其中医生 8 人、工人 2 人、干部 1 人。两院合并住院患者共计 47 人(沾益 32 人、曲靖东山 15 人)。是年,曲靖市健康院合并到曲靖市(县级)卫生防疫站成立"皮肤病防治科"(对外称"健康院"、对内称皮肤病防治科)。健康院分为院外组和院内组,院外组负责社会麻风防治工作,办公地点设在沾益县龙华北路防疫站内。院内防治组负责住院患者治疗和管理,院外防治组负责管理分散在全市各村寨的患者及家属,经与乡医签订防治合同,按联合化疗方案进行治疗。

1997 年,曲靖市(县级)撤销,分为麒麟区和沾益县,健康院位于沾益行政管理区域。自此,麒麟区不再设置麻风(村)院。

曲靖市沾益区健康院

沾益区健康院位于沾益区菱角乡块所村委会铁浪水村,首任负责人丁光飞。健康院距县城 60 km,占地 0.15 km²,建筑规模 1 320 m²,为砖混结构,设有带卧室、客厅、取暖间的房屋 14 套,另有医务室、手术室、娱乐室、装有太阳能热水器的沐浴室、配电室、厨房、餐厅、畜圈、卫生间各 1 间。附属设施有 60 m³ 的水池 1 个,800 余立方米的牲畜饮水塘 1 个。

1935 年,沾益县发现麻风患者 51 人,集中于西区天生桥岩洞内有 10 人,防治经费从民国沾益县公安局罚金内划拨。此后,民国沾益县政府清理大觉庵、白塔山 2 处庙产资金,作为专项防治经费,设立收容所,内设所长、医士、书记各 1 人和看役 2 人。患者伙食、医药均由政府承担,轻症患者负责种植所内园地。1948 年,民国沾益县政府借用天生桥部队营房办麻风院,因种种原因,未能办成。

1959—1965 年,沾益县并入曲靖县期间,麻风患者集中于马龙大柳树村(麻风院)健康医院。

1965 年 8 月,沾益县从曲靖县分出,民政、卫生二部门共同筹建"沾益县麻风病院",后因"文化大革命"影响,建院工作被迫停止。

1969 年 9 月,县民政局拨款 8 000 元,抽调行政人员 2 人、中医 1 人补充到沾益县麻风病院,恢复重建工作。

1970 年,在菱角公社块所村委会铁浪水建成"沾益县麻风病院",后更名为"健康院",先后拨款 20 余万元建医生治疗点 600 m²,病区土木平房 31 间共 800 m²。民政部门拨款 7 000 元,增建土木结构平房 3 间、楼房 3 间,收治患者 74 人。院内有耕地 40 亩、耕牛 6 头、羊 26 只。卫生部门按每人每年 40 元的额度下拨药品、医疗器械资金,同时增调西医医士 1 人。

1972年,沾益县政府和民政、卫生部门拨款购置马车1辆、马2匹。

1974年,沾益县卫生局拨款8 000元,购置病理检验设备1套。

1975年,县政府和县民政、卫生部门先后拨款3.2万元,新建医生住宿及业务用房(块所红瓦房),建盖土木结构楼房5间、平房24间。

1976年,县政府和民政、卫生部门先后拨款2.2万元,由菱角公社负责为健康院架设高压电线。

1980—1981年,沾益县健康院住院治疗65人,分散治疗79人。有职工5人(医生和工人各2人,干部1人)。

1982年11月,沾益县健康院新增医生3人,有职工8人(西医师2人、中医师1人、医士2人、工人2人、干部1人)。

1984年5月,沾益县撤县与曲靖(县级)市合并为曲靖市(县级),沾益县所有行政事业机构与曲靖市(县级)合二为一,曲靖市(县级)的东山健康院与沾益县健康院合并,筹建"曲靖市健康医院",院址选在原沾益县健康医院(地址位于菱角乡村委会红瓦房村)。合并前沾益县健康院累计收治麻风患者74人,治愈42人,死亡6人。

1988年,市政府拨款1.5万元建盖砖木结构治疗室100 m²。

1999年,健康院安装卫星接收器,购买彩色电视机,投资1.5万元修缮房屋。

2000年,健康院有休养员18人。是年,购置抽水机、粉碎机,修建水池20 m²。

2001年,留院休养员有17人,健康院配置手机,解决通信问题。

2007年,沾益县政府划拨50万元重建麻风病院,建筑面积711.28 m²。是年治愈留院休养员13人。

2008年3月,曲靖市发展改革委员会决定把中央预算内投资计划在曲靖市改扩建麻风病院项目定在沾益县,建筑规模1 320 m²,总投资139万元,其中土地建设费110万元、设备购置29万元。8月,沾益县政府决定把投资重建麻风病院建设项目纳入中央预算内投资曲靖市麻风病院建设项目一部分,按建设规模要求在原县政府规划投资建设的麻风病院项目基础上进行改扩建,新建手术室190 m²,翻修医生生活区450 m²,进行院内硬化、绿化、建水池等附属工程,总投资149万元,其中房屋改扩建123.34万元、设备和生活用品投资21.73万元、空气质量检测费等开支3.93万元。

2009年1月,中央预算内投资麻风院改扩建项目竣工。1月17日,由市卫生局、市疾病预防控制中心、沾益县政府、县卫生局、县疾病预防控制中心、县质检站、县建设局、菱角乡政府、乡卫生院、块所村委会及施工方等相关人员进行验收使用,11名麻风休养员搬迁入住。

2010年7月,为10名休养员申请办理农村养老保险,每人每月60元五保费。

2012年,为9名休养员申请办理户口登记手续及新型农村养老保险,每人每月60元养老金。

2019年,沾益区麻风病院有休养员3人,年龄70~90岁,均无家属。持Ⅰ级残疾人证者2人,Ⅱ级残疾人证者1人,休养员每人每月低保303元、养老金75元。财政每年拨付3万元作为集体食堂伙食补助,由沾益区疾病预防控制中心负责日常生活管理,每周送一次生活物资,沾益区疾病预防控制中心每年中秋节、春节慰问麻风村(院)中休养员。

富源县小竹箐麻风病院

小竹箐麻风病院位于富源县大河镇铜厂村委会挑担山小竹箐村,距县城31 km,该院占地面积约1 200 m²,为石墙瓦屋结构的房屋,是集食堂、仓库、治疗室、化验室、住院楼、职工宿舍于一体的四合院。有土地20亩、山林30亩。

1956年10月11日,富源县十八连山镇原华毕癞子水井开始建立麻风病防治机构"麻风村"。建村初期有1栋三层小木楼,条件简陋,配备工作人员2人,收治麻风患者14人,可以开展一些常规的麻风诊治、护理及随访工作。

1960年4月25日,麻风村搬迁到大河镇铜厂村委会挑担山小竹箐村,建立"小竹箐麻风病院"。时有院长、副院长、医生、护士、会计、出纳等共9人,勤杂人员2人,共计11人。收治麻风患者44人,病床50

张,首任院长朱邦志。患者的生活费、医疗费由县民政部门从救济费中解决,每人每月口粮 16 kg、肉 1 kg、蔬菜 20 kg、盐 1 kg。县政府拨给土地 20 亩、山林 30 亩,配给各种生产工具,饲养耕牛、马、羊、猪、鸡等家畜家禽,开展农副业生产。轻症患者参加生产劳动,实行按劳分配,除分配外留有一定的粮食、资金储备。

1971 年 6 月 17 日,麻风病院更名为"小竹箐人民医院",院长赵大卫。时有医务及勤杂人员 16 人,设病床 70 张,这期间共收治患者 115 人。患者治疗以中西医结合治疗为主,并对全县所有麻风患者及家属进行诊断、治疗和随访等工作。

1991 年 12 月 16 日,富源县小竹箐人民医院更名为"富源县皮肤病防治所",地址在富源县县城西来寺,有 2 栋二层木板房,面积 300 m²,有药房、治疗室、化验室、宿舍等,院长由赵大卫担任,下有医生、护士及勤杂工共计 7 人。麻风患者转为居家治疗,皮肤病防治所主要负责患者的诊断、治疗、护理、随访、监测等工作,以及患者家属的检查和疫点、疫村的调查工作。

1999 年 1 月 1 日,富源县皮肤病防治所并入富源县卫生防疫站,设立"皮肤病防治科",专门负责麻风、性病的防治工作及皮肤病的日常诊治工作。

截至 2016 年底,原院内患者死亡和离开后,已经没有住村院的麻风患者。

会泽县走马坪麻风防治院

会泽县走马坪麻风防治院系 1973 年由国家拨出专项经费筹建《关于会泽县建设麻风村征用土地手续的报告》[曲计建(73)第 21 号],距离县城 30 km,到最近的公路还有 2.5 km 山路。面积 3.66 km²,其中耕地面积 123 亩,林地面积 5 363 亩,耕地以粮食、蔬菜种植为主。防治院分职工住宿区、患者检查区和患者生活区。

据《会泽地名志》记载,在今乐业乡"梭罗寨"的自然村,"梭罗"一词在彝族语言中就是"麻风"的意思。"梭罗寨"具体形成时间已不可考,但可以看出麻风在会泽已存在了数百年,甚至更长。到了近代,会泽有了国家设置的卫生医疗机构,麻风病例才有了文字记载。据 1947 年会泽县卫生院上报的调查报告中记载:"会泽县有麻风患者二百余人。"

中华人民共和国成立之初,登记在册的麻风患者 61 人,均是 1949 年以前发病的患者。最早发病的患者是者海镇油房办事处大村的邹某,于 1918 年发病。由于当时政府对医疗卫生未着手管理,凡疫病皆由民间自理,因而患麻风病者不仅无法医治,往往还遭到歧视或残害。据走马坪防治院有关材料记载,"马路区炭棚子村,曾活埋 3 例,推入江中 2 例",致使当时人们对麻风普遍存有恐惧心理。

1949 年以后,会泽县各级政府对麻风防治工作都很重视,防治工作渐渐步入正轨。

1960 年,在原待补区(今上村乡的马龙村)和原会泽区(今金钟镇尚德村的白龙潭)建立了两个民办公助的麻风村。两村共有房屋 26 间,耕地 181 亩,集中收治了 38 名麻风患者。政府按月发钱、物补助生活,2 名医生负责村内患者的治疗、生产生活等具体工作。

1970 年,政府拨出专项经费筹建"走马坪防治院"。1972 年初,原马龙村及白龙潭两地患者全部迁入。1973 年,会泽县走马坪防治院正式成立,有工作人员 4 人,配备有 1 名医生,首任院长张德新。

1977 年 6 月 17 日,走马坪防治院更名为"会泽县皮肤病防治院",韩克仁任院长,邹锡祥任副院长,住院患者达 70 余人。有医务人员及后勤 6 人,对全县所有麻风患者及家属进行诊断、治疗和随访等工作。

1982—1983 年,防治院从人民医院和乡村医生(送曲靖卫校麻风病专业培训一年)中招收医务人员 5 人,住院患者增至 200 余人,达到历史最高峰。治疗主要以砜类药物治疗为主。

1988 年 6 月,会泽县实施 WHO 推荐的 MDT 治疗方案。

1994 年 3 月 1 日,根据省计委、省财政厅、省卫生厅《关于县(市)皮防站迁建计划方案的通知》(云卫计发〔1992〕483 号),县皮肤病防治院由走马坪迁入县城,院长鲍朝荣,病区仍留在走马坪。

2001 年 3 月 26—27 日,中国台湾罗东圣母院院长高国卿和意大利、德国专家一行 3 人,在省皮肤病防治研究所杨煌所长陪同下,到会泽县皮肤病防治院走马坪病区进行考察,3 位专家同意资助 5 万~8 万元美元用于病区改造及改善患者生产生活条件;同时,高院长给 44 名住院患者每人发慰问金 100 元。

2002 年 8 月 3 日,会泽县皮肤病防治院并入会泽县疾病预防控制中心,合并时防治院院长为鲍朝荣。

2003 年 3 月 1 日,由中国麻风防治协会捐资 70 余万元修建的麻风村病房及水电改造工程完工。

2008 年 12 月,中国香港红十字会援助 30 余万元,自筹 30 余万元,共计 60 余万元,重新选址建成 300 多平方米的新宿舍。

2016 年底,会泽县麻风村(院)仍有 12 户共 30 人,其中休养员 12 人(畸残者 4 人),家属 18 人,有劳动力者 6 人(其中外出务工者 2 人)。全村 12 户均建档立卡,12 人纳入低保,休养员统一由县疾病预防控制中心帮助办理"新农合"。另外,政府给 12 名休养员每人每月发放 200 元的生活补助,水、电费用由县疾病预防控制中心承担。

2019 年底,麻风村居住 7 名休养员,享受政府生活保障待遇。

宣威市麻风病院

历史上,宣威县各地均有散在麻风病例发现,尤以西泽、热水、宝山、板桥、落水、龙谭、倘塘等地病例较多。

1950 年,在热水区查出患者 36 人。1951 年,查出患者 91 人。

1952 年,县政府派员查勘选址,次年在热水区秧革村设置麻风村,选派医生和管理人员 2 人。1954 年,在热水区秧草乡建立麻风医院,首任院长宴光志。患者生活费、医疗费由县民政部门从救济费中解决,患者每月口粮 15 kg、肉 1.5 kg、蔬菜 22.5 kg、盐 0.75 kg,县政府拨给土地 220 亩、山林 400 亩,配给各种生产工具,饲养耕牛、马、羊、猪、鸡等家畜家禽,开展副业生产。轻症患者参加生产劳动,实行按劳分配,除分配外留有一定的粮食、资金储备。

1959 年,麻风村更名为"健康村"。1971 年,健康村更名为"疗养院"。1953—1974 年,全县先后开展 4 次普查,基本摸清麻风患者数和分布状况。

1978 年 12 月 30 日,按省政府规定,县疗养院移交县卫生局管理,移交时有住院患者 41 人,房子 51 间共 2 076.8 m²,家畜 130 余只,储备粮 11.5 吨,公积金 7 000 元,固定资产折价 24 080 元,土地 220 亩,山林 440 亩。

1978 年后,对收治的麻风患者每人月供粮 15 kg,发给生活补助费 17.3 元。

1980 年,全县开展麻风、头癣病调查,对 12 个驻宣厂矿进行全面普查,对 33 个县属厂矿和单位进行线索调查,对发病率超过 5‰的生产队进行普查。各厂矿查出患者 12 人,农村查出患者 14 人,全县有住院患者 41 人,治疗出院 124 人,死亡 26 人,其中复发 14 人,总计 205 人,患者家属受检率 97.5%。

1981 年,县疗养院更名为"宣威县麻风病院"。1985 年,麻风病院医务人员增至 8 人,负责人缪详荣。

1988 年 6 月,县卫生防疫站成立"皮肤病防治科",负责全县麻风防治、化疗、宣传、流调等工作。同时,秧草麻风病院患者和管理人员的行政领导和生活管理均由热水乡政府负责,医疗业务工作由县卫生局负责。

自建院以来,麻风病院先后集中收容患者 210 人,其中经省皮肤病防治研究所鉴定,治愈出院 182 人,年老病死 22 人,自动离院未办理手续者 6 人。截至 2016 年底,麻风病院已无工作人员及患者。

陆良县麻风院

陆良县麻风院位于陆良小白户镇芦山村委会,距县城约 30 km,耕地面积 5 亩,荒山荒坡 10 亩。道路为泥杂碎石及土路,往返县城交通不便。

1935 年,国民政府在距城 5 km 处的望城哨建了一所麻风院,建平房 3 间围成一个小院,先后收治各区患者 51 人,医药、管理费由区公所负责,伙食费自备。两年后,患者自行走散。

1953 年,派医生到外地学习麻风防治技术。1958 年,开展麻风调查,共查出麻风患者 85 人。时任县长李自高带领工作人员到龙海、大莫古、芳华、小百户考察建麻风院的地址,最后确定在小百户镇芦山村

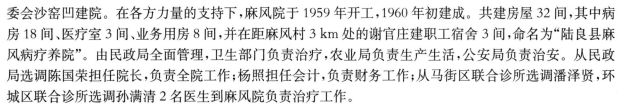

委会沙窑凹建院。在各方力量的支持下,麻风院于1959年开工,1960年初建成。共建房屋32间,其中病房18间、医疗室3间、业务用房8间,并在距麻风村3 km处的谢官庄建职工宿舍3间,命名为"陆良县麻风病疗养院"。由民政局全面管理,卫生部门负责治疗,农业局负责生产生活,公安局负责治安。从民政局选调陈国荣担任院长,负责全院工作;杨照担任会计,负责财务工作;从马街区联合诊所选调潘泽贤,环城区联合诊所选调孙满清2名医生到麻风院负责治疗工作。

1960年10月2日,疗养院开始收治来自全县各地的麻风患者,在全县范围内开展麻风防治知识和政策的宣传、培训、查病和治疗等综合防治工作。

1960—1979年,麻风病疗养院主要由民政部门派1名干部管理救济生产和生活,卫生部门派2名医务人员负责治疗。

1960—1980年,共收治麻风患者119人,治愈111人,死亡8人。

1981年7月12日,按照云南省人民政府〔1980〕182号文件精神要求,民政部门将麻风病疗养院的管理工作移交给卫生局主管。卫生局接管后,更名为"陆良县皮肤病防治院"。

1984年3月20日,17名住院患者经查细菌阴性者16人、阳性者1人,病理检查16人属静止期,1人为活动期,16人已基本接近治愈。

1993年3月,开展陆良县麻风流行病学调查,调查结果:截至1993年底,全县累计发现麻风患者167人,其中男性123人、女性44人,分布在全县10个乡镇、1个厂矿、76个办事处、1个机关、107个自然村;调查150户,在患者家庭中有1名患者的有134户、有2名患者的有15户、有3名患者的有1户。多菌型有104人、少菌型有53人。累计治愈139人,死亡24人、治愈后死亡22人,存活117人,年底有现症患者4人,患病率为0.008‰。近5年发病率为0.118/10万,已达到国家"基本消灭麻风病"的指标。并向曲靖行署卫生局出验收请示。

1994年8月27日,为做好陆良县"基本消灭麻风病"达标验收工作,县政府决定成立"麻风病防治考核验收领导小组",组长周松良(政府办主任),副组长马寿康(卫生局副局长),成员徐柱启、朱春芳、陈树礼、程家喜、鲍石华、钱生生,办公室主任汪洋宝。

1994年9月,陆良县麻风防治工作通过了省、地区验收,达到国家"基本消灭麻风病"指标。

1999年3月,由卫生局出资3 000元对麻风院病房进行维修。

2004年,县政府和曲靖市卫生局分别出资2万元,共计4万元,为患者建盖了4间砖混结构房(120 m²),原有危房全部拆除。

2012年4月,陆良县皮肤病防治院并入县疾病预防控制中心,加挂"麻风院"牌子,撤销原麻风院机构,合并时负责人为汪洋宝。

截至2019年底,麻风院仍居住1户共3人,其中1人为治愈休养员(Ⅱ级畸残),2人为家属,3人均具有劳动能力,均办理了低保(按城镇最高标准,每人每月373元),且参加了新型农村合作医疗。全家全年生活和日用品及节假日慰问品由县疾病预防控制中心采购送入,每年累计购物10 000余元。

罗平县麻风病防治院

罗平县麻风院位于罗平县大水井乡炭山村,距离县城24 km,有耕地面积120亩,林地面积34.6亩,林地果园10亩,荒山荒坡36亩。进村道路有3 km未硬化路面,已接通水、电,无卫生室、文化室,已通广播电视,未通宽带。

罗平县最早记载麻风患者的历史是1899年,在环城乡补歹村。民国时期,麻风病最初由公安局管理,省卫生实验处成立后由其接管。1947年9月,国民政府省民政厅判定《麻风隔离所给养暂行规定》,令各县筹设隔离所集中收容麻风患者。省卫生实验处多次行文通知各县自行给养麻风患者口粮,但罗平县因经费困难,未能开展收容、给养工作。

1958年,县人民委员会拨款在大水井公社炭山大队凉水井筹建麻风病防治院(以下简称"县麻风院"),首任院长徐世英。

1960年2月,县麻风院建成,调配医务管理人员3人,开始集中治疗罗平、师宗二县麻风患者,主要使用氨苯砜、苯丙砜、大枫子油、中草药泡酒等方法治疗。中草药泡酒方剂有白花蛇药酒、乌梢蛇药酒。此外,还自制升丹"1号"(主药为砒霜)、"4号"(主药为马钱子)等。同时,还向贵州省兴义县引进配方自制"灭风灵"注射液(主要成分为大枫子、木别子、蛇床子各四两,白附子、黄柏、生草乌各二两。将上述诸成分合并加水6 L煎1小时后,再加上1 L水将生草乌煮软为止,过滤后浓缩为1.5 L,置高压消毒器中消毒半小时即成),每次注射20 ml。后因省卫生厅通知规定,自制针水需经检验合格方能使用,罗平县停止使用"灭风灵"。

1961年,县人民委员会与炭山大队干部、群众协商拨给县麻风院土地120亩,由患者开荒40亩,使其生活有所依靠,安心接受治疗。县财政供给院内集中治疗患者每人每月大米15 kg、菜油50 g,民政部门补给每人每月4~7元(1985年后改为15元)。省民政厅配发棉被20多床,棉衣每人1件。是年起,县民政局发给每人每年衣服1件或1套,医药、医生、管理人员均由县卫生局调配。

1961—1963年,有36人自动回家,死亡4人,治愈1人。

1963年,在院治疗74人。

1964年9月,在院治疗72人(师宗县26人、泸西县1人、罗平县45人)。

1973年,罗平县麻风院建立党支部,师宗县筹建麻风病防治院。3月,罗平、师宗两县革命委员会卫生组联合向两县县委上呈《关于罗平、师宗两县麻风病人处理的协商报告》。报告得到批复后,原属师宗县的医生和患者由师宗县麻风病防治院接回,关于两县患者相互通婚并建立家庭的,按其意愿酌情处理。

1980年,县麻风院失火,患者住房全部烧毁,政府拨款新建32间瓦房。

1985年,院党支部并入县卫生局党总支。

1986年,时有住院房、公用房53间,有医务人员6人(医师1人、医士5人)。是年起,罗平县实施WHO推荐的MDT治疗方案,采取以联合化疗为主。

1986年,县麻风院更名为"县皮肤病防治院"(以下简称"县皮防院")。

1994年,根据省计委、省财政厅、省卫生厅《关于县(市)皮防站迁建计划方案的通知》(云卫计发〔1992〕483号),有关各县皮防院一律迁进县城的要求,罗平县皮防院投资17.4万元征地2.9亩,投资63万元建盖业务、办公用房1 400 m²。

1997年,县皮防院并入县卫生防疫站。县政府将麻风患者生活补助每人每月从15元提高到85元,并增加一定医疗费。

2008年,县皮防院孤残人员生活补助从每人每月120元提高到150元,补助粮食每人每月15 kg大米。县疾病预防控制中心自筹资金5万元修通院外4 000余米沙石路,另筹14万元将院内路面、场院、房屋地面修成水泥地板。

截至2019年底,麻风院内有5户共16人,其中休养员8人,均享受城镇低保和财政发放的生活费,每人每月392元,全部办理了身份证、户口簿和医保。

马龙县皮肤病防治院

马龙县皮肤病防治院前身为"曲靖县麻风病研究所",距县城约65 km,与宜良九乡毗邻,地处马龙县大庄乡、马鸣乡境内,占地3 096亩,森林覆盖率达100%。

1958年10月,马龙县并入曲靖县。11月,曲靖县卫生科下发《关于集中收治麻风病人开展防治工作的意见的通知》,明确麻风是一种慢性传染病,要求建院一所,集中隔离收治麻风患者。

1959年1月,曲靖县选址原马龙县曙光(马鸣)公社大柳树村,征地4 000亩,征用五车地农户住房(政府补偿,农户搬迁至瓦窑村新建住房居住),筹建麻风病防治机构,成立"麻风病研究所",收治曲靖、马龙、沾益、宜良的麻风患者。其时,有茅草房3排15间,邓永祥医生为第一任院长,杨启贤为第一例收治患者。至1959年12月底,收治麻风患者169人(其中瘤型100人、结核样型68人、其他1人;男性141人,女性28人),所内有医务人员2人,设立院务委员会,建立党、团、工、青、妇组织,设置副业、农业等服务性行业,

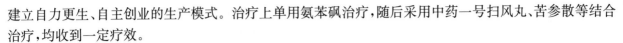

建立自力更生、自主创业的生产模式。治疗上单用氨苯砜治疗,随后采用中药一号扫风丸、苦参散等结合治疗,均收到一定疗效。

1960 年,更名为"曲靖麻风病健康院"。

1961 年,马龙县恢复建制,更名为"马龙县麻风病健康院",由县卫生局和县民政局共同负责管理,曲靖县患者继续住马龙健康院治疗,并按人数拨付防治经费。沾益县、宜良县患者回本地麻风病院治疗。是年,建设职工住房及办公用房,建土木结构瓦房 9 间共 500 余平方米,延用至 2017 年。

1966 年 6 月,有住院患者 133 人,其中瘤型 83 人,结核样型 42 人,其他型 8 人;男性 103 人,女性 30 人,年龄最大 67 岁,最小 13 岁。到 1980 年,先后收治曲靖县麻风患者 119 人,其中治愈 87 人,死亡 32 人;沾益县 83 人,其中治愈 70 人,死亡 13 人;宜良县 17 人,其中治愈 15 人,死亡 2 人;嵩明县 3 人,其中治愈 2 人,死亡 1 人;会泽县 2 人,治愈 2 人;马龙县 99 人,其中治愈 87 人,死亡 12 人;厂矿、机关、部队 11 人,治愈 11 人。累计治愈 274 人,死亡 60 人。高峰时有住院患者 260 余人,有工作用房 40 间、伙食用房 6 间、公房 6 间、接待用房 6 间、牲口用房 12 间、辅助用房若干。后因失火,房屋大面积烧毁,具体时间不详。随后建瓦房 4 排 25 间、伙食用房 6 间、公房 6 间、接待用房 6 间、牲口用房 6 间、辅助用房若干。

1980 年以前,马龙县麻风病健康院由民政部门和卫生部门共同管理,1981 年由马龙县卫生局管理,并更名为"马龙县皮肤病防治院",治疗工作由原来的集中式住院治疗转变为院内、院外结合,以社会防治为中心,是年有工作人员 7 人,其中中医师 1 人,中医士 1 人,西医士 2 人,工勤人员 3 人。1981 年 4—7 月,抽调卫生人员 17 人,组成麻风调查组,对全县 9 个公社、县直机关事业单位及驻马龙县厂矿开展调查,发现麻风线索 32 条,查出麻风患者 3 人。

1983 年,有住院患者 39 人,其中马龙县 17 人、外县 22 人。

1985 年,院内住院治疗的 37 人及院外治疗的 85 人,经地区卫生防疫站皮肤病防治科检查有 120 人判愈,有 2 人需要继续治疗。

2003 年,马龙县皮肤病防治院并入马龙县疾病预防控制中心,合并时院长为陈建林,合并后留守 1 名专职医生负责对已治愈人员管理、监测,开展疫村调查等日常工作。麻风村休养员享受城镇职工最低生活保障及医保政策。

2004 年,澳门利玛窦社会服务中心捐款 70 余万元,新建 700 m² 麻风患者居住用房并投入使用。澳门利玛窦社会服务中心委派天津修道院的 2 名修女到马龙县麻风病院照护管理住院患者及休养员。

至 2019 年底,马龙县麻风病院仍居住 5 名休养员,每人每月享受 417 元的低保收入,并且财政每月发放 120 元的生活费补助。伙食费来源于每人每月 120 元的生活费及爱心捐助,不足部分修道院给予一定补助。

师宗县麻风病防治院

师宗县麻风病防治院设有麻风集中治疗点 4 个,分别位于 4 个乡镇,即彩云镇土关城村、龙庆乡水头村、漾月街道办事处红石岩村、大同街道办事处禁草地村。

彩云镇土关城村治疗点有国土面积 0.5 km²,其中耕地面积 30 亩、林地面积 1 亩,主要产业为烤烟、种植。当地政府 2011—2016 年安排经费 470 万元,为土关城村建盖住房 8 套(一楼一底),修通进村道路,接通水、电,建立文化室,已通广播电视。

龙庆乡水头村治疗点有国土面积 0.6 km²,其中耕地面积 50 亩、林地面积 10 亩,主要产业为种植。

漾月街道办事处红石岩村治疗点有国土面积 1 km²,其中耕地面积 50 亩、林地面积 50 亩,主要产业为种植。当地政府 2011—2016 年安排经费 45 万元,修通进村道路,接通水、电,已通广播电视。

大同街道办事处禁草地村治疗点有国土面积 0.7 km²,其中耕地面积 64 亩,主要产业为烤烟、种植。当地政府 2011—2016 年安排经费 5 万元,村里道路已硬化,接通电,饮用水,已通广播电视。

据记载,1920 年,师宗报告首例麻风患者;1939 年,召舍臭竹坡发生烧死麻风患者事件;1945 年,国民县政府在第一区建立草房 9 间,四面用围墙进行隔离,费用由各乡承担,收容麻风患者 11 人。

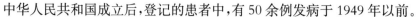

中华人民共和国成立后,登记的患者中,有50余例发病于1949年以前。

1950年,县政府组织开展麻风调查,查出患者55人,并对患者开展治疗。

1951—1956年,麻风防治工作由县医院兼管。

1956年,县政府卫生科在龙庆区豆温乡建立麻风病防治所,隶属于县医院,占地100余亩,设住院病房、医疗用房3 000 m²,职工宿舍120 m²,有医务人员11人,由县医院领导,具体工作由徐世荫、谢尚所负责。随后,县麻风病防治所搬迁至阿那黑水头建立麻风村。是年起,全县麻风防治工作由县医院转为县卫生防疫站承担。全年收治麻风患者10人,进行免费治疗,并对患者给予生活补贴和救济,患者自己耕地,自行解决粮食问题。

1957年,集中收治患者35人,对散在患者送医送药上门。

1961年,师宗与罗平两县合并,两县政府协商在格来公社波罗湾建立"麻风病防治院",两县患者统一集中治疗,全县麻风防治工作转由该院承担。收治师宗患者36人,由医务人员徐世荫、孙洪、毕美秀陪同到罗平县开展治疗。

1970年4月,经师宗县革命委员会批准,在彩云公社的堵西、丹凤公社的法雨2个大队交界处红石岩征地112亩(东至山脚、南至大石岩脚、西至殷家冲口子、北至公路大丫口,包括岔冲在内),其中堵西村82亩、坡脚村30亩,重建县防治院。1972年竣工并投入使用。建成医生用房14间,包括药房、医务室、化验室;患者住房7栋70间、库房5间、食堂8间、畜厩3间、厕所3个共6间。建筑面积3 240 m²,可同时收治麻风患者200人,有医务人员11人,同时新修公路3 km。

1972年,为患者购买耕牛10头、马4匹、马车1辆、手扶拖拉机1台、床200张、炊具若干等生产、生活用品。建院、安置患者共使用资金14.94万元。院长陆朝清,副院长孙洪、窦同孝。

1973年5月,从罗平县接回麻风患者26人、家属12人,收治县内零散的麻风患者6人,共计44人。麻风村村长梁玉元、副村长刘云贵。下设龙庆水头、大同禁草地、彩云土关城3个集中点,分别收容27人、26人、10人。

1984年,全院占地面积101 640 m²,其中空地面积98 534 m²,建筑面积3 106 m²(医生、医疗用房562 m²,病房、其他用房2 544 m²)。有职工7人,其中相当于大专学历2人、中专学历1人、相当于中专学历1人、初级卫生员3人。

1985年,治愈后仍在院内生活者71人。

1989年1月,地区卫生局、地区防疫站、县人民代表大会、县政府联合到县防治院慰问工作人员和麻风患者,送给每个患者50元慰问品,为1949年以来首次慰问麻风患者。

1991年起,每人每月发给营养补助费20元。

1993年4月,美国华侨一行到健康小学考察,资助学校人民币24 520元。7月,县卫生局决定,县防治院与县卫生防疫站合署办公,实行两块牌子、一套人马,合并时院长窦有源。自7月起,患者每人每月生活补助费提高到50元,继续由民政部门对院内麻风患者每年补助寒衣1套。同年,防疫站把麻风院原办公用房改建为"健康小学",专门招收麻风患者子女入学。

1997年,在原健康小学旧址筹建惠民小学。1998年秋,县教育局把惠民小学列入正规小学教育。

2002年12月,根据师卫发〔2002〕10号文,撤销县防治院、县防疫站,组建"县疾病预防控制中心";人事、职能均并入县疾病预防控制中心,下设"皮肤病防治科"。

2003年初,中国麻风防治协会、中国红十字会曲靖市分会等部门出资70余万元,对惠民小学校舍进行改造。县委、县政府投资10万余元架设高压线路,解决学校和康复村生活照明问题。是年底,新建的教室、住房、食堂、沐浴室全部投入使用。

2005年,县疾病预防控制中心筹集2 000元为红石岩麻风村修复道路3 km,出资600元为该村2名自然死亡的麻风患者处理丧事。

2008年1月,中国红十字会、中国残疾人联合会、省市红十字会慰问师宗县麻风患者集中点丹凤镇红石岩村、彩云镇土关城。是年初,由于特大冰雪灾害造成麻风村民房倒塌,县委、县政府、人大、政协等部门高度重视,把麻风村的重建纳入议事日程,联合多部门,为全县麻风病 4 个集中点 42 户麻风患者重建民房 49 套,属砖混结构房屋(其中龙庆水头 11 套、大同禁草地 4 套、彩云土关城 8 套、康复新村 26 套),将村民纳入低保救助,并解决了水电问题。

2015 年 7 月,惠民小学最后一批学生毕业,共计 15 人。患者子女到当地学校就近入学。从此,惠民小学终止办学。

截至 2019 年,在 4 个麻风病集中点有 51 户共 160 人,其中休养员 26 人、家属 134 人。具体情况如下:

彩云镇土关城村有 7 户共 32 人,其中休养员 4 人(均有畸残),家属 28 人,有劳动力者 22 人,其中外出务工者 15 人;全村 7 户均建档立卡,32 人均纳入低保,每人每月 292 元,其中五保户 1 户 1 人。

龙庆乡水头村有 12 户共 16 人,其中休养员 4 人(4 人有畸残),家属 12 人,有劳动力者 12 人,其中外出务工者 7 人;全村 12 户均建档立卡,4 名休养员均纳入低保,每人每月 292 元。

漾月街道办事处红石岩村有 22 户共 47 人,其中休养员 14 人(11 人有畸残),家属 33 人,有劳动力者 46 人,其中外出务工者 10 人;全村 22 户均建档立卡,14 名休养员纳入低保,每人每月 292 元,其中五保户 2 户共 2 人。

大同街道办事处禁草地村有 10 户共 37 人,其中休养员 4 人(均有畸残),家属 33 人,有劳动力者 20 人,其中外出务工者 6 人;全村有 3 户建档立卡,4 名休养员均纳入低保,每人每月 292 元。

玉溪市红塔区麻风康复院

红塔区麻风康复院位于洛河清水河村,占地面积 6 亩,其中耕地面积 2 亩、林地果园 1 亩、荒山荒坡 3 亩。房屋建筑面积 1 318 m²。距离县城 16 km,车辆可直达康复院。

玉溪县于 1908 年在北城西关公路边设立了"北城养疾院",专门收治麻风患者。1935 年在刘彦昌县长建议下,"北城养疾院"搬迁到洛河清水河村,更名为"玉溪县麻风病隔离所"。距玉溪县城 16 km,由西边山马吐龙村大地主普恩家出土地。1934—1935 年筹建,共建房 10 间,每间 20 m²。1936 年正式收住患者,当时玉溪县有麻风患者 192 人。隔离 33 人(17.19%),未隔离 159 人(82.18%)。有管理人员 2 人。由大营街甸尾村白寿恩(非麻风患者)负责管理。大营街管卫村王家进家负责每月供给麻风患者大米五升(约 17.5 kg)。1949 年 4 月搬迁至哨上,收治麻风患者 67 人,每人每月由民政科发给粮食 17.5 kg。

1950 年,玉溪县人民政府新建房屋 40 间,每间 18 m²。由玉溪县民政科派普天友接替白寿恩管理麻风患者。

1953 年,县政府组织医务人员将全县所有麻风患者收容到清水河治疗,哨上的麻风患者也并入清水河治疗,共有麻风患者 68 人,由县政府民政科及卫生科共同管理,供养医药。

1956 年,玉溪县麻风病隔离所更名为"玉溪县麻风病疗养院",共有麻风患者 437 人。未集中的麻风患者以公社为单位集中隔离,全县选择清水河、新寺、姚小满 3 个地点设"麻风村",收容集中麻风患者 375 人,其中男性 266 人、女性 109 人;瘤型 154 人、结核型 221 人。各麻风病院配置院长和管理人员,县政府派 2 名兼职医务人员巡回医治。国家供给钱粮的有 134 人,其他由公社管理区负责。

1957 年 10 月,玉溪县麻风病疗养院迁到哨上村。因江川与玉溪二县合并为 1 个县,麻风患者也集中起来。1960 年,政府增派行政管理人员 1 人。1961 年 5 月,患者集中至清水河。麻风病疗养院占地 10 余亩。1963 年,由县医院派出医务人员段玉贤 1 人专职治疗。新建房屋 12 间,每间 18 m²。1969 年 12 月,医务人员再增加周汝忠、张杰 2 人。

1971 年,政府重新派何忠胜、郭启政、黄家齐 3 名专职医务人员治疗麻风患者。药物以中草药加适量氨苯砜药物,药品实报实销,生活仍由县民政科派专职人员负责管理,患者生活费每人每月 6 元。

1980 年 2 月,根据云南省人民政府云政发〔1980〕182 号文件批准省麻风病精神病防治领导小组《关于进一步加强云南省麻风病防治工作的报告》的通知,麻风病疗养院划归卫生局管辖,结束了民政、卫生局两家同管的局面。

1981年，住院治疗的患者每人每月供应大米 15 kg、生活费 16 元，由国家（或地方）政府统一供给。麻风病疗养院由何忠胜负责，有职工 6 人，有留院患者 79 人。

1982年7月16日夜晚，因医务人员用火不慎，导致工作人员住房被烧毁。工作人员无地点办公，麻风患者管理治疗采用巡回形式。

1983年9月，玉溪县更名为"玉溪市"。由市卫生局批准拨款在城关区的郑井乡金管营村头金刘桥旁新建钢混楼房 2 层 8 间，占地 250 m²，投资 2.7 万元。玉溪县麻风病疗养院更名为"玉溪市皮肤病防治站"。何忠胜任站长，有职工 5 人。麻风患者仍在清水河治疗，更名为"玉溪市麻风院"。患者诊治工作由皮肤病防治站人员轮流负责。

1985年，增设皮肤科门诊，工作人员分为 2 组，一组在门诊治疗皮肤病，另一组下乡进行麻风防治。防治管理人员不断增加，组织机构逐步健全，1987年底，玉溪市皮肤病防治站职工增加到 6 人，设有皮肤科、药房、治疗室和办公室。配备有显微镜 1 台、二氧化碳激光治疗机 1 台、治疗灯 1 盏、冻疮治疗机 1 台以及高效空气负氧离子发生器、液氮冷冻治疗机等医疗设备。

1987年，玉溪地区行署财政局（玉财事字〔1987〕6 号），玉溪地区行署卫生局（玉卫字〔1987〕13 号）联合文件通知：从 1987年1月起，凡住院麻风患者的生活费由每人每月 16 元提高到 30 元，寒衣补助每人每年补助 30 元。当时有休养员 55 人。1987年后患者生活费均按此标准执行，对休养员的日常生活管理变为患者管理患者，由钱本顺负责麻风院。

1988年，根据卫生部关于印发《1985—2000年全国麻风病防治工作试行规划》的函（卫防字〔1984〕第96 号），所有现症麻风患者实行联合化疗，不再收入麻风院治疗。玉溪市于 1988年6月对所有现症患者实施了联合化疗，患者不再收麻风院治疗，而是在发现地就地治疗。是年，玉溪市麻风院有休养员 47 人。

1991年5月，玉溪市皮肤病防治站从金管营金刘桥搬迁至玉溪新兴路 253 号，皮肤病防治站由李建忠负责，有工作人员 9 人。

1992年，李金林任玉溪市皮肤病防治站站长，李建忠负责麻风方面工作，工作人员增加到 11 人。患者生活费为每人每月 50 元。是年，玉溪市麻风院有休养员 46 人。

1994年，政府投资 5 万元，新建麻风院砖木结构住房 7 间，共 140 m²。

1995年，吴强任玉溪市皮肤病防治站站长，工作人员增加到 14 人。

1995年，玉卫联发〔1995〕1 号文件通知：从 1995年1月起，各县（市）麻风院（村）治愈休养人员生活费由原来的 50 元提高为 80 元。市麻风院时有休养人员 42 人。1995年后均按此标准执行。

1997年1月，李连学任玉溪市皮肤病防治站站长。全站有职工 14 人。向政府争取 1.5 万元，解决了麻风院自来水问题。

1997年9月，玉溪地区行政公署财政局、玉溪地区行政公署卫生局、玉溪地区行政公署民政局玉卫联发〔1997〕164 号文件："从 1997年1月起各县（市）麻风院（村）治愈休养人员生活费由原来的 80 元提高为 120 元，所需经费由各县财政承担。同时，各县民政部门要对麻风病人的寒衣进行救济。"市麻风院时有休养员 38 人。1997年后均按此标准执行。

1998年6月，玉溪市皮肤病防治站更名为"红塔区皮肤病防治站"。同时玉溪市麻风院更名"红塔区麻风院"。是年向各级政府争取资金搬迁皮肤病防治站，玉溪市卫生局出资 40 万元，红塔区政府投资 220 万元，共计 260 万元，在彩虹小区建盖办公及门诊综合楼 900 余平方米，职工住宅楼 12 套，总面积 1 200 m²。红塔区皮肤病防治站由新兴路 253 号搬迁至彩虹小区。

2000年，红塔区皮肤病防治站人员减为 12 人，李连学继任站长。红塔区麻风院时有休养员 38 人。红塔区仍执行玉溪地区行政公署财政局、玉溪地区行政公署卫生局、玉溪地区行政公署民政局玉卫联发〔1997〕164 号文件："从 1997年1月起各县（市）麻风院（村）治愈休养人员生活费由原来的 80 元提高为 120 元，所需经费由各县财政承担。同时各县民政部门要对麻风病人的寒衣进行救济。"

2001年1月，由市残疾人联合会出资 5 万元，区残疾人联合会出资 5 万元，红塔区财政出资 21 万元，为麻风院建盖砖混结构房屋 24 间，共计 540 m²。红塔区麻风院更名为"红塔区麻风病康复院"，时有休养员 30 人。

2002 年 8 月,红塔区皮肤病防治站撤销,合并到红塔区疾病预防控制中心,李昆任中心主任。麻风防治工作由性病艾滋病控制科兼管。人员实行竞聘上岗,一些人员被聘到其他工作岗位。麻风防治人员减到 3 人(李福荣、张应留、李连学),主要由李福荣负责,同时兼管艾滋病部分工作。

2005 年 6 月,红塔区麻风病康复院全部人员纳入红塔区城镇居民低保,每人每月 100 元,生活费每人每月 120 元。有休养员 27 人。

2008 年 3 月,玉溪市发展和改革委员会《关于转发"云南省发展和改革委员会关于 2007 年麻风病院村建设项目可行性研究报告的批复"的通知》(玉发改社会〔2008〕42 号)文件精神,经市、区政府相关部门研究,决定在红塔区麻风病院原址扩建红塔区麻风病康复院。由玉溪建筑工程设计院编制初步设计,6 月,玉溪市发展和改革委员会发文件同意初步设计,新建房屋 778 m²,改造建设 540 m²,总体为 1 318 m²,总投资 130 万元,其中土建 100 万元、购置医疗及其他设备 30 万元。资金来源:中央预算内资金 117 万元,省级配套 13 万元。2008 年 10 月完成地质勘察图纸设计、审图,公开招投标等相关手续,并确定由江川县周官建筑有限公司负责施工,聘请玉溪方园工程建设监理有限公司进行质量监督。2008 年 12 月 23 日正式新建房屋,建筑面积 778.39 m²,为二层砖混结构,建筑设计使用年限 50 年,抗震设防烈度 8 度,毛石基础。

2009 年 6 月 9 日,完成地基与基础、主体工程及整体工程初步质量验收,工程质量控制资料齐全有效,质量为"合格"。

2010 年底,麻风病康复院有休养员 17 人,均办理了新型农村合作医疗保险,每人每月享受城镇低保 210 元。

2011 年,根据《消除麻风危害规划(2011—2020 年)》要求,公安部门为居住在红塔区麻风病康复院休养员 16 人办理或补办了户口簿、居民身份证,每人每月享受城镇低保 330 元。每年投入麻风防治经费及留院休养员生活费 6.3 万元。

2012 年底,红塔区麻风病康复院 16 名休养员每人每月享受城镇低保 370 元。每年投入麻风防治经费及留院休养员生活费 6.3 万元。日常生活由畸残轻的休养员照顾畸残重的康复者,一直由钱本顺负责管理康复院。

2013 年,将康复院 16 名休养员纳入洛河乡新型农村合作医疗管理和公共卫生均等化服务对象,治疗费按照"新农合"相关规定执行,由乡卫生院每半年进行体检。住院和大病治疗由大营街卫生院负责。2013 年 6 月,残疾人联合会对 16 名畸残者办理了残疾人证;是年,红塔区卫生局通过积极争取协调,联合区民政、残疾人联合会、红十字会等为麻风康复院解决了如下问题。一是将休养员人均生活补助由原来的每人每月 354 元,提高到每人每月 700 元(红塔区财政局补助麻风畸残患者生活费每人每月 346 元),作为麻风病康复院食堂的伙食经费;财政局补助麻风病康复院食堂管理工作经费 50 000 元/年)。二是聘请专人负责服务和管理,建设营养食堂,为休养员做饭。三是红十字会为每人配备一台 32 英寸数字电视并开通数字电视网络,让每位休养员可以在房间看到想看的节目。四是联系社会代表兴红太阳能厂赞助 3 套太阳能设备,解决休养员洗浴问题。五是为休养员添置储物柜,添加晾衣竿。六是为休养员添置冬衣,提供大米等生活物资。同时制定了红塔区麻风病康复院管理办法。2013 年投入麻风防治经费 113 032 元,其中:红塔区麻风病康复院休养员生活费补助 48 352 元,管理工作经费 21 000 元,食堂组建经费 30 000 元,麻风防治工作业务经费 13 680 元。

2014 年底,红塔区麻风病康复院有休养员 15 人,每人每月享受城镇低保 390 元。红塔区卫生局联系私营企业赞助 30 万余元,为康复院建盖公厕 1 所,并对康复院的屋顶进行补漏,为休养员们提供了良好的生活环境。2014 年投入麻风防治经费 130 112 元,其中:红塔区麻风病康复院伙食费补助 66 432 元,管理工作经费 50 000 元,麻风防治工作业务经费 13 680 元。

2015 年底,红塔区麻风病康复院有休养员 14 人,每人每月享受城镇低保 431 元。

2019 年底,红塔区麻风康复院有休养员 9 人,每人每月享受城镇低保 640 元。麻风康复院食堂运转

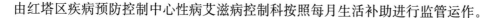

由红塔区疾病预防控制中心性病艾滋病控制科按照每月生活补助进行监管运作。

玉溪市江川区麻风院

江川区麻风病疗养院位于江川区大街镇伏家营乡二尖山,东至马咱村,南至老尖山,西至伏家营大营碎石厂。总面积2 200 m²,其中耕地200亩、林地100亩、林地果园3亩、荒山荒坡200亩。2016年底有住房30间,320 m²。距离县城7 km,有3 km山路,运送患者的必需品靠人背马驮。

据《玉溪地区卫生志》1995年6月第1版记载,1919—1928年天主教传入玉溪地区后,江川县就建立过"麻风养济院",收容隔离部分麻风患者。据民国时期《卫生院卷》记载:1932年,江川县调查有麻风患者56人;1934年调查有85人。1935年,江川县县长周继福为杜绝传染,在大海底(现翠峰梁王山)建立了麻风隔离所,分别在梁王山小田、沟底、白山寺建房12间,收容隔离麻风患者32人。收容隔离患者生活费用在积谷利息项目中解决,年人均提一石作为麻风患者给养,患者种地养鸡,不得外出。当时的麻风隔离所无专业医生,同时缺乏经费和药物,生活费也没有保障,患者流散逃亡,于1941年即自行解散。

1951年4月1日,在今大街镇二尖山旧寺庙(马木新寺)成立"江川县麻风病隔离所",由人民政府指派专人负责管理,民政局负责行政管理工作,卫生局指派1名医务人员负责全县麻风防治工作。在隔离所患者中培训2名卫生员,配给一般药品,负责小伤小病治疗。共收容137人(全县时有登记麻风患者160人),设管理人员1人。新建麻风患者住房及其他用房55间,共1 414.2 m²,国家每人每月供给大米12.5 kg,食用油200 g,伙食费6元。患者最多时达180人,1953年减至124人,至1957年仅剩72人。

1958年,收住患者67人,每人每年供给粮食215 kg,伙食费72元,由患者所在生产队拨给;民政局每人每年发给寒衣费18元,逢年过节每人发给8~10元零花钱;患者耕种山地50亩,生产的粮食和饲养的猪、鸡用于改善患者生活,增加患者生活设施。病区照明有电灯,国家还为患者购置了加工用磨面机、粉碎机及收播两用机,安装简易自来水。

1965年4月,指派李绍良医生为麻风专职防治人员。8月,修建蓄水池1个,解决隔离所饮水问题。

1966年,麻风院患者生活费每人每年24元。

1968年,防疫站合并至江川县医院,由"防疫科"指派专职管理医生1人配合民政局进行管理。"隔离所"由王小东负责,管理人员增至6人。1968年前叫"所管会",1968年管理机构更改为"领导小组",负责管理麻风院患者治疗及日常事务。共建平房30间作为病房,集体用房6间,修建水池3个、晒场1块。收治患者180人。

自1967年5月至1970年3月,麻风院修缮房屋共10次,由民政科领取建房修缮费1 548.23元,支出费用1 539.68元。

1971年,恢复"江川县卫生防疫站",麻风病疗养院由防疫科配合民政局管理人员开展治疗工作。8月,疗养院收容隔离患者116人,生活费每人每年72元(包括口粮在内),由患者家庭或所在生产队公益金给予解决,口粮标准不低于所在生产队同等劳动力吃粮水平。由麻风病患者所在生产队扣留交售给当地粮管所统一办理。全疗养院总共缴纳入账11 090.45元。10月,新建蓄水池1个,解决隔离所饮水问题。

1977年4月,组织对隔离所患者103人进行治疗评估,其中对临床治疗恢复较好的16人进行病理组织取材送昆明金马疗养院做鉴定:8人达临床治愈,8人显著进步。10月,出院8人,死亡3人。年底隔离所时有患者92人。

1980年前,隔离所实行"民办公助"的办法,患者边生产边治疗,由患者原籍的生产队提供粮食,县民政部门和卫生部门共同承担患者的生活费及医疗费。院内是患者管理患者,包括一般的简单治疗。

1980年11月,根据《国务院批准卫生部关于麻风病防治工作情况的几点建议》(国发〔1980〕278号),进一步加强麻风病的管理,健全规章制度,住院患者统一转为农供户口,纳入公安派出所管理,粮食统一由粮食局平价供给,猪肉和菜油统一由食品公司供给,政府每月补助患者一定生活费及医药费,统一列为卫生事业费支出,民政部门每年给予寒衣被等物资救济。时有麻风患者78人,其中吃国家粮的有23人,吃农村口粮的有55人。

1981年,县民政部门将麻风院的管理移交给县卫生局,住院治疗的患者每人每月供应大米15 kg,生活费16元,由国家(或地方政府)统一供给,取消了之前的"民办公助"的办院办法。时有麻风患者76人。

1982年6月2日,皮肤病防治科从防疫站分出,组建"江川县皮肤病防治站"。7月1日正式成立"江川县皮肤病防治站",任命李绍良为站长,负责全县的麻风防治工作。时有职工9人。6月30日,经江川县人民政府批准,"江川县麻风隔离所"更名为"江川县麻风病疗养院"。疗养院设"管理领导小组",小组成员5人(王小东负责管理,会计为王永义,保管员为杨正雄(去世后由罗家德继任)、妇女组长为黄玉琼,卫生室人员为李世兴),负责麻风院的日常事务管理及小伤小病的治疗。皮肤病防治站行政管理人员每月到疗养院2~3次检查指导工作;专业防治人员2~3人每周到疗养院1次,开展诊疗活动。

1982年7月,省财政拨经费1.5万元、地区财政拨2万元、县财政拨2万元、卫生事业自筹0.5万元,共投入经费6万元,用于皮肤病防治站基础建设及疗养院病区的修建,其中指定疗养院病区修建费1万元。1982年7月开始动工,1983年2月底完工。在伏家营公社三岔河征地1 323.36 m²,建盖综合性工作用房20间,建筑面积630.12 m²,新建治疗室3间,同时修缮了"江川县麻风疗养院"的部分旧房。新建瓦房(石木结构)6间共153.75 m²(3间用于治疗室、药房、化验室,3间用于畜圈)。为了解决78人饮水问题与大营马咱村达成协议,除安装水管人工费用与马咱村分摊,其余工程款自己负责。工程项目自后山水塔处接装自来水管道至疗养院内。工程款共计2 149.94元。

1987年,玉溪地区行署财政局玉财事字〔1987〕6号、玉溪地区行署卫生局玉卫字〔1987〕13号联合文件通知:从1987年1月起,凡住院麻风患者的生活费由每人每月16元提高到30元,寒衣补助每人每年补助30元。江川县麻风疗养院有休养员59人。1987年后按此标准执行。

1988年6月,江川县的麻风患者实施"联合化疗",新发患者不再收麻风院治疗。是年,江川县麻风病疗养院时有休养员53人。

1992年,患者生活费由原来的每人每月30元提高到50元。1992年后江川县按每人每月50元执行。当年,江川县麻风病疗养院有休养员48人。2月24日,江川县皮肤病防治站原站长李绍良退休,由郭世鸿任站长。全站有职工11人。

1994年4月,李树春任江川县皮肤病防治站站长。全站有职工13人。疗养院有休养员45人,由休养员王小东负责。

1995年,玉卫联发〔1995〕1号文件通知:从1995年1月起,各县(市)麻风院(村)治愈休养员生活费由原来的每人每月50元提高为80元。江川县麻风病疗养院时有休养员42人。1995年后均按此标准执行。

1997年9月,玉溪地区行政公署财政局、玉溪地区行政公署卫生局、玉溪地区行政公署民政局联合发文(玉卫联发〔1997〕164号),从1997年1月起,各县(市)麻风院(村)治愈休养人员生活费由原来的80元提高为120元,所需经费由各县财政承担。同时,各县民政部门要对麻风患者的寒衣进行救济。"江川县疗养院"时有休养员40人。1997年后均按此标准执行。

1998年2月13日,为了改善麻风患者住房条件,经江川县计划委员会《关于"改建江川县麻风病人住房基建计划"》(江计〔1998〕6号)批复建筑面积(拆除新建)为320 m²。投资经费25万元,其中地区财政15万元,县财政10万元。当日,江川县皮肤病防治站法定代表人李树春与江川县伏家营龙泉建筑队法定代表人雷发中签订建筑工程承包合同。工程于1998年2月15日开工,1998年4月30日竣工,1998年5月15日组织竣工验收。实际新建建筑面积472.5 m²(合同记载),新建住房30间。

2000年,经县政府调整,县皮肤病防治站办公地点由伏家营三汊河迁入原县妇幼保健站,占地面积877.09 m²,综合工作用房936.5 m²,内设办公室、化验室、门诊室。李树春任站长,有职工12人。疗养院由宋石贵负责,时有休养员40人。

2002年7月,县皮肤病防治站撤销,合并至江川县疾病预防控制中心,周标任中心主任。性病艾滋病防治科2人兼管麻风防治工作。疗养院有休养人员33人,补助生活费每人每月120元,医疗费每人每月20元。

2010 年 2 月 6 日,广播电视局到疗养院为患者架设卫星电视接收器 2 台,让疗养院休养员能收看到更多电视节目。

2012 年 10 月 13 日,为解决蓄水池的清洁、安全问题,救世军港澳军区云南项目办事处、云南慈善总会提供 20.81 万元爱心基金(其中救世军捐资 125 277 元、当地政府配套 82 823.97 元),同时水利局配套资金 15 万元。工程于 2012 年 9 月 26 日开工,2012 年 12 月 11 日完工。对大营村仙人洞水源点进行密封处理建盖机房、修缮道路,同时新更换抽水机 55 kW 水泵 1 台,铺设管道 1 400 m。将马咱村山顶蓄水池的水引到麻风病疗养院蓄水池及马咱村的 55 户农户家中。

2014 年 3 月,江川县疾病预防控制中心与县残疾人联合会协调资金 8 万元,对疗养院损坏的住房进行修缮,把原石棉瓦屋顶换成彩钢瓦屋顶。

2014 年 8 月,疾病预防控制中心主任周标退休,凌剑波任中心主任,性病艾滋病防治科 2 人兼管麻风防治工作。疗养院有休养员 16 人。

2016 年底,麻风病疗养院有休养员 14 人,全部为 II 级畸残患者,其中 6 人享受城镇低保待遇,8 人享受五保户待遇。全部休养员生活费平均分配,每人每月 500 元,主要管理负责人每月多加 100 元管理费。

2016 年底麻风病疗养院有住房 30 间共 320 m²。设有活动中心、卫生室、仓储室、活动场地、卫生间等。通水通电,配有卫星接收器、电视机、洗衣机、电茶壶、电饭煲、电磁炉等,院内道路与场地都为混合硬化水泥路面。每人住房 1 间,互帮互助,生活基本自理。

2019 年底,疗养院居住休养员 12 人,每人每月享受低保 820 元。

澄江县麻风院

澄江县麻风院位于海口乡永和村公所辖区的"脑包地"。土地面积 20 亩,房屋建筑面积 128 m²。距离县城 25 km。通水、通电,时有 3 km 未通公路。

据《玉溪卫生志》1995 年 6 月第 1 版记载,1919—1928 年天主教传入玉溪后,曾在澄江建立过麻风村养济院。1936 年奉国民政府云南省民政厅令,澄江县于 1937 年建立阳宗水盆、九村老猎山、小湾的老鹰地 3 个隔离所,收容驻地周边麻风患者。据记载,1937—1938 年有麻风患者 118 人,隔离 66 人,未收容 52 人。由国外传教士负责患者的治疗和管理。

1957 年,三处隔离所的 68 名麻风患者集中收治于永和村委会桃园村,分散居住在桃园村的农户家中。当时,澄江县政府要求小村庄合并到大村庄,桃园村的健康人群合并至今罗碧大村。麻风患者生活靠自食其力,政府给予适当补贴。全县麻风防治工作由民政部门下设科室负责,专业人员十分缺少,仅有陈永泰医生 1 人和 1 名管理人员。

1960 年,由政府出面,划拨海口乡永和村公所辖区脑包地作为"澄江县麻风病院收容所"(南盘江边,离县城 20 余千米),建盖土木结构房屋 40 余间,建筑面积 600 余平方米,收容麻风患者 70 余人,同时更名为"澄江县麻风院",划拨麻风院周边土地 20 余亩,提供给有劳动能力的患者耕种。患者当时的主要生活来源自给自足,仅有部分患者衣食由民政部门供给。

1978 年,由政府投资,在离麻风院 3 km 处的外浪塘建盖砖木结构房屋 3 间,一楼一底,建筑面积约 200 多平方米,作为麻风防治工作人员的办公地点,陈永泰医生任院长,管理人员 2 人,负责麻风患者的治疗、管理。民政部门发放每人每月生活费 6 元作为生活补贴。

1980 年,"澄江县皮肤病防治站"正式成立,鲁德孝医生任站长。设有医生 3 人、管理人员 1 人。麻风院收住院患者 66 人,院外患者 37 人,由皮肤病防治站接管民政部门所负责的麻风患者治疗、管理及生活费的发放。患者生活费每人每月 16 元,患者种田、种地可增加部分收入,麻风患者的生活水平普遍高于附近村民。工作人员办公地点仍设在城外 20 余千米的海口镇永和村委会外浪塘村,距麻风患者驻地 3 km 多,麻风患者定期到办公地点领取药物和生活用品。

1981 年,防治站新增医生 2 人。

1982年，政府拨专款10余万元修缮麻风院的驻地环境，接通生活饮用自来水和高压电线，修通简易公路，购买电视机、广播设备等，同时安装打糠机和碾米机各1台。

1981年，麻风院收住患者63人，院外患者72人。

1982年，时有住院患者60人，院外患者63人。

1983年，时有住院患者45人，每人每月发放生活费16元，院外患者37人。

1984年，麻风院收住院患者40人（包括治愈患者13人），院外患者23人。

1985年，县卫生局在县城环城北路购买土木结构房屋6间作为皮肤病防治站新的工作地点，并开设皮肤病、性病门诊，邀请省皮研所专家协助坐诊。

1986年，单位筹集资金购买1辆川崎铃木摩托车作为皮肤病防治站下乡的交通工具。

1987年，玉溪地区行署财政局玉财事字〔1987〕6号、玉溪地区行署卫生局玉卫字〔1987〕13号联合文件通知：从1987年1月起，凡住院麻风患者的生活费由每人每月16元提高到30元。寒衣补助每人每年补助30元。时有休养员40人。1987年后均按此标准执行。

1987年11月，皮肤病防治站并入卫生防疫站，孔祥生任站长。全站有正式职工31人，其中医生27人，财务人员2人，工勤人员1人，驾驶员1人；下设皮肤科，科室设有医生3人，傅家友医生任科长，负责麻风防治工作。

1988年6月，澄江县麻风现症患者实施了"联合化疗"，患者不再收麻风院治疗。麻风院有休养员38人。

1989年4月1日，重组"皮肤病防治站"，鲁德孝医生任站长，有职工7人。将原有的川崎铃木摩托车出售，重新购置三轮摩托车1辆作为下乡交通工具，从而形成了集行政、医疗、预防、财务为一体的专科医疗机构。设"麻风病防治组""皮肤病及性病门诊组"。麻风病防治组工作人员动员麻风院有亲属的康复者回家休养，是年底，麻风院有休养员36人。

1990年，由政府投资、单位门诊收入以及出售城外办公地点共计1万余元，同药检所一起拆除部分旧房屋，建盖砖混结构房屋1栋，使用面积400余平方米，两家单位各半，共同使用。

1992年，患者生活费由原来的每人每月30元提高到50元。麻风院有休养员34人。澄江县卫生局配置渝州车1辆，作为皮肤病防治站下乡的交通工具，同时调派驾驶员1人。

1993年初，政府拨款9.5万元，自筹资金8万元，共计资金17.5万元购买药检所房屋使用产权，药检所搬出重建。是年底，单位把海田电站堵水淹埋麻风病院土地赔偿金5.5万元，另加门诊收入，共筹资金10余万元，加盖二层办公楼，共计使用面积800余平方米。1993年3月，傅家友医生任站长。全站有职工7人，负责全县皮肤病、性病的诊疗和麻风防治工作。麻风院尚有休养员34人。

1995年，根据玉卫联发〔1995〕1号文件通知：从1995年1月起，各县（市）麻风院（村）治愈休养人员生活费由原来的每人每月50元提高为80元。麻风院有休养员27人。当时，单位整体搬迁到县城，单位指派院内休养员李智荣负责院内日常生活的管理。

1997年9月，玉溪地区行政公署财政局、玉溪地区行政公署卫生局、玉溪地区行政公署民政局联合发文（玉卫联发〔1997〕164号），从1997年1月起，各县（市）麻风院（村）治愈休养人员生活费由原来的每人每月80元提高为120元，所需经费由各县财政承担。同时，各县民政部门要对麻风患者的寒衣进行救济。麻风院有休养员27人。

1998年6月，鲁智明任站长。全站有职工9人，负责全县皮肤病、性病的诊疗和麻风防治工作。麻风院有休养员27人。

2000年，澄江县仍执行1997年9月玉溪地区行政公署财政局、玉溪地区行政公署卫生局、玉溪地区行政公署民政局玉卫联发〔1997〕164号文件规定的补助标准（每人每月生活费120元）不变。麻风院时有休养员25人。原配置的渝州车报废，单位自筹资金10余万元购买长安之星微型车1辆作为下乡交通工具。

2003年1月8日，机构合并，"澄江县皮肤病防治站"与"澄江县防疫站"合并，成立"澄江县疾病预防控制中心",田永华任疾病预防控制中心主任。有正式职工 34 人,下设 5 个科室,由"综合门诊部"负责全县皮肤病、性病的诊疗和麻风防治工作。麻风院时有休养员 16 人。

2006 年 9 月 4 日,王建全任疾病预防控制中主任,有职工 40 人。县政府把疾病预防控制中心核定为全额拨款事业单位,下设 6 个科室。"结核病防治科"负责全县结核病、麻风防治工作。麻风院时有休养员 15 人,全部纳入城镇低保,每人每月 245 元,生活费每人每月 120 元,医药费每人每年补助 100 元。土地大部分由休养员自行转租给当地农户,租金由休养员自行留用,康复者的生活水平得到明显提高。单位筹集资金 1 万元修缮房屋。

2008 年,澄江县麻风院有休养人员 11 人。争取当地廉租住房补贴人均每月 200 元,作为休养员自行修缮房屋的补贴。

2012 年,澄江县麻风防治工作主要由谢开春负责。麻风院有休养员 9 人,每人每月低保收入 371 元,生活费每月人均 220 元,医药费每年补助 200 元。土地大部分由休养员自行转租给当地农户,租金由休养员自行留用。

2013—2014 年,政府筹集资金 20 余万元,拆除 20 世纪 60 年代所建的土坯房(危房)22 间,在原址重新修建活动板房 4 间、厨房 3 间、旱厕 1 个,新接通自来水水源点 1 个,解决了休养员旱季饮水困难及每天到江边洗衣服的困境,房屋周边道路水泥硬化,实现了居住地电通、水通、住房安全。

2015 年 6 月 13 日,县红十字会出资购买景观树和果木树苗 100 余棵,绿化麻风院周边环境。

2019 年,麻风院有休养员 6 人,全部享受城市低保,办理了户口簿、身份证和残疾人证,每人每月低保 611 元。

通海县麻风院

通海县麻风疗养院位于高大乡路南村老黑山,土地面积 83 亩,房屋建筑面积 272 m²,距离县城 65 km,车辆可直达疗养院。

据《玉溪地区卫生志》1995 年 6 月第 1 版记载:1935 年,通海县就在鸥鹨崖建立了"麻风隔离所",收容麻风患者。时有登记患者 41 人,隔离 9 人,隔离率为 21.95%,未隔离 32 人,占 78.05%。1938 年,当时县政府筹集滇币 350 元,在通海县里山乡的恨呼崖建盖麻风隔离所,盖平房 32 间,收容麻风患者 73 人,设管理人员 1 人。每名患者由县政府每月发给大米 16 kg,蔬菜自种,烧柴自找。对收容的麻风患者没有给予服药治疗,仅起到隔离作用。

1950 年,通海县建立了县人民政府,麻风患者的管理由县卫生科指定 1 人兼管。患者没有集中隔离,而是由各乡、村指定地点隔离。

1956—1957 年,玉溪专区麻风防治队深入通海县参与并指导通海县开展麻风线索调查工作,县卫生科 2 名医务人员参与。据《玉溪地区卫生志》1995 年 6 月第 1 版记载:当时共报告麻风线索 217 条,检出麻风患者 161 人,患病率为 110.8/10 万,收容麻风患者 117 人。

1958 年 7 月,通海县人民政府决定,麻风村建于河西镇后山黄草坝附近的杨家山,是年收容麻风患者 117 人。这时期患者的医药费由县卫生科报销,粮食由患者所在生产队供给,民政部门负责寒衣救济,患者进行力所能及的生产劳动,解决蔬菜问题。

1958 年 10 月,通海、华宁两县合并。建立麻风村,地址选择通海县杨广镇兴义村背后的华宁县大石盆村,收治麻风患者 297 人,其中通海县患者 138 人。

1959 年,华宁、通海两县分开,患者迁出大石盆村,所住房屋归还村民。通海县患者迁到九街三义香箐沟。当时无住房,暂搭草棚住下,准备建盖住房。此时,隔离患者减少到 60 余人。是年 8 月,麻风村迁到高大乡路南村老黑山烤烟房,隔离患者减到 40 余人。

1962 年,麻风村没有业务人员管理,患者的档案资料大部分遗失。患者自己选出负责人及卫生员,定期到县防疫站领取氨苯砜等药品,发给患者服用。

　　1971 年,县卫生局调 2 名医务人员负责麻风患者的管理和治疗工作。全县又进行一次麻风普查,共查出麻风患者 120 人,收容了 94 人。同时,成立"红山疗养院"。由彭绍文负责,有职工 2 人,均为医生。并设"患者管理委员会",负责治疗、生产、生活。

　　1978 年,为加强麻风防治工作,通海县革命委员会印发[78]第 4 号文件《关于加强麻风病、精神病防治工作的意见》,成立"麻风病防治工作领导小组",由县委副书记任组长,卫生局、民政局等领导任副组长,农办、商业、公安、粮食、县医院、防疫站等单位领导任组员。民政部门补助麻风患者每人每月生活费 8 元。

　　1980 年 11 月,根据《国务院批准卫生部关于麻风病防治工作情况的几点建议》(国发〔1980〕278 号),进一步加强了麻风病的管理,健全了规章制度。住院患者统一转为农供户口,纳入公安派出所管理,粮食统一由粮食局平价供给,猪肉和菜油统一由食品公司供给,政府每月补助患者一定生活费及医药费,统一列为卫生事业费支出,民政部门每年给予寒衣被等物资救济。

　　1981 年,县民政部门把麻风院的管理移交给县卫生局,住院治疗的患者每月供应大米 15 kg、生活费 16 元,由国家(或地方政府)统一供给,取消了之前的"民办公助"的办院办法。

　　1982 年 4 月,经通海县人民政府批准,"红山疗养院"更名为"通海县皮肤病防治院"。12 月又更名为"通海县皮肤病防治站"。杨珊廷任站长,有职工 7 人。是年,玉溪地区卫生局及县卫生局投资在县城西山脚建盖业务用房及职工宿舍 446 m²。

　　1985 年 4 月,防治站增设皮肤科门诊。1985—2013 年,发现麻风患者 76 人,其中皮肤科门诊发现 45 人,占该阶段发现总数的 59.2%。

　　1986 年,储家景任"通海县皮肤病防治站"站长,时有职工 7 人。

　　1987 年,玉溪地区行署财政局玉财事字〔1987〕第 6 号、玉溪地区行署卫生局玉卫字〔1987〕13 号联合文件通知:从 1987 年 1 月起,凡住院麻风患者的生活费由每人每月 16 元提高到 30 元,寒衣补助每人每年补助 30 元。当时麻风院有休养员 19 人。

　　1988 年,因工作需要,在原工作用房的基础上又加盖 1 层工作用房,办公用房及工作用房达 669 m²。

　　1988 年 6 月,通海县对所有麻风现症患者实施了"联合化疗",患者不再收麻风院治疗,而是在发现地就地治疗。当时麻风院有休养员 19 人。

　　1992 年,患者生活费由原来的每人每月 30 元提高到 50 元。当时麻风院有休养员 19 人。1992 年后均按每人每月 50 元执行。

　　1995 年,玉卫联发〔1995〕1 号文件通知,从 1995 年 1 月起,各县(市)麻风院(村)治愈休养员生活费由原来的 50 元提高为 80 元。麻风院当时有休养员 20 人(1993 年新入院 1 人)。1995 年后均按此标准执行。

　　1997 年 9 月,玉溪地区行政公署财政局、玉溪地区行政公署卫生局、玉溪地区行政公署民政局联合发文(玉卫联发〔1997〕164 号):从 1997 年 1 月起,各县(市)麻风院(村)治愈留养人员生活费由原来的 80 元提高为 120 元,所需经费由各县财政承担。同时,各县民政部门要对麻风患者的寒衣进行救济。麻风院时有休养员 20 人。1997 年后均按此标准执行。

　　2000 年,通海县仍执行 1997 年 9 月玉溪地区行政公署财政局、玉溪地区行政公署卫生局、玉溪地区行政公署民政局玉卫联发〔1997〕164 号文件规定的补助标准(每人每月 120 元)不变。麻风院时有休养员 19 人。

　　2002 年 11 月,撤销通海县卫生防疫站和皮肤病防治站,成立"通海县疾病预防控制中心",并设"性病艾滋病防治科",兼管麻风防治工作。

　　2005 年 4 月,通海县政府下拨 6 万余元建设费在原址上对老黑山麻风疗养院进行改建。每个患者建盖 16 m² 的石棉瓦、空心砖住房 1 套,共有 11 套住房和 1 个会议室或娱乐室,彻底改善了通海县老黑山麻风疗养院患者的生产生活条件。麻风疗养院时有休养员 10 人。

　　2006 年,通海县疾病预防控制中心协调通海县公安局,由专人负责到老黑山麻风疗养院实地为 9 名休养员进行第二代身份证的换证工作。

2011年,通海县残疾人联合会、卫生局、疾病预防控制中心特事特办,由专人负责到老黑山麻风疗养院为休养员更换新"残疾人证"及补证工作,为6名休养员更换新"残疾人证";为2名休养员新办理了"残疾人证"。同时,通海县残疾人联合会根据通海县新型农村养老保险的相关政策,协调民政、社保、财政等部门为留院的8名麻风患者办理新型农村养老保险。根据政策要求,每人每月增加补助55元。是年,经卫生部门积极协调,获房屋修缮资金1500元,对所有房屋进行了找漏修缮。

2012年,老黑山麻风疗养院有休养员8人,每人每月最低生活保障费275元。

2013年8月,成立"性病麻风病防治科",时有工作人员4人,负责性病、麻风防治工作。麻风疗养院时有休养人员8人,每人每月最低生活保障费290元。

2014年,老黑山麻风疗养院有休养员8人,每人每月最低生活保障费334元。

2015年,通海县疾病预防控制中心积极协调财政部门,将老黑山麻风疗养院的6名休养员纳入新型农村合作医疗救助范畴。是年,通海县卫计委、县财政局、第七纪工委等相关部门召开联席会议,把所属通海县老黑山麻风疗养院的70余亩山地出租,每年收益7000余元,由通海县疾病预防控制中心代收保管,资金专款专用,用于老黑山麻风疗养院的房屋、水电、道路等维护、修缮及农村贫困麻风患者的救助。最低生活保障费提高至每人每月384元。

2016年1月25日至2月2日,通海县疾病预防控制中心投入1万余元资金对麻风院饮水工程进行升级改造,新架设水管700余米。2019年底,居住休养员6人,最低生活保障费提高至每人每月610元。通海县疾病预防控制中心定期送大米(每人每月15 kg)、生活费、药品等生活物资。

华宁县麻风院

华宁县麻风院位于青龙镇城门村委会红旋塘,有砖混结构房屋18间,房屋面积520 m²,国土面积7亩,其中耕地面积1亩,林地果园1亩,荒山荒坡5亩,距离县城24 km。车辆可直达麻风院。

1931年,国民政府云南省民政厅开始令各县查报麻风患者数。1933年,云南省麻风病流行情况调查组首次到华宁县进行调查,全县共查出麻风患者103人。1935年,华宁县在一区朝阳庵、二区海源寺、三区海彭寺、四区伏虎寺、五区新寺设立麻风隔离所,收容麻风患者。当年,全县有麻风患者103人,收容80人。其余23人由其家属自行隔离。1940年,又将各区的麻风患者80人集中在四区伏虎寺隔离。但由于无专业麻风医师,缺乏经费和药物,得不到正规治疗,生活没有保障,后自行解散。

1953年在一区冲麦乡大石盆村大沟底划地180亩,新建麻风村,建平房2000 m²。

1956年,玉溪地区成立了"麻风病防治队",全队有医务人员18人,深入各县,以线索调查为主,走村串寨进行麻风调查,经过半年多时间,共查出麻风患者1246人,其中华宁县查出麻风患者173人,占13.88%,患病率为170.17/10万。

1958年,华宁县民政局及有关单位动员首批133名麻风患者住进"麻风隔离所"接受治疗。是年10月,华宁县与杞麓县合并为"通海县"。杞麓县的47名麻风患者进入麻风隔离所内治疗,隔离所共收治麻风患者180人,由王家有负责,有医生1人,管理人员1人。

1959年10月,华宁与杞麓两县分设后,华宁县的麻风患者仍住在大沟底,麻风患者除自动出院、死亡外,集中在大沟底的麻风患者有52人(男性36人、女性16人)。生活由民政部门负责。未集中的65人,全县时有麻风患者117人。

1960年1月,大沟底麻风隔离所搬迁至火特,有麻风患者50人(男性35人,女性15人)。由姚志康负责麻风防治工作。麻风村的日常事务由姚家有负责管理。有医生1人、管理人员1人。

1964年,火特麻风隔离所被县人民政府规划为开采矿石区域,又在青龙镇城门硐红旋塘建盖土木结构房屋18间(约432 m²),交通闭塞、不通电。火特麻风隔离所的部分患者搬迁到城门硐红旋塘麻风隔离所隔离,共18人。形成了火特、红旋塘两个麻风隔离所,共收治麻风患者50人。为了便于管理两个隔离所的患者,同年,在斗居村对面小河边建盖一楼一底土木结构72 m² 的房屋作为管理、治疗工作用房,离县城 24 km。1980 年前,房屋和药品、器械等固定资产总价值不超过 8 000 元人民币。由姚志康主管麻风防治工作,有医生 1 人,管理人员 1 人。麻风村的日常事务由白云启负责管理。时有留院患者 50 人。

1977—1984 年 1 月,由胡怀有负责麻风防治工作(当时叫麻风村)。1983 年,有医生 6 人、副站长 1 人,麻风村的日常事务由曹友玉负责管理。时有留院患者 50 人。

1980 年,执行云南省政府云政发〔1980〕182 号文件,麻风村更名为"麻风院",改由卫生部门主管,麻风患者由边生产边治疗改为以治疗为主。住院治疗的患者每人每月供应大米 15 kg、生活费 16 元,由国家(或地方政府)统一供给,取消了之前"民办公助"的办院办法。

1981 年 1 月,由于麻风患者逐渐增加,新扩建麻风患者住房 510 m²(砖木结构平房),可收治患者 30 人。11 月完工,火特麻风患者合并到城门硐红旋塘。麻风患者的管理实行住院治疗和在家治疗相结合。麻风院只收治瘤型和界线类患者,大部分患者回家治疗,院内收治患者 36 人(Ⅱ级以上畸残者 21 人)。

1983 年,华宁县政府投资 5.6 万元人民币,在县城边草坝头建盖砖混结构工作、业务及职工住房 360 余平方米。是年,城门硐红旋塘麻风院有休养员 22 人(其中Ⅱ级畸残者 18 人)。

1984 年 1 月,"华宁县皮肤病防治站"成立,1984 年 1 月至 1985 年 9 月,由胡怀有任站长,张振华任副站长,有职工 7 人,其中医生 6 人,管理人员 1 人。

1985 年 10 月,由王安负责麻风防治工作。有医生 6 人,管理人员 1 人。麻风村的日常事务由曹友玉负责管理。麻风院时有休养员 22 人。

1985 年,为丰富职工文化娱乐生活,购置电视机 1 台(1 540 元)。

1986 年 10 月至 1988 年 5 月,由陶润友负责麻风防治工作。1988 年至 2002 年 8 月,陶润友任皮肤病防治站站长。有医生 7 人,管理人员 1 人。麻风村的日常事务由朱有贵负责管理。麻风院时有休养员 22 人。

1987 年,玉溪地区行署财政局玉财事字〔1987〕6 号,玉溪地区行署卫生局玉卫字〔1987〕13 号联合文件通知:从 1987 年 1 月起,凡住院麻风患者的生活费由每人每月 16 元提高到 30 元,寒衣补助每人每年补助 30 元。1987 年后,华宁县按此标准执行。

1988 年 6 月,华宁县麻风现症患者实施了"联合化疗",患者不再收麻风院治疗。是年,红旋塘麻风院有休养员 22 人。

1988 年 10 月,购置麻风防治工作交通工具武汉产救护车 1 辆(3.9 万元)。

1992 年 10 月,救护车老化,购置西安八达车 1 辆(7.5 万元),替换了原有救护车。

1992 年,患者生活费由原来的每人每月 30 元提高到 50 元。是年,红旋塘麻风院有休养员 24 人。1992 年后均按每人每月 50 元标准执行。

1995 年,玉卫联发〔1995〕1 号文件通知:从 1995 年 1 月起,各县(市)麻风院(村)治愈休养人员生活费由原来的每人每月 50 元提高为 80 元。红旋塘麻风院有休养员 22 人。

1995 年 7 月,防治站在县城中心建盖砖混结构业务、工作用房 778.27 m²,投资 63 万元,1996 年 10 月 1 日,正式投入使用。

1997 年 9 月,玉溪地区行政公署财政局、玉溪地区行政公署卫生局、玉溪地区行政公署民政局联合发文(玉卫联发〔1997〕164 号):从 1997 年 1 月起,各县(市)麻风院(村)治愈休养人员生活费由原来的 80 元提高为 120 元,所需经费由各县财政承担。同时,各县民政部门要对麻风患者的寒衣进行救济。红旋塘麻风院时有休养员 22 人。1997 年后均按此标准执行。

2000 年,红旋塘麻风院有休养员 22 人。华宁县仍执行 1997 年 9 月玉溪地区行政公署财政局、玉溪地区行政公署卫生局、玉溪地区行政公署民政局玉卫联发〔1997〕164 号文件规定的补助标准(生活费每人每月 120 元)不变。

2002 年 9 月,华宁县皮肤病防治站被撤销,合并到华宁县疾病预防控制中心,王建忠任中心主任。麻风防治工作由艾滋病性病防治科兼管。麻风院时有休养员 22 人。

2009 年,由于麻风院住房老化,形成危房。华宁县政府投资 12 万余元进行修建。

2011 年 8 月,为麻风院休养员 22 人办理身份证、户口簿、残疾人证、"新农合"及低保(每人每月 120 元)。县财政每人每月拨给生活费 200 元。

2012 年,留院的 22 人均办理了低保,每人每月 155 元,县财政每人每月拨给生活费 200 元。

2013 年,麻风院有休养员 20 人,低保收入每人每月 155 元,县财政每人每月拨给生活费 260 元。

2014 年,时有休养员 17 人,低保收入每人每月 384 元,县财政每人每月拨给生活费 260 元。华宁县疾病预防控制中心多方筹措资金 6 万余元,用于改善华宁县麻风院休养员的居住和生活条件。一是安装了太阳能发电设备,解决了所有房间观看电视和照明用电问题;二是新建公厕 1 座,男厕和女厕各有两个蹲坑,解决了一直以来大小便无厕所的困难;三是对现有房屋进行屋顶补漏、做墙漆、粉墙面、漆钢门的修缮和翻新。四是职工捐款为休养员购买了电视机。

2019 年有留院康复者 13 人,每人每月低保收入 570 元,县财政每人每月拨给生活费 200 元。

易门县麻风院

易门县红铜箐康复村位于龙泉街道办事处红铜箐。1983 年国土资源局地界测绘红铜箐康复村国土面积为 1.1 km²,其中耕地面积 271 亩、林地面积 1 000 亩、荒山荒坡 300 亩,居住面积为 668.7 m²。距离县城 15 km,车辆可直达康复村。

据史料记载,1906 年,易门县知事黄星崖于城西 40 km 的山谷中筹建养疾院,开始收容麻风患者(收容人数及管理情况不清)。

1930 年,易门县国民政府在季春坝建盖过养疾院,有房屋 3 间,收容麻风患者 20 人。1931 年,国民政府云南省民政厅开始令各县查报麻风患者数。1935 年,民国云南省政府公布《云南省取缔麻风病办法十条》及《补充简则四条》,并通令各县建立麻风院或隔离所,悉数收容隔离。当年于城区 40 km 一小山谷中建立"养疾院",隔离麻风患者。时有麻风患者 129 人,隔离 16 人,占 12.4%;未隔离 113 人,占 87.6%。所需经费由地方支给,每月每人给粮食七升半,给纸洋五角,设一管理人员看守,不许患者出院。

1943 年,由汇川乡群众积米十二石在马头王海东建盖土木结构平房 12 间,称"王海东养疾院",收容麻风患者 19 人。养疾院由警察局管理,每月供给每名患者六升米。

1946 年,易门县国民政府参议室、县党部联合筹商,以 1945 年每亩超收公粮 2 kg,本应退还粮户,鉴于十多年来麻风院经费筹集不易,朝筹暮驰,终成泡影,经乡镇民代表会议决定将此超收公粮作为建盖麻风隔离所经费,同时易门县府字 12 号文书发出《为建筑麻风隔离所募捐告民众书》,并成立"麻风隔离所筹备委员会",决定在柏木箐(今龙泉镇刘营村后)、王东海(今马头村公所山谷)以及盟龙镇(今禄丰县川街乡)冷水箐分别建盖 3 个隔离所。柏木箐隔离所建土房 4 院 47 间,工程材料费 5 400 万元(国币);王东海隔离所建土房 1 院 14 间,工程材料费 1 100 万元(国币);冷水箐隔离所建土房 1 院 15 间,工程材料费 1 500 万元(国币)。3 个隔离所总计用国币 8 000 万元(国币),可收容麻风患者 140 人。于 1946 年 10 月动工,1947 年 6 月竣工,8 月 15 日开始收容患者。柏木箐隔离所收容麻风患者 90 人,王东海隔离所收容麻风患者 28 人,冷水箐隔离所收容麻风患者 22 人。

1950 年,易门县人民政府民政科在柏林阱建盖"柏木疗养院",建土木结构平房 14 间,接收季春坝养疾院患者 39 人,新收患者 15 人。疗养院设行政管理人员 1 人(马章伟),负责给患者买粮,发放寒衣及生活用品。

1953 年,云南省民政厅拨款 3 000 万元(旧币)在柏木箐新建住房 14 间。1955 年,配备管理员 2 人,并由全体患者民主选举,成立"病员管理委员会",由患者 5 人组成(其中女患者 1 人),选出正、副所长,将患者编为 4 组。建立文娱室、图书室、读报组、供销组、医务室,并由县卫生科聘民间中草医 2 人,定期给患者检查服药。

1959 年,收容麻风患者 208 人,在隔离所建立患者党、团支部等组织。成立治保会及农副业组,设有医务室、理发室、文娱室等。

1960年，麻风患者不断增多，县政府搬迁了樟木箐村居住的村民47户，把柏木疗养院的患者迁入此村。同年，王东海、季春坝两处养疾院因房屋陈旧停止使用。

1961年11月18日，易门县政府拨款6万元，玉溪专署拨款4.5万元，新建"麻风村"。

1962年，县政府民政科征用方屯、中屯、旧县3个大队相邻的红铜箐全部山地和林木，新建"红铜箐麻风村"。在红铜箐村建土木结构平房12栋（118间），1962年底完工，更名为"红铜箐疗养院"。设有医务室、广播室、伙房、阅览室、缝纫室、厕所、球场等生活、娱乐设施。为了便于管理，方便治疗，同年将马头、樟木箐、冷水箐等麻风村的患者集中到红铜箐疗养院隔离治疗，同时撤销上述3个隔离所。红铜箐疗养院有管理人员4人，由矣长敬负责行政管理，李祥负责具体的业务工作，收容麻风患者264人。

1963年，管理人员搬到梨园村县农具厂内。借用6间房屋作为住房及工作用房。1973年，易门县政府拨款6 000元，在梨园村建盖土木结构平房215.56 m²，作为管理人员的工作及生活用房。1978年以前，疗养院的管理人员和麻风患者属县民政局管理，医务人员归卫生局管理。

1978年，易门县人民政府决定将"红铜箐疗养院"更名为"易门县皮肤病防治站"（简称"皮防站"）。成立由县革命委员会主任魏开常任组长，卫生、公安、财政、民政、农林、粮食、商业等有关部门参加的"麻风病防治领导小组"；并由民政局派出行政管理人员，卫生局派出医务人员，共同组成麻风防治单位，负责全县麻风管理和治疗工作。

1980前，麻风村患者边生产边治疗，由患者原籍的生产队提供粮食，县民政部门和卫生部门共同承担患者的生活费及医疗费。根据国务院《国务院批准卫生部关于麻风病防治工作情况的几点建议》（国发〔1980〕278号），进一步加强了麻风管理，健全了规章制度，住院患者统一转为农供户口，纳入公安派出所管理，粮食统一由粮食局平价供给，猪肉和菜油统一由食品公司供给，政府每月补助患者一定生活费及医药费，统一列为卫生事业费支出，民政部门每年给予寒衣被等物资救济。

1981年11月，县民政部门把麻风管理移交给县卫生局，住院治疗的患者每月供应大米15 kg、生活费16元，由国家（或地方政府）统一供给，取消了之前的"民办公助"的办院办法。是年红铜箐疗养院有休养员256人，全部按每人月供应大米15 kg、生活费16元的标准执行。

1983年9月1日，易门县人民政府发布《关于红铜箐（皮防站）原有国有林承包到户的管理决定》，对红铜箐麻风病疗养院国有山林管理的范围进一步明确：东由三岔箐至四角山门口，并从三岔箐（中屯界处）顺梁子往西南上至山顶，南至锯木箐的南面山，北接中屯、方屯大队界止。

1987年，玉溪地区行署财政局玉财事字〔1987〕6号，玉溪地区行署卫生局玉卫字〔1987〕13号联合文件通知：从1987年1月起，凡住院麻风患者的生活费由每人每月16元提高到30元，寒衣补助每人每年补助30元。是年，红铜箐疗养院有休养员67人。1987年后均按此标准执行。

1988年6月，易门县麻风现症患者实施了"联合化疗"，患者不再收麻风院治疗。是年红铜箐疗养院有休养员67人。

1992年，患者生活费由原来的每人每月30元提高到50元。是年红铜箐疗养院有休养员51人，均按每人每月50元标准执行。

1995年，玉卫联发〔1995〕1号文件通知，从1995年1月起，各县（市）麻风院（村）治愈休养员生活费由原来的每人每月50元提高为80元。红铜箐疗养院有休养员45人。1995年后均按此标准执行。

1996年10月，易门瓷厂在栗园村建盖地板砖厂，皮防站的原址以13万元卖给地板砖厂使用。县皮防站另在县城龙泉西路11号用42万元购买临街商品房2间3层，后院2层，经装修后作为皮防站的门诊及办公用房，建筑面积489.8 m²，使用面积376.8 m²。开设皮肤性病专科，设置诊断室、消毒室、注射室、化验室、药房、医生办公室、财务室、站长办公室、会议室等。有观察床10张。

1997年9月，玉溪地区行政公署财政局、玉溪地区行政公署卫生局、玉溪地区行政公署民政局联合发文（玉卫联发〔1997〕164号）：从1997年1月起，各县（市）麻风院（村）治愈休养员生活费由原来的80元提高为120元，所需经费由各县财政承担。同时各县民政部门要对麻风患者的寒衣进行救济。当年红铜箐疗养院有休养员40人。1997年后均按此标准执行。

2000年,红铜箐疗养院有休养员42人(2000年新申请入院2人)。易门县仍执行1997年9月玉溪地区行政公署财政局、玉溪地区行政公署卫生局、玉溪地区行政公署民政局玉卫联发〔1997〕164号文件规定的补助标准(每人每月生活费120元)不变。

2002年,易门县政府与英国国际麻风救济会沃森女士合作,共同投资40万元(易门县政府20万元,沃森女士20万元)在红铜箐原址上重新规划建盖康复新村,为"红铜箐康复村"的休养员每人建造1套22.28 m²的砖木结构住房,共计30套。同时建造了500 m³蓄水池1个、公共厕所2个、公共浴室2个、凉亭2个,铺设了水泥道路,修缮排水沟,确保自来水进家。易门县委、县政府为每一位住户配置了木床、衣柜、木桌、木凳等生活用品。是年,红铜箐康复村有休养员42人。

2003年3月11日,根据易机编〔2003〕9号"关于对卫生局要求成立机构及有关编制的批复"文件要求,撤销县卫生防疫站和县皮肤病防治站,成立"易门县疾病预防控制中心",余福保任中心主任。麻风防治工作由县疾病预防控制中心"性病艾滋病防治科"统一负责及管理。

2007年,易卫请字〔2007〕18号文得到易门县政府批准,统一为红铜箐康复村27名休养员办理"农转非户口"。11月,为红铜箐康复村康复人员办理居民户口簿;12月,办理城镇低保;2008年,办理了居民医保;2010年办理居民身份证;2011年办理残疾人证22人。

2019年底,红铜箐康复村收住麻风休养员7人,每人每年享有生活费1 440元、医药费240元、低保5 952元、土地租金收入3 000元,全年人均总收入10 632元。

峨山彝族自治县麻风院

峨山县麻风院位于峨山县岔河乡沙西黑,距离县城42 km。占地面积30亩,房屋面积200 m²,已成为危房,2009年11月停止使用。2012年6月划归岔河乡鹏展村民小组集体所有。

1936年奉国民政府云南省民政厅令,在县城以东4 km的喜鹊箐内设立"峨山县麻风病隔离所",建盖平瓦房2间,隔离麻风患者6人,当时发现麻风患者76人,隔离率为7.89%。设立管理员1人,月薪为银元九元,由登云村李克井负责管理。患者每月供应大米12 kg,生活费人均银元五元。当时一无医,二无药,仅人身隔离,到1949年,"麻风隔离所"已名存实亡。

1959年9月,县人民政府批准将第三区大假佐村(今属富良棚乡)的村民迁移,在大假佐村成立"峨山县麻风村",集中收治全县麻风患者114人。是年,玉溪地区卫生防疫站派李尚华医生对峨山县的患者进行分类、分型,造册登记,建立病案资料。昆阳县的昔阳公社划归峨山,那里的麻风患者也集中在大假佐。当时麻风村采取"民办公助"的办法,患者边生产边治疗,由患者原籍的生产队提供粮食,县民政部门和卫生部门共同承担患者的生活费及医疗费。县卫生科委派杨树华负责行政管理,另有卫生员2人、草医1人,对"峨山县麻风村"实施具体管理和对患者进行治疗。各公社赠送给麻风村生活用具、生产工具和黄牛。管理人员组织轻症患者开垦荒地,管理果林,增加生活给养。麻风村建立集体食堂,患者接受常规治疗。

1961年12月,"峨山县麻风村"从第三区大假佐迁移到第四区的沙西黑(今属岔河乡),由县人民政府出资新建房屋76间合计1 100多平方米,人均达15 m²。住宿条件明显改善,"峨山县麻风村"设施相对完善。同时将"峨山县麻风村"更名为"峨山县麻风院",杨树华任院长,另有医生1人(李永寿1962年1月从新平调入麻风院)、卫生员2人、草医1人(普连科为编外人员,在麻风院工作2年后回家)。

1963年7月,经县政府批准,民政部门购买一匹白马,供杨树华院长作为个人交通工具使用。

1969年,施文亮任政治委员(原在县委组织部工作,因患麻风病被送到石屏县麻风院治疗,1969年10月进峨山县麻风院工作),负责"峨山县麻风院"的管理及治疗工作。这时期管理及治疗工作相对规范,建立了生活制度、医生制度、请假制度、亲友探访制度,成立了"病人管理委员会"。建立了集体食堂,患者每人每月生活费6元。同时组织轻症麻风患者开垦荒地,种植玉米、花生、黄豆、甘蔗等经济作物,建设手工小榨房生产红糖,经济收入归个人所有。患者的生活水平明显高于附近村民。

1974—1980 年,麻风患者生活费每人每月从 6 元增加到 8 元,县民政部门管理拨付。

1977 年 3 月 18 日,经县卫生局批准,麻风院 12 名治愈者出院。

1978 年 9 月 1 日,县政府批准,县民政局下发(78)第 21 号文件,即关于留转麻风患者口粮的通知,要求各公社革命委员会、大队管委会,凡在麻风病院治疗的患者,由所在生产队提供每人每天 500 g 粮食,交售到各公社粮食管理所,凡新送患者,必须按每人每天 500 g 粮食带足入院。

1979 年,重建生活和医疗工作用房,"峨山县麻风院"更名为"沙西黑疗养院"。1977 年 3 月,12 名治愈患者出院后,至 1980 年底共出院 62 人。

1979 年 10 月 31 日,国家卫生部、财政部、劳动总局联合发文《关于卫生防疫人员实行卫生津贴的通知》。1980 年 9 月 17 日,云南省卫生厅、财政厅、劳动局联合发出《关于云南省医疗卫生津贴试行办法实施细则的通知》,峨山县将接触麻风人员的津贴提高到 15 元。

1980 年 11 月,根据国务院国发〔1980〕278 号《国务院批准卫生部关于麻风病防治工作情况的几点建议》文件,进一步加强了麻风管理,健全了规章制度。住院患者统一转为农供户口,纳入公安派出所管理,粮食统一由粮食局平价供给,猪肉和菜油统一由食品公司供给,政府每月补助患者一定生活费及医药费,统一列为卫生事业费支出,民政部门每年给予寒衣被等物资救济。

1981 年 11 月 16 日,峨山县人民政府根据中华人民共和国国务院和云南省政府《关于麻风院防治工作》的指示精神,成立了由县人民政府、公安局、民政局、粮食局、卫生局、财政局、农牧局、卫生防疫站、供销社、沙西黑疗养院 10 个单位负责人共同组成的"峨山县麻风病防治领导小组"。县属各公社委员会设 1 名工作人员管理该公社的麻风病防治工作。住院治疗的患者每月供应大米 15 kg、生活费 16 元,由国家(或地方政府)统一供给,取消了之前的"民办公助"的办院办法。同时,"沙西黑疗养院"调整了内部结构,分设病区(病房、诊疗室、治疗室、药房、化验室)、中间区(患者亲属接待室)、健康区(医务人员和管理人员住宅区)3 个部分。

从 1983 年开始,采取自愿留院休养和出院回原籍生活相结合的原则,是年出院 30 人,登记休养患者 32 人。此后,对新发现的麻风患者不再集中隔离治疗。

1985 年 4 月,麻风院用集体资金购买一辆马车(车及马价值 800 元),用于购买患者生活日用品。

1986 年 12 月,麻风院的医务室处出现滑坡后,管理人员和医务人员全部迁入县城,成立了"峨山县皮肤病防治站"(简称"皮防站"),有 14 m² 的办公室 1 间。李永寿任站长,工作人员增至 5 人。麻风患者仍留住"沙西黑疗养院",同时更名为"峨山县麻风村",设"村民委员会"。管理人员由村民在患者中选举产生,由普伟负责(患病之前是农村赤脚医生)日常管理及护理工作。峨山县皮防站工作人员半个月进峨山县麻风村一次,为患者送粮食及日常用品,了解患者生活、医疗情况及需求。

1987 年 4 月,峨山县皮肤病防治站办公室从县医院内皮防站办公区迁移到县城桂峰路 3 号卫生局办公楼一楼,设有 18 m² 的 2 间办公室。全站有职工 6 人,开设皮肤病专科门诊。

1987 年,玉溪地区行署财政局玉财事字〔1987〕6 号、玉溪地区行署卫生局玉卫字〔1987〕13 号联合文件通知:从 1987 年 1 月起,凡住院麻风患者的生活费由每人每月 16 元提高到 30 元,寒衣补助每人每年补助 30 元。1987 年后峨山县按此标准执行。

1988 年,普洪章任峨山县皮肤病防治站站长,负责全面管理工作,有职工 5 人。疗养院时有休养员 28 人。

1990 年 6 月 27 日,峨山县卫生局制定《峨山县沙西黑疗养院管理承包合同及考评办法》。甲方是"峨山县皮肤病防治站",乙方是峨山县"沙西黑疗养院卫生员",监督方是"峨山县卫生局"。

1992 年,患者生活费由原来的每人每月 30 元提高到 50 元。疗养院时有休养员 24 人。1992 年后均按每人每月 50 元执行。

1995 年,玉卫联发〔1995〕1 号文件通知:从 1995 年 1 月起,各县(市)麻风院(村)治愈休养员生活费由原来的每人每月 50 元提高为 80 元。疗养院有休养员 23 人。1995 年后均按此标准执行。

1997 年 9 月,玉溪地区行政公署财政局、玉溪地区行政公署卫生局、玉溪地区行政公署民政局联合发

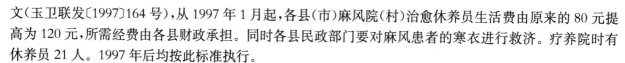

文(玉卫联发〔1997〕164号),从1997年1月起,各县(市)麻风院(村)治愈休养员生活费由原来的80元提高为120元,所需经费由各县财政承担。同时各县民政部门要对麻风患者的寒衣进行救济。疗养院时有休养员21人。1997年后均按此标准执行。

1998年5月,峨山县皮肤病防治站自筹资金6万元,购置1辆越野吉普车用于开展麻风查病工作及运送患者生活所需物品。

2000年,疗养院有休养员17人。峨山县仍执行1997年9月玉溪地区行政公署财政局、玉溪地区行政公署卫生局、玉溪地区行政公署民政局玉卫联发〔1997〕164号文件规定的补助标准(每人每月120元)不变。

2001年,经县卫生局申请,报请县人事编制等部门批复撤销峨山县皮肤病防治站,合并至峨山县卫生防疫站,成立"皮肤性病科"。负责麻风防治工作,普洪章任县防疫站副站长兼皮肤性病科科长。疗养院有休养员14人。

2003年3月,峨山县卫生防疫站更名为"峨山县疾病预防控制中心"。疗养院时有休养员12人。

2006年7月起,县民政局按城镇低保每人每月再补助197元;2007年底,每人每月享受生活费及医疗费337元。疗养院时有休养员4人。

2008年2月,峨山县疾病预防控制中心撤销"皮肤性病科",合并至"艾滋病科",由普洪章、杜忠芬2人负责麻风防治工作。

2008年4月,麻风院休养员李文品回原籍生活(享受农村五保)。2009年11月,另一名休养员颜春明迁入玉溪市红塔区麻风康复院休养,享受城镇低保。这两人仍享受峨山县城镇低保和县财政生活补助麻风院休养员待遇(财政生活补助每人每月120元、医药费20元)。

2012年11月,峨山县麻风村正式撤销。享受麻风村待遇的2名休养员从2016年7月起城镇低保增加至每人每月435元。

2019年5月,回原籍生活的李文品去世。

新平县麻风院

新平县原麻风院位于平甸区磨皮乡,距离县城68 km。

据《玉溪地区卫生志》1995年6月第1版记载,1935年,新平就在大田房建过麻风病隔离所,收容麻风患者。当年发现患者3人,隔离3人。但由于当时无专业医生,同时缺乏经费和药物,不仅得不到正规治疗,生活也没有保障,麻风病隔离所派1名工作人员看管。到1949年,麻风患者逃的逃,死的死,麻风隔离所名存实亡。

1956年,成立"玉溪专区麻风防治队",开展第一次麻风调查工作,当年恢复了"新平麻风村"。

1959年7月,新平县人民委员会拨款2 000元,征用平甸区磨皮乡土地1块,建盖平房14间,建立麻风村,收治麻风患者8人,免费治疗。并划拨耕地20亩、大牲畜6头、大农具2件,供患者边生产边治疗,每月按人供给大米,发给生活费,由县民政科管理。

1963年,收治患者10人,专聘磨皮乡女保健员陈学珍和新村李文祥负责患者治疗工作。

1970年,由卫生局拨款5 000元,民政局拨款5 000元,联合投资扩建麻风村,建成平房40间。卫生局派医务人员肖家寿、李文润2人,专业负责防治,麻风村更名为"新平县革命委员会劳动民政局疗养院"。至1970年底收治患者24人,患者每人每月由国家供给大米12.5 kg,每年发给鞋1双、衣服1套、面盆1个、毛巾1块,无被子的发给被子。每天由医生监督服药,治疗药物为氨苯砜、苯丙砜、硫酸亚铁。

1971年开始,院内麻风患者得到正规治疗及监测管理。

1973年,卫生局拨款在距离县城68 km处建盖瓦房3间,作为医务人员住房;购买手扶拖拉机1辆运输物资。

1974年,患者达41人,购三用电唱机2台,供患者娱乐活动。当年,第一批麻风治愈患者出院,共20人。卫生局派出工作人员李学负责后勤工作。

1980年11月,根据《国务院批准卫生部关于麻风病防治工作情况的几点建议》(国发〔1980〕278号),进一步加强了麻风管理,健全了规章制度。住院患者统一转为农供户口,纳入公安派出所管理,粮食统一由粮食局平价供给,猪肉和菜油统一由食品公司供给,政府每月补助患者一定生活费及医药费,统一列为卫生事业费支出,民政部门每年给予寒衣被等物资救济。

1981年,县民政部门把麻风院管理移交给县卫生局,住院治疗的患者每月供应大米15 kg、生活费16元,由国家(或地方政府)统一供给,取消了"民办公助"的办院办法。是年新平县成立"麻风防治领导小组"。

1981年,肖家寿调新平防疫站任站长,兼管麻风防治工作。

1982年,李文润医生撤回防疫站,由王顺云医生接替麻风防治工作。年收治患者1人,是最后一名入院患者,累计收治患者50人。截至1982年,共治愈麻风患者35人。

1984年底,麻风院划归防疫站管理,朱林任站长,麻风防治工作由地方病防治科兼管,每月发药1次。后勤管理人员李学仍留在新平县革命委员会劳动民政局疗养院从事患者管理工作。

1987年,玉溪地区行署财政局玉财事字〔1987〕6号、玉溪地区行署卫生局玉卫字〔1987〕13号联合文件通知:从1987年1月起,凡住院麻风患者的生活费由每人每月16元提高到30元,寒衣补助每人每年补助30元。时有住院治疗患者3人,散居治疗4人。1987年后新平县按此标准执行。

1988年6月,新平县麻风现症患者实施了"联合化疗",患者不再收麻风院治疗。是年院内已无住院患者,后勤管理人员撤回。

1994年,防疫站皮肤病结核病防治科兼管麻风防治工作,由王顺云医生负责麻风防治工作。

1996年,麻风院撤销。

景东县公丙山皮肤病防治院

普洱市景东县公丙山皮肤病防治院位于景东县东北部(锦屏、太忠、龙街3个乡镇的交接地)的公丙山麓,海拔1 882 m,占地面积2 000亩,其中耕地面积200亩。该院始建于1935年,在林街乡丁怕山设立第一个麻风病隔离所,建草棚3间,报告发现麻风患者94人,集中隔离17人。

1952年,景东县政府向普洱专署上呈《景东县关于麻风病人安置的报告》。5月,专署下发文件同意景东县建立"麻风病隔离所"。12月12日,景东县在花山黄草坝建立第一个麻风病收容管理所,派中医师罗北强负责,另派乡、村干部各1名为管理人员,收容麻风患者110人。此后每年进行普查,将全县各地的麻风患者收容于管理所治疗,至1956年,共收容154人。

1957年,景东县在无量山的景福、曼等、永秀3个区交界地丙拐建立了第二个麻风病收容所,由刘丙堂、施文其2人负责,有防治人员3人,两个所共收容患者160人。

1959年,黄草坝管理所迁址于景东县县城东部的公丙山,更名为"公丙山麻风病防治管理所"。是年新招收管理及卫生人员3人,两个所工作人员增至6人,共收容患者260人。

1965年11月,丙拐收容所与公丙山管理所合并,更名为"公丙山麻风疗养院",共收容患者260人,首任院长为李文尧,有工作人员5人。疗养院只有4间(10格)克叉房,根据麻风院"以治疗为主,治疗与生产相结合"的原则,组织患者自己动手修建病区住房,一年共建杉片房600多平方米,总占地30余亩。为便于治疗与管理,病区被分为轻病区、重病区、基本治愈观察区,每个病区设1~2名管理人员,建立健全病区的管理制度,并给每个病区配备2名卫生人员,基本上解决了病区的治疗、管理、生产、生活问题。

1965—1979年,共建办公用房20间,住院病房50间。共收容患者350余人,设病区4个,集体食堂4个,组织患者开展劳动生产,解决患者的生活问题。

1966年,省皮肤病防治研究所苗宇培、寸守明医生等6人组成的医疗队到景东县检查指导工作后,每年下拨一部分砜类治疗药物。根据全国麻风病治疗出院标准,经细菌、病理检验细菌阴转,临床症状消失,第一批出院118人。

1967年,在病区新建一间检查、检验室,并购置显微镜和其他药械,开始检验工作。

1969年,公丙山麻风病疗养院成立革命领导小组,组长李文尧,副组长李树森,有组员3人。

1980年,疗养院由县民政科移交卫生科管理,更名为"公丙山麻风病防治院",瞿玉辉任院长(已退休),有工作人员9人,设有党支部,有党员3人,李文尧任党支部书记。是年,依据云南省人民政府云政法〔1980〕182号文件精神,县政府研究解决了麻风院住院患者粮食生产和生活费供应问题。

1980—1983年,先后从乡村医生、退伍军人或社会招收卫生人员5人,管理和卫生技术人员增至13人,累计发现患者658人,累计治愈452人。

1983年9月至1984年9月,新招收的7名医务人员派往昆明市皮肤病防治院进修1年,成为景东县麻风防治工作骨干力量。

1984年,经县人大常委会批准通过,麻风病防治院更名为"景东县皮肤病防治院",有工作人员13人,王志全任院长。政府拨款3万元,改扩建住院病房20间。

1987年,防治院的大部分人员调整充实到县卫生防疫站,成立"皮肤病防治科",皮肤病防治院留下3人负责住院患者的管理和治疗。

1993年,院内开办扫盲学习班,由工作人员担任教师,对治愈者子女开展扫除文盲工作。

1995年,经卫生、国土、林业等部门研究协调,将景东县皮肤病防治院搬迁至现住地"排沙河"。政府投入经费5万余元,新建办公用房120 m²,有工作人员4人。1997年,中国香港麻风病防治协会捐赠经费1.6万元,县卫生局投入经费1.5万元,新建学校1所,建筑面积60 m²,购置桌椅15套,用于治愈者子女扫盲学习。

2001年,按照景编办〔2001〕5号文件要求,皮肤病防治院并入疾病预防控制中心,由1名临时工负责管理治愈留院者及家属、子女的生产生活。

2007—2008年,根据云发改社会〔2007〕1242号文件,在中央和省级麻风村(院)建设项目的支持下,皮肤病防治院进行改(扩)建,总投资90.32万元,中央和省级共投入80万元,自筹资金10.32万元,建筑面积633 m²,可供约50人住院诊疗,有病床50张、床头柜50个、电冰箱1台、洗衣机1台;已经入住治愈留院的孤寡老人5人;更名为"普洱市景东县公丙山皮肤病防治院"。

2016年底,院内有休养员13人,家属38人,成为一个村民小组,成立小组领导班子,实现了通水、通路、通电。解决了所有人的户口问题,并纳入低保,每人每月补助生活费350元,参加了新型农村合作医疗,疾病医治有保障。政府每年投入一定的资金提供粮食、油、食盐、肉等生活必需品;村民小组现有核桃1 500亩,年收入约40万元。

2019年底,10名休养员及48名家属搬至院外居住,院内已无人居住。

澜沧县糯福麻风病防治村

据记载,1932年,澜沧县县长袁坚呈报有麻风患者14人。1935年,视察员罗列呈报澜沧县当年有麻风患者102人。经县务会议议决在孟连镇高硬地筑隔离所,收容1~2区麻风患者约20人,上允镇坝尾筑隔离所收容第4~5区麻风患者约90人,隔离所设所长、医务长各1人,设看护数人。但后来患者生活不能解决,患者陆续流散,有家不能归,被寨内群众赶出村外,独居深山野岭,有的被活活烧死,惨不堪言,有少数经济宽裕者到缅甸景栋、弥赛、勐博、勐片等地求医,多数患者一去不复返。

1950年,县人民医院建立。因受医药条件限制,只能医治部分麻风患者。

1952—1964年初步调查,东河、富邦、南岭、营盘、酒井、糯福6个区有患者106人。

1971年,澜沧县配备专职人员2人,开始筹建麻风村准备工作。

1974年,澜沧县在糯福区坝卡乃大队南片后山老品河头处建立麻风病防治院,由县卫生局监管,指定李寿负责工作。防治院占地17 000亩,可耕面积1 500余亩,由县人民政府拨给资金,边建设边集中收容,对轻症患者和家属以生产自救为主,对重症患者以治疗为主。建盖草房42间,收住患者53人,及家属42户共108人,组成患者1个队,家属4个队,投入生产。耕地面积310亩,养牲畜48头、山羊42只,种茶20亩,生产粮食每人年平均155 kg,基本解决了患者及家属吃饭问题。

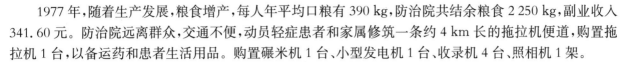

1977年,随着生产发展,粮食增产,每人年平均口粮有390 kg,防治院共结余粮食2 250 kg,副业收入341.60元。防治院远离群众,交通不便,动员轻症患者和家属修筑一条约4 km长的拖拉机便道,购置拖拉机1台,以备运药和患者生活用品。购置碾米机1台、小型发电机1台、收录机4台、照相机1架。

1982年,再建土木结构职工宿舍瓦房7间。

1983年,建成砖木结构诊疗用房4间。

1985年,县卫生局将麻风病防治院并入县卫生防疫站管理,有在职人员4人。

1973—1985年间,防治院共收治麻风患者94人。

2012年,中央财政经费投入50万元,地方财政经费投入809.78万元,对麻风村进行整体搬迁和通水、通电、通路工程建设。2014年,工程全面竣工。

2019年,居住于麻风村的休养员有17人,家属有34人。17名休养员中有1人享受特困补助,每年补助8 918元。5人享受农村低保,每人每年2 005元。

宁洱县黎明乡八浪山麻风院

1933年2月5日,宁洱县为取缔麻风,召集各保甲会议,张委员、杨县长曾对众宣传,对于麻风令各保甲负责劝其入院,如有违抗者,则格杀勿论,上述刊于《训导周报》。同月24日,在小黑阱曾发生对逃跑患者开枪射击事件(未中)。1935年,集中麻风患者19人于苞毛山麻风所,但无管理员,不久患者流散。1948年11月,据《云南省第七区督察专员公署保安司令部工作报告书》附表记载:"宁洱县经调查有麻风患者120人,未予收容,麻风患者得不到治疗,深受歧视和迫害。"

1959年,据省卫生厅、民政厅联合下发《关于加强对麻风病人集中隔离治疗和管理工作的通知》[卫医字(59)第593号]精神,1月5日,县人民委员会发出通知《做好麻风病人隔离的思想教育》。5月14日,县麻风医院在黎明区汪街村八浪山(原寨名)成立,任命王保所为院长,有医生2人,购置药械近千元,开始收治麻风患者。是年共收治麻风患者42人(男性34人、女性8人)。为解决患者思想悲观、逃跑和病区管理等问题,工作人员深入病房与患者谈心,组织成立患者管理委员会,让患者自己管理自己,并组织开种山地110~120亩,种菜、种粮、饲养畜禽。

1960年,有住院麻风患者49人,基本治愈2人,显著好转11人,一般好转27人,控制病情发展9人。多数患者已转入疗养期,可以参加劳动,是年收粮10余吨,加之种菜、养猪、养鸡、养兔,改善了生活,患者安心治疗。是年11月18日,因服用县药材公司制造的"万灵丹"乌头碱量超过常用剂量2~5倍,造成48人中毒并死亡14人。

1965年,在麻风院治疗患者56人,治愈4人,显著好转26人,死亡1人。

1966年,住院治疗患者72人(男性51人、女性21人)。其中,分型为瘤型37人(男性27人、女性10人)、结核样型31人(男性21人、女性10人)。另有随父母入院的4名儿童(男性3人、女性1人)。维修住院部房屋7间,新盖文化室1栋。

至1965年,麻风院收治麻风患者累计100余人,治愈21人。是年住院麻风患者78人,耕种旱田27亩、山地150亩,饲养水牛12头、黄牛41头、骡马11头、猪60余头。派驻领导干部1人、医生1人。国家对患者每人每月补助大米15 kg、食用油500 g、煤油250 g。

1973年,住院治疗患者89人。

1975年,住院治疗患者78人。

至1976年6月,累计收治麻风患者147人,治愈出院88人,在院内治疗的时有58人(男性46人,女性12人)。

1978年,思茅行署计委、财政局、卫生局下达《关于补助1978年扩建麻风村专款预算的通知》,分配普洱县4万元,用于建盖房屋。

1979年,住院治疗患者55人。

1982年,在麻风院治疗的患者29人。

2000年,麻风院并入卫生防疫站管理,居住麻风院的休养员陆续回家和死亡。

2012年,最后一名居住在麻风病院村的休养员由县政府安排到养老院居住,县疾病预防控制中心每半年随访监测1次。麻风院土地由黎明乡汪街村使用。

施甸县五福小石桥麻风院

施甸县五福小石桥麻风院的前身为"保山市麻风病院",筹建于1952年10月14日。根据保山专员公署签发的关于成立"保山地区专员公署麻风院"的指示,由周德瑜等同志到甸南乡五福村(原保山五区)做组织勘察工作。初建院时,地址位于上五福村,患者居住在宋家大院内(房屋为土改时没收充公的房子)。10月23日,收容了保山、施甸、昌宁、腾冲、镇康等地的麻风患者共73人。

1953年6月,保山地区专员公署决定将麻风病院搬迁到小石桥地带建院,土地由政府划拨,居住农户搬迁;将龙王塘地带规划为工作人员办公区,建盖院部办公用房,办公区离患者生活区约1 km。该院名为"保山专员公署麻风院",隶属于保山公署民政科,一切费用由民政科负责核拨。首任院长为周德瑜,有会计及助手各1人、医生1人。房屋为土木结构的土坯瓦房,工作人员办公用房约800 m²、病区住房约1 200 m²。

1958年6月,该院更名为"保山地区小石桥疗养院",院长为刘万福,有工作人员5人。住院患者102人,病区设4个生产队,患者管理以"隔离为主,生产自救,国家补助相结合"。治疗方法:自配苍耳子膏等治疗。

1963年,施甸与保山分县时,该院曾由施甸县民政局代管过一段时间,以后又隶属于保山地区民政局负责救济费用、公安局负责接送患者、卫生局负责医疗工作。

1963年10月,患者陈子龙、余正中等20余人组成了"业余宣传队",丰富了病区的文化生活。

1965年,收治的麻风患者不断增多,人数达到250人,为历史最高峰。医务人员增加2人(郭启汉、张仕忠)。治疗方案:中草药加苯丙砜、胺硫脲结合治疗。患者生活补助标准每人每月生活费5.5元、供应粮食12.5 kg,物资运输以骡马驮运为主。

1967年12月,第一次治愈出院19人,由郭启汉、张仕忠完成鉴定工作。

1969年5月,患者段仕武纵火将病区2队4栋48间(约450 m²)住房烧毁。10月,新建病区治疗室8间,预算投资3 200元。

1971年7月,保山地区财政局投资5 000元,动员100多名麻风患者协助当地村民修通麻风院至杨家庄的公路约8 km。

1980年,原保山地区小石桥疗养院更名为"保山地区皮肤病防治院",隶属于保山行署卫生局,院长张仕忠,党支部书记杨发全,有工作人员9人、住院患者149人。

1982年11月15日,由保山行署卫生局负责招收并专业培训一年的皮肤病防治专业人员15人,分配到地区皮肤病防治院,医务工作者时有17人。

1983年1月20日,与昆明市皮肤病防治院开展应用"八二糊剂"治疗麻风溃疡获得"云南省科研三等奖"。4月,投入资金2.6万元,建盖患者住房(土木结构4栋40间)约520 m²。

1986年10月1日,采用WHO推荐的联合化疗方案,对46名现症患者进行联合化疗工作。购买"金杯牌"客货两用车1辆。12月,投资1.4万元,新架设姚关蒜园村到皮肤病防治院一条约为5 km长的高压输电线路。

1988年2月,投资2.5万元,新修防治院至姚关山邑村约3 km的公路。

1990年2月14日,为充实各县(区)麻风社会防治工作,从皮肤病防治院调整9名医务工作者到市(区)防疫站工作。

1992年7月16日,保山行署土地局根据行署领导的批示,派出张玉明、杨朝敏到施甸县组织有关部门对皮肤病防治院与甸阳镇五福村、姚关镇蒜园村、山邑村地界所有权争议等进行调处,并形成施土字〔1992〕11号文件,确定皮肤病防治院土地、山林权属为全民所有(国有土地),由保山地区皮肤病防治院管理使用。

1999年11月6日，请昆明假肢厂技师，为截肢的27名患者进行假肢安装工作。

2002年11月，根据保山市机编办〔2002〕22号文件批示，撤销保山市卫生防疫站、保山市皮肤病防治院等单位，组建"保山市疾病预防控制中心"，下设"皮肤病防治康复科"负责麻风防治工作。

2006年4月26日，根据保山市疾病预防控制中心《关于加强皮防康复专用经费使用管理的通知》，在施甸县农行设立皮肤病防治康复专用账户，用于核算麻风患者的生活救济费，并严格按照财务管理要求，专款专用。

2007年1月14日，施甸县电力公司对院内2 km长的低压供电线进行电网改造。5月12日，市疾病预防控制中心投资6万元，接通院部到病区2 km的输水管道，解决了休养员的饮水问题。

2008年4月21日，保山市发展和改革委员会关于《保山市疾病预防控制中心皮防院扩建项目初步设计方案》的批复（保发改社会〔2008〕194号文件），国家财政投入95万元，在拆除旧房的地基上新建了建筑面积为663.6 m²、占地面积2.13亩的疗养院。新建疗养院于2009年6月3日投入使用，累计投入资金121万元。

2008年9月18日，保山市残疾人联合会杨海卫技师为17名休养员安装假肢23具。9月26日，办理了48名住院休养员的城镇低保，使他们的基本生活有了保障。

至2019年，累计收治麻风患者292人。时有休养员14人，有工作人员3人。工作人员全面负责麻风院150余亩国有土地、400余亩国有森林的安全、绿化、森林防火、康复人员生活用品运送、常见病诊疗等工作。2019年底，所有休养员享受政府生活保障费每人每月400元。

腾冲市麻风院

腾冲市麻风防治工作始于1953年。1953—1959年间发现的麻风患者，部分送往保山地区专员公署麻风病院治疗。

1959年7月，按省人民政府的要求，腾冲县成立麻风院。根据麻风患者分布，选址位于荷花乡明朗村板肖寨，地处腾冲市城西南方向，荷花乡明朗村下明朗西山山麓，距县城23 km，腾（冲）梁（河）公路20 km处往西3 km，麻风院占地49 066.69 m²。

建院伊始，由郑家福、廖天信二人筹建，民政科拨款7 385元，完成病房344 m²、职工宿舍72 m²的麻风院建设，命名为"腾冲县麻风院"。

1960年，开始收治患者，主要收治本县麻风患者，并兼顾收治德宏州梁河县、盈江县部分麻风患者。

1969年，麻风院更名为"腾冲县康复疗养院"。

1960—1980年，麻风院由县民政部门和卫生部门共同管理，民政部门主要负责患者生活，卫生部门主要负责医疗。麻风院生活、生产、救济、修缮由民政部门负责，每年约7 500元，共投入15万元；医疗费用由卫生部门负责，每年约2 800元，共投入5.72万元。治疗方针主要以隔离传染源和单一药物及中草药治疗为主。

1973年，郑家福病故，廖天信一人承担全院工作。

1979年，为缓解麻风防治工作负担，增调吴智均（医士）、廖开勇（卫生员）入院，医务人员增至3人。

1980年，根据云南省人民政府云政发〔1980〕182号文件精神，麻风防治由原来民政部门负责管理转为卫生部门负责管理。原腾冲县康复疗养院更名为"腾冲县皮肤病防治院"。逐步推行多种药物联合治疗麻风病，为提高疗效、缩短疗程、减少畸残发生起到了一定的作用。

1980年后，职工工资、患者医疗、患者生活补助均由卫生部门负责，由县财政投入。

1980—1984年间，每年全院患者生活费约5 000元，皮肤病防治院业务费约6 000元，职工工资每年约7 000元，5年间约投入6.8万元。

1981年11月，招录王继琼、李庆芳、杨向林、尹可忠、赵家方进入"保山地区皮肤病防治训练班"学习，1982年底进入皮肤病防治院从事麻风防治工作。1981年同时招录杨世清为医院后勤工作人员，主要负责住院患者生活管理,皮肤病防治院工作人员增至 9 人。

1982 年,省拨款 1.5 万元,县拨款 1 万元,完成皮肤病防治院的改造,建筑面积为 1 990.7 m²,其中患者住房 1 100.8 m²、业务用房 559.6 m²、后勤用房 121.3 m²、职工住房 169 m²、厨房 39.97 m²。

1985—2003 年间,每年全院患者生活费约 11 267 元,皮肤病防治院业务费年平均约 8 374 元,职工工资每年约 52 330 元,累计投入 136.75 万元。

2003 年 11 月 18 日,根据腾冲县机构编制委员会腾机编字〔2003〕4 号文件,撤销"皮肤病防治院"和"卫生防疫站",合并成立"腾冲县疾病预防控制中心",从此麻风防治工作进入由疾病预防控制中心负责阶段,原工作人员及工作职责完全纳入疾病预防控制中心。

2006—2010 年,政府每年拨款分别为 2.28 万元、2.34 万元、54.01 万元、2.5 万元、2.5 万元,主要用于院内患者的生活费及治疗费。

2008 年,政府拨款 52 万元用于麻风院改造,重修患者生活区 542.72 m²,职工工作区 92.7 m²,于 2008 年 4 月 1 日开始施工,同年 12 月竣工并验收。

2008 年底,院内有休养员 11 人,多为残老人员,均享有城镇低保,每人每月 208 元,2012 年每人每月提高到 270 元。

2011 年,县政府拨款 15 万元,改造麻风院输电线路。

2013—2019 年,县政府每年固定投入 1.5 万元用于麻风防治经费,院内休养员享受城镇低保,2016 年每人每月 420 元。2019 年底,院内有休养员 5 人,医务人员 1 人。

麻风院自 1953 年至 2019 年共治疗 154 名患者,其中未治愈死亡者 21 人(多为建院初期因年龄大而死亡),完成治疗者 133 人,其中治愈者 130 人。

2016 年初,麻风院约一半面积的土地划给荷花乡作为公墓用地。

昌宁县新厂麻风病院

新厂麻风病院的前身为"昌宁县麻风村",建于 1957 年 8 月,位于耇街镇新厂村马拉等江边的山头社与交寨社之间的乒乓自然村,距离县城 50 余千米,原负责人李齐芳,首任院长张国辉。

1957 年初,县政府迁移了乒乓自然村 18 户居民,征用自然村的所有土地、房屋,将其作为全县麻风患者的集中隔离点。面积约 4 000 亩,其中耕地面积 68.8 亩,其他大部分为森林,有患者住房 30 栋共 1 200 m²,工作用房及职工住房 6 栋共 300 m²。集中的患者住原住户的房屋及耕种征用的土地,行政由民政局管理,治疗由卫生部门管理为主,患者粮油供应以自给为主,不足部分由民政局救济。1957 年底,正式接收来自全县的第一批麻风患者,人数 30 余人(最多时 70 余人)。

1970 年初,山火烧毁了麻风村医生工作区房屋及公私财物,麻风村医生住地由马拉等山头搬迁到距离患者住地约 2.5 km 的山头社境内,麻风村更名为"麻风病治疗所",负责人为李齐芳。新盖职工住房、电机房、骡马圈 5 间。民政局架设电线,购买柴油发电机、电动石磨、碾米机、粉碎机,解决患者生产及生活困难。医疗方面以隔离为主,药物以氨苯砜治疗为主。之后,民政局增派罗振兴任会计。

1981 年 1 月,麻风病治疗所划归卫生局管辖,更名为"昌宁县麻风病院",院长为张国辉,支部书记为杨成茂,工作人员有李齐芳(医生)、罗振兴(会计),以及临时炊事员 1 人、赶马临时工 1 人。患者由隔离治疗为主转变为以居家治疗。

1981 年开始,经县政府批准给患者每人每月生活费 8 元。

1982 年底,新增经过保山卫校半年短训的医务人员 5 人。

1983 年,多数患者治愈或好转,经政府批准,管理人员、医务人员到患者原籍做社队和家属思想工作,使得部分治愈患者先后返回原籍地参加集体生产劳动。

1987 年开始,患者生活费为每人每月 14 元。

1988 年开始,患者生活费为每人每月 30 元。

1999 年 12 月底,麻风病院共收治住院患者 93 人,代管家属 18 人,除陈绍良(家属)外,家属先后全部安置回归社会。

2000—2003年,麻风病院仅有工作人员1人、赶马临时工1人。

2003年1月,昌宁县麻风病院并入昌宁县疾病预防控制中心。

2004年开始,患者生活费为每人每月40元。

2009年12月2日,借助小湾电站水库淹没区补偿项目,县卫生局、耇街乡人民政府和县疾病预防控制中心与病区管委会共同商定,投资96.2万元,由保山市永兴桥路工程有限公司对麻风院的住房、道路进行改造。2010年5月29日,房屋竣工交付使用,总价值61.2万元。主体工程:砖木结构平房34间,其中住房17间,建筑面积374 m²(每间22 m²),住房走廊面积102 m²(每间6 m²),厨房17间,建筑面积204 m²(每间12 m²);附属工程:厕所、场地硬化、洗澡间、水池、排水沟等。投资35万元,修通了麻风病院至交通干线5 km长的乡村公路。

2014年开始,患者生活费为每人每月166元。除生活费外,患者每月还享受救助金703元(低保391元、五保312元)。

2019年12月,麻风病院累计收治患者93人,仍有居住人员13人,其中治愈麻风休养员12人(均为Ⅱ级畸残)、家属1人(陈绍良),办理残疾人证者12人,全部享受低保。县疾病预防控制中心派驻管理人员1人。

永胜县小长坪麻风康复村

永胜县小长坪麻风康复村前身为"永胜县皮肤病防治院",建于1952年4月22日。位于永胜县东北角永北镇小长坪,距离县城20 km,国有森林覆盖面积9 765亩,其中可耕种地面积100余亩,首任负责人刘贵合。建成时仅有茅草房4间,一部分患者搭建茅草棚居住,共收治患者60余人。建院之初,患者的口粮由县民政局提供,每人每月7.5 kg粮食,不足部分由患者家属提供。

1953年,患者服用苯丙砜等砜类药物进行治疗。

1955年1月,由王有道负责麻风院具体事宜,收治患者100余人。

1957年7月,曾育邦任麻风院院长,修建二层土木结构房屋为医生宿舍及办公用房。

1959年,曾育邦带领全体患者种植云南松100余亩,以生产队形式将患者分为生产组、制药组,采集中草药,按劳分配,逢年过节则按工分分肉,实现生活方面的自给自足。

1960年,政府核定麻风院五保户13人由政府供给口粮,其他患者口粮由家属提供。

1970年,曾育邦院长组建了村卫生室,有工作人员4人。

1979年,麻风院病管会新修患者住房,为土木结构,共计5栋15间。

1982年,县政府拨款3万元,修建二层砖混结构医生宿舍及办公用房20间,共300 m²。

1982年,曾育邦任支部书记,县人大常委、公安特派员邱成邦任院长。

1987年,永胜县皮肤病防治院更名为"永胜县皮肤病防治站",其间患者出院200余人。住院患者口粮由粮食局供给,直至1994年取消购粮本为止。时有工作人员26人。采购电影放映机1台,每周为患者放映电影1场。

1991年,永胜县皮肤病防治站选址县城环城西路。1993年,办公地点迁至永胜县环城西路80号。永胜县麻风院更名为"永胜县小长坪麻风康复村"。

1996—1997年,澳门利玛窦社会服务中心陆毅神父2次亲访永胜县小长坪麻风康复村,捐助人民币28万元,维修公路8.3 km;新建一座明爱桥,有涵洞3座;架设10 kV高压电线2.8 km,低压线路2.5 km;建蓄水池3个,铺设饮水管道2 km。工程于1997年10月开工,1998年1月竣工投入使用。

1998年,小长坪康复村除出院、死亡外,共有患者80人,由县财政拨款,委托永胜县皮肤病防治站每月按时到小长坪康复村发放生活补助每人50元;同时,澳门利玛窦社会服务中心资助患者每人每月50元。截至2016年底,澳门利玛窦社会服务中心除无偿资助患者生活费外,先后资助患者子女12人完成学业,其中大学生4人、高中生2人、初中生2人、小学生4人。

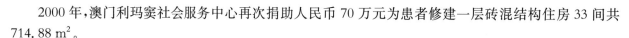

2000年,澳门利玛窦社会服务中心再次捐助人民币70万元为患者修建一层砖混结构住房33间共714.88 m²。

2006年,永胜县扶贫办拨款15万元修建砖木结构患者住房15间,翻修15间旧瓦房。

2008年,国家、省发展改革委员会麻风村院改扩建项目拨款283万元,修建一层砖混结构患者住房44间共974 m²。是年,小长坪康复村患者办理了农村低保,享受人均每月95元的生活补助费。

2013年,60岁以上的患者人均享受"新农保"补助费每月60元。

2015年1月,取消了农村低保,小长坪康复村38名休养员"农转城"后享受城镇低保。从2015年人均每月327元提高至2016年的人均每月393元。小长坪康复村的休养员全部参加了新型农村合作医疗。

截至2019年12月底,永胜县小长坪麻风康复村累计治疗麻风患者808人,时有休养员27人,休养员人均生活补助每月710元。小长坪康复村安排有驻点医生。

华坪县泊泊河、塘坝河康复村

华坪县泊泊河、塘坝河康复村前身为"华坪县麻风病防治院",建于1952年,地址在华坪县石龙坝镇与四川省交界的金沙江边肋巴山,距离县城35 km,有耕地800亩,林地2 000亩。建成时仅有病房2栋,平瓦房30间,收住患者80余人,后增收到300余人,增加患者的同时,逐渐扩大房屋建设200余间,隔离治疗管理的患者来自华坪县、永胜县、宁蒗县以及四川攀枝花。麻风病防治院原隶属于华坪县民政局。

麻风病防治院成立之初,患者口粮由县民政局拨发。县革命委员会拨发麻风病防治院经费百余元,后逐年增加,作为全院员工薪津及公杂之用。麻风病防治院设院长兼医生1人、工勤人员4人。麻风病防治院院长李德义(昆明卫校毕业,患麻风后到华坪工作)常驻麻风病防治院,主要负责麻风患者的治疗及药品管理。工勤人员协助院长治疗麻风患者和做好患者的生产生活工作。当时煎制苍耳草浸膏、大枫子油对麻风患者进行治疗。患者达几百人时,因药品短缺,难以得到规范治疗,生活医疗无保障等原因,致使院内患者发生畸残者甚多。

1964年,四川攀枝花市"三线"建设,麻风病院在金沙江上游,攀枝花市出资20万元,将麻风病院搬迁至宁蒗县子差拉乡与华坪县雾坪水库大坝交界处。占地面积4 000余亩,耕地100亩,林地3 000亩,修建土木结构房3 000余平方米,收治患者400余人。覆盖四川省攀枝花市,云南省大理、永胜、宁蒗及华坪全县所有麻风患者,生活由政府和各级慈善组织帮扶。但因泊泊河气候寒冷,居住条件恶劣,搬往泊泊河的患者一部分又自行回到肋巴山(今塘坝河)居住,致使华坪县麻风病隔离点存在现在的泊泊河与塘坝河两处。

1987年,成立"华坪县皮肤病防治站",站长梁合兴,原麻风病防治院更名为"华坪县泊泊河、塘坝河康复村",由县皮肤病防治站负责管理。

1999年5月,澳门利玛窦社会服务中心捐资人民币60万元,华坪县政府筹资10万元人民币,为泊泊河康复村修建一期工程,建筑面积1 300 m²,分住房、医疗室、康乐室。澳门利玛窦社会服务中心曾先后3次到泊泊河康复村实地考察该工程的建设。在华坪县皮肤病防治站的积极组织下,康复村村民为该村修建工程出义务工400天次,一期工程顺利竣工。

2002年7月,华坪县皮肤病防治站与华坪县卫生防疫站合并,成立"华坪县疾病预防控制中心"。康复村交由县疾病预防控制中心管理,动员村民种植花椒、核桃等经济作物1 000余亩,增加村民的经济收入。是年,县政府将康复村村民全部"农转城"享受城镇最低生活保障金。

2007年3月,因地质滑坡,造成5户共13名村民房屋毁损,县政府投资11万元建砖木结构房15间共300 m²,解决危房问题。

2012年4月,县委、县县政府筹资120万元为该村修建二期工程,新建房屋12套,建筑面积960 m²,该工程于2013年3月竣工投入使用。

2015年3月20日,县委、县人民代表大会、县政府领导率县委办公室、县人民代表大会办公室、县交通局、县水利局、县卫生局、县民政局、县务坪水库管理局、县人民医院、县中医医院、县疾病预防控制中心、中心镇党委、政府等相关人员到泊泊河调研,并召开现场办公会,形成《中共华坪县委专题会议纪要》,决定对泊泊河康复村进村公路及村内住房进行三期改造。

2015 年 12 月,第三期改造工程启动,工程投资共 340 万元人民币(县财政安排 170 万元、县人民医院 40 万元、县中医医院 40 万元、县人大 30 万元、县交通局 30 万元、县民政局 30 万元),修建房屋 12 户,建筑面积 1 080 m²,入村道路硬化近 1.3 km。

塘坝河康复村则在 2005 年的观音岩电站建设工程中,基础设施由华坪县移民开发局给予规划,修建卫生室、综合娱乐场所共 500 余平方米,并将进村道路进行了硬化。

截至 2019 年底,泊泊河与塘坝河康复村累计治疗患者 512 人,村内已无现症患者,时有休养员 44 人、家属 146 人。均享有城镇最低生活保障,休养员为每人每月 416 元,家属为每人每月 100~200 元不等。

宁蒗县龙洞湾康复村

龙洞湾康复村的前身是"宁蒗县麻风病防治院",筹建于 1972 年 6 月。其时,宁蒗县政府拨款 1 万元在战河乡清水河村委会龙洞湾新建麻风病防治院,由宁蒗县民政局承办,1972 年 9 月正式建成,距离县城 78 km,首任院长是民政局副局长张金风。1972 年 10 月,正式收治患者 258 人,有医务人员 2 人。建院初期有 4 栋土木结构瓦房,面积 800 m²,是集住房、伙房、医疗室、仓库于一体的四合院,内有 20 间房屋,院内有一个长 25 m、宽 15 m 的院子,作为患者吃饭、活动场所。当时用煤油、蜡烛、松明照明,饮用井水,条件非常艰苦。

1975 年 10 月,马海吉任宁蒗县麻风病防治院院长,张端勇任副院长,有 3 名医务人员,患者 304 人。

1988 年 10 月 1 日,宁蒗县开始麻风联合化疗工作。新发现患者居家治疗。集中在龙洞湾的患者 391 人。

1990 年 6 月,宁蒗县麻风病院医疗室搬迁至战河乡清水河村委会所在地,患者在龙洞湾、核桃园居住,有业务人员 7 人、后勤人员 1 人。

1991 年 12 月,宁蒗县麻风病防治院搬迁至县城宁蒗县卫生防疫站院内,更名为"宁蒗县皮肤病防治站",黄兴文任站长,有业务人员 13 人、后勤人员 2 人。

1995 年,康复村居住 30 名孤寡老人,没有人照顾,靠县财政补助每人每月 30 元生活费生活。县皮肤病防治站从县政府、民政部门、残疾人联合会申请粮食、衣服、被子、鞋子给予补充。

2002 年 5 月,澳门利玛窦社会服务中心陆毅神父到宁蒗县龙洞湾村考察,出资 18 万元修建了从清水河村委会至龙洞湾村的 8 km 长公路,建桥 18 座,填土路面,由麻风村居民及民间企业家维修,至 2016 年仍然通畅。另投入 80 万元在龙洞湾村修建住房 25 间、厨房 3 间、洗澡间 2 间、卫生间 2 间、猪圈 2 间,医务人员办公用房 4 间,厨房 1 间,用胶管引来自来水,安装太阳能 2 套,电视机 2 台,建了一个小型水力发电站,基本解决了康复村的供水、供电、交通问题。后因为房屋年久失修,瓦屋面严重漏雨,电站于 2010 年报废。2012 年,农网电改造,康复村恢复用电。

2002 年 9 月,宁蒗县皮肤病防治站有业务人员 14 人、后勤人员 4 人,与宁蒗县卫生防疫站合并为"宁蒗县疾病预防控制中心",设立"慢性病防治科",负责麻风防治工作。

2002 年 10 月,澳门利玛窦社会服务中心提供资金聘请 2 人负责康复村业务管理、生活护理,麻风村内休养 25 名麻风愈后孤寡老人,澳门利玛窦社会服务中心提供孤寡老人每人每月 50 元生活补助。2011 年 6 月,澳门利玛窦社会服务中心停止资助。2013 年 2 月,由宁蒗县疾病预防控制中心出资聘请 2 名工作人员,每人每月工资 1 000 元。

2012 年以来,有 3 批志愿者在康复村内分别进行 3 个月的免费服务,照顾孤寡老人的生活。收到社会、华侨捐赠衣服 2 次,共 21 箱。

2017 年,政府拨款 282 万元,修建麻风村房屋 700 m²。2018 年投入使用。

2019 年 12 月,康复村内仍有 44 名休养员居住、生活。依靠县财政每人每月 50 元生活补助、养老保险金、农村低保、独生子女补助、五保户补助维持生活,人均每月收入 565 元。有 2 名长期聘请的工作人员管理、照顾 11 个孤寡老人的生活。县疾病预防控制中心每年开展春节慰问活动,提供粮食、衣服、被子、猪肉、食用油、鞋子等生活用品。

玉龙县麻风康复村

1954 年,在大具乡与宝山乡住古村交界处成立"丽江县麻风病隔离所",距离县城约 90 km,收容患者 59 人,由民政部门专职人员管理。

1968 年,丽江发生地震,大具乡白麦村里都自然村 14 户灾民异地搬迁,里都村划归麻风隔离所,患者达到 170 人。

1981 年,麻风病隔离所更名为"丽江县皮肤病防治院",院内设置 2 名专职医生。

1987 年开始,新发现患者采取居家隔离治疗,丽江县皮肤病防治院不再收治新发现患者。

1988 年,丽江县人民政府下发了《关于大具皮肤病防治院改称为康复村的批复》,康复村交由丽江县卫生防疫站管理,时有住院患者 105 人。

随着患者治愈外迁、死亡等,至 1999 年 12 月,大具康复村内居住人数减至 28 人(其中康复者子女 6 人)。

2006 年,康复村内仅剩治愈后无家可归留院人员 13 人及子女 3 人。玉龙县人民政府下发了《关于大具康复村日常事务工作由大具乡卫生院管理的通知》(玉卫发〔2006〕35 号),康复村交由大具乡卫生院管理。5 月 31 日,在大具乡卫生院进行了大具康复村交接仪式。

2013 年,玉龙县政府投入 71 万余元,将大具康复村搬迁至大具乡西山村。

截至 2019 年底,康复村仅剩休养员 2 人,均办理了身份证、户口簿、低保,每人每月低保 430 元。

临沧市第三人民医院麻风康复村

临沧市第三人民医院麻风康复村的前身是"临沧县麻风村",建于 1953 年,地址在临沧县蚂蚁堆乡距离公路 4 km 的龙岗山(今蚂蚁堆乡明子村的一部分)。

1952 年 6 月,临沧县政府(原缅宁县)在蚂蚁堆创建麻风病隔离所,最初设在蚂蚁堆的曼毫帮亢山鹰树箐,由民政科负责看望及房屋修建事宜,县卫生院负责调查麻风患者情况,张家范负责管理麻风隔离所。

1953 年 3 月,根据云南省人民政府的指示,临沧县人民委员会民政科安排民政工作人员李进章到临沧县蚂蚁堆乡距离公路 4 km 的龙岗山组建临沧县麻风村。由民政科投资建盖 3 000 m² 的草房,集中收住 45 名麻风患者。麻风村患者的治疗工作由蚂蚁堆乡卫生所负责,医务人员每月定期到山上发药。

1958 年 6 月 16 日,临沧县人民委员会《关于麻疯病人隔离管理规定》[会卫医字(58)第 73 号]:"凡疑似麻风病人,经过卫生部门检查证实后,方能隔离。原则上采取分散就地隔离,如需到麻风村隔离的,除以卫生部门检查证实外,应征得临沧县人民委员会民政科和卫生科同意,并由所在地乡社或家属同主管部门订立合同,负责其全部生活费用始得送麻风村隔离。麻风村病人治疗由蚂蚁堆卫生院负责。"

1959 年 6 月,扩建 8 栋 64 间草房作为病房。

1961 年 4 月,临沧县卫生科派周保礼进驻麻风村开展麻风防治工作,张家范(患者)、袁金荣(患者)协助管理。当时医疗设备仅有一台显微镜以及一般的注射、换药器械。由于业务人员不够,又培养陈兆淑、刘应瑜协助发药,同时开始对全县 8 月,临沧县麻风村更名为"临沧县麻风院"。

1962 年,建盖健康区病房 2 栋,医务室 1 栋,共 800 m²,将健康区与病区分开管理,解决了麻风患者边治疗、边休养、边生产的管理问题。

1963 年 1 月,临沧县麻风院更名为"临沧县蚂蚁堆疗养院"。

1966 年 3 月 4 日,经临沧县人民委员会人事科《关于同意吸收吴森荣同志为在编职工及工资待遇的通知》[人招字(66)第 024 号],批准招收吴森荣为麻风院的民政管理人员,协助管理患者。12 月 19 日,临沧县人民委员会民政科《关于更改蚂蚁堆疗养院名称的通知》,将"临沧县蚂蚁堆疗养院"更名为"临沧县红星疗养院",并开始在疗养院建立《病人守则》等相关管理制度。疗养院收治患者105人,由周保礼、吴森荣负责管理疗养院。

1972年,由临沧县人民政府投资新建砖木结构业务用房、职工宿舍、病房、礼堂等设施,共计1 600 m²,并安装了自来水,改善了患者的居住环境和生活条件。

1978年7月23日,经临沧县卫生局党组批准,在临沧县红星疗养院建立党支部,陈兆淑任小组长,负责医院全面工作。20世纪70年代后,采用氨苯砜治疗患者,开始有少量患者出院,个别少菌型患者允许在家治疗。

1980年5月1日,临沧县卫生局《关于启用临沧县蚂蚁堆防治院印鉴的通知》(临卫字〔1980〕17号、民政局临民字〔1980〕23号),将"临沧县红星疗养院"更名为"临沧县蚂蚁堆防治院",陈兆淑、吴森荣负责防治院的管理工作。

20世纪80年代中期,云南省人民政府云政发〔1980〕182号文件颁布后,由民政、卫生部门共管转变为麻风防治工作统一由卫生部门管理。至1983年,累计收治患者164人,治愈出院106人,复发仅2人。登记患者家属499人,预防服药135人。

1984年,经临沧县人民政府批准,临沧县蚂蚁堆防治院更名为"临沧县皮肤病防治院",并升格为股所级机构,由陶相龙任院长。

1953—1990年,皮肤病防治院累计收治298名麻风患者。

1988年1月2日,临沧县人民政府发文《关于同意蚂蚁堆皮防院搬迁的批复》(临政复字〔1988〕2号),同意将临沧县皮肤病防治院搬迁到临沧县城。

1989年12月27日,临沧县土地管理局《关于批准县皮肤病防治院征用土地的通知》(临土管字〔1989〕321号),批准征用塘平十六队的2亩土地作为医院办公楼职工宿舍等综合用地。

1991年4月15日,临沧县人民政府《关于将临沧县皮防院更名为临沧县康复医院的通知》(临政发〔1991〕33号),将临沧县皮肤病防治院更名为"临沧县康复医院",主要承担皮肤病、性病监测防治工作,核定医院编制15人,领导职务2人。6月,医院搬迁到新址办公,由陶相龙任院长。留在麻风康复村的患者中,有20名38～85岁完全丧失劳动能力的残老麻风患者,每月由民政局拨给每人50元生活费,其余未完全丧失劳动能力的患者开展自给自足的小农生活。康复村生产土地共有1 466亩(产权仍属皮肤病防治院),种桉树500亩、白花木瓜100亩、山林800余亩,产值达50万元。

1993年3月27日,临沧县土地管理局《关于出让国有土地使用权的决定》(临土管用字〔1993〕055号),将康复医院北面的6.1亩土地采取协议方式划给临沧县康复医院使用,作为住院部、宿舍建设用地。

1997年7月19日,共青团临沧县委《关于成立临沧县康复医院团支部和团支部委员选举结果的批复》(临团复字〔1997〕18号),批准成立"临沧县康复医院团支部",吴家兵任团支部书记。11月6日,临沧县卫生局《关于吴家兵同志任职的通知》(临卫字〔1997〕74号),任命吴家兵为临沧县康复医院副院长。

1999年1月4日,临沧地区机构编制委员会《地区编制委对行署卫生局关于成立临沧地区精神病专科医院的请示的批复》(临编字〔1999〕3号),批准临沧县康复医院升格为"临沧地区精神病专科医院",行署卫生局下属正科级事业单位,人员编制30人,领导职务3人。麻风患者仍然居住在蚂蚁堆麻风康复村,防治工作由精神病专科医院负责。

2004年11月8日,临沧市机构编制委员会办公室《临沧市机构编制委员会办公室关于对市卫生局直属事业单位更名的通知》(临编办发〔2004〕55号),将临沧地区精神病专科医院更名为"临沧市精神病专科医院"和"临沧市第三人民医院"。

2014年1月21日,临沧市临翔区发展和改革局批准临沧市第三人民医院蚂蚁堆麻风康复村住房拆除新建,投资120万元,共建14套住房,单套内设置卧室、客厅、厨房,单套建筑面积约43 m²,总建筑面积602 m²。配套设置公共卫生间、浴室。2015年7月14日竣工验收,总投入建设资金118万元。

2019年底,临沧市第三人民医院麻风康复村收住休养人员47人。所有休养人员均纳入新型农村合作医疗,并建立居民健康档案,每人每月补助生活费292元。享受低保人数25人,每人每月补助350元。

凤庆县藤蔑河麻风村

凤庆县藤蔑河麻风村前身为"凤庆县郭大寨乡小米山瘴气潭麻风疗养院",筹建于1953年。

1953年,"凤庆县麻风病疗养院"成立。县长曹显耀和县委组织部李平提出在郭大寨乡小米山瘴气潭建立麻风疗养院,提交县人民代表大会审议决定,并指定卫生科卢启文主管。建院前,当地居住着李、穆二姓8户人家。由政府出资搬迁,在原址基础上增盖了8间木板房,分男、女二村,中间以一条干沟为界。1953年12月底开始收治患者,进行隔离治疗。麻风村距离县城95 km,有耕地88亩,山林56亩。

建院初期,政府在麻风村建立食堂,患者统一吃大锅饭,半年后食堂解散。患者的待遇为每人每月15 kg大米,250 g油,组织马班驮运物资。政府每年派人慰问,给患者送衣服、糖果及日用品。建院不久,有些男女患者开始同居,重新组合家庭,生儿育女,成为一个村子,人们习惯称为"麻风村"。

麻风病疗养院成立时,县政府指定六区(营盘镇)卫生所派医生每月按时前往治疗,村内设卫生员2人,专门负责送药看服和护理。治疗药物主要用中草药和苯丙砜治疗,后改用氨苯砜(DDS)进行治疗。

1958年,县人民政府派医生赵元臣、蔡菊、李英伍、李卫华等到院工作,除赵元臣医生坚持工作到退休外,其他人都先后离去。

患者收治情况:1953年收治87人,1955年收治30人,1956年收治2人,1957年收治5人,1958年收治5人,1959年收治44人,1960年收治5人,1961年收治9人,1962年收治6人,1963年收治4人,1964年收治2人。至1970年,共收治麻风患者220人。

1980年,疗养院由县民政局移交县卫生局管理,实行医疗行政一体化。

1982年,建立"皮肤病防治院",新建职工宿舍、办公室300 m²(砖土木结构)1栋。工作人员增加到10人,其中专业医生8人、行政管理人员2人,杨武廷任院长。同时新建麻风病住院病房700 m²,医疗室100 m²(土木结构)。

1983年1月,李春文、杨勋、董天佑3名医生由县皮肤病防治院借调到县防疫站防疫科,负责全县麻风防治工作。

1987年,县人民政府成立"麻风病精神病防治领导小组",由县人大常委会主任梅安柱任组长,禹茂祥、朱茂邦任副组长。

1987年,首次对长期住院治疗的99名患者开展系统的临床检查、细菌检验,经过反复核查检验,确定80名患者达到治愈标准,予以判愈。

1988年,凤庆县下发《关于皮肤病防治院合并入县防疫站的通知》(凤联发〔1988〕23号),皮肤病防治院并入凤庆县卫生防疫站,设立"皮肤病防治科",迁至县城。麻风村改为"藤蔑河麻风康复村"。村内治愈患者仍然由政府拨给生活补助费,继续住在院内休养。

2002年,卫生防疫站改为"疾病预防控制中心",设皮肤病性病防治科,有专业医生4人、行政管理人员2人,负责全县麻风防治和康复村休养人员监测、子女健康检查、生活补助费的发放。2011年,皮肤病性病防治科撤销,合并入防疫科改为"传染病防治科"。

2019年底,康复村有59户,人口234人,其中休养员30人。村内设有卫生室1个,有村医1人,为村内诊治常见病和多发病。疾病预防控制中心每年派专业医生到村内对休养员进行监测,对家属进行健康体检。村内所有居民加入了新型农村合作医疗保险和大病保险。村内有小学1所、教师1人、在校学生9人。政府每年对村内休养员进行救助和慰问,县民政局给予每人每月生活补助120元;5人享有老年补贴,每人每年540元;休养员还享受五保,每人每月500元。有畸残的休养人员优惠提前5年领取居民基本养老保险,有21人每人每月60元。当地公安派出所为他们办理户口簿和居民身份证,残疾人联合会为他们办理残疾人证,红十字会和妇联对他们进行慰问,给予一些日常用品和生活用品。麻风村通路、通电、通水、通闭路电视、移动通信工程已经实现。子女外出务工率达80%以上,经济收入逐年提高。

耿马县孟定镇糯峨村九组

耿马县孟定镇糯峨村九组前身为"耿马县麻风病院"，位于孟定镇糯峨乡回布（现糯峨村九组），距离耿马县城 95 km，距离孟定镇 8 km。

1957 年，耿马县抽调孟定区卫生所职工李朝义到昆明参加麻风防治专业培训后，开始对孟定片区麻风情况进行调查。首批查清的 66 人，分 3 个点进行隔离治疗。

1960 年，全县查出 111 名患者，分 6 个点集中隔离治疗。

1970 年 3 月，6 个点的 95 名患者集中到孟定糯峨乡回布麻风村治疗。时有田地 100 余亩、山林 100 余亩；当时设行政管理 1 人、西医 1 人、傣医 2 人。

1981 年 1 月，临沧行署发 6 号文件要求自 1981 年 1 月起，原由民政部门管理的麻风村交给卫生部门管理，更名为"耿马县麻风病院"。县麻风病院在编人员包括原由民政、卫生部门发工资的人员和今后新增人员一律纳入卫生事业编制，配防治管理人员 7 人。

1983 年，县财政拨款 1.95 万元，建盖土木结构房 170 m²，作为办公用房及职工宿舍。

1984 年 6 月，县政府 28 号文件将"麻风村"正式更名为"耿马县麻风病院"，由县卫生局统一管理。由孟定中心医院院长李朝义兼任院长，院址设在原麻风村址。负责全县麻风调查、治疗、收容、管理工作。麻风患者的粮食、生活费及衣服被服等，由麻风病院定期造册登记后到民政部门领取。

1985 年初，麻风病院又更名为"耿马县皮肤病防治院"。3 月，县卫生局任命杨国良为院长、李如升为副院长。

1987 年底，县皮肤病防治院由回布迁至孟定镇，暂借孟定中心医院几间病房作为宿舍兼工作室。

1989 年，孟定镇政府在孟定食品厂（今边贸城）旁征土地 5 亩多，新建皮肤防治院宿舍，国家共拨款 16.21 万元，建盖砖混结构平房 5 套共 270 m²、伙房 152 m² 作为业务用房及职工宿舍。

1989 年 6 月，耿马县政府发 23 号文，将县皮肤病防治院更名为"耿马傣族佤族自治县皮肤病防治工作站"，隶属卫生局下属的股所级单位，站址设在孟定，工作性质是既开展麻风防治，也开展其他皮肤病防治工作。原麻风病院（麻风村）仍作为一个医疗点，业务工作由皮肤病防治工作站领导。

1991 年，皮肤病防治工作站有职工 7 人，其中在麻风村居住 2 人，1 人负责患者的一般治疗和发药，1 人主要负责橡胶林的管理；在孟定居住 5 人，2 人负责麻风防治，3 人负责门诊工作。站部设在孟定。

1994 年 5 月 3 日，县政府发 10 号文，同意耿马县孟定中心卫生监督站和县皮肤病防治工作站实行合署办公，两站于 5 月 20 日正式开始合署办公。原麻风村编为孟定镇糯峨村办事处九组，行政管理由孟定镇管理，卫生部门专门负责疾病治疗。

2003 年 2 月 22 日，县政府发 4 号文，撤销"耿马傣族佤族自治县孟定卫生防疫妇幼保健分站"和"县皮肤病防治站"机构，皮肤病防治工作并入县疾病预防控制中心及孟定疾病预防控制分中心统一开展，麻风防治主要由孟定疾病预防控制分中心地方病防治科负责开展。

2010 年，因工作需要，孟定疾病预防控制分中心内设立"麻风防治科"，负责开展全县麻风防治工作，有工作人员 1 人。

2019 年底，耿马县孟定镇糯峨村九组居住麻风休养员 18 人。18 人办理了身份证、户口簿，均享受低保，每人每月补助生活费 400 元。孟定疾病预防控制分中心麻风防治科负责开展全县麻风防治工作，有医务人员 2 人。

楚雄市苍岭丫巴田麻风院

苍岭丫巴田麻风院位于楚雄市苍岭镇西云村委会上摆拉村民小组丫巴田，位于楚雄市苍岭镇与富民镇交界处，距离楚雄市城区 45 km，距楚雄市苍岭镇政府饱满街 21 km，海拔 2 230 m，现隶属楚雄市疾病预防控制中心。

1958 年冬季，为收治楚雄市苍岭镇所有发现的麻风患者，苍岭公社动员村民投工投劳建盖楚雄市苍岭丫巴田麻风院,建盖土墙房 110 多间供患者居住,占地面积 130 亩,其中田地 10 亩、荒地 20 亩,其余为山林,主要种植麻栗树。苍岭丫巴田麻风院为苍岭镇辖区的一所集体性质"麻风病院"。1958 年,入住的患者主要是自给自足,自己组织生产劳动,如自己养牛、养羊、养猪,自己上山砍柴、种地。麻风病院治疗的患者生活费最初由民政部门负责解决。医疗方面由卫生部门(防疫站)进行管理和医治。开始仅用印度进口的大枫子油注射剂作为麻风主治药品,后改为单一的氨苯砜治疗。

1962 年,在云南省皮肤病研究所的协助下,首次进行麻风治疗效果鉴定,被鉴定治愈的患者陆续出院回家,只有少部分患者治愈后家人不接收或患者不愿回家而继续留在院内康复养老。

1985 年,楚雄市人民政府投资 3 万余元,在苍岭丫巴田麻风院内建立了卫生所,建盖 150 m² 的砖木结构瓦房,供麻风院卫生室使用。

1988 年后,麻风病院交由卫生部门负责,财政拨款补助,生活补助费最初为每人每月 10 元,后陆续增加。1958—1988 年,累计收治患者 86 人,当时收治的患者主要来自苍岭、竹园、石涧、西云、黄草、李家、云甸、腰站、智明等地方。

2003 年,撤销楚雄市卫生防疫站,成立"楚雄市疾病预防控制中心",苍岭丫巴田麻风院工作由疾病预防控制中心下设的皮肤病防治科负责管理。

2009 年 12 月开始,麻风病院每人每月生活补助增加至 120 元。

2010 年,楚雄市政府将麻风患者转为城镇居民,享受城镇最低生活保障,每人每月 300 元。

2014 年,楚雄市政府拨款 5 万元对屋顶等进行翻修,另外,在上摆拉村村民的组织下,修通了上摆拉到麻风院的道路(便道)。至 2016 年 12 月底,仍是楚雄市唯一一个不通电的麻风院。

2016 年 11 月,楚雄市疾病预防控制中心协调残疾人联合会等相关部门为苍岭丫巴田麻风院留院的 5 名休养员办理了 Ⅱ 级以上残疾人证。

至 2019 年 12 月,麻风院内仍有休养员 2 人,每人每月领取生活补助 120 元、城镇低保 580 元。每逢麻风节、春节、中秋节等节日,楚雄市委、市政府分管领导都会带领市卫计委、民政、残疾人联合会、红十字会、疾病预防控制中心等部门的领导和工作人员为苍岭丫巴田麻风院留院人员带去慰问金和大米、食用油、营养品、衣物、常用药品等开展慰问活动。

楚雄市东华五老邑麻风院

东华镇五老邑麻风院位于楚雄市东华镇东华村委会五老邑村民小组的山背后,处于东华、子午、中本的交界处,坐落于楚雄市东华镇政府旁的山顶下,海拔 2 050 m,距离楚雄市城区 23 km,离东华镇政府新街 4 km。1958—2016 年隶属楚雄市疾病预防控制中心(原卫生防疫站)。

1958 年冬,东华公社动员村民投工投劳建盖楚雄市东华五老邑麻风院,建盖了 130 多间土墙房供患者居住。麻风院占地面积 300 亩,其中田地 20 亩、荒地 30 亩,其余为山林,主要种植松树,供患者采松脂出售。

1958 年建院以来,医疗方面由卫生部门(防疫站)进行管理。最初使用印度进口的大枫子油注射剂作为麻风主治药品,后改为单一的氨苯砜治疗。1958 年,集中在麻风院内隔离治疗的患者生活救助费由民政部门负责,当时麻风院内患者主要是自给自足,自己组织生产活动。自己养牛、养羊和养猪,上山砍柴、种地。随着患者丧失劳动能力,患者生活靠民政补助度日,生活补助最初为每人每月 10 元,后陆续增加。

1962 年,在云南省皮肤病研究所的协助下,首次进行麻风治疗效果鉴定,被鉴定治愈的患者陆续出院回家,只有少部分患者治愈后家人不接收或患者不愿回家而继续留在院内养老。

1985 年,楚雄市人民政府投资 3 万余元,在东华五老邑麻风院内建立卫生所,建盖 150 m² 的砖木结构瓦房,供卫生室使用。

东华五老邑麻风院为一所集体性质的麻风病院,1958—1988 年 30 年间共收容患者 117 人。其中:1981 年云龙麻风院(收治子午、云龙等地区麻风患者,共 6 人)并入;1985 年紫金山麻风院〔收治鹿城、永安(后合并到东瓜)、紫溪(以前为前进)等地区的患者,因紫溪山开发旅游,麻风院撤迁,当时有患者 42 人,其中 21 人并入东华五老邑麻风病院,21 人并入吕合麻风院]并入。

2003 年,撤销楚雄市卫生防疫站,成立"楚雄市疾病预防控制中心",东华五老邑麻风病院工作由疾病预防控制中心下设的"皮肤病防治科"负责管理。

2009 年 12 月开始,麻风病院每人每月生活补助增加至 120 元。

2010 年,楚雄市政府把麻风患者转为城镇居民,享受城镇最低生活保障,每人每月 300 元。

2016 年,楚雄市政府拨款 5 万元翻修卫生所的房子供休养员居住,改善病区休养员的居住条件。是年,楚雄市疾病预防控制中心协调相关部门为东华五老邑麻风院留院的 1 名休养员办理了 I 级残疾人证。

至 2019 年 12 月,楚雄市东华五老邑麻风院已实现通电、通水、通路,留院休养员 1 人,每月领取生活补助 120 元、城镇低保 580 元。每逢麻风节、春节、中秋节等节日,楚雄市委、市政府分管领导都会带领市卫健委、民政、残疾人联合会、红十字会,疾病预防控制中心等部门的领导和工作人员为东华五老邑麻风院留院人员带去慰问金和大米、食用油、营养品、衣物、常用药品等慰问品,开展慰问活动。

楚雄市富民白坡麻风院

富民白坡麻风院位于楚雄市富民镇(现合并到鹿城镇)吉乐村委会新庄村背后,距离楚雄市城区 32 km,海拔 1 834 km。1958—2016 年隶属楚雄市疾病预防控制中心(原卫生防疫站)。

1958 年,为收治楚雄市富民地区发现的麻风患者,富民公社动员村民建盖了"楚雄市富民麻风病院",建盖 120 多间土墙患者住房,占地 300 亩,其中田地 15 亩、荒地 30 亩,其余为山林,主要种植松树和麻栗树。1958 年入院初期,患者主要是自给自足,自己组织生产活动。自己养牛、养羊和养猪,上山砍柴、种地,发展加工业(碾米、磨面)和种植业。随着时间推移,患者年老无法劳动,完全靠财政供养和民政低保生活。最初集中治疗的患者生活补助每人每月为 10 元,后又陆续增加。

1962 年 8 月,在云南省皮肤病研究所的协助下,首次进行麻风治疗效果鉴定,被鉴定治愈的患者陆续出院回家,只有少部分患者治愈后家人不接受或患者不愿回家而继续留在院内养老。

1982 年,上海遵义医院支援边疆医疗工作,派专家到楚雄市富民白坡麻风院进行麻风判愈工作,判愈了大批患者,患者逐渐回家,只有部分患者留院休养。

富民麻风病院 1958—1988 年 30 年间,累计收治患者 113 人。

2003 年,撤销楚雄市卫生防疫站组建成立"楚雄市疾病预防控制中心",下设业务科室"皮肤病防治科"管理富民白坡麻风院工作。

2009 年 12 月开始,麻风病院每人每月生活补助增加至 120 元。

2010 年,楚雄市政府把麻风患者转为城镇居民,享受城镇最低生活保障,每人每月 300 元。

2014 年,楚雄市政府拨款 20 万元,新修患者住房 10 间。

2016 年,楚雄市疾病预防控制中心协调相关部门为富民白坡麻风院休养员 10 人办理了残疾人证。

至 2019 年 12 月,楚雄市富民白坡麻风院已通电、通自来水、通路,时有休养员 9 人,每人每月领取生活费 120 元、城镇低保 580 元。每逢麻风节、春节、中秋节等节日,市委、市政府分管领导都会带领市卫计委、民政、残疾人联合会、红十字会、疾病预防控制中心等部门的工作人员为白坡麻风院留院休养员带去节日礼品、礼金,开展慰问活动。

楚雄市吕合白塔尾麻风院

楚雄市吕合白塔尾麻风院位于楚雄市吕合镇吕合中村委会大天城村民小组与南华县龙川镇石门村委会天城安村民小组交界处,坐落于白塔尾下,海拔 1 840 m,交通便利,是楚雄市唯一平坝处的麻风院。有较好的良田、果树林木、鱼塘,距离楚雄市城区 23 km,离吕合镇政府 5 km,1958—2016 年隶属楚雄市疾病预防控制中心(原卫生防疫站)。

1958 年冬,为收治楚雄市吕合地区的麻风患者,主要是吕合、钱粮、中屯、白土、五本、红武、新庄、斗阁等地区的患者,后牟定县干田村委会并入吕合。楚雄市吕合公社动员村民投工投劳建盖了吕合白塔尾麻风病院,建盖土墙患者住房100多间,占地面积为150亩,其中良田15亩、山地15亩,其余为荒山,主要种植经济果树。最初集中治疗的患者生活补助每人每月为10元,医疗方面由卫生部门(卫生防疫站)进行管理和医治。最初使用印度进口的大枫子油注射剂作为麻风主治药品,后改为氨苯砜治疗。1988年改为联合化疗(利福平、氨苯砜、氯苯吩嗪)。

1962年8月,在云南省皮肤病研究所的协助下,首次进行麻风治疗效果鉴定,被鉴定治愈者陆续出院回家,只有少部分患者治愈后继续留在院内养老。

楚雄市吕合白塔尾麻风院1958—1988年累计收治患者74人。

2003年,撤销楚雄市卫生防疫站组建成立"楚雄市疾病预防控制中心",下设"皮肤病防治科"管理吕合白塔尾麻风院工作。

2009年,根据云南省发展改革委员会相关文件规定,每个地州建盖一所麻风病院,集中收治管理。楚雄市在吕合麻风院旧址上重新建盖楚雄州麻风病院。国家项目经费200万元,由楚雄市疾病预防控制中心承建,但实际建设后总投入资金460多万元。

2009年12月开始,麻风院每人每月生活补助增加至120元。

2010年,楚雄市政府把麻风患者转为城镇居民,享受城镇最低生活保障,每人每月300元。

2016年10月,楚雄市疾病预防控制中心协调相关部门为吕合白塔尾麻风院留院休养员1人办理了Ⅱ级残疾人证。

至2019年12月,楚雄市吕合白塔尾麻风院已实现通电、通水、通路。时有休养员1人,每月领取生活补助120元、城镇低保580元。

楚雄市中山黑牛山麻风院

中山黑牛山麻风院位于楚雄市中山镇酒房村委会黑牛山山头下,海拔2 340 m,坐落于楚雄至西舍路的公路边,距离楚雄市城区141 km,离中山镇政府洒鸡口20 km。1958—2016年隶属楚雄市疾病预防控制中心(原卫生防疫站)。

为收治楚雄市山区片乡镇,主要有中山镇、西舍路镇、树苴乡、八角镇、三街镇、新村镇、中舍舍乡(后分为大地基乡和宜茨乡)所有发现的麻风患者,1958年冬,楚雄市中山麻风病院由中山公社负责动员村民投工投劳建盖,建盖100多间土墙患者住房,占地150亩,其中山地10亩、荒地20亩,其余为山林,主要种植松树和麻栗树,患者进行采松脂的经营活动。生活补助最初为每人每月10元。医疗方面由卫生部门(卫生防疫站)进行管理和医治。最初使用印度进口的大枫子油注射剂作为麻风主治药品,后改氨苯砜治疗。

1962年,在云南省皮肤病研究所的协助下,首次进行麻风治疗效果鉴定,治愈患者陆续出院回家,只有少部分患者治愈后而继续留在院内养老。

中山黑牛山麻风院1958—1988年30年间共收容患者96人。

2003年,撤销楚雄市卫生防疫站组建成立"楚雄市疾病预防控制中心",下设"皮肤病防治科"管理中山黑牛山麻风院工作。

2009年12月开始,麻风院每人每月生活补助增加至120元。

2010年,楚雄市政府把麻风患者转为城镇居民,享受城镇最低生活保障,每人每月300元。

2011年,楚雄市人民政府投资20万余元,在土木结构病房原址上建盖了15间砖木结构患者住房,约300 m²,新建饮水工程、架设自来水管道1 000余米,建公共厕所1个。

2015年,政府拨款5万元架通了电线,购置了收看电视的相关设备,解决了在院患者的照明、生活用电问题。

2016年11月,楚雄市疾病预防控制中心协调相关部门为中山黑牛山麻风院留院的14名休养员办理了Ⅰ、Ⅱ级残疾人证。

至 2019 年 12 月,楚雄市中山黑牛山麻风院已实现通电、通水、通路。时有休养员 10 人,每人每月领取生活补助 120 元,城镇低保每人每月补助生活费 580 元。

南华县麻风院

1935 年,南华县有麻风患者 34 人,曾议定在距县城 30 km 的龙顶寺建收容所,并在五本、腊梅村、咱租分三区隔离患者,生活均由患者自给,但实际并未收容隔离。1948 年 9 月,南华县政府行政会议专题讨论建立麻风病隔离所议案,决议只查报患者,隔离所暂缓设置。

1958 年 11 月,由南华县民政、卫生两部门协同,在雨露保吉寺筹建“麻风患者疗养院”。建院初期,仅有寺院旧房 1 栋集中收容患者,后患者越来越多,故动员瓦窑村几户社员全部搬迁到外队,利用民房收容患者。

1962 年以后,民政部门陆续投资建轻病区、观察区、健康区等房屋,将原占用的民房归还社员。

至 1969 年,疗养院的治疗管理及全县的调查防治工作一直由 1 名医生承担。1970—1975 年,增加麻风防治专业人员 2 人。

20 世纪 70 年代,疗养院架设了高压输电线路,解决了病院的照明、碾米、磨面、粉碎加工等生活用电问题。当时,疗养院分重病区、轻病区、健康区三区隔离治疗患者,全院占地面积 3 512 m²(其中建筑面积 512 m²)。在治疗上,以砜类药物常规治疗为主,辅以中草药、新针、埋线、植眉、外科矫形手术等治疗。

1981 年,成立“南华县麻风病防治院”,专职医务人员增加至 4 人,全面负责南华县辖区内各项麻风防治工作。

1987 年开始推行世界卫生组织提倡的联合化疗方案。

1988 年,疗养院固定资产达 2.319 万元。在保证医疗的前提下,组织轻症患者烧瓦、解板、烧炭,进行副业生产。全院种地 18 亩,养牛 10 余头,养羊 30 余只。衣食由国家按非农业人口定量供应。患者通过适当的生产劳动还可得到一定的分红报酬。住院患者最多时达 84 人,收容费用由县民政局负担。此后对住院治疗者除医药费全免外,还按非农业人口待遇,定量供应粮油及其他生活副食品,发给定额生活费用,照顾寒衣被服等。

1995 年,县财政出资 4.5 万元对麻风病疗养院部分房屋进行修缮。

1999 年 10 月,麻风病防治院并入县卫生防疫站,设立“皮肤病防治科”,有专业防治人员 2 人。

2003 年 10 月,成立“南华县疾病预防控制中心”后皮肤病防治科并入艾滋病防治科,有专(兼)职人员 4 人。

2005 年 6 月以后,患者逐渐自然死亡,麻风院已无人居住,原麻风患者子女已经回家,每月由疾病预防控制中心发放生活费 120 元。

至 2019 年底,南华县麻风病院由于长期无人居住且年久失修,部分房屋已经倒塌。

牟定县麻风病防治院

牟定县麻风病防治院系由“红祠庵麻风病隔离点”“红祠庵麻风病治疗点”“凤屯公社红祠庵隔离新村革命领导小组”演变而来。红祠庵麻风病隔离点始建于 1917 年,地址在凤屯镇飒马厂村委会张家红祠庵(位于现在牟定县麻风病愈后残疾养老院病区东南 50 m 处)。当时利用现成的红祠庵(寺庙)的房屋,有土木结构平房 3 间、左右各有 2 层楼厢房 8 间,收治 50 余人。由于房屋紧缺,后续进来的患者及家属在寺庙周围搭窝棚居住。除红祠庵麻风病隔离点外,全县还有高山顶、法牛窝、藤子棚、蕨菜山 4 处隔离点(表 4-3)。新诊断的患者被当地人强制送往隔离点,当地乡政府聘请人员现场监视管理。当时没有固定的医生,患者的粮食大部分由家属提供,一部分由患者各自在隔离点田地中生产所得,同时养猪、羊、牛、鸡来贴补生活。

表 4-3　1958 年全县 5 个麻风治疗点基本情况统计表

治疗点名称	地址	兼管医生	管理干部	收容范围	住院患者数
红祠庵	凤屯镇飒马厂村委会张家红祠庵	曾文相	张炳恒	凤屯、青龙公社、东风镇	60
高山顶	军屯乡高山顶	洪美春	丁洪贵	军屯、蟠猫公社	30
法牛窝	安乐乡大力石法牛窝	王文科	非自荣	安乐、戌街公社	20
藤子棚	新桥镇桃苴村委会藤子棚	杨成江	生希泽	马厂、桃苴公社	30
蕨菜山	江坡镇普村村委会蕨菜山	张万金	高显凤	新甸、江坡公社	20

1958 年，由防疫站与区集体医疗单位抽调人员前往所在区的麻风病隔离点工作，红祠庵麻风病隔离点更名为"红祠庵麻风病治疗点"。患者口粮由所在生产队按每人每年 182.5 kg 的额度向粮管所上交后，再下发到麻风治疗点。住院患者实行统一伙食，开设食堂，从患者中选派管理人员及炊事员。1958 年开始，全县实施氨苯砜单一治疗方案。

1968 年，红祠庵麻风病治疗点更名为"凤屯公社红祠庵隔离新村革命领导小组"。曾文相负责进行大规模专业用房建设，拆除原红祠庵（寺庙），在现有材料的基础上添购新材料，共建病区住院病房 25 间、治疗室 2 间、厨房 3 间（平房）、保管室 2 层楼共 6 间、畜圈 14 间（平房）（病区位置在现在牟定县麻风病愈后残疾养老院病区向西南边扩展 20 m 左右）；职工住宅区 2 层楼 6 间、厨房 2 间（平房）。所建房屋全部为土木结构。

1971 年，职工住宅区房屋由于风灾全部毁坏，迁到现在的健康区，紧靠东南面重建 2 层楼共 6 间、平房 3 间为职工住宅区。

1978 年，有现症患者 110 人。在上海医疗队的支持下，曾文相等住院医生在蕨菜山、红祠庵开展了麻风治愈者畸残康复手术。

1981 年 1 月，成立"牟定县麻风病防治院"，其他 4 个点住院患者和可移动资产均搬迁合并到红祠庵中。住院患者粮食转为国家统一供应，民政部门负责拨给所需资金到麻风病防治院，麻风病防治院负责到粮管所购回粮食分发给患者。

1982 年 4 月，向张家征山林土地 10 亩新建健康区，全部采用砖木结构，其中职工宿舍 6 间、诊疗室 2 间、会议室 2 间、厨房 2 间、浴室 1 间、更衣室 1 间、厕所 1 个，垒上围墙、装上铁大门。在下摆冲淤田建抽水站 20 m²，全面解决了住院患者及医生住房及吃水问题。

1983 年 7 月 5 日，4 个点完成合并。是年底，牟定县麻风病防治院时有住院患者 48 人，其中现症患者 24 人、治愈留院者 24 人。

1986 年 5 月，牟定县麻风病防治院更名为"牟定县皮肤病防治院"。

1987 年 1 月，全县全面实施联合化疗，不再收治住院现症患者。

1994 年底，治愈留院 15 人。聘请社会人员代管红祠庵，皮肤病防治院由基层科负责对红祠庵病区健康区的管理，患者伙食自理。

2000 年，在意大利麻风防治协会、国际卫生联合组织霍雷劳之友协会捐资 12 万元人民币的支持下，修复住院病房平房 14 间（用作患者的厨房，堆放杂物），重建砖木结构平房 10 间（用作患者宿舍）、厕所 1 个，砌砖围墙 10 m，1.5 m 铁大门 1 道。同时把红祠庵牟定县麻风病院病区、健康区挂牌更名为"牟定县麻风病愈后残疾养老院"。

2007 年，留院的 8 名患者全部办理了身份证、户口簿，并把农村户口转为城镇户口，办理了城镇低保。

2008 年，县政府批准牟定县麻风病愈后残疾养老院参照敬老院的管理方案。

2013 年，筹资 10 万元对健康区 6 间正房进行修缮，拆除两侧危房。

2016 年 1 月，筹资 8 万元对红祠庵健康区、病区的低压线路进行更换。2019 年底，院区时有休养员 2 人，每人每月享受城镇低保 329 元。

双柏县法脿火山麻风院

法脿火山麻风院位于双柏县法脿镇烂泥村委会上火山自然村,海拔 2 350 m,风景优美,气候凉爽,距离双柏县城 60 km。于 2003 年起隶属双柏县疾病预防控制中心,2003 年以前隶属于卫生防疫站。

1922 年,大庄团(今大庄镇)创建双柏县第一所集体性质的"麻风患者隔离村",至 1933 年,多数患者死亡,麻风村消失。

1945 年,"双柏县麻风患者收容所"建于第二区(现妥甸镇)豹子箐,全县时有 82 名患者,收容 39 人。其生活费分三等供给,上等者家属自供,中等者家属、公家各供一半,下等者公家全供。

1949 年以后,筹建了防治机构,给患者提供就医机会,民政部门每年对集中治疗的患者补助 300 余元的生活和医药费,开始使用印度进口的大枫子油注射剂作为麻风病主治药品。

1950 年冬,双柏县麻风病院(属民办公助性质的麻风村)即建于第一区(即云龙镇)旧关乡的观音寺,收容患者 60 多人。

1951 年春,政府划拨 5 吨大米,由张子实负责筹建双柏县麻风病院(属麻风村)于第二区(现妥甸镇)塔扎河。划耕地 90 亩,双柏县民政局每年划拨经费 500 余元作为生活医疗补助。

1956 年,法脿联合诊所医生向万发首次应用传统医方"五蛇二毒散"泡酒(时称"蛇药酒")治疗麻风病。

1960 年,麻风院由各公社自办,随即建设了雾堵、罗么克、老龙、火山、科树 5 个麻风村。1960 年,始用"氨苯砜"和苏联进口的"氨硫脲"及中药"三乌汤"(川乌、草乌、台乌、苍耳草汁)为麻风主治药品,维生素类为辅助治疗药品。

1962 年 8 月,在云南省皮肤病研究所的协助下,首次进行麻风治疗效果鉴定,治愈出院 18 人。

1981 年,双柏县人民政府投资 19 万余元,在法脿人民公社(县法脿镇)烂泥生产队上火山村,建立全民性质的"双柏县麻风病防治院"。建盖砖木结构病房 50 间共 870.89 m²、土木结构厨房 50 间共 270.31 m²,新建饮水工程、架设自来水管道 1 000 余米,修建水池 4 个(引、蓄水池各 2 个),建公共厕所 2 个,新修病区公路 1 070 m。麻风病治疗以中草药、蛇药酒为主。由于当时麻风发病率高、患者多,麻风院(村)先后多次扩建收住隔离患者。根据双柏县粮食局文件《关于麻风病人口粮作价的通知》(双粮字〔1981〕12 号),非农业人口住麻风病院治疗期间,按每人每月 15 kg 口粮供应,农业人口住麻风病院治疗期间按每人每月 15 kg 口粮供应,病愈后回农村生产队参加分配口粮,国家不再供应口粮。

1985 年,上级拨出专款,先后撤并搬迁县内 4 个麻风村中的住院患者,集中到法脿火山麻风院治疗管理,收住患者达 130 余人。

1988 年 5 月,双柏县开始实施世界卫生组织推荐的麻风联合化疗方案,大批患者治愈出院。是年,双柏县麻风院购买了一部 16 mm 的电影放映机用于开展麻风防治知识宣传和丰富麻风患者及工作人员的文化生活。

1990 年,依据双柏县人民政府《关于对县卫生局关于撤并县麻风病院、妥甸镇卫生院,组建"双柏县皮肤病防治站"实施方案的请示》的批复(双政复〔1990〕18 号),撤并双柏县麻风院,组建"双柏县皮肤病防治站",设"皮肤病防治科"管理法脿火山麻风病院日常工作。

2000 年,双柏县皮肤病防治站并入双柏县卫生防疫站,制定印发《双柏县卫生防疫站火山病区管理规定》,成立"法脿火山麻风院病区管理委员会",人员由苏文生、苏丕武、殷礼太组成,负责维护病区的行政、财务、医疗、治安、保卫等工作,确保病区的生产生活秩序和医疗服务正常进行。

2001 年,经多方面协调,将麻风病院留院人员的生活费提高到每人每月 120 元。

2003 年 10 月,撤销双柏县卫生防疫站,组建成立"双柏县疾病预防控制中心",下设业务科室"皮肤病防治科"管理火山麻风院工作。

2003 年 12 月,病区架设照明用电线路 3 000 余米,解决了在院患者的照明用电问题。

2004 年 8 月,麻风院修建供水设施。

2005 年 8 月,麻风院修建 1 个蓄水池和洗澡间。

2006 年 8 月,麻风院修建 1 个晒谷场。

2007 年,经调查统计,当时法脿火山麻风院拥有集体产权土地面积 350 亩,其中宅基地 20 亩、田地 180 亩、林地 150 亩,拥有住房面积 1 645 m²,均为危房。

2008 年,法脿火山麻风病院的留院人员享受低保和免费新型农村合作医疗。

2008 年,筹措 20.5 万元,为麻风病院修缮建盖砖木结构抗震房 30 套。

2012 年,协调相关部门为住院的 24 人办理了Ⅰ级、Ⅱ级残疾人证,每人每月享受低保 308 元。

2016 年底,病区居住有 16 户共 18 人。16 人是治愈后在院休养员,2 人为家属,其中男性 13 人、女性 5 人,年龄最大者 83 岁,Ⅱ级畸残人员 16 人,基本丧失劳动能力或生活能力。16 人办理了残疾人证。2019 年底,火山麻风院已通电、通自来水、通路。时有住院休养员 12 人,每人每月生活补助费 120 元、低保 820 元。

武定县麻风病院

云南省楚雄彝族自治州武定县在 1951 年成立"武定专署卫生防疫大队"。1953 年 3 月,武定专署合并楚雄专区,武定专署防疫大队撤销。武定县的卫生防疫工作由武定县中心卫生院代管。

1953—1956 年,武定县动员 63 名麻风患者转院至禄劝香海庵麻风病疗养院治疗。1957 年达 101 人,1958 年有 96 人,1959 年有 90 人。1957 年起,香海庵不再收容武定县新患者。

1958 年,武定县提出"苦战 3 个月,调查隔离所有麻风"。具体由县民政局、卫生科(即后来的卫生局)、各区卫生所及联合诊所抽调 12 人学习后,组成麻风调查组,于 4~6 月对全县七区(江边、羊街已划归元谋县管辖)47 个乡进行调查,查出麻风患者 196 人,其中近城 67 人、羊街 33 人、插甸 37 人、高桥 21 人、猫街 21 人、万德 9 人、环州 8 人,暂设 14 个隔离点,年底合并为马厂箐、磨刀石 2 个点。

1958 年,武定、元谋二县合并,加上原元谋的 3 个点,共 5 个点,收容患者 255 人,未收容 93 人。

1960 年,元谋、武定二县分开后,全县有麻风患者 361 人,隔离点增设了插甸二台坡、猫街蒋坝塘及羊街平安,加上原来的 2 个,共 5 个点,共收容患者 303 人,未收容 58 人。

1961 年,收容 303 人,未收容 35 人;1970 年收容 149 人,未收容 75 人。1961 年开始开展病理、查菌检查,有 19 人符合治愈标准予以出院。至 1963 年,共出院 59 人。

1962 年,政府每年支付治疗费、生活费 1 万余元,粮食 25 吨。根据中共武定县委第 21 号文件精神,麻风病院下放由区直接领导,采取国家补助的办法,患者口粮由所在生产队(单位)供给,并配给生产工具(牛、羊等),加上自己适当的生产收入,保证了生活。

1974 年,二台坡收容点迁至发窝九道河,部分患者并入磨刀石收容点。

1980 年,收容患者 100 人,未收容 73 人。

1981 年,成立"武定县麻风病院",充实了管理人员,将马厂箐收容点并入磨刀石收容点,武定县高桥镇马鞍常委会磨刀石村即为武定县麻风病院所在地。

自 1958 年收容患者以来,主要由民政部分负责管理生活,卫生部分负责治疗。1981 年始,患者的生活管理及防治全部归由卫生部门管理,国家补助患者生活费每人每月 8 元、粮食 16 kg。

1985 年,坝塘收容点并入磨刀石收容点,马厂箐、磨刀石 2 个点收容患者 34 人,未收容 46 人。

1985 年 8 月,根据武定县人民政府要求,组建"武定卫生防疫妇幼保健站",下设"皮肤病防治科",负责发现患者和管理麻风病院。患者生活费增至每人每月 14 元。每至冬季发给患者棉袄、被褥等,使患者能在病院安心疗养。

1989 年,九道河点撤销,并入磨刀石点。是年,所有新发患者均不再集中治疗,改为居家保密治疗。麻风病院仅收住 14 名无家可归者,管理由卫生防疫站(现为疾病预防控制中心)负责,生活费由财政拨款,每人每月 30 元。

1995 年,武定县发生"10.24"地震,麻风病院变为危房,经政府拨款进行部分修缮。病院仍然居住 14

人,患者生活费不变。

2005 年,病院居住 14 人,患者生活费增加到每人每月 120 元。

2016 年,病院时有 7 人居住,生活费每人每月 300 元。

2019 年,病院居住 6 人,生活费每人每月 300 元。

姚安县麻风病院(白家屯)

姚安境内的麻风患者历代均有,视为绝症,患者苦恼绝望,见者避而远之,旧时均采取活埋、焚烧等残忍手段进行消灭。

据《姚安县志》记载,1934 年对麻风患者进行调查,拟在僻静山区设立隔离所,收容隔离。《续云南通志长编》中"云南全省各县区麻风概况"记载:1935 年,姚安县县长崔崇报麻风患者人数 73 人,据观察员钟莹如报为 52 人,已勘定大麦冲筹建隔离所,现暂分六区隔离:第二区在郭家屯,收容 11 人;第四区在哨地,收容 15 人;第五区在区公所外五里山谷,收容 1 人;第六区在韭菜地,收容 5 人;第八区在麻地山,收容 11 人;第九区在各患者之家,9 人。已收容者费用由各区公家负担,未收容者由患者之家负担,隔离所由各区派 1 人监督管理。至于隔离所内的患者医疗问题,则因缺医无药多未施行。

1950 年,姚安县人民政府成立后,指定 2 人专管全县麻风、性病防治工作。

1952 年,姚安县依法严惩三木乡李学芳活埋其父的罪行,并积极创造条件,收治麻风患者。

1953 年,姚安县麻风防治工作由罗春富负责。

1956 年 11 月,姚安县卫生防疫站建制成立后,麻风、性病防治工作隶属于县卫生防疫站管理。

1957 年 5 月至 1958 年 8 月,民政、卫生部门,抽调人员开展全县麻风普查工作,查出麻风患者 358 人,并在郭家屯、小黑箐、大武拉、旱田、打厂箐等 5 处建立县麻风防治点,集中治疗。

1964 年,"姚安县麻风病防治院"正式成立。同年开始撤点建院,撤销打厂箐、旱田 2 个麻风病治疗点,大龙口郭家屯治疗点搬迁至白家屯,新建院址位于大龙口区白家屯村,全称为"姚安县麻风病防治院",建筑总面积 826 m²,其中业务用房 88 m²,隶属县卫生防疫站,设医疗专业技术人员 4 人。

1969 年 7 月,麻风病防治院撤销,与县人民医院合并,部分麻风防治专业人员下放到设有麻风防治点的地区卫生所,负责管理麻风防治工作。

1980 年 10 月,麻风、性病防治工作从县卫生防疫站内设防疫组分出,在大龙口白家屯村恢复成立"姚安县麻风病防治院"。

1982 年,姚安县麻风病防治院更名为"姚安县皮肤病防治院"。

1984 年,将光禄小黑箐村、弥兴大武拉村 2 个麻风治疗点撤销,患者集中到大龙口白家屯皮肤病防治院治疗。

1987 年,皮肤病防治院有工作人员 7 人、住院患者 42 人。院内设医疗、行政管理 2 个组,列为常设机构,对新发患者继续收治,院内和院外患者进行系统管理。

1994 年,皮肤病防治院并入卫生防疫站,成立"皮肤病防治科"。1999 年并入地方病防治科;2001 年并入防疫科;2003 年并入慢性传染病防治科;2005 年并入结核病防治科;2007 年并入门诊科;2012 年 1 月并入结核病防治科;2016 年 1 月并入艾滋病防治科。

1997 年 7 月 25 日,大龙口白家屯院内建盖的患者住房竣工交付使用,该住房为 2 栋 14 间平房,建筑面积 313.2 m²,总投资 10.3 万元,随后又为患者浇灌活动场所及晒场一块 415.8 m²,投资 1.45 万元,改善了院内患者的居住、生产、生活环境。

2000 年 1 月 15 日凌晨,姚安县先后发生 5.9 级和 6.5 级强烈地震,当月,原姚安县皮肤病防治院收到国际卫生联合组织霍雷之友协会捐款 27 万元,为麻风病院患者建盖砖木结构平房 5 间、厕所 1 个,翻修房屋 14 间,建造安装抽水泵、太阳能沐浴室(器)、有线电视地面接收装置(含电视机)各 1 套,麻风病院的恢复重建工程于 2001 年 6 月 20 日竣工并交付使用。

2002 年 5—6 月,开展麻风病畸残康复矫治手术共 47 例。

2004 年 8 月 16 日,县卫生局决定,用大龙口麻风院土地面积 4 亩与大龙口村更换土地作为县人民医院传染科建设用地。

2007 年 10 月,县疾病预防控制中心对患者的生产生活方式进行了调整。撤销原有集体食堂,并将院内土地实行对外承包,部分承包费用用来改善患者生活,使患者生活费由原来的每人每月 120 元增加到每人每月 170 元,患者生活从 2007 年 11 月 1 日起自行解决。

2008 年 1 月,经过疾病预防控制中心与民政局协调后,为姚安县麻风院内 8 名休养员办理了"农村最低生活保障",每人每月领取保障金 85 元、大米 10 kg。

至 2019 年底,麻风院内时有 3 名休养员,每人每月生活费 400 元,同时每人每月享受民政局农村最低生活保障 243 元。

永仁县麻风病防治院

永仁县麻风病防治院前身为"永仁县人民麻风隔离所"。1935 年由永仁县县长及各绅首殷实铺产捐资,筹设麻风隔离所,收容麻风患者。于 1937 年建立麻风隔离所,地点在宝顶寺(今四川省攀枝花市),开始收容麻风患者,初收容麻风患者 132 人。

据 1953 年云南省人民政府通报,永仁县由于受国民党统治时期烧杀麻风患者的恶劣影响,自发烧杀麻风患者的混乱现象仍然严重存在,一度酿成自杀或火烧、活埋事件。仅 1950—1952 年不完全统计,各乡烧杀麻风患者竟有 106 人之多。1950 年 3 月,在三区大田乡(今四川攀枝花大田乡)发生干部主持烧杀麻风患者事件。

1951 年 6 月 18 日晚,永仁县四区(今四川攀枝花仁和区)干部马学援等人假借群众意见,冒称县里领导示意,在灰老、普莲两个乡胁迫群众将区石家坪麻风病院烧掉,残杀麻风患者 110 人,其中有农民 97 人、地主 13 人,造成空前惊人的违反政策事件。

1952 年,永仁县重新在四区石家坪建立麻风村,麻风患者分村集中在扩建的石家坪村、仓房箐村隔离治疗,由县民政科、卫生科共同管理,配备管理人员和医务人员,由杨炳炜管理员负责管理。患者生产生活由区人民政府统一供应,每人每月 13 kg 大米,同时安排患者参加村内集体种植谷子、包谷,养牛、羊等劳动。

1958 年,全县进行大规模麻风患者普查,发现患者增多。为方便集中治疗管理,以公社为单位建立 6 个麻风院,即"宜就公社路体拉麻风院""永定公社他卡乍麻风院""仁和公社石家坪麻风院""仓房箐麻风院""永兴公社灰工麻风院""大田公社六车冲麻风院""中和公社和平箐麻风院"。共有入院患者 376 人。

1961—1964 年,民政科管理期间,6 家麻风院负责人分别为杨艾章、张光彩、起凤彩、杨兆良、郑时明、张玉峰。

1962 年,永仁县卫生科分派医务人员分管治疗麻风患者,麻风院行政管理属永仁县民政科管理领导,管理人员负责向收住麻风院的各村集体进行转粮食、牲畜等工作。

1964 年,因行政区域变化,"永仁县卫生防疫站"成立,因患者少、不利管理治疗的 5 个公社麻风院撤销,保留他卡乍麻风防治院,在县卫生防疫站设立"皮肤性病防治组",负责对全县麻风防治工作进行一年一次的流行病学调查及患者出院鉴定。

1980 年 6 月,"永仁县麻风防治院"成立,原县卫生防疫站皮肤性病防治组并入县麻风防治院,地点在永定区他卡乍。1980—1990 年,由李庭成担任麻风防治院院长,有医务人员 4 人、行政人员 3 人。

1988 年,永仁县实施联合化疗方案,不再收治新发麻风患者,院内只留有之前未出院和无家属的人员。

1992 年,因永仁县修建尼白租水库,麻风院的土地、房屋被政府无偿征用给库区移民,麻风院内的患者多数都被迫出院回家,留有 14 名无家可归的患者,重新在离麻风院 1 km 外的龙潭箐修建土木结构房屋供这 14 名患者居住,由县财政拨付给麻风院每人每月 40 元生活费,定期发放到患者手中。同时麻风防治院也搬迁进城,在永定镇陵园路 20 号修建综合业务用房,开展各项工作。当时麻风防治院核定人员编制 8 人,有在职职工 6 人,由祁逢春担任院长。

1995 年 5 月,麻风防治院并入永仁县卫生防疫站,设立皮肤病防治科。

2008 年,麻风院患者居住的房屋因地震受损,成为危房。县疾病预防控制中心积极向政府争取地震恢复重建项目,将危房修建为砖混结构的平房,架通高压电、架设地面卫星接收站、安装太阳能洗澡室,并将麻风院更名为"福康村"。同时,报请县委县政府常务会讨论并批准,给在院休养员解决了户口,并转为城镇居民,按月发放城镇最低生活保障费。

2019 年底,福康村仍有休养员 4 人,由县疾病预防控制中心管理,生活费每人每月 343 元,由县民政局定期发放。

元谋县黄瓜园镇茂址麻风病院

元谋县黄瓜园镇茂芷(傣语中"茂",即"井";"芷",即"单独",含义为独井)即现在的"茂址"。1958 年,"元谋县麻风病医院"设立于黄瓜园镇茂址村,海拔 1 100 m,距离元谋县城近 22 km,其中柏油路 16 km、土路 6 km(路面崎岖难行),地处元谋县东北角的山沟里。茂址村占地 4 918 亩,大部分为山地坡地,约 377 万 m^2,住宅建筑面积约 500 m^2,隶属元谋县疾病预防控制中心。

1937 年,由县政府卫生事务所管理患者。1938 年,县政府核准建立"麻风病集中院",地址在杨柳村东北角 500 m 处,院内由麻风患者选举院长 1 人,负责院内工作。

1951 年,杨柳村麻风病集中院撤并到禄劝县麻风防治院,至 1957 年,元谋县先后转送患者 23 人到禄劝隔离治疗。

1956 年,县卫生院配备麻风防治专业人员 2 人。

1958 年,开展全县性病、麻风普查,共查出症患者 180 人。建立 3 个麻风村,共收容隔离治疗麻风患者 168 人,其中甘塘村收容治疗 74 人、茂址村收容治疗 75 人、阿柱河收容治疗 19 人。

1962 年,县卫生防疫站建立,设立"皮肤病防治组",每年进行线索调查,收容患者。

1965 年,阿柱河麻风患者并入甘塘、茂址集中点,更名为"元谋县康复医院"。院内建立院务委员会,由在职干部中的麻风患者或休养员担任院长,院务委员共 11 人,分别进行思想教育和生产、生活、治安、治疗工作管理。

1980 年,按照云南省卫生厅关于麻风防治工作要求,对现有麻风村进行整顿,改称"麻风病院"。

1983 年,甘塘村麻风患者并入茂址村,经县人民政府批准成立"元谋县皮肤病防治院"。由政府委任在职专业干部任正、副院长,地址设在元马镇龙井街。

1984 年,防治院分设两个组,主管以麻风为主的皮肤病防治工作。

1993 年,皮肤病防治院并入卫生防疫站。

2009 年 7 月,经意大利麻风防治协会项目部部长 Giovanni Gazzoli 和云南省疾病预防控制中心项目工作人员现场考察,认为黄瓜园镇茂址麻风村符合"麻风院(村)房屋修缮工程项目点",提供项目经费 18.83 万元人民币,用于麻风村房屋修缮改造,并委托元谋县疾病预防控制中心开展此项工作。11 月 5 日,签订《元谋县茂址麻风村(疗养院)房屋修缮工程施工合同》,合同签订当日,茂址麻风村改造工程正式开工建设。元谋县茂址村(疗养院)房屋修缮工程项目主要对茂址村 3 栋村民住房进行翻新改造;对村内地面进行平整,铺成水泥地面;建造新厕所 1 个;对 1 栋工作用房进行防水防漏处理;饮水设施改建,并为村民购买电视机。2009 年 12 月 28 日,此项工程竣工。

2019 年底,元谋县黄瓜园茂址麻风院居住 7 户共 15 人,其中 7 人是治愈后在院休养员,8 人为家属。7 人中男性 4 人、女性 3 人;年龄最大者 83 岁,Ⅱ级畸残人员 4 人,基本丧失劳动能力或生活能力,7 名休养员办理了残疾人证。茂址麻风院已通电、通自来水、通土路,留院人员每人每月领取生活费 120 元、低保 163 元。

大姚县麻风病疗养院

1935 年,云南省视察员吴钟莹报告,大姚县查出麻风患者 123 人。国民政府云南省民政厅电示:要求大姚县政府将麻风患者集中母猪塘(今六苴镇石房办事处境内)隔离,凡有麻风患者的保甲均派款,共集资 5 000 余元(法币)供患者开支,粮食由保甲摊派解决。患者集中后,因生活费用无后续保障,又无防治措施而解散,麻风患者流落乡里或隐居深山,加之社会歧视,不少患者自感无生存之地,有的服毒自杀,有的跳水、跳崖自尽,有的被枪杀火烧致死。据资料记载,盐丰县永丰乡(今石羊镇永丰村委会)一次枪杀、活埋麻风患者 17 人,大姚县龙吟乡(今新街镇)火烧麻风患者 5 人。

中华人民共和国成立后,对残害麻风患者的残酷行为进行了严肃查处。

1952 年,大姚、盐丰二县将 65 名麻风患者分别集中于老鸦水井、母猪塘、湾碧乔山、湾碧白坟坝、桂花利皮拉么、赵家店麻地箐、石羊永丰等 10 个治疗点隔离治疗。

1958 年,全县开展麻风患者普查,查出麻风患者 124 人,集中于 10 个治疗点隔离治疗。

1964 年,根据省政府指示精神,为支援四川省渡口市(今攀枝花市)工业建设,在大姚县龙街区建立大平地、小平地疗养院,将渡口市及大姚县辖区内共 1 185 名麻风患者集中治疗。其中,大平地疗养院收治大姚县坝区片(金碧、新街、六苴、龙街、赵家店、七街、仓街、石羊、赵家店)的患者,小平地疗养院收治大姚县山区片(湾碧、桂花、铁锁、三台、三岔河)和渡口市的患者。治疗主要应用单一的砜类药物,同时用本地中草药红苦生、白苦生、罗锅底等加工配制为"麻风灵""庆四素""庆四贰"等粉剂和针剂,开展中西医结合治疗。

1976 年,上海市红卫医院、遵义医学院组织医疗队赴大姚县大平地、小平地疗养院,对畸残麻风患者进行矫形手术 30 例,对脱眉患者进行植眉手术 100 例。

1980 年,大姚县革命委员会发文,要求从 1980 年 10 月 1 日起,大姚县各生产队进入小平地、大平地疗养院的患者的口粮由疗养院分公社造麻风患者花名册,按月报龙街粮管所审定供应,每人每月 15 kg。

1982 年,"大姚县皮肤病防治站"(简称"县皮防站")成立。是年,大平地、小平地疗养院的麻风患者大部分治愈返家,未治愈患者留院继续治疗,由县皮防站统一管理。

1985 年,经县政府研究决定,大平地疗养院管理的 22 名麻风患者并入小平地疗养院继续治疗管理,大平地疗养院房屋、土地划归龙街区困难搬迁户使用。

1989 年,大姚县境内有麻风现症患者 109 人。其中,小平地疗养院集中治疗 13 人,县皮防站定期到疗养院发药、购送生活物品;家庭治疗 96 人,由县皮防站医生定期入户发药。

2003 年 6 月,县皮防站和县防疫站合并,成立"大姚县疾病预防控制中心",内设"慢性传染性疾病防治科",开展全县麻风防治及小平地疗养院的管理工作。当时,小平地疗养院时有 3 名治愈,县财政按照每人每月拨付生活费 120 元到县疾病预防控制中心,由县疾病预防控制中心按月购买粮、油、肉、菜等生活物品,定时送到疗养院给休养员。同时,县疾病预防控制中心在当地聘请了 1 名临时管理人员,负责照顾休养员的日常生活,管理院内日常事务。

2009 年 6 月,小平地疗养院最后一名休养员年老过世,县疾病预防控制中心组织安葬。疗养院土地由政府收回管理。

禄丰县康复疗养院

1936 年,国民政府禄丰县李县长以县府的名义租用金山李本田(地名)的张尚魁、张陈民两家祖业留下的房屋一院(10 间),设置"麻风病人隔离所"。

1940 年,开始正式收容隔离麻风患者,据当时的调查报告称,"全县范围内共有麻风患者 257 人,设隔离村 5 处,已收容管理麻风病人 167 人"。

1947 年 6 月,法国基督教教会爱伯特女士率队,前往碧城象山麻风患者集中地,使用"也打"(拉法针剂)对隔离村 60 余名患者施行治疗。但在 100 多天后,因其他原因而返昆明,留下助手继续施治。她本人每月定期前往隔离村,观察患者治疗情况,按月发给每名患者生活费一块银元。1949 年 5 月,因经费短缺及政治因素而被迫回国。

1949 年 6 月,俄国天主教华神父带人再次进驻碧城象山隔离村,以大枫子油对麻风患者继续进行观察治疗,一年后,因药物用尽而回国。

1952—1956 年,李本田麻风病隔离所内的麻风患者由禄丰县人民政府下设的民政科管理。

1957 年,由禄丰县人民政府下设的民政科管理患者生活,卫生科管理患者治疗。1957 年底,政府正式派人对麻风患者集中管理,李本田麻风病隔离所更名为"禄丰县麻风病疗养院",首任院长为马恩祥。全县分散的 8 个麻风患者集中地开始向金山李本田搬迁合并。当时禄丰县麻风病疗养院占地面积约 6.35 km²,住院治疗麻风患者有 213 人,患者生活自给自足。

1958 年底,禄丰县麻风病疗养院建盖部分住房和工作用房,院内占地面积约 2.5 km²,有山坡土地 30 余亩。是年,住院患者生活由政府定期供给粮食及必需品,治疗免费,县民政局管理生活,县卫生防疫站负责医疗救治。

1960 年,采用苯丙砜、麻风宁、金甲散、蟹齐蜂、黄丹等中西药,对当时住院的麻风患者施行治疗。

1970 年起,使用氨苯砜治疗麻风病为主。

1979 年后,由禄丰县卫生局下属的卫生防疫站管理麻风病疗养院患者的生活、治疗等工作。至 1980 年 12 月 31 日,麻风病疗养院共收治管理全县范围内的麻风患者 817 人。

1980 年以后,麻风病疗养院住院患者全部费用由国家负担,患者劳动收入归自己所有。同时对患者采用国家推荐的利福平、氨苯砜联合治疗。

1981 年起,新发现的麻风患者不再实行隔离治疗。是年 2 月,禄丰县麻风病疗养院移交县卫生局管理。3 月,筹建"禄丰县皮肤病防治站"。1982 年底,"禄丰县皮肤病防治站"建成。

1988 年,住院麻风患者生活费每人每月核定 50 元,医药费 4.16 元。

2001 年,禄丰县人民政府将住院麻风患者生活费提高到每人每月 120 元。

2003 年 4 月 7 日,禄丰县成立"县疾病预防控制中心",中心内部设置"皮肤病防治科",定岗 5 人,开展麻风防治和麻风病疗养院管理工作。

2004 年底,禄丰县麻风病疗养院居住休养员 24 人,最大年龄 77 岁,最小年龄 49 岁。2004 年 9 月,澳门利玛窦社会服务中心投资 68 万元,禄丰县人民政府投入资金 8 万元,对原麻风病疗养院拆除重建。

2005 年 6 月 1 日,拆除重建工程开工。2006 年 4 月 16 日,重建工程全面竣工并交付使用,更名为"禄丰县康复疗养院"。新建的禄丰县康复疗养院有休养员住房 3 栋,有单人住房 20 间、家庭住房 4 套;有餐厅 1 栋,工作人员混合式用房 1 栋,合计 5 栋,总建筑面积 1 126.26 m²。照明电路到户,接通生活用水,安装太阳能热水器,建盖公共浴室和冲水式卫生间,修缮了入院的山区公路。

从 2007 年 1 月 1 日起,按照"医管分开"的原则,"禄丰县康复疗养院"移交县民政局管理,所需医疗服务由县卫生局负责。依照《禄丰县十四届政府第四十次常务会议纪要》要求,留院 24 名休养员的康复医疗工作由禄丰县疾病预防控制中心具体管理。

2007 年 1 月—2016 年 12 月,居住在禄丰县康复疗养院残老休养员的生活、医疗费用由县财政划拨、县民政局管理。生活费每人每月 500 元,医疗费每人每月 300 元。2017—2019 年,全部转为财政半供养人员,生活费每人每月 800 元。禄丰县疾病预防控制中心承担康复者的医疗服务工作。

至 2019 年 12 月,禄丰县康复疗养院居住休养员 8 人,禄丰县疾病预防控制中心继续承担疗养院内残老休养员的医疗服务工作。

大理市黄草坝疗养院

1958 年初,大理市政府以"远离人群"为建院指导思想,在距离凤仪镇云浪村附近 20 km 处,宾川、祥云、大理三县(市)交界处的黄草坝建立麻风病院,收治社会上的麻风患者。民政科指派王朝树为总指挥,卫生科指派马占元为主治医师,还有 1 人负责管理托运患者生活必需品的马帮。该院麻风患者从外地背砖、背瓦、抬木料,建起近 425 m² 的瓦屋平房,共计 30 间。麻风病院将住院患者按病情轻重分区安置,共分 5 区:重病区、轻病区、工作区、健康区、牲畜饲养区(用于饲养托运生活必需品的马匹)。生活方面,第一阶段由患者自带粮食、油、炊具(历时半年);第二阶段由国家定量供应生活用品,由大理市民政局管理生活保障工作,患者同时采取生产自救,部分农产品自给自足。交通运输方面,第一阶段将社区赠送及患者自带的牛、马分给患者,每名患者分 1~2 头保障交通运输;第二阶段由国家投资购买马匹、骡子保障交通运输。

20 世纪 60 年代初,对麻风患者的管理重心"从隔离转向治疗",卫生部门继续派遣 2 名医务人员到麻风村支持麻风防治工作。

1980 年,麻风村康复者人数达到高峰,有 130 人,此后不再向社会收治患者。是年,疗养院的主要管理部门由民政部门转为卫生部门。

1983 年 9 月 9 日,国务院国函字〔1983〕189 号文件批复撤销下关市、大理县,设立"大理市(县级)",以下关市、大理县的行政区域为大理市的行政区域。下关市、大理县撤并后,江西桥麻风康复疗养院并入凤仪黄草坝麻风康复村。

1986 年,"大理市皮肤病防治站"成立,全站有职工 17 人,包括原下关市皮肤病防治科、大理县皮肤病防治科、黄草坝疗养院的工作人员。

2002 年 12 月,大理市皮肤病防治站撤销,成立"大理市疾病预防控制中心",原治愈留院康复者划归市疾病预防控制中心跟踪监测和管理,生活列入城镇居民最低生活保障范畴。

2015 年,凤仪镇人民政府和大理市疾病预防控制中心对黄草坝疗养院休养员住房进行改造,建盖一户一居式的独立住房,每户约 20 m²,共计投资 110 万元(其中大理市疾病预防控制中心出资 8 万元),新房于 2015 年 12 月竣工,2016 年春节搬迁入住。

截至 2019 年底,居住在黄草坝疗养院的休养员 19 人,平均年龄 73 岁,民族构成为汉族、白族、回族,均办理了残疾人证、身份证、户口簿、医疗保险等相关证件。其中 11 人属于麻风病院集体户口。麻风休养员享有低保,每人每月 680 元。黄草坝疗养院占地长 1 000 m,宽 500 m,总共 50 万 m²,有可耕地 200 亩,80%的土地由外地人承包,20%的土地由麻风休养员承包。

🔹 大理市玉洱麻风村

玉洱麻风村建于 1958 年,位于当时洱源县江尾乡海潮河村委会干海子自然村以东,青索村委会玉石厂以南的吴家山,距离洱源县城约 50 km,有山地 1 000 余亩,耕地 100 余亩,时称"邓川麻风院"。

1959 年,收住患者 40 多人,有耕牛 4 头、马 2 匹、猪 5 头,每人每月生活费 4 元,每人每年单衣 1 套。

1959 年,因未能完成建院工作,患者合并到洱源县山石屏麻风院。有的患者不愿到山石屏麻风院而继续在此居住,也有从山石屏麻风院跑出来的患者和部分由村里和家人送来的患者在此居住,使之形成了一个自然村,人称"玉石厂麻风村",或"小梨园麻风村""干海子麻风村""吴家山麻风村",没有固定村名。洱源县卫生防疫站称这里为"玉石厂麻风村"。1986 年前由康复者杨尊负责管理工作,1986 年后由康复者杨锡全负责管理工作。

1981 年,居住在麻风村的患者有 36 人。洱源县卫生防疫站皮肤病防治科医生进村为患者体检、建立患者个案病历,给予氨苯砜治疗。1984 年,加利福平治疗,每年进行查菌、疗效判定。

到 1987 年,患者死亡 2 人,治愈患者 28 人,对尚未治愈的 6 人采用联合化疗方案(氨苯砜＋利福平＋氯苯吩嗪)治疗。

1992 年,患者全部治愈。

1999 年,全村患者治愈后不能回归家庭的有 20 人,另有家属 24 人,共 16 户 44 人。绿化荒山近 1 000 亩;种植梅树千余株,梨树、桃树等林木 500 余株,年经济林木收入 2 万余元,人均 500 元;养猪 18 头、牛 2 头、马 19 匹;烤烟 30 亩、农作物 100 多亩。每年粮食充足,过上了安居乐业的生活。

1999 年 6 月 1 日,洱源县人民政府发文(洱政复〔1999〕10 号文件),将洱源县江尾乡"玉石厂麻风村"更名为"玉洱村",归当地政府管理。

2003 年,村民自己动手挖通 4 km 车路。

2004 年,洱源县江尾乡划归大理市管辖,更名为"大理市上关镇"。"玉洱村"隶属大理市上关镇青索

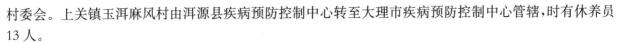

村委会。上关镇玉洱麻风村由洱源县疾病预防控制中心转至大理市疾病预防控制中心管辖,时有休养员13人。

2008年,实现通电、通水,有康复者11人,生活费每人每月200元。

2019年,居住在麻风村中休养员仍然有5人,家属4户共11人,村长罗友林。休养员均参加了城镇医保或"新农合",均享有城镇低保,每人每月680元。

宾川县干甸老山坪康复者之家

宾川县干甸老山坪康复者之家的前身为"麻风管理所",筹建于1958年5月。当时分宾居土城和干甸老山两个点,两处只有几间破烂草屋,患者自带生活用品入住,取名"麻风管理所",是一所以强制隔离为主,治疗为辅的民办麻风院。两处共有麻风患者95人,领导和卫生人员都是患者,管理比较混乱。

1960年,县政府安排了一名叫姬胤周的医生到麻风院管理治疗患者。县政府给患者安排了少量的生活补助经费,不足部分由患者自己解决,当年把麻风管理所更名为"宾川县麻风院"。1960—1962年间,因各种原因几次搬迁建房。1963年,麻风院搬迁重返旧地。

1964年5月,麻风院实现男女分居,女性住土城,男性住在老山坪。姬胤周成为宾川县麻风院的首届院长。

1965年,麻风院成立了"革命委员会",政府进一步加强领导。

1970年,宾川县抽调人员组成"宾川县麻风院筹建委员会",给麻风院组建了新的领导班子,成立了党支部,配备了专职医生,住在离患者附近的花椒湾。并将"宾川县麻风院"更名为"宾川县麻风院筹建委员会"。

1974年8月,为健全本院行政组织机构,加强党的一元化领导,更好地搞好工作,"宾川县麻风院筹建委员会"向县革命委员会请示报告,将"宾川县麻风院筹建委员会"更名为"宾川县花椒湾医院",从此管理更加正规化。

1974—1975年,新建住房百余间,设有中医、西医治疗室,政府拨款购买了必要的医疗设备,患者基本生活有了保障,当时收治患者270人。

1978年,宾川县革命委员会发文《关于成立宾川县麻风和精神病防治领导小组的通知》[革发(78)第82号],决定成立"宾川县麻风和精神病防治领导小组",由李国祥同志担任组长,杨标、杞为仁同志担任副组长,汪泽洪、杨世达等6人为领导组成员,办公室设在卫生局,杨标同志兼任办公室主任。

1978年,宾川县革命委员会发文《关于收治麻风病人的通知》[革发(78)第89号],将收治患者的有关问题作了安排部署。麻风病院属于民办公助,治病与生产劳动相结合,对收治患者的生活费、医疗费等问题提出下列解决办法:①入院患者按各生产队每人占有的基本口粮标准一次售给国家(当地粮食部门),并办好迁移户口,生产的垫本、猪等由送患者的同志办理好手续,交有关单位方能入户,每月由国家粮食部门供给贸易粮15 kg;②每月每人生活费由县民政局救济解决;③医药费由县卫生局给予免费治疗,交入院患者前需办理好手续。

1983年,土城和老山坪两个点合并,合并期间累计收治患者320人,经治疗多数查菌阴性,治愈者多数出院回归家庭融入社会,其中少部分患者因无子女、无土地得不到家人和社会的接受,又再次返回院内居住,当时又称"宾川县老山疗养院"。

1985年,宾川县花椒湾医院共有职工11人,全县共有患者148人,其中院内52人,院外分布在全县90个自然村庄的有96人。

1985年11月,宾川县花椒湾医院向宾川县人民政府提出关于麻风病防治工作改革意见:"①对花椒湾医院进行调整,病院要进行彻底改革。具体做法是病院的治愈病人按下述3种情况妥善解决:第一、有家可归的,经做工作,本人及家属愿意回家的动员出院,转为社会巩固治疗。第二、无家可归,没有丧失劳动力的,可就在病院附近将原病院房屋、土地划给一部分,让其自劳自足,不再享受国家的生活费及各种救济,病院给予继续巩固治疗。第三、老残无家可归的,由国家继续养起来。"

1987 年开始,实行世界卫生组织推荐的联合化疗。从 1988 年 3 月至 2016 年,疗养院未再收治新患者,麻风患者实行家庭式跟踪管理,普遍推广联合化疗,给患者定期送药,歧视麻风患者的状况有了好转。

1988 年 4 月,经县人民政府批准,"宾川县花椒湾医院"更名为"宾川县皮肤病防治站",县委组织部任命代兴武为站长。

1994 年 10 月,宾川县皮肤病防治站从干甸林场搬迁到金牛镇青年路 19 号,宾川县老山疗养院仍然在干甸老山坪。

1995—2009 年,疗养院休养员从 24 人逐渐减少至 9 人。休养员的生活来源主要由财政供养和纳入民政部门"五保""低保"管理,宾川县皮肤病防治站定时派人看望康复者,负责给予康复治疗和丧后处理等。2009 年 10 月,中共宾川县委、县人民政府组织相关部门在宾川县老山疗养院召开现场办公会,由政府和相关部门投资 20 万元修建成了现在的"康复者之家",并实现了通路、通电、通水,规划更合理,功能更齐全。2010 年 10 月,"康复者之家"正式挂牌,距县城 15 km 左右,隶属于宾川县皮肤病防治站,是麻风患者康复、休养的院区,有土地 300 余亩。

宾川县干甸老山坪康复者之家从 1958 年成立麻风院以来累计收治患者 355 人,累计死亡 69 人,其中大部分回归家庭和社会。

截至 2019 年底,康复者之家仍有 4 名休养员。自 2011 年以来,宾川县皮肤病防治站与民政、财政、公安、残疾人联合会、红十字会等部门协调,为康复者之家的 4 位休养员争取生活补助每人每月 775 元,并办理了低保、五保、养老保险、高龄补贴、"新农合"、户口簿、身份证、残疾人证等。2011—2019 年,宾川县皮肤病防治站自筹资金 15 万元,用于康复者之家日常管理和生活补助。购买轮椅、发放棉被、保暖鞋、防护鞋、溃疡护理包等医疗和生活物资。皮肤病防治站派医务人员每月定时看望慰问康复老人,为康复老人购买大米、油、肉等日常生活用品(每人每月补助 100 元的生活费)。

祥云县罗贤观麻风院

据 1935 年统计,全县有麻风患者 94 人,分 6 个区收容隔离,派人管理。

1952 年,大理专区投资在祥云县罗贤观筹办麻风村。1953 年 12 月,建立大理专员公署祥云县罗贤观麻风村,位于距离县城 18 km 帽山上的一座荒废的寺庙内,建筑面积约 1 600 m²,首任院长赵昆。是年,收治临近数县的麻风患者 207 人(其中祥云 94 人、凤仪 70 人、下关 6 人、宾川 35 人、洱源 2 人)。

1954 年,新建土木结构生活用房 10 间,面积为 120 m²,另建部分草房。

1956 年 11 月,大理州成立,麻风村更名为"大理州祥云县罗贤观麻风病疗养院"。

1958 年,罗贤观麻风疗养院原收治患者划归祥云县,以后主要收治祥云、弥渡两县患者。医疗由县卫生局管理,生活由县民政局管理。

1971 年,疗养院改为弥渡、祥云两县合办,称"弥渡县祥云县罗贤观麻风病疗养院革命委员会"。全县抽调人员组成医疗组、生活组、后勤财务组,医务人员多达 20 人。

1974 年,祥云县民政局拨款新建 20 间 240 m² 的土木结构生活用房。更名为"祥云县疗养院"。疗养院有山林面积 1 875 亩,可耕种土地 110 亩。

1979 年 12 月,不再收新患者入院。

1981 年 2 月 21 日,更名为"祥云县罗贤观麻风病防治院",并划归县卫生局管理。

1988 年 6 月 18 日,祥云县编制委员会下发《关于将"县疗养院"改称"县皮肤病防治站"的通知》(祥编字〔1988〕5 号)。名称变更后,其机构性质、人员编制、经费来源不变,名称为"祥云县皮肤病防治站",并迁往祥城镇龙溪小区 289 号,麻风院(病区)仍然保留在罗贤观。

2000 年 1 月 15 日,因地震,麻风院多数房屋倒塌。县委、县政府下拨经费 15 万元。同时,获意大利麻风防治协会、国际卫生联合组织霍雷劳之友协会 20 万元资助,共筹集资金 35 万元,修建祥云县麻风院综合楼,于 2000 年 12 月 10 日开工,2001 年 4 月 16 日竣工,建盖了砖混结构 2 层 16 间,面积 308.5 m² 的"祥云县麻风院综合楼"。当月,居住麻风休养员 5 人。

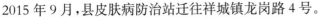

2015年9月，县皮肤病防治站迁往祥城镇龙岗路4号。

截至2019年底，麻风院仍居住休养员14人，年龄最大者92岁，最小者50岁。休养员办理了身份证、户口簿、残疾人证，并纳入城镇医保、城镇低保、"三丧失"及居民健康档案管理。休养员城镇低保每人每月400元，残疾护理及生活费补助每人每月120元，"三丧失"每人每月补助300元，政府每人每月生活补助200元，医疗费每人每月30元，社会组织每人每月补助50元，合计每人每月补助1100元。每年县政府组织救助和慰问活动，发放慰问金、棉被、粮油等物资，县皮肤病防治站每年为休养员购买价值约5000元的常用药品。祥云县皮肤病防治站全面负责麻风院康复者的生活及医疗等。

巍山县麻风病防治院

1958年，巍山县民政科和卫生科联合在巍山县青华乡阿朵地村建立了麻风村，将社会上被家人遗弃的麻风患者及查明在家中的患者（包括南涧县及附近县的患者）收容在麻风村中，共收治42人。麻风村根据患者病情分类，分轻病区、中病区、重病区三片进行管理和治疗。患者管理与生活由县民政科负责，治疗由县卫生科负责，收容与护送由县公安局负责。当时由于交通不便，患者日常生活用品均依靠人背马驮，麻风村成立马帮队，作为运输工具。麻风村成立时有水田30多亩、坡地20多亩，患者靠种植这些田地，自给自足生活。

1978年，巍山县成立"麻风病精神病防治领导小组"，加强对麻风防治工作的领导。

1979年，在麻风村的基础上建立麻风防治院，配备领导和医务人员4人，徐增权任支部书记，田为民任院长并分管治疗工作，医务人员有杨华兴、陈疏英2人。

1981年，在社会高、初中毕业生中考试录用了6名青年，经大理卫生学校一年半培训后，分配到麻风病防治院，开展麻风病院的防治工作。是年，徐增权任麻风病院院长、支部书记，肖开富任副院长。巍山县麻风病院累计收治麻风患者170多人。

1992年，县麻风病防治院已无麻风现症患者。

2003年，县麻风病防治院撤销，治愈留院的19人由县疾病预防控制中心跟踪监测和管理，生活列入城镇居民最低生活保障范畴。

2012年，巍山县人民政府决定由民政局负责管理全院工作，并更名为"巍山县青华乡特殊老人福利院"。是年，新建房屋28套（住房14套、厨房14间），占地面积1700 m²，建筑面积700 m²，使用面积600 m²。投入资金50万元，实现水、电、路三通。聘请当地村干部1人负责全院生活，当地村卫生室派人每周2次进行巡诊。

2019年，时有8名休养员在院居住。休养员享受城镇居民最低生活保障和社会五保待遇，其中2人每人每月1710元，其余每人每月1510元。年龄最大者83岁，最小者66岁。8人均有Ⅱ级残畸，有4人需要其他病友照顾生活。

永平县平坦山麻风村

1953年以前，永平县麻风患者处于缺医无药、社会歧视、讳疾忌医的局面。1953年，县人民政府开始组织医务人员将患者送往相邻的漾濞县莲花山麻风病院接受隔离治疗，同时永平县内也临时设立了几个麻风村收容部分患者。

1959年，永平县开始在杉阳区平坦山（今杉阳镇阿海寨村平坦山社）建盖麻风病院，由政府出资将原村民全部搬迁，修建病房15间共2750 m²，医疗业务用房4间共250 m²。

1962年，麻风病院开始正式收治患者，由县民政局和卫生局组织全县麻风患者进行集中隔离治疗。1961年，县民政局雇用1人对病院进行管理。随着患者增多，陆续扩建了一些患者用房，至1963年，形成了3个病区，即轻病区、妇女区、重病区。患者住房大部分为瓦房，畜厩、仓库等大部分为草房。截至1963年，共收治患者40余人。1963年前无固定医疗设施。1964年，购置了医疗器械，建立了药房。崔盛祥负责行政管理，马代兴、李汝泽负责医疗管理。

1969 年 2 月,永平县平坦山麻风病院成为县级机构,由民政、卫生共管,分别承担行政和医药领导职责。

1971 年,永平县革命委员会下发永发(71)第 15 号文《关于收容流散在社会上麻风病人入院治疗的通知》,于 3 月 20 日—4 月 30 日,在全县范围开展了流散麻风病人宣传动员、复查入院工作,共动员入院 44 人。

截至 1974 年底,收治患者增至 138 人。

1977 年,患者数增至 148 人。8 月,成立麻风病院领导组,组长杨蔚高,副组长马代兴。

截至 1980 年底,时有住院麻风患者 156 人,是历史上住院患者最多的年份。1974—1979 年,患者药费每人每年 25 元。

截至 1983 年底,麻风病院职工从建院时的 3 人增加到 11 人,其中在编 9 人,编外合同工 2 人。

1984 年,麻风病院改称"皮肤病防治院"。

1986 年 8 月,经县政府批准,皮肤病防治院撤销,并入县卫生防疫站。

1980—1986 年,患者药费每人每年 40 元。

1999 年,修建大保高速公路时,病院及周围所属林地被大面积占用,病院搬迁至半坡田,新建院落式平房 10 余间(户均 1 间),并按国家相关标准对占用林地进行经济补偿到个人。至此,永平县平坦山麻风村康复者住房及交通等条件得到明显改善,同时平坦山麻风村行政管理及相关事务也一并划归杉阳镇政府,更名为"杉阳镇阿海寨村平坦山社",正式成为杉阳镇阿海寨村下辖的 1 个独立的村民小组。

平坦山麻风村累计收治患者 200 余人。截至 2019 年底,村内居住 18 户 59 人,其中治愈留院休养员 10 人、家属 49 人。休养员及其家属均已办理身份证、户口簿,并纳入"新农合"医保及居民健康档案管理。村民生活来源主要是低保收入,其中休养员为城镇低保,每人每月 400 元。家属为农村低保,每人每月 140～300 元不等。每年县政府组织救助和慰问活动,发放慰问金、棉被、粮油等物资,县疾病预防控制中心每年为休养员购买价值约 5 000 元的常用药品。

洱源县山石屏疗养院

洱源县山石屏疗养院筹建于 1951 年 12 月,由云南省人民政府大理区专员公署派员会同洱源县在乔后段家村南一所古庙内收容麻风患者。成立时为"大理专区麻风院洱源第一分院",管理员为麻风患者张允培。因古庙简陋,住宿拥挤,1952 年 8 月,大理专署曾拨款旧币 5 883 万元兴建房屋。由于当地群众不同意建房,后重新选址山石屏,派出轻症患者 26 人,开垦土地 30 余亩,帮助修建房屋 6 栋 34 间。至 1953 年 9 月,先后收容洱源、邓川二县的麻风患者 165 人,除逃跑、死亡外,时有 68 人。生活费由专区拨款,口粮主要由指定的村负责供给。

1953 年 12 月,全部患者迁到山石屏,位于炼铁乡茄叶村,在黑潓江西岸的大山深处,距县城 60 km,距炼铁乡集市 10 km。建院初期到 1956 年,麻风院的医疗由炼铁乡卫生所负责。

1956 年 6 月,在昆明金马疗养院治愈的康复者黄升东担任麻风院的医生,成立卫生室。在患者中培养卫生员 8 人,开展常见病的诊疗,进行常规化验,检查麻风杆菌,组织病理取材送检。用氨苯砜、苯丙砜、氨硫脲、大枫子油等治疗麻风,开展苍耳子、大蒜液治疗麻风的研究等。

1957 年,大理州民政科将麻风院移交洱源县接管,称"洱源县山石屏麻风院"。当时在院患者 77 人,其中男性 41 人、女性 36 人,结核样型 27 人、瘤型 49 人、未定类 1 人。

1958 年,首批治愈患者 8 人。

1961 年,麻风院成立党支部。至 1965 年,有党员 8 人。

1963 年,撤销洱源三营干海子麻风院,并入山石屏麻风院。

1964 年,麻风院更名为"洱源县山石屏疗养院"。有住院患者 173 人,耕种土地 190 亩,饲养水牛 7 头、黄牛 23 头、骡马 11 匹、猪 123 头、羊 51 只,房屋 44 间。

1966 年 8 月 24 日,特大洪水冲毁包谷地 91 亩,冲走了黑潓江上的铁索桥。为解决渡江出入问题,麻风院建造渡船 1 艘及过江溜索。渡船每 3～5 年更换 1 艘。时有住院患者 192 人。

1971 年,有住院患者 190 人,男性 126 人、女性 64 人,每人每月供应口粮 13 kg、生活费 5 元,重症患者每人每月增加 1 元,有寒衣补助,医疗免费。

1979 年,政府拨款 5 万元,建房 33 间,面积 495 m²。

1980 年,洱源县卫生防疫站成立"皮肤病防治科"。12 月,新招工作人员 5 人。

1981 年 4 月,新招录人员经过 3 个月培训,参加疗养院对 181 名麻风患者进行体格检查,建立病历档案。1981 年 4 月前,疗养院属于患者管理患者,麻风病的治疗主要由黄升东医生负责。1981 年 4 月后,麻风院的管理及麻风治疗、康复工作主要由李桂科医生负责。1981 年 5 月 25 日,选举调整患者管理委员会领导班子,选出主任黄升东,副主任梁国政、熊成桂,另有 4 位委员。管理委员会在皮肤病防治科领导下开展工作。

1981 年,有住院麻风患者 181 人、家属 24 人。通过 1953 年建院,1964 年、1979 年等多次扩建,建成土木结构瓦房 24 栋 133 间、草房(厨房、畜厩)103 间。开垦耕地 298 亩,有黄牛 25 头、水牛 24 头、猪 22 头、骡马 8 匹、各种果树 32 棵,还有柴油机、碾米机、粉碎机、磨面机、抽水机、缝纫机等机械设备。

1981 年 4 月,投资 2 万元,在炼铁乡上茄叶村征地 4 亩,建设疗养院健康区 11 间房,面积 176 m²。

1982 年,麻风院自己动手修通一条连接外界的 3 km 长车路,购买手扶拖拉机 1 辆。

1982 年,改用氨苯砜治疗,试验加利福平或利福定治疗 26 人。

1983 年起,全部患者使用氨苯砜、利福平或利福定治疗,到 1987 年对未治愈的 34 人按联合化疗方案氨苯砜、利福平、氯苯吩嗪治疗,1990 年全部患者治愈。

1983 年,投资 5 000 元,接通自来水。

1986 年,炼铁乡翠屏村三江社 7 户农户侵占疗养院 25 亩耕地。洱源县人民政府下文《关于山石屏疗养院改革意见的批发》(洱政复〔1987〕13 号),洱源县土地管理局下文《关于山石屏疗养院"耕地被占,作物被抢收"情况的处理意见的通知》(洱土发〔1988〕6 号),将 25 亩地归还疗养院。

1988 年 1 月 31 日,首届"中国麻风节",常务副县长李汝平组织人大、政协、卫生等部门到疗养院慰问。

1990 年 10 月 3 日,发生沉船事件,6 人遇难。

1991 年 1 月 27 日麻风节,副县长王恒武带县文艺宣传队到疗养院首次慰问演出。

1992 年,首次购买一台小型水轮发电机,后购买柴油发电机,把电接到各户,每晚发电 2 小时,使患者收看电视节目。

1993 年,在疗养院办学校,21 人上学,后考入中专 1 人、职高 2 人、大学 6 人、研究生 1 人。

1995 年 6 月,投资 8.3 万元在黑潓江上建成山石屏疗养院人行索道桥。

1997—2003 年,国际卫生联合组织霍雷劳之友协会中国澳门办事处康辅理主任捐资 11 万元,助学 21 人,修缮房屋若干。

1998 年 9 月,李桂科出席在北京召开的"第十五届国际麻风大会",会上卫生部授予疗养院"全国麻风防治先进集体"称号。

2000 年,获得澳门利玛窦社会服务中心陆毅神父的首次援助,至 2016 年共获 83.5 万元,用于危房修缮、接水、接电及康复者生活费。

2000 年,投资 3.8 万元,购买农面牌"致富神"车 1 辆。

2001—2016 年,广东汉达康福协会在麻风院开展生理、心理、社会、经济康复及助学工作,共捐资 16 万元。

2004 年 1 月,投资 6 万元,完成洱源县山石屏疗养院 10 kV 线路电力工程。10 月,首次开展白内障手术 6 例、外眼手术 33 例。

2006 年 12 月 13 日,意大利麻风防治协会到疗养院考察,资助 22 万元,拆建住房 4 栋 21 间,扩建供水设施。

2007年1月16日,首批大学生志愿者19人在疗养院开展爱心志愿者活动8天。

2009年6月21—22日,组织麻风休养员18人到城市旅游,之后组织到大理、丽江、昆明、广州、北京参观旅游数次。

2010年3月11日,举办第十二届"国际尊严尊敬日"纪念活动。汇聚各界人士共400余人参加活动,进行文艺表演,共同聚餐,并邀请周围群众到院参加各种活动数次。

2011年3月30日,开办"洱源县山石屏疗养院生命关怀公益之旅",首次迎接旅游团队22人。

2013年3月3日,洱源县发生5.5级地震,疗养院受损严重,县委书记杨承贤到院指导抗震救灾工作。政府决定重建山石屏疗养院,建筑面积2 472 m²,附属设施共投资750万元。

2013年8月20日,天主教上海教区光启社会服务中心捐赠15万元购置家具。

2014年1月8日,召开"洱源县3·3地震恢复重建山石屏村群众搬迁入住仪式座谈会",宣布将洱源县山石屏麻风院更名为"山石屏村"。

2014年8月6日,云南省疾病预防控制中心主任陆林调研山石屏村后,捐赠5万元,用于建孔雀房,养殖孔雀50只。

2015年4月3日,大理州副州长段玠到疗养院调研,拨款20万元,修建洱源县山石屏疗养院麻风历史博物馆。

2016年,投资400万元,建成山石屏水泥大桥。

2016年10月31日,中共大理州卫生和计划生育委员会工作委员会发文(州卫计党工发〔2016〕38号)将山石屏村列为大理州卫生和计生系统"医者仁心"道德教育基地。

洱源县山石屏疗养院自建院到1981年,由民政、卫生共管。1981年后,交由卫生部门管理,隶属于洱源县疾病预防控制中心,是该中心的麻风康复、疗养院区。2014年起,同时启用两个名称,即"洱源县山石屏疗养院"和"山石屏村",由卫生和当地政府两家共管。历年收住洱源、大理、丽江、兰坪、剑川等地麻风患者462人,至1990年全部治愈。

2019年底,时有休养员44人、家属33人。休养员享受民政特困人员救助供养补助,每人每月710元,医疗费全免。是年,建成"麻风历史博物馆"。

洱源县干海子麻风村

干海子麻风村位于云南省洱源县三营镇永乐村委会干海子。

1959年成立牛街麻风院,选址三营干海子,又名"干海子麻风院",累计收治麻风患者100多人。建院时,修房费由患者所在管理区交纳,每名患者5元,不足部分由国家补助。有耕牛4头、马2匹、母猪1头、小猪4头,每人每月生活费4元,每年发给一套单衣。管理工作由从山石屏麻风院调来的康复者李安负责,患者杨尊协助管理,另将患者杨洁清培养为西医、李汉香培养为中医,还培养了1名护理人员,负责麻风村的医务工作。

1963年,干海子麻风院并入洱源县山石屏疗养院(麻风院)。患者不愿去山石屏疗养院而继续在此居住,人称"干海子麻风村"。管理人员杨仕龙,治疗由县卫生防疫站负责。20世纪80年代前,患者所需治疗药物由麻风村派人到防疫站领取。20世纪80年代后,由防治人员深入该村,查病治病。

1981年,在麻风村居住患者有12人。洱源县卫生防疫站皮肤病防治科医生进村为患者体检、建立患者个案病历,给予氨苯砜治疗。1984年加利福平治疗,每年进行查菌、疗效判定。至1987年,治愈患者10人,未治愈的2人用联合化疗方案(氨苯砜、利福平、氯苯吩嗪)治疗。

2009年,未能回归家庭的3人送山石屏疗养院集中收养,麻风村转型自然村,土地归还当地村委会。

洱源县洋芋山麻风村

洋芋山麻风村位于云南省洱源县三营镇的大山深处,离镇政府所在地有步行4～5小时的山路。山岳有一岩石带白色,故称这里为"小白岩",能种植洋芋,又名"洋芋山"。

1963 年,洱源县三营干海子麻风院撤并到洱源县山石屏疗养院(麻风院)时,患者不愿去山石屏疗养院而自行集中到洋芋山,也有从山石屏疗养院跑出来的在此居住,还有村里和家人送来的在此居住。他们在此生儿育女,安家落户,形成了一个自然村,人称"洋芋山麻风村"。麻风村历年居住 21 户 68 人,其中家属 22 人,隶属于三营镇永胜村,管理人员是麻风康复者洪登才、李跃全,治疗由县卫生防疫站负责。

20 世纪 80 年代前,患者所需治疗药物由麻风村派人到防疫站领取。20 世纪 80 年代后,由防治人员深入该村,查病治病。

1981 年,有住村患者 30 人。洱源县卫生防疫站皮肤病防治科医生进村为患者体检、建立患者个案病历,给予氨苯砜规则治疗。1984 年加利福平治疗,每年进行查菌、疗效判定。

至 1987 年,治愈患者 24 人,未治愈的 6 人用联合化疗方案(氨苯砜、利福平、氯苯吩嗪)治疗。

洱源县卫生防疫站麻风防治工作人员不仅送医送药上门,还妥善安置每位休养员及家属。所有子女都回归原籍落了户,上了学,陆续回到了家。到 2000 年,该村最后 12 人,有 9 人回归家庭,无家可归的 3 人转院山石屏疗养院休养。

2001 年 1 月 17 日,该村 21 户共 68 人(麻风休养员 46 人、家属 22 人)回归社会,麻风村从此转为自然村。

漾濞县麻风病防治院

漾濞彝族自治县麻风病防治院位于漾江镇湾坡行政村的莲花山,原来也称为"漾濞县莲花山麻风院"。该院距离县城约 50 km,始建于 1953 年,漾濞县是大理州建立麻风病院较早的县之一。

1953 年建院时主管部门是县民政局、县卫生局,地点选址在原来的双涧乡湾坡行政村莲花山,即今漾江镇湾坡行政村莲花山。土地由县政府划拨。当时建在莲花山的里片区,共 3 栋,每栋 10 间房屋,共 30 间房屋,每间房屋可住 3~4 个患者。后来由于住院患者不断增加,于 1964 年又在莲花山的外片区建有 4 栋房,每栋 10 间房屋共 40 间房屋,每栋房为一个生产队,两个病区(里片区和外片区),共有 7 个生产队。

1966—1976 年,住院患者达 360 余人。首任院长赵灿,属本县漾江镇人,负责病院的管理和日常工作,其他工勤人员 3 人。当时除收治漾濞县的患者外,还收治大理州其他县的麻风患者。患者生活保障由民政部门负责,医疗由卫生部门负责,由于交通不便,患者日常生活用品均依靠人背马驮。为了解决患者生活上的实际困难,麻风院成立马帮队,作为运输工具。并聘用两人专门饲养马匹和运输工作。7 个村民小组还开展农业生产和种养殖业,自给自足,民政补贴来维持患者的医疗和日需生活。1964 年,在莲花山外片区建住院治疗点。两个片区共有住院患者 360 余人,在已治愈患者中选出 2 人通过医疗业务培训后在麻风病院专门负责患者的诊疗工作(张继元医生和李俞医生)

2003 年 8 月,漾濞县政府发文(漾政发〔2003〕99 号)撤销漾濞彝族自治县皮肤病防治院(保留牌子),工作人员并入漾濞彝族自治县疾病预防控制中心合并办公。文件中同时明确住院已治愈患者的生活问题由县民政部门负责,医疗工作由卫生部门负责,具体工作由县疾病预防控制中心负责。

2007 年,在县委、县政府和卫生、民政部门的高度重视下,在大理州红十字会的关心支持下,共投资 10 万余元,在新病区将 1953 年盖的陈旧危房推倒,重新盖了平房 9 间,用作治愈者居室、电视室、库房等,治愈者居住条件和生活环境明显改善。

2019 年,随着扶贫攻坚和美丽乡村建设项目的实施,县城到麻风院已通柏油路,交通、信息、通水、通电已基本解决,麻风院尚有休养员 1 人。在生活保障方面,休养员享受城镇最低生活保障,每月由县民政局补助生活费 350 元,其他补助每月 500 元,每年口粮和日常生活用品由县疾病预防控制中心负责购买,并送到休养员手中。

鹤庆县东红疗养院

大理州鹤庆县东红疗养院位于大理州鹤庆县草海镇倒流箐,始建于 1958 年,共建病房 46 间共 4 750 m²。其中,卫生治疗用房 3 间共 120 m²。建成后,县政府开始组织将患者送往鹤庆县东红疗养院隔离,县民政局和卫生局派李联升医生 1 人负责病院管理和治疗,共收治麻风患者 57 人,其中男性 41 人、女性 16 人;男性中已婚 35 人、未婚 6 人;女性中已婚 10 人、未婚 6 人;白族 38 人、汉族 19 人;农民 51 人、军人 1 人、学生 2 人、商业工作者 1 人、家务劳动者 2 人。村内分为 3 个病区,即轻病区、妇女区、重病区。有患者住房、畜厩、仓库等,医生住地离病区约 1 km。

1960 年前,村内无固定医疗设施,使用中草药治疗。

1970 年,管理人员增加到 4 人。

1980 年,管理和医疗人员增加到 10 人,罗开映担任院长,有医务人员 5 人、财务人员 1 人、赶马工 3 人,全部为在编人员。

1981 年,开始使用利福平 + 氨苯砜治疗麻风患者。

1984 年 5 月,疗养院并入县卫生防疫站,防疫站内设"皮肤病防治科",对外称"鹤庆县东红疗养院",负责社会与病院的防治工作。

1985 年,购置显微镜,同时开展麻风查菌工作。

1988 年 3 月,鹤庆县启动世界卫生组织推荐的联合化疗方案。东红疗养院共治疗 21 例患者。

截至 2000 年,累计收治患者 228 人,其中治愈 149 人,治疗中死亡 79 人。9 月 11 日,鹤庆县人民政府办公室发文《关于东红疗养院残老人员安置回家的批复》(鹤政办批字〔2000〕200 号、1200 号),杨润芳、杨兴兰、侯连桂 3 名残老人员由县民政局每月发给 120 元生活费。

2001 年起,鹤庆县已无麻风病院。

云龙县麻风病防治院

一、南新麻风院

1956 年,云龙县派出人员到昆明学习麻风防治知识。1957—1958 年间,建立南新麻风院。共建土木结构房屋 135 m²,有水田 16 亩,旱地 3.8 亩,共收治麻风患者 57 人。后因土地、山林纠纷等原因,1962 年 10 月,县革命委员会决定撤销南新麻风院,患者遣返回原社队。

二、攻果小铁桥麻风村

南新麻风院撤销,患者回到原籍后,云龙县境内部分地区针对麻风患者的歧视、迫害事件不断发生,县公安局多次亲临解决。1969 年,云龙县革命委员会决定重新筹建麻风院。县民政局下拨 1.2 万元,旧州区义务出工 200 多人,在澜沧江东岸攻果桥以北的沙坝处,开始修建麻风院,共修建 2 栋管理房和 1 栋病房,共计 110 m²。县革命委员会下发《成立攻果麻风村,集中隔离治疗麻风病人的通知》[云革(69)第 67 号],准备收治麻风患者。拟与永平县协商,将"白龙庙沟"及江岸沙坝划归给云龙县麻风院,作为患者生活区。后因协商未果,修建停止。1974 年,已修好的 3 栋房屋被变卖。

三、水井麻风村

1970 年 9 月,云龙县革命委员会派人在县境内选择麻风村建村地址。1971 年 12 月,确定天登下坞坪(澜沧江东岸)为修建麻风院患者生活区(麻风村)地址,澜沧江西岸水井大队境内为院部(管理区)地址。新址确定后,县革命委员会向省民政厅递交了建院经费报告。省民政厅于 1972 年 1 月下拨 10 万元。1972 年 3 月,在全县三干会上,县革命委员会主要领导做了"要把建好麻风院作为关心人民疾苦和思想政治路线教育的大事"的动员报告。县革命委员会发文划地 3 577 亩为建院用地[云革(72)第 019 号],成立民政、卫生、农、林、水、工、交等多部门参与的筹建组。1973 年,房屋基建基本完成。1975 年开始在澜沧江东岸和西岸,即麻风村和管理区之间修建一座大桥,历经 3 年。1978 年 4 月 30 日,大桥修建完工,取名"天水桥"。

截至 1978 年 4 月 30 日,云龙县水井麻风村全面建成,建筑项目如下。①引水沟:县水利局拨 2 万元,

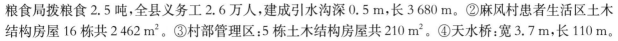

粮食局拨粮食2.5吨,全县义务工2.6万人,建成引水沟深0.5 m,长3 680 m。②麻风村患者生活区土木结构房屋16栋共2 462 m²。③村部管理区:5栋土木结构房屋共210 m²。④天水桥:宽3.7 m,长110 m。

1978年5月,县革命委员会派人对麻风院的基建进行验收后,先后发(78)第116号和(78)第174号两个文件,成立"云龙县皮肤病防治院"(麻风院),并开始收治麻风患者。1978年11—12月,各公社民政部门积极送麻风患者入院治疗。

截至1996年12月,累计收治患者72人,其中治愈出院52人、死亡4人、治愈继续居住麻风村休养员16人。

2011年,国家在水井麻风院所在地建设大型水电站——苗尾水电站,水井麻风村进行了整体搬迁。

四、宝丰松子坪移民村

2009年4月,由于国家在水井麻风院所在地建设大型水电站——苗尾水电站,云龙县麻风村进行整体搬迁,在宝丰松子坪征地711亩,建设钢筋混凝土房屋1 300多平方米,修通一条通往松子坪新村的公路6 km,以户为单位,每户有一院别墅,单身者和残疾康复者每人一个单间,并设有卫生间。

2019年,居住在松子坪移民新村的有13名麻风休养员和12名家属,共计25人。25人均有每月350元的低保和每人每月260元的电站长效补偿,每人每月共获补助610元。

◎ 石屏县龙潭田疗养院

石屏县麻风病院筹建于1953年8月27日。其时,石屏县政府拨款2万元,指定卫生科、民政科承办,于1955年11月正式建成,位于石屏县冒合乡者那村附近的龙潭田,距县城38 km,首任院长吴名志。1955年12月,正式接收由昆明市金马疗养院转来的第一批麻风患者32人。全院有1栋占地440 m²,集住房、伙房、治疗室、保管室为一体的四合院瓦平房,内有大小房间16间。

1961年11月,撤销个旧市、开远、蒙自县合办的禄丰麻风院,患者并入石屏县麻风病院,更名为"石屏县龙潭田疗养院"。

1964年,疗养院内安装一台5 kW柴油发电机,用柴油发电带动碾米机加工稻谷。

1966年,龙潭田疗养院收治麻风患者307人。

1968年,更名为"石屏县龙潭田工农兵疗养院"。先后建盖土木结构、砖木结构房共5 600 m²。其中职工住房、院部各类房屋共1 200 m²,患者医疗区各类房屋共4 400 m²。

1972年10月,疗养院开办首期"红河州麻风医士班",全班学生15人,由各县(市)招收选送,学制二年,由红河州卫生局颁发毕业证书,毕业后回原籍从事麻风防治工作。

1973年,疗养院配备了一套广西桂林柴油机厂制造的24马力、10 kW发电机。

1978年3月,第二期"麻风医士班"在疗养院开办。

1979年6月,云南省卫生厅、红河州卫生局下拨专款15万元,用于修建疗养院公路及架设通往疗养院的高压电线。

1983年,疗养院在石屏县城史家大桥建盖了医务人员办公及居住用房,医务人员搬迁至县城办公。

1984年,疗养院由红河哈尼族彝族自治州接管,更名为"红河州皮肤病防治院",1990年更名为"红河州皮肤病防治所"(红编字〔1990〕35号)。

2002年,澳门利玛窦社会服务中心捐资42万元、红河州人民政府配套拨款19万元,共计61万元,在龙潭田建盖砖混疗养院。工程于2002年12月开工,2003年7月15日竣工,总建筑面积864.82 m²。

从2003年11月开始,澳门利玛窦社会服务中心派遣4位甘肃籍修女到龙潭田疗养院照顾畸残麻风休养员的生活起居。

2004年4月,澳门利玛窦社会服务中心出资10.9万元,在龙潭田建盖占地面积为115.22 m²的修女宿舍。

2007年,由澳门利玛窦社会服务中心捐助修建一条全长2.35 km的通往疗养院的土路。

2008 年 1 月,国家财政投资 278 万元(红发改社会〔2008〕59 号),拆除疗养院旧房,新建总面积为 2 015 m² 的疗养院。新疗养院于 2009 年 9 月 5 日投入使用,累计投入资金 348 万元。

2012 年 6 月,中国麻风防治协会争取国家民政部孔雀养殖项目资金 40 万元,在疗养院开展孔雀养殖。

2013 年 8 月,红河州移动公司、石屏县移动公司在龙潭田疗养院安装移动手机信号塔,解决了疗养院长期无信号的问题。

2015 年 7—9 月,石屏县交通局硬化了从者那冲口到疗养院 2.3 km 的路面。

2016 年 5—10 月,中国麻风防治协会争取国家民政部火龙果种植扶贫项目资金 40 万元,种植火龙果(云麻协发〔2016〕04 号)。

龙潭田疗养院现隶属于红河州皮肤病防治所,集治疗、康复、休养为一体。2016 年底,院内有工作人员 9 人,其中医生 3 人、护士 3 人、检验人员 1 人、后勤人员 2 人;有麻风休养员 93 人。2019 年底,时有麻风休养员 71 人。麻风休养员除了享受户口所在县(市)每人每月补助 300～500 元不等低保生活费,红河州财政还给予每人每月生活费补助 150 元,澳门利玛窦社会服务中心也给予每人每月生活补助 50 元。

泸西县江边疗养院

1969 年 8 月,泸西县革命委员会发文,投资 4.88 万元建麻风病医院,筹建的具体工作由饶映福、毕树才、金美仙、李自明负责。选址泸西、弥勒、丘北三县交界的南盘江边,周围为国有森林,有水田 20 多亩,旱地 30 多亩。建盖麻风患者住房 30 间,工作用房 11 间,厨房及其他用房 6 间,共计 47 间,均为瓦平房,建筑面积 1 485 m²,命名为"泸西县江边疗养院"。疗养院成立时,有工作人员 6 人,其中医士 1 人、护士 1 人、初级卫生员 2 人、工勤人员 2 人。县上委任赵树文为院长,并明确指出民政局分管行政、后勤,负责行政人员、后勤人员、麻风患者的经费开支;卫生局分管医务,负责医务人员的工资及麻风患者的医药费。

1971 年 5 月 25 日,原集中在西华寺的 26 名麻风患者、6 名家属,共 32 人,搬迁到江边疗养院。是年,"五七干校"给疗养院 25 头水牛。

1972 年 8 月,患者达 69 人。

1973 年,建盖病房 30 间、重病患者病房 7 间,共计 37 间。

1976 年 1 月,建盖 6 间瓦楼房作仓库用,增盖病房 8 间、厨房 8 间,建筑面积 293 m²,投资 1.29 万元。

1979 年,疗养院卖出水牛,购买一辆昆 40 拖拉机。

1980 年 2 月,疗养院更名为"皮肤病防治院"。

1982 年,住院患者临床判愈 80 人,未治愈 22 人,因各种原因不能出院的康复者 11 人。至此,新发麻风患者不再收住院,时有住院患者及家属共 40 人。

1983 年,大部分患者治愈出院,时有房屋 67 间。职工办公地在县防疫站设办公室。同时,县政府划拨县城东小普钙厂砖木结构房 9 间归皮肤病防治院做办公及职工住房用。

1986 年,皮肤病防治院购买一辆柴油轻型车,负责麻风疗养院生活物资采购运输。

2004 年 9 月 1 日,在澳门利玛窦社会服务中心资助下,在师宗县卫生局、师宗县疾病预防控制中心及惠明小学的大力支持下,10 名贫困麻风患者子女(失学儿童)送入师宗县惠明小学免费学习。食宿免费,假期统一接送,在封闭式管理的学校中完成小学 1～6 年级学习。截至 2013 年,有 11 名江边麻风病疗养院子女在该校就读(2 人读初中、9 人读小学)。

2006 年,县皮肤病防治院并入县疾病预防控制中心,江边疗养院防治工作同时并入县疾病预防控制中心管理,由县疾病预防控制中心负责疗养院患者的管理和生活服务工作。疗养院设 2 名村长,负责麻风村日常生活管理,疾病预防控制中心专业人员每 1～2 月看望休养员 1 次,帮助解决实际问题。

2007 年 11 月 14 日,县委、县政府确定新建麻风病疗养院,建盖房屋 20 间。

2008 年 4 月 7 日,江边麻风病疗养院的房屋新建工程竣工验收,并正式投入使用,总建筑面积 590 m²,总造价约 36 万元。

2009年4月,中国台湾天主教灵医会罗东圣母医院高先生援助12万元,为泸西县永宁乡阿峨村委会江边麻风病疗养院修建水泥路面,总造价11.98万元,工程还修建了进入江边麻风病疗养院的山路15 km。

2011年,副县长赵严及相关部门领导多次到疗养院调研,实地考察了进村道路及疗养院饮水点供水情况,深入患者家中了解生活状况。年内协调资金20余万元,改造饮用水池,并对进村重点道路进行修缮,安装太阳能照明灯13台,让江边麻风病疗养院告别了漆黑夜路。

2015年,疗养院有农户16户,总人口81人(男性43人、女性38人),均参加新型农村合作医疗保险。有麻风患者21人(其中现症患者3人,Ⅱ级畸残者7人)、13人办理残疾人证;患者中最大年龄81岁,最小年龄21岁,平均年龄55岁。澳门利玛窦社会服务中心给予16名老年患者每人每月生活补助费50元。疗养院麻风患者及家属共81人均享受国家低保政策,最高每人每月295元,最低每人每月225元。台湾天主教灵医会罗东圣母医院资助江边麻风病疗养院11名麻风患者的子女,每人每年2 500元教育补助。

2019年12月底,泸西县江边疗养院有农户16户,总人口79人,其中家属61人、治愈麻风休养员18人。疗养院麻风休养员18人均享受国家低保政策,最高每人每月920元,最低每人每月308元。

屏边县白云麻风村

白云麻风村建立于1957年,当时取名为"纸厂沟",皮肤病防治院也由此成立于白云粮所(今白云中学旁边),左边以观音岩旁边的水沟为界,右边以水冲子的水沟为界,上以白云及和平界线为界,下以山脚水沟为界,有林地面积1 000多亩,耕地面积200亩,收容麻风患者32人。

麻风村距离县城90 km,出行道路泥杂碎石小土路。虽然通电、通水,但房屋年久失修,千疮百孔。麻风村未配备基础医疗设施及住村医务人员,生活用品由居住人员自行采购,无专用食堂。

1957年,民政局出资在麻风村上寨盖了12间土墙茅草房,房屋面积200 m²。麻风村下寨盖25间砖瓦房,房屋建筑面积300 m²。

1957—1975年,累计收治麻风患者79人,管理人员1人(马正有),民政给患者每人每月生活费3元,其余靠自己生产补充。至1975年,患者死亡25人,重返家庭44人,时有住村10人。

1975年,民政局出资19万重新维修下寨的10间砖瓦房,上寨房屋基本损毁,不能住人。县皮肤病防治院派驻医务人员1人(林奉清)及管理人员1人,负责麻风患者的医疗和管理。

1976—1980年,陆续收治麻风患者36人,返回家庭11人,死亡12人,时有住村23人。村内有医务人员3人。1981年,增加医务人员3人,管理人员1人。

1982—2009年,增加3名患者,返回家庭12人,9人转到石屏龙潭田麻风疗养院,死亡2人。2009年底,白云麻风村仅有3名休养员。

1996年,皮肤病防治院由白云粮所迁到县城卫国路29号。是年,政府开展植树造林,麻风村很多土地都栽种树木。随着村内休养员陆续减少,树木长大成林,周边村寨都来争抢麻风村土地,致使麻风村仅剩下200亩耕地。

1998年,澳门利玛窦社会服务中心出资2万元建盖3间房屋。

2006年9月,皮肤病防治院撤销并入疾病预防控制中心,成为一个独立科室(皮肤病防治科)。

2012年,白云麻风村及转到石屏龙潭田麻风疗养院的所有休养员都办理了户口簿、身份证。2013年,都参加了"新农合"(民政局补助70元,不足部分疾控中心垫付),享受低保每人每年1 000元,满50岁的还有养老保险每人每年700元,县财政补助生活费每人每月120元,澳门利玛窦社会服务中心补助每人每月50元。

截至2019年底,白云麻风村已无休养员,仅有家属居住,有耕地200亩。

红河县麻风病疗养院

红河县麻风病疗养院筹建于1968年2月,由县政府拨经费1万元,指定县民政局承办。疗养院位于红河县乐育乡窝伙垤村后山,距县城 45 km。1970 年 1 月,正式接收第一批麻风患者 8 人,由李吾周医生负责管理麻风病患者的治疗及药品,另外一人(陈如珍)主要负责患者后勤工作,两人居住于疗养院内。

建院初期,全院有土房 1 间。1972 年,建盖了 1 栋 360 m²,集住房、厨房、保管室等为一体的平瓦房,有大小房间 14 间。疗养院周边是国有森林,海拔 1 800 m 左右,交通极为不便,由民政部门配备一匹马作为交通工具,为患者治疗工作和生活用品及物资进行运送等。

1971 年,全县开展麻风病普查,住院患者增至 16 人。

1980 年,疗养院患者增至 25 人,工作人员为 3 人,其中医生 2 人、后勤 1 人。住院患者在治疗的同时,开展农业生产,养牛、养羊、种菜、烧木炭等,副业收入增加。

1981 年,红河县麻风疗养院划归卫生防疫站管理,成为"红河县卫生防疫站皮肤病防治组"。

1982 年,红河县人民政府协调有关部门在乐育乡大新寨附近(距县城 30 km)划拨土地,政府拨款 2 万元重建新疗养院。1983 年 4 月建成,总建筑面积 384.23 m²,设病床 13 张。全院患者搬迁至新疗养院,职工搬迁至大新寨村麻风病医院。

1985 年,2 名工作人员退休,4 名患者从院内转向居家治疗休养。卫生防疫站仅设 1 名兼职人员负责定期随访工作,麻风疗养院随即被撤销。

建水县麻风病疗养院

建水县麻风病疗养院始建于 1958 年,位于岔科镇与面甸镇交界的山区,面积约 1 500 余亩,均为山地,有毛路相通,距县城 35 km,距临近公路 4 km,村内无平坦道路。

1959 年建成初期,有土木结构平瓦房 17 栋 85 间,房屋面积 820 m²。其中患者住房 12 栋 60 间,业务用房及医务人员住房 5 栋 25 间,收治患者 250 余人,有工作人员 15 人,其中医务人员 13 人、后勤 2 人。

1981 年,建水县的麻风防治工作由住院集中治疗转为社会防治,新发现麻风患者在家中接受治疗。

1985 年,建水县麻风病疗养院划归建水县防疫站管理,成立"皮肤病防治科",留下 5 名医务人员进行日常管理,院内有休养员 37 人。

1989 年,皮肤病防治科从县防疫站分出,成立"建水县皮肤病防治站",管理全县麻风防治工作及麻风疗养院的医疗、生活,疗养院休养员减至 31 人。

1990 年后,麻风病疗养院多数房屋发生坍塌,变成危房。县人民政府拨专款 8 万元,建成简易石棉瓦房 21 间共 420 m²。

2000 年,由于麻风疗养院严重缺水,在澳门利玛窦社会服务中心支持下,援助 8 万余元人民币,修建蓄水池 1 个,容量为 50 m³,安装饮水管道 2 000 m。

2002 年,建水县皮肤病防治站撤销,并入县疾病预防控制中心,设立"慢性传染病防治科",管理全县麻风防治工作。此时,麻风病疗养院住村年老麻风畸残患者共 17 人,患者子女 4 人,年龄 51～83 岁。所有休养员均享受最低生活保障及澳门利玛窦社会服务给予中心的生活补助。

2005 年,建水县麻风病疗养院 17 名休养员迁到红河州龙潭田疗养院,另有 13 人继续住建水麻风病疗养院。

2011 年后,所有休养员全部迁入红河州龙潭田疗养院,原建水县麻风病疗养院房屋移作他用。

截至 2016 年底,有 23 名休养员生活在红河州龙潭田疗养院。

金平县麻风病疗养院

1959 年,经金平县人民政府批准,在勐拉乡建盖麻风病疗养院。疗养院位于勐拉乡东部,距离勐拉乡人民政府 5 km,占地 50 亩,有土房 3 间。由县民政部门负责生活补助,卫生部门负责治疗。治疗业务由县防疫站和勐拉卫生院负责,王有平为麻风村卫生员,负责药品、生活物品发放和联系业务。麻风患者和家属的粮食自给,在划定的范围开垦田地、种粮、种菜。民政部门供给食盐、煤油、火柴和肥皂。

1962 年,王有平辞职回家,麻风防治工作停滞。麻风患者部分回家,2 人去向不明,麻风村仅剩

13 人。

1964 年,再次集中患者到麻风村治疗,动员王有平回麻风村工作,新增王福忠担任麻风村卫生员,负责发放药品,王有平负责发放生活物品。

1972 年,由县防疫站站长邱之栋兼管麻风村。

1980 年,建盖 1 栋 80 m² 的 4 间砖混凝土平房,同时架通自来水管,麻风村用上自来水。

1987 年,开展联合化疗,由潘琼华负责全程化疗工作。

截至 1988 年,在麻风村接受治疗的麻风患者 63 人,分别来自全县 7 个乡镇、14 个村委会、38 个自然村。

1988 年,经县政府批准,已治愈的患者全部回归社会,返回原户口所在地生活,不再住麻风村。但因原居住地村寨拒绝接纳,继续留住麻风村的有 14 户共 40 人,均属无户口人员。

1990 年,第四次人口普查,有 9 户共 27 人由勐拉派出所补发了户口簿,纳入户籍管理。

1995 年,修通拖拉机能到达的土路。

2006 年,架设双相电源,麻风村自此通电。

2016 年底,麻风村仍有休养员 5 人,每人每月享受低保 176 元。每年麻风节,政府有慰问品和慰问金。麻风村 50 亩土地界限不清,建盖的 1 栋 80 m² 4 间砖混平房周围种满了橡胶树。

2019 年底,3 名休养员户口在麻风村,但在原籍生活。

开远市麻风病疗养院

1953 年,开远县在平远街六区木瓜铺乡打铁塘村建盖麻风病疗养院,建房屋 60 间,收治麻风患者 176 人。

1958 年,因行政区划调整,打铁塘麻风院随六区划归文山州砚山县管理。

1960 年,开远县与个旧县、蒙自县在开远县马者哨乡旧禄丰村新建麻风村,共收治麻风患者 150 人。

1962 年初,开远县旧禄丰麻风村撤并到石屏县龙潭田疗养院。

1962—1971 年间,新发现的患者基本送往石屏县龙潭田疗养院,少数人员自发到废弃的旧禄丰麻风院居住生活。

1971 年,开远县政府成立"麻风防治工作领导小组",并重新筹建麻风院,选址于距开远城区约 100 km 的中和营乡格勒冲垮方岩,划山地近 1 000 亩作为麻风院范围,设工作人员工作生活片区和患者居住生活片区,两区相距约 1 km。工作生活片区建有土坯瓦房 15 间,患者居住生活片区建有土坯瓦房 40 间。是年,开展了全县麻风患者调查工作。

1972 年 1 月,麻风院初步建成,配置柴油发电机 1 台、碾米机 1 台、马匹 3 匹。业务设备方面配置有简易手术床 3 张、显微镜 1 台及一些必备诊疗设备、药品。首批工作人员共 5 人(其中医生 3 人)入驻,其中 1 人来自农业局、1 人来自城关医院(现中医院)、1 人来自卫生局、1 人来自大队总支书记、1 人来自赤脚医生。孔召发任首任院长,罗建安任副院长。至 1977 年,工作人员增加至 8 人(其中医务人员 4 人)。当年接收患者达 70 余人。为方便工作,麻风院对外名称(公章)为"红旗新村"。在管理上由民政局、卫生局共管,即民政局负责患者生活,卫生局负责收治患者。患者的生活来源一是政府每人每月给予一定的生活补助,二是自己开垦土地,增加栽种及养殖收入。

1977 年,麻风院住院患者达 127 人。是年,因山洪暴发,格勒冲麻风院部分房屋损毁。考虑长久安全问题,政府决定迁建麻风院,选址在距城区 85 km 的中和营中寨村委会大石洞,划山地 2 000 亩作麻风院范围,筑建四合院式土基瓦房 4 栋,有大小房间 17 间,作为医务人员办公及生活用房;筑建土坯结构瓦房 18 栋,有大小房间 96 间,作为患者居住使用。1978 年初,麻风院建成。院内患者最多时达 270 人。

1981 年,麻风院的管理由民政部门交由卫生部门管理。

1982 年底,蒙自县麻风院现症患者合并到开远市麻风院治疗管理。

从 1987 年起,随联合化疗的实施,新发患者不再收住麻风病院治疗。多数治愈人员陆续回家生活,无家可归者继续滞留院内。

1991年,麻风院的医务人员全部迁入开远市城内工作,成立开远市皮肤病防治院,人员核定编制数为9人,负责全市麻风防治工作。

2005年,州、市两级政府拨款53万元,重建单层砖混结构房2栋,总建筑面积650 m²,房间24间,作为留院休养员住房。

2016年12月,院内仍居住休养员16人,每人每月享受最低生活保障补助费300元。

2019年9月,正式更名为"红旗新村",居住休养员14人。

蒙自县麻风疗养院

蒙自县麻风疗养院始建于1966年7月,1978年更名为"蒙自县皮肤病防治院"。位于蒙自县鸣鹫镇大天井村,距县城40余千米,由县民政局派出2名工作人员进行管理,县卫生局派出张红、朱存清2位医生对患者进行治疗,成立初期共接收麻风患者80余人,建房50间,政府提供吃、住及生产工具。

1982年底,蒙自县卫生局下文,蒙自县皮肤病防治院并入蒙自县卫生防疫站,院内休养员并入开远市麻风病院。1982年12月,由蒙自县皮肤病防治院罗家有医生护送麻风患者到开远市麻风病院疗养。至此,蒙自县皮肤病防治院完成历史使命。

弥勒县小水塘麻风疗养院

1960年2月,弥勒县人民政府选址竹园、虹溪两个公社之间深山中的小水塘,投资1万余元,修筑33间土木(冲墙)瓦房,建成"弥勒县小水塘麻风疗养院"。划分患者生活区、医疗区和职工住宿3个片区。辖区土地山林面积约3 000亩,房屋面积约600余平方米,所在地辖于虹溪镇刘家村委会,距弥勒县城44 km。

建院后,民政部门负责疗养院的行政管理,卫生部门派出医务人员负责治疗,有工作人员12人,首任院长姜复兴,收住麻风患者300余人。

1968年,小水塘疗养院开始养殖水牛、山羊、马等,最多时有牛200余头、羊近600只,马主要用于生产生活物资和药品驮运。

1970年,在疗养院医疗区北面,建盖5间约120 m²的土木结构瓦房屋1栋,作为医疗用房。

1974年10月,附近村民与小水塘疗养院发生土地争执,弥勒县革命委员会出面调解,对小水塘疗养院的山林土地进行了划定,并绘制了四至界限图,明确了小水塘疗养院占地面积3 000亩,其中荒地、山林2 800余亩,耕地100余亩。

1975年,在疗养院职工住宿片区建盖了3间约65 m²的土木结构瓦房屋1栋,作为职工用房。

1976年,在疗养院患者生活片区建盖10间约260 m²的砖木结构瓦房屋1栋,作为患者住房。

1980年,县民政局将小水塘疗养院移交卫生局管理。并将弥勒县小水塘疗养院更名为"弥勒县皮肤病防治院"。

1981年,防治院购买南京牌货车1辆,用于运送生活物资和药品等。

1984年,防治院购置南京牌救护车1辆。

1987年8月,弥勒县防疫站设立"皮肤病防治科",皮防院医务人员大部分调入县防疫站,但仍保留县皮肤病防治院建制。

1996年,澳门利玛窦社会服务中心陆毅神父来到小水塘,捐资16万元在小水塘修建水塔。是年设立"小水塘小学",教师工资及学校相关费用由该组织承担。

2000年,县卫生局出资近2万元,在疗养院医疗区安装了1套卫星电视地面接收器和1台彩电。

2002年,县卫生防疫站与县皮肤病防治院同时撤销,合并成立弥勒县疾病预防控制中心。是年,澳门利玛窦社会服务中心不再负责学校运行费用及教师工资。2002—2007年,学校运行费用及教师工资均由县疾病预防控制中心负责,2007年起市财政增加了麻风村运转经费的投入,每年14.86万元,学校运行费

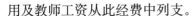

用及教师工资从此经费中列支。

2004 年,县疾病预防控制中心自筹经费 9 000 余元,在疗养院医疗区修建 50 m³ 的医疗用水水窖 1 个。

2006 年,开始有非政府组织和志愿者进入麻风村为休养员进行心理康复、做农活、支教、打扫卫生和修路等。广东汉达康福协会捐资 4 万元,扩宽改造了原黄家庄至小水塘约 4 km 的山石路。

2009 年,韩国国际协力团中国事务所捐资近两千万韩元(约 11 万元人民币),在疗养院患者生活区修建了 40 m³ 的生活饮用水水窖 10 个。

2009 年,全县卫生系统捐资近 12 万元,县烟草公司捐资 6 万元,广东汉达康福协会捐资 6 万元,在小水塘建盖了 1 栋约 320 m² 砖钢及彩钢瓦结构的爱心康复楼。

2009 年,弥勒市委办公室为疗养院休养员捐赠 47 英寸液晶彩电 1 台。

2010 年,虹溪镇政府广播电视村村通项目为疗养院免费配置和安装了 12 台彩电和 21 套小型卫星电视地面接收器。

2012 年,县疾病预防控制中心协调虹溪镇政府利用整村推进项目,完成了小水塘至荣宗路段全程约 4 km 的水泥硬化工程。

2015 年起,弥勒市财政每年拨给市疾病预防控制中心用于麻风村的运转经费为 17.64 万元。

2019 年底,小水塘麻风院仍居住有 18 户 22 名休养员及其配偶、子女共 59 人,有医务人员 1 人,负责休养员的日常护理工作。休养员每人每月享受最低生活保障 600 元。

元阳县螃蟹冲麻风康复院

螃蟹冲麻风康复院建于 1970 年,位于小新街公社(现小新街乡)卢山大队(现绿山村委会)螃蟹冲,距县城 20 余千米,建土房 10 间,收治麻风患者 20 人。政府负责生活及生产工具,县卫生局委托小新街卫生所(现小新街中心卫生院)1 名医生负责医疗及行政管理。1980 年,麻风康复院由民政部门划归卫生部门管理,县防疫站增加 2 名医务人员负责麻风康复院的管理。

1992 年,政府大力投资引进甘蔗种植,当地村民及休养员大量种植甘蔗,生活水平得到大幅提高。

1996 年,政府将休养员生活补助由原来的每人每月 50 元提高到每人每月 120 元。

2002 年,中国初级卫生保健基金会驻红河办事处迪亚拉博士出资接通生活用水。

2006 年,澳门利玛窦社会服务中心对休养员给予每人每月 50 元生活补助。

2008 年起,休养员逐渐将原住土坯房自己改建成砖混房屋。

2013 年,政府投资将原 5 km(土路)路面硬化为水泥路面。

2014 年底,麻风康复院有 12 户共 54 人,其中麻风休养员 3 人。全院占地 20 亩,病区做到“三通”,通水、通电及通公路。县疾病预防控制中心负责麻风治疗及生活费的发放与日常管理。

2019 年底,麻风康复院有 11 户共 57 人,其中休养员 2 人。休养员每人每月享受最低生活保障 170 元。

文山市秉烈塘子边麻风村

秉烈塘子边麻风村位于文山市北部,距文山城区 61 km,距秉烈乡政府所在地 10 km。

1951 年 7 月 14 日,文山县召开人民代表大会。在这次会议上,王永康和马琼仙两位代表提出列卫人字 2119 号议案:建议县人民政府选择适当的地点建立麻风村,对全县现症麻风患者实行隔离治疗,避免更多的群众被传染。县人民政府采纳该提案。

1957 年 2 月,由秉烈农村合作社负责划拨耕地 100 亩、荒山林地 1 000 亩,并发动当地群众献工献料,于 1957 年下半年建成土木草房 14 间,年底收治麻风患者 22 人。治疗工作由秉烈农村合作社卫生所曾自元和许国荣 2 位医生负责,持续 5 年,年收治人数最多时为 1959 年,达 96 人。麻风村建成后由秉烈农村合作社负责管理,患者实行边劳动边治疗,粮食及生活费由患者所在地的生产队提供,麻风村办理集体伙食,从 1958 年 1 月持续到 1959 年 3 月。后因患者所在地的生产队经济收入不平衡,生活相差过大,影响了麻风村的集体伙食,无法继续,导致 1959 年 4 月集体伙食解散,各户独立生活至 2016 年。

1964 年,文山县民政局拨款 5 000 元,改建土木结构瓦屋面病房 11 间、医生住房 3 间,每间 16 m²。是年,麻风村的管理移交文山县防疫站管理,由沈永禄、马珠和陈家核 3 名医生负责。

1968 年,扩建土木结构瓦屋面病房 41 间,每间 14 m²。

1980 年,麻风患者由隔离治疗转变为居家治疗。

2004—2005 年,欧盟人道主义援助办公室(ECHO)无偿援助 55.01 万元人民币,对秉烈塘子边麻风村危房进行改造。改造后的麻风村占地面积 2 400 m²,建筑面积 1 100 m²,有砖混结构瓦房 14 间,其中住宅 12 间、卫生室 1 间、厕所 1 间。从塘子安装自来水水管 1 km,新建蓄水池 2 座。从石洞门架设高压输电线路 2.71 km,安装生活用电线路 14 户,从石洞门修建乡村公路 3 km。

自 2011 年起,麻风村管理模式由原来的皮肤病防治站管理转变为政府主管,财政、公安、民政、残疾人联合会、红十字会、皮肤病防治站等多部门配合管理。

2016 年底,该麻风村有 10 户共 27 人,其中休养员 13 人、家属 14 人。住村休养员已全部落户及参加"新农合"。11 名畸残者已办理残疾人证,且每人每月领取生活补助费 120 元、城镇低保 322 元。2 名休养员因户口未能转为城镇居民,故不能办理城镇低保。家属中有 2 人每月领取城镇低保 322 元。

2019 年底,居住休养员 9 人,享受政府保障待遇,春节期间,州、县人民政府、卫计委(局)、红十字会、皮肤病防治站等部门领导入村看望慰问住村休养员,发放慰问金、衣裤、棉被、大米、猪肉、食用油等。

文山市德厚小黑箐麻风村

德厚小黑箐麻风村位于文山市的西北部,距文山市区 58 km,距德厚镇政府所在地 3 km。

1958 年,建立德厚乡乐西村红土坡和铁则村石街子 2 个麻风村。石街子原是苗族居住的健康村寨,有数百年历史,村内有 20 户共 116 人。当时,根据国家政策安排合并到邻近的风龙潭、以诺、羊皮寨等村寨居住,而原村民居住的大小房屋 30 间划给麻风村,收治麻风患者 30 人,实行隔离管理。红土坡麻风村始建于 1958 年下半年,由当地政府投入每间补助 40 元的资金,建盖土木结构患者居住草房 25 间,每间 14 m²,收治患者 20 人。1958—1961 年,两个麻风村仅实行隔离,未进行治疗,由当地公社派人管理。1962 年起,由德厚卫生所王兴忠医生负责管理治疗工作,每季度送药到麻风村一次,治疗方案为单一氨苯砜,日服 2~3 片。

1966 年,由文山县民政局划拨部分资金给德厚乡小黑箐重建麻风村。当地公社发动群众投工投料,当年建成土木结构瓦屋面患者住房 52 间、医生住房 3 间。

1967 年底前,先后将原来石街子和红土坡 2 个村的麻风患者迁到小黑箐村,共收治患者 70 人,由文山县防疫站高启德和杨正祥 2 位医生负责管理。治疗方法亦是口服氨苯砜,日服 2~3 片,医生每月发药 1 次。同时,文山县人民政府划拨耕地 600 亩,荒山林地 1 800 亩给麻风村,组织患者集体生产,边劳动边治疗,药品由政府无偿提供。

至 1980 年,先后收治麻风患者 220 人,治愈出院回归社会 178 人,除死亡、外迁、失访 15 人外,仍有残老无家可归者 22 户共 27 人,其中家属 15 人(成人 7 人、儿童 8 人),均无生活来源。1966 年建盖的 55 间土木结构瓦屋面住房,历经风吹日晒,已成危房。

2001 年 5 月 31 日,文山县人民政府下发《文山县人民政府关于陆毅神父无偿援助德厚麻风残疾人住房改造的承诺》(文政法〔2001〕38 号);同日,文山县人民政府还下发了《文山县人民政府关于成立德厚麻风残疾人住房改造工程建设项目领导小组的通知》(文政发〔2001〕39 号)。

2001—2004 年,澳门利玛窦社会服务中心无偿援助 105.31 万元、政府配套 20 万元,对德厚小黑箐麻风村进行危房改造,房屋建筑面积 2 314.34 m²,建有瓦房 68 间、平房 2 间。第一期工程安装自来水水管 100 m,新建蓄水池 2 座,容积共计 50.3 m³。其中:水源蓄水池容积 20 m³,用水蓄水池容积 30.3 m³,从种植养殖业基地架设高压输电线路 1.5 km,安装生活用电线路 45 户;第二期工程安装生活用电线路 25 户,

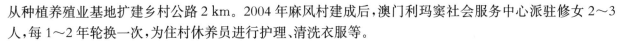

从种植养殖业基地扩建乡村公路 2 km。2004 年麻风村建成后,澳门利玛窦社会服务中心派驻修女 2~3 人,每 1~2 年轮换一次,为住村休养员进行护理、清洗衣服等。

2005 年,皮肤病防治站根据管理需要,将马塘、东山、柳井 3 个麻风村休养员共 20 人迁入德厚麻风村,实行统一管理。至此,麻风村内有 38 户共 56 人,其中康复者 41 人、家属 15 人(马塘麻风村:始建于 1966 年,初期收治麻风患者 27 人,至 2005 年村内仅余 12 人,全部合并到德厚麻风村;东山麻风村:始建于 1958 年,初期收治患者 60 人,建成后至 1980 年先后收治 250 人,至 2005 年,村内仅余 5 人,全部合并到德厚麻风村;柳井麻风村:始建于 1958 年,初期收治患者 15 人,至 1966 年共收治 56 人,至 2005 年,村内仅余 3 人,全部合并到德厚麻风村)。

2011 年,麻风村管理模式由原来的只靠皮肤病防治站管理转变为政府主管,财政、公安、民政、残疾人联合会、红十字会、皮肤病防治站等多部门配合管理。每年春节前均由州县党委、人民政府率卫计委、红十字会、皮肤病防治机构等部门领导到村看望慰问住村休养员,发放慰问金、衣裤、棉被、大米、猪肉、食用油等。

至 2019 年底,麻风村时住 34 户 49 人,其中休养员 34 人、家属 15 人,已全部落户,有畸残者 33 人均已办理残疾人证。村内 49 人全部参加"新农合",34 名休养员每人每月领取生活补助费 120 元、城镇低保金 365 元。家属中有 6 人每月领取城镇低保金 365 元。住村休养多数在集体食堂吃饭,少数能自理者自己开伙。家属种有零星耕地,靠就近务工获得经济来源。

砚山县平远麻风村

平远麻风村(涌泉村)位于砚山县西部,距离县城 70 km,始建于 1953 年 12 月(属开远管辖)。其时,红河州开远县在平远街六区木瓜铺乡打铁塘村建盖麻风病疗养院,建房 90 间,有牛 5 头、土地 130 亩(田 30 亩),收容平远、稼依、中和营以及开远各地的麻风患者 132 人,由东山区派 2 名民政管理员进行管理,由政府供给粮食、衣服、农具等。

1959 年,平远、稼依由开远县划归砚山县管辖,打铁塘麻风村(院)随六区划归文山州砚山县管理,称"砚山县平远康复村"。由平远街派 1 名人员负责管理,村内组建村民管理委员会,设生产、总务、治安、文卫、副业等委员,下设生产队 4 个,有正、副队长及会计各 1 人。生产队分为副业、饲养、生产等组,各队设保健员 1 人,协助医生治疗,国家配备军医 1 人。

1961 年,国家补助无劳动能力的患者医药费和救济费 3 165 元,公社生产队补助 2 630 元,共 5 795 元,加上生产所得,生活基本得到保障。至 1962 年初,先后收容患者 295 人(死亡 73 人),实有患者 202 人,男性 137 人,其中瘤型 74 人,结核样型 116 人、未定类 12 人。1962 年,退给生产队田 30 亩、地 20 亩。

1963—1964 年,结核样型患者有 44 人治愈出村。1964 年,新入村 24 人。1964 年,招聘复员及退伍军人(编外人员),管理及医务人员增至 8 人,房屋陆续扩建至 116 间,多为土木结构瓦平房。

1966 年,砚山县人民委员会下发《关于各区建立麻风村(院)的通知》[砚会民救字(66)第 34 号],把分散在群众中的麻风患者动员入村,集中治疗和管理,国家拨款 20 000 元扩建房屋 41 间,集中管理分散麻风患者 273 人。

1972 年,砚山县革命委员会下发《关于拨款扩建麻风村分配使用的通知》[砚革字(72)第 14 号],拨款 18 000 元扩建房屋 60 间,新增集中平远、阿舍、稼依公社分散麻风患者 342 人。

1976 年,经县人民政府卫生科批准,平远康复村改称"平远康复医院"。

1980 年,按照云南省人民政府下发的《关于进一步加强我省麻风防治工作的报告》(云政发〔1980〕182 号)要求,该院统一由卫生部门管理,民政部门人员全部划归卫生部门转入县防疫站。

2003 年 10 月,康复医院获"爱心扶贫"投资约 30 万元援建,建盖砖木结构房屋 44 间。

2005 年 8 月,砚山县政府投资约 25 万元,用于建设活动室、村内路面硬化、村内绿化和接通自来水等。

2011—2016 年,当地财政先后投资 20 万元建设活动室和 380 m³ 的自来水水池。

至 2016 年底,村内实现水、电、路、电视四通,居住 36 户共 147 人,其中休养员 19 人。住村休养员每人每月领取地方财政生活补助 120 元、城镇低保 297 元,合计 417 元;所有住村人员均办理了身份证和户口簿,每年"新农合"都由地方财政全额代缴。村内有 II 级畸残休养员 19 人,均办理残疾人证。

2019 年底,住村休养员 12 人,每人每月享受政府保障待遇。

砚山县者腊乡新庄麻风村

新庄麻风村隶属于云南省文山州砚山县者腊乡者腊村民委员会,位于者腊湾河寨、董烘村及芹菜冲三村交界的菁沟内,距离县城 20 km,距离者腊村委会 10 km。麻风村始建于 1958 年 3 月,由县民政局牵头,者腊区人民政府发动群众献工献料兴建草房 30 余间,主要收治者腊、蚌峨二区麻风患者 30 余人。有耕地 30 余亩,由者腊乡负责管理。医务人员 4 人,全部患者在村内进行隔离治疗。患者住村后遭董烘村、湾河寨群众多次反对,企图赶走。

1964 年,湾河、董烘两村群众 10 余人进村挖倒土墙、烧毁病房,赶走患者,部分患者被迫寻找其他住处。后经县公安局、者腊区人民政府出面调查处理,因属群众自发之举而不了了之。后省、州拨给修建经费 2 万元,建成瓦平房 46 间,入村患者为 30~60 人。民政局适当给予生活救济、生产工具、耕牛补助。后董烘村群众欲再行赶走患者,经县、乡政府工作人员多次劝阻方止。

1966 年,砚山县人民委员会下发《关于各区建立麻风村(院)的通知》[砚会民救字(66)第 34 号],把分散在群众中的麻风患者动员入村,集中治疗和管理,国家拨款 10 000 元于者腊新发寨扩建房屋 52 间,集中收治麻风患者 170 人。

1972 年,砚山县革命委员会下发《关于拨款扩建麻风村分配使用的通知》[砚革字(72)第 14 号],拨款 22 000 元扩建房屋 80 间,新增集中者腊和蚌峨公社麻风患者 332 人。

1985 年,村内患者多已治愈,有 30 多人因无家可归而留下。从此,民政部门停止救济,康复村转为自然村。

2002 年,由县民政部门投资 20 万元重建房屋 11 间和活动室 1 间。

2015 年 5 月 23,当地财政投资约 8 万元对康复者住房 11 间和活动室旧瓦全部更换为彩钢瓦,对腐烂的梁条、椽子等进行更换和活动室房屋梁条更换、天花板维修、室内补烂及重新刮双飞粉等。

2019 年底,村内实现水、电、路、电视"四通",有住户 7 户、休养员 17 人、家属 23 人。住村休养员每人每月领取地方财政生活补助 120 元、城镇低保 370 元,合计 490 元。所有住村人员均办理了身份证和户口簿,每年"新农合"都由地方财政全额代缴。村内有 II 级畸残休养员 2 人,均办理残疾人证。

砚山县阿猛麻风村

阿猛麻风村位于砚山县阿猛镇干冲村,距离阿猛镇约 6 km,距离县城 45 km。

1966 年,砚山县人民委员会下发《关于各区建立麻风村(院)的通知》[砚会民救字(66)第 34 号],把分散在群众中的麻风患者动员入村,集中治疗和管理,国家拨款 13 000 元于阿猛新干冲新建房屋 107 间,集中收治麻风患者 190 人。

1972 年,砚山县革命委员会下发《关于拨款扩建麻风村分配使用的通知》[砚革字(72)第 14 号],拨款 20 000 元扩建房屋 70 间,新增集中阿猛和阿基公社麻风患者 308 人。20 世纪 70 年代后期,收治管理患者 100 余人,有医务及管理人员 8 人。

1982 年,根据省人民政府文件,由人民政府每月拨给每名患者生活费 10 元、大米 15 kg。

1985 年,生活费增至 16 元,患者减少至 40 人左右。1985 年底仅住 28 人。之后均由患者自行管理,县皮肤病防治站定期派人督促管理,发给药品及生活费,逐步形成自然村。

2003 年,由广东汉达康福协会出资 25 万元重建房屋 18 间。

2019 年底,村内已实现水、电、路、电视"四通",有住户 8 户共 13 人,其中休养员 5 人。住村休养员每人每月领取地方财政生活补助 120 元、城镇低保 410 元,合计 530 元。所有住村人员均办理了身份证和户

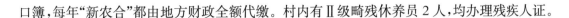

口簿,每年"新农合"都由地方财政全额代缴。村内有Ⅱ级畸残休养员2人,均办理残疾人证。

砚山县康复院

砚山县康复院(江那镇向阳麻风村)位于砚山县江那镇向阳村,距离县城约6 km。

1972年,中共云南省委发出《要求交通沿线各县麻风病人必须限期隔离入村》的通知。省政府拨给砚山县麻风村修建费33万元,经县革命委员会批准,在子马区羊街乡石头寨背后俗称"老鹰窝"内建村,共建土木结构瓦平房96间,有耕地150亩。村内分健康区、中间治疗区、麻风区。县民政局适当给予生活救济、生产工具补助、冬衣救济等。

1973年,康复村开始收治子马、盘龙、干河等地患者共107人,后基本保持在40～60人之间。工作人员多时达10人,少时3人,村内的管理具体由村民自理至1982年。

1976年,老鹰窝康复村更名为"老鹰窝康复医院"。

1982年前,村内患者生活均靠自理。1982年后由县财政拨给生活费每人每月10元、大米15 kg。1986年,人均月生活费增至16元。

1983年,因老鹰窝地质条件差,房屋渐成危房,后省人民政府又拨款2万元翻修危房45间,改土墙为石墙30间。

2007年6月,老鹰窝麻风村被国家列为"麻风病院村国债建设项目",总投资约223.39万元。2008年12月10日开工建设,2009年12月15日工程竣工。实际占地面积13 597.21 m²,建筑面积3 148.21 m²,绿化面积7 678 m²,道路面积2 771 m²,可安置患者250人。

2012年1月11日,入住休养员55人,管理工作人员14人(含临时工6人)。县财政投入运行经费71.32万元(县政府办拨款通知〔2011〕499号和拨款通知〔2012〕32号),运行经费包含居住人员生活保障费、运行管理经费(含燃煤、水电、工作经费、车辆、生活设施、医疗设备维修、水电维修和居住人员的日常生活用品)和临时工工资(每人每月1 200元)。

2012年2月,砚山县人民政府办公室印发《关于砚山县康复院管理实施意见的通知》(砚政办发〔2012〕84号),根据工作需要,配备砚山县康复院管理工作人员14人(其中国家工作人员8人,招聘临时工6人),县级财政帮助解决运转经费475 350元。康复院内设置医务室,提供基本医疗服务,需住院患者转至县级医疗机构住院;同时,民政代缴个人缴纳部分的参合费,居住人员持绿卡。"新农合"报销90%,其余的10%由民政医疗救助资金解决,实现入住人员免费医疗;入住人员原享受的政府发放的生活补助费不变,每人每月280元,由个人自行支配使用;入住人员死亡后由民政免费提供火化服务。村内原设计规划每套房居住3人,现居住2人,每套住房配套设施有沙发、桌子、休闲椅、盆架、洗漱用具、衣柜、床头柜。

2012年5月,砚山县机构编制委员会办公室发布《关于成立砚山县康复院的通知》(砚机编办〔2012〕7号),成立"砚山县康复院",核定事业人员编制8人。

至2016年底,共审批入住七批次休养员86人,家属18人。由县民政局发给生活费每人每月422元,居住人员每日三餐,免费桌式就餐,正餐五菜一汤;统一衣被换洗,统一设置洗漱间,统一免费发放洗漱用品;24小时供应热水,设置无障碍厕所;设置文化娱乐室。

2019年底,时有住村休养员81人,享受政府保障待遇。

砚山县新民康复医院

1984年10月,中国农工民主党广东省委员会派苏俊瑞主任等5人来文山州讲学,根据专家建议,经云南省卫生厅、文山州民族事务委员会、文山州卫生局共同商定,决定在砚山县投资建立麻风康复医院,位于砚山县江那镇新民水库旁,距县城4 km,占地9亩。

1987年,原中共云南省委副书记高治国将麻风康复医院定名为"砚山新民康复医院",并为该院题写院名。

1989 年底,砚山县新民康复医院基本建成,有主治医师、护师、护士各 1 人,初级卫生员 2 人,病床 21 张,建有手术室、病房、职工宿舍、食堂 4 栋楼房,建筑面积 987 m^2,为文山州唯一以麻风康复和麻风整复外科为主的专科医院。医院开业后,即对全县麻风患者进行畸残调查。是年 7 月,与中国医学科学院皮肤病研究所合作,开展国产甲氟哌酸药物抗麻风的临床和实验研究,收治 15 名现症患者,观察 6 个月,研究结果显示,可做治疗麻风的代用药物和补充药物。

1990 年 7 月至 1993 年 7 月,康复医院顺利完成第一轮麻风康复项目,得到英国国际麻风救济会资助,先后开展畸残患者眼手足自我护理、防护鞋的使用、无痛性神经炎的发现与治疗、复杂性足底溃疡综合防治等 4 个科研项目,经国内专家评估,对项目实施效果给予充分肯定,受到云南省地方病防治办公室的表彰。

1994 年,砚山县实施中国政府与比利时政府合作的麻风康复手术试点援助,开展兔眼、植眉、复杂性足底溃疡清创等手术共 27 例。

1995 年 9 月 9 日,经局长办公会研究决定,新民康复医院与皮肤病防治站合并,保留康复医院牌子,院长由皮肤病防治站站长兼任。

1996 年 3 月,与中国医学科学院皮肤病研究所合作,开展国产二甲胺四环素治疗麻风新药试验;10 月,配合中国医学科学院皮肤病研所专家开展康复手术 102 例。

2001 年 9 月,在中国残疾人联合会、中国医学科学院皮肤病研究所等配合下,开展康复手术 53 例。至此,麻风畸残康复者得到功能及形体康复,重归社会。

2002 年,县人民政府将新民康复医院划拨给县人民医院作为储备医院(传染病医院),康复医院人员全部撤回县皮肤病防治站。

砚山县大田麻风康复村

大田麻风康复村位于云南省文山州砚山县八嘎与盘龙二区交界的翁达乡五家寨大田,始建于 1962 年,由县民政局和盘龙区共同投资兴建。群众献工献料,共有房屋 73 间,耕地 30 亩,由盘龙区管理。每年有 30～40 人入村治疗,县民政局适当给予生活救济、生产工具补助、冬衣救济等,患者自己耕种田地,自给自足。

1966 年,砚山县人民委员会下发《关于各区建立麻风村(院)的通知》[砚会民救字(66)第 34 号],把分散在群众中的麻风患者动员入村,集中治疗和管理,国家拨款 10 000 元用于盘龙大田扩建房屋 75 间,集中管理收治麻风患者 278 人。

1972 年,砚山县革命委员会《关于拨款扩建麻风村分配使用的通知》[砚革字(72)第 14 号],拨款 25 000 元扩建房屋 100 间,集中收容盘龙、砚山、八嘎和干河公社麻风患者 534 人。

1982 年 2 月,大田麻风康复村撤销。

广南县坝汪落松地麻风病康复村

落松地麻风病康复村地处云南省文山州广南县莲城镇坝汪村境内,距广南县城 23 km,距西西公路 6 km,西与广南县坝美镇者卡村接壤。国土面积约 0.21 km^2,其中耕地面积 158 亩、林地面积 3 000 亩、林地果园 60 亩、荒山 200 亩、建设占地 7.5 亩,房屋建筑面积 5 000 m^2;主产水稻、玉米、橘子等。

1958 年,广南县委、县政府为强化麻风患者收容治疗,先后在莲城镇亏歪村(落松地村)、珠琳镇腊洪库村、那洒镇奎老豹村建立 3 个麻风病康复村,多数患者主要集中在落松地康复村治疗。落松地康复村建立之初即得到县委、县政府的高度重视,把落松地康复村归属县皮肤病防治管理站管理,派驻卫生医疗队治疗患者。医务人员视患者多少而定,多则 20 余人,少则 7～8 人。

1960 年,康复村更名为"新生疗养院",建有房屋 24 间,收治麻风患者 65 人。患者实行统一管理、统一生产,免征国家公益粮。患者外出实行请假销假制度,患者到新生疗养院治疗最多时达 150 余人。奎老豹麻风村初期收治麻风患者 55 人,腊洪库麻风村初期收治麻风患者 48 人。

1986年,落松地村干部提出在村内筹建一所小学,得到群众的积极响应。大家投工投劳建立一所小学,由于教师编制少,康复村学校教师没有编制,学校必须自己出资聘请老师。群众不得不每月集资30元聘请一名老师给子女上课。当时,邻村高中毕业在家待业的农加贤应聘到小学担任民办教师。是年9月1日,康复村小学正式开学上课。10月,县教育局把康复村小学纳入正规编制小学,教师工资由县财政统一发放。并规定康复村小学生毕业后考入县城区三小(广南县五中)就读。之后,为便于管理,又将康复村小学纳入莲城镇中心学校管理,小学毕业生考入该校就读。

1989年,农加贤老师因工作需要调回本村任教,由农加贵老师接任落松地村小学教师任教。

1992年9月,康复村小学第一批10名毕业生被城区三小录取到该校就读初中。同时,为解决康复者子女学费问题,县皮肤病防治站又从上级部门为康复者子女争取到每年人均助学金高中生700元、初中生500元、小学生300元。至2016年,落松地小学每年有2个年级共2个教学班15名学生,由1名教师(农加贵老师)任教。

珠琳镇腊洪库和那洒镇奎老豹麻风康复村地处偏僻山区,交通不便,土地贫瘠,经济落后,生产和生活条件较差。3个康复村在1958年建村时,房屋都是土木结构,属低矮的瓦房或草房,加上年久失修,绝大多数房屋成为危房。县皮肤病防治站积极向有关部门反映,争取资金2万余元在坝汪落松地麻风村新建14间简易房屋,于2000年4月将奎老豹麻风村休养员15人,搬迁到坝汪落松地麻风村居住生活。

2004年,县皮肤病防治站向县政府建议将珠琳镇腊洪库麻风村整村搬迁至落松地康复村,得到县政府的大力支持。县皮肤病防治站从比利时国际助残组织争取到220余万元援助资金,为落松地康复村新建安居工程,共新建房屋74套(户)、另建文化卫生和娱乐室2间、公厕3间、水池2个,工程于2005年底竣工验收并投入使用。珠琳镇腊洪库麻风村23人(仍有5人不愿合并入坝汪麻风村)搬迁至落松地康复村。至此,3个康复村合并居住。

2006年,落松地康复村在县扶贫办等相关部门的大力支持下,改扩进村公路6 km,架设5.6 km通信电缆,基本实现通电、通路、通水、通程控电话和通卫星地面接收站的“五通”村寨。但珠琳镇腊洪库麻风村仍有少部分患者不愿意搬至落松地康复村居住,至2016年仍有4户人家居住在珠琳镇腊洪库麻风村。

2008年3月,上海市南汇区教育局在康复村小学启动“播撒希望,奉献爱心”项目,向落松地麻风康复村小学捐赠3.5万元帮助康复村小学改扩建工程,新建图书室和教师宿舍1栋1层72 m²,厨房1间12 m²,厕所2间24 m²。同时捐赠课桌30套,书包、文具盒、铅笔、练习簿等学习用具26套,春、夏季校服各26套。

2017年,在广南县皮肤病防治站多方协调下,为落松地康复村争取到7万余元资金,用于修缮康复村公共设施。

截至2016年底,落松地康复村全村有50户共185人,其中休养员70人(60岁以上46人,60岁以下24人;最大年龄88岁,最小年龄14岁;无劳动能力者37人,无生活自理能力者6人)。麻风村中家属115人,有23名休养员无家属。70名休养员中有68人每人每月领取城镇低保333元,另外2人有退休养老金。另外,还有42名60岁以上的康复者同时领取养老保险。全村115名家属中领取城镇低保者5人、农村低保者4人、养老保险者1人。村内所有休养员和家属均已办理了户口簿和身份证,参加了“新农合”。33名畸残者均已办理了残疾人证。

2019年底,住村休养员55人,每人每月均享受政府保障待遇。

🌀 丘北县马六塘麻风村

丘北县马六塘麻风村位于丘北县天星乡布红村村民委员会,距县城141 km,地处丘北、砚山、广南三县交界,距乡级公路4.3 km。麻风村占地3 000亩,其中有可耕地225亩,有砖木结构房屋29间,每间120 m²,有小水窖29口。

马六塘麻风村始建于1958年,主要用于收治麻风患者,故称为“马六塘麻风病防治院”。建院初期,由民政和卫生部门派驻工作人员各 2 人,具体负责麻风村的管理和患者治疗,患者实行边劳动边治疗,粮食及生活费由患者所在地的生产队提供。

1972 年,为做好麻风防治工作,县委、县人民政府成立工作队进驻该村,并设医务室。至 1982 年,累计收治患者 300 余人。1980 年 3 月,开始在村内办学。

1982 年,随着患者的治愈出院及防治模式的转变,马六塘麻风病防治院撤离,大部分治愈患者返回原籍,少部分治愈患者因为各种原因留在马六塘继续居住,形成马六塘麻风村,由村民选举产生村小组,并建立村规民约。

1999 年 3 月起,该村小学生由广东汉达康福协会每人每学年补助 300 元,中学生每人每学年补助 500 元。2016 年,该村小学有 1～6 年级共 6 个班级,有教师 1 人。

2006 年,该村被列为"温饱示范村建设",当地政府共投资 33.3 万元对房屋、厩舍、村内道路、活动室进行改造;同时,县卫生局每户拨款 200 元建造沼气池。2 月底,县水务局投资 3 万余元建水池 1 座,安装真空泵 1 台,村内改造完成后拉通入户管网。3 月,由电力公司投资 20 余万元架通了 5 km 的输电线路。7 月,云南省人民政府拨款 96 万元建成 4.3 km 的四级砂石路面。9 月,丘北县广电局投资 4 万元实施电视"村村通"工程,配备电视机 15 台(21 英寸 3 台、25 英寸 9 台、29 英寸 3 台),无绳固定电话 1 部。2007 年春节前夕,农户迁入新居。

至 2019 年底,村内已实现水、电、路、电视"四通",居住 29 户 141 人,其中休养员 18 人。住村休养员每人每月领取地方财政生活补助 120 元、农村低保 149 元、澳门利玛窦社会服务中心补助生活费 50 元,合计 319 元;所有住村人员均办理了身份证和户口簿,每年新农合都由地方财政全额代缴。村内有Ⅱ级畸残康复者 12 人,均办理了残疾人证。县皮肤病防治站定期或不定期深入该村解决各种问题并为休养员及家属进行体检。

丘北县毛王洞麻风村

毛王洞麻风村位于丘北曰者镇红花山村村民委员会,距县城 55 km,距乡级公路 4 km,占地 3 000 亩,其中有可耕地 150 亩,有石木结构房屋 39 间,每间 120 m²。

毛王洞麻风村始建于 1972 年,为收治麻风患者而建立,故又称"毛王洞麻风病治疗院"。为做好麻风防治工作,县委、县人民政府成立工作队进驻该村,并设医务室。患者实行边劳动边治疗,粮食及生活费由患者所在地的生产队提供。

1978 年,在村内办学一学期,后一直停办。

1982 年,随着患者的减少及防治模式的转变,毛王洞麻风病防治院撤销,大部分治愈患者返回原籍,少部分治愈患者因为各种原因留在毛王洞继续居住,形成"毛王洞麻风村",由村民选举产生村小组,并建立村规民约。

1996 年 9 月,在澳门利玛窦社会服务中心的资助下再次恢复办学。从 1999 年 3 月起,该村小学生由广东汉达康福协会每人每学年补助 300 元,中学生每人每学年补助 500 元。有 2 间教室,5 个年级共 5 个班,37 名学生,1 名教师。2006 年 7 月,由县委、县人民政府投资 5 万元新建 125 m² 的校舍,有教师 2 人、学生 28 人。2016 年,有 2 间教室,设有 1～3 年级共 3 个班,7 名学生,1 名教师。9 月,并入红花小学。

2002 年,为解决全县麻风病残老患者的养老问题,经县委、县人民政府同意,由澳门利玛窦社会服务中心援助 50.5 万元,建设毛王洞康复院,并架通了 4 km 的输电线路。新建的康复院占地面积 4 600 m²,房屋建筑面积 848 m²,为砖混结构。自康复院建成后,澳门利玛窦社会服务中心在院内派驻修女 3 人,每 1～2 年轮换一次,为住院患者开展护理、清洗衣服等。

2006 年 9 月,由省政府拨款 45 万元修通了 4 km 的四级砂石路面,康复院实现了通水、通路、通电、通有线电视、通手机网络。

2016 年 3 月,县委、县人民政府投资 230 万元对康复院撤除重建。新建的康复院占地面积 4 600 余平方米,房屋建筑面积 848 m² 共 48 间,于 2016 年 12 月建成投入使用。

至 2019 年底,毛王洞麻风村居住 39 户 115 人,其中休养员 18 人。康复院有残老患者 14 人,修女 3 人。住村休养员每人每月领取地方财政生活补助 120 元、农村低保 149 元、澳门利玛窦社会服务中心补助生活费 50 元,合计 319 元;住康复院残老患者每人每月领取地方财政生活补助 30 元、城镇低保 408 元、澳门利玛窦社会服务中心补助生活费 50 元,合计 488 元;所有住村人员及康复院残老患者每年"新农合"都由地方财政全额代缴。所有住村人员均办理了身份证和户口簿。村内有 II 级畸残者 20 人,均办理了残疾人证。县皮肤病防治站定期或不定期深入该村解决各种问题并为休养员及家属进行体检。

丘北县小土地麻风村

小土地麻风村位于丘北县树皮乡树皮村村民委员会,距县城 37 km,距乡政府所在地 4 km,占地 1 000 亩,其中有可耕地 108 亩,有砖木结构房屋 8 间,每间 107.1 m²。

1972 年,为收治麻风患者而建立小土地麻风病治疗院,为加强对入村麻风患者的治疗,县委、县政府成立工作组进驻小土地村并设立医务室。患者实行边劳动边治疗,粮食及生活费由患者所在地的生产队提供。

1982 年,随着患者的减少及防治模式的转变,小土地麻风病治疗院撤销,大部分康复者返回原籍,少部分康复者因为各种原因留在小土地继续居住,形成"小土地麻风村"。由村民选举产生村小组,并建立村规民约。

2005 年 10 月,广东汉达康福协会投资 15.8 万元及个人集资 1.6 万元,建盖 8 套砖木结构房,每套 107.1 m²。广东汉达康福协会投资 3 万元,县政府投资 2 万元,县电力公司投资 11 万元,共 16 万元架通了 4 km 的输电线路。同时,广东汉达康福协会投资 40 060 元新建 75.6 m² 砖木结构校舍及公厕,开始办学,当时有教师 1 人、学生 10 人(三年级 6 人、学前班 4 人),外出就读学生 3 人(均在丘北县职中)。广东汉达康福协会补助小学生每人每学年 300 元、中学生每人每学年 500 元(2012 年,因教育体制改革,实施集中办学,该校合并到树皮中心小学)。

2006 年 9 月,由省政府拨专款 60 万元修通 4 km 通村四级砂石路面,村内实现通路(砂石路面)、通电、通有线电视、通手机网络。

至 2019 年底,该村有住户 7 户共 40 人,其中休养员 7 人。住村休养员每人每月领取地方财政生活补助 120 元、农村低保 149 元、澳门利玛窦社会服务中心补助生活费 50 元,合计 319 元;所有住村人员均办理了身份证和户口簿,每年"新农合"都由地方财政全额代缴。村内有 II 级畸残康复者 6 人,均办理了残疾人证。

马关县芭蕉冲麻风村

云南省文山州马关县芭蕉冲麻风村位于马白镇马鞍山村委会金城林场金竹坪林区内,距县城 15 km,距文都二级公路 3 km,四面环山,海拔 1 430 m,面积 0.33 km²。

芭蕉冲麻风村始建于 1958 年 8 月,地处深山,方圆 4 km 范围内无村庄。政府统一建盖土木结构瓦房 50 间,用于隔离治疗木厂、仁和、都龙 3 个乡镇的麻风患者,并在金城林场金竹坪林区内划拨耕地 200 亩、林地 300 亩,患者实行边劳动边治疗,患者粮食及生活费由患者所在地的生产队提供,共收容麻风患者 56 人。

1963 年起,麻风病医院和麻风患者经费实施分流,卫生部门支付医药费用、医务人员工资,行政管理人员工资及患者生活费由县民政部门从事业费中列支,两项经费由地方财政自筹。社队集中建院的粮食、补助由社队承担,医疗费由卫生部门承担。

1980 年以前,麻风村行政管理由民政部门的孙久江、卢正科、陆加明 3 人负责,治疗由卫生部门的田清海、徐伟仙、陆杏春 3 名医生负责。1980 年,麻风患者由隔离治疗转变为社会化防治后,部分治愈麻风患者返回原籍,有 47 名治愈无家可归的孤残患者仍留村休养。

1981 年 1 月,麻风村移交皮肤病防治站管理,政府对留村麻风患者每月供给 15 kg 粮食、15 元生活费维持生活。

2000 年 7 月，按照省财政、人事、卫生、民政、残疾人联合会五部门文件精神要求，县财政每月发放人均 120 元生活补助费。

2002 年，意大利麻风防治协会资助 24 万元（实际到位 16 万元），对芭蕉冲麻风村危房进行改造，新建 532 m² 砖木结构房屋，其中住宅 24 间、卫生室 1 间、厕所 1 间。都龙选厂投资架通高低压输变电线路，广电局免费安装卫星地面接收器 1 台。

2009 年，广东汉达康福协会资助 5.2 万元，由马白镇政府承建桥梁 1 座。

2013 年，马关县政府投入 14 万元对芭蕉冲麻风村房屋进行修缮。是年 3 月，将乌木麻风村无家可归的 6 名麻风康复者搬迁至芭蕉冲麻风村（乌木麻风村于 1958 年 8 月建成，位于马关县六差塘硝厂，1959 年 10 月 6 日由政府出资在大栗村乌木鱼塘新建土木结构房屋。2010 年，房屋破烂，住村 6 人，为无家可归孤残老患者）。同时，将住村休养员全部进行"农转城"，发放城镇低保生活费每人每月 200 元。2014 年 1—6 月，每人每月 280 元；7—12 月每人每月 316 元。2015 年 1 月起，提高到每人每月 357 元；2016 达到 382 元。

至 2019 年底，村内共有休养员 14 人。休养员及家属（22 人）已全部办理身份证和户口簿，全部参加"新农合"，14 名畸残者全部办理了残疾人证。

每年麻风节期间，县人民政府分管领导率卫生、民政、红十字会、残疾人联合会、马白镇等部门领导深入芭蕉冲麻风村看望慰问麻风休养员，发放慰问金、棉衣、棉被、大米、食用油及其他生活用品等。

马关县独地麻风村

云南省文山州马关县独地麻风村位于马关县夹寒箐镇通寺村委会猴子岩村背面，距县城区 16 km，距乡政府所在地 9 km，面积 0.17 km²，属山区。

独地麻风村始建于 1960 年 10 月，由政府安排夹寒箐公社领导在通寺大队寻找地方隔离患者，经多方寻找，选择猴子岩村背面的一个山窝窝，距芭蕉冲麻风村仅 5 km，并从新寨、老铜坡两个生产队集体土地中划拨耕地 50 亩、林地 200 亩归麻风村。将夹寒箐的麻风患者集中隔离，房屋为患者自建茅草房 10 间，患者实行边劳动边治疗，粮食及生活费由患者所在地的生产队提供。

1980 年以前，独地麻风村由管理芭蕉冲麻风村的医生和行政管理人员代管，共收治麻风患者 16 人。1980 年，麻风患者由隔离治疗转变为社会化治疗，治愈麻风患者返回原籍 5 人、死亡 2 人，9 名无家可归的治愈孤残患者继续留村休养。

1981 年 1 月，麻风村管理移交皮肤病防治站，县政府对留村麻风患者每人每月供给 15 kg 粮食、15 元生活费维持生活。

2000 年 7 月，按照省财政、人事、卫生、民政、残疾人联合会五部门文件精神要求，县财政每月发放人均 120 元生活补助。

2002 年，麻风村移交夹寒箐镇通寺村委会，由财政、民政、残疾人联合会、红十字会、卫生（皮肤病防治站）等多部门配合管理。

2006 年，广东汉达康福协会资助 1.7 万元，县电力公司纳入农村电网改造架通输变电线路。

2009 年，县水务局供给物资，村民出工出劳动接通自来水管道。

2013 年，住村休养员全部进行"农转城"，生活费每月每人 200 元。城镇低保 2014 年 1—6 月为每人每月 280 元、7—12 月为每人每月 316 元；2015 年 1 月起提高到每人每月 357 元，2016 达到每人每月 382 元。

2019 年底，独地麻风村居住休养员 4 人，家属 2 人。休养员及家属已全部落户及参加"新农合"，4 名畸残者办理了残疾人证。休养员每人每月享受低保 557 元。每年麻风节、春节都接受各级政府、卫计委、红十字会、残疾人联合会、民政、皮肤病防治站等部门的捐款捐物，包括慰问金、棉衣、棉被、大米、食用油及其他生活用品等。

马关县方山麻风村

方山麻风村位于马关县马白镇东北部,距县城区 5 km,地处金城林场林区内,海拔 1 580 m,面积 0.23 km²。

方山麻风村曾是一户龙姓人家居住地,四面都是林区。邻近的老乌寨生产队曾发生麻风病,为避免被活埋或火烧,家属将患者送到城子卡林区内躲藏,患者自己开荒种地。后来马关县城周边村寨的患者自行来到这个地方生存,患者逐渐增多。

1956 年 8 月,经政府同意,组织民政、卫生部门及金城林场和周边生产队负责人共同指定地界,部分住村老患者认可,划拨耕地 250 亩、林地 100 亩用于隔离治疗麻风患者。患者原籍生产队配给牛、马、猪、鸡,房屋为患者自建的茅草土墙房,主要收容马白、坡脚、山车、南捞片区的患者,共收容麻风患者 87 人、精神病患者 1 人。患者实行边劳动边治疗,粮食及生活费由患者所在地的生产队提供,行政管理由民政的王开发负责、治疗由卫生部门的卢元芬医生负责。

1979 年,政府对留村治疗的麻风患者每人每月供给 15 kg 粮食,人均每月补助 15 元生活费。

1980 年,麻风患者由隔离治疗转变为社会化治疗后,大部分有子女的治愈麻风患者返回原籍。有 7 名现症患者和 21 名愈后无家可归的孤残患者留村休养,相互组合家庭、生儿育女。

1981 年 1 月,麻风村全部移交皮肤病防治站管理,政府对留村麻风患者每人每月供给 15 kg 粮食、15 元生活费维持生活。

2000 年 7 月,按照省财政、人事、卫生、民政、残疾人联合会五部门文件精神要求,县财政每月发放人均 120 元生活补助费。

2002 年,麻风村移交马白镇方山村委会管理。

2004 年,欧盟人道主义办公室无偿援助 50 万元,对方山麻风村危房、水、电、路等进行全面改造。建盖砖瓦结构房屋 904 m²,其中住宅 14 间、卫生室 1 间、厕所 1 间。国际助残组织资助 5 万元、县电力部门投入 6 万元架通城子卡至康复村输电线路,县水务局无偿架通 3 km 自来水管道,新建蓄水池 1 座。

2006 年,县广电局免费安装卫星地面接收器 1 台。

2008 年,县交通局投资新修建入村砂石公路 1 条,长约 3 km。

2009 年,马白镇政府投资修建村内 300 余平方米水泥路面。

2013 年,住村休养员全部进行"农转城",生活费每月每人 200 元。城镇低保 2014 年 1—6 月为每人每月 280 元,7—12 月为每人每月 316 元;2015 年 1 月起提高到每人每月 357 元,2016 达到每人每月 382 元。

至 2019 年底,方山麻风康复村居住人员 23 人。休养员及家属全部落户及参加"新农合",5 名畸残者全部办理了残疾人证。每年麻风节、春节都接受政府、卫计委、红十字会、残疾人联合会、民政、皮肤病防治站等部门的捐款捐物,包括慰问金、棉衣、棉被、大米、食用油及其他生活用品等。

富宁县 114 麻风病院

富宁县 114 麻风病院位于富宁县木央镇大坪村大屋基村小组,距离木央镇政府 25 km,距富宁县城 55 km。

麻风病院始建于 1958 年,建院初期有瓦房 4 间,住房面积约 300 m²,收治患者 21 人,由县民政局民政科管理。住村患者生活以自给为主,国家救济为辅,住房极为简陋,患者家中仅有煮饭的两口锅,水、电、路不通,村内村民几乎过着与世隔绝的生活。治疗方案为单一氨苯砜,日服 2～3 片,每季度送药到麻风村一次。

1959 年,由医务人员马其升负责村内中草药治疗麻风患者。是年 5 月,选送杨玉祥、周汗富、黄学明 3 位同志赴州级培训后负责麻风村内治疗工作。

1961 年,从昆明医校分配到富宁的聂家喜到昆明金马疗养院学习后,负责村内治疗工作,至 1973 年调离。

1969 年,文山州举办第一期"麻风防治培训班",富宁县派王德隆同志参加培训后负责村内麻风治疗工作。

至 2000 年,住村人数仅 9 人。2000 年 7 月,由国际卫生联合组织霍雷之友协会投资 4 万元重建,10 月竣工,建成瓦房 9 间。

2006 年 4 月,富宁县委书记熊荣元、副县长李艳红深入麻风村调研,现场解决麻风村道路、饮用水、生活用电问题。7 月,麻风村解决了进村道路 1.5 km、自来水、生活用电等问题。

2011 年 1 月 28 日,文山州副州长张秀兰、富宁县县长王毅深入麻风村调研麻风村房屋新建工程。8 月,完成麻风村住房新建工作。麻风村占地面积 150 亩,房屋建筑面积 600 m²,为四面房屋围合的四合院形式,共有 6 间,每间屋子 100 m²,一室一厅,并配备公共卫生间和水池,可供院内康复者生活用水,生活用电为高压供电。

2019 年,麻风村更名为"大屋基村"。村内有管理员 1 人,住村休养员及家属共 8 人,其中休养员 7 人。休养员由县民政局发放生活费每人每月 529 元。

西畴县独田康复村

独田康复村位于西畴县兴街镇兴隆村委会独田村小组,距县城 53 km,距兴街镇 25 km,距兴隆村村民委员会 10 km,占地面积 1 500 亩。

麻风村始建于 1957 年,由县政府牵头组织,在兴隆乡独田村迁出 10 户农民,用民房收治兴隆、新马街、安乐、马蹄寨等乡麻风患者 48 人。治疗工作由县人民医院邓正发、陆启扬 2 人专职管理,医药费用国家给予全部免费,医生每月发药一次,口服氨苯砜、胺苯硫脲、麻风宁等药物。至 1963 年,共治愈 13 人。患者由民政部门每月补助生活费 16 元,随着物价上浮不断增加,口粮按中价每月供给 15 kg,衣、被由民政部门视困难程度分别不定期发给。自 1988 年起,人均生活费提高到 18 元;自 1995 年起,视畸残程度再次提高到每月 28~75 元。

1995 年,在国际卫生联合组织霍雷之友协会的帮助下,建盖了"霍雷劳爱心小学",后更名为"合心小学",解决了麻风患者子女入学难问题。从 1995 年起至 2001 年,国际卫生联合组织霍雷之友协会共资助麻风患者子女学费 145 650 元,其中合心小学麻风患者子女学费 138 014 元,村外麻风患者子女 6 人学费 7 636 元。

2004 年,在广东汉达康福协会援助下,投资 4.9 万元,修通长 4 km、宽 3 m 的进村公路(马鹿塘至独田)。是年,人类家园国际组织投资 11.17 万元,新建总面积 264.48 m² 的 15 套简易住房和活动室、公厕各 1 间。

2005 年,县广播电视局免费为康复村安装电视接收器,帮助住村休养员解决了看电视难的问题;县公安局免费为住村休养员及家属办理了居民身份证。

2008 年 5 月,西畴县卫生局、民政局、扶贫办、文山州皮肤病防治所、西畴县皮肤病防治站、西畴县鑫海建筑公司共筹资 8.2 万元、水泥 60 吨对独田康复村 15 套住房进行修缮改造,新建 5 个三结合卫生厕所(附带畜圈)与住房相连。同时将居住区前 300 m² 的公共活动场地进行混凝土浇灌。2008 年 10 月 13 日建成并投入使用。是年,马海德基金会投资扶贫助学项目资金 6.3 万元,对合心小学进行彻底新建、改造,新建砖木结构教学用房 2 栋,建筑面积 175 m²。同时,投资 14.96 万元对原有房屋、围墙及大门、地坪等进行改造、修缮,排危面积达 213.54 m²。学校改造工程于 2008 年 12 月 10 日开工建设,2009 年 6 月竣工验收并投入使用,2012 年拆并乡村小学时已经不再使用。

2014 年春,康复村遭受冰雹袭击。4 月 11 日,文山州皮肤病防治所所长杨荣德、麻风性病防治科科长余秀峰深入受灾村查看受灾情况,文山州皮肤病防治所给予独田康复村抗雹救助资金 5 000 元。

2016 年麻风节期间,文山州皮肤病防治所给予独田康复村 8 000 元的慰问物资。县残疾人联合会给予独田康复村、和平康复村 450 kg 大米补助。西畴县红十字会给予兴街独田康复村和莲花塘和平康复村住村休养员每户 25 kg 大米补助。

至 2019 年底,村内实现水、电、路、电视"四通",有住户 7 户共 18 人,其中麻风休养员 8 人。住村休养员每人每月领取政府补助生活费 280～320 元,县民政每人每月补助农村最低生活保障 243～332 元,满 80 岁以上老年人每月补助高龄补贴 60 元;所有住村人员均办理了身份证和户口簿,每年"新农合"都由地方财政全额代缴。村内有麻风Ⅱ级畸残患者 5 人,均办理了残疾人证。每年麻风节期间,县委、县人民政府都要组织有关部门到康复村进行节日慰问。民政部门、爱心组织、慈善机构采用各种方式多次进村发放棉被、寒衣、防护鞋(垫)、拐杖、眼镜、轮椅等生活物资。

西畴县和平康复村

西畴县和平康复村位于西畴县莲花塘乡和平村村民委员会,距村民委员会 3 km,有乡村公路与外界相通,从龙门冲到主干公路约 2 km(上至文山、下至县城),占地面积 1 300 亩,有耕地 500 亩、田地 10 亩。

康复村始建于 1958 年 7 月,由政府部门牵头组织,在和平乡龙门冲由群众集资兴建土木瓦房 26 间,收治蚌谷、和平、莲花塘、幺洒等乡麻风患者 60 人。在脱皮树乡马卡兴建 24 间住房,收治西洒、董有、马卡、通心坡、坪寨、东油、董马、鸡街等乡麻风患者 51 人。县人民医院邓正发、陆启扬 2 人专职管理麻风患者治疗,医药费用由国家给予全部免费,口服氨苯砜、胺苯硫脲、麻风宁等药物治疗。患者由民政部门每月补助生活费 16 元,随着物价上浮不断增加,口粮按中价每月供给三十市斤,衣被由民政部门视困难程度分别不定期发给。自 1988 年起,人均生活费提高到 18 元;自 1995 年起,视畸残程度再次提高到每月 28～75 元。

2000 年,县人民政府将住村的麻风患者及休养员生活补助费从原来的每月人均 50 元提高到 120 元。全县解决麻风患者及休养员最低生活保障 151 户共 172 人,其中县人民政府每年拨款 22.6 万元救济 149 人,月补助标准最高为 140 元、最低为 100 元,平均月补助标准为 120 元;县民政部门每年投入资金 1.83 万元救济 23 人,月补助标准最高为 100 元、最低为 60 元,平均月补助标准为 70 元。2007 年,县民政部门将生活困难的 296 名麻风患者及休养员纳入农村最低生活保障,每人每月补助 20 元。

2003 年,由政府投入、扶持和平麻风康复村新修建住房 2 栋;2004 年,由广东汉达康福协会投资 53.9 万元,对和平麻风村实施了安居工程,总建筑面积为 826.5 m²,共建住房 19 套,设有村活动室、保管室,每户配套畜厩、卫生厕所、沼气池。

2005 年,县广播电视局免费为康复村安装电视接收器,帮助住村休养员们解决了看电视难的问题;县公安局免费为住村休养员及家属办理了居民身份证。

2007 年 4 月,经县人民政府批准,将法斗乡南昌康复村迁入和平康复村统一管理(法斗乡南昌康复村始建于 1958 年 7 月,初期收治麻风患者 51 人。2007 年 4 月 12 日,南昌麻风村 3 户 5 名康复者及 1 名家属并入和平康复村)。

2009 年,西畴县皮肤病防治站协调县交通局和莲花塘乡党委、政府,由交通局和莲花塘乡政府投资 9 万余元将莲花塘乡和平康复村进村 1 km 路纳入弹石路建设项目,于同年 12 月竣工验收并投入使用。

至 2019 年底,村内实现水、电、路、电视"四通",有住户 12 户共 32 人,其中麻风休养员 13 人。住村休养员每人每月领取政府补助生活费 280～320 元,县民政部门每人每月补助农村最低生活保障 243～332 元,满 80 岁以上老年人每月补助高龄补贴 60 元;所有住村人员均办理了身份证和户口簿,每年"新农合"都由地方财政全额代缴。村内有麻风Ⅱ级畸残患者 10 人,均办理了残疾人证。每年麻风节期间,县委、县人民政府都要组织有关部门到康复村进行节日慰问。民政部门、爱心组织、慈善机构采用各种方式多次进村发放棉被、寒衣、防护鞋(垫)、拐杖、眼镜、轮椅等生活物资。

西双版纳州麻风寨

一、历史沿革

1949 年以前,西双版纳州麻风患者备受歧视,各种少数民族视麻风为"琵琶鬼",只要家中有人得病,全家被赶出村寨,搬离到远离人们的偏僻山林中居住,自己开垦荒地,生产自救,久而久之就集中形成了大小不等的患者和家属混在一起居住的麻风寨。

历史上西双版纳州麻风流行情况文献记载甚少。《云南通志长篇》记述："1935年,云南省民政厅视察员罗列星报道,美国教会设医院于车里县(景洪市)曼燕,收容本县及邻近各县麻风病人:车里215人,佛海(勐海)10余人,南峤(勐遮)26人。"1943年,澜沧和佛海的部分麻风患者,在佛海曼稿自行集聚形成麻风寨,患者与健康家属共居,有7户共26人,其中患者15人、健康家属11人,均未得到地方当局的给养和管理。

西双版纳州麻风防治工作始于1957年,成立了"麻风病调查组",对发现的麻风患者逐步予以集中收容、隔离、治疗。

1966年,西双版纳州先后合并了大小不等的麻风寨,集中建立了16个麻风寨,各村寨以生产合作社形式组织生产,设有正、副社长、会计、保管各1人进行管理。但是当时未设立专业防治机构,只有麻风医务人员(乡镇卫生院医生)5人进行管理,尚未开展有效的抗麻风药物治疗,当地政府每年拨给救济粮、生活费用,并发放寒衣棉被等生活用品。

20世纪70年代初,采用氨苯砜治疗患者,由卫生员定期定点发药。

1979年,采用氨苯砜加利福平(DDS+RFP)在家治疗。

党的十一届三中全会后,州级、3个县(市)级成立了皮肤病防治机构,采取"以发现患者为重点,联合化疗为中心的宣传、查病、治疗、康复、培训"的社会综合防治措施,1980年以后发现的新患者均在家治疗。

(一)景洪市

据历史文献记载,景洪市曼燕麻风寨是20世纪20年代美国传教士办的教会医院,在距离车里县(今景洪市)城西北约3 km的曼燕,1964年搬迁至普文镇,距离普文镇中心15 km。1958年以后,景洪市建立了嘎洒镇曼响、勐罕镇曼短和曼扪、小街乡曼迈、景讷乡曼卖、勐养镇光跃等6个麻风寨,共有7个麻风寨。1980年底,景洪市有现症麻风患者418人,均在麻风寨集中治疗。

(二)勐海县

勐海县勐海镇曼稿麻风寨建于1943年12月,勐满镇坝老傣、打洛镇勐板、格朗和乡大呼拉等麻风寨建于1960年12月,共有4个麻风寨。1980年底,勐海县有现症麻风患者239人,均在麻风寨集中治疗。

(三)勐腊县

1958年以后,勐腊县集中建立了勐腊镇回箐、勐捧镇纳所、勐仑镇曼南醒、勐伴镇龙哈(今会真村)、麻木树乡回凹等5个麻风寨。1983年底,勐腊县有现症麻风患者180例,均在麻风寨集中治疗。

1986年4月,全州3个县全面实施联合化疗方案,治疗覆盖率达100%。

1990年4月,勐腊县首先召开"麻风寨摘帽更名大会",随后全州3个县(市)的麻风寨全部回归为行政自然村,为麻风患者办理了身份证、残疾人证和合作医疗证,将孤寡残老患者纳入低保,州、县人民政府及相关部门的领导每年都对孤寡畸残治愈患者给予慰问。寨内已实现通水、通电、通路,家庭有摩托车、拖拉机、电视机、电话和手机,部分家庭盖起了别墅式楼房,购买了小轿车,生活水平显著提高。

二、现状

截至2019年底,西双版纳州没有麻风村(院),仍然保留称之为"麻风寨"的有9个行政自然村,称之为"麻风寨"是因为治愈畸残康复者集中居住在这些村中,便于卫生部门进行康复治疗和疫情监测,寨内有总人口1 034人,其中患者的健康子女有245人,其他健康者670人,康复者118人,无现症患者。118名康复者中有Ⅱ级畸残者64人,其中生活不能自理者14人。

(一)景洪市

共保留麻风寨5个,普文镇曼燕村及嘎洒镇曼响村生活比较富裕,绝大部分家庭已经住别墅式楼房,以嘎洒镇曼响村为甚,人均年收入达5 000元以上。与之相比,勐罕镇曼短村、曼扪村、小街乡曼迈村经济收入、生活水平稍差,人均年收入达4 000元,主要经济作物为橡胶。

1. 嘎洒镇曼响村有健康村民311人,康复者51人,其中Ⅱ级畸残者32人,生活不能自理者5人。

2. 普文镇曼燕村有健康村民 190 人,康复者 8 人,其中Ⅱ级畸残者 6 人,生活不能自理者 1 人。

3. 勐罕镇曼扪村有健康村民 18 人,康复者 5 人,其中Ⅱ级畸残者 4 人,无生活不能自理者。

4. 勐罕镇曼短村有健康村民 2 人,康复者 1 人,其中Ⅱ级畸残者 1 人,生活不能自理者 1 人。

5. 小街乡曼迈村有健康村民 6 人,康复者 3 人,其中Ⅱ级畸残者 2 人,生活不能自理者 1 人。

(二) 勐海县

保留麻风寨 1 个,勐海镇曼稿新生寨生活富裕,绝大部分家庭已住别墅式楼房,人均年收入达 4 000 元以上,主要经济作物为茶叶和甘蔗,有健康村民 185 人、康复者 28 人,其中Ⅱ级畸残者 4 人,无生活不能自理者。

(三) 勐腊县

保留麻风寨 3 个,勐仑镇曼南醒村生活比较富裕,绝大部分家庭已住别墅式楼房,人均年收入达 4 000 元以上。与之相比,勐腊镇回箐村经济收入、生活水平稍差,人均年收入达 3 500 元以上,其主要经济作物为橡胶。

1. 勐仑镇曼南醒村有健康村民 151 人、康复者 26 人,其中Ⅱ级畸残者 10 人,生活不能自理者 2 人。

2. 勐腊镇回箐村有健康村民 52 人、康复者 4 人,其中Ⅱ级畸残者 3 人,生活不能自理者 3 人。

3. 勐伴镇会真村无家属居住,有康复者 2 人、Ⅱ级畸残者 2 人、生活不能自理者 2 人,由勐伴镇民政所负责管理。

(四) 西双版纳麻风病院

2008 年,中央和地方财政共投入资金 293. 2 万元(其中中央 256 万元、地方配套 37. 2 万元)与精神卫生中心合建西双版纳麻风病院,至今未收治麻风康复者(康复者不愿意入住)。

香格里拉市麻风院

香格里拉市麻风院位于小中甸镇,距离县城 65 km。

1957 年 1 月 11 日,在小中甸镇和平村冷冻坡马场划分界线,计划建设"香格里拉县麻风院"(由香格里拉县党委、县政府、公安、民政、卫生、人大、政协、人事、财政、粮油等各部门主要领导到现场查看同意承建)。1958 年底首建,1959 年 5 月成立"中甸县红旗麻风治疗所",有行政管理人员 2 人,陈显鼎任所长,张德禄任业务副所长,有医生 1 人,建土木结构病房 36 间,行政、医务业务用房 9 间,是年 8 月开始收治患者 20 人。

1960 年 3—12 月,在省、州、县党委政府及三级卫生主管领导的大力支持下,经过医务人员共同努力,对全县各乡镇进行摸底式调查和宣传,在东旺乡、尼西乡、建塘镇、洛吉乡、三坝乡、上江乡、金江镇、五境乡、虎跳峡镇等乡镇查出 6 名麻风患者,并强行隔离收容在红旗麻风治疗所治疗。

1961 年,有工作人员 4 人。

1965 年,红旗麻风治疗所更名为"中甸县麻风院",任命木发根为院长。

1966 年,有两名医务人员(张德禄和李顺达)。

1961—1969 年 12 月,在全县开展 4 次麻风病普查,查出麻风患者共 46 人,全部收容到香格里拉县麻风院治疗。

1970 年 1 月至 1979 年 12 月,进行了 3 次重点疫区(上江乡和金江镇)普查,共查出麻风患者 39 人,全部入院治疗。当时政府要求以上查出的患者一边治疗一边生产,以自力更生为主,政府和民政补助为辅。

1981 年,成立麻风防治领导小组。

1981 年 1 月至 1989 年 12 月,进行 4 次重点疫区(虎跳峡、小中甸、上江、五境、尼西乡镇)普查式线访,共查出麻风患者 16 人。

1983 年,县政府根据国发〔1980〕278 号文件精神,于 1983 年 3 月初决定招收 4 名医务人员和 2 名后勤行政管理人员(医务人员:和立光、孙建中、孙洪胜、杨五斤;后勤管理人员:杨旺堆、陈志国)。4 名医务人员经过县卫生防疫站余春秀检验师为期 1 个月的短期培训后,在州卫生防疫站和耀为组长的带领下,于 1983 年 5—7 月对上江乡(木高和格兰村)和金江镇(新农村)进行重点疫区普查,查出麻风患者 5 人,收住麻风院治疗。

1983 年 9 月至 1984 年 9 月,州卫生防疫站和耀医生对麻风院氨苯砜单疗患者进行了临床判愈检查,出院 24 人。

1984 年底,有初级卫生人员 5 人(孙建中、和立光、孙洪胜、李顺达、杨五斤),行政管理人员 2 人(木发根和杨旺堆),后勤合同工 1 人(陈志国)。11 月,任命和立光同志为麻风院院长,任命杨旺堆同志为后勤副院长。

1987 年 7 月,中甸县麻风院对院内所有氨苯砜治疗患者和新患者实施联合化疗。10 月起,对新发患者居家治疗。

1994 年,麻风院更名为"皮肤病防治站",张全中任站长,有职工 9 人。

1995 年 5 月,皮肤病防治站并入县卫生防疫站。

2005 年,县卫生防疫站更名为"县疾病预防控制中心"。

2008 年,迪庆州香格里拉县麻风院纳入改扩建项目,中央投入 77 万元,省级投入 8 万元,县财政投入 15 万元,计划建设规模 660 m²。该项目于 2009 年 7 月动工,2009 年 10 月完工,实际建设规模 500 m²,可集中收养康复者 26 人。该麻风院配备有公共食堂、卫生间、浴室、治疗室等,集收养、康复治疗为一体。

至 2016 年,共建房屋 7 个点,其中患者生活区 3 个点,医务人员住宿区 2 个点,业务用房 2 个点,共计 3 674.56 m²(土木结构和部分砖木结构及钢筋水泥结构)。

麻风院共有土地 110 亩,种植药材和青稞、洋芋,林和林区草场与小中甸镇和平村共用。政府对麻风院没有认真划分界线,无土地证,山林证没有文字依据可查。

2017 年,纳入政府脱贫项目,投入 786 万元,建设安居房 14 栋,每栋 182 m²。

截至 2019 年底,麻风院累计收治患者 228 人。2019 年底,麻风院在院人员 53 人,其中休养员 24 人、家属 24 人,53 人全部享受低保,每人每月 337 元。

维西县麻风村

1959 年,在维西县距县城 30 多千米,海拔 2 900 m 的攀天阁乡皆打袜撒村建立"麻风病防治所"。有耕地 622 亩,主产包谷、花荞、燕麦,吴琏任院长,秦志和、李勋、木林为工作人员,隔离治疗麻风患者 90 人。工作人员从山上砍回房头板,动员麻风患者在治疗之余自己筑墙,建成了两栋土房,面积 430 m²,供医务人员和麻风患者居住。

1966 年,在距县城 50 多千米的塔城镇几独米建立第二个麻风病防治所,有两院土房,面积 500 m²,耕地面积 7 亩,收容治疗麻风患者 111 人。吴琏任院长。

1980 年,县人民政府负担患者全部生活费用。另外,积极发展农副产品改变生产基本条件,有组织、有计划地变草地、沼泽地为肥地,在海拔 2 900 m 的山区搞科学种田,试种苞谷成功亩产达 157.5 kg,并连续 5 年丰收。是年,每人收入百斤粮、10 元钱、1 头牲畜,同时开展基本建设(修病房 4 间、粮仓楼 1 间、医务室 1 间、架电线、安电灯、解木机、脱粒机、磨面机、安装高音喇叭)。

1983 年,开展了第二次麻风普查,进一步查清了流行情况和主要疫点。

1989 年 6 月,"维西县皮肤病防治站"成立,和有国任站长,工作人员 4 人。

1991 年,李向春任站长,工作人员增至 10 人。9 月,"全省防治麻风联合化疗培训班"在维西召开,麻风治疗转为联合化疗阶段。全县清查历年患者,部分未治愈患者转为联合化疗治疗,从强制隔离治疗转入社会治疗。

2000 年 9 月,皮肤病防治站并入县疾病预防控制中心(原卫生防疫站),建立单独的科室,麻风防治工作由疾病预防控制中心负责。

2019 年底,塔城几独米康复村居住 1 户共 4 人(治愈患者)。攀天阁乡皆打袜撒康复村有 10 户共 33

人(其中休养员 8 人,其他均为家属)。8 名休养员均享受农村低保,每人每月 400 元。

贡山县麻风村

1956 年 3 月,县人民政府卫生科对全县麻风疫情进行分析后,根据疫情分布情况,按照"便于管理和防治,以小集中生产为宜"的原则设立麻风村。位于丙中洛乡丙中洛村境内怒江第一湾,小地名"坎桶",由洪禹疏主抓防疫工作,舒寿群、丰学昌、和克明、吕学智、乔清文、和锡珍、顾鸿税等 7 人协助洪禹疏开展麻风防治工作。

1963 年 8 月 12 日,贡山县卫生防疫站成立,丰学昌兼任站长。机构、人员、经费未独立,与县医院合署办公,配备 5 名防疫人员从事麻风防治工作。

1968 年,机构被撤销,人员被调离、下放,机构并入县人民医院。

1972 年,贡山县革命委员会政工组发出通知,调吴赤金、洪禹疏、余怀美重新建站。

1973 年,朱文任站长,继续开展麻风防治工作。1956—1980 年,麻风村累计收治 15 名麻风患者,1980 年底存活麻风患者 9 人,住村总人数为 27 人。1956—1980 年,麻风患者及家属生活费和药品直接由云南省民政厅拨款解决,由县卫生行政部门直接管理。麻风村有耕地面积 10 亩,种植玉米、大麦、花生、洋芋、芋头、豌豆等农作物;饲养猪、鸡为主。副业以开采页岩、加工石板(用于盖屋顶)出售为主。

1981 年 2 月 10 日,经县政府批准,成立"贡山独龙族怒族自治县麻风管理站"。县政府将麻风村管理工作移交民政部门管理,定期定额发放日常生活物品和经济补贴,每年给予麻风村各项社会福利救济,使当时在麻风村的患者生活得到保障。卫生部门负责医疗业务,新发患者集中收治。治疗费用由卫生事业费开支。

1981—1987 年,由丙中洛乡卫生院具体负责管理和治疗工作,时任院长丁家初。

1988 年,招聘因公牺牲的藏族医务人员嘎玛依西的女儿高秀英及丰庆妹为麻风管理站工作人员。高秀英为管理人员,具体负责管理工作;丰庆妹为专业技术人员,具体负责治疗、隔离工作。

1981—1989 年,收治麻风患者 6 人。自建院以来累计收治 21 人,存活麻风患者 10 人。

1990 年开始,实行居家联合化疗方案。

1994 年 1 月,经贡山县卫生局决定,撤销麻风管理站和麻风村。麻风村更名为"坎通小组",首任组长王国民。丧失劳动能力的治愈残疾者 1 人(五保户)由民政部门供养,每月补助生活费 300 元。麻风管理站工作人员调入贡山县卫生防疫站,麻风防治工作由贡山县卫生防疫站承担,时任站长为余怀美。

2003 年,贡山县卫生防疫站更名为"贡山县疾病预防控制中心"。

至 2019 年底,定居坎通小组(麻风村)休养员(罗忠荣)1 人,其余 6 人回原籍休养,坎通村民小组总人口 35 人。

◎ 主要参考文献

[1] 云南卫生通志[M].昆明:云南科技出版社,1999,291.

[2] 文山州壮族苗族自治州志[Z].

[3] 西双版纳傣族自治州卫生志[Z].157 - 1582.

[4] 景洪县市卫生志[Z].118 - 121.

[5] 云南省勐海县卫生志[Z].151 - 154.

致谢

云南省麻风院村简史的撰写,得到邹子红、陈春燕、周萍书、李崇祥、丁丽芬、袁福安、李永红、杨朝彬、黄文学、杨发、邵家铭、保明伟、张金元、吴应坤、刘富勇、蔡华菊、宋登其、周定荣、肖才刚、严兴科、安心、何众国、刘春蓓、张燕凌、张文彬、王飞、殷俊杰、彭四海、朱红星、肖凤娟、刘天学、吴学德、李孝安、蒋丹兰、杨江华、谢开春、刘广波、胡华芬、阮金华、普洪章、李艳红、黄东云、李斌、田应文、欧厚峰、徐正翠、杨连春、赵家方、李加州、段珏、杨学军、邰先茂、和云秀、和柏虎、姚万红、唐树林、李兰仙、李春文、罗菊英、梅正昌、戴常敏、徐自强、赵宗和、罗瑞华、何伟、夏兆洪、李兴学、何成友、徐春光、方勇、王超英、梁开祥、马迎春、张莹、梁成云、杨桂莲、李桂科、周彦云、权约清、郑忠义、冯秀华、葛金辉、陈玲、苏莉、李晓倩、熊志仙、龙恒、余秀峰、熊海祥、王学明、郑传兴、程联华、郭洪书、李会北、侬德方、陈旭、郭丽珠、孙绍军、陈丽、罗自荣、张海玉、何珺、熊立、杨军等同志及所在单位在资料收集、史实核对和调查走访等工作上给予的大力支持,特此致谢!

西藏自治区麻风院村简史

⌒ 概况

西藏自治区位于祖国的西南边陲,面积 120 万 km²,平均海拔 4 000 m 以上。地形复杂多样,气候特殊,有终年积雪的高山,也有四季如春的峡谷,分纯农纯牧区和半农半牧区。至 2019 年底,全区辖 7 个地(市)、73 个行政县、726 个乡镇、6 370 个行政村。总人口 351 万,主要有藏、汉、回、门巴、洛巴等民族,其中藏族人口占总人口的 96%;农牧区人口占总人口的 85.95%;人口密度为每平方千米 2.2 个人。

麻风病在西藏流行已有 1400 多年历史,据有关史料记载,藏王松赞干布(公元 617—650 年)以前,西藏便有"龙疫"(藏语"鲁耐")之说,"龙疫"即为麻风病。

1959 年 3 月 28 日(西藏民主改革)前,西藏农牧民深受三大领主的压迫和剥削,医疗卫生条件差,对麻风的认识带有浓厚的封建宗教色彩,对患者不予以治疗,而以"祖宗缺德"后受到佛的惩罚为由对患者进行活埋或赶出村寨。由于患者得不到治疗,多数患者晚期发生严重的畸残,给社会造成严重的恐麻心理,加重对麻风患者的歧视。

1959 年 3 月 28 日后,西藏党委、政府高度重视麻风防治工作,至 2019 年底,西藏自治区累计发现新、复发麻风患者 4 218 人,时有现症患者 23 人。西藏自治区麻风患病率由最高年份的 4.8/万下降至 2019 年底的 0.656/10 万,麻风的流行得到控制。

西藏自治区共建麻风院村 16 所,累计收治麻风患者 2 200 余人。20 世纪 80 年代末至 90 年代初,各地撤销麻风院村 14 所。截至 2019 年底,全区仅保留江曲麻风康复院和芒康县麻风病康复中心。麻风院村信息见表 4-4。

表 4-4　西藏自治区麻风院村

地(市)县名		院(村)名	建院年份	收治人数	撤销年份
拉萨市	曲水县	江曲麻风康复院	1965	1 067	
那曲地区	索县	大海麻风村	1977	28	1988
	比如县	尼玛麻风村	1976	72	1990
	嘉黎县	白多麻风村	1979	30	1988
昌都市	察雅县	察雅县麻风村	1980	22	1988
	芒康县	芒康县麻风病康复中心	1978	245	
	边坝县	边坝县麻风村	1977	48	1984
	丁青县	东拉麻风村	1977	478	1991
山南地区	加查县	江岸麻风村	1975	50	1988
	隆子县	米组麻风村	1979	20	1988
日喀则市	日喀则市	恩巴医院	1978	63	1994
	定日县	嘎东麻风村	1978	13	1988

（续表）

地(市)县名		院(村)名	建院年份	收治人数	撤销年份
林芝市	林芝县	林芝县麻风村	1978	13	1990
	波密县	波密县麻风村	1984	2	1989
	朗县	朗县麻风村	1980	17	1990
	米林县	米林县麻风村	1978	38	1989

西藏自治区江曲麻风康复院

1959年，西藏民主改革以后，自治区筹备委员会极为重视麻风防治工作。

1964年6月，自治区成立了"麻风医院筹备组"，从自治区第一工人医院（今自治区第二人民医院）和拉萨市人民医院抽调15名医务人员（格桑班觉、肖杰、王世达、江柏罗卓、康珠、路兴贵、边巴、达娃、次仁玉珍、阿旺平措、白玛、蒋生财、李萍瑶、丁清荣、顿珠群培），派往广州新州医院学习麻风防治知识；另抽调5名行政后勤人员（吴庆遗、嘎玛多吉、许永昭、扬家贵、张德生）在有关部门已划定的曲水县江区负责附近群众的搬迁和麻风医院的基建施工。

1965年9月，医院的基本建设、医疗设备、麻风防治人员已全部配套到位。11月17日，"西藏自治区江曲医院"正式成立，时有职工20人。组织建制为区级，设党支部，许永昭任书记，吴庆遗任院长。医院规模为100张床位，隶属自治区卫生局领导。

建院初期，病区和诊疗区均设在曲水县境内的江贡曲寺庙内（距离拉萨市33 km）。当时该寺庙总面积达3 000余平方米，但多数房屋因严重毁损，实际经过修缮后能使用的房屋面积仅有500余平方米。职工区建在距离病区3.2 km处的江村，建成时仅有平瓦房12间，面积不足200 m²。医院成立后，在人员少、设备差、条件极为艰苦的情况下，立即面向全区收治麻风患者。建院当年，仅一个多月时间收治麻风患者18人，以后逐年增加，住院患者最多时达400多人。麻风医院属全额拨款单位，成立之初，自治区财政每年拨款约3 000元，用于医院的工作经费以及患者生活、药品等方面，后逐年增加至1994年达到57万元。

1972年，医院申请专项经费约3 000元，为住院患者购买了100多头牦牛和200多只羊，在病区周边办牧场，解决了患者吃肉及奶制品难的问题。

1973年7月开始，卫生部先后组织8批援藏医疗队，其中有7批医疗队进驻江曲医院（表4-5），指导医院开展麻风流行病学调查、病例发现、临床诊断、实验室检查、患者管理、科研和业务技术培训等防治工作。由此，医院的职能逐步由单一收治患者向收治患者与面向社会发现病例并重转变。而后，江曲医院逐步发展为全区麻风防治、科研及培训中心。

表4-5　1973年7月至1995年10月卫生部派遣帮扶江曲医院的医疗队员

起至时间	派出省及人员
1973.7—1975.7	江苏：张明成、杜永和、吴金生、朱子君、王东怀、施满生、邓在钊
1975.9—1977.9	江苏：淘金明、朱正宇、鞠其均、舒会文（中国医学科学院皮肤病研究所）
1982.8—1984.8	广东：凌文、陈义、黄富钊、程国名、李淦兰
1984.8—1986.8	广东：赖坤标、朱铭勋、王家云、叶庚火
1986.8—1988.8	广东：黄祖迪、吴耀全、何福文、罗炳锐、钟宗远
1989.3—1989.9	上海：王载明、王宝川、赵小兴
1995.6—1995.10	山东：王磊、李开军、徐文祥、郭晨雁（辽宁）、乌龙泉（上海）

1980年,在时任院长格桑班觉的倡导下,医院对藏医藏药治疗麻风进行了尝试。经过两年的探索和疗效观察,藏医藏药在配合氨苯砜治疗麻风方面取得了较好的辅助治疗效果。此研究项目曾获得自治区第一届科技成果奖,后因人员调动等原因而终止。

1982年,根据住院患者逐年增多,床位日趋紧张的实际情况,医院在病区附近新建2栋诊疗区,将原设在寺院内的诊疗区改为住院区,增加床位100多张。此时,医院实际床位数达到420张,所有要求住院的患者都能住进医院得到有效治疗。

1985年,时任院长江柏罗卓带领院领导班子积极争取,筹集到30余万元资金,在拉萨市区修建了医院职工区。是年,医院所有职工迁至拉萨市区工作,医院原有住院患者则继续留在原址治疗和生活,由医院管理。

1987年,江曲医院在拉萨市开设皮肤病性病门诊,在诊治各种皮肤病、性病的同时,通过门诊发现和治疗麻风患者。

1987年,联合化疗方案在自治区实施,麻风治疗模式由原来的集中住院治疗逐步转向家庭治疗,住院患者逐年减少。至1989年底,江曲医院住院患者及治愈留院人员不足100人。

1989年,根据民族宗教部门《关于恢复江贡曲寺宗教佛事活动的有关要求》,医院在诊疗区附近新建2栋平房,并腾出部分诊疗用房,将所有患者搬出寺庙。寺庙由热堆寺民族管理委员会(江贡曲寺主管部门)接管。

1994年1月,自治区政府召开现场办公会议,根据麻风防治工作重心转移的要求,决定医院不再新收麻风现症患者入院治疗,待原有麻风现症患者治愈后,即撤销江曲医院住院部。

至1994年底,江曲医院累计收治麻风患者1 067人,其中多菌型(MB)843人、少菌型(PB)224人。收治患者数占当时全区患者总数的33.28%。

1995年开始,医院根据上级部门的要求,只收留麻风治愈残疾人员,不再收治现症患者。11月,根据自治区政府现场办公会议精神,自治区民政厅、自治区卫生厅联合下发《关于安置治愈麻风病人的通知》,决定将滞留在江曲医院的31名麻风治愈人员送返原籍所在县、乡安置。自治区民政厅安排35万元用作患者接送、安置及生活专项经费。

1996年3月开始,各地民政部门陆续安排专人、专车接回部分麻风治愈人员。后因种种原因,多数麻风治愈人员又陆续回到江曲医院。

1997年4月,经有关部门批准,江曲医院更名为"西藏自治区皮肤病防治所",张宏忠任所长。同时,住院部更名为"江曲麻风康复院",归皮肤病防治所管理。

1998年4月,自治区皮肤病防治所合并到自治区卫生防疫站(随调20人),成为防疫站一个科室,对外仍使用"西藏自治区皮肤病防治所"的名称,在继续承担全区麻风防治、科研、培训任务的同时,新增性病、艾滋病的诊疗及疫情监测任务。原自治区皮肤病防治所所长张宏忠改任自治区卫生防疫站副站长,主管皮肤病防治所。原自治区皮肤病防治所合并到自治区卫生防疫站后,除随调的20人外,其余26人中,12名符合退休条件的人员办理了离退休手续,14人调入自治区地方病防治研究所。

1999年2月,自治区政府召开专题会议,对江曲麻风康复院麻风治愈人员的安置问题再次进行了专题研究:决定对时有的22名麻风治愈人员实行就地安置,户籍属曲水县,由自治区民政厅按照西藏自治区规定的最低生活保障线(每人每月130元)标准安排生活(今已增加至每人每月690元),曲水县民政局负责日常管理;由所在卫生部门负责医疗问题并定期检查、发放药品;麻风治愈人员的5名子女由自治区民政厅负责在昌都、拉萨、山南、日喀则等地市的儿童福利院进行分散安置,为他们创造新的生活、学习、成长环境。此次专题会议还同意将原江曲医院医务人员住地及房屋无偿划拨给拉萨市民族宗教局,作为热堆寺民族管理委员会生产用地;同意将自治区地方病防治研究所周边空地无偿划拨给该所使用。

2003年,在比利时达米恩基金会的资助下,江曲麻风康复院的房屋得以全面维修和加固,并配备了家具及日常生活用品,总投资达37万余元。

2003年1月28日,"西藏自治区疾病预防控制中心"成立。

2005 年 5 月,自治区疾病预防控制中心皮肤病防治所与结核病防治所合并,更名为"结核病麻风病防治所",麻风防治人员减至 6 人,继续承担全区麻风防治工作及江曲麻风康复院的日常医疗巡诊任务。

2009 年,通过中央财政麻风院(村)改扩建项目资金 240 万元,江曲麻风康复院在原址修建 4 栋钢筋水泥结构平房,面积达 900 余平方米,次年所有患者迁入新居。

2010 年,地方财政拨款 500 万元,为江曲麻风康复院修建了约 3.2 km 长的柏油路,极大地方便了麻风康复院人员的出行。

2011 年 10 月,曲水县民政局将江曲麻风康复院的所有人员纳入城镇居民医疗保险范畴,并办理了"城镇居民医疗保险卡"等相关手续。

截至 2019 年底,江曲麻风康复院累计收治麻风患者 1 067 人,院内时有麻风治愈休养员 22 人,其中男性 10 人、女性 12 人,年龄最大者 80 岁,最小者 49 岁,平均年龄 63 岁。休养员每人每月补助生活费 800 元,住院费用全部报销;防治所安排 1 名村医负责休养员的医疗和保健,1 名后勤人员负责生活管理服务。

昌都市芒康县麻风病康复中心

20 世纪 50—60 年代,芒康县的麻风防治工作主要以县卫生防疫部门对全县的麻风患者进行摸底,开展防治宣传,对麻风患者进行治疗等方式为主。从 20 世纪 70 年代中期开始,县卫生防疫部门开始对全县的麻风病进行普查普治。1976 年,芒康县首次开展麻风普查工作,结果显示全县的麻风发病率高达 7.67%,为国内少见的麻风高流行县。至 2019 年 12 月,累计登记报告麻风患者 697 例;时有现症病例 2 例。

昌都市芒康县麻风病康复中心前身为"芒康县皮肤病防治站"。1978—1979 年,芒康县在宗西区宗西乡宗荣村查热龙建成麻风村,离县城 61 km,离 318 国道 5 km。

1980 年,麻风村正式命名为"芒康县皮肤病防治站",首任站长巴登,有职工 10 人,瓦房 10 栋、藏房(土房)6 栋,共 75 间,分设治疗区、生活区和隔离区。其时,麻风患者口粮由县民政局按每人每月 30 斤标准拨发。患者粮食、肉、酥油、清油等生活用品与职工同等待遇,常用药品和麻风治疗药品免费。防治站工作经费由上级专项经费和县财政包干经费承担。截至 1985 年,防治站共收治患者 196 人,治愈出院 62 人。

1986 年,防治站工作人员迁至县城嘎托镇办公,继续从事麻风防治工作。防治站原有患者居住麻风村,归属防治站管理。

1987 年,"芒康县麻风病防治领导小组"成立,采取,承包治疗和"防、查、治、管、宣"相结合的方法,在全县开展麻风线索调查和治疗工作。是年 6—10 月,中国麻风防治中心杨理合、黄彩玉、陈志强、容伟民、潘兴虞、林楚恒、崔丽云和山东的孙世昌等医生到芒康县组织全昌都地区的麻风防治人员对芒康县开展全面的麻风普查工作,并严格推行世界卫生组织制定的联合化疗方案,以此替代原来的氨苯砜单疗方案。同时,改"隔离治疗"为"居家治疗",新发患者不再收住麻风村。麻风村原有患者大多返家,部分无家可归者,仍然留在麻风村内生活。截至 1987 年,麻风村共收治麻风患者 245 人,治愈出村 100 人。

1988 年 8 月 16 日,芒康县皮肤病防治站被西藏自治区卫生厅麻风防治领导小组评为"西藏自治区麻风防治先进集体"。

1991 年,昌都地区在芒康县召开"麻风防治工作现场会议"。时任自治区卫生厅防疫处的伊波处长、自治区江曲医院江白院长、昌都地区行署专员向巴平措、昌都地区卫生局局长方长春、芒康县县长美郎等领导和全地区的麻风防治人员参加了此次会议。是年 6 月,芒康县皮肤病防治站被昌都地区麻风防治领导小组评为"麻风防治工作先进单位"。

1994 年 6 月 20 日至 8 月 27 日,芒康县组织卫生防疫人员和区乡(镇)医务人员对金沙江沿线各乡镇,特别是麻风高流行区的措瓦、宗西、戈波等乡,开展了麻风线索调查、追踪调查、联合化疗、患者查体、服药督导和密切接触者检查等工作。此次调查人数 5 228 人,发现麻风患者 11 人。

1999 年 10 月,芒康县皮肤病防治站被西藏自治区卫生厅麻风防治领导小组评为"全区麻风防治先进集体"。

2001 年,应卫生体制改革相关要求,全地区实行卫生"一体化",皮肤病防治站合并至芒康县卫生服务中心,卫生服务中心下设皮肤病防治科负责全县的麻风防治和麻风村管理工作。

2005 年,"芒康县疾病预防控制中心"成立,芒康县防疫站和芒康县卫生服务中心合并至疾病预防控制中心,疾病预防控制中心下设"皮肤病防治科"负责全县的麻风防治和麻风村管理工作。

2008 年 9 月 16—19 日,中国—荷兰项目麻风病专家组(严良斌、牟鸿江、徐超广)在芒康县开展了麻风患者畸残康复手术,并对防治工作进行了督导。专家组为 8 名患者实施了 23 项畸残康复手术。

2011 年,政府将原麻风村外迁 2 km,投资新建了麻风病康复中心,更名为"芒康县麻风病康复中心"。

截至 2019 年底,芒康县麻风病康复中心累计收治患者 245 人;时有愈后留村休养员 13 人,休养员每人每月补助生活费 1 173 元,住院费用全部报销。疾病预防控制中心医务人员定期到康复中心巡诊。

近年来,党的惠民惠农政策落实到麻风病弱势群体中。每年三大节日(元旦、春节、藏历新年),县政府主要领导亲自带队到麻风病康复中心对 14 名孤寡老人和散居在康复中心之外的 30 名麻风特困户进行慰问,一次性发放一年的口粮(按每月 20 kg 计算)及生活用品等。2019 年,全县时有 44 名患者中,享受低保者 34 人,享受五保户待遇者 10 人。为保证康复中心的居住环境,县林业局将 6 名麻风患者列入护林员队伍,发放护林员工资,在康复中心周围种植了 560 棵经济林木(也享受退耕还林补助);社会各界人士和有关部门每年为康复中心捐款捐物达 2 万余元;医疗部门每季度定期为康复中心人员开展健康体检和送医送药活动;康复中心的所有患者均列入新型农村合作医疗,个人缴费部分由县卫生局承担;大病医疗费用较高的住院患者,按特殊患者对待,享受医疗救助全额拨款;部分患者安装的假肢由市民政局(残联)提供;为体现对特殊弱势人群的关爱,政府将麻风康复中心长期居住的 2 名(年龄均在 30~40 岁)有劳动能力的年轻人纳入由当地政府购买的公益性岗位,护理生活无法自理的残疾人员和孤寡老人,解决康复中心残老患者的日常护理问题;现在麻风病康复中心通路、通电、通网络,内设居住房、医疗室、澡堂等,康复中心的居留人员过上了老有所养、病有所医的幸福生活。

◎ **主要参考文献**

李文忠.现代麻风病学[M].上海:上海科学技术出版社,2006.8.

致谢

西藏自治区麻风院村简史的撰写得到多吉江村、小扎西、强巴占堆、多布杰、国洛、次加布、刚祖等同志及所在单位在资料收集、史实核对和调查走访等工作上给予的大力支持,特此致谢!

陕西省麻风院简史

概况

陕西省简称"陕"或"秦",位于中国内陆腹地。东邻山西、河南,西连宁夏、甘肃,南抵四川、重庆、湖北,北接内蒙古。全省总面积为 20.58 万 km²。从北到南可以分为陕北高原、关中平原、陕南秦巴山地 3 个地貌区。2019 年底,全省设 10 个省辖市和杨凌农业高新技术产业示范区,29 个市辖区,3 个县级市,75 个县,全省常住人口 3 876.21 万人,拥有卫生计生机构 36 598 个,床位 22.5 万张,卫生人员 37.3 万人。

陕西省是麻风流行历史较长的省份之一。据史料记载,唐代著名医学家孙思邈(今陕西省铜川市耀州区人)曾诊疗和医治数百名麻风患者。1949 年 10 月,陕西省麻风流行以陕南地区流行较广,关中地区散发,陕北地区偶有发生。1949—2019 年底,全省共查治麻风患者 11 797 人,治愈 10 278 人;发病率由 1957 年的 11.35/10 万下降到 2019 年的 0.02/10 万,患病率由 1966 年的 18.44/10 万下降到 2019 年的

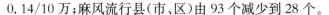

0.14/10万;麻风流行县(市、区)由93个减少到28个。

1936年8月,经中华民国行政院批准,在原南郑县(今汉台区)附近土佛寺成立"陕西省第六区麻风病院",设病床30张,1939年迁移至原南郑县东北10 km之白基寺,设病床50张。1940—1945年,该院先后进行3次维修扩建,床位扩充至80张,集中收容、隔离患者。1936—1949年,该院累计收容治疗麻风患者199人。

1950年,南郑专区行政公署接管原陕西省第六区麻风病院,更名为"陕西省人民麻风病院"(1968年更名为"陕西省汉中第二疗养院"),成为1949年10月后陕西省第一所麻风病院。接管时有工作人员8人,在院麻风患者29人。此后,陕西省在汉中、安康和商洛3个地区建立麻风院和村从事麻风治疗管理等工作。1952年,陕西省人民政府卫生厅先后在南郑县黎坪镇成立"陕西省黎坪人民麻风村"(1956年3月撤销);1955年在石堰寺修建"陕西省石堰寺麻风病村"(1968年更名为"陕西省汉中第一疗养院"),在安康县修建"安康县麻风病村"(1966年更名为"陕西省安康疗养院");1971年在商县兴建陕西省商洛疗养院。1969年9月,陕西省汉中第二疗养院并入第一疗养院,更名为"陕西省汉中疗养院"。

2019年底,陕西省共有汉中、安康、商洛3个疗养院,收治现症麻风患者共计52人,收住麻风休养员227人,拥有在职职工共计169人。

陕西省汉中疗养院

陕西省汉中疗养院是陕西省卫生计生委直管的麻风防治专科医疗机构,位于汉中市天台山脚下的汉台区武乡镇联丰村,占地面积833亩。1950—2019年,累计收治全国25个省(市)191个县(区)麻风患者10 795人。

1936年8月,陕西省国民政府报请中华民国行政院批准,在原南郑县(今汉台区)附近土佛寺成立"陕西省第六区麻风病院",设病床30张。1939年,麻风病院迁移至原南郑县东北10 km之白基寺,设病床50张。1940年、1944年、1945年先后进行了3次维修扩建,扩充床位至80张,以集中收容、严密隔离、控制传染为主。1936—1949年累计收容收治麻风患者199人。

1950年,原陕西省第六区麻风病院由南郑专区行政公署接管,为区营级建制,更名为"陕西省人民麻风病院",首任院长为胡志精。接管时有工作人员8人、在院麻风患者29人。1952年和1954年,该院先后两次扩建和维修,病床亦随之增加,最多时收容患者达百余人。

1952年,陕西省人民政府卫生厅在南郑县黎坪镇划拨土地50亩,成立"陕西省黎坪人民麻风村",首任村长为刘子奇,当时工作人员仅有3人,隶属陕西省人民政府卫生厅领导,由南郑专区行政公署卫生科代管。

1954年,陕西省黎坪人民麻风村病床扩展至100张,工作人员增至21人。

1953—1955年,陕西省人民麻风病院采用大枫子油、氨苯砜、苯丙砜及氨硫脲等药物,首次治愈12名麻风患者。

1955年4月23日,根据《陕西省人民政府汉中区专员公署通知》[卫民财联字(55)第012号]要求,在石堰寺按1 000张床位规模修建麻风病院,利用陕南干校(原是国民党黄埔军校汉中第一分校旧址)房舍加以维修和改造、加筑围墙后设立麻风病院,占地面积832.95亩,病房和医疗用房100余栋,总建筑面积为27 947 m²。

1956年底,石堰寺麻风村建成,定名为"陕西省石堰寺麻风病村"(1968年更名为"陕西省汉中第一疗养院")。是年,陕西省人民麻风病院再次进行扩建,增设病床至400张,年底患者数593人,配备工作人员68人。陕西省人民麻风病院苏轼俊医生对首次应用氨苯砜治愈麻风病总结,撰写了"陕西省人民麻风病院首次治愈麻风患者12例报告",其治疗方法在全国推广。汉中专署决定1956年3月撤销陕西省黎坪人民麻风村。

1957年3月底,"陕西省石堰寺麻风病村"建设全面竣工,首任村长为刘子奇。4月,陕西省黎坪人民麻风村干部职工20人及134名麻风患者迁入陕西省石堰寺麻风病村。当年收治患者2 912人。

1959 年,陕西省石堰寺麻风病村为满足患者住院需求,将病床扩充到 4 000 张,年底住院现症患者达 3 882 人。是年,陕西省卫生厅组织 9 家单位 100 余人以陕西省石堰寺麻风病村为基地开展麻风防治研究,这是陕西省在中华人民共和国成立后的 10 年中规模最大的一次麻风防治活动。

1960 年,陕西省石堰寺麻风病村配备 100 mA X 光机,建立了放射室。为方便患者生活和职工出行,配置了跃进卡车、嘎斯救护车各 1 辆。

1962 年,为期 3 个月的"陕西省麻风防治医师学习班"和为期 1 个月的"陕西省麻风防治训练班"在陕西省石堰寺麻风病村举办,共培训麻风防治专业人员 106 人。

1965 年,陕西省石堰寺麻风病村当年收治新发患者 857 人,为第二个收治高峰。

1968 年 7 月,陕西省卫生行政部门(省革命委员会生产组文教卫生办公室卫生组)决定,将陕西省石堰寺麻风病村更名为"陕西省汉中第一疗养院",将陕西省人民麻风病院更名为"陕西省汉中第二疗养院"。

1969 年 9 月,按照陕西省汉中县革命委员会第 019 号文件要求,陕西省汉中第二疗养院全体干部职工 31 人连同患者一同迁入陕西省汉中第一疗养院,实现两院合并,更名为"陕西省汉中疗养院"(以下简称"汉中疗养院"),贾国兴为汉中疗养院革命委员会主任。疗养院隶属陕西省卫生行政部门(省革命委员会生产组卫生组)领导,由汉中地区卫生局代管,区营级建制。

1972 年,该院荣获卫生部"全国麻风防治工作先进单位"荣誉称号。

1975 年,该院和陕西省地方病防治研究所、西安医学院、汉中地区、县各防治单位组成 22 人的麻风调查队,对城固县文川区的文川、孟家营、双井 3 个公社进行麻风及其他皮肤病的全民普查和 10 年麻风综合防治工作的全面复查。对 150 名麻风治愈者及 178 名麻风患者家属给予小剂量氨苯砜预防服药并进行复查。

1979 年,该院荣获卫生部"全国麻风防治工作先进单位"荣誉称号。

1981 年 5 月,陕西省人民政府批转陕西省卫生局《关于将汉中、安康、商洛麻风病疗养院收回陕西省卫生局领导的报告》(陕政发〔1981〕101 号),同意将汉中疗养院收回陕西省卫生局领导,业务和经费管理由陕西省卫生局负责,思想政治工作和行政管理工作委托所在地区行署领导。是年,该院荣获卫生部"全国麻风防治先进单位"荣誉称号。

1983 年 9 月 14 日,经陕西省人民政府会议研究决定,陕西省卫生厅发文《关于汉中、安康两个麻风病疗养院提升为县级单位的通知》(陕卫政发〔1983〕240 号),将汉中麻风病疗养院提升为县级单位。

1985 年初,该院在 40 名患者中试用联合化疗药物(利福平、氯法齐明、氨苯砜),观察治疗效果。

1986 年 9 月 6 日,76 岁高龄的全国政协委员、卫生部顾问马海德博士及国外专家十余人到汉中疗养院视察麻风防治工作。

1987 年 4 月 25 日,汉中地区编制委员会确定汉中疗养院编制级别为县级,开支性质为全补。编制控制人数 157 人,其中专业人员 102 人,占 65%;行政工勤人员 55 人,占 35%。

1992 年,根据陕西省第三次麻风防治会议提出的"麻风专业机构要向扩大皮肤病防治业务发展的精神",积极在汉中城区筹办皮肤病防治中心门诊部,配备医务人员 15 人,面向社会服务,充分发挥技术和设备作用。

1993 年,该院与西安医科大学第二附属医院开展的"多菌型麻风血清抗酚糖脂抗体检测的临床意义及其应用研究"获"陕西省医药卫生科学技术研究成果三等奖"。

1995 年,汉中地区行署(今汉中市)发文,将患者的医疗生活补助费由过去的每人每月 56 元提高到每人每月 120 元。

2001 年 7 月,陕西省人民政府办公厅下发《关于首批省级非营利性医疗机构的通知》(陕政办发〔2001〕81 号),将汉中疗养院确定为政府举办的非营利性医疗机构,全面推进事业单位人事制度改革工作。

2002 年 11 月 13 日,陕西省卫生厅决定该院接收陕西省安康疗养院的全部麻风患者,12 月 3 日正式移交。

2007年,该院荣获卫生部、中国残疾人联合会"全国麻风畸残康复工作先进集体"荣誉称号。

2008年5月12日,四川汶川发生大地震波及汉中市汉台区,汉中疗养院经专家鉴定均为D级危房,建议搬出设备、仪器,撤离人员,停止使用,排险拆除。

2009年,汉中市民政局发文明确了经治愈的麻风患者(康复休养员)应依据《汉中城乡医疗救助实施细则》规定,按照户籍和管辖范围,由户籍所在地县区民政部门妥善给予参加医保、"新农合"和医疗救助。

2010年,为解决患者除麻风外疾病的医疗费用问题,汉中市民政局、汉中市财政局、汉中市卫生局联合发文(汉民发〔2010〕183号),要求对在汉中疗养院住院治疗的麻风患者和麻风治愈寄养者,凡国家规定的麻风患者免费治疗范围以外发生的医疗费用,依据《汉中城乡医疗救助实施细则》,按照"属地管理"原则,由县区负责城乡医疗救助资金中资助其参加新型农村合作医疗等医疗保险,并按规定在新型农村合作医疗等医疗保险报销后对其自付部分的医疗费用,按照医疗救助政策规定予以救助和支付,患者的医疗救助问题正式得到解决。是年,该院荣获中国残疾人联合会康复部、卫生部疾病预防控制局"全国麻风畸残康复工作先进集体"荣誉称号。

2011年,解决了汉中籍213名住院患者的参加"新农合"及医疗救助事宜。是年,汉中市民政局认定汉中疗养院为社会福利事业单位。

2012年,该院领导班子筹集资金60余万元,对病区饮水池进行了改扩建和职工饮用水末梢供水系统配套改造(水池水塔清理、水泵房重建),过滤、消毒的河水经过汉中市疾控中心检验检测,完全达到了生活饮用水标准。

2013年,该院领导班子筹措资金40余万元,对病区480 m主干道及138 m便道整修铺设水泥路面,安装路灯,病区环境大为改观。是年,病区55名70岁以上患者享受到高龄补贴,60岁以上患者办理了养老补贴。

2014年,随着新型农村合作医疗政策的逐步落实,患者参保率达97.96%,通过新型农村合作医疗报销医药费用13万余元。

2016年11月18日,投资468万元,2 188 m² 的医疗业务用房改造建设工程正式开工建设。为丰富患者文化娱乐生活,投资20余万元,在病区修建了集休闲、娱乐、健身为一体的音乐广场。

截至2019年底,汉中疗养院有在职职工81人,其中专业技术人员57人;有住院现症患者34人、休养员175人,人均生活费每月450元。院长李宇岗。

陕西省安康疗养院

陕西省安康疗养院前身为"安康县麻风病村",始建于1955年10月。其时,根据陕西省卫生厅文件[陕卫财基字(55)第393号]安排,院址位于距县城西边20 km的恒口区河南公社东风大队宋家沟,以原"祖师殿"庙产为基础进行改扩建,占地面积966亩。1956年5月,疗养院建成投用,共改扩建土木结构房屋102间,设工作人员生活区、医疗部和4个病区,设置病床400张。病村处于凤凰山系一条南北漏斗型山沟中,东、西、南三面环山,北面沟口唯一一条便道与外界相通,与唯一的公路(汉白公路)中间有3条河流阻隔,且均未架桥,每逢雨天便难以通车。陕西省卫生厅《关于专员公署机构变更后有关卫生方面的几个问题》安排,麻风病村由安康县人民委员会代管,为正科级单位,张文龙为首任村长,配备医技人员15人、行政后勤人员5人。

1956年12月,疗养院开始正式收治患者,至1957年6月住院患者达到200人。

1963年,陕西省卫生厅拨款4万元,扩建医疗部,将男女患者分区管理,并组建病理室开设皮肤病理检查,配置工作所需基本设备。

1964年,首届安康县基层人员麻风防治培训班在疗养院举办,培训基层人员10人。

1966年12月8日,根据陕西省卫生厅文件[卫办字(66)第028号]要求,麻风病村更名为"陕西省安康疗养院"(以下简称"安康疗养院"),隶属关系不变。该年,住院患者达418人。按照国家"隔离、治疗、劳动"三结合管理原则,建立一系列规章制度。医生按病区进行管理治疗,每 3 个月进行治疗小结和疗效评价分析。患者护理工作主要由经过培训的患者护理员承担,专业护士主要负责培训、监督、指导护理员开展病情巡视、服药督导、伤口换药及环境消杀和消毒供应等。生产管理上,在以治疗康复为主的基础上,按当时农村生产队记工模式组织患者种植,利用荒山种植经济作物和养殖,不仅节约了采购运输成本,而且丰富了患者伙食,增强了患者体质,为治愈重返社会起到积极作用。

1971 年,陕西省卫生厅拨款 8 000 元修建了通往病区 4 km 长简易公路,配备 1 辆苏联产 2.5 吨嘎斯车。

1973 年,配备南京嘎斯牌救护车和 4 吨解放牌卡车各 1 辆。

1975 年,投资 2 万元架设通往病区 10 余千米的电线。

1976 年,配备 1 台 50 mA X 线光机,开展透视、拍片检查项目。

1979 年,投资 5 万元在山下打机井 1 眼,铺设饮水管道 1 500 m,修建水塔。是年,在恒口镇修建家属区一处,改扩建办公、宿舍房屋,解决了职工住房和办公用房问题。

1981 年 5 月,陕西省人民政府批转陕西省卫生局《关于将汉中、安康、商洛麻风病疗养院收回陕西省卫生局领导的报告》(陕政发〔1981〕101 号),同意将安康疗养院收回陕西省卫生局领导。

1982 年,投资 1 万元修建山下安子沟和宋家沟两座公路桥。是年,将祖师殿拆除,投资 30 万元在原地新建 613 m² 的二层办公楼 1 栋。

1983 年 9 月,陕西省人民政府发文(陕政发〔1983〕240 号),将安康疗养院提升为县处级单位。10 月,因多雨致山体滑坡,部分房屋开裂倾斜,经勘察鉴定,确认不宜继续在原地加固使用,陕西省人民政府批准在安康城区选址新建。

1990 年 5 月,疗养院搬迁至今安康城南香溪路 59 号。新院占地面积 14.27 亩,建筑面积 3 150 m²,设计病床数 50 张,总投资 150 万元。

1993 年,在安康大桥路设立综合门诊和皮肤病防治门诊,工作中心也由院内治疗转向社会麻风综合防治。

2002 年 10 月,陕西省卫生厅发文(陕卫办发〔2002〕318 号)通知将安康疗养院收容的麻风患者转送到汉中疗养院,撤销安康疗养院恒口老院村,规定安康疗养院不再承担麻风院村工作,主要负责安康地区麻风疫情调查、患者监测、患者确诊转送、院外患者治疗和管理、畸残患者康复、社会防治等。12 月 3 日,安康疗养院将恒口病村 22 名休养员转送到汉中疗养院,其余不愿转院的休养员被送回家。

截至 2002 年 12 月,安康疗养院累计收治陕西、湖北等 9 省 37 个县(区)344 个乡的住院麻风患者 1 274 人,累计治愈患者 931 人、死亡 168 人、逃跑或转院 156 人,还有 19 名现症患者继续由该院负责进行社会治疗。

2004—2006 年,对安康市 1995 年后所有新发麻风患者的疫点村逐个进行流行病学调查,共调查疫点自然村 36 个,确诊病人 6 人。

2005 年,陕西省卫生厅发文(陕卫医发〔2005〕288 号),安康疗养院增挂"陕西省安康皮肤病防治所"牌子,2008 年起承担"汉滨区锦绣、南竹社区卫生服务站"工作。

2013 年,在安康全区开展麻风愈后存活调查,查清全区存活患者 253 人。

截至 2019 年底,陕西省安康疗养院有在职职工 23 人,其中卫生专业技术人员 17 人、行政后勤人员 6 人。有 B 超、心电图、检验、病理、康复理疗等设备 20 余台(件)。管理治疗现症麻风患者 2 人、愈后存活患者 252 人。

陕西省商洛疗养院

陕西省商洛疗养院建于 1971 年 8 月,其麻风病区位于商洛市商州区夜村镇五郎沟。占地 223.76 亩,设置病床 400 张。建成时隶属商洛地区党委管理,首任院长为地师级干部严忠。最初有工作人员 13 人、专业技术人员 4 人、后勤管理人员 4 人、行政人员 5 人。

1976 年 9 月,疗养院正式开始收治麻风患者,该年共收治患者 44 人。建院初期对从事麻风防治的工作人员建立保健食品制度,对麻风患者住院期间按商品粮人口供应粮油。

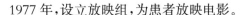

1977 年,设立放映组,为患者放映电影。

1981 年 5 月,陕西省人民政府批转陕西省卫生局《关于将汉中、安康、商洛麻风病疗养院收回陕西省卫生局领导的报告》(陕政发〔1981〕101 号),同意将商洛疗养院收回陕西省卫生局领导。

1982 年 3 月 9 日,陕西省卫生局党组函告商洛地区党委,决定将商洛地区疗养院收回省卫生局领导。是年,疗养院设置病区商业小卖部,为患者提供部分商品供应。

1983 年 1 月 1 日,正式启用"陕西省商洛疗养院"(以下简称"商洛疗养院")院名。

建院初期,麻风患者住院分为 TT、BT、BB、BL、LL 5 个病区,对麻风反应进行中药尝试性治疗。由民主选举产生患者管理委员会自主管理生产生活,医护人员培训患者护理员从事发药、换药、注射等基础护理工作。

1983—1989 年,院内隔离治疗向家庭开放治疗转变,大量患者治愈返回社会,病区划分现症和康复两个单元。

1984 年,陕西省麻风防治工作座谈会在商洛召开,会议传达学习卫生部《关于加强麻风病防治工作的意见》和 7 个技术方案,确定将麻风防治工作的重点转移到社会防治。

1985 年 4 月,决定对部分细菌转阴的住院患者允其返家进行院外治疗。8 月,参加联合化疗的患者疗程结束符合判愈者,准予出院。愈后不能回归家庭者,进入康复医疗体系。麻风患者和康复者一切费用全免,由陕西省财政拨付、各级民政给予救助。

1987 年 5 月 25 日,成立"商洛地区麻风病联合化疗管理指导组",面向全地区推广 MDT 化疗方案。

1990 年前后,尝试麻风病区实行管理承包,进行改革探索,并在病区开展养貂试点,对住院部患者实施目标管理。

1993 年,在商洛城区成立"陕西省商洛疗养院附属医院",位于商州东郊王巷,建设面积 3 000 m²。1995 年 11 月 23 日开诊运营,设置床位 100 张,既为麻风患者提供必要的医疗服务,又作为麻风防治专业技术人员技术提升的重要平台。

1996 年,将患者的住院生活费、医疗费由每人每月 56 元提高至 120 元,改善了患者生活条件。

1997 年,聘任治愈留院患者为病区管理员、病灶炊事员,开始建立麻风康复者生产生活民主管理的发展格局。8 月,组建"皮肤病、麻风防治科",开始对外承担麻风及皮肤病的临床诊治。

1998 年 11 月 10 日,经报陕西省卫生厅批准,将原李家河滩福利区以总价 47 万元整体出售给商州市孝义中学,行政办公迁至商州东郊附属医院。

1998—2016 年,先后与四家国(境)外慈善机构合作,开展中外合作麻风防治工作。1998 年底,与韩国釜山防治麻风协会达成合作协议,建立"商洛疗养院中韩合作麻风康复中心",设置床位 130 张。2000 年 5 月 5 日,成立"商洛仁爱麻风康复中心",麻风病区分别以现症、治愈留院、康复、院外防治四部分实施治疗管理。多批中外志愿者先后进入商洛疗养院麻风病区参与志愿者服务。

2001 年 7 月,被陕西省人民政府确定为首批省级非营利性医疗机构。

2003 年 1 月,在商洛疗养院举办"世界防治麻风病日暨中国麻风节"活动,时任卫生部马晓伟副部长、陕西省政府潘连生副省长等领导出席。

2003 年春,"传染性非典型肺炎"(简称"非典")疫情暴发,下设附属医院被商洛市委、市政府征用,改名"'非典'防治院",相应资产补偿 150 万元。5 月,行政办公区及附属医院迁至商洛市北新街 147 号。

2004 年 10 月,商洛市承办由中国疾病预防控制中心性病麻风病防治技术指导中心(中国医学科学院皮肤病研究所)、陕西省地方病防治研究所主办的为期 1 周的"全国麻风病防治知识培训班",16 个省(市、区)的 68 名麻风防治骨干参加学习。

2001—2015 年,先后投资 10 余万元购买侧柏、笔柏、小女贞子、小叶黄杨、冬青、雪松等 10 余种风景树木,对病区公路两旁及患者生活区域绿化、美化,营造园林式医院环境。

2007 年后,与西安交通大学医学院第二附属医院、第四军医大学西京医院皮肤科建立联系,开展麻风病转诊会诊合作。

2008年冬,在五郎沟麻风住院部开办精神病区,关注弱势群体身心健康。

2007—2008年底,根据全国麻风病院建设项目安排,投资300余万元在病区建设患者用房755 m²,改建康复病房1 000余平方米,志愿者用房150 m²,职工宿舍及办公楼560 m²,并安装配置了病房内外健身设施。

2010年12月,在商洛市行政中心片区建成综合门诊楼,重新启动附属医院二级综合医院服务运营建设,并通过商洛市第三人民医院第二名称审批。2012年9月试运营,12月正式开诊,除了满足麻风患者临床需求,还面向社会提供医疗服务。

2010年、2013年,韩国驻西安领事馆两任总领事全泰东、全哉垣均亲临麻风病区实地探访、慰问。

2013年10月19日,韩国CTS电视台交响乐团与商洛文艺界慰问麻风志愿者及患者。

2015年底,行政办公地址搬迁至商洛市民乐路。

2016年8月,举办"陕西省麻风防治师资培训班",共培训60余人。

陕西省商洛疗养院现隶属陕西省卫生计生委,为县处级单位。截至2019年12月,该院有在职职工65人,其中管理岗位7人、专业技术岗位52人、工勤技能岗位6人,累计收治麻风患者1 164人。2019年底有住院现症患者18人,休养员52人,人均生活费每月576元。

◉ **主要参考文献**

戴征社,刘少明等.陕西省麻风病防治(1949—2010)[M].西安:陕西科学技术出版社.2013.

致谢

陕西省麻风院简史的撰写,得到王耀斐、蔺兆星、王冠、吴文明、刘军、祝永刚等同志及所在单位在资料收集、史实核对和调查走访等工作上给予的大力支持,特此致谢!

甘肃省麻风院村简史

概况

甘肃,简称"甘"或"陇",为取甘州(今张掖)和肃州(今酒泉)二地的首字而成,是古丝绸之路的锁匙之地和黄金路段。

麻风在甘肃流行至少有1900多年历史。据海深德1936年记载"甘肃麻风,古时已著,今仍未衰"。1949年10月后,在各级党政部门的重视和支持下,甘肃全省开展麻风防治工作,采取"查、收、治、管、研、宣"综合防治措施。经过60余年不懈努力,麻风发现率、患病率分别由最高年份1956年的2.28/10万和1966年的1.42/万下降至2015年的0.022/10万和0.007/万,流行范围明显缩小。2003年,全省以县为单位达到"基本消灭麻风病"标准。1949年10月至2019年底,甘肃省累计发现登记麻风患者4 908人,分布在14个市(州)的74个县(市、区)。64.47%的患者集中分布在陇南市和甘南藏族自治州,临夏回族自治州、定西、庆阳等市(州)次之。河西等五市患者仅占0.57%。截至2019年底,全省有534名治愈存活者,其中129人有Ⅱ级畸残。

1923年,兰州博德恩医院(英国传教士金品三于1914年创办,位于兰州市黄河北岸庙滩子,又名"河北福音医院")创甘肃省收容救治麻风患者之先河。1925年,该院在伦敦国际麻风救济会的支持下,在其院内兴建第一所麻风病院,1926年建成并投入使用,收治包括汉族人、回族人、藏族人和鞑靼人等各族麻风患者,成为甘肃省有史料记载最早的专科麻风病院。

1949年10月,兰州市人民政府接管博德恩医院及附设麻风病院,命名为"兰州市人民医院"(今"兰州市第二人民医院"前身),麻风病院及住院患者由兰州市人民医院托管。1952年2月1日,甘肃省卫生厅接收该麻风病院,命名为"甘肃省兰州麻风病院",与兰州市人民医院分离,刘牧之任代理院长。1953年1

月,该麻风病院整体搬迁至临夏专区和政县吊滩乡吊滩村境内。20 世纪 50—70 年代,甘肃省相继建立了和政、两当、卓尼 3 个疗养院及上庄、裕河、月照、范坝、阳坝、石峡 6 个麻风村收容治疗麻风患者。20 世纪 70 年代中期,随着麻风流行趋势下降和贯彻落实中央关于加强麻风防治管理工作的有关精神,依据甘肃省革命委员会(77)第 30 号文件《关于同意省卫生局撤销上庄等 4 个麻风病疗养村报告的批复》精神及省卫生局《关于撤销上庄等 4 个麻风病疗养村座谈会纪要》[甘卫发(77)第 273 号]的安排,上庄、阳坝、裕河、店坝等 4 个麻风病疗养村撤销,其收留患者并入两当疗养院。1977 年 11 月至 1978 年 5 月,撤并搬迁工作完成。

截至 2019 年底,甘肃有省级和政、两当疗养院 2 所,承担其辖区新(复)发患者确诊、院外技术指导、畸残康复、科普宣传等工作,2 所院内共有休养员 51 人。

甘肃省两当疗养院

甘肃省两当疗养院前身为"两当县云坪乡索罗寺麻风村",始建于 1951 年 9 月。该院位于甘肃省南部,陇南市两当县境内的杨店乡土蜂沟内。

1952 年初,麻风村建成,共有工作人员 5 人,其中医生 2 人、护士 1 人、药剂员 1 人、工勤人员 1 人,共收治两当及徽县的麻风患者 30 多人。后因发展困难,交通不便,甘肃省卫生厅批准迁址至徽县梨园头。5 月开始筹建,年底基本完成基建一期工程,在梨园头、天心桥、康家湾修建瓦草房 321 间。

1953 年秋季开始搬迁,年底搬迁工作结束,甘肃省人民政府卫生厅将麻风院更名为"甘肃省麻风病第二院",直属甘肃省人民政府卫生厅领导,季振之担任首任院长。

1954 年,由于人们传统上对麻风存在恐惧和歧视心理,麻风病院工作人员佩戴证章到外单位办事,遭受不同程度歧视。因此,报请甘肃省人民政府卫生厅,决定更名为"甘肃省第二疗养院"。

1956 年,曾委托甘肃省皮肤性病防治所代管。

1958 年,因徽县、两当县、成县合并为"徽成县",疗养院下放隶属县管,遂更名为"甘肃省徽成疗养院"。凡兰州以东各县农民、军人、工人、干部麻风患者的收治任务均由徽成疗养院负责承担。由于患者日渐增加,业务范围随之扩大,工作的强度、难度和经费开支随之增加。

1962 年 3 月,省卫生厅派工作组进行整顿,调整领导班子,由杜自强任副院长。当时徽县、成县、两当县恢复原建制,遂更名为"甘肃省徽县疗养院",仍属县辖。

在徽县梨园头时期,按自然地形分别设有天心桥病区(住结核样型患者、留院观察患者和待出院患者)和康家湾病区(住瘤型患者)。对住院患者按病型、性别和病情轻重分为 6 个治疗区,另设 1 个疗养室,以照顾危重和麻风反应患者的治疗与护理。各治疗区均有 1 名医生包干负责。各病区设诊断室、治疗室、药剂室和化验室。康家湾病区设值班室,每晚均由卫生人员轮流值守。

徽县梨园头地势高寒,交通不便,对患者的治疗和工作人员的生活供应造成严重影响,于是报请甘肃省人民政府卫生厅批准再次迁址,最终决定在两当县杨店公社土蜂沟建院。

1964 年 6 月,疗养院开始筹建,修建土木结构和砖木结构职工宿舍各 1 栋以及砖木结构病房 6 栋。9 月,根据省卫生厅卫医字(64)第 412 号文件,甘肃省徽县疗养院归省厅直接领导。

1965 年,修建宿舍、会议室、中心治疗部和门诊部等 15 栋房屋。是年基建结束,年底完成搬迁,并更名为"甘肃省两当疗养院"。按病房分布设有第一病区、第二病区和女病区。按病区分设诊断室、治疗室。每位医生分管多名患者,进行麻风治疗观察和常见病的治疗处理,并定期做查菌、查体、查血尿常规、病理组织切片等工作。设值班室,每晚均有医生轮流值守。自迁杨店后,历年基建占地总面积 46 620 m²,建筑总面积 8 502.5 m²,其中业务用房 6 018.7 m²,生活用房 2 488.8 m²,建筑结构上混合结构 188.6 m²,砖木结构 4 878 m²,土坯草房 3 495.9 m²。

1966 年,有住院患者 700 多人,创历史高峰,职工为 40 多人。随着住院患者逐年减少,职工人数始终保持在 30 人左右。

1969 年 1 月,甘肃省卫生事业管理局将甘肃省两当疗养院全盘下放给两当县革命委员会领导。

1974年3月,甘肃省卫生局下发《根据省革委会甘革发(73)第69号文件批转我局〈关于加强我省麻风病防治工作的报告〉》(甘卫发(74)第36号),甘肃省两当疗养院由省卫生局领导。

1983年10月,甘肃省卫生厅下发《甘肃省人民政府甘政发〔1983〕355号〈关于兰州中心血站等三个单位由科级建制改为县级建制的批复〉》(甘卫人字〔1983〕375号文件),同意将甘肃省两当疗养院由科级单位改为县级建制。

2005年,疗养院基本建设改造项目启动,拆除原有旧建筑,新建"休养员康复中心"和"综合楼",建筑面积1 382.55 m²。

2008年,省卫生厅致函省民政厅,建议将甘肃省两当、和政疗养院留院休养员纳入城镇居民最低生活保障范围,省民政厅下发《关于同意甘肃省两当、和政疗养院院内麻风病休养员纳入城市低保的函》(甘民函〔2008〕79号),同意从2008年7月起,两当疗养院49名麻风休养员纳入城市低保,统一按照一类低保对象进行保障。

2008—2009年,按照《全国麻风病院村建设规划》的建设标准和规模,国家投资113万元,按收住200人的规模新建两栋休养员生活用房,建筑面积867 m²。

2009年,甘肃省两当疗养院纳入加拿大国际红十字会灾后援建之列,援助420万元灾后重建资金,省发展改革委员会下达卫生项目国家灾后重建资金80万元,共500万元灾后重建项目资金。总建筑面积2 620.27 m²,其中,业务用房1 439.01 m²,建筑结构为三层框架结构楼房;休养员生活用房2栋,建筑面积为938.36 m²;诊疗用房242.90 m²。2009年8月开工,2010年10月竣工并投入使用。

甘肃省两当疗养院为甘肃省卫生和计划生育委员会直属的省级麻风防治专科医疗机构,其职责随着全省麻风流行趋势的变化而不断调整。根据卫生部《印发〈全国麻风病防治管理条例〉和技术方案的函》(卫防字〔1982〕37号)的有关精神,自1983年甘肃省麻风防治工作会议以后,疗养院开始转变防治观念。1987年之前,主要职责是管理治疗住院患者,其次是开展辖区麻风线索调查、治愈者随访、畸残预防及康复医疗等;1987年之后,主要职责是协助、指导地方开展麻风线索调查、院外联合化疗患者管理、滞留在院的休养员管理、畸残康复、治愈者随访、健康教育等。2004年9月,甘肃省卫生厅发文《关于调整全省麻风病防治工作职责的通知》(甘卫疾控发〔2004〕302号),调整省两当疗养院工作职责为:负责院内麻风患者和休养员的治疗、监测、畸残康复和管理工作;负责指导陇南、天水、庆阳、平凉四市三十一个县的麻风防治工作。

截至2019年,累计收治患者1 672人,累计治愈各类麻风患者1 222人,院内时有20名治愈畸残者和1名现症患者。时有工作人员26人,其中专业技术人员20人(高级职称3人、中级职称8人、初级职称9人)、行政管理人员4人、后勤人员2人。2008年7月1日,44名休养员(已治愈的麻风患者)经甘肃省民政厅批准,由当地政府两当县民政局纳入城市低保,要求动态管理、应保尽保、应退尽退;时有20人享受城市低保(城市低保从当年的每人每月138元逐年提高到现在的每人每月451元)。时任院长何炯。

甘肃省和政疗养院

甘肃省和政疗养院位于甘肃省中部西南面,临夏回族自治州和政县松鸣镇(原吊滩乡)吊滩村境内。该院今为甘肃省卫生和计划生育委员会直属的省级麻风防治专科医疗机构。

甘肃省和政疗养院前身为1925年博德恩医院院长金品三创办的麻风病院,位于兰州市黄河北岸庙滩子(今"兰州市第二人民医院"所在地)。

1926年,麻风病院在博德恩医院的院内建成并投入运营,约60间病房,包括普通病房、重病疗养室、诊断室、化验室、治疗室,有专职护士提供护理服务。接受国际麻风救济会的经费和药品资助,麻风病院的管理者分别由英国人、德国人、美国人负责,患者的医疗依靠博德恩医院的医生。

1949年10月,麻风病院由兰州市人民政府接管。

1952年2月,甘肃省人民政府卫生厅派刘牧之负责接收,命名为"甘肃省兰州麻风病院",刘牧之担任首任院长。

1952年以后,在麻风病院成立的半年时间内,住院患者迅速增加,除了本省麻风患者,青海、四川、西藏等外省患者也来求治,西北军区所属各部队中发现的患者全部送至该院。1952年4月,该院患者增加到109人,设施及环境已不能满足病院继续增加收容和治疗患者的需要,扩大收容又会对兰州市民健康带来一定的威胁,兰州各界人士纷纷要求将麻风病院迁出兰州。加之临夏麻风患者发现较多,甘肃省人民政府卫生厅与当地政府协商后,决定将麻风病院整体搬迁至临夏专区和政县吊滩乡吊滩村境内。

1952年4月,甘肃省人民政府卫生厅派刘牧之负责建院工作,院址选在水草滩半山崖的独岗寺山下,修建了7栋70间土木结构的病房和1栋10间的医疗用房。

1953年1月,甘肃省兰州麻风病院的109名患者、15名职工及全部设备搬迁至新院区。12月,甘肃省麻风病院更名为"甘肃省麻风病第一院"。

1954年初,决定将甘肃省麻风病第一院更名为"甘肃省第一疗养院",主要收治兰州市以及临夏、甘南、定西、河西等地区的患者。

1957年,甘肃省卫生厅拨款3万元,修建疗养院工作人员的办公场所、职工宿舍以及疗养院的对外综合门诊部。

1953—1957年,相继建成5个病区、600多间病房,按照功能不同分别划分为:团结村(收治农、牧民患者为主)、七一村(所住患者均为干部、军人和工人)、跃进村(居住休养员管理委员会成员及饲养家禽、家畜的患者)、幸福村(居住连续4次查菌阴性,准备隔离观察1年后出院的接近临床治愈者)和瓦窑村(专属女病区)。

1958年11月,省卫生厅下发《关于甘肃省第一疗养院下放和政县的通知》[卫医字(58)第220号],甘肃省第一疗养院由和政县委及县人民委员会直接领导,并更名为"甘肃省和政疗养院",住院患者大约有900多人,职工有70多人。

1964年9月,省卫生厅卫医字(64)第412号文件将和政疗养院收归省卫生厅直接领导。

1965年,拆除幸福村所有土木结构病房,修建砖木结构病房148间,并修建医疗用房35间、综合门诊部房屋42间。

1969年1月,甘肃省人民卫生事业管理局将和政疗养院全盘下放给和政县革命委员会领导。时有住院患者500余人,职工40余人。

1974年3月,甘肃省卫生局《根据省革委会甘革发(73)第69号文件批转我局〈关于加强我省麻风病防治工作的报告〉》[甘卫发(74)第36号],甘肃省和政疗养院由省卫生局领导,此后成为直属管辖单位。

1977年,新建2栋砖木结构的职工宿舍。

1982年,院部新建1栋砖木结构的行政办公平房。

2000年,在韩国釜山防治麻风协会及省卫生厅的大力资助下,对病区部分病房进行改造、维修,安装锅炉、暖气和玻璃温室走廊,配置了新的病床及一些护理设施。

2005年,甘肃省和政疗养院列入省"十五"卫生专项建设规划,投资150万元在院部新修1栋四层楼房,总建筑面积1 420 m²,于2006年竣工使用。

2006年,省财政拨款50万元业务维修改造项目,对建于1957年的业务用房进行维修改造。和政县松鸣岩国家4A级风景区为了加强旅游资源的开发,2006年和政县人民政府向省卫生厅请示搬迁病区。是年8月,省卫生厅厅务会议研究同意搬迁疗养院病区。

2007年,按照《全国麻风病院村建设规划》的建设标准和规模,国家投资328万元新建休养员生活用房,建筑面积2 937.93 m²。8月,省发展改革委员会《关于省和政疗养院麻风病区搬迁新建项目可行性研究报告批复》(甘发改社会〔2007〕882号)和省卫生厅《关于省和政疗养院麻风病区搬迁新建项目可行性研究报告批复》(甘卫规财发〔2008〕182号)批复。建设规模按收治250人设计,设计总建筑面积3 300 m²(其中休养员生活用房2 500 m²、公共用房620 m²、医疗用房180 m²),另有附属配套工程、生活设施和医疗设备,总投资402万元(国家投资328万元,省级配套74万元)。

2008年,省卫生厅致函省民政厅,建议将甘肃省两当、和政疗养院留院休养员纳入城镇居民最低生活保障范围,省民政厅下发《关于同意甘肃省两当、和政疗养院院内麻风病休养员纳入城市低保的函》,同意从 2008 年 7 月起,将省和政疗养院 49 名麻风休养员纳入城市低保,统一按照一类低保对象进行保障。

2009 年 2 月,省发展改革委员会下发《关于省和政疗养院麻风病区搬迁新建项目初步设计的批复》(甘发改社会〔2009〕130 号),批准项目初步设计。总建筑面积 3 436 m²,项目按照一次规划、分期建设的原则进行建设,一期建筑面积 2 216 m²,二期休养病房和康复休养室 1 220 m²。3 月,和政疗养院开工建设。

2010 年 11 月,按设计要求完成全部建筑及配套设施。

2012 年 1 月,麻风休养员全部搬入新建病区。

甘肃省和政疗养院为甘肃省卫生和计划生育委员会直属的省级麻风防治专科医疗机构,其职责随着全省麻风流行趋势的变化而不断调整。根据卫生部《印发〈全国麻风病防治管理条例〉和技术方案的函》(卫防字〔1982〕37 号)的有关精神,自 1983 年甘肃省麻风防治工作会议以后,疗养院开始转变防治观念。1987 年之前,主要职责是管理治疗住院患者,其次是开展辖区麻风线索调查、治愈者随访、畸残预防及康复医疗等;1987 年之后,主要职责是协助、指导地方开展麻风线索调查、院外联合化疗患者管理、滞留在院的休养员管理、畸残康复、治愈者随访、健康教育等。2004 年 9 月,甘肃省卫生厅下发《关于调整全省麻风病防治工作职责的通知》(甘卫疾控发〔2004〕302 号),调整省和政疗养院负责院内麻风患者和休养员的治疗、监测、畸残康复和管理工作;负责指导兰州、嘉峪关、金昌、白银、武威、张掖、酒泉、甘南、临夏等 10 个市(州)、55 个县(市、区)的麻风防治工作。截至 2019 年底,累计收住麻风患者 2 151 人,累计治愈麻风患者 1 562 人,院内留院休养 30 名治愈畸残者。时有工作人员 32 人,其中专业技术人员 20 人(高级职称 2 人、中级职称 3 人、初级职称 10 人、无职称 5 人)、行政管理人员 7 人、后勤人员 5 人。2008 年 7 月 1 日,49 名休养员(已治愈的麻风患者)在原甘肃省卫生厅的协调下,经甘肃省民政厅批准,由当地政府和县民政局纳入城市低保;时有 30 名休养员享受城市低保(城市低保从当年的每人每月 138 元逐年提高到现在的每人每月 455 元)。时任院长伏旭东。

甘南藏族自治州卓尼疗养院

甘南藏族自治州卓尼疗养院(又称"西尼沟疗养院")位于甘肃省西南部,1968 年甘肃省卫生厅同意协助甘南州在卓尼县拉浪乡西尼沟境内筹建"甘南州卓尼疗养院",行政上隶属甘南州卫生局管辖,专门收治甘南州的麻风患者。

1968 年 9 月,甘南藏族自治州卫生局报请甘肃省卫生厅《关于成立甘南州麻风病疗养院》的函,具体内容包括"住在省和政疗养院的甘南州籍藏族麻风病人因生活习惯不同,语言不通,致使部分住院的麻风病人逃跑回家或散落在社会上流窜,造成了很不好的影响",并拟在州卓尼县纳浪公社西尼沟征地 60 亩,请求省里分配专业人员 20 人,解决建设资金和车辆、设备等,拟建立"甘南州麻风病疗养院",收治甘南麻风患者。10 月,经甘肃省卫生厅同意并派专业人员协助建设,遂派州卫生局干部王建业带领 2 人赴卓尼县纳浪公社西尼沟勘察现场,划定范围,搬迁居民,着手筹建。期间卓尼县民政局干部王玉魁同志协助和参与。

1969 年 6 月开始建设,刻制"甘南藏族自治州卓尼麻风病疗养院印章"一枚,购买发电机 1 台,以及水桶及桌椅等生活用品。

1970 年 10 月,1 栋办公用房、1 栋职工宿舍、2 栋病区病房及 3 间消毒站建成。省卫生厅调拨 1 辆解放卡车、1 辆救护车、1 台大型灭菌高压锅及部分药品、器械等。期间调入张国权、吴锦叙等人使筹建人员增加到 7 人。州卫生局革命委员会任命筹建组组长王建业为卓尼疗养院革命委员会主任,正式更名为"甘南藏族自治州卓尼疗养院"。

1971 年,再建 2 栋办公用房、2 栋病区用房,调入 3 名工作人员。4 月,疗养院正式建成并投入运营,王建业担任首任院长,工作人员总数为 31 人;首批收治卓尼、夏河、碌曲、临潭、迭部等县麻风患者 30 多人。6 月,卓尼疗养院组织 10 名专业人员,省慢性病防治所和省和政疗养院各派 1 名医生,共 12 人组成

"甘南州麻风病调查队"赴临潭、夏河、碌曲、迭部、舟曲、卓尼六县开展普查和重点调查工作,王建业任组长,张国权任副组长。历时近2个月,共查出麻风患者17人并收住入院。

1972年3月至1974年9月,调查队人员增加到26人(其中省慢性病防治所4人、和政疗养院2人、抽调县级专业人员3人),分为两组,唐松柏任第一组组长,张国权任第二组组长,每年赴各县开展普查工作。至1973年10月撤回时,普查范围达83个公社、404个生产大队、2 038个生产队、57 725户,登记人口286 175人,普查270 383人,受检率为94.48%。当年发现麻风患者144人,其中113人在卓尼疗养院收治入院,31人送往和政疗养院入住。

1973年,再建成2栋办公室、3栋病房、4间消毒站,并购置桌椅、医疗器械和药品等,使办公条件得到明显改善。通过成立科研小组,筹备开展科研工作,其中张国权任组长,小组人员包括1名学生和调入的5名工作人员。是年再征收13亩土地,组织青年患者组成生产组,吴锦叙任生产组长,种植7亩小麦、3亩油菜及蔬菜、土豆等,当年获丰收。同时购买20头牛、120只羊,建立牧业组,改善患者及医生生活。12月,首批患者中有7人治愈出院,医院在病区举行了欢送仪式。

1975年,调入11名医生,建成2栋病区用房、1栋职工宿舍。重新确定了由18人组成的"下乡普查队",医院病区有医生17人、检验员4人、护士5人、药房人员3人、供应室人员3人、消毒站人员2人(其中1人为临时工),调查队和医院医生职责明确,分工明确,各负其责。调查队发现麻风患者12人,收住入院。是年11月,共有14名患者治愈出院。

1976年11月,政府拨款3万余元,修建5间科研用房、4间简易房,建成实验室、动物饲养室、观察室等,开展科研工作。收容散落的9名麻风患者。是年,调查队发现5名新发患者。时有患者大约200人,有工作人员47人。

1977年,刘牧之调入,任革命委员会副主任,主持科研工作,开展小白鼠、旱獭接种试验。后因意外中断。

1978年,分配4名中专毕业生到院。开展中药治疗麻风反应及并发症。

1980年,培训16名赤脚医生。医院开展利福平、DDS两联化疗试验。是年,李自清调任院长,刘牧之任副院长,内部机构设置为业务科、总务科及办公室。原有大学生陆续调离,分配卫生学校毕业的中专生补充。调查队持续开展调查,但方法改为线索调查和疫点调查。是年12月,共计治愈出院患者269人,其中复发62人。

1981年4月,甘肃省防治地方病领导小组办公室协调,对甘南州的麻风防治工作实行分片负责,甘肃省地方病研究所负责夏河、碌曲、玛曲三县(后称之为"省管县"),其余临潭、卓尼、迭部、舟曲四县由卓尼疗养院负责,分别上报工作总结及报表。

1982年,实施院外防治和联合化疗,多菌型治疗12个月,少菌型治疗6个月。时有44名麻风治愈者出院。

1983年,21名麻风治愈者出院。是年底,院内仅有33名麻风患者、17名医务人员。

1983—1984年,分配5名甘南卫生学校毕业学生到院。医务人员分为院内、院外两组,每年坚持下乡扩大调查,进行老患者复查和家属检查。

1984年,工作人员达26人。

1986年,卓尼疗养院累计收治麻风患者331人(其中新患者269人),出院258人(包括二次入院患者)。先后进、出工作人员56人,建设房屋共14栋91间(含简易房8间),共计投资73万余元(不含调拨物资),医疗器械约10万元,牛30头,羊110多只。

1987年,甘南州卫生局决定并报请州政府同意,撤销卓尼疗养院,土地归还原单位(卓尼县纳浪乡西尼沟行政村土桥子村),办公用房和职工宿舍以扶贫名义划归土桥子村居民。病区、科研站、消毒站房屋就地拆除出售,医疗器械调拨给州藏医院(部分调拨到州医院)。撤院时住院患者28人,仅有8人转入省和政疗养院,其余20人回家治疗。14名工作人员迁往和政,成立了"甘南州地方病防治所",承担全州麻风病防治工作的业务技术指导。

平凉专区上庄疗养院

平凉专区上庄疗养院(麻风村)始建于1956年,位于甘肃省华亭县上庄村,行政上隶属平凉地区卫生处管辖,业务由省级直管。

1956年,平凉专区上庄疗养院开始筹建,征用民房及窑洞60间,修建办公室和宿舍20多间、治疗室10多间,占地500多亩。1958年底建成,负责收治平凉、庆阳地区的患者。

1959年1月,开始接收外地患者入院治疗,平凉行署卫生科陆续调配领导及工作人员6人。是年共收治麻风患者32人。

1960年,收治麻风患者18人。

1961年,麻风患者达到53人,其中包括甘肃省和政疗养院转回的平凉籍患者40多人。年底,住院患者有100多人。是年,省卫生厅派省皮肤性病防治所专业人员协助开展工作,历时6个月帮助培训业务技术人员,健全制度,实施病例管理。

1962年,平凉行署又调派专业技术人员5人,疗养院工作人员达到13人。住院部有轻、中、重、女4个病区,并设休养员管理委员会及生产、生活、文娱、卫生小组。采取患者管理患者的办法,病区区长和各小组组长均由疗养的患者担任。医务人员实行分区治疗责任管理,采取隔日查房和每日门诊制,患者实行劳动生产与治疗相结合的方式。

1963年,疗养院分别制定了《院规条例》、《治疗细则》、《休养员管理条例》、《五好休养员标准》、《医疗、护理、药房、检验工作制度》。医疗工作方面,划分病区,分区治疗,包干负责;生产方面,贯彻劳逸结合,每天劳动6～7小时,一般不超过7小时。

截至1965年8月,累计收治患者179人,其中治愈出院13人、外逃28人、死亡6人、在院治疗132人。

1970年以后,由于经费原因,再未收治庆阳和其他地区的患者。至此,累计收治庆阳地区患者72人,其他地区患者6人。

1977年11月,根据甘肃省革命委员会(77)第30号文件《关于同意省卫生局撤销上庄等四个麻风疗养村报告的批复》精神,撤销上庄疗养院。撤院时,累计收治麻风患者255人,其中住院患者27人,仅有2人外逃,其余25名患者转入甘肃省两当疗养院,随转粮食12多吨、耕牛4头。原机构大部分工作人员并入当地有关单位,上庄疗养院迁入平凉地区地方病防治研究所,成立"平凉地区麻风病防治站"。

武都专区康县阳坝疗养院

武都专区康县阳坝疗养院前身为"武都月照麻风村",始建于1956年,位于武都县月照乡马家滩。

1956年,省卫生厅派麻风防治工作组在马家滩盘龙寺利用旧庙宇和租用群众民房建立该麻风村,开始收治麻风患者。

1958年10月,麻风村交由武都县管辖。是年,卫生厅派人和康县政府协商在康县阳坝二坪队吴家沟建立了一处麻风村。征收83间民房作为患者住房,接收麻风患者治疗。11月,国务院决定撤销武都专区,并入天水专区;12月,康县并入武都县。

1959年,麻风村撤销并入阳坝麻风村,更名为"武都县阳坝疗养院"。

1961年12月,恢复康县建制。

1962年1月,武、康分县,疗养院移交康县管辖,更名为"康县阳坝疗养院"。

1964年7月,疗养院移交武都专署管辖,更名为"武都专区康县阳坝疗养院"。

截至1965年8月,累计收治麻风患者389人。患者主要来自武都、康县、成县及陕西宁强县,期间治愈出院47人,死亡48人,转院5人,外逃86人,转入院外(门诊)治疗5人。时有住院患者198人、工作人员9人。

1969年,在病区修建10间砖混结构的中心医务室。

1978 年 5 月,根据甘肃省革委会(77)第 30 号文件《关于同意省卫生局撤销上庄等四个麻风疗养村报告的批复》精神,撤销阳坝疗养院。该院时有患者 105 人,仅有 5 人外逃,其余患者 100 名及健康儿童 11 人(患者在院所生子女)均转入甘肃省两当疗养院,随转粮食 11.95 吨、耕牛 12 头。

文县麻风病院

文县麻风病院(麻风村)始建于 1956 年,位于文县碧口区店坝公社红林村。

1958 年,省卫生厅派员和文县政府协商在红林村旧石下山的林区选址开建麻风病院。10 月,麻风病院建成,收治患者 35 人。时有职工 7 人,马志涛担任首任院长。

1959 年 12 月,省级拨款 31 400 元新建 36 间病房,加上 1958 年折价的民房 87 间,截至 1964 年可用的房屋有 90 间,其中病房 50 间,可容纳患者 150 人左右。

1959—1964 年,仅有 7 名工作人员。麻风病院每年的工作经费大约为 8 500 元。病院管理采用营、连、排管理制度,后改为“工休管理委员会”。

1964 年 1 月,在院部领导的支持下分别建立党小组、团小组、贫协小组和休养员管理委员会。其中休养员管理委员会由 11 名委员组成,均为党员、团员、贫下中农,下设立 4 个股,各股均有股长,分别为生产建设股、文教卫生股、生活总务股、治安保卫股。

截至 1964 年 6 月,累计收治麻风患者 271 人(其中治愈出院 58 人,外逃 22 人,死亡 52 人),时有住院治疗患者 139 人。

1978 年 5 月,根据甘肃省革委会(77)第 30 号文件《关于同意省卫生局撤销上庄等四个麻风疗养村报告的批复》精神,撤销文县麻风病院。时有住院患者 94 人,仅有 6 人外逃,其余 88 名患者及健康儿童 8 人均转入甘肃省两当疗养院,随转粮食 11 多吨。原机构大部分工作人员转入文县防疫站。

甘肃省武都疗养院

武都疗养院又称“武都裕河疗养院”,始建于 1964 年,位于陇南市武都区裕河镇风屏村。

1964 年 3 月,为了缓解武都县麻风患者入院难的矛盾,经省卫生厅批准开始筹建武都疗养院,年底基本建成。共修建房屋 120 多间,时有工作人员 12 人,年底开始收治麻风患者,患者数达到 55 人。

1965 年,收治麻风患者 41 人,患者来自武都县(26 人)、康县(7 人)、宕昌(1 人)、成县(7 人)。是年 8 月,累计收治麻风患者 96 人。

截至 1966 年底,修建土木结构房屋 340 多间,划分为 3 个病区:一病区房屋 110 多间、二病区房屋 120 多间、三病区房屋 60 多间。另有会议室房屋 15 间、隔离区房屋 15 间、中心治疗站 9 间。时有医护人员和行政后勤人员共 30 人。

1968 年,在距病区 3.5 km 处修建办公、医护和后勤人员居住的土木结构房屋 53 间。

截至 1969 年底,共收治麻风患者 156 人。

1978 年 4 月,根据甘肃省革命委员会(77)第 30 号文件《关于同意省卫生局撤销上庄等四个麻风疗养村的批复》精神,撤销武都疗养院。撤院时累计收治各类麻风患者 376 人,治愈患者 249 人,死亡 48 人,外走 3 人。时有 76 名患者中仅 1 人由于临产乘车不便选择回家,其余 75 名患者及 8 名健康儿童均转入甘肃省两当疗养院,随转粮食 4 960.5 kg。土地归当地政府所有,工作人员分流到各乡镇卫生院和县卫生防疫站。

西和县石峡疗养村

西和县石峡疗养村始建于 1958 年,位于西和县石峡乡烧香台。

1959 年,疗养村建成并正式投入运营。时有 70 间房屋,其中有 65 间病房、5 间办公用房。

1963 年,省慢性病防治所工作组检查疗养村后记载了该麻风村麻风治疗的方法:“先服砜类药物(DDS)一个半月,再服氨硫脲一个半月,即 3 个月为 1 个疗程,然后休息 1 个月,再进行第 2 个疗程,在每个疗程中每服 7 天的砜类或硫脲类药即加服中药 1 剂(如人参败毒汤或炙甘草汤或四物汤加小柴胡汤,根据不同患者确定),其目的是预防麻风反应及合并症,并能活血补血、解肌润心、败毒扶正、调理容卫气血。"

1966 年,由于住院患者减少、经费投入少、医疗设备简陋等原因,西和县石峡疗养村撤销。该村累计收治麻风患者 62 人,期间治愈出院 4 人,外逃 7 人,死亡 12 人,时有 39 名患者全部转入甘肃省两当疗养院。土地归当地政府所有,工作人员分流到各乡镇卫生院和县卫生防疫站。

◎ 主要参考文献

[1] 刘牧之.麻风病在中国医学及历史上的记载[J].中华皮肤病杂志,1956,4(1):3 - 4.

[2] 潘会洋,史长俊,陈明远,等.甘肃省的麻风防治[J].中国麻风皮肤病杂志,1989,(1):24 - 5.

[3] 史长俊,李志诚,王克中,等.临夏县麻风防治概况[J].中国麻风皮肤病杂志,1990,(1):47.

[4] 潘会洋,何振华.甘肃省麻风的流行与防治(1949—1990 年)[J].中国麻风皮肤病杂志,1994,(4):203 - 6.

[5] 冯淑梅,张宏茂,李志诚,等.甘肃省麻风病防治现状分析[J].中国麻风皮肤病杂志,2009,25(4):314.

[6] 李志诚.甘肃省麻风防治史略[M].兰州:甘肃科学技术出版社,2015.

致谢

甘肃省麻风院村简史的撰写,得到冯素梅、潘惠阳、李志诚、何炳、康茅、王克俭、郭六六、田倩、尚新民、关永峰、陈永强等同志及所在单位在资料收集、史实核对和调查走访等工作上给予的大力支持,特此致谢!

青海省麻风院简史

◎ 概况

青海位于中国西部,是青藏高原上的重要省份之一,简称"青",省会为西宁。青海位于我国西北地区,面积 72.23 万 km²,东西长 1 200 多千米,南北宽 800 多千米,辖 6 个州、2 个地级市、51 个县级行政单位,与甘肃、四川、西藏、新疆接壤。

中华人民共和国成立前,青海省的麻风患者遭受歧视、迫害,甚至被杀害,使得一些患者背井离乡,流浪异地或独居深山。《马步芳家族统治青海四十年》记载:1940 年春,在化隆、贵德、民和、循化、乐都、共和等县枪杀 100 多名麻风患者。据玉树地区群众及宗教界人士反应,巴塘乡一次活埋 40 余名麻风患者,强迫囊谦、称多等地群众对麻风病人进行火祭。这些惨无人道的事件,使群众更加恐惧和歧视麻风,迫使麻风病人讳疾忌医,也导致麻风蔓延和流行。

1949 年 10 月 1 日后,青海省委、省政府十分重视麻风病防治工作。至 2019 年底,青海省累计发现麻风患者 1 656 人(儿童患者 133 人),全省患病率从最高年份 1962 年的 2.4/万下降至 2019 年的 0.115/10 万。2019 年 12 月底,全省现症麻风患者 7 人,治愈存活者 237 人。青海省麻风疫情保持低流行水平。

◎ 同仁慢性病防治院

青海省同仁慢性病防治院前身为"青海省麻风病院"。1950 年 7 月,青海省卫生厅组织"麻风病调查组",在同仁县、循化县、化隆县、乐都县等县分两个组开展麻风调查工作。12 月 24 日结束。4 个县共监测人群 1 628 人次,发现可疑线索 137 例,查出麻风患者 86 人。调查结果表明,化隆县麻风患者较多;同仁县、循化县、乐都县麻风患者散在分布。为控制麻风流行,青海省卫生厅决定筹建麻风病院,隔离收治麻风患者。

1951年10月,青海省卫生厅防疫处组成"麻风病院筹建组",任毅夫任组长。几经选址,最终确定在同仁县保安镇互助滩修建麻风病院,中央人民政府专款拨付50万元人民币修建上院(职工生活区)和下院(病区),两区间隔1 km。

1952年6月,麻风病院动工修建。10月,省卫生厅防疫处派出两个麻风病调查组,分赴贵德县、同仁县、循化县等高流行区开展普查工作,历时一个多月,查出麻风患者167人。

1953年7月,中央卫生部顾问、皮肤病专家马海德一行7人,在贵德县开展了为期3个月的麻风、性病调查及治疗工作。11月,麻风病院建设完成。

1954年1月,麻风病院落成典礼举行,"青海省麻风病院"正式成立,由青海省卫生厅直接管辖,首任院长陈益礼,副院长任毅夫。建院初期,医院占地面积85 243 m²,建筑面积4 826 m²;其中病区占地面积65 816 m²,建筑面积2 442 m²;职工宿舍区含办公室占地面积19 427 m²,建筑面积2 584 m²;院病区和职工生活区相距1 km。医院设床位200张,有职工60人,开始收治全省的麻风患者。是年,医院共收治221名麻风患者。

1956年1月,青海省麻风病院更名为"青海省民族疗养院"。

1958年2月,青海省民族疗养院更名为"青海省同仁慢性病疗养院",行政上隶属黄南州委、州政府管辖,业务仍由省卫生厅防疫处直接领导。

1962年12月,疗养院住院患者达600多人,为历史最高。

1963年10月,疗养院胡奎云医师发现三个半月婴儿患麻风病,为全国发现年龄最小的患者。

1964年9月,省卫生厅、民政厅发出《关于对已治愈出院的麻风病人给予生产、生活安排的通知》。通知要求对已治愈、要求出院的患者发放路费及部分衣物,对已治愈的麻风患者及家属在所在地就业、入学、参军、婚姻等方面不得为难和歧视。

1970年11月,玉树州慢性病疗养院建成,开始收治其州属六县的麻风患者。自此,青海省的麻风患者根据辖区不同,分别由同仁、玉树两家慢性病疗养院收治。

1972年6月,根据新发患者的病型,瘤型患者尽量要求住院治疗,结核样型患者根据患者意愿可以居家治疗。

1981年11月9日,"全国第二次麻风病防治工作会议"在广州召开,青海省同仁慢性病疗养院被卫生部授予"全国麻风防治工作先进单位"称号。

1983年5月,青海省财政厅下发《关于追加同仁慢性病疗养院翻修房屋专款的通知》(青财事字〔1983〕028号),拨款3万元,对病区的土坯围墙改建红砖围墙;对病房墙面进行粉刷及病房内地面青砖铺换成红砖。

1986年1月,麻风患者由氨苯砜单疗开始逐渐改为联合治疗。3月,青海省人民政府拨款20万元,用于同仁慢性病疗养院基建维修和危房改造。7月,同仁慢性病疗养院"青海省麻风病流行及防治研究"被省科学技术协会评定授予"青海省科技三等奖"。

1987年7月,青海省科学技术委员会为"基本消灭麻风病的流行病学调查和防治研究"项目颁发省级《科技成果证书》。

1992年1月,疗养院胡奎云同志荣获"马海德奖"。

1995年1月,疗养院张克昌同志荣获"马海德奖"。

1998年9月,卫生部授予同仁慢性病疗养院"全国麻风防治工作先进集体"称号。

1999年6月,州财政拨款维修病区病房及办公室、职工宿舍。单位自筹资金2 000余元,为病区购置地面卫星接收器,充实了患者的文化、娱乐活动。

2001年5月,省卫生厅拨款10万元、州财政局拨款3万元,对病区危房进行维修及改造。

2003年5月,青海省同仁慢性病疗养院更名为"青海省同仁慢性病防治院"。

2004年7月,比利时达米恩基金会资助5 000欧元为病区购买医疗耗材及药品。

2006年1月,疗养院辛光和同志荣获"马海德奖"。

2007年7月,护士泽仁娜姆荣获第四十一届"南丁格尔奖"。

2009年1月5日,中央划拨预算内基础项目资金325万元,新建门诊综合业务楼(822.54 m²)及病区病房(1 037.26 m²),是年举行竣工典礼。

2016年,在省、州发展改革委员会和省卫计委支持下,投资900万元,建筑面积3 000 m²的麻风病畸残康复楼落成并投入使用;青海省同仁慢性病防治院的供水系统已改建成自来水,病房全部重新修建,每个留院休养员人均一套公寓式套房,病区设健身广场、洗浴室、文化活动室、食堂等,设施一应俱全。全部留院休养员及院外部分患者已纳入国家城镇、农村最低生活保障体系。是年,黄南州卫计委批准成立"青海省同仁慢性病防治院皮肤病诊疗中心",各项诊疗工作有序开展。

截至2019年底,居住休养员38人,其中男性16人、女性22人,休养员每人每月补助生活费800元,住院费用全部报销。同仁慢性病防治院行政隶属黄南州委、州政府管辖,业务由青海省卫计委疾控处领导,是负责青海省麻风诊治、康复及休养综合性服务的定点医疗机构,内设院办公室、医务部、护理部、总务科;有职工30人,其中医务人员24人、管理及后勤人员6人;格多任院长。青海省同仁慢性病防治院自建院起,累计收治麻风患者1 141人。

玉树藏族自治州慢性病疗养院

1968年,由玉树州委、州人民政府提呈申请,经青海省委、省人民政府同意,决定在距州府所在地结古镇东面20 km的新寨村德卓滩筹建"玉树藏族自治州慢性病疗养院",负责玉树藏族自治州境内的麻风防治及治疗工作。

1969年,青海省海南州慢性病疗养院撤销,部分专业人员和整体医疗设备被调配、搬迁至玉树州慢性病疗养院。同时,中国皮肤病研究所调任6名专业人员至玉树州慢性病疗养院,组成了玉树州"第一代"麻风防治专业队伍。

1970年,玉树州慢性病疗养院正式运营,朱清明为首任院长。疗养院占地总面积8.61万 m²,总建筑面积4 710 m²,分职工宿舍区、治疗检查区和住院生活区(除治疗检查区为砖瓦结构建筑,其余均为土木结构建筑)。治疗检查区内设门诊室、化验室、病理室、治疗室、溃疡室、药房、手术室和病案室等科室;住院生活区内设男病区、女病区、食堂,有住院床位200张。是年,疗养院在玉树州境内开展包括机关、单位、学校在内的全民麻风普查工作,发现、确诊麻风患者78人,其中37名重症麻风患者入住疗养院治疗。

1971年,玉树州境内再次开展全民麻风普查,基本了解和掌握了玉树境内麻风的分布及流行概况。此次全民普查发现、确诊麻风患者37人。

1973年,玉树州首次选定州、县、乡、村"四级"各类医疗卫生专业人员和村医80余人,在玉树州慢性病疗养院举办了第一期"麻风病学习班"。

1974年,疗养院编印汉藏双语《麻风病防治》及《麻风病知识问答》3万余册,在玉树州境内进行人员培训、知识宣传。

1978年,疗养院获青海省科技大会授予的"高原麻风调查与研究集体奖"和"麻风病防治完成成果奖"。

1983年3月,疗养院麻风患者的治疗由氨苯砜单疗改为联合化疗。

1988年,玉树州人民政府拨款10万元对部分职工宿舍区和住院病区房屋进行维修。

1990年,玉树州人民政府发文落实对治愈麻风患者进行院外安置工作。在解决基本生产资料和居住设施的基础上,共安置出院患者41人。

2000年,玉树州人民政府撤销玉树州慢性病疗养院,原疗养院有10名专业人员分配至玉树州计划生育技术指导站(妇幼保健院)工作,其余专业人员及全部后勤人员和全部资产并入玉树州疾病预防控制中心,成立"麻风防治科",继续负责玉树境内麻风防治工作;原慢性病疗养院的留院麻风患者归由疾控中心管理。是年6月,对新发患者改为居家治疗。

2008年,中央财政拨专款155万元,地方财政拨款15万元,对原慢性病疗养院治疗检查区房屋进行维修,并在原女病区内新建混凝土结构病房 10 间,总新建和维修面积为 900 m^2。

2009 年,最后一名麻风愈后留院休养员(原籍四川石渠县)病故。玉树慢性病疗养院累计治疗麻风患者 480 人。

2019 年,玉树州疾病预防控制中心内设"麻风防治科",在玉树州慢性病防治院内办公;防治科有专职防治人员 1 人,负责全州麻风疫情监测和麻风患者的随访工作。

◎ **主要参考文献**

[1] 秦德奎,青海省卫生厅,青海省麻风防治协会.青海麻风防治[Z].1962.

[2] 吴进,青海省同仁慢性病疗养院.青海麻风防治四十五年[Z].2000.

[3] 青海省同仁慢性病疗养院.青海麻风防治编年纪事(1950—1995 年同仁疗养院部分)[Z].1995.

[4] 青海省卫生厅.青海省麻风病防治[Z].1996.

致谢

青海省麻风院村简史的撰写,得到白瑞平、何海江、赵文梅、王建春等同志及所在单位在资料收集、史实核对和调查走访等工作上给予的大力支持,特此致谢!

宁夏回族自治区麻风院简史

概况

宁夏回族自治区简称"宁",成立于 1958 年 10 月 25 日,土地面积 6.64 万 km^2。时有人口近 688 万,其中回族 199 万,约占全自治区总人口的 1/3 以上,占全国回族总人口的 1/5,是我国最大的回族聚居地区。现辖银川、石嘴山、吴忠、固原、中卫 5 个地级市,22 个县(市、区)。

宁夏回族自治区成立前没有麻风病的记录。1963 年 11 月,经自治区党委批准,成立"自治区地方病防治所",同时自治区卫生防疫站卫生(鼠防)工作队和自治区皮肤性病防治所人员划归新成立的自治区地方病防治所,开展麻风防治工作,逐步建立了病例的发现、报告制度。至 2019 年底,宁夏通过各种调查累计发现麻风患者 90 人,时有现症患者 1 例(1993—2018 年没有发现新病例,2019 年发现新病例 1 例)。

20 世纪 50—60 年代,江苏、浙江、甘肃等地支援大西北人员迁入宁夏,麻风由此传播开来。1958—1969 年,自治区累计发现 64 名麻风患者,其中 1964 年以前发现 50 人,占 79.37%。为了加强对麻风患者的管理,自治区在固原三十里铺建立麻风院,收治麻风患者。

宁夏回族自治区固原麻风病院

1965 年,自治区建立"宁夏固原麻风病院",地址为固原市原州区开城镇三十里铺村。麻风病院坐落于三十里铺村偏远东山沟中,分为工作人员生活区和患者治疗区,患者治疗区建在东山沟的盲端,两区相距约为 500 m。共建有病房、办公室、职工宿舍等房屋 10 余间。隶属宁夏自治区卫生厅领导。是年收治麻风患者 8 人,院长安泽温。

1966 年,麻风病院人员编制 9 人,工作人员包括院长安泽温、医生及护士各 2 人、检验师 1 人,会计、司机和保卫各 1 人,院内设床位 10 张。

1966—1969 年,收治麻风患者 8 人,其中男性 7 人、女性 1 人。分别来自浙江 3 人、江苏 2 人、甘肃支宁人员 1 人、宁夏固原粮食局 1 人和西吉张易 1 人。

1969 年,麻风病院由于气候和生活环境不适合疗养而撤销,宁夏麻风患者转入甘肃两当、和政及陕西汉中疗养院治疗。撤销后工作人员由固原卫生科分配到固原县医院、开城卫生院等单位。

◎ **主要参考文献**

宁夏卫生防疫 50 年[Z]. 2003.

致谢

宁夏回族自治区麻风院简史的撰写得到靳峰、蒋岸、山宇才等同志及所在单位在资料收集,史实核对和调查走访等工作上给予的大力支持,特此致谢!

新疆维吾尔自治区麻风院村简史

概况

新疆维吾尔自治区位于中国西北边陲,首府乌鲁木齐,是中国 5 个少数民族自治区之一,也是中国陆地面积最大的省级行政区,面积 166 万 km²,占中国国土总面积的 1/6。新疆地处亚欧大陆腹地,陆地边境线 5 600 多千米,周边与俄罗斯、哈萨克斯坦、吉尔吉斯斯坦、塔吉克斯坦、巴基斯坦、蒙古、印度、阿富汗斯坦八国接壤,在历史上是古丝绸之路的重要通道。

麻风在新疆流行已超过 2000 年历史,维吾尔族人也把麻风称作"交赞"。新疆麻风主要分布在塔里木盆地周围和昆仑山北麓,这也是通往西藏和印度的必经之路。当地每年有成百上千的维吾尔族人途经西藏和印度到阿拉伯圣地麦加朝觐或经商,一些农民则因生活所迫充当脚夫到印度,由此将麻风带回新疆。据策勒县波斯坦公社十二大队的艾则孜说,公元 120 年,该地搬来一户居民,其祖父是去印度的脚夫,染上麻风后传染给家人,以后麻风便在这个大队蔓延开来。1952 年,这个大队家家户户都有麻风患者。此外,一些来自印度、阿富汗等国的商人曾到于田、莎车和喀什等地经商,长时间来往或居住在这些地方,也将麻风传染给了当地居民。

中华人民共和国成立后,西北医学院邓云山医生和新疆防疫医疗总队王诚一医生经过调查,一致认为新疆的麻风是从印度、阿拉伯、阿富汗等地传入。至 2019 年底,自治区累计发现麻风患者 3 916 人,其中和田地区 2 443 人,喀什地区 790 人,阿克苏地区 243 人,巴州 129 人,其他各地州 311 人。2019 年底有现症患者 28 人,自治区 94 个县(市)全部达到基本消灭麻风标准。

新疆洛浦县多鲁乡卫生院麻风病疗养院

中华人民共和国成立初期,新疆有 16 个县市为麻风高流行区,其中和田地区的七县一市均为高流行区。1950 年,新疆生产建设兵团农一师在和田地区策勒县奴尔乡筹建一牧场时,登记发现麻风患者 122 人。1951—1952 年,新疆卫生厅派出原中央防疫大队西北分队在南疆地区巡回诊疗时发现,和田地区有麻风患者 100 余人,预计实际患病人数更多,遂将情况上报卫生厅。

为防止麻风流行,卫生厅决定在和田地区筹建麻风村和麻风病院,并委派原新疆民族卫生工作队英幼钧、骆伯平到和田地区开展筹建选址工作。经实地考察,最终决定在距洛浦县城 14 km,距和田市 50 km 的洛浦县千墩组建麻风村。1952 年 11 月,麻风村建成,行政名称为"幸福乡"。并在此处筹建麻风病院,类似于村中院。

1954 年 12 月,"和田地区麻风病院"建成,直属自治区卫生厅,管理工作由和田地区行署卫生处负责。主要职能收治全疆麻风患者,同时开展麻风调查研究工作。建院之初,建筑房屋共有 13 栋,分 2 批建成。编制病床 300 张,时有医务人员 20 余人,主要从原新疆自治区卫生防疫二大队调来。首任院长为高杰,副院长为阿布都卡德尔·艾力,业务部主任为王诚一。麻风病院分门诊部和住院部,住院部又分重症患者住院部和普通患者住院部。重症、合合症或出现麻风反应的患者住院治疗,轻症患者则住在麻风村治疗。卫生厅每年拨付工作经费 11 万元,用于维持医院的日常运转。患者入院后,卫生部门给予免费治疗,民政部门予以生活补助,住院患者每人每月补助 4.7 元。麻风病院及麻风病村时有占地面积共约 12 000 亩,其中耕地 5 900 多亩,由当地政府免费划拨。麻风病院直接管理麻风村。住院患者在接受免费治疗的同时,进行力所能及的生产劳动,麻风病院及麻风村的粮食和蔬菜全部能够做到自给自足,另有牛、羊、马等牲畜 1 000 多头。三年困难时期,洛浦县普通社员的口粮定量每人每月 11 kg,而麻风患者的定量每人每月 22.5 kg。

和田地区麻风病院成立后,北疆地区的麻风患者由新疆维吾尔自治区流行病学研究所(1984 年 11 月改称"自治区地方病防治研究所")负责诊断,确诊后送往和田地区麻风病院住院治疗。南疆地区的麻风患者则直接由和田地区麻风病院负责诊断和治疗。麻风病院按照"线索调查,集中治疗,生产自给"的方针,在和田地区、喀什地区、阿克苏地区等麻风流行区积极开展麻风调查工作。

1956 年开始,麻风患者接受氨苯砜(DDS)治疗。

1958 年,和田地区麻风病院因管理权限调整,更名为"新疆洛浦疗养院",行政级别降为公社级(科级)单位,由洛浦县人民政府代管。麻风村则归疗养院管理。

1965 年,洛浦疗养院收治麻风患者数达历年最高,住院患者和住麻风村患者共 1 200 人。

1984 年 3 月,洛浦疗养院更名为"和田地区皮肤病防治所",由和田地区行署领导,升格为县级单位;麻风村归皮肤病防治所管理。是年,和田地区皮肤病防治所结束以单纯砜类药物治疗麻风的历史,开始以联合化疗(MDT)方案治疗麻风患者。

2001 年,根据和田地区党委文件(和地机编办字〔2001〕25 号),原和田地区结核病防治所与和田地区皮肤病防治所合并成立"和田地区传染病院"。麻风村划归传染病院管理。麻风病区时有患者 10 人、管理人员 1 人。

2005 年,根据自治区卫生厅《关于对和田地区传染病专科医院〈关于麻风病院农场情况报告〉的回复》(新卫疾函〔2005〕49 号),和田地区传染病院将麻风病院及附属农场的所有人员和基础设施、土地一并移交给洛浦县政府管理。洛浦县将麻风病院交多鲁乡卫生院管理,更名为"洛浦县多鲁乡卫生院麻风病疗养院"。

截至 2019 年底,疗养院有医务人员 2 人、后勤人员 1 人、炊事员 1 人,长期居住休养员 12 人。休养员日常生活由县民政部门纳入低保,按照洛浦县低保标准每人每月补助生活费 360 元,医疗护理等工作由多鲁乡卫生院承担;穆太力普·阿不都拉任疗养院院长。麻风病疗养院和麻风村累计收治麻风患者 3 628 人,其中治愈 3 465 人、死亡 163 人。

◎ 主要参考文献

新疆地方病研究所志编委会.新疆维吾尔自治区地方病研究所志[M].乌鲁木齐:新疆人民卫生出版社,2008:57 - 59,227 - 233.

致谢

新疆维吾尔自治区麻风院村简史的撰写,得到尚修建、范新春、董晓等同志及所在单位在资料收集、史实核对和调查走访等工作上给予的大力支持,特此致谢!

麻风院村要事纪略

1951年云南永仁县石家坪烧麻风院致患者死亡事件

受历史原因的影响,云南省永仁县歧视、迫害麻风患者的现象时有发生。

1951年,云南永仁县石家坪麻风病院患者因经常外出洗澡乱跑,招致灰老、普达两乡群众不满,对石家坪麻风病院放火,致患者伤亡。

事件发生后,云南省楚雄区专员公署扣押了事件有关人员并责令反省。但因善后工作未彻底做好,引起群众不满,损害了政府威信。1953年1月,云南省人民政府责成省监察委员会、省检察署等部门对事件重新进行调查与处理,并拨专款对所有受害者家属进行抚恤与救济,同时走访慰问受害者家属、开展科普宣传、召开受害者家属及患者代表参加的座谈会。带头肇事者马某、韩某分别被判处5年和3年有期徒刑,永仁县主要领导分别被处以行政记大过和党纪处分。

1953年5月6日,云南省人民政府发出《关于永仁县违反政府政策烧杀麻风病院患者事件的报告》,将事件通报西南行政委员会及中央内务部,并抄送各专市县人民政府及省府直属各单位,教育干部群众接受经验教训,强调"今后任何地区,不论其以任何形式与藉口,如有烧杀麻风一个人者,必予追究严办",严厉制止类似事件再次发生。

1954年12月20日,云南省人民政府再次发出《关于切实制止烧杀麻风患者的通报》,要求各地:一是切实认真做好麻风患者的分散安置工作;二是对分散安置的患者要注意照顾他们生产生活上的困难;三是大力进行树立守法观念的宣传教育工作;四是严肃处理乘机操纵的破坏分子及失业干部,对烧杀麻风患者事件必须追查责任。

1954年湖南洞口县群众与麻风患者矛盾冲突事件

湖南省洞口县历史上属麻风流行地区,群众因害怕传染,对麻风极为恐惧。

1954年4月,洞口县第四区18个乡中的12个乡有麻风患者。因个别麻风患者不接受约束,经常出入公共场所,与群众共河洗澡,共井饮水,并常到街上小摊抢拿东西,其行为影响到当地群众的日常生活,一些群众闯入麻风患者家中,用鸟枪射击患者致其死亡。洞口县委获悉此事后,县领导立即指示采取得力措施,迅速、坚决制止这一迫害患者行为,并派出由县纪委、县武装部、县卫生院等部门组成的检查组深入实地开展调查,并将调查情况呈报邵阳专署。

1954年5月19日,邵阳专署致函湖南省财委会,申请在洞口、新化两县各建一所麻风村,集中收容麻风患者。随后,针对这一事件,湖南省卫生厅分别于5月31日和6月29日两次向卫生部报文请示[卫医字(54)第21722号和第21844号]。7月24日,湖南省人民政府将此事通报全省,指出洞口县第四区的负责干部要对此事负主要责任,应由县政府根据情节轻重分别做出严肃处理。同时强调如再有迫害麻风病人事件发生,应逐级追查责任,对违法者依法惩办[府卫字(54)第1459号]。

1954年7月27日,卫生部批复湖南省卫生厅,同意增设洞口、新化两个麻风村,同时对枪杀麻风患者事件,建议由司法机关进行调查处理;要求加强宣传教育,扭转对麻风患者仇视的看法,避免今后此类事故再次发生[卫医字(54)第517号]。8月26日,卫生部将此事通报全国,指出"湖南省的这一事件严重违反了国家政策法令,将在群众中造成不良影响。除湖南省人民政府已对此案进行处理外,为防止此类事件在全国其他各地继续出现,特将该通报原文抄附于后,希望教育有关干部注意麻风病的宣传教育工作,严防意外事件发生"[卫医字(54)582 号]。

1957 年广东化县(化州市)筹建麻风村冲突事件

1956 年 11 月,广东化县决定择址福岭乡贼佬地兴建该县第一个麻风村。是年 12 月 3 日,遂派员前往贼佬地邻近村庄开展宣传,着手建村事宜。但当地干部群众思想不通,抵触情绪大。1957 年 3 月 26 日,部分群众破坏麻风村建设工地,与工地人员和干部民警发生冲突,导致一些群众伤亡。

事件发生后,中共广东省委两次派员下乡慰问,指导当地处理善后。化县、廉江县做出决定,宣布不再在贼佬地建麻风村,向群众承认失误,遂释放错捕的人员,慰问、抚恤伤亡者亲属等,群众对立情绪缓解,生产恢复正常。

1957 年 4 月,国家领导人视察广东时,指示对这一事件要查清事实、严肃处理。5 月 25 日,经广东省委批准,中共湛江地委对肇事有关人员分别给予党内警告、开除党籍、撤销职务等党纪、政纪处分。6 月 17 日,湛江地区中级人民法院分别判处事件主要责任人无期徒刑和有期徒刑 10 年等刑罚。

2006 年湖北省启动区域性麻风院村建设

2006 年 8 月,湖北省卫生厅向卫生部上报《关于湖北省麻风病村改造建设方案的报告》(鄂卫生文〔2006〕112 号),按照卫生部《全国麻风病院(村)改造建设规划》的要求,结合全省麻风防治机构现状,确定麻风院村建设目标,提出在"十一五"期间,重点加强武汉、黄冈、孝感、荆州、十堰和恩施 6 个市州以及仙桃、潜江和天门 3 个直管市的麻风院村建设,计划利用国债投资,基本建成 6 个区域性麻风院村。

2008 年 11 月,省卫生厅等 6 个部门联合签发《关于下发湖北省麻风病防治机构体制改革意见的通知》(鄂卫发〔2008〕77 号),在全省设立武汉、荆州、孝感、十堰、黄冈、恩施 6 个区域性麻风防治中心,人员编制 600 人,床位 1 200 张,集中收治全省麻风患者和麻风残疾患者;原各级皮肤病防治院(所)承担的麻风预防控制职能整体移交给当地疾病预防控制中心;原有各级皮肤病防治所(麻风院村),由当地卫生行政部门按照卫生资源合理利用的原则进行改革调整。2011 年,省卫生厅印发《湖北省区域性麻风防治中心工作规范(试行)》和《湖北省麻风病患者入院治疗与休养管理实施意见》,从管理制度、工作条件、诊疗规范、生活服务及保障措施等方面进一步规范区域性麻风防治中心的工作。

2009—2013 年,6 个区域性麻风防治中心先后挂牌运行,原有的一些能力较薄弱的县市皮肤病防治院(所)陆续撤并或改制。以疾病预防控制中心为核心、以区域性麻风防治中心为骨干、以基层医疗卫生机构为基础的麻风防治服务体系在湖北省基本形成。

2014 年浙江麻风休养员走进北京人民大会堂作报告并赴北京旅游

2014 年 5 月 13 日,"浙江省皮肤病防治研究所上柏住院部医疗队先进事迹报告会"在北京人民大会堂举行。上柏住院部 60 周岁的麻风休养员徐某以报告团成员的身份,讲述了自己作为一位住院治疗、休养 42 年的麻风患者,在党和政府以及社会各界的关心爱护下,在医护人员的精心治疗护理下,疾病得以痊愈,并留院为麻风休养员们服务的故事。他是我国历史上第一位在北京人民大会堂作报告,并受到中共中央政治局委员、国务院副总理刘延东接见的麻风休养员。

2014 年 6 月 12—16 日,上柏住院部的 24 名麻风休养员在工作人员和志愿者陪同下赴北京旅游。休养员们先后参观了毛主席纪念堂、故宫、颐和园、天坛、万里长城等名胜古迹,并参加了天安门广场庄严的升旗仪式。休养员们纷纷表示,作为曾经人见人怕的麻风患者能实现到首都北京看一看的美好梦想,充分体现了党和政府及社会各界对弱势群体的关心和关爱!

2016 年广东开平市玲珑麻风村为康复者举行集体婚礼

广东省开平市玲珑麻风村有 3 对麻风康复老人,多年来他们的生活跟真正的夫妻无异,但没有结婚登记。开平市玲珑医院院长董淑猛和妻子徐娜在玲珑医院工作了十几年,2006 年在玲珑村举办婚礼,也把家安在麻风村。2016 年是董淑猛与徐娜结婚十周年,董淑猛决定利用此契机为村内 3 对命运多舛的康复者圆一场婚礼梦,在玲珑村为他们举行集体婚礼,同时也举办自己的结婚十周年庆典。

2016 年 4 月 20 日上午,张桃烈和冯金恨、陈桂芳和张瑞心、朱郁孚和陈凤梅,走进开平市民政局婚姻登记处,喜领结婚证,正式结为合法夫妻。这 3 对新婚夫妻中,年龄最小的 63 岁,最大的 89 岁。2016 年 5

月 21 日下午,伴随着欢乐的音乐,玲珑村的 3 对"新人"和 1 对年轻的"老夫妻"相继缓缓走到婚礼庆祝平台上,接受现场亲朋好友、社会爱心人士和志愿者约 400 多人的祝福。

中国麻风防治协会会长张国成作为证婚人参加了这场不同寻常的集体婚礼。

麻风院村南丁格尔奖获得者简介

南丁格尔奖是红十字国际委员会为表彰在护理事业中做出卓越贡献人员的最高荣誉奖。中国自 1983 年首次参加南丁格尔奖评选至 2016 年底,先后有 75 名优秀护理工作者获此殊荣。其中从事过麻风护理工作的护理人员有 6 人,她们分别是:

陆玉珍(1934—),女,浙江鄞县人。陆玉珍 1954 年从上海第二护士学校毕业,分配到上海市麻风病院(现上海市皮肤病医院)工作,先后任护士长、护理部主任等职,并多次获先进工作者、优秀护士等荣誉称号。1989 年,陆玉珍获第 32 届"南丁格尔奖"。

周娴君(1931—2014 年),女,湖南长沙人。周娴君 1952 年从湖南湘雅护士学校毕业后,分配至湘西自治州人民医院工作,1969 年下放至保靖县麻风病防治站工作,1974 年重回州人民医院工作,负责创办了州卫生学校护理专业班,担任教学工作,为全州培养了大批护理人才。周娴君曾任护士长、护理部主任、护理副院长等职。1989 年,周娴君获第 32 届"南丁格尔奖"。

刘振华(1955—),女,山东济南人。1977 年,刘振华从济南卫生学校毕业后分配至济南市皮肤病防治院麻风病院工作,先后任麻风病房住院部主任、护士长及济南市皮肤病防治院院长助理等职。其先后获"济南市百名优秀护士""马海德奖""济南市劳动模范""山东省优秀共产党员""济南市文明市民""济南市十大杰出职工""山东省红十字会博爱勋章""山东省卫生系统廉洁行医标兵""济南市'三八'红旗手""山东省富民兴鲁劳动奖章"等荣誉。2005 年,刘振华获第 40 届"南丁格尔奖"。

泽仁娜姆(1968—),女,青海同仁藏族人。1989 年,泽仁娜姆从黄南州卫生学校毕业后分配至河南县人民医院工作,1994 年调入青海省同仁慢性病防治院从事麻风护理工作。2006 年,泽仁娜姆当选为政协黄南藏族自治州第十一届委员会委员。2007 年,泽仁娜姆获第 41 届"南丁格尔奖"。

潘美儿(1976—),女,浙江德清人。1996 年,潘美儿从湖州卫生学校毕业后,分配至浙江省皮肤病防治研究所上柏麻风住院部工作,现任上柏住院部护士长兼该所护理部副主任。其先后获"浙江省疾病预防控制先进工作者""浙江省爱心助残奖""感动湖州最具影响力人物""中国十大职业女性榜样""浙江省五一劳动奖章"等荣誉。2009 年,潘美儿获第 42 届"南丁格尔奖"。

孙玉凤(1968—),女,江苏盐城人。1987 年,孙玉凤从上海市第一人民医院护士学校毕业,分配至上海市遵义医院(现上海市皮肤病医院)麻风病科工作,历任护士长、护理部副主任等职。其先后获"2010 年马海德奖""上海市服务明星奖""2011 年上海市人道博爱奖""2012 年第一届左英护理奖特别奖"。2011 年,孙玉凤获第 43 届"南丁格尔奖"。

附录二

指导麻风院村建设与发展的重要文件

中华人民共和国成立后,为保护人民健康,有效控制麻风传播与流行,不同历史时期,各级政府、部门相互配合,多次颁发与麻风病相关的指导性文件,以加强麻风患者管理,促进麻风院村建设与防治工作开展。在此,仅将国家层面颁发的指导麻风院村建立、管理与发展的重要文件摘录如下:

1950 年 6 月 8 日,中央卫生部发布《关于管理麻风应行注意事项的通报》(卫公防字第 633 号):"……兹将管理麻风应行注意事项分述如下:一、我们要明了各地麻风分布精确情况,然后根据实际,择定适当地点筹设麻风病院。二、凡有劳动力之麻风患者,使其能有参加生产自食其力的机会。三、麻风虽为慢性传染病然其传染途径迄未明确得出结论,但可将患者及其配偶予以适当隔离,不得对患者有厌弃与伤害行为,更不必存有恐惧心理,应采用同情态度,要替不幸患者解决食住与治疗等问题。四、在麻风分布较严重区域,应设法改善其环境卫生,加强其地方卫生组织,减少此病传播的条件。五、各大行政区卫生部对管区现有麻风病院应予严格检查,监督其防治工作,在业务上尽量予以辅助。六、本部为部署全国防治麻风工作极希将你部管区内麻风患者分布情形及原有麻风院所工作概况以及推进工作上的困难,汇报本部,以资作进一步的部署防治该病工作的参考。"

1952 年 4 月,卫生部以卫医字(52)第 309 号文介绍"广东省各地建立麻风村实施办法",认为这个办法很好,可作为各地管理麻风的参考。

1952 年 10 月,中央人民政府卫生部、中央人民政府人民革命军事委员会后勤部与卫生部联合通知《为部队中麻风病人得以妥善的全部交予地方麻风病院收容治疗》(卫医字第 212 号),特作如下规定:"一、地方麻风病院正在建设中计华东 300 张病床,中南 200 张病床,西北及西南各 100 张病床(东北已有)。二、在全部建设尚未完成前,暂不能整批收容,由各大行政区军、政双方卫生部联系,视可能收容之情况,逐一办理移交,俟建筑完成再行全部移交。三、移交前部队应进行妥善说服动员,并向地方详细介绍病人情况,移交后即由地方麻风病院按接收慢性伤病员待遇标准供给与管理。四、凡过去在地方麻风病院住院,仍由军队负责供给之病院,……。五、华北区麻风病员由中央人民政府卫生部负责介绍至中南、华东区收容,各地麻风院应注意培养麻风病员成为麻风管理医疗专职干部,以便将来从事大规模的麻风工作。"

1953 年 9 月 22 日,卫生部通知《修订疫区烈性传染病、麻风病、结核病防治院所及放射线科工作人员临时津贴试行办法希试行由》【卫人字(53)第 814 号】,其中规定在麻风病院所工作的人员可根据工作性质、与病人接触时间长短的不同,分别发给金额不等的临时津贴。自 1953 年 7 月份起按该办法试行。

1954 年 2 月 13 日,中央人民政府政务院下发《关于民政部门与有关部门的业务范围划分问题》【政习字(54)第 10 号】的通知,麻风病人之收容管理与治疗问题规定"麻风病院已由卫生部门领导管理,革命残疾军人和等待复员转业干部中之麻风病患者,由卫生部门负责接收治疗。已建立之麻风村,由卫生部门领导者仍归卫生部门管理;由民政部门领导者,其医药治疗及对收容病人的鉴别等,由卫生部门协助办理;麻风病人生活困难的救济问题,由民政部门负责解决;行政领导管理,由各地负责。"

1954 年 12 月 30 日,卫生部卫乡医徐(54)第 85 号《颁发 1955 年接收部队精神病、麻风病员具体办法》,针对全国康复医院麻风病床很少,不足实际需要的情况,计划 1955 年在原有基础上扩大床位数,改建部分康复医院为麻风病医院,以便逐步接收部队病员。同时,对未设麻风病床省份的各省(自治区)军区的麻风病人指出具体移交办法：即山西、内蒙自治区交河北省，安徽交山东省，江苏交浙江省，河南、湖南交广东省，江西、湖北两省暂由该二省地方麻风病院接收，广西省由该省地方麻风病院接收，青海交甘肃省，热河、吉林、黑龙江交辽宁省，西康在地方麻风病院内解决，并接收西藏、昌都地区病人；解放军总部在华北地区直属单位的麻风病人由安徽省接收；解放军总部和大军区在各省直属单位的麻风病人，可与所在省军区卫生处(科)联系按指定地区移交；志愿军麻风病员由解放军总后勤部卫生部统计，每两个月将需转院之病人数字及病历材料交中华人民共和国卫生部，统一分配至一定地区接收。

1955 年 3 月 5 日，卫生部《请考虑你省麻风病院改名称的问题》【卫乡医群字(55)第 5 号】，主送：浙江省卫生厅，抄送：吉林、辽宁、黑龙江、河北、山西、陕西、甘肃、山东、安徽、江苏、福建、湖南、河南、江西、广东、云南、四川省卫生厅。文曰："接国务院二月十八日卫生(55)第 1012 号文转来浙江省武康上柏镇麻风病院全体病人联名给刘少奇同志的来信一件。信中反映他们对麻风病院的名称以及与家庭通信时，医院在信上加盖浙江麻风病院的公章表示不满，并要求将医院名称改为康复医院(第 X 康复医院)，我们认为他们提的意见是正确的，因此请你省考虑以上意见，更改医院名称。凡各省收容军队之麻风病、结核病、精神病时，只是在收容性质上的分工，因此医院之名称仍为康复医院，不必将名称标志出来。病人向院外通信时，只要将信件、包裹进行消毒，并告诉当地邮局即可，不必再加盖麻风病院公章或已经消毒等字样，以免接信人及邮局工作人员有心理作用。"

1955 年 12 月 3 日，中华人民共和国财政部、卫生部联合批复财文范字第 290 号、卫财密崔字第 353 号《关于原在康复医院休养的精神、麻风病员复员后有关供给上一些附带问题的批复》，指出"……收容已复员回乡军人的精神、麻风患者：生活费(包括伙食、住院、烤火费等)按照 1955 年 5 月 31 日国务院通过的"关于安置复员建设军人工作的决议"第三项所定办法由民政部门负责。医药费不分门诊、住院全部免收，其费用在贫苦烈军属复员军人医疗补助费项下开支。……已复员回乡患有麻风病需要入院治疗的，其所需生活费用，经商得内务部同意，亦可援照以上复员回乡的精神病员的规定同样办理。"

1956 年 2 月 28 日，中华人民共和国卫生部、中华人民共和国财政部《关于颁发"关于复员后的精神麻风病患者住院生活费用开支标准的规定"的联合通知》【卫财密字(56)第 83 号、财文刘字(56)第 30 号】："各省人民委员会、自治区人民委员会：关于原在康复医院的部队精神、麻风病员复员后仍继续治疗，在住院期间的生活费用开支标准的草稿，曾以卫财密彪字(55)第 262 号、财文范字第 213 号联合通知附送，并请参照执行。现根据各方面意见，又作了一些修订；报经国务院第二、第五办公室以联五办字(56)第 17 号批复核准。兹将该规定随通知颁发。并确定：自 1956 年 3 月 1 日起执行。"

1956 年 8 月 14 日，中华人民共和国卫生部卫医字(56)第 414 号"了解有关麻风病防治工作情况"，主送：河北、湖南、江西、贵州、山东、江苏、广西、湖北、安徽、四川省卫生厅。"本部为掌握全国麻风病防治情况，研究制定防治麻风病规划，请你厅提供以下材料：1. 你省的麻风病发病情况，包括发病率、病人数字、分布地区；2. 现有各类麻风病防治机构的数目、编制、床位、地址及各类机构的工作任务和现已收容病人数；3. 你省过去和现在对各类型(疣型、似结核型)麻风病人在隔离管理方面采取的原则和具体措施；4. 麻风病人的生活费、医药费。如已组织病人进行生产时，其生产经费的补助标准、原则和经费来源；5. 你省在麻风防治问题上，各有关部门(卫生、民政、财政、公安)是如何分工合作的；6. 你省目前在麻风病治疗方面采取了哪些办法(包括中医中药)，其效果如何；7. 你省今后的麻风防治措施(如已制定规划可将规划报部)。以上几个问题希加以整理于八月底前报部。"

1957 年 1 月 17 日，卫生部《检发"麻风病防治机构及麻风村调查表"请填报》【卫医崔(57)第 9 号】，文曰：本部为了了解全国麻风病人收容及治愈情况，兹检发"麻风病防治机构及麻风村调查表"(一次性)一份，要求各省、市、自治区卫生厅、局于 1957 年 2 月 10 日前填报本部为荷。

1957 年 6 月 26 日至 7 月 15 日，第一届全国人民代表大会召开第四次会议。在该次会议上，谢觉哉、罗瑞卿、钱英、邓颖超、廖鲁言、胡耀邦、李德全等七位代表提出一百一十号提案："案由：建议各有关部门分工负责，密切合作，以积极开展麻风病防治工作案"。"办法：(一)隔离管理麻风患者……集中隔离传染性患者的最好形式是麻风村。它的优点在于：(1)简单易办，节约人力、物力、财力；(2)集中隔离可以严格地控制传染和进行治疗工作;(3)可以组织麻风患者进行生产自给,减少国家负担。(二)为积极防治麻风病,必须在各级党政的统一领导下,各有关部门密切配合,分工协作,各负专责。我们建议,各有关部门应作如下分工:民政部门负责麻风村的建设、管理、病人的生活救济以及组织对入村病人的动员等工作;公安部门负责约束病人服从隔离管理,制止社会上对病人的迫害和麻风病人的不法行为;农业部门负责指导麻风村的生产,帮助解决生产中的困难;卫生部门负责对麻风病的调查、诊断、预防、治疗、隔离的技术指导和科学研究等工作;妇联、青年团应协助做好宣传工作。审查意见:由国务院交有关部门办理"。

1957 年 10 月 28 日,卫生部发布《**全国麻风病防治规划**》【**卫医贺字(57)第 395 号**】,规划确立"积极防治,控制传染"的方针,要求"隔离管理患者,积极治疗患者"和"建立健全麻风防治专业机构,发展麻风村",提出"麻风村是隔离收容传染性麻风病人的主要形式";"建立麻风村应当选择具有自然隔离条件的适当的村址",并规定"麻风村受所在乡的党政领导,如果归乡领导有困难,也可由县的党政领导机关直接领导"。"麻风村的房屋以简单、经济、适用为原则,在可能条件下应尽量利用旧有的民房和公共房产,以节省国家的开支。麻风村的基建经费原则上由各省或县的地方经费自筹。医疗设备由卫生部门负责。病人的被服及其他生活用具原则上自备,有困难者可发动农业社或病人的亲友给予支援。病人入村后的生活费(主要是伙食费)在麻风村尚未能达到生产自给之前,应当尽可能地发动病人的家属、亲友、农业社供给,仍有困难时由民政部门接济。……在麻风防治工作中,各有关部门的分工主要的应是:民政部门负责麻风病人生活救济;公安部门负责制止社会上对病人的迫害和麻风病人的不法行为;农业部门负责指导麻风村的生产,帮助解决生产中的困难;卫生部门负责对麻风病的调查、诊断、治疗、预防隔离的技术指导和科学研究等工作;妇联和青年团应协助做好宣传工作。关于麻风村的建设和管理等工作,应由县人民委员会指定专门机构或成立专门委员会负责。"

1957 年 12 月 30 日,卫生部卫医 486《**抄发〈关于建立麻风村的经费问题〉**》:"各省(自治区)、市卫生厅、局:兹将内务部函复湖南省民政厅的函《关于建立麻风村的经费问题》一文抄给你们,以供处理这一类问题时有所参考。附件:内务部内农字(57)第 1026 号函指出,根据中华人民共和国卫生部 1957 年 10 月 28 日发布全国麻风病防治规划,在麻风防治工作中各有关部门的分工是:民政部门负责麻风病人生活救济;卫生部门负责麻风病的调查、诊断、治疗、预防隔离的技术指导和科学研究等工作。关于建立麻风村的经费问题,可根据这一规定向党政领导汇报,由省领导研究决定。"

1959 年,内务部以党字(59)第 5 号、卫生部以卫党贺字(59)第 374 号批转《**贵州省对麻风病人收容隔离治疗工作情况和今后意见的报告**》,批文肯定了贵州省对建立麻风村重要意义和如何做好建村工作的一些原则意见。

1963 年 4 月 8 日,中华人民共和国卫生部卫医贺字(63)第 31 号、中华人民共和国内务部内农字(63)第 010 号、中华人民共和国公安部公发(治)(63)第 201 号、中华人民共和国农业部农办秘震字(63)第 47 号:"各省、自治区、市卫生、民政、公安、农业厅、局:现将《湖南省人民委员会批转卫生厅、民政厅、农业厅、公安厅关于麻风病防治中的问题和意见的报告》转发给你们,供参考。麻风病是危害人民最严重的慢性传染病之一。解放后十三年来,在各级党政领导下,对防治麻风病做了大量工作,取得了显著成绩。其中最有成效的是举办麻风村,隔离收容麻风病人。这样作,既可控制传染,也有利于病人的治疗,又能组织有劳动能力的麻风病人生产自给,减轻国家和社、队的负担。实践证明,麻风村是隔离治疗麻风病人的最好形式。但近几年来,有些地区对麻风村的管理有所放松,有的甚至把麻风村解散,将已收容的病人遣送回家。这是很不妥当的。湖南省已纠正了这种做法。我们建议,各省、自治区、市都应像湖南省那样,在省人委领导下,对麻风病防治工作做一次认真的调查研究,妥善解决当前存在的问题,把麻风病防治工作向前推进一步。"

1964 年 12 月 31 日,财文(64)第 1020 号财政部、卫生部、内务部《**关于革命残废军人、复员军人、麻风病人经费开支划分问题的联合通知**》:"……因患麻风病退伍的义务兵的医疗费用,应实行收费、减费和免费的原则,必须减免的医疗费用,由卫生部门开支。生活困难补助仍由民政部门开支。现有麻风村的医药补助费,由卫生部门开支;属于生活困难的救济,由民政部门负责开支。麻风村的隶属关系,仍维持现状。以上改进办法从一九六五年起实行。"

1965 年 6 月 26 日,毛泽东主席指示卫生部:"把医疗卫生工作的重点放到农村去。"

1975 年 3 月 31 日,国务院、中央军委批转卫生部、公安部、财政部、农林部、商业部、总后勤部《关于加强麻风病防治和麻风病人管理工作意见的报告》[国发(75)第 50 号]:"建议麻风病人较多的省、地、县革委会成立麻风病防治领导小组,由革委会一位负责同志亲自领导,卫生、公安、财政、民政、农林、粮食、商业等有关部门参加,分工负责,进行工作。""新建、扩建麻风院村的基建投资,在地方基建投资中妥善安排。麻风村所需土地、生产、运输工具,由省、地、县革委会统筹安排。"要求加强麻风院村的管理,明确规定:"麻风病院由卫生部门管理,主要收治享受公费、劳保医疗的麻风病人;麻风村由民政部门和卫生部门共同负责管理和治疗,主要收治不享受公费、劳保医疗的麻风病人。""建议各省、市、自治区从 1975 年开始,组织力量有计划地开展线索调查和普查,积极收治病人,根据需要扩建或新建麻风院、村。力争 1976 年以前,把有传染性的麻风病人收容起来。""建议省、市、自治区充实加强麻风病院、村、站,有计划地分配一定数量的医务人员,到麻风病防治单位工作。麻风病院、村所需要的药品、器材,石油化工、商业部门要认真解决。"

1976 年 7 月 14 日,卫生部、公安部、铁道部、交通部、农林部、商业部、总后勤部文件卫防字(76)第 304 号《关于制止麻风病人外出流窜和来京上访的意见》:"……麻风病防治机构要加强对病人的管理,严禁麻风病人外出流窜和来京上访。对经常在外流窜的麻风病人,有关部门要严格管理。凡麻风病人离开本地区、麻风病院、麻风村时,应及时向有关部门报告,并迅速追回;各地铁道、交通部门如发现麻风病人,要迅速报告卫生、民政等有关单位处理,并通知其原单位及时接回,对无理取闹不服收容的,由公安部门协助。遣返的麻风病人,由铁道、交通部门给予方便,在车船之一角安排好护送人员和麻风病人的座位。车船的消毒,由铁道、交通的卫生部门负责;对于来京和流窜各地的麻风病人,医院应及时明确诊断,按规定进行收容隔离,不得拖延。有关省、市、自治区卫生局、公安局接到通知后,应立即联系派人接回病人;加强对麻风病人的政治思想教育,劝阻麻风病人外出上访。对他们反映的问题,有关单位应当重视,对合理的要求,应及时适当解决,把问题解决在基层;有违法犯罪的麻风病人或残害麻风病人的案件,由公安部门及时严肃处理。"

1980 年 11 月 10 日,国务院批转卫生部《关于麻风病防治工作情况的几点建议》[国发(80)第 278 号],其中对麻风病院、村的领导和管理作了进一步的规范。

1982 年 3 月 13 日,卫生部《关于麻风病防治工作的情况和今后意见》[卫防字〔82〕第 19 号],其中明确建议"麻风病院、村的管理要加强"。"对无家可归的已治疗好的残老者,应协助民政部门创造条件适当集中,经当地政府批准,形成自然村或养老院"。

1982 年 5 月 14 日,卫生部印发《全国麻风病防治管理条例》和七个技术方案的函[卫防字〔82〕第 37 号],《条例》第一章第六条规定,原则上今后不再新建麻风病院(村),个别地区确实需要新建时,应建在城镇附近。在院内病人不断减少的情况下,麻风病院(村)的调整,由省(市、区)卫生行政部门研究决定。进行机构调整时,麻风防治工作只能加强不能削弱;被调整的院(村)改为皮防所站迁至城内,医务人员要充实提高,以利加强社会性防治工作。第七条规定,对残老和无家可归而留院的治愈者应协助民政部门创造条件适当集中,经当地政府批准形成自然村或养老院。卫生部门定期派员访视诊疗。《条例》第三章第十四条至第十八条,就麻风病院(村)的管理作了明确规定。

1988 年 9 月 20 日,卫生部印发修订《全国麻风病防治管理条例》和三个技术方案的通知[卫防字(88)第 14 号],《条例》第一章第五条规定,"对残老和无家可归而留院、村的治愈者,各地应由民政部门创造条件集中,报经当地政府批准改为福利院或养老院。由民政部门负责其生活救济,卫生部门定期做医疗检查。对有家难回的麻风治愈者提供居住休养场所。"第三章第十三条规定,麻风病院、村主要收治有严重麻风反应(包括急性虹膜睫状体炎)、需要做整复外科手术、足底溃疡和伴有其他合并症及自愿要求手术的病人。在完成必要的治疗后即可出院,并继续在院外接受联合化疗。

1990 年 6 月 12 日,卫生部卫防发(90)第 12 号《关于进一步加强麻风病人管理的通知》:"……各级麻风防治专业机构严禁给麻风病院、村患者出具证明文件。确需转院治疗者必须由该专业机构派员护送，不得让病人持信自往。要切实加强对住院、村病人进行遵守规章制度，积极配合治疗的宣传教育工作；各地要将乞讨的麻风病患者送当地皮肤病防治机构或卫生防疫站进行检查，如确系麻风病人，应协同当地民政部门与原防治机构联系送回。如为伪造证明者应送公安机关处理；卫生行政部门、麻风防治专业机构要积极宣传麻风病可防、可治、不可怕的科学道理，以消除人们的恐惧心理，不要歧视麻风病患者；对麻风病人及其家庭确系困难者，麻风防治专业机构应主动与当地民政部门联系，妥善解决，严防病人流窜社会的现象发生。"

2001 年 12 月 17 日，卫生部办公厅关于进一步加强麻风病防治工作的通知（卫办疾控发〔2001〕167号），强调各地"要重视麻风病院（村）中康复者的医疗及生活照顾，保障和改善麻风病残老者的生活质量"。

2006 年 6 月 19 日，卫生部印发《全国麻风病防治规划（2006—2010 年）》的通知（卫疾控发〔2006〕231号），规划将"完成麻风院（村）的改造建设任务，并投入正常运转"列入工作指标。明确提出"各级卫生部门要协调发改、财政、民政、残联等部门，统一规划，制定可行的配套政策，确保建成后的麻风院（村）正常运转，提高现有麻风院（村）残老病人的医疗、生活和康复质量"。

2007 年 5 月 10 日，卫生部转发国家发展改革委《关于麻风病院村建设规划批复》的通知（卫规财发〔2007〕156 号），批复卫生部麻风院村建设规划，中央投资 2.2 亿元，地方配套资金 5 637 万元，在 25 个省新建和改扩建麻风病院村 80 所左右，总建设规模约 24 万平方米。主要进行麻风院村的基础设施建设，包括生活用房、公共用房、医疗用房。配置必要的生活设施和医疗、康复设备器材。对新建院村的布局、建设的规模和标准、建设资金安排、院村建成后的正常运转等有明确要求。

2011 年 9 月 23 日，卫生部等 11 个部门联合制定《全国消除麻风病危害规划（2011—2020 年）》（卫疾控发〔2011〕76 号），规划要求到 2020 年达到消除麻风病危害的目标，其中明确指出"地方各级政府要切实落实改建后麻风病院（村）的相关配套政策和措施，保障麻风病院（村）居留人员的合法权益。改善麻风病院（村）居留人员的医疗、康复和生活水平，为麻风病现症患者提供良好的服务"。

麻风院村照片

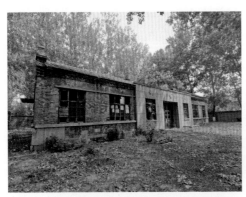

图1　20世纪50年代河北省望都麻风
　　　病院医疗区旧址

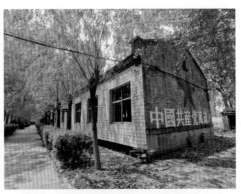

图2　20世纪50年代河北省望都麻风
　　　病院住院部旧址

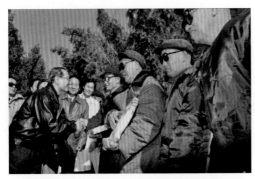

图3　1995年1月,河北省望都麻风
　　　病院麻风节慰问活动

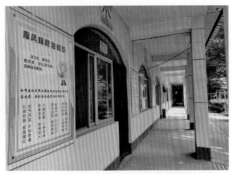

图4　2016年6月,河北省皮肤病防治院
　　　西院医疗区

（图1~4　河北省皮肤病防治院提供）

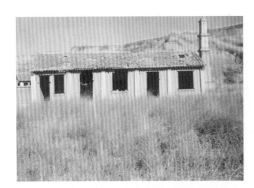

图5　1965年以前山西省屯留县麻风病院旧址

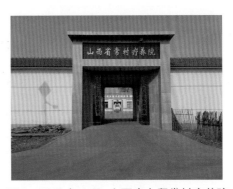

图6　2016年1月,山西省屯留常村疗养院

（图5~6　山西省疾病预防控制中心提供）

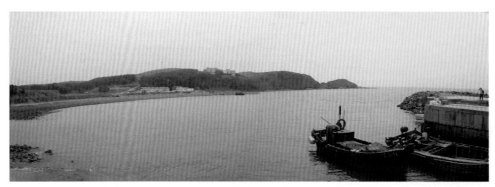

图 7　1949—1958 年关东麻风疗养所旧址（河对岸远眺）

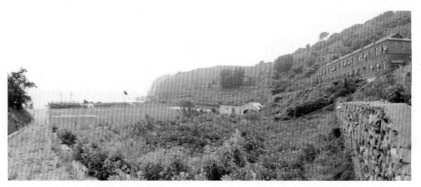

图 8　1950—1952 年东北卫生部小王岛疗养院旧址

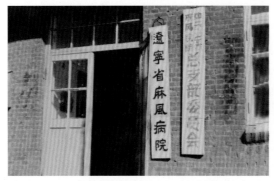

图 9　1959 年 4 月,辽宁省麻风病院大门

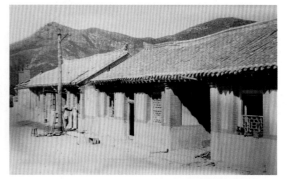

图 10　1959 年 4 月,辽宁省麻风病院病房

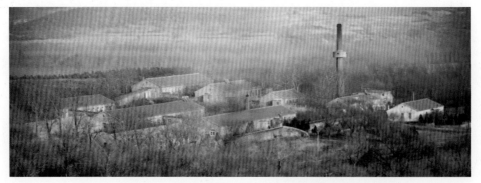

图 11　2013 年 11 月,辽宁省大连市皮肤病医院麻风病住院部
（图 7～11　辽宁省大连市皮肤病医院提供）

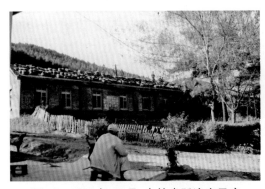

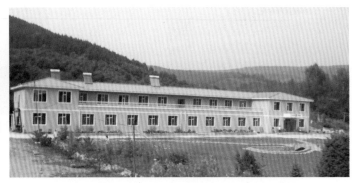

图 12 1982 年 10 月，吉林省延边麻风病　　　　图 13 2012 年 8 月，吉林省延边麻风病疗养院
　　　　　防治院病区

（图 12～13 吉林省延边麻风病疗养院提供）

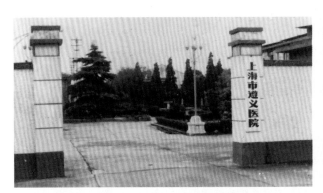

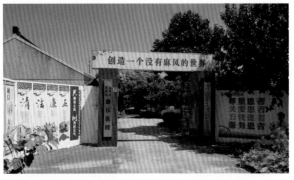

图 14 1985 年 10 月，上海市遵义医院大门　　　　图 15 2016 年 6 月，上海市崇明区康乐医院

（图 14～15 上海市皮肤病医院提供）

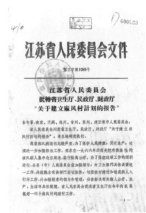

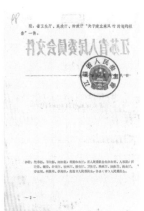

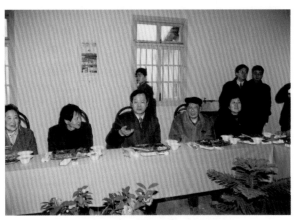

图 16 1964 年 9 月，江苏省人民委员会批转　　　　图 17 1999 年 1 月，南京市皮肤病防治
　　　　　建立麻风村计划的文件　　　　　　　　　　　　　　所住院部麻风节慰问活动

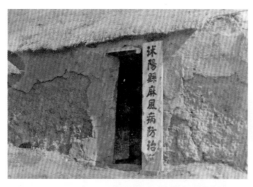
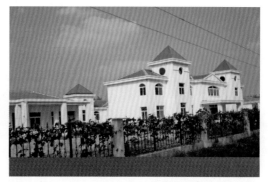

图 18　1958 年,江苏省沭阳县麻风病防治所　　图 19　2009 年,江苏省沭阳县皮肤病防治院麻风村

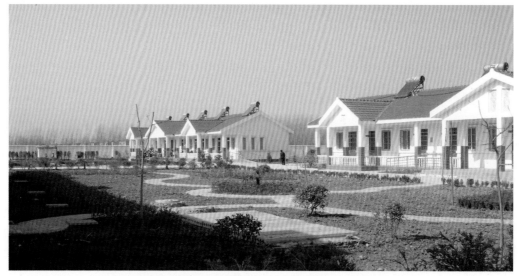

图 20　2010 年,江苏省淮安市楚州区皮肤病防治院潘柳康复病

(图 16～20　江苏省疾病预防控制中心提供)

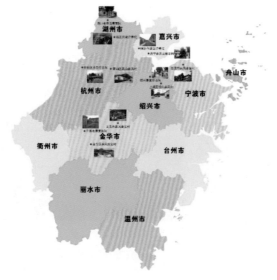
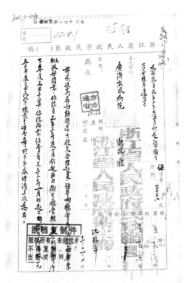

图 21　2019 年,浙江省 12 个麻风院村分布图　　图 22　1952 年 12 月,浙江省民政
厅、卫生厅就广济麻风病院
的管理联合发文

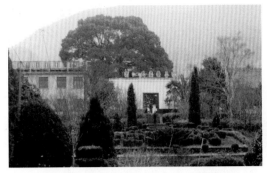

图23　1956年,浙江武康疗养院

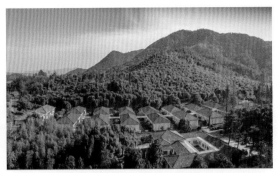

图24　2015年,浙江武康疗养院

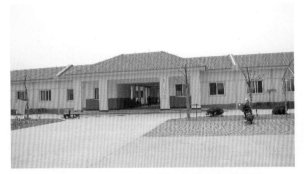

图25　2009年,浙江省桐乡市康复疗养院

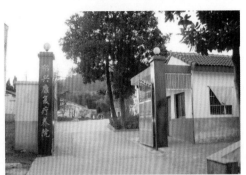

图26　2009年,浙江省绍兴康复疗养院

（图21~26　浙江省皮肤病防治研究所提供）

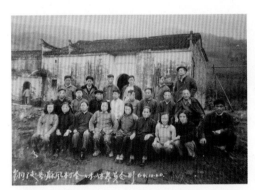

图27　1964年10月,安徽省铜陵县麻风村

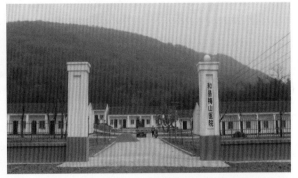

图28　2011年5月,安徽省和县梅山医院

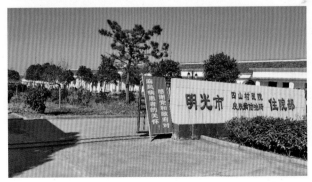

图29　2015年1月,安徽省明光市四山村医院

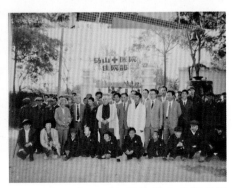

图30　1986年10月,马海德在安徽省淮南市马山传染病医院与麻风患者和工作人员合影

（图27~30　安徽省皮肤病防治所提供）

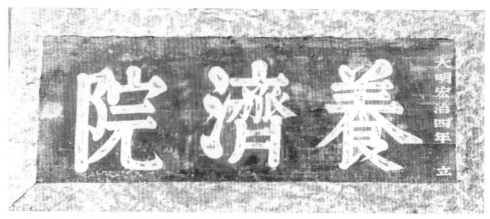

图 31　1949 年以前的福建省闽侯县麻风养济院匾牌(即福建省福州市麻风院前身)

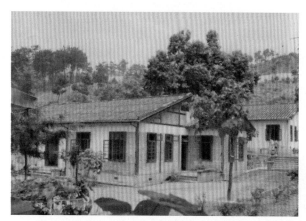

图 32　1953—2010 年,福建省白沙麻风院旧址

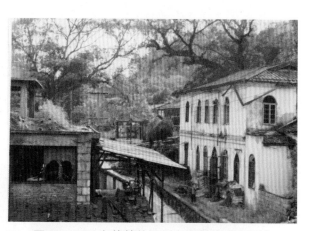

图 33　1951 年接管的福州市麻风院西院旧址

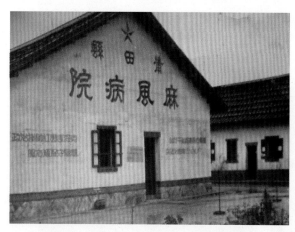

图 34　1957 年,福建省莆田县麻风病院

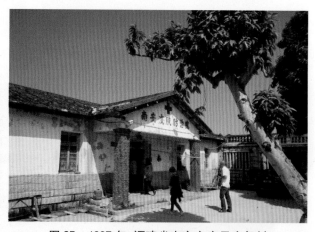

图 35　1997 年,福建省南安市麻风康复村

(图 31~35　福建省疾病预防控制中心提供)

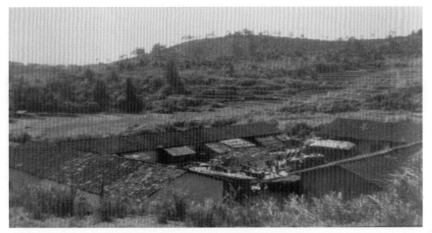

图 36　1998 年，江西省安远县麻风村

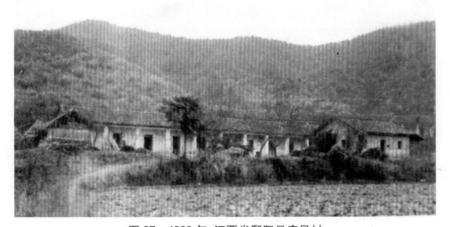

图 37　1990 年，江西省鄱阳县麻风村

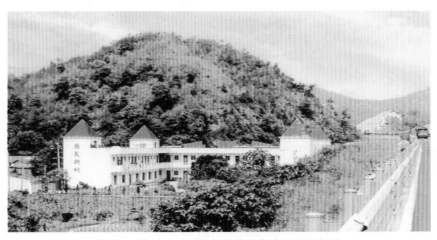

图 38　2010 年，江西省南康区皮肤医院康复村

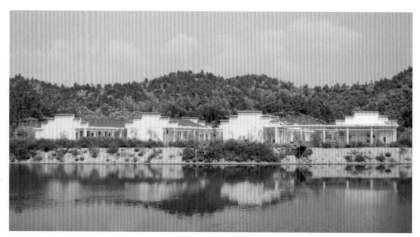

图 39　2009 年，江西省丰城市皮肤病医院康复村

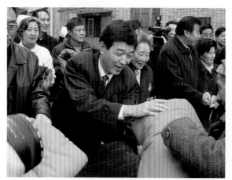

图 40　2005 年 1 月，南昌市皮肤病院黄牙山麻风病区麻风节慰问活动

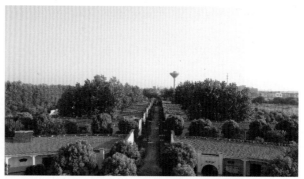

图 41　2017 年 7 月，江西省皮肤病专科医院康复中心

（图 36～41　江西省寄生虫病防治研究所提供）

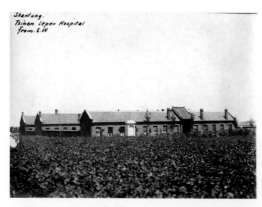

图 42　1930 年齐鲁大学麻风病疗养院外景

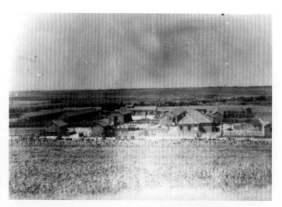

图 43　1959 年 12 月，山东省济南市腊山疗养院

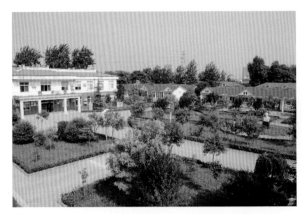

图44 2013年6月,济南市皮肤病防治院住院部

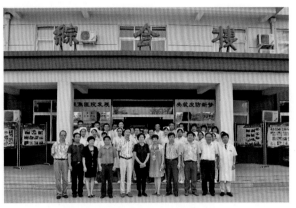

图45 2015年8月,济南市皮肤病防治院麻风院村运转现况调研活动

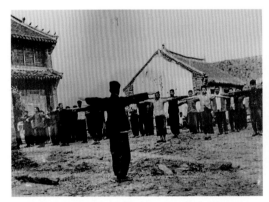

图46 1957年,山东省海阳县梦达寺麻风村

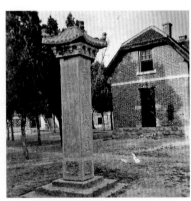

图47 1935年,山东省滕县恩赐庄基督教麻风院建"癞感救恩"纪念碑

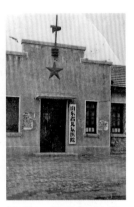

图48 1956年11月,山东省北坛医院

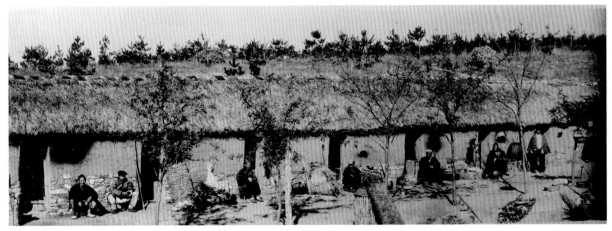

图49 1964年11月,山东省莒南县麻风村

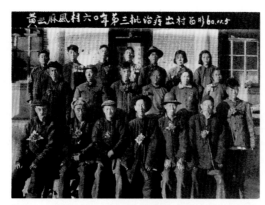

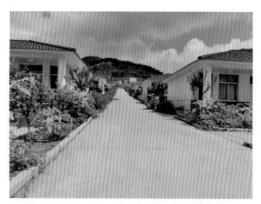

图 50　1960 年 11 月,山东省黄县麻风村治愈患　图 51　2015 年 6 月,山东省费县青山康复疗养
者合影　　　　　　　　　　　　　　　　院

（图 42～51　山东省皮肤病防治研究所提供）

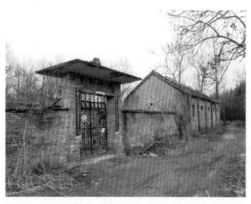

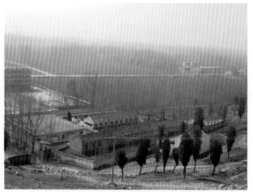

图 52　1966 年落成的河南省桐柏麻风病医院　图 53　1982 年 5 月,河南省永城鱼山医院
男、女病区旧址

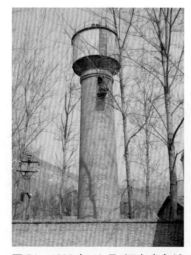

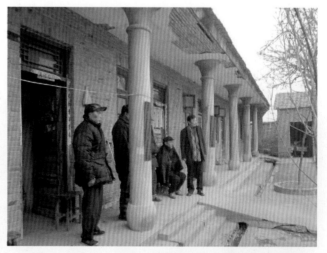

图 54　1983 年 12 月,河南省永城　图 55　2016 年 4 月,河南省固始黄山医院休养员区
鱼山医院供水塔

（图 52～55　河南省疾病预防控制中心提供）

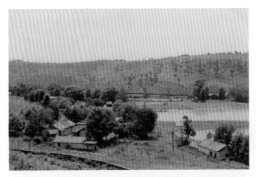

图 56　1980 年,武汉市皮肤病防治所康乐村

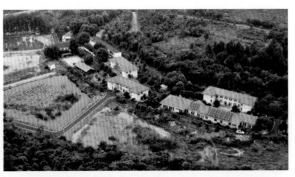

图 57　2016 年 7 月,湖北省武汉麻风防治中心

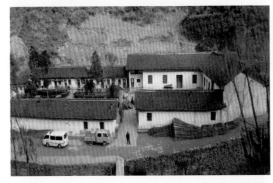

图 58　2007 年 10 月,湖北省竹山县西沟医院

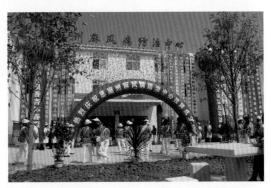

图 59　2010 年 7 月,湖北省恩施麻风防治中心

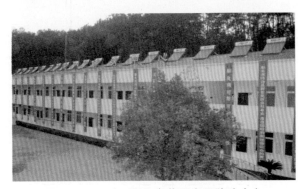

图 60　2011 年,湖北省黄冈麻风防治中心

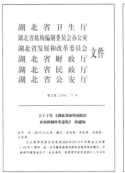

图 61　2008 年 11 月,湖北省麻风病防治机
　　　构改革的文件

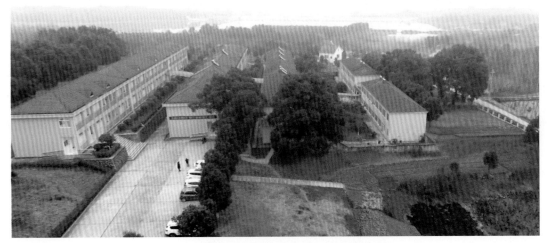

图 62　2016 年 7 月,湖北省荆州麻风防治中心

(图 56～62　湖北省疾病预防控制中心提供)

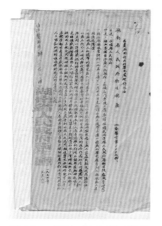

图63　1954年9月,湖南省麻风村内的婴儿处理办法

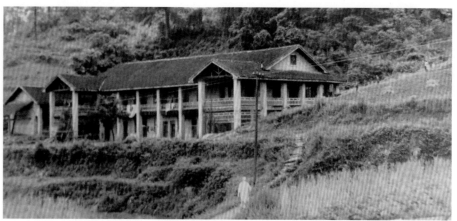

图64　1958年,湖南省石门剩头麻风村

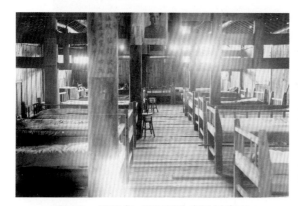

图65　1959年,石门剩头麻风村病房

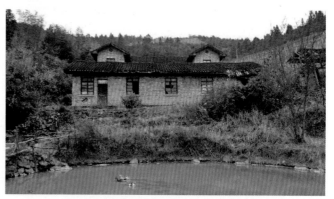

图66　1990年,湖南省怀化市麻风村

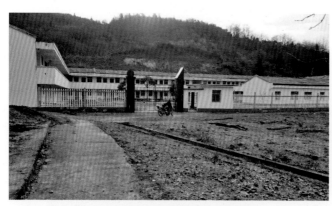

图67　2016年,湖南省怀化市麻风村

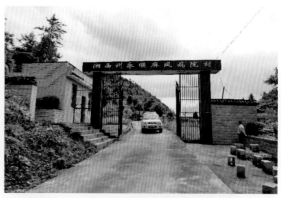

图68　2016年,湖南省湘西州永顺麻风村

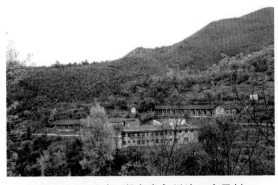

图 69　2005 年,湖南省永州岭口麻风村

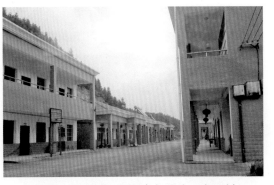

图 70　2016 年,湖南省永州岭口麻风村

（图 63～70　湖南省疾病预防控制中心提供）

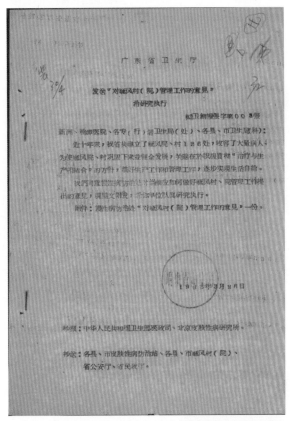

图 71　1963 年 3 月 28 日,广东省卫生厅对麻风村院
　　　管理工作的意见文件

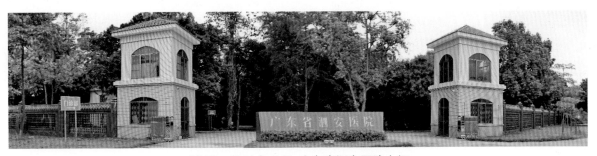

图 72　2014 年 6 月,广东省泗安医院大门

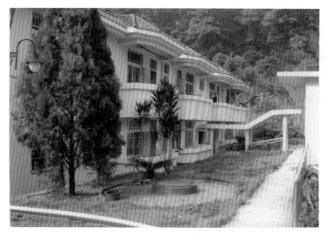

图73　2016年,广州市皮防所太和住院部

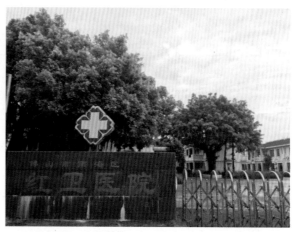

图74　2004年,广东省南海区红卫医院

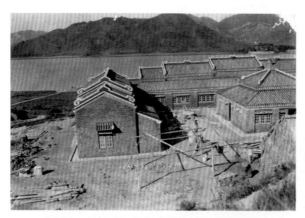

图75　1945年,广东省新会县天门麻风院

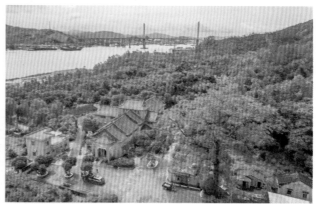

图76　2016年,广东省新会区皮肤医院麻风病区

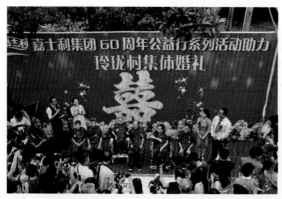

图77　2016年5月,广东省开平市玲珑医院为休养
员举办集体婚礼

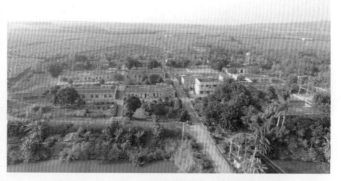

图78　2011年,广东省遂溪县皮肤病防治院

（图71～78　广东省皮肤性病防治中心提供）

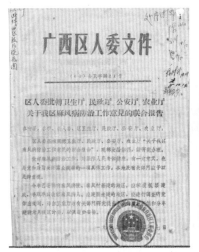

图 79　1963 年 9 月,广西区人委批
　　　转麻风防治工作文件

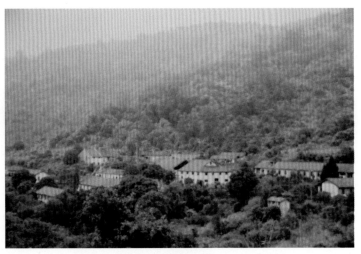

图 80　1976 年,广西壮族自治区亭凉医院

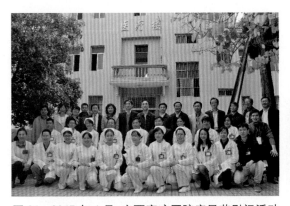

图 81　2015 年 1 月,广西亭凉医院麻风节慰问活动

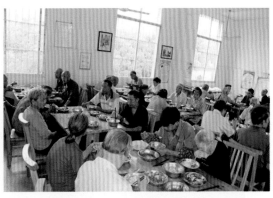

图 82　2010 年,广西亭凉医院休养员食堂

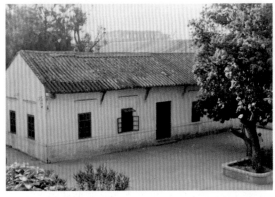

图 83　1886 年建立的北海普仁麻风病院旧址

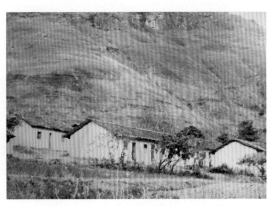

图 84　1967 年,广西柳江县麻风村

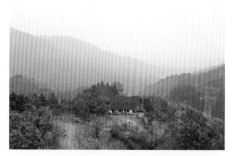

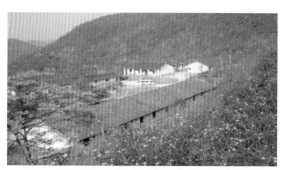

图 85　建于 1976 年的三江侗族自治县麻　　图 86　2008 年,广西隆林各族自治县麻风村
　　　　风村旧址

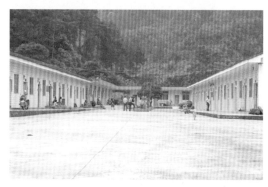

图 87　2009 年,广西南丹县麻风病康复村

(图 79～87　广西壮族自治区皮肤病防治研究所提供)

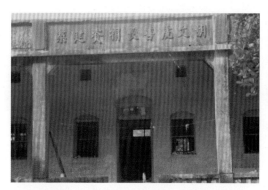

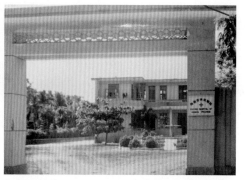

图 88　1934 年建立的琼崖麻风院旧址　　　　图 89　1988 年,海南省秀英医院大门

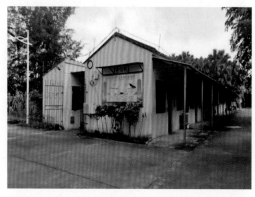

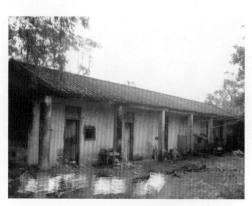

图 90　2016 年,海南省海口市皮肤性病疗养所　　图 91　2010 年,海南儋县石马岭医院

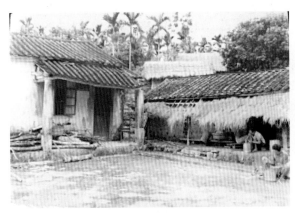

图 92　1991 年，海南保亭县七峰医院

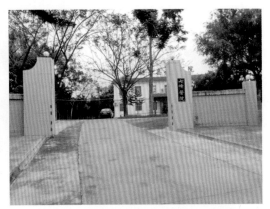

图 93　2011 年，海南省保亭县七峰医院

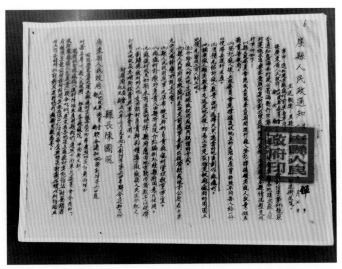

图 94　1952 年 5 月，崖县人民政府通知建立麻风村的准备事项

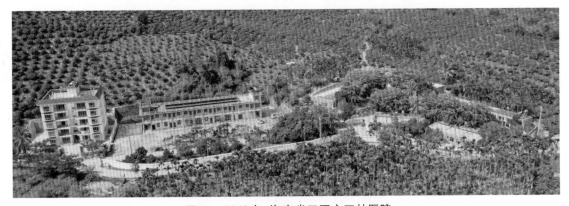

图 95　2016 年，海南省三亚市三林医院

（图 88～95　海南省皮肤性病防治中心提供）

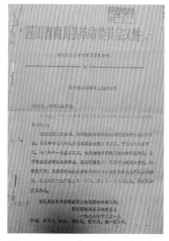

图96 1978年12月,南川县
关于麻风村补征土地
的批复

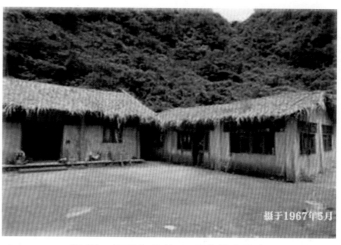

图97 1967年5月,巴县麻风病医院

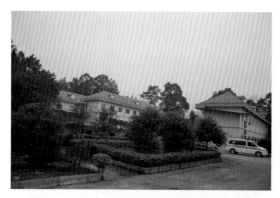

图98 2016年7月,重庆市巴南区麻风病院

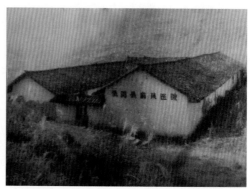

图99 1989年12月,云阳县麻风医院

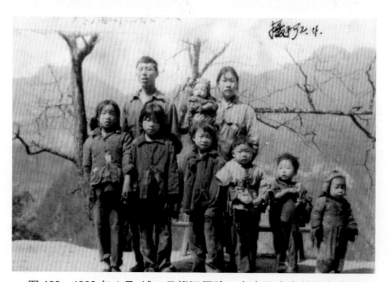

图100 1992年4月,城口县柳河医院一名麻风患者的全家合影

(图96~100 重庆市疾病预防控制中心提供)

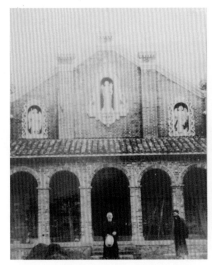

图 101　1928 年,天主教康定教区泸定磨西麻风院

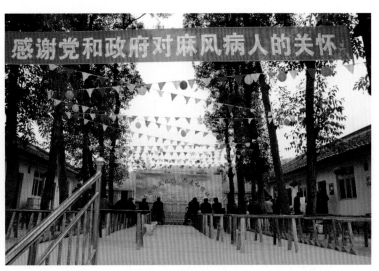

图 102　2008 年 1 月,四川省绵阳市游仙区魏城麻风村

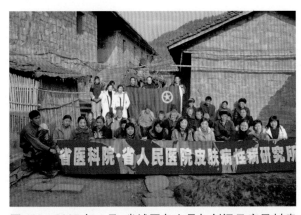

图 103　2007 年 1 月,省城医务人员与剑阁县麻风村患者合影

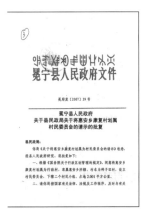

图 104　2007 年 7 月,四川省冕宁县麻风康复村划属行政村文件

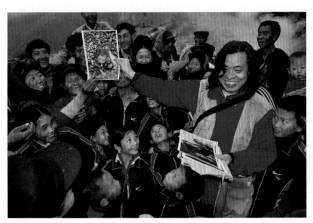

图 105　2006 年 4 月,林强和四川省布拖县阿布洛哈村的孩子们

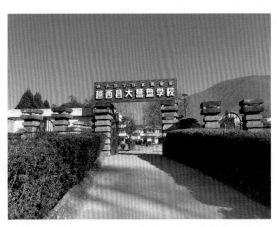

图 106　2016 年 6 月,四川省越西县大营盘村学校

（图 101～106　四川省麻风病防治工作办公室提供）

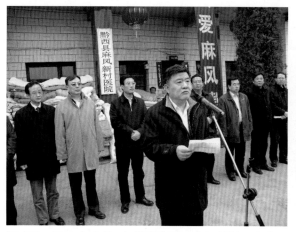

图 107　2009 年 2 月,贵州省黔西县麻风新村医院麻风病慰问活动

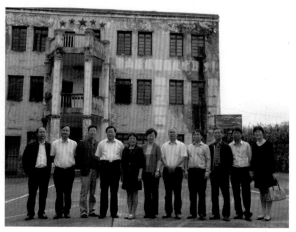

图 108　1931 年建立的毕节内地会麻风病院旧址

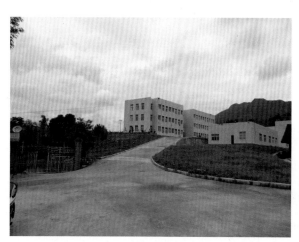

图 109　2011 年,贵州省毕节市撒拉溪医院

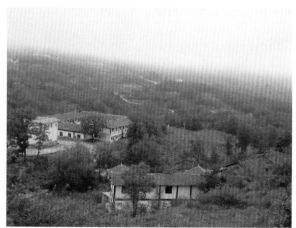

图 110　2016 年,贵州省威宁县石门坎麻风村

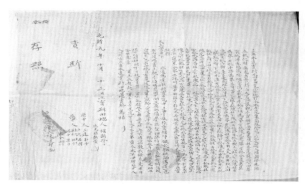

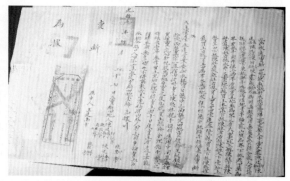

图 111　光绪九年,安龙疗养院买入第一块土地地契和第二块土地地契

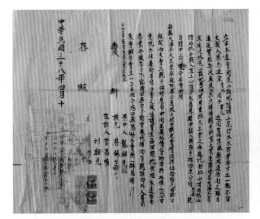

图 112　贵州省黔西南州安龙疗养院
荒山买断契

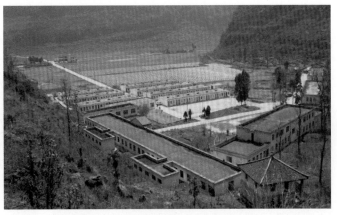

图 113　2016 年,贵州省安龙疗养院

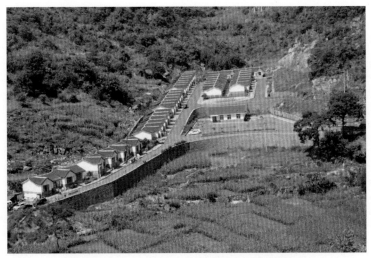

图 114　2017 年 7 月,贵州省兴义市普硐医院
(图 107~114　贵州省疾病预防控制中心提供)

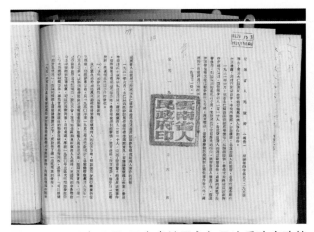

图 115　1953 年 5 月,云南省关于永仁县违反政府政策
烧杀麻风病院病人事件的报告通报西南行政委
员会及中央内务部,抄送各专市县人民政府及
省府直属各单位

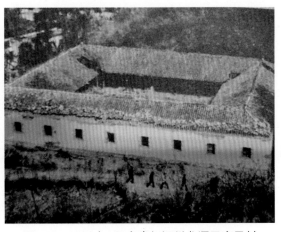

图 116　1997 年,云南省红河州龙潭田麻风村

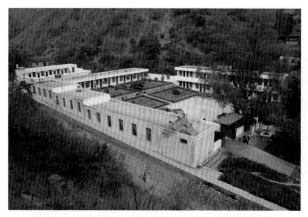

图 117　2007 年,云南省红河州龙潭田麻风村

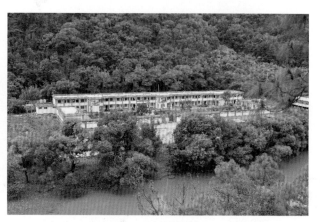

图 118　2015 年,云南省洱源县山石屏麻风村

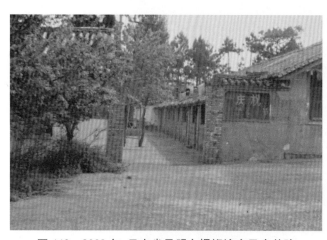

图 119　2003 年,云南省昆明市螺蛳塘麻风疗养院

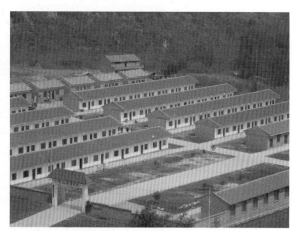

图 120　2011 年,云南省砚山县康复院

(图 115～120　云南省疾病预防控制中心提供)

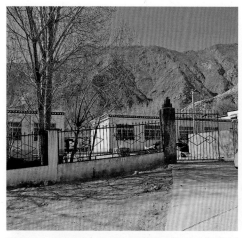

图 121　2016 年 12 月,西藏自治区江曲麻风
　　　　康复院

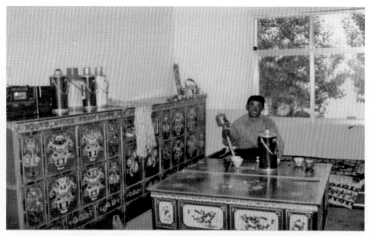

图 122　2003 年,江曲麻风康复院休养员住房

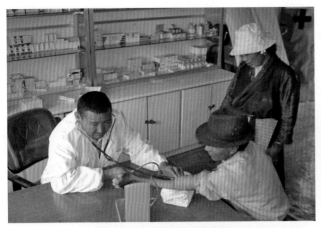

图 123　2010 年,江曲麻风康复院诊疗室

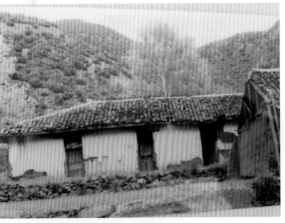

图 124　1986 年 6 月,西藏自治区芒康县麻风村

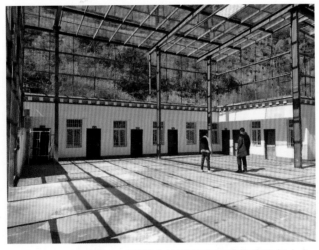

图 125　2017 年 7 月,西藏自治区芒康县麻风病康复中心

(图 121~125　西藏自治区疾病预防控制中心提供)

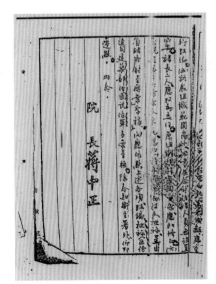
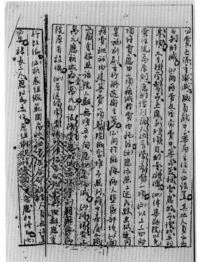
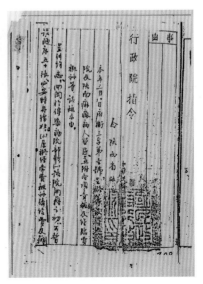

图 126　1931 年 3 月,令陕西省政府筹设传染病院及陕南麻风患者区的行政院指令

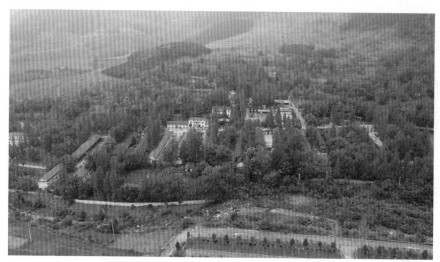

图 127　2018 年 6 月,陕西省汉中疗养院

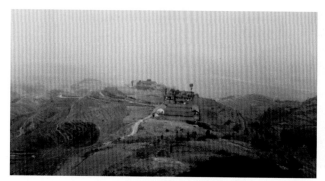

图 128　1990 年,陕西省安康疗养院

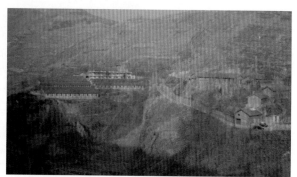

图 129　2000 年 1 月,陕西省商洛疗养院

（图 126～129　陕西省地方病防治研究所提供）

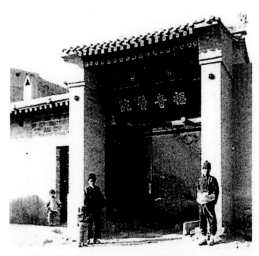

图 130　始建于 1914 年博德恩医院大门

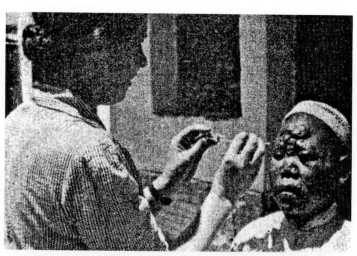

图 131　博德恩医院外籍护士治疗麻风患者

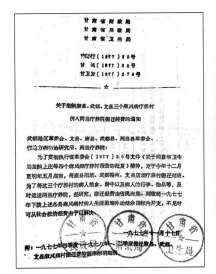

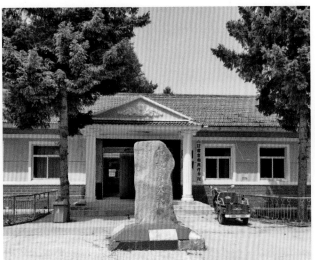

图132 1977年11月,甘肃撤销康县、武都、文县三个麻风病疗养村的通知

图133 2017年,甘肃省和政疗养院

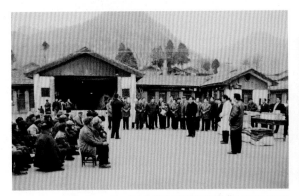

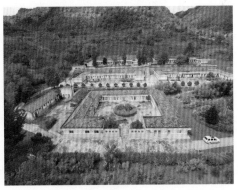

图134 1988年1月,甘肃省两当疗养院慰问麻风患者

图135 2017年6月,甘肃省两当疗养院休养员康复中心

(图130~135 甘肃省疾病预防控制中心提供)

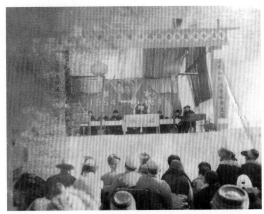

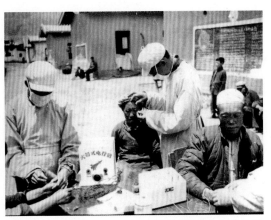

图136 1964年,青海省同仁慢性病疗养院建院10周年庆祝大会

图137 1967年5月,青海省同仁慢性病疗养院诊疗患者

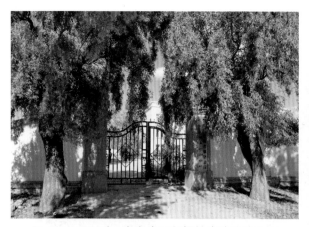
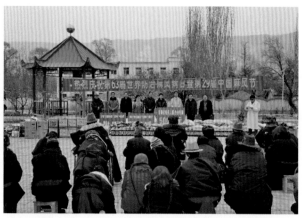

图 138　2008 年，青海省同仁慢性病防治院大门　图 139　2015 年 1 月，青海省同仁慢性病防治院庆祝麻风节活动

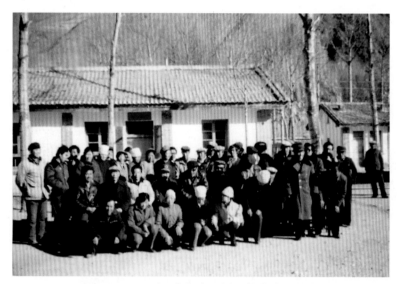

图 140　1979 年，青海省玉树州慢性病疗养院

（图 136~140　青海省同仁慢性病防治院提供）

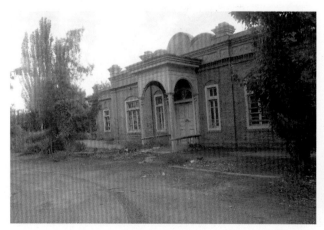
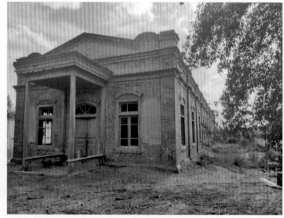

图 141　1954 年 12 月落成的新疆自治区和田地区麻风病院医疗区旧址

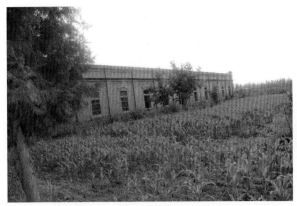

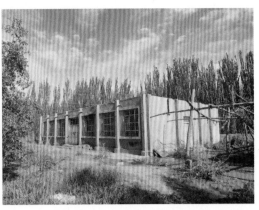

图 142　1954 年 12 月落成的新疆自治区和田地区麻风　图 143　1952 年 11 月建成的新疆自治区洛浦县
　　　　病院病区旧址　　　　　　　　　　　　　　　　　　　　　麻风村旧址

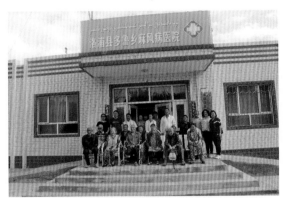

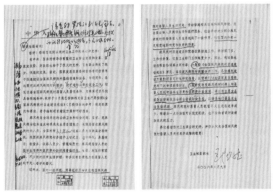

图 144　2016 年 7 月，新疆自治区洛浦县多鲁乡卫　图 145　2006 年 8 月，卫生部王陇德副部长为落实
　　　　生院麻风病疗养院　　　　　　　　　　　　　　　　　　麻风院村改造建设项目给相关省副省长
　　　　　　　　　　　　　　　　　　　　　　　　　　　　　　　致信

（图 141～144　新疆维吾尔自治区疾病预防控制中心提供，图 145　陕西省提供）

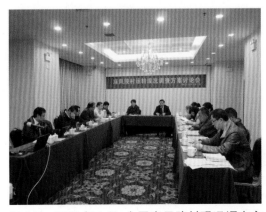

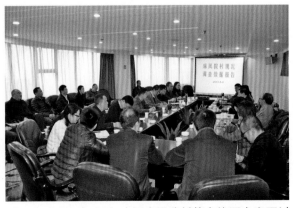

图 146　2015 年 1 月，全国麻风院村现况调查方　图 147　2017 年 1 月，中国麻风院村简史编写方案研讨
　　　　案讨论会　　　　　　　　　　　　　　　　　　　　　　会

（图 146～147　中国医学科学院皮肤病研究所提供）